우리 몸 우리 자신

여성이 여성에게 전하는 건강 지혜

우리 몸 우리 자신

보스턴여성건강서공동체 지음
또문몸살림터 엮어옮김

도서출판
또 하나의 문화

추천사

『우리 몸 우리 자신』은 나이가 들면서 어느 날 내게 몸이 있음을 깨닫는 시점에서 만났다. 8년여 전, 삼사십대 여성 예닐곱이 모여 자신들의 몸을 더 잘 알기 위한 공부 모임을 만들었다. 그때 선택한 책이 『우리 몸 우리 자신』 영어판이다. 여러 사람한테서 이 책에 대한 이야기를 들어서 진작 알고는 있었지만, 직접 마주한 것은 작은 공부 모임에서다.

우리 모임은 이 책을 읽으면서 우리 몸과 우리 삶에 대해 이야기를 하게 되었다. 우리를 매혹시킨 첫 장은 거울을 앞에 두고 자기 몸을 똑바로 보라는 것이었다. 거울 앞에서 자기 몸을 꼼꼼히 살펴본 경험이 별로 없었던 우리로서는 당황스럽기까지 했다. 그 자리에서 거울을 꺼내 들고 보지는 않았지만, 자기 몸에 대한 생각, 콤플렉스, 불만족 등을 이야기하면서 저도 모르게 각자가 살아온 이야기를 꺼내기 시작했다. 이런 반응은 비단 첫 장에 한정된 것이 아니고, 좀 더 전문적인 지식을 포함한 장을 읽어갈 때도 계속되었다. 사실 우리는 우리 몸에 대해 아는 게 별로 없었다. 몸이 불편해도 어떻게 말을 꺼내야 하는지도 몰랐던 것 같다. 성, 욕망, 병, 임신, 관계들에 대한 내용을 읽으면서 전에는 한번도 해 본 적이 없는 많은 질문들을 서로 할 수 있게 되었다. 내 욕망은 무엇이고, 몸이 아플 때는 어디가 어떻게 아프며, 어떻게 서로 도와줄 수 있는지에 대해 매우 실용적인 대화를 나눌 수 있었다. 내 개인적으로는, 나이가 들면서 일어나는 내 몸의 변화를 더 잘 이해하게 되었고, 여성 친화적이지 못한 의료 체계가 여성들에게 줄 수 있는 피해에 대해서도 알 수 있는 계기가 되었다.

『우리 몸 우리 자신』은 여성과 건강에 대한 교육을 하는 미국의 비영리 조직인 「보스턴여성건강서공동체」에서 썼다. 이 조직은 수백 명의 여성들이 공동 작업한 이 책을 다른 언어로 옮길 때 해당 언어권 여성주의자들이 참여해 사례를 함께 모으고, 지역의 특성을 살리도록 하는 번역 정책을 갖고 있다. 공부 모임 때는 한글로 번역된 책이 없어 영어판을 읽을 수밖에 없었는데, 마침내 수십 명의 한국 여성들이 참여해 수년여의 공동 작업 끝에 한국어판이 출간된다니 얼마나 기쁜지 모르겠다.

이 책은 단순히 여성 건강에 관한 정보만을 제공하는 책이 아니다. 여성 몸에 관한 여러 정보와 관리 방법을 친절하게 알려 주는 동시에, 우리 몸과 우리 자신을 돌아보게 한다. 그래서 이 책을 읽고 나면 여성으로서 자부심과 힘을 자각하게 된다. 또한 책 편집에 참여한 각양각색의 여성들이 토로한, 아주 개인적인 경험들을 접하면서 여성들의 연대를 생각하게 된다. 많은 여성들이 자신의 몸에 대해 혼자 고민하는데, 이 책에서 다른 여성들과 만나면, 그 만남을 통해 자신의 몸과 삶의 주인이 되리라고 믿는다.

— 조옥라(서강대학교 사회학과 교수)

여자와 남자는 다르다. 특히 심리적인 차이가 비교적 알려져 있는 것은 여자와 남자가 한솥밥을 먹고 산 오랜 경험 때문인가 보다. 여자와 남자가 같은 현상이나 사물을 보고도 달리 생각한다는 것을 일상에서 흔히 경험한다.

언젠가 TV에서 사자 가족을 다룬 프로그램을 본 적이 있다. 암사자들은 엄마, 자매, 이모, 외할머니와 친밀하게 일생을 같이 보내는 반면, 숫사자들은 관계가 일정하지 않고 2~3년마다 손님처럼 대상을 바꿨다. 적어도 내겐 그렇게 보였다. 그런데 이 방송 해설자 남성은 숫사자가 그 집단의 왕이고, 암사자가 순종하지 않으면 죽음에 이를 수도 있다고 표현했다. 같은 내용을 보고도 이해 방식이 딴판이었다.

의과대학 1학년 시절 해부학 수업에서였다. 남자 교수님은, 남녀의 성적 차이를 설명하면서, 여자는 남자가 발달하는 마지막 과정을 밟지 않고 미성숙한 상태에서 정지한 채로 태어나는 셈이라고 말씀하셨다. 그러나 4학년 즈음 임상 경험을 하다 보니, 남녀가 공통된 모습에서 갈라져서 남자는 어느 순간부터 남성 호르몬에 의해 과도하게 발달하는 탓에 선천성 기형이 많다는 것을 홀로 터득하게 되었다.

한 현상을 두고 남자 의사와 여자 환자가 부여하는 의미가 서로 다르다 보니, 여자 환자 혼자서 속을 끓는 장면을 흔히 보게 된다. 유방암 환자만 봐도 그렇다. 유방 절제는 여자 환자에게는 성적 상징을 절제한다는 의미로 다가오고, 남자 의사에게는 암 조직 절제라는 최선의 치료법을 적용하는 것으로만 여겨지는 것 같다. 얼마 전 여자 의사들과 남자 의사들 사이에서도 유방암 치료법을 두고서 유방 보존이냐 절제냐 설왕설래가 있었다.

신약이 개발될 때에도 주로 남성을 대상으로 독성 검사가 이루어진다. 그런 탓에 시판된 후 여성들이 약물에 보이는 반응이 예상과 빗나가고 부작용이 더 큰 예가 많다. 남자의 몸을 기준으로 하고, 여자의 몸은 거기에서 약간 가감하여 보면 되는 줄로 아는 경향 때문이리라.

의료 환경은 급속도로 변하고 있다. 아이가 없으면 과거에는 무슨 방법을 쓰더라도 남자의 씨를 받아 대를 이으려고 하더니, 이제는 아이 낳는 문제가 과학 기술과 결합해, 불임 치료에 관한 한 한국이 세계 최고 수준에 이르렀다. 그러나 이를 축하해야 하는지 착잡한 기분이 들고, 종국에는 이 기술의 축적이 인간 복제로 이어질까 걱정이 된다. 또한 아기를 하나만 낳는 시대가 이렇게 빨리 올 줄은 예상 밖이었다. 그 덕분인지 여아 지우기는 줄어든 반면, 이제는 태아에게 경증의 기형만 있어도 태아를 지우는 새로운 문제가 생겼다.

세상사가 단순 명확한 것과는 거리가 있는 것처럼 의학적 판단에도 고려해야 할 관점이 여럿 있다. 의학적 판단에 고려되어야 할 여자와 남자의 신체 차이에 대한 연구는 많이 이루어지지 않은 것 같다. 남녀의 심리적 차이가 여자들의 경험과 여성 과학자의 노력에 힘입어 많이 밝혀진 것처럼, 남녀의 신체 차이도 결국 여성들이 밝혀내야 할 몫으로 생각된다. 『우리 몸 우리 자신』은 남성 중심의 의료 풍토를 거부하고 여성의 관점에서 여성의 몸을 살피는 책이다. 수많은 여성들의 경험이 녹아 있는 이 책은 여성들 자신이, 또 여성을 진료하는 의료인들이 여성의 몸을 알아 가는 데 많은 도움이 될 것이다. 이 책의 한국어판 출간을 계기로 우리 여성들이 우리 사회 나름의 여러 문제도 생각해 볼 계기가 되기를 바란다. 의과대학의 여학생 수가 절반인 시대도 되었다. 이 책을 읽고 여성들이 서로 힘을 합해 남성 중심의 의료 풍토를 바꾸어 나갈 것을 기대하며, 보석 같은 이 책의 국내 출판을 위해 애쓴 모든 분들께 감사드린다.

— 최규옥 (연세대학교 의과대학 진단방사선과 교수

19세기 이후 물질문명의 발달과 함께 서구 의료는 사회의 다른 분야에 비해 지나칠 만큼 우월한 지위를 부여받은 게 사실이다. 인류의 삶에 기여한 역할을 부정하는 것은 아니지만 우월성의 폐해 또한 있음을 인정해야 할 것 같다. '건강'을 본질적으로 본다면 의료 전문인이 그리 대단한 영향을 미치는 것은 아니라고 생각한다. 건강의 본질은 오히려 각 사람들의 '일상' 안에 있다고 보는 편이 옳다. 일상을 구성하는 모든 요소들이 건강에 영향을 미친다. 굳이 가장 중요한 요소를 들라면 각 사람이 삶, 사회, 일상, 생명, 자연 등을 인식하는 체계가 아닐까 한다. 여기에 보건 의료에 관한 어느 정도의 지식과 기술이 보태지면서 생활 속 건강이 실현되는 것이다.

나는 얼마 전부터 보건복지부 산하에 설치된 '공공 의료 확충팀'의 팀장으로 일하고 있다. 만 7년 넘게 몸담았던 보건의료원을 떠난 것은, 우리 사회의 공공 의료 확충이 매우 중요한 과제라고 생각했기 때문이다. 우리 사회에 공공 의료를 폄하하는 시각이 팽배한 것을 잘 알고 있지만, 공교육과 마찬가지로 공공 의료는 사회 전반의 공익성 강화에 큰 요소임이 분명하다. 그래도 다행인 것은 우리나라 건강 보험 체계가 사회적 연대와 공적 부조의 이념을 기반으로 국민 전체를 포괄하는 사회 보험이고 진료비 수준을, 대단히 불완전하지만 국가의 보험 기구가 통제하고 있다는 점이다. 의사들 중에는 우리나라 건강 보험이 의사의 전문 활동을 억압하고 규제한다고 미국 제도를 동경하는 이들이 꽤 있고, 우리 사회가 공공성을 소중히 살리고 키우는 일에 소홀한 것도 사실이다.

공공 보건 의료를 강화하고 이를 활용해서 건강권을 충족시키고 건강 수준을 향상하게 하는 정책이 중요함은 말할 것도 없다. 여성 스스로 건강 관련 공공 기반을 갖추고 의료 서비스가 폭넓게 제공될 수 있는 정책을 요구하고 보건 의료 정책이 제대로 실현되고 있는지 감시를 게을리 하지 않아야 한다. 『우리 몸 우리 자신』은 우리에게 보건 의료에 관한 지식과 기술을 제공할 뿐만 아니라, 건강이 상업적 소비재가 아니라 사회 구성원 누구나 누려야 할 기본권이라는 인식을 일깨운다. 이 책을 읽다 보면, 현존하는 의료·의료인·의료 체계가 완성된 것도, 불변의 것도, 최선의 것도 아님을 깨닫게 된다. 시종일관 능동적이고 비판적인 시각으로 '좀 더 나은, 좀 더 여성에게 적합한' 변화를 추구하는 자세를 놓치지 않는 이 책은 보건 의료 정책 입안자들이 꼭 읽어야 할 교과서이자, 우리 사회 소수자들에게는 말할 수 없이 큰 힘이 될 책이다. 이 책을 읽으면서 건강권을 어떻게 추구할 것인가를 우리 모두 생각해 보자.

— 문정주 (한국보건산업진흥원 공공의료확충팀장)

한국어판 서문

최근 1~2년 사이 우리 사회에는 잘 먹고 잘 살기 열풍이 불어 닥쳤습니다. 한 TV다큐멘터리가 촉발한 이 열풍은 '웰빙'이란 말로도 이름을 날렸습니다. 건강한 몸과 마음을 추구하는 생활양식이 문화 코드로 인식되기에 이르렀다고도 볼 수 있습니다. '웰빙' 붐을 타고, 헬스나 요가 등 규칙적인 운동을 하는 곳에 사람들이 몰리고, 유기 농산물 매장과 건강용품점이 최근 인기 매장으로 부상하고, 건강서나 건강 관련 TV프로그램, 신문 기사도 부쩍 늘었습니다. 건강 정보가 넘쳐나고, 건강 염려증에 사로잡힌 사람들까지 생겨났습니다. 한편 상대적 박탈감마저 느끼는 이들도 있습니다. 넘쳐 나는 '웰빙 상품'은 여유 있는 사람들이나 누릴 수 있는 사치로 비치니까요.

우리 몸을 스스로 돌보는 일은 무척 중요합니다. '내 몸의 주인은 바로 나'니까요. 그런데 우리들 가운데는 무의식중에 내 몸의 주인은 남자 친구거나 남편, 담당 의사, 대중 매체라고 여기는 이들도 적지 않습니다. 외부 시선의 기준에 맞추어 내 몸과 마음을 조형하고 재단하는 현실이 그렇습니다. 우리 몸과 우리 자신에 대해 얼마나 알고 있는지, 우리 몸을 스스로 돌볼 수 있는 지식과 지혜는 어디에서 나오는지, 대중 매체에 넘쳐 나는 정보를 가려낼 힘은 어디에서 나오는지, 전문가에게 전적으로 내맡긴 채로 살아가는 것은 아닌지, 내 몸을 스스로 돌보는 환경을 만드는 일에는 소홀하지 않은지, 곰곰이 짚어봐야 할 문제가 한두 가지가 아닌 듯합니다.

『우리 몸 우리 자신』의 원제는 OUR BODIES, OURSELVES입니다. 번안 대상으로 삼은 책은 1998년에 출간된 7차 개정판입니다. 이 책은 1969년에 미국 보스턴에서 열린 여성대회에서 비롯되었습니다. '여성과 몸' 회의에 참가한 열두 명의 여성들이 모두 병원에서 분노와 짜증을 느낀 적이 있음을 토로하면서 여성의 몸·건강 토론 모임을 만들었고 이듬해 『여성과 그들의 몸』이란 제목의 소책자를 펴냈습니다. 1972년에는 「보스턴여성건강서공동체」라는 조직을 결성해 소책자를 『우리 몸 우리 자신』이란 제목으로 재출간했습니다. 그 후로 이 책은 여러 차례 개정되었고(2005년 5월, 8차 개정판 출간), 세계 여러 나라 말로 번안되었습니다. 30여 개국에서 번역·번안되었고, 앞으로도 더 많은 나라의 여성들이 이 책 번역·번안·응용에 참여할 예정입니다.

『우리 몸 우리 자신』 한국어판은 번역 기획을 한 지 7년여 만에, 본격 작업에 들어간 지 4년여 만에 세상에 나오게 되었습니다. 또 하나의 문화 사무실에는 오래전부터 동인들이 기증한 1970년대 영어판과 1980년대 일본어판이 돌아다녔습니다. 강독 모임도 더러 있었으나 번안 프로젝트를 수행할 형편은 못 되었습니다. 그래도 강독 모임이 바탕이 되어 또 하나의 문화 제16호 『여성의 몸 여성의 나이』가 탄생하기도 했습니다. 인력이나 재정이 마련되지 않아 수년간 기획 상태에 머물러 있던 차에 번역을 제안하는 이들이 나타났습니다. 다른 경로로 이 책을 접한 한국성폭력상담소 여성들이었습니다. 여성 서넛이 의기 투합해 이 책에 관심을 보인 여성들을 모으고 소개받고 해서 2001년 겨울, 30여 명의 자원 번역 활동가들이 모였습니다. 모두 27장으로 구성된 이 책을 각기 한 장씩, 분량이 긴 장은 둘이 짝을 이뤄 초벌 번역을 했습니다. 2003년 1월 번역자 일부, 몇몇 출판사 편집자, 대학원생 등으로 이루어진 자원 편집 활동가들이 1년 반 동안 한 달에 한두 번씩 또 하나의 문화 사무실에 모여 번역 원고를 검토하고 읽기 쉽도록 문장을 골랐고, 한국에서 도움을 받을 만한 자료 목록들을 챙겼습니다. 2004년 11월부터 여섯 달 동안 여성주의 번역가들이 붙어 원고를 다시금 손질하고, 한국 자료를 보충해 넣는 작업을 했습니다. 이 프로젝트를 진행하면서 우리는 몸에 대한 이해의 폭을 넓혀 나갔고, 내 몸에 대한 '무지'를 토로하게 되었습니다. 미국의 의료 제도를 상술한 내용을 읽으면서 미국 여성의 현실을 파악하게 되는 한편 이것이 한국에서 적용된다면, 또는 한국의 현실은? 등 물음이 꼬리에 꼬리를 물었습니다. '정치적으로 옳은' 번역에 대해서도 생각하게 되었습니다. 남성, 이성애 부부 관계, 비장애인, 자민족 중심의 언어를 무심코 옮기는 것은 아닌지 촉각을 곤두세워야 했습니다. 대안이 될 만한 번역어를 만들기도 했습니다만 이미 사회에서 소통되고 있는 말들을 바꾸는 작업이 쉽지는 않았습니다. 못 알아들어 소통이 어긋난다면 본래의 취지와는 크게 어긋나는 결과를 빚을 수 있기 때문입니다.

이 책에서 자주 등장하는 말 가운데 몇 가지는 이렇게 바꾸었습니다. 바꿀 때에 고려한 원칙은 여성을 주체로 하며, 그 여성은 다양하며, 여성의 경험을 긍정적이고 적극적으로 표현하는 말들을 골랐다는 점입니다. 예를 들면, '생리'는 월경, '폐경'은 완경, '삽입섹스'는 성기결합이나 질성교 또는 흡입섹스, '처녀막'은 질주름으로 바꿨습니다. 본문에서 자주 나오는 말 중에 고치지 못하고 남겨둔 부분도 있습니다. '산부인과', '부인과 질환' 같은 말입니다. 여성의학과나 여성클리닉 등으로 개칭하려는 움직임도 있지만, 논란이 정리되지 않은 상태로 독자들에게 혼란을 줄 것 같아 그대로 두었습니다. '부인과 질환'이란 기혼 여성을 가리키는 부인에게만 한정된 질환은 아닙니다. 그런 명칭과 병원 분위기 때문에 많은 비혼 여성들이 '산부인과' 검진을 꺼리고 그러다가 치료가 늦어져 심각한 질환으로 발전하는 예도 흔히 볼 수 있습니다.

적절한 번역어를 결정한 다음에는, 우리 현실과 크게 달라 직접적인 도움이 덜 될 내용을 덜어 냈습니다. 물론 장에 따라 차이가 납니다. 특히 인종 차별, 유색인과 관련한 부분은 맥락에 따라 덜어낸 부분도 있고 그대로 둔 부분도 있습니다(원서에서 유색인이라고 할 때 한국계 미국인이 포함되지만, 한국어판에서는 주요 독자가 한국에 거주하는 이들임을 감안하여 불가피한 편집이었습니다. 지구화의 맥락에서 한국 사회도 노동이나 결혼을 통한 이주 여성들, 이주 노동자의 자녀들로, 한국 사회 구성원의 인종별 구성이 점차 다양해지고 있습니다. 이에 앞서 우리 사회에 이미 '유색인'들이 존재했습니다. 한국전쟁, 미군 주둔 등으로 태어난 혼혈인들, 중국에서 이주하여 정착한 화교 등이, '단일 민족'을 내세우는 이들에게는 우리 사회의 '유색인'일 것입니다). 미국 상황이라고 해도 앞서 있거나 참고할 만한 제도나 법률, 통계 등은 살려 두었습니다. 될 수 있으면 한국 통계나 제도를 찾아, 같이 싣거나 대체하거나 주로 처리했습니다. 한국 자료를 인용한 부분은 출처를 밝혔습니다. 이 책에는 '미국에서'란 말이 자주 등장합니다. 독자들에게 혼동을 주지 않기 위해 맥락을 밝히려는 의도에서 보탰습니다. 또한 통계 자료나 법적 현실을 한국의 것으로 대체한 것은 '한국에서'란 말을 덧붙였습니다.

여러 면에서 우리 상황과 다른 점이 많아 한국의 상황을 끼워 넣기 어려운 몇몇 장은 미국 현실을 그대로 담은 원서 번역에 충실했습니다. 10장 동성애, 17장 인공유산 등이 그 예입니다. 한국 사회의 제도나 법률이 뒷받침되지 않으나 미국의 법이나 제도, 운동의 역사가 한국 독자들에게 도움이 되겠다는 판단에서였습니다. 해당되는 장 첫머리에 그 점을 밝혔습니다. 장 중간에 나오는 글상자에 한국 상황이나 역사를 정리한 부분도 더러 있긴 합니다.

다른 장에 비해 한국 자료를 좀 더 충실히 담아낸 장도 있습니다. 2장 먹을거리, 7장 환경과 직업, 8장 폭력이 해당합니다. 한국에서 여성들이 주도하는 생태·환경 운동, 성폭력·가정폭력 추방 운동이 활발하게 전개되어 운동의 성과를 담아낼 수 있었기 때문입니다.

원문을 많이 덜어낸 장들도 있습니다. 25장 보건 의료 정치학, 27장 변화를 위한 연대가 그 예입니다. 25장은 미국 의료 체계를 비판적으로 점검한 장인데, 한국 현실과는 다른 점이 많았습니다. 개인 보험 위주와 기업화된 형태의 미국 의료 기관이 상세하게 설명되어 있는데, 연구자가 아닌 일반 한국 독자들에게는 그다지 도움이 되지 않으리라는 판단이 들었습니다. 27장 변화를 위한 연대에서는 미국 운동 사례를 열거한 부분을 대폭 덜어내고 한국의 활동 사례를 보탰습니다.

13장 피임과 18장 보조 생식술에는 지난 달에 미국에서 출간된 8차 개정판(2005)의 내용 일부를 보탰습니다. 생식과 관련된 기술이 급속하게 발전하고 있기 때문입니다. 이미 한국이나 미국에서 사용되고 있는 몇 가지 새로운 피임법과, 급부상하고 있는 생명공학을 다룬 부분입니다.

이 책에서 인용문으로 처리된 다양한 여성들의 이야기는 원서 그대로입니다. 미국 여성들의 사례지만, 우리 현실과 크게 다르지 않음을 확인할 수 있습니다. 좀 더 우리 맥락에서 읽힐 수 있도록 이름이 거론될 때 인용문의 맥락을 파악해 대부분 3인칭으로 바꾸었습니다. 예를 들면 '내 딸 셸리는'을 '내 딸은' 식으로 말입니다. 한국에서 이 책이 소개될 때 구체적인 이름보다는 상황을 잘 전달하는 것이 중요하다고 판단했습니다.

한국의 일반 독자들이 쉽게 접근할 수 있게 하자는 이 책 출간의 취지를 살려, 영문 자료를 밝힌 각주와 영문 참고문헌을 생략했습니다. 대신 각 장 끄트머리에 「정보꾸러미」를 두어, 한국어로 된 책이나 영상, 웹사이트, 연락처 목록을 정리했습니다. 정보꾸러미에 열거한 자료를 한국어판을 작성할 때 일일이 참고한 것은 아닙니다. 관련 단체에서 발행한 자료집이나 책에 정리된 목록들을 추려 정리했습니다. 그리고 여성 건강과 관련해 도움이 될 만한 영문 웹사이트는 8차 개정판에 있는 최신 자료를 추려서 27장 변화를 위한 연대 「정보꾸러미」에 소개했습니다.

본문 사진을 대폭 교체했습니다. 그림은 원서에 있는 것을 그대로 사용했습니다. 많은 분들과 단체, 기관이 도움을 주셨는데, 사진마다 제공자 출처를 밝혀 두었습니다. 특히 「여성신문사」를 비롯해 「한국여성노동자회협의회」, 「삼신할매」, 「에이즈정보센터」 등에서 사진을 여러 장 제공해 주셨고, 여러 여성주의자들이 모델을 자청해 주셨습니다.

이 책의 저자들이 우려하는 질병화, 의료화 현상은 우리 사회에도 심각한 수준입니다. 출산이 그 단적인 예입니다. 생애 한 과정인 출산은 '질병'이 되었고, 임산부는 '환자'가 되었고, 제왕절개 출산율은 세계 최고를 자랑합니다. 또한 여성을 대상화하는 국가 정책도 짚고 넘어가야 할 문제입니다. '출산 파업'이라고 이를 만한 한국 사회의 저출산 현상에 정책 당국은 여성 자신이 임신·출산 결정권을 가진 주체라는 인식을 하지 못하고 있습니다. 여성을 주체가 아닌 '아기주머니'로 여전히 인식하고 있다는 혐의를 지울 수 없습니다. 건강, 여성의 몸의 문제는 한 개인에게 귀속되어 해결될 사안이 아니라 사회와 세계와 긴밀하게 연계되어 있는 문제임을 자각해야 합니다. 사고의 틀을 바꾸고 사회의 판을 다시 짜지 않으면 여성들의 '출산 파업'은 계속될 것입니다.

이런 현실 속에서도 대안을 추구하는 여성들이 늘고 있음을 목격합니다. 여성의 몸에 일어나는 일들을 숨겨야 할 것이 아니라 드러내 놓고 이야기해 보자며 새로운 일들을 벌이는 여성들이 많아졌습니다. 월경 페스티벌, 초경파티, 완경파티, 대안 월경대 만들어 쓰기 등 월경 관련 운동, 출산을 생애의 자연스런 사건으로 받아들여 조산사의 도움을 받아 집이나 조산원에서 낳으려는 자연 출산 운동, 규격화된 외모나 체형을 기준으로 여성을 평가하는 데 반대하는 안티미스코리아페스티벌, 빅위민패션쇼 등 신나고 다채로운 행사들을 여성들이 벌이고 있습니다.

이 책은 일차적으로 우리 여성들이 내 몸의 주인으로서, 의료 소비자로서 알아야 할 지식과 지혜를 담고 있는 책입니다. 그래서 이 책은 보건 의료 서비스 종사자들이 보건 의료 소비자들을 제대로 배려하는 법을 배울 수 있는 좋은 교과서이며, 보건 의료 정책 담당자들이 여성 의료 정책을 수립할 때 참고해야 할 안내서이기도 합니다.

이 책을 엮어 옮긴 우리 대다수는 보건 의료계에 종사하는 '전문가'나 건강 운동 단체에 소속된 활동가가 아닙니다. 우리 몸과 우리 자신을 알고 싶어 모인 여성들입니다. 그렇기에 이 책을 내는 데 여러 해가 걸렸는지도 모릅니다. 『우리 몸 우리 자신』이 한국 여성들이 유익한 정보를 찾는 데 디딤돌이 되기를 바랍니다. 여성이 자기 몸의 주인이 되는 데 길잡이 노릇을 제대로 할 수 있으면 좋겠습니다. 이 책을 진정으로 완성하는 일은 출간이 아닌, 독자 여러분들의 몫입니다. 독자 여러분이 우리 몸과 우리 마음의 주인으로서, 의료 소비자로서 주권을 찾는 일을 시작하는 순간에 이 책은 완성될 것입니다.

2005년 6월

또문몸살림터

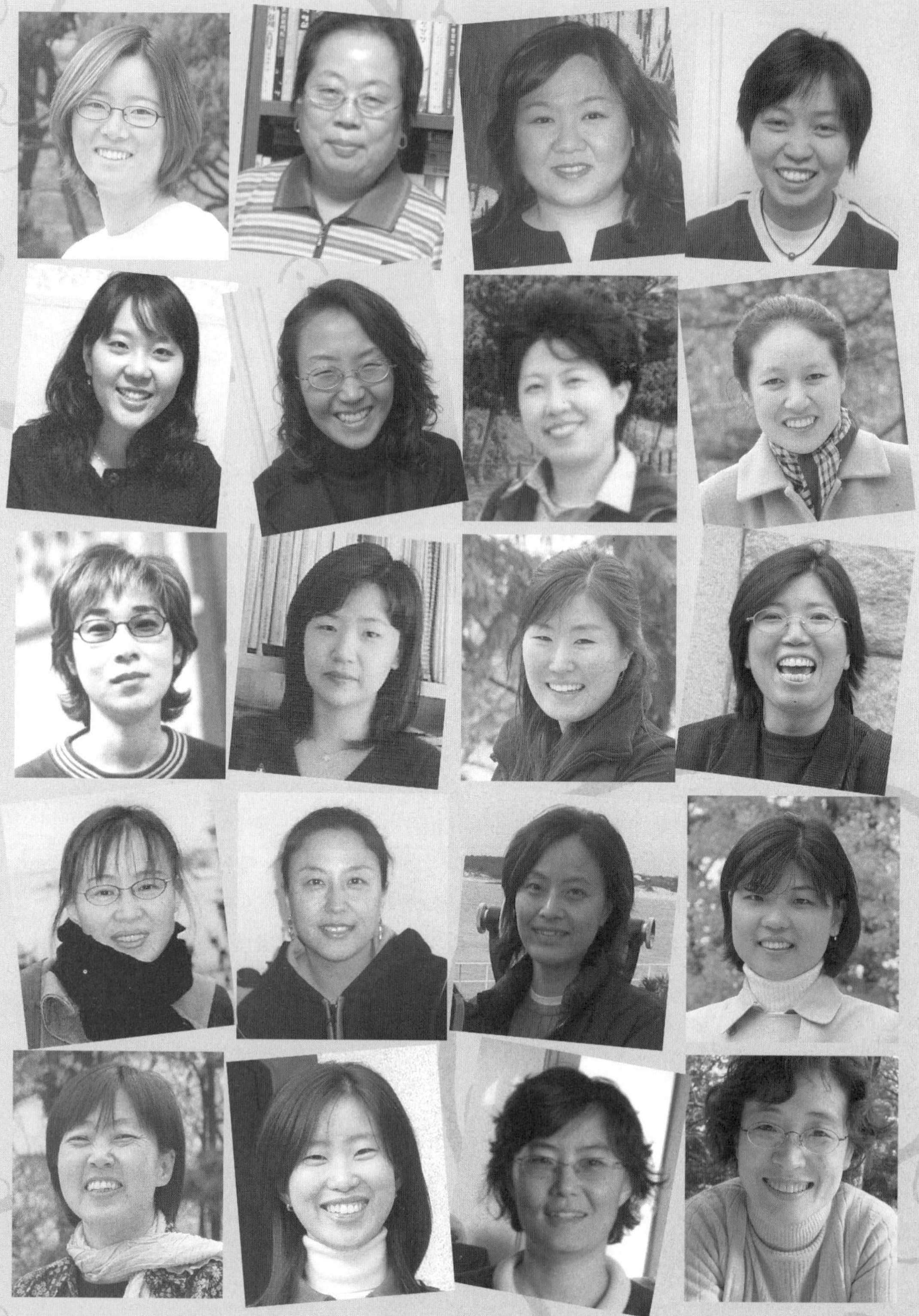

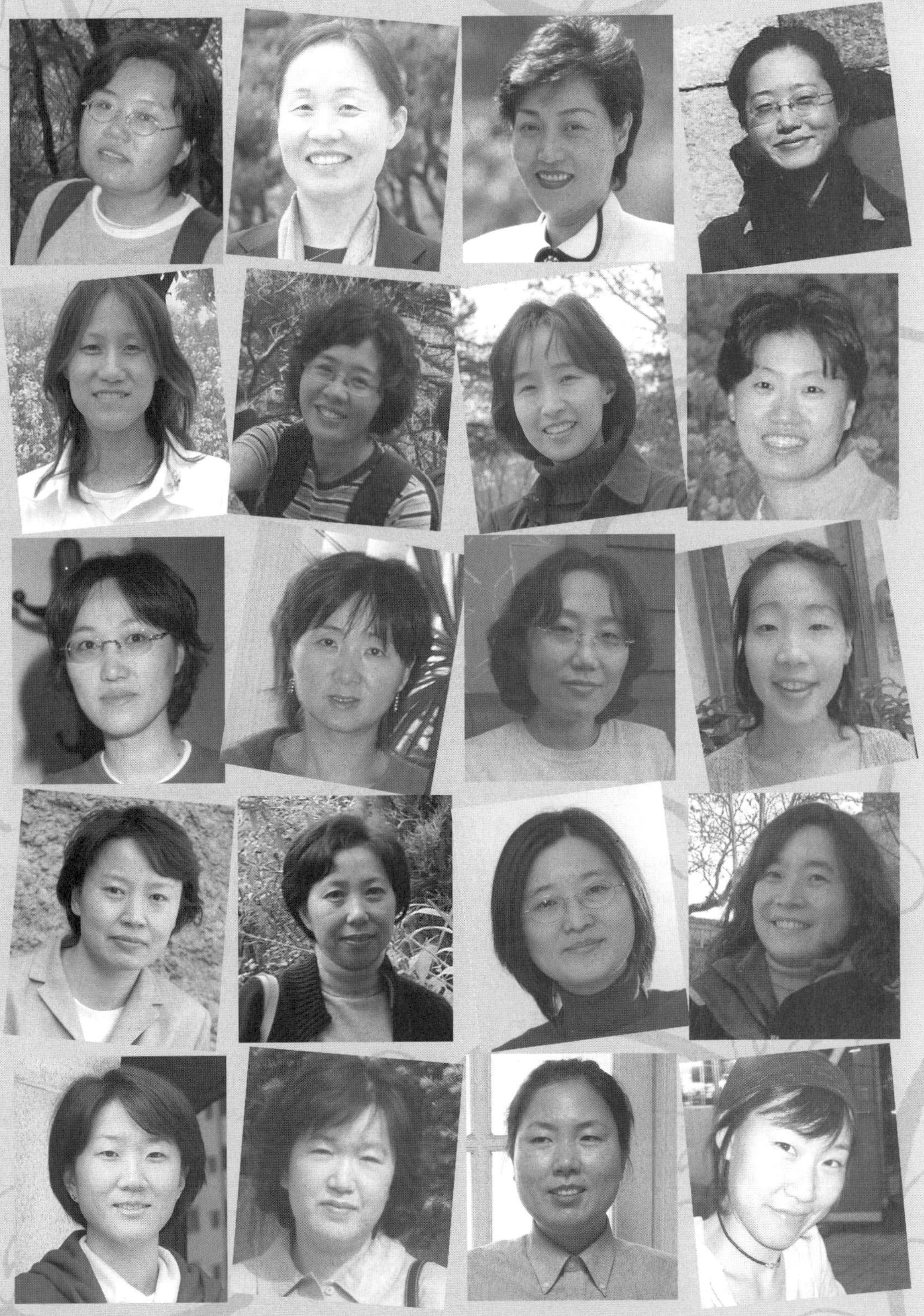

25주년 기념판 서문

내가 여성 건강 운동을 처음 알게 된 것은 1971년에 두 명의 여성을 만나고 나서다. 플로리다 주 게인스빌에 사는 캐럴 다우너와 로레인 로스먼. 그이들은 우리가 우리 자신의 몸에 대한 권리를 갖고 있음을 주장해야 한다고 말했다. 많은 이야기를 나눈 후에 우리는 처음으로 의학이 전문가의 몫이라는 생각에서 벗어날 수 있게 되었고, 여성이 자기 몸을 이해하고 관리하는 것이 왜 중요한가를 이해하게 되었다. 임신, 출산을 스스로 책임지고 자기 삶을 변화시킬 힘을 우리 스스로가 갖는다는 생각에 흥분이 되었다. 전국 각지의 여성들이 자신이 받는 의료 서비스에 의심을 품기 시작하고 여성만을 위한 건강 정보를 개발하기 시작했다는 이야기도 들었다. 「보스턴여성건강서공동체」가 바로 그런 집단이고 그곳에서 나온 첫 출판물인『우리 몸 우리 자신』은 자기 건강을 직접 챙기는 여성들의 예를 보여 주었다.

그 만남은 내 인생의 전환점이 되었다. 남편은 서른셋의 나이에 심장 발작을 일으켜서 세상을 떠났다. 그 일로 충격을 받아 나는 모든 것에 회의가 들었고, 특히 의료 체계와 건강 정보가 전파되는 방식을 미심쩍게 여기게 되었다. 1970년대 초에는 고혈압이 위험하다는 게 상식이 아니었다. 남편과 나는 교육을 많이 받은 사람들이었다. 나는 석사 학위가 있었고 남편은 박사 학위 받을 날을 4개월 남겨 두고 있었지만, 결국 교육을 많이 받았다는 것도 아무 소용이 없었다. 자기 몸을 어떻게 보살펴야 하는지 모르면, 근본적으로 무식한 것이다. 건강 정보는 우리 생활에서 공유되어야 하고 그래야 삶의 방식을 변화시킬 수 있다는 것도 그때 깨달았다.

나는 여성들의 말에 쉽게 수긍할 수 있었다. 그들은 의학 정보를 가질 권리, 환자의 적극적인 참여의 중요성, 필요성을 이야기했다. 그들의 말에 자극을 받아서, 우리 다섯(주디 레비, 마거릿 패리시, 조앤 에델슨, 벳시 랜들데이빗, 나)은 1974년 5월 「게인스빌여성건강센터」를 열었다. 이 센터는 임신 3개월 내의 인공유산을 시술했고 여성 친화적인 '산부인과' 서비스를 제공했다.

1970년대의 정치적 분위기 덕분에 여성 건강 운동은 지속적으로 성장할 수 있었다. 그리고 이 운동의 중심에는 「보스턴여성건강서공동체」가 있었다. 이 조직은 보스턴에서 역사적인 1975년 대회를 주최했고 「게일스빌여성건강센터」의 우리 다섯 명도 거기에 참가했다. 그 대회의 영향력은 오늘날에도 우리 마음과 영혼에 메아리치고 있다. 그 대회에서 우리는 기존 체제에 의구심을 품고 섬세한 새 건강관리 체계를 만드는 것을 배웠기 때문이다. 사실상 그 대회는 내가 여성 건강 운동에 헌신하게 되는 계기가 되었다. 1978년에 나는 대안적인 출산 센터 「버스플레이스」를 공동 설립했고 1981년에는 「흑인여성건강프로젝트」를 창립했다.

『우리 몸 우리 자신』은 여성 건강의 필독서다. 셀 수 없이 많은 여성들이 의사를 찾기 전에, 또 진단을 받고 나서 이 책을 찾아보았으며 언제나 이 책에 나오는 직접적이고 정직한 이야기에 위안을 받았다고 내게 말했다. 나는 이 책을 남들 앞에서 쫙 펼쳐 놓고 읽을 수 있는 사람이나 책 내용에 당혹감을 느껴서 남몰래 읽고 싶어 하는 사람 등 모든 성향의 여성들에게 이 책을 수백 권 나눠 주었다.

『우리 몸 우리 자신』은 다른 여성들과 함께 건강 문제에 대해 이야기하는 것이 얼마나 중요한지를 보여 주었다. 우리 대부분은 침묵의 음모에 가담하고 있었다. 자신이 병에 걸린 것을 부끄러워했고 자신을 고립시키면서 건강을 더욱 악화시켰다. 그러나 사실은 '우리 병은 우리가 해결할 문제'다. 시간이 갈수록 많은 여성들이 침묵 속에서 괴로워할 필요가 더는 없다는 것을 깨달았다. 이제 우리는 서로 이야기를 나누는 것이 우리 몸과 우리 삶에 대해 현명한 판단을 내리는 데 도움이 된다는 것을 알고 있다.

여성 건강 운동은 1970년대에 의료 제도 개혁을 촉발했다. 여성들은 대중에게 건강 정보가 너무 적다는 것, 의료 시술이 남용되는 것, 안전한 피임법을 사용할 수 없다는 것에 문제를 제기했다. 그들은 출산, 완경 같은 자연스러운 여성 몸의 과정을 질병의 관점에서 접근하는 것을 거부했고, 외래 환자의 수술 절차에 원칙을 확립했다. 여러 해 동안 여성 건강 운동의 요구들 중 많은 부분이 일반 의료 절차에 통합되었다.

『우리 몸 우리 자신』은 민족 · 인종 · 종교 · 지역을 막론하고 모든 여성들이 새로운 관점에서 자기 건강을 점검하게 만드는 역할을 해 왔다. 그 새로운 관점은 변화를 가져올 것이며, 변화는 개인에게서 시작되고, 개인은 지역 사회의 변화를 불러일으킬 것이다. 투쟁은 계속된다.

— 빌리 에이브리

1970년 소아과 수련의였던 한 젊은 여성에게서 여성이 쓴, 여성에 관한 책을 한 권 받았다. 신문 용지에 인쇄된 그 책은 제본도 싸구려로 되어 있었다. 나는 당시 마흔하나였고 몇 년간의 괴로운 결혼 생활의 상처에서 막 회복되기 시작하던 때다. 그때는 내가 푸에르토리코에서 이민 온 직후여서, 푸에르토리코 출신 전문직 여성이자 뉴욕에 사는 독신 어머니의 정체성을 찾기 위해 고투하고 있던 시절이다. 『여성과 그들의 몸』이라는 제목의 이 책 초판을 읽고 나는 기쁨이 파도처럼 밀려오는 것을 느꼈다. 내가 토론에 참가한 사람이라도 되는 듯, 지은이들이 내게 이야기를 건네고 있는 듯 느껴졌다.

처음에는 모여서 의사들에 대한 불만을 늘어놓던, 이 엄청난 재능을 가진 여성 집단은 스스로 힘을 기르기로 결심했다. 그들은 자기 몸에 대해 공부했고 자기 느낌에 대해 토론했고 자신이 가진 지식을 다른 여성들과 나누었다. 그들의 개인적인 힘, 집합적인 힘은 이 책 곳곳에서 빛을 내뿜었으며, 내게 성장할 수 있는 힘을 주었다. 대안적인 의술이 필요하다는 생각이 내게 싹틀 무렵 그들의 책은 내 생각에 확신을 갖게 해 주었다. 그것은 민중의 지혜와 자율성을 존중하고 소중히 여겨야 한다는 것이었다. 여성들이 자기 자신과 다른 여성들을 소중히 여기고 개인적인 경험에서 정치적인 교훈을 끌어냄으로써 얻게 되는 깨달음과 용기는 내가 일생일대의 과업을 시작하는 데 도움이 됐다. 나는 여성의 건강권을 주장하는 다른 집단에 합류했다. 나는 건강 문제에 관해 여성들의 강한 목소리를 내는 「여성건강네트워크」 창립 회원이 되어 여성 건강 운동에 참여하게 되었다.

1970년대 초에 나는 많은 비난을 받고 있던 시립 병원인 사우스 브롱스의 링컨 병원에 있었는데, 내 동료 중에는 사회 부정의를 타파하기 위한 운동을 하는 일군의 소아과 수련의들이 있었다. 그들은 의사, 간호사, 기타 병원 노동자들로 구성된 「링컨 모임」이라는 그룹에 속해 있었는데, 병원 규칙과 규정, 또는 다른 동료들과 갈등을 겪을 때가 많았다. 링컨 모임의 목적은 시민권이 없는 사람들을 위한 의료 서비스를 향상하는 것이었다. 그 모임 때문에 우리 도서관에 비치된『우리 몸 우리 자신』의 여러 판들은 모두 모서리가 닳고 다 해졌다. 이 책의 내용이 커뮤니티 그룹의 강좌와 토론에서 사용되었고, 강의 자료로도 쓰였기 때문이다.

이 책이 촉발한 토론과 강독, 조직화 노력 덕분에 의사와 간호사들이 여성의 이야기에 귀를 기울이고 여성을 건강 추구의 동반자로서 좀 더 존중하게 되었다고 생각한다. 당연시되는 여성에 대한 의료 행위에 대해서도 의사와 간호사들이 의문을 품게 되기를 바란다. 이 책을 읽은 여성들 덕분에 젊은 의사들이 환자와 의사소통하는 새로운 방식을 모색하게 만들었다는 것도 나는 알고 있다.

여러 해를 거치면서 건강서 공동체는 어려운 수정, 보완, 확장 작업을 했다. 새로운 지식이 생겨났고 사람들의 요구도 바뀌었으며 정치 상황과 관점도 변화했기 때문에 지은이들은 계속 개정판을 내야 했다. 모든 세대의 여자들이『우리 몸 우리 자신』에서 자기 이야기를 발견하고 기뻐할 수 있던 것은 이 책이 언제나 그 무엇보다 믿을 만한 여성들의 경험에서 나온 것이기 때문이다. 여성들의 자각이 건강, 의료 서비스에 대한 우리 지식의 근원이라는 생각은 25년 전이나 지금이나 여전하다.

이제 여성들은 의료 서비스직과 의료 행정직에서 전례 없이 높은 비율을 차지하고 있다. 높은 임금을 받거나 결정권을 갖는 지위에 있는 의료계 여성의 비율은 낮지만, 의료 서비스 체계가 여성을 취급하는 방식에 그들이 발휘하는 영향력은 점점 커지고 있다. 그러나 의사들이 통제력을 갖는 체계부터, 환자나 의사들과는 거리가 먼 경영자가 통제하는 병원 기업에 이르기까지, 의료 서비스는 근본적인 변화를 겪고 있다. 이것은 더 면밀히 예의 주시해 보아야 할 상황이다. '경영의 관점에서 제공하는 의료 서비스' 세계에서는 서비스의 질이나 양이 아니라 비용이 모든 것을 결정한다.

이제 그 어느 때보다도 더 우리 여성들은 우리 자신과 우리 집단의 힘을 기르고 건강을 위한 노력을 시작하는 데 의식적으로 참여해야 한다. 건강 증진과 질병 예방은 우리 운동의 가장 중요한 목표다. 더 많은 여성들이 의료 혜택을 받을 수 있게 하는 투쟁에 여성이 앞장서야 한다. 특히 저소득 여성, 유색인 여성, 이민 여성, 장애인 여성, 나이 든 여성이 피해를 입기 쉽다.

새로 나온『우리 몸 우리 자신』은 우리에게 직접 이야기를 건네고 있으며, 우리가 우리 몸을 더 잘 이해하고 더 잘 돌볼 수 있도록 도와준다.「건강서공동체」는 사반세기 동안 이 작업을 해 오면서 우리의 건강권을 위해 싸우고 조직을 만들 수 있도록 우리를 준비시키는 역할을 했다.「건강서공동체」여성들은 더 건강한, 더 평등한 의료 서비스 체제를 확보하지 못한다면, 궁극적으로는 더 평등한 사회를 구현하지 못한다면, 더 건강한 우리가 될 수 없다는 것을 분명히 이야기하고 있다.

— 헬렌 로드리게즈트리아스

장차「보스턴여성건강서공동체」가 될 그룹이 1969년 첫 모임을 가졌을 때, 나는『뉴욕』정치부 칼럼니스트로 일하고 있었다. 나는 백인에다 서른다섯 살에, 대학을 다닌 중산층의 특권을 누렸다. 바꿔 말하면, 가장 좋은 의료 정보를 얻을 수 있는 극소수 인구 집단에 속해 있었다. 저널리스트였기에 모르는 것을 알아내야 하는 위치이기도 했다.

그러나 여성운동이 없던 시절에 '가장 좋은' 정보라는 것은 의료계에서 적합하다고 판단한 제한된 정보뿐이었다. 즉 환자에게 맞는 정보, 특히 여성에게 맞는 정보라고 여겨진 것만 얻을 수 있었다. 그런 탓에 몸에 이상이 있을 때에만 몸에 주의를 기울일 필요가 있다고 생각했고, 권장 식단에 포함된 동물성 지방의 대부분, 정제 설탕, 호르몬, 화학 물질이 위험한 것이라고는 상상할 수 없었다. 또는 그런 것이 있으리라고 생각하지도 못했다. 인공유산이 불법일 때 인공유산을 했던 미국 여성 3분의 1가량이 그랬지만, 나도 인공유산이 필요하면 암흑가에서 몰래 생명과 안전의 위험을 무릅쓰고 시술을 받을 수밖에 없다고 생각했다. 한번 인공유산을 한 다음, 그런 위험을 다시 무릅쓰는 일을 피하기 위해 나는 '최선의' 의학적 조언에 따라 십 년 동안 과다한 양의 피임약을 복용했다. 나는 그렇게 자신을 해치는 행동을 했을 뿐 아니라 통념에 근거한 많은 습관을 갖고 있었다. 예를 들어 몸무게가 정상이라면 설탕을 아무리 많이 먹어도 괜찮다고 생각했고, 심장 마비가 오기 쉬운 남자들만이 콜레스테롤이나 심혈관 상태를 걱정해야 한다고 여겼고, 남성의 폭력은 불가피한 것이어서 여성이 주의해서 피할 수밖에 없다고 생각했다.

이 모든 삶의 조건들은 여성이라면 어쩔 수 없이 치러야 하는 대가처럼 보였다. 남자가 90% 이상인 의사들에게 여성들이 몸을 내보여야 하는 것(출산을 위해 병원에 가는 것을 감안하면 여자가 남자보다 30% 이상 더 많이 의료 시설을 이용할 텐데 의사들은 대부분 남자다), '산부인과'에서 검진을 받기 위해 버둥거리는 벌레처럼 다리를 위로 들고 누워야 하는 것(반듯이 눕는 자세가 획일적으로 강요되어서, 출산하는 여성들도 중력의 반대 방향으로 누워 있어야 한다)도 어쩔 수 없는 것이라고 생각했다.

나는 이런 개인적인 관찰을 자주 이야기하곤 했다. 우리 경험을 신뢰하고 비교하고 수집하는 것은 「보스턴여성건강서공동체」가 우리에게 가르쳐 준 혁명적인 행동이기 때문이다. 이는 삶의 모든 영역에서 페미니즘이 우리에게 가르쳐 준 것이기도 하다. 25년 전의 메시지가 사실 얼마나 혁명적이고 통찰력 있는 것이었는지를 보려면, 여성의 힘이 훨씬 약했던 여성운동이 없던 시절을 떠올려 보면 된다. 가진 것이 많은 여자들조차 무지했고, 모욕을 당했으며, 여성의 몸을 자각하지 못했다(게다가 경제적 여유가 있는 여성들 중 자궁을 들어낸 비율은 여성에 대한 특별한 학대라 할 만큼 높았다). 그리고 가진 것이 적은 여성들은 훨씬 더 혹독한 대우를 받았다(예를 들면 빈민 여성들에게서 유방암으로 인한 사망률이 훨씬 더 높은 것은 유방암 발견이 늦기 때문이다).

힘차고 대중적인 여성 건강 운동이 벌어진 지난 사반세기 동안 많은 것이 변화했다. 정신 건강이 증진되었고 여성의 평균 수명이 연장되었으며, 여성 의료 소비자들의 자신감과 영향력이 확대되었다. 인종·계급·나이·성적 취향·장애 여부에 따른 차이는 여전히 있지만, 미국 여성의 전반적인 삶은 매우 크게 변화해서, 의식화와 집단 운동이 목숨을 구하는 데 얼마나 큰 기여를 할 수 있는지를 보여 주고 있다. 사실 남성의 건강도 증진되었는데, 여성이 주도한 개혁 덕분에 수명이 연장되었을 수 있다. 예를 들면, 부작용에 대한 정보를 약 포장지에 명시하는 것(피임약에 항의하는 사람들이 해낸 운동의 성과), 의료 절차 내내 카운슬러가 환자와 동행해 주는 것(인공유산 시술소들이 이뤄 낸 혁신적인 일) 등이 여성이 주도한 개혁의 결과다.

그렇지만 서로의 경험을 나누지 못하게 하고 우리 운동을 가로막는, 생명을 위협하는 요인들이 여전히 존재한다. 의료계의 이중 규범, 성의 이중 규범은 아직도, 의사가 되었든 친구가 되었든 간에 남자라면 여자 몸을 여자들보다 더 많이 알고 있다고 믿게 만들려 하고 있다. 공해를 일으켜 부당 이득을 취하는 자에서, 남의 외모를 단속하려 드는 자에 이르기까지 모두가 불필요한 '손질'을 위해 우리를 의료 시설로 보내고 있다. 제약 회사들은 이미 널리 알려진 값싼 예방약들을 제조하기보다는 새로 발견한 비싼 '치료제'로 돈을 벌 속셈만 차리고 있고, 심지어 그런 비싼 약 개발을 정부가 지원하고 있다. 여전히 극소수가 대다수보다 더 나은 의료 혜택을 받고 있다. 그리고 정보가 있느냐 없느냐, 스스로 결정을 내릴 수 있느냐 없느냐가 중요한 역할을 하는 출산 · 임신 · 인공수정에서 태아 세포 치료에 이르는 새로운 영역은 질병 치료에 유망하지만 인공유산 반대 세력의 위협 때문에 저지되고 있다.

하지만 이제 우리는 우리 몸에서 시작해서 사회 위계 구조를 흔들 수 있다는 것을 알고 있다. 결국 남성 지배적이고 인종 차별적이며 부당한 여러 제도들은 모두 가장 기초적인 생산 수단이자 생식 수단인 여성의 몸을 지배해야만 한다. 그래야 합법적으로 아이들을 '소유'할 수 있고, 국가가 필요로 하는 노동자와 군인들의 숫자를 결정할 수 있고, 또 인종(그리고 계급)의 '순수성'을 유지해서 위계 체계가 굴러갈 수 있기 때문이다.

안전한 임신이나 안전한 인공유산을 주장하면서, 남성 폭력이 중요한 건강 문제라는 것을 드러내면서, 환경에 있는 발암 물질을 밝혀내면서, 성적 존재나 의료 서비스 소비자로서 우리의 권리를 행사하면서, 우리는 우리 자신의 몸을 관리하고 있다. 사실 여성들은 남성 의료 소비자에게도 세력화와 운동의 모델을 제공하고 있다.

이제 이 운동은 전 세계에 널리 알려져 있다. 『우리 몸 우리 자신』도 세계적인 책이 되었다. 여러 나라에서 번안되거나 차용되었고 많은 언어로 출판되었다. 그리고 계속해서 세계에 널리 퍼지고 있다.

이 책에서 여러분은 경험을 공유할 때만 나올 수 있는 지혜를 발견하게 될 것이다. 그것에 귀를 기울여라. 그리고 여러분 자신의 경험을 덧붙이길 바란다.

—글로리아 스타이넘

머리말

『우리 몸 우리 자신』 독자 여러분, 반갑습니다! 처음의 취지에 조금도 어긋나지 않으면서도 내용이 엄청나게 보완되고 늘어난 이 책을 초판 독자들과 오랜 친구들에게 바칩니다. 1970년에 처음 출판된 이 책은 건강과 성, 육아에 관한 여성들을 위한, 여성들에 의한 한 강좌에서 시작되었습니다. 최초의 필자들은 역동적인 1960년대의 마지막 해에 보스턴에서 매주 만나기 시작했습니다. 1960년대는 미국과 세계의 여성들이 함께 경험을 나누고 여성의 삶에 존재하는 부정의를 드러내던 때였습니다. 살아온 이야기와 병원 경험을 나누면서 우리는 '개인적인' 것이 '정치적인' 것이며 우리가 겪은 일이 혼자만의 경험이 아님을 깨닫고 놀라고 흥분했습니다. 우리 몸에 관해 우리 자신이 알고 있는 모든 것을 모아서, 우리는 유용한 지식을 만들 수 있었습니다. 우리는 곧 우리 자신보다 훨씬 더 큰 힘이 보건과 의료 서비스의 질과 이용 가능성을 결정한다는 것을 깨달았습니다. 그리고 우리가 가진 지식과 영향력을 함께 나눔으로써, 우리의 요구를 충족시킬 수 있도록 시스템을 바꿀 세력이 될 수 있다는 것도 알았습니다. 그 결과 만들어진 책은 여성들에게 길잡이가 되었고 국내 국제 여성 건강 운동을 시작하고 지속시키는 데 도움을 주었습니다. 뿐만 아니라 전 세계에서 여러 언어로 4백만 부 이상이 팔렸습니다.

도서 시장에 나온 대부분의 건강 서적과는 달리 『우리 몸 우리 자신』은 여러 면에서 특별합니다. 이 책은 여성들의 경험이란 뿌리에서 자라난 것입니다. 이 책은 여성의 몸과 여성의 삶의 의료화에 문제를 제기하고 현대 서양 의학뿐 아니라 '몸과 마음은 하나'라는 심신 일원론적인 지식도 강조합니다. 이 책은 우리 삶의 모든 부분을 결정짓는 사회적, 정치적, 경제적 맥락에서 여성들의 경험을 파악합니다. 따라서 개별적이고 편협한 '자가 치료'나 자조적 접근법을 넘어서서, 많은 소녀들, 여성들, 가족들에게 적대적인 영향을 미치는 성 차별, 인종 차별, 경제적 압박의 맥락에서 건강을 바라봅니다. 이 책은 손익 계산만 생각하는 경영 철학과 이윤 동기에 좌지우지되는 병원 기업의 잘못된 행위도 비난합니다. 무엇보다 『우리 몸 우리 자신』은 여러분 자신의 통찰력과 경험에서 우러난 정보를 이용해 우리 모두가 받는 의료 서비스에 깔려 있는 가정에 문제를 제기할 수 있도록 합니다. 그렇게 해서 더 좋은 의료 서비스를 위해 의료 체계를 효과적으로 운용하고 정비할 수 있도록 하기 위함입니다.

『우리 몸 우리 자신』 21세기판은 완전히 개정되어 모든 장에 새롭게 보강된 정보를 담고 있습니다. 우리는 인터넷상의 여성 건강 정보를 열거하고 평가했습니다. '몸 이미지'와 '성'에 관한 장은 처음으로 인종 문제를 다루고 있습니다. 우리는 과로와 폭력, 여성 흡연 증가가 여성 건강을 위협하는 주요 요소라고 보고, 좋은 음식과 운동의 중요성을 그 어느 때보다 강조했습니다. 레즈비언이 아이를 갖겠다는 선택을 하는 일이 점점 많아짐에 따라 생기는 새로운 이슈들도 다루고 있습니다. 트랜스젠더와 성전환 문제, 에이즈 바이러스를 가지고 살아가는 여성들, 안전한 섹스에 관한 가장 최근의 권고에 대해서도 다루었습니다. 인종, 계급, 성별에 기초한 억압들의 상관관계에 대해서도 더욱 광범위하게 다루었습니다. 그런 것이 여성의 건강에 영향을 미치기 때문입니다. 다루기 쉽지 않고 복잡한 '경영 마인드의 의료 서비스' 체계와 협상하는 방법들도 제공하고 있습니다. 이런 체계는 남성에 비해 여성의 삶에 훨씬 더 깊은 영향을 미칩니다. 그리고 그런 체계의 장

단점도 논의하고 있습니다. 우리가 더 중요하게 주장하는 것은 국가 차원의 평등한 의료 서비스 체계입니다.

최근 30년에 걸쳐 『우리 몸 우리 자신』은 분야와 깊이 면에서 성장을 거듭해 왔습니다. 최초의 필자들은 점점 더 많은 여성들을 이 책을 만드는 데 끌어들였고 판이 개정될 때마다 새로운 시각을 덧붙였으며, 이 책 전체에 아주 빈번하게 등장하는 '우리'의 범위를 확장했습니다. 이는 꼭 필요한 과정이었습니다. 이 책에 기여한 많은 커뮤니티 즉, 레즈비언, 유색인 여성, 장애 여성, 나이 든 여성과 젊은 여성 등등이 이 책의 방향과 초점을 변화시켜 왔습니다. 이 책이 계속 읽히고 성장하고 변화하는 것은 감개무량한 일이지만, 더 포괄적인 내용을 담아 가는 과정은 때로는 힘들고 고통스러웠습니다. 예를 들어 백인 여성들로 구성된 집단들이 그렇듯, 우리는 처음에 사회의, 그리고 우리 자신의 내면화된 통념과 싸워 왔습니다. 그것은 중산층 백인 여성이 모든 여성을 대표하고 따라서 여성 건강의 주제를 결정하고 우선해야 할 일을 정할 권리를 가지고 있다고 여기는 것이었습니다. 이런 통념은 유색인 여성들을 침묵시키고 무시함으로써 부당한 짓을 저지르게 합니다. 또한 어렵게 얻어지는 지혜, 생명을 구할 결정적인 정보를 우리 모두에게서 빼앗는 일이기도 합니다. 이즈음에는 더 많은 유색인 여성들이 이 책을 만드는 데 참여해 왔습니다. 몇 장을 쓰기도 했고 각 장을 편집하고 검토하기도 했습니다. 그러는 동안 무엇을 포함하고 무엇을 제외할 것인가, 어떤 주제를 어떤 방식으로 제시할 것인가를 둘러싸고 더러 긴장이 생기기도 했습니다. 그로 인한 격렬한 토론은 이 책의 내용을 매우 풍부하게 만들었습니다. 그러나 모든 유기적 과정이 그렇듯, 어떤 갈등은 여전히 풀어야 할 숙제로 남아 있습니다.

초판을 만들었던 사람들은 이제 오십대가 되었거나 그보다 더 나이를 먹었습니다. 우리 중 어떤 이들은 여성 건강의 정치학을 일생의 과업으로 삼았습니다. 이 책의 오랜 역사를 이어가고 또 이 책이 계속 새로워질 수 있도록, 수백 명의 여성들 즉, '보통' 여자들, 지역 사회를 꾸리는 사람들, 사회 과학자들, 학생 인턴, 친구들, 건강 운동가들, 의료 전문가들 등이 이번 판을 만드는 데 기여했습니다. 『우리 몸 우리 자신』 초판이 나왔을 때 세상에 태어나지도 않았던 많은 여성들이 자신들의 목소리와 경험을 이 책에 상당 부분 반영했습니다. 그중에는 「건강서공동체」 회원의 딸도 있습니다. 「여성건강정보센터」 직원들은 그 어느 때보다도 더 우리 연구에 많은 지원을 해 주었고 독자들을 상대하고 건강 정보를 수집하고 기록하고 국내외의 여성 건강 운동에 참여하고 여성 운동과 기록 센터 운동에 힘을 실어 주었습니다.

여성 건강 운동의 큰 성과에도 불구하고, 29년 전 『우리 몸 우리 자신』이 생겨나게 한 요인이 오늘날에도 여전히 존재하고 있는 것은 분명합니다. 건강상의 불평등은 더욱 커지고 있습니다. 가난, 노숙, 굶주림 등 건강을 해치는 요소들은 더욱 악화되어 왔으며, 영어를 못하는 유색인 여성에게, 또 미국과 전 세계의 저소득층 여성들에게 특히 더 많은 영향을 미칩니다. 의료 체계는 여전히 거대한 사업 분야로 건재하고 오늘날에는 제약 회사, 의료기 회사와 더욱더 밀접하게 연결되어 있으며, 점점 더 전국적이고 다국적인 이윤 추구 업체들의 통제를 받고 있습니다. 우리는 계속해서 '소비자'로서 보건 정책을 통제하고 정책에 대한 설명을 요구하며 싸워야 합니다. 산업계에서는 계속해서 물과 흙과 공기를 오염시키고 있습니다. 점점 더 보수화되는 미국 정부는 경영자의 이해관계에서 나온 요구만을 들어주고 있고, 우리의 건강과 삶을 유지하고 향상시키기 위한 복지 프로그램에 결정적인 역할을 하는 연방 기금을 과도하게 삭감하거나 없애고 있습니다. 복지 '개혁'은 이민자들이나 저소득 어머니들에게는 훨씬 더 큰 괴로움을 주고 있습니다.

따라서 새천년이 시작되고 있는 지금, 이 책을 처음 만들던 때 우리가 가졌던 목표가 그 어느 때보다도 중요합니다. 그 목표는 이 책 안에 여성 건강 정보를 많이 채우는 것, 우리 모두가 자신의 건강과 삶을 책임질 수 있도록 도구를 제공하는 것, 진보적인 변화를 위해 노력하는 여성과 남성을 지원하는 것, 건강한 삶이 사치품이나 특권이 아니라 인권의 하나가 되는 정의로운 사회를 만들기 위해 노력하는 것 등입니다.

우리가 초기에 함께한 가장 소중한 것 중 하나는 소집단 모임에서 우리가 살아가는 이야기를 서로 나눈 것입니다. 이를 통해 우리는 여성들의 전통적인 유산의 중요한 부분을 되찾을 수 있었습니다. 전통적으로 여성들은 항상 동네에서 경험을 서로 나누면서 지혜를 얻었습니다. 여러분도 함께 만나서 마음껏 이야기하고 서로의 이야기에 귀를 기울이고, 서로에게서 배울 것을 권합니다. 요즘에는 더 많은 여성들이 더 열심히 일을 해야 하고 여가 시간이 거의 없고 가족을 위한 시간을 만들기도 어려워졌습니다. 집 가까이에서, 거실에서, 동네에서 무엇을 할 수 있는지 보세요. 교회에서, 성당에서, 절에서 서로를 찾으세요. 가까운 여성 센터에서, 그리고 여러 모임에서 다른 여성을 만나세요. 가치 있는 활동을 하고 있는 비영리 단체를 지원할 방법을 찾아보세요. 중요한 사안에 관해 함께 이야기하고 모임을 만들어 보세요. 부딪쳐 싸우는 것은 여러분에게 좋은 경험이 될 것이고 기분도 좋아질 것입니다!

공동의 관심사를 확인하는 동시에 각 모임의 독특한 요구를 존중하면서도 일치단결할 때, 우리는 정치적인 힘을 얻습니다. 모든 사람이 노력해도 이런 단일체는 부서지기 쉽습니다. 우리는 서로 연대해서 일어설 공동체를 만드는 길을 닦고 있습니다. 우리는 종종 인종, 계급, 민족, 경제 형편, 성적 취향, 가치관, 전략, 권력의 정도 때문에 서로의 말에 귀 기울이기가 어렵고, 또한 이런 차이가 우리를 갈라놓기도 합니다. 서로 다른 배경과 경험을 가진 여성들은 각자의 삶에 대한 진실을 이야기함으로써, 모든 여성의 목소리가 표현되고 모든 여성의 삶이 보살펴지도록 할 수 있습니다. 세상을 건강한 곳으로 바꾸기 위해서 우리는 '모든' 여성의 에너지가 필요합니다.

※ 『우리 몸 우리 자신』에 담긴 정보가 여러분에게 힘을 주고 유용한 도구와 아이디어를 주기를 바라지만, 이 책은 전문적인 보건 의료 서비스를 대신하는 책은 아닙니다.

※ 「보스턴여성건강서공동체」는 여성과 건강에 관한 교육에 전념하는 비영리 기구입니다. 우리의 많은 프로젝트와 서비스 중 하나는 「여성건강정보센터」입니다. 이 곳은 미국과 다른 나라들에 있는 단체들과 여성들에게 자료를 무료로 널리 배포하는 일을 하고 있습니다. 조산술과 생식 관련 건강 프로젝트도 몇 가지 진행 중이며, 각국 여성들이 『우리 몸 우리 자신』을 자국 상황에 맞게 번역 · 번안하는 일을 돕고 있습니다. 『우리 몸 우리 자신』 판매에서 생기는 저작권 수입은 우리 단체의 활동을 지원하기에 충분치 않습니다. 그래서 건강서공동체는 지속적으로 기부금과 보조금으로 기금을 충당해야 합니다. 세금 감면이 주어지는 기부금을 환영하니 다음 주소로 보내 주십시오. 34, Plympton Street, Boston, MA 02118, U.S.A. 고맙습니다.

우리 몸 우리 자신

1 몸 살림 마음 살림

2 관계와 성

3 건강한 성과 생식결정권

4 임신과 출산

5 아는 것이 힘

1

몸 살림 마음 살림

『우리 몸 우리 자신』 1부는 여성들이 가정과 직장에서 자신의 건강을 돌보는 데 필요한 기초 정보를 제공한다. 약물 치료와 수술, 위기 대처에 중점을 두는 기존의 의료는 아플 때나 도움이 되지, 건강관리에 늘 도움이 되는 것은 아니다. 건강을 증진시키거나 악화시키는 요인은 대부분 우리의 생활환경과 관련이 있다. 우리가 먹는 음식의 질과 들이마시는 공기, 건강관리와 운동 방식, 휴식 양, 일상생활에서 받는 스트레스 강도, 술과 담배, 기타 약물의 사용량, 직업 환경의 안정성 여부, 성폭력과 그 위협이 존재하는지의 여부 등이 그 예다. 이중에는 개인의 노력으로 해결할 수 있는 것들도 있다. 하지만 그럴 수 없는 것들이 대부분이어서, 우리가 힘을 합해 일상생활의 조건들을 변화시켜야 출구가 보인다. 우리는 안전을 확보하기 위해 고용주에게 압력을 행사하고, 더 값싸고 질 좋은 식품을 먹을 수 있도록 서로 협력하고, 가까운 화학 공장에서 뿜어내는 공해에 항의하고, 가정에서 학대받는 여성들을 위해 안전한 공간을 확보하기 위한 연대를 형성해야 한다.

우리가 이용할 수 있는 자원들, 특히 재정적 자원은 일상에서 건강을 유지하는 데 크게 영향을 미친다. 사회가 불공정할 때, 특정한 사람들은 건강관리 차원에서도 남들보다 더 나은 조건을 확보하게 된다. 여성운동의 중요한 목적 가운데 하나가 모든 사람이 건강과 생존에 필요한 수단을 이용할 수 있게 하는 것이다. 이 책에서는 여성들이 자신을 위해, 서로를 위해 건강을 유지하고, 자신을 치유하며, 변화를 일으킬 수 있다는 점을 강조하고 있다.

건강 지상주의

건강 지상주의는 간단히 말해 건강관리를 지나치게 강조하는 것이다. 오늘날은 특히 많은 사람들이 건강해야 한다는 생각에 사로잡혀 있다. 혼자서는 건강을 결정하는 의료 체계나 오염된 물, 식품에 들어 있는 독소, 우리가 마시고 있는 공기 같은 것을 변화시킬 수 없다고 느껴서, 식사, 운동 같은 개인 차원의 노력에 온통 신경이 쏠려 있는지도 모르겠다. 건강 또는 '건강 생활'만을 도달 목표로('건전' 사회의 척도로) 강조하다 보면 사회 정의와 평화라는 더 큰 목표에서 멀어질 수 있다.

질병의 예방은 중요하다. 그러나 기존 의학은 개인 차원의 예방만을 너무 그럴 듯하게 강조하고 있어, 그 가운데 과장된 설명이 있을 수 있다. 게다가 예방이란 말이 널리 퍼지면서 우리는 점점 더 '건강과 병'이라는 의학적 모델에 따라 삶을 규정하는 지경에 이르렀다. 우리는 고유한 권리에 속하는 운동, 식생활, 명상, 신선한 공기, 춤 등 모든 즐거움을 잠재적 '건강'이나 '건강하지 않음'의 기준으로 여긴다. 이런 식으로 우리 삶은 아이러니하게도 더욱 의료화된다.

건강관리는 또한 도덕적 논란거리가 될 수 있다. 개인들은 아플 때 죄의식을 느낀다. 사람들은 '자신을 돌보지 않는' 이들에 대해 고개를 저으며 실망스러워한다. 이는 건강 습관에 대한 사회·경제적 영향력뿐만 아니라 질병의 복합성 모두를 인식하지 못하고 있음을 의미한다. 나아가 피해자를 비난하는 결과를 낳는다. 개인의 습관 같은 기준으로만 판단하려는 경향은 건강 문제를 단순화한다. "그 여자는 담배를 끊고, 운동을 좀 더 많이 하고, 설탕을 줄여야 해." 이런 것들이 개인의 선택의 문제라 해도 융통성 없는 건강 지상주의는 적절치 않으며 사람들을 변화시키는 데도 도움이 안 된다.

스트레스

1부 대부분의 장에서는 스트레스를 건강을 해치는 중요한 요소로 본다. 다른 동물들처럼 인간에게도 위험에 처했을 때 맞서 싸우거나 피하도록 되어 있는 고유한 '스트레스 경보' 시스템이 있다. 인간의 삶이 좀 더 단순했던 시기에는 스트레스에 맞서 싸우거나 피하는 것이 가능했고 적절했다. 그러나 오늘날에는 위험의 형태가 분명하거나 단순하지 않다. 우리는 즉각 대응하기 어려운 매우 복합적이고 만성적이며 모호한 스트레스를 자주 경험한다. 하루에도 몇 번씩 싸우거나 피하고 싶은 심정을 억누른다. 여러 해 동안 몸이 스트레스에 반응하지 못하면 면역 체계를 해쳐 갖가지 질병이 유발될 수도 있다는 게 통설이다.

외모에 대한 억압은 여성에게 크게 스트레스를 준다. '어떻게 보일까'에 관한 비현실적인 고정관념은 더러 건강을 해치면서까지 외모를 바꾸려는 노력을 하게 만든다. 미국에서는 지속적인 인종 차별주의 아래서 살면서 받는 스트레스가 결국 건강 문제를 일으켰고, 학자들이 이 문제를 심각하게 검토하고 있다. 여성들은 거리, 직장, 가정 등 성폭력의 위협이 도사리는 환경에 살면서 심각한 스트레스를 경험한다. 여성 가장이나 세대주가 점점 많아짐에 따라 여성들이 직장에서 받는 스트레스도 계속 증가하며 생계를 유지하기 위해 더 많은 시간을 일을 해야 한다. 이는 사회 복지의 감축과 결합해 여성에게 커다란 스트레스의 요인이 된다. 식품 또한 스트레스를 주는 요인이다. 나와 우리 가족은 영양 공급을 충분히 받고 있는지? 맛있고 건강에 좋은 무공해 식품들을 먹고 있는지? 식생활은 스트레스 대처 능력에 영향을 미친다. 한편 먹는 문제로 고통을 겪는 여성들과 소녀들이 있는데, 이중에는 거식증이나 폭식증처럼 생명을 위협하는 문제도 있다. 어떤 이들은 스트레스를 풀기 위해 술·담배·약물에 의존하지만, 이런 해결책은 상황을 더 악화하기 일쑤다.

스트레스를 줄이는 데는 여러 방법이 있다. 잘 먹는 것, 운동, 명상, 총체적인 건강관리, 심리 치료, 심리적 정서적 건강을 돌보는 대안적 치유법이 있으며, 또 발 마사지, 온욕, 그리고 자신을 위한 시간을 갖는 등 단순한 즐거움을 누리는 방법도 있다. 그렇게 하면 우리는 가끔 불평도 하고, 친구들에게 격려도 부탁하고, 자주 웃고, 울고 싶을 때 울 수 있게 된다. 그러나 우리의 삶에서 부정적이거나 과도한 스트레스 요인이 무엇인지 알아내고, 변화를 위해 최대한 노력하는 것도 중요하다. 특히 이런 것들은 우리 힘만 가지고 쉽게 이룰 수 있거나 늘 가능한 일이 아니다. 다음 장들에서는 우리가 개인적으로 할 수 있는 것과 함께 노력해서 변화시켜야 할 사회적인 요소들을 나누어 살펴보려고 한다. 변화를 이루기 위해 다른 사람들과 함께하는 것 자체가 우리 자신의 건강과 복지의 중요한 자원인 에너지와 희망을 제공한다.

스트레스의 요인들과 징후들

오늘날 우리 문화는 스트레스를 단순하게 정의한다. 스트레스는 너무 열심히 일하거나 성격이 특이한 사람에게 생기기 쉽다는 것이다. 그러나 스트레스 요인은 복합적이어서 개인의 노력으로 극복될 수 없는 경우가 대부분이다.

스트레스 원인

- 경제적 불안정
- 실업
- 사랑하는 사람, 필요한 사람의 사망
- 관계의 시작이나 끝
- 직장을 옮기거나 새로운 직업
- 출산
- 이사
- 인종, 계급, 나이, 외모, 성적 지향, 종교, 신체장애에 대한 차별
- 적절한 치료법이 없는 질병
- 신선한 식품을 적게 먹고, 설탕·흰밀가루·카페인·식품첨가제·소금 등을 지나치게 섭취
- 환경오염
- 핵전쟁의 위협

여성들에게만 있는 스트레스

- 현재 많은 여성들은 가정과 아이들에 대한 책임을 전담하면서 동시에 직장에 다니고 있다. 게다가 여성들은 이런 이중 부담을 완벽하게 해내야 한다는 압력을 자주 느낀다.
- 대부분의 직장 여성들은 임금을 조금밖에 받지 못하며 능력을 인정받지 못하고 있다.
- 남편 없이 아이를 키우는 여성들이 있으며, 이들은 저소득 상태에 있다.
- 온종일 아이와 함께 집에만 있는 여성들도 있다.
- 거리·직장·집에서 성희롱과 성폭력을 경험한다.

과도한 스트레스의 징후

- 두통
- 목, 등, 어깨 통증
- 신경성 경련
- 불면증
- 피부 발진
- 추위, 유행성 감기, 기타 질병에 과민
- 몸 상태가 쉽게 나빠지고 병에 잘 걸림
- 우울, 분노, 신경쇠약, 자포자기
- (이갈이로 인한) 턱 통증과 치통
- 구강궤양, 동통
- 위통, 설사, 식욕 감퇴, 이상 식욕
- 겹쳐지는 피부 부위에 물집이 자주 생김

1. 몸에 대한 생각

잠시 눈을 감고 내 몸을 떠올려 보자. 어떤 느낌이 드는가? 가슴이 너무 크거나 너무 작은지? 엉덩이가 너무 뚱뚱하거나 납작한지? 배나 허벅지가 너무 살쪘는지? 코가 너무 낮은지? 키는? 키가 더 크거나 몸집이 더 작았으면 좋겠는지? 몸에 털이 너무 많거나 피부가 검은지?

평범한 여성이라면 아마 이런 질문에 '맞다'는 대답이 몇 번 나왔을 것이다. 거의 모든 여성이 자기 몸의 특정 부위를, 때로는 전부를 아주 못났다고 생각한다.

알다시피 여성의 몸은 저마다 다르다. 키가 큰 사람도 있고 작은 사람도 있다. 마른 사람도 있고 살이 찐 사람도 있으며, 골격이 크고 건장한 사람도 있고, 왜소하고 허약한 사람도 있다. 눈동자 색깔과 모양도 다양하다. 피부색도 여러 가지다. 머리카락은 어떤가? 색깔도 다양하고 결도 다양하다. 그런데도 여성의 몸은 광고나 미용 산업에서 부추기는 현실과 동떨어진 기준에 따라 재단되고 있다. 또한 여성이라면 이러이러한 용모를 갖추어야 한다거나 저러저러하게 행동해야 한다는 식의 고정관념을 주입받는다. 직장 상사한테서 머리 모양을 바꾸든 일을 그만두든 둘 중 하나를 고르라는 말을 듣고 일을 그만둔 여성의 사례가 이를 잘 말해 준다.

모두들 입으로는 다양성을 말한다. 그러나 모든 이가 어떤 틀에 맞추어야 하는 게 현실이라면, 다양성을 원하는 게 아니라 사람들에게 자기의 본모습을 바꾸라고 하는 것이다.

도대체 우리에게 있는 모습을 그대로 보는 것이 괜찮지 못하다고 믿게 만드는 힘은 무엇인가? 몸과 외모를 바꾸면 삶이 어떻게 바뀔 거라고 생각하는가? 좀 더 '매력적'이 되면 무엇이 생기는가? 더 많은 친구들? 자신감? 더 나은 직장? 이런저런 외모를 '갖춰야만 한다'는 강력한 메시지들이 이렇게 공격을 퍼붓는 가운데서 우리는 어떻게 하면 우리 몸을 좀 더 기분 좋게 느끼고 우리 자신과 다른 여성들에게 더 많은 관심을 갖는 법을 배울 수 있을까? 사회에서 통용되는 미의 기준에 순응하고 어디서든지 그것에 맞추려고 애쓰는 데 모든 에너지를 쏟는다면 어떤 일이 일어날까? 그런 데 관심을 쏟지 않는다면, 우리가 가진 시간과 돈과 에너지로 무엇을 할 수 있을까?

우리는 대부분 자기 몸을 편안하게 느끼는 상태에서 생을 시작한다. 어린 시절에는 몸으로 우리 자신과 세계를 배우고 탐구한다. 그러나 자라면서 점차 자신의 몸에 불편함을 느끼게 된다. 소녀 시절에 우리는 흔히 마음보다 몸에 관심을 더 많이 갖게 된다. 청년기에 이르면 본격적으로 사회가 요구하는 일정한 기준과 유행에 맞춰 자기 몸을 판단하고 그 기준에 따르게 된다. 그렇게 하지 않으면 이상한 사람으로 취급받고 소외감을 느끼게 될지도 모른다. 모두가 그렇지는 않지만, 십대 소녀들은 특히 미디어에서 부추기는 외모 기준에 영향을 많이 받는다. 일반 소녀들과는 달리 외모에 별 신경을 쓰지 않는다면, 또 머리가 단정하지 않거나 피부가 곱지 않다면, 뚱뚱하다면, 성장이 너무 빠르거나 늦다면, 몸을 있는 그대로 즐기고 인정하기보다는 몸을 바꾸라는 압박을 느끼게 될 것이다.

우리가 외모에 대해 어떤 느낌을 갖는가, 자기 몸을 얼마나 편하게 느끼는가 하는 것은 복합적이어서, 사회에서 얻는 수많은 모순적인 메시지들과 몸으로 겪는 실질적인 경험들에 반응하면서 발전한다. 대중 매체의 이미지는 실제의 우리 몸과는 다른 몸이 되라는 압력을 가하며 쉼 없이 우리를 공격한다. 주변 사람들도 우리한테 비슷한 압력을 가한다. 어떤 압력은 자기 안에서 오는데, 여성으로 살아가면서 경험한 것들을 내면화한 데서 오기도 한다.

몸이 겪는 많은 경험들 때문에 자신의 몸을 받아들이기 어렵게 되기도 한다. 많은 여성들이 몸에 가해지는 끔찍한 폭력과 학대를 겪는다. 한국 경찰청 통계에 따르면 한국에서 발생한 성폭력 범죄는 2003년 한 해만도 1만 417건에 이른다. 실제 우리 모두는 찬사의 형태건 조롱 섞인 평판이건 간에, 원하지 않는 방법으로 원하지 않는 남성들의 주목을 받는다. 미국의 모든 유색인 여성들이 인종 차별을 경험할 것이다. 전 세계를 휩쓰는 서구 문화와는 다른 눈으로 여성의 아름다움을 평가하는 문화에서 산다면, 부모와 친척들의 평가가 친구들과 미디어가 제시하는 미의 기준과 충돌해 고통과 혼란이 가중될 것이다.

결국 많은 여성들이 우리 몸이 결코 안전하지 않음을 느끼게 된다. 완벽한 외모를 갖추면, 손상된 자존감을 치유하고 차별에서 벗어날 수 있다고 생각할지도 모른다. 그래서 잡지 표지에 나오는 여성처럼 되기를 바라게 될지도 모른다. 또는 쉽게 살찌는 인스턴트식품을 자주 먹는다고 자신을 혐오하면서 건강한 몸을 유지하기보다는 굶기로 하는 등, 자신의 몸을 거부하게 될지도 모른다.

우리는 외모가 기대에 못 미칠 때 상처를 입는다. 멀리서도 눈에 띌 만큼 살이 쪘다거나 사람들 틈에서 보이지 않을 정도로 키가 작다면, 피부에 여드름 자국이 심하거나 화상을 입은 자국이 심하다면, 선천적인 장애가 있거나 사고로 장애인이 되었다면, 이국적인 외모를 가졌다면 어릴 적부터 남들이 내 몸을 이상하게 바라보고 대하는 것을 경험했을 것이다. 그 결과 우리는 사회보다는 우리 자신에게 문제가 있다고 느끼면서 자기 몸을 꺼리고, 믿지 않고 심지어 혐오하기까지 한다.

게다가 생김새에 따라서 남들이 우리를 대하는 방식, 우리의 낭만적인 기대, 우리가 살아갈 곳, 우리의 고용 가능성 등이 영향을 크게 받는다는 사실을 많은 사람이 고통스럽지만 알고 있다. 한국의 예를 들면, 1994년에 고졸 여사원 채용 과정에서 단정한 용모 · 키 · 몸무게 등 신체 조건을 제한한 44개 기업체를 여성 단체들이 「남녀 고용 평등법」 위반 혐의로 고발한 사실이나, 2001년 개그우먼 이영자 다이어트 사건 공방 등에서 우리는 외모에 대한 일상적인 억압을 만나게 된다.

역사적으로 모든 사회는 아름다움의 기준을 갖고 있다. 그러나 요즘처럼 강력한 미디어의 집중 공격에 따라 미의 기준이 정해진 시기는 없었다. 잡지 · 영화 · 텔레비전 쇼 · 광고는 예쁘기만 하면 다 된다는 사고방식을 끊임없이 만들어 내는 이미지로 우리를 에워싸고 있다. 그러나 아름다움이란 무엇이며, 아름다워지기 위해 노력한다는 것은 무엇을 의미하는가? 예를 들어 미국 문화가 지배하는 사회에서 이상적인 여성은 서구적인 몸매를 지닌, 흰 피부의 젊은 여성이다. 완벽한 외모에 도달하기 위해 여성들이 해야 할 일은 끝이 없지만, 모순적이게도 궁극에는 여성이 완전히 자연스럽게 보이는 것이 무척 중요하다. 여성을 향한 유행과 태도가 변화 중이라고 해도 오늘날 이상적 여성상은 사실상 수십 년 전의 바비인형과 크게 다르지 않다. 바비의 기형적인 몸매를 재미있게 볼 수도 있겠지만, 수백만의 소녀들이 아주 어린 시절부터 여성의 미에 대한 백인 중심의 이상적 기호인 바비인형의 몸매를 욕망의 기준으로 삼도록 배운다. 수많은 인종이 있듯이 여성들 또한 다양하게 존재하는데도 대중적 아이콘인 바비인형의 힘은 실로 엄청나다.

지금처럼 그렇게 많은 업종이 '미'를 파는 것에 전념하고 그렇게 많은 여자들이 미용 관련 생산품을 기꺼이 사려고 한 적이 없다. 한국 삼성경제연구소의 2003년 보고서에 따르면, '외모' 시장의 연간 시장 규모가 무려 7조 원에 이른다. 화장품이 5조 5천억 원, 미용 성형이 5천억 원, 다이어트 시장이 1조 원이다.[1] 1975년에 22명에 불과하던 성형외과 전문의는 2001년 1,020명으로 46.4배 늘었다. 전체 전문의 증가율(8.4배)을 한참 앞지른다. 우리는 외모를 바꾸기 위해 무한정 늘어선 상품과 TV 프로그램을 손쉽게 구매한다. 곳곳에서 비슷한 메시지를 받는다. 이런 청바지가 없으면(또 그 옷을 입을 만큼 깡마른 몸매가 아니면) 남자를 못 만난다, 이가 고르게 정돈되고 하얗게 반짝거리지 않으면 성공할 수 없다. '기준'에 순응하라는 압력은, 우리가 외모에 불만을 가져야만 먹고살 수 있는 '미용 시장'에 의해 거세진다. 또, 우리가 일하는 장소와 생활하는 장소, 좋은 건강 상태를 유지할 수 있는 기회를 통제하는 사람들과 고용주들은 이런 압력을 강화한다.

많은 사람들은 있는 그대로의 자신, 있는 그대로의 몸

1 심상민 · 최순화, 「뷰티(美)산업의 부상과 성공전략」, 삼성경제연구소, 2003, 12쪽.

과는 아무 상관도 없는 기준에 맞추어 몸을 만드느라 귀중한 시간과 돈과 감정과 에너지를 소모한다. 여기에 드는 경제적·심리적 비용은 엄청나다. 또한 건강을 심하게 해칠 수도 있다. 화장품·헤어용품·털 제거제·질 냄새 제거제 등에는 해로운 화학 물질이 들어 있고, 칼로리 낮은 식품에 의한 영양실조, 피부 미백제와 선탠제에 의한 피부 손상이 일어날 수 있다. 우리는 우리 몸을 보호하지 않으면서 자유로운 활동을 방해하는 옷을 입고 신발을 신을 때가 있다. 간염 바이러스나 에이즈 바이러스에 감염될지도 모르는 위험을 무릅쓰고 문신이나 피어싱을 하기도 하며, 눈과 코, 얼굴, 가슴, 허벅지 등의 모양을 바꾸기 위해 아주 위험한 성형 수술을 감행하기도 한다.

이런 대중적 신화나 환상을 유지하는 데 우리 모두가 동참하고 있다. 많은 사람들이 그것에 순응하려고 노력할 뿐만 아니라 자신을 판단하는 것과 똑같은 기준으로 남을 판단하도록 배운다. 학교에서, 거리에서, 일터에서, 체육관에서 서로를 보면서 비교한다. 어떻게 하면 여성으로서 완벽함을 다투는 경쟁에서 이길지 알고 싶어 한다. 외모에 대한 통념적인 환상을 거부하기도 하지만 또 다른 대안적 이상, 예를 들면 '아마존 여성'이나 '대지의 어머니' 같은 억압적인 여성상에 우리 자신을 끼워 맞춘다고 해도 환상은 재생산되는 것이나 다름없다.

우리가 자기 외모에 대해 내리는 판단과 그에 따른 행위는 다른 여성의 외모에 대한 판단 방식에 영향을 미칠 수 있다. 생각해 보자. 우리가 끊임없이 다이어트를 하고 날씬해지려고 노력할 때 살찐 여성을 바라보는 우리의 생각은 어떻게 되겠는가? 다리나 겨드랑이, 얼굴, 몸에 난 털을 제거한다면 그렇지 않은 여성들을 볼 때 어떤 느낌이 들겠는가? 이런 행위 자체가 좋다거나 나쁘다거나 할 만한 것은 아니다. 우리는 자신을 위해 최선이라고 여기는 행위를 한다. 그러나 이런 선택이 다른 여성과 맺는 관계에 영향을 미치리라는 생각은 좀처럼 하지 않는다. 때때로 어떤 '이상'에 따라 우리 몸을 변형하는 노력은 그런 '이상'으로부터 먼 선택을 하는 여성들과 우리를 갈라놓을수도 있다. 우리는 이 기준 때문에 우리 자신과 다른, 이런 여성들을 '나와는 다른 사람', '촌스러운 사람', '주변인'으로 생각할 수 있다. 그리고 그들을 우리 의식의 변두리로 밀쳐 낼 것이다. 편협하고 도달 불가능한 '이상'에 따라 우리 자신뿐만 아니라 다른 사람을 판단할 때, 우리는 자신과 다른 여성들 사이를 갈라놓는 데 가담한다.

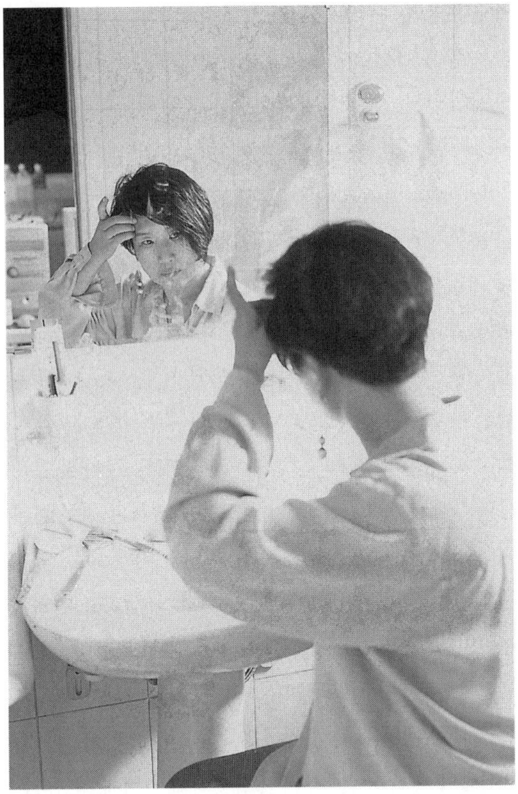

우리 몸에 대해 새롭고 긍정적인 사고를 발견하는 것은 다른 여성들을 넉넉하게 받아 주는 태도를 가지게 하고, 다른 사람들이 우리를 보는 방식에도 영향을 미친다. ⓒ박영숙, 나르시시즘

많은 사람들이 자주 경제적 사회적 생존을 이유로 지배적인 '이상'을 받아들일 것이다. 그러나 우리가 다른 요구들에 맞춰 우리 몸을 변형시키고 있는 순간을 깨닫게 된다면 우리는 자신과 맺는 관계를 새롭게 발전시켜 나갈 수 있다. 이상적인 몸매를 열심히 흉내 내도록 부추기는 권력의 정체를 알게 되면, 우리의 진실한 자아와 타협한 자아가 어떻게 다른지 알 수 있다. 우리는 자주적인 선택을 하면서 자유로움을 느끼기 시작할 것이다.

이런 여행을 시작하는 방식은 많다. 영양을 충분히 섭취하고 인간으로서 자신의 온전함을 존중하면서도 매력적으로 보이고 인정받는 방식을 탐구할 수 있다. 건강상 위험에 노출되지 않으면서도 몸을 꾸밀 수 있는 방식을 발견할 수 있다. 몸에서 일어나는 순수한 쾌락을 올바르게 인식하는 순간에 이를 수 있는 것이다. 야외에 있을 때, 걸음을 걸을 때, 수영을 하고 춤을 추면서, 뜨거운 물로 목욕하면서, 몸을 마사지하면서 관능적인 우리 몸을 즐기는 법을 알아낼 수 있다. 우리는 여러 공동체에 참여하면서, 우리가 아는 것을 사람들과 함께 배우고 서로 나누면서 자신의 다른 모습을 계발하는 데 더 많은 에너지를 집중할 수 있다. 우리는 다른 여성들과 몸의 이미지에 대한 이야기를 나눌 수 있으며, '여성미'의 잣대 뒤에 깔려 있는 아주 위험한 생각을 욕하는 작업을 시작할 수 있다. 우리는 어떻게 이런 '이상'을 수용하게 되었는지, 그리고 그 '이상'을 좇는 소비 행위가 어떻게 그 권력을 다시 강화하는지를 인식할 수 있다.

다행히도 몸을 어떤 '이상'에 맞게 바꾸려는 욕구에 의문을 품기 시작한 여성들이 점점 늘고 있다. 많은 사람들이 미의 기준을 규정하는 권력이 있음을 깨닫고 있다. 우리가 더욱더 있는 그대로 서로를 존중하고 사랑할 줄 알게 된다면, 또 사람의 가치를 외모와 동일시하는 고정관념을 부수기 시작한다면 미디어가 보여 주는 이미지와 사회적 메시지의 영향력은 점차 줄어들게 될 것이다. 우리 몸에 대해 새롭고 긍정적인 사고를 발견하는 것은 다른 여성들을 넉넉하게 받아 주는 태도를 가지게 한다. 그것은 다른 사람들이 우리를 보는 방식에도 영향을 미치게 마련이다. 체격이나 체형, 피부색, 장애 여부와 상관없이 우리는 우리의 몸 자체를 아름답게 보게 될 것이다. 그리고 남들이 여전히 특정 기준으로 우리를 판단한다 해도 변함없이 자신을 신뢰한다면 남들이 우리에게 행사하는 권력을 줄일 수 있다.

신체장애와 완벽한 몸에 대한 압력

요즘 사회에서 우리 몸을 사랑하고 인정하는 것은 대부분의 여성에게 너무도 힘든 과정이다. 특히 신체장애가 있는 이들에게는 어려움이 더 크다. 한국 사회에서 공식적으로 40만 명가량의 여성들이[2] 제대로 걷지 못하고 휠체어나 목발을 이용하고 시력 · 언어 · 청력 장애가 있으며, 만성병에 시달리고, 화재 · 사고 · 병으로 팔 다리를 잃은 상태고, 간단한 신체 기능을 대신할 특수 보장구가 필요하며, 사고로 생긴 흉터가 있다. 많은 여성들이 보이지 않는 존재로 침묵 속에 살아간다. 신체장애가 없는 여성들은 대상화되거나 낙인찍히는 존재의 고통을 피하기 위해 우리가 가진 차이들을 숨기기도 한다. '기준에 맞지 않는' 몸을 가진 우리는 실제 우리 문화가 여성에게 바라는 것이 무엇인지를 재빨리 배운다.

장애가 있기에 나는 내가 어떻게 보이며 당신은 어떻게 보이는지 거대한 사회가 주는 메시지의 의미를 일찌감치 알아차렸어요. 또 의사들이 끝없이 나를 들쑤시고 연구했기 때문에 어떤 비장애 여성보다 더 일찍 내가 물건으로 보인다는 사실을 알게 되었죠.

내 가족에게 중요한 것은 여자들이 장래의 배우자를 찾으려고 데이트한다는 사실이었어요. 내가 뇌성마비를 앓고 있다 보니 식구들은 내가 절대로 결혼을 할 수 없을 거라고 생각했죠. 그러니 어떻게 데이트를 할 수 있었겠어요? 올해 들어서야 치마를 입기 시작했어요. 사람들이 나더러 항상 바지만 입으라고 한 탓이죠. 여자로 대하지 않으니까 여자처럼 옷을 입을 까닭이 없었던 거예요. 그런 차림은 내게 어울리지 않는다고 생각했던 거죠.

신체장애가 있다면 가족, 친구, 의사는 우리를 성적 존재로 인정하지 않으려는 경향이 있다.→ 11장 성생활, 성과 장애, 239쪽 우리가 아이를 낳을 수 없다면 '진짜' 여자가 아니라는 이유로 불쌍하게 여겨진다. 또한 성적 대상물로 취급당하거나 성폭력을 당할 위험이 클 수 있다.

여성으로서 보는 '즐거움'을 주지 않으면 다른 사람들의 보상 심리에 부딪힌다. 스스로 더 많이 웃고, 부드러워지며, 익살스러워지는 방법을 배우고 싶어 한다. 그래야 사람들이 우리를 불편하게 느끼지 않을 것이다. 아니면 자신을 변변치 못한 존재로 생각해 될 수 있으면 눈에 띄지 않는 존재가 되려고 애쓰면서 주변으로 밀려나게 된다.

또 여자들은 연약하고 이해력이 떨어지며 보호를 필요로 한다는 '여성다움'의 고정관념이 재빨리 드러난다. 우리가 몸놀림이나 신체 기능을 통제할 수 없다면 사람들은 우리를 정신적으로 무능력한 존재로 생각할 것이다.

내 가족은 간질을 정신병이라고 생각해요.

사람들은 내 몸을 보고는 내가 영리하리라는 기대는 절대로 안 해요.

많은 여성들처럼, 아니 그 이상으로 우리 장애 여성은 성인과는 거리가 먼 어린아이로 취급당한다.

사람들은 내 뺨을 꼬집고, 초등학교 1, 2학년에게나 쓰는 말들을 쓸 거예요.

2 2003년 12월 현재 한국 보건복지부에 등록된 여성 장애인은 49만 명에 이른다. 그러나 세계보건기구에 따르면 통상적으로 전체 인구의 10% 정도가 장애인이며 그중 45%가 여성이므로 이를 기준으로 하면 한국 여성 장애인은 약 200만 명으로 추산할 수 있다.

내가 어린아이인 양 내게 직접 말을 하지 않고, 부모나 내 옆 사람에게 대신 말을 하는 의사들에게 신물이 나요.

정서 장애나 인지 장애를 지닌 여성들처럼 신체장애를 지닌 우리 여성은, 우리가 성인이며 법적 권리를 갖고 있고 힘과 인격과 지성을 지닌 존재임을 주장하는 것이 어렵지만 중요하다는 것을 깨닫고 있다. 이 과정은 모든 여성에게 아주 필요하다.

한국의 장애인계는 「장애인 차별 금지법 제정 추진 연대」를 꾸리고 2003년 초부터 법 제정을 위해 활발한 활동을 벌여 왔고, 같은 해 6월 보건복지부는 「장애인 차별 금지법 추진 기획단」을 구성하여 법안 초안을 마련하고 광범위한 여론 수렴을 해서 「장애인 차별 금지법」을 제정하겠다고 발표했다. 그러나 2005년 5월 현재, 장애인계와 정부 측의 이견 속에 논란만 거듭되고 있다.

운이 좋다면 머지않아 우리는 솔직한 감정과 우리 삶의 현실을 숨겨야 했던 것이 얼마나 분노할 일인지를 깨닫게 될 것이다.

열두 살 때 두 다리를 다친 이후, 비쩍 마르고 상처 자국이 남은 다리를 숨기려고 찌는 듯한 더위에도 무릎까지 오는 양말이나 긴 바지를 입는 등 내가 할 수 있는 모든 것을 했다. 그러나 장애 여성의 제약에 대한 분노가 점점 커졌다. 다른 장애 여성의 도움으로 나는 내면 깊은 곳에 있는 감정을 바라볼 수 있게 되었다. 사람들이 내 다리를 본다면 흉하다고 나를 거부할 수도 있었을 테고, 병원에 있는 동안 내가 얼마나 의존적이며 두려움에 떨었는지 미루어 짐작할 수도 있다는 것을. 나는 이런 경험들을, 내 정체성에 영향을 주지 않는, 그저 있을 수 있는 단순한 사건으로 다시 보기 시작했다. 이제 나는 내가 원할 때 짧은 옷을 입고, 내 다리를 있는 그대로 좋아한다.

깊은 의미를 가져다 준 장애 덕분에 결국 나는 내 몸을 좋아하게 되었다. 내 몸에 '탈 난' 데가 있다. 어떻게 하면 그런 몸을 좋아하고 그런 몸으로 사는 것이 즐거울 수 있을까? 답은 간단하다. 내게는 다른 선택의 여지가 없으며 그런 나를 받아들이는 것이다. 더 복잡한 답도 있다. 내게는 '잘못된' 것이 없다는 것이다. 인생을 살다 보면 자연스럽고 정상적으로 만나게 되는 일이다. 그래서 나는 이런 몸으로 태어나 이제껏 살아왔고, 또 죽을 것이다. 몸은 내 일부이며, 이런 몸이 아니라면 난 내가 아닐 것이다.

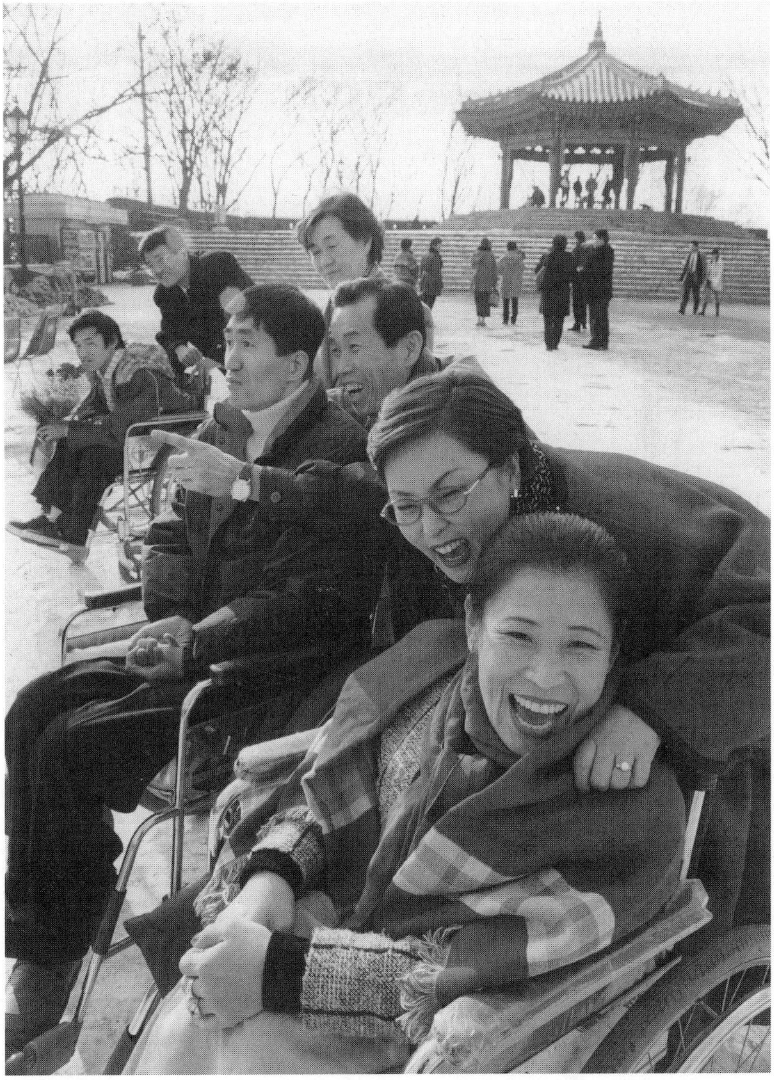
신체장애가 있으면, 가족, 친구, 의사는 우리를 성적 존재로 인정하지 않으려는 경향이 있다. ©중앙포토

장애 여성과 비장애 여성이 나누는 대화를 보면 우리에게 공통점이 많음을 알 수 있다. 뼈가 쉽게 부서지는 장애를 가진 여성은 이렇게 말한다.

언제부터 비장애 여성들의 경험과 내 경험을 연결해 생각하기 시작했는지 정확하게 추정할 수는 없어요. 어떤 여성에게서 언젠가 여드름 때문에 바깥에 나갈 수 없다는 말을 들었을 때부터인 것 같기도 해요. 아니면 한 아름다운 흑인 여성이, 자기도 학교 친구처럼 백인이었으면 하는 바람을 얼마나 오랫동안 마음속에 간직해 왔는지 얘기한 때부터인 것 같기도 하고요. 아니면 남자들에게 항상 둘러싸여 있어서 내가 부러워한 친구가, 사람들이 매력적인 육체에만 관심을 갖고 자신의 인격을 보지 못하는 것 때문에 너무 외롭다고 말한 때부터였던 것 같기도 해요. 그이들이 내게 말을 걸어서 결국 우리가 그렇게 다른 존재가 아니라는 것을 느끼게 해 주고 내게 아름다운 자매라고 불러 주지 않았다면, 결국 이런 경험들은 내게 전환점을 가져오지 못했을 겁니다.

몸 이미지, 체중, 체형

여러 문화와 시대를 보면 여성들은 크게 숭상을 받는 존재였다. 풍만함은 다산성과 풍요와 생존 능력을 의미하는 기호였다. 심지어 살찌는 것에 대한 공포가 창궐하고 있는 오늘날 미국에서조차 몸집이 큰 여성을 좋게 보는 인종과 민족이 존재한다. 예를 들면 많은 하와이 사람들은 몸집이 큰 여성들을 아주 아름답다고 생각하며, 어떤 흑인 여성들은 백인 여성들보다 더 자신의 몸에 만족하고 있어서 다이어트나 살찌는 것, 체중 변화에 신경을 덜 쓴다는 보고도 있다. 그러나 다이어트 · 의료 · 광고 산업은 인종과 민족을 넘어서 거의 모든 여성들에게 큰 영향력을 행사한다. 이 업종들은 모두 희고 날씬한 것이 아름답다고 주장하며, 풍만함은 고쳐야 할 문제라고 늘 주장한다.

살찐 여성들은 일상적으로 적대감이나 차별에 직면한다. 우리가 살이 쪘다면 의사들은 흔히 '비만'이 건강 문제의 요인이라고 교묘하게 주장함으로써 체중을 줄이기 전

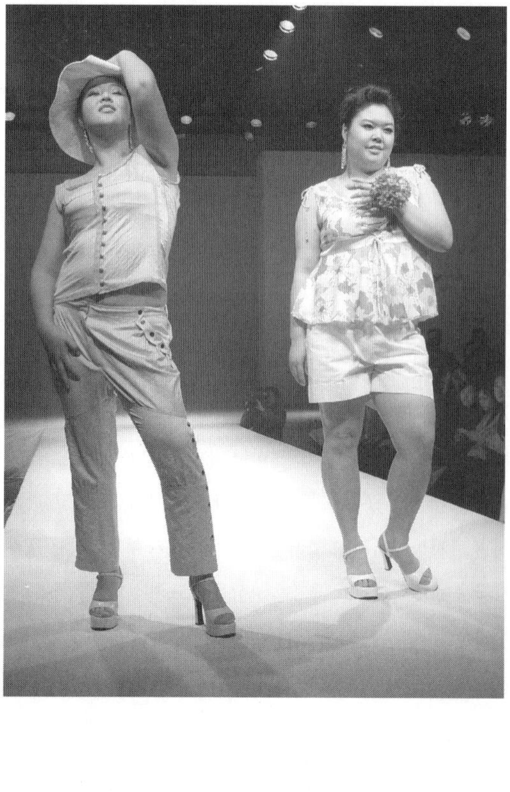

2005 코리아 빅위민 패션쇼에는 20여 명의 통 큰 여성들이 참여해 자신만의 아름다움을 뽐냈다. ⓒ또하나의문화

몸무게를 걱정하는 것에 지친 여성들이 광범위하게 저항해야 한다. 이 여성들은 몸무게가 건강이나 훈련의 문제가 아니라 현재의 문화가 우리를 이런 상황에 가두고 자신을 덜 중요한 존재로 여기도록 만들려고 사용하는 무기라는 것을 인식하고 있다. 몸매가 어떻든 간에 우리는 그 자체로 훌륭한 인간 존재라는 것을 거듭 확신하면서 우스꽝스러운 몸무게 기준에 "아니야." 하고 침착하게 말할 필요가 있다. 그리고 바람직한 다른 기준들이 세워질 수 있도록 이런 기준에 더 분명하게 대항해야 한다. 이 두 가지 결정이 현재 여성들이 당연한 것으로 받아들이는 몸매에 대한 잘못된 충고를 그냥 듣고만 있지 않는 태도를 가지는 게 필요하다. 그게 반드시 무례한 것만도 아니다. 말하자면 우리는 몸무게에 대한 사고를 새롭게 해야 한다. — 로라 프레이저

까지 치료를 미루기도 한다. 살찐 몸을 가진 우리에게 비난의 화살을 돌려 우리 체형을 수치스럽게 여기게 하며 우리의 감정적 · 심리적 상태에 대한 온갖 종류의 편견을 만든다("그 여자가 그렇게 살이 찐 것은 분명 정서 장애 때문일 거야"). 우리 대부분이 오랫동안 의심을 품어 왔다시피 건강을 생각한다면 이제 우리는 살찐 몸이 아니라 심혈관에 관심을 가져야 한다. 비만한 여성이 병이 들었다면 그것은 살찌는 것을 혐오하는 문화가 주는 스트레스 때문이다. 사회의 비웃음과 적대감, 소외, 고용 차별에서 오는 경제적 어려움, 놀림을 당하기 때문에 운동을 하지 못하는 것, 무엇보다도 반복되는 다이어트의 위험 등.

다이어트는 전 국민을 강박하는 문제가 되었다. 여성들이 살찌는 것을 두려워하게 만드는 게 사회적 통제의 한 형태라는 것을 많은 사람들이 확신한다. 살찌는 것에 대한 공포는 그것에만 정신이 팔리게 만들어, 우리의 자긍심과 에너지를 빼앗고, 우리에게 설 자리조차 남기지 않는다.

나는 살찌는 게 싫다. 날씬하고 쭉 빠진 훌쭉한 몸을 원하지, 절대로 두꺼비같이 되고 싶진 않다. 살이 찌면 안 된다는 생각이 너무 심해서 체중이 4.5kg이나 '늘었을 때' 내 자신이 그렇게 혐오스러울 수가 없었다.

체중에 강박관념을 가지지 않으려면,

- 날씬해지려고 애쓰기보다 불편함을 느끼지 않을 정도의 체중을 유지하는 데 관심을 둔다.
- 삶의 주기에 따라 체중이 변한다는 점을 받아들인다.
- 건강 문제 중 실제로 체중과 연관되는 게 무엇인지 더 명확하게 이해한다.→2장 먹을거리
- 건강을 유지할 수 있는 영양가 있는 음식을 섭취하고 우리의 체중을 그냥 인정한다.

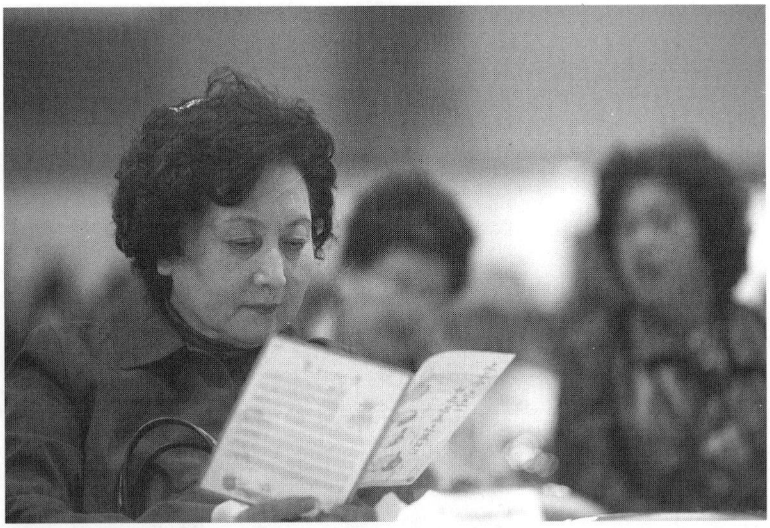

늙는다는 것은 다른 색깔, 전형적이지 않은 스타일과 방식으로 우리 자아를 표현하는 실험적인 시간을 준다. ⓒ여성신문 이기태

나이듦과 몸 이미지

나이가 들면 우리는 노화의 흔적으로 외모가 바뀌고 결국 새로운 몸 이미지를 갖게 되면서 고통스러운 상실감을 느낄 수 있다. 많은 문화에서 연장자의 지혜와 미를 존중함에도 불구하고(아메리카 인디언·아시아인·폴리네시아인들의 문화가 그 예) 서구 문화는 젊음을 지나치게 좋아한다. 나이 많은 남성은 더러 권력과 권위를 갖고 존경받지만, 나이 많은 여성은 사회에서 가장 주변으로 내몰린다. 이런 문화에서 나이가 들면서 우리는 성 차별과 노인 차별의 압력이 어떻게 합세하여 나이든 여성들의 삶에 심각한 상처를 주는지를 고통스럽게 알게 된다. 또한 인종·성적 지향·신체장애 때문에 차별을 당해 온 여성은 나이가 들면 더 힘겨운 삶을 살아가게 된다.

우리는 나이가 들면서 자주 다른 사람들이 우리를 다르게 대한다는 것을 분명하게 알게 된다. 우리 사회가 여성의 '미'에 대한 통념적인 이상형에 가까운 여성에게만 가치를 둔다는 것을 인식하면서 우리는 싱싱한 외모를 잃은 것으로 상처를 받게 된다.

딸과 길을 걷고 있는데 남자들이 우리 쪽으로 몸을 돌리며 딸을 흘낏거리는 거예요. 꽃답고 젊은 우리 딸이 자랑스러우면서도 한편으론 씁쓸했어요. 그 시선이 나를 비껴갔거든요.

고용주들은 우리가 젊게 보이지 않으면 무능력하고 쓸모없게 여겨 우리를 부당하게 해고할지도 모른다. 다이어트를 하지 않거나 머리를 염색하지 않아 제 나이로 보이거나 실제보다 더 늙어 보인다면 승진할 기회가 오지 않을지도 모른다. 그렇더라도 우리 경험이 가치를 인정받는 때가 올 것이다. 특히 우리가 자신의 가치를 인정한다면.

내 자신을 늙은 백수가 아니라 튼튼하고 우아한 여왕이라고 생각한 뒤부터 나는 당당하게 걷는 것이 더 돈벌이에 좋으며…… 적어도 노동 시장에서 행운을 가져온다는 것을 알게 됐습니다.

젊은 외모는 우리 사회에서 과대평가된다. 그 결과 화장품과 머리 염색약으로 좀 더 젊게 보임으로써 더 자신감을 느끼는 사람들도 있다. 하지만 화장품은 종종 건강에 해롭다. 예를 들면 시중에서 파는 머리 염색약은 발암 물질을 함유한 것도 있다.

대부분의 레즈비언 문화에서는 젊음을 선호하지요. 또 나는 회색보다는 갈색 머리카락이 더 좋아요. 사람들은 내가 나이가 많은데도 나를 늙게 보지 않아요.

그러나 희끗희끗한 머리카락과 주름살, 불어난 체중을 자랑스럽게 여김으로써 나이와 연륜이 성숙한 여성다움의 상징으로 인정받게 될 것을 믿는 여성이 점점 늘고 있다. 늙는다는 것은 다른 색깔, 전형적이지 않은 스타일과 방식으로 우리 자아를 표현하는 실험적인 시간을 준다.

나는 거울에서 흰 머리카락과 새로 생긴 주름살을 보며 내가 느끼도록 '강요받는 것'을 느끼지 않을 때 항상 놀라죠. 지금 내가 나이 때문에 위기를 맞고 있고, 특권을 상실했으며, 의기소

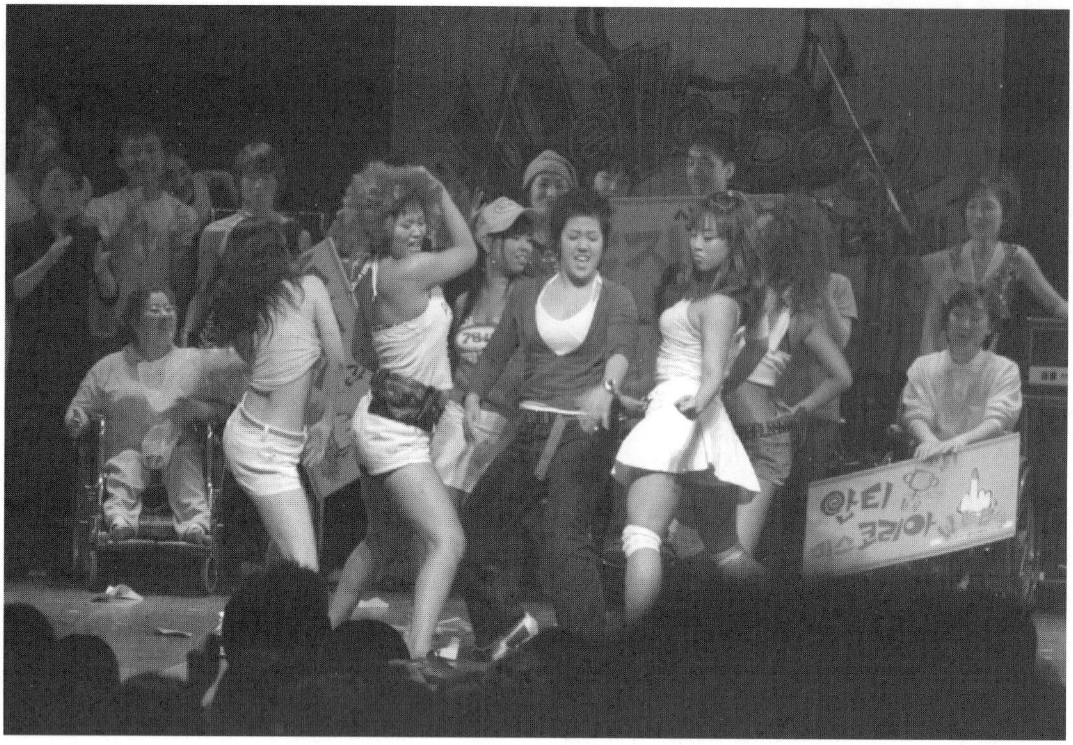

2004년 6회로 막을 내린 안티미스코리아페스티벌은 공중파 방송의 미인대회 생중계를 중단시켰고, 자신만의 아름다움을 마음껏 즐기게 했다.
ⓒ이프토피아

침해 있고, 소외되고 무능력하다거나 수치스럽다고 느끼게 만드는 책, 미디어, 사회 분위기에 내가 계속 굴복당하지 않아야, 이런 생각들이 나를 지배하지 못할 거예요. 나는 그냥 예전과 똑같이 살면서 새로운 기회를 찾고 있어요. 나는 항상 그렇듯이 활기차고 의미 있는 존재죠.

내 경험을 부정적으로 생각하고 싶지 않아요. 내가 늙은 내 외모를 좋아하지 않는다면 이제껏 살아온 멋진 인생을 부정하는 것 아니겠어요? 그러고 싶지 않아요.

변화를 향해

자기에 대한 이미지가 더 좋다고 해서 수입이 는다거나 저녁을 대접받는다거나 핵전쟁을 막는 것은 아니죠. 있는 그대로의 자신을 좋아하는 것 자체가 세상을 바꾸지는 못하지만, 우리가 하고 싶은 일을 하고 변화를 위한 움직임을 만드는 데 힘을 줄 수 있어요.

우리 몸과 우리 자신을 인정하려면 중요하지만 어려운 투쟁 과정을 거쳐야 한다. 그러나 몸 이미지에 부여된 사회적 가치를 바꾸기 위해서는 자신을 사랑하는 것 이상이 필요하다. 우리 여성들을 갈라놓고 있는 강제력, 곧 인종 차별, 성 차별, 능력주의, 나이 차별, 체형에 대한 전 국민의 강박에 주목할 필요가 있다. 진정한 변화를 가져오기 위해, 남이 아니라 자신을 위해 외모를 선택할 수 있는 세상을 만들기 위해, 우리는 모든 여성들과 함께해야만 한다. 이렇게 자매애의 지평이 넓어지면 이전에 우리에게 아무 의미가 없었던 여성들의 삶도 소중해진다. 우리는 그들의 삶을 이해하는 것이 내 삶을 이해하고 우리 여성의 충만한 잠재력을 자각하는 핵심임을 깨닫게 된다.

'최신'의 이상형에 부합하지 않은 여성에게 가해지는 혐오와 조롱을 뿌리 뽑는다면, 우리는 그런 잣대에 맞지 않아서 받는 스트레스를 줄일 수 있다. 또한 저마다 자기 몸을 소중히 여기고 몸에서 즐거움을 느끼는 세상을 만들려는 여성들이 연대하는 운동을 펼칠 수 있다. 우리를 억압하는 태도와 상황을 바꾸는 데 함께 애씀으로써 우리 삶을 자랑스럽게 느끼고 더욱 잘 꾸려갈 수 있을 것이다.

자기 몸을 싫어하게 만들고, 다른 여성들과의 관계를 훼방 놓는 분위기를 바꾸기 위해 우리는 서로 도와야 한다. 함께할 수 있는 일들을 알아보자.

- 다양한 친목 모임을 만든다. 나이든 여성들의 모임을 찾아내 나이 많은 여성들에게 관심을 갖는다. 장애인 인

권 운동 단체와 만난다. 가까운 곳에 비만을 새롭게 바라보는 모임이 있는지 찾아보고 거기에서 하는 일이 무엇인지 살펴본다. 한국여성민우회에서는 「No 다이어트! NO 성형! 캠페인」을 벌이고 있으며, 온라인 게시판에서 다이어트 부작용, 외모 차별 경험, 성형 후유증 등에 대한 경험을 나누고 있다.

- 외모 차별에 맞서 싸우는 여성들을 찾아내고 외모 차별을 반대하는 집단에 참여하거나 모임을 만든다.
- 인종·체격·체형·장애와 상관없이 모든 여성을 지지하고, 희고 날씬한 몸으로 고치지 않은, 있는 그대로의 여성을 담는 잡지와 책을 구독하고 주변 사람들에게 권한다.
- 인종과 성별 연구·장애인 문제·여성들이 갖는 몸 이미지·우리 문화의 몸에 대한 이미지를 복합적이고 역동적으로 이해하는 여성심리학 강의를 듣거나 참여한다.
- 여성들의 이미지를 긍정적으로(또는 부정적으로) 보여주는 텔레비전 방송국이나 잡지사, 옷가게에 편지를 써서, 우리 생각을 그들에게 알린다.
- 어떤 이상을 좇아 내 몸을 만드느라 애쓰는 대신 있는 그대로의 자신을 인정하도록 돕는, 인종과 체형에 대한 문제를 제기하는 것은 뭐든 읽는다. 이런 생각을 나누고 일상생활에서 실천하는 방법을 다른 사람과 토론한다.
- 각자가 지닌 서로 다른 체형을 인정하고 사랑할 수 있도록 모임이나 조직을 만들어 함께 참여한다.
- 긍정적인 자아를 위한 활동과 토론을 통해 우리 몸의 기능에 대해 더 많이 배운다.

대중의 인식에서 모든 여성을 존중하도록 몸에 대한 관점을 전환하는 것은 커다란 의식 변화다. 여성의 자존감, 인간관계, 사회적 경제적 기회를 막던 천편일률적인 인위적 몸의 이미지를 부수려면 여성다움이 신체적·정서적·영적인 면에서 다양하다는 새로운 개념을 도입해야만 한다. 다양성에 가치를 두는 것은, 우리 시각에 스며 있는 여성 차별의 독소를 없애는 데 결정적이다. 자기 자신을 인정하는 것을 너무도 어렵게 만드는 사회적 강제를 바꾸기 위한 노력은 평생 쉬지 않고 이어져야 한다. 이렇게 되면 모든 여성이 자신의 본 모습에 온전한 가치를 부여함으로써 즐거운 삶을 누리는 미래가 펼쳐질 것이다.

정보꾸러미

책

다이어트의 성정치 | 한설아 | 책세상
달빛 아래서의 만찬 | 아니타 존스턴 | 노진선 옮김 | 넥서스
사랑과 자아를 지켜가는 여성들의 아주 특별한 지혜 | 비벌리 엔젤 | 송린 옮김 | 을유문화사
아티스트 웨이 | 줄리아 카메론 | 임지호 옮김 | 경당
여성·몸·성 | 장(윤)필화 | 도서출판 또 하나의 문화
여성의 몸, 몸의 문화정치학 | 김은실 | 도서출판 또 하나의 문화
여성의 몸 여성의 나이 | 또 하나의 문화 제16호 | 도서출판 또 하나의 문화
여성의 몸 여성의 지혜 | 크리스티안 노스럽 | 강현주 옮김 | 한문화
우리 속에 있는 지혜의 여신들 | 진 시노다 볼린 | 도서출판 또 하나의 문화
자기 보살핌 | 앨리스 도머, 헨리 드레허 | 노진선 옮김 | 한문화
참을 수 없는 몸의 무거움 | 수전 보르도 | 박오복 옮김 | 도서출판 또 하나의 문화

영상

여름이야기 | 한국예술종합학교 영상원 졸업작품
코르셋 | 정병각 감독
뮤리엘의 웨딩 | P.J. 호건 감독
내 책상 위의 천사 | 제인 캠피온 감독

웹사이트

안티미스코리아페스티벌 | www.antimisskorea.com
No다이어트! No성형! mom.womenlink.or.kr
장애여성공감 | www.wde.or.kr
장애인차별금지법제정추진연대 | www.ddask.net
한국여성장애인연합 | www.kdawu.org

2. 먹을거리

이 장에 나오는 영양 권장량은 한국영양학회에서 발표한 『한국인 영양 권장량』 제7차 개정(2001)을 참조해 병기하거나 대체했다.

음식은 우리 삶의 모든 영역에 개입하면서 신체와 정서에 골고루 영향을 미친다. 먹는 행위를 통해 우리는 가장 기초적인 차원에서 자신을 돌본다. 여성들은 생활의 고된 짐과 스트레스에 시달리면서도 다른 사람을 위해 예산을 세워, 장을 보고, 음식을 만들 때가 많다. 여성들에게 먹는 일이란 늘 돌보는 일과 얽힌다.

으깬 감자, 샐러드, 닭구이를 좋아해요. 이런 음식을 먹으면 영양 보충을 했다는 기분이 들어요. 자신을 위해 이런 요리를 할 때면 내가 나라는 아이를 돌보는 엄마가 돼요.

음식은 즐거움의 원천이기도 하지만 여성들이 음식의 유통과 생산 과정을 통제할 수 없다면 숱한 문제를 낳을 수 있다. 무엇을 먹고 무엇을 피해야 할지에 대해 실질적이고 믿을 만한 정보를 얻기도 어렵다. 돈이 없거나 영양가 있는 식품을 구하기 어려울 수도 있다. 정보는 넘쳐나지만 먹는 문제는 그리 간단하지 않다. 한국 빈곤 가족을 대표하는 집단은 저소득층 여성 가장과 결식아동이며, 생활보호 대상자 절반가량은 여성 가장들이다.

신선한 유기농 과일과 채소를 먹고 싶어도 내 벌이로는 어림없어요. 통조림이나 냉동식품이 제격이고, 동네에서 구하기도 훨씬 쉬우니까 우린 그걸 먹어요.

가정에서 매일 장을 보고 음식을 만드는 책임을 모든 식구가 분담해야 한다. 식생활이나 조리법을 바꿔 보거나, 날마다 요리할 때 남편이나 아이들도 참여해야 하며, 이웃이나 친구들과 함께 식사할 수도 있다. 생활 속도가 빨라지면서 많은 여성들이 흔히 외식을 하거나 냉동식품을 먹거나 간편한 음식을 선호하고 있다.

처음에 남편과 내가 번갈아 식사를 준비하기로 했을 때, 남편에게 몽땅 맡기는 게 정말 어려웠어요. 어깨 너머로 지켜보다 이런저런 참견을 하곤 했죠. 안 그래도 자신이 없어 하던 남편은 몇 분마다 무엇을 어떻게 해야 할지 물어보더라고요…… 그러느니 차라리 내가 직접 요리하는 게 낫겠다는 걸 깨닫고 나서는 그냥 맡기기로 했어요. 그리고 남편이 물어볼 때마다 "직접 한번 해 보지 그래?" 하고 대답했죠. 이제 남편은 요리를 썩 잘해요, 나만큼요. 게다가 남편은 나와는 종류가 다른 요리들을 만들어 내는 거예요. 그 덕에 우리는 더 다양한 요리를 즐길 수 있게 되었다니까요.

잘 먹는 법

변하는 식습관

갖가지 음식들이 흘러넘치는데도 영양학자들은 우리가 20세기 초보다도 제대로 먹지 못한다고 말한다. 원하는 건 뭐든 살 수 있는 부유한 이들조차도 정보 부족이나 식품 유통 체계 때문에 영양학적으로 최선의 선택을 하지 못한다. 수많은 공정을 거치면서 식품에 지방, 설탕, 염분이 계속 첨가된다. 예전에는 백미보다는 현미, 밀가루보다는 통밀 식으로 온전한 식품을 먹었다. 당시의 음식은 가공하지 않았거나 최소한의 과정만 거친 것이었고 식품을 가공한다 해도 가정에서 조리하고 저장하는 정도였다. 현재의 기술 문명은 음식에 무언가를 첨가하거나 성분을 쪼개고 변형하고 재구성해서 먹을거리를 완전히 바꿔 놓는다. 전에는 전분과 천연 당, 섬유질이 풍부한 복합 탄수화물 식품을 많이 먹었으나 지금은 정제 설탕처럼 정제 탄수화물이 든 가공식품, 지방과 인공 감미료가 잔뜩 들어 있고 섬유질은 거의 없는 음식들을 날마다 먹는다.

식습관과 생활양식에 의한 발병 요인

심장병	지방 · 콜레스테롤 · 칼로리 과다, 섬유질과 신체 활동 부족
일부 암들	칼로리 · 알코올 · 지방 과다, 섬유질 · 과일 · 채소 · 신체 활동 부족
고혈압	소금 · 알코올 · 칼로리 과다, 칼륨과 신체 활동 부족
당뇨병	칼로리와 단당류 과다, 섬유질과 신체 활동 부족
골다공증	칼슘 · 비타민D · 근력 운동 부족
충치	당분 과다
담석	섬유질 부족
다발성게실증	섬유질과 신체 활동의 부족
빈혈	철분 · 비타민 B_6 · 엽산 · 비타민 B_{12} 부족

식습관과 병

식습관이 나쁘게 바뀐 탓에 우리가 질병에 더 취약한지도 모른다. 최근 한 연구는 식습관이 심장병, 당뇨병, 암 같은 만성 질환과 밀접한 상관관계가 있음을 지적했다. 이런 소식을 접할 때마다 우리는 식습관을 바꾸어야겠다고 생각한다. 실제로 건강에 문제가 있어서 먹는 것을 바꿨더니 건강이 좋아졌다는 사람들이 많이 있다. 그럼에도 식습관이 질병에 미치는 영향을 전문적으로 다루는 의사들은 많지 않다. 의대의 영양학 교육이 조금 개선되긴 했으나 아직은 너무나 미흡하다.

건강을 위한 지침

식생활 습관을 개선하기 위해 한국 보건복지부는 성인은 채소, 과일, 유제품을 매일 먹고 지방이 많은 고기, 튀긴 음식, 주류, 국과 찌개, 소금을 줄이는 등 한국인 특성에 맞춰 개발한 식생활 지침을 발표하였다. 한국영양학회는 「국민 영양 조사」 결과를 바탕으로 한국인의 균형 잡힌 식생활을 위한 권장하는 식품구성탑(식품피라미드)을 만들었다. 식품구성탑은 한국인의 상용 식품류를 각 식품에 함유된 주요 영양소를 근거로 다섯 군으로 나누고 각 군별 권장량을 설정하여 영양상 균형을 이룬 식사를 계획하는 데 실질적인 참고 자료가 되게 한 것이다. 이 식품구성탑에서 맨 아래 칸에 있는 곡류 및 전분류는 비교적 많이 먹어야 하는 것이고 위로 올라갈수록 비교적 적게 먹어도 되는 것이다.→ 다음 쪽

식생활에 대한 일반적인 지침

- 음식을 골고루 먹는다. 각자의 생활 리듬에 맞는 식생활을 선택해서 건강 유지에 필요한 모든 영양소를 충분히 섭취한다.
- 지방, 포화 지방, 콜레스테롤이 적은 식단을 짠다. 지방을 총열량의 30% 이하, 포화지방을 7~8% 이하로 낮춘다.
- 채소, 과일, 가공되지 않은 곡류(전곡류)가 풍부한 식단을 택한다. 전체 열량의 55%를 복합 탄수화물로 채우고 식이섬유는 매일 25~30g 섭취한다. 과일과 채소는 매일 먹는다.
- 설탕을 절제한 식단을 만든다. 정제 설탕 섭취가 총 열량의 10%를 넘지 않게 한다.
- 소금은 적절하게 섭취한다. 하루에 작은술 하나 이상 섭취하지 않는다.
- 술을 절제한다. 와인은 한 잔 미만, 맥주는 두 잔, 도수 높은 술은 한 잔 정도가 적당하다.

그동안 각 지역에서 다양한 먹는 문화를 반영한 식품피라미드를 개발했다. 아시아 피라미드는 밥, 국수, 과일, 채소, 콩류에 기초한 식단인데 소고기나 돼지고기는 한 달에 한두 번 정도, 닭, 오리, 칠면조 등의 가금류나 생선은 일주일에 몇 차례 먹고 땅콩기름 등 식물성 기름 섭취를 강조한다. 지중해 피라미드는 빵, 파스타, 전곡류 등 농작물이 기본이다. 소고기, 돼지고기는 한 달에 몇 차례로 절제하는 데 비해 가금류, 생선, 달걀은 일주일에 몇 번씩 먹고 올리브 오일을 강조한다. 라틴 피라미드에서는 과일, 채소,

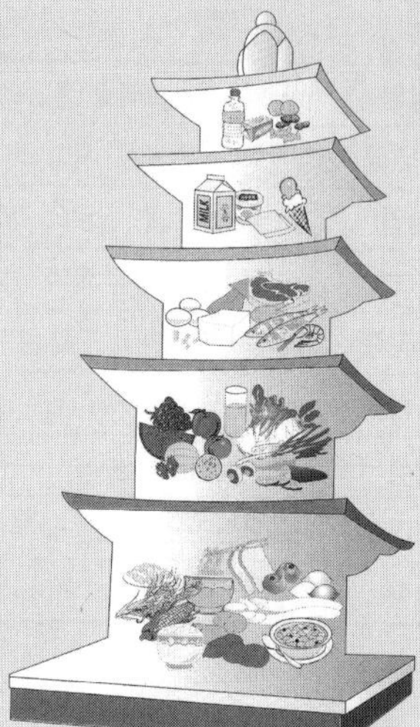

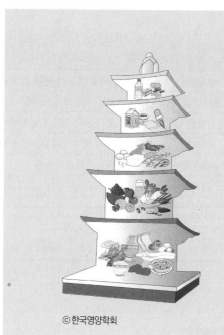

ⓒ한국영양학회

식품구성탑[1]

유지, 견과 및 당류
식물성 기름 1작은술(5g), 버터 1작은술(6g), 설탕 1큰술(12g)

우유 및 유제품
우유 1컵(200g), 요구르트 1컵, 치즈 2장, 아이스크림 1/2컵

고기, 생선, 계란 및 콩류
육류(60g), 생선(70g), 계란 1개(50g), 콩(20g), 두부(80g)

채소류 및 과일류
생채소(60g), 김치(60g), 과일(100g), 과일주스 1/2컵

곡류 및 전분류
밥 1공기(210g), 국수 1대접(건면 90g), 식빵 3쪽(100g)

* 식품군별 대표 식품과 함께 분량을 나타낸 것이다.

콩류가 기초 식단. 소고기, 돼지고기는 일주일에 한 번 이상 자주 먹도록 하고 옥수수, 감자, 쌀, 토르띨라, 전곡류, 고구마, 카사바, 호박, 요리용 바나나 등을 강조한다.

『우리 몸 우리 자신』 저자들은 다음 기준을 추천한다.

- 임신, 성장기, 투병기, 회복기 등 특별한 경우가 아니면 총 열량에서 단백질을 10~15%로 제한한다.
- 카페인을 하루 200~250mg 이하로 낮춘다. 카페인은 커피, 초콜릿, 홍차, 몇몇 허브차, 청량음료(특히 콜라)에 많다.
- 농작물을 재배할 때는 대부분 살충제를 사용하므로 가능하면 유기농법으로 재배한 농산물을 구입한다. 유기농이 아닌 과일, 채소는 아주 깨끗이 씻어야 한다.

식생활 바꾸기

식습관을 달리 했을 때 정말 더 건강하고 생활에 활기가 넘치는지 확인하고 싶다면, 먼저 내가 즐기는 음식들은 무엇이며 왜 자꾸 먹게 되는지 스스로 평가해 보자. 달고 짜고 기름진 음식들을 다른 것에 대한 보상으로 즐기지 않았는가? 배가 고프지 않은데 먹고 있는 것은 아닌가? 우울하고, 화나고, 기분 나쁠 때마다 뭔가 먹어 대지는 않았는가? 어린 시절이나 추억을 불러오는 음식에 향수를 느껴서인가? 혼자 있을 때와 여럿이 있을 때 어느 경우 더 음식을 즐기는지 떠올려보자.

우리 식구들은 늘 달콤한 것, 특히 아이스크림을 별식으로 즐겼죠. 대신 흰밀가루를 안 먹는 등 다른 부분을 조절했지만 단것을 줄여야겠다는 생각은 심각하게 해본 적이 없어요. 몸에 안 좋다는 걸 알면서요. 단것을 입에 달고 살았죠. 그런데 어느 날 의사에게 혈당치가 높다는 말을 들은 데다 내 몸무게가 지난 몇 년간 계속 불어난 걸 알았어요. 그때 친구가 식단에서 단것을 좀 줄여 보라고 했고, 겁에 질려 있던 나는 당장 실천해 봤어요. 처음에는 너무 힘들어서 일단 하루에 한 차례씩 줄여 나갔는데, 이제는 단것을 먹고 싶은 충동을 거의 느끼지 않게 되었어요. 아주 가끔 특별한 때에만 아이스크림을 먹죠. 내가 이럴 수 있으리라고 상상도 못했어요.

효과를 보기 위한 요령

- 변화란 쉽지 않으므로 서서히 바꿔 나가는 것이 좋다. 금세 포기하지 않으려면 한 번에 하나씩만 해 본다. 조금씩 변화를 유도한다면 소화 기관도 적응할 여유가 생기고

1 한국영양학회, 『한국인 영양 권장량』 제7차 개정, 2001, 248쪽.

함께 식사하는 다른 사람들의 거부감도 덜하다.

● 먹는 것을 장기적으로 관찰한다. 하루 정도 기름지고 단것을 먹었다고 큰일이 나지 않는다(당뇨병이나 저혈당증 때문에 혈당량 조절에 문제가 있는 경우는 물론 예외다). 한두 주 단위로 관찰한다. 좋지 않은 음식들을 먹었다고 너무 자책하지 않는다. 좀 지나면 내게 알맞은 균형에 이를 것이다.

● 여유가 있을 때 새로운 음식들을 먹어 본다.

● 채소, 과일 등 가공하지 않은 식품을 많이 먹는다. 가공하지 않은 식품이 영양 밀도(1kcal당 비타민, 미네랄 등 유용한 물질들의 함량)가 높다. 이에 비해 기름기 많은 음식, 정제 설탕은 영양 밀도가 매우 낮다.

● 집에서 먹는 간식을 바꾼다. 과일, 채소, 통밀이나 쌀로 만든 과자를 먹는다. 견과류, 말린 과일 등은 적당히 먹는다(영양가 높지만 지방이나 당분 함량도 높다).

● 가공식품 구매를 줄인다. 대개 '편의식품'인 가공식품은 소금, 설탕, 지방 등 함량이 높다. 또 인공 착색료와 인공 향료, 기타 미심쩍은 성분을 함유하고 있을 가능성이 높다. 가공식품류는 천연 식품보다 값은 비싸고 영양은 떨어진다. 요즘 새로 나오는 무지방 식품도 지방을 없애서 맛이 떨어진 것을 보완하기 위해 설탕이나 인공 감미료를 넣을 수 있으니 주의해야 한다.

● 패스트푸드점, 자판기를 이용하는 대신 음식을 싸 가지고 다닌다. 패스트푸드에 계속 의존하면 신선한 채소, 과일, 전곡류 등 좋은 식품을 충분히 먹기 어렵다.

● 친구들끼리 모일 때 건강에 좋은 음식을 먹을 수 있는 식당에 관한 정보를 나눈다.

● 식당에 가면 내가 원하는 요리를 상세히 주문한다. 조리법과 음식 성분에 대해서도 질문한다.

● 텔레비전에서 어떤 식품을 광고하는지 주의 깊게 살핀다. 그런 음식들이 건강에 도움이 되는지 해가 되는지 따져 본다.

● 여행할 때는 간식을 직접 준비하고 항공사에 미리 전화해 저지방식이나 채식 위주의 식사나 간식을 주문한다. 버스 터미널, 기차역, 공항, 길거리 식당에서 파는 인스턴트 음식이 아니라 건강에 좋은 먹을거리를 찾는다.

● 허브나 향신료 등 새로운 맛에 길을 들여서 지방을 제거한 식단을 즐길 수 있도록 한다.

운동과 균형 잡힌 식사

음식을 먹는 것만으로 영양 공급이 다 된 것은 아니다. 우리 몸을 활발하게 움직여야 한다. 미국 공중위생국은 『신체 활동과 건강 보고서』(1996)에서 모든 성인에게 하루 30분씩 적절한 강도로 운동할 것을 권한다. → 4장 운동

정제하지 않은 탄수화물 먹기

● 쌀은 백미보다 현미나 발아 현미를, 빵은 '소맥분'이 아닌 '통밀'이나 '전곡류'라는 표기를 확인하고 산다. 소맥분을 사용한 일반 식빵을 캐러멜이나 당밀을 이용해 통밀빵처럼 보이게 할 수도 있다. 흰밀가루보다 통밀로 만들거나 원래 색깔이 남아 있는 국수나 파스타를 산다.

● 콩이나 땅콩 등 콩류를 많이 먹는다. 두부 같은 콩 단백질이나 식물성 단백질을 섭취한다.

● 하루에 채소 세 번, 과일 두 번은 먹어야 한다. 일곱 번이면 더욱 좋다. 한 번 분량은 조리한 채소 반 접시나 생채소 한 접시, 과일 한 조각 정도다. 녹황색 채소와 과일은 영양이 특히 풍부하다.

● 현미, 메밀가루 등 도정하지 않은 곡식을 쓴다. 조리 시간이 더 걸리지만, 미리 알고 있으면 번거로울 것도 없다.

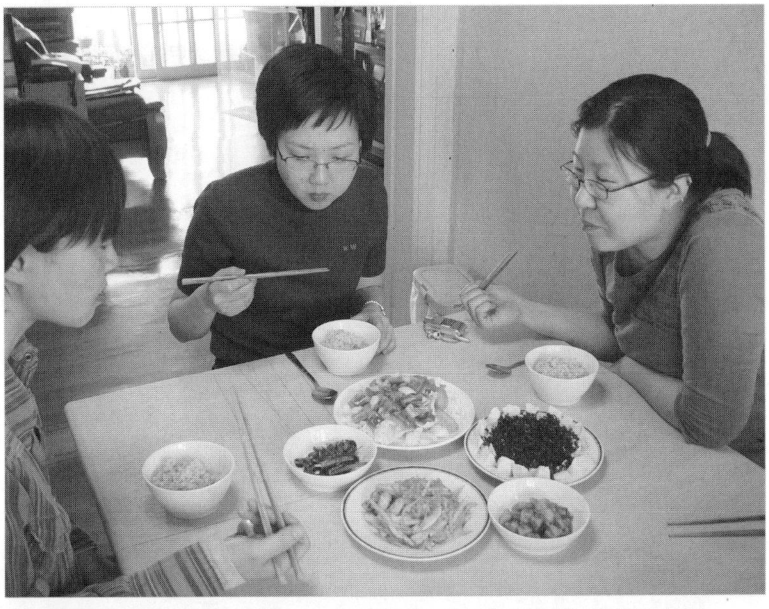

먹는 행위를 통해 우리는 가장 기초적인 차원에서 자신을 돌본다. 주방 시설이 있는 일터라면 음식을 직접 만들어 먹을 수도 있다. ⓒ또하나의문화

압력솥을 쓰면 시간을 줄일 수 있다.

● 시간이 오래 걸리는 음식을 할 때는, 분량을 배로 늘려 조리한 다음 냉동하거나, 다음날 다른 음식을 만드는 데 쓴다. 인스턴트 통조림 콩을 이용할 때는 물에 헹궈 소금기를 줄인다.

정제 설탕과 설탕 첨가물 줄이기

● 가공식품의 당분 함량을 점검한다. 다음과 같이 다양한 형태의 당분이 있다. 고과당 콘시럽, 전화당, 꿀, 콘스위트너, 캐러멜, 콘시럽, 자당, 젖당, 맥아당, 포도당, 과당, 단풍나무 시럽, 흑설탕, 황설탕, 잼, 젤리. '○○당'은 대개 설탕을 뜻한다.

● 탄산, 과즙 음료 대신 물이나 생과일 주스를 마신다.

● 기껏해야 과즙 5~10% 들어 있는 '과일 주스', '과즙 혼합 음료', '과즙 첨가 음료', '과즙 청량음료', '과즙 음료'를 피하고 100% 과일 주스를 마신다. 성분표를 확인해야 한다. 과즙이 전혀 들어 있지 않음을 뜻하는 '과일 맛 음료'가 아니라면 과즙 함량이 표시돼 있다. 무가당 음료란 말 그대로 설탕이 전혀 첨가되지 않은 것이다.

● 설탕 대신 유기농 작물 중 단맛 나는 것이나 생과일즙을 쓴다. 삶아서 으깬 고구마를 쓰거나 건포도를 (갈지 말고) 물에 담가 불리거나 삶아서 쓴다. 요리에 따라 설탕 대신 잘 익은 바나나 으깬 것을 넣어볼 수도 있다. 이렇게 하면 단맛도 낼 수 있고 설탕에서 얻을 수 없는 다양한 비타민, 미네랄, 섬유소를 먹을 수 있다.

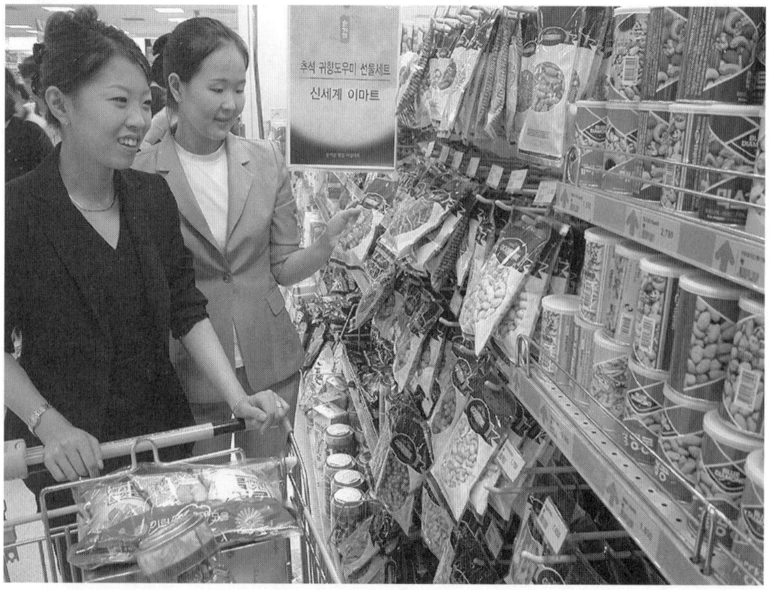

우리가 섭취하는 염분의 75%는 소금 뿌린 땅콩류 등 가공식품에 들어 있다. ⓒ여성신문

● 가공이 덜 된, 설탕이 적은 시리얼을 구입한다. 시리얼 한 컵에 자당을 비롯한 당류가 몇 그램 들었는지 상자에 써 있는 성분표를 확인한다.

● 요리할 때 설탕 대신 계피가루, 생강, 정향, 올스파이스, 바닐라 같은 감미료나 향신료를 넣는다.

● 아이에게 칭찬의 의미로 달착지근한 간식을 주지 않는다. 단것을 많이 먹으면 영양가 있는 음식을 덜 먹게 된다. 친척이나 친구에게도 아이들 선물로 단 과자보다 과일을, 먹을거리보다는 좋은 이야기를 들려주고 사랑해 달라고 부탁한다.

지방 줄이기

● 포화 지방산이 들어 있는지 성분표를 살핀다. 포화 지방산을 4g 이상 함유한 식품들을 절제한다. 동물성 지방, 쇼트닝, 수지, 라드, 마가린, 코코넛이나 야자, 야자 기름 등을 피한다.

● 육류 대신 생선을 먹는다. 그러나 세균 감염의 위험이 있으므로 조심해야 한다. 원산지가 어디이며, 정부 기관의 검역은 거쳤는지 확인한다.

● 닭, 오리, 칠면조, 거위, 꿩 등을 먹을 때는 껍질을 벗긴다. 가금류는 전체 지방의 25%가 껍질에 몰려 있다.

● 일주일에 몇 번은 곡류, 채소류, 콩류를 위주로 채식을 한다. → 채식주의, 45쪽

● 지금 마시고 있는 보통 우유 대신 1%저지방 우유, 무지방 우유, 버터밀크를 먹거나 무지방, 저지방 요거트로 대체한다(어린아이는 예외다).

● 소고기, 돼지고기 등 육류 섭취를 줄인다. 겉보기에 기름기가 전혀 없어 보이는 고기라도 포화 지방산이 많다. 우리는 총 지방 섭취의 3분의 1가량을 육류에서 채운다. 고기를 먹지 않으면 뭔가 부실하게 느껴져도 식후 포만감이란 단백질보다는 지방에서 온다는 사실을 명심한다.

● 지방과 소금 함량이 높은 베이컨, 소시지 등 가공 육류를 피한다. 그 대신 고기도 기름기가 적은 것을 먹는다.

● 지방이 많은 가공 치즈를 줄인다. 부드럽고 맛이 좋은 저지방 치즈들이 나와 있다.

● 음식을 만들 때 튀기는 대신 채소 국물에 살짝 데치거나, 캐놀라유, 올리브유, 현미유, 참기름, 들기름 같은 불포화 지방산 기름을 조금 쓴다. 어떤 기름이든 과열되면 발암 물질을 방출하니까 연기가 날 만큼 뜨겁게 달구지 않도록 조심하고, 조금이라도 검어진 기름은 재사용하지

지방에 관해 알아야 할 사실들

포화 지방은 상온에서 고체 상태다. 동물성 지방, 경화유(마가린), 코코넛, 야자, 팜유 등이 바로 포화 지방이다. 포화 지방 대부분은 소고기, 돼지고기, 치즈, 아이스크림, 전지 우유, 케이크, 쿠키, 파이나 페스추리에서 섭취하게 된다. 그에 비해 다가 불포화 지방은 액체 상태로 존재하며 옥수수, 잇꽃, 참깨와 같은 작물에 들어 있다. 오메가3 지방산은 견과류, 캐놀라유, 아마씨 기름, 그리고 생선과 해산물에서 섭취할 수 있는 복합 지방이다. 오메가3 지방산은 세포막 형성, 피부 기형 방지, 통증을 유발하는 프로스타글란딘 생성 등 우리 몸에 꼭 필요한 역할을 한다. 이런 다가 불포화 지방은 심혈관 손상 위험을 줄이는 데 여러 긍정적 효과를 내는 것으로 알려져 있다. 생선은 바로 이 오메가3 지방산을 갖고 있어 '심장병을 예방하는 살코기'라 불린다. 생선을 많이 먹는 사람들이 관상동맥질환에 걸릴 확률이 현저히 낮다는 사실은 이미 여러 연구에서 입증됐다. 그리고 땅콩, 캐놀라유(평지씨 기름), 올리브유 같은 단가 불포화지방은 상온에서 액체이지만 냉장고 안에서는 빨리 굳는다.

'트랜스 지방'이란 지방산 사슬과 그 사슬들의 결합 형태를 설명하는 용어다. 식품 속에 자연 상태로 존재하는 불포화 지방의 경우 보통 '시스' 형으로 결합해 있으나 트랜스 지방은 '트랜스' 형 결합을 이루고 있다. 주로 시스형인 다가 불포화 지방을 상온에서 굳히기 위해 수소를 첨가하는 과정에서 시스형이 트랜스형으로 바뀐다. 가장 흔한 예로는 수소 첨가 공정을 거쳐 식물성 기름에서 마가린을 만들어 내는 것을 들 수 있다. 많은 가공식품들, 그중에서도 특히 구운 음식들이 트랜스지방을 함유한다. 이런 트랜스 지방은 오히려 포화 지방과 성질이 유사해서 전체 콜레스테롤 수치와 저밀도 지단백 콜레스테롤 수치를 높인다. 트랜스 지방산 섭취를 방지하려면 성분란에 '수소 첨가' 또는 '수소 일부 첨가'가 표시된 식품을 피해야 한다. '경화 지방'이나 '경화유'라 표기했을 수도 있다. 유럽 쪽은 마가린에 트랜스 지방을 넣지 않도록 규정하지만 한국에서는 아직 그렇지 않다.

않는다. 튀기는 조리법 대신 삶거나, 굽거나, 조리거나, 볶는 방법을 쓴다.

- 버터, 마요네즈, 크림, 샐러드드레싱을 줄이고 되도록 지방 함량이 적은 식재료를 쓴다. 마가린은 일절 사용하지 않는다.
- 도넛, 감자칩, 감자튀김, 생선튀김이나 닭튀김 등을 절제한다. 지방 함량이 적은 다른 음식을 구워 먹는 것으로 대체한다.

소금 줄이기

- 성분표를 보고 한 끼 분량에 나트륨 함량이 140mg보다 적은 식품을 택한다. 세계보건기구 성인 1일 기준 소금 권장량은 5g(나트륨 기준 2g), 한국 식품의약품안정청 고시 기준 일일 나트륨 섭취량은 성인 기준 3.5g이다.
- 우리가 섭취하는 염분의 75%는 가공식품에 들어 있는 것이다. 젓갈류, 가공 치즈, 소금 뿌린 땅콩류, 간장, 화학조미료(MSG), 통조림 등을 줄인다.
- 요리할 때 소금을 덜 넣거나 전혀 넣지 않고 식사 중에 꼭 필요하면 소금을 치는 방식으로 소금 섭취를 줄일 수 있다. 자신에게 맞는 방식을 찾아본다.
- 각자가 사용하는 수돗물의 염분도를 알아본다. 수돗물을 먹는 집은 환경부 상하수도국에 문의하고, 지하수를 쓰고 있다면 지방 자치 단체에 수질 검사를 한다.
- 소금 대신 허브, 향신료, 양파, 마늘을 쓴다. 채소 샐러드의 맛을 돋우려면 올리브유, 식초, 레몬즙을 뿌린다.

영양학 지침

최선의 식단이 무엇인지 아직 명확하지 않지만 정부는 좋은 식단을 규정하고, 소비자에게 이에 관한 정보를 제공하기 위해 노력하고 있다. '영양 권장량'은 한국인 1인이 하루에 필요로 하는 영양소를 성별과 연령군별로 정해 섭취를 권장하는 영양소의 양을 말하며, 한국영양학회 주관으로 영양학자, 생화학자, 임상의 등이 제정한다(2000년 7차 개정). 영양 권장량은 고정된 것이 아니므로 비타민, 미네랄, 단백질 등 영양소의 수나 양에 대한 새로운 정보에 의거하여 통상 5년마다 수정한다.

'1일 영양소 기준치'(1일 섭취 기준량)는 식품 표시를 위해 설정한 한국인 1인에 대한 영양소의 평균적인 1일 섭취량이다. 이는 특정 영양소(지방, 포화 지방, 콜레스테롤, 나트륨)를 하루 최대 얼마까지 섭취해도 괜찮을지, 그리고

식품 표시 읽는 법

식품 포장에는 우리가 흔히 알고 있는 유통 기한이나 원재료 함량 말고도 중요한 정보가 많다. 지방이나 열량이 적은 식품, 건강에 유익한 간식, 식사 요법에서 특정 영양소 섭취, 건강한 식단을 위해서 식품 영양 표시는 큰 도움이 된다. 같은 종류라 하더라도 제품에 따라 영양소 함량에 차이가 난다. 보통 마요네즈 100g은 650kcal의 열량을 내지만, 어떤 마요네즈는 열량이 300kcal다. 영양 표시는 소비자가 자신의 건강에 적합한 제품을 선택하는 기초 정보다. 건강에 직접적인 영향을 미치는 식생활에 대한 관심이 높지만, 건강한 식생활을 위한 방법을 제대로 알고 실천하는 비율은 높지 않다. 당뇨가 있다면 '당'의 함량을 알아야 하고, 고혈압이라면 '나트륨' 함량을 알아야 섭취를 조절할 수 있다. 또한 영양 표시를 통해 소비자들은 어느 회사 제품이 더 영양가 높고 건강에 이로운지 알 수 있다. 우리가 나트륨이 적거나 지방 함량이 적은 제품을 선호한다면 식품업체는 식염과 지방을 줄이는 방안을 적극 모색할 것이다.

영양 표시 영역은 제목란, 영양 표시 내용란, 각주란으로 구분된다. 제목란에는 '영양성분'이라는 제목과 표시 기준 중량 및 총중량 정보가 있다. 표시란에는 표시 기준 중량당 들어 있는 영양소의 함량과 영양소 기준치에 대한 비율을 표시한다. 영양 표시 내용란에는 다섯 가지 의무 표시 영양소인 열량, 탄수화물, 단백질, 지방, 나트륨에 대한 내용이 있으며, 기타 영양소에 대한 내용이 표시된 것도 있다. 영양소 기준치 비율은 일반인들이 하루에 섭취해야 하는 각 영양소 양에 대한 비율이므로, %영양소 기준치를 살펴보면 빠르고 쉽게 내게 맞는 제품을 고를 수 있다. 즉 서로 다른 제품에 들어 있는 특정한 영양소의 상대적 함량을 더 쉽게 비교할 수 있다. %영양소 기준치가 클수록 해당 영양소의 함량이 더 많다. 일반적으로 지방이나 나트륨 같은 영양소는 영양소 기준치 100%를 넘지 않도록 주의하고, 칼슘 등의 영양소는 영양소 기준치의 100% 이상을 섭취해야 한다. 제품의 앞면에 표시된 '고칼슘', '저지방', '비타민C 함유' 등의 영양 강조 표시를 살피는 것도 좋은 방법이다.

제품 포장에는 '무지방', '저칼로리', '비타민C 첨가', '칼슘 강화' 등 수치를 일일이 보지 않고도 제품의 영양적 특성을 금방 알 수 있도록 강조 표시를 하기도 한다. 즉 제품에 함유된 영양소의 양이 기준보다 많거나 적으면 일정한 기준에 따라 '무', '저', '고', '풍부', '함유' 표시를 사용한다. 예를 들어 '무가당'은 제조 공정 중에 당을 추가적으로 첨가하지 않았다는 뜻이지만 '무당'은 제품 안에 당이 없다는 뜻이다. '무가당 주스'에는 당이 많이 들어 있을 수 있다. 콜레스테롤은 동물성 식품에만 들어 있다. 따라서 모든 식물성 기름은 '무콜레스테롤' 식품이다. 그러나 콜레스테롤은 없지만 포화지방산은 듬뿍 들어 있을 수 있으니 표기를 변별하는 능력이 필요하다. 간장에는 워낙 나트륨 양이 많아서 나트륨 함량을 줄인 제품을 개발하더라도 여전히 나트륨은 많다. 이럴 때는 염분이 낮은 저염 간장이 아니고 '염분을 줄인' 간장이 된다. 한국에서는 아직 일부 제품군을 제외하고 일반 가공식품에 영양 표시를 의무적으로 하지 않고 않다. 따라서 영양 표시가 없는 제품이 많다. 이럴 때는 포장에 적힌 소비자 상담 전화번호로 제품의 영양 성분 함량에 대해 문의해야 한다. 조금 번거롭더라도 꼭 필요한 자료를 얻을 뿐 아니라 제조업체에 소비자의 요구를 알리는 효과가 있다.

	구분	내용
제목란	영양 표시 제목	제품 뒷면에 있는 '영양성분', '영양 정보'라 씌인 표를 뜻함.
	단위 중량	표시된 영양소들의 함량 기준량. 보통 100g당 00g, 00ml, 1회 분량으로 표시(예: 이 제품의 1회 분량은 1봉지 35g이며 총 12회 분량이 들어 있다).
내용란	표시 영양소 종류	열량, 탄수화물, 단백질, 지방, 나트륨 등의 함량 표시.
	영양소 함량	식품의 단위중량당 포함된 각 영양소들의 함량.
	% 영양소 기준치	1일 영양소 기준치에 대한 비율. 하루 섭취 분량에 비해 얼마나 들어 있는지 알 수 있다(예: 이 제품 1개를 먹으면 1일 지방 섭취 기준치의 12%를 섭취한다).
기타란	각주	%영양소 기준치 설명.

영양성분

1회분량 1봉지(35g)
총 12회분량

1회분량당 함량		*%영양소 기준치
열량	150㎉	
탄수화물	22g	7%
단백질	2g	3%
지방	6g	12%
나트륨	55㎎	2%

*%영양소기준치: 1일 영양소기준치에 대한 비율

출처: 한국 식품의약품안전청 영양평가과 www.kfda.go.kr 02-380-1678~9

단백질 조합표

비동물성 식품을 고단백으로 바꾸려면 아래에 나오는 식품 중 한 가지와 같이 먹는 것이 가장 좋다. 동물성 식품은 단독으로도 충분하면서 다른 식품군을 강화시켜 줄 수 있기 때문에 다른 식품군으로 향한 화살표는 없다.

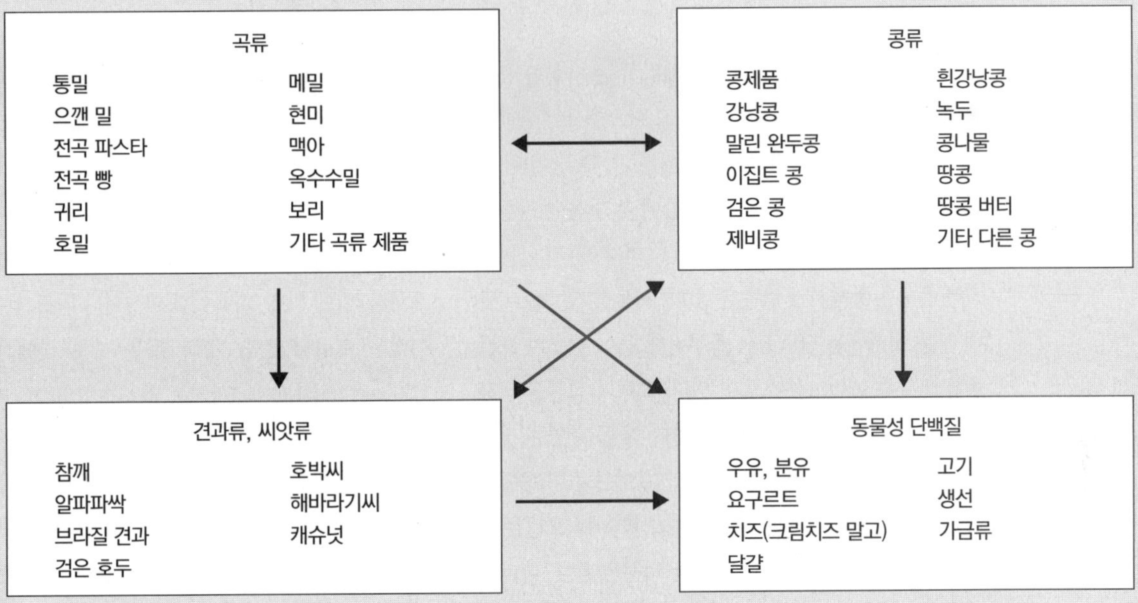

나머지 다른 영양소(탄수화물, 식이섬유)를 얼마나 섭취할지 결정하는 데 도움을 준다. 그 밖에 비타민제, 미네랄제, 단백질제에도 섭취 기준량이 성분표에 표기되는데, 이런 영양소를 많이 필요로 하는 사람들이나 이들 영양소에 신체적으로 예민하게 반응하는 사람들을 위한 것이다. 1일 영양소 기준치는 여러 식품의 영양가를 비교할 때 유용하다. 대부분 사람들은 1일 기준치를 준수하면 병에 걸리지 않을 것이라고 생각해 성분표에 씌인 만큼 섭취하기도 한다. 그러나 영양소 필요량은 개인마다 다르다. 또 28가지도 넘는 비타민과 미네랄은 어떤 식으로든 필수적이다. 그러나 비타민 결핍에서 오는 질병에 시달리는 사람들이 적다 보니 표기에는 주로 비타민A, 비타민C, 철분, 칼슘 등만을 기재하게 된다. 결정적 증거는 없지만 우리 몸에 필수적이라고 알려진 다른 영양소도 있다. 식물성 화학 성분이 그 예인데, 채소, 과일, 콩 등에서 자연적으로 나오는 화학 성분이다. 식물성 화학 성분이 풍부한 식품은 심장병과 몇 가지 암을 예방한다.

채식주의

채식에 대한 관심이 높아지면서 육류를 줄이거나 전혀 먹지 않는 사람들이 늘고 있다. 미국에서는 채식주의자를 자처하는 사람이 1,200만 명이 넘는다는 보고도 있다. 채식을 하는 이유는 저마다 다르다. 심장병, 당뇨병, 암 발생률을 줄일 수 있다는 건강상 이점이나 종교적 신념에서부터 살아 있는 다른 생명을 죽이지 않아도 된다거나 식비를 줄이기 위해서 등등. 채식 위주의 식단은 숱한 만성 질환의 보호책으로 장려되고 있다.

어릴 때 고기를 즐기지 않았고, 가끔 달걀이나 유제품을 먹는 것 말고는 대개 채식을 했어요. 사람들이 채식의 장점을 잘 모르던 시절인데 채식이 내게 맞는다고 생각해 채식을 고집했죠. 그래서 늘 먹는 데 까다롭고 유별난 아이로 불렸어요. 하지만 철마다 온 집안이 감기나 유행성 독감으로 난리를 칠 때도 난 전염되지 않고 무척 건강하고 행복하게 뛰어다녔어요.

채식주의란 육류, 생선류, 가금류를 먹지 않는 식생활을 말한다. 채식주의에도 다양한 형태가 있다. 가장 일반적인 것은 유제품과 달걀을 먹는 채식주의다. 최근에는 모든 동물성 식품을 피하는 완전 채식주의자도 늘고 있지만 채식주의자 대부분은 유제품과 달걀 정도는 먹는다. 물론, 동물을 전혀 잡아먹지 않고도 얼마든지 건강하게 살 수 있다.

하루 단위로 각자의 총열량을 채워 주는 다양한 음식을 충분히 먹으면 채식주의 식단만으로도 충분한 단백질을 얻을 수 있다. 단백질의 구성단위는 아미노산이다. 식품에 들어 있는 20가지 아미노산 중에 우리 몸이 만들어 내는 아미노산은 11가지다. 따라서 나머지 9가지 아미노산은 음식을 통해서만 얻을 수 있다. 식물성 식품을 비롯해 모든 식품에는 단백질이 풍부하게 들어 있으며 모든 종류의 필수 아미노산이 들어 있다. 그러나 식물성 식품이라 해서 필수 아미노산이 종류마다 다 들어 있는 것은 아니고 아주 적게 들어 있는 것도 있다. 예를 들어 콩에는 리신은 매우 적지만 다른 필수 아미노산인 메티오닌은 풍부하고, 쌀에는 메티오닌은 적지만 리신은 많다. 따라서 이런 식품들을 적절하게 섞어 먹으면 단백질의 질을 높일 수 있다. 콩류는 모든 곡류나 견과류와 완벽한 조화를 이루며, 곡류는 견과류를 보완한다. 세계 인구 대부분은 식물성 단백질로 이뤄진 식사를 하고 있다.

채식주의, 그중에서도 완전 채식과 관련하여 영양학적으로 문제가 되는 것은 비타민B_{12}다. 비타민B_{12}는 식물성 식품에는 들어 있지 않다. 된장, 두부, 청국장, 두유 등 콩제품이나 비타민B_{12} 보충제를 먹어서 필요한 만큼의 비타민B_{12}를 섭취할 수 있다.

어린이, 청소년이나 임신, 수유중인 여성은 성장이나 특별한 변화에 필요한 단백질, 칼슘, 아연, 엽산, 철분 등의 영양소와 열량을 늘 충분히 섭취해야 한다. 나이든 사람도 젊은이들처럼 모든 영양소가 필요하다. 이들에게 중요한 것은, 필요 칼로리량이 적은 만큼 열량에 비해 영양가가 낮은 음식을 가능한 한 배제하고 영양 밀도가 높은 식단을 짜는 일이다. 다양하게 잘 짜인 채식주의 식단이야말로 나이든 이들에게 필요한 특정한 영양을 보충할 수 있다. 현재 식단이 나와 잘 안 맞는다고 염려되면, 채식을 잘 아는 영양사나 완전 채식을 하는 사람에게 자문해 보는 것이 좋다.→ 정보꾸러미, 65쪽

영양 보조제, 먹어야 하나

비타민이나 미네랄 결핍증이 뚜렷하게 없더라도 비타민 보조제를 먹어야 하는가? 이에 대해서는 아직 결론이 나 있지 않다. 영양소를 흡수하고 활용하는 능력은 사람마다 다르다. 살아가면서 어떤 특정 시기에 특정 비타민이나 미네랄이 필요할 수 있다. 청소년기라든지 임신, 수유 중일 때, 병중이나 완경 이후 영양소를 효율적으로 흡수하는 능력이 조금씩 떨어져 갈 때가 그러하다. 여성들에게 특히 중요한 보조제도 있다. 25세에서 50세 사이의 평균적인 미국 여성은 하루에 칼슘 1,000mg(한국 700mg)이 필요하다. 이에 비해 25세 이하 여성이나 완경기 이후 미국 여성은 우유나 칼슘 강화 두유 다섯 잔에 해당하는 1,500mg(한국 1,100mg)까지는 먹어야 한다. 또, 사는 지역의 기후도 고려해야 한다. 예를 들어 미국 북부는 겨울에서 이른 봄까지 햇빛이 잘 들지 않는다. 이 지역 여성이 완경을 맞았다면, 이 기간에는 체내 비타민D를 합성하는 데 필요한 햇빛이 부족할 것이므로 칼슘과 비타민D를 날마다 충분히 섭취해야 골밀도 저하를 방지할 수 있다. 가임기 미국 여성이라면 하루 400IU(한국 5㎍) 정도 섭취하는 게 좋다. 척추 결함 등 신경관에 결함 있는 태아를 임신할 위험을 줄일 수 있기 때문이다. 임신 첫 달 동안 엽산 효과가 극대화되니까 임신 전 엽산을 섭취한다. 식품에서 섭취하는 것이 가장 좋지만 그럴 수 없다면 비타민 보조제를 먹는다. 일반적인 비타민 복합제에는 (칼슘을 제외하고) 비타민들이 필요한 만큼 모두 들어 있다. 보조제가 해당 비타민이나 미네랄에 해당되는 100% 영양 권장량을 제공하고 있는지 제품 포장을 살펴본다.

식물에서 발견된 항산화 작용을 하는 일부 화합물이 암, 심장병, 백내장, 노년기 안 질환인 황반성 변성을 억제한다는 보고도 있다. 베타카로틴, 비타민C와 비타민E는 항산화제로서 바로 이런 작용을 한다. 베타카로틴은 몸에서 비타민A로 전환되는데 비타민A와는 달리 다량 섭취해도 건강한 사람에게는 전혀 해가 되지 않는다. 식물성 식품에서 새로 발견한 '식물성 화학 성분' 또한 암을 예방하는 효과를 지닌다. 항산화제들은 알약 형태로 생산되는데 식물성 화학 성분도 곧 알약으로 섭취할 수 있을 것이다. 그러나 신선한 과일, 채소, 두부와 된장 같은 콩제품을 많이 먹는 것이 가장 좋은 방법임은 말할 필요도 없다.→

주요 영양소, 48~49쪽

열량을 내는 것 말고는 영양 물질이 거의 없는 탄산음료, 단 과자, 주류 등을 우리는 상당히 즐겨 먹는다. 가공 과정이나 다른 요인으로 인해 영양소가 파괴된 음식을 먹고 나서 또 이런 간식을 먹는 것은 필요한 모든 영양소를 거의 섭취하지 못한다는 이야기다. 개인의 영양소 필요량은 알기 어려운 생화학적 유전 형질이나 생활환경의 스트레스, 건강 상태, 활동성 등의 조합에 따라 결정된다.

특정한 물질 때문에 영양이 위협받을 수도 있다. 흡연을 하고 있다면 비타민C 대사율이 보통 사람보다 높아져, 몸이 요구하는 양을 충족하려면 적어도 영양 권장량의 두 배인 120mg(한국 110mg)을 섭취해야 한다. 아스피린은 엽산 흡수를 방해하고 비타민C 조직을 파괴한다. 스테로이드는 칼슘이 소변으로 더욱 빠져나오게 만들며, 피임약이나 에스트로겐 보충 요법은 엽산과 비타민B_6를 부족하게 만들 수 있다.

우리는 흔히 보조제를 이것저것 먹다 보면 내게 부족한 영양소를 알 수 있을 거라고 생각하지만, 보조제를 복용할 때는 주의해야 할 점이 많다. 내 건강 상태, 내 면역력에 영향을 미치는 변수는 영양 상태 하나만이 아니다. 게다가 보조제를 복용해서 중독을 일으키거나 여러 부작용을 겪을 수도 있다. 비타민A, 비타민D 같은 지용성 비타민을 너무 많이 섭취하면 체내에 축적되어 도리어 해롭다. 수용성 비타민 과량 또한 해로울 수 있다. 비타민B_6는 과도하게 복용할 때 신체 일부가 마비될 수 있고 나이신 과량은 개인에 따라서 간 질환을 초래한다. 담배를 많이 피우는 남성 흡연가를 대상으로 한 연구를 보면, 베타카로틴을 복용했을 때 폐암 발생률이 18% 더 높고, 비타민E는 전립선암을 예방해 주는 대신 심장 발작을 일으킬 가능성이 많은 것으로 나타났다. 게다가 보조제만 먹으면 대부분은 효과가 떨어지거나 심지어 아무 효과가 없을 수도 있다. 특히 섬유소는 알약의 형태로 쉽게 섭취할 수 없다. 섬유소는 전곡류, 과일, 채소, 콩류 같은 식품에 들어 있기 때문이다.

비타민 보조제가 식품 속 여러 다른 화합물과 어떤 방식으로 상호 작용을 하는지는 아직 잘 알려져 있지 않다. 이중 일부는 비타민보다 더 효과적일 것이다. 보조제는 식재료 속 비타민의 다양한 형태가 아닌 오직 한 가지 형태만을 취한다. 그저 간편하고 먹기 쉽다고 식품을 대신할 수 있는 것은 아니다.

현명한 구매

슈퍼마켓에서는 소비자들의 발길을 붙잡아 사고픈 마음이 들도록 상품을 진열하고 있다. 상품이 어떻게 배열되는지 꿰뚫어 본다면 현명한 구매자가 될 수 있다.

- 통로 바깥쪽에는 가장 신선하고 건강에 좋은 식품이, 안쪽에는 당분이나 지방이 많은 가공식품이 놓여 있다.
- 통로 맨 앞에 배치한 행사 품목들은 영양가 낮은 식품을 사가도록 유혹한다.
- 광고를 많이 하는 제품일수록 영양가가 낮기 쉽다.
- 비싸고 영양가 낮은 제품일수록 눈길을 끌도록 눈높이에 진열한다.
- 전략적으로 사탕과 과자류는 계산대 바로 앞에 배치한다.
- 바코드 인식기가 착오를 일으켜 식품 값이 더 청구되는 경우가 종종 있으므로 늘 영수증을 확인한다.

다음 요령을 따르면 슈퍼마켓 장사 수완에 넘어가는 불필요한 구매를 피할 수 있다.

- 일주일치 식단을 미리 짠다. 건강에 좋은 식품 중 세일 품목이 있는지 전단지 등을 살핀다.
- 식단에 맞춰 사야 할 목록을 작성한다.
- 충동구매를 할 위험이 있으니 배고플 때는 장을 보지 않는다.
- 식품 표시와 포장 단위당 가격을 꼼꼼히 읽고 영양가와 가격을 비교한다.
- 쿠폰을 챙겨서 비용을 추가로 절약한다. 그러나 쿠폰 때문에 쓰지도 않을 물건을 사지 않는다.
- 식구 수에 알맞은 분량만 사고, 낭비를 줄인다.
- 되도록이면 가공하지 않은 식품을 고른다.

미래에는 각자에게 필요한 특정 영양소의 수준을 측정해 주는 연구가 각광받겠지만, 아직은 어려움이 많다. 첫째, 비용 부담이 크며, 둘째, '영양 수준이 시시각각 달라지므로 테스트를 한다 해도 피를 뽑은 순간에 존재하는 양밖에는 측정해 낼 수 없다.'는 점이다.

건강을 위한 가장 좋은 투자는 천연 식품이나 가공 과정이 적은 식품을 위주로 한 식단, 규칙적인 운동, 흡연과 스트레스를 피하는 것이다. 날마다 비타민 보조제를 복용해야 한다면 영양 권장량 기준치 이하의 제품을 선택하는 것이 좋다.→ 주요 영양소, 48~49쪽

주 요 영 양 소

영양소/기준치	기능	공급원	비고
단백질 60g	체구성 단백질(피부 조직, 근육, 뇌, 머리카락 등에 있다), 호르몬(생체 기능 조절), 항체, 효소(체내 화학 반응의 정도를 조절) 형성에 필요한 질소와 아미노산을 공급	우유, 치즈, 요구르트, 달걀, 생선, 가금류, 육류, 콩류, 두부, 특정 야채 복합물, 콩제품	1일 총열량 섭취의 30%를 단백질에서 섭취하는 것이 바람직
지방	농축된 에너지 공급원 지용성 비타민(A, D, E)의 흡수를 돕고 필수지방산을 합성 주요 조직과 장기를 둘러싸서 외부 충격에서 보호 임신과 수유에 대비해 에너지 저장	전유, 치즈, 버터, 마가린, 기름, 견과류, 육류	1일 총열량 섭취의 30% 미만을 지방에서 취하는 것이 바람직
탄수화물	단백질이 열량원으로 쓰이는 것을 막아 체구성 성분으로 활용되도록 하고, 단백질과 지방 활성화에도 필수 에너지의 주요 공급원 뇌의 특정 기능에 필수적인 포도당 공급	곡류, 씨리얼, 빵, 야채, 과일	1일 총열량 섭취의 40%를 탄수화물에서 취하는 것이 바람직
비타민A (지용성) 700RE	감염 예방 밝은 곳에서 있다가 어두운 곳에 갈 때 적응을 도와줌(야맹증 예방) 입, 폐, 뼈, 구강 점액질과 피부 건강을 유지하는 데 필수	간유, 간, 전유, 강화마가린, 버터, 전유 치즈, 달걀노른자, 녹황색 채소, 과일	과잉 섭취하면 독성이 나타나고 태아의 기형 유발
비타민D (지용성) 5㎍	튼튼한 뼈와 치아에 필수적인 칼슘과 인의 흡수를 조절	일광욕, 강화우유, 간유, 정어리, 참다랑어, 연어, 달걀노른자에 소량 함유	과잉 섭취하면 독성이 나타남
비타민E (지용성) 10TE	일부 비타민과 불포화 지방산 보존 (항산화 작용) 적혈구막 보호	밀배아유, 옥수수기름, 콩기름, 밀배아, 쌀눈, 달걀노른자, 콩류, 옥수수, 아몬드	열면 파괴됨
비타민B (수용성) B_1, B_2, 나이아신, B_6, B_{12}	신경 조직의 안정, 민첩함, 원활한 소화 기능, 에너지 공급, 피부와 눈의 건강, 혈액 유지, 면역 기능 강화에 필요 단백질, 지질, 탄수화물 대사에 필요	전곡, 빵, 씨리얼, 간, 밀배아, 효모, 녹색 채소, 살코기, 우유, 치즈, 당밀, 땅콩, 말린 완두콩과 콩, 견과, 달걀, 가금류, 감자, 생선	비타민B와 C는 열, 공기, 때로는 빛에도 파괴됨. 수용성 비타민은 체내에 장기간 저장되지 않으므로 매일 조금씩 섭취
비타민B_1 1.0㎎	에너지 대사에 관여하고, 뇌와 신경 세포의 기능에 중요	전곡, 강화곡류, 콩류, 담록색 잎채소, 누룩, 견과류, 생선, 육류	강화곡류와 강화밀가루에는 티아민이 강화되어 있음
비타민B_2 1.2㎎	에너지 대사에 관여하고, 적혈구의 생성에 이용됨. 피부와 눈의 건강 유지를 위해 필요	강화곡류, 강화밀가루, 동물성 식품(육류, 가금류, 생선, 달걀, 낙농품), 녹색 채소	모든 종류의 강화밀가루에 들어 있음

영양소/기준치	기능	공급원	비고
나이아신 13mg	에너지 대사에 관여하고, 원활한 소화 기능, 피부의 건강, 신경 조직 안정을 도움	견과류, 누룩, 강화곡류, 땅콩버터, 암록색 잎채소, 콩류	모든 종류의 강화밀가루에 들어 있음
비타민B_6 1.5mg	단백질, 지질의 체내 이용률 향상, 신경 전달 물질 합성	전곡, 바나나, 콩, 견과류, 누룩, 닭고기, 생선, 간	
비타민B_{12} 1.0μg	DNA 합성, 성장과 단백질 대사, 적혈구 생성과 신경 기능 유지에 중요	육류, 낙농품, 달걀, 강화된 콩제품	이분척수 같은 기형아 출산 예방에 중요
비타민C (수용성) 55mg	세포를 결합시키는 단백질인 콜라겐, 힘줄, 뼈에 필요 상처를 아물게 하고, 철 흡수에 필요 비타민 A, E, B복합체를 보호	감귤류 과일, 피망, 푸른잎, 브로콜리, 콜리플라워, 토마토, 감자, 딸기류, 멜론, 콩싹	과다 섭취를 멈추려면 괴혈병 예방에 대비해 서서히 줄임
칼슘 700mg	뼈와 치아 형성, 혈액 응고, 신경과 근육 활동의 조정에 필요	우유, 유제품, 푸른 잎채소, 브로콜리, 아티초크, 블랙스트랩 당밀, 참깨, 뼈째 먹는 생선, 두부, 시금치나 레몬즙이 든 뼈국물	근대, 시금치, 비트잎 등 인, 수산이 지나치게 함유된 채소는 칼슘 흡수를 감소시킴
인 700mg	지방 대사와 탄수화물을 에너지화하는 데 필요 모든 체세포 구성 뼈와 치아 형성하는 칼슘에 필요	우유, 치즈, 살코기, 달걀, 생선, 견과류, 씨앗류, 가금류, 콩류, 전곡류, 소다수	
마그네슘 220mg	탄수화물 대사에 필요 체온, 신경, 근육 수축의 조절에 필요	전곡류, 푸른 잎채소, 콩, 해산물, 견과류	조리 과정에서 손실이 많음
칼륨과 나트륨 (일일 섭취량이 아님)	신경계와 근육에 필요 세포 내 유동성을 조절하고 균형	칼륨: 바나나 같은 과일과 감자, 녹황색 채소, 콩, 블랙스트랩 당밀, 생선, 가금류, 육류, 우유 나트륨: 식용소금	나트륨은 성인 일일 섭취량은 3,500mg
철분 15mg	헤모글로빈의 중요한 부분	살코기, 간, 달걀노른자, 푸른잎 채소, 효모, 맥아, 전류, 강화빵과 시리얼, 콩, 굴, 칠면조, 말린 과일	월경 중인 여성과 임신부, 어린이는 매일 복용
물	영양소는 아니지만 모든 조직에 필수 칼슘과 불소 등 중요한 미네랄을 공급	수돗물, 차, 커피, 주스, 국, 과일, 채소	체액 균형을 위한 일일 섭취량은 6~7컵
섬유소 (일일 섭취량이 아님)	영양소는 아니지만 내장 근육을 자극하고 장내 박테리아 성장을 촉진하며 영양소 흡수를 조정하는 데 중요	과일, 채소, 전곡류, 빵, 씨리얼, 콩, 맥아	셀룰로오스 같은 비용해성과 고무, 팩틴 같은 용해성이 있는데, 둘 다 중요하고, 일일 권장량은 20~30g

아이들의 식생활

아이를 먹이는 것은 여러모로 부담스럽다. 어른들이 아이를 먹이는 방식과 아이의 겉모습은 대부분 별로 상관이 없다. 그런데 아이들이 너무 뚱뚱하거나 말랐다면 처음 보는 사람들조차도 아이의 영양을 책임지는 어른을 탓한다. 어떻게 해야 영양 섭취를 잘하는 것인지, 성장 발달 단계마다 알맞은 영양 식단을 짤 지식이 있다면 큰 도움이 될 것이다. 한국의 「다음을지키는사람들」이 엮은 『차라리 아이를 굶겨라 1, 2』에서는 아이를 '해치는' 음식 99가지와 아이를 '살리는' 음식 99가지를 선별해 놓고 있다.

바람직한 식생활로 아이들을 이끌려면 어른들이 모범을 보이는 게 가장 좋다. 아이들은 집에서 즐겨 먹는 음식을 기억하기 마련이다. 어떤 음식을 왜 먹는가를 식사할 때 설명해 준다면 음식을 선택하는 방법을 배울 수 있다.

네 살 된 아이에게 '이것'을 먹으면 쑥쑥 자랄 수 있다고 말해 줍니다. 아이는 빨리 크고 싶어 하거든요.

아이들은 간식을 많이 먹는다. 간식이 영양 면에서 균형이 잡혀 있다면 괜찮다. 아이들이 크면서 먹는 양을 늘릴 뿐이다. 맥아, 현미나 통밀, 말린 과일과 견과류를 넣은 간식을 직접 만들어 먹일 수도 있다. 요거트, 바나나, 잘게 부순 얼음, 바닐라 등을 넣어 밀크쉐이크를 만들어 줄 수도 있다. 과일, 채소, 땅콩버터, 콩치즈 등을 간식거리로 마련해 둔다. 아이들은 배가 고프면 우선 손에 닿는 음식을 먹으므로 영양가 있고 맛있는 간식을 준비한다.

아이들 스스로 지금 배고픈지 배부른지 판단하게 하는 것도 중요하다. 성장 속도, 활동량, 몸 상태에 따라 아이들은 먹는 양이 매번 달라지기 때문이다. 이 시기에 아이들이 스스로 판단하고 행동한다면, 어른이 되어서도 먹는 문제를 잘 조절할 수 있다. 집에서 채소를 가꾸거나 먹을거리를 준비하는 과정에 아이들이 직접 참여하면 더욱 좋다. 슈퍼마켓에 같이 가서 아이들에게 식품 표시를 읽어 달라고 할 수도 있다. 도시에 살더라도 자그마한 공간에 채소를 길러 보는 것도 좋다. 요리는 큰 아이들에게 번갈아 맡겨 본다. 아마도 작은 아이들까지 덩달아 해 보고 싶어 할 것이다. 채소를 먹기 좋은 크기로 뜯거나 잼을 바르거나 반죽을 젓고 재료를 넣는 일 같은 것은 세 살배기라도 할 수 있다.

오늘날 많은 어머니들이 바깥일을 하고 있어서 아이들의 식생활을 마음먹은 대로 감독하기란 쉬운 일이 아니다. 아이를 돌봐 주는 사람에게 어머니로서 건강에 좋은 음식을 먹여야 한다고 강조해야 한다. 일단 학교에 다니게 되면 아이들의 식생활은 급식에 크게 영향을 받는다.

학교 급식에 영향을 미칠 수 있는 한 가지 방법은 학교 활동에 부모들이 직접 참여하고 또 관심 있는 다른 부모들을 끌어들이는 것이다. 학교 당국이 행사 때나 매점에 건강에 좋은 음식들을 준비하기 위해 노력하도록 영향력을 행사할 수 있다.

아이들은 또래끼리 어울리다 보면 무언의 압력을 받으면서 텔레비전이 광고하는 식품을 사먹거나 하굣길에 부모들이 싫어할 게 뻔한 불량 식품을 맛보는 일이 많다. 아이들이 무엇을 먹어야 할지 부모가 결정해 줄 수도 있지만 아이들이 자랄수록 부모의 직접적인 통제는 효과가 없다. 그러나 어린 시절부터 부모가 가르쳐온 지침들은 나중에 아이가 자라서 건강에 좋은 음식을 선택하는 데 계속 영향을 미친다.

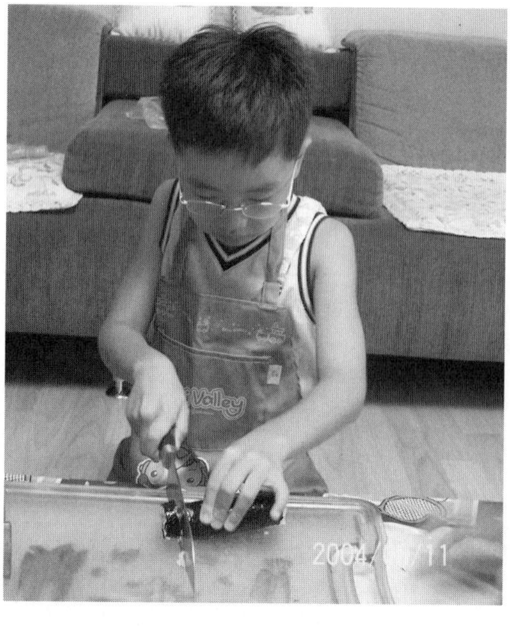

어린 시절부터 부모가 가르쳐온 먹을거리에 대한 지침은 나중에 아이가 자라서 건강에 좋은 음식을 선택하는 데 계속해서 영향을 미친다. ©임미선

전통 식습관과 이민

음식은 생존의 기본 욕구를 채워 준다. 모든 사람이 똑같

급식 조례

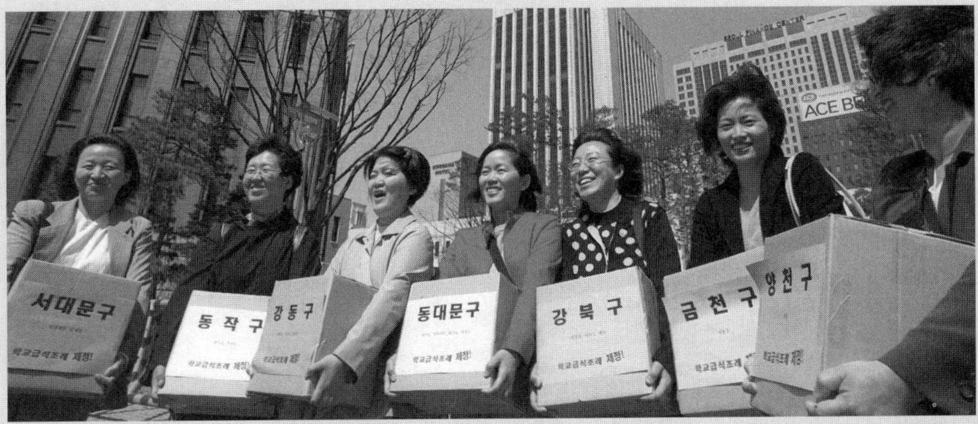

급식 조례 개정 주민 발의서를 제출하는 학부모와 교사들 ⓒ여성신문 민원기

한국에서는 학부모와 교사 등 학교 급식의 개선을 요구하는 여러 단체가 모여 만든 「급식조례제정운동본부」가 현재 각 지역별 급식 조례 제정 운동을 펼치고 있다. 이들은 식중독의 위험이 높고 비리가 난무하며 수입 식품과 질 낮은 식재료로 아이들의 건강을 위협하는 현재의 급식 체계를 개선하기 위해 직영 급식, 우리 농산물 사용, 무상 급식 확대, 학부모 참여라는 4대 원칙을 내세우고 있다. 2004년 10월 현재 충청남도, 경상남도, 안양시, 나주시 등의 지방 자치 단체에서 급식 조례가 통과됐으나 서울시를 비롯해 많은 지자체 의회가 아직도 급식 조례 제정을 두고 갈등하고 있다. 한편 2004년 10월 교육인적자원부가 내놓은 학교급식법 개정안이 국무회의에서 의결되었다. 개정안은 그동안 학부모들에게 학교 급식 시설비 등을 거두게 했던 학교 급식 후원회 제도를 없애고 시설비를 학교, 국가, 지방 자치 단체가 모두 부담하는 내용, 무료 급식을 받는 학생을 국민기초생활보장 수급자(극빈층)와 농어촌 지역 초등학생에서 차상위 계층(소득이 최저생계비의 100분의 120 미만)과 농어촌 지역 중고생으로 확대하는 내용, 급식 재료의 품질, 위생, 안전 관리 기준을 새로 마련하거나 강화하는 내용을 담고 있다.

은 영양소들을 필요로 하지만 실제로 우리가 무엇을 얼마나 먹는가는 각자가 처한 환경과 원하는 음식을 구할 수 있는 각자의 능력에 달려 있다. 세계 인구 대부분이 복합 탄수화물이 풍부하고 동물성 단백질이 적은 식사를 하고 있다. 대부분 중남미 국가들에서 전통 주식은 쌀과 콩이다. 동물성 식품은 특별한 때에만 먹게 된다. 아시아 전통 식사도 대부분 쌀과 콩류 식품, 채소로 짜이고 소량의 동물성 식품만 곁들이는 정도다. 아프리카 나라들은 곡류에 기반한 여러 다양한 식품들과 함께 땅콩이 주식이 된다. 연구에 따르면 농작물 위주로 짜인 식단이 건강에 가장 좋은 것으로 밝혀졌다. 이런 식생활을 한다면 대부분의 산업화된 국가들에서 흔히 볼 수 있는 심장병, 암, 당뇨병과 같은 만성 질환은 예방할 수 있다.

전통 사회에서는 영양가와 관계없이 특정한 음식에 사회적 가치와 위상을 부여하는 예가 많다. 이런 현상은 대개 경제적인 요인, 그리고 특정한 음식을 쉽사리 구할 수 있는 능력 유무와 밀접하게 연결되어 있다. 따라서 한 가족의 경제 상황이 나아질수록 가공식품 소비가 늘어난다.

볼리비아에서 이 나라로 옮겨온 후 처음 몇 년간 몸무게가 엄청나게 늘었어요. 감자칩과 옥수수칩, 그리고 초콜릿 케이크를 원하는 만큼 실컷 먹을 수 있었기 때문이었죠. 우리나라에선 너무나 비싼 것들이었는데. 이토록 쉽게 사먹을 수 있다는 사실에 한동안 제정신이 아니었던 것 같아요.

육류와 우유가 라틴아메리카에서 사회적 가치가 높은 것

은 쉽게 구하기 힘든 식품이기 때문이다. 그러므로 경제 여건이 좋아지면 육류와 유제품의 소비가 덩달아 늘어난다. 고기와 우유가 일상적으로 먹고 마시기에 너무나 비싼 사회라면 어디에서나 같은 현상을 볼 수 있다.

미국으로 이민 온 사람들은 이민 초기에 고국의 전통 식단을 고수하려다가도 전통 식료품들이 너무 귀하거나 비싼 현실에 부딪쳐 포기했다. 더구나 젊은 세대는 동년배들과 같아지고 싶은 욕구나 판매 전략과 광고 메시지에 사로잡혀 청량음료나 패스트푸드에 더 빨리 친숙해지고 결국 전통 음식을 멀리하게 되었다.

이민 1세대와 2세대를 대상으로 음식을 섭취하는 경향을 연구해 본 결과, 1세대가 2세대에 비해 훨씬 더 바람직한 식습관을 가지며 그 때문에 좋은 건강 상태를 유지하고 있는 것으로 나타났다. 일본계 미국인 여성 1세대와 2세대를 대상으로 한 연구는 이민 1세대 여성들이 우유를 전혀 마시지 않았음에도 2세대 여성들보다 골다공증에 걸릴 가능성이 상대적으로 적다는 사실을 보여 준다. 2세대 여성들과 비교해 볼 때 1세대 여성들은 두부, 콩제품, 통째 말린 생선과 뼈째 먹는 생선 등 칼슘이 다량으로 포함된 전형적인 일본식 음식을 훨씬 더 많이 먹었다. 유당분해 효소인 락타아제 부족으로 우유에 있는 당분인 락토즈를 잘 소화해 내지 못하는 유당 불내증은 어느 나라 성인들에게서나 볼 수 있다. 그러나 칼슘의 주요 공급원인 우유를 소화해 내지 못함에도 이런 여성들이 골다공증에 걸릴 확률은 그리 높지 않은 것으로 나타났다.

미국의 버클리대학 연구자들은 멕시코계 이민 1세대 여성들이 2세대 여성들보다 단백질, 칼슘, 비타민A, 비타민C, 엽산이 훨씬 풍부한 식사를 하고 있다는 사실을 밝혀냈다. 2세대 여성들의 식생활은 전형적인 '미국식'이다. 이민자 대상의 다른 보고들도 마찬가지였다. '미국식'처럼 지방과 가공식품 비율이 높은 식단이 전통 식단을 대신하면서 미국 등 여러 선진국에서는 만성병이 끊이질 않는다. 게다가 타문화 토속 음식이라고 홍보하는 음식도 실제 토속 요리와는 거리가 멀다. 예를 들어 전통 멕시코 요리는, 미국 전역의 멕시코식 패스트푸드 레스토랑에서 판매되는 기름 범벅 요리와는 아주 다르다. 중국 음식점들도 지방과 염분 함량이 높은 요리를 판다고 해서 소비자 단체로부터 형편없는 평가를 받았지만 원래 중국 음식에는 미국식 중국 요리보다 지방이 훨씬 적다.

미국에서 실시한 전 국민 식습관 조사 결과, 흑인과 백인 간의 식습관 차이에 관한 재미있는 사실이 드러났다. 모든 미국인의 식생활이 개선되고 있는 추세 속에서 부유한 백인들일수록 그 식단이 30년 전쯤의 가장 가난한 흑인들의 식단과 비슷하다는 것이다. 1965년만 해도 아프리카계 미국인들은 그들과 사회 경제적 지위가 같은 백인들에 비해 지방이 적고 과일과 채소, 곡류, 콩류가 풍부한, 훨씬 건강에 좋은 식사를 했다. 경제적 지위가 높은 백인들은 오히려 유제품이나 육류에서 많은 지방질을 섭취했다. 미국의 이민 가정들은 '미국식'보다 그들의 전통 식습관을 유지하면서 영양가 없는 가공식품 대신 다양한 건강 식품들로 가득한 식단을 널리 퍼뜨려야 할 것이다.

음식을 둘러싼 경제학

산업 국가에서 '영양 문제'라고 하면 대부분 영양 부족보다는 영양 과잉과 연결된다. 그렇지만 '굶주린' 가정들이 많은 것 역시 현실이다. 한국에서 국민기초생활수급권 여부를 절대 빈곤으로 볼 때 2003년 9월 현재 약 138만 명이 충분한 영양을 섭취하지 못하고 있다. 2002년 통계에서 성별로 살펴보면 전체 여성 인구의 3.4%, 전체 남성 인구의 2.5%가 극빈층에 해당하는 기초생활수급권자다. 이 가운데 60세 이상만 놓고 보면 여성 인구의 6.7%, 남성 인구의 2.5%가 극빈층으로 노년기에는 성별 격차가 커진다. 특히 1인 가구 중 여성 가구주의 평균 연령이 훨씬 높은 데다 연간 소득이 낮아 여성 홀몸노인 가구주가 가장 극심한 빈곤에 시달림을 미루어 짐작할 수 있다. 1975년 85만여 명에 불과했던 여성 가구주는 2003년에 291만여 명으로 늘었고 여성 가장의 실업률 역시 급증하고 있다. 실직 여성 가장의 연령별 학력별 분포를 살펴보면 30~54세가 전체의 60.5%를 차지하며 고졸 이하의 학력이 전체의 87.5%로, 삼사십대 기혼 여성 가장이 빈곤에 시달릴 확률이 높다는 것을 확연히 보여 준다.

빈곤 계층의 영양 공급을 위한 사회적 안전망은 그리 다양하지 않다. 한국 정부는 극빈층에게 「국민 기초 생활 보장법」이 정한 가구당 최저 생계비(2005년 현재 4인 가족 기준으로 한달에 113만6천 원)를 지원한다. 기초 생활 보호 대상자인 학생에게는 학교 급식을 무료로 지원한다. 그러나 소득이 최저 생계비보다 20% 많은 136만3천 원(2003년

4인 가족 기준) 이하인 차상위계층이 수백만에 이르는 것으로 추정되며, 국가 안전망에서 벗어나 있는 이들의 빈곤이 더 심각하다는 목소리가 높다. 한국 정부는 2004년 5월부터 1년간 전국의 「차상위 계층 실태 조사」를 한 결과를 바탕으로 지원 계획을 마련할 방침이다. 보건복지부는 2004년 10월 현재, 학교 무료 급식 지원을 차상위계층까지 확대한다는 방침을 내놓은 상태다.

민간 기업과 자원활동가, 보건복지부가 함께 벌이는 「푸드뱅크」 사업도 있다. 푸드뱅크는 기업들이 낭비되는 식품 자원을 기부하면 보건복지부와 자원활동가들이 이를 전국의 결식아동, 노숙자, 홀몸노인, 사회 복지 시설 등에 배분하며, 기업에게 세제 혜택을 주는 방식으로 운영된다. 1998년 외환 위기로 노숙자 등 빈곤층이 늘어나면서 시작돼 2004년 12월 현재 전국적으로 257개소의 푸드뱅크가 설치·운영되고 있다. 그 밖에 각종 종교 단체나 지방자치단체 산하 복지관에서 홀몸노인과 결식아동을 위한 무료 급식을 실시하고 있으나 규모는 크지 않으며 빈곤층의 전반적인 굶주림을 해결할 만한 체계적인 대안이 되지는 못하고 있다.

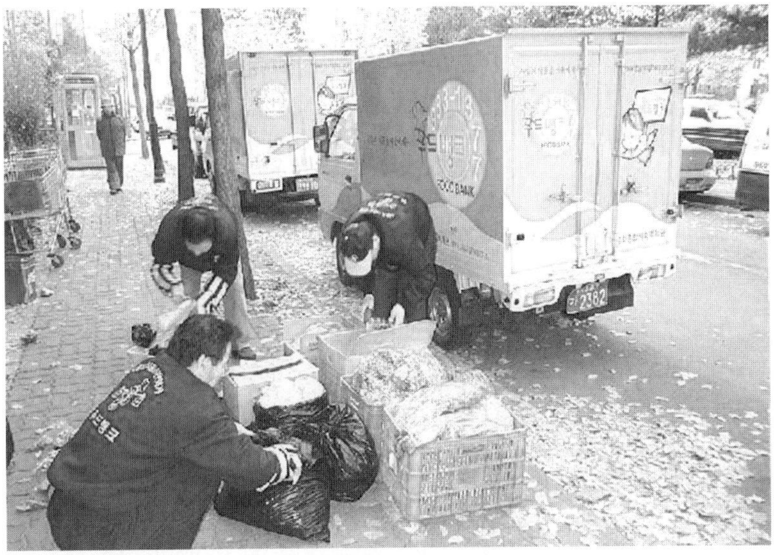

2004년 12월 현재, 한국에는 257개소의 푸드뱅크에서 생산, 유통, 판매, 소비 단계에서 남은 먹을거리를 기탁자들한테서 받아, 이를 필요로 하는 복지 시설이나 개인에게 무상으로 제공하고 있다. ⓒ푸드뱅크

식습관에 따른 문제들

저칼로리 다이어트

먹을 때마다 살이 찌는지 안 찌는지 따져보며 몸무게를 걱정하는 편인가? 점점 나잇살 먹어 가는 게 아니냐는 연인의 핀잔이나 패션모델들과 닮지 않았다는 자책, 매달 여성 잡지에 새로 소개되는 살 빼기 관련 기사들 때문에 그런 건 아닌지? 우리는 체중 감량 식품과 다이어트용 기구, 다이어트 옹호 집단에 대한 광고를 어디서든 쉽게 접할 수 있다. 더 날씬해지고픈 희망 때문에 우리의 다이어트 시장 규모는 연간 1조 원을 넘는다.[2]

여성들 대부분이 한번 정도는 체중 감량을 위한 다이어트를 한 적이 있고, 어떤 이들은 일 년에 몇 차례씩 시도한다(이 장에서, '다이어트'란 저칼로리 다이어트를 일컫는다). 수년 동안 다이어트는 의학적으로 비만 치료의 한 방법으로 인식되어 왔다. 그러나 다이어트가 '비만 치료'는 아니다(이보다는 '뚱뚱함'을 규정하는 사회적 결과물이라 할 수 있다).→ 1장 몸에 대한 생각

이런 다이어트는 자발적 기아의 형태로 쇠약해지는 것이다. 세계보건기구는 '기아'의 정의를 일일 열량 섭취량 1,000kcal 미만으로 규정했는데, 몸무게를 줄이려는 다이어트는 대체적으로 하루 섭취 열량을 700~1,000kcal로 제한한다. 충분히 먹지 않으면 몸은 스스로를 살리기 위해 특정한 방식으로 반응하기 마련이다. 일부러 안 먹으려 하든지, 그냥 음식 섭취가 충분하지 않다는 것과는 다르다. 섭취하는 열량이 적으면 적을수록, 다이어트 기간이 길수록, 다이어트를 자주 하면 할수록, 몸은 돌이킬 수 없는 피해를 입는다.

5년 이상 다이어트를 하던 98~99%의 여성들은 몸무게가 본래대로 돌아왔다. 사실 그중 90%는 다이어트 전보다 몸무게가 더 늘었다. 다이어트하다 몸무게가 다시 원상으로 돌아가는 현상, 즉 요요 현상은 우울증을 유발하고 체중을 계속 더 늘게 하고, 심지어 수명을 단축할 수도 있다. 다이어트를 반복하면 그만큼 수명이 단축될 위험이 높아진다. 요요 현상은 심장병의 요인이 되는 복부 주변의 지방을 증가시키기도 한다. 다이어트를 하면 살이 더 찔 수 있다. 열량이 줄어드니까 몸은 기아 상황이라고 판단하여 그에 따라 반응한다. 몸은 효소를 증가시켜 지방을 만들어 저장하고 신진대사를 늦출 것이다. 결과적으로 다이어트를 하다 보면 언제 배가 부른지 모르게 된다. 먹은 게 없다 보니 과식과 탐식이 늘어날 수밖에 없고 결국 체중 감

2 심상민·최순화, 「뷰티(美)산업의 부상과 성공전략」, 삼성경제연구소, 2003. 12쪽.

량 효율은 그만큼 떨어지기 마련이다.

연구 결과에 따르면 다이어트의 효과도 없이 본래의 체중이 돌아오는 것은 다이어트를 하는 개인의 실패라기보다는 몸이 스스로를 살리려는 강도 높은 생리적 적응 결과라 할 수 있다. 많은 사람들은 다이어트를 반복하고 나면 자신의 섭취량을 전혀 통제할 수 없게 된다.

신장과 신체 활동에 따라 실제 필요량이 달라지긴 하지만 평균적으로 오십대 이하의 미국 여성들은 하루 약 2,200kcal(한국 2,000kal)의 열량을 필요로 하고, 더 나이든 여성들은 1,900kcal가 필요하다. 이보다 낮은 열량 수준이거나 특히 술이나 단것, 영양가 낮은 음식으로 열량의 4분의 1 이상을 채우면, 필수 영양소가 쉽게 결핍될 수 있다.

다이어트를 할 때 무슨 일이 일어날까? 처음엔 기분이 꽤 좋을지 모른다. 체중을 줄이기로 결심하고 이를 성공적으로 완수하려고 한다. 그러다 며칠 뒤에는 몸에 힘이 없다는 느낌이 들기 쉽다. 저탄수화물 다이어트를 하면, 뇌에 전달되는 포도당이 충분하지 않아 감정이 둔해지는 증상이 생긴다. 포도당은 탄수화물 대사 과정의 최종 결과물로서 뇌에 에너지와 연료를 제공한다. 포도당을 충분히 섭취하지 않으면 섭취물 중 단백질이 열량으로 바뀐다. 몸은 연료와 열량을 내기 위해 지방 없는 조직(뼈 등)에서 단백질을 분해한다. 분해된 단백질은 신장에 무리를 주는 잔여 질소를 남긴다. 분해된 지방은 열량을 내는 포도당을 만들 수 없다. 적당한 양의 탄수화물이 없으면 지방 신진대사는 혈액에 키톤이라는 쓸모없는 부산물만 남긴다. 키톤의 양이 너무 많으면 혈액 내 적정 산도를 유지할 수 없다. 과도한 혈액 키톤은 두통, 무기력, 어지럼증, 몽롱한 기분을 가져온다. 몇 주가 지나면 뇌는 임시방편으로 키톤의 일부를 에너지로 사용하도록 적응한다. 음식을 충분히 섭취하지 않으면 혈당 수준을 통제하기가 어렵기 때문에 신경질적이 될 수 있다. 의기소침해지거나 성욕이 떨어질지도 모른다. 음식에 대한 생각, 특히 단것과 '열량을 빨리 내는 음식'에 대한 생각만으로 꽉 차 있어서 뇌에 공급할 연료나 잃어버린 열량과 포도당을 대체하기 위해 통제할 수 없을 정도로 탐식하게 된다. 섭취량의 10% 이상이 단백질이라면 이 탄수화물 갈증은 특별히 더 심해질지도 모른다. 고단백질 다이어트를 하면 탄수화물 갈증도 심해지지만 때때로 칼로리가 높은 음식들로만 과식하게 된다. 한 여성은 자신이 어떻게 살 빼려는 시도를 멈추고 과식하는 것을 그만둘 수 있었는지 이렇게 설명한다.

규칙을 무시하고 먹고 싶은 건 뭐든지 먹었어요. '가릴 것 없이 다 먹게 된' 첫 번째 달에는 오로지 단것에만 갈증을 느꼈죠. 여전히 과식하고 있었던 거예요. 그러나 그렇게 단것에 집착하는 것을 자책하지는 않았어요. 내가 그동안 거부했던 단 음식을 모두 떠올렸고 죄책감이 아니라 포만감과 배고픔을 기준으로 무얼 먹을지 언제 먹을지를 결정했어요. 포만감과 배고픔이 내가 확신할 수 있는 전부였으니까요. 한 달 뒤엔 고기와 녹색 채소에 강하게 이끌렸고, 한동안 고단백질과 고비타민 다이어트를 선택했지요. 덕분에 그 이전 다이어트와 폭식으로 인한 조직 손상을 회복했어요. 이듬해에는 음식에 대한 욕구가 섬세하고 다양해졌어요. 그때부터는 하루에 음식을 소량으로 더 다양하게 먹었습니다.

열량 섭취를 3,500kcal 줄일 때마다 몸무게가 500g이 준다는 말을 믿었다면 아마 실망하게 될 것이다. 우선 이 계산법은 오직 평균적인 체중 감소를 산정했을 뿐이다. 매달 계속 똑같이 낮은 열량을 섭취하면 체중 감량 비율은 보통 절반가량으로 떨어진다. 열량이 줄어든 데 적응하는 방식으로 몸이 효율적으로 열량을 저장하고 사용하게 된다. 기본 신진대사(기본적인 신체 기능을 계속 유지시키기 위해 소비하는 열량)는 약 30%까지 낮아진다. 굶는 것을 멈출 때 대부분 지방의 형태로 몸무게가 본래대로 재빨리 회복하거나 심지어 더 늘어날지도 모른다. 나중에 사용하려고 지방을 더 많이 저장하거나 열량을 적게 태워 더 효율적인 몸 상태를 유지하려 한다.

지방은 근육과 장기에서 잃어버린 비지방 조직을 대체한다. 다이어트를 하기 전보다 체지방이 약 40% 이상 늘어난다. 전체 금식 기간 동안 체중 감소의 약 3분의 2 이상은 비지방 조직이 감소한 결과다. 일반적으로 근육 조직은 활동적인 운동을 통해 생성될 수 있다. 다이어트를 계속하거나 반복적인 다이어트 패턴을 고수한다면 월경 기간을 억제함으로써 무월경을 유발하거나, 빈혈, 간 손상, 통풍, 고지혈증의 위험이 있다. 게실염, 결핵, 통풍, 애디슨병, 궤양성 대장염, 국소성 회장염 등을 앓고 있다면 병세는 더 악화될 것이다. 게다가 1992년 체중 조절 기술의 안전성과 효과를 검증한 미국 국립보건원의 연구 결과에 따르면 체중 감소는 사망률 증가와 상관관계가 있다.

일반적으로 사람들은 유전인자나 식습관이 가족과 비슷하게 형성되기 때문에 가족의 체형과 닮기 마련이다. 부모 중 한 명이 뚱뚱한 체형이었다면, 뚱뚱해질 확률은

80%다. 왜 사람들의 체형과 신장이 다른지는 알 수 없다. 그러나 사람마다 기본적인 신진대사율이 다른 것은 분명하며, 활동적인 사람일수록 대사율이 높다. 뚱뚱한 사람의 세포는 체중 감량 후 날씬해 보일 때조차 마른 사람의 세포에 비해 어떻게 다르게 작용하는지 알 수 없다. 연구자들은 체형이 다른 이유에 대해 설명하려고 심리적인 요인들에서부터 육체적인 요인들까지 여러 가설을 세웠지만 어느 것 하나 만족할 만한 설명은 없다.

음식과 몸무게

한국 보건복지부에서 실시한 「국민 영양 조사」 결과(2000년 9월)에 따르면, 한국의 10세 이상 총인구 중 22.8%가 과체중으로 나타났다.

비만에 관한 수많은 연구를 보면, 비만은 만성병의 원인이 되거나 심장병, 뇌졸중, 고혈압, 당뇨병, 암 등을 유발할 가능성이 있다. 지난 20년간 11,500명의 간호사들을 추적 연구한 『미국 간호사 건강 연구』에 따르면, 몸무게가 5~8kg 늘어난 여성들의 25%가 심장 질환 발병률도 높아졌다. 비만과 관련 있는 질병에 관한 대부분의 연구는 만성적으로 다이어트를 하는 사람들을 대상으로 한 것이다. 단기적인 다이어트는 고혈압과 당뇨 비율을 높였는데 다이어트를 반복적으로 하거나 요요 현상을 보인 사람들은 발병률이 더 높았다. 갑작스럽거나 반복적인 체중 감량은 비만 관련 질병을 유발하는 것으로 보이지만 많은 연구들은 이를 고려하지 않는다.

소비 열량보다 섭취 열량이 많으면 에너지 평형 상태가 깨지면서 체중이 는다. 지방이 체중을 늘리거나 살찌게 한다고 믿는 사람이 많은데 이는 잘못된 생각이다. 사실, 지방이든 탄수화물이든 단백질이든 상관없이 에너지 총량이 문제다. 과도하게 섭취된 에너지가 시간이 흘러 체중 증가로 이어지느냐 아니냐에 따라 결정되는, 질의 문제라기보다는 양의 문제인 것이다.

다이어트보다 훨씬 나쁜 것은 비만으로 분류된 여성들에게 행해지는 외과 치료다. 지방 흡입술, 턱 고정술, 그리고 섭취력과 영양 흡수력을 감소시키기 위해 위와 장을 축소하는 여러 방법이 있다. 거의 여성들에게 행해지는 이 시술을 받으면 사망률이 평균치보다 10% 이상 높아지는 반면 체중 감량 효과는 없는 것으로 드러난다. 시술하는 의사들은 여성의 건강을 증진시키고 있다고 생각하지만, 실제로는 여성 스스로 적절히 영양분을 섭취하는 능력은 손상되고 있다. 장관 수술 이후, 어느 여성은 몇 달간 심한 설사병을 앓았고 체중이 감소하면 '치료될' 것으로 예상하던 담석증과 관절염 위험이 더 높아진 여성도 있다.

비만을 대다수 만성병의 주요 원인으로 보기를 주저하는 전문가들이 늘고 있다. 미국 텍사스 주 댈러스시에 있는 쿠퍼에어로빅연구소에서 남자 2만 5천 명, 여자 7천 명을 상대로 실시한 조사에 따르면 운동을 하지 않은 마른 사람이 규칙적으로 운동을 한 뚱뚱한 사람보다 일찍 사망하는 예가 많았다. 전문가들은 대다수 살찐 사람들에게 다이어트는 효과가 없고 오히려 문제를 일으키기 쉽다고 지적한다. 살찐 사람에게 나타나는 만성병은 좌식 생활을 하는 보통 체중의 사람들에게 나타나는 비율과 비슷했으며 살찐 사람들이 마른 사람들보다 운동을 덜 하는 것으로 나타났다. 운동을 규칙적으로 하는 살찐 사람들의 건강과 비만의 연관성을 본격적으로 다룬 연구는 없다. 전문가들은 오히려 체중 감소보다 몸을 움직이고, 올바른 식습관을 갖고, 자신감을 가지라고 권한다.

건강을 증진하고 질병의 위험을 예방하는 것은 규칙적인 운동 습관과 채소나 과일, 곡물을 많이 섭취하고 지방을 적게 먹어야 한다는 것에는 전문가 모두가 동의한다.

몸무게 조절

건강에 알맞는 몸무게는 사람마다 다르다. 이상적인 몸무게는 어느 통계에서도 찾을 수 없다. 과체중은 혈압이나 당뇨, 관절염, 또는 콜레스테롤에 영향을 주는 위험을 동반할 수 있다. 어떤 연구는 5~10kg 정도의 적은 체중 감량조차 만성병의 위험성을 줄이는 데 도움이 된다고 한다. 그러나 반복적인 체중 감량은 매우 위험하며 치명적이기까지 한 것으로 알려져 있다.

이 책은 체중 감량을 위한 저칼로리 다이어트를 추천하지 않는다. 많은 여성이 장기간 다이어트가 효과가 없고, 오히려 정반대 결과를 낳는다는 사실을 알고서도 계속해서 다이어트를 시도한다는 것도 잘 알고 있다. 따라서 우리는 다음과 같이 몸무게 조절에 도움을 주고 싶다.

● **활동을 많이 한다** 몸을 많이 움직인다. 삶을 변하게 할 유일하고도 가장 중요한 일이다. 운동은 근력과 유연성을 길러 주며 우울함을 떨쳐 버리고 자신감을 갖게 한다. 심

식사 장애 신호와 대처법

환경적 신호

● 성격이나 행동의 변화

수줍음, 비밀주의, 우울증, 신경질, 많은 시간을 혼자 욕실에서 보내거나 짜증을 잘 냄, 식욕을 채우기 위해 친구나 가족에게서 돈을 훔치거나 가게에서 물건 훔침, 문제가 있음을 인정하지 않음 등.

● 특이한 식습관

가족이나 친구와 함께 먹으려 하지 않음, 평균보다 더 많이 또는 적게 먹음, 음식을 거부함, 변비약이나 다이어트 정제, 이뇨제 복용, 심한 다이어트나 체중 조절을 위한 단기 요법 이용.

● 지칠 정도의 강박적인 운동

신체적 신호

- 청소년기 등 성장기에 정상적인 체중 증가에 실패
- 극단적인 몸무게 변화
- 체모가 생김, 춥다고 불평함
- 불면증
- 변비
- 피부 발진과 건성 피부
- 발모 현상과 윤기 없는 손톱
- 충치
- 월경 중단이나 지연
- 찬 것에 대해 민감함
- 명료하게 생각하기 힘듦, 신경질적인 사고
- 만성 피로

대처법

● 식사 장애에 대해 알아본다.

주로 어떤 사람들이 왜 걸리는지, 어떤 표시 · 징후 · 결과가 있으며, 어떻게 치료할 수 있는가 알아본다.

전화번호부나 인터넷 사이트를 살펴보고 식사장애에 관한 정보센터를 찾는다.

● 도움을 청한다.

가족, 성직자, 양호 교사, 믿을 만한 건강 전문가에게 도움을 청한다.

상담자나 치료자를 조기에 소개받으면 회복도 그만큼 빠르다.

● 도움을 준다.

다른 이들이 자신에 대해 좋은 감정을 느끼도록, 몸매와 상관없이 자신을 돕는다.

비슷한 문제를 가진 사람들과 접촉하고 정서적인 도움을 받을 수 있게 한다. 그들을 있는 그대로 사랑한다는 사실을 보여 주고 가능한 모든 지원을 아끼지 않는다.

● 개인의 삶에 닥치는 위기를 경계한다.

삶의 위기는 식사장애로 폭발할 수 있다.

폐 기능을 향상하고 날씬한 몸매를 유지하도록 돕거나 다이어트를 하지 않고도 체중 감량을 할 수 있다. 그러나 운동에 과도하게 집착하지 않도록 주의한다.→ 4장 운동

● **건강하게 먹는다** 음식을 골고루 먹고, 영양소를 생각한다. 탄산음료 같은 고당분이나 고지방 음식 섭취를 제한한다.→ 식생활에 대한 일반적인 지침, 39쪽

● **현실적인 몸무게 목표를 세운다** 몸무게를 천천히 줄이고, 현재 체중에서 10kg 이내를 목표로 정하면 성공하기 쉽다. 다이어트를 하지 않을 때의 열량보다 하루 500kcal 이상을 줄이겠다고 제한하지 않는다. 식단에 아무리 신경 써도 1,200kcal는 먹어야 영양을 제대로 섭취한다.

● **마술을 기대하지 않는다** 살을 빼주는 마법 같은 음식이나 약은 없다. 의사의 처방 없이 살 수 있는 대부분의 살 빼는 약은 암페타민의 일종인 페닐프로파놀라민을 함유하고 있고, 혈압을 높이거나 흥분, 어지럼증을 일으킬 수도 있다. 심지어 발작을 일으키거나 정신병을 동반할 수도 있다. 처방약도 심각한 부작용이 있다.→ 살 빼는 약, 57쪽

● **몸이 하는 말을 잘 듣는다** 자신을 믿고, 몸이 보내는 신호에 집중한다. 배고플 때 먹는다. 굶었다는 느낌이 들 때까지 기다려서는 안 된다. 몸이 보내는 배고픔과 배부름의 신호에 귀를 기울이고 배운다.

● **자신의 노력을 헛수고로 돌리지 않는다** 몸무게는 1~2주에 한 번만 잰다. 몸의 수분은 매일 바뀐다.

● **협력자를 구한다** 다이어트뿐 아니라 자기 자신과 자기 몸에 대한 느낌, 성적으로, 의학적으로 이상적인 몸에 대한 이미지를 만들어 내는 사회 문제에 대해 의견을 나눌 수 있는 여성들을 만나고, 자신의 삶을 스스로 다스리면서 더 생산적인 일을 하는 데 주의를 돌린다.

식사 장애

우리는 몸무게에 대단한 관심을 보인다. 이 집착은 잘못된 식습관에서 비롯된 것이다. 여성들은 매체에 등장하는 모델들처럼 말라야 한다는 사회적 압력을 점점 더 받고 있다. 이상적인 몸매에 맞추지 못하면 여성들은 열등감을 느낀다. 과체중에 대해서는 부정적인 인식이 일반적이다. 뚱뚱한 여성에 대한 편견이나 차별이 교육계, 직업 사회, 의료계, 대인 관계 등에 널리 퍼져 있다. 5세 이하 아동들은 자기 몸무게에 대한 불만을 표현하고, 9세 정도의 아동

들도 식사 장애에 심각한 영향을 받는다. 십대의 약 10%는 병적인 식사 장애를 겪는다.

우리는 대부분 최소 한 번 이상 감정을 둔하게 하거나 없애기 위해, 마음을 편히 먹거나 생활에 질서를 주려고 음식을 이용해 왔다. 두렵거나 화날 때, 의기소침해지거나 외로울 때, 슬플 때 한번이라도 과식이나 구역질을 안 해 본 사람이 과연 있을까? 그러나 음식을 감정 표현의 주요 수단으로 삼는다면 신체적, 정서적 건강을 해칠 위험이 있다. 인종 차별이나 성폭력 같은 억압적 상황을 먹는 것으로 대처하는 여성들이 많은데, 어쨌든 마약을 하거나 과음을 하는 것보다는 나은 전략이다. '몸을 통제하는 것은 여성이 행할 수 있는 몇 안 되는 통제권의 하나다.'

'거식증'은 고의로 자신을 굶기는 것으로, 때때로 사망까지 이르며, 비만에 대한 지나친 공포심과 연관되어 있다. 무월경은 골다공증과 관련된 골절과 마찬가지로 식욕부진이 있는 여성에게 흔히 나타난다. '폭식증'은 또 다른 형태의 식사 장애로서, 허겁지겁 먹은 뒤 다시 토해 내는 과정이다. 여성들은 단시간에 많은 음식을 먹은 다음 토해 내거나 변비약이나 이뇨제, 관장제를 이용한다. 심지어 저체중을 유지하기 위해 운동을 지나치게 하는 일도 있다. 과식한 뒤 다시 쏟아 내는 행위는 장이나 식도를 많이 상하게 하고, 위산을 토해 낼 때 치아도 심하게 썩으며, 몸의 전해물 균형을 깨뜨려 생명을 위협할 수 있다. 세 번째 식사 장애는 '습관성 과식증'이다. 습관성 과식증은 과식을 반복하며 지나치게 배가 부를 때까지 먹으므로 신체적인 고통이 따른다. 그러나 폭식증과는 달리 과식 후 구토, 변비약 오용 같은 보상 행동이 뒤따르지 않는다.

식사 장애가 있는 여성은 극단적으로 자기를 부정하거나 분노나 갈등을 억압하며 유아 상태로 머물려고 하거나 여자는 반드시 날씬해야 한다는 성별 고정관념에 몰두하는 예가 많다. 여성이 흔히 겪는 문제들이지만, 통계상으로 거의 나타나지 않는다. 어린 시절에 성폭력을 당한 여성들은 많이 먹으면 더 빨리 자라서, 자기 몸에 대한 통제권을 가질 것으로 믿는다. 그러나 지나치게 먹는 것은 해결책이 아니라 문제를 키울 뿐이다.

몸에 관련된 문제 중, 식사와 성폭력은 서로 연관성이 있어요. 둘 다 몸에 일어나는 일이고, 성폭력을 당할 때 감정적으로나 심리적으로 무감각하려고 애썼던 것처럼 음식을 먹는 것으로 불쾌한 감정을 무마시키는 겁니다. 두 가지는 비슷해요.

살 빼는 약

다이어트 정제는 비만 치료법이 아니다. 몇 개월 복용한 뒤 효과가 떨어지고, 일단 복용을 중지하면 체중이 원래대로 불어난다. 제약 회사는 체중 감소약을 연구하고 홍보하는 데 수백만 달러를 쓴다. 부작용이나 만성 질환이 발견됐을 때엔 이미 수많은 사람들이 그 부작용을 겪고 난 뒤다. 한 예로, 미국 식품의약국은 1996년 덱스펜플루라민(상표명 리덕스)과 펜플루라민(상표명 펜펜)을 비만 억제 처방약으로 승인했다. 이 약들은 오직 체중이 건강에 치명적인 위협이 되는 사람들만 사용하도록 하고 단지 몇 킬로그램만 빼려는 사람들에게는 권하지 않도록 했으나, 1996년과 1997년 사이 의사들이 약 1천 8백만 건의 처방전을 써 줄 만큼 폭넓게 처방이 되었고, 다이어트 시장을 이루고 있는 제약 회사나 의사, 다이어트 센터에는 그야말로 큰 돈벌이가 되었다. 이 약을 먹은 사람의 30% 가량이 심장판막에 심각한 손상이 생겼다는 보도가 나온 뒤 1997년 가을, 미국 식품의약국의 요청에 따라 제약 회사들은 두 약을 시장에서 거둬들였다. 미국 식품의약국과 식약청이 승인한 제품으로 현재 한국에서 시판되는 비만 치료제는 제니칼, 리덕틸 등이 있다.

분노나 좌절감, 무기력을 다른 방식으로 표출할 줄 알게 되면 먹는 것으로 자신의 감정을 풀지 않아도 된다. 자신감을 갖거나 자신의 삶에 대한 결정권을 되찾고 다른 사람의 지원을 받아들이는 것은 회복을 위한 핵심 요소다.

식사 장애는 예방할 수 있고 치료할 수 있다. 자신이나 주위 사람에게 징후가 나타나거든 도움을 얻는 데 필요한 단계를 밟는다.→ 식사장애 신호와 대처법, 56쪽

이와 잇몸 부식

건강한 치아와 잇몸이 건강에 아주 중요한 부분임을 사람들은 대부분 잊고 산다. 이것 없이는 영양소를 공급해 주는 음식을 먹을 수도 없다. 이는 살아 있다. 침이 이 사이의 좁은 통로를 통해 이를 보호해 준다. 영양가 낮은 음식을 먹으면 몸의 다른 부분처럼 치아도 병이 난다. 비타민A와 비타민D, 칼슘, 인, 불소화물은 치아 건강에 중요하다. 설탕 섭취를 줄이면 이를 건강하게 지킬 수 있다. 이는 특히 나기 시작한 지 6개월 이후 아직 단단해지지 않았을 때 썩기 쉽다.

설탕이 포함된 음식은 다음과 같이 이와 잇몸을 썩게 한다. 입속에 있는 어떤 세균은 설탕을 보호막으로 사용

한다. 침으로도 씻어낼 수 없는 세균막(플라그)으로 불리는 끈적끈적한 물질로 치아에 달라붙어 있다. 연쇄상 구균으로 알려진 이 세균은 급격히 번식하고, 많은 양의 산을 만들어 에나멜을 분해하고, 잇몸염증을 일으켜 치아 질환을 만든다. 플라그를 제거하고, 부식을 막기 위해선 매일 이를 닦거나 치실을 사용하는 것이 중요하다.

단것을 먹고도 충치를 예방하는 방법은 단것만 먹지 말고, 다른 음식과 함께 먹는 것이다. 얼마나 많이 먹었느냐보다 얼마나 자주 먹느냐가 산성 세균의 발생량을 결정한다. 그러나 단것을 얼마나 많이 먹었느냐에 따라 침의 질이 달라진다. 장시간 입속에 끈적거리는 단 물질이 있도록 하면 안 된다. 단것을 먹은 뒤에는 이를 닦거나 치실로 닦는다. 물로 입속을 헹구는 것도 효과적이다. 칫솔질 효과를 볼 수 있는 싱싱한 당근, 사과, 셀러리, 전곡류 등 섬유질 음식을 섭취하는 것도 플라그를 제거하는 데 좋다.

장 질환

전곡류, 콩류, 과일, 채소 같은 섬유질이 풍부한 식품을 섭취하는 것이 장에 좋다. 급성 충수염(맹장염)과 게실염은 정제 식품을 먹지 않는 문화에서는 사실 존재하지 않는 병이다. 설사와 변비에 좋은 섬유질은 그 종류가 다르다. 주로 과일에 함유된 펙틴 같은 수용성 섬유질은 수분을 흡수하고, 변을 굵게 한다. 전곡류에 함유된 불용성 섬유질(겨)은 변을 부드럽게 한다. 어떤 연구에 따르면 섬유질은 음식물이 우리 소화 기관을 통과해 배출되는 시간을 줄임으로써 간접적으로 독소를 신속히 배출하거나 희석해서 장암 발생률을 낮춘다.

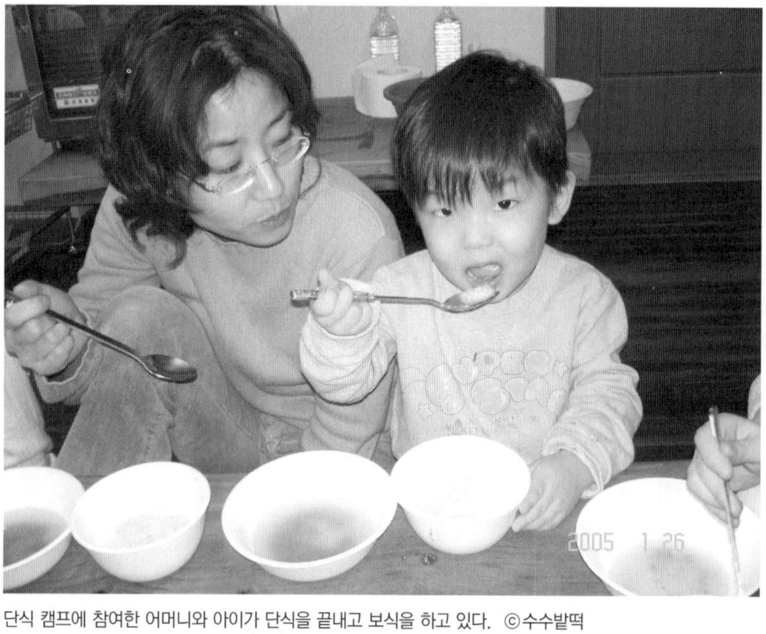

단식 캠프에 참여한 어머니와 아이가 단식을 끝내고 보식을 하고 있다. ©수수밭떡

알레르기와 다른 부작용

알레르기는 사람마다 꽤 다르게 나타나므로 자기가 음식 알레르기가 있는지 알기가 쉽지 않다. 여러 가지 원인이 있기 때문이다. 관절염이나 두통, 신경 불안, 우울증 등을 동반하는 발진이나 두드러기 증세가 나타나기도 한다.

알레르기 증상을 일으키는 가장 일반적인 식품은 우유, 달걀, 해산물, 밀, 땅콩, 견과, 초콜릿, 오렌지, 토마토 등이다. 이런 식품으로 인한 알레르기는 생후 7개월이 안 되어 아직 장이 성숙하지 않은 유아의 경우, 함유 식품을 먹이지 않으면 대부분 예방할 수 있다. 모유 또한 알레르기를 예방할 수 있다.

편두통은 트리아민, 페나틸라민, 화학조미료, 질산염을 함유한 음식을 먹으면 생길 수 있다. 이런 성분은 초콜릿, 숙성 치즈, 신 크림, 적포도주, 청어 절임, 닭 간, 아보카도, 익은 바나나, 절인 고기, 그리고 많은 아시아 식품과 가공식품 → 식품 표시 읽는 법, 48쪽 에 들어 있다. 어떤 이들은 편두통이 생기면 비타민B, 특히 비타민B_6와 나이아신을 보충해 이를 완화하기도 한다(비타민B_6을 하루에 20mg 이상 과다 복용하면 신경계 손상을 가져올 수 있다).

활동적인 아이들에겐 색소와 같은 첨가물이 들어간 음식이나 살리실산염이 많이 들어간 음식을 먹지 않게 하는 것이 좋다. 살리실산염이 다량으로 함유된 식품은 아몬드, 피망, 복숭아, 홍차, 포도 등이다.

암 → 7장과 24장

좋은 식단으로 암 발생률을 줄일 수 있다. 지방 섭취를 줄이면 결장암, 유방암, 전립선암, 췌장암, 난소암 발병률이 낮아진다. 특히 붉은 고기에 다량 함유된 지방 섭취를 줄이면 결장암에 걸릴 위험을 줄일 수 있다. 식물성 음식을 많이 섭취하자. 최소한 과일과 채소를 매일 5~9번 섭취하면 암을 예방할 수 있다(카로티노이드, 비타민C와 비타민E,

섬유질). 녹황색 채소, 감귤류, 전곡류, 브로콜리, 콜리플라워, 배추 등 채소를 많이 먹는다. 위암을 예방하려면 절이거나 훈제한 고기는 줄인다. 운동을 하면 결장암과 유방암에 걸릴 위험을 줄일 수 있다. 비만이 되지 않도록 조심하면 완경기 후 유방암과 자궁내막암 발병률이 낮아진다. 술을 줄이면 유방암, 간암, 식도암, 구강암, 후두암 발병률을 낮춘다. 담배를 끊거나 금연초를 피우면 폐암, 췌장암, 위암, 방광암, 식도암, 구강암, 후두암을 줄일 수 있다.

암을 유발하는 물질을 함유한 음식도 있다. 식품 자체에 원래 함유된 것도 있고, 제조 과정에서 의도적으로 첨가될 수도 있으며, 섭취할 때 오염되는 수도 있다. 고기를 보존 처리하고 핑크빛이 돌게 하기 위해 아질산나트륨을 사용하지만, 요즘엔 냉동 처리 등 보존 기술이 발달해서 아질산나트륨을 사용하지 않아도 된다. 아질산나트륨은 식품이나 침에 들어 있는 아민과 결합해 발암 물질인 니트로사민을 발생시킨다. 고기를 구워 먹는 것도 니트로사민을 유발한다. 비타민C는 위에서 니트로사민 발생을 줄인다. 일부 식품 제조업체들은 아질산을 넣은 식품에 비타민C를 첨가하기도 한다.

콜타르에서 추출한 다양한 인공 색소와 사카린은 동물 실험에서 암과 조직 손상에 영향을 미친다고 보고되었다.

자연적으로 발생하는 발암성 오염 물질도 있다. 아플라톡신은 습한 기후에서 번식하는 균에서 만들어진다. 일반적으로 대부분 땅콩에서 발견되지만, 옥수수, 무화과나무, 수수, 목화씨, 특정 견과류 등에서도 발견된다. 때로 이 곡물들을 젖소가 먹으면 젖소의 젖에까지 축적된다. 식품을 아무리 잘 건조하거나 저장해 아플라톡신 발생을 최소화한다 해도 우리가 먹게 된다.

골다공증

나이가 들면서 뼈가 약해져 걸리는 골다공증은 올바른 식단과 운동으로 예방할 수 있다. 칼슘이 풍부한 저지방 우유나 유제품, 두부, 칼슘 보강 오렌지 주스, 케일, 브로콜리, 견과류 등을 섭취하면 골다공증을 예방할 수 있다. 비타민D는 칼슘 흡수에 아주 중요하다. 비타민D가 보강된 우유나 달걀 노른자, 간, 복합 비타민, 기타 보조 식품 등을 통해 최소 5mg는 섭취해야 한다. 우리 피부는 비타민D 전구체를 가지고 있다. 햇빛(자외선)에 노출될 때 그 전구체를 비타민D로 바꾸기 때문에 우리 신체는 스스로 비타민D를 만들어 낼 수 있다. 그러나 나이가 들수록 피부 전구체의 양도 감소한다. 하루 약 십 분 정도만 햇빛을 쬐어도 비타민D를 얻을 수 있다. 집 안에만 있는 여성은 비타민D가 하루 약 10mg 정도 필요하다.

칼슘 계산

나이	일일 섭취 권장량(mg)	
	미국	한국
1~ 5세	800	800
6~10세	800~1,200	800
11~24세	1,200~1,500	700
25~50세	1,000	700
50~65세 에스트로겐 복용	1,000	700
50~65세 에스트로겐 미복용	1,500	700
65세 이상	1,500	700
임신이나 수유 중	1,200~1,500	1,000~1,100

내가 선택하는 안전한 음식

농업은 국민 건강의 근간이 되는 산업이다. 그러나 밀려드는 수입 농산물과 서구식 식단의 영향으로 한국 농업은 이미 사양길에 접어들었다. 우리가 먹는 가공식품과 농산물이 이윤을 내는 방식은 문제를 안고 있다. 즉각적으로 이윤을 내기 위한 식품 생산 방식은 토양의 양분을 고갈시켜 더 비싸고 영양가 낮은 식품을 만들어 낸다.

농사를 짓다 보면 일정 기간 아무것도 심지 않고 내버려 둬서 귀한 표토가 씻겨 내려가거나 날아가게 할 수도 있다. 농지를 개간하려면 제초제를 써야 한다. 제초제, 농약, 무기질 비료를 계속 쓰면 토양을 적절히 유지시키는 유기물이 파괴되어 식물에 영양소를 균형 있게 공급하지 못하게 된다. 농업 종사자들에게는 독성 물질에 중독될 위험이 있고, 지하수 역시 오염된다. 관개 작업은 식물에 유해한 염분을 토양 속에 남겨 두거나 지하수가 채워지기 전에 더 많이 사용함으로써 지하수를 고갈시킬 수 있다.

점점 많은 농민들이 물과 토양, 야생물을 보존하면서

농사를 짓는 데 관심을 기울이고 있다. 농약 사용을 줄이는 새로운 농경 방식을 배우고 있다. 화학 물질을 일절 쓰지 않거나 병해충 종합 관리나 돌려짓기같이 화학 물질 사용을 더 줄이는 방식은 대표적인 두 가지 대안이다. 미국 플로리다에서는 작물을 과실파리로부터 보호하기 위해 농약을 쓰는 대신 과실파리의 애벌레를 잡아먹는 곤충을 사용했는데 이는 병해충 종합 관리의 한 예다. 유기농법도 점점 증가하고 있다. 유기농가의 수가 눈에 띄게 늘지는 않지만, 유기농법이 점점 퍼지고 있다. 소비자들도 될 수 있으면 지역 농산물 판매장에서 유기농법으로 재배된 농산품을 사거나 '지속 가능한 농업'에 예산을 배정할 것을 국회에 촉구함으로써 이런 추세에 동참할 수 있다.

소비자들이 흠 없고 모양 좋은 농산물만 찾는다면 불가피하게 농약을 사용하게 된다. 소비자들의 요구에 부응해 식품을 가능한 한 규격화하고, 기계적인 수확과 장기간 선박 저장에 견딜 수 있도록 만든다. 가공식품 개발이 장려되고, 기업형 농장에서 노동 임금을 절약할 수 있는 기계 사용이 늘어나면서 농산물의 영양가와 적은 규모로 농사짓는 이들이나 소비자의 요구에 대해서는 주의를 기울이지 않는다. 농업 관련 연구는 오히려 자연에서 자라는 다양한 품종의 씨앗과 식물종을 감소시키고 있다.

미국에서 기계로 수확되는 토마토 등의 농산물은 20년 동안 품종이 개량되고 있다. 수확 기계의 강한 충격에도 부서지지 않도록 단단한 품종을 만들기 위해서다. 새로운 유전자 조작 기술로 식물 성장은 빨라졌지만 그 맛은 나빠졌다. 이 토마토를 수확하는 데 연료가 많이 드는 기계들이 투입되었고 결국 농부들을 몰아냈다.

수입 농산물이 늘면서 유해 요소도 많아졌다. 수입 물량이 대부분인 오렌지는 한 달 이상의 오랜 운송 기간 중 과일이 상하는 것을 막기 위해 한국에서 사용 금지된 오소페닐페놀(OPP)과 티아벤다졸(TBZ)이라는 농약을 뿌린다. 오소페닐페놀은 쥐 실험 결과 방광염을 유발했고, 티아벤다졸은 쥐에게 골격 이상과 피부 기형을 일으킨 것으로 확인됐다.[2] 오랜 운송 기간 중 영양소가 파괴되는 것은 물론이다. 예를 들어 냉장 보관한 브로콜리에 포함된 비타민C는 이틀만 지나도 34%나 파괴된다.

농산물이 도착하고 나서의 저장 시간과 저장법도 중요하다. 비타민C 보존을 위해 7℃를 유지해야 하는 주스캔이 더운 창고에서 저장되면 비타민 70%를 잃어버린다.

가공식품의 확산

가공식품이 많아지고 소비자들이 편리한 것을 찾을수록 제조업자들은 이윤을 더 많이 남기게 된다. 예를 들어 이런 성향은 냉동 가공식품과 유제품 모방 제품인 휘핑크림 같은 완전히 새로운 합성 식품을 탄생시켰다. 새로운 상품은 이전의 상품과 약간의 차이가 있을 뿐이지만 이윤을 증가시킨다. 아주 적은 양의 비타민을 첨가한 뒤 가격을 확 올린 사례들도 있다.

식품 산업은 제조비를 줄이기 위해 가공식품에 많은 물질을 첨가하고, 더 비싼 재료로 대체하며, 제조와 유통을 편하게 하고 팔리는 순간까지 본모습을 그대로 유지할 수 있도록 저장 수명을 연장하기 위해 겉모양과 질감을 향상시킨다. 노란 색소는 빵 안에 달걀이 많이 함유되어 있는 것처럼 보이게 한다. 값싸고 영양가 낮은 인공 식용 녹말은 달걀 등 영양가 있는 농축제를 대신한다. 방부제도 저장 수명에 쓰이는데, 어떤 것은 보존 기간을 무기한으로 늘려 준다. 먹어도 좋은지 어떤지 알아차릴 수 없을 만큼 원래의 색깔이나 냄새, 맛 등이 사라져 버린다.

식당이나 집에서 음식을 요리할 때 불가피하게 영양소가 손실되기도 한다. 식품 가공 처리를 최소화한 경우라도 어떤 영양소는 파괴된다. 냉장 채소의 경우 우선 빛이 바래 희어지기 때문에 비타민B와 비타민C가 없어진다. 비타민E는 냉동하면 파괴된다. 과일을 건조시키면 이산화황이 비타민A를 파괴시키고, 아황산은 비타민B를 파괴시킨다. 무기질은 쌀이나 밀 도정 과정에서 물리적으로 제거하지만 않으면 손실될 염려는 없다. 일반적으로 통조림 채소는 수많은 영양소를 파괴하기 충분할 만큼 장시간 가열되기 때문에 가장 영양소가 낮다고 볼 수 있다. 그러나 수확 직후 바로 채소를 냉동시키는 급랭법이나 새로운 내용물 충전 기술과 같이 영양소를 보존하는 새로운 방식은 비타민이 손실되지 않도록 돕는다. 아무리 신선한 농산물이라 해도 운송 시일이 오래 걸리거나 저장 기간이 길어진다면, 가공된 과일과 채소보다 오히려 영양 손실이 많다. 해당 지역 농산물 직판장에서 제철 농산물을 사거나 직거래로 농산물을 사는 것이 가장 신선하다.

집에서 요리할 때도 영양소 손실을 줄일 수 있다. 채소는 먹기 전까지 신선하게 보관한다. 채소는 너무 많이 익히지 말고 물은 조금만 쓴다. 껍질째로 요리하고 필요하

2 최열, 「이런 거 사지 맙시다 - 수입 오렌지」, 『함께 사는 길』, 2000년 7월호

면 나중에 껍질을 벗긴다. 채소 통조림에 있는 국물을 사용하면, 물로 걸러질 수 있는 영양소를 섭취할 수 있다.

변형할수록 줄어드는 영양소

광고를 보면 가공식품이 워낙 많아 다양한 선택이 가능한 것처럼 보인다. 영양소 면에서 보자면 현실적으로 식품 선택은 극히 제한적이다. 기초식품은 다양한 형태로 가공되지만 날감자나 껍질째 구운 감자 한 알은 하루 비타민C 권장량의 50%를 함유하고 있다. 썬 감자는 비타민C 함유량이 20% 이하로 떨어진다. 프링글스 같은 합성 감자칩은 냉동 건조되고 모양이 다시 만들어지고, 소금, 향료와 함께 기름에 튀겨져 예쁜 통에 담겨져 나오면서 비타민C가 권장량의 약 10%대로 떨어진다. 게다가 같은 무게의 프링글스는 그냥 감자에 비해 20~25배 이상 비싸다.

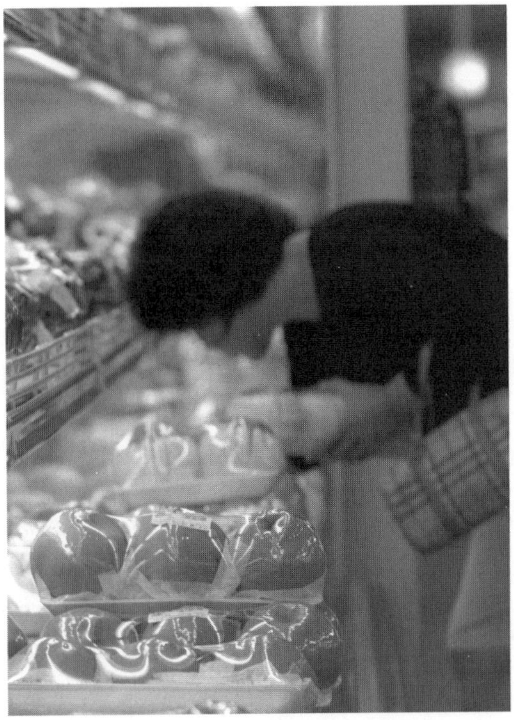

소비자들이 흠 없고 모양 좋은 농산물만 찾는다면 불가피하게 농약을 사용하게 된다. 소비자들의 요구에 부응해 식품을 가능한 한 규격화하고 기계적인 수확과 장기간 저장에 견딜 수 있도록 만든다.
ⓒ여성신문 이기태

해로운 찌꺼기

음식을 조리하는 동안 때때로 의도치 않았던 화학 물질이 첨가된다. 식물성 기름은 보통 가솔린이나 사염화탄소 같은 용제에 의해 화학적으로 용해되는 방식으로 추출된다. 그 용제는 기름이 화학적으로 표백되거나 가열되면서 제거되지만 미량의 용제는 남을 수 있다. 농경지에 뿌려진 일부 농약과 제초제는 수확된 농산물에 축적된다. 미국의 제조업자들은 미국에서 농산물에 금지되어 있는 화학 비료나 농약을 다른 나라에 판다. 주로 제3세계의 농민들은 유해성을 모르고 그런 화학 비료나 농약을 자유롭게 쓴다. 겨울에도 먹을 수 있는 오렌지, 바나나 등의 열대 과일과 채소 등 수입 농산물에는 이런 찌꺼기들이 들어 있다. 원두커피의 실험 결과 거의 절반 정도가 미국 법이 허가한 농약 수치보다 많은 농약이 검출됐다. 조리하기 전에 항상 먼저 철저하게 씻는 것이 현명하다. 동물의 성장을 촉진하기 위해 동물 먹이에 넣는 항생 물질도 항생제에 대한 병원균의 내성을 더 강화한다. 효율성과 식품 생산량을 증가시키는 데만 관심 있는 대형 식품 기업들 때문에 이런 오염원들이 우리가 먹는 음식 속에 침투한다.

한국 식품의약품안정청과 농림부

현재 한국 보건복지부 산하의 식품의약품안전청(식약청)과 농림부가 먹을거리에 관련한 정책을 담당하고 있다. 식약청은 식품의 허가와 안전 관리, 식중독과 유전자조작식품(GMO) 관리 등을 맡고 있으며, 의약품의 제조·수입·품목 허가와 약사 감시, 마약류 관리도 책임지고 있다. 불법 식품 유통이나 불량식품을 발견하면 식약청 부정·불량식품 신고전화에 연락하면 된다. 농림부는 국내 농업 정책과 농산물 수출입 등을 관장하고 있다. 그러나 세계무역기구(WTO)에서 농산물 수출국들의 목소리가 높아지면서 농산물 개방 압력이 커지는 데다 칠레와 「자유무역협정」(FTA)을 맺는 등 먹을거리에 대한 결정권이 온전히 우리 손에 있지는 않다. 거대 식품업체나 다국적 제약 회사들의 로비와 압력도 막강하다.

이런 상황에서 안전한 먹을거리를 지키기 위한 시민들의 움직임이 커지고 있다. 1970년에 만들어진 소비자 단체 「한국소비자연맹」은 소비자 피해 보상 규정의 확립과 소비자보호법 제정 등에 기여했고, 상품 테스트와 각종 모니터링, 소비자 교육과 함께 식품, 농수축산물 등의 소비 환경을 감시하는 활동을 하고 있다. 그 밖에도 환경을 고려한 소비를 실천하자는 「녹색소비자연대」, 여성의 관

▸ 부정불량식품신고 국번없이 1399

인 공 식 품

인공 지방

미국에서 다이어트에 대한 집착과 지방 섭취량을 줄이라고 권고한 공중위생국의 조언에 따라, 농산물 다국적 기업들은 지트림이나 올레스트라 같은 새로 만든 지방 대체물로 소비자를 유혹했다. 그러나 지방 대체물은 지용성 비타민A와 비타민E의 결핍을 낳는다.

지방 대체물은 지방보다 열량은 더 낮고 입속에서 느끼는 입자는 지방과 비슷하다. 제조업자들은 지방 대체물을 두 개의 범주에서 개발하고 있다. 하나는 옥수수 녹말, 나무 펄프에서 나오는 합성 섬유소, 유장, 귀리 겨 같은 식품을 가공하는 과정에서 나오는 녹말로 만드는 것이다. 기업들은 우리 신체에서 이 대체 물질이 다른 녹말과 마찬가지로 대사 작용을 한다고 주장하지만, 아주 최소한의 녹말 가공 처리에도 비타민과 미네랄 손실은 불가피하다.

또 다른 지방 대체물의 양상은 단백질과 설탕, 그리고 달걀 흰자위와 유장에서 나오는 식용 지방산 등의 입자를 크게 만들어 소화기를 건드리지 않고 그대로 통과하도록 하는 것이다. 미국 식품의약국(FDA)은 1996년에 지방 대체물인 올레스트라를 감자칩이나 토르티야칩과 크래커 등에 사용하는 것을 허가했다. 올레스트라로 만든 상품은 '올레스트라는 복부 경련과 설사를 일으킬 수 있습니다.' 하는 경고문을 달았다. 많은 건강 영양 전문가들은 올레스트라의 건강상 잠재적 위험을 이유로 사용 허가를 반대했다. 미국 소비자 보고서에 따르면 올레스트라는 스낵 한 봉지에 함유된 분량만 섭취해도 장에 문제를 일으킨 비율이 50% 이상이었다. 펩시 자회사인 프리토레이와 피앤지가 야심차게 내놓았던 올레스트라 스낵 '와우' 나 '올리언' 은 현재 미국 시장에서 자취를 감췄다. 가장 안전한 과정은 인공 지방을 피하고, 요리를 하거나 섭취할 때 지방의 양을 줄이는 것이다.

아스파탐

1974년에 사용 허가를 받았지만, '뉴트라스위트' 나 이퀄에 아스파탐은 여전히 의혹이 많다. 제조업체인 썰이 미국 식품의약국에 제출한 연구 보고서를 보면, 단기간의 안전성이 확인되지 않았다. 아스파탐을 투여한 실험용 쥐들에서 뇌종양이 발생했다. 미국 국립암연구소 최근 자료를 보면, 1980년대 중반 들어 뇌종양이 10%나 늘어난 것으로 밝혀졌다. 연구소는 "뉴트라스위트가 시장에 소개된 이후 1980년대 중반 단기간에 뇌종양 발생은 감미료 사용에 의한 것일 가능성"을 제기했다. 사실상 아스파탐의 장기간 안전성에 대해서도 알려진 바는 전혀 없다. 발진과 두드러기 같은 알레르기 반응부터, 우울증이나 과잉 활동, 수면 장애와 같은 행동 장애, 발작, 시력 상실, 두통, 설사, 심각한 복부 진통, 불규칙한 월경 주기, 심한 갈증, 당뇨 통제력 상실, 심한 복합 증세 등이 포함된다. 인구의 10%는 아스파탐의 성분인 아스파르트산, 페닐알라닌, 메틸알코올 등을 소화하지 못한다. 임신부는 페닐알라닌이 높은 수준이면 분만이 지연될 수 있다. 아스파탐은 고열과 장기간 저장 상태에서 파열되기 때문에 동물성 발암 물질로 알려져 있는 사카린과 자주 결합된다. 이 결합의 안전성에 대해서 알려진 것은 전혀 없다. 한국에서 아스파탐을 생산하는 업체로는 대상이 있으며, 삼양제넥스가 수입 판매하고 있고 제일제당이 아스파탐을 수입해 가공 판매하고 있다. 아스파탐은 코카콜라 라이트 등 청량음료에 주로 사용된다.

점에서 환경과 건강을 생각하는 「여성환경연대」, 노동자가 건강하게 일할 권리를 주장하고 있는 「노동건강연대」가 식품 소비와 관련한 운동을 벌이고 있다. 녹색소비자연대가 운영하는 「건강소비자정보센터」는 의약 서비스에 대한 정보를 제공하고 건강과 관련한 소비자 피해 상담을 받고 불편 사항을 모니터하며, 대체 요법이나 건강 보조 식품 등에 대한 올바른 소비 교육을 실시하고 있다.

광고와 판매 분담

식품 회사들은 이윤을 더 많이 내기 위해 광고를 해서 대체적으로 더 많이 가공되고 영양소는 극히 적은 상품을 사도록 유도한다. 광고는 건강이나 적정 가격보다는 사회적 지위나 보상, 인기, 만족, 더 큰 재미, 더 강한 성적 잠재력, 우수한 품질이라는 환상 등을 더 부각시킨다. 가장 치명적인 광고는 어린아이들을 대상으로 영양가 없는 스낵을 먹는 재미를 강조하는 것이다. 몇몇 대기업은 특정 브랜드를 선호하도록 어린이를 이용한다. 예를 들어 어떤 회사는 과자 봉지에 추첨 쿠폰을 넣어 경품 이벤트를 개최하거나 포인트 적립제를 실시한다. 이 때문에 어린이들은 경쟁적으로 같은 스낵을 먹게 된다. 인기 만화 캐릭터가 그려진 홀로그램 딱지 등의 장난감을 과자 속에 넣어 이를 모으게 하는 상술도 있다.

회사는 시장 점유율을 높이려면 신제품을 계속해서 내놓아야 한다. 신상품 중 80%는 실패하는데도 식품업체들은 불필요한 상품을 만들어 내고 광고를 한다. 업체들은 또 유행을 부추겨서 이윤을 얻는다. 예를 들어 무지방과 저지방 식품을 만들어 파는 회사들은 지방을 기피하는 풍조를 이용해 돈을 긁어모은다.

광고는 소비자에게 유명 브랜드 상품이 이름 없는 상품들보다 우수하다고 믿게 한다. 광고 전쟁 속에서 대기업들은 더 많은 자원을 갖고 있기 때문에 중소기업을 몰아낸다. 쿠폰 공세와 가격 인하 같은 전략들이 이용된다.

대기업은 판매와 광고에 제약이 없다. 전 세계적으로 유명한 펩시와 코카콜라는 빈곤한 국가에서도 높은 지위를 나타내는 음료수로 여겨진다. 조제분유는 또 다른 예다. 인도네시아에서 가공식품은 아주 가난한 계층에서 식비의 15~20%를 차지한다.

식품 가격

밀려드는 수입 농산물과 한국 농업

2003년 한국 농림부 통계를 보면 농가는 총 가구수의 8.3%인 126만 가구, 농민은 전체 인구의 7.4%인 353만 명에 불과해 쇠퇴해 가는 농업의 현실을 알 수 있다. 현재 한국의 식량 자급률은 30%로 그나마 쌀을 제외한 나머지 농산물의 자급률은 4~5%다.

농산물 주요 수입국으로는 소고기, 대두, 밀, 오렌지를 주로 수입하는 미국(26.8%)이 가장 큰 비중을 차지하고 있고 옥수수, 밀, 참깨 등을 들여오는 중국(20.2%)이 그 뒤를 잇고 있으며 2004년 「자유무역협정」을 맺은 칠레산 농산물의 수입도 급증하고 있다. 수입 농산물은 수송 기간 중 영양소가 파괴되는 것은 물론이고 한 달 가량의 오랜 수송 기간에 썩지 않도록 하는 많은 양의 농약과 싹이 나는 것을 방지하는 보존료가 뿌려져 있다. 이 때문에 건강을 생각하는 소비자들은 우리 농산물을 즐겨 찾지만 상대적으로 값이 싼 중국산 등 수입 농산물의 원산지 표시를 속이고 우리 농산물로 둔갑시켜 값비싸게 파는 일도 늘고 있다.

농산물뿐 아니라 과자나 건강 보조 식품 등 가공식품의 직수입도 늘고 있는데, 수입 가공식품 역시 대부분 다량의 합성 보존료가 첨가돼 있으며 유통 기한 표시가 부정확한 것도 있다.

건강에 이로운 것을 먹기 위해서는 원산지 표시, 유통기한, 식품 영양 정보 → 영양학 지침, 43~45쪽 등을 꼼꼼히 살펴야 한다.

가격에 영향을 미치는 다른 요인들

식품 소비자 가격을 결정하는 요인으로 기업의 자금 상황, 노동력, 세금, 수출 판매, 일부 상품에 대한 정부 보조금, 노조, 비료나 농약, 연료, 운송 가격에 영향을 미치는 원유 등이 있다.

미국에서 1994년 식품 가격 구성비를 보면, 76%가 임금, 포장, 운송, 광고, 세금, 이자, 보상, 연료 같은 마케팅 비용이다. 소비자 가격은 1984년에서 1994년까지 마케팅 때문에 급속도로 증가했다. 1984년 마케팅비는 2,420억 달러였으나, 1994년에는 거의 두 배인 4,010억 달러다. 포장은 둘째로 큰 비중을 차지한다. 1994년에는 주로 선박용 상자, 식품 컨테이너, 플라스틱 소재 등에 관련된 가격 때문에 포장비가 7%까지 증가했다.

미국 식품업계에서 일하는 여성들

과거에 가족 농장에서 여성들은 대체로 일뿐만 아니라 의사 결정 과정에서도 동등했다. 농장 규모가 커지고, 기계화가 진전되면서 남성들은 기계를 운용하게 된 반면, 여성들은 농장 일에서 밀려났다. 여성들은 식당 종업원이나 공장 일꾼과 같은 농업과 상관없는 저임금 부문에 취업해 농가 수입을 보조하는 존재가 되기도 한다. 식품 공장에서 여성들은 춥고, 냄새나고, 시끄럽고, 습한 작업장에서 닭의 내장을 꺼내고 손질하는 것과 같은 반복적인 저임금 노동을 한다. 이런 일자리조차 기계화에 밀려 언젠가는 사라질지도 모른다. 오늘날 더 많은 여성들이 대규모 농

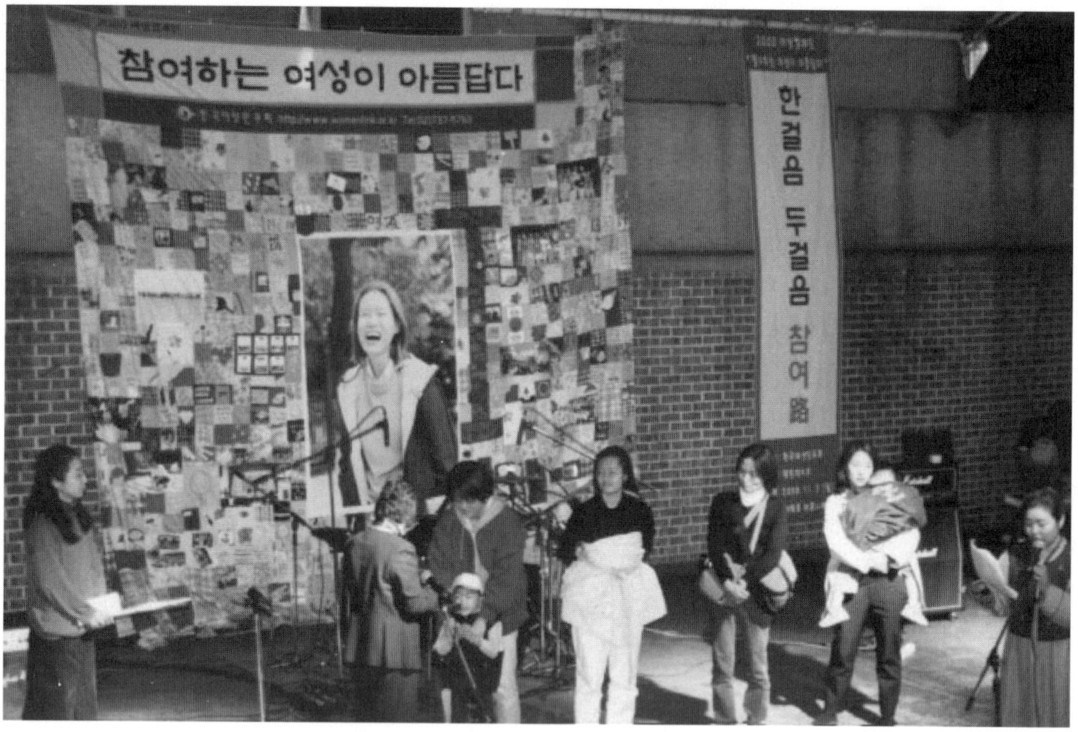

아이들의 건강한 환경을
생각하는 엄마들의
작은 공부 모임이
바른 먹을거리를 향한
변화의 출발점이 될 수 있다.
ⓒ다음을지키는사람들

장 경영에 뛰어들기 위해 농업학교에 들어가고 있지만, 성공 여부는 더 두고 봐야 한다.

미국에서는 농업 종사자 중 이주 여성들의 상황이 가장 열악하다. 낮은 임금 때문에 식량과 필수품을 충분히 살 수 없다. 대부분의 농지엔 화장실이 따로 없고 물 공급도 충분치 않아 여성들이 세균에 감염되기 쉽다. 성인과 아동에게 유해한 살충제와 제초제는 임산부들에게 특히 더 위험하다. 비료 속에 있는 질소가 우물이나 저수지로 흘러들면, 그 물로 조리한 음식이나 분유를 먹은 아이들이 질소에 중독된다. 산모와 신생아 사망률은 전체 일반 이주민들보다 약 100% 이상 더 높다. 농장에서 길고 고된 하루를 보낸 여성들은 열악한 환경의 숙소에 돌아와 또다시 요리와 청소를 하고, 아이를 돌봐야 한다. 게다가 미국 거대 농업 회사들은 개발도상국에서 이렇게 열악한 여성들의 노동 조건을 개선하려는 노력을 하지 않는다.

변화

개인적인 차원에서 우리는 각자 더 좋은 식단을 위해 노력할 수 있다. 도시에 살아도 관심이 있다면 마당, 옥상, 베란다를 활용하거나 주말 농장 회원이 되어 직접 농사를 지을 수 있다(납 등 중금속이 들어 있는 토양인지 주의한다). 농사 경험이 전혀 없다면, 경험이 있는 사람에게 조언을 구하거나 도움을 요청한다. 제철에 제 손으로 채소나 과일을 길러 먹을 수 있다. 가격도 저렴하고, 더 신선하다.

유기농 농산물을 구하기도 쉬워졌다. 농촌 지역에 산다면 농산물 직판장이 있을지도 모른다. 이런 곳에서 농산물을 구입하면, 지역 경제를 활성화시켜 농민뿐만 아니라 농경지와 소비자 자신에게도 이익이 돌아간다. 어떤 농산물은 냉동을 하거나, 통조림을 만들거나 말려서 장기간 보관하자. 이를 이용하면 음식 준비도 손쉬워진다.

다음 단계는 모임을 만들거나 단체에 참여하는 것이다. 지역에 있는 생활협동조합을 찾거나 스스로 만든다. 학교 급식의 질을 높이거나 교내 매점에서 인스턴트식품을 추방하는 데 관심 있는 학부모들을 찾는다. 학교나 일터에서 먹을거리에 관한 교육을 소개한다. 학교나 직장의 구내식당, 또는 자동판매기나 길거리에서 파는 식품의 질을 따져 고른다. 식당에서 식사할 때 건강 식단을 선택할 수 있도록 식당 주인에게 특별히 요청한다. 소규모 농민들을 지원하거나 돕는 단체에서 활동하거나 단체를 후원한다.

각 지역이나 전국 규모의 시민 단체를 알아보고 후원하자. 이 단체들은 대기업이나 정부가 무슨 일을 진행하고 있는지 대중에게 알리고, 국회에 전문가 입장을 제출하며, 때로 공익적인 민사 소송을 제기하기도 한다. 이런 단체들은 토지 사용 정책, 용수권, 농민이나 식품 가공 공장업체 노동자들의 노동 조건, 토지 소유권에 대한 세법의 효력, 소비자 협동조합을 돕거나 집단행동을 저지하는 방법, 농업의 에너지 사용, 기아 구호 같은 중요한 문제를 다루고 있다.

식품 산업은 막강하다. 여기에 대응하는 유일한 방법은 우리 모두가 힘을 모으는 길뿐이다.

정보꾸러미

책

건강한 우리 아이를 위하여 | 한살림
꿈꾸는 지렁이들 | 꿈지모 | 환경과 생명
누가 세계를 약탈하는가 | 반다나 시바 | 류지한 역 | 울력
나는 왜 채식주의자가 되었는가 | 하워드 F. 리먼 | 김이숙 옮김 | 문예출판사
다이어트 성 정치 | 한설아 | 책세상
더 이상 먹을 게 없다 | 한스 울리히 그림 | 오은경 편역 | 모색
도시에서 생태적으로 사는 법 | 박경화 | 명진출판
먹고 싶다 그러나 마르고 싶다 | 김준기 | 푸른숲 |
먹지마, 위험해! | 일본자손기금 | 이향기 역 | 정광모 감수 | 해바라기
몸, 숭배와 광기 | 발트라우트 포슈 | 조원규 역 | 여성신문사
바른 식생활이 나를 바꾼다 | 김수현 | 일송미디어
밥상을 다시 차리자 | 김수현 | 중앙생활사
베지테리안, 세상을 들다 | 쯔루다 시즈카 | 손성애 옮김 | 모색
비타민 쇼크 | 예르크 치틀라우·한스 울리히 | 도현정 옮김 | 21세기북스
사람을 살리는 먹을거리 | 강순남 | 여성신문사
살에게 말을 걸어봐 | 이유명호 | 도서출판 이프
생활 속의 유해물질 | 고와카 준이치·마쓰바라 유이치 | 일월서각
세계가 만일 100명의 마을이라면 3: 음식편 | 매거진하우스·이케다 가요코 | 한성례 옮김 | 국일미디어
소박한 밥상 | 헬렌 니어링 | 공경희 옮김 | 디자인하우스
식품공해 | 안도 손에이 | 최병철 역 | 한국유기농업보급회
아토피를 잡아라 | 다음을 지키는 사람들 | 시공사
여성·몸·성 | 장(윤)필화 | 도서출판 또 하나의 문화
여성의 눈으로 보는 환경·건강 교재 | 여성환경연대
여성의 몸 여성의 나이 | 또 하나의 문화 제16호 | 도서출판 또 하나의 문화
여성의 몸 여성의 지혜 | 크리스티안 노스럽 | 강현주 옮김 | 홍성환 감수 | 한문화
영적인 비즈니스 | 아니타 로딕 | 이순주 옮김 | 김영사
우리 아이와 딱 1년만 자연주의로 살아보기 | 이진아 | 시공사
유기농 밥상, 유쾌한 요리법 | 녹색연합·한국생협연대
육식, 사람을 망치고 세상을 망친다 | 존 로빈슨 | 이무열 외 옮김 | 아름드리미디어
육식의 종말 | 제레미 리프킨 | 신현승 옮김 | 시공사
음식의 반란 | 잉에 호프만, 아놀드 힐거스 | 남문희 옮김 | 북라인
음식이 세상을 바꾼다 | 녹색연합
음식혁명 | 존 로빈스 | 안의정 옮김 | 시공사
잘 먹고 잘 사는 법 | 박정훈 | 김영사
잘못된 식생활이 성인병을 만든다 | 미국상원영양문제 특별위원회 | 원태진 편역 | 형성사
주말농사 텃밭 가꾸기 | 전국귀농운동본부 | 들녘
주부의 손에 지구가 있어요 | 한국여성민우회 | 한울
차라리 아이를 굶겨라 | 다음을 지키는 엄마 모임 | 시공사
차라리 아이를 굶겨라 2 | 다음을 지키는 사람들 | 시공사
참 쉬운 건강 밥상 | 이양지 | 디자인하우스 |
참을 수 없는 몸의 무거움 | 수전 보르도 | 박오복 옮김 | 도서출판 또 하나의 문화
침묵의 봄 | 레이첼 카슨 | 김은령 역 | 에코리브르
패스트푸드의 제국 | 에릭 슐로서 | 김은령 역 | 에코리브르
프랑켄슈타인은 고기를 먹지 않았다 | 캐럴 J. 아담스 | 류현 옮김 | 미토
한국식품사전 | 박원기·박복희·박영희 편저 | 신광출판사
한살림댁 밥상차림 | 한살림
환경 호르몬으로부터 가족을 지키는 50가지 방법 | 한국농어촌사회연구회 옮김 | 삼신각
환경엄마 김순영의 아이밥상 지키기 | 김순영 | 한울림
흙이 살아야 밥상이 산다 | 조한규 감수 | 최익근 엮음 | 자연을 닮은 사람들

영화

여름 이야기 | 안주영 감독
뮤리엘의 웨딩 | P. J. 호건 감독
코르셋 | 정병각 감독
301.302 | 박철수 감독
슈퍼사이즈 미 | 모건 스퍼록 감독

웹사이트

가톨릭농민회 | www.kcfm.or.kr
건강사회를위한약사회 | www.pharmacist.or.kr
건강사회를위한치과의사회 | www.gunchi.org
건강소비자정보센터 | www.healthconsumer.or.kr
나눔클리닉 | www.diet-clinic.com | 02-3445-0606
노동건강연대 | www.laborhealth.or.kr
녹색소비자연대 | www.gcn.or.kr
녹색연합 | www.greenkorea.org
농림부 | www.maf.go.kr
다음을 지키는 사람들 | ecoi.eco.or.kr
다이어트넷 | www.dietnet.or.kr | 02-710-9395
대구녹색소비자연대 | www.dgcn.org
대한비만학회 | www.kosso.or.kr
대한영양사회 | www.dietitian.or.kr
대한한방비만학회 | www.obesity.or.kr
마음과마음 식이장애클리닉 | www.dietdisorder.co. kr | 02-3472-9396
생명과 환경을 살리는 채식모임 | www.veg.or.kr
수수밭떡 | www.asamo.or.kr
식품의약품안전청 | www.kfda.go.kr
여성환경연대 | www.ecofem.net | 02-722-7944
영양친구 | www.food79.net
우리밀살리기운동본부 | www.wooromil.org
음식이 세상을 바꾼다 | www.greenfood.or.kr
의료소비자정보센터 | www.healthadviser.or.kr
전국채식식당 | cafe.daum.net/veget
지구사랑 VEGA | www.veggie.or.kr
푸드뱅크1377 | www.foodbank1377.org
푸른생명한국채식연합 | www.vegetus.or.kr
한국생명채식연합 | www.vege.or.kr
한국소비자보호원 | www.cpb.or.kr
한국소비자연맹 | www.consumersunion.or.kr
한국여성민우회 소비자생활협동조합 | www.minwoocoop.or.kr
한국여성민우회 NO다이어트 NO성형 | mom.womenlink.or.kr
한국유기농업협회 | www.organic.or.kr
한국채식연대 | www.vega.or.kr
한살림 | www.hansalim.co.kr
홈케어센터 | www.homecarecenter.or.kr

3. 술·담배·약물

사람들은 오랜 세월 의식이나 기분을 전환하기 위해 여러 약물을 복용해 왔다. 여성들은 다양한 상황에서 술과 약물을 복용했다. 종교 의식·사회 의식·축제 행사의 일부로, 외로움을 잊으려고, 경제적인 스트레스나 일에서 받는 스트레스를 해소하기 위해, 신체적·정서적 고통이나 슬픔, 우울증에 맞서기 위해서 약물을 복용해 왔다.

오늘날도 술이나 약물이 대부분 여성들의 삶에 깊숙이 들어와 있다. 우리는 가끔 한 잔씩 술을 즐기기도 하고, 매일 마시기도 한다. 술은 전혀 마시지 않지만 술을 마시는 사람들과 잘 어울리기도 한다. 우리에게는 술을 마시거나 약물을 복용하여 자신을 해치며 신뢰를 잃고 폭력적인 행동을 하는 배우자나 부모, 자녀, 직장 상사도 있다. 담배를 피운다면 금연을 원할 수도 있고, 그렇지 않을 수도 있다. 만성 통증에 시달린 나머지, 습관성이 될까봐 우리 자신이나 의료진이 사용을 주저했던 약물의 도움을 받을 때도 있다. 술과 함께 복용하면 부작용을 일으키는 약들을 복용해야 하는 질병이나 장애를 갖고 있기도 하다. 데이트만 하면 술을 마시고 성관계 맺기에 바쁜 딸이 있는가 하면, 게이나 레즈비언을 바라보는 따가운 눈총을 '벗어나' 보려고 술과 약물에 기대는 십대 게이나 레즈비언 자녀를 둘 수도 있다. 가난이나 인종 차별로 고통을 받을 수도 있다. 이런 사회에서 우리 이웃과 가족이 절망한 나머지 술과 마약에 빠져 있는데도, 영향력을 행사할 위치에 있는 사람들은 이들에게 유입되는 약물의 유통을 차단하거나 그들을 도울 수 있는 방안을 마련하는 데 인색하다.

주류와 기분 전환용 약물의 범위는 상당히 넓다. 아주 소량이거나 단 한번, 또는 처방에 따라 복용하는 것에서부터 문제가 될 정도로 과다 복용해서 신체적·정서적 의존 상태에 빠지게 되는, 중독 상태라고 말하는 것에 이르는 것까지 다 포괄한다. 이런 약물이 인생에 즐거움을 가져다주는 때는 언제인지? 문제가 되는 때는 언제인지? 여성에게 특히 문제가 되는 부분이 있는지? 이 장은 이런 데 관심이 있는 여성들에게 도움을 준다.

여성이 겪는 문제

약물을 복용하거나 남용하는 여성이 점점 늘고 있고, 담배와 술, 약물을 처음 접하는 나이도 점차 어려지고 있다. 요즘 문화가 쉽게 해답을 찾고 즉각적인 위안을 얻도록 부추기는 문화다 보니, 젊은 여성을 포함해서 우리들 중 많은 수가 약물이 가져다주는 환상에 쉽게 빠져든다. 또래들의 압력에 못 이겨, 당장 어찌 해볼 도리가 없는 문제에서 순식간에 벗어날 수 있지 않을까 하는 자포자기의 심정으로, 또는 일상에서 벗어나게 해 줄 '특별한 것'을 찾다가 약물에 중독된다.

여성의 약물 이용·남용·의존의 유형은 남성과는 다르다. 남자들은 여러 명이 모여서 공공연히 빈번하게 술을 마시는 반면 여자는 아무도 모르게 혼자 술을 마시곤 한다. 알코올이나 약물 중독 여성은 알코올이나 약물에 중독된 배우자와 함께 살고 있는 경우가 남자에 비해 더 많고, 술이나 약물을 복용하는 친구나 애인에게서 더 많은 영향을 받는다. 이런 상황이다 보니 약물 남용을 그만두려다가도 다시 시작하기가 더 쉽다. 일반적으로 남성보다 여성에게 주변의 도움이 더 필요하다. 그러나 함께 살고 있는 여성이 알코올 중독이어서 치료가 필요할 때 상대 남성은 뒷바라지하지 않거나 아예 떠나 버리는 예가 많다(알코올에 중독된 남자와 같이 사는 여자는 흔히 남자 곁에 남아서 그를 도우려고 애쓴다).

술을 마시고 기분전환제를 사용하면 특히 여성들은 저항력이 약해져, 신체와 안전이 위협당하는 상황에 처한다. 예를 들어 여성이 술을 마시거나 약물을 복용하면 (특히 약물이나 알코올 문제가 있는) 남편이나 애인이 휘두르는 폭력에 더 취약해지고, 성적 행동에도 영향을 미칠 수 있다. 피임하는 것을 잊어서 원하지 않는 임신뿐 아니라 성병이나 에이즈 바이러스에 감염될 위험에 처할 수도 있다. 술을 마신 여자에게는 성적으로 접근해도 괜찮다는 성 차별적인 통념이 아직도 팽배하다. 남자들은 술을 마신 여자는 성관계를 더 원한다고 생각하며 유혹하기 쉽다고 믿는다. 여성들은 성폭력을 비롯한 육체적 폭력에 무방비 상태가 된다. 이 점은 진정제 로프놀(데이트 강간에 자주 사용되는 약)에서 잘 드러난다. 이 약은 10분 만에 술 취한 것과 비슷한 상태로 잠들게 한다.

중독

'중독'이라는 말은 보통 심리적으로나 신체적으로 약물에 의존하는 상태를 말한다. '심리적 의존'은 중독성 제재가 개인의 삶을 황폐하게 만드는데도 그것에 깊이 빠지거나 계속 찾는 것이 특징이다. '신체적 의존'은 몸이 약물이나 알코올에 익숙해져 있을 때 발생하는 것으로 약물이 몸에 들어오지 않으면 불편한 증상들('금단 증세'라고 불린다)을 경험하는 것이다. 금단 증상들은 커피를 끊은 사람이 종종 경험하는 두통에서부터 술을 안 마시면 불안해하고 떠는 증상, 담배를 끊고서 초조해지고 집중력이 떨어지는 증상, 헤로인을 중단함으로써 생기는 심한 위장 장애에 이르기까지 다양하다. 금단 증세는 일시적이다. 일단 중독성 제재를 중단하면 이에 대한 욕구가 장기간 지속되기는 해도 우리 몸은 점차 적응한다. '내성'은 약물 의존증의 특성으로, 동일한 효과를 얻기 위해서는 점점 더 많은 약물이 필요하거나 같은 양의 약물 복용이 이전과 같은 강한 효과를 내지 못하는 것을 말한다. '의존'과 '남용'은 알코올 중독이나 마약 중독 문제를 언급할 때 주로 쓰이고 있는 용어다. 심리적 의존과 남용의 문제가 있다고 하더라도 신체적 의존증에 빠지지 않을 수도 있다.

알코올이나 다른 약물 문제를 겪고 있는지, 만성적 의존증이 되는 것은 아닌지 궁금하다면 「도움 청하기」(70쪽)가 도움이 될 것이다. 문제의 소지가 보인다면, 친구나 상담가, 의료인 등 누군가에게 내 문제를 말하는 것이 중요하다.

중독을 바라보는 다양한 관점들

의료 차원에서 처방받은 거의 모든 약은 우리가 원하는 효과와 함께 원하지 않는 효과를 가져오기도 한다. 술, 담배, 약물도 마찬가지다. 그런데 이런 것들은 중독 가능성이 있다. 사람에 따라서는 시간이 지나면서 의존증으로 발전할 수 있다.[1] 우리가 신체적으로나 정서적으로 니코틴, 알코올, 진정제, 코카인에 의존하면, 그 부정적인 효과가 언제 우리 삶을 해칠지 모르고, 우리 스스로 그것을 끊을 수 없게 되기 십상이다. 많은 사람들은 삶에 해를 끼치지 않고 즐길 수 있을 정도로 적당히 술을 마신다. 사람에 따라서는 매일 와인 한 잔을 하는 것이 심장병을 예방하는 데 도움이 된다는 설도 있다. 그러나 어떤 사람은 음주로 인해 삶에 피할 수 없는 변화가 일어난다. 바로 그 한 잔의 와인이 알코올 중독으로 빠지는 첫 걸음이 될 수도 있다. 마찬가지로 진정제나 처방약을 적당히 이용하면 극도의 스트레스를 푸는 데 도움이 될 수 있지만, 그것의 남용(또는 과잉 처방)은 우리를 심각한 문제에 빠지게 한다. 알코올과 약물 주변 산업은 이런 중독성 물질을 공급하고 거기서 이윤을 얻는다. 이제 우리는 '해박한' 소비자가 되지 않으면 안 된다!

중독을 바라보는 다양한 학설들이 있고, 몇몇 관점들은 중독에 대한 이해를 높이고 해결책을 모색한다. 그중

1 대부분의 항우울제는 중독성이 있다고 입증되지 않았고, 이 약을 장기간 사용했을 때 해를 끼친다는 과학적 증거도 현재 없다.

하나가 중독을 죄나 개인의 실수로 보는 도덕적인 입장이다. 그보다 좀 더 유용한 이론에는 심리학, 행동학, 인지학, 의학, 자조적인 접근이 있다. 현재 미국에서 대부분의 알코올 치료나 약물 치료 프로그램은 중독성 제재 남용을 질병으로 규정한다. '질병'설은 몇 가지 점에서 유용하다. 알코올 중독이나 약물 중독으로 고통받는 자들에게 도덕적인 낙인을 씌우지 않는 것이다. 또한 이들에 대한 비난이나 처벌보다는 치료를 강조한다. 치료비는 건강 보험에서 지불하고 최소한도 내에서 공공 지원을 하기도 한다. 어떤 이들에게는 이 관점이 도움이 되었다. 한편 중독을 질병으로 부르는 것에 비판적인 입장도 있다. 이들은 질병설은 알코올 문제나 약물 문제 대응 과정을 불필요하게 의료화하며, 문제 해결을 스스로가 아니라 외부에서 찾도록 만든다고 불만을 표시한다.

우리 사회가 합법적인 약물과 불법적인 약물을 구분하는 것이 유용한지 여부를 둘러싸고 이 문제를 생각하는 사람들의 의견이 엇갈린다. 모든 기분전환제는 개인의 사고나 감정에 영향을 미치며, 중독의 특징도 비슷하다. 약물에 빠져서 헤어나지 못하고 가족 문제·사회 문제·경제 문제·의료 문제를 일으킨다. 개인과 사회에 가장 피해를

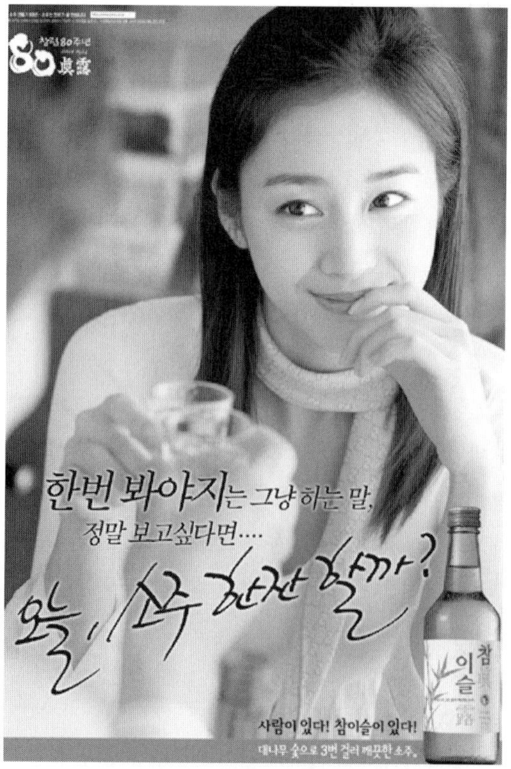
80 眞露
한번 봐야지는 그냥 하는 말,
정말 보고싶다면....
오늘, 소주 한잔 할까?
참이슬
사람이 있다! 참이슬이 있다!
대나무 숯으로 3번 걸러 깨끗한 소주.
수조 원에 달하는 주류 산업은 여성의 변화된 사회경제적 지위를 재빨리 이용해 '여성 시장'을 공략하는 광고 전략을 펴고 있다. ©진로

주는 것은 니코틴과 알코올인데 이 두 가지는 모두 합법이다. 반면 마리화나는 화학 요법을 시행하는 사람들에게 유용하게 사용될 수도 있지만 일반적으로 불법이다. 중독될 만큼 다량의 진정제나 진통제를 얻기 위해 자신의 신분을 이용하는 의료인들도 있는데 이는 합법적인 약물 사용에 해당된다. 이런 경우 처벌받지 않으면서 약물 복용을 계속할 수 있다. 미국에서는 약물에 관한 법 시행에서도 인종 차별과 계급 차별이 작용하여 유색인과 저소득층이 백인 중산층보다 더 무거운 처벌을 받는다. 이들은 약물을 매매하고, 약물을 얻기 위해 성매매를 하거나 약물을 구입하기 위해 절도를 하면서 범법 행위를 한다. 동시에 중독성 제재 사용 문제를 해결하는 데 필요한 공적 기금의 지원을 받는 치료 수단도 부족하다.

술

우리는 복잡한 일상에서 술에 쉽게 노출되며 심지어 술 마시기를 강요당한다. 1999년 한국 통계청의 「사회 통계 조사」에 의하면 성인 여성의 47.6%가 음주를 하고 있는 것으로 나타났다. 최근 들어서는 여성의 60% 정도가 한 번에 소주 반 병 이상을 마시며, 18세에서 20세 사이에 술을 마시기 시작하는 여성들이 늘고 있다. 대학이나 직장의 음주를 곁들인 회식 문화는 사회생활에서 낙오되지 않으려는 여성들에게 술 마시기를 강요하는 자리가 된다.[2]

수조 원에 달하는 주류 산업은 바깥일을 하는 여성의 증가 등 여성들의 변화된 사회경제적 지위를 재빨리 이용하여 '여성 시장'을 공략할 공격적인 광고 전략을 펴고 있다. 『글래머』나 『에센스』 같은 미국 잡지들은 새로운 종류의 술 광고를 보지 않고는 한 쪽도 넘길 수 없을 정도다. 새 술을 마시면 지위가 올라가고, 세련된 느낌을 주며, 성적 매력이 생길 것 같은 묘한 암시를 하고 있다.

술을 얼마만큼, 언제 어디에서 마셔야 하는가는 우리가 살고 있는 사회 문화적 맥락의 영향을 받아 결정된다. 뿐만 아니라 술을 마시는 것이 문화적 규범 내에서 허용되는지 아니면 거부되는지에 관한 것도 사회 문화적 맥락에 좌우된다. 일부 문화에서는 술(그리고 약물)을 마시는 것이 어떠한 종교적·사회적 상황에서 허용될 수 있는지가 분명하게 규정되어 있다. 이 규정을 어겼을 때는 약물

2 한국 통계청의 「1999 사회통계조사」와 한국가정법률상담소가 2003년 9월 주부·학생·회사원·전문직·자영업에 종사하는 여성 451명을 조사한 결과 참조.

남용이 된다. 미국에서는 사회적으로 술을 마시는 허용치가 계속 늘기 때문에 알코올 중독이란 용어는 상대적으로 새로운 말이고 새로운 개념이다.

여성의 알코올 의존이 남성보다 더 비난받는 사회에서, 술을 많이 마시는 여성들은 문제 해결에 필요한 도움을 찾기보다는 이를 숨기고 부정하는 경향이 있다. 알코올 중독 여성들은 사회적 비난을 내면화해 남성보다 더 죄의식을 느껴서 불안해하고 자존감이 낮아지고 빈번히 자살을 시도한다. 음주 문제를 가진 여성들은 니코틴이나 코카인, 의사들의 처방을 받은 진정제나 항우울제 등의 약물을 함께 사용하기도 한다.

알코올이 여성에게 미치는 영향은 남성과는 다르다. 여성은 더 적은 양으로 더 빨리 취한다. 여성은 알코올의 효과를 희석시킬 수 있는 수분을 체내에 적게 보유하고 있기 때문이다. 여성의 호르몬 주기가 알코올 대사에 영향을 미친다는 연구도 있다. 이 연구는 왜 여성의 혈중 알코올 농도가 동일한 체중의 동일한 양을 마신 남성보다 더 높은가를 설명해 준다. 여성의 위에는 알코올 분해에 영향을 미치는 특정 효소(알코올 디히드로게나제)가 적다. 그래서 혈류에 유입되는 알코올양이 더 많다. 알코올에 대한 여성의 생리학적 반응에 차이가 있어서 미국에서는 여성들에게 하루에 한 잔 이상은 마시지 않도록 권고하고 있다. 반면 남성들은 술을 두 잔 이상 마시지 않도록 하고 있다. 한국 보건복지부가 내놓은 「국민 건강 지침」에서는 술의 종류에 따라 (한국 성인 남성은) 막걸리 2홉(3백 60㎖), 소주 2잔(1백㎖), 맥주 3컵(6백㎖), 포도주 2잔(2백40㎖), 양주 2잔(60㎖) 정도를 적정 음주량으로 정해 놓고 있다.

우리는 종종 술이 강력한 약물이라는 것을 잊는다. 술은 우리 몸의 주요 기능을 저하시키는 중추 신경을 억제하는 약물이다. 술을 마시면 동작이 둔해지며, 판단력과 감정 통제력이 떨어지며 사고력이 저하된다. 과도하게 술을 마시면 신체에 매우 해로우며 심각한 건강 문제를 일으켜 생명을 빼앗기도 한다. 폭탄주 한 잔도 치사량이 되거나 중독을 일으킬 수 있고 혼수상태나 사망에 이를 수 있다. 과음이나 만성화된 음주는 알코올 의존이나 남용으로 진행된다. 이는 여성의 신체적 건강과 더불어 사회적, 정신적 건강을 해칠 수 있다. 여성의 음주가 알코올 관련 간 질환으로 발전하는 기간은 남성에 비해 더 짧다. 여성 알코올 중독자의 사망률이 남성 알코올 중독자의 사망률보다 50~100% 더 높다. 이외에도 알코올은 여성에게 고혈압 · 골다공증 · 뇌졸중 · 심장병 · 위장병 · 간암 · 위암을 일으킬 위험이 있다. 술과 담배를 동시에 하면 상부 호흡기와 소화기암 발생의 위험이 특히 높다. 술 때문에 질병의 발견이 늦어지기도 한다. 술 마시는 동안에 여성들은 증상을 느끼지도, 이를 알아차리지도 못하기 때문이다.

임신 중에 과음한 여성들은 고혈압이나 조산 위험이 높아진다. 임신 중 음주는 성장 · 발육 부진을 비롯해 '태아 알코올 증후군'과 '태아 알코올 효과' 등을 일으킬 수 있다. 태아 알코올 증후군은 성장 지체나 정신 지체를 유발하거나 안면 · 골격 · 조직에 기형을 발생시키는데, 이런 기형은 회복이 불가능하다.

완경기 여성이라면 하루에 술을 한두 잔 마시는 것이 관상동맥 심장병으로 사망할 위험을 줄이기도 한다. 그러나 음주가 유방암 발생과 연관되어 있다는 연구도 있다. 하루에 두 잔 이상 술을 마시는 여성이 주로 해당한다. 음주와 유방암이 인과 관계가 있는지 없는지는 아직 분명하지 않지만 알코올을 섭취하면 에스트로겐이 증가하는 것을 볼 수 있다. 최근 미국 보스턴에서 이루어진 한 연구에

술을 마신다면

● 술을 마시기 전에나 마시는 중에는 뭐든지 같이 먹는다. 술을 벌컥벌컥 들이키지 말고 홀짝홀짝 마시면 알코올이 혈류에 유입되는 비율이 감소된다. 체중이 45~63kg 나가는 여성들은 한 번 마신 술을 분해하는 데 약 2시간이 걸린다. 63~81kg 여성은 1시간 30분 정도 걸린다. 여기에서 술을 한 번 마신다는 것은 포도주 1잔(147.5㎖), 생맥주 1컵(354㎖), 양주 반 잔(29.5㎖) 정도를 말한다. 여기 포함된 알코올양은 모두 비슷하다. 감기약에는 대부분 알코올이 포함되어 있다는 것을 명심한다.

● 음주 운전을 하지 않는다. 소량의 알코올이라도 판단력·행동 조절·시야·반응 시간에 심각한 장애를 일으킬 수 있다. 안전 운행을 위해서 이 네 가지는 필수다.

● 어떤 약이든지 복용한 뒤 몇 시간 내에는 술을 마시지 않는다. 아스피린이나 아스피린 대체재같이 알코올에 부작용을 일으키는 약물도 포함된다. 약과 술을 같이 먹으면 상승 작용을 일으켜 위험할 수 있다. 두통, 메스꺼움, 경련에서부터 의식 불명이나 심지어 사망까지 이르는 결과를 초래한다. 특히 신경안정제나 진정제 같은 기타 중추신경계 억제제를 함께 취하는 것은 극히 위험하다(72쪽 참조).

● 때때로 우리 몸은 술에 특히 취약할 때가 있다. 예를 들어 피곤하거나 몸이 아플 때 알코올은 보통 때보다 강한 영향을 미칠 수 있다. 월경 주기와 관련해 호르몬 분비가 달라지는 것도 알코올 대사에 영향을 미친다는 사실이 종종 보고되기도 한다.

전문의약품과 일반의약품 사용법

● 진정제나 수면제, 신경안정제 처방을 받기 전에 의사에게 이렇게 질문한다. 무엇 때문에 이 약을 처방하는지, 이 약 말고 화학 약품이 아닌 대체제가 있는지? 이 약이 내 몸과 정신에 정확히 어떤 작용을 하는지? 이 약의 위험은 무엇인지? 어떤 효과가 있는지? 어떤 부작용이 있는지? 중독성이 있는지? 다른 약품이나 음식, 술과는 어떠한 상호 작용을 하는지? 이 약을 복용하는 중 의사의 처방 없이 살 수 있는 약 가운데 어떤 것을 피해야 하는지? 임신 중 이 약을 복용하면 어떤 위험이 발생할 수 있는지? 언제, 얼마나 자주, 얼마나 오랫동안 이 약을 복용해야 하는지? 음식을 먹으면서 먹는지 아니면 공복에 먹는지? 약을 어떻게 보관하는지? 이밖에 더 궁금한 사항은 약사에게 물어본다.

● 처방약의 환자용 사용설명서를 꼼꼼히 읽고 주의 사항을 잘 지킨다. 설명서가 없으면 의사나 약사에게 처방과 부작용에 대한 정보를 달라고 요구한다.

● 복용한 모든 약에 신체가 어떤 반응을 보이는지, 기분은 어떤지를 살핀다. 의사의 처방 없이 팔 수 있는 약들은 예측하지 못한 위험한 결과를 초래할 수 있으므로 항상 주의해서 복용해야 한다.

● 임신 중이거나 임신한 것 같으면, 19장 임신, '술, 약물, 기타 유해 물질' (433쪽)을 참고한다.

● 감기약, 기침약을 포함해 알코올 성분이 든 약이나 다른 약을 먹은 지 몇 시간 안에는 신경안정제나 진정제를 절대 먹지 않는다. 신경안정제나 바비튜레이트, 진정제 등을 술과 함께 복용하면 아주 위험하며 심하면 사망할 수도 있다.

● 의사의 처방 없이 살 수 있는 수면제나 다이어트 보조제를 주의해서 보관한다. 어린아이나 청소년들이 발견해 오용할 수가 있다.

의하면 에스트로겐과 알코올을 함께 섭취한 여성은 에스트로겐만 복용한 집단보다 혈중 에스트로겐 수치가 3배나 높아질 수 있다. 에스트로겐 처방을 받으면서 일상적으로 술을 마시고 있다면 주치의와 이 문제를 상의하는 것이 좋다.

알코올과 유방암의 연관성은 나이든 여성뿐만 아니라 젊은 여성에게도 해당된다. 그러나 알코올 섭취가 관상동맥 질환에 좋은 것은 완경기의 나이든 여성에게만 해당된다. 따라서 여성들은 적당한 음주를 할지 말지를 결정할 때 관상동맥 질환이나 유방암의 가족력을 알아보고, 이런 질병을 일으킬 만한 다른 요인도 고려해야 한다. 알코올 남용이나 알코올 의존이 여성의 신체적 정신적 건강에 미치는 해가 술이 주는 몇 가지 긍정적인 효과보다 훨씬 더 파괴적이라는 사실을 염두에 두어야 한다.

기분전환제

기분전환제는 불안증 같은 증상을 치료하기 위한 처방약에서부터 코카인이나 헤로인같이 불법적인 약물에 이르기까지 다양하다. 우리가 사용하는 약물의 효능, 알코올이나 다른 약물과의 상호 작용, 그 약물의 중독성에 관해 정보를 얻는 것이 중요하다. 약물 오용은 여러 가지 형태로 나타난다. 예를 들어 처방약을 정해진 용량보다 많이 복용할 수도 있고, 다른 사람에게 처방된 약을 먹을 수도 있다.

불안 억제제나 항우울제, 진정제 같은 처방약은 여성을 일차로 겨냥하고 있으며 주로 여성들이 사용해 왔다. 한국 대검찰청 마약부가 밝힌 2003년 1~8월 중 여성 마약류 사범은 1,017명으로 대마 61명, 마약 600명, 향정신성제제 356명이다. 전체 마약류 사업에서 여성이 차지하는 비율은 21.1%다. 어떤 상황에서는 이런 약물들이 극심한 우울증이나 불안증, 신체적 고통을 덜어 주는 데 효과가 있고 바르게 쓰인다. 처방약은 여성들이 일상생활에서 겪는 스트레스를 '치료'하거나 행동 통제를 위해서 처방될 때, 돈이 많이 드는 진료나 정신과 진료 대신으로 대충 처방될 때 문제가 생긴다. 여성이 자가 진단하여 약을 사용할 때도 문제가 일어날 수 있다. 예를 들어 19세기에는 다량의 아편을 포함하는 약제의 사용이 허용되었는데 이는 '여성이 겪는 문제들'을 경감시키기 위해 판매되었다. 오늘날 여성은 남성보다 2배나 많은 정신 치료 약물 처방을 받고 있다. 처방약의 종류, 복용 기간, 복용량이 모두 더 많다.→ 23장 나이듦, 약물 과다 처방, 550쪽

불법 약물을 복용하는 여성들은 법적인 문제 외에도 신체적·심리적 중독으로 발전할 수 있는 위험에 처해 있다. 각 약물들은 약물을 복용하거나 중지했을 때 특수한 생리적, 심리적 효과를 유발하며, 임신한 여성이라면 모체와 태아에 미치는 위험이 증가한다.→ 72~73쪽

도움 청하기

술과 약물을 함께 복용하든 따로 복용하든 언제 심각한 문제로 발전할지 알아차리기는 쉽지 않다. 초기에 경고

징후 중 일부만 발견해도 도움을 청할 수 있다. 다음은 자가 진단법이다.

- 주변 사람들이 내 음주나 약물 복용을 걱정한 적이 있는가?
- 고민이 있을 때 위안을 찾으려고 종종 술이나 약물에 의존하는가?
- 가끔 술이나 약물 때문에 가정이나 직장에서 맡은 일을 다하지 못하는가?
- 술기운이나 약물 기운이 있을 때 운전을 하는가?
- 음주나 약물 복용으로 가족이나, 친구, 동료 관계에서 문제를 일으킨 적이 있는가?
- 아침에 약물을 복용하거나 술을 마실 때가 있는가?
- 전과 같은 효과를 내려면 약물이나 음주량을 점점 늘려야 하는가?
- 음주나 약물 복용을 중단하려고 할 때 신체적인 또는 심리적인 반응 때문에 곤란을 겪은 적이 있는가?
- 약물 복용이나 음주로 인해 나 자신이나 남을 다치게 한 적이 있는가?
- 약물이나 음주를 자제하거나 끊겠다고 자신에게나 다른 사람들에게 약속을 해 놓고 종종 이를 어기는가?
- 음주나 약물 복용에 죄책감을 느낀 적이 있는가? 또는 이를 남들에게 숨기려고 한 적이 있는가?
- 다음번 언제, 어디에서 술이나 약물을 복용할까 생각하느라 시간을 허비한 적이 있는가?

위의 질문 중 하나라도 그렇다고 답했다면 도움을 청해야 할 정도로 음주나 약물 복용 문제가 심각하다. 다음은 음주 문제와 약물 문제를 해결할 수 있는 다양한 방법 중 몇 가지다. 도움을 빨리 청할수록 술과 약물에서 쉽게 벗어날 수 있다.

자조모임

어떤 여성들은 음주 문제나 약물 남용 문제를 극복하려고 할 때 '같은 경험이 있는' 사람들의 지지와 충고가 특히 도움이 되었다고 한다. 술이나 약물, 담배에 관한 다양한 자조모임이 있는데, 접근 방식이나 철학은 각기 다르다. 내게 가장 적합한 모임을 발견할 때까지 계속 찾아보자.

「익명의알코올중독자들」(AA)은 알코올 중독 치료에서 가장 널리 알려진 자조모임이다. 이 모임은 알코올 중독자와 약물 중독자의 가족, 자녀, 친지를 돕는 「알아넌」(Al-Anon)과 「알아틴」(Alateen)과 함께 가장 오래되고 가장 규모가 큰 자조모임이다. 「마약중독자모임」(NA)과 「코카인중독자모임」도 이와 비슷하다. 「나크아넌」(Narc-Anon)은 약물 중독자 가족과 친지를 위한 모임이다. 한국에도 「익명의알코올중독자들 한국연합단체」와 「알아넌/알아틴 한국모임」이 활발한 활동을 하고 있다. 이들 모임은 12단계 회복법에 기초를 두고 있으며 매일 관련 서적을 읽고 슬로건을 외친다. 치료 모임에서는 영적인 측면을 강조한다. 참여자들에게 자신이 술을 마시고 약물을 복용할 수밖에 없는 무기력함을 인정하도록 하고 도움을 얻기 위해 저 높은 곳의 영적인 힘을 구할 것을 장려한다.→77쪽

치료

앞에서 언급한 자조모임들 말고도 술과 약물 문제를 공식적으로 치료할 수 있는 방법이 있다. 다양한 방식 중 가장 흔한 것이 통원 치료다. 공식적인 치료 프로그램에는 병원 치료나 개별 상담, 집단 상담이 들어 있다. 나아가 '술이나 약물에서 당신을 구출하는' 일에서부터 자신을 좀 더 잘 이해할 수 있도록 돕기, 유혹에 빠지지 않는 기술 배우기, 건강한 삶으로 이끌어 줄 격려 집단 만들어 주기 등의 서비스를 제공한다. 우리 지역에서 특별히 여성을 위해 만들어진 치료 프로그램이나 여성들에 의해 운영되는 프로그램을 찾을 수 있다면 매우 유용할 것이다. 해독을 위해 단기간 입원을 하는 것은 이 분야에서 유능한 보건의료진과 상의해서 결정해야 한다. 불행히도 공적으로 지원되는 프로그램이 얼마 안 되고, 비용도 만만치 않다. 수감되어 있는 여성들에게는 이런 공적 서비스가 최소한밖에 제공되지 않는다.

치료 프로그램을 찾았다면 몇 가지를 점검해야 한다. 이 프로그램은 얼마나 오래 걸리는가? 어떤 종류의 치료를 하는가? 아이들을 맡아 돌보아주는가? 장애 여성이 이용할 수 있는 시설을 갖추고 있는가? 여성들만 참여하는 집단이 있는가? (다국적 사회라면) 나와 문화를 공유하고 한국어를 할 줄 하는 참가자나 직원이 있는가? 치료 프로그램이 직장일과 시간이 맞지 않을 때 이를 해결할 방법

기 분 전 환 제

중추신경계 억제제 / 진정제

술

술은 미국에서 가장 많이 사용되고 있는 기분전환제다.→ 66쪽

진정제

항불안제에는 디아제팜(상표명 바리움, 메로드), 로라제팜(상표명 아티반), 트리마졸람(상표명 할시온) 같은 가벼운 신경안정제와 클로나제판(상표명 클로노핀) 등의 항경련제가 포함된다. 이런 약물들은 의사의 처방에 따라 단기간 적절하게 복용하면 긴장과 불안 및 근육 경련을 완화시키는 데 효과가 있다. 그러나 나른해지거나 근육 조절 기능이 저하되고, 생리가 불규칙해지거나, 메스꺼움, 변비, 성욕의 변화, 정신적인 혼미함 등이 발생하는 부작용이 있다. 특히 심각한 것은 여성들이 이 약물을 매일 복용할 경우 수개월 내에 신체적 의존 증세를 보인다는 것이다. 금단 증상은 안절부절못하는 것에서부터 격렬한 불안에 의한 공격성 등에 이른다. 불안증 문제를 해결하는 데는 약을 먹고 있든 아니든 간에 행동 치료가 장기적으로 더 효과적이다.

항히스타민제나 부스피론(상표명 부스파)도 항불안제인데, 이약들은 가벼운 진정제에 흔히 나타나는 부작용은 없다.

바비튜레이트

바비튜레이트는 의사들이 불면증, 통증, 발작 장애, 불안증을 치료하는 데 많이 처방하는 약으로, 상표명은 아미탈, 부티졸, 넴부탈, 세코날 등이 있다. 바비튜레이트는 오늘날 의료에서 사용되는 가장 위험한 중추신경계 억제제로 혼수상태, 혈압 강하 및 사망을 초래할 수 있다. 아주 쉽게 중독이 되며 특히 술과 함께 먹으면 치명적이다. 대략 2주 정도 복용하고 나면 신체에 내성이 생기기 시작한다. 일단 신체에 내성이 생기고 나면 수면제로서 복용하는 양과 치사량의 경계는 아주 미미하다. 특히 신체적인 금단 현상은 대단히 심하다. 바비튜레이트는 자살이나 자살 기도에서 자주 이용되고 있으며 약물 중독 사고의 주 요인이기도 하다. 약물을 끊을 때도 유능한 의사의 지시에 따라 점진적으로 진행해야 한다. 갑작스럽게 약물을 중단하면 치명적인 발작을 일으킬 수도 있기 때문이다.

진정-최면제 (비바비튜레이트계)

수면제나 근육이완제로 가장 널리 처방되는 약물이 메타콸론(상표명 퀘일루드), 달마인(상표명), 할시온(상표명) 등이다. 원래 이들은 바비튜레이트를 안전하게 대치할 수 있는 약물로 각광받았지만 신체적 내성, 중독, 위험한 금단 증상들, 과다 복용 같은 위험성이 나타났다. 바비튜레이트와 마찬가지로 두통, 어지럼증 등의 부작용이 있지만 메스꺼움, 구토, 시력 장애, 신경과민이나 흥분 상태 등의 부작용은 덜 나타나는 것으로 보고되고 있다. 술과 함께 이런 약물을 복용하는 것은 엄청나게 위험하다.

아편(마약)

메페리딘(상표명 데메롤), 부토르파놀(상표명 스타돌), 프로폭시펜(상표명 다본), 코데인 같은 마약 성분의 약물들은 진통제로 처방되고 있다. 이 약물들은 심리적으로나 신체적으로 중독성이 있다. 마약 성분의 약물을 신경안정제나 진정최면제, 술 또는 삼환계 항우울제와 함께 복용하면 호흡 곤란, 극단적인 진정 효과 또는 혼수상태를 유발할 수 있다. 금단 증상으로는 불안증, 감기 비슷한 증상, 발한 등이 있다. 약물을 중단하려면 의사와 상의하는 것이 좋다.

헤로인

헤로인은 우리에게 잘 알려진 마약이다. 헤로인은 주사를 맞거나 흡입할 수 있는데 어떤 방법을 쓰든 간에 중독이 되기는 마찬가지다. 헤로인을 주입하고 나면 금방 기분이 좋아지고 곧 잠이 온다. 계속해서 주입하면 내성이 생겨 동일한 효과를 보기 위해서는 더 많은 양의 헤로인이 필요하다. 금단 증상은 헤로인이 유입되지 않은 지 8~12시간이 지나면 시작되며, 매우 심각하다. 피부가 끈적끈적해지고, 호흡이 느려지며 가빠지고, 위장 장애가 생기며, 발작 증세가 나타나고, 혼수상태에 빠지거나 사망에 이르기도 한다. 헤로인을 주사할 때 주삿바늘을 돌려가면서 쓰면 HIV나 간염 및 기타 감염성 질환에 걸릴 위험이 높아진다. 임신부가 헤로인을 사용하고 있다면 태아 건강을 위해서 중단해야 한다. 헤로인을 대신해 합성 마약 진통제인 메타돈을 계속 복용하는 것이 헤로인 중독 치료에 가장 널리 쓰이는 방법이며 의료진도 아마 이 방법을 추천할 것이다. 담당 의료진과 상의해서 독성 제거법이나 양을 점차 줄이는 방법과 같은 치료법을 찾을 수도 있다. 메타돈을 비롯해 마약 성분의 약물을 복용하는 임산부의 태아한테는 '신생아 금단 증후군'(NAS)이 발생할 위험이 높다. 신생아 금단 증후군이란 신생아에게 나타나는 일련의 금단 증상들로 신생아가 과잉 행동 장애를 보이거나, 몸을 떨거나, 잠을 자지 않거나, 계속해서 울어 젖히거나, 땀을 흘리거나, 잘 먹지 않는 것이다. 신생아 금단 증후군은 병원 치료를 받아야 한다.

의사의 처방 없이 살 수 있는 수면제들

70쪽의 「전문의약품과 일반의약품 사용법」을 보자.

중추신경계 자극제 / 각성제

암페타민

암페타민류(상표명 벤제드린, 덱시드린, 프레루딘, 리탈린 속어로 '스피드', '아이스' 등)는 심한 중독성이 있는 각성제로서 체중 감소, 만성 피로, 수면 장애, 집중력 저하 장애에 주로 처방된다. 암페타민을 소량 복용하면 일시적으로 식욕이 떨어지고, 졸음이 없어지며, 심장 박동과 혈압, 호흡수가 증가하지만, 장기적으로 체중을 감소시키는 데는 별다른 효과가 없다고 알려져 있다. 현재 한국에서 암페타민은 비만 치료에는 합법적으로 사용되고 있으나, 미국의 일부 주에서는 비만 치료에 이 약을 사용하는 것을 금하고 있다. 이 약물은 남용과 의존성이 강하기 때문에 현재로는 내성이 생기게 되면 복용을 중단할 것을 권하고 있다. 신체적 내성은 정기적으로 약을 복용한 지 수 주 안에 생기고 이후로 더 많은 양의 약을 필요로 한다. 보통 발한, 불면, 눈이 침침해짐, 몽롱해짐, 설사와 같은 부작용이 있다. 리탈린 같은 암페타민제는 의사의 지시에 따를 경우 집중력 저하를 치료하는 데 효과를 보기도 한다. 어떤 암페타민제들은 장기간 복용하면 뇌 손상, 경련, 혼수상태를 유발하기도 한다. 금단 증상으로 우울증이 생기면 의사와 상담해야 한다.

코카인/크랙

코카인은 중추신경계와 말초신경계를 자극해 흥분감과 도취감을 맛보게 하는 중독성 약물이다. 주사를 맞거나, 담배로 피우거나, 코로 흡입을 하거나 해서 투여한다. 코카인은 고도의 긴장감을 유발하며 심장 박동을 빠르게 하고, 혈압을 급격하게 상승시키며, 불면증·식욕 감퇴 등을 일으킨다. 장기적으로 사용하면 우울증이나 편집증에 이르기도 한다. 과도한 양의 코카인을 투여하면 경련, 흥분 고조, 환각 증세, 심장 마비 등이 일어나며 사망할 수도 있다. 코카인 금단 증상은 엄청난 땀을 흘리거나, 흥분이 고조되며, 극단적으로 약물을 갈망하고 때로는 자살 충동을 일으킨다.

크랙은 코카인을 처리해서 담배처럼 피울 수 있게 만든 것으로 중독성이 매우 강하다. 크랙은 코카인 가루보다 5배에서 6배나 더 강력하다. 크랙을 피우는 즉시 짧고 강렬한 황홀감을 주지만 곧이어 우울증, 불안증, 더 많은 양의 크랙 갈망과 같은 심각한 이상이 생긴다. 크랙을 점점 더 많이 피우게 되면 코카인 과다 복용 증세나 중독 증상이 나타날 위험이 있다. 메스꺼움, 구토, 호흡 곤란이 발생하며 심한 경련을 일으키거나 혼수상태에 빠지거나 죽음에 이를 수도 있다.

환각제

LSD, 메스칼린, PCP(일명 '천사의 가루') 등이 가장 널리 알려진 환각제다. 요즘은 엑스터시 등 더 강력한 인조 합성 마약이 더 유명하다. 환각제는 도취감과 환상을 주며 시공간을 초월하는 느낌을 준다. 부작용은 과대망상, 감정적 공황 상태, 중증 정신 장애 등이다. 장기 복용하면 정신 장애의 일종인 통제 불능의 환각 상태에 빠질 수 있다.

흡입제

접착제, 프레온, 벤젠, 아밀질산염, 질소산화물은 즉각적으로 중독이 되는 흡입제다. 약물들은 심장 마비나 질식, 뇌 손상을 일으키는 것으로 알려져 있다.

마리화나

마리화나는 세계적으로 가장 널리 사용되고 있는 불법 약물이다. 마리화나의 효과는 즉시 나타난다. 황홀감을 맛보게 하고 식욕을 돋우며, 시간 관념이 없어지고 때로는 불안증도 유발한다. 마리화나를 오랫동안 흡입하면 단기 기억력이 손상되고 종종 동작에 장애가 생기기도 한다. 금단 증상은 초조감과 불면증으로 경미한 편이다.

항우울제

6장 정서 건강, 113쪽을 보자.

(새벽반/저녁반)이 있는가? 가족들도 참여할 수 있는 프로그램인가? 다른 자조모임에 추가로 참여할지도 모른다는 요구 사항을 수용할 수 있는가? 실패하거나 재발하면 어떤 도움을 받을 수 있는가?

담배를 끊기 위해서 고투하는 것과 마찬가지로 심한 알코올 중독과 약물 중독 문제도 하룻밤 사이나 단 한번의 치료로 해결되지 않는다는 것을 이해할 필요가 있다. 그보다는 자기 결심과 인내, 그리고 주변 사람들의 지원과 도움으로 극복할 수 있다. 약물이나 술은 반드시 끊을 수 있다. 인생 문제에 대처하는 새로운 기술을 배우고, 다른 사람들의 도움과 지원을 받아들이고, 끊겠다는 굳은 결심을 하고, 이전의 실패에서 배우면 된다. 의지력이나 도덕성과는 아무 관계가 없다. 술을 마시지 않고, 약물을 복용할 수 없는 친목 모임을 찾는 것은 특히 유용하다. 친구들이나 가족들은 지지 집단이 될 수 있다. 그러나 그들 역시 술이나 약물에 대해, 여러분을 어떻게 도울 수 있는가? 여러분이 금주를 확실히 했다고 느끼는 데 얼마나 오래 걸리는가? 여러분이 유혹을 이겨 내도록 어떻게 도울 것인가? 등에 대해서 교육을 받아야 한다.

흡연

지난 20년간 한국 성인 남성의 흡연은 감소하고 있는 반면 청소년과 젊은 여성의 흡연은 시작 연령이 빨라지고 흡연율도 크게 늘고 있는 것으로 조사됐다. 여성은, 중고생이 1991년 각각 1.2%, 2.4%에서 2000년 3.2%, 10.7%로 10년간 각각 2.7배, 4.5배 늘어났다. 성인 여성 전체 흡연율은 노인 흡연 인구가 많았던 1980년 12.6%에서 2002년 6%로 낮아졌으나 20~29세 젊은 여성 흡연율은 1.3%에서 8.1%로 6배나 늘어났다. 15~19세 여성 흡연자는 15만 명으로 20년 전에 비해 6배나 늘어나 가장 급격하게 증가했다.[3] 하지만 흡연이 건강에 해로우며 담배에 포함된 정신 활성 물질인 니코틴은 중독성이 강하다는 것은 이미 널리 알려져 있고 이에 관한 많은 자료들이 보급되어 있다.

여자 아이들은 여러 압력을 받아 담배를 피우기 시작한다. 미국에서 담배 광고는 대부분 소녀들을 겨냥하고 있다. 이들은 마치 담배를 피우면 자존감을 획득하고 몸매 걱정에서 벗어나는 지름길인 양 광고하고 있다. 미국에서는 1920년대 이래로 소녀들과 여성들을 주 대상으로 하는 담배 광고들은 흡연을 일종의 독립이나 해방, 저항, 자율의 상징으로 그리고 있으며 특별히 식욕이나 체중 조절에 유용한 방법으로 홍보하고 있다. 실제로 여성과 소녀들의 흡연율을 낮추기 위해서는 우리 사회가 강요하는 날씬함에 대한 강박을 거부하는 데 초점을 맞춰야 한다.

흡연이 장단기적으로 건강에 미치는 영향은 극도로 심각하며, 특히 여성들에게는 더 해롭다. 여성들은 흡연과 관련된 다른 질병에 걸릴 위험이 남성과 같을 뿐만 아니라 호르몬이나 생식 기능, 임신과 관련된 질병에도 걸리게 된다. 새로 담배를 피우거나 어린 나이에 담배를 피우면 호흡이 짧아지고, 기침이 나며 기력이 떨어지는 경험까지 하게 된다. 최근 연구에 의하면 청소년이 흡연할 경우 폐 기능 발달이 현저히 감소하는데, 특히 소녀들이 더 심각한 영향을 받는다고 한다. 어떤 연구는, 여성이 남성보다 더 적은 양의 담배를 피우고도 폐암이나 기타 호흡기 질환에 걸리거나 덜 어린 나이에 폐암으로 발전될 가능성이 크다는 결과를 내놓았다. 흡연은 관상동맥 질환의 위험을 높인다. 피임약을 복용하는 여성이 흡연을 하면 심장 마비의 위험은 10배나 증가하며, 뇌일혈 발생률도 높아진다. 흡연 여성은 자궁경부암 위험도 높다. 금연을 하면 자궁경부 손상 부위가 줄어든다는 연구도 있다. 흡연 여성은 축농증으로 사망할 위험이 높아지고 천식이나 만성 기관지염과 같은 만성 폐 질환의 발병률이 높아져 고통받게 된다. 흡연 여성들은 비흡연 여성보다 만성 정맥류, 잇몸 질환, 위궤양, 십이지장궤양, 심한 고혈압의 발병률이 높다. 흡연은 여성의 생식력 감소와 관련이 있고 완경, 궤양, 백내장, 골다공증 등의 증상을 일으키거나 촉진한다.

다른 사람이 피우는 담배 연기를 마시는 것, 즉 간접흡연도 건강에 아주 해롭다. 1993년 미국 환경보호기구는 담배 배출 유해 환경 물질(ETS)로 알려진, 비흡연자가 마시는 담배 연기를 발암 물질로 선포하고, 이를 석면이나 라돈과 유사한 범주에 넣었다. 연구에 따르면 흡연자 남편을 둔 비흡연자 아내는 비흡연자 남편을 둔 비흡연자 아내보다 폐암 발생률이 2배나 높다고 한다. 미국에서는 매년 폐암 사망자 중 3천여 명 정도가 간접흡연에 의한 것으로 추정된다. 흡연자의 자녀들이 중이염이나 기관지염, 폐렴, 천식 같은 호흡기 질환에 걸릴 위험이 높고, 입원 기간도 비흡연 부모의 자녀들보다 더 길다는 보고도 있다.

3 연세대학교 보건대학원 지선하 교수가 2003년 8월 한국보건사회연구원 보건복지포럼에 발표한 논문.

임신 중 담배를 피우거나 간접흡연에 노출될 경우 담배 연기의 화학 물질들이 혈액을 따라 태아에게로 유입되는데 이는 태아뿐만 아니라 임신부에게도 심각한 위험을 초래한다. 임신 중 흡연은 조기 분만, 저 체중아 출산, 양막 조기 파수, 태반 조기 박리, 유산, 신생아 사망을 일으킬 수 있다. 임신 중 흡연을 한 산모의 신생아는 성인이 담배를 피웠을 때와 동일한 수준의 혈중 니코틴 수치를 갖게 되며 태어남과 동시에 금단 증상을 겪게 된다.

저타르 담배·저니코틴 담배가 폐 질환이나 심장 질환의 위험을 경감시켜 주는 것도 아니고 임신한 여성이나 태아에 대한 위험을 감소시키는 것도 아니다. 심지어 빠는 습관에 따라서는 몸으로 유입되는 타르나 니코틴의 양이 실제로 감소하지도 않는다. 여송연(시가) 같은 기타 담배 제품은 오랫동안 미디어에서 미화돼 왔으며 모든 연령층과 모든 계층의 여성들에게 판매되고 있다. 이들 역시 니코틴을 함유하고 있어서 중독성이 있고, 위에서 언급한 흡연 관련 질병을 일으키는 것은 물론이고, 구강이나 혀, 목, 입술의 암 발생률을 높인다. 정향이 혼합된 클로브 담배처럼 니코틴을 함유하지 않은 담배 제품들도 유사한 영향을 미친다.

금연이 좋은 이유

금연이 좋은 이유는 수없이 많다. 그 결과를 보면, 금연할 만한 가치가 있음을 실감할 수 있다. 담배를 끊은 사람들은 곧바로 에너지와 인내심, 자존감, 신뢰감이 늘어나는 것을 느낀다. 임신 중 담배를 끊게 되면 즉각적으로 산모와 태아에 이롭게 장기적인 효과도 계속되는데, 특히 담배를 많이 피우던 여성들도 금연하고 3년 안에 심장 마비의 위험이 거의 정상 수준으로 낮아진다. 폐암이나 신장암, 후두암에 걸릴 위험은 점진적으로 낮아져서 16년이 지나면 비흡연자들과 같은 수준이 된다.

요즘은 니코틴 중독에서 벗어나는 데 성공하는 사람들이 많다. 니코틴은 중독성이 강하므로, 금연을 시도하는 이들은 금연 초기 몸이 니코틴을 해독할 때 나타나는 신체적·정서적 불편함에 잘 대처할 수 있는 계획과 전략을 짜야 하고, 격려해 줄 사람들을 확보해야 한다.

니코틴 의존에서 벗어나는 것은 단순한 신체적 치료 이상으로 복잡하다. 흡연 여성들을 보면 일상생활의 대부분이 흡연과 연결돼 있다. 하루에 담배 한 갑을 피우면 신체 기관에 니코틴을 하루 200회 주입하므로 1년이면 7만 번 이상을 주입하게 된다. 금연을 하면 친구를 잃게 되고, 관계가 단절되고, 동료와 멀어지리라는 생각이 종종 든다. 비흡연자로서 새로운 이미지를 만드는 데도 시간이 걸린다. 어떤 여성들은 신진대사가 정상 상태로 돌아감에 따라 체중이 늘기도 한다. 운동은 체중 증가를 막는 데 효과가 있으며 금연을 계속할 가능성을 높인다. 몸에 좋은 식품을 먹고(과일과 채소, 곡물을 많이 섭취하는 것) 운동을 많이 하는 것은 금연 이후 발생하는 신진대사의 변화를 상쇄해 준다. 우리가 금연을 하는 그 시점이 바로 건강한 식습관이 뿌리내릴 수 있는 완벽한 시기다.→2장 먹을거리

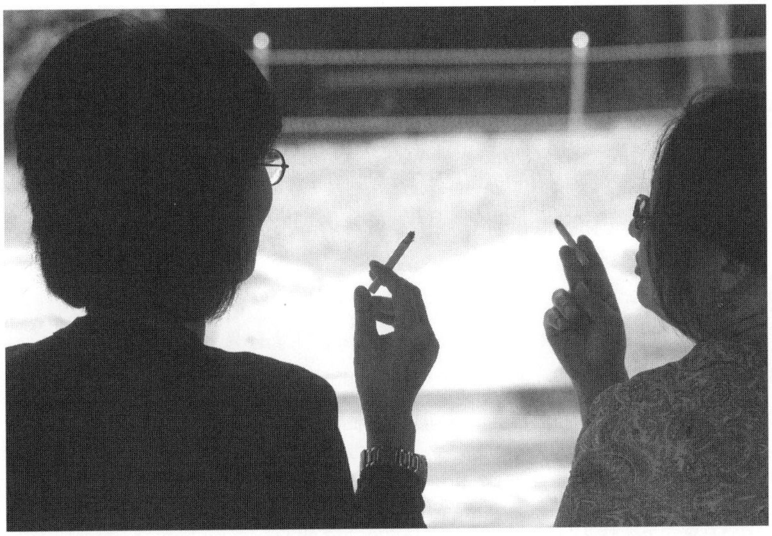

요즘은 니코틴 중독에서 벗어나는 데 성공하는 사람들이 많다. 금연에 성공하려면 끊으려는 강력한 의지와 끊을 수 있다는 확신, 그리고 주변 사람들의 도움이 있어야 있다. ⓒ여성신문 민원기

담배를 피울 때는 거리가 멀었던 여러 가지 일들을 지금은 할 수 있어서 기분이 좋아요. 공원을 달린다든가, 몇 시간씩 춤을 춘다든가, 담배 냄새에 찌들지 않은 머리카락의 향기를 맡는다든가 하는 것들이죠. 나와 내 아이들이 더 건강해졌다는 것을 그냥 알 수 있어요.

담배를 끊고 나서 대단한 성취감과 힘을 느꼈어요. 내 삶을 스스로 좌우할 수 있다는 힘 말이죠. 아직도 내가 흡연자라는 생각도 있어요. 꿈속에서 아직도 담배를 피우기도 하죠. 하지만 앞으로는 절대로 그런 생각은 안 할 거예요.

금연에 성공하려면 끊으려는 강력한 의지와 끊을 수 있다

금연, 이렇게 해보자

- 니코틴산을 중화시킬 수 있는 건포도를 한 알씩 오래 씹어 먹고 입을 물로 헹군다.
- 녹차, 보리차, 생수를 많이 마셔서 갈증을 풀어 주고, 수분으로 희석시켜 혈중 니코틴 농도를 낮춘다.
- 생과일이나 무, 당근, 고구마 등 채소를 아삭아삭 씹어 먹어서 입의 욕구를 채워 준다. 인스턴트 음료나 청량음료, 아이스크림, 초콜릿, 사탕 등 간식은 갈증만 생길 뿐, 혈액을 탁하게 만들고 체중이 늘 우려가 있어 오히려 도움이 되지 않는다.
- 가래를 삭히고 기관지 점막을 회복시켜 주는 도라지, 우엉, 더덕, 은행, 살구, 배, 곶감 등을 많이 먹는다. 특히 도라지는 껍질째 생강과 함께 차처럼 달여 마신다.
- 달리기나 빨리 걷기, 등산 등 운동으로 깊은 호흡을 토해 내서 폐 아래쪽에 고인 묵은 공기를 빼내고 새 공기로 갈아 주는 것이 필요하다.
- 대한한의사협회에서는 금연 캠페인을 벌이고 있으며, 한의원에서는 '금연침'을 시술한다. 귀의 폐점, 뇌점, 내분비점 등에 아주 작은 침을 붙이는 방법인데 담배 생각이 날 때마다 침을 대신 만져 주면 욕구가 조절되어 금연에 도움을 준다.

출처: 이유명호,「꽁초 앵벌이 소녀, 금연 도우미 되다」,
서명숙,『흡연 여성 잔혹사』, 웅진, 2004, 246쪽.

는 확신, 그리고 주변 사람들의 도움이 있어야 있다. 금연을 생각하는 사람들에게 도움을 줄 수 있는 금연 프로그램들은 많다. 한국 보건복지부에서 운영하는「금연길라잡이」는 각종 금연 자료와 정보를 제공한다. 무료 금연 프로그램과 전문가 상담도 가능하며, 금연인 동호회에도 참여할 수 있다.→ 정보꾸러미, 77쪽 보건복지부는 2004년 말까지 전국 10개 보건소에서 무료 금연 클리닉을 시범 운영한 뒤 2005년부터 이를 전체 보건소로 확대할 계획이다.

금연을 하면 며칠 동안 기분이 별로 좋지 않을 텐데, 대비책을 마련해야 한다. 과도한 스트레스를 받지 않을 시기를 잡는 것도 도움이 된다. 여성들은 특히 월경 주기를 고려해서 금연 계획을 짤 필요가 있다. 월경 주기 마지막 단계에서 금연을 시도한 여성들은 월경 첫날에서 15일 사이에 금연을 한 여성들보다 더 심한 금단 증상을 겪었다.

미국의 금연자 중 90%는 혼자 힘으로 금연에 성공했다고 한다. 금연 프로그램에 참여했든, 혼자 금연을 했든 간에 좌절하거나 그만두지 않는 것이 중요하다. 담배를 끊는 것은 쉬운 일이 아니다. 잠시 '이탈'했더라도 지금까지 성공적으로 해온 것을 생각하고 다시 시작할 준비를 한다. 이제 우리는 니코틴에서 해방될 수 있다는 것을 안다.

▸ 금연길라잡이
www.nonsmokeguide.or.kr

▸ 금연나라 여성전용게시판
www.nosmokingnara.org

금단 증상은 사람에 따라 다르고 금연 시도 횟수에 따라서 다르다. 금단 증상에는 초조함, 피로, 불면증, 변비와 가스, 기침, 몽롱함, 집중력 저하, 식욕 증가, 우울증 등이 있다. 가벼운 운동이나 물 마시기, 낮잠 자기, 친구들이나 주변인과 대화하기, 심호흡 같은 손쉬운 방법들이 금단 증상을 완화시켜 줄 수 있다. 금연을 시작하고 며칠이 지나야 금단 증상이 완화되는지 이미 알고 있거나 비흡연자가 되겠다는 결심이 확고할 때 금단 증상의 체감 정도가 상당히 달라진다. 더구나 요즈음은 니코틴 패치·껌·사탕·스프레이 등 의약품이나 금연초 같은 대용 담배, 의약외품인 흡입제 등 다양한 금연 보조제가 나와 있다. 이런 제재들은 지시대로 잘 사용하기만 하면 금단 증상을 감소시킬 수 있으며 담배를 피우고 싶은 욕구를 줄일 수 있다. 금연 프로그램에서 권장하는 행동 치료나 행동 전략을 니코틴 대체 치료와 병행해서 실시하면 금연 성공률을 확실히 높일 수 있다. '금연침'을 맞는 것도 효과가 있다.

여러 지역 단체에서 실시하는 공식 금연 프로그램에 참여할 수도 있고, 아니면 독자적으로 가족이나 친지, 동호인들의 도움을 받아 금연할 수도 있다. 금연은 가능하다. 금연은 노력과 계획을 필요로 한다. 그리고 금연은 자신에게 도전하는 것이다. 금연이야말로 우리 자신을 위해서, 자신의 건강을 위해서, 나아가 가족과 친지들의 건강을 위해서 할 수 있는 일 중 가장 힘들지만 유익한 일 중의 하나다.

정보꾸러미

책

술과 약물

과연 내가 옛날로 돌아갈 수 있을까요 | 전경수 | 한국사이버시민마약감시단
나는 알코올 중독자 | 허근 | 가톨릭출판사
대학생 알코올 문제 예방 프로그램 | 최현숙 | 한국음주문화연구센터
마약 이야기 | 이창기 | 서울대출판부
마약류 중독자를 위한 자기 사랑하기 프로그램 | 박상규 | 학지사
상속을 거부하는 아이들 | 클라우디아 A. 블랙 | 김정우 옮김 | 한국음주문화연구센터
술, 담배, 마약 | 최신정 | 광야
술과 약물을 끊기 위한 단계적 지침서 | 패트릭 패닝 | 하나의학사
알코올 및 약물 중독 환자를 위한 집단 치료 | 하나의학사 편집부 엮음 | 하나의학사
알코올 백과 | 송병준 · 조성기 · 제갈정 외 | 한국음주문화연구센터
알코올 의존 당신도 치료할 수 있다 | 남궁기 | 청년의사
알코올 중독 | 정남운 · 박현주 | 학지사
알코올 중독 내일이면 끊으리라 | 김중원 편역 | 하나의학사
알코올 중독 어떻게 할까 | 하나의학사
알코올 중독으로부터 회복되는 길 | 제임스 버진 | 하나의학사
알코올 중독자 가족의 회복을 위한 길 | 모리오까 히로시 | 허근 옮김 | 가톨릭출판사
약물남용 | 주왕기 | 신일상사
온전한 마음 | 골드 스키 | 이덕기 옮김 | 하나의학사
지옥을 체험하고 싶은 자 알코올 중독자가 되라 | 박원빈 | 청어람
한잔만 더 | 바바라 R. 톰슨 · 엔더슨 스피카드 | 정지훈 옮김 | 창조문화
한잔의 유혹 | 스티븐 브라운 | 박웅희 옮김 | 들녘
회복에 이르는 길 | 알코올상담치료센타 | 하나의학사

담배

3.3인치의 유혹, 담배 | 코너 굿맨 | 김현후 | 나무와숲
4주간의 연휴 | 박정환 | 보림
IT금연법 | 아베 아유미 | 장정석 | 하서출판사
STOP! SMOKING! | 알렌 카 | 심교준 | 한언출판사
금단 증세 없이 7일 만에 담배 끊는 법 | 아베 마유미 | 장정석 | 하서출판사
금연 나는 담배를 이렇게 끊었다 | 하버드 브리인 | 김영종 옮김 | 글벗사
내 남편도 담배를 끊었으면 | 이동건 | CCKOREA
다른 사람들은 어떻게 담배를 끊었지 | 박정환 | 한언출판사
담배 끊는 그림최면 | 김영국 | 정신세계사
담배, 당신도 단연할 수 있다 | 구정모 엮음 | 시조사
담배, 돈을 피워라 | 타라 파커-포트 | 박웅희 | 들녘
담배를 끊으세요 | 이시아 마사토시 | 김진범 | 대한나래의학출판사
담배와의 전쟁 | 최재천 편 | 일상
당신도 담배를 끊을 수 있다 | 에스터 워닝 | 남희출판사
당신은 아직도 담배를 피우고 계십니까/ | 정영일 외 | 계축문화사
미국 암학회, 21일 금연 프로그램 | 디 버튼 | 고경봉 옮김 | 한언출판사
성공한 금연 실패한 금연 | 김영호 | 서림문화사
술, 담배, 마약 | 최신정 | 광야
흡연 여성 잔혹사 | 서명숙 | 웅진

영상

술 · 담배 · 스트레스, 그 위험한 비밀 | 이영돈 | KBS영상사업단

알코올과 약물 관련 단체

가족의 건강과 행복 캠프 케어 캠프 | www.carecamp.com/life/alcohol/a_clinic_3.jsp
국립서울병원 알코올,약물 중독센터 | www.snmh.go.kr
마약으로 고통받는 가족들의 모임 | www.rodem2000.org/html/magazine/11-1.htm
알아넌/알라틴 | www.alanon.or.kr | 02- 752-1808 | 알코올 중독 문제로 영향을 받는 알코올 중독자 가족 및 자녀들의 모임
알코올 중독 회복연구소 | www.danjoo.org | 032-555-8275
여성알코올회복센터 | www.happypanletter.or.kr | 02-445- 5127
익명의알코올 중독자들 한국연합단체 | www.aakorea.co.kr | 02-774-3797
한국마약퇴치운동본부 | www.drugfree.or.kr
한국음주문화연구센터 | www.kodcar.or.kr
해피팬레터 | www.happyfanletter.or.kr

금연 단체

KBS일요스페셜 — 흡연 | www.kbs.co.kr/health/special
금연길라잡이 | www.nosmokeguide.or.kr
금연나라 | www.nosmokingnara.org
금연나라 여성전용게시판 | 금연나라 -> 금연게시판 -> 여성전용게시판 | www.nosmokingnara.org
금연을 위한 사랑의 도우미(금사도) | eoullim.net/~ksd
단연클리닉 | user.syu.ac.kr/qsc/head.htm
담배공익소송 | www.tobaccolawsuit.co.kr
서울위생병원 5일금연학교 | www.sah.co.kr
청소년금연짱 | www.nosmoke.or.kr
한국금연교육협의회 | www.quitsmoking.co.kr
한국금연운동협의회 | www.kash.or.kr

4. 운동

바깥에 나가 활발하게 운동을 하는 여성들이 많아졌다. 좋은 현상이다. 수영 · 걷기 · 춤추기 · 마라톤 · 근력운동 · 인라인스케이팅 · 펜싱 · 등산을 하기도 하고, 농구 · 소프트볼 · 축구 · 핸드볼 · 배드민턴 · 라켓볼 · 배구도 한다. 볼링 · 스키 · 원예 · 래프팅 · 레슬링 · 스케이팅 · 암벽등반 · 휠체어댄싱 · 앉아서 타는 스키를 즐기는 이들도 있다. 테니스 · 아이스하키 · 골프에다, 권투 · 파도타기 · 스쿠버다이빙 · 모터사이클 경주도 한다. 양궁 · 태권도 · 요가 · 태극권 · 체조도 하고, 자전거 · 요트 · 승마 · 자동차경주 · 에어로빅 · 스카이다이빙을 하기도 한다.

여성들이 늘 운동을 하거나 스포츠를 즐길 수 있던 것은 아니다. 예전에는 여성들이 농장이나 공장, 집에서 육체적으로 고된 생활을 했기 때문에 '운동'을 한다는 것은 별 의미도 없었고 실제 그럴 형편도 아니었다. 19세기와 20세기 초에는 서구 중산층 여성들의 운동은 숙녀답지 못한 활동으로 간주되었다. 상류층 여성들에게는 골프나 테니스가 일부 허용되기도 했지만, 코르셋을 착용하거나 장갑을 낀 채 운동을 해야 했다. 오늘날 많은 여성들은 예전 우리 어머니들만큼 육체적으로 힘이 드는 삶을 살고 있진 않지만, 앉아서 하는 일은 기력을 소진시키며, 대부분의 여성들이 엄청난 스트레스에 시달리고 있다. 우리는 건강한 몸과 마음, 영혼에 필요한 운동을 해야 한다.

지난 20년 동안 여성들은 매우 활동적이 되었다. 운동이 주는 건강상의 이점을 잘 알게 되었기 때문이기도 하지만, 여성운동이 우리 의식을 고양하고 스포츠와 운동에 참여할 기회를 크게 늘렸기 때문이기도 하다. 물론 우리 모두가 항상 실외 운동을 할 수 있는 것은 아니다. 여전히 안팎의 장애가 있다. 그러나 이제 더 많은 사람들이, 일상적으로 실외 운동을 하고 있다.

운동이 우리 몸에 미치는 영향

삶은 움직임이다. 가만히 누워 있을 때조차 우리 내부에서는 모든 것이 움직이고 있다. 숨쉬고, 음식을 소화하고, 찌꺼기를 배출할 때에도 혈액은 꾸준히 순환하고 심장은 수축과 이완을 반복한다. 우리 마음은 생각과 사고, 감정, 꿈들로 가득 차 있다. 외부적으로도 몸을 움직이고 싶은 것은 자연스런 현상이다. 우리는 바깥에 나가 몸을 움직인다. 특히 운동은 우리 몸의 여러 기관에 좋은 영향을 미친다. 만성 질환이나 천식, 당뇨병이 있는 여성들은 운동을 하면 도움이 된다.

심혈관계와 유산소 운동

평상시 20분 이상 격렬한 운동을 하면, 심장은 적은 수의 박동으로도 피를 더 많이 펌프질해서 효율성이 높아지며 심장도 튼튼해진다. 유산소 운동은 혈액 순환을 빠르게 하면서 숨이 가쁘게 만들어(유산소 운동은 산소를 더욱 필요로 한다), 점차 세포 내 혈관 수와 크기를 증대시켜서 혈액 공급을 늘린다. 따라서 우리가 힘든 운동을 할 때, 피는 확장된 혈관을 통해 더 빨리 순환하게 되고, 산소와 영양분을 인체의 모든 부분에 전달하며, 배설물을 더 빨리 배출하게 된다. 그래서 운동을 하고 나면 기분이 상쾌하고, 활력을 느끼는 것이다.

운동을 하면, 고혈압인 사람은 혈압이 낮아지고 '우리 몸에 유익한 콜레스테롤'을 더 많이 공급해 준다.→ 24장 여성의학 상식, 심혈관 질환, 624~629쪽 규칙적인 유산소 운동으로도 많은 여성들이 혈압을 정상 수준으로 유지할 수 있다.

호흡계통

운동을 하면 호흡을 더 깊고 규칙적으로 할 수 있다. 호흡을 하면 많은 공기가 규칙적으로 폐에 드나들 수 있는 것이다. 이때 폐활량이 늘어나 사람이 공기를 들이마시면 폐의 공기 주머니가 최대로 부풀려지고 공기를 내뱉을 때에는 끝까지 뱉어내 공기가 원활하게 교환된다. 그 결과 우리는 신체 각 세포들에 필수적인 산소를 더 많이 얻는다. 숨을 깊이 들이쉰 다음, 숨을 멈췄다가 천천히 내뱉는 것을 규칙적으로 하는 연습을 하면 마음이 안정되고, 호흡기가 강화된다.

근골격계

근육은 규칙적으로 사용하면 커진다. 현대인들에게 많은 병을 일으키는 요통도 운동을 해서 등과 복부 근육을 강화하면 막을 수 있다. 복부 근육은 위와 장이 제자리에 있게 도와주며, 소화와 배출에 중요한 역할을 한다. 단단한 다리 근육은 걷는 데도 좋지만, 심장을 돕는 역할도 한다. 다리 근육이 수축되면 혈관이 조여져, 중력의 반대 방향, 곧 심장으로 피를 내보낸다. 이두박근과 삼두박근이 발달하면 일상적인 일들을 더 많이, 힘들이지 않고 혼자서도 해낼 수 있다. 근육은 자기 방어를 가능하게 한다. 근육이 단단하고 유연하면 일상생활의 스트레스와 긴장에서 우리 몸을 보호한다. 또 몸이 튼튼하면 기분이 좋아진다.

운동을 하면 뼈도 튼튼해진다. 근육이 수축하면 뼈가 긴장하게 되는데 이것이 반복되면 뼈가 강해진다. 뼈에 무기질이 저장되어, 노년기에 골다공증에 걸릴 위험이 줄

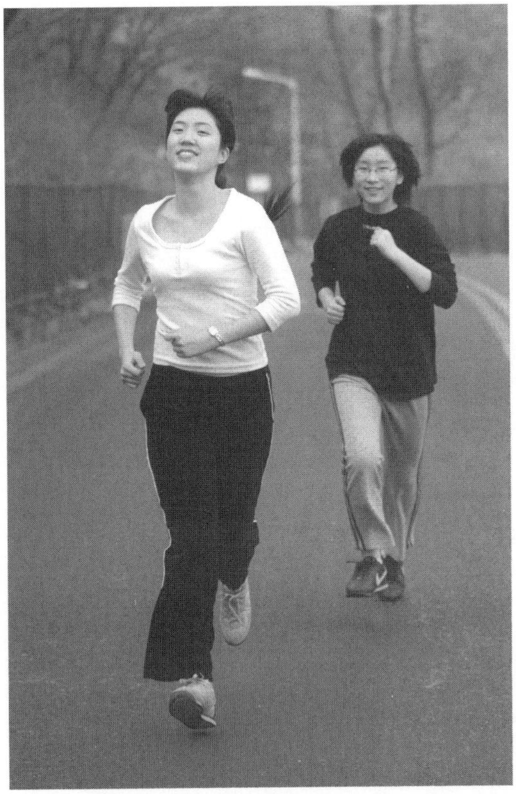

운동이 일상 스트레스에
유일한 해결책이라고는
할 수 없지만 긴장을 완화하고
우리 자신에게 일정한 시간을
갖게 해주는 썩 괜찮은 방법이다.
ⓒ여성신문 민원기

어든다. 예를 들어 걷거나 뛰면, 다리뼈는 땅을 딛는 발에 가해지는 압력을 이겨 내려고 점점 더 단단해진다. 이 점은 모든 연령의 여성에게 해당되며, 완경기 여성들에게도 해당된다.→ 운동과 노화, 83쪽

생식계통

운동은 과거 여성들이 배운 것처럼 '내장을 망가뜨리는' 것이 아니라 내장의 기능을 원활하게 해 준다. 운동이 유방을 아프게 하거나 자궁탈을 일으키지는 않는다. 오히려 활동적일수록 월경 전 긴장이나 월경통이 줄어든다. 운동은 월경통을 완화할 수 있으므로, 과도한 출혈이나 메스꺼움, 구토 증상이 없다면 월경 기간에도 운동을 충분히 해도 좋다. 특히 임신 기간이나 임신 후에 운동을 하면 아주 좋다.

그런데 일주일에 48km 이상을 뛰거나 운동을 심하게 하면, 사람에 따라 월경량이 줄거나 월경을 전혀 하지 않는 수도 있다. 여기에는 운동 강도나 기간, 체중 감소, 감정적 스트레스 등 여러 요인이 작용한다. 특히 젊은 여성들에게 무월경은 건강의 적신호다. 월경 기간에 분비되는

여성 마라톤 대회

여성 마라톤 대회는, 여성들이 달리기를 통해 몸을 건강하게 만들고, 일상에서 벗어나 새로운 삶에 도전하는 기회를 제공하기 위해 2001년 「여성신문사」와 「아줌마를 키우는 아줌마 연대」의 공동 주최로 처음 시작되어 해마다 열리고 있다. 대회 취지는 임신, 출산, 수유, 육아 과정을 거치면서 만성적인 질병 요인이 있음에도 자신의 건강관리에 우선순위를 두지 못하는 성인 여성들의 건강관리에 사회적 관심을 쏟자는 것이다. 최소 코스를 '3Km 걷기'로 하여 달리기에 익숙하지 않은 여성들을 배려하고, 코스 중간 중간에 여성의 사회적 지위와 관련한 부대 행사를 하고 있다. 2004년 제4회 대회에서는, '유방암 예방 캠페인'과 연계하여 유방암 조기 검진의 중요성을 인식시키기 위한 '핑크 리본 캠페인'이 행해졌다.

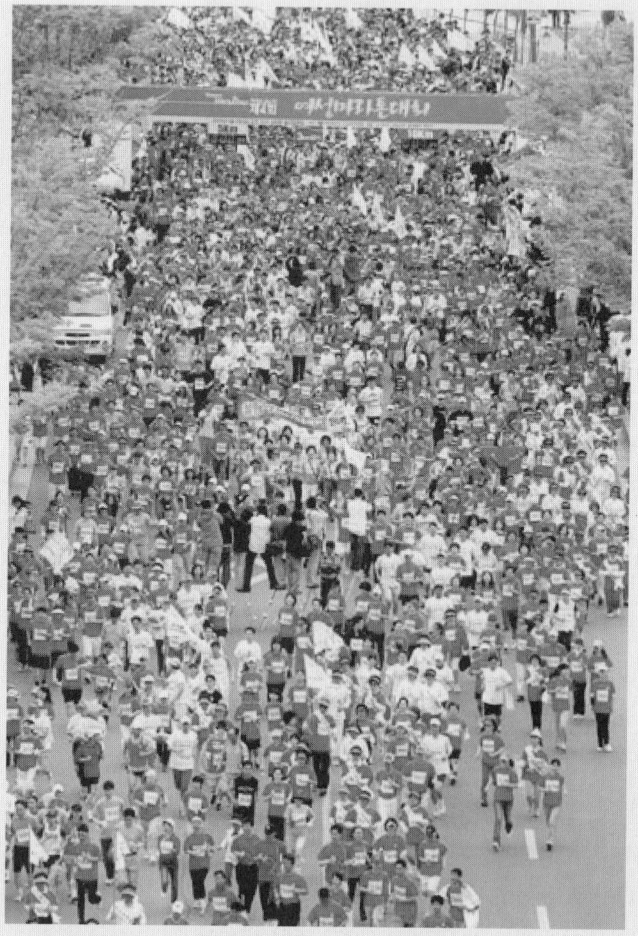
© 여성신문 이기태

호르몬은 뼈를 강하게 해 주고, 골다공증을 예방해 준다. 이때는 운동 시간을 줄이면서 월경이 언제 다시 시작하는지 체크해 보자. 그리고 무월경 기간이 오래돼도 임신을 할 수 있음을 명심한다. → 12장 몸에 대한 이해

운동을 하면 어떤 기분일까

현대를 살아가는 많은 여성은 근심과 스트레스에 둘러싸여 있다. 힘든 인간관계에 얽혀 있는 직업을 혐오한다든가, 일과 가정과 친구에게 부대끼며 해야 할 일이 너무 많은 것 등이 그 이유다. 스트레스는 자연스러운 생활의 일부처럼 보이지만 우리 건강을 위협한다. 긴장해 있는 목 근육은 두통을 일으키기도 하고, 다리 근육이 위축되면 다리에 쥐가 난다. 장이 위축되면 복통이 난다. 극도로 수축된 근육은 호흡을 곤란하게 하며, 혈관을 조여서 혈액 공급을 느리게 하거나 공급량을 줄이며, 실제로 힘을 못 쓰게 하고 에너지를 고갈시킨다.

운동이 일상 스트레스에 유일한 해결책이라고는 할 수 없지만(직장 상사에게 직접 이야기를 한다거나 날마다 명상을 할 수도 있다), 긴장을 완화하고 우리 자신에게 일정한 시간을 갖게 해 주는 썩 괜찮은 방법이다. 운동을 하고 난 뒤 '날아갈 듯'하지 않을 수도 있지만, 이전보다는 확실히 나아진 기분, 편안하고 덜 피로하며 재충전된 듯한 느낌이 들 수 있다.

다발성 경화증[1]을 앓고 있는데 지난 몇 년간 일반적인 방법으로는 스트레스에서 벗어날 수가 없었어요. 그러다가 내게 딱 맞는 대안을 찾았습니다. 내게 스쿠터가 있는데, 한번씩 뛰고 싶은 생각이 들면 스쿠터에 올라타고는 고속 질주를 합니다. 피부에 와 닿는 상쾌한 공기는 달리는 '느낌'을 주고 스트레스를 한방에 날려 보내죠.

운동이 주는 느낌이 좋아요. 튼튼하고, 자신감 있고, 느긋해지는 기분. 운동은 즐거운 일이고, 긴장을 날려 버리고 나를 '미치게' 해요. 기분이 가라앉은 날에 운동을 하면 기분이 좋아지고, 피곤할 때 운동을 하면 힘이 솟거든요.

난 몸매가 별로였어요. 그래서 열 살 때부터 체중 감량 계획을 실천해 왔죠. 운동을 하니까 근육과 내 몸의 리듬을 마음껏 즐

길 수 있게 되었고, 새 근육이 생기고 몸매가 바뀌는 것을 보는 즐거움도 좋았어요. 과체중 문제야 늘 있는 것이지만 이제는 이전만큼 심각하게 그 문제에 사로잡혀 있지는 않아요.

충분히 운동을 하고 나면 하루를 잘 보냈다고 느낄 거예요. 몸이 어딘가 아프면 운동 효과가 나타나고 있다는 신호니까 좋은 겁니다. 문제가 있다면, 힘을 내서 운동을 시작할 계기를 어떻게 만드느냐 하는 것이죠.

걸림돌 극복

우리 모두는 운동의 유익함, 즉 몸을 움직이면 몸과 기분이 좋아진다는 것을 잘 알고 있다. 그러나 이런 이점이 있는데도 운동을 하기까지는 여전히 많은 걸림돌이 있다.

여성의 수입은 남성의 65% 정도밖에 되지 않는다. 여성의 월급은 의식주와 교통비, 의료비 등으로 들어간다. 아이들을 키우고 가사를 돌보는 것은 여전히 대다수 여성들의 몫이다. 이런 상황에서 달리기를 하고 자전거를 타고 춤을 추고 할 시간과 돈과 에너지를 도대체 누가 가질 수 있단 말인가?

이것이 현실이다. 물론 많은 돈을 들이지 않고도 운동할 수 있는 방법이 있지만, 시간 또한 한정된 자원이다. 그럼에도 자신을 위한 시간을 마련하는 것은 반드시 필요하다. 운동은 우리들에게 특별한 에너지를 주어 일상생활에서 시간을 더 알차게 쓸 수 있게 도와줄 수도 있다.

오래된 신화와 편견들

우리가 처해 있는 외적인 문제들을 최소화한다고 해도 규칙적으로 운동하는 것은 여전히 어려운 문제다. 이는 우리가 영원히 내던져 버려야 할 오래된 미신과 편견들 때문이다. 우리 모두는 이런 오래된 냉소적 시선과 이야기들을 너무나 잘 알고 있다.

- 여자가 그렇게 어깨 근육이 발달하면 정말 보기 싫어.
- 여자니까 이 정도만 해도 잘한 거야. 괜찮아.
- 여자들은 보통 이렇게 공을 던지지. 그건 남자들이 하는 방법이라고.
- 너 여자 맞아? 무슨 여자애가 지치지도 않냐?
- 뭐, 저게 여자라고? 순 남자같이 생겼네.
- 내가(남자) 한 수 가르쳐 줄게.
- 여자애들이 무슨 농구냐? 우리(남자) 해야 되니까 나가.
- 여자가 하기에는 너무 거친데.
- 허벅지가/근육이 장난이 아니네요.
- 저기 가슴 출렁거리는 거 좀 봐!
- 몸매 봐라. 다리는 어떻고, 저기 똥배 나온 것 좀 봐라.
- 이기는 게 중요해. 경기를 한다면 반드시 이겨야지!

우리는 여성의 몸과 운동에 대한 부정적인 메시지들을 내면화해 왔다. 이런 이야기를 계속 듣다 보면 잘못된 신화를 믿게 되어 위축될 것이다.

우리 여성은 몸 이미지에 특히 민감한 편이다. 여성은 단지 외모로 아주 쉽게 판단되기 때문이다.→ 1장 몸에 대한 생각 거리를 걸을 때마다 우리에게 쏟아지는 조소, 적대감, 두려움이 우리를 움직이지 못하게 만든다. 자신이 너무 뚱뚱하다거나 너무 야위었다고, 너무 검거나 희다고, 너무 가난하다고, 너무 늙었다고, 인상이 너무 남자 같아 보일 것이라고 스스로 걱정하게 된다. 온갖 희롱에도 공공장소를 당당하게 활보하는 법을 익혀야 한다. 우리가 있을 자격이 있는 공간을 차지하고 편하게 여기는 법을 배워야 한다. 이것이야말로 우리더러 주제를 알고 부끄러움을 느끼라고 강요하는 사람들을 이기는 방법이다. 우리 모두는

1 뇌와 척수 등 중추 신경계를 다발성으로 침범하는 염증성 질환.

운동을 시작하는 여성을 위한 지침

- 재미있어 보이는 운동을 선택한다. 여성에게 적합하다고 또는 부적합하다고 간주되는 편견을 버린다. 여성들도 자신이 하고 싶은 종목을 선택하여 참가하고 즐길 권리가 있다.
- 다이어트에 대한 강박에서 벗어난다.
- 여성 전용 운동 공간을 찾아보는 것도 좋다. 밖에서 운동을 하는 것이 부담스럽다면 집에서 스트레칭 등을 하는 것도 한 방법이다.
- 친구와 함께 운동을 하는 것도 좋은 방법이다.
- 내가 잘하는 것과 못하는 것을 구별할 여지를 갖는다.
- 운동할 때 편한 옷을 입는다. 어떻게 보일지 걱정하지 않는다.
- 운동에 맞는 좋은 신발을 준비한다. 부상을 방지하는 데 중요하다.

체격·나이·능력·인종·계급에 관계없이 운동이 주는 건강의 혜택을 누릴 자격이 있다.

동성애 혐오증

많은 여성들이 레즈비언으로 불릴까봐 두려워, 운동 특히 단체운동을 기피해 왔다. 이성애자든 레즈비언이든 양성애자든 상관없이 이런 낙인찍히기에 대한 두려움 때문에 운동에 참여하기 어려웠던 것이 사실이다. 오늘날에도 많은 레즈비언 코치들과 운동선수들이 자신의 성정체성을 드러내지 않고 있다. 어린 선수들을 가르치는 코치나 지도자인 레즈비언들은 자신의 직업을 잃을까봐 두려워한다. 프로 선수들이라면 부를 보장하는 후원 계약이 위태로워질 수도 있다.

이런 상황이 조금씩 변하기 시작한 것은 다행스러운 일이다. 테니스 챔피언 마르티나 나브라틸로바는 자신이 레즈비언임을 숨기지 않음으로써 운동선수들도 커밍아웃할 수 있다는 것을 보여 주었다. 레즈비언이라는 게 잘못된 일이 아니며, 레즈비언이라고 남들이 생각해도(실제로 아니라 해도) 전혀 문제되지 않음을 우리 모두가 깨닫게 되면 여성들은 운동장으로 뛰어나가 안전하게 운동을 할 수 있게 될 것이다. '레즈비언이라는 덫'은 우리에게 항상 뛰어난 운동 실력과 적절한 '여성성'의 균형을 유지해야 한다는 것을 주입해서, 모든 여성 운동선수들에게 상처를 준다. 우리는, 우리가 누구든, 누구와 함께라도 편안하게 운동할 수 있는 분위기를 만들어 나가야 한다. 그런 분위기에서, 우리 능력을 최대한 발휘할 수 있을 것이다.

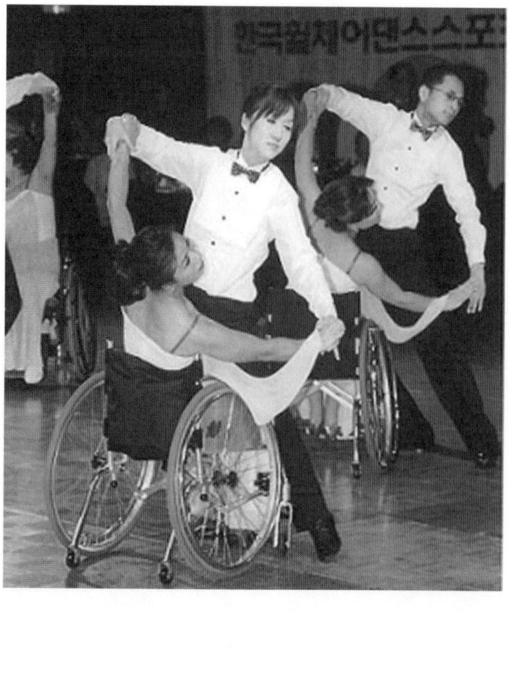

장애 여성들도 몸을 움직이며 신체 활동을 하고 싶은 욕구가 있으며, 그럴 권리가 있다.
ⓒ한국휠체어댄스스포츠연맹

운동과 장애

우리 사회에서 스포츠는 프로 선수들만 하는 것으로 여기는 경향이 있다. 농구에서는 마이클 조던과 레베카 로보를 떠올리게 되고, 달리기에서는 벤 존슨이나 재키 조이너 커시를 떠올린다. 그러나 스포츠(운동, 경기, 활동 포함)는 우리 모두의 것이다. 모든 사람들이 자기 이름을 딴 운동화를 갖고 있지는 않지만, 우리 대부분은 운동이 주는 기쁨과 자신감, 행복감을 알 수 있다. 몸에 군살이 있든 없든, 몇 년 동안 근육을 움직여본 적이 있든 없든, 건강하든 만성 질환이나 장애를 갖고 있든, 젊든 늙든 간에 상관없이 모든 여성들은 각자의 신체와 활동 성향에 맞게 스포츠를 즐길 방법을 찾아보아야 한다.

장애 여성들도 함께 모여 필요한 운동 프로그램을 찾고 있다. 장애 여성들도 몸을 움직이며 신체 활동을 하고 싶은 욕구를 갖고 있으며, 그럴 권리가 있다.

휠체어에 의존해서 일상생활을 하면, 다리 근육은 힘이 없고 등 근육만 제 기능을 한다. 운동할 기회가 없이 몇 시간씩 앉아만 있게 되면 등과 복부 근육은 쇠퇴하게 되고 장애는 더욱 심해진다. 휠체어를 타는 여러 여성들이 도움을 받아서 몇 발자국씩 걷기도 하고, 매트 위에서 숨쉬기, 스트레칭, 사물을 몸으로 표현하는 운동을 하는 프로그램을 개발해 운영하는 이는 이렇게 말한다.

사람들이 최대한 몸을 움직여 의사들이 보통 상실된 부분으로 여기는 자기 신체 부분을 되찾기 시작하기를 바랍니다. 모여서 하는 것이 중요하고, 몸에 좋은 음식을 먹는 것도 마찬가지로 중요합니다.

다발성 경화증을 앓고 있는 상태에서 오랫동안 이 강좌를 정기적으로 수강한 이는 이 강좌에서 여러 중요한 교훈을 얻었다고 한다.

일 년 전쯤에 다리 한쪽이 자주 그랬듯 '경련'이 시작됐어요. 화가 나서 다리를 쳤죠. 그러자 다른 쪽 다리도 떨리기 시작했어요. 그러다가 다리를 치는 대신 토닥여 봤습니다. 그러자 애정을 받은 그 다리는 금방 움직임을 멈추었어요. 다른 쪽 '학대받은' 다리는 여전히 떨리고 있었고요. 이완과 호흡은 신체 능력을 확장시켜 주었어요. 내게 희망을 주었고요, 결심을 새로이 하게 했습니다.

수영은 서로 신체 능력이 다른 모든 사람들이 해 온 운동이다. 나이에 상관없이 (실명·뇌성 마비·마비) 장애 여성들이 자기 몸 상태에 맞는 수영 강습을 받을 수 있다. 강사는 수강생들이 물에 대한 두려움을 극복하도록 돕고, 수영과 수중 안전 수칙을 가르친다. 이런 강습을 받음으로써 지팡이 · 목발 · 휠체어 등 기구에 의지하지 않고, 구명대를 입고 물 한가운데까지 나아갈 수 있게 된다. 또 이런 강습은 사람들을 만나고 새 친구를 사귀는 좋은 기회가 된다.

「한국장애인복지진흥회」에서는 장애인들에게 신체 활동의 기회를 주기 위해, 생활 체육 프로그램(티켓바운드볼, 티볼, 그라운드 골프)과 여름 수상스키 캠프와 겨울 스키 캠프를 진행하고 있다. 「한국휠체어댄스스포츠연맹」의 강습을 통해 휠체어댄스를 즐길 수도 있다. 「장애여성공감」에서는 스포츠 프로그램을 운영하고 있지는 않지만, 연극 모임 활동을 통해 장애 여성들의 신체 활동을 적극 지지하고 있다.

운동과 노화

나이가 들면 운동을 할 필요성이 더욱 커진다. 연구에 따르면 신체 활동을 하면 팔구십대에 들어서도 우리의 건강이 크게 증진된다고 한다.

신체가 노화되면 유연성, 근력, 산소 섭취량을 잃을 수 있다. 관절 속의 활액이 마르기 시작하므로 관절이 뻣뻣해진다. 뼛속을 지탱하는 구조물의 밀도가 떨어져 발생하는 골다공증은 뼈를 약하게 해 골절이 쉽게 생긴다.→ 근골격계, 79쪽 근력이 없어지고 마음은 오래된 말을 되뇌게 된다. "너도 이 나이 돼 봐." 그러나 우리는 포기하면 안 된다! 젊었을 때보다는 힘이 들겠지만(아마도 준비운동 시간이 더 길겠지만) 몸을 움직이는 것은 관절을 유연하게 유지하는 데 도움이 된다. 걷기, 수영, 달리기, 근력 운동을 할 수 있고, 새로운 스포츠를 시작할 수도 있다. 몸에 주의를 기울이면서 천천히 시작하는 것이 중요한데, 근육과 뼈와 심장, 폐가 손상되지 않도록 하고 자신감을 가진다. 한 여성은 마흔네 번째 생일을 기념해 스쿠버다이빙을 시작했다.

뭘 망설이지? 내 자신에게 말했다. 내가 늘 그토록 원한 건데.

물론 우리는 1981년에 80세 나이로 처음 마라톤을 뛴 캐나다 오타와에 사는 루스 로스파브처럼 용감할 수 없어도, 이 여성은 확실히 우리의 귀감이 될 만하다! 42.195km 코스 결승점에서 피곤한 다리를 이끌고, 로스파브는 이렇게 말했다.

오늘은 내 생애 최고의 날이에요! 평생을 가게에서 일했어요. 바깥나들이를 좋아하며 장시간 산책하는 것이 즐거운 나였지만, 시간이 별로 없었어요. 8,9년쯤 전에 조깅을 처음 시작했고, 5년 전에야 남들과 겨룰 수 있는 실력이 되었습니다.

로스파브는 매일 16km 가량을 뛰고, 많이 걸으며, 춤을 추었다. 이웃 주민들은 처음에는 그이를 미쳤다고 여겼지만, 뒤에는 "힘내세요." 하고 외치며 격려해 줬다. 로스파브는 그들도 함께 운동했으면 하고 바라지만 아직까지는 극소수만이 운동하고 있다. 그이는 자기 세대 여성들이 자기 몸을 너무 두려워해 운동을 하지 않거나 할 수 없다고 했다. 그이는 확신을 가지고 자신에게 옳다고 생각되는 일을 하면서 독립적으로 살아가고 있다.

잠을 잘 자야 해요. 관절염 때문에 다리가 쑤실 때면 쉬지만, 매일 하는 달리기를 빠뜨리는 일은 거의 없어요.

그이처럼 육십대 이상 여성들이 밖에서 16km씩 달려야 한다는 강박을 가질 필요는 없다. 그러나 로스파스를 보면, 집이나 문화 센터, 지역 단체에서 운동을 해야지 하는 생각이 든다.

한국의 강점례는, 남편에 이어 여섯 살 손녀가 철인 경기에 참여하는 것에 용기를 얻고 쉰여섯의 나이에 처음으로 철인삼종경기(마라톤 42.195km, 바다 수영 3.9km, 사이클 180.2km를 17시간 안에 완주해야 철인의 칭호를 받을 수 있는 경기)에 참가해, 8년째 철인 경기를 하고 있다. 물론 어려움이 없었던 것은 아니다. 자식들이 무리하시지 말라며 반대를 많이 했다고 한다. 하지만, 운동이 가슴속에 맺힌

- 한국장애인복지진흥회
  www.kowpad.or.kr
  02-416-2596
- 한국휠체어댄스스포츠연맹
  www.kwdsf.org
  02-3486-1448
- 장애여성공감
  www.wde.or.kr
  02-441-2384

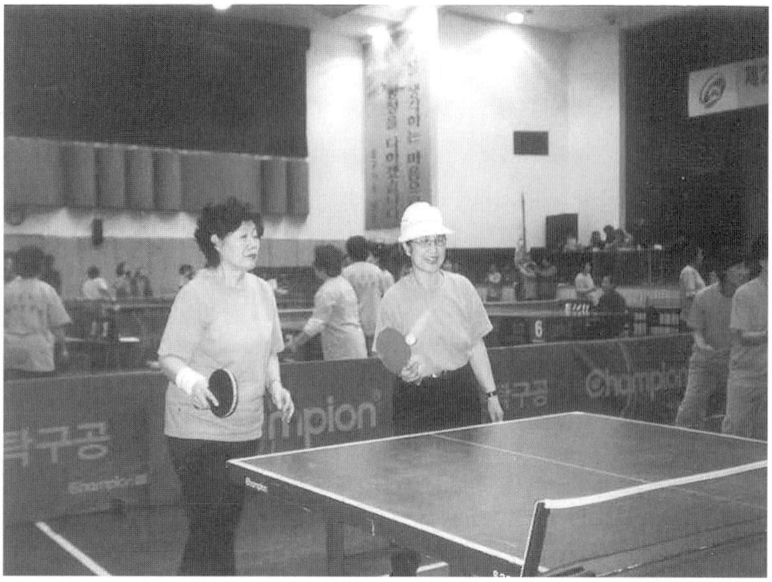

운동은 노년 여성들의 신체적 건강 증진의 역할을 할 뿐 아니라 사회적/심리적 성취감 향상에도 도움이 된다. ©leesy995

한을 풀어 주는 역할을 하고 있으며 갈수록 인생에 활력을 불어넣어 주는 원동력이 된다고 말한다.[2]

3년째 포크댄스를 배우고 있는 72세의 송귀순은 "이전에는 집에만 있어야 했는데 이렇게 나와 몸을 움직이니까 너무 좋다"고 한다.[3] 운동은, 여성 노인들의 신체적 건강 증진의 역할을 하고 있을 뿐 아니라 사회적/심리적 성취감 향상에도 도움이 되고 있다. 지방 자치 단체의 노인복지회관 등에서는 여성 노인들이 운동을 접할 수 있는 프로그램이 있다.→ 23장 나이듦, 정보꾸러미, 565쪽

운동과 질병

수술 후나 오래 앓고 난 후에도 신체 활동이 필요하다. 특히 병원에서는 환자들이 될 수 있는 대로 빨리 회복하도록 운동을 적극 권장한다. 아플 때에도 몸을 이리저리 움직이는 것은 혈액순환을 좋게 하고 고통스런 욕창을 막고 호흡기를 자극해 준다. 침대에 누워만 있어야 한다면, 움직일 수 있는 신체 부위를 움직여 주는 게 중요하다. 규칙적으로 근육을 긴장했다가 이완하는 것도 도움이 된다. 적어도 한 시간마다 크게 심호흡을 한다.

4년 전에 유방 절제술을 받았는데, 팔의 힘과 감각을 되찾으려면 근력 운동이 무척 중요하다는 것을 알게 되었습니다. 유방 절제술을 받은 사람에게는 팔과 가슴 근육을 움직여 주는 것이 매우 중요해요.

예전에 등을 다쳐서 그런지 등이 자주 아프거든요. 그런데 운동을 할 때만은 집중을 할 수 있어서 좋은 생각을 하게 되지요. 호흡하기도 쉽고, 통증도 덜하고 등이 훨씬 부드러워요.

운동은 정서 건강에도 좋다. 규칙적인 운동을 하면 심하지 않은 우울이나 불안에 시달리는 사람에게 도움이 된다는 것을 입증하는 연구가 많이 나오고 있다. 운동은 뇌의 혈액 순환도 증가시킨다. 혈액 순환이 증가하면 항우울제와 동일한 효과를 갖는다고 주장하는 연구자들도 있다.

우울증과 정신적 외상에 시달렸거든요. 그런데 운동을 하고부터는 내 생활을 관장할 능력이 많아졌다고 느끼고, 우울함도 덜하고 낙담도 덜 해요. 몸도 더 강하고, 튼튼해졌고요.

시설에서 생활하는 사람들도 원하는 만큼은 아니지만 그 안에서 신체 활동을 할 수 있다. 정신 병원이나 요양원, 그 외(교도소를 포함한) 시설들은 인원 부족, 과다한 약물, 감금 상태 때문에 운동과 놀이를 통한 회복(교정) 가능성을 부인한다. 한 여성은 이렇게 말한다.

정신 병원에 두 번, 감옥에 한 번 간 적이 있어요. 몸이 어떻게 안 좋은지 이야기하면요, 내 말을 믿어 주셔야 해요, 그 사람들은 항문에 좌약을 집어넣는 것이 끝이에요. 거기서 몸도 마음도 다 망가졌어요.

운동 시작하기

어떤 운동을 할까

우리가 알고 있는 것보다 훨씬 다양한 종류의 운동 방법이 있다. 문제는 자신이 즐길 수 있고 잠시라도 지속적으로 할 수 있는 것을 찾는 것이다. 재미있어 보이고 자기 생활 방식에 적합한 것을 골라, 일정에 넣는다. 운동을 시작하기 위해서 비싼 기구들을 이것저것 산다거나 멀리 나갈

2 오마이뉴스, 2002.5.13.
3 경남도민일보, 2004.6.26.

무엇을 할 수 있나

많은 시간과 비싼 돈을 들여야만 운동을 할 수 있는 것은 아니다. 넓은 공간이나 장비 없이도 할 수 있는 게 많다. 집에서는 사생활을 침해받지 않고 비교적 안전하게 운동할 수 있다. 공간을 잘 정리해서 비좁은 느낌이 들지 않도록 한다. 간이 농구대를 설치해 복도에서 슈팅을 해 본다. 1~2kg짜리 아령을 사서(kg당 1,500~2,000원 정도) 근력 운동을 해 보자.

스트레칭을 한다. 줄넘기나, 제자리 뛰기도 좋고, TV나 비디오테이프의 에어로빅이나 요가 강습을 따라 운동해 본다. 또는 미용 체조를 하거나 헬스자전거를 탄다. 운동 기구점에 가면 값비싼 운동 기구들이 있지만, 체력 단련을 위해서 그것들을 살 필요는 없다. 헬스자전거나 러닝머신에 투자하기 전에 걷기, 달리기, 아령 들어올리기 등 기초 운동을 얼마나 할 수 있는지 점검한다. 중고 자전거를 찾아볼 수도 있다.

음악에 맞춰 운동한다. 앞으로 달려 나가는 듯한 느낌이 드는 리듬이 천천히 진행되면 움직이고 싶어질 것이다. 스트레칭에는 느린 리듬이 좋다. 이때 중요한 것은 반동 없이 멈추어서 열 또는 스물을 세는 것이다(적어도 두 번 이상 반복한다). 때로는 조용한 상태에서 스트레칭을 한다. 그래서 자기 리듬에 맞춰 자기 몸이 무엇을 할 수 있고 무엇을 할 수 없는지를 알아낸다. 점점 어려운 단계로 나가면서 자기가 느끼고 싶은 것을, 자기 몸이 어떻게 보이고 싶어 하는지를 몸으로 표현하는 것도 도움이 많이 된다.

아이들이 컸다면 애들과 함께 신체 활동을 하는 것도 좋다. 다음에 나오는 여성은 딸 때문에 댄스 스쿨을 다닐 용기를 갖게 되었다.

"댄스 강습을 받으면서 아주 즐거웠어요. 나중에 아들과 함께 동네 야간 프로그램에서 당수를 배웠고요. 빡빡한 일정이긴 했지만, '자기에게 중요하다면 무슨 일이 있어도 시간을 내라.' 는 것이 제 좌우명이거든요."

또 다른 여성은 아이들과 함께, 특히 주말에 조깅을 한다. 조깅은 그들에게 매우 유익하다. 단, 자녀들(적어도 여섯 살 이상)과 함께 조깅을 할 때는 반드시 '재미' 있어야 한다. 아이들은 장거리에도 지치지 않고 (수 킬로미터를) '노는 것처럼' 달릴 수 있다. 아이들은 장거리를 단거리 경주보다 더 좋아한다.

"아들이 여덟 살 때 아이의 제안으로 야구를 시작했어요. 그 후로 우리는 캐치볼과 조깅을 함께 즐기고 있죠."

이틀에 한 번꼴로 달리던 것을 잊지 못한 여성은 아이가 태어나자 그 아이가 자랄 6년, 7년, 10년을 마냥 기다리지 않겠다고 마음먹었다.

"몇 달 뒤 아이를 튼튼한 유모차에 태우고는 유모차를 밀면서 조깅을 시작했어요. 그렇게 운동을 계속할 수 있었고, 내 딸도 태어나자마자 운동하는 느낌을 가질 수 있었습니다."

자전거 도로나 공원, 구민회관의 체육 시설, 탁구장 등 가까이에 있는 것을 이용한다. 산행도 좋다. 야간 생활을 즐기는 스타일이라면 댄스클럽을 찾는 것도 좋은 방법이다. 춤을 추면서 음악도 즐기고 땀이 날 정도로 운동도 할 수 있다. 주민자치센터나 구민회관, 여성발전센터 등 공공 시설을 알아본다. 상업적 헬스클럽에 비해 저렴한 가격으로 운동을 즐길 수 있으며 여성만을 위한 프로그램도 있다.

필요도 없다.

기초 운동 유형에는, 열량을 태워서 심장과 폐를 좋게 만드는 '심장 순환계 운동', 뼈를 강화시키는 '체력 강화 운동', 부상을 막고 민첩성과 운동 범위를 넓혀 주는 '유연성 운동', 이 세 가지가 있다. 어떤 운동을 할지 결정할 때 자기에게 맞는 운동 유형을 선택하면 된다. 세 가지 훈련을 모두 포함해 운동의 균형을 맞추기로 할 수도 있다.

심장 순환계 훈련

- 걷기, 조깅, 달리기
- 에어로빅, 댄스, 줄넘기
- 보트 타기(노젓기)
- 자전거 타기, 크로스컨트리 스키, 인라인스케이팅
- 권투, 농구, 축구
- 수영

체력 강화 훈련

- 아령이나 역기 같은 근육량 증가 운동
- 운동 기구를 이용한 근육 분리 운동
- 중력 저항성 운동
- 유연 체조

유연성 훈련

- 스트레칭

클러빙

춤은 몸을 움직이는 좋은 방법이다. 미국에서 1970년대 초 디스코가 탄생하면서 춤은 완전히 새로운 느낌을 가져왔다. 1980년대와 1990년대에는 비슷한 열풍이 춤을 다시 정의했으며, '클러빙'으로 알려진 것으로 변형시켰다. 클러빙은 뉴욕의 주요 댄스 지역을 강타했으며 순식간에 뉴어크, 시카고, 로스앤젤레스 등의 도시로 퍼졌다. 오늘날 한국에서도 천둥소리 같은 베이스 비트, 최신 언더그라운드 음악, 하우스 음악에 맞춰 춤추는 젊고 예술적이며 자신을 잘 표현하는 사람들을 쉽게 찾아볼 수 있다.

클럽에서는 프로 댄서나 인기 연예인, 초보 댄서들을 발견할 수 있는데, 이들은 모두 아무런 제약 없이 재미있게 춤추고 땀을 흘리면서 운동하고 있다. 물론 클럽에서도 흡연·약물·술의 과다 복용, 술 취한 남성이 저지를지도 모를 폭력 등에서 자신을 보호해야 하는 어려움이 발생할 수 있지만, 클럽은 청바지나 몸에 꽉 달라붙는 옷을 걸치고 운동하기에 아주 적당한 곳이다.

"처음으로 클럽에 다니기 시작했을 때가 내 생애 가장 짜릿한 경험을 한 시절이었을 거예요. 음악이 쿵쿵 울리고 딴 세상에 와 있는 듯한 효과를 주는 색색의 불빛 아래, 군중들이 들어찼죠. 늘 딸아이들과 함께 갔는데, 우리는 서로 자리를 봐주었어요. 내가 춤을 출 때면 딸애가 내 가방과 음료수를 지키면서 내가 춤추는 것을 지켜보는 식으로 서로 지켜봤죠. 아는 사람들이나 모르는 사람들이 별다른 문제없이 함께 춤을 추었고 지속적인 연분을 만들었죠."

대도시라면 춤을 추고 하루 스트레스를 날려 버릴 수 있는 좋은 장소를 얼마든지 찾을 수 있다. 자기 취향에 맞는 클럽이 있는지 주변 사람들에게 물어보자.

춤을 출 때 탈수 현상이 일어나지 않도록 생수를 마시면 좋다. 토요일 저녁에만 춤을 춘다면 다른 형태의 운동(예컨대 규칙적인 걷기)을 일상생활에 추가해서 밖에서 걷는 것이 일주일에 최소 5km 이상 되도록 한다. 춤을 추자, 그리고 즐기자!

한국에서는 2001년부터 매월 마지막 금요일 저녁마다 춤과 음악을 사랑하는 젊은이들이 홍대 근처 클럽을 찾아 클러빙 문화를 즐긴다. 「홍대앞 클럽데이」는 지역 문화 축제로 자리 잡았고, 테크노, 힙합, 재즈, 살사, 라이브 클럽들이 모여 펼치는 「클럽문화 축제」도 있다. 춤추는 것이 익숙하지 않다고 해서 걱정할 필요는 없다. 주변을 조금만 살펴보면, 재즈/힙합 댄스 학원이나 라틴댄스를 배울 수 있는 동호회를 어렵지 않게 찾을 수 있다. 페미니스트 여성들의 스윙댄스 동호회인 「스윙시스터즈」도 있다. 스윙시스터즈는 댄스 문화에서 여성/남성의 고정된 역할 나누기에서 벗어나 여성들만의 댄스 공간을 만들어 나간다. 이들은 매주 일요일에 모여 스윙댄스를 함께 즐기며, 초보자를 위한 강습 프로그램도 진행한다.

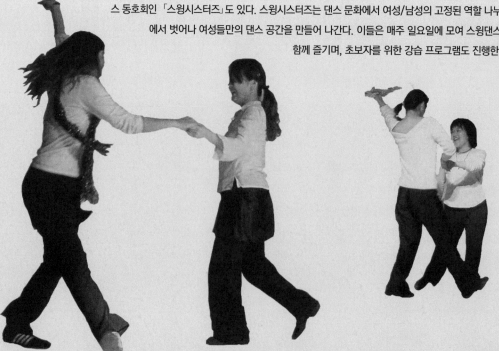

- 요가
- 태극권
- 발레
- 필라테스

실천

인내심이 있고 부지런해야 해요. 결과란 금방 나타나는 것이 아니거든요. 꾸준히 하면 곧 변화를 알아차릴 수 있을 거예요. 그렇지만 운동을 빼 먹었다고 해서 자신을 몰아세우지는 마세요. 어떤 과정 어느 단계에 있든지 운동할 때는 자기를 사랑하고 인정하는 태도가 중요해요. 나야말로 둘도 없는 존재니까요. 따라서 스트레치하면서 몸이 편한 상태를 넘어서서 한계를 넓혀 나가면서도 자신에게 친절하고 부드럽게 대하세요.

운동을 규칙적으로 하려면 건강을 최우선으로 생각해야 한다. 그렇지 않으면 '생활'이 끼어든다. 일반적으로 일주일에 세 번씩 20~30분 운동하는 방법이 권장된다. 그러나 운동을 전혀 하지 않는 것보다는 일주일에 한두 번이라도 운동을 하는 것이 좋다. 시간을 미리 정해 놓거나(운동 시간을 수첩에 기록하고 다른 모임과 같이 취급한다. 취소하지 않는다는 뜻이다) 일상생활에서 운동을 한다. 계단 오르기를 할 수도 있고(아니면 계단을 걸어서 올라가서는 엘리베이터를 타고 내려온다든지), 차가 있는 사람은 점심시간에 자동차를 주차장 끝에 세워 두고 걷는다든지, 자전거를 타고 달린다든지, 아이들과 배구나 농구를 할 수도 있다.

핑계를 대면서 운동을 중단하지 말아요. 운동을 하지 않으려는 이유를 생각하느라 머리를 굴리는 것보다 운동을 하는 것이 훨씬 좋거든요. 작년에 이 사실을 깨닫고 식생활을 개선하고 운동을 하면서 생활 태도를 바꿨습니다. 식품 공부도 하고 운동에 몰입했지요. 도와주겠다는 사람이 많았지만, 혼자서 해냈어요. 그건 생활양식의 변화였고 그 유일한 방법이었죠.

아침에 가족들보다 일찍 일어나서 15분에서 20분 동안 요가를 합니다. 점심시간에는 일주일에 두 번씩 주로 에어로빅이나 근력운동을 해요. 직장 근처에 YMCA 체육 교실이 있거든요. 딸아이도 YMCA 어린이 교실에 다니고, 토요일이면 나도 거기에 가죠.

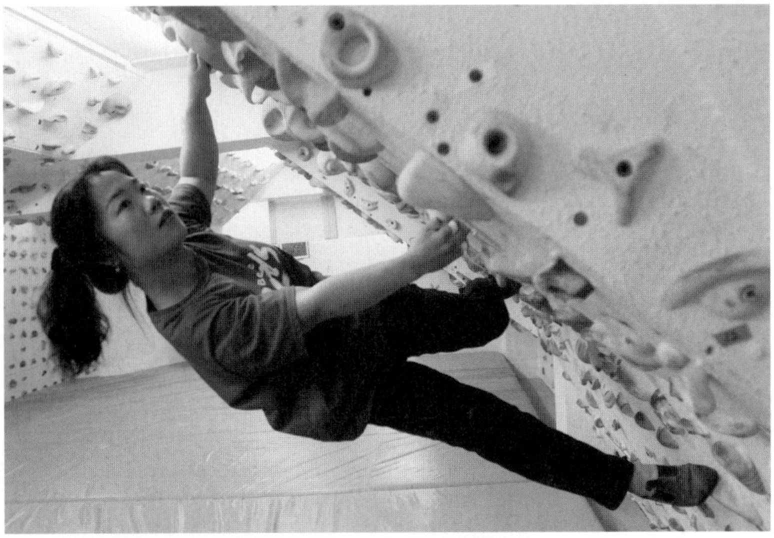

직장인 김경희가 실내암벽등반에 몰두하고 있다. ⓒ여성신문 이기태

목표 설정

현실적이고, 실천 가능한 목표를 세워라. 목표를 일단 달성하고 나서 새로운 목표를 세워라.

운동 효과는 다음 세 요인이 결정한다. 빈도(얼마나 자주 운동하는가), 강도(얼마나 열심히 운동하는가), 지속성(얼마나 꾸준히 운동하는가). 운동 목표는 소박할 수도 있고(일주일에 세 번 주변을 산책한다), 좀 더 야심 찬 것일 수도 있다(일주일에 세 번 중간 속도로 20분씩을 조깅하고, 일주일에 한 번은 근력운동을 한다). 새 운동 프로그램에 익숙해지면 30~40분의 유산소운동이나 일주일에 2~3회의 근력 훈련을 하는 단계로 '도약할' 수 있다. 그러나 편하게 여겨지는 것, 할 수 있는 것을 하는 것이 가장 중요하다.

얼마나 달성했는지를 살펴보고 성취감을 맛볼 수 있도록 발전 상태를 표로 만들어 본다.

단체운동

단체운동은 멋져요. 고등학교 때부터 단체운동을 열심히 해 왔어요. 8년째 조정을 하고 있죠. 단체운동은 단체 성원과 친밀한 결속을 맺게 해 주죠. 내 몸이 장신구가 아니라 도구라는 느낌을 갖게 되죠.

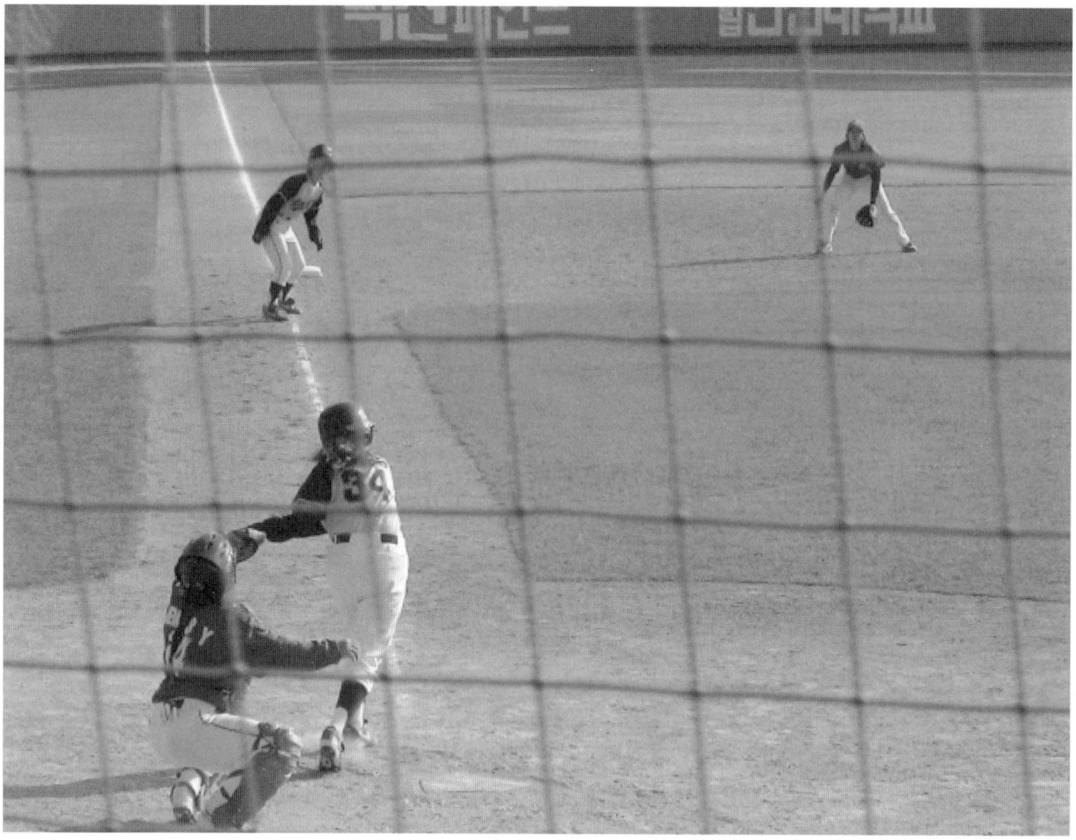

2004년 4월에 창단된
한국 최초의 여자 야구단
「비밀리에」의 경기 모습
ⓒ비밀리에야구단 변기명

농구, 육상, 배구 등 학교에서 단체로 하는 운동을 특히 좋아해요. 경기를 하고 나면 성취감이 느껴져요. 팀에서 좋은 성적을 거두는 게 늘 즐거워요.

단체운동에 참여하는 여성이 점점 늘고 있다. 학교나 지역에서 전보다 더 자주 연습하고, 기술을 발전시키려고 애쓰고 있다. 농구, 배구, 소프트볼을 비롯해 축구, 야구 등이 새롭게 대중성을 확보하면서 성장하고 있는 분야다. 열심히 하는 사람들과 팀을 이루어 경기장에 서 있을 때, 또 호흡을 맞추었을 때 도전 정신, 흥분, 커다란 만족감을 느끼게 된다. 스포츠가 아니고서 이런 감동은 어디에도 없다. 그리고 농담을 주고받고, 작년에 일어난 일들을 이야기하고, 다음 시즌 계획을 짜는 등 경기 후 이어지는 뒤풀이의 여흥을 놓칠 사람이 있겠는가?

단체운동을 하고 싶으면 자신과 잘 맞는 팀을 찾아야 한다. 어떤 팀들은 승부욕이 강해 이기는 것만이 전부라고 여긴다. 또 어떤 팀은 운동을 즐기는 편이어서, 모든 여성들이 모든 게임에 다 참여하고, 서로 위치를 바꿔 가면서 해보고, 서로를 북돋워 줄 것이다. 코치와 얘기를 해 볼 수도 있고 연습을 지켜볼 수도 있다. 코치는 종종 팀 전체의 분위기를 이끈다.

단체운동 중 어떤 종목은 신체에 골고루 운동 효과를 가져다준다. 물론 그렇지 않은 종목들도 있다. 농구, 축구, 하키는 심장혈관을 튼튼하게 하고 신체의 전반적인 힘을 기르기에 좋은 운동이다. 이런 운동은 힘들기 때문에 대개 이런 운동을 하려면 힘을 길러야 한다. 이에 비해 소프트볼이나 배구는 덜 격렬한 운동이다. 구기 종목을 시작하기 전에는 에어로빅 동작들이 좋은 몸 풀기가 될 수 있을 것이다. 물론 모든 단체운동에서 시작 전 준비 운동이 필수적이다.

한국에서는 최근 들어, 여성들 스스로 단체운동 단체를 만들어 함께 스포츠의 기쁨을 누리고 있는 사람들이 점점 늘고 있다. 야구팀으로는 「비밀리에 야구단」, 「부산 여자야구단 빈」, 「떳다볼」 등이 있다. 여자소프트볼팀(평택소프트볼연합회)도 있으며, 여자농구팀(ASAP)도 있다. 서울시의 대부분 지역에는 구 단위로 주부 축구단이 만들어져 활동하고 있다.

내가 할 수 있는 일

운동을 할 때는 안전과 심신의 건강을 챙기는 것이 중요하다. 다음은 운동을 편하고, 재미있고, 안전하게 하는 몇 가지 방법이다.

- 헐렁한 옷을 입어서 모든 동작이 자유롭게 한다. 땀복, 헐렁한 반바지, 티셔츠, 헬스복 등이 좋다. 걷기를 할 때는 편한 신발을 준비해야 한다. 달리기를 할 때는 발에 잘 맞고 바닥이 푹신한 운동화를 신어야 한다. 격렬한 운동을 할 때는 스포츠 브래지어를 착용하는 것이 좋다. 찰과상이 염려된다면 운동용 타이스를 입는 것도 고려한다.
- 신체적인 제약이 있거나 제약이 있다고 의심되면 운동을 시작하기 전에 의사와 의논한다.
- 안전을 위해 사람이 많은 장소와 시간에 걷거나 뛴다. 그게 어렵다면 친구와 같이 다니거나 개를 데리고 다니거나, 호루라기를 지닌다. 혼자서 걷거나 뛸 때에는 주변을 경계한다(이어폰을 꽂고 음악에 빠져들지 않도록 한다). 자동차와 자전거, '미친놈'을 조심한다. 자신 있게 행동한다. 불편하게 느껴지는 사람을 조심한다. 사람들의 눈에 잘 띄어야 한다. 밤에는 불빛에 반사되는 재질로 만들어진 운동복을 입는다. 차가 다니는 반대 방향으로 걷거나 뛴다. 그러나 자전거를 탈 때는 차가 다니는 방향을 따라서 타야 한다.
- 자전거를 탈 때에는 반드시 헬멧을 써야 한다. 다른 스포츠를 할 때도 항상 적절한 안전 장비를 착용해야 한다. 헬멧, 보호대, 보안경, 치아보호대 등이 포함된다.
- 날씨가 추울 때는 옷을 여러 겹 입어 몸을 따뜻하게 보호한다(손과 머리로 열이 많이 빠져나간다는 것을 명심한다. 편안한 걷기나 달리기에는 장갑이나 모자가 필요하다).
- 모든 운동과 활동은 고유한 역사와 기술이 있다. 하고 싶은 운동에 관한 자료를 읽어 보고 강습을 받는 것도 생각해 본다.
- 혼자 운동하는 게 엄두가 나지 않으면 주변에서 마음이 맞는 사람들을 찾아 함께 운동하는 방법도 있다. 사람에 따라서는 혼자서 운동하는 것을 더 선호하기도 한다. 이들은 운동하는 시간을, 정리하고 휴식을 취하는 시간이라 생각한다.
- 부상을 예방하려면 항상 준비 운동과 마무리 운동을 한다. 걷거나 수영하기 전에 가벼운 스트레칭으로 시작해서 처음 5~10분은 준비운동을 한다. 이렇게 하면 근육을 풀어 주고 부상을 방지한다. 마지막 2~5분 동안은 운동을 마무리하는 시간을 갖는다. 운동을 끝낸 뒤에는 다시 한 번 스트레칭을 하여 근육이 당기거나 아프지 않도록 한다(운동 중에 분비된 젖산으로 생기는 현상이다). 끝으로 뜨거운 욕조에 오래 몸을 담그거나 샤워를 하면 좋다.
- 신체적인 활동의 강도를 변화시킨다. 어떤 날은 운동하는 게 다른 날보다 더 힘들게 느껴질 수 있다. 이런 날은 나와서 운동을 한다는 것 자체를 기특하게 여기면 된다. 또 어떤 날은 운동이 마술같이 느껴질 수도 있다. 자기 힘에 스스로 놀라워할 것이며, 이런 날에는 조금씩 더 힘들게 운동해도 좋다.
- 물을 충분히 마신다(전해질 스포츠 음료를 마셔도 좋다). 탈수를 더해 주는 술이나 카페인 음료는 피한다.
- 운동하기 직전이나 직후에는 과식을 하지 않는 것이 좋다. 일반적으로 좋은 방법은 적당히 먹고, 충분히 쉬는 것이다.
- 어지럽거나 현기증이 난다든지 어딘가가 정말 아프다면 운동을 중단한다.

부상

간혹 운동을 격렬하게 하다가 인대가 늘어나거나 근육이 뭉칠 수도 있다. 힘줄이 늘어나거나 끊어질 수도 있다. 부상이 심하지 않으면 스스로 고칠 수 있다. 자기 몸과 더 많이 접촉할수록 스스로 치료할 수 있는 게 어떤 건지, 또 언제 전문적인 도움이 필요한지를 알 수 있는 감각이 생긴다. 단순히 삐었다면, 다친 부위를 쉬게 하고, 얼음찜질을 하고, 붕대를 감아 압박하고, 다친 부위를 높여 준다. 다친 직후 열을 식혀야 하므로 다친 부위를 24~72시간 동안 시원하게 하되, 20~30분간 얼음을 올려놓았다가 20~30분간 내려놓는다. 부상 부위를 붕대로 감고(이때 너무 단단하게 조이지 않는다. 혈액 순환을 느리게 하려는 것이지 멈추게 하려는 게 아니다) 얼음을 올린 뒤 그 부위를 높여서 통증과 부어오르는 것을 가능한 줄인다. 이 시기가 지나면 따뜻하게 찜질한다. 가능하다면 부드럽게 움직여 본다. 운동을 다시 시작할 수 있을 정도로 충분히 준비되었다고 생각되면 그 부위를 지탱해 주고 움직이기 쉽도록 붕대도 너무 조이지 말고 평평하게 감아 준다. 암벽타기 같은 운동을 하고 있다면 몸의 다른 부분을 위한 운동을 해 준다. 예를 들어 수영을 하면 좋다. 다음은 부상을 피할 수 있는 몇 가지 지침이다.

- 운동을 시작하기 전에 준비 운동을 한다.
- 동작을 천천히 시작한다.
- 운동 후에는 천천히 끝을 맺고 마무리 운동을 한다.
- 물을 충분히 먹는다.
- 적절한 운동 장비를 사용한다.
- 과도하게 하지 않는다.
- 운동량과 강도는 점차 늘린다.
- 휴식을 취한다.
- 날씨에 신경을 쓴다.
- 자기 몸에 귀를 기울인다.

운동 과다

우리는 신체 활동이 습관이 되기를 바란다. 그러나 드물지만 운동에 중독이 되기도 한다. 사람이 운동을 하는 것이 아니라 운동이 사람을 지배하는 것이다. 질병이나 부상, 궂은 날씨, 약속 등으로 인해 일상적인 운동 일정이 방해받게 돼 화가 난다고 느낀다면, 자기 삶에서 운동이 차지하는 비중을 생각해 봐야 할 것이다. 일주일마다 80km를 달리는 일 때문에 인간관계가 힘들어지거나 근무 실적이 나빠지는 문제가 발생하기를 원하는가? 운동이 나를 너무 지치게 하여 다른 것들을 느낄 수 없는 것은 아닌가? '완벽한' 몸을 만들려고 몸무게를 100g 단위로 점검하고 몸매의 모든 곡선을 신경 쓰고, 근육이나 지방의 양을 챙기고 있지는 않는가? 이런 것들이 바로 운동이 삶을 지배하고 있다는 신호다. 운동이 문제가 되고 있다면 다음을 명심한다.

- 좋은 운동 계획에는 휴식이 중요한 항목이다. 운동을 하루 쉬면, 내 삶을 좀 더 다스릴 수 있게 된다.
- 지나치게 마를 수 있다. 어느 정도의 지방은 생명을 유지하는 데 필수적이다.
- 과도한 운동은 운동성 빈혈을 초래할 수 있고 월경 주기에 변화를 가져올 수 있다.→ 79쪽 또한 운동을 지나치게 하면 면역 체계가 약화되고, 감기나 독감, 그 외 바이러스에 감염되기 쉽다.
- 운동을 해도 효과가 줄어드는 시점이 있다. 일정 지점을 지나면 운동을 더 해도 효과가 없다.

스포츠 정치학

1973년 9월 20일 저녁, 여자 프로 테니스 선수 빌리 진 킹[4]은 미국 휴스턴에서 열린 시범 경기에서 남자 선수 보비 릭스와 시합했다. 미국 전역에서 4천만 관중이 TV로 테니스 경기를 지켜보았다. 릭스[5]는 이전에 성대결로 펼쳐진 다른 경기에서 호주의 여자 테니스 선수 마거릿 코트[6]를 이긴 경험이 있다. 킹은 웃통을 벗은 남자 넷이 짊어진 가마를 타고 경기장에 입장했다. 릭스는 '보비의 친구들'로 알려진 여자들 여럿이 끄는 인력거를 타고 입장했다. 미국 하원의원 벨라 압죽은 그 경기 덕분에 6명의 동료 의원들과 '내기할' 기회를 얻었다고 빈정거렸다(그렇다. 미국 의원들은 운동경기 내기를 한다!). 경기는 대단히 훌륭한 구경거리였다. 두 선수는 진지하게 경기에 임했다. 킹이 릭스를 이겼다(6대4, 6대3, 6대3). 마침내 우리는 황금 시간대에 우리 모두가 이제껏 알고 있던 사실을 입증했다. 여자 프로 테니스 선수가 남자 선수와 경기를 할 수 있고, 이길 수도 있다는 사실이다. 그 이후 많은 것들이 변했다.

미국에서는 1972년에 통과된 미국교육개혁법 제9조(연방 지원을 받는 교육 기관들은 여자 운동선수에게 동일한 기회를 제공할 것을 의무화하고 있다)에 의거하여 여학생(선수)의 스포츠 참여도가 증가하고 여학생 (선수)에 대한 처우나 환경 또한 긍정적으로 변화하고 있다. 미국에서는

4 킹은 1960~70년대 여자 테니스계를 장악했던 미국 테니스 선수. 세계 4대 테니스 대회 중 3개 대회를 석권했고 윔블던대회 총 19회의 우승 경력이 있다. 여성도 남성과 동등한 상금이 주어져야 한다고 주장하는 등, 여자 선수들의 권익 향상을 위해 노력했다. 여자선수권대회가 별도로 개최되도록 했으며, 1974년에 발족한 「여성스포츠재단」의 설립을 주도하기도 했다.

5 미국 남자 테니스 선수 보비 릭스는 남성 우월주의자로 알려졌는데 킹(당시 30세)과 시합 당시 릭스(당시 55세)는 "여자는 모든 면에서 남자보다 열등하다. 여자는 어떤 선수라도 자신 있다. 내가 여자 선수에게 지면 다리에서 뛰어내리겠다." 고 말하며 공개적으로 킹에게 시합을 제의했다.

6 마거릿 코트는 1960년대를 대표하는 전설적인 호주 여자 테니스 선수. 1972년에 이루어진 그녀와 릭스와의 경기는 스포츠 역사상 최초의 공식적인 성대결로 간주된다.

이를 발판 삼아 농구, 축구 등의 종목에서 여성 프로 리그가 만들어졌고, 슈퍼스타의 탄생도 보게 되었다.

한국에서도 서서히 변화가 시작되고 있다. 아직 여자 단체운동 중에는 농구 종목만이 프로 리그로 진행되고 있지만, 농구, 배구, 핸드볼 등을 비롯하여 축구팀, 야구팀이 생겨나고 여자 월드컵에도 참가하게 되었다. 역대 올림픽에서 여성들은 양궁, 탁구, 배드민턴, 사격, 태권도, 유도, 핸드볼, 역도 등에 이르기까지 다양한 영역에서 뛰어난 활약을 보여 주며, 2004년 아테네 올림픽까지 역대 올림픽에서 한국이 획득한 금메달 55개 가운데 22개는 여성이 따냈다. 그런데 엘리트들의 경기를 관람하는 것은 재미있지만, 우리 여성들이 소비자가 아니라 스포츠 참여자가 된다는 사실도 중요하다. 우리 모두는 나이, 피부색, 능력에 상관없이, 운동에서 얻을 수 있는 진정한 기쁨을 누릴 자격이 있다.

여성 스포츠가 대중성을 얻고 전국 무대에서 자리를 차지하게 됨에 따라 우리는 몇 가지 질문을 자신에게 던져 볼 필요가 있다. 키 크고 건장한 코치가 부상당한 어린 여자 체조 선수에게 금메달을 따기 위해 마지막 도약을 하라고 할 때, 이는 무엇을 의미하는가? 백만장자 남성이 미국여성요트대회에서 우승을 한 팀을 인수하는 것은 어떤 의미가 있는가? 또는 주류 회사가 프로 여성 소프트볼 리그를 인수하는 것은? 스포츠 신문이 탈의실의 레즈비언이나 골프 스윙에 따라 여성의 가슴이 어떻게 움직이는지를 가십거리로 삼는 이유는? 마리아 버튼 넬슨이 질문했듯이, 여자 선수들이 거친 경기를 할수록 남자들이 축구에 더 열광하는 이유는?

이런 질문들은 우리 사회의 심장부로 더 깊이 들어가 살펴보아야 할 문제들이다. 여성들이 스포츠에 직접 참여하기 시작했지만, 스포츠 산업은 여전히 남성이 지배하고 있다. 2004년 초 국제축구연맹(FIFA) 회장이 "여자 축구의 발전을 위해서는 여자 월드컵에서 화장품이나 패션 회사를 후원사로 삼아 좀 더 여성적인 유니폼을 입도록 해야 한다."고 발언해 파문이 인 적이 있다. 남성 지배 문화 속에서 우리는 우리 길을 열어 나가야 한다. 변화는 천천히 온다. 1997년 한국여자프로농구가 출범하면서부터 성상품화 논란을 불러일으킨 '쫄쫄이' 유니폼(몸매가 그대로 드러나는 원피스형 수영복 같은 유니폼)이 여성 단체와 팬클럽들의 끈질긴 폐지 요구로 2001년 겨울 리그부터 트렁크형 유니폼으로 바뀐 사례도 있다. 우리가 신발끈을 조이고 달리기를 할 때나, 풀장에 뛰어들어 두 바퀴를 금방 돌아 나올 때에도 우리들이 깊이 생각해 볼 문제들은 아직 많이 남아 있다.

정보꾸러미

책

건강과 운동 | 박철빈.박수연.최성근 | 태근문화사
건강을 위한 웰빙 걷기 | 이강옥 | 가림출판사
건강한 사람이 해야 하는 운동, 병이 있는 사람이 해야 하는 운동 | 김명화 | 다락원
나에게 맞는 운동과 건강관리 | 뮐러 볼파르트 | 문윤덕 옮김 | 예신
내 몸에 맞는 운동 방법 | 김정연 등저 | 홍경
달리기에 필요한 모든 것 | 김종진 | 지식공작소
달리기와 부상의 비밀, 발 | 조 엘리스와 조 헨더슨 | 이경두 옮김 | 지식공작소
동네 조깅에서 진짜 마라톤까지 | 이홍렬 | 디자인하우스
뛰지 말고 걸어라 | 이강옥 | 도서출판 대경
뼈강화운동 30분 : 골다공증 예방을 위한 | 조앤 배시· 수지 다이낸 | 손희승 옮김 | 넥서스
세상에서 가장 쉬운 마라톤 | 데이브 퀼스 | 방선희 감수 | 엄진현 옮김 | 지식공작소
스트레스와 운동 | 오상덕 저 | 한국학술정보
아침 8분 운동 | 호르헤 크루즈 | 박수나 역 | 들녘
약이 되는 운동 병이 되는 운동 | 김양수 | 한국문원
여자의 달리기 | 클레어 코왈칙 | 윤영란, 이소라 | 지식공작소
운동! 원리를 알면 건강이 보인다 | 김정곤 | 무한
잘 달린다 | 이안 맥닐과 브리티시컬럼비아 스포츠의학위원회 | 엄진현 옮김 | 지식공작소

웹사이트

광주광역시 북구 여성축구단 | my.dreamwiz.com/csh123
달리는 아줌마 www.azoomma.com/marathon
도봉여자축구단 | my.dreamwiz.com/jjppss
떳다볼 | cafe.daum.net/softdddball
부산여자야구단 빈 | cafe.daum.net/BWBH
비밀리에 야구단 | biml.info
비밀리에 카페 | cafe.daum.net/BIML
서울노인복지센터 | seoulnoin.or.kr | 02-739-9501~3
스윙시스터즈 | cafe.daum.net/swingsisters
여성마라톤대회 | woman.4run.co.kr
여자농구팀(ASAP) | cafe.daum.net/ASAP
웃어라여성걷기대회 | walking.womenlink.or.kr
장애여성공감 | www.wde.or.kr | 02-441-2384
평택소프트볼연합회 | cafe.daum.net/PTsoftball
한국걷기과학학회 | www.koreawalking.or.kr
한국여자축구연맹 | www.womensoccer.co.kr
한국장애인복지진흥회 | www.kowpad.or.kr | 02-416-2596
한국휠체어댄스스포츠연맹 | www.kwdsf.org | 02-3486-1448

5. 통합 치유

이 장에는 서양 의학이 주류 의학인 미국 사회의 현실이 그대로 반영되어 있다. 통합 치유법의 사례로 들고 있는 약초나 침 등 동양 의학의 핵심 치료법은, 한의학이 주류 의학으로 자리 잡고 있는 한국 사회와 제도 면에서 많은 차이가 있음을 감안해서 읽어야 한다.

통합 치유법의 효능이 널리 알려지면서 많은 여성들이 관심을 갖고 있다. 통합 치유법은 현대 서양 의학을 비판적으로 검토하면서 이를 보완하고, 우리 몸을 스스로 보살필 수 있는 다양한 방법을 제시한다. 마사지, 약초, 영적 치유 같은 통합 치유법은 수세기 전부터 여성들이 가족과 이웃을 치유하고 돌보는 데 이용해 왔으며, 출산을 돕거나 지병이 있는 사람들을 보살피는 데 이용되었다. 이런 치유에 대한 정보들은 대부분 어머니에게서 딸에게로 전해졌다. 수천 년 전 중국에서 유래한 침이나 태극권, 인도에서 유래한 요가, 아유베다 의학 등 여러 치유법들이 현재는 제도화된 인증 과정을 거쳐 시행되고 있다. 이런 동양의 전통 치유법은 세계 각지에서 도움을 주고 있다. 미국에서는 이런 치유법들이 '보완', '대안' 치료법으로 불리지만 그 밖의 여러 지역에서는 가장 흔히 이용되고 있다.

이 장에서 우리는 이것을 '통합 치유'라 부른다. 몸과 마음과 영혼의 상호 작용은 우리 건강에 필수적이다. 또한 서양 주류 의학이 발달하기 오래전부터 선조들이 이 치유법들을 이용해 왔음을 인정하는 것은 중요한 정치적 행동이다. 미국에서는 통합 치유법이 급속히 확산되고 있는데, 이 현상은 바로 서양 주류 의학의 여러 가지 한계, 비용 문제, 비효율성을 나타낸다. 지난 10년간 통합 치유법에 대한 책, 신문 기사, 연구 보고서가 엄청나게 증가했고, 약초와 자연 치료제, 영양 보조 식품을 취급하는 약국과 건강 식품점, 통합 치유를 공식적으로 시행하는 사람들도 크게 늘었다.

책이나 친구들의 도움을 받을 수도 있지만 스스로 몇 가지 치유법을 배우고 익힐 수 있다. 통합 치유에 대한 포괄적인 교육을 받고 전문 지식을 갖춘 사람을 찾아갈 수도 있다. 더 나아가 전문가에게 수련을 받거나 학위나 증서를 따기 위해 학교에 등록할 수도 있다. 통합 치유법은 건강할 때 건강을 유지시켜 주고 질병을 고친다. 또한 현대 서양 의학의 부작용을 완화해 주며 현대 서양 의학으로 치유할 수 없는 불치병이 있는 이들이 좀 더 편안히 살아갈 수 있게 도울 수 있다.

통합 치유의 기본 전제

통합 치유의 밑바탕은 몸과 마음과 영혼이 통합적 전체를 구성하며 우리 개인은 자신을 둘러싼 환경과 지역에 매우 밀접하게 관련되어 있다는 생각이다. 치유는 몸과 영혼의 균형을 다시 회복한다는 원칙에 기초한다. 통합 치유는 다음과 같은 전제에서 시작된다.

- 몸, 정신, 영혼이 모두 조화롭게 평안할 때 건강하다.
- 넓은 의미에서 자신과 가족, 사회와 어떤 관계를 맺으며 어떻게 상호 작용하느냐에 따라서 건강에 미치는 영향이 달라진다. 사랑과 격려가 있는 긍정적인 관계는 우리 건강을 지켜 주며 타인을 보살피고 치유하는 기회를 제공하기도 한다. 사회·경제·정치·생태 환경도 매우 중요하다. 음식에 들어 있는 영양소, 우리가 사는 물건에 들어 있

거나 일상에서 노출되는 유해 화학 물질, 에너지원, 숨쉬는 공기라든지, 인종 차별이나 성 차별, 동성애 혐오 같은 적대감, 재정·교육 자원을 얼마까지 사용할 수 있느냐가 건강에 영향을 준다. 몸과 마음과 영혼을 조화롭게 하는 것처럼, 개인과 환경의 조화를 이루는 것이 중요하다.

● 우리에게는 스스로 치유하는 신비한 능력이 있다. 우리 몸은 조직과 기관들이 계속 세포를 교체하면서 구조가 끊임없이 소멸하고 생성되므로 우리 몸의 세포는 늘 자기 재생 과정에 있다(뇌세포는 예외다). 우리는 몸이 스스로 낫는 것을 자주 경험한다. 예를 들어 긁힌 상처는 며칠 만에 아물고 눈물은 눈 속 이물질을 씻어 낸다. 또, 상처가 나서 불편한 곳이 있으면 의식적으로 그곳에 치유 에너지를 집중할 수 있다. 긴장을 이완하고 고통을 덜기 위해 마사지 같은 접촉 요법을 사용하기도 한다.

통합 치유에서는 우리 자신이 중요한 역할을 한다. 치유 과정에 나으려는 의지를 더해야 한다. 건강하고 싶다는 욕구만으로 낫는 것은 아니지만, 몸의 균형을 회복하는 데 에너지를 집중하도록 돕는다. 동시에, 건전한 건강법대로 실제 해보는 것은(이 자체가 즐거움의 원천이 된다) 몸과 마음의 안녕을 돕지만, 무병장수를 보장하는 것이 아님을 알아야 한다.

건강을 지키려면 질병과 싸우는 우리 몸의 기제인 면역 체계가 중요하다. 우리가 마시는 공기 중에 떠다니는 유해 성분, 우리가 먹는 음식의 살충제 등 독성 물질이 면역 체계를 위협하지만 규칙적인 운동과 건강한 식생활로 면역 체계를 건강하게 유지하려고 애쓸 수 있다. 비타민이나 무기질 보조제라든지, 생강, 마늘 같은 것을 먹는 이들도 있다. 건강에 유해한 환경과 물질에 노출되지 않도록 노력할 수도 있다. 경제 사정이나 사는 지역, 구할 수 있는 물건 등이 제한되겠지만, 늘 건강을 지키기 위해 애쓸 수는 있다.

'치유'와 '치료'는 흔히 같은 의미로 쓰이지만 다른 말이다. 치료할 방법이 없는 병에 걸린 와중에도 '치유되었다'는 느낌을 받을 수가 있다. '치유'란 우리가 만성 질환이나 불치병에 걸렸어도, 그 병을 안고 살아가며 화해할 수 있음을 뜻한다. 아래 두 여성의 경험처럼, 질병은 오히려 자기를 성장시키며 점검하고, 변화할 수 있는 기회를 제공하기도 한다.

증세가 나타나기 시작한 것은 마흔넷 되던 해였는데 난 '피곤하다'고만 생각했어요. 몇 주 내내 숙면을 취했는데도 목이 계속 뻣뻣하고 아팠지요. 세 살 난 딸과 십대인 두 아들, 남편이 있었고 시간제 근무를 하고 있었어요. 식구들과 일을 사랑해서 아프거나 통증을 느낄 시간도 없었죠. 벽과 계단 난간에 의지해서 겨우 한 걸음씩 움직일 지경이 되어서야 내 몸에 이상이 있다는 것을 인정하게 되었지요. 손목과 손가락이 아팠고, 팔꿈치, 무릎, 발목, 등, 다리, 목에도 통증이 느껴졌어요. 의사가 골다공증이라고 하더군요.

이제 나는 운동을 하는 호사스러운 시간을 가져요. 운동과 아스피린 요법으로 곧 사는 게 좀 나아졌죠. 하지만 평생 이 고통에서 완전히 벗어나지 못하리란 걸 깨닫고는 화가 났죠…… 어느 날은 차에서 가게까지, 또는 침대에서 욕실까지 너무 멀고 고통스러워 천릿길처럼 느껴졌어요. 그래도 어떤 때는 다른 날보다 좀 나아요. 나는 안 좋은 날은 휴식을 취하고 괜찮은 날에도 하루에 얼마간은 쉬어 주는 법을 익혔죠.

시간이 좀 지나면서 초기에 아팠을 때 그 사실을 왜 그렇게 강력히 부정했나, 그 이유를 찾는 과정에서 심리 치료를 받으면서 내가 얼마나 강하게 감정적 고통을 부정해 왔는지 깨달았습니다. 사는 게 이제 완전히 달라졌고, 비록 통증을 갖고 살지만 더 나아졌어요. 내 자신과 내 목표, 대인 관계를 어떻게 생각하는지를 새롭게 평가한 결과죠.

마우이 섬에서 온 치유사의 손길을 경험했을 때 어른으로서 놀라운 통과의례를 겪었어요. 그는 두 갈래의 가장 강력한 문화적 정치적 배경을 가진 여성이었어요. 미국 원주민과 아프리카계 미국인이요. 그는 기공사였고 지압사였어요. 어떤 형태의 통증도 다스릴 수 있었죠. 그때 나는 섬유종으로 생활에 큰 지장을 받고 있었는데, 그는 내게 손을 얹기 전에 내 삶과 주변 환경에 대해 묻더군요. 그는 내 영혼의 깊숙한 부분과 연결되어 그 안에 있는 어린 시절의 경험을 어루만졌어요. 그는 길잡이가 되어 내가 힘든 미로를 헤쳐 나오도록 이끌었어요. 지금 나는 섬유종을 일으킨 원인과 연결되어 있다고 느끼고, 불필요한 부정적 생각이나 고통을 벗어났다고 생각해요.

에너지의 흐름이 통합 치유의 핵심이기 때문에 특정 형태의 에너지를 받아 일어나는 치유를 상상하도록 하는 방식이 많이 있다. 그 에너지는 나 자신의 내면에서 나온 것일 수도 있고, 신이나 우주적 존재 같은 외적 원천에서 오는 것일 수도 있다.

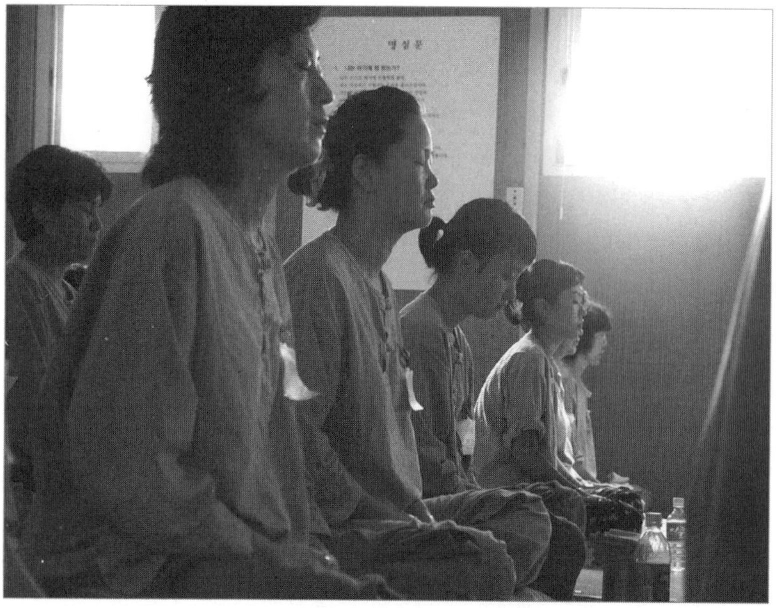

통합 치유는 몸과 영혼의 균형을 다시 회복한다는 원칙에 기초한다. ©정토회

심한 천식 발작이 지나갈 때 따스하고 가벼운 흐름이 나를 관통하는 것을 느끼면서 긴장이 풀리고 숨쉬는 게 편해지면서 색색거리는 게 줄어들죠. 그 흐름은 우리 모두가 일부분을 차지하고 있는 우주적 에너지의 한 부분이에요. 호흡을 다시 온전하게 할 수 있게 되면 그 에너지를 넓은 우주에 돌려보내는 상상을 합니다. 실제적으로 이런 교류는 다시금 친구, 가족, 동료들과 생활할 수 있게 만들어 주죠.

통합 치유법과 전문가 선택

통합 치유법은 자기 치유에 관한 것이며, 균형 잡힌 건강에 이르는 과정이다. 건강해지려는 여러 노력을 기울이는 데 이 치유법을 이용할 수 있다. 여성으로서 우리 자신의 통합 치유법을 탐험하고 연구하고 실천하는 것은 중요하다. 우리는 책이나 강좌에서, 또는 문화 센터에 다니거나 어머니, 할머니의 지혜에 귀 기울이면서 배울 수 있다. 우리에게 전해 내려오는 이런 지혜와 지식을 되찾는 게 중요하다. 그렇지 않으면 영원히 사라질지도 모른다.

자조모임에서 여성들이 함께 활동하면 많은 일을 해낼 수 있음을 인식하고 재확인해야 한다. 이런 모임들은 억압과 폭력이 난무하는 세상에서 생긴 상처를 치유하고 갖가지 치유법을 연구하는 등 건강을 유지하는 데 도움이 되는 자원을 제공한다.

다음에 나오는 시는 휴양 프로그램에 참여한 한 시인이 흑인 여성들에게서 느꼈던 힘과 지혜를 표현한 것이다.

여자가 약

난 여자들 사이를 걸어왔네,
많은 이들이 오르려 했지만 결코 오르지 못한
산처럼 우뚝 솟은 그녀들 사이를.
나 오늘도 살아 있네, 사경을 헤맬 때마다
그런 여성들과 만날 수 있기에
또한 죽어 가는 순간까지 나와 동행하여 그곳으로 함께할
그런 여성을 알지.
작열하는 태양이 날 감싸주고 그 여성의 품에서 나
정화되었네, 그녀의 지혜 그리고
애정은 치유하는 손이었고
내 영혼을 태어나게 이끈 산파.
횃불처럼 타오르는 눈을 가진 한 여자가 이 쪽으로 걸어오면
그대여, 안심하라.
신비한 이집트 새가 그대의 가슴에
생명의 가능성에 대한 지식과
그대의 꿈들을 깨달을 수 있는 힘을
기름 붓듯 부어 주네.
그녀 눈빛에 빠져들라. 그대 귀에 마법의 주문을 노래하면서
그대 삶 안으로 미끄러져 들어올 때 욕망의 꽃잎과 교접하는
이가 그녀일지니.
그러한 여성들이 우리와 더불어 걷네.
그러한 여성이 내 안에서 걷네.
나는 그런 여성이라네.
— 린다 킹

통합 치유사를 찾을 때는 믿을 만하고 편안하며 의사소통이 잘되는 사람을 선택해야 한다. 훌륭한 치유사는 질병이 완전히 나을 수 있다고 장담하지 않는다. 또, 스스로 건강을 유지할 수 있어야 하므로 치유사는 나를 도와 치유 과정을 촉진하는 역할을 한다고 생각하는 사람이어야 한다. 따라서 치유사를 선택할 때는 그의 생각에 충분히 수긍이 가는지, 협력하기 편한 사람인지를 고려해야 한다. 이상적으로는 모든 치유사를 거칠 때마다 자기 치유 능력을 북돋고 치유에 필요한 도구를 얻는 자신의 능력을 더

확신하게 되는 것이 좋다.

치유법과 치유사를 선택하는 것은 새로운 시도이므로 그 치유법을 사용해 본 사람들과 이야기해 보는 것이 좋다. 특정한 치유사에 대해, 그 사람과 겪은 긍정적이고 부정적인 경험에 대해 모두 물어본다. 다음은 건강을 증진하기 위해 여러 가지를 알아볼 때 고려해야 할 점이다.

● 폭넓은 관심을 가질 수 있는 여성 자조모임을 만든다. 아니면 동네에서 특정한 질병의 치료와 치유에 대한 정보에 관심 있는 여성들을 만나 본다.

● 근처 도서관에 가서 자신의 건강 문제에 관련된 책을 빌리거나 여성 건강에 관한 잡지를 구독한다.

● 시도하려는 치유법의 성향을 탐색한다. 성 차별주의에 기초하고 있지 않는가? 가부장적이고 인종 차별적인 태도를 가진 남성과 엘리트들의 주도하에 제도화되지는 않았는가? 여성과 소수 집단들을 포용하는 방안을 포함하고 있는가? 이 치유법이나 치유사가 지역 사회의 필요에 응하고 있는가? (예를 들어 무료 강좌를 여는지, 대중교통으로 가기가 편한지, 휠체어 통로가 있는 빌딩에 있는지 등) 우리 자신에게 물어보자. 과연 이 치유법으로 누가 이익을 얻는가?

● 치유사가 훈련을 잘 받았는지 알아본다. 도제식으로 훈련을 받는 수도 있지만 치유법에 따라서는 정규 학교 교육을 반드시 거쳐야 한다. 치유사가 훈련 과정에 있다면, 그 사람이 경험이 더 많은 치유사의 지도 감독을 받고 있는지 확인한다. 면허증이나 수료증은 어느 정도의 지식을 갖추었고 기준에 맞는 훈련을 받았다는 것을 증명해 주긴 하지만, 종이 한 장이 그 사람의 치유 능력을 보장하지는 않는다.

● 경우에 따라 치료비를 깎아 주기도 하고 치료비 전부를 지불할 수 없을 때 다른 서비스 등으로 대신할 수 있게 해 주는 치유사를 찾아본다. 치료비에 대한 융통성이 있고, 저소득층에게 저렴한 치료비를 받는다면 그 치유사는 많은 사람이 이 치유법을 이용하게 하는 데 관심이 있다는 뜻이다. 치유사는 가끔씩 치료비를 할인해 줄 수 있다. 우리는 치료비를 깎아줄 수 있느냐고 묻는 것을 어려워하지만 그것은 충분히 받아들일 만한 얘기다.

● 현대 서양 의학의 진단 기술과 통합 치유법을 결합하여 최상의 효과를 얻고 싶을 수도 있다. 이럴 때는 서양 의학에서 나온 정보를 받아들이고 이를 평가할 능력이 있는 사람을 찾는다.

● 치유사가 시간을 얼마나 낼 수 있는지 알아본다. 전화로 궁금한 점을 질문하고 상의할 수 있는 시간을 낼 수 있는가?

● 기적적으로 낫게 해 준다는 치유사를 조심한다. 긍정적인 대답을 듣고 싶더라도 기적적인 치유라는 말을 믿으면 안 된다. 때때로 즉시 극적인 효과가 나타나기도 하지만 대부분의 통합 치유법들은 시간과 인내를 요한다.

● 내 말에 귀를 기울이고 문제를 이야기하는 내 방식에 관심을 보이는 치유사를 찾는다. 치유사들은 여러 방법을 기꺼이 시도해 본 후, 건강을 유지하고 증진하는 데 필요한 기술을 우리에게 가르쳐 주어야만 한다. 좋은 치유사는 특히 여성의 건강에 영향을 미치는 폭넓은 정치적, 경제적 문제에 민감하다.

처음 통합 치유사를 찾아갔을 때, 치유사들과 그곳 이용자들 모두 나와 다른 것 같았고, 문화적 이해가 그다지 폭넓어 보이지도 않아 조금 긴장했거든요. 내가 들어갔을 때 마치 침입자 보듯 나를 쳐다보던 사람들이 기억나요. 그런데, 다른 사람들이 들어오자 반갑고 따뜻하게 인사를 건네더라고요. 그렇지만, 피부 색깔이 달라서 나를 만지기 어색해하던 그 치유사와 여러 번 만나면서 그도 나와 비슷하게 생겼고 나와 같은 것을 느끼며, 결코 건강하지 않은 이 사회에서 내가 건강을 지킬 수 있도록 최선을 다해 도와주려 한다는 것을 알았어요.

친구들에게 요가 선생을 추천해 달라니까 서너 명이 한 남자를 추천했어요. 그를 만나러 갔을 때 이 사람은 아닌데, 하는 느낌이 들었어요. 혼자 중얼거렸죠. '나는 정말 요가를 하고 싶고, 친구들은 이 선생님을 적극 추천했어. 내가 남자들하고는 잘 어울리지 못해서 하기 싫은 것뿐이야.' 하지만 내 마음은 또 이렇게 말했습니다. '하고 싶지 않아.' 나는 눈을 감고 조용히 앉아서 곰곰이 생각해 보았어요. 하지만 이 생각이 떠나지 않고 점점 강해지고 집요했어요. 이 사람은 내게 맞는 요가 선생이 아니다, 나는 결국 그 남자에게 요가를 배우지 않기로 했어요.

일반적으로 어떤 종류든 치료나 치유를 선택할 때는 가능한 많이 알아보아야 하고 자기 주장을 쉽게 굽히지 말아야 한다. 성실하고 유능하면서 인정 많은 치유사들이 얼마든지 있다. 통합 치유의 소비자인 우리는 그런 사람을 찾아내어 그들의 기술을 우리에게 나누어 달라고 요구할

한국에서 건강 보험이 적용되는 한방 치료

- 관절내 침술, 투자법, 비강내나 복강내 안와내 자침 등 특수침. 약침이나 체질에 따른 사상침도 포함된다. 미용이나 체중 감량 목적의 침은 비보험.
- 직접구, 간접구 등 뜸. 건부항, 습부항, 이체부항 등 부항.
- 침이 아닌 다른 기구를 이용한 침술 응용.
- 발목이나 손목을 고정시킬 목적으로 사용하는 붕대.
- 경락 검사나 맥진기 같은 한방 진단기.
- 이른바 엑기스 제제로 불리는 치료 목적의 약재. 가루 형태로 되어 있어 일반적인 탕약과는 다르다. 치료제나 보약이라도 탕약인 경우는 보험이 되지 않는다.

* 척추 교정(카이로프랙틱)은 건강 보험은 적용되지 않지만, 사보험(생명보험 등)의 혜택은 받을 수 있다.
* 기초생활보장수급자와 불우노인, 장애인, 외국인 노동자를 대상으로 무료로 뜸 치료를 해 주는 「뜸사랑」 등의 단체도 있다.

수 있다. 그 정보를 친구들에게도 전해 주어야 한다. 치유사들에게 너무 의존하지 않으면서 동반자로서 그들과 치유 과정에 함께 참여할 때 우리는 몸과 정신과 영혼의 조화를 유지하는 능력을 개발할 수 있다.

통합 치유법과 치유사의 문제점

통합 치유법은 일반적인 현대 서양 의학(약, 수술)보다는 더 풍부한 치유법들을 약속하는 것처럼 보이지만 여기도 취약점이 있다. 쉽게 이용할 수 없다는 점도 있고, 성 차별적인 치유사들, 기술이 부족한 치유사들, 효과가 입증되지 않은 위험한 치유법을 쓰는 사람들이 있다. 게다가 이런 종류의 기술과 지식들은 지금 막 배우고, 시행하고, 기술과 지식을 나누는 단계이기 때문에, 더 힘센 사회적, 경제적, 정치적 세력들이 이 치유법을 규제하려 한다. 예를 들면 미국에서는 대체 의학 사업체뿐 아니라 많은 제약 회사들이 최근에 인기를 얻고 있는 에키나시아[1]라든지 성요한풀,[2] 인삼을 상품화해 돈을 버는 데 관심이 있다.

1 국화과 식물. 북미 원주민들이 독사에 물렸을 때 쓰던 약초. 항생 효과가 매우 크다고 알려져 있다.

2 서양 민간에서 항균 항염제로 쓰이는 식물이다.

전문화의 위험

서양 의학과 마찬가지로 통합 치유 역시 우리가 건강하게 지내려면 무엇이 필요한지를 알고 있는 전문가에게서 많은 것을 배울 수 있다. 그러나 우리는 전문가에게 지나치게 의존하는 시대에 살고 있어 스스로 할 수 있는 것도 대개 전문가에게 의지한다. 치유사들 가운데 스스로 '전문가'를 자처하며 지식을 나누지 않음으로 내담자들이 힘을 갖는 것을 방해하는 자는 피해야 한다. 우리의 건강이나 삶의 질이 나아지지 않는데도, 뚜렷한 치료 목표도 없이 계속 진료를 받도록 만드는 치유사들도 조심해야 한다.

사회 정치적 인식 부족

현대 서양 의학에서처럼 치유의 근원이 개인에게 있다고 보는 것은 건강을 악화시키는 중요한 요인이 되는 인종 차별, 빈곤 같은 정치적 요소를 무시하는 것이다. 예를 들면 치유사들이 내담자에게 휴식, 운동, 식습관 변화만 처방한다면 이것은 위험한 작업 환경이나 빈곤한 양육 환경, 매일 부딪히는 성 차별이나 인종 차별의 문제를 간과하는 것이다.

통합 치유법에는 개인들은 자신의 건강을 지키고 더 나아지게 하는 데 어느 정도 책임을 가져야 한다는 생각이 내재돼 있다. 우리의 자기 치유 능력을 신뢰하는 것은 외부적인 요인으로만 병인을 설명하는 서양 주류 의학에서 벗어난 반가운 변화이기는 하지만, 어떤 통합 치유사나 통합 치유에 관한 책자는 개인의 질병이나 건강에 대해 본인의 책임을 지나치게 강조한다. 그들은 우리가 아프거나 건강이 회복되지 않는 것이 우리 잘못이라고 생각한다. 심지어 왜 아프냐고 묻기도 한다. 잘못된 생각이나 의지 부족, 성격 문제(예를 들어 '암을 유발하는 성격'), 또는 치유사에 대한 신뢰 부족이 가장 중요한 요인이라고 지적하기도 한다. 다음은 통합 치유에 관한 초기 책들에서 나타나는 '피해자를 비난하는 태도'다.

질병은 외부에서 비롯됐다는 생각으로 자신을 속이지 말라. 내 몸의 질병은 내 책임이다.

당신이 직면한 유일한 폭군은 타성과 의지박약이다. 즉 너무 바빠서 건강을 내 손으로 챙길 수 없다는 생각, 또한 건강을 증진하는 생활 방식을 통해 스스로 건강을 지켜 나가는 것이 너무 힘들고, 복잡하고, 불편할 거라는 생각이다.

이런 생각들은 정치적 사회적 요인이 건강에 영향을 미친다는 점을 간과한다. 우리는 때때로 건강을 지키기 위한 노력과 관계없이 질병에 걸린다. 아픈 데 대해 자신을 탓하는 것이나 남들이 자신을 탓하도록 내버려 두는 것은 잔인하고 부당한 처사다.

성 차별

대안적인 건강법이라고 해서 반드시 양성 평등을 추구하거나 여성주의에 입각한 것은 아니다. 생의학과 마찬가지로 많은 통합 치유사들이 성 차별주의나 다른 억압적 태도와 행동을 버리지 못했다. 여성이건 남성이건 우리에게 무례하게, 심지어는 해롭게 대할 수 있음을 알아야 한다. 치유사들이 치유 과정에서 우리를 동등한 파트너로 대접하도록 기대하고 요구해야 한다.

인종 차별과 엘리트주의

미국에서는 통합 치유에서도 인종 차별과 엘리트주의가 유색인 치료에 영향을 미치고 있다. 허가받은 전문가들이 더 많은 자원을 가지고 힘 있는 사회 구성원인 다른 모든 사회 체제와 마찬가지다. 사회 계층과 인종에 따라 치료의 종류가 결정된다는 것이 많은 연구들에서 밝혀지고 있다. 의료 분야 종사자 대다수가 백인이며 이들 중 대부분은 인종 차별에 기초한 자신의 태도와 신념을 바꾸려 하지 않는다. 그들은 자원을 함께 나누려 하지 않으며 인종 차별과 배척이라는 고통스러운 역사적 유산들을 청산하려 하지 않는다. 그러나 유색인들은 수세대 동안 그들을 지탱해 준 고유의 지식과 지혜를 지켜가고 있다. 통합 치유법에 주력하는 어떤 기관들은 그들이 보살피는 사람들의 더 폭넓은 문제들을 다룬다. 예를 들면, 미국 캘리포니아의 라자의료원은 지역 주민들을 위한 교육과 서비스를 건강 치유법에 통합시킨 한 본보기다.

불행히도 주로 유색인에 의해 조직되고 운영되는 통합 치유 센터들은 할렘의 「흑인통합치유센터」의 예처럼 설립자들의 정치적 행동에 따라 해체되기도 하고 공격 대상이 되기도 한다.

통합적 접근들

이 단락에서는 내게 맞는 치료법을 생각해 볼 수 있도록 여러 통합 치유법을 소개하고 정보와 지침들을 제공하려 한다. 상당히 많은 치유법들이 있기 때문에 우선 가장 널리 보급되어 있고 광범위한 목적으로 사용될 수 있는 방법을 중심으로 소개할 것이다.

통합 접근법을 이용하려면 주변 사람의 도움을 받을 것을 적극 권한다. 이 여행을 시작하면, 우리의 식습관, 행동 방식, 사고방식을 바꿔야 할지도 모른다. 새로운 것을 시작하는 것이 낯설게 느껴질 수도 있을 것이다.

친구가 추천한 사람에게 마사지를 받으러 갔어요. 처음엔 조금 염려스러웠으나 그분의 강하고 편안한 손길이 곧 나를 안심시켰습니다.

자조모임이나 연구 모임에 가입하거나 다른 여성들과 지식들을 공유하는 것은 자신감을 기르는 데 좋다. 자신이 선택한 치유법을 충분히 이해할수록 자신의 치유 과정에 더 많이 개입할 수 있다. 통합 치유를 지지하는 사람들이 주변에 있다면 가끔 부딪힐 수 있는 현대 서양 의학 신봉자들의 냉소와 의구심을 견디는 데 도움이 된다.

보도에 걸려 넘어져, 걸을 수도 일을 할 수도 없을 만큼 심하게 다쳤어요. 병원에 실려 가서 엑스레이 촬영을 했죠. 정형외과 과장은 엑스레이 사진을 보고 내 발에 아무 이상이 없다고 했어요. 하지만 난 그래도 걸을 수 없었어요. 그때 척추교정사를 만나보기로 했죠. 당시 그들에 대해 내가 아는 것이라곤 의사들과는 다른 대안적 치료를 한다는 것 정도였어요. 여동생이 내가 아는 사람 중 유일하게 척추교정을 받아본 사람이었어요. 엑스레이 사진을 찾으러 병원에 갔을 때, 나는 척추교정사를 만나볼 거라고 했어요. 그랬더니 "가지 마세요, 그 자는 공산주의자요." 하더라고요. 나는 "정치적 성향은 상관없어요. 나를 도와줄 수 있다면요." 하고 대답했죠. 척추교정사를 찾아가서 그분이 내 등과 발을 교정시켜 주고 난 뒤 난 예전처럼 편히 걷게 됐어요.

많은 여성들이 현대 서양 의학 치료를 완전히 포기하려고 하지는 않으면서도 현대 서양 의학이 예방 차원의 여성 중심적인 치료에 대한 요구를 만족시키지 못한다는 것을 알고 있다. 그래서 서양 의학과 병행할 수 있는 통합 치유법을 찾는다.

서로 다른 건강법을 어떻게 생활 속에서 결합하느냐고요? 나는 주로 의사를 찾지만 그들의 한계를 잘 알아요. '대화' 치료를 받기도 하고 마사지도 받아요. 근육통을 완화하는 목욕을 해 보기도 했어요. 가끔씩 한약을(약초를) 복용하기도 해요. 음식에 신경 쓰며 비타민도 복용하고, 만성 요통과 견통을 완화하는 알렉산더 기법(일종의 자세 교정법)을 써 보기도 해요.

어떤 여성은 자신의 경험을 의사에게 이렇게 말했다.

편두통으로 고생하고 있는데, 신경과 의사는 온갖 종류의 진통제와 예방약들을 처방했어요. 매일매일 먹어야 하는 약에서 벗어나는 것이 목표였죠. 이 약은 뇌의 혈관을 확장해 주는 강한 혈액 희석제였어요. 부작용은 이루 말할 수 없었죠. 나는 화란국화가 내가 먹는 약과 비슷한 천연 성분을 가지고 있음을 알게 되었어요. 의사에게 약초에 관한 책을 읽으라고 권했어요. 그는 책을 읽고서 약간 주저하긴 했지만 화란국화가 그 독한 처방약과 비슷한 효과를 준다고 확인해 주었습니다.

건강을 지키는 데 왕도가 없는 것처럼 치유에도 왕도는 없다. 건강의 균형을 찾는 것은 휴식을 취함으로써 감기를 치료하는 것처럼 단순하고, 고혈압이나 관절염 같은 만성 질환 때문에 생활 습관을 완전히 바꾸는 것처럼 복잡하기도 하다. 각 치유법들은 사람에 따라, 또 질병에 따라 다르게 작용한다. 통합 치유는 시간이 걸리기 때문에 가장 좋은 치유법을 찾기 쉬울 때도 있지만 분명히 알기 힘든 예도 있다. 우리는 상황에 맞게 판단하고 결정해야 한다. 우리 자신의 경험과 직관, 믿을 만한 친구, 가족, 선생님, 전문가의 지혜가 최상의 길잡이가 될 것이다.

통합 치유법에는 우리가 배워서 실천할 수 있는 약초, 명상, 심상 요법, 요가, 태극권, 마사지 등 다양한 방법이 있다. 전문가가 시술해야 하는 침술과 척추 교정도 있다. 침술과 척추 교정은 비용이 많이 들 수도 있지만 다른 방법들은 원하는 사람 누구나 배울 수 있는 것들이다.

약초

우리 스스로 건강과 안녕을 유지하고 보충하도록 도와주는 것이 약초다. 약초는 수천 년 동안 많은 문화권에서 약으로 쓰이면서 건강에 좋은 결과를 보여 왔다. 인도의 아유베다 의원들도 약초를 사용했고 중국의 의사들도 침술, 다른 형태의 전통 중국 의술과 함께 약초를 사용했다. 아프리카, 유럽, 아메리카 일부 지역에서도 약초는 우리가 일상생활에서 건강을 유지하도록 도와주었다. 약초는 대안적 치유 재료로 간주되며 세계보건기구에 따르면 약초 의학은 세계 인구의 4분의 3 이상이 사용하고 있는 주요 치료법이다. 제약회사에서 만드는 약의 4분의 1가량이 약초 추출물이다.

약초 제제나 치료법을 제대로 이용하기 위해서는 지식과 경험이 필요하다. 어떤 약초는 매우 위험하고 또 어떤 약초는 장기간 사용하면 중독을 일으킬 수도 있다. 어떤 것은 복용하는 사람에 따라서 명약이 되기도 하고 극약이 되기도 한다. 약초를 처음 사용한다면 사용 전에 가능하면 많이 읽고 조사한다. 가능하면 도움이 될 워크숍이나 강좌에도 참석한다. 전문가를 찾아갔을 때 먹고 있는 약, 알레르기, 음식, 수면, 작업 습관 등 나에 관한 모든 정보를 이야기해야 한다. 전문가가 나의 전반적인 건강 상태에 대해서 아는 것이 중요하다.

어떤 약초들은 집에서 키우거나 말려서 사용할 수도 있고 약재상이나 식료품 가게에서 구입할 수 있다. 건강식품점에서도 비타민이나 철분제와 함께 약초를 캡슐 형태로 판매하고 있다. 오늘날 가장 인기 있는 약초는 자연 항생제로서 면역 기능을 증진시키는 마늘과 골든실, 감기와 호흡기 질환에 좋은 에키나시아, 소화를 돕는 생강과 페퍼민트, 스트레스를 줄여주는 길초근(쥐오줌풀)이다.

감기 기운이 느껴지면 나는 즉시 골든실이나 에키나시아를 복용해요. 보통 24시간 안에 좋아지죠. 전에는 겨울마다 기관지염으로 고생했는데 최근 몇 년 동안 편안했어요.

약초는 여성 건강에 여러모로 활용될 수 있다. 약초는 자궁을 조절하고 강화시켜 생식기가 제대로 기능하게 하고 월경통을 완화해 주며 호르몬 조절을 돕고 완경기의 질 건조증과 얼굴 화끈거림을 완화해 준다.

아래에 소개하는 약초들은 생식 기능을 건강하게 유지하는 데 도움이 된다.

- **자궁과 난소 강화** 라즈베리(나무딸기), 익모초, 순비기나무, 당귀(자궁근종일 때는 제외)
- **월경 불순 완화** 파슬리, 달맞이꽃, 생강, 서양톱풀, 블랙코호시
- **진정, 안정** 귀리, 페퍼민트, 카모마일, 길초근, 골무꽃, 서양민들레

심한 월경 불순으로 고생해서 할 수 있는 건 다 해봤어요. 침술 공부를 하는 친구가 한의원에 가보라고 해서 주저 없이 갔죠. 의원에 들어섰을 때 흑인 여자는 나밖에 없었어요. 내가 아주 눈에 띄는 존재였는데도, 거기 앉아 있는 사람들은 나를 불편하게 여기지 않았어요. 의사의 방에 들어갔더니 한약 냄새가 강하게 났어요. 의사는 어디가 불편한지 물었고 내 손을 검은 벨벳 쿠션 위에 놓고는 진맥을 하더군요. 내게 혀를 내밀라고 하더니 백태가 끼었다고 했어요. 피부도 살펴보았어요. 그는 내게 월경통뿐 아니라 당뇨가 있고 목과 어깨, 허리 왼쪽 아래도 아프지 않느냐고 묻더라고요. 이런 증세들을 겪고 있는 터여서 난 너무 놀란 나머지 의자에서 떨어질 뻔했어요! 그는 앞으로 9주 동안 복용할 약을 처방해줄 수 있다고 했어요. 그러고 나서 회복될 거라고 안심시켜 주었어요. 정말 회복됐죠. 약은 지독히 썼지만 나는 굉장한 차이를 느낄 수 있었습니다. 다른 병을 고치러 다시 가볼 생각이에요.

마음 다스리기

혼자서나 다른 사람과 함께 배우고 실천해 볼 수 있는 몇 가지 통합 치유법들이 있다. 그중 대부분은 동아시아와 남아시아 문화권에서 영적 수련 방법으로 개발된 것이다. 이 단락에서는 몸과 마음과 영혼의 균형을 유지하고 몸에 충실하기 위해 '마음을 다스리는' 수련법인 명상, 요가, 태극권을 소개한다. 최근 연구에 따르면 이 수련법은 심장 박동을 늦추고 혈압을 낮추고 근육 긴장을 완화하며 스트레스와 관련된 호르몬 분비를 줄여 준다. 많은 사람들이 과도한 스트레스 때문에 생긴 건강 문제를 해결하기 위해 명상, 요가, 태극권을 시작하고 있다.

명상

명상은 우리에게 내적 자아와 통하고 친해질 기회를 제공한다. 명상을 단순하게 정의하면 '매 순간 주의를 기울이는 것'이다. 15년 동안 명상을 배우고 가르쳐온 한 여성은 명상을 이렇게 표현했다.

명상은 본질적으로 인간의 다른 모든 활동과 구분되면서도 인간의 모든 활동에 포함되어 있습니다. 명상을 통해 우리 각자는 온 마음을 기울여 살아 있음의 진리를 자각하며 우리의 근본에 다가갑니다…… 신성, 불성 또는 뭐라 부르든 우리 존재의 빛나는 중심을 인정하는 것이라고 말할 수 있습니다.

명상은 매 순간에 몰입하게 하며 우리의 가장 내밀한 생각에 즉각 반응하게 한다. 명상을 하면 판단력이 좋아지고 아이디어가 많아진다. 사람들은 각기 다른 이유로 명상을 시작한다. 기분 전환을 위해, 차분해지기 위해, 육체와 정신의 스트레스를 줄이기 위해, 또는 위기를 극복하기 위해 명상을 한다. 사람들은 단지 실용적인 이유로 명상에 접근한 후 더욱 깊고 다른 차원의 의식 상태와 깊고 만족스러운 이완을 원하고 있음을 깨닫는다.

명상법은 다양하다. 서서, 걸으면서, 춤추면서, 뛰면서 명상할 수도 있지만 대개 사방이 조용한 가운데 앉거나 가부좌를 틀고 명상한다. 설거지 같은 일상 활동을 하면서 명상을 하기도 한다. 마음을 고요히 하기 위해 한 단어나 소리를 반복하기도 한다. 또 다른 방법은 복부의 오르내림에 집중하거나 몸에 숨이 나가고 들어옴을 관찰하는 호흡 집중법이다. 야외에서, 실내에서, 교회나 사찰, 기타 종교 시설에서 명상할 수 있다. 어떤 사람들은 혼자 명상하기를 좋아하며 가족이나, 친구들, 자조모임 사람들, 영성 단체 사람들과 어울려 명상하기를 원하는 사람들도 있다. 명상은 우리의 관심을 내면에 기울이게 하는 방법이지만 단체 명상은 사람들 사이에 깊고 지속적인 유대감을 만들어 내기도 한다.

명상은 책이나 테이프를 통해 혼자서 익힐 수도 있고, 종교 지도자나 일반인 강사와 함께 수련할 수도 있다. 수련이 깊어질수록 명상법이 우리의 삶을 다스리는 데 도움이 됨을 느낄 수 있다.

새벽 명상에서 침묵도 하고 찬송도 합니다. 가끔은 창 밖의 떠오르는 해를 바라보면서 열심히 기도하죠. 단 10분이라도 명상을 통해 내 심연을 들여다보는 것이 내게는 중요합니다. 명상을 하지 않은 날이면 얼마나 쉽게 화가 나는지 놀랄 지경이에요. 종종 일과 중에도 침묵하거나 혼자 있을 때 명상 중에 경험하는 평안을 느끼기도 해요. 이러한 평정이 내게 도움이 되죠. 내 명상은 대부분 그저 평범한 편이지만, 어떤 날은 아주 심오한 명상을 하는 때도 있어요.

요가

요가의 목적은 몸을 새롭게 하고 마음을 집중하며 감정들을 고요하게 하는 것이다. 요가는 산스크리트어로 '화합'을 뜻한다. 요가 수련의 근간이 되는 것은, 몸과 마음이 한 연속선 위에 있는 존재의 부분이며 마음은 단지 몸보다 좀 더 섬세하다는 믿음이다.

요가 수련의 기본은 자세(아사나)와 호흡(프라나야마), 그리고 정신 집중이다. 아사나는 몸의 자세들로 스트레칭과 운동 준비를 도와준다. 프라나야마는 호흡법으로 산소의 흐름을 증가시켜 몸의 이완을 돕는다. 모든 요가 훈련은 의식 집중을 강조한다. 움직임, 호흡, 몸의 유연한 부분과 긴장된 부분, 정신을 주어진 과제에 집중하도록 한다.

요가 동작들을 할 때 자세 하나하나를 천천히 바꾸는데 어느 한 자세든 일정 정도 유지하다가 점차 이완하라고 했습니다. 이런 운동 방식은 정신에 아주 큰 효과를 가져왔어요. 종종 그 날의 갖가지 걱정에 혼란스러운 마음으로 요가를 시작하곤 합니다. 그러나 정신을 몸의 움직임과 호흡에 집중해 나가다 보면 마음이 차분해지고 긴장이 풀리는 것을 경험하거든요. 요가 수련을 하면서 문제에서 어느 정도 거리를 둘 수 있게 되지요. 요가 동작은 새로운 에너지를 주고 긴장을 풀어주며 다른 관점으로 세상을 보게 합니다.

지속적인 요가 수련의 이로움을 보여 주는 많은 연구들이 있다. 요가는 혈압 저하, 맥박 저하, 스트레스 감소, 관절 유연성 증가, 호르몬 기능 개선 같은 생리적인 변화를 수반한다. 또한 몇몇 연구에 의하면 요가는 만성 기관지 천식과 같은 호흡기 질환에 치료 효과가 있다.

우리는 요가를 책이나, 비디오를 보면서 배울 수 있다. 하지만 다양한 기술과 개별적인 가르침을 제공하는 강사에게 배우는 것도 좋을 것이다. 요가는 하루에 15분 이상 규칙적으로 하는 것이 중요하다.

다른 치유법과 마찬가지로 요가의 문제점은 올바르게 하지 않았을 때 생긴다. 동작을 따라하다 아프면, 무리하지 말고 멈춰야 한다. 자신의 능력을 고려해야 한다. 요가를 하는 과정에서, 어느 수준까지 노력해서 성취할 수 있는지, 어느 동작이 내 능력 밖의 것인지 주의해야 한다. 이

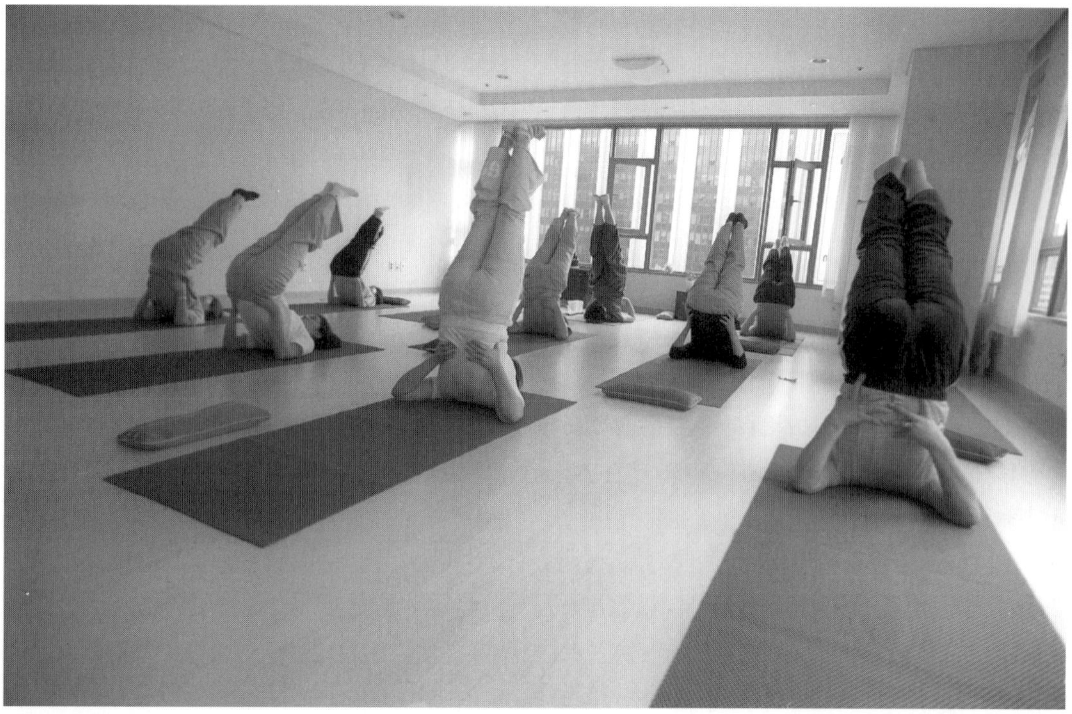

요가의 목적은 몸을 새롭게 하고 마음을 집중하며 감정들을 고요하게 하는 것이다.
ⓒ여성신문 이기태

구분은 사람에 따라 다르기 때문이다. 완벽주의를 경계한다. 요가는 경쟁하는 스포츠가 아니다. 운동의 효과는 무리하게 특정 목표를 달성하는 데 있는 것이 아니라 노력하는 과정에서 나온다.

아침에 일어나면 '태양을 향한 인사'(12가지 연결 동작으로 이루어진)라는 요가 동작을 합니다. 단 몇 분이 되든, 더 길게든 이 동작을 끝까지 합니다. 태양을 향해 인사를 한다는 생각만으로도 기뻐지죠. 이 동작들을 하면서 찌뿌드드한 몸과 좀더 자고 싶은 마음에서 벗어납니다. 이렇게 즐거운 하루를 맞을 준비를 합니다.

태극권

태극권은 천년 이상의 역사를 지닌, 중국 무술이다. 태극권은 몸의 컨디션을 조절하고 활력을 주는 가벼운 동작들로, 누구나 할 수 있다. 정신을 한곳에 모으고 집중하면 에너지의 흐름을 만드는데, 이를 통해 명상적이고 우아한 동작이 나온다. 태극권을 하면서 머리와 다리, 손과 발과 팔을 정교하고 유연하게, 또 조화롭게 움직이는 방법을 배우게 된다. 태극권은 심장에 무리를 주지 않으면서도 격렬한 운동보다 더 큰 건강상의 이로움을 준다.

1995년 제4차 베이징 세계여성대회 때가 생각나요. 우리는 이른 아침에 중국인들이 하는 태극권 수련을 보고 싶었거든요. 관광 안내 책자에는 동이 틀 무렵에 공원에 가면 많이 볼 수 있다고 적혀 있었어요. 우리는 아침 5시 30분에 모였지만 해는 벌써 떠 있어서 서둘러야 했어요. 도착하자 기가 막힌 장관을 목격할 수 있었어요. 많은 사람들, 주로 노인들이 부드럽게 움직이고 주문을 외면서 일제히 한 몸처럼 운동하고 있더라고요. 잊지 못할 장면이었어요.

다른 무술을 가르치는 여성주의 사범을 찾거나 모든 무술의 핵심인 집중력을 훈련하면서, 언어폭력이나 신체적인 공격에 실제로 어떻게 대처해야 하는지 배울 수도 있다.

심상 요법

심상 요법은 마음을 통해 치유 에너지를 몸에 집중시킨다는 점에서 명상과 좀 비슷하다. 심상 요법은 생체의학에서 자율 훈련법으로 공식 사용되고 있다. 이 방법은 혈액 순환을 조절하고, 심장 박동을 느리게 해 주며, 위염, 담낭

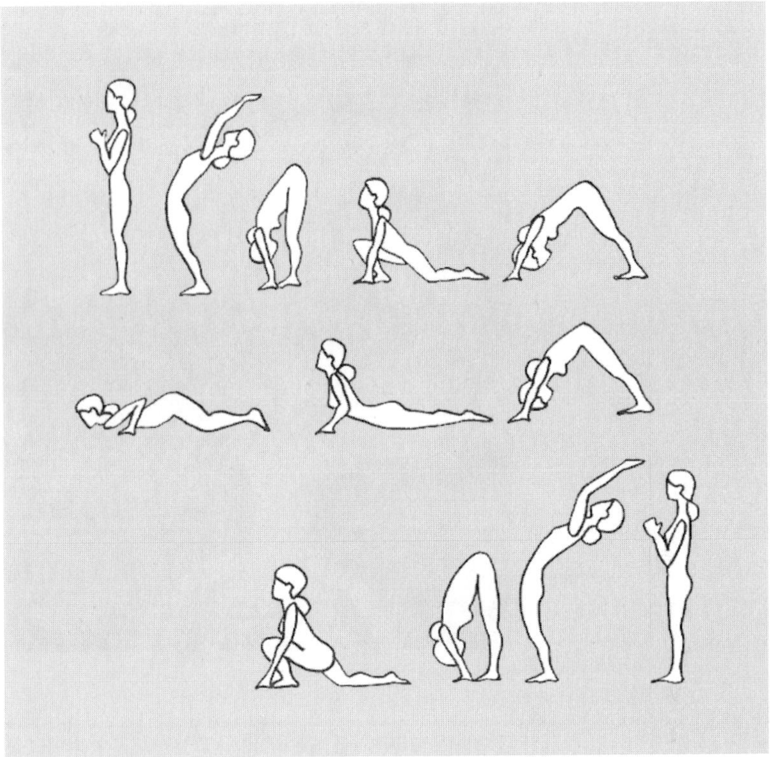

요가 동작, 태양을 향한 인사 ©Jane Pincus

이상, 장 질환, 치질, 변비, 후두염, 두통, 천식, 당뇨, 관절염, 요통, 피부 질환, 갑상선 질환의 치료에 점차 많이 사용되고 있다. 일부 암 치료 전문가들도 약물, 수술, 방사선 치료에 심상 요법을 병행하여 스트레스를 완화하고, 암과 투병하는 사람들이 치유에 집중할 수 있게끔 한다. 명상과 심상 요법이 우리 몸의 면역 체계를 강화시켜, 암이나 질병에 대한 대응력을 강화한다.

많은 여성들이 특정한 상징이나 장면을 머릿속에 그려 보는 것의 긍정적인 치유 효과를 경험한다. 산파들은 오래전부터 임신부의 고통을 덜고 두려움과 긴장을 줄이거나 자궁을 열어 주기 위해 다양한 이미지 요법이나 긴장 이완 체조를 임신부에게 시키곤 했다. 심상 요법을 치유에 사용했던 기록은 고대 바빌로니아와 수메르까지 거슬러 올라간다. 많은 원주민들이 이 방법을 오늘날까지 계속 사용하고 있다. 심상 요법을 통해 우선 긴장을 완화하고, 긴장이 풀려서 편안한 상태가 되면, 우리 몸의 불수의근과 통증을 조절한다. 암 수술을 몇 번 받았던 한 과학자는 이렇게 말한다.

마지막 수술을 한 후 2년은, 인생에서 가장 생산적인 시간이었어요. 한번도 해 보지 않은 치유법들을 탐색하는 기회였기 때

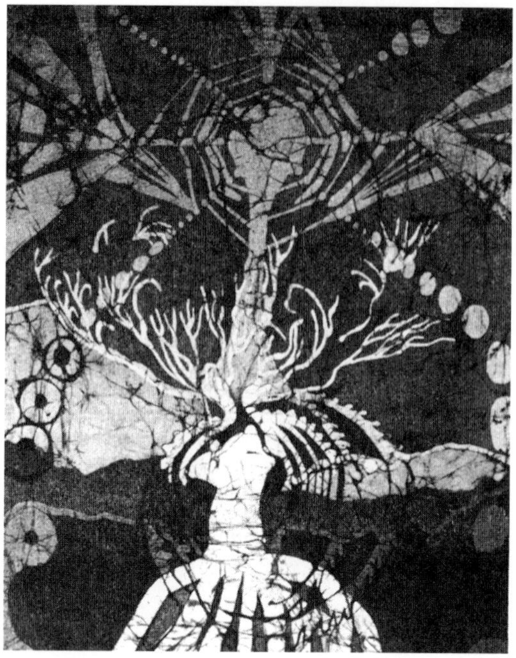

시각이미지,
든든하게 뿌리내린 나무
©Jane Pincus

문입니다. 고통스러울 때면 우선, 나를 보살펴 주거나 이 고통을 낫게 해줄 신적인 존재를 찾았어요. 그러면서 자문자답했죠. "내가 아는 사람들 중에 누가 가장 나를 잘 보살펴 줄까?…… 그건 바로 나야." 그래서 내가 나를 안아 주는 상상을 했어요. 통증이 오면 엄마가 아이에게 하듯 내가 나를 돌보았어요. "어떻게 도와줄까? 어떻게 해 줄까?" 통증이 시작되면 나는 "가엾은 우리 아기." 하고 말합니다. 나는 스스로를 사랑스럽게 대했어요. 나를 사랑하면 할수록 더 치유됨을 느꼈어요. 지금은 고통이 한결 덜해졌어요.

심상 요법은 긴장을 푸는 것과 연관이 있다. 자기가 상상하는 대상이나 장면, 과정을 느끼고 의식을 채워서 오직 그것만 인식하는 상태에 도달하는 것이다. 마음을 한 곳에 집중한다. 지도해 줄 사람이 있어도 좋다. 명상적 심상 요법을 훈련해야만 할 수 있는 이들도 있다. 배우지 않으면 하기 어려운 기술이기 때문이다. 어떤 사람들은 금방 배우기도 한다. 다음은 치유적인 심상 요법의 한 예다.

긴장을 풀고 아픈 곳, 불편한 곳, 제 기능을 하지 않는 곳에 마음을 두십시오. 마음을 그 곳에 모으고 어떤 느낌인지 경험해 보십시오. 어떤 목표를 달성해야 한다는 압박감을 버리십시오. 잠시 후, 아픈 부위에 관련된 이미지를 떠올려 보십시오. 그 부분과 비슷한 상세한 그림일 수도 있고, 추상적인 이미지일 수도 있습니다. 만족스러운 이미지가 나올 때까지 정신을 집중하십시오. 원한다면 이미지를 언제든지 바꿀 수 있습니다. 지금부터, 당신 몸의 아픈 부분이 치유되고 잘 기능하기 위해 무엇인가 시작되고 있는 것을 마음속에 떠올려 보십시오. 당신은 아마도 에너지, 빛, 색들이 그 안으로 흘러들어 가는 것을 보게 될지도 모릅니다. 강력한 이미지가 당신이 회복되었다고 곧바로 느끼게 해 줄 수도 있습니다.

심상 요법으로 효과를 보지 못했다면 아마도 이미지를 사용하기보다는 다른 방법으로 정보를 취하기 때문일 수도 있다. 가령, 심상 요법은 귀를 통해서도 할 수 있다. 소리를 상상하는 것이다. 이것이 내게 맞는 심상의 방법일 수도 있다.

신체 접촉 요법

이 단락에서는 근육과 골격에 초점을 둔 통합 치유법을 이야기하려 한다. 마사지는 혼자 할 수도 있고(손이 닿는 몸 부위를 마사지하기), 가족이나 친구와 함께할 수도 있다. 또 훈련받은 전문가에게 돈을 지불하고 마사지를 받을 수도 있다. 척추 교정사는 면허가 있어야 한다.

마사지

신체 접촉을 하면, 서로 자연스럽게 친해지고 편해진다. 그저 단순히 껴안아도 좋고, 온몸을 문지를 수도 있는데 이런 접촉은 기분을 좋게 해 준다.

가장 좋아하는 마사지는 발마사지예요. 이것을 하면, 아버지가 내 발을 문질러 주시던 어린 시절이 떠오릅니다. 마사지를 서로 해주면 너무나 기분이 좋아지죠. 잘 자라는 인사를 하러 아이들 방에 가면, 애들도 나더러 가끔 발을 주물러 달라고 합니다. 친구들을 만나서도 친밀함의 표시로, 또는 긴장을 풀어 주기 위해 서로 마사지를 해줍니다.

마사지를 잘 받으면 근육 긴장이 풀리며 관절이 더 유연해진다. 또 혈액 순환이 좋아지고 감각이 살아난다. 마사지와 지압은 세게 주무르기, 잡아당기기, 누르기, 문지르기 등이다. 피부염, 정맥염, 응혈, 홍조가 있거나, 화상이나 상처로 피부가 얇아진 상태에서는 마사지를 받으면 안 된다. 암이 온몸으로 퍼져 나가고 있다면 마사지를 받는 것에 대해 의사와 상의해야 한다.

다양한 방법으로 다른 사람뿐 아니라 자기 몸도 마사지할 수 있다. 서양 사람들에게 가장 친숙한 마사지는 스웨덴식으로(일반적으로 온몸에 하며, 때로 강한 지압을 하기도 한다), 단순한 기분 전환용 마사지다. 동양식 마사지는 경락을 자극하는 방법으로 지압이나 마사지 등이 포함된다. 어떤 마사지는 피부를 매끄럽게 하는 오일을 사용하기도 하고, 오일이나 윤활제 없이 옷을 모두 입고 하는 마사지도 있다.

마사지사들은 보통 여러 기법들을 결합해 사용하고, 심상 요법과 향기 요법(아로마테라피, 특별한 향이 있는 기름을 사용하여 긴장 완화와 스트레스 감소를 도와줌)도 병행한다. 마사지사들은 자신들이 마사지 받는 사람들을 치유하고 편안하게 하기 위해 온몸과 손으로 '에너지'를 전달하는 통로라고 생각한다. 한 마사지사는 이렇게 말한다.

기법보다 더 중요한 것은 사람을 만지는 방식입니다. 자신이 에너지를 전달한다고 느끼건, 자기 몸 근육 상태에 관심을 기울이면서 그것을 어떻게 다른 이에게 전해 주는지에 관심이 있건, 자기 자신의 몸에 근원을 두고 마사지를 하는 내내 자기 몸에서 무슨 일이 일어나는지 주의를 계속 기울여야 해요. 순서대로 같은 기법의 마사지를 행하지만 사람에 따라 만지는 느낌은 모두 다릅니다. 한 여성이 내게 마사지를 받는 동안 자신의 몸뿐만 아니라 내 몸에 대해서 느낄 수 있었다는 이야기를 해서 참 놀랐죠.

보통의 마사지를 하는 데는 특별한 훈련이 필요 없다. 그저 편안한 자세에서 시작하면 된다. 친구의 발이나 머리, 손, 등, 목, 어깨를 만지면서 어디를 마사지 받고 싶은지, 어느 정도의 강도를 원하는지 물어본다. 엄지손가락이나 손 전체로 아프고 쑤시는 부분을 찾아 문지른다.[3] 가볍게 두드리기와 깊이 눌러 주기를 교대로 할 수 있는데, 받는 사람이 긴장 완화에 도움이 된다고 생각하면 심상 요법도 같이 사용할 수 있다. 척추의 직접적인 자극은 피하고 대신 양옆을 눌러 준다. 반드시 몸 전체를 마사지할 필요는 없다. 발이나 귀 등, 한 부분만 마사지하는 것으로도 몸 전체의 기관들을 자극할 수 있다. 마사지를 해 주면서 규칙적으로 깊이 숨쉬도록 한다. 마사지는 우리 몸의 긴장을 풀어 줄 뿐 아니라 고통스러운 마음의 상처에서도 벗어나게 할 수 있다.

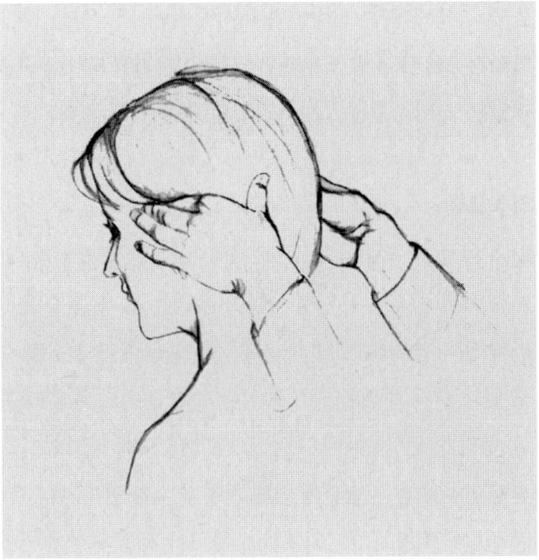

마사지
©Christine Bondante

내가 처음으로 마사지와 마음의 치유를 동시에 경험한 곳은 케임브리지의 작은 아파트였어요. 몸이 너무 긴장되어 있어서 풀어 주어야 하겠기에 (집에서 일하는) 마사지사를 찾아갔어요. 마사지사는 내 몸의 자세를 보더니, 몸에 아주 오래된 마음의 상처들이 쌓여 있는 것 같다고 말했어요. 무슨 이야기를 하는지 모르겠다며 난 약간 방어적으로 대응했죠. 나는 요가도 했고 산보도 하고 음식도 잘 챙겨 먹었지만 여전히 아주 많이 긴장되어 있고, 그게 내 문제의 전부라고 말했어요.

그녀는 어떤 설명도 덧붙이지 않았어요. 대신 나더러 누우라고 하곤 내 목뼈를 마사지하기 시작했어요. 마사지를 한 후 꾹 한참 머물렀다 또 마사지를 한 후 한참 머무르고. 처음에는 목구멍이 얼마나 긴장하는지만 신경을 썼어요. 점차 목구멍에 어떤 응어리가 생기는 것이 느껴지고 가슴에서 무언가가 끓어오르면서 오래된 감각들이 다시 마음에 떠올랐어요. 나는 울기 시작했어요. 처음에는 오랫동안 잠겨 있던 수도꼭지가 터진 것처럼 작은 흐느낌이었어요. 그러고 나서 눈물이 터져 나왔고 나는 그렇게 몇 분을 울었어요.

한편으로는 두려웠고, 또 한편으로는 안심이 되었어요. 뻣뻣한 목 뒤에 그렇게 깊은 마음의 상처가 숨어 있다는 것이 두려웠고, 그것이 이제 해방되고 치유되었음에 위안이 되었죠. 그 때 온종일 나와 붙어 다니는 이 신비한 몸에서 무엇을 더 배울 수 있을까 알아보기로 결심했어요.

전문가를 찾고 싶거나 강좌를 듣거나 누군가에게 훈련을 받고 싶다면, 친구들이나 문화 센터, 헬스클럽 등에 문의한다. 우리가 좋아하는 기법을 사용하거나 편안하게 느끼고 잘 통하는 사람을 선택하자. 쌍방간의 원활한 의사소

3 손이나 엄지, 발, 마사지용 볼을 사용하여 마사지를 할 수 있다. 월경통 완화를 위한 마사지를 보려면 12장 몸에 대한 이해, 272쪽을 참조하자.

통이 긴장 완화를 도와주며 마사지사에게도 힘을 준다. 마사지사에 대해 잘 모른다면 믿을 만한 기관에서 훈련을 받았는지, 자격증은 있는지를 확인해 볼 수도 있다.

척추 교정

많은 여성들이 예방 목적으로 척추 교정원을 찾는다. 인체가 가진 굉장한 유연성 덕분에 우리는 쉽게 몸을 움직일 수 있지만, 바로 그것 때문에 몸의 불균형이 초래될 수도 있다. 근육과 뼈를 감싸고 있는 연결 조직들은 우리 몸의 형태를 구성하는데, 이것은 사고에 의해서뿐 아니라 잠자고 걷고 앉는 습관에 의해 변형될 수가 있다. 몸은 그런 변형에 적응하기는 하지만 오랫동안 정상 체형에서 벗어나 있을수록 몸의 움직임은 더욱 제한된다. 그렇게 해서 생긴 만성 근육통은 정서와 신체에 영향을 미칠 수 있다. 몸을 움직일 때 유연성을 잃게 되면 다양한 정서적 반응에 장애가 오는 경우가 많다.

척추 교정사들은 인간의 몸은 신경 체계가 원활히 기능할 때만 제 능력을 온전히 발휘한다고 믿는다. 척추(우리의 뇌간과 척수를 감싸고 보호하는 뼈 기둥)는 '신경 체계의 생명선'이다. 척추 교정사들은 척추뼈를 교정하여 신경 기능을 회복시켜 주고 뇌에서 각 근육과 몸의 기관들에 신경 전도가 잘 이루어지게 하여 몸의 움직임이 다시 정상으로 이루어질 수 있도록 한다. 척추의 이상은 다음과 같은 여러 원인에서 비롯된다. 몸을 움직이는 습관(머리를 앞으로 내밀고 걷기, 다리를 꼬고 서 있기), 자동차 · 자전거 · 오토바이 · 보행 중 사고로 인한 외상, 과다한 근육 사용으로 인한 몸의 무리, 한 자리에 너무 오래 앉아 있기, 극도의 정신적 정서적 스트레스로 인한 근육 뭉침, 영양 실조나 약물 과다 복용 등이다. 어떤 척추 교정사들은 진단을 위해 엑스레이를 사용하기도 하며, 엑스레이를 사용하지 않는 이들도 있다.

임신했을 때 나는 척추 교정사를 한 달에 한 번 방문해 배가 불러오고 체중이 증가하고 있는데 내 척추가 바르게 유지되고 있는지를 확인하곤 했다.

두 종류의 척추 교정사들이 있다. 척추 이상이 질환의 원인이라고 믿는 '순수파'들은 척추 교정만을 한다. '혼합파'들은 치료 영역을 확장하여 척추 교정과 함께 식사 요법, 운동, 명상, 심상 요법 등 자연 치유법을 제시한다.

척추 교정사들은 또 시술 방식에 따라 '적극적' 시술과 '온건한' 시술로 나뉜다. '적극적' 기법은 우두둑 소리가 나게 뼈를 맞추는 등 심하며, '온건한' 방식은 더 섬세하고 부드럽다. 다른 대안적 치유법과 마찬가지로 척추 교정사에 대한 여성들의 경험도 다양하다.

몇몇 친구들이 추천해 준 척추 교정사를 보러 갔어요. 그는 뛰다가 생긴 내 목뼈의 부상을 교정했어요. 하지만 시간이 조금 지난 뒤 그의 태도가 싫어졌어요. 허리에 문제가 없게 되었는데 원하는 것보다 더 자주 오라고 했거든요. 내가 왜냐고 묻자, "어딘가 교정할 부분은 항상 있거든요." 하더라고요. 나는 "맞아요. 그리고 더 나아졌다는 느낌이 들기도 해요, 하지만 돈이 문제죠." 하고 답했어요. 나는 응급 상황에서는 물론이고 예방 차원에서도 기꺼이 주기적으로 만나 주는 다른 척추 교정사를 찾았어요.

무용·동작 치료

무용·동작 치료는 통합 건강법의 중요한 부분이다. 여성들은 언제나 기쁨을 표현하기 위해, 긴장을 해소하기 위해 춤을 추고 동작을 이용했다. 우리는 몸의 리듬을 발견하고 몸의 통제를 경험하며 새로운 방법으로 몸을 움직이는 자유로움을 느낀다. 우리는 대부분 클러빙,→ 4장 운동, 86쪽 집에서나 친구들과 함께 추는 춤이 우리 생활의 스트레스를 털어 내는 아주 좋은 방법인 것을 안다. 토착 문화에서는 춤이 공동체의 소중한 문화적 영적 자산이다. 어떤 이들은 영적, 신체적 안정감을 고양하기 위해 전통 춤을 배우거나 하와이, 아프리카, 미국 원주민 등 다른 전통의 민속춤을 배우기도 한다.

무용·동작도 공식 치유법으로 사용될 수 있다. 1940년대 무용가 매리온 체이스는 무용을 병원 치료에 도입한 미국 최초의 무용 치료사다. 체이스는 마음에 상처를 입은 군인들이 춤으로 그들의 느낌을 표현했을 때 더 빨리 퇴원하는 것을 보았다. 체이스는 다양한 정신 질환자들(예를 들어 자폐아, 정신분열증을 앓고 있는 어른들)이나 강력한 약물 치료의 부작용에 대응 기제가 필요한 환자들에게 댄스 치료를 활용할 수 있는 길을 열어 주었다.

그 후 여성이 선점한 무용 치료는 다양한 생리적 심리적 질환을 치유하는 인기 있는 치유법이 되었다. 무용 치료는 말보다는 율동을 사용해 육체와 감정, 정신 상태, 세상과의 관계를 표현한다. 치료사는 우리와 함께 장단에 맞춰 춤을 추며 우리를 관찰함으로써 우리 몸의 움직임뿐만 아니라 그 뒤에 숨어 있는 감정들을 볼 수 있다. 동작을 하면서 자기 몸과 마음의 상태를 상세히 알 수 있게 되면, 동작을 바꿈으로써 자기 자신이나 주변 사람들과의 관계를 더 편안하게 느낄 수도 있다.

나는 엄청나게 소심하고 불안하고 부끄러움을 많이 타서 친구를 사귀거나 사회생활을 하는 데 어려움이 많았어요. 무용치료사를 찾았고 그곳에서 그이와 함께 그저 리듬에 몸을 맡기고 움직였어요. 우리는 함께 호흡하고 춤추고 서로 다가갔다 멀어졌다 했죠. 이것은 말없이 할 수 있는 의사소통하는 방법이었어요. 한번은 함께 움직이다가 나는 엄마가 나를 안고 어르던 일이 기억났고 엄마가 갑자기 나를 내려놓고 동생을 돌보러 가버렸을 때의 느낌이 떠올랐어요. 그 기억은 내 안에서 무엇인가를 끄집어냈고 나는 울기 시작했어요. 그렇게 후련한 기분을 느낄 줄은 몰랐어요.

무용·동작 치료사들은 비만이거나 식사 장애가 있는 사람들의 치료도 돕는다. 그들은 우리가 음식과 우리 몸과 관계 맺는 방식을 근본적으로 바꾸는 노력을 하도록 우리를 돕는다.→ 2장 먹을거리, 4장 운동

치료 과정의 일부로, 치료 집단이 체구가 아주 큰 여자를 들어 올린 적이 있습니다. 이 여자는, 본인이 항상 다른 사람들을 도와주어야 하며 특히 자신의 체격 때문에 다른 사람들은 자기를 도와줄 수 없을 거라고 굳게 믿었어요. 그랬으니 이 경험은 그 여자에게 전환점이 된 거죠. 이 경험을 하고 나서 그 여자는 자기가 다른 방식으로 다른 사람의 도움을 받을 수 있다는 것을 믿게 되었죠.

침술

침술은 중국 전통 의학의 핵심적 치유법이다. 지난 2천 년 간 행해지고 발전한 침술은 현재 서구 여러 나라에서 건강을 유지하고 질병을 치유하기 위한 방법으로 받아들여지고 있다. 침구사는 몸에 침을 꽂거나 약초를 사용하여 뜸을 뜨거나 지압, 마사지 또는 이 모든 방법을 결합하여 몸의 특정 부분을 자극한다.

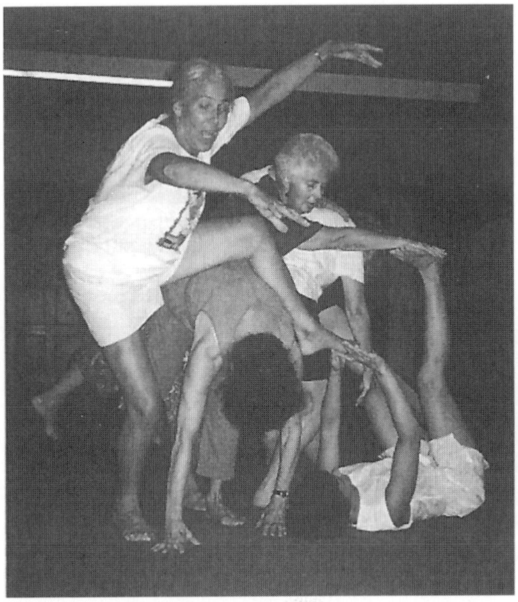

여성들은 기쁨을 표현하기 위해, 긴장을 해소하기 위해 춤을 추고 동작을 이용했다.
Still dancing,
Newton, Massachusettes
© Doug Victor, 1996

중국 의학은 중국의 고전 철학인 도교와 밀접히 연관되어 있어서 몸속의 균형을 회복, 유지하는 것을 건강관리의 목표로 삼는다. 도교의 중심 사상은 우리 몸 자체에 평형 상태를 회복하고 치유, 재생할 수 있는 능력이 있다는 믿음이다. 침술은 우리 몸속의 이런 자연 치유력을 자극하고 일깨운다고 본다.

침술은 여러 형태로 시행된다. 일본에서 흔히 쓰는 침술은 한국이나 중국, 프랑스의 침술과 다르다. 침술의 형태는 몸뿐 아니라 영혼과 감정에 얼마나 개입하느냐에 따라 다르다. 즉 실제로 치료법이 얼마나 통합적인가가 다른 것이다. 비록 접근법은 다를지라도 목표는 같다. 그것은 균형과 기 보강이다.

모든 침술의 근본 개념은 음과 양이다. 모든 에너지는 음양의 조화 속에 있다. 어둠(음)과 빛(양), 냉(음)과 열(양), 여자와 남자, 달과 해 등은 음양의 조화를 이룬다. 이에 따르면 물체가 특정 시기에 오직 한 가지 형태로 보일 때라도 거기에는 또 다른 형태가 늘 잠재해 있다. 그러니까 어두운 밤에도 밝은 낮의 가능성이 존재한다. 여성에게도 남성의 기운이 있고 남성에게도 여성의 기운이 있다. 음과 양은 동등하게 강력한 힘이다. 어떤 것을 음과 양이라는 각기 다른 이름으로 부른다 해서 어느 것이 다른 것보다 더 나은 것은 아니다.

화학과 해부학 구조를 강조하는 현대 서양 의학과 달리 한의학은 오래 전부터 인간이 어떻게 살아 움직이는가

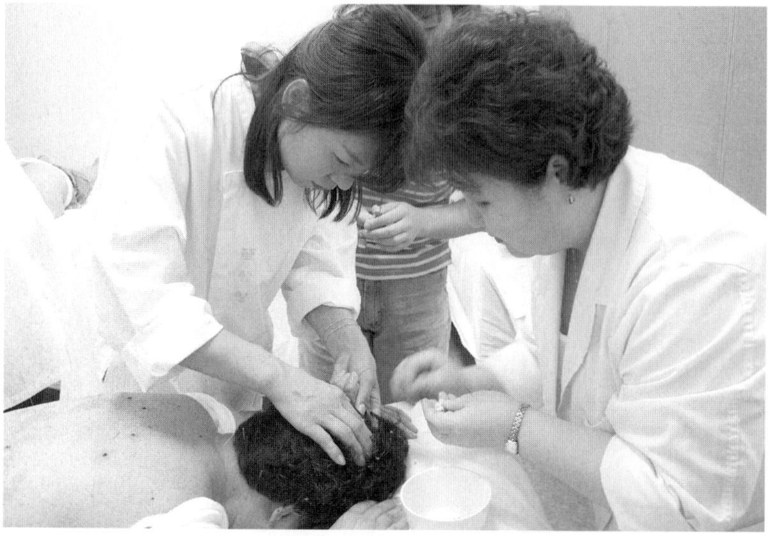

침뜸 요법 봉사자들이 의료 혜택을 받기 어려운 지역을 방문해 주민들에게 침을 놓아 주고 있다. ©뜸사랑

에 관심을 두었다. 몸의 역동적인 측면 즉, 우리 몸을 살아 있게 하고 건강의 균형을 유지하게 하는 '생명력'에 초점을 모았던 것이다. 이 근본적인 에너지 즉 생명력을 '기'라고 부른다. 한의학 이론에 따르면 기는 경락을 따라 온몸을 순환한다. 혈액과 신경, 모든 장기를 통제하는 기가 잘 통하고, 알맞게 세야 각 기관이나 사람 자체가 제 기능을 발휘한다. 기의 흐름이 막히면 어떤 증후가 나타나고 질병에 쉽게 걸릴 수 있다.

마음의 상처, 영양 부족, 스트레스 등이 기의 흐름을 막거나 방해한다. 침술에서는 경락을 따라 특정한 지점들을 자극해 에너지가 부족한 부분에는 에너지를 모아 주고 과도한 에너지는 고루 퍼지게 하거나 막혀 있는 곳은 풀어 줌으로써 기의 흐름을 원활하게 한다. 이를 통해 침술은 통증을 덜어 주고 몸의 건강 유지 능력을 강화시킨다.

유능한 침구사는 질문, 관찰, 혀 검사, 듣기(호흡, 목소리 등), 진맥 등 다양한 방법으로 몸의 불균형을 진단한다. 진맥은 맥박을 짚는 가장 기초적인 진단법으로 현대 서양의학과는 매우 다르다. 침구사는 손목 12지점을 짚어 본다. 각각의 지점은 몸의 서로 다른 기관에 대응한다. 진맥을 통해 침구사는 에너지 흐름의 미묘한 변화를 감지할 수 있고 이를 통해 과거, 현재, 미래에 생길 수 있는 문제들을 찾아낼 수 있다.

보통 침구사들은 병력을 꼼꼼히 살피고 침술과 함께 한약이나 식습관 변화, 운동 등 다른 방법들도 고려한다.

침술을 처음 접했을 때, 침구사는 세심하고 배려하는 태도를 보여 주었어요. 면담 전에 전화로 질문한 내용을 기록해 두었더군요. 내 문제(월경혈 과다)에 관심을 보이며 자기가 문제를 치유하는 데 도움이 될 수 있을 거라고 했어요. 나는 침구사에 대해 인간적으로도, 치유사로서도 좋은 인상을 받았습니다.

침구사 사무실에 처음 방문했을 때 대마초 냄새처럼 느껴지는 약초가 타고 있었어요. 처음 드는 생각은 '내가 여기서 뭐하고 있지?' 였죠. '이건 진짜 '뉴에이지' 치유고 내가 생각한 것 이상이잖아.' 굉장히 불안해지기 시작했죠. 이 냄새가 무엇이냐고 물었더니 그녀는 뜸쑥이라는 약초이며 침술의 효과를 높이기 위해 침을 데우는 데 쓰인다고 설명해 주었어요. 새로운 것을 해볼 준비가 되었지만 의심도 남아 있었죠.

내가 자리에 앉자 침구사는 여러 가지 질문을 계속했어요. 소화, 배변, 월경 주기, 수면 습관, 기력, 감정 상태, 통증, 다른 질병들, 식사, 생활 방식 등이요. 아주 긴 초진이었죠. 그 후 면담 때는 그 주간에 어땠는지, 특별한 점이 있었는지만 물었어요. 그는 진맥을 하고 혀, 피부, 눈을 검사해요. 이렇게 모든 정보를 살핀 뒤 그 주의 내 상태에 따라 처방을 달리하죠.

치료하는 동안 침구사는 적합한 지점을 머리카락처럼 가는 일회용 스테인리스 침으로 자극한다. 침들은 부위에 따라 다른 것을 사용하는데, 길이는 다양하다. 침이 꽂히면 약간의 마비나 따끔따끔함이나 통증을 느끼기도 하고 아무 느낌이 없기도 하다.

침술을 시작할 때 초기에 가졌던 오해 중 일부는 그게 굉장히 아플 거라는 생각이었어요. 아주 길고 두꺼운 바늘을 사람들에게 찌르는 일이라는 이미지를 갖고 있었거든요. 그런데 실제로 침을 놓을 때는 아주 작은 침들을 사용했어요. 아주 약간 따끔했고 나는 거의 행복감을 느꼈어요.

침이 천식을 정말 많이 가라앉혀 주었어요. 그렇지만 침이 꽂힐 때는 아팠죠. 그건 부인할 수 없어요. 일단 꽂히고 나면 그 다음에는 아프지 않았어요.

침을 놓을 때 피가 나는 예는 거의 없다. 일반적으로 2개에서 15개의 침이 사용된다. 손, 이마, 종아리, 발, 등, 배, 귀가 가장 일반적으로 침 놓는 위치다. 종종 침구사들은 혈이 온몸에 영향을 미친다고 보기 때문에 증상과 관계없는 자리에 또는 아프다고 생각되는 부위에서 아주 먼 곳에 침을 놓는다. 혈을 통해 몸의 많은 곳에 기를 통하게 함으로써 몸의 균형과 조화를 회복시킬 수 있다. 급성 질환에는 몇 번, 때로는 단 한번의 치료로도 충분하다. 만성 질환에는 보통 더 많은 치료가 필요한데 어떤 사람들은 즉시 효과를 경험하기도 한다. 또 어떤 때는 처음에는 증상이 악화되었다고 느끼며 여러 번 치료 후에야 효과를 느끼기 시작한다.

나는 예순이고 특히 손과 발, 엉덩이에 심한 관절염을 앓고 있어요. 하지만 남편이 매우 아팠기 때문에 그를 보살피느라 내 고통은 생각할 겨를이 없었죠. 남편이 내 고통을 알았더라면 병원으로 가라고 했을 거예요. 남편이 죽자 우울증에 시달렸고 심리 상담을 받았어요. 상담사는 관절염 치료를 위해 침을 맞아 보라고 했죠. 그는 내게 침구사를 소개해 주었어요. 침구사는 이렇게 오래된 질환은 치료가 더 힘들다고 하더라고요. 매주 두 번씩 오랜 동안 침을 맞아야 했죠. 치료비도 부담스러웠고 여덟 번이나 치료를 받았는데도 별 차도가 없어서 어떻게 해야 할지 고민했어요. 그때 나는 이 침구사와 함께 일하는 영양사의 처방대로 관절염 환자를 위한 식사 요법을 해 오고 있었어요. 결국 침을 계속 맞기로 했고 열여섯 번 치료를 받고 나니까 조금 나아진 게 느껴졌어요. 20주 후에는 침이 정말 효과가 있다는 걸 알았어요. 지금은 통증이 있을 때만 두세 달에 한 번 정도 치료를 받을 만큼 횟수가 줄었어요. 침을 계속 맞은 게 확실히 효과가 있었죠. 성공할 수도 있고 실패할 수도 있지만 나는 실패한 것 같진 않아요.

침술로 효험을 보지 못한 사람들도 있다.

사람들이 적극 추천하는 중국인 침구사를 찾았어요. 친구 한 명이 그에게 허리 부상 치료를 받았고 몇 달 만에 처음으로 통증이 줄었다고 했거든요. 이 침구사는 아주 따뜻하고 주의 깊었고 만성 피로를 고칠 수 있다고 확신했어요. 우리는 거의 일 년 동안 이 작업을 함께했고 그이는 내 문제를 상담하기 위해 중국에 있는 자기 스승에게 전화까지 했어요. 하지만 나는 더 나아지지 않았고 매우 실망스러웠어요. 나는 침술로 내 병이 나아질 거라는 기대를 많이 하고 있었고 그이도 나을 거라고 확신하는 것처럼 보였는데.

침술에 쓰는 침이 유해하다는 보고는 거의 없지만 침술가가 일회용이나 소독된 침을 사용하는지 꼭 확인한다. 침을 맞고 나서 통증이 계속되면 안전하지 않다는 신호다.

동종 요법

동종 요법은 종합적인 의학 체계로서 인도와 유럽에서 널리 행해지고 있고 미국에는 소수의 열성적인 이용자들이 있다(미국 성인의 1%가 동종 요법을 이용하고 있다). 이것은 아주 안전한 의학으로 광물, 식물, 동물에서 발견되는 천연 성분을 이용해 몸을 자극하여 질병을 치유한다는 원칙에 기반을 둔다. 동종 요법은 특정 질병에도 쓰이지만 종합적인 문제나 단순한 건강 유지를 위해서도 이용될 수 있다.

동종 요법은 17세기 말 독일에서 사무엘 하네만이 시작했다. 하네만은 질병 유발 물질을 소량 사용했더니 감염된 부위의 치유가 촉진되는 것을 발견했다. 이것이 바로 '동종의 법칙'이다. 하네만은 기나피, 수은, 벨라도나, 비소, 질산은을 비롯한 수백 가지 물질을 시험해 이를 '증명'했다. 동종 요법 관련 서적들을 보면 치료할 수 있는 심리적 신체적 증상들을 상세히 기술하고 있다. 최근의 연구들 또한 이들 중 몇몇 치료법이 효과적이라는 것을 보여 준다.

하네만의 발견 중 가장 인상적인 것은 아주 적은 양의 복용으로 몸의 치유를 촉발할 수 있다는 점이다. 실제로 너무 많은 양을 복용하면 환자의 병이 더욱 악화될 수 있다. 동종 요법 치료제는 보통 극소량의 치료 물질과 맛을 위한 포도당이 들어 있는 작은 알약이다. 치료 물질이 많이 함유된 약은 6x 또는 15c처럼 낮은 숫자로 표시되며 치료 효과가 비교적 적다. 치료 물질의 함유량이 낮을수록 200c 또는 x 등 높은 숫자로 표시되며 효과가 크다.

동종 요법은 일반인이나 허가받은 치료자들이 시행하고 있다. 의사, 정형외과 의사, 치과 의사, 수의사, 조산사들도 동종 요법을 종종 이용한다. 미국의 몇몇 주에서는 동종 요법을 훈련받은 자연 요법사들에게 자격증을 준다.

일 년 남짓 아들을 간호해 왔어요. 그 애를 간병하는 중 왼쪽 가슴에 통증이 느껴졌어요. 그리 대수롭지 않게 생각했죠. 하지만 몇 시간 후 집에 돌아왔을 때 오한과 식은땀이 나고 가슴은 통증으로 쑤시더라고요. 통증이 순식간에 너무 심해진 거예요. 친척에게 전화해서 아들을 좀 보살펴 달라고 부탁했죠. 그 친척이 도착하자마자 나는 3km를 운전해서 동종 요법사가 있는 곳으로 갔어요. 몇 분 만에 그이는 이 통증을 유선염이라고 진단하더니 '자리공'이라는 식물을 처방했어요. 즉시 복용했죠.

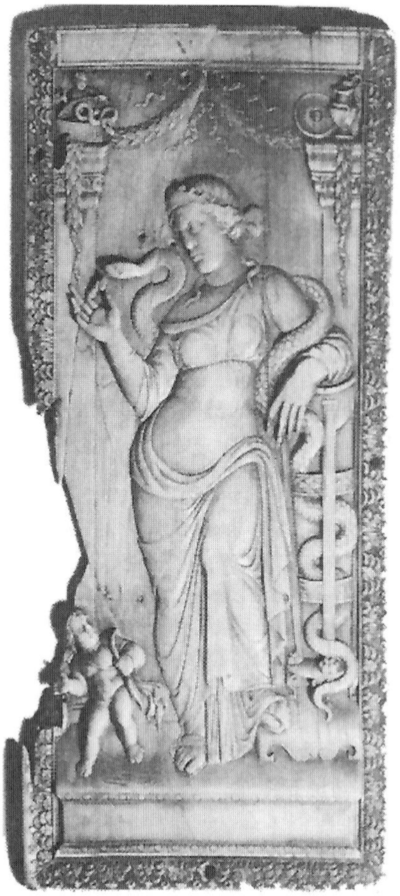

건강과 치유의 여신,
히기아 조각상
The Board of Trustees of
the National Museums &
Galleries on Merseyside
©Liverpool Museum

에서 한 시간 반이 걸리고 식습관, 잠자는 습관, 심리적이나 정서적 상태, 가족사, 앓고 있는 질병에 이르기까지 그 사람의 전반적인 상태가 논의된다. 동종 요법 치료사들은 특정 환자에게 나타나는 특징적인 증상들과 어떤 두려움이나 기질, 열망 등을 그 환자를 규정하는 징후들을 찾아낸다. 동종 요법은 치료법을 처방한 후 애초에 기대한 효과가 있는지 계속 점검한다. 증상이 완전히 개선되는 데는 몇 달이 걸리기도 한다.

딸이 다섯 살쯤 됐을 때 심한 천식을 앓기 시작했어요. 처음에 일반 약을 사용했더니 약물이 어찌나 독한지 딸의 성격이 지나칠 만큼 주의가 산만해졌어요. 의사가 흡입기와 함께 이 약물을 앞으로 계속 복용해야 한다고 했을 때 나는 대안을 찾았어요. 동종 요법 의사는 부작용 없이 치료했고 비교적 짧은 시간에 딸의 증세는 사라졌으며 지금까지 10년 동안 잘 지내고 있어요. 이 치료법에 아주 감명을 받아 나도 이 방법을 사용하기 시작했죠. 요즘 우리 가족은 현대 의학과 전통 의학을 같이 이용해요. 동종 요법은 우리 건강을 지켜나갈 수 있는 안전하고 믿을 만한 대안이 되었습니다.

겨우 운전하여 집으로 돌아왔어요. 온몸 구석구석 안 쑤시는 데가 없었어요. 한 시간이 지나니 통증이 가라앉기 시작하더라고요. 안도감이 들었어요. 치료제가 효험이 있던 거예요! 저녁이 되자 가슴 통증이 가벼워져서 고통스럽지 않게 아들을 간병할 수 있었어요. 아주 빨리 낫고 항생제를 복용하지 않아도 돼서 기뻤어요.

전문 치료를 받을 형편이 안 되거나 가족이나 본인을 위해 이 치료법을 배우려는 이들을 위해 책들이 나와 있다. 또한 동종 요법 치료제들은 건강 식품점, 자연 요법제를 파는 약국, 건강 전문 인터넷 쇼핑몰 등에서 구할 수 있다. 원래는 한 종류의 물질만을 사용하여 치료제를 만들었지만 지금은 다양한 증상(완경, 편두통, 소화 불량, 알레르기, 질염)을 다루기 위해 몇 가지 치료제를 혼합한 치료제를 구입할 수 있다. 치료 방식은 치료제를 혀 밑에 넣고 녹이는 것이다.

동종 요법은 사람을 총체적으로 다룬다는 것을 이해해야 한다. 같은 증상에도 전혀 다른 치료법이 내려질 수 있다. 그래서 동종 요법 치료사와의 첫 만남은 보통 한 시간

영적 치유

영적 치유의 효과를 입증하는 과학적 논거들이 점점 많아지고 있지만, 많은 지역에서 영적 치유는 과학적인 설명이 필요 없는 삶의 한 방식이다. 의학, 생리학, 심리학만으로 설명될 수 없는 신체 치유의 예들은 많다. 가끔 아주 놀랄 만큼 빨리 병이 치유되거나 증세가 완전히 달라졌을 때 사람들은 그 치유의 원인을 형이상학적 실체(영이나 신), 집단(기도 집단, 치유 모임, 교회 모임), 개인(목사, 무당, 영매), 기적의 장소(성지 등)라고 생각한다. 이와 관련되어 사용된 방법은 명상, 기도, 치유를 위한 만짐, 영계와의 소통, 신이나 조상들과의 연결 등이 포함된다.

미국의 몇몇 유색인 공동체에서 행하는 영적 치유는 서아프리카, 카리브 해안, 아메리카 원주민 공동체에 뿌리를 둔 종교에 기초한 것이다. 이들은 에스피리티스모, 큐란데림소, 산테리아, 부두교 등 여러 이름으로 불리는데, 특별한 '예지'와 치유 능력을 가진 이들의 도움을 받으면서 시행된다. 이런 문화적, 종교적 치유 예식은 질병의 치료뿐 아니라 더 일반적인 정화, 안전, 영적 지도를 위해

서도 행해진다.

접촉 요법 또한 영적 치유법의 하나다. 돌로레스 크리거와 도라 쿤즈에게서 전수된 접촉 요법은 다른 사람의 치유 과정을 돕기 위해 치료사 자신을 통해 에너지를 흐르게 한다. 이 치유법은 두드러기, 두통, 천식, 대장염, 수면 장애, 고혈압, 심계 항진, 협심증, 스트레스와 관련된 증상들을 완화하는 데 효과적이다. 한 여성은 이 치료법을 처음 시도한 경험을 이렇게 설명한다.

오랫동안 편두통을 앓아 왔어요. 편두통이 막 시작됐을 때 간호실로 들어갔죠. 접촉 요법에 대해서 들어본 적은 있었지만 시도한 적은 없었어요. 간호사가 진통제나 접촉 요법 중에서 방법을 고르라고 해서 나는 접촉 요법을 해 보기로 했어요. 그 뒤 나는 약물이 내는 효과의 한계를 알게 됐죠. 접촉 요법이 끝나자 내 머리는 훨씬 가벼웠고 개운했어요.

치유사가 신체 접촉과 '치유'에 대한 강한 의지, 의례를 통해 관심을 보내면 긴장이 풀리면서 몸의 치유력이 온몸으로 퍼지게 할 수 있다.

한 유명한 심령 치료사는, 반드시 치유가 필요한 특정 부위뿐 아니라 그 사람 전체에 관심을 기울여야 한다고 강조한다. 그는 돈을 요구하거나 치료를 장담하는 치유사를 주의하라고 경고한다. 또한 내담자의 신뢰를 이끌어 내려고 마술과 같은 손재주를 부리는 치유사도 조심하라고 경고한다. 그는 또한 모든 내담자들에게 의사와 면담할 것을 권한다.

정보꾸러미

책

10분 명상 배우기 | 쓰다 스구루 | 신금순 역 | 넥서스
건강바이블 : 자연치유의 세계 | 윤금자 | 광명사
경락 마사지 | 페이지엔 션 | 정현모 역 | 푸른솔
기적의 향토 명의: 약초연구가 최진규가 쓴 | 최진규 | 대산출판사
대체의학 | 이사도르 로젠펠드 | 박은숙 옮김 | 김영사
동종 요법과 PHYTOTHERAPY | 이성재 | 고려의학
또 하나의 의학 동종 요법 | 김병모 | 한미의학
발반사건강법 | 소정룡 | 진리탐구
빛의 힐링 몸과 마음의 치유 | 바바라 앤 브랜넌 | 김경진 역 | 대원출판
새로운 의학 새로운 삶 | 전세일, 전홍준, 오홍근 | 창비
생명의 원리로서의 동종 요법 | 임종호 | 전파과학사
생활수지침 | 유태우 | 태웅출판사
선무기법과 선무치료예술 | 이선옥 | 집문당
수지침 입문 | 유태우 | 음양맥진출판사
신비의 이쑤시개 침술요법 | 한국건강교육연구원 | 좋은글
애타게 찾았던 소문난 숨은 명의 50 | 편집부 | 학원사
우리 약초로 지키는 생활한방 | 신재용, 김태정 | 이유
자연요법백과 | 앤드류 스텐웨이 | 하남출판사
자연은 스스로 치유한다 | 반덕진 | 계측문화사
자연치료의학 | 오홍근 | 가림M&B
전신 마사지 요법 | 육조영 | 오성출판사
참선요가 | 정경스님 | 하남출판사
척추교정 스포츠마사지 | 강규수 | 피카소
치유 예술로서의 춤 : 동작과 이미지를 통한 치유 | 안나 할프린 | 임용자, 김용량 | 물병자리
침술 14경락 도해 | 이홍재 | 얼과알
티베트 명상법 | 톨쿠 톤둡 | 이현주 역 | 두레
티벳 밀교 요가 | 라마카지다와삼둡 | 유기천 | 정신세계사
티벳요가 쿰니 | 타르탕 툴구 린포체 | 박지명 | 하남출판사
흔한 약초로 특별한 건강 만들기 : 약초편 | 생활과학연구회 | 지원미디어
힐링 소사이어티 | 이승헌 | 한문화

웹사이트

고려수지침요법학회 | www.soojichim.com
대한여한의사회 | 02-959-7346
대한음악치료학회 | www.kamt.com
대한침구사협회 | www.chim.or.kr | 02-968-2282
대한침구학회 | www.acumoxa.or.kr
대한태극권협회 | www.taichi.or.kr | 02-596-1581
대한한의사협회 | www.koma.or.kr | 02-959-7345
대한한의학회 | www.koms.or.kr | 02-968-0400
뜸사랑 | www.chimtm.net | 02-964-7994~5
뜸사랑 여성전용침술원 | 02-6366-0088
선무 | www.zendance.org | 02-391-6502
자연치유대학 | www.nature.ac | 02-842-0775
한국자연건강회 | www.nha.co.kr
차병원대체의학센터 | cam.chabiomed.co.kr
한국무용동작치료학회 | www.kdmta.com

6. 정서 건강

여성들은 자신의 정서적 건강이 육체적 건강이나 정신적 활기와 결코 무관하지 않음을 수세기 전부터 알고 있었다. 현대적 심리 치료, 결혼 문제 상담, 가족 치료가 등장한 뒤로 줄곧 여성들이 이런 치료의 주요 소비자였다. 이 장에서 우리는 정서적 건강을 몸과 마음의 총체적 건강이라는 더 넓은 맥락에서 인식한다. 또한 자신을 더 큰 맥락에서 보면 심리 치료가 많은 여성들에게 자신을 돌보는 한 방법이 될 수 있음을 보여 준다. 마지막으로, 유능하고 적극적인 소비자가 되는 법에 대한 지침을 제공할 것이다.[1]

많은 여성들이 성 차별주의의 영향을 의식적이거나 무의식적으로 받고 있다. 우리 여성들은 사회 문화적 이데올로기의 힘에 의해 진정한 자아를 스스로 억누르기도 한다. 사회적 지위 즉 인종, 종교, 출신 민족, 성적 기호나 신체적, 정신적 능력에 따른 차별을 당하기도 한다. 세상이 결코 여성들에게 만만한 곳이 아니다 보니 우리 중 많은 이들이 과거의 정신적 충격과 오늘의 현실 때문에 엄청난 고통을 받으며 살아간다. 우리가 매 순간 살아 있음을 느끼고 삶에 푹 빠져 자신의 선택에 만족하면서 살고 싶다면, 고통에서 벗어나 삶의 주도권을 쥘 수 있는 길을 찾는 것이 중요하다.

과거와 현재의 현실이 어떻든 간에 우리는 자기 자신이나 삶의 어떤 부분은 바꿀 수가 있으며, 그렇게 함으로써 전반적인 건강과 행복을 느낄 수 있다. 우리는 저마다 행동 양식이 다르다. 그러나 가까운 타인과 충고나 격려, 지원을 주고받기 위해서는 적극적으로 교류해야 한다. 방법은 여러 가지가 있다.

- **건강관리** 잘 먹기, 충분한 휴식과 운동, 명상, 마사지. 건강한 몸과 평온한 마음, 정신은 생활에 활기를 불어 넣는다.
- **취미 활동** 혼자 또는 다른 사람과 함께하는 활동. 걷기, 독서, 노래 부르기, 춤추기, 드럼 치기를 좋아하는지? 그림 그리기, 뜨개질하기, 시 쓰기, 점토 공예는 어떤지? 자연 관찰, 소프트볼, 등산을 하는지? 창조적인 활동은 즐거움을 주고 일상사의 긴장을 풀어 준다.
- **친목 모임** 살면서 우리를 도와주고 지켜줄 수 있는 사람들과 친목을 도모하는 모임을 만들기. 친목을 돈독하게 하기 위해 시간을 할애하는가? 가족, 친구, 이웃이나 신자 모임 등 삶의 과도기를 같이 축하하거나 슬퍼할 사람들이 있는가?
- **단체 활동** 여성운동은 여성을 의식화하는 모임부터 특별한 인생사에 초점을 둔 모임에 이르기까지 여러 모임의 탄생에 불을 지폈다. 특별한 인생사로는 초보엄마 노릇, 완경, 레즈비언 부모 노릇, 병·장애와 더불어 살기, 이별 등이 있다. 관심사에 관련된 모임을 찾거나, 없다면 모임을 직접 만들 수도 있다. 이런 단체들은 개별 관심사를 더 넓은 사회적 맥락에서 보도록 돕는다. 또한 이런 자조모임은 우리 자신을 치유하면서 남도 도울 수 있는 기회를 제공한다. 앞서 3장에 나온 「익명의 알코올 중독자 모임 한국연합단체」, 「한국 알아넌/알아틴」 등은 종교와 무관한 단체로서, 누구나 참여할 수 있으며 회복기에 있는 중독자와 그 가족들을 돕고 그들에게 큰 도움을 주고 있다.

1 이 장은 정신의학이나 심리학에서 '정신병'으로 분류되는 증상보다는 누구나 흔히 경험할 수 있는 신경증, 불안, 우울, 각종 스트레스, 가벼운 행동 장애 등을 다루었다. 또, 일상에서 이런 불편함을 신속히 극복하고 정서 건강을 증진할 수 있는 대처 방안을 제시했다. 물론 이 장에서 제공하는 정보가 충분하지 않을 수도 있다.

우리는 독자들이 단지 심리 치료에 관해서만 보지 말고, 5장 통합 치유를 읽어 보라고 강력히 권하고 싶다. 많은 여성들은 정서 건강과 치유를 위해 명상과 요가, 여러 스트레스 해소법을 병행해야 함을 일찍이 깨달았다.

심리 치료의 선택

자신의 건강이나 친구 관계, 친목 모임에 관심을 갖고 단체 활동을 하다 보면 우리의 정서 건강은 훨씬 나아질 것이다. 그래도 살다 보면 우울과 불안, 무기력증에 시달리기도 하고 이런 증상이 일정한 형태로 반복되기도 한다. 이때 도움이 될 만한 가족이나 친구, 정신적 조언자, 참여단체 사람들과 이야기를 나누는 것이 도움이 된다. 그러나 가까운 사람들 중에는 무엇이 잘못되었는지 들어줄 능력이나 의지가 없을 수도 있고, 충고가 너무 늘어지거나, 문제와 연결된 당사자이거나, 도움을 주기보다는 지나치게 흥분하거나, 시간이나 관심을 충분히 기울이지 못하는 수가 많다. 이럴 때 우리는 심리 치료를 선택할 수 있다.

심리 치료는 심리 전문가나 정신과 전문의가 행하는데 일대일로 이루어지기도 하고, 부부나 가족, 집단 단위로 이루어지기도 한다. 또 심리 치료는 내담자와 상담자가 서로 의견을 나누는 방식을 취한다. 이렇게 토론하면서 감정을 경험하고 표현할 수 있고, 감정적 생활을 더 철저히 이해하기 위해 과거 경험을 다시 살펴보거나 자기 이야기를 말하거나 다시 적어볼 수 있다. 또 행동과 신념을 바꿀 힘이 우리 자신에게 있음을 깨닫게 되고 우리의 관심을 적절한 개인적, 사회적 정황에 집중하여 현재 삶의 문제를 풀 수 있게 되며, 의사소통을 더 분명하고 효율적으로 하게 된다. 한계를 긋거나 적절한 경계를 설정하는 것을 배우게 되고 도움을 어떻게 구하는지, 우리 자신을 더 잘 이해하기 위해서는 어떤 도움이 필요한지도 알게 한다.

아직도 심리 치료를 수치스럽게 여기고, 정신 병원에 입원하거나 적어도 사회와 격리될 각오를 해야 한다고 믿는 사람들이 있지만, 심리 치료는 고통스럽고 난관에 부닥친 여성들이 멀쩡한 정신으로 또 적극적으로 선택할 수 있는 대안이다. 깊은 절망에 빠지거나 장기간 불안정한 상태로 고통받고 짓눌렸을 때 치료사를 찾고 싶어 할 수도 있다. 삶의 중대한 고비를 맞아 이야기 나눌 사람을 찾기도 한다. 이때 명심해야 할 것은, 심리 치료를 선택하는 것이 결코 나약함의 표시나 '사생활을 만천하에 드러내는 일'이 아니라는 점이다. 모든 심리 치료는 개인이든 집단이든 간에 비밀에 부쳐진다.

우리는 살면서 적절한 사회적 도움을 받지 못한 채 여러 전환기를 맞이한다. 아래와 같은 문제에 부닥힐 때 심리 치료가 도움이 된다는 것을 알게 될 것이다.

- 새로 엄마가 될 때(아이를 낳거나 입양할 때)
- 친구/애인 관계를 새로 맺거나 그런 관계를 끝낼 때
- 레즈비언/양성애자/성전환 여성임을 세상에 밝힐 때
- 가정 안팎의 역할을 조정하려고 할 때
- 자신이나 타인이 병이나 노화로 능력을 상실하여 괴로울 때
- 낯선 곳으로 이사하게 될 때

지난 5년 동안 남편과 나는 목숨을 위협하는 병마와 싸웠습니다. 통제가 안 되더군요. 무기력감과 공포, 분노에 시달리는 나를 도와줄 만한 치료사를 구하게 되었지요. 나를 응원하는 친구들이 많았지만 그들과 이야기한다 해도 우울증에 빠져드는 것을 막을 수는 없었습니다. 결국 경력이 40년이 된, 친절하면서도 직설적인 여성을 만나게 되었습니다. 그이는 복잡하게 얽힌 감정의 타래를 자신감을 가지고 분류하도록 도와주었고, 조치를 취할 수 있도록 나를 이끌어 주었어요. 그렇다고 상황이 획기적으로 바뀐 것은 아니었지만 내 삶을 내가 이끈다는 느낌이 오더군요. 심리 치료가 만병통치약은 아니지만 이렇게 매우 힘든 상황에 엄청난 도움을 주었지요.

심리 치료는 다음 문제에 부닥혀 괴롭고 약해질 때 우리가 이용할 만한 도구이기도 하다.

- 우울증과 소외감
- 걱정과 스트레스
- 폭력과 감정적, 육체적, 성적 학대로 인한 과거 또는 현재의 정신적 외상
- 먹는 것과 관련된 문제와 몸매에 대한 잘못된 생각
- 자신이나 주변 사람의 약물 중독
- 통증, 신체적 제약이나 정서 불안을 야기하는 만성 질환이나 장애

● 우리에게 도움이 되지 못하는 가족, 동료, 친구들, 그 밖의 사람들과 맺는 관계

● 인종, 성별, 성적 지향, 육체적 능력, 나이에 근거한 차별, 학대, 폭력에 대한 수치심과 분노(심리 치료는 우리에게 여러모로 도움이 된다. 가령 차별 관행에 직면했을 때 이를 변화시킬 적절한 행동을 취하도록 다른 사람들과 함께 힘을 모을 수 있다.)

친가, 외가 모두 조울증 병력이 있었습니다. 나는 8년 전에 첫 발작을 했고 그 일로 2주간 병원 신세를 졌습니다.

그 일 이후 어느 남자 정신과 의사와 매주 개인 면담을 가졌는데 상당히 도움이 됐습니다. 당황스러울 때도 있었지요. 그가 갈등이 될 만한 소지를 피하거나 성폭력에 대한 기억을 듣고 싶어 하지 않았거든요. 아무튼 나를 보살핌과 존중의 자세로 치료해 준 한 상담자와 면담한 것은 치유에 큰 힘이 되었습니다.

조울증 환자를 위한 자조모임에 참여한 것 또한 대단한 일이었습니다. 일주일에 한 번씩 모이는 그 모임에 가서야 그동안 내가 멀쩡했다는 사실을 처음으로 또는 유일하게 확인하기도 했고요. "어머나, 당신도 그렇게 느끼는군요!" 하는 말은 어떤 약보다 위안이 됐지요.

요즘 나는 한 달에 한 번씩 치료사를 만나고 신경안정제 두 알씩과 약간의 항우울제를 복용하고 매일 명상을 합니다. 이렇게 여러 노력을 기울인 덕분에 이제는 정상적으로 변호사 일을 할 수 있어요.

한때는 모든 개인적인 심리 치료와 정신과 약물을 완강하게 거부했어요. 그러나 지금은 심리 치료를 병행하고 약을 복용하는 것만으로도 입원 신세를 면하고 비교적 행복한 삶을 꾸려 나갈 수 있다면 기꺼이 그렇게 하겠다는 생각이죠.

다양한 치료사

우리 가운데는 치료사를 마음대로 고를 만한 처지에 있는 사람들이 있는가 하면, 의료 서비스가 부족한 농촌에 살아서 양질의 정서 건강 치료, 특히 자신과 잘 맞는 치료사를 구하기 힘든 사람들도 있다. 전문직이라는 직함이 심리 치료의 품질이나 치료사의 인격을 보장하지는 않는다. 사람마다 여성에 대해서, 또는 치유와 정서 건강에 대한 태도와 믿음의 정도가 다양할 뿐 아니라 사회 상황을 이해하는 수준도 매우 다르다. 세상의 권력관계를 인식하지 못하는 치료사는 성 차별과 인종 차별, 동성애 혐오로 가득 찬 세상에 더 잘 '들어맞게' 하는 데 치료 목적을 두기도 하는데, 그것은 결코 공감할 수 없는 목표일 수 있다. 따라서 치료사의 특성을 알아 두는 것이 좋다. 그러나 궁극적으로 자신의 판단력을 믿어야지, 직함을 과신하거나 경력에 매달려서는 안 된다.

현재 미국에서는 부부/가정치료사, 정신보건 상담심리사, 간호사, 정신과 의사, 임상심리사, 사회복지사 등이 주 정부의 면허를 받아 활동하고 있다. 전에는 정신과 의사만이 약을 처방하거나 입원 결정을 내릴 수 있었는데, 이제는 많은 사회복지사나 임상심리사들도 약 처방은 안 되지만 치료 권한을 갖는다. 게다가 많은 간호사나 간호 종사자들도 상담 교육을 받는다. 치료가 필요한 여성들이나 선택의 폭을 넓히고 싶어 하던 여성들에게는 큰 혜택을 가져다준 셈이다.

또 이런 차이점도 염두에 두면 좋다. 사회복지사는 개인(의 문제)를 가정이나 사회의 맥락에서 인식하도록 훈련받으며, 심리사들은 심리 검사를 훈련받는다. 정신과 의사들은 신체 질병에 관한 지식을 많이 습득하고 있어서 우리를 진단할 때 그런 요인을 기준으로 삼는다. 미국에서는 지난 수십 년간 심리 치료의 최전선에 점점 더 많은 부부 가족 치료사, 면허증을 소지한 상담심리사들이 투입되고 있는데, 이는 그들이 정신 영역뿐만 아니라 이혼, 독신부모 문제, 청소년 문제, 학교 문제 등 사회 문제와 그밖에 살아가면서 부딪히는 여러 문제를 전문적으로 다루기 때문이다.

한국에서도 심리 상담을 받으려는 사람들이 늘고 있다. 신경정신과나 심리상담소를 이용할 수 있는데, 상담료가 차이가 난다. 신경정신과에서는 건강 보험이 적용돼 상담료가 한 번에 3만 원 안팎이고, 심리상담소에 하는 상담은 '의료 행위'가 아니라 '서비스 행위'로 분류되기 때문에 건강 보험 급여 처리가 되지 않는다. 상담료는 1회 6~7만 원 정도다.

성 차별적 편견

사회복지사, 임상심리사, 정신과 의사 중에는 훈련을 제

항우울제

미국 국립정신보건원에 의하면 미국 여성 1,700만 명 이상, 즉 전체 여성의 3분의 2가 우울증에 시달린다. 최근 많은 여성들이 항우울제로 고통을 완화시키고 있다.

우울증 증상으로는 만성 피로, 활동하는 것에 즐거움을 느끼지 못하는 것, 자신이 쓸모없다는 느낌, 슬픔, 무기력증, 식욕 감퇴나 증진, 결단력 부족, 걸핏하면 눈물이 나고 자살 충동을 느끼는 것 등이 있다. 이런 증상은 호르몬이나 생화학적 불균형 같은 생물학적 요소나 학대, 억압, 상실감 같은 경험 때문에 생길 수 있다. 우울증이 의심되면 좀 더 상세한 정보를 알아봐야 한다. 어떤 치료법을 선택할지 결정할 때 도움이 될 것이다.

우울증 치료에 쓰이는 약물은 빠른 속도로 변화하고 있다. 1990년대에는 노르에피네프린과 세로토닌 등 뇌의 신경 전달 물질에 영향을 미치는 약물들이 나왔다. 이중 가장 일반적으로 쓰이는 것은 '선별 세로토닌 재흡수 차단제'(SSRI)로서 상품명으로는 푸로작, 졸로푸트, 팍실, 세로자트 등이 있다. SSRI계 약제들은 이전의 항우울제에 비해 부작용이 적은 것이 특징이며 불안, 신경과민, 불면증이나 지나친 졸음, 피곤, 무력증, 몸 떨림, 발한, 식욕 부진, 구토 및 설사를 포함한 위장관 장애 등의 부작용이 나타날 수 있다(대부분의 항우울제가 이와 같거나 더 심각한 부작용을 갖고 있다). 세로토닌뿐 아니라 노르에피네프린과 도파민의 재흡수도 차단하는 약품으로 루복스와 이펙사가 있으나 루복스는 강박 장애 치료제로 승인받았을 뿐 2004년 10월 현재까지 미국 식품의약국(FDA)에서 항우울제 승인은 받지 못했다. 푸로작은 유일하게 소아중증 우울장애에 사용 허가를 받은 품목이다. 그러나 2003년에 항우울제가 소아의 자살 충동을 높인다는 연구 보고가 나온 뒤 FDA가 2003년 6월부터 이에 관한 분석 연구를 실시한 끝에 2004년 3월 '일부 항우울제가 성인이나 소아 환자에게 자살 성향을 증가시키거나 우울증을 악화하는 증상을 보일 수 있으므로 이를 신중히 관찰하라.'는 경고문을 약품 포장에 표시하도록 했다. 같은 해 9월 FDA 자문위원회는 검토 대상이었던 항우울제가 예외없이 모두 소아 환자들의 자살 충동을 높이거나 자살 시도를 부추길 가능성이 있다는 결론을 내렸다. FDA 자문위원회가 검토한 자살약제는 위에 언급된 푸로작, 졸로푸트, 팍실, 루복스, 이펙사를 포함해 웰부트린, 셀렉사, 렉사프로, 레메론, 설존 등이다.

(이런 약물 방법이 어렵거나 약 복용 자체가 불편하여) 약물 아닌 다른 대안을 찾는다면, 경미한 우울증에는 독일을 비롯한 유럽 국가들에서 널리 처방되고 사용되는 성요한풀을 고려해 볼 수도 있을 것이다. 성요한풀은 0.3%의 하이페리신을 포함하는 캡슐 형태로 하루에 1~3회 복용하는데 경미한 우울증에는 효험이 있는 것으로 알려졌다.

약물을 복용하기로 결정했다면 그 약물을 철저히 따져볼 수 있고 약물을 잘 아는 의사를 찾는 것이 좋다. 약물의 효과를 보려면 대개는 몇 주가 걸리는데, 환자에게 맞는 약을 찾을 때까지 서너 가지 약을 시험해 봐야 할 수도 있다. 이런 과정을 적극적으로 모니터 해줄 의사를 찾는 것이 중요하다. '대화 치료'를 같이할 치료사를 찾고 있다면 의사가 상담 치료를 고려해 약물 치료를 조정해 주려 하는지도 보아야 한다.

특히 여성의 항우울제 과다 복용을 놓고 논쟁이 계속되고 있다. 일부 의사는 철저한 평가 과정을 거치지 않고서 특정 약물을 처방하는 예도 있다. 따라서 단순히 처방전만 써 주고 적절한 사후 관리를 하지 않는 의사들은 피해야 한다. 약물은 상담 치료와 병행될 때 가장 효과적이라는 연구가 있다. 우리가 바꿀 수 있는 것과 바꿀 수 없는 것, 그 둘의 차이를 탐구할 때 우리에게 안전과 조언을 제공하면서도 사려 깊게 도와줄 사람이 꼭 필요하다.

대로 받고 개방적이며 창의적인 치료사도 있고, 무능하고 경직되어 있으며 여성과 동성애를 혐오하는 치료사도 있을 수 있다. 교육 과정과 실습 과정에 아직도 성 차별적 편견이 많기 때문에 여성 문제와 여성 중심적 관점을 제대로 알고 있는 치료사들이 드물다. 따라서 조건이 꽤 좋아 보이더라도 정신력이나 원기 회복을 치료의 우선순위에 두지 않고 병리를 강조하는 의학 모델에서 주로 훈련받은 치료사들을 선택할 때는 무엇보다 신중해야 한다. 예를 들어 우울증을 치료하기 위해 치료사를 선택한다고 가정해 보자. 우리는 우울증을 오직 의학적 문제로 보는 것이 아니라 알코올 중독자 가정에서 수년간 학대를 받았을지도 모르는 특정 계급이나 특정 인종에 속하는 여성 문제로 다루는 치료사를 원한다. 또한 우리 여성들의 투쟁과 절망에 대해 잘 아는 치료사, 그 상황에서도 우리 여성들이 생존하고 치유될 수 있게 한 원천이 무엇인지를 잘 아는 치료사를 원한다. 우리 여성들은 생계를 꾸리고 아이를 돌봐야 하는 이중 부담을 안고서 아이 돌보기를 선택해도 일을 해야 하고, 일을 선택해도 아이를 돌보아야 한다. 여성들이 저임금을 받으며, 어떤 선택을 하든 비판받는 사회에서 살면서 스트레스를 받고 있다는 사실을 알고 있는 치료사가 필요하다.

심리 치료 방법

치료사들이 어떤 교육을 받았든 무슨 직함을 달았든 간에, 사람을 대할 때는 다양한 이론적 접근과 방법을 동원한다. 일부는 여성주의나 사회 맥락을 중시하는 통합적 관점의 영향을 받았겠지만 그렇지 않은 이들도 있다. 정신 분석이나 인지 행동 치료, 연극·미술·음악·춤을 이용한 신체 표현 치료, 약물 치료, 내담자 중심 치료 등 다양한 방법이 있다.

'집단 치료'는 앞에서 언급했던 자조모임과는 달리 교육받은 의료인만이 할 수 있다. 숙련된 사람들의 지도에 따라 새로운 행동을 배워서 실행할 수 있는 안전하고 도전적인 환경을 찾을 수 있다. 일반 집단이나 특수 집단(예를 들어 근친강간 극복, 중독에서 벗어나기, 만성병이나 스트레스를 안고 살아가는 문제 등을 풀기 위한 집단을 구성할 수 있다)은 모임에 참여한 사람들이 다양하게 피드백을 할 수 있는 터전이 됨으로써 고립감을 줄이거나 인생에서 긍정적으로 변화할 수 있는 기회를 가져다준다. 자신을 지원하고 격려하는 공동체의 일원이 된다는 사실 자체가 많은 여성들에게 가장 강력한 치료가 된다. 집단 치료는 효율적이면서도 경제적인 형태의 심리 치료다.

유능하고 사려 깊은 치료사

여성주의 치료사

여성 치료사라고 해서 모두 여성주의 치료사는 아니다. 여성주의 치료사란, 여성 스스로 힘을 갖게 되기를 바라는 사람이며 어떤 선택이 개인적, 사회적, 정치적, 경제적, 영적인 현실에서 출발한 것임을 알고 있는 사람이다. 일부 남성들 역시 여성주의적으로 접근한다. 치료사를 선택할 때 나와 내 이야기, 견해, 관심사 그리고 내가 원하는 변화와 잘 맞는 정서 건강 전문가를 찾는다.

치료사와 내담자의 관계는 심리 치료에서 매우 중요하다. 치료사가 받은 교육이나 치료사의 스타일이 내게 필요한 부분과 잘 맞을지 판단하려면 첫 만남에서 내가 어땠는지를 충분히 생각하고 그것을 믿는다. 적절한 치료사인지를 알아보기 위해 너무 많이 비교해 보는 것은 특히 감정적으로 약해져 있을 때는 판단을 어렵게 만든다. 그러나 이때야말로 내가 제시할 문제가 치료사에 따라 얼마나 달리 다뤄질지 가장 자유롭게 판단할 수 있는 적기다. 또 내가 무엇을 더 건설적이고 힘이 되는 것으로 여기는지, 누구와 같이 있을 때 가장 편안한지를 생각할 수 있는 좋은 기회이기도 하다.

어른이 되고 난 후 짧게, 길게, 혼자서 또는 가족과 함께 여러 치료사를 만나 보았다. 처음에는 여자 치료사를 선택했지만 남자 치료사도 내게 도움이 되었다. 좋은 치료사들은 이런 공통점이 있었다.

부드럽고 친절하고 정중했다. / 내가 이야기하는 것을 귀담아듣고 잘 이해했다. / 내 표현 방식을 수용하고 어설프게 이론에 끼워 맞추기 위해 그 문제를 왜곡하려 들지 않았다. / 자기 문제를 내 문제와 혼동하는 일은 없었다. 설령 그런 일이 발생했더라도 그것을 인정할 줄 알았다. / 내 문제를 정의하고 내가 변화를 원하는 방식을 알도록 도와주었다. / 그들에 대해 내가 비판해도 기꺼이 들을 자세가 돼 있었다. / 성공해야 한다는 부담감을 주지 않으면서도 내가 성공하길 염원했다.

이런 자질이 있는 치료사들의 도움을 받으면서 나는 한 인간으로서 더 강해지고 인생에 대한 태도도 더 분명해지는 걸 느낄 수 있었다.

나에게 맞는 치료사

다음은 내 요구에 부응할 교육, 스타일, 그리고 인성을 갖춘 치료사를 찾아볼 만한 곳들이다.

- 내가 신뢰하고 편안하게 여기는 사람들, 그러면서 당신이 치료사를 구하고 있다는 사실을 아는 사람들에게 물어본다. 친구, 가족, 동료, 이웃, 종교적/영적 조언자, 의료보건업 종사자 등.
- 여성주의 매체를 살펴보거나 여성 단체가 운영하는 상담소에 전화해 구한다.
- 좀 더 익명성을 보장받고 싶다면 사는 곳 근처의 전문 정신 건강 단체, 또는 도움을 줄 만한 사람들의 목록이 있을 법한 한국상담/임상심리학회, 정신보건전문의협회 등에 전화한다.

● 지역 정신보건센터나 각 대학 캠퍼스 학생생활연구소, 치료사 훈련 센터, 병원 등 치료사들이 가르치는 곳에 연락을 해 본다.

다음은 치료사를 구한 후 전화나 첫 면담에서 물어볼 만한 질문들이다.

● 당신이 받은 교육과 이론적 성향/접근은 무엇인가?
● 당신은 사람들과 어떤 식으로 만나는 것을 선호하는가? 가령 커플이나 가족을 만나 개인적으로 작업하기를 바라는가 아니면 그룹으로 상담하는 것이 좋은가?
● 당신의 전문 분야는?
● (치료사에게 내 문제를 말한 후) 내가 겪고 있는 문제를 다룬 적이 있는가?
● 실무 경력이 몇 년인가?
● 당신의 상담 업무를 상의하기 위해 동료들과 정기적으로 만나고 정보를 교환하고 있는가?
● 당신은 내 특성(인종, 민족, 종교적 배경, 성적 지향, 신체장애 유무)에 대해 편안하게 여기며 일할 수 있겠는가?
● 우리가 얼마나 자주 만나야 할 것 같은지, 또 그럴 시간은 충분한지?
● 시간 약속 변경에 관한 당신의 규정은 무엇인가? 사전 통보는 언제까지 해야 하는가?
● 첫 면담에도 치료비를 부과하는가? 그렇다면 얼마인가?
● 건강 보험이 적용되는지? 아니면 개인적으로 가입한 생명 보험이나 상해 보험의 대상이 되는지?
● 향정신성 의약품 사용에 대해 어떻게 생각하는가?

치료사와 이야기를 나눌 때 그 사람의 말이 어떻게 들렸는가? 존중하는 태도로 내 질문에 답하는가? 그가 바로 내가 만나고 싶어 하던 그 사람인가? 나는 지금, 원하는 변화를 이룰 수 있게끔 나를 도와줄 사람을 찾고 있다는 점을 명심한다. 시간과 금전적 조건이 넉넉하다면 여러 명의 치료사와 면담한다. 몇 달 또는 몇 년을 그 사람과 만날 수도 있으므로 내 필요에 부응하는 치료사를 구하는 데 드는 시간은 그만한 가치가 있다. 여러 명의 치료사를 비교한 뒤 선택하는 방식은 치료사가 그리 많지 않은 상담소일 때 특히 난감할 수 있다. 예를 들어 여성이나 레즈비언 치료사를 구하려 하는데 선택의 여지가 없을 수도(어쩌면 아무도 없을 수도) 있다. 이럴 때, 우리는 제도 개선을 주장하는 동시에 자신이나 사랑하는 사람에게 필요한 서비스를 받을 방법을 찾아야 한다.

위기 상황에서

적절한 치료사를 구하려는 긴 절차를 거칠 만한 시간이 없을 때가 있다. '당신이나 가족, 친구가 위기에 처해 있다면', 예를 들어 자살을 하거나 다른 사람을 해칠 염려가 있을 때, 근처 병원의 응급실로 가야 한다. 그러나 조심해야 한다. 일단 병원에 가면 뜻하지 않게 법률적으로 얽매일 가능성이 높다.

한국정신보건법에서는 정신 질환자의 경우 본인의 뜻에 따른 자의 입원이나 보호의무자의 동의를 거친 입원 외에도 정신 질환으로 자신이나 타인을 해칠 위험이 있다고 의심되는 사람을 발견한 정신과 전문의 또는 정신 보건 전문 요원이 요청하면 시·도지사가 그 사람을 입원시킬 수 있도록 되어 있다. 게다가 정신 질환자로 추정되면서 자신이나 타인을 해칠 위험이 큰 사람을 발견한 사람은 상황이 급박할 때 의사와 경찰관의 동의를 얻어 정신 의료 기관에 응급 입원을 의뢰할 수 있다. 따라서 최악의 경우, 정신과 전문의나 정신 보건 전문가의 판단만으로 자신의 의지와 상관없이 강제 입원을 당할 수도 있다

국회 보건복지위원회 2004년 10월 국정감사 자료에 따르면 허가된 기준에 맞는 정신 보건 시설이 아닌 262개 미신고·조건부 복지 시설에서 1,468명의 정신 질환자를 불법적으로 수용하고 있는 것으로 나타나 정신 질환자들의 인권 문제가 심각하게 제기되고 있다.

윤리적 문제

한국 보건복지부와 관련 학회들은 의료 기준이 유지되도록 돕는다. 이들 기관을 이용하여 치료사가 수련은 제대로 받았는지, 윤리적 기준을 따르고 있는지, 윤리 위반으로 신고된 적은 없었는지를 확인할 수 있다. 한국임상심리학회는 윤리위원회를 두어 비윤리적 행위를 조사하고 규정하며 「윤리사례집」을 발간하는 등 회원의 윤리성 보장을 관장하고 있다. 많은 정신 보건 전문 기관에서는 그 기준이 엄격하게 보호·유지되는지 여부를 심사하기 위해 윤리위원회를 두고 있다. 면허를 소지한 치료사는 평생교육을 통해 자신의 업무 능력의 수준을 계속 상향 조정되는 현행 수준에 맞출 책임이 있다. 치료사가 당신의 요구에 유능하게 대처할 자질을 갖추었는지 우려하는 것은

일종의 윤리적 관심사에 속한다.

이런 기관에 윤리적 위반 사항을 신고할 수도 있다. 일부 치료사들은 남녀 할 것 없이 권력을 남용하기도 한다. 치료사 자신에게도 외롭거나 관심이 필요하거나 해결되지 못한 문제가 있을 수 있는데 그런 점을 충족시킬 수 있는 관계를 내담자와 맺어 보려고 시도할 수 있다. 이와 관련된 부적절한 행동은 가령, 공적인 영역이 아닌 곳에서 개인적으로 만나자고 한다거나 이름이나 신원에 관한 자료를 들먹이며 다른 내담자 이야기를 하거나 개인 정보를 유출하는 것 등이다. 내담자에게 친구나 연인이 되어 달라고 요구하는 일은, 무허가 시술을 받는 것만큼이나 잘못된 일이다. 치료사의 업무는 어디까지나 나를 위해 일하는 것이지, 치료사 개인의 필요나 목적으로 상담 관계를 이용해서는 안 된다.

치료사가 부적절하게 행동하는 것 같다면 도움을 청할 곳이 있다. 한국임상심리학회 윤리위원회, 한국상담심리학회 상벌 및 윤리위원회 등에 해당 치료사의 징계를 요구해야 한다. 혼자서 해결하는 것이 꺼려진다면 지역에 있는 성폭력 상담소→ 8장 성폭력, 정보꾸러미, 166~167쪽 등에 알린 뒤 단체의 도움을 받을 수 있다. 치료사가 나를 대하는 행동이 좀 이상하다면, 그 일을 즉시 다른 사람에게 말하는 것이 아주 중요하다. 언제라도 지금의 치료사와 관계를 끝내고 적절한 도움을 줄 수 있는 사람을 찾을 수 있다는 점을 명심하자.

도전 과제

한국에서 정신과가 아닌 곳에서 이루어지는 상담 치료는 아직 건강 보험이 적용되지 않아 더 부담이 크다. 각종 검사비와, 약물 치료가 병행되면 약값이 추가된다. 저소득층의 정서적 건강 증진을 위해 전국의 지방 자치 단체와 손잡고 무료 상담과 재활 교육, 가정 방문 등을 행하는 '정신보건센터'도 있다.→ 정보꾸러미

의사들은 약물 처방을 하도록 권장받고 있는데 약물 처방은 값이 더 싸고 관리가 편하긴 하지만 반드시 치료 목적을 달성한다고 볼 수도 없다. 항우울제를 포함한 향정신성 약물들은 예전에 순전히 심리 질환으로 여겨졌던 부문에 투입되어 얼마간 성공을 거둔 것은 사실이지만, 성공적인 정서적 건강관리의 핵심이기도 한, 사람간의 대화나 관계를 약물이 대신하지는 못한다.

의료, 특히 정서 건강 분야의 소비자인 우리는 변화에 직면해 있다. 치료를 제대로 받기 위해, 꼭 맞는 치료를 받기 위해, 치료사들을 고르고 신뢰 관계를 유지할 방안을 찾기 위해 때에 따라서는 맞설 수도 있다. 수백만의 여성들에게 처방되는 향정신성 약물은 성 차별, 인종 차별, 동성애 혐오, 그밖에 복잡한 사회 경제적 억압의 결과로 겪게 되는 고통에 적절한 대응책이 아니다. 우리 중 많은 이들이 특정 시기에 육체적이나 감정적인 학대로 고통을 받았으며 그 상처를 극복하려면 기나긴 과정이 필요하다. 지속적으로 우리에게 필요한 치료를 받기 위해서는 개인으로든 집단으로든 적극적인 행동에 나서야 한다.

책

기쁨의 탄생 | 캐롤 길리건 | 박상은 옮김 | 도서출판 빛살무늬
다른 목소리로 | 캐롤 길리건 | 허란주 옮김 | 동녘
동화로 열어가는 상담 이야기 | 박성희 | 학지사
만다라와 미술치료 | 정여주 | 학지사
미술치료 요리책 | 주리애 | 아트북스
세상에서 가장 용기있는 여행 - 미술치료사가 들려주는 | 박승숙 | 들녘
아티스트웨이 | 줄리아 카메론 | 임지호 옮김 |경당
에니어그램 | 메리 레베카 로가시온 | 이정순 옮김 | 성서와함께
에니어그램의 지혜 | 돈 리처드 리소 외 | 주혜명 | 한문화
에니어그램 동반여정 | 수잔 주에르케르 | 김성웅 | 다른우리
여성과 광기 | 필리스 체슬러 | 임옥희 옮김 | 여성신문사
여자들의 꿈 | 루시 구디슨 | 김인성 옮김 | 도서출판 또 하나의 문화
우리 속에 숨어 있는 힘 | 미리암 그린스팬 | 고석주 옮김 | 도서출판 또 하나의 문화
융의 분석심리학에 기초한 미술치료 | 잉그리트 리델 | 정여주 옮김 | 학지사
홧병 | 김종우 | 여성신문사

웹사이트

보건복지부 | www.mohk.or.kr
지역정신보건사업기술지원단 | mentalhealth.kihasa.re.kr
한국성폭력상담소 | www.sisters.or.kr | 02-338-5801
한국상담심리학회 | www.krcpa.or.kr
한국여성민우회 성폭력상담소 | fc.womenlink.or.kr | 02-739-1366
한국임상심리학회 | www.kcp.or.kr

정신보건센터

강원 강릉시 보건소 | 033-645-4000
강원 동해시 보건소 | 033-530-2607
강원 원주시 보건소 | 033-741-2565
강원 춘천시 정신보건센터 | 033-244-7574
강원 홍천군 보건소 | 033-435-7480
경기 고양시 정신보건센터 | 031-968-2333
경기 과천시 정신보건센터 | 02-504-4440
경기 광명시 보건소 | 031-897-7784
경기 광주시 정신보건센터 | 031-762-8728
경기 구리시 정신보건센터 | 031-550-2007
경기 군포시 정신보건센터 | 031-461-1771
경기 김포시 정신보건센터 | 031-998-4005
경기 남양주시 정신보건센터 | 031-592-5891~2
경기 동두천시 정신보건센터 | 031-863-3632
경기 부천시 정신보건센터 | 032-328-1351~5
경기 성남시 정신보건센터 | 031-702-7214
경기 성남시 중원구 보건소 | 031-739-1007
경기 수원시 정신보건센터 | 031-247-0888
경기 시흥시 보건소 | 031-310-2555
경기 안산시 정신보건센터 | 031-411-7573
경기 안성시 보건소 | 031-677-3040
경기 안양시 정신보건센터 | 031-389-3435
경기 연천군 정신보건센터 | 031-832-81081
경기 오산시 정신보건센터 | 031-374-8680
경기 용인시 정신보건센터 | 031-336-9222
경기 의왕시 정신보건센터 | 031-458-0682
경기 의정부시 정신보건센터 | 031-828-4567
경기 평택시 정신보건센터 | 031-658-9818
경기 하남시 정신보건센터 | 031-790-6558
경기 화성시 정신보건센터 | 031-352-0175
경남 김해시 정신보건센터 | 055-329-6328
경남 마산시 정신보건센터 | 055-240-2282
경남 양산시 보건소 | 055-380-4894
경남 의령군 보건소 | 055-570-2561
경남 진주시 보건소 | 055-749-2363
경남 창원시 정신보건센터 | 055-287-1223
경남 통영시 보건소 | 055-646-4000
경남 함안군 보건소 | 055-580-2423
경북 경산시 보건소 | 054-814-2820
경북 경주시 보건소 | 054-779-6476
경북 구미시 정신보건센터 | 054-456-8360
경북 안동시 보건소 | 054-851-5965
경북 칠곡군 보건소 | 054-973-2023
경북 포항시 남구 보건소 | 054-280-0558
경북 포항시 정신보건센터 | 054-254-1275
광주 광산구 보건소 | 062-940-8650
광주 남구 보건소 | 062-650-7695
광주 동구 정신보건센터 | 062-220-0468
광주 서구 정신건강센터 | 062-362-8517
대구 대구 남구 보건소 | 053-472-4000
대구 서구 정신보건센터 | 053-564-2595
대구 수성구 정신보건센터 | 053-663-3148
대전 대덕구 정신보건센터 | 042-931-1671~2
대전 동구 보건소 | 042-629-1132
대전 서구 정신보건센터 | 042-488-9742
대전 중구 보건소 | 042-580-2715
부산 금정구 정신보건센터 | 051-583-2600~3
부산 남구 보건소 | 051-607-4792
부산 부산진구 보건소 | 051-605-6037
부산 연제구 보건소 | 051-665-4840
서울 강남구 정신보건센터 | 02-2226-0344
서울 강북구 정신보건센터 | 02-985-0222
서울 강서구 정신보건센터 | 02-2657-0190~3
서울 광진구 보건소 | 02-450-1596
서울 노원구 정신보건센터 | 02-950-3756
서울 서대문구 정신보건센터 | 02-337-2176/2165
서울 성동구 정신보건센터 | 02-2298-1080
서울 성북구 정신보건센터 | 02-969-8961/6926
서울 은평구 보건소 | 02-350-1589
서울 관악구 보건소 | 02-880-0246
울산 남구 정신보건센터 | 052-227-1116
울산 울주군 보건소 | 052-238-0651
인천 강화군 보건소 | 032-933-4000
인천 남구 보건소 | 032-865-8756
인천 중구 정신보건센터 | 032-760-7696
전남 강진군 보건소 | 061-430-3532
전남 목포시 보건소 | 061-270-3699
전남 보성군 보건소 | 061-850-5563
전남 영광군 정신보건센터 | 061-350-5666
전남 장흥군 보건소 | 061-862-4000
전남 화순군 보건소 | 061-370-1546
전북 군산시 정신보건센터 | 063-451-0363
전북 김제시 보건소 | 063-540-3657
전북 남원시 보건소 | 063-620-6414
전북 부안군 보건소 | 063-584-1261
전북 익산시 정신보건센터 | 063-850-4624
전북 전주시 정신보건센터 | 063-273-6996~7
전북 정읍시 보건소 | 063-538-2590
제주 서귀포시 보건소 | 064-735-3580
제주 제주시 정신보건센터 | 064-750-4217
충남 금산군 보건소 | 041-753-4000
충남 서천군 보건소 | 041-950-5671
충남 아산시 정신보건센터 | 041-540-2536
충남 태안군 보건소 | 041-671-5301
충남 홍성군 보건소 | 041-630-1770
충북 단양군 보건소 | 043-420-3436
충북 보은군 보건소 | 043-542-4000
충북 옥천군 보건소 | 043-732-4824
충북 청원군 정신보건센터 | 043-297-0801/3
충북 충주시 보건소 | 043-257-4000

7. 환경과 직업

우리는 조그만 동네에서 살아요. 어느 날 남편과 내가 수돗물로 끓인 커피를 마시고 있는데 이웃 사람이 와서는 "수돗물 드시지 마세요." 하더라고요. 그러고 보니 언제부터 오염된 물을 마셨는지 모르겠어요. 그 사람은 수돗물이 얼마나 나쁘며 그 속에 화학 성분이 얼마나 많이 들어 있는지를 늘어놓았어요. 아무도 오염의 원인을 알지 못하며 누가 책임을 져야 하는지도 모른다는 거예요. 화가 치밀어 올랐죠. 꼬박꼬박 세금을 내면서 그것도 매년 인상되잖아요. 그런데 공무원이 책상머리에 앉아 사태가 악화되도록 내버려 두는데도 우리는 그냥 수수방관하고 있던 거예요.

누구든 깨끗한 물을 마실 권리가 있어요. 그러려면 내가 무엇을 할 수 있을까요? 솔직히 잘 모르겠어요. 수돗물만이 아니죠. 내가 먹는 이 닭고기가 안전하다는 것을 어떻게 확인하죠? 채소는? 먹는 샘물은요?

주거지와 일터의 생활환경은 건강에 직·간접으로 영향을 미친다. 암 발생 원인의 60~90%, 출산 문제, 기형, 행동 장애, 폐 질환, 심장 질환, 신경계 질환, 신장 질환에 이르기까지 많은 질병이 환경에 기인한다(여기서 말하는 '환경'에는 주변 환경은 물론, 식생활이나 생활 습관도 포함한다).

지난 50년 동안 환경 때문에 재해가 일어날 가능성이 엄청나게 늘어났다. 우리는 늘 사건·사고와 스트레스, 질병은 물론이고 유독성 화학 물질과 방사선 낙진, 전자파 문제까지 껴안고 산다. 이런 물질은 생산, 분배, 사용, 처분의 모든 과정에서 환경과 건강에 말할 수 없이 심각한 위험을 가져온다.

여성 건강에 대한 새로운 관심

미국에서는 1990년대에 들어서면서 여성 건강에 대한 과학적 관심이 크게 늘었다. 이는 의학계의 관심과 관련 입법 조치, 연구 기금 조성을 요구한 여성 대중 운동의 결과다. 미국 국립보건원은 장기간에 걸친 대규모 연구인 「여성 건강 계획」(WHI)를 시작했다. 미국 식품의약국도 지금은 연구 계획에 여성을 포함시키도록 권고한다. 스페인 건강문제분석센터 주관으로 여성·건강·일이라는 첫 국제회의가 1993년 스페인 바르셀로나에서 열렸다. 이 국제 여성 회의는 지속적인 모임을 갖고 있다. 한국에서도 보건복지부가 추진한 '여성 건강 통계집 발간 및 정책 과제 개발'의 일환으로, 2003년 12월 한국보건사회연구원이 「한국 여성의 건강 통계」 보고서를 냈다.

생물학적인 성차를 얼마나 강조해야 하는지, 또 그 차이가 실로 얼마나 광범위한지에 대해 의견이 분분하다. 사실 여성들은 어려운 상황에 놓여 있다. 우리는 여성을 연구 대상에 포함하기를 바란다. 온갖 종류의 위험과 독성 물질에 여성 몸과 남성 몸은 다르게 반응할 때가 있기 때문이다. 그러나 역사를 돌아보면, 남성과 여성의 차이가 확인될 때마다 여성은 열등한 인간으로 취급되었다. '과학'의 이름으로 여성에게 불리하게 인용되는 성 차별적 연구들도 있다.

산업화와 환경오염으로 인한 문제와 우리 생활 습관으로 인한 문제 중 어느 것이 더 건강에 해로운가 하는 논쟁도 있다. 우리는 그중 몇 가지를 선별해 이 장에서 다루려고 한다. 기업이나 정부의 처지에서는 사회 환경이나 식량, 식수를 정화하는 데 자금을 쓰기보다는 '건강에 해로운 생활 방식을 선택하고 있다.'는 식으로 비난의 화살을 개인에게 돌리는 쪽이 훨씬 쉽다. 우리의 '선택'은 사실 경제력, 가족 부양 의무, 대안을 만들기 쉽지 않다는 점 때문에 제한을 받고 있다. 그러나 이미 알고 있는 위기라면 대응 조치를 시작할 수 있고, 아직 알려지지 않은 문제라면 이에 대해 심층적으로 연구하도록 압력을 넣을 수도 있다.

산업 재해와 환경 문제의 연관성

우리가 살아가면서 머물게 되는 여러 공간에서 우리 몸은 주변 환경의 영향에 총체적으로 반응한다는 것을 명심해야 한다. 산업 재해와 환경 문제를 별개의 분야로 생각하면서 각기 다른 정부 부처(노동부와 환경부)에서 이 문제를 다루고 있지만, 이 두 영역에서 야기되는 문제라든지 독성 물질에 노출될 가능성은 비슷하다. 우리는 아마도 일터나 가정, 이웃에서 동일한 독성물질이나 유해 환경에 노출되어 있을 것이다. 여성 A가 사는 '동네'가 여성 B의 직장이 될 수 있다. 그러니까 집에서는 주부로, 바깥에서는 직장인으로 '이중 역할'을 하느라 이중으로 유해 환경에 노출될 수 있다는 말이다.

농촌을 예로 들어 보자. 살충제는 농민은 물론 그 지역에 사는 모든 사람에게 영향을 미친다. 농민, 지역 주민, 심지어 그 지역 의사들도 어떤 화학 물질이 사용되며 그 물질이 어떤 악영향을 끼치는지 잘 모른다.

농약이 많이 살포되는 지역에 살았을 때도 그게 위험하다는 생각을 못했어요. 매년 12월 중순이 되면 목화에 고엽제를 뿌려서 목이 따끔거렸거든요. 그런데 그 증세는 내 직업과는 무관했어요. 오히려 내가 사는 동네와 더 관련이 있었지요. 1월 출산을 앞두고 있을 때도 주치의는 괜찮다고 했던 것 같아요.

환경 문제는 직업과 더 관련이 깊다. 1941년, 미국 매사추세츠 주 세일럼 지역의 실바니아 공장에서 형광등을 만들던 여성들 중 24명이 베릴륨에 중독된 사실이 알려졌다. 얼마 후 공장 근처에 사는 여성들 중에서도 피해자가 발생했다. 오하이오 주에서도 이와 비슷한 사고가 발생했는데 공기 중에 떠돌아다니는 성분을 추적했더니 베릴륨 광석 채취 시설물이 문제의 진원지였다.

한국에서도 1989년 체온계 제조업체 여성 노동자의 수은 중독과 골프장 경기 보조원 경력을 가진 여성들이 잇따라 기형아를 출산한 사실이 밝혀졌으며 1995년에는 LG전자 스위치 조립 공정에서 일하던 33명의 노동자(여자 25명, 남자 8명)가 솔벤트5200이라는 유기용제에 집단 중독돼 1996년 직업병 판정을 받았다. 솔벤트5200은 선진국에서는 유해 물질로 알려지지 않았기 때문에 LG전자 노동자들은 한 달 가량 배기 장치도 없이 작업함으로써 피해가 더욱 커졌다. 이로 인해 여성 노동자의 경우 난소 기능 저하로 인한 월경 중단, 골수 기능 저하로 인한 악성 빈혈과 같은 심각한 피해를 입었다.

1,000여 명의 직원 중 600명 이상이 이황화탄소 만성 중독으로 인한 직업병 판정을 받으면서 직업병의 대명사가 된 '원진레이온 사건'도 있다. 이황화탄소에 만성적으로 중독되면 뇌가 위축되거나 뇌혈관이 막혀서 생기는 뇌경색증, 팔다리가 무겁고 아프고 저리고 심해지면 마비가 되는 다발성 신경염, 심장에 피가 제대로 공급되지 않아 생기는 협심증과 관상동맥 질환, 눈 속의 작은 혈관이 부풀어 오르거나 망막에 변성이 오는 안 질환, 콩팥이 망가지는 신부전증, 간 기능 장애, 성 기능 장애, 무정자증이나 기형정자, 암 등이 생긴다. 원진레이온의 직업병 환자가 최초로 언론에 알려진 것은 1981년이다. 노동자 한 명이 작업 도중 전신 마비, 언어 장애와 팔다리 마비 등으로 입원 치료를 받은 것을 시작으로 대다수 노동자가 이황화탄소 중독 증상을 보이면서 1988년 올림픽 성화 봉송 제지 투쟁 등 오랜 산재 직업병 인정 투쟁을 거쳐 결국 1993년 회사는 문을 닫았고, 보상기금으로 세워진 직업병 전문병원인 「원진녹색병원」이 1999년 문을 열었다. 이 과정에서 1978년 입사해 14년간 원진레이온에서 일했던 여성 노동자 고정자 씨가 이황화탄소 중독으로 인한 신병을 비관해 스스로 목숨을 끊는 비극도 있었다.

현재 미국에서는 정부 부처간 공조가 더 원활하게 이루어지고 있다. 예컨대 미국 국립산업안전보건연구원은 미국 국립환경보건연구소와 함께 「미국 독성 물질 관리 프로그램」을 펼치고 있다. 이 프로그램은 의과대학이 가정의학 전문의에게 직업과 환경 보건에 대한 교육을 실시할 수 있도록 인가해 주었다. 이로써 의사들은 환자들에게 "생각이 병을 키운 거예요. 아무 문제없는데요." 하고

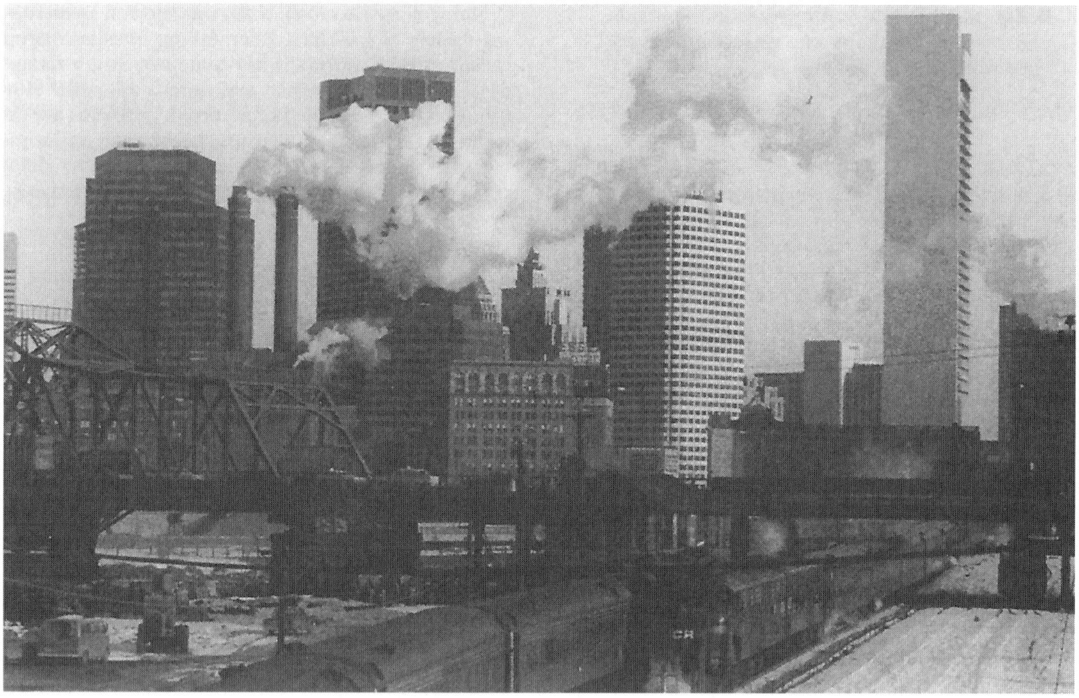

우리가 살아가면서 머무는 여러 공간에서 우리 몸은 주변 환경의 영향에 총체적으로 반응한다.
© Palmer and Brilliant

진단하는 대신, 정확한 진단을 내리고 기본적인 질문에 대답할 수 있게 되었다.

현재 한국에는 직업병에 관련된 정보와 자료를 얻고 함께 문제를 풀어 나갈 수 있는 공동체가 여럿 있다. 비정규직 노동자, 영세 사업장 노동자, 이주 노동자, 여성 노동자의 노동 환경과 건강 문제에 관심을 기울이는 「노동건강연대」, 6개 단체(건강사회를위한약사회, 건강사회를위한치과의사회, 노동건강연대, 인도주의실천의사협의회, 전국보건의료산업노조, 참된의료실현을위한청년한의사회)의 연합 조직인 「건강권 실현을 위한 보건의료연합」, 여성 노동자들의 네트워크인 「한국여성노동자회협의회」 등이 있다.

→ 정보꾸러미, 143쪽

이렇게 서로 돕는 체계를 갖춤으로써 우리는 각 영역에 걸쳐 지속적으로 발생하는 사태를 더 넓은 맥락에서 파악할 수 있다. 우리 공동체가 안전한 직업이냐 건강한 환경이냐 둘 중 단 하나만 '선택'해 막다른 골목으로 치달을 필요는 없다.

공중 보건과 책임

환경과 직업의 위험은 개인은 말할 것도 없고 인구 전체에 그 영향을 미친다. 공중 보건 문제인 것이다. 노동부나 고용주들은 특히 작업장의 안전 문제 발생 요인이 '경제적인 이유' 때문일 때 그 작업장의 안전과 건강 문제를 개인이 책임져야 한다고 강조할 때가 종종 있다. 이런 접근은 심각한 정치 문제가 아닐 수 없다. 위험한 작업 환경에 우리가 노출됐을 때 이익을 챙기는 쪽은 어디인가? 노동 정책과 기업의 책임이 개인에게 돌려지고 있다. 우리는 생활 방식이나 행동 때문에 병들기도 하고 건강해지기도 한다는 말을 들어 왔다. 그러나 우리는 개인이 통제할 수 없는 위험한 조건이나 독성 물질에 노출되는 상황에 놓여 있다.

화학 물질

미국에서는 5만~7만 5천 종류의 화학 물질이 흔히 상업 용도로 사용된다. 약 1천 종에 달하는 화학 물질이 매년 새롭게 개발된다. 그중 대부분은 잠재적인 악영향에도 불구하고 제대로 시험을 거치지도 않은 채 음식과 물, 공기, 의류에 포함되고 가정이나 직장에서 사용되고 있다. 영구히 분해가 되지 않는 화학 물질이 지구 전체에 퍼져서 극지방은 물론이고 선진국, 개발도상국 할 것 없이 모든 나라를 오염시키고 있다.

하수구가 산성 화학 물질로 넘쳐나요. 그 물질들이 뒤섞여 내 지하실로 바로 올라오잖아요. 시 공무원에게 전화를 했더니 자기네들은 담당이 아니라고 하더군요. 주 관할이라고요. 공무원들이 와서 하수구 물 샘플을 떠갔습니다만 아직까지 결과 보고조차 오지 않았어요. 지난 30년 동안 진료를 계속 받아오고 있어요. 호흡 곤란과 신장과 방광 질환으로요. 아이는 심장에, 남편은 호흡에 문제가 있습니다. 매일 아침 일어날 때마다 하수구의 저 '기막힌 향기' 나는 공기를 마셔야 한다는 사실이 환기되지요. 그리고는 중얼거려요. '도대체 앞으로 어떻게 될 건가?' 하구요.

흔히 보는 많은 화학 물질이 우리의 건강을 해친다.

- 자동차 배기가스, 미세 먼지와 재, 공장 매연, 화학 공장과 원자력 발전소 폐기물, 살충제 살포로 공기가 오염된다. 오존층 파괴와 지구 온난화의 주범인 프레온가스와 이산화탄소는 대기를 오염시킨다.
- 산업화에 따른 화학 물질, 농업용 살충제, 삼림용 제초제, 쓰레기 더미에서 새어나온 것들이 수로를 오염시킨다.
- 살충제, 비료, 방부제, 식품 첨가물 등으로 음식물을 오염시킨다. 지방 조직에 오염 물질이 축적되면 동물성 음식을 섭취하는 이들은 위험에 처한다.
- 납이 든 페인트를 칠한 집(지금은 불법이다)은 어린아이들의 성장에 해가 될 수 있다. 기준 미달의 집에 사는 저소득층 어머니들은 집을 다시 칠할 여력이 없고, 자녀들을 위해 유해성 검사를 하고 보호 조치를 취하거나 치료할 여유도 없다.
- 드라이클리닝에 사용되는 화학 물질, 집안 청소 세제, 개인용 여러 용품들에서 독성 거품과 잔여물이 나온다. 포름알데히드(카펫, 압축보드, 절연재에 포함)와 라돈 가스는 집과 학교, 다른 공공건물의 위험 요소다. 화학 물질이 섞인 수증기, 일산화탄소나 다른 공기 오염 물질은 뇌 기능을 손상하고 기분을 망치게 한다.

방사능

정상적으로 가동되는 원자력 발전소와 핵무기 제조 시설 및 실험에서 미량의 방사능이 우리의 몸과 환경을 서서히 오염시킨다. 우라늄 채취와 폐석 처리 과정 및 그 과정에서 소모된 연료는 더 심각한 폐해를 입힌다. 원자로나 무기 제조 공장에서 나온 폐기물은 폐기 후에도 250세기 동안이나 방사능을 유출할 수 있다.

북미 지역은 북반구에서 가장 큰 규모의 우라늄 광산에서 유출되는 물질에 위협당하고 있어요. 유출물은 여러 달 동안 상수도원을 오염시켰지만 우리 주민들은 그 물을 마시고 음식을 만들며 목욕을 하지요. 이 물은 허용치를 훨씬 초과한 방사능을 함유하고 있었어요. 우리는 손해 배상을 청구했고 결국 엄청난 정부 예산을 들여 마을을 옮겼어요.

원자력 발전소에서 노심이 녹아내리는 사고가 한번 났다 하면 치명적인 방사능 누출로 즉사하는 사람이 수천 명, 방사능 오염에 관련된 질환으로 2~3주 안에 숨지는 이들이 수십만 명이며, 그 뒤 5~30년 사이에 암에 걸리는 사람이 수백만에 이르게 된다. 지난 수십 년 동안 체르노빌 유출 사고 말고도 많은 사고가 일어났다. 물론 핵전쟁은 궁극적으로 환경에 치명적이다. 미국은 아직도 1만 4천 개의 핵무기를 보유하고 있으며, 전 세계적으로는 2만 8천 개가 존재한다.

미국 핵무기 생산의 합법화는 워싱턴 주 동부의 핸포드 복합단지 같은 지역 사회에 피해를 준다. 최근 연구에 의하면 핸포드 지역 여성들은 갑상선 기능 저하와 자연유산의 위험이 특히 높은 것으로 나타났다.

원자력 발전소와 핵무기 제조 시설이 정상 가동될 때 나오는 낮은 수준의 방사능도 주변 환경과 우리 건강에 심각한 위협을 줄 수 있다는 연구 보고도 있다. 어떤 이들은 원자력 발전소에서 대규모 사고가 일어날 것을 우려하지만, 실은 이미 많은 사람들이 핵 실험을 통한 고도의 위험한 방사능에 노출되었다. 미국 정부는 마샬 군도 여성들의 임신 및 출산에 미치는 핵 실험의 영향을 경시했다. 그러나 1,200명의 마샬 군도 여성들을 조사했더니 임신 시 위험 부담이 크게 따르고, 유산이나 조산, 사산, 선천성 기형아 출산 등이 나타났다.

요즘은 컴퓨터를 사용하는 직종이 많은데, 이에 종사하는 많은 사람들이 컴퓨터 모니터에서 방사능이 흘러나오지 않을까 하는 의문을 제기해 왔다. 건강을 위협할 정도일까? 어느 정도 노출되면 괜찮을까? 병으로 자각하기까지는 얼마나 걸릴까? 건축이나 배달업 종사자, 건강관리사, 사회사업가 등은 전통적인 사무직이나 자료 입력을 하는 사람들 못지않게 방사능에 노출될 가능성이 크다.

전자파

전자파는 전기가 발생하거나 이용될 때마다 생기는 보이지 않는 에너지 파장이다. 전자파는 동력선, 전기선, 전기 제품들에서 만들어진다. 높은 전자파에 노출된 채 일하는 노동자 사이에서 백혈병과 암 발병률이 높아진다는 연구들이 나오고 있다. 전자파의 유해성에 대해서는 전문가들 사이에 의견이 엇갈리고 있지만 이에 대한 심층 조사가 이루어져야 한다는 데는 모두 동의한다.

한편 전자파 노출을 감소시킬 수 있는 간편하고 비용도 들지 않는 방법이 있다. 전자파는 전자파 발생 지점에서 1m 정도만 떨어져 있어도 사라진다. 그러니까 작업장을 이 범위 바깥으로 옮기면 된다. 노출 시간도 줄일 수 있다. 사무실 전선 설치도 노동자들의 전자파 노출을 줄일 수 있도록 설계할 수 있다.

전자파는 모든 전기 제품을 이용할 때 발생하지만 특히 컴퓨터와 휴대전화가 널리 보급되면서 우리는 늘 전자파에 노출될 위험에 처해 있다. 전자파의 유해성 논란이 커지자 세계보건기구 산하 「국제 비전리 방사 보호 위원회」는 1996년에 전자파 인체 허용 기준치를 정해 세계 각국에 이를 권고하고 있으며, 1996년부터 2005년까지 해마다 약 60만 달러의 연구비를 들여 전자파 노출에 대한 건강 영향 평가와 환경 영향 평가 연구를 수행하고 있다.

한국은 1998년부터 이 프로젝트에 참여하고 있으며, 위원회 권고안을 참조해서 2000년 정보통신부가 세계보건기구와 동일한 수준의 전자파 인체 보호 기준을 마련했다. 그러나 최근에는 세계보건기구의 기준치에 못 미치는 아주 적은 양의 전자파도 건강을 해칠 수 있다는 연구 결과가 잇따라 나오고 있다. 여러 종류의 전자 가운데 인체에 영향을 미치는 전자파는 극저주파, 초저주파, 라디오파, 마이크로파 등이며 두통, 시력 저하, 백혈병, 뇌종양, 뇌파 혼란 초래, 순환계 이상, 남성 생식 기능 파괴, VDT 증후군, 안 질환 유발 등을 가져오는 것으로 알려져 있다. 전자파 노출을 피하는 가장 좋은 방법은 전기 제품에서 멀찌감치 떨어져 지내는 것이나 현실적으로 이는 거의 불가능하다. 따라서 전기 제품을 고를 때는 우선 전자파 인증(EMI인증)을 거친 제품을 확인하는 것이 좋다. 휴대전화는 가능하면 평상시에는 몸 가까이 두지 않고 긴 통화는 유선전화를 이용하는 것이 좋다. 환경부는 2001년 6월에 전자파를 생활환경 오염 물질로 규정하고, 국가와 지방자치 단체가 전자파 방지 시설을 설치·관리하며 전자파 발생을 정부가 규제하는 내용의 「환경 정책 기본법」 개정안을 입법 예고했다. 그러나 당시 정보통신부와 산업자원부, 노동부, 한국전력, SK텔레콤, KTF, LG텔레콤 등 이동통신사, 방송사 등의 극심한 반대에 부딪혀 결국 입법이 좌절됐다.

도처에 깔린 위험, 불평등한 부담

오늘날 환경 문제는 너무나 광범위하게 퍼져 있어서 어느 누구도 이를 온전히 피할 수는 없다. 남극의 눈에서도 폴리염화비페닐(PCBs), DDT, 납 등의 유독 물질 잔여물이 검출된다. 모유에도 몇 가지 독성 물질이 상당 수준 포함되어 있으며 정자에서도 PCBs가 나온다.[1]

물론 직장이 환경 문제가 가장 집약되어 있는, 더 위험한 장소이지만 일상 환경 또한 독성 물질에 오염되어 있어 직장인들은 일터와 거주지에서 이중고를 겪게 된다. 위험한 환경에 노출되고 싶은 사람은 아무도 없거니와 독성물질이 지역이나 성별, 계층, 인종을 가려서 유포되는 것이 아닌데도 여기에도 불평등이 명백히 존재한다. 경제력이나 사회적 능력이 자신을 보호할 수 있는 범위를 결정한다. 가령 어떤 이들은 화학 공장이나 원자력 발전소에서 멀리 떨어져서 살 만큼 여유가 있다. 또 어떤 이들은 첨가제를 넣지 않은 물이나 음식을 사먹을 수 있으며 더 나은 건강관리를 받는다. 그렇지만 지금 세계 곳곳에는 그런 혜택을 받을 수 없는 사람들도 있다.

인종 차별과 환경

경제적 이유로 유독 물질의 영향이라는 짐을 더 많이 져야 하는 이들이 있다. 미국의 그리스도연합교회 인종평등위원회의 조사 결과, 대규모 산업 폐기물 처리장 5곳 중

1 주로 접착제, 페인트, 윤활유, 전기 절연체, 페인트용 잉크에 널리 사용되는 PCBs는 피부 탈색과 간 질환 또는 암까지 모든 증세를 다 유발할 수 있다. DDT는 암의 원인이 되고 야생 동물의 생명을 위협한다. 납은 신경계 조직을 교란시킨다.

3곳은 흑인이나 라틴계 주민이 대부분인 지역에 있었고 흑인이나 라틴계 미국인의 5분의 3이 유독성 폐기물이 방치된 지역에 살고 있었다. 또한 아시아 태평양 지역 섬 주민과 미국 원주민의 절반 정도가 폐기물이 방치된 지역 부근에 살고 있었다. 환경에서도 인종 차별이 명백히 존재하는 현실에 대해 주류 환경 운동이 냉담한 반응을 보이자, 환경 정의를 다시 생각하고 새로운 실천을 도모하는 움직임이 나타났다.

미국 플로리다 주, 펜사콜라의 아프리카계 미국인 거주 지역이 에스캄비아사가 유출한 펜타클로로페놀이라는 독성 잔여물 때문에 위험해졌다. 이 공장이 폐쇄된 지 9년 후 미국 환경보호청(EPA)은 이 지역을 조사해 다이옥신이 검출되는 잔여물을 매립했다. 이 문제를 다루게 된 지역 단체인 「독성 노출에 반대하는 시민의 모임」(CATE)은 이 곳이 백인 거주지였다면 더 효과적인 조치가 취해졌을 것이라고 믿었다. 유색인 거주 지역 자체가 유해 환경에 노출될 위험이 더 클 뿐만 아니라 주민들의 요구를 무시하는 바람에 위험이 더해졌다는 조사 결과가 나왔다. 「건강, 환경, 정의 실현을 위한 센터」 같은 지원 단체와 CATE의 헌신으로 그 지역 주민들을 독성물의 위험에서 안전하게 지키자는 운동이 벌어졌다. 환경보호청은 356가구를 이주시키고 주변 지역에 다이옥신 허용 기준을 마련했다.

환경으로 인한 건강 문제는 도시에만 있는 문제는 아니다. 농촌 주민들은 살충제와 제초제에 심각하게 노출되어 있다. 미국의 3백만 농민 중 대다수가 라틴계 이민자들이다. 그중 25%는 여성이다. 농촌에 사는 여성은 농사를 짓지 않더라도 농지 가까이 살고 있으므로 농부와 비슷한 환경에 노출되어 있기는 마찬가지다.

전 세계 여성들이 이와 유사한 직업적, 환경적 위험에 노출되어 있다. 나라별로 보호 시설이나 제도, 법적 장치가 얼마나 잘 되어 있는가는 사업장이나 노동조합의 힘에 따라 다르다.

많은 미국 원주민들은 지속적으로 방출되는 미량의 방사능에 노출된 채 살아간다. 방사능을 누출하는 우라늄 광산이 이들이 사는 지역을 침범해 들어오기 때문이다. 또 어떤 회사들은 미국 원주민 주거 지역을 독성 폐기물 매립지로 선정했다.

게다가 미국에서 극히 유해하다는 판정을 받아 금지된 살충제, 약물, 산업용 화학 제품, 제조 공정들이 규제가 아예 없거나 덜한 개발도상국에 수출되기도 한다. 1984년 인도 보팔 지역에서 미국 업체인 유니언카바이트의 살충제 공장에서 유독 가스 누출이 있은 후 7년 동안 40만 명이 불치병이나 난치병으로 고통을 당했다.

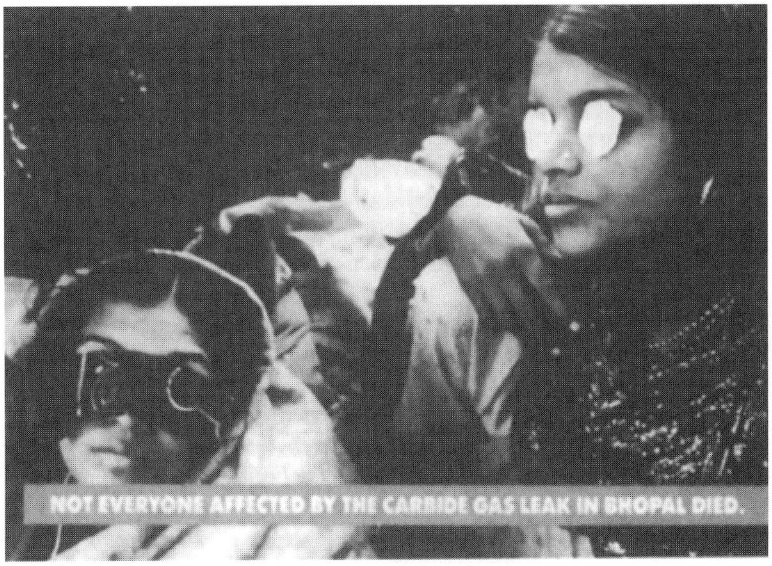

인도 보팔 가스 누출 참사를 상기시키는 포스터 ⓒBhopal Group for Information and Action

1995년 코스타리카에서 열린 최초의 여성 인권 법정에서는 독성 물질 범벅에다 때로는 전갈과 뱀이 섞여 있는 과일을 취급해야 했던 한 여성의 증언이 제시되었다. 그 여성은 과일 다룰 일이 없을 때는, 미국에서는 금지된 DBCP와 다른 살충제들이 저장된 창고에서 일했다. 그녀는 두통, 심한 월경통, 시력 상실, 만성 알레르기, 뼈의 통증 등을 호소했다. 그녀가 일한 농장이 미국 청과 회사에 소속되었기 때문에 그녀는 미국 법원에 소송을 냈다.

우리 여성들은 필요한 것이나 원하는 것에 대해 거의 이야기하지 않았다. 그러다 보니 여성은 환경 파괴적인 신기술의 소비자로서 광고나 산업의 대상이 되어 왔다. 그러나 그러한 유해 물질 사용을 줄이는 데 앞장선 것도 여성이다.

"걱정 마라. 과학적으로 볼 때 장기적인 위험은 없는 것으로 판명되었다." 환경오염에 대한 정부와 기업체의 공식 발표는 늘 확신에 차 있다. 그들은 사람들의 건강을 담보로 이익을 챙기고 혜택을 얻는다. 오늘날 우리는 수십 년 전 DDT나 원폭 실험의 안전성을 보장하던 그들을 믿었던 것의 비극적 결과에 직면해 있다. 이 책의 저자들은 환경오염이 당장 위험한 것으로 '판명'되든 아니든 환경 문제에 관심을 가져야 한다고 생각한다. 우리는 나와 사랑하는 이들, 또는 세상 누구든 간에 장기적인 안전성 시험 대상이 되기를 바라지 않는다. 우리는 우리 몸과 일터, 우리 동네를 그 어떤 과학자보다 잘 알고 있다.

여성들이 환경과 건강 옹호에 관여하는 이유는 여성이 이미 자신의 건강 문제를 다루고 있기 때문만은 아니다. 많은 여성들이 그저 하수 처리 공장, 쓰레기 소각장, 원자력 발전소 같은 잠재적 위험 시설에 대해 지역 남성들보다 문제 제기를 더 많이 하고 있다. 대부분 자녀나 지역 사람들의 건강을 염려하여 이런 일에 참여한다. 의심과 우려('문제를 제기하거나 보고서를 요구하면 나와 우리 가족만 성가실지도 몰라.')가 있기도 하지만 우리는 반드시 해야 할 일을 하고 있다는 신념을 갖고 우리 방식과 힘을 확신하면서 지역에 기반을 둔 환경 보호를 지속하고 있다.

우리가 노출되는 유해 요소의 양, 경로, 독성 물질의 종류에 따라 우리는 즉각적으로 증상을 자각하기도 하고, 만성적 증상에 시달리기도 한다.

독성 물질을 흡수하는 방식은 세 가지가 있는데 첫째는 피부, 둘째는 소화기 계통(음식이나 음료 섭취), 셋째는 폐를 통한 것이다. 화상, 발진, 위통처럼 때로 일차 접촉에 따른 손상을 초래할 수도 있다. 독성 물질이 일단 혈관에 침투했다면 많은 장기와 조직이 손상된다.

일반적으로 독성은 성별에 관계없이 동일하게 작용한다. 누구나 알레르기 반응이나 간 손상, 만성 두통이나 호흡기 장애, 정신 지체, 폐암 등을 앓을 수 있다. 환경오염은 우리 몸에 과도한 스트레스를 주며 건강상의 어떤 문제도 일으킬 수 있다.

환경오염이 건강에 미치는 영향

러브 운하[2]에서 그들은 우리에게 집에 가서 정원 손질이나 하라고 말하더군요. 그러나 여성들은 더는 정원을 가꾸려고 집에 있지는 않아요. 집이나 정원이나 안전하지 못한 것은 매 한가지거든요. 러브 운하에서 방출되는 화학 독성 때문이에요. 신경 쇠약이나 편두통, 간질 같은 중추신경계 질환이 생겼죠. 이 지역의 발병률이 유난히 높지 않았다면 암 관련 조사를 실시하지도 않았겠죠. 그러나 이 지역 곳곳에 사는 많은 여성들이 유방암이나 자궁암에 걸렸어요. 중년층에만 한정된 것도 아니었고요. 열두 살 난 어린아이가 자궁을 들어냈더라고요. 비뇨기에 문제가 있거나 뇌 손상으로 고생을 하고 있는 사람들도 많고요. 암이나 어떤 질환들은 여러 해 동안 잠복해 있어서 자각 증세도 없다니까요.

환경과 건강의 관계를 이해하려면 신체와 장기, 생활 습관, 일, 좀 더 넓은 환경 등 모든 것이 연결되어 있다는 사실을 이해해야 한다. 환경오염은 특정한 신체 기관이나 신체 대사를 공격해 직접 손상을 입히기도 하고 좀 더 복잡한 문제를 불러올 수도 있다. 과학자들이 실험실에서 한 번에 한 가지 물질에 관해서만 실험을 하지만, 실제 삶에서 우리 몸은 한 번에 하나 이상의 위험 물질에 접하고 있다. 두 개 이상의 유해 요소가 결합해 각각이 미치는 영향보다 더 큰 영향을 미치는 것을 시너지 효과라고 한다.

피부 질환

피부는 우리 몸 중 가장 넓은 호흡 기관이기 때문에 특히 화학 물질과 다른 오염 물질에 빈번히 노출될 뿐만 아니라 그만큼 취약하기도 하다. 미국 노동통계청 자료에 따르면 미국에서 피부 질환은 산업 재해 중에서 두 번째로 흔하다. 일단 피부염증이 시작되면 만성 피부 질환으로 발전되는 예가 대부분이기 때문에 예방이 매우 중요하다. 한국에서는 그동안 피부 질환이 직업병으로 인정받지 못했으나 2005년부터는 간 질환과 함께 산재 보험의 적용을 받고 있다.

자극 물질에 대한 피부 반응은 즉각적일 수도 있고 나중에 진행될 수도 있다. 단 한번으로 그칠 수도 있고(급성), 반복될 수도 있고(알레르기), 지속될 수도 있다(만성).

오염 물질이 피부에 닿아서 생기는 염증인 접촉성 피부염은 라텍스나 몇몇 살충제를 포함한 다양한 물질로 인해 발생하며 이런 것들은 알레르기성 피부염도 일으킨다. 라텍스는 독성 화학 물질, 박테리아, 감염된 체액에 접촉되는 것을 막기 위해 라텍스 장갑을 쓰는 여성의 건강을 위협하는 요인이다. 미국 산업안전보건청은 에이즈 바이러스(HIV) 등 혈액을 통한 감염을 예방하자는 차원에서 라텍스 장갑을 사용하도록 규정했으나 이로 인해 다른 산업 재해를 유발하게 되었다.

2 1920년대에서 1950년대까지 미국의 후커 화학회사는 뉴욕, 나이아가라 폭포 인접한 러브 운하를 파서 화학 폐기물이 몇 톤씩 담긴 금속 드럼을 매장했다. 1953년 그들은 그 지역을 매립한 후 교육위원회에 팔아 넘겼으며 교육위원회는 그 위에 학교를 지었다. 수년에 걸쳐 드럼이 녹슬면서 화학 약품이 유출되어 지하수와 합류하면서 퍼져 갔다. 독성 물질로 식물과 풀, 야생 동물들이 죽어 갔으며 주민들이 병에 걸리고 기형아 출산과 자연유산이 속출했다. 1978년 가을 미국 정부는 러브 운하를 국가 재해 지역으로 선포했다.

호흡기 질환

만성 기관지염, 폐기종, 성인 천식도 직업병의 일종이다. 많은 노동자들이 호흡기 질환을 일으키는 물질에 노출되어 있다. 미국의 산업 재해 환자 중 가장 흔한 호흡기 질환이 천식이다. 그런데 오염된 공기에 노출돼 채 일을 하면 이미 앓고 있던 천식이 더욱 악화될 수도 있다는 것을 인식하는 사람은 많지 않다. 또한 일터의 새로운 환경도 문제다. 열지 않는 창문, 건물 전체로 공기를 순환시키는 에어컨 등이 건축 자재와 가구에 들어간 각종 합성 물질과 마찬가지로 호흡기 문제의 원인이 되기도 하는 것이다.

석탄, 곡류, 목화에서 발생하는 먼지가 호흡기 질환의 원인임은 이미 잘 알려진 사실이다. 밀가루가 자욱한 제과점 공기는 그곳에 근무하는 여성들에게 위험하다. 대체로 먼지는 염증을 불러일으키는데 특히 다른 호흡기 질환을 가진 노동자는 피해가 더 크다. 담배 연기는 다른 오염원과 상호 작용하여 더 심각한 질환을 불러온다.

천식과 기종을 유발하는 물질과 그 발병 과정을 규명하는 실험이 개발되면 건축가가 새로운 건축 자재를 사용하기 전에 질병을 예방할 수 있다. 생체 지표나 오염 수위를 초기에 알 수 있는 기준이 정해지면, 노동자들이 병을 얻기 전에 작업장을 옮기는 일이 정당화될 것이다. 반대로 고용주가 작업 환경을 개선하기보다는 노동자들을 해고하기 위해 그런 정보를 악용할 수도 있다.

환경과 건강 관련 용어

발암 물질
암이나 비정상적인 세포를 빠르게 성장, 확산시키는 조건을 유발하는 물질이나 동인.

돌연변이원 또는 돌연변이 유발 요인
살아 있는 세포의 유전 형질에 돌연변이를 유발하는 물질이나 동인. 난자나 정자에 발생하는 돌연변이는 다음 세대로 유전될 수 있다. 최근 연구에 의하면, 유전형질이 세포의 성장을 관장하므로 돌연변이 요인이 즉시 또는 잠복기를 거친 후 암으로 발전되는 비정상적 세포 성장을 유발한다.

기형 발생 물질
임신한 여성의 태반을 통과해 자연유산이나 기형아 출산, 태아의 비정상적 성장을 촉진할 수 있는 물질이나 동인. 모든 발암 물질이 돌연변이를 불러일으킨다. 대부분의 돌연변이 요인은 발암 물질이다. 많은 발암 물질이 또한 기형 발생 물질이기도 하다.

급성 증상
급성 증상은 다량의 유해 물질에 한 번 노출되었을 때 일어나는 즉각적이고 심한 반응을 말한다. 살충제 중독으로 인한 졸음이나 구토, 암모니아나 염소 같은 독성 가스를 태울 때 일어나는 폐부종(폐의 꽈리에 물집이 생기는 것) 등이 그 예다.

만성 증상
소량의 유해 물질에 반복적으로 노출되면, 만성 증상이 지속적으로 나타난다. 만성 증상은 여러 해 잠복기를 거쳐 나타날 수도 있다. 가령 석면에 노출된 뒤 몇 년이 흐르고 나서 폐 질환이 발병한다. 또한 대부분의 암과 진행성 간질환은 15년에서 40년 후에나 발병한다. 많은 과학자들이 제2차 세계 대전 이후에 개발된 독성이 '때를 만남'에 따라 점점 더 많은 중독 증상이 드러날 것이라고 본다.

화학 물질 과민증

화학 물질 과민증(MCS, 환경성 질병 혹은 생태학적 질병으로도 불림) → 24장 여성의학 상식, 614쪽은 일반적으로 '안전하다'고 여겨지는 수준의 화학 물질이나 자극에 만성적 반응을 나타내는 증상이다. 화학 물질 과민증은 여섯 가지 특징이 있다. ① 신체의 여러 조직에 영향을 미친다. ② 대개 화학 물질에 노출된 후 나타난다. ③ 화학 물질에 노출됐을 때 생기고 그렇지 않으면 사라진다. ④ 대부분 사람들에게는 별 반응이 나타나지 않는 낮은 수준의 노출에서도 일어난다. ⑤ 직장, 집안 등 일상 환경에서 흔히 볼 수 있는 물질에 의해 촉발된다. ⑥ 천식, 건강 염려증, 특정 호흡기 질병과 같은 것은 제외될 수도 있다.

화학 물질 과민증은 화장품, 향수, 신문지, 디젤 연료, 솔벤트 기체, 내연 처리된 매트리스나 다른 천 제품, 판지, 살충제, 곰팡이, 기계 주름 가공에 쓰이는 성분으로 유발되기도 한다. 증세는 경련, 운동 조절 부족, 비정상적인 근육 이완, 우울증이나 흥분 같은 성격 변화, 시각과 청각 장애를 포함한 감각 장애, 기억력 상실, 언어 장애, 식욕 감퇴 등이다. 미국 정부와 법정 판결, 여러 전문가 단체에서 MCS를 합법적인 질병으로 인정하는 사례가 늘고 있다.

한국 SBS는 2004년 신년 특집으로 제작한 환경 다큐멘터리 「집이 사람을 공격한다」에서 새 집으로 이사한 뒤 건축 자재에서 뿜어져 나오는 유해 물질 때문에 두통, 피로, 호흡 곤란, 천식, 비염, 피부염 등의 증상이 나타나는 새집증후군과 MCS를 다뤄 화제가 됐다.

미국에는 MCS로 고통을 받는 사람들을 위한 지원 체계도 있다. 미국 국립환경보건연구소는 실내 공기의 질을 향상하고 화학 물질 노출을 줄이는 데 필요한 실질적인 자문을 제공하고 있다.

감염성 질환

보건 의료 종사자와 사회복지사, 교도관, 기타 체액이나 위험한 폐기물을 다루는 직업에 종사하는 사람들은 결핵, B형 간염과 C형 간염, HIV에 감염될 위험이 크다. 실험실 종사자도 감염된 물질을 다룬다면 전염병에 걸릴 위험이 크다. 이런 질병은 환자에서 직원으로, 또는 직원 간에 공기나 혈액을 통해 옮겨질 때 특히 더 위험하다.

여성은 식품 소비자로서 살모넬라균과 대장균 같은 박테리아에 감염된 음식 때문에 병에 걸리고 죽은 이들의 숫자가 늘고 있는 현실에서 불안을 느낀다. 저온 살균되지 않은 사과 주스나 덜 익은 햄버거 때문에 일어나는 사건들이 뉴스 머리기사를 장식하기도 한다. 식품 가공업에 종사하는 여성들은 자신도 모른 채 오염된 생산물을 다루고, 안전하지 못한 음식을 먹을 수도 있다. 좀 더 믿을 만하고 효율적인 안전 관리가 이루어지는 것이 노동자로서도 주부로서도 여성에게 도움이 된다.

생식 위험 요소

생식 위험 요소는 남성이나 여성의 생식기, 태아 발달에 해로운 영향을 미치는 여러 동인이다. 살충제 같은 화학 물질, 엑스레이 같은 물리적 요인들, 무거운 짐 들기같이 업무 과정에서 일어나는 일 등이 생식 위험요소가 된다.

생식 건강은 환경과 건강에 관련된 이슈 중 가장 논쟁거리가 많을 것이다. 여성이 아이를 낳기 때문에 생식 건강은 임신과 마찬가지로 '여성 문제'로만 간주되기 쉽다. 이렇게 보면 두 가지 중요한 사실을 놓치게 된다. 첫째, 남성도 생식 건강을 해치는 환경의 영향을 받는다는 것, 둘째, 생식 건강은 건강한 아이를 갖는다는 것 이상을 의미한다는 것이다. 여성과 남성은 평생 건강한 성과 생식 조직이 필요하다. 그런데도 생식 위험 요소는 여성 노동자를 궁지에 몰아넣거나 작업장 환경을 개선하는 책임을 회피하는 구실로 더러 악용된다.

여성이나 남성의 불임, 임신 초기의 자연유산, 선천성 장애는 주변 환경이 독성으로 가득 찼다는 초기 징후일 수 있다. 뭔가 문제가 있다는 중요한 신호일지 모른다. 암과 같은 확실한 징후는 15년에서 40년의 잠복기를 거쳐야 자각 증세가 나타나기 때문이다.

비정상적 생식력과 임신

생식 장애는 여성에게 월경 문제, 생식력 저하, 자연유산 등이고 우리가 임신한 아이에게는 저체중, 미숙아, 발달장애, 기형 등으로 나타난다. 남성의 생식 장애(발기 불능, 정자 수 감소, 결함 있는 정자)는 그 남성과 성관계를 맺는 여성에게도 영향을 미친다.

2003년 한국 보건사회연구원 조사 결과 15~39세 가임부부 중 63만 5천 쌍이 불임(피임하지 않은 성교를 1년 지속한 이후에도 임신이 되지 않는 것)이었다. 이는 전체 부부의 13.5%에 해당한다.

수많은 산업용 유해 물질(납, 솔벤트, 일부 살충제들)이 생식 기능에 영향을 미치는 것으로 알려져 있는데도 전반적인 영향은 알려지지 않고 있다. 일터에서 사용되는 1천 가지 이상의 화학 물질이 동물의 생식력에 영향을 미친 것으로 나타났지만, 이중 대부분이 인간에 어떤 영향을 미치는지 연구된 바가 없다. 일반적으로 4백만 종의 산업용 화합물 대부분이 인체 영향 평가를 거치지 않는다. 교대 근무처럼 생식 체계 호르몬을 교란하는 작업 형태, 또 살충제처럼 에스트로겐 수치를 변화시키거나 에스트로겐 효과를 모방하는 물질들은 철저히 연구되어야 한다. 오래 서 있거나 팔다리를 뻗치거나 물건을 들어올리는 등의 신체적 요인이 생식력과 임신에 어떤 영향을 미치는지, 직장에서 받는 스트레스와 독성에 노출되는 정도가 상호작용하면 어떤 영향을 미치는지에 대해 아직까지 충분한 주의가 기울여지지 않았다.

한국 근로기준법에는 임신 중이거나 산후 1년이 안 된 여성과 18세 미만의 여성들을 위험하거나 유해한 사업에 고용하지 못하도록 하고, 대상 직종을 시행령에서 규정하고 있다. 예를 들면 납, 수은, 크롬, 비소, 황린, 불소(불화수소산), 염소(산), 시안화수소(시안산), 2-브로모프로판, 아닐린, 수산화칼륨, 페놀, 에틸렌글리콜모노메틸에테르, 에틸렌글리콜모노에틸에테르, 에틸렌글리콜모노에틸에테르 아세테이트, 염화비닐, 벤젠 등 유해 물질을 취급하는 업무나, 신체를 심하게 펴거나 굽힌다든지 또는 지속적으로 쭈그려야 하거나 앞으로 구부린 채 있어야 하는 업무를 임신 중인 여성 노동자가 해서는 안 되는 직종으로 규정하고 있다(자세한 직종에 대해서는 한국산업안전공단 사이트를 참조하자). 그러나 아직도 교대 근무 등 유해한 작업 환경에 처한 여성 노동자들이 많다. 보건의료노조의 조사에 따르면 병원에서 일하는 여성 노동자들의 유산율은 22.8%로 일반 유산율(15%)에 비해 훨씬 높았다.[3]

그 밖에 여성의 생식 장애

독성 물질은 생식 호르몬을 교란시키면서 월경 불순, 불임, 성욕 감퇴 등을 일으킨다. 또한 난소에 직접적인 손상을 입혀서 조기 완경이나 난소 질환을 가져온다. 환경 돌연변이 유발 요인은 정자와 마찬가지로 난자의 유전 형질에 손상을 입혀 자연유산이나 기형아 출산으로 이어진다. 최근 동물 실험 결과, 석유 화학 산업에서 사용되는 다환계 탄화수소, 암 치료에 사용되는 알킬화제, 전리 방사선이 난소를 손상할 수도 있음이 밝혀졌다. 납, PCB, 비닐염화물에 노출되면 월경에 이상이 생길 수 있다.

태아와 어린아이들

수정된 난자와 태아는 어른에게는 해가 없는 독성 물질에도 반응하는 수가 있다. 어떤 독성 물질은 임신 3개월 이전에 영향을 미쳐서 임신부가 임신 사실을 알기도 전에 해를 입는 예도 있다. 수정된 난자는 첫 2주 동안 무척 민감하여 강력한 유해 요소 때문에 파괴될 수도 있다. 태아는 임신 15일에서 60일 사이에 세포 분열을 통해 특정의 장기와 조직으로 분화된다. 어떤 독성 물질은 이 과정을 교란시켜서 조직이 자리를 잡을 수 없게 한다. 그 영향이 아주 심하면 자연유산까지 이른다. 생존한다 해도 저체중이거나 신체나 성장 발달, 행동에 이상이 생기며 어떤 증세는 몇 년 뒤에 나타나기도 한다.

태아는 주변 환경이나 직장에서 어머니가 노출되는 독성에 똑같이 영향을 받는다. 독성은 정액에도 축적된다. 임신 기간 중 산업 재해로 독성에 노출된 남성과 성교를 하면 기형아를 출산할 수 있다는 연구도 있다. 이런 상황에 있는 임신부는 성교를 제외한 다른 성생활 방법을 고려해야만 한다.

태아나 어린 자녀들은 세포가 분열하면서 빠르게 성장하기 때문에 특정한 환경 유해 요소에 특히 민감하다. 그러나 정부는 성인에게 미치는 영향을 기준으로 독성의 '안전성' 여부를 따지고 있다.

모유 감염

세계보건기구는 모유에 산업용 유해 물질의 흔적이 전혀 들어 있지 않은 여성은 세계적으로 거의 없다고 추정한다. 일부 여성과 그들의 자녀는 특히 위험한 상황이다. 아직 땅과 바다에서 나오는 식량을 많이 먹는 북극 토착민의 유아는 캐나다나 미국의 유아 평균 섭취량보다 7배나 많은 PCB를 섭취한다.

유아들은 생후 1년간 수유를 통해, 미국 환경보호청이 지정한 허용 기준치를 초과하는 지방 축적 화학 물질에 노출될 위험이 크다. 연구자들이 모유에 함유된 오염 물질을 추적하는 이유는 모유야말로 인간의 독성 물질 노출 정도를 나타내는 중요한 '생체 지표'이기 때문이다.

공중 보건 관련자들, 환경 옹호론자들, 젖먹이를 둔 부모들은 수유를 해야 할지, 한다면 얼마 동안이나 해야 할지 의견이 분분하다. 모유가 아기에게 필요한 면역체를 제공하기 때문에 환경 운동가들은 대개 여성이 원한다면 모유 먹이기를 권한다. 젖병 수유도 위험이 따른다. 분유를 만들 때 사용된 물에 든 오염 물질, 분유에 첨가되는 화학 물질과 호르몬 관련 첨가물, 두유에 첨가되는 식물성 에스트로겐 때문이다. 이 위험을 줄이려면 산모가 동물성 지방을 덜 먹고, 오염이 확인된 가공 채소, 오염 지역에서 잡은 생선을 피하며, 지방 세포에 화학 물질 축적을 유발하는 급속한 다이어트를 피한다.

환경 호르몬

우리는 내분비 기능을 모방하거나 왜곡하는 산업용 또는

3 여성환경연대, 「여성의 눈으로 보는 환경 · 건강 교재」, 2003.

약제용 화학 물질에 광범위하게 노출되어 있진 않을까? 내분비계는 인체의 복잡한 호르몬 메시지 전달 체계로서, 생식 건강뿐 아니라 갑상선과 신경 조직, 면역 체계에 영향을 미친다. 에코에스트로겐 또는 외인성 에스트로겐이라고도 불리는 내분비계 장애 물질(흔히 '환경 호르몬'이라 부른다)에 대한 연구가 부각됨으로써 사람들은 여성 건강이 유해 환경에 위협받고 있음을 알게 되었다.

유방암을 비롯해 여성이 걸리는 각종 암, 모유 감염을 비롯한 생식 문제(자궁내막염, 유산, 나팔관 임신 등)는 식품이나 공기, 물, 산업용 탈색제, 플라스틱 같은 제품에 들어있는 내분비계 장애 물질과 관련이 있을 수 있다. 이 물질들은 정상적인 에스트로겐 기능을 모방하거나 차단, 변경하기 때문에 여성은 질병에 걸릴 수 있다. 유방암 요인을 둘러싸고 여러 이견이 있지만 대부분의 전문가들은 유방암 발병률은 에스트로겐이 얼마나 오래, 얼마나 많이 작용했는가에 의해 결정된다는 데 동의한다.→ 24장 여성의학 상식, 유방암, 602쪽 초경과 완경 사이의 기간, 임신 여부, 모유 수유 여부가 우리의 에스트로겐 수치에 영향을 미친다. 몸의 '자연스러운' 에스트로겐 수치가 에스트로겐과 유사한 작용을 하는 화학 물질에 의해 어떤 방식으로든 바뀌면, '에스트로겐 바다'에 사는 것과 다름없게 되는 것이며 이는 유방암이나 자궁내막염 등의 질병에 걸릴 위험이 그만큼 높아진다는 말이다.

유방암

미국 여성 중 8분의 1 정도가 평생에 한 번은 유방암을 겪는다. 유방암 퇴치 운동이 활발해지면서 유방암 진행 과정이나 암 유발 요인에 관해 연구가 더 필요하다는 압력을 넣고 있다. 그래야만 예방책이나 개선된 치료법이 발전할 수 있기 때문이다.→ 24장 여성의학 상식, 602~612쪽

최근 행해진 DDT, DDE, PCBs, 염화메틸렌(일반적으로 솔벤트), 아트라진(제초제) 같은 특정 화학 물질 임상 실험에 따르면, 이 물질들이 암과 상관관계가 있다. 1993년 시나이 의과대학 메리 울프 박사가 발표한 바에 따르면 DDT(PVC 플라스틱의 구성물과 다이옥신을 함유한 유기 염소 계통의 살충제)에 노출된 여성은 유방암에 걸릴 가능성이 평균보다 4배 더 높았다. 동물성 지방이 많이 함유된 식사를 하면 유기 염소 화합물이 몸에 축적된다. 시간이 지나면서 화합물은 민감한 유방 조직에서 일어나는 정상적 세포 조절을 방해해 유방암을 일으킨다. 주변 환경에 유기염소가 축적되는 사실과 유방암을 앓는 여성의 수가 증가하는 것은 충분한 인과 관계가 있다. 또 다른 연구에서는 다이옥신에 많이 노출되는 여성 노동자일수록 유방암에 걸리는 비율이 통계적으로 유의미하게 상승했다.

환경 운동가들의 활동 덕분에 유방암과 유기염소의 연관성에 대한 연구가 진행 중이다. 미국 국립암연구소와 국립환경보건연구소의 후원을 받은 롱아일랜드 유방암 연구소는 400명의 유방암 환자와 400명의 건강한 여성들의 혈액을 채취해서 여러 차례 유기염소의 함유량을 비교 연구할 예정이다.

미국에서 1996년부터 1997년까지 국립보건원 자금으로 이루어진 유방암 연구의 722건 중 33건(5%)만이 환경과의 관련성을 주제로 삼았다. 국립암연구소와 다른 연구기관은 암 발병의 책임을 개인에게 돌리면서 생활 습관을 바꾸는 것이 '예방'이라고 강조하는 논문을 발표하고 있다. 또한 암 예방에 대한 하버드 보고서도 직장에서 안전을 확보하거나, 우리가 존재조차 모르는 우리 주변의 위험한 화학 물질을 피하려고 할 때 대부분 여성들이 엄청난 어려움에 직면한다는 사실을 철저히 외면한다. 그러므로 그 어느 때보다 지금 우리는, 암을 유발할 수도 있는 환경과 일터의 위험 요소에 대해 정부와 기업이 책임을 져야 한다고 주장할 필요가 있다.

생식 위험 요소가 남성에게 끼치는 영향

환경 유해 물질은 고환에서 생산되는 남성 호르몬을 교란시켜 성욕 감퇴와 발기 불능을 일으킬 수 있다. 정자 생산에도 이상이 생길 수 있다. 독성인자는 정자가 신속하게 성장하는 데 필요한 여러 단계 중 어디든 개입해 정자 수의 격감, 정자 생산의 감소, 기형적인 정자를 유발함으로써 결국 생식력에 문제를 일으킨다. 유독 물질은 미국 남성의 정자 수가 전반적으로 감퇴하는 원인일 수 있다.

납에 노출된 남성은 기형 정자로 인해 생식력이 떨어진다. 가정에서 사용되는 제품을 포함해 50종류 이상의 살충제가 임상 시험 결과 남성의 불임과 연관 있는 것으로 나타났다. 남성의 정자 수는 세계 곳곳에서 감소하는 것으로 나타난다. 이 현상은 특히 내분비계 장애 물질을

포함한 화학 물질 때문이어서 더욱 우려할 만하다.

모든 이를 위협하는 또 다른 건강 문제는 돌연변이라는 생식 장애다. 돌연변이가 정자 세포에 발생하면 손상된 유전자가 다음 세대에 전달된다. 결함 있는 유전자는 자연유산을 일으키거나 기형을 만든다.

환경오염에 의한 돌연변이는 인류 전체를 위협한다. 눈에 보이는 것이든 아니든, 손상된 유전 형질은 유전자에 영속적인 변화를 가져온다. 새로운 생명공학 산업이 유전자를 조작해 만든 식물과 동물이 우리의 '자연스런' 환경이 되고, 식량 공급원이 되고 소비 제품이 되면서 아직 알려지지 않은 방식으로 인간 건강에 영향을 미칠 수 있다. 화학 물질과 방사능 독성 물질의 효과에 의해 증가되는 돌연변이 발생률은 인간의 유전적 건강을 전반적으로 해칠 뿐 아니라 인간 존립을 위협할 수도 있다.

환경오염을 이기는 실천 방안

우리는 여성으로서 환경 문제를 깨달았고, 환경 문제 인식의 중요성을 확신하고 있다. 과거에는 유산이나 불임, 유전적으로 질병을 타고난 아이를 운명이려니 하고 '받아들일' 뿐이었다면 지금은 따지고 공부한다. 그 과정에서 우리는 그 문제가 환경과 연관되어 있음을 알게 된다. "정상이에요." 또는 "감정적으로 반응하지 마시고요." 하고 말하는 의사의 말을 그냥 넘어가지 않는 것이 중요하다. 환경에 의한 손상은 입증하기가 어렵다. 그러나 집요하게 밀어 붙여야 한다. 좌절한 채로 있지 않는다. 이 문제를 함께 이야기할 만한 새로운 사람을 찾는다. 어떤 환경에 노출되었을 때 몸에 이상이 생길 수 있는지를 알 수 있도록 학습을 게을리하지 않는다. 자신의 지식이나 힘을 깎아내리지 않는다.

무심결에 유해 환경에 노출되는 일이 없도록 하고, 힘닿는 데까지 건강을 관리하면 환경오염의 영향을 어느 정도는 최소화할 수 있다. 관료와 싸우고, 화학·생물학을 공부해야 하고, 오염을 일으키는 주체들이 가진 권력에 대항하는 등 행동을 취하는 것이 복잡해 보일 수 있다. 그렇지만 불가능한 일은 아니다.

환경과 관련된 건강 문제는 공동체의 관심사이므로 혼자서 맞서 싸울 수 없는 주제다. 다행히 혼자서 싸우지 않아도 된다.

한국에는 「여성환경연대」, 「다음을지키는사람들」이 우리 다음 세대가 건강한 환경에서 안심하고 살 수 있는 터전을 만들기 위해 애쓰고 있다. 「환경운동연합」, 「녹색소비자연대」 등에서도 환경과 건강을 위한 권리 찾기를 같이 실천할 수 있다. 일터에서 생길 수 있는 건강 문제를 의논하고 싶다면 「한국여성노동자회협의회」나 「노동건강연대」를 찾아가 보자.

전략

환경과 건강을 지키는 실천 방안은 매우 다양하다. 경험 있는 활동가들은 다음과 같은 기본 사항을 추천한다.

- **신중한 소비자가 되자** 고지방, 고단백 식사, 염소와 환경호르몬이 함유된 식품을 피한다. 직업과 환경에 관련된 캠페인과 불매 운동을 알아보고 동참한다.
- **조사하자** 주거 지역과 직장의 환경 조건을 조사한다. 유독 물질 목록을 활용한다. 노동자와 지역 사회의 이름으로 알 권리가 있으므로 정보를 당당하게 요구한다. 「환경운동연합」, 「녹색연합」, 「녹색소비자연대」 등 환경 단체들과 접촉한다. 주거 지역의 환경을 감시하고 예방 조치를 요구하는 운동을 하려면 무엇을 알아야 하는지 정보 꾸러미에 적힌 단체에 연락해 본다. →143쪽
- **이웃과 이야기 나누자** 공장, 쓰레기 매립지, 쓰레기 처리장에서 나오는 독성 물질에 관심을 갖는 '동료/이웃' 간의 모임을 결성한다. 독성 물질 노출로 예상되는 건강 문제, 증세 등을 조사한다. 지역 사회와 직장에서 건강 조사를 실시한다. 이상한 냄새, 거품이나 배출물, 병든 야생 동물이나 애완동물, 버려진 기름통, 밤에 뭔가를 실어 나르는 트럭이 있는지 살핀다. 지역 공장에서 방사능이 누출되는지 알아낸다. 지역 주민의 생식 건강이 어떤지 주목한다. 지역 사회 단체는 정부나 기업에게 전문가의 조사와 자문을 지원하라는 압력을 넣을 수도 있다.
- **내 건강은 물론 가족의 건강까지 기록하자** 유독 물질 노출 정도, 증세, 진단을 기록한다. 우리를 진료하는 의사는 정확한 의료 기록과 직업/환경 관련 기록을 남길 의무가 있다.
- **정보, 통계, 자료를 입수할 때 그 연구비를 누가 지불했는지**

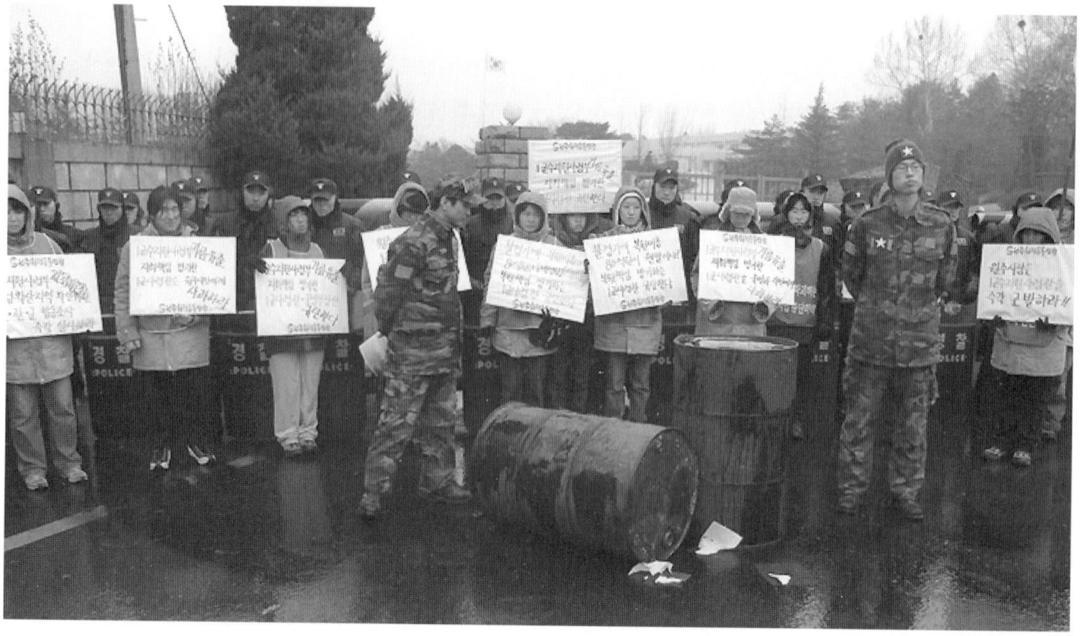

환경 운동 단체 활동가와 자원 봉사자로 이루어진 「초록행동단」이 기름 유출로 토양 오염이 심각한 원주 군부대 앞에서 항의 집회를 하고 있다. ⓒ시민환경정보센터 박종학

찾아내자 그걸 알면 그 자료를 평가하는 데 도움이 된다. 그런 자료들을 '전문가'의 전문 용어가 아니라 우리가 이해하는 용어로 다시 표현해 달라고 요구한다. 기업이나 정부 보고서의 동기가 의심스럽다 하더라도 그런 자료를 효과적으로 사용할 수도 있다.

● **소비자 불매 운동도 있다** 오염이 어디에서 비롯하는지, 그들이 사용한 제품은 무엇인지 알아내서 불매 운동을 한다. 여성은 특히 소비자로서 막강한 힘을 갖고 있다.

● **다른 운동 단체와 연대하자** '내 집 앞은 안 돼.' 하는 집단 이기주의로 운동의 성격을 제한하지 않는다. 우리보다 권력도 없는 누군가를 희생하면서까지 운동을 벌이지만 않는다면, 주변 환경을 지키려는 지역 사회 단위의 노력이 훨씬 효과적이다.→ 정보꾸러미, 143쪽

행동하는 여성

여성들은 유해 환경을 제거하기 위해 늘 열린 자세로 활발한 활동을 해 왔다.

● 엘렌 스왈로우는 매사추세츠 공대에 입학한 첫 여학생으로 영양, 대기오염과 수질오염, 건축, 폐기물, 직업에서의 건강과 안정에 관한 학제간 연구를 했다. 1892년 스왈로우는 이 영역을 '생태학'이라 칭했다.

● 레이첼 카슨의 『침묵의 봄』(1962)은 우리 주변에 무차별적으로 뿌려지는 살충제의 사용과 그 위험을 경고했다. 카슨은 이 문제에 대한 일반인의 관심을 불러일으켜 미국 내 DDT 금지 운동에 불을 붙였다. 이 운동은 미국 환경 운동의 시작으로 기록된다.

● 로이스 깁스는 「러브운하주민연합」을 결성했다. 러브운하 지역의 여성들과 함께 깁스는 뉴욕시 당국에 문제를 인식하도록 촉구했다. 그들은 탄원서에 서명하고, 건강 관련 조사를 실시했으며 피켓 시위와 버스 저지, 워싱턴 시위 등으로 정부나 기업체에 압력을 행사했다. 이들의 활동으로 정부는 1천여 가구에 보상금을 지급하고 이들을 이주시켰다. 또 그 지역 노동자의 안전을 확보하기 위해 세제 특혜의 소급 적용, 사후 문제에 대비한 보건 기금 마련 등의 계획을 세웠다.

● 보니 힐과 일곱 명의 여성은 미국 오레곤 주 시골인 알시 지방에 살포된 제초제 2,4,5-T 때문에 자신들이 유산했음을 알아냈다. 그들은 환경보호청에 항의해서 1979년 미국 내에서 쓰이는 대다수 화학제품의 긴급 사용 금지를 이끌어 냈다.

● 우라늄 광산과 핵무기 시설 근처에 있는 콜로라도 주 록키 평원의 수도국 직원인 폴리 헤란은 수돗물에서 정상치의 두 배에 가까운 우라늄이 검출되는 것을 발견했다. 헤란은 그 지역 주부들과 함께 이 문제를 조사했다. 우라늄의 방사능 효과에 대한 '결정적인' 정보가 없다는 이유로 지방 당국의 조치를 이끌어 내지 못하자 그들은 수돗물 거부 운동을 벌이고 수도국을 파산시키겠다고 위협했

다. 그들은 다른 방사능 원소처럼 우라늄도 독성이 있는 중금속임을 입증해 지방 당국의 조치를 이끌어 냈다.

● 재신타 페르난데스 수녀와 지역 공동체 여성들은 미국 뉴저지 주 엘리자베스 지방에 있는 케미컬컨트롤사에 대한 공청회를 실시하고 건강 조사를 하고 거리를 행진했다. 그들은 이 회사가 그 지역에 폐기한 화학물이 호흡기 질환 등을 유발했다고 여겼다. 1980년 '지구의 날,' 쌓아둔 화학 약품이 폭발하는 바람에 화학제품이 불타는 동안 엘리자베스 동부에서 스테이튼 섬까지 주민들이 집 밖으로 나오지 못했다. 이런 폭발이 있기 전에 여성들이 압력을 넣어 집적지에서 가장 치명적인 화학제품은 제거된 상태였다. 이런 운동이 없었더라면 화재로 인한 피해는 훨씬 더 컸을 것이다.

● 리사 크로포드는 미국 오하이오주 페르날드에 있는 에너지국 주관의 우라늄 제련소 부지에 있는 원료 공장에 대해 문제를 제기하기 시작했다. 다른 여성들과 함께 그는 「안전한 환경과 건강을 위한 페르날드 주민회」를 결성했다. 지금 이 단체는 미국에서 가장 효과적인 시민 단체의 하나로 자리매김하고 있다. 이들의 노력으로 공장의 하수처리와 대기 방출 과정이 낱낱이 공개되었으며, 페르날드는 정화 자금으로 '슈퍼펀드' 지원을 받게 됐다(슈퍼펀드 프로그램의 주된 목적은 위해한 쓰레기 부지를 확인하고 재정비하자는 것이다). 환경 정화에 대한 감시가 마무리된 후에도 이 단체는 비슷한 상황에 처한 모임에 힘과 조언을 아끼지 않는다.

● 「환경 운동을 위한 서부할렘회」는 젊은 페미니스트와 동네 아줌마들이 결합한 모임으로 이미 '쓰레기 하치장'으로 취급되고 있던 미국 뉴욕시 한 지역의 하수처리 시설을 문제 삼았다. 그들은 매연 측정을 하고, 또 악취가 건강에 미치는 영향을 확인했으며 쓰레기 처리 공장 위에 절실하게 필요한 공원을 짓겠다는 제안을 거절했다. 이들은 시를 상대로 소송을 내서 꽤 넓은 부지와 환경 개선을 감독할 권리를 확보했다. 법적 승리는 또한 환경 정의를 구현하는 데 필수적인 요소인 불만을 고칠 수 있는 지역 사회의 권리를 확립했다.

● 1989년 한국 환경처가 팔당의 골재 채취를 허용하자 상수도원이 크게 오염되리라는 인식이 확대되면서 반대 운동이 전개되었다. 주부들이 주축이 된 「수돗물 살리기 운동연합 준비모임」을 중심으로 18개 사회단체가 연대하게 되었고 연대 투쟁의 결과, 1991년 7월 정부의 골재 채취 계획의 전면 백지화를 얻어 냈다.[4]

● 강동아파트 부녀회를 중심으로 소각장 건설 반대 운동을 시작한 주부들은 쓰레기 문제의 해결을 위해서는 소각이 불가피하다는 정부의 입장에 문제를 제기하기 시작했다. 1995년 2월까지 진행된 서울시와의 싸움에서 주민들은 마침내 서울시의 화해 조서를 받아 내고 소각장 건설을 유보시켰고, 운동에 참여했던 이금라 씨를 서울시의회 의원으로 당선시키는 성과를 얻었다. 그 이후에 지역 주민들은 쓰레기를 줄이기 위해서 음식물을 퇴비로 만들 수 있는 설비를 마련하고 계속적인 쓰레기 감량 실천을 전개해 오고 있다.[5]

● '우장산 살리기 운동'은 강서 · 양천 지역의 산소 공급원이자 자연 학습장의 역할을 하는 우장산에 주민들과의 협의 없이 체육관을 건립하려는 구청의 계획에 대한 주민들의 반대에서 시작되었다. 1994년 8월 공사가 시작된 이후 처음으로 반대 운동을 시작한 이들이 이 지역에 사는 주부들이었다. 주부들은 「푸른 숲을 지키는 어머니회」를 구성하고 공사 시작 후 3개월 동안 30여 명이 우장산에 올라가서 천막을 치고 식사를 해먹으면서 산을 지켰다. 구청에서 전경과 포크레인을 동원해서 강제적으로 나무를 베려 하면 주부들은 나무를 에워싸고 이를 막는 전경과 거친 몸싸움을 해가면서까지 산을 지키기 위한 시위를 전개해 갔다.[6]

이처럼 우리는 자신의 몸과 건강, 환경과 삶을 책임져야만 한다. 우리는 할 수 있다.

건강에 유해한 노동

우리가 하는 노동은 직접 일을 하는 동안뿐 아니라 하루 종일, 주말과 휴가 때, 심지어 일을 그만두고 몇 년 뒤까지 건강에 영향을 미치고 있다. 유해한 노동 조건의 결과는 심각하다. 한국에는 2003년에만 9천 명이 넘는 직업병 환자가 생겼고 직업병으로 숨진 사람도 482명이나 됐다.[7] 일터도 환경의 일부다. 열악한 노동 조건을 '일의 한 부분'으로 당연시해 버릴 수는 없다. 그런 조건이 왜 상존하는지, 우리에게 어떤 영향을 미치는지, 어떻게 바꿀 수 있는지 고민해야 한다.

4 강수영 외, 「한국여성환경운동의 평가와 전망」, 『여성과 사회』 제7호, 1996.

5 문순홍 편, 『한국의 여성 환경운동』, 아르케, 2001.

6 강수영 외, 「한국 여성 환경 운동의 평가와 전망」, 『여성과 사회』 제7호, 1996.

7 노동부 국감 자료.

여성들이 일하는 곳

한국 통계청에 따르면 2004년 9월 현재 전체 여성의 50.6%가 직업 활동을 한다. 다음 목록은 산업별 여성의 노동력 분포다.

- 농림어업 9.9%
- 제조업 15.7%
- 건설업 1.8%
- 도매 및 소매업 18.7%
- 숙박 및 음식점업 14.8%
- 금융·보험·부동산 및 임대업 5.3%
- 공공 행정, 국방 및 사회 보장 행정 2.5%
- 교육 서비스업 10.5%
- 기타 공공, 수리 및 개인 서비스업 5.9%

74.4%의 여성 노동자가 사회 간접 자본 및 기타 서비스업에 종사하지만, 여성 직업인은 거의 경제 전 부문에 걸쳐 있다. 그러나 남성들에 비한다면 아직 그 폭이 넓지 않다. 우리가 수행하는 일과 우리가 가진 직함은 남성과 다를 때가 많다. 일의 성격에 따라서 위험에 대한 노출 정도, 상해나 질병을 방지하는 방식이 달라진다. 여성의 일은 반복적이고 지속적인 노동을 필요로 하는 경우가 많다. 가령 일정한 자세로 오래 앉아 있거나 서 있어야 하는데, 힘이 많이 들어가는 노동을 하는 남성에게는 허용되는 잠시 동안의 휴식이 이런 노동에서는 주어지지 않는다. 예를 들어 세탁소에서 일하는 여성은 하루에 젖은 빨래감을 1,800kg 정도 드는데 이것은 생산직이나 운반직에 종사하는 남성이 들어올리는 것보다 더 많은 양이다.

일터의 안전과 건강은 흔히 광산, 건설, 중공업 생산 과정 같은 전통적인 '남성의 일'과 연관된다. 그러나 청소와 돌보기, 가르치기, 옷 만들기, 비서, '서비스' 직종 같은 여성의 일도 안전하지 않기는 마찬가지다.

병원에서 몇 년간 청소부로 일하다가 간염에 걸렸어요. 내가 일하는 층에 간염 환자가 입원해 있었는데 아무도 내게 주의 사항을 말해 주지 않았습니다. 직원 보상 청구를 냈지만 병원은 거부했고요. 그런 일이 일어나리라고는 생각하지도 못했어요. 사람들의 건강을 돌본다는 곳에서 일을 했지만 정작 내 건강을 지키는 일에 대해서는 아무런 정보도 들을 수가 없었던 거죠.

중공업과 건설업에 종사하는 여성이 늘면서 이들은 남성들과 마찬가지로 위험한 상황에 놓이게 된다. 그런데 여성들은 같이 일하는 남자들만큼 일을 잘한다는 것을 입증해 보이라는 압력을 받곤 한다. 그래서 건강이나 안전을 따지면 '그 일을 하기엔 너무 약한' 것처럼 비칠 수도 있다. 그러나 우리에게 염려가 되는 문제는 남성들에게도 나쁜 영향을 미친다. 전통적으로 남자들의 일터였던 곳에서 여성들이 목소리를 냄으로써 건강과 안전 문제에 대한 사람들의 생각이 변화하고 있다.

여성은 사회 경제적 상황 때문에 특별한 걱정거리가 생긴다. 성 차별에 근거한 직업 차별로 상당수의 여성들이 저임금과 스트레스가 심한 일자리를 얻는다. 많은 여성들이 직장일과 집안일로 이중의 책임과 의무를 떠맡고 있어서 회식에 참여하기가 어렵다.

여성 간부가 드문 데다 여성은 주로 시중을 들거나 상사와 친밀한 관계가 요구되는 일을 하므로 위험한 부분에 대해 불평하기가 주저되는 경우도 많다. 게다가 한국 전체 여성 노동자의 6%만이 노조에 가입하므로 조직화의 어려움도 있다. 빈곤 지역이나 농촌에 사는 여성, 이주 여성이 위험하고 험한 산업에 일차적으로 지원한다.

미국에서는 농업에 종사하는 젊은 이민자 중 약 85%가 유색인이며 대부분이 라틴계다. 이들은 출산 기간에도 불결하고 가난에 찌든 조건 속에서 생활하고 일한다. 그들은 노동 수당, 복직, 장애 보상 등의 혜택을 거의 받을 수 없다. 많은 이들이 저소득자 건강 보험과 식량카드의 요건을 갖추었음에도 불구하고 자신의 자격을 모르고 있고, 대다수 관공서에 스페인어를 사용하는 직원이나 통역자가 없을 뿐 아니라 충분한 교육을 받지도 않기 때문에 이런 혜택을 받을 수 있는 사람이 거의 없다. 이민자 2세 가운데는 혜택을 받기도 하고 시민 자격이 있지만 부모들은 불법으로 이민 온 자들이어서 당국의 주목을 받게 되면 추방될까봐 노심초사한다. 많은 이들이 건강 보험 혜택을 받지 못한다.

한국에는 2004년 현재 11만 명이 넘는 이주 여성 노동자가 살고 있다. 국제결혼으로 한국에 온 이주 여성도 10만 명이 넘는다. 한국의 외국인 여성 노동자 직업 분포를 보면 생산직은 주로 필리핀·인도네시아인, 가정부나 식당 등 서비스업은 중국 교포, 유흥업소 등 성산업은 러시아·필리핀인 등이 차지하고 있다. 이들은 저임금과 체불, 욕설과 구타, 성폭력 등에 시달리는 매우 열악한 상황에 처해 있다.

농업 종사자들은 사고, 살충제와 관련된 질병, 근육과 뼈 및 섬세한 조직에 오는 각종 질병과 출산의 어려움으로 고생한다. 화학 약품에 노출된 결과 암, 기형아 생산, 신장과 간의 손상, 신경계 마비 등에 걸릴 가능성도 높다. 다른 어떤 업종보다 결핵과 다른 감염성 질병에 걸릴 확률이 높다. 임신 기간에 특별한 배려를 받지 못하는 여성들은 저체중아를 낳을 가능성이 크다.

한국 근대화 과정에서 발생한 이농 현상은 '농민의 여성화'를 낳았고 이 과정에서 성별 분업이 강화되어 여성은 주로 밭농사나 비닐하우스 농사 등 앉아서 하는 농사일을 담당하기 때문에 농기계를 사용하는 남성보다 농약에 쉽게 노출된다. 농약에 안전한 기계가 개발되더라도 성별 분업 구조 하에서는 여성의 혜택은 제한될 가능성이 높다.[8]

직장에서 흔히 보는 위험

안전을 위협하는 요소	건강을 해치는 요소
보호 장치 없는 기계	먼지, 안개, 가스, 수증기, 연기
부실한 스위치, 노출된 전선	열기, 냉기, 습기
위험한 마룻바닥, 문, 출입구, 복도	방사능
크레인, 승강기, 기중기	불편하거나 잘 맞지 않는 일터와 장비
흐릿한 조명	소음, 진동
폭발물	반복적인 움직임
소화기 없음	교대 근무
비상용 보호 장비 없음	스트레스
장비의 유지 보수 부족	성 차별과 인종 차별
안전한 작업을 위한 훈련과 응급 처치 훈련 부족	가정, 직장, 가족에 헌신해야 하는 다중적 의무
노동 강도 높임	
응급처치 장비 없음	
소음	

직장에 내재한 위험 요소를 인식하기

사업주는 안전한 작업 환경을 제공할 의무가 있으나 이런 사실은 우선순위에서 밀려난다. 노동 조건을 향상시키려면 비용이 드는 데다 사업주는 그것이 통제권을 내주는 것으로 보일까봐 두려워한다. 일터를 통제하는 자가 누구인가 하는 문제는, 잘 언급되지 않아도 직장의 건강과 안전 투쟁에서 상당히 중요한 주제다. 노동자들이 스스로 안전을 위해 작업 공정에 대한 지식을 더 쌓는다면 사태가 왜 어떻게 되었는지 문제를 제기하기 쉬워진다.

아는 것이야말로 위험 요소를 없애는 첫걸음이다. 전문가가 될 필요는 없지만 꾸준히 철저히 알 필요는 있다. 시작하기 좋은 방법은 같은 동료들과 이야기를 나누는 것이다. 나와 내 동료는 무엇이 위험 요소이며 위험한 작업인지를 확인할 자격이 충분이 있다. 서로 물어보자. 어디에서 다치는가? 무엇 때문에 다치는가? 어떻게 개선될 수 있는가?

어떤 위험 요소들은 아주 분명하다. 눈이나 귀, 코만으로도 안전을 위협하는 먼지나 연기, 과도한 소음을 감지해낼 수 있다. 그러나 눈에 보이지 않는 위험을 알아차리는 것은 더 어렵다. 직장에서 누군가 병을 앓는다면 일정한 패턴이 있는지 알아보자. 가벼운 증세, 두통, 잦은 통증, 기침 등등을 묻는 간단한 설문지를 사용하거나 직접 질문을 하자. 이런 일은 문제를 명확히 하는 데 도움이 될 뿐 아니라 작업 조건에 대해 동료들 간의 이해와 관심을 불러일으키는 데 도움이 된다.

내가 다루는 화학 약품과 다른 물질에 대해 찾아보자. '락스' 같은 제품명을 아는 것은 도움이 되지 않는다. 그 상품에 들어가는 실제 화학 약품의 이름을 알아야 한다. 화학 약품에 대한 정보는 거의 모두가 공식 화학명에 따라 분류되어 있기 때문이다.

한국에서는 「산업 안전 보건법」에 따르면 고용주는 유해하거나 위험한 작업을 시킬 때 이에 대한 정보를 미리 주는 것은 물론이고 안전에 관한 교육도 해야 한다. 그러나 현실은 그렇지 않다. 노동자들은 자신의 권리를 모르거나, 알아도 찾지 못한다. 고용주는 노동자에게 적절한 질문을 하지 못하도록 겁을 준다. 제조업자들은 그들이 유통하는 물질에 대해 모든 사실을 공개하지도 않는다.

8 민최지원, 「농약을 통해 본 여성 몸의 정치학」, 『꿈꾸는 지렁이들』, 2003, 98~119쪽.

무엇부터 시작할 것인가

- 노동자의 법적 권리를 최대한 활용한다. 관리자측은 노동자에게 완력을 쓰려 하고 유해 물질 제조업자는 '영업상의 비밀'을 외치겠지만 어떤 정보는 당연히 알 권리가 있다.
- 경영자가 갖고 있는 유해 물질 노출 정보를 공개하라고 요구한다. 노동자와 노조는 회사의 의료 기록을 볼 권리가 있다. 나와 동료 직원들은 노동 조건을 알아보기 위해 조사를 벌일 수 있다.
- 내가 근무하는 지역의 의료 자원을 찾으려면 「노동건강연대」에 문의한다.

일차적인 직업 건강 문제

여성의 직업병을 염려할 때 흔히 여성의 전통적인 역할인 '임신'에만 초점을 맞춘다. 그러나 생식과 무관한 수많은 종류의 상해와 질병이 남성과 마찬가지로 여성에게 영향을 미친다.

직장 여성의 건강 문제

한국 전체 노동자의 42%가 여성이다. 한국 여성 노동자의 평균 임금은 남성의 약 65%다. 여성들은 대부분 임금 노동자로서, 가정주부 또는 가족을 돌보는 자로서 두 가지 일을 한다. 여성 노동자 가운데 5.5%는 전통적으로 '남자' 일에 종사하며 56.5%는 성 중립적인 일을 한다. 이들에게는 부상, 독성 물질에 노출, 몸에 안 맞는 보호복이 주요한 위험 요소다.

한국 여성 노동자의 38%가 전통적인 '여자' 일에 종사한다. 대부분이 비서직, 서비스, 건강 관련직, 교사직이다. 이들에게는 스트레스, 언어 및 신체 학대, 반복적 작업, 실내 공기 오염 등이 주요한 건강 문제다.

간호 보조, 개인 가정 청소, 기계 작동, 농업 등과 같이 육체노동을 필요로 하는 일의 위험은 무거운 짐 들기, 위험한 화학 물질에 노출, 스트레스, 안전사고 등이다.

가장 빠르게 성장하는 서비스 부문인 건강관리 관련 사업에 종사하는 직원들 중에서 71%가 여성이다. 이들의 위험은 무거운 짐 들기, 혈액을 통한 감염, 위험한 약품 처리, 폭력, 라텍스로 인한 해로운 반응이다.

청력 상실

청력 상실은 흔히 발생하는 직업병이다. 직장에서는 정상적인 것으로 받아들여지기도 하지만 정상이 아니다. 위험을 알리는 경고에 민첩할 수 없다 보니 당사자의 삶의 질이 심각하게 훼손된다. 청력 상실은 응급 사고로 발생할 수도 있지만 오랫동안 소음이나 솔벤트, 금속, 질식제, 열 등에 지속적으로 노출되어 서서히 진행될 수 있다. 청력 상실은 보통 당사자가 모르거나 통증을 느끼지 않은 채 진행된다. 한번 상실한 청력은 보통은 되살아나지 않는다.

어떤 류의 화학제품에 노출될 때 청력이 상실되는지 대부분의 노동자들은 알지 못한다. 청력 상실이 걱정된다면 작업 환경에 어떤 화학제품이 있는지 살펴보고 「한국산업안전공단」에 문의한다.→ 정보꾸러미, 143쪽

미국이나 한국에서 노동자들의 청각에 관한 최근 연구는 거의 없다. 그래서 지난 30년간의 자료에 의존하여 직장 소음으로 인해 청각을 잃는 경우를 대략 추산할 뿐이다. 그것도 특히 간헐적으로 노출되는 경우에만 한정된다. 열기와 화학제품이 청각에 해롭다는 사실도 최근에 와서야 확인되었다. 노동자들이 귀마개를 한다 하더라도 8시간 동안 노동하다가 근무 교대하느라 15분 정도 귀마개를 하지 않으면 보호 효과가 50% 정도 감소한다. 귀마개가 효과가 있으려면 귀에 꼭 맞아야 한다. 여성의 외이도(귓구멍에서 고막에 이르는 S자 모양의 관)는 남성보다 작아서 일반 귀 보호 장비는 맞지 않는다.

등 질환

등 통증 역시, 흔한 직업병이다. 노동자의 약 30%가 등질환을 일으킬 수 있는 일을 하고 있다. 이중 많은 여성 노동자도 높은 비율을 차지한다.

장애물 너머로 뭔가를 들어올리거나 나쁜 자세로 들어올리면 근육이 긴장된다. 기계를 사용하거나 일을 재조직하거나 벨트를 이용하면 위험을 줄일 수 있다. 장비와 짐 등을 다시 조정하면 들어올리는 작업이 포함되어 있는 직업인들에게 도움이 될 수 있다.

다리 질환과 발 질환

하루 종일 서 있으면 허리와 다리에 통증이 온다. 이런 증세는 탁자에서 대기 중인 직원, 판매원, 간호사, 간호조무사, 청소부 등에게 흔하다. 몸을 굽히거나 고개를 숙이는 자세로 이런 일을 해야 할 때가 더러 있다. 그러면 다리에 피가 몰려 정맥류로 발전할 수 있다. 이런 일은 특히 임신부에게 힘들고 스트레스를 많이 준다.

가령 은행원처럼 높은 의자에 앉아 일하는 직종의 근무자들은 의자를 바꿀 수 있다. 간호조무사들은 잠깐씩 앉아서 쉴 필요가 있지만 그럴 기회가 거의 없다. 하루 종일 서서 일하는 여성 판매원에게 정장 차림에 높은 구두를 신도록 하는 복장 규정은 문제를 악화시킨다. 앉을 의자를 요구하자. 이 요구가 거부될 경우 앉기도 하고 설 수도 있도록 근무 위치를 바꾸어 달라고 하자. 가정관리사라면 딱딱한 마룻바닥에 엎드리지 않고 서서 일할 수 있도록 자루가 달린 청소 용구를 요구하자.

근골격계 질환

여성들은 반복적인 동작이나 불편한 자세로 일할 때 오는 긴장과 통증을 앓고 있다. 반복 동작에서 오는 근육통(RSI, 반복 사용 긴장성 손상증후군)이나 증세가 누적되어 생기는 질병(CTD, 누적 외상성 질환)으로 고통받는 여성 노동자의 수가 엄청나게 증가하면서 인간공학(또는 인체공학)에 대한 관심이 높아지고 있다. 인체공학이란 인간 신체의 요구에 맞게 장비를 디자인하는 것이다. 상반신 근육 및 골격 질환(목이 뻣뻣해지는 증세나 손목 관절과 관련된 증세 등)은 음식 조리 과정, 자동차나 전자 제품 조립 과정, 목공업, 자료를 컴퓨터에 입력하는 작업, 가게 물품 체크하기, 바느질과 그밖에 목, 어깨, 팔꿈치, 손, 손목, 손가락의 소근육에 영향을 미칠 만한 다른 여러 직업에서 발생한다.

인체공학적으로 설계된 장비, 충분한 휴식, 업무 변경, 스트레스 감소 등은 이런 문제를 크게 완화시킬 수 있다. 힘든 동작, 진동, 추위 속에서 일하기, 충분치 않은 휴식 기간은 상황을 악화시킨다. 일회성 사고로 근육이 결리거나 당기는 것과는 달리 반복적인 동작으로 생기는 질병은 오랜 시간에 걸쳐 발전하며 상해를 일으킨 일을 다시 할 때마다 재발할 수 있다. 임금을 받든 받지 않든 '일을 계속

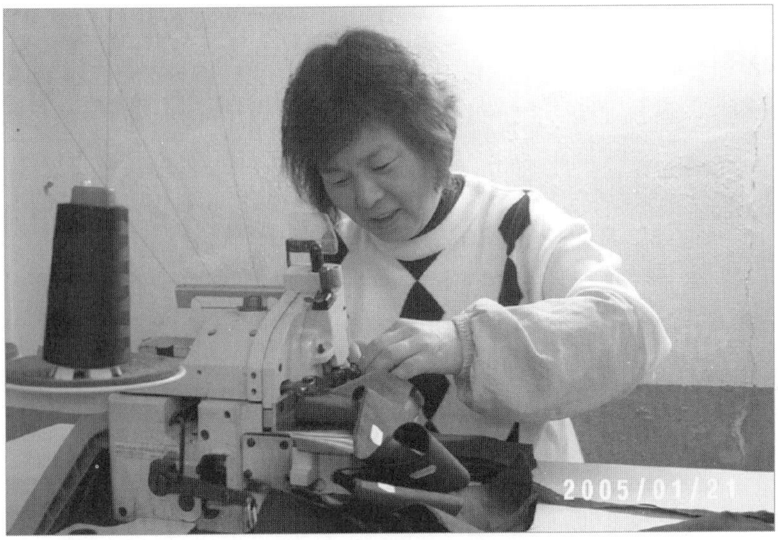

ⓒ 한국여성노동자회협의회, 우리 동네 사진관에서 여성 노동자를 만나다, 2005

해야' 하기 때문에 보통은 무시하고 마는 일상의 통증이 만성 질환으로 발전한다.

근골격계 질환은 한국에서 가장 흔한 직업병이다. 「마창 거제 산재추방 운동연합」과 「금속산업연맹 경남본부」 등 4개 단체가 2004년 두 차례에 걸쳐 창원 지역 10개 사업장 노동자를 대상으로 조사한 결과 노동자 10명 중 8명이 근골격계 질환을 앓고 있는 것으로 나타났다. 또 한국정보통신산업 노동조합이 2004년 조사한 「정보통신산업 노동자 실태조사」에 따르면 정보기술(IT) 분야 종사자의 직업병 중 근골격계 질환이 전체의 59.1%로 가장 높았다.

한국여성노동자회협의회에 따르면 2001년 마산 지역 여성 노동자 근골격계 질환 실태 조사 결과 대상자 중 89.5%가 근막통 증후군, 추간판 탈출증 등 각종 근골격계 질환에 시달리는 것으로 조사됐다. 특히 이상 소견을 보인 노동자의 85.1%가 당장 치료가 필요한 상태였다. 1996년 8월에는 한국통신 전화교환원들이 집단으로 손목·팔·어깨·목 등에 심한 통증이 생기는 VDT증후군의 일종인 '경견완 장애'를 호소해 3,714명을 대상으로 건강 검진을 실시한 결과 20% 이상의 노동자가 이상 소견을 보였고, 이중 7%가 산재 판정을 받았다.

한국 노동부가 고시한 근골격계에 부담을 주는 작업 11가지는 다음과 같다.

- 하루에 4시간 이상 집중적으로 자료 입력 등을 위해 키보드 또는 마우스를 조작하는 작업
- 하루에 총 2시간 이상 목이나 어깨, 팔꿈치, 손목, 손을

일터의 위험 요소 관리법

대체 물질 사용

화학 물질이든 작업 공정이든 간에 안전한 대체물이나 장비를 쓸 수 있는가?

오자를 수정할 때는 솔벤트 대신 물이 들어 있는 수정액을 사용한다. 천연 성분이 들어 있어 미생물로 분해되는 세제를 사용한다.

생산 과정 변화

더 안전한 다른 작업 방식이 있는가?

하루 종일 서서 일하게 되면 무릎 통증과 정맥류가 생길 수 있다. 의자를 놓아 앉았다 섰다 할 수 있으면 스트레스가 줄어들 것이다.

생산 과정 기계화

위험한 작업을 자동화로 해결할 수 있는가?

들어올리는 일을 기계로 대체한다면 어깨와 등의 통증이 줄어들 것이다.

위험한 공정의 격리나 봉쇄

위험한 작업을 비교적 한적한 장소나 일하는 사람이 적은 시간대로 옮길 수 있는가?

위험한 공정에서 노동자를 격리하거나 공정을 완전히 봉쇄할 수 있는가? 환기창을 설치하면 노동자들이 숨쉬는 공간의 매연을 없앨 수 있다.

철저한 관리

독성 물질이 대기로 다시 유입되지 못하게 막거나 안전지대를 벗어나지 못하게 막으려면 엄격한 관리가 필수적이다. 폐를 보호하는 수준까지 먼지의 양을 줄인다. 사고를 예방하기 위해서는 작업장과 비상구에 방해물을 치운다.

장비의 유지 보수

장비는 정기적으로 유지·보수하는가?

제대로 손보지 않은 복사기 등 사무용 기기는 신경계를 자극하는 오존을 방출할 수 있다.

사용해 같은 동작을 반복하는 작업

- 하루에 총 2시간 이상 손이 머리 위에 있거나, 팔꿈치가 어깨 위에 있거나, 팔꿈치를 몸통에서 들어올리거나, 팔꿈치가 몸통 뒤쪽에 위치하도록 하는 상태에서 이뤄지는 작업
- 받치지 않은 상태거나 마음대로 자세를 바꿀 수 없는 조건에서, 하루에 총 2시간 이상 목이나 허리를 구부리거나 트는 상태에서 이뤄지는 작업
- 하루에 총 2시간 이상 쪼그리고 앉거나 무릎을 굽힌 자세에서 이루어지는 작업
- 하루에 총 2시간 이상 받치지 않은 상태에서 1kg 이상의 물건을 한손의 손가락으로 집어 옮기거나, 2kg 이상의 힘을 가하여 한손의 손가락으로 물건을 쥐는 작업
- 하루에 총 2시간 이상 받치지 않은 상태에서 4.5kg 이상의 물건을 한 손으로 들거나 같은 힘으로 쥐는 작업
- 하루에 10회 이상 25kg 이상의 물체를 드는 작업
- 하루에 25회 이상 10kg 이상 물체를 무릎 아래에서 들거나, 어깨 위에서 들거나, 팔을 뻗은 상태에서 드는 작업
- 하루에 총 2시간 이상, 분당 2회 이상 4.5kg 이상의 물체를 드는 작업
- 하루에 총 2시간 이상 시간당 10회 이상 손 또는 무릎을 사용하여 반복적으로 충격을 가하는 작업

근골격계 질환 예방을 위해서는 이동식 대차, 컨베이어 등 무거운 물건을 이동하거나 싣는 설비 등을 인간공학적으로 설계된 것으로 바꿔줄 것과 요통 및 근골격계 질환자가 발생한 공정을 자동화할 것을 고용주에게 요구해야 한다. 근골격계 질환이 노동자의 가장 큰 건강 문제로 떠오르자 한국 노동부와 한국산업안전공단은 2004년부터 근로자수 50인 이상 300인 미만 사업장에서 근골격계 질환 예방을 위해 인체공학적으로 설계된 보조 설비 및 편의 설비를 갖출 때 설비 구입비 등 소요 자금의 50%(최대 3천만 원까지)를 무상으로 지원하는 사업을 벌이고 있다. 또 작업 환경이 열악하고 보건 관리자 선임 의무가 없는 근로자수 50인 미만의 소규모 사업장을 대상으로 근골격계 질환의 유해 요인을 조사하여 기업 교육과 현장 기술 지원도 하고 있다.

실내 환경의 질

많은 사무 노동자와 공장 노동자들은 두통, 예기치 않은 피로, 눈이 가렵거나 충혈됨, 피부 질환, 비염, 목구멍이 건조하거나 따끔거림, 구토 등 일터의 환경 때문에 생기는 여러 증세로 괴로워한다.

항공사에서 예약을 담당해요. 건물에는 800명의 직원이 있는데 화장실은 6~8개뿐예요. 창문은 열리지 않아서 공기는 늘 답답하죠. 우리 부서는 향수도 뿌리지 말도록 되어 있지만 부서 사람들은 여전히 헤어스프레이와 애프터쉐이브를 사용합니다. 우리는 하루에 전화를 90통에서 120통까지 받으며 근무 시간은 8시간 반이고, 점심시간은 고작 30분이에요. 전화는 늘 대기 중이고요. 일어나서 어디를 걸어가려고 하면 관리자가 소리를 질러요. 막 받은 고객의 자료를 입력하기도 전에 다음 전화가 걸려 오죠. 작업대가 지정되어 있지 않아서 늘 다른 키보드에 앉게 되고 모든 사람의 병원균을 만지게 돼요. 나는 수두에도 걸리고 기관지염에도 걸렸어요. 일 년도 넘게 이렇게 기침을 하는데 이게 천식으로 발전하는 것 같아요. 의사에게 상의를 했지만 전문의를 소개해 주지는 않았어요. 복리후생비를 줄이면 직원 건강에 대한 배려도 줄어든다는 거죠.

학교, 사무 공간, 증축 건물과 같은 공공 시설물은 위험한 작업 환경이 되고 있다. 예전에 칠한 페인트에는 납이 함유되어 있는데 이것이 벗겨지면서 유해 물질이 누출되고 카펫, 가구, 기타 여러 시설물이 유해한 화학 물질을 함유하고 있기 때문이다. 새로운 차도 운전자를 병들게 할 수 있다. 공기가 나쁜 것만이 문제는 아니다. 실내 환경의 질은 공기 오염도뿐 아니라 안락한지, 소음은 없는지, 조명은 어떤지, 작업대가 정해져 있는지도 포함되며 관리자의 감시 여부, 걷는 속도, 휴식 시간처럼 일과 관련된 사회 심리적 조건, 업무 형태가 모두 포함된다. 공장에서 비행기에 이르기까지 넓은 범주의 일터는 종업원들의 건강에 해로운 환경이 되고 있다.

일과 스트레스

우리는 봉제 공장에서 바느질을 오랫동안 해왔어요. 우리 대부분이 손이나 발에 통증을 느끼고 있어요. 그래서 노조는 어떤 일이 더 열악한지(예를 들어 휘갑치는 일인지 재단선을 만드는 일인지) 조사하기 위해 정보를 모으고 있습니다. 우리는 작업대 높이나 기계 각도를 바꾸는 것과 같이 뭔가 도움이 될 만한 변화를 기대하고 있어요. 작업 환경이 편해지면 일상적인 긴장도 줄어들겠죠. 증기 압착기 소음 속에서 생산율을 높이려고 빠르게 손을 놀리면서 조명이 어두운 곳에서 하루 종일 몸을 굽혀 기계를 다루는데 하루 일을 마치고 나면 어깨가 굽지 않고 머리가 두통으로 빠개지지 않은 채 퇴근할 수 있다면 보통 운이 좋은 게 아니죠.

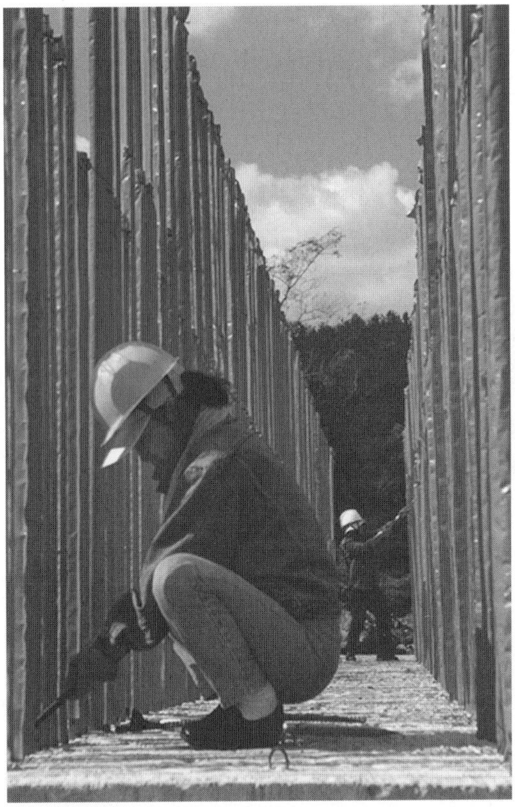

©한국여성노동자회협의회, 우리 동네 사진관에서 여성 노동자를 만나다, 2005

관리자 측은 우리가 잘못해서 스트레스가 생긴 것이니 개인 문제에 직장을 끌어들이지 말라고 한다. 그러나 작업 조건이 스트레스를 불러오며 그 스트레스는 우리 집까지 따라오고 사생활에 영향을 미친다.

스트레스는 반복적인 손동작, 바르지 않은 자세, 과도한 소음, 열기나 냉기, 눈의 긴장, 무리한 일 등 신체적 요인에서 비롯될 수 있다. 스트레스의 또 다른 요인은 상사나 동료와의 관계, 성희롱이나 안전이나 건강 문제까지 다양하다. 많은 여성들이 고용 면에서 성 차별, 인종 차별을 받고 있고 교육 기회가 제한되어 있는 탓에 임금이 낮거나 승진이나 직업 훈련 기회를 아예 갖지 못한다. 자녀가 있거나 임신을 하고 싶은 여성들은 모성 휴가, 양육, 간부가 될 기회의 상실 등을 걱정해야만 한다.

전통적으로 남성의 영역에 속한 일을 하는 여성들 대부분은 적어도 입사 초기에는 직장에서 그다지 환영받지 못하거나 인정받지 못하는 문제에 부딪히게 된다. 미국 목공노동조합에 소속돼 신참으로 일하는 한 흑인 여성의 말이다.

스트레스를 많이 받는 직업

A형 혈액형의 성격을 가진 사람들은 특히 고위직 간부의 경우 스트레스로 고생하거나 심장 마비에 걸리기 쉽다고 알려져 있다. 그러나 이들은 막강한 권력을 가지고 행복하고 성공적인 직업 생활을 누린다. 조사에 의하면 요구되는 것은 많고 결정권은 거의 주어지지 않는, 많은 여성들이 종사하는 직업이 가장 스트레스가 많으며 여성의 건강에도 가장 나쁘다.

이런 직업의 예로는, 요리사, 판매원, 식당종업원, 비서, 사서, 은행원, 접수원, 간호조무사, 봉제사, 전화교환원, 사무기기를 다루는 사람, 자료 입력 요원 등이다. 이런 직업에 종사하는 여성들은 대부분 가난하며 가사와 양육도 전담하고 있다.

스트레스가 많은 직업의 특징은 이렇다.

- 작업 속도를 조정할 수 없음
- 변화를 조정할 수 없음
- 단조로운 일의 반복
- 작업대를 떠날 수 없음
- 결정권을 가질 수 없음
- 할당된 작업을 완수할 시간이 충분하지 않음
- 승진 기회가 충분치 않음

신참 때는 누구나 욕을 많이 먹지만 인종 차별, 성 차별적 태도에서 나오는 온갖 모욕과 무시 때문에 정신 질환에 걸리지 않는 게 오히려 이상할 정도죠.

스트레스는 심각한 질병을 일으킬 수 있다. 노동 착취와 인종 차별이 계속되는 한, 일을 할 때 오는 스트레스를 없앨 수 없다. 그러나 우리가 다루는 물질에 대한 정보를 더 많이 이용할 수 있고, 적절한 작업 배치를 확보할 수 있고, 작업 조건에 영향을 미치는 결정을 내릴 때 발언권이 보장된다면 차츰 나아질 수도 있다.

전화 회사에서 일을 하면서 가장 스트레스를 받는 일의 하나는 전화선이 다 통화 중일 때마다 '달각 달각 달각' 하면서 나는 소리입니다. 우리를 더 빠르게 일하도록 만들자는 의도에서 생긴 것이었어요. 그렇지만 그 소리를 들을 때마다 위장이 꼬이고 손에는 땀이 나요. 그래서 하루는 여러 명이 모여서 관리자에게 이렇게는 일할 수 없다고 말했습니다. 우리가 수적으로 우세했기 때문에 그는 우리 요청을 들어주었습니다.

지금은 많은 회사에서 직원을 위한 '스트레스 관리' 프로그램을 운영하고 있지만 이런 프로그램은 스트레스를 개인의 문제로 규정할 뿐, 스트레스를 일으키는 작업 조건을 바꾸려고 하지는 않는다.

교대 근무

교대 근무를 하면 신체적으로나 심리적으로 힘이 들며, 원래 있던 질병이 악화될 수도 있다. 소화, 면역 체계, 수면, 민첩성, 기계에 대한 반응 속도, 의욕, 집중력 등 모든 것에 영향을 미친다. 교대 근무를 하는 노동자들은 평균적으로 담배를 더 많이 피우고 더 비만이 되기 쉬우며 영양가는 낮으면서도 혈중 콜레스테롤과 중성 지방(심장병 발병의 요인) 수치를 높이는 음식을 먹게 된다. 또 여가 활동 참여율이 낮아지고 하루 8시간 고정된 시간을 일하는 사람보다 사회 관계망이 적다.

교대 근무를 하는 여성들은 정상 근무자들보다 일에서 오는 스트레스와 정서적 문제가 심하며 수면제나 신경안정제를 자주 먹고 술도 많이 마신다. 교대 근무 환경에서는 특히 가정생활과 인간관계를 꾸려 가기가 어려운데, 도와주는 사람이 없거나 아이를 보육 기관에 맡길 돈이 없는 경우는 더 어렵다. 점점 고립되고, 친한 주변 사람들과 멀어지면서 스트레스가 커진다.

잦은 업무 시간 변화는 식사와 수면 사이클을 교란시킨다. 교대 근무를 하고 있다면 하루 걸러 또는 일주일 걸러 교대하는 것을 피하고 가능하다면 적어도 3주일의 간격을 갖도록 하는 게 좋다. 그래야 몸이 적응해 버틸 수 있기 때문이다. 같은 근무 조건에 있는 동료들과 힘을 합하자. 집단으로 똘똘 뭉쳐 주장하지 않으면 고용주는 근무 조건을 변화시키려고 하지 않을 것이다.

학대와 폭력

직장 내 폭력은 많은 고용주와 종업원이 못 느끼는 것처럼 보여도 실은 심각한 건강 문제다. 카페, 카페, 레스토랑, 병원, 잡화점 등 많은 여성을 고용한 직장은 생명을 위협할 정도는 아니라고 해도 심각한 수준의 상해를 엄청나게 많이 보고한다. 여성이 폭력을 당할 위험은 공공장소에서 돈을 교환할 때, 혼자 일하고 있거나 동료가 몇 명 없을 때, 야근을 하거나 새벽 시간에 일할 때, 지역에서 일할 때 높아진다.

상대적으로 단순한 통제 기제를 도입하면, 예를 들어 일터 구조를 직원과 일반인이 분리되도록 바꾼다거나 경보장치 설치하기, 직원 늘리기, 여성이 혼자 일하지 않도록 고용주에게 압력 넣기 등의 방식으로 위험을 줄일 수 있다.

직장 내 폭력은 여러 방식으로 정의될 수 있다. 미국 연방법은 직장 내 폭력을 심리적인 상해뿐 아니라 신체적인 상해도 입힐 수 있는 성폭력, 인종 차별, 언어폭력으로 규정했다.

한국에서 2001년 육군 사단장의 성추행을 여러 차례 받은 여군 중위가 양심선언을 한 것을 계기로 여군에 대한 성범죄가 수면 위로 드러났다. 한국에서는 2003년에 나온 「군인 성범죄 보고서」에 따르면 2000년까지 보고된 적 없던 여군에 대한 성범죄가 2001년 5건, 2002년 3건, 2003년 상반기 6건 등으로 발생된 것으로 나타났는데 드러나지 않은 성희롱이나 성추행 등을 고려하면 이보다 훨씬 많을 것으로 추정되고 있다.

제가 군에 처음 들어왔을 때 여군 선배들이 소위였던 저를 데리고 장군이 주관하는 회식에 참석했습니다. 그 장군은 신문지상에도 오르내린 예비역으로 군에서는 신망과 존경을 받아왔던 분입니다. 그러나 애정 어린 술잔을 주시며 격려해 주신 것까지는 좋은데 차를 마시는 자리에서 저와 선배를 양팔에 안고 볼을 부비며 제 티셔츠 사이에 10만 원짜리 수표를 넣어 주시더라고요…… 반발하거나 피할 수 없는 그런 분위기였다고 변명하고 싶습니다. 나중에 생각하니 참 기분이 더럽더군요. 저 또한 스스로 한심했고요. 그런 일들이 얼마나 비일비재했는지는 더 말하고 싶지 않습니다.[9]

불행하게도 군대 내 성폭력은 그 범위가 넓어 보이며 군에 입대하는 여성들에게 경고가 되고 있다. 최근에 관심이 점증함에도 불구하고 직장에서의 폭력은 자주 은폐가 되고 많은 경우 피해자들을 침묵시키고, 공개되는 것을 막기 위해 법정 밖에서 해결되곤 한다.

한국에서는 현행법상 「근로기준법」 제7조 "사용자는 사고 발생 기타 어떠한 사유로도 근로자에게 폭행 구타 행위를 하지 못한다."는 항과 116조 "사업주가 폭행 행위 계획을 알고서도 이를 방지하는 조치를 취하지 않았거나 폭행 행위가 있었음을 알고도 시정 조치를 하지 않은 경우, 또 폭행을 교사한 경우 사업주도 행위자로 처벌된다."는 항이 직장 내 폭력에 대응할 수 있는 근거다. 그러나 이는 사업주의 처벌만 규정하고 있어 이보다 흔한 직속 상사나 동료, 하급자에 의한 폭력은 처벌할 수 없는 맹점이 있다. 또 「남녀 고용 평등법」 등에서는 '직장 관련 사람들, 즉 직장 상사, 동료, 계열사 직원 등이 채용 과정이나 근무 기간 중에 상대자의 의사에 반하여 행하는 성적인 언동'으로 직장 내 성희롱을 규정하고 있다.

'보호'를 빌미로 일터를 잃는 여성들

보호와 차별의 구분이 모호할 때가 있다. 한 예로 미국의 어떤 주에서는 2차 대전 후 여성이 들 수 있는 무게나 여성의 근무 시간을 제한하는 법령을 통과시켰다. 이 법은 과중한 스트레스에서 여성을 보호하려는 의도였으나 그 결과 여성들은 제대한 남성들에게 직장을 뺏기게 됐다.

1980년대 미국의 많은 회사가 '자연유산을 막으려는' 취지에서, 화학 약품에 노출될지도 모르는 구역에서 임신 여성이 일하지 못하도록 태아 보호 정책을 세웠다. 그 결과 이제야 막 여성에게 개방된 업종에서 여성이 일할 기회가 또다시 사라졌다. 대규모의 여성 노동력을 고용하는 병원이나 전자 회사 같은 곳에 그런 정책이 없다는 것은 우연의 일치가 아니다. 마취제 가스가 자연유산을 유발할 수도 있다는 연구가 나왔을 때도 병원에서는 수술실에 여성이 들어가지 못하도록 금하지는 않았다. 대신 그 문제를 없애는 장비를 마련했다.

여성에게 배타적인 이런 정책은, 여성의 일생 중 임신 기간은 아주 잠깐이며, 태아에게 해로운 상황이라면 성인에게도 해롭다는 사실을 간과한다. 직장을 청결하게 하기보다는 여성에게 족쇄를 채움으로써, 생식 능력과 건강을 해칠 작업 환경에서 직원을 보호해야 한다는 실제 문제에서 슬쩍 비껴나고 있다. 사실 직장에 여성 노동자가 있음으로써 위험요소를 더 명확히 알게 된다.

나는 현장 기술자인데 이 분야에서 근무하던 여성 셋이 임신을 하자 즉시 회사의 다른 부서로 자리를 옮겨가더군요. 각각 다른 의사에게 진료를 받았는데 그 의사들이 우리가 사용하는 강

9 한국성폭력상담소가 '이 중위 사건'을 계기로 2001년 2월 개설한 토론방 「군대 내 성폭력을 말한다」 게시판에 오른 글 중에서.

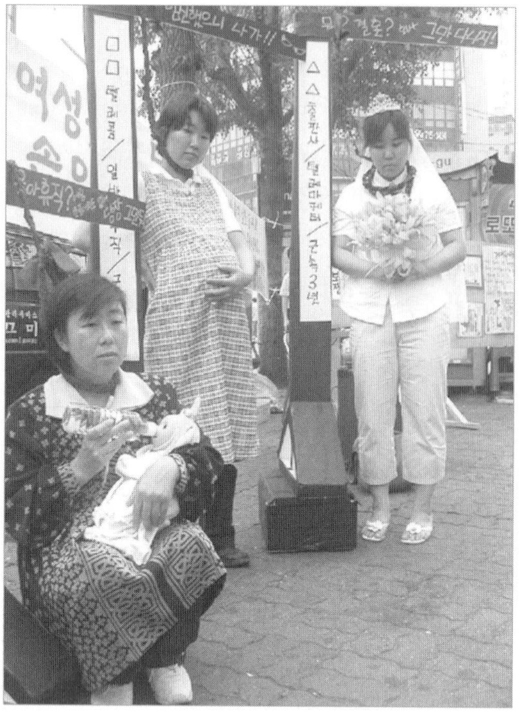

© 한국여성노동자회협의회,
우리 동네 사진관에서
여성 노동자를 만나다, 2005

력한 세제인 솔벤트 때문에 의사가 부서 이전을 권유했다는 겁니다. 그들의 상황을 보니 일을 하면서 부딪히는 위험이 어떤 것인지 주의를 기울이게 되었습니다. 남자든 여자든 이 작업과 관련 있는 것 같은 증세를 서로 이야기하고 있어요.

미국에서는 존슨컨트롤(미국 최대 규모의 자동차 배터리 제조사)의 태아 보호 정책이 고용 성 차별을 금지한 「연방 시민권법」을 침해했다는 대법원 판결이 내려진 1991년에 여성들이 대단한 법적 승리를 거두었다. 존슨컨트롤을 상대로 한 법적 투쟁은 노동 단체, 환경 단체, 여성 단체의 연대 지지를 받으면서 미국 자동차노조가 제기했다. 이 과정에서 겉으로는 작업장의 위험에서 임신부를 보호한다는 목적으로 만든 '태아 보호' 정책이 실은 해를 입은 직원이 고용주를 고소하지 못하도록 고용주를 보호하기 위한 것이었음이 드러났다.

임신을 하면 모든 잠재된 위험 요소에서 멀찍이 떨어지는 것이 급선무다. 한 가지 방법은 같은 임금과 같은 혜택, 동일한 승진 기회가 있는 안전한 작업으로 옮겨줄 것을 요구하는 방법이다. 노조에 가입했다면 계약서에 이런 조항을 넣어야 한다. 위험하지 않은 곳이 없다면 그 직장을 떠나야 한다.

▸ 육아 휴직에 관한 문의는
노동부종합상담센터
1350 또는 1544-1350

어떤 직장에 지원할 때 회사가 특정한 생식 건강 정책이 있는지, 있다면 어떤 것인지, 남성과 여성 모두에게 적용되는지 물어보자. 어떤 회사는 업무가 생식 능력에 해로울 수 있다는 사실을 알고 있으며 실제 그런 경우가 발생해도 고용주에게 책임을 묻지 않겠다는 각서에 서명도록 요구하는 곳도 있다.

남성 동료들은 생식에 끼칠 위험성이 여성의 문제일 뿐이라고 생각하기도 하는데 그것이 아님을 깨달아야 한다. 남성이 가정의 부속물이 아니듯, 여성은 직장의 부속물이 아니다. 우리가 노동자로서, 그리고 부모로서 잘 살아갈 수 있는 작업환경이 만들어져야 한다. 미국은 육아를 위한 유급 휴가와 금전적 보상에 실패한 몇 안 되는 선진국 중의 하나다.

알아두면 좋을 법령

한국 근로기준법에 나온 모성 보호 규정은 다음과 같다. 우선, 임신 중이거나 산후 1년이 지나지 않은 여성(합쳐서 임산부로 규정)을 도덕상 또는 보건상 유해하거나 위험한 사업에 고용하지 못하도록 하고 있으며 임산부는 본인이 명백히 원하는 경우를 빼고는 밤 10시부터 아침 6시까지 근무도 금지하고 있다. 단체 협약이 있더라도 임산부에게는 1일에 2시간, 1주일에 6시간, 1년에 150시간을 초과하는 시간 외의 근로를 시킬 수 없다. 또 모든 여성에게는 월 1일의 유급 생리휴가를 주어야 하며 임신 중의 여자에게는 산전후를 합해 90일의 보호 휴가가 법으로 정해져 있다. 휴가 기간의 배치는 산후에 45일 이상이 되어야 하고, 산전후 휴가 중 최초 60일은 유급으로 한다. 생후 1년 미만의 유아를 가진 여성 노동자가 원할 경우 하루에 2회, 각각 30분 이상의 유급 수유 시간을 주어야 한다.

생후 1년 미만의 아기를 둔 노동자를 위한 육아 휴직 제도도 있다. 어머니와 아버지 중 한 사람이 신청할 수 있고 기간은 1년 이내로 생후 1년이 되는 날을 넘길 수 없다. 급여 액수는 2004년 현재 1인당 월 40만 원씩이며 육아 휴직 기간은 근속 기간에 포함된다. 사업주는 육아 휴직을 이유로 해고 등의 불이익을 줄 수 없으며 휴직 후에는 반드시 이전과 동일한 업무 또는 동등한 수준의 임금을 지급하는 직무에 복귀시켜야 한다. 육아 휴직을 신청하려면 육아 휴직 급여 신청서와 육아 휴직 확인서를 거주지 관할 「고용안정센터」에 제출해야 한다.

행동하는 여성

한국에서 여성 노동자들이 최초로 단결된 힘을 보인 사건은 1920년대 경성고무공장 여성 노동자들의 '아사투쟁'이다. 경성 광희문 밖에 있는 네 군데의 고무 공장에 고용된 150여 명의 여직공들은 1923년 7월3일 경성고무 여직공조합을 결성하고 임금 인하 반대와 여공에게 무리한 행동을 한 감독의 파면을 요구하며 파업에 들어갔다. 이 소식이 알려지자 전국 각지에서 일제의 탄압을 폭로, 규탄하는 유인물이 나오고, 연설회가 조직되는 등 활발한 지원 투쟁이 벌어졌고 결국 파업 10여 일 후인 7월19일 이들의 요구가 완전히 받아들여졌다. 1930년 평원고무공장 파업 지도자인 강주룡은 고무공장 자본가들의 공동 임금 인하에 항의해 높이 12m가 넘는 을밀대 다락에 올라가 고공농성을 벌이기도 했다.

1979년에는 박정희 독재 정권을 무너뜨리는 도화선 역할을 한 YH노조 사건이 있었다. 가발 생산업체 YH가 노조의 임금 인상 요구에 폐업을 통고하자 여성 노동자들은 폐업 철회를 요구하며 투쟁했다. 이들은 마지막으로 야당인 신민당사에서 9일간 철야 농성을 했는데 경찰이 이를 강제 해산하는 과정에서 여성 노동자 김경숙 씨가 사망하고 노조 지부장 등 간부와 종교인, 재야인사 등이 무더기로 구속됐으며 정부는 당시 신민당 총재 김영삼 씨를 의원직에서 제명했다. 각계에서 이를 규탄하는 시위가 잇따르면서 YH사건은 결국 부마항쟁의 도화선이 되어 유신 독재 정권의 몰락을 가져왔다.

「남녀 고용 평등법」이 제정되기 이전인 1983년 1월 4일 한국전력통신공사의 여성 교환원들은 여성이 절대 다수인 교환직종의 정년을 다른 직종보다 12년이나 낮게 정한 인사 규정(교환원 43세, 일반직 55세)은 헌법과 근로기준법의 남녀 평등 원칙에 위반한다고 주장하여 민사 법원에 정년 무효 확인 소송을 제기하였다. 근로기준법이 제정된 이후 최초로 제기된 고용상 성 차별 소송 사건에 대해 당시 법원은 직종의 특수성을 고려한 합리적 차별이라며 원고 패소 판결을 내렸으나 이후 1988년 대법원에서 원심을 깨고 교환원들이 최종 승소했다.

특정한 건강 및 안전 문제로 노동자들이 함께 뭉치는 과정은 보통 비공식적으로 출발한다. 미국 보스턴의 한 주요 은행에서 문서 담당자로 일하던 한 여성은 프린터 소음 문제로 여성 단체 지부를 찾아갔다. 그와 6명의 동료는 여성 단체 사람들을 만나 이 문제를 토론한 후 몇 가지 합당한 해결책을 찾았고, 이를 회사 관리자에게 제시했다. 결국 회사는 소음을 줄이기 위해 프린터 커버를 구입했다. 한 여성이 이렇게 말했다. "이것이 비록 시시해 보일 수도

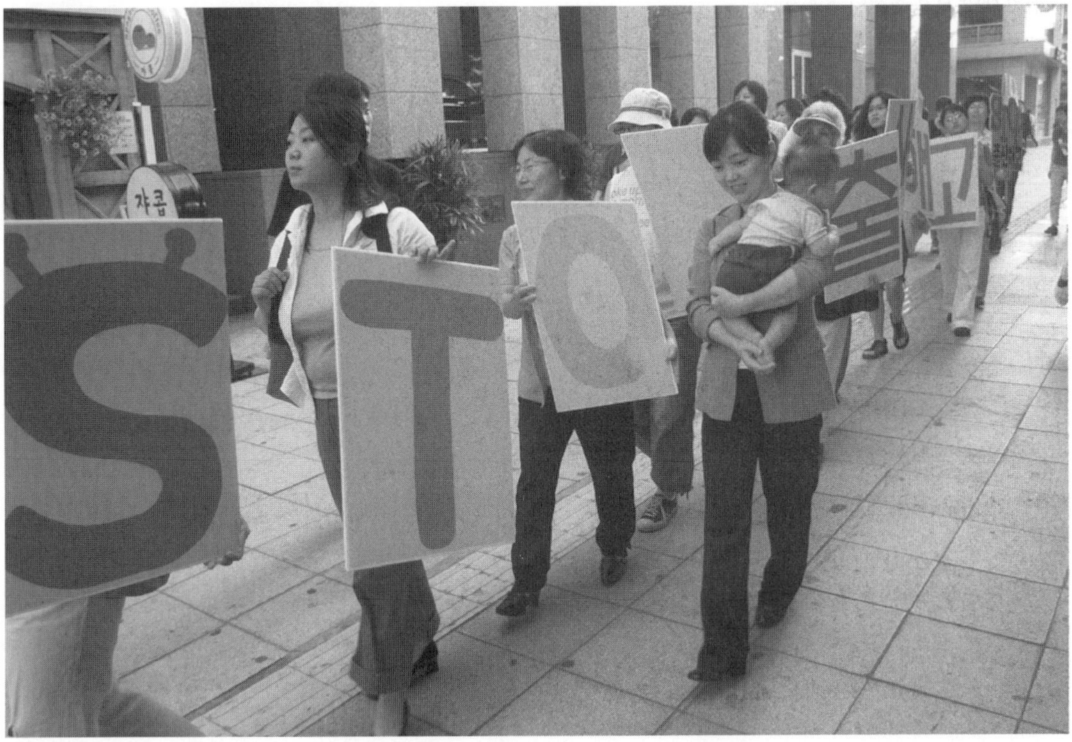

출산 해고 항의 시위
ⓒ 여성신문 이기태

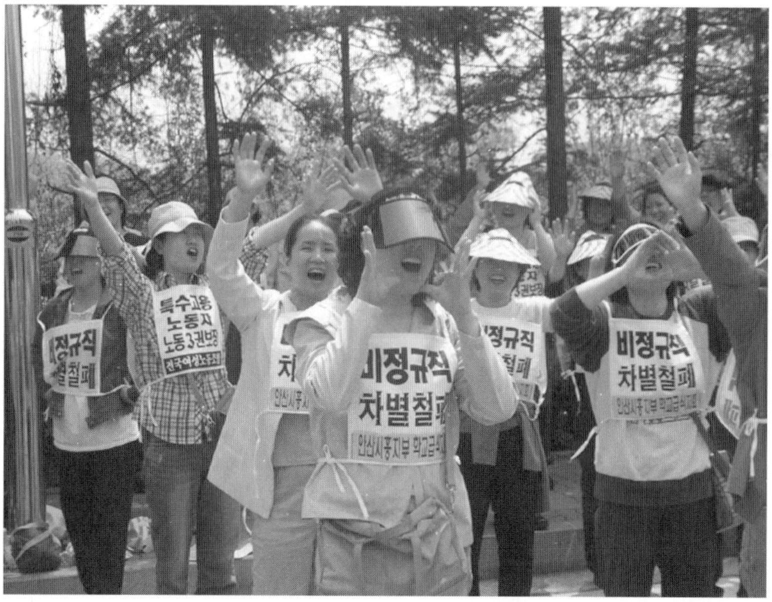

ⓒ한국여성노동자회협의회, 우리 동네 사진관에서 여성 노동자를 만나다, 2005

있겠지만 우리에게는 큰 발걸음이지요. 공통의 문제를 얘기하는 것으로 시작했는데 지금은 회사에서 우리가 다른 문제로 다시 모일까봐 신경을 곤두세우고 있답니다."

우리가 직장에서 단체 행동을 할 때 위험 요소(건강에 해를 입힐 수 있는 주변 환경이나 일터의 위험들)와 건강에 미치는 영향(실제로 일어나는 상해 및 질병)의 차이점과, 전자나 후자에만 초점을 맞추었을 때의 결과를 구분하여 이해해야 한다. 위험 요소와 건강의 연관성을 설명하자. 그 문제가 모든 이들에게 어떻게 영향을 미치는지 보여 주자. 이것은 설령 지금 소수에게 해당된다 하더라도 결코 개인의 문제가 아니다.

'산업안전보건위원회'를 제대로 운영하는 것이 가장 효과적이다. 급할 때 대응하는 게 아니라 위원회가 예방 조치를 취할 수 있으며 누구든 다치는 상황이 일어나기 전에 잠재된 문제를 드러낼 수 있기 때문이다. 위원회는 경영진과 회사일을 협의하게 되며 경영진이 들으려 하지 않는 때에도 관심을 끌 수 있는 다양한 방법이 있다.

나는 슈퍼마켓에서 육류 포장 일을 하고 있었습니다. 우리는 잘린 고기를 집어서 플라스틱 용기에 넣어 포장하지요. 플라스틱이 큰 롤에서 풀려 나오면 열선에 대고 크기별로 잘라 냅니다. 우리 중 많은 이들이 천식과 등에 통증을 앓게 되었지요. 보건위원회에서 플라스틱이 녹을 때 나는 연기에서 비롯된 증세라는 판단을 내렸지요. 우리가 감독관에게 말했더니 그는 이렇게 말하더군요. "걱정하지 마, 아가씨들. 걱정 때문에 생긴 병이야." 우리는 너무 화가 났고 다른 방법을 찾기로 했지요. 우리는 붐비는 토요일에 방독면을 쓰고 갔습니다. 우리는 고기를 계산하는 카운터 뒤에 서 있었고 고객들이 놀라서 우리를 쳐다보더군요. 그러기를 한 시간 정도 하고 나니 관리자가 문제의 심각성을 깨닫고 우리를 만나서 무엇을 개선해야 할지 이야기하자고 하더군요.

내가 속한 집단의 강점과 약점, 장해물과 기회를 평가하자. 예기치 않은 곳에서 지원군을 만날 수도 있다. 내가 일하는 곳이나 지역의 다른 직원들에게 도움을 주겠는지 물어보자. 가령 건강에 해로운 실내 환경에서 일하는 여성 사무직원이나 의료직원이라면 환기, 집기, 기계, 안전 문제를 도와줄 안전 요원이나 남성 수리공 명단을 줄 수도 있다.

'산업안전보건위원회'가 제대로 운영될 수 있도록 정보를 수집하고, 동료들과 같이 학습하고, 우선순위를 정하는 데 도움을 주고, 리더십과 지속적인 노력을 할 수 있다. 또한 집단으로 행동하면 우리를 '문제를 일으키는 사람들'로 분류하거나 특별히 억압하거나 해고하는 일도 줄어든다. 산업안전보건위원회는 노조만큼 효과적이다. 「산업 안전 보건법」에 따르면 사업주는 근로 조건을 개선하고 적절한 환경을 만들어 노동자의 신체적 피로와 정신적 스트레스 등으로 인한 건강 장해를 예방할 의무가 있다.

'집단 소송'은 다른 건강 문제는 물론이고 직장 내 성차별과 성희롱을 문제 삼아 여성 집단이 사용하는 방법이다. 요즘은 더 빈번해지기는 했지만 여전히 승소하기가 어렵고 대개는 손해 배상할 여유가 있는 큰 회사를 대상으로 소송하는 데 그치기도 한다. 노조, 노동부, 여러 시민단체에서 그런 소송이 각 상황에 적절한 전략인지 아닌지를 판단하는 데 도움을 줄 수 있다.

'소단위 연대 활동'이 때때로 운동에서 실질적인 결과를 이끌어낼 수도 있다. 2004년 현재 한국여성민우회, 한국여성단체연합, 한국여성단체협의회, 한국여성노동자회협의회, 전국여성노동조합 등이 주축이 되어 '근로자 파견법 개악 결사반대 여성계 캠페인'을 벌이고 있다. 이는 비정규직 차별 철폐 운동과 더불어 열악한 여성 비정규직 노동자들의 근무 조건 개선을 위한 연대 활동이다.

우리가 하는 일은 우리가 생각하는 것보다 훨씬 더 큰 영향을 끼치고 있다. 근로 조건을 개선하는 데 참여하는 것은 여성으로서 우리의 삶을 관리하는 방법 중 하나다.

인생에서 가장 좋았던 시절은 우리가 파업을 하던 때였습니다. 내가 옳다고 믿는 바를 주장하던 그때보다 더 자유로웠던 때가 없었어요. 누구든 우리처럼 할 수 있지요. 보도 자료를 쓰고 정부에게 압력을 넣고 일이 달성되도록 합니다. 문제에 매달리다 보면 기회가 옵니다. 전 평범한 '주부'였어요. 특별한 재능이나 경험이 필요하지 않다는 것을 보여 주는 산 증인이 바로 저예요. 사람들은 이해 못할 거예요. 내가 500명의 사람들 앞에서 연설을 할 수 있다면 이 세상 누구라도 그렇게 할 수 있다는 뜻입니다. 정말이에요. 뭔가를 해내기 위해 노력하다 보면 그것을 해낼 방법을 얼마든지 찾을 수 있어요. 대학을 나와야만 할 수 있는 게 아니라 오직 결단이 필요한 거죠.

정보꾸러미

책

가시철망 위의 넝쿨장미 | 박민나 | 지식의 날개
꿈꾸는 지렁이들 | 꿈지모 | 환경과생명사
끝나지 않은 시다의 노래 | 전순옥 | 한겨레신문사
다이옥신 오염 | 미야타 히데아키 | 환경과자치연구소 옮김 | 환경운동연합
살아남기 | 반다나 시바 | 강수영 옮김 | 솔
실내환경과학 | 김윤신 | 민음사
아토피를 잡아라 | 다음을지키는사람들 | 시공사
에코페미니즘 | 마리아 미스 · 반다나 시바 | 손덕수 · 이난아 옮김 | 창비
여성의 눈으로 보는 환경 · 건강 교재 | 여성환경연대
이기적 유전자 | 리처드 도킨스 | 홍영남 옮김 | 을유문화사
잘먹고 잘사는 법 | 박정훈 | 김영사
침묵의 봄 | 레이첼 카슨 | 김은령 옮김 | 에코리브르
한국여성노동자운동사 1·2 | 강인순 · 이옥지 | 한울
한국의 여성환경운동 | 문순홍 엮음 | 아르케
환경호르몬으로부터 가족을 지키는 50가지 방법 | 미야니시 나오코 | 환경호르몬을 생각하는 모임 엮음 | 삼신각

친환경농업에 관한 책

귀농 아름다운 삶을 찾아서 |전국귀농운동본부 엮음 | 두레
생태 농업을 위한 길잡이 | 전국귀농운동본부 엮음 | 들녘
신비한 밭에 서서 | 가와구치 요시카즈 | 들녘
희망의 밭을 일구는 사람들 | 안철환 | 마가을
21세기 희망은 農에 있다 | 정경식 · 안철환 | 두레
생태마을 길잡이 | 이병철 외 14명 | 녹색연합
새 한입 벌레 한입 사람 한입 | 전국귀농운동본부 엮음 | 들녘
자연을 꿈꾸는 뒷간 | 이동범 | 들녘
제초제를 쓰지 않는 벼농사 | 민간벼농사연구소 엮음 | 들녘
살아남기, 근원으로 돌아가기 | 이병철 | 두레

영상

소금 | 박영숙 감독
동행 | 김미례 연출
나는 날마다 내일을 꿈꾼다 | 김미례 연출 | 한국여성노동자회협의회 · 전국여성노동조합 제작기획

웹사이트

건강권실현을위한보건의료단체연합 | www.kfhr.org | 02-3675-1987
건강사회를위한약사회 | www.pharmacist.or.kr | 02-523-9752
건강한노동세상 | www.laborworld.or.kr | 032-439-8177
근로복지공단 | www.welco.or.kr | 1588-0075
노동건강연대 | www.laborhealth.or.kr | 02-2269-3891~3
노동환경건강연구소 | www.wioeh.com | 02-490-2091
녹색가게 | www.greenshop.or.kr | 02-725-5829
녹색병원 | www.greenhospital.co.kr | 031-550-1011~3
녹색소비자연대 | www.gcn.or.kr | 02-3273-7117
녹색연합 | www.greenkorea.org | 02-747-8500
농민약국 | www.nongminph.co.kr | 061-332-0445
다음을지키는사람들 | ecoi.eco.or.kr | 02-743-4747
대한산업안전협회 | wwwsafety.or.kr | 02-860-7000
마창거제산재추방운동연합 | www.mklabor.or.kr | 055-267 -0489
불교환경교육원 | www.jungto.org | 02-587-8990
산업재해노동자협의회 | sanjae.jinbo.net | 02-868-2379
쓰레기문제협의회 | www.waste21.or.kr | 02-744-5305
에너지대안센터 | www.energyvision.org
여성환경연대 | www.ecofem.net | 02-722-7944
울산산재추방운동연합 | ulh.liso.net | 052-288-3356
의료생활협동조합연대 | www.medcoop.or.kr | 032-524-6911
이주여성인권센터 | www.wmigrant.org | 02-3672-8988
인도주의실천의사협의회 | www.humanmed.org | 02-766-6024
전국보건의료산업노동조합 | bogun.nodong.org | 02-777 -1750
전국여성노동조합 | www.kwunion.or.kr | 02-336-6377~8
전국여성농민회총연합 | www.kwpa.org | 02-2069-0520
참의료실현청년한의사회 | www.haninews.com | 02-3676 -0194
한국노동안전보건연구소 | www.kilsh.or.kr | 02-2679-0633, 051-816-8633
한국사회보험연구소 | www.kisi.org | 02-703-9241
한국산업안전공단 | www.kosha.or.kr | 032-5100-500
한국여성노동자회협의회 | www.kwwnet.org | 0505-533-3838
한국여성단체연합 | www.women21.or.kr | 02-2273-9535
한국여성단체협의회 | www.iwomen.or.kr | 02-794-4560
환경과공해연구회 | www.ecoi.or.kr | 02-745-4033
환경관리공단 | www.emc.or.kr | 032-560-2151~3
환경운동연합 | www.kfem.or.kr | 1588-3337
환경운동연합 반핵홈페이지 | www.kfem.or.kr/antinuke | 02 -735-7000
환경정의 | www.eco.or.kr | 02-743-4747

8. 폭력

여성에 대한 폭력은 세계 곳곳에서 일어나고 있지만 여전히 감춰진 문제다. 우리 문화와 삶에 폭력이 워낙 깊이 자리 잡고 있어 성희롱, 구타, 성폭력의 위협에서 자유로워지는 것은 생각하기조차 어렵다. 아래 사실들을 깊이 생각해 볼 필요가 있다.[1]

- 미국에서 15~44세 여성이 입는 상해의 주요 요인은 구타다.
- 미국에서 집 없는 여성과 어린이의 약 50%는 가정폭력 때문에 거리로 내몰린 사람들이다.
- 미국 여성의 5분의 1에서 2분의 1이 어린 시절 적어도 한 번 이상 성폭력을 당했으며 가해자는 대부분 나이든 남자 친척들이었다.[2]
- 한국에서 여성에 대한 폭력 피해 신고는 해마다 늘고 있다. 성폭력 피해 신고는 1992년 3,919건, 1994년 7,405건, 2003년 12,494건, 가정폭력 신고는 1998년 3,685건, 2003년 16,408건이었다.
- 한국의 성폭력 피해 신고율은 6.1%(한국형사정책연구원, 1998년 자료)임을 감안하면 실제 성폭력 발생 건수는 20만 건이 넘을 것으로 추산된다.
- 한국 여성부에 따르면, 전국에 있는 가정폭력 상담소에 접수된 2003년 상담 건수는 99,376건, 성폭력 상담소에 접수된 상담 건수는 51,431건으로 매년 늘고 있다.

이런 사실을 보면 「비엔나 선언과 행동 강령」에서 여성에 대한 폭력을 세계 인류 절반에 대한 인권 침해라고 부른 것은 놀랄 일이 아니다. 통계를 보면 여성은 집에 있을 때보다 거리에 있을 때 더 안전한 것으로 나타난다. 여성에 대한 폭력은 많은 희생자들이 폭력을 자기 탓으로 여길 정도로 사회 구조 속에 정교하게 스며들어 있다. 반면 대부분의 가해자들은 강간, 구타, 성희롱, 어린이 학대, 기타 여러 유형의 폭력을 '그럴 수도 있는 일'로 여기는 강력한 사회 분위기를 등에 업고서 자기 행위를 정당화한다. 우리는 날마다 남성이 여성에게 저지르는 폭력을 뉴스나 텔레비전 쇼, 영화관, 광고, 집, 직장에서 본다. 이는 모든 연령, 모든 인종, 모든 계급의 여성이 처한 삶의 현주소다.

단 한번도 강간에 대한 두려움에서 벗어날 수 없었어요. 다른 여자들처럼 나도 아주 어릴 적부터 강간을 천재지변처럼 생각했다니까요. 불이나 번개를 무서워하면서 그런 일이 내게 일어나지 않게 해달라고 비는 것 같은 거요. 왜 남자들이 강간하는지 의심해 본 적도 없고, 그냥 설명할 수 없는 인간 본성이라고 생각했어요.

넓은 의미에서 여성에 대한 폭력이란, 개인이 저지르는 행동이든 사회가 만든 억압이든 그것을 통해 여성의 인격, 정신적·육체적 존엄성, 이동의 자유를 침해하는 것이다. 여기에는 우리 사회가 여성을 대상화하고 억압하는 모든 방식이 포함된다. 즉, 강제 불임 시술에서 약물 처방 남용, 포르노,[3] 스토킹, 구타, 강간에 이르기까지 다양하다. 또한 어린 여자 아이들에 대한 성적 육체적 학대와 나이든 여성에 대한 학대도 여기에 해당된다. 갖가지 형태의 폭

1 여성이 행하는 폭력이 있지만, 이 장은 여성에 대한 남성 폭력에 초점을 맞추었다. 남성들도 자신이 어렸을 때 당한 남성에 의한 폭력뿐 아니라 여성에 의한 폭력에 대해 말하기 시작했다. 레즈비언들도 자기들 안에서 일어나는 폭력에 대해 주목하고 이를 문제로 제기하기 시작했다. 10장 동성애를 참조하자.

2 어린이성폭력이 폭넓게 자행되고 있음을 다양하게 추정한 연구들이 많이 나오고 있다. 많은 성인 여성들이 성폭력을 당하고도 이를 기억하지 못하거나 어린 시절 사건을 성폭력으로 규정하지 않기 때문에 이 자료들은 다만 추정에 그칠 따름이다.

력이 여성 모두를 위협하는 한편 여성이 삶을 선택할 능력을 제한한다. 특히 성폭력이 악질적인 이유는, 성이란 우리의 일상에서 상호 소통과 즐거움의 원천이기 때문이다. 성폭력이 성적 욕구에서 출발했는지 의도적인 폭력인지, 또 이런 동기가 선명하게 구분될 수 있는 것인지 아닌지는, 피해를 입은 여성이나 일반 사회의 눈으로 보았을 때 모호할 때가 많다. 이는 그동안 폭력 자체가 성적으로 에로틱하게 비쳐졌기 때문이기도 하다.

30년 전까지만 해도 여성에 대한 폭력의 대부분이 침묵 속에 가려 있거나 드러난다 해도 묵인됐다. 최근 여성운동의 물결이 일면서 많은 여성들이 서로 경험을 나누기 시작했는데, 그 과정에서 여성에 대한 폭력이 어마어마한 규모로 발생하고 있고 어떤 여성도 여기에서 자유롭지 못하며 가족, 친구, 공공 기관조차 이 문제에 몹시 둔감했다는 사실이 명백히 드러났다. 지난 30년 동안 여성들은 폭력을 당한 이들을 직접 지원하고, 여성에 대한 남성 폭력의 범주와 속성을 사람들에게 교육하고, 변화를 위한 전략을 개발하기 위해 동분서주했다. 이 장에서는 여성들이 해낸 중요한 성과들을 소개한다.

폭력을 바로 보려면

여성에 대한 남성의 폭력은 개인이 지닌 심리적 문제나 성적 욕구 불만, 참을 수 없는 삶의 중압감, 또는 타고난 공격성에서 비롯된 것처럼 보일 수 있다. 이런 이유들로 남성 폭력을 설명해 왔고 심지어는 정당화하기까지 했지만 이와 같은 설명은 복잡한 현실을 지나치게 단순화한다. 남자들은 지배와 통제를 통해 세상과 관계를 맺도록 교육받았으며, 폭력이 통제의 수단이자 갈등을 해결하고 분노를 표현하는 방법이 될 수 있다고 배웠다. 여직원을 성희롱하는 고용주는, 그 여성의 노동권을 제한하거나 승진시키는 데 자기 권력을 사용한다. 아내를 집안에 가두고 친구나 가족들을 만나지 못하게 하거나 바깥일에서 손을 떼게 하기 위해 폭력을 행사하는 남편은, 아내를 제멋대로 지배하고 통제한다. 남성들은 여성을 지배하거나 처벌하려는 의도에서 여성을 강간한다.

이때 폭력을 행사하는 남성이 자신의 폭력을 권력의 표현으로 여기는지 아닌지는 중요하지 않다. 너무나 많은 남자들이 여자에게 폭력을 쓰면서 자신의 분노나 좌절을 표현해도 된다고 느끼는 사실 자체가 이러한 지배와 폭력의 가르침이 얼마나 뿌리 깊은 것인가를 보여 준다.

셀 수 없이 자주 일어나는 일상의 폭력은 여성들이 두려움과 무력감을 느끼도록 분위기를 조성해서 여성들이 자유롭게 행동할 수 없게 통제한다. 남성 폭력이 내뿜는 위협은 여성들이 전통적으로 여성의 역할이라고 배워온 것에서 한 발짝도 벗어나지 못하게 한다. 폭력만이 아니라 폭력이 일어날 수 있다는 위협이 우리를 소위 '우리 자리'에 묶어 둔다.

가해자에게서 벗어나 내 삶을 살고 있는 지금, 구타당할 때의 내 삶이 얼마나 일그러졌는지 이제는 알아요. 그 남자는 나를 차츰 친구들한테서 떼어놓았고 일을 그만두라고 했어요. 살림도 제대로 못한다고 불평했고, 내가 아무 데도 가지 못하도록 내 차의 계기반을 체크하기까지 했어요. 구타가 정기적인 일이 되고 점점 더 혹독해질 무렵 내 주변에는 의지할 만한 사람이 하나도 남아 있지 않았고 나는 완전히 혼자였어요.

얼핏 보기에 남성의 지배·통제·폭력 체제인 성 차별주의로 남자들이 득을 보고 있는 것처럼 보인다. 그러나 깊이 들여다보면 성 차별이 여성뿐 아니라 남성에게도 해롭다는 것을 알게 된다. 성 차별, 구체적으로 여성에 대한 폭력은 남성들에게도 해롭다. 남성들의 삶에 자리한 여성들과 여자 아이들에게 해를 끼치고, 남성들이 이 여성들과 긍정적이고 애정 어린 관계를 맺지 못하게 하기 때문이다. 최근 들어 몇몇 남성들은 여성과의(그리고 다른 남성) 폭력적 관계가 자신들을 해친다는 것을 인식하기 시작했다. 한국에서는 「여성주의와 남성을 고민하는 맨이프」이나, 이들이 동참하는 「성폭력 근절을 위한 남성 서포터즈 캠

3 우리는 포르노에 대해 근본적으로 서로 의견이 다른 데다 특히 일부 중요한 사안에 대해서는 명확한 입장을 가지고 있지 않기 때문에, 이 주제를 다루지 않았다. 하지만 우리들은 다음과 같은 점에서는 다 동의한다.
- 폭력적이고 여성 비하적인 모든 포르노를 혐오한다.
- 정부의 검열은 원하지 않지만, 이런 종류의 포르노가 존재하지 못하도록 저항하는 것은 중요하다고 믿는다.
- 거대 포르노 산업이 여성, 어린이, 때때로 남성을 대상화, 비하, 비인간화함으로써 엄청난 돈을 벌어들이고 있는 것에 저항한다. 이런 산업을 폭로하기 위한 활동은, 세계 모든 문화에서 발생하는 여성에 대한 폭력을 이해하는 데 밑거름이 된다.

어떤 사람들은 에로티카로 평가하는 것을 우리는 폭력적인 것이라고 인식할 수 있고, 그 반대의 경우도 있다는 것, 또 모든 포르노가 '여성에 대한 폭력'을 재현하는 것은 아님을 우리도 인정한다. 그렇다고 해도 여성을 비하하고 궁극적으로 모든 인간을 비하한다고 생각되는 포르노에 반대하는 우리의 목소리를 거두지는 않는다.

‘여기서 한 여성이 강간당했다.’는 내용을 담은 푯돌을 놓아 성폭력 범죄를 환기시킨다. ©Ellen Shub, 1997

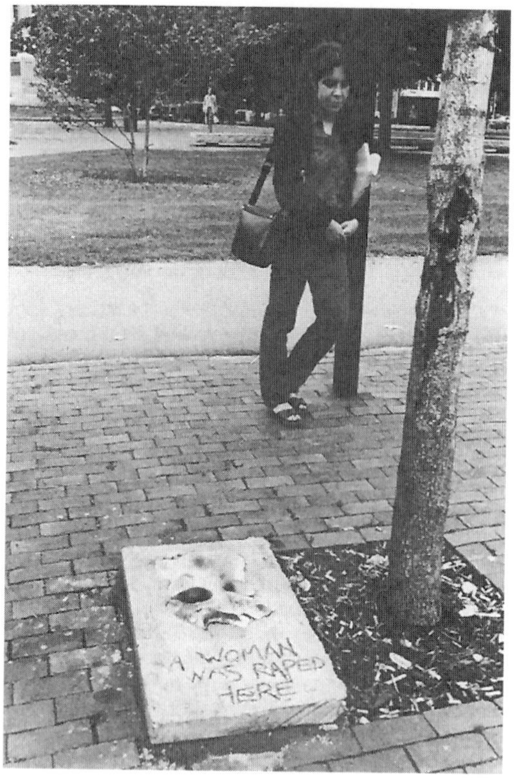

페인」이 여성에 대한 폭력을 없애기 위한 노력의 하나로 남성들의 의식을 일깨우고 여성과 동지가 될 수 있는 법을 가르치고 있다.

인종, 계급, 여성에 대한 폭력

그저 여성이라는 이유만으로 우리는 폭력의 대상이 되기도 하지만 어떤 여성들은 인종이나 계급, 성적 지향, 나이 같은 요인들 때문에 더 큰 위험에 놓이면서도 도움을 얻기는 더 어려운 상황이다. 유색인 여성, 어린 여성, 젊은 여성, 레즈비언, 가난한 노동 계급 여성, 장애 여성 등은 특별히 폭력에 더 시달린다. 상사와 잠자리를 거절하여 해고된 한 흑인 기혼 여성은 이렇게 말한다.

그 남자는 나더러 “유색인인데도 넌 총명해.” 하고 여러 번 말했다. 그 남자에게 굳이 내 피부색이나 인종에 대해 언급을 해야겠다면, 나는 스스로 ‘흑인’으로 여기고 있음을 알아 달라고 했다. 그 남자는 이렇게 말했다. “내게 흑인이니 뭐니 하는 것은 중요하지 않아. 넌 내게 유색인일 뿐이야.” 어느 날 그 남자는 자신의 말대로 ‘육감적인’ 내 외모에 대해 이야기했다. 내가 정중하게 성적 제안을 포함한 그런 얘기를 그만둬 달라고 하자 그 남자는 “왜 안 되지? 유색인 치고 당신은 가슴이 풍만하고 피부도 밝고 예쁘거든.” 했다.

미국의 폭력 피해자를 돕는 기관들은 피해 여성이 몹시 다양하다는 사실을 인식하지 못해 이들을 도울 수 있는 충분한 자원을 제대로 갖추지 못한 실정이다. 예를 들어 위험할 때 거는 전화는 오직 영어로만 가능할 것이고, 경찰은 유색 여성에 대한 인종 차별적인 태도를 갖고 있을 수 있으며, 전화나 교통수단이 없는 여성들은 법원에 접근할 수 없을지도 모른다. 대개 이런 제도는 사회의 인종 차별과 계급 차별을 그대로 보여 준다.

나를 강간한 남자는 백인이었습니다. 여기 있는 경찰들도 모두 백인이네요. 나는 그 남자를 신고하지 않았습니다. 내가 신뢰하는 몇몇 사람에게만 말했고 그것으로도 도움이 되었어요. 하지만 그가 저 바깥에 있고 아무도 어떤 조치를 취하지 않으리라는 것을 아니까 여전히 겁이 납니다.

가난하거나 늙었거나 시설에 수용되어 있다면, 또는 매춘 여성이거나 레즈비언, 장애인이라면 이들에 대한 폭력은 대부분 덜 심각한 것으로 받아들여진다. 이는 ‘남성 보호자’가 없거나 안 보이거나 다른 남성들에 비해 사회적으로 힘이 없는 남성의 그늘 아래 있다고 여겨지는 모든 여성들에게도 해당된다. 나이든 여성들은 나이 차별로 인해 자립할 방법을 달리 구하기 어렵다는 현실 때문에도 직장 내 성희롱에 대항해 싸우거나 구타하는 남편에게서 쉽게 벗어나지 못한다.

미국에서는 인종 차별이나 동성애 혐오증, 종교적 편견이 때로 여성에 대한 폭력 행위를 불러오기도 한다. 혐오범죄에는 구타, 험한 욕을 하는 언어 희롱, 유태교 회당이나 교회, 공동묘지 등 성소에 대한 파괴 등이 포함된다. 여성에 대한 다른 유형의 폭력처럼 혐오범죄도 목숨에 대한 위협, 성폭력, 살인으로까지 이어진다. 가해자들은 특정인을 심하게 증오하기도 하는데 유색인이나 유태인을 공격하는 백인 우월주의자와 신나치 그룹들이 여기에 해당된다. 남성들은 레즈비언들이 사회적으로 독립했다는 이유로, 성적으로 자신을 원치 않는다는 이유로 강간한다. 혐오 범죄의 피해자들은 심한 공포와 고립감, 굴욕감을 느끼며, 증오가 내면화되고 강화되는 것을 경험한다.

가장 견디기 힘든 것은 증오에 의한 당혹감일 것이다. 왜라는 질문이 내 머릿속을 떠나지 않는다. 도대체 내가 어쨌기에 이런 일을 겪어야 하는가?

피해자 비난

성희롱, 구타, 강간에 대한 가장 일반적인 감정적 반응은 죄책감, 공포, 무력감, 수치심, 배반감, 분노, 부인하고 싶은 심정이다. 죄책감은 가장 먼저, 가장 깊이 느끼는 감정이다. 분노는 주로 나중에 나타난다. 우리 여성들은 폭력에서 자유로울 권리가 있다는 것조차 의식하지 못할 때가 많으므로 이런 현상은 놀랄 일도 아니다.

남성을 행복하게 해줄 의무가 우리에게 있고, 그들이 행복하지 않다면 그들이 아닌 우리가 비난받아 마땅하다고 배워 왔기 때문에 우리가 당한 폭력에 죄책감을 느끼는 것이다. 우리 대다수는 부모로부터 "남자들은 다 그러니까 여자들이 조심해야 한다."고 들어 왔다. 이 메시지는 우리가 충분히 조심한다면 원치 않는 남성의 주목을 피할 수 있다는 뜻이다. 뭔가 잘못되면 그것은 틀림없이 우리 잘못이다. 피해자를 비난하는 것은 폭력을 저지른 남성이 책임을 면하게 해 준다. "그 여자가 밤늦게 혼자 다녔기 때문에 강간을 당했어. 나는 절대 그렇게 하지 않을 테니까 내게 강간은 일어나지 않을 거야." 하며 친구나 가족들이 자신은 안전하다는 것을 느끼기 위해 피해자를 비난할지 모른다. **여성들은 남성이 우리에게 저지른 신체적, 심리적, 정신적 폭력에 책임이 없다. 남성들이 여성보다 힘이 더 많이 있고 그 힘을 잘못 사용했기 때문에 폭력이 일어나는 것이다.**

성희롱

성희롱은 여성이 경험하는 모든 원치 않는 성적인 주목을 의미한다. 추파를 던지는 것, 꼬집는 것, 툭툭 치는 것, 반복적인 성적 언급, 성적 특성에 대한 미묘한 암시, 데이트를 강요하는 것 등이다. 성희롱은 남성이 여성보다 많은 권력을 갖고 있다면 어떤 상황에서든 일어날 수 있다. 가령 사회복지사와 수혜자, 의사와 환자, 남성 경찰과 여성 경찰, 교사와 학생 간에 일어날 수 있다. 직장에서는 고용주나 상사, 동료, 의뢰인, 고객이 가해자가 될 수 있다. 성희롱은 다른 단계로 진전할 수 있다. 성희롱을 당하는 여성은 더 나아가 육체적으로 학대당하거나 강간당하는 위험에 처할 수 있다. 다음의 사실들을 생각해 보자.

- 한국 여성부가 2001년 전국 20개 대학의 남녀 교직원과 학생을 대상으로 실시한 조사에 따르면 전체 여성 응답자의 36.7%가 성희롱 피해를 경험했다.
- 한국 여성부가 2001년 여성 공무원을 대상으로 조사한 결과, 응답자 20%가 성희롱을 겪은 것으로 나타났다.

한 16세 소녀는 교사에게 성희롱을 당했던 자신의 경험을 이렇게 말한다.

> 나는 수업을 너무 많이 빼먹어 장학금을 못 받게 될 지경에 이르렀어요. 아침마다 학교 가기가 두려웠어요. 되도록 몸매가 드러나지 않게 옷을 입기 시작했고 친구를 만나는 것도 피했죠. 집에 돌아와서는 밤마다 울었고 낙오자라는 생각이 들었어요…… 어떨 땐 그 일이 일어난 바로 그 자리에 다른 선생들도 있었는데 아무런 조처도 취하지 않았어요…… 거만하고 편협한 선생들이 같은 직장에 어떤 인간이 있는지 알아볼 생각도 하지 않는 게 화가 났어요.

성희롱은 남성이 은밀하게 우리를 비하하고 지배하는 강력한 방법이다. 인종적, 계층적 우월감에 젖은 남성들은 '낮은' 계급이나 다른 배경의 노동자나 이주 노동자 여성을 성적으로 학대해도 된다는 생각을 가지기도 한다. 이 말은, 우리가 가해자의 요구를 거절한다면 일과 관련해서 보복이 있으리라는 때론 노골적인 암시이기도 하다. 보복은 더 심한 성희롱일 수도 있고, 일을 적게 맡기거나 프로젝트를 방해하거나, 임금 협상과 인사 고과나 승진 차별, 부당 해고 등으로 나타난다. 여성들은 성희롱 때문에 자기 업무를 잃거나 직장 자체를 잃어버릴 수도 있다.

직장에서 친분을 쌓으려면 성에 대해 농담을 하거나 집적거려야 한다고들 생각한다. 그것이 설령 따분한 분위기를 즐겁게 하고 관심이 가는 누군가와 대화를 트는 길이 될 수 있다 할지라도 이런 희롱은 우리를 모욕하는 것이며 우리의 존엄성을 손상시킬 수 있다. 그것이 적대적이고 위협적이며 억압적인 노동 환경을 조성할 때 성희롱이 된다.

많은 직장과 학교에서 성희롱을 있는 그대로 인정하고 밝히는 것을 금기로 여기다 보니 성희롱을 경험한 우리 중 대다수가 처음에는 단지 스트레스를 받아서 그러려니 하고 생각한다. 그저 두통이 생기거나 불안해지고 출근하기가 싫어진다. 한참 뒤에야 이런 증상들이 성희롱 때문에 생긴 것임을 깨닫는다. 우리는 고립감과 무력증에 빠져 싫다고 말하거나 성희롱을 폭로하는 것을 무서워한다. 스스로 책임이 있다고 여기거나, 보복당해도 도움 받지 못할까봐 두려워서 그렇다. 그러나 위험을 감수하고 다른 여성들과 얘기해 보면 그들도 희롱당하고 있거나 이미 당한 경험이 있고 나와 비슷한 반응을 하고 있음을 알게 되는 예도 많다.

성희롱을 당했을 때 할 수 있는 일

성희롱은 사례마다 다르다. 성희롱에 맞서서 어떤 전략을 선택할 것인가는 직장을 잃을 위험을 어느 만큼이나 감수할 것인지, 동료들에게 도움을 받을 수 있는지 등 여러 변수에 달려 있다. 인종과 계급의 차이도 어떻게 대응해야 할지를 결정하는 데 영향을 미칠 수 있는데, 직장에서도 이런 차이들로 노동자들이 서로 분열될 수 있기 때문이다. 성희롱에 대응할 것인지, 한다면 어떤 방법으로 할 것인지 고민할 때 다음 사항들을 고려해야 한다.

- 비난받을 사람은 내가 아님을 기억한다. 성희롱은, 강압적으로 성적인 주목을 받는 것이다. 상황이 어찌 됐는지에 상관없이 가해자가 성희롱 행위의 모든 책임을 져야 한다.
- 어떤 일이 일어났는지 기록한다. 날짜, 시간, 장소를 포함하여 상세하게 기록한다. 가해자가 보낸 쪽지나 사진 등을 전부 모아 둔다. 화가 나더라도 그런 것을 버리면 안 된다. 성희롱을 목격한 사람에 대해서도 기록해 둔다.
- 학교나 직장에서 성희롱에 대한 규정과 고충 처리 절차가 있는지를 알아본다. 행동하기 전에 모든 규정들을 알아 둔다.
- 행동을 취하기 전, 나를 도울 만한 다른 사람의 지원을 이끌어 낸다. 침묵을 깨고 다른 사람들에게 이야기해서 지원을 요청한다.
- 성희롱 당한 경험이 있는 사람들 중에서 나와 함께할 수 있는 사람을 찾는다. 집단행동이나 공동 명의로 제기하는 진정은 나의 입지를 강하게 한다. 노조나 직원회 등 기존 조직을 이용한다.
- 내가 그의 눈길에 관심이 없다는 것을 될 수 있으면 직접적이고 분명하게 가해자에게 알린다. 이 내용을 편지로 보낸다면 편지의 복사본을 만들어 둔다.

구타

흔히 가정폭력으로 일컬어지는 구타는, 세계적으로 가장 흔하면서도 가장 신고율이 낮은 범죄다. 구타는 나이, 인종, 계급, 국적에 관계없이 모든 여성에게 일어난다. 우리는 남편이나 애인, 우리를 못살게 굴고 모욕하는 아들과 조카, 그리고 우리를 말로 비하하고 괴롭히는 남성 친척에 의해 구타를 당한다.

구타는 협박이나 유해한 행동을 포함해 다양한 형태로 발생한다. 구타는 직접적일 수도 있고, 폭력을 암시하는 등의 간접적인 형태를 띠면서 언어폭력이나 정서적 학대로 나타나기도 한다. 구타에는 금전적, 신체적 자유를 통제하는 것도 포함된다. 물건을 부수거나 애완동물을 해치기도 한다. 구타는 심하게 자주 일어나기도 하고 뜸하게 일어나기도 한다. 가해자는 빰을 때리거나 주먹으로 치거나 목을 조르거나 발로 차거나 물건으로 내려치기도 한다. 스토킹도, 여성이 그 관계를 이미 정리한 경우라면 구타라고 할 수 있다. 구타는 성폭력과 살인에 이를 수도 있다. 구타는 데이트를 막 시작하는 새로운 관계에서 일어날 수도 있으며, 나이 들어서까지 계속될 수 있다. 시간이 지남에 따라 구타는 점점 더 자주 일어나고 정도가 심해지는 경향이 있다.

유리잔이 날아왔어요. 임신 중임에도 아랫배를 차였고, 침대에서 바닥에 내동댕이쳐졌고 그러는 동안에도 맞았어요. 채찍질 당했고, 차이고, 내동댕이쳐지고, 다시 일으켜 세워져 내동댕이쳐지길 반복했어요.

자기와 다른 종교적 관점으로 정치를 이야기한다고, 욕한다고, 운다고, 성관계를 원한다고 빰을 맞았어요.

시키는 일을 하지 않았다는 이유로 협박을 당했어요.

기분 나쁘면 나쁘다고, 기분 좋으면 좋다고 나를 위협했어요.

가정폭력을 끝장내는 것이 특히 어려운 이유는, 우리를 때리는 사람이 우리와 가깝거나 친밀한 남자여서, 어쩌면 아이들의 아버지여서다. 여전히 깊은 애정이나 의무감이라는 감정에 매여 있을 수 있다. 그 남자가 힘으로 우리를 제압하여 떠나지 못하게 막아서만이 아니라, 폭력 행위가 변화하기를 바라서 우리는 집에 머무르기도 한다.

집을 떠날 생각을 하기 전에는 이렇게 생각했다. "그래, 그이는 나를 떠밀고 발로 찼어. 하지만 그이의 화를 부를 만한 말을 내가 한 거야." 또는 "그이는 내가 대들어서 때리는 거야."라고. 지금은 누구나 화낼 권리가 있고 화가 나는 것은 자연스러운 일이지만, 그렇다고 그가 내게 화풀이를 하고 폭력적으로 나를 다치게 할 권리는 없다는 것을 안다.

매 맞는 여성에게 던지는 가장 흔한 질문은 "왜 그 집에 머물고 있는가?"다. 이 질문은 "왜 그는 여자를 때리는가?" 하는 중요한 질문의 초점을 비껴가고 있다.

구타당하는 여성은 매 맞는 것을 즐기기 때문에 그 관계를 유지하는 것이 아니다. 덫에 걸려 떠날 수 없다고 느끼기 때문이다. 우리가 떠나려고 할 때 구타가 더 심해지다 보니 차라리 그대로 머무는 것이 더 안전하다고 생각한다. 아이가 있다면 혼자서 아이를 부양할 능력이 없다고 여길 수도 있다. 우리가 도움을 요청하는 사람들 — 목사, 경찰, 친구들, 가족들 — 이 구타에 대해 잘못된 생각을 갖고 있거나 그 상황을 심각하게 받아들이지 않을 수 있다.

매 맞는 여성을 위한 쉼터가 있는 것을 안다 하더라도, 우리가 쉼터에 있을 동안 학교를 전학해야만 하는 아이들이나 자신이 너무나 혼란스러울 것이라고 여길지 모른다. 이민자라면 영주권을 받을 수 있을지 여부가 구타자의 '호의'에 달려 있다고 믿는다면 그를 떠나는 것이 여간 두렵지 않을 것이다. 아주 오랫동안 구타를 당하면서 살아왔다면 정서 체계가 서서히 파괴되어 왔을 것이므로 벗어나는 것을 상상조차 할 수 없을 것이다.

결혼 초 목사를 몇 번 찾아갔는데 목사는 남편이 실제로 나를

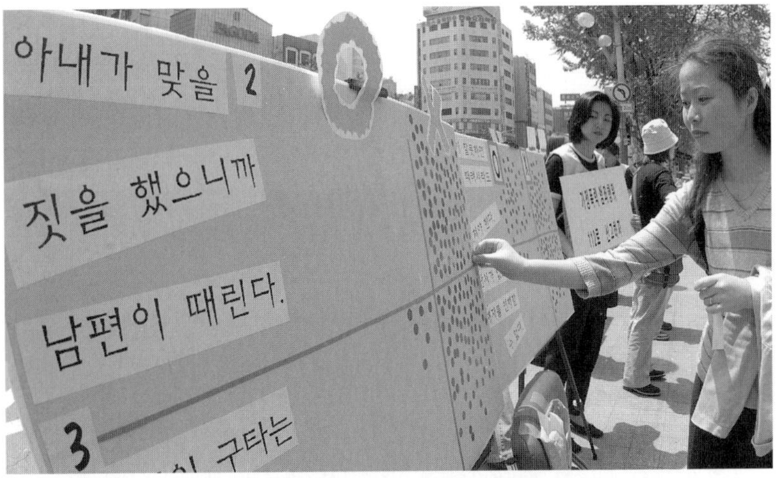

여성에 대한 폭력은 많은 희생자들이 폭력을 자기 탓으로 여길 정도로 사회 구조 속에 정교하게 스며들어 있다. 사진은 가정폭력 추방을 위한 거리 캠페인. ©여성신문 민원기

해칠 의도가 있는 것이 아니라 단지 혼란스럽고 불안함을 느낄 뿐이라고 이야기했어요. 늘 이런 식이었죠. 한번은 의사에게 갔어요. 의사는 내게 안정제를 주었고 마음을 편하게 먹으라고 했어요. '신경과민'이라는 거예요. 다음에는 친구에게 갔는데 사건을 알게 된 친구 남편이 내가 그 일을 꾸며 냈거나 상황을 과장한다고 비난했어요. 그리고 자기 아내더러 나를 멀리하라고 했어요.

구타당하는 여성들 중 꽤 많은 이들이 의심받거나 값싼 동정의 대상이 되거나 그 문제를 하찮게 취급받는 등 비슷한 경험을 한다. 이런 용납할 수 없는 대우를 받을 때면 이 말을 꼭 기억해야 한다. **맞을 만하다거나 언어폭력을 당할 만한 여성은 없다. 모든 폭력 피해 여성의 이야기는 말하는 이가 누구든 진지하게 받아들여져야 한다.**

가정폭력이 아이들에게 미치는 충격

어머니가 학대받는 장면을 직접 목격하지 않았다 해도 어머니의 비명, 울부짖음, 가해자의 위협, 주먹으로 몸을 때리는 소리, 유리창이 깨지고 마루가 쪼개지는 소리, 심하고 거친 욕설을 들은 아이라면 그 학대를 목격한 것이나 다름없다.

가정폭력 한가운데서 자란 아이들은 황폐해진다. 매 맞는 여성의 아이는 자신도 구타당한 것이나 마찬가지다. 아이들은 지속적인 공포에서 살고 보호자인 어른들 사이에서 정서적으로나 신체적으로 상처를 받는다. 그들은 폭력에

한국의 가정폭력 추방 운동

한국 사회에서 '매 맞는 아내' 또는 '아내 구타' 문제가 본격적으로 여성운동의 관심 영역으로 들어선 것은 1980년대 들어서다. 아내 구타 추방 운동은 피해 여성의 치유와 인간성 회복을 돕는 상담 활동과 동시에 구타 문제 해결을 위한 광범위한 사회 운동을 전개한다는 데 기본 방향을 두었다. 아내 구타 실태 조사를 하여 운동의 근거를 마련했고, 여성이 쉽게 접근할 수 있는 전화 상담 방식을 택해 「한국여성의전화」를 개원했다. 전화 2대의 상담 창구가 열리자마자 보름여 동안 541건의 전화가 걸려 왔고 그중 절반은 구타당하는 아내가 직접 호소하는 전화였다. 2004년 8월 현재 177개의 가정폭력 상담소와 120여개의 성폭력 상담소에서 가정폭력 피해자 여성 지원 활동이 이루어지고 있고, 2003년 3월 현재 전국 32개소의 쉼터가 운영되고 있다.

1990년대는 어느 때보다도 가정폭력 사건이 잦았다. 2월에 발생한 남○○(당시 32세) 사건은 폭력을 견디다 못해 남편을 죽인 사건으로 여성 단체들은 정당방위를 확신하며 최초로 대대적인 구명 운동을 벌였다. 이를 시작으로 1993년 부산의 이○○사건, 1995년 안산의 김○○사건 등 비슷한 사건이 연달아 발생했으며 매 맞는 어머니를 보다 못해 아들이 아버지를 죽이거나(1995), 사위를 죽이거나(1996) 하는 일들이 일어났다. 여성 단체들은 가정폭력 가해자를 살해한 피해 여성들과 피해 가족들에 대해 적극적인 구명 운동을 벌여 사법계의 판결에 영향을 주어 집행 유예 등 기존 형사법의 관행을 넘어서는 판결을 끌어냈다.

아내 구타를 해결하기 위해서는 거시적으로 가부장제 사회구조와 문화의 변혁이 있어야 한다. 또한 아내 구타를 사회적 범죄로 규정하고 가해자 처벌 및 피해자 보호를 위한 법률적 장치가 필요하며 경찰, 의료, 사회복지, 가족 관계 등의 제도 차원에서의 변화가 시급하다는 인식 아래 1990년 가정폭력방지법 제정 운동이 시작되었다.

1991년 4월 '(여)성폭력특별법 입법을 위한 공청회'에서 여성에 대한 폭력 관련 특별법에 대한 논의가 처음 제기됐으며 1992년 6월에 열린 '아내 구타 공개 토론회'에서는 처음으로 피해 여성이 공개 증언을 하였다. 전국적으로 가정폭력방지법 제정 운동이 벌어졌으며 1996년에는 한국여성단체연합 가정폭력방지법 제정추진 특별위원회가 결성되었고 전국 11개 지역에 가정폭력방지법 제정을 위한 지역 운동 본부가 활동했다. 1997년 12월 제15대 정기국회에서 '가정폭력 범죄의 처벌 등에 관한 특별법'과 '가정폭력 방지 및 피해자 보호 등에 관한 법률'이 통과되어 1998년 7월부터 시행되었다.

출처: 박인혜(한국여성의전화연합 상임대표)

대해 심한 신체적 정서적 반응을 보이는데 이를테면 외상 후 증후군 같은 것에 시달린다. 가정폭력을 경험한 아이들은 커가면서 폭력이 갈등을 해결하는 적절한 방법이라는 인식을 강화한다. 그러다 보니 이들은 어릴 때 경험한 폭력이 다른 인간관계나 자기 자녀와의 관계에 영향을 미치는 삶을 살아가기 쉽다.

중산층 앵글로 색슨계 백인 신교도인 아버지는 종종 술에 취해서 토요일 밤이면 어머니를 때렸어요. 일요일 아침에 어머니는 당신의 멍에 대해 둘러대려고 했죠. 어린 시절 내내 이런 그늘 — 폭력, 한밤중에 들리는 소리, 엄마가 나 때문에 참고 있다는 죄책감 — 속에서 살았어요.

매 맞는 여성들 중 많은 이들이 어릴 적부터 언어폭력을 당하거나 구타를 목격한다. 개중에는 자기 어머니를 구타하는 바로 그 사람한테서 신체적, 성적 폭력을 당하는 사람도 있다. 이런 상황이므로 우리가 우리 자신을 비하하고 해치는 메시지를 어떻게 그대로 받아들이게 되는지 쉽게 이해된다. 육체적, 언어적 학대를 자행하는 남성과 관계를 맺으면서 우리가 자신을 어떻게 규정하게 되는지를 이해하는 것도 어렵지 않다.

대부분 남성들은 어린 나이에 폭력을 배우기 시작한다. 아버지에게 어머니가 학대당하는 것을 보며 자라서 이제는 스스로 남을 때리게 된 남성들이 어렸을 때 성적, 육체적으로 학대당했을 것은 뻔하다. 그들은 종종 '사랑의 이름으로' 체벌이 용납되고, 남성 지배가 전혀 문제되지 않는 가정에서 성장했다. 가족이 우리에게 남성 지배와 폭력이 인간관계 방식 중 하나라고 가르치기 때문에 이를 당연히 받아들인다.

여러 가정에 존재하는, 가정폭력이 세대를 거쳐 대물림되는 순환 고리를 깨기 위한 노력이 여러 지역에서 시작되고 있다. 최근에는 한국 여성부 산하 「양성평등교육진흥원」을 비롯해 많은 기관과 단체에서 양성 평등한 관계 맺기 프로그램을 실시하고 있다.

노인학대: 노년 여성에 대한 구타

가정 내에서 어린이가 특히 폭력에 노출되어 있듯, 노인 여성도 구타당하고 학대당하는 위험에 처해 있다.

매 맞는 노년 여성들은, 학대에 맞서 싸우는 젊은 여성들과 같은 문제에 직면해 있다. 더욱이 노인은 육체적으로 약할 뿐 아니라 구타하는 사람에게 일상생활을 의존한다. 매 맞는 여성을 위해 세워진 가까운 쉼터 또한 노인의 신체 능력을 고려하지 않고 세워졌을 것이다.[4] 이들은 학대에서 벗어나려고 도움을 청하면 양로원으로 강제 이송될지 모른다고 두려워한다. 때리는 이가 오랫동안 함께

산 배우자라면 별거나 이혼을 생각하기가 더욱 어려울 것이다. 가해자가 자녀라면 사회 복지 기관이나 경찰에게 도움을 요청하기란 상상할 수도 없을 것이다.

매 맞는 여성을 위한 운동은 초기부터 가정폭력에 대응하는 법을 찾기 위해 매 맞는 여성 본인들에게 주목했다. 매 맞는 노인 여성을 위한 활동가들도 이와 마찬가지로 노인에 대한 폭력을 뿌리 뽑기 위해 매 맞는 노년 여성의 이야기를 듣고 싶어 한다.

한국에는 노인학대에 대한 문제의식이 확산되면서 2004년 11월 전국 16개 지역에 「노인학대예방센터」가 문을 열었다. 이 센터는 24시간 노인학대 신고(긴급전화 1389)를 받고 현장 조사와 응급 보호 조치를 취한다.

매 맞을 때 할 수 있는 일

지금 내가 폭력적 관계에 있다면 나 자신과 아이들의 안전을 보장하고, 원할 경우 관계를 끝내는 데 도움이 될 만한 일들이 있다. 매 맞는 여성을 위한 정답은 없다. 매 맞는 여성들은 자신의 행동이 폭력을 누그러뜨릴지, 더 자극할지 가장 잘 알고 있다. 일반적으로 내가 폭력에 대해 더 많이 인식하고 자신의 폭력 피해를 사람들에게 알리고 도움을 구하고 안전 계획을 실행할수록 안전할 것이다. 폭력이 가해지는 동안, 내 자신을 이렇게 지킬 수 있을 것이다.

- 침착한 자세를 잃지 않도록 애쓴다.
- 자신을 보호한다. 특히 머리와 배를 보호한다.
- 경찰에 신고하는 것이 위험을 가중시키지 않는다면 경찰에 신고하거나 응급 지원을 요청한다.
- 부상을 최소화하고 폭력이 중지될 수 있도록 될 수 있는 한 최선을 다한다.

안전 계획

아직 매를 맞고 있는데도 즉각 실행할 방도가 달리 없다면, 이런 방법을 사용한다.

- 가정폭력에 관련한 법과 정책들을 알아둔다.
- 접근 금지 명령에 대해 알아둔다. 어떻게 접근 금지 명령을 확보하는지, 필요하면 어디서 지원을 받는지 등.
- 지원 관계망을 만든다. 거주 지역의 매 맞는 여성을 위한 지원 단체와 연락하고 이들의 모임에 참가하고 친구들과의 관계를 넓힌다.
- 가해자가 폭력적인 행동과 태도를 취하기 전에 나타내는 조짐을 알아내고 잘 살핀다.
- 아이들에게 응급 지원을 요청하는 방법을 가르친다.
- 안전 계획을 충분히 생각하고 적어 둔다. 적절한 때, 다른 사람들에게 계획을 알린다.
- 구타자가 술을 마시거나 마약을 해서 알코올 중독자 가족 모임에 갈 수 있다면 도움과 힘을 얻을 수 있다. → 3장 술·담배·약물

폭력적인 상대에 계속 대항하는 동시에 안전 계획을 세워 간다면 두 가지 점에서 유익하다. 첫째, 절망적인 상황에서도 희망을 가질 수 있다. 둘째, 위험 상황을 벗어날 가능성이 높아진다. 전국에 매 맞는 여성을 위한 지원 단체들이 있다. → 정보꾸러미, 166쪽 이들 단체 대부분은 매 맞는 여성들이 안전 계획을 세울 수 있도록 돕는다. 안전 계획에는 당신의 안전과 자녀들의 안전을 높일 수 있는 여러 조치가 포함된다.

매 맞는 상황에 머무르지 않기 위한 대안들이 있다. 점점 더 많은 여성들이 때리는 남편을 떠나고 있으며, 경제적 어려움에 맞서 삶을 꾸리기 위해 도움을 구하고 있다. 세계 곳곳의 여성들은, 매 맞는 여성들이 폭력적인 상황을 떠날 수 있도록, 또한 이들에게 쉼터와 법적 대응 체계를 제공할 수 있도록 조직화되고 있다. 여성들은 그들의 이야기를 공개적으로 말할 수 있는 용기를 얻었다. **우리는 무기력하지 않으며 결코 혼자가 아니다.**

법적 고려들

때리는 남성들은 폭력과 구타 같은 죄로 기소될 수 있다. 미국의 모든 주는 특별법을 제정하여 매 맞는 여성을 보호하려고 한다. 학대 예방과 관련한 민법들은 주마다 아주 비슷하다. 이 법에 따르면 매 맞는 여성은 즉각적인 보호 명령을 지방 법원에서 받을 수 있다. 흔히 '접근 금지 명령'으로 불리는 보호 명령은 몇 부분으로 이루어져 있

4 매 맞는 여성의 공동체는 노인뿐 아니라 매 맞는 장애 여성들이 서비스 기관을 쉽게 이용할 수 있는지의 문제를 다루어야 한다. 모든 매 맞는 여성과 그들의 아이들이 이용할 수 있는 장소가 될 수 있도록 노력하는 것은 여성에 대한 폭력에 포괄적으로 대응하려는 중요한 시도다.

다. 이 법은 가해자들에게 우리와 우리 아이들로부터 거리를 둘 것을 명령할 수 있다. 또한 우리에게 아이들의 법적 자녀 양육권을 부여한다. 가해자에게 우리와 아이들에게 양육비와 생활비를 지불하도록 규정할 수 있다. 학대 예방 명령 외에도 점점 많은 주들이 스토킹 예방법을 제정하고 있다. 우리가 가해자를 떠나고 나서 더 큰 위험에 처하는 예가 있음을 깨닫고 제정된 이 법은, 우리가 떠난 이후에도 계속 우리를 괴롭히는 구타자들에게 형사적 제제를 가한다.

한국에서는 1997년 '가정폭력 방지 및 피해자 보호에 관한 법률'과 '가정폭력 범죄의 처벌 등에 관한 법률'이 제정되어 시행 중이다.

구타에서 벗어나기 위해 분투하는 여성 자신이야말로 가정폭력 처벌법을 이용할지 말지를 결정할 수 있는 유일한 사람이다. 구타 행위를 그만두라는 법원의 명령을 충분히 위협적으로 받아들이는 남자들이 있다. 이럴 때 법원 명령을 얻어 내는 것이 실제로 안전 대책이 될 수 있다. 폭력 성향이 아주 강한 남자는 법원 명령으로도 폭력을 중단시키지 못할 수 있다. 이럴 때는 법원에 가보았자 피해자와 자녀의 안전에 크게 도움이 되지 못한다. 내가 살고 있는 지역의 매 맞는 여성을 위한 단체에서 일하는 상담자와 함께 안전 계획을 짜는 것이 어려운 결정을 내리는 데 도움이 된다. 무엇을 하든지 내게 필요한 것을 결정하는 데는 내가 최고의 판단자라는 사실을 기억하는 게 몹시 중요하다.

안전 계획

관계가 유지되고 있다면

- 나와 자녀를 위해 중요한 전화번호(경찰, 병원, 친구, 가정폭력 상담 단체 등)를 지니거나 여유가 있다면 휴대전화를 갖고 다닌다.
- 학대를 털어놓을 사람을 찾고, 괴롭힘을 당하고 있다는 것을 알리기 위한 신호를 개발한다. 이웃 사람에게, 폭력이 행해지는 소리를 듣는다면 경찰을 불러달라고 요청한다.
- 급하게 집을 나올 때를 대비해 갈 수 있는 곳 네 군데를 생각해 둔다.
- 집을 떠나게 될 때 가져갈 물품들을 미리 준비해 둔다.
- 비상시 공중전화를 걸 동전을 마련하고, 은행 계좌를 개설하고, 탈출 경로를 미리 연습한다.
- 주기적으로 안전 계획을 살피고 개선한다.

떠나기로 결심했다면, 무엇을 가져갈 것인가?

돈, 수표, 통장, 은행 카드, 신용 카드, 주민등록증, 건강 보험증, 운전 면허증, 자동차 등록증, 여권, 이혼 또는 다른 법원 서류, 졸업 증명서와 성적 증명서, 의료 기록, 등기 권리증·저당 증서·보험 서류와 보험 증권, 의약품, 갈아입을 옷.

집을 나온 뒤의 안전

- 공동 명의의 통장을 갖고 있으면 현금을 찾아 두거나 개인 계좌로 바꾼다.
- 출퇴근하거나 일상적 용무를 보러 다닐 때 매일 다른 길을 이용한다.
- 가해자가 아이들을 납치할지도 모른다는 판단이 들면, 아이를 돌봐주는 사람이나 아이의 통학을 책임지는 선생님에게 이 사실을 말하고 경계를 부탁한다.
- 학대당하고 있는 사실을 직장 동료에게 말하고 내게 걸려오는 전화를 걸러 줄 사람을 찾는다. 가능하다면 다른 사람에게 가해자의 사진을 보여 주고 그가 직장에 나타나면 경찰을 부르라고 말해 둔다.
- 가해자가 자주 가는 가게, 시설, 은행은 피한다.
- 필요하다면 보호 명령이나 접근 금지 명령을 신청한다. 명령의 정확한 내용이 무엇인지, 가해자가 그것을 위반하면 어떤 일이 일어나는지를 알아 둔다. 항상 그 명령서를 가지고 다닌다.

성폭력

성폭력은 여성의 의지에 반해 일어나는 모든 종류의 성적 행동이다. 강간자가 완력을 썼는지, 아니면 완력을 쓰겠다고 위협했는지 아닌지는 전혀 상관없다. 남자들은 애인에게 키스해 달라고 강제로 요구하는 것부터 아내에게 경제적 지원을 중단하는 것, 흉기를 사용하는 것에 이르기까지 다양한 물리력을 여자들에게 행사한다. 성폭력은 강간, 윤간, 강도 강간뿐 아니라 성추행, 언어적 희롱, 음란 전화, 성기 노출, 어린이 성추행, 아내 강간 등 상대방의 의사에 반하여 가하는 성적 행위로 모든 신체적·언어적·정신적 폭력을 포괄하는 광범위한 개념이다. 따라서 상대방에게 성폭력에 대한 막연한 불안감이나 공포감을 조성하고, 그로 인한 행동 제약을 유발하는 것도 간접적인 성폭력이다.[5]

성폭력은 언제나 심각한 정신적 충격을 남긴다. 강간당할 때 생존 본능이 최우선이 되며, 우리는 최선을 다해 스스로를 보호한다. 어떤 여성들은 맞서 싸우기를 선택하고, 또 어떤 이는 맞설 수 없다고 여긴다. 강간당한 적이 있

는데 지금 이 책을 읽고 있다면 나는 옳은 일을 한 것이다. 지금 나는 살아 있는 것만으로도 충분하다.

강간은 모르는 사람보다 아는 사람이 저지르는 일이 많다. 일반적인 고정관념과는 반대로 대부분의 강간은 주변인의 짓이다. 대부분 강간범들은 일상생활에서 멀쩡한 사람들이다. 학교나 직장도 다니고 가족과 친구들도 있다.

성폭력 생존자의 일반적인 반응

강간은 주로 개인적인 위기로 취급되며 피해자를 고립시킨다. 피해자에 대한 지원 부족과 피해자를 비난하는 경향 때문이다. 이것은 구타, 성희롱, 아동학대, 상해를 당한 여성들도 경험했을 특별하고 힘겨운 반응을 불러일으킨다. 사실 성폭력과 구타는 함께 일어나곤 한다.

성폭력에 대응하는 방식은 여성들마다 다르지만 감정적으로 상당히 공통된 경험을 한다. 사건 직후나 여러 해가 지난 뒤까지 다양한 반응을 경험하게 된다. 우리는 무엇보다도 일어나지 말았어야 하는 힘든 상황을 헤쳐 나가고 있다. 피해자 본인이 갖는 느낌과 반응을 다루는 데 더 좋은 방법이나 더 맞는 방법은 없다. 치유 과정을 거치다 보면 어떤 반응은 격렬해지기도 하고 또 어떤 것은 완화되기도 한다. 이미 다 거쳤다고 생각한 감정들을 다시 겪으며 시달릴 수도 있다.

자기 비난과 죄책감 강간에 대한 잘못됐으면서도 가장 흔한 믿음이기 때문에 아마도 가장 일반적인 반응일 것이다. 우리는 힘으로 강요당한 사실에 굴욕감이나 수치심, 당혹스러움을 느낄 것이다. 우리는 종종 폭력을 자초하는 행동을 했다고 생각하면서 자책할 수 있다. 사람들이 우리를 믿지 않거나 듣기를 거부할 수 있기 때문에 성폭력에 대해 말하는 것조차 어려울 수 있다. **그러나 강간은 절대로 피해자의 책임이 아니다.**

다른 많은 성폭력 피해자들처럼 나는 수치심, 죄책감, 잘못된 통념 때문에 침묵했다. 또한 경찰이나 사회의 전반적인 분위기가 그 남자가 내게 한 짓을 내가 '책임져야 하는' 것처럼 강요했다…… 강간과 근친 성폭력 피해자들을 계속 피해자로 만드는 것은 바로 침묵이다. 나는 더는 침묵하지 않을 것이다.

두려움, 공포, 불안감 여성은 삶의 여러 국면에서 극심한 공포를 경험한다. 성폭력을 당하는 동안 나나 옆 사람의 생명에 위협을 느꼈다면 이후에도 가해자가 다시 나타날지도 모른다는 공포에 시달릴 수 있다. 그 두려움과 공포는, 폭력이 일어났던 상황이나 장소, 그와 비슷한 상황이나 장소만 맞닥뜨려도 되살아날 수 있다.

이제는 안전하다고 느낄 만한 곳이 없어요. 집에 있을 때는 누군가가 집안으로 침입할까봐 두렵고, 외출할 때에는 누가 나를 덮칠까봐 두려워요. 그래서 늘 긴장하지요.

분노와 격정 분노를 느끼는 것이 정상인데, 여성이 표현하기 어려운 감정이 분노다. 우리는 얌전히 굴고 분노를 숨기라는 식으로 사회화되었다. 많은 여성들이 가해자에게 직접 화를 내는 일이 너무 위험하다고 느끼거나 심한 공포심까지 느낄 수 있다. 그래도 괜찮다고 여겨지는 곳에서는 주변의 누군가에게 분노를 표출해야 한다. 사랑하는 사람에게는 혼란스러울 수 있지만 정상적인 일이다.

아이들이나 동료들처럼, 그 강간과는 전혀 무관한 사람들에게까지 항상 화가 났어요.

자신에 대한 분노 분노를 표출하거나 인식하는 것이 힘들다 보니 그것을 자기 내부로 돌리는 경향이 있다. 내면을 향한 분노는 우울증, 자살하고 싶다는 생각, 자살 기도같이 다양한 형태로 나타난다. 우울증이 오래 지속되고 친구들과 이야기를 해봐도 나아지지 않는다면 상담을 받는 게 좋다. 전국 각지에 있는 상담소에 성폭력 생존자를 위한 전문 정신 건강 서비스 기관을 문의한다.→ 정보꾸러미, 166쪽

온종일 거의 아무것도 할 수 없었어요. 아침에 눈을 뜨지만 그냥 누워 있고 싶어요. 주변에 어두운 구름이 떠다니는 것 같아요. 항상 너무 슬퍼서 행복을 느낀다는 게 뭔지 기억도 안나요.

슬픔과 상실감 여러 가지로 상실감을 느낄 수 있다. 강간이나 성추행을 당한 경험은 믿었던 사람과 안전한 장소에 대해 가졌던 우리의 생각을 뒤흔들어 버린다. 치유 과정에서 잃어버렸다고 여겨지는 삶의 부분에 대해 슬픔을 느낄 것이다. 순결을 잃었다고 생각하거나 무력감에 빠졌다고 말하는 생존자들도 있다.

5 한국성폭력상담소, 「나눔터」 창간호, 1991.

내 일부가 죽은 것 같아요. 내 삶이 절대 예전과 같아질 수 없을 것만 같아요. 십대 때 남자 친구에게 강간당했어요. 누구나 삶의 황금기라고 부르는 정상적인 청소년기를 보낼 기회를 잃은 것 같아요.

자기 통제력 상실, 무기력 성폭력은 발생하는 순간 여성의 힘과 자기 통제력을 앗아가 버린다. 일상적으로나 특정 상황에서 무력감을 느끼게 된다.

내 삶이 이제 내 것이 아니다. 내 삶을 바꿀 힘이 없는데 무슨 결정을 할 수 있단 말인가?

고립감 자신을 이해해 줄 사람이 아무도 없다고 느낄 수 있다. 수치심에 어쩔 줄 모를 수도 있다. 치유 과정이 오래 걸려 당혹스러울 수도 있다. 피해자 감정은 아직도 생생하여 괴로운데도 식구들은 나를 격려한다며 "과거로 묻어 둬." 하거나 "네 삶을 살아." 하고 말할 수 있다. 그들이 믿어 주지 않을까봐, 자신이 거부당할까봐 누구와도 강간에 대해 이야기하고 싶지 않을 수 있다.

믿고 말할 사람이 아무도 없다. 외롭더라도 혼자 있고 싶다.

재경험과 악몽 재경험과 악몽은 생존자들이 공통적으로 경험하는 정상 반응이지만 겪을 때마다 압도당할 만큼 큰 놀라움으로 다가온다. '재경험'이란 기억이 되살아나는 것으로, 우리 몸의 감각이 그 상황을 다시 겪는 것이다. '악몽'은 경험한 폭력의 단면이나 부분이, 삶의 다른 모습이나 사건과 결부되어 꾸는 꿈이다.

자려고 눈을 감아도 보이는 것은 강간뿐이다. 그 일이 계속 내게 일어나는 것만 같다.

기억을 자극하는 것들: 계절, 냄새, 상황 생존자는 강간 당시를 모든 감각으로 기억한다. 우리 기억을 되살리는 나쁜 자극은, 강간이 발생하는 동안 일어난 상황과 동일하거나 유사한 것들, 강간과 관련된 감정들을 불러일으키는 상황이다. 어떤 냄새, 광경, 장소에 의해서, 또는 해마다 그때가 되면 폭력에 관련된 느낌이 되살아날 수 있다.

해마다 그 즈음이 되면 슬퍼지고 잠을 이루기가 어렵다. 나는 봄에 강간을 당했기 때문에 모든 사람을 행복하게 만드는 봄의 느낌이 오히려 나를 고립시키고 긴장하게 만든다.

성생활, 애정 관계의 변화 성폭력을 당한 여성들이 성생활의 변화를 경험하는 것은 공통적인 현상이다. 어떤 사람들은 섹스나 애정 행위에 공포와 반감을 경험하는 반면, 강간당하기 전보다 더 많이 성 경험을 하기를 원하는 사람도 있다. 이것은 치유 과정에서 변할 수 있다.

내 애인의 다독거림을 원하기는 했지만 성관계라면 생각만으로도 참기가 힘들어요. 강간당한 지 거의 1년이 지났는데도 그이와 가까워지는 것이 두렵습니다. 그이가 나를 만지면 그이를 강간범처럼 대할까봐 두려워요.

정신적 위기 강간당하기 전, 특히 종교 기관에서 활동하던 사람에게 성폭력은 가끔 심각한 정신적 위기를 몰고 오기도 한다. '신'이라는 절대자에게 화가 날 수 있고, 믿음을 완전히 잃을 수도 있다. 사람들은 강간을 '죄'에 대한 벌이라고 말할 지도 모른다. 강간으로 인한 위기는 깊은 곳에서 혼자 겪어야 하는 자아의 위기를 가져올 수 있다.

내가 믿는 신은 절대로 이런 일이 일어나게 하지 않을 것이다. 나는 신앙을 잃었고 내가 누군지도 모르겠다.

힘내기: 삶을 되찾는 길 찾기

성폭력을 당했다면, 앞서 말한 반응들에다가 여기에 나오지 않은 것들도 경험했을 것이다. 헤쳐 나가는 과정이 기가 질리고 끝이 없다고 느낄 수 있다. 그러나 그것은 정말 치유와 기력 회복의 한 과정이다. 강간의 결과로 자기 통제력을 빼앗겼지만 다시 힘을 갖기 시작할 때 치유가 된다. 아래 사항들을 생각해 보면 치유 과정을 잘 치러내는 데 도움이 된다.

성폭력은 내 잘못이 아니다 '그 여자가 누구였는지, 무슨 옷을 입고 어디에 있었는지가 문제다.'처럼 성폭력에 대한 통념들은 대부분 여성을 짓밟는다. 그러나 그런 통념은 폭행당한 사실과 무관하다. 우리는 강간해 달라고 요구하지도 않았고, 그럴 만한 행동도 전혀 하지 않았다.

나는 내가 할 수 있는 최선의 선택과 결정을 했다 여성은 폭행당하기 전에, 당하는 동안에, 당한 뒤에 생사를 가르는 중요한 결정을 강요받는다. 지금 같으면 다른 결정을 내렸을 거라고 생각될지 몰라도 그때 그 순간 내린 결정은 무조건 옳다.

어떻게 느껴야 할지, 어떻게 치유해야 할지에 정답은 없다 반응이나 치유 과정은 사람마다 다르다. 문화적·경제적 배경이 치유 과정에 긍정적으로도 부정적으로도 영향을 미칠 수 있다.

나는 도움을 받을 자격이 있다 도와줄 만한 사람을 찾는다. 전국에 성폭력 상담 센터가 있다. 가족이나 친구 또는 심리상담사와 얘기하는 것을 선호할 수도 있다. 또는 지원단체를 찾기로 결정해도 되고, 예술·음악·글쓰기·신체활동·명상에 바탕을 둔 치유를 받아도 된다.

자신의 강건함과 치유 능력을 믿는다 치유 과정이 오래 이어지면서 과정 자체가 힘들어질 수 있지만 그 과정을 거치는 동안 자신의 강건함과 발전 능력을 되찾는 방법을 발견할 것이다.

의학적 고려 사항

강간을 당했다면 가장 먼저 샤워나 목욕을 한 다음, 일어난 일을 잊으려 할 것이다. 무엇을 할 것인지 정하는 일은 전적으로 본인의 몫이지만, 다음 두 가지를 주의한다.

- 눈에 띄는 상처가 없다 하더라도 될수록 빨리 의료 검진을 받는 것이 정서적으로나 신체적으로 매우 중요하다.
- 샤워나 목욕을 하지 않는다. 나중에라도 고소할 생각이 있다면 사건의 매우 중요한 단서들을 스스로 없애버리는 일이기 때문이다.

병원에 가기로 했다면 내 편이 되어 나를 보호해 줄 친구나 친척, 상담소의 상담원과 함께 간다. 치료비 때문에 망설일 필요는 없다. 한국은 2005년 현재, 전국에 275개의 성폭력 피해자 전담 의료 기관이 있으며, 연 9억 원의 예산으로 정부가 성폭력 피해자에게 300만 원의 의료비를

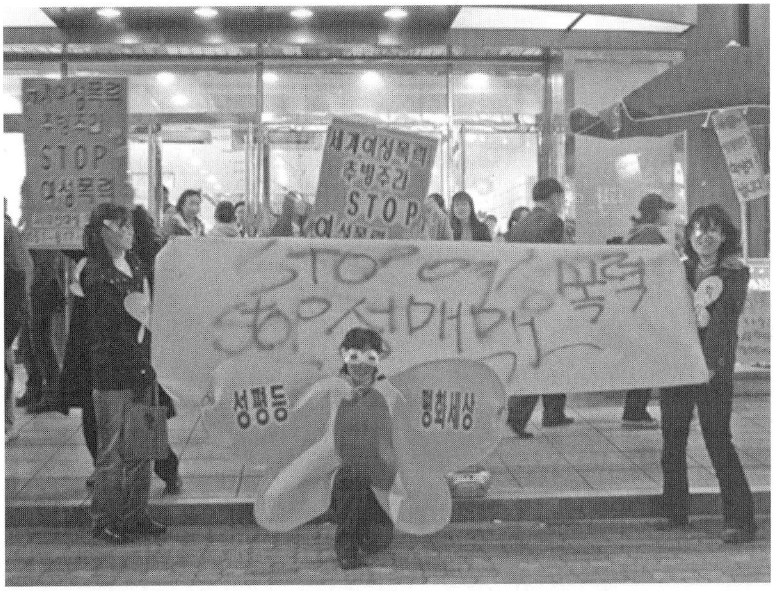

세계여성폭력추방주간 캠페인 플레시몹 '평화의 날개짓.' ⓒ한국여성의전화연합

지원하고 있다. 병원에 갈 때 현재 복용하던 약 목록을 가져가고 아직 사건 당시의 옷을 입고 있다면 갈아입을 옷을 가져간다. 옷을 갈아입었다면 사건 당시에 입었던 옷을 가져간다.

병원에서 유의해야 할 사항이 세 가지다. 정서적 안정, 건강 보험, 기소에 필요한 증거 수집이다. 확실히 고소하지 않을 거라면 증거를 위한 처치를 거부할 수 있다.

미국의 성폭력 전담 의료 기관에는 성폭력 피해 생존자들에게 최고의 처치를 할 수 있는 전문 프로그램이 있다. 이 프로그램은 성폭력과 관련한 의료적, 법적, 정서적 이슈들에 대해 집중적인 훈련을 받은 의사와 간호사들로 구성되었다. 그들은 세심한 의학적 검사를 실행하고, 기소를 위한 정확한 증거를 수집한다.

강간에 의해 신체 어느 부위엔가 상처를 입을 수 있기 때문에 철저한 검사가 필요하다. 그 검사에는 다음과 같은 것들이 있다.

성폭력과 그에 관련된 의학적 소견에 관한 진술 성폭력에 대해 자세히 묘사하라는 요구를 받거나 진술서를 쓰게 될 것이다. 상세하게 이야기하는 것이 어렵겠지만 매우 중요한 절차다. 그래야만 의료진들이 어디에 상처가 있는지를 체크하고, 멍이나 긁힌 자국처럼 다른 상해의 증거들을 어떻게 기록할지 알 수 있다. 사진도 찍힐 것이고, 말하지 않으면 눈에 안 띈 증거들을 수집하게 될 것이다. 타박상이 나중에 나타나는 수도 있으므로 이럴 때는 의료진에게

이를 기록에 추가해 달라고 해야 한다. 최근에 성관계를 했는지, 임신 여부, 피임 기구 사용 여부처럼 피해와 상관없어 보이는 질문들도 받게 될 것이다.

골반 검사 증거 수집 시 의료진은 정액이 있는지를 검사할 것이다(정액이나 정자 없이도 질내 강간이 가능하다). 남성의 음모가 있는지를 알아보려 음모를 빗을 것이다. 이 모든 의학적 증거는 내가 서면으로 허가를 했을 때에만 경찰 등 다른 사람에게 제공될 수 있다. 나나 나와 병원에 같이 간 사람은 진료 후 가능한 한 빨리 객관성과 정확성

성폭력 피해 생존자를 위한 의료적 지원

한국의 성폭력 피해 생존자들은 전국 125개 성폭력 상담소와 보호 시설, 그리고 각 의료 기관을 통해 무료로 1인당 300만 원까지 치료비를 지원받을 수 있다. 2004년 11월 현재 전국 275개 국·공립 병원, 보건소, 민간 의료 시설이 성폭력 생존자의 치료를 위한 전담 의료 기관으로 지정돼 있다. 다음은 「여성폭력긴급의료지원센터」(종합병원급 전담 의료 기관) 목록이다.

서울 경찰병원 | 02-3440-1114
인제대학교 상계백병원 | 02-950-1114
박금자산부인과 | 02-846-1503
강원 동인병원 | 033-651-6161
경기 포천중문의과대학 분당 차병원 | 031-780-5000
경남 마산의료원 | 055-249-1000
경북 경북안동의료원 | 054-858-8951
광주 전남대학병원 | 062-220-5114
대구 대구의료원 | 053-560-7575
대전 충남대학교병원 | 042-220-7260
부산 부산광역시의료원 | 051-507-3000
울산 울산대학교병원 | 052-250-7912
인천 길병원 | 032-460-3114
전남 순천현대병원 | 061-720-1111
전북 전북대학교병원 | 063-250-1898
제주 제주대학교병원 | 064-750-1234
충남 단국대학교의과대학부속병원 | 041-550-7114
충북 충북청주의료원 | 043-279-2300

출처: 여성부(2004년 11월)

을 확인하기 위해 기록을 검토해야 한다. 가능하다면, 의사가 있을 때 확인하자(질 강간을 당했다면 골반 검사에 대한 더 자세한 정보를 얻기 위해 24장 여성의학 상식을 참고하자. 항문 강간을 당했다면 직장 진료를 받게 될 것이다.)

외상 검사와 치료 의료진은 외상을 살피는 진료를 할 것이고, 폭력을 기록하기 위한 멍이나 다른 흔적을 사진으로 찍어둘 수 있다.

성병 예방을 위한 처치 의료진은 엉덩이에 항생제 주사를 놓을 것이다. 원치 않으면 이야기해야 한다(성병 진단이 내려지지 않았다면 항생제는 맞고 싶지 않을 수 있지만 항생제는 보통 예방책으로 사용한다). 어떤 성병은 6주가 지나서야 알아낼 수 있으니까 6주 뒤 다시 검사를 받는 것이 좋다.→ 14장 성병

임신 예방을 위한 처치 강간으로 임신이 되지 않았나 생각한다면, 의사나 간호사가 응급 피임약을 제공할 수 있다.→ 13장 피임 강간으로 인한 임신은 수 주가 지나서야 알아낼 수 있다. 임신이 되었거나 인공유산을 고려한다면 이 책의 관련 장을 참고한다.→ 16장 계획하지 않은 임신, 17장 인공유산

에이즈에 대한 정보 성폭력으로 인해 에이즈 바이러스(HIV)에 감염될 가능성이 있다. 나중에라도 일어날지 모르는 감염에 대처하고 싶다면 즉각 응급 피임약을 받을 수 있다. HIV 검사를 받으라고 할 수도 있는데, 성폭력으로 인해 HIV 항체가 나타나는 데는 오랜 시간이 걸린다는 것을 알고 있어야 한다. 또한 검사 결과들은 생존자의 의학적, 법적 기록으로 남을 수 있으며 본인에게 불리하게 사용될 수도 있다. → 더 자세한 사항은 15장 에이즈

추적검사 강간 피해 직후 신체적으로 빨리 회복했다고 느낄지라도 나중에 다시 병원을 방문하여 성병 검사와 임신 검사 등을 다시 하면 자신을 제대로 돌보고 있다는 확신이 설 것이다.

성폭력 피해 생존자들이 전반적인 신체 변화를 경험하는 것은 보편적이다. 식사 습관이나 잠버릇이 바뀌는 사람들도 있고, 두통, 몸살, 위장 장애, 피로를 경험하는 사람들도 있다. 어떤 사람은 정서적 안정을 위해 약물과 술에 의

존하기도 한다. 모두 정상적으로 일어날 수 있는 증상이지만, 오래 지속되거나 악화된다면 자신을 더욱 세심하게 돌보면서 주변의 도움을 요청하는 것이 매우 중요하다.

피해를 당하고 나서 내 몸이 아닌 것 같아요. 등에 통증이 있고 성병에 감염된 것이 아닐까 늘 걱정해요.

법적 고려 사항

강간범을 고소할지 말지를 결정하는 것은 결코 쉽지 않다. 법 제도가 개선되고 있지만 아직도 고소는 고통스럽고 어려운 과정일 수 있다. 법적 절차를 밟을 때 당신을 지원해 주는 성폭력 상담소들이 있다. 당장 고소하든 하지 않든 기억하는 모든 것을 기록해야 혹시 나중에 고소를 하더라도 명확한 진술을 할 수 있다. 한국에서 단순 강간은 친고죄로서 고소 기간이 범인이 누구인지 알게 된 날부터 1년이다. 단, 형법상의 강간치사의 죄, 성폭력특별법상의 특수 강도 강간(치상, 치사), 특수 강간, 친간 및 추행, 카메라 등 이용 촬영은 비친고죄로서 피해 당사자가 아닌 제3자가 고소할 수 있다. 또한 피해자는 신고 후 경찰 진술 과정에서 신뢰 관계에 있는 사람을 동반해 도움을 얻을 수 있다. 고소 여부를 떠나 몇 가지 명심해야 할 것이 있다.

- 법체계가 어렵고 혼란스러우므로 친구나 성폭력 상담소 상담원이 과정에 함께하는 것이 굉장히 도움이 된다.
- 자신의 의사에 반해 성적으로 폭력을 당했다는 것, 그 사람이 내게 폭력과 위협을 가했다는 것을 증명해야 한다.
- 강간은 법을 위반한 범죄이므로 검사가 기소한다. 피해자는 증인이 된다. 도움이 될 것 같지 않다면 변호사 없이 재판을 진행할 수 있다.
- 재판은 6개월에서 몇 년까지 걸릴 수 있다. 재판 과정에서 여성은 반복해서 그 사건을 설명하고 오랫동안 강간에 대해 계속 생각하고 말하게 될 것을 예상하고 준비해야 한다.
- 어떤 판결이 나더라도 마음을 단단히 먹어야 한다. 강간은 입증하기 가장 어려운 범죄 중 하나다. 최종 유죄 판결로 끝나지 않는다 해도 강간이 일어나지 않았음을 의미하는 것은 아니며, 우리가 법적으로 최선을 다하지 않았음을 의미하는 것도 아님을 명심한다.

가까운 사람이 성폭력을 당했을 때 해야 할 일

성폭력 피해 생존자의 가족이나 친구라면 뭐라고 말해야 될지 모를 수 있으며 생존자를 제대로 돕지 못하고 있다는 생각이 들 수 있다. 생존자가 치유될 수 있다는 것, 내가 그를 지원할 수 있다는 것을 명심하면, 크게 도움이 될 것이다. 다음과 같은 일이 도움이 된다.

피해 생존자를 믿고 옳다고 인정한다 생존자가 수치심, 죄책감을 느낀다면 강간은 여성의 잘못이 아니며, 생존자가 느끼는 감정은 자연스러운 것임을 재확인한다. 나라면 다르게 반응했을 거라는 생각이 들더라도 생존자가 보이는 반응은 본인의 고유한 행동임을 명심한다.

생존자가 안전한 장소를 찾도록 돕는다 주변 환경에 관해서든, 집이나 직장에서 사람들과 상호 교류하는 방법에 관해서든, 생존자가 더 안전하게 느끼려면 어떤 변화를 주고 싶은지 생각할 수 있도록 돕는다.

생존자가 모든 감정을 낱낱이 표현하게 한다 성폭력 피해 생존자는 감정이 매우 격할 수 있다. 격한 감정을 안전한 환경에서 드러내는 것은 중요한 치유 과정이다. 주변 사람들이 편안한 마음으로 생존자가 자기감정을 표현하도록 격려하면 크게 도움이 된다.

충고하지 말고 선택할 수 있는 것들을 제시한다 생존자들은 가끔 중요하고 복잡한 결정을 하느라 애를 먹는다. 주변에서 가능한 선택치를 여러 가지 알려 주고 스스로 결정하도록 지원해 주면 가장 크게 도움이 된다.

강간에 대한 잘못된 신화를 없앤다 잘못된 강간 신화에서 벗어나게 도움으로써, 이런 통념을 우리는 믿지 않는다는 것을 확인시켜 줌으로써 피해 여성에게 힘을 줄 수 있다.

편들기 생존자에게는 자신의 감정이 정당하며, 법 제도와 의료 제도에서 자신의 권리를 지지받고 있다는 점을 확신하도록 돕는 사람이 필요하다.

치유 가능성을 믿는다 치유는 가능하며, 생존자 본인에게 치유할 수 있는 힘과 능력이 있다는 우리 믿음을 알린다.

한국의 반성폭력 운동

한국의 성폭력은 20여 년 전만 해도 '몇몇 운 나쁜 여성들만의 문제'로 취급되어 심각한 사회 문제로 인식되지 못했다. 특히 성폭력 피해 생존자들에게 비난의 화살을 돌려 실제로 수많은 여성들이 피해 사실을 말조차 하지 못한 채 후유증에 시달려 왔다. 피해자의 95% 이상이 여성이고, 대부분의 여성들이 스트레스의 주요인으로 성폭력을 꼽는 등 성폭력은 여성의 안전한 삶을 위협하는 범죄로 존재해 왔다.

2003년 한 해, 경찰에 신고된 성폭력 사건은 12,494건, 전국 125개 성폭력 상담소와 보호 시설에 상담을 의뢰한 피해 사례는 51,431건으로 매년 늘고 있는 추세다. 그런데 신고율은 아직도 10%가 안 돼 연간 몇 건의 성폭력이 발생하는지 정확히 알 수 없다.

1980년대 초반부터 활동이 시작된 여성 인권 단체들은 1990년대 초까지도 성폭력이 형법의 '정조에 관한 죄'로 규정되어 있어, 현행법으로는 성폭력 범죄를 예방하고 대처하는 데 한계가 많음을 지적해 왔다. 더욱이 1991년에 21년 전 자신을 강간한 이웃집 아저씨를 살해한 사건과 이듬해에 13년간 자신을 강간해온 의붓아버지를 남자 친구와 살해한 사건이 발생하면서 성폭력에 대한 사회적 인식이 달라지기 시작했다. 여성 인권 운동 단체에서 본격적인 법제정 운동을 시작하여, 드디어 1994년에 「성폭력 범죄의 처벌 및 피해자 보호 등에 관한 법률」(이하 성폭력특별법)이 마련되었다.

성폭력특별법이 마련되면서 성폭력 범죄의 처벌이 강화되고, 수사·재판 등 사법 처리 절차에서 특례를 인정하는 피해자 보호에 관한 정책들이 마련되었다. 또한 국가와 지방 자치 단체가 성폭력을 예방하고 피해자를 보호하는 데 상담소와 보호 시설에 경비를 보조하도록 하였다. 현재 전국적으로 민간단체를 중심으로 하여 109개소의 성폭력 상담소와 16개의 피해자 보호 시설이 성폭력 피해자를 법적, 의료적, 심리적으로 지원하는 활동을 하고 있다.

또한 대검찰청에서는 「수사 및 공판 관여 시 피해자 보호에 관한 지침」(1999)을 마련하고, 경찰에서는 최근 성폭력 피해 전담 조사관을 배치했다. 그리고 성폭력 전담 검사제와 성폭력 전담 재판부도 생기기 시작하고, 정부에서 성폭력 피해자의 진료비와 법률 지원비가 무료로 제공되고 있다.

그러나 이와 같은 법과 제도들의 운용에는 많은 문제들이 있다. 용기를 내어 고소를 한 많은 피해자들은 수사와 재판 과정에서 미비한 제도와 담당자들의 잘못된 인식으로 인해 오히려 2차 피해를 당하고 있다는 호소가 이어지고 있다. 따라서 전국의 성폭력 상담소에서는 「성폭력 수사·재판 시민 감시단」을 발족하여 직접 수사·재판 과정을 모니터링하고 정책 제언을 하는 활동을 하고 있다. 더불어 여성 인권 단체들은 성폭력 없는 사회를 위해 새로운 성문화를 만들어 가는 활동들도 벌이고 있다.

성폭력 문제는 우리 사회 구성원 전체가 이의 심각성을 함께 느끼고 풀어가야 할 사회적인 과제다. 중요한 것은 성폭력 피해 생존자들은 절대로 '순결'을 잃었거나 인생을 포기할 정도의 큰일을 당한 것이 아니라, 성폭력 범죄의 피해자로서 더욱 건강한 삶을 살아갈 수 있도록 적극적인 지원과 애정 어린 사회적 관심이 필요하다. 이제 우리 사회도 성폭력 피해 생존자들의 보호를 넘어, 그들의 인권을 보장하는 구체적인 방법을 고민하고 실천해야 할 시점이다.

출처: 이미경(한국성폭력상담소 소장)

강간에서 나 자신과 다른 여성들을 보호하기

대부분의 강간이 낯선 사람보다 알고 지내던 사람에게 당하는 일이라 해도 자신을 방어할 몇 가지 조치를 취할 수 있다. 이 사항들을 열거하다 보니 여성들이 자신의 집과 동네에서 얼마나 안전하지 않은지, 또한 안전하지 못하다고 느끼는 것이 얼마나 말도 안 되는 상황인지가 여지없이 드러난다. 그러나 남성이 여성을 강간하는 일이 근절될 때까지 예방 조치를 취하는 것이 필요하다. 가장 효과적인 보호는 다른 여성들과 함께 있는 것이다. 출퇴근을 같이하는 길동무를 만든다. 동네에 쉼터를 만들거나 자율 방범대를 꾸린다. 같은 건물이나 한 동네에 사는 여성들을 알아 둔다.

집안에 있을 때 현관은 밝은지, 창문과 문들은 잘 잠겼는지 확인한다. 우편함에는 이름을 표기하지 않는다. 문을 열어 주기 전에 누군지 확인한다.

거리에서 주변에 무슨 일이 일어나고 있는지 살핀다. 잘 아는 데 가는 것처럼 보이도록 일정한 걸음으로 걷는다. 쉽게 움직일 수 있고 뛸 수 있는 옷을 입는다. 어둡지 않은 데로, 길 가운데로, 남자들 무리를 피해서 걷는다. 위험하다고 느끼면 "도와주세요.", "강간이야!"란 말 대신 "불이야!" 하고 외친다. 호루라기를 걸고 다닌다. 차에 타기 전에 항상 뒷좌석을 살피고 운전 중에는 차 문을 잠근다. 대중교통 수단 이용 시 남자 무리를 피한다. 모르는 사람의 차는 될 수 있는 대로 얻어 타지 않는다. 너무 위험하다.

여러 사람과 어울릴 때 자신의 느낌에 주의를 기울이고 본능을 믿는다. 데이트를 끝내고 싶거나 파티에서 떠나고 싶으면 부끄럽거나 두렵더라도 말한다. 술을 마신다면 자기 술잔을 잘 살핀다. 누군가 나를 잠재우거나 정신을 잃게 하려고 술잔에 약을 탈 수도 있다. 예를 들어 '로히프놀'이나 '루피스' 등의 약물은 심각한 기억 상실을 가져온다. 강간을 당하고도 아무것도 기억하지 못할 수 있다.

이런 전략들이 도움은 되지만, 이것만으로는 절대 안전하지 않다. 가장 위험하고 무력하게 느낄 상황에 대비해 전략을 연습한다. 될 수 있으면 강하고 자신 있게 행동하고 침착함을 유지한다.

근친강간과 어린이 성폭력

어린이 성폭력의 일반적 유형은, 가족들 사이에서 일어나는 강제적인 성적 행동인 근친강간이다.[6] 모든 계급과 모든 인종에서 벌어지는 근친강간은 대부분 어린 여자 아이와 나이든 남자 친척들 간에 일어난다. 또 다른 대부분의 어린이 성폭력은 가족 같은 분위기로 아이에게 접근할 수 있는 가까운 사람들이나, 부모의 신뢰를 받는 의사, 치과 의사, 교사, 아이 돌보는 사람들이 저지른다. 성폭력은 어린이나 어린 여성으로서는 제어할 수 없는 관계에서 일어난다. 아이가 신뢰하던 가족이나 친구처럼 가까이 지내던 이가 가해자라면, 그들은 성적 관계를 시작한 후 계속 그 관계를 지속하고 비밀을 유지하려고 어린이의 사랑과 의존성을 이용할 뿐만 아니라 자신의 권력을 이용한다.

오빠가 나를 강간한 것은 자기 여자 친구와 섹스하기 전에 나를 상대로 연습할 수 있어서였을 거다. 나는 그 행위를 즐겨서가 아니라 엄마 아빠가 외출했을 때 집에 혼자 있는 것이 무서워서 허락했다…… 나는 그것을 절대 말하지 않았다. 아니, 말할 수 없었다.

가해자 대부분이 실은 그 어린이와 잘 알고 지내던 어른인데도 불구하고, 부모들은 아이들에게 낯선 사람이 위험하다고 가르칠 뿐, 믿고 맡길 만한 사람에 대해서는 무심하기 짝이 없다. 현실이 이렇다보니 믿고 있던 사람이 저지르는 강간이 얼마나 놀랍고 혼란스러울지 알 만하다.

근친강간과 어린이 성폭력은 잘 알려지지 않고 기억의 한계 때문에 측정하기도 힘들다. 미국에서 성인을 대상으로 과거의 경험을 추적한 연구에 따르면 소녀들의 4분의 1, 소년들의 10분의 1이 성폭력을 경험했다. 한국 여성부 발표에 의하면, 전국 성폭력 상담소에서 2003년에 받은 총 51,431건의 상담 중 강간이 16,165건(31.4%), 성추행이 12,904건(25.1%), 기타 성희롱, 음란 전화, 몰래카메라 등이 22,362건(43.5%)으로 나타났다. 피해자 현황을 보면 어린이가 6,982건(13.6%), 청소년이 10,742건(20.9%), 성인이 32,877건(63.9%)으로 어린이와 청소년 피해가 매우 심각한 것으로 나타났다.

근친강간과 어린이 성폭력은 성적 암시를 담은 언어, 오래 끄는 키스, 쳐다보기, 만지기, 질·항문성교, 구강성교 등을 포함한다. 이런 성적 접촉은 종종 명백한 신체적 폭력 없이 이뤄지기 때문에 확실한 신체적 손상의 흔적이 없을 수 있다.

성폭력을 당한 흔적이 몸에 남아 있어 대번에 알 수 있든 그렇지 않든 간에, 어린 시절 성폭력은 일생에 걸쳐 일련의 결과를 낳는다. 생존자로서 우리는 종종 학대가 끝나고 오랜 세월이 흐른 뒤에도 "안 돼." 하고 말하지 못하고 맞서 싸우지 않은 것에 대해, 학대당한 사실을 말하지 못한 것에 대해, '유혹'한 것에 대해, 가해자를 믿었던 것에 대해 자신을 책망한다. 누군가 우리를 잔혹하게 대했다는 것, 이 학대로 인하여 우리가 황폐해졌다는 것을 알아주는 사람이 우리 주변에 아무도 없을 때도 있다.

앞으로 족히 20년간은 다른 여성들에게 어린 시절이 어땠냐고 물으며 다닐 것 같군요. 그 시절 털 끝 하나라도 성적인 피해를 받은 적이 없다고 말하는 여성이 있다면 내 어린 시절이 정말 잘못되었음을 깨닫는 데 도움이 될 텐데.

우리 중 많은 이는 되살아나는 기억 때문에 성적인 관계에서 어려움을 겪는다. 많은 사람들이 성적인 친밀성을 갈망하지만 상대를 신뢰하기가 어렵다.

내가 남성과 관계 맺는 것에 어떤 영향을 미쳤는지 깨닫기는

6 이 장에서는 법적인 것이 아니라 어린이 성폭력과 근친강간에 대한 개념과 사회적 태도를 논의한다.

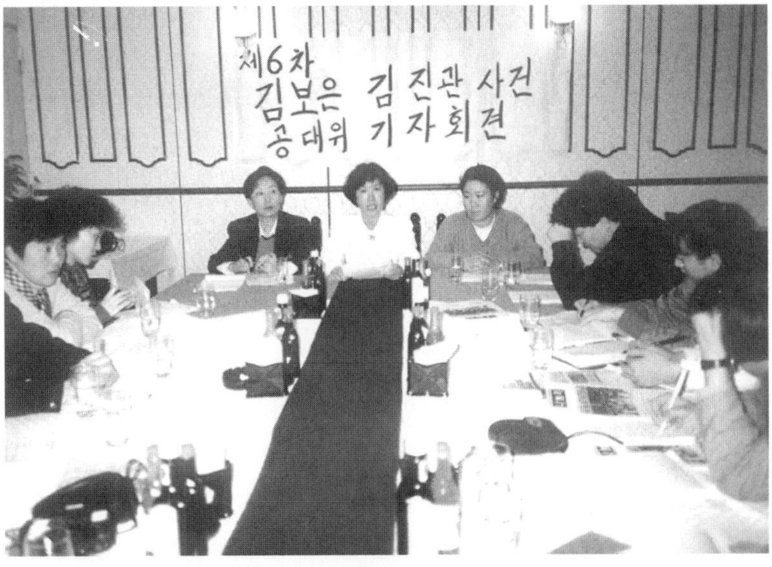

김보은 김진관 사건 공동대책위원회에서 기자 회견을 하고 있다. 1992년에 일어난 이 사건은 근친 성폭행의 문제를 적나라하게 보여 주었다. 12년간 자신을 성폭행한 의붓아버지를 남자 친구와 함께 살해한 사건이다. 이 사건은 1993년 성폭력특별법 제정에 큰 영향을 미쳤다. ⓒ한국성폭력상담소

정말 어려워요. 나는 누가 안전하고 누가 그렇지 않은지 식별하기가 어려웠어요. 내게 완벽한 통제권이 있을 때만 누군가와 잠을 잘 수 있습니다. 성행위를 할 때 기분이 언짢을 수 있음을 상대가 미리 받아들여야 하니까요.

매 맞는 여성과 강간당한 여성들이 종종 그 폭력과 관련하여 자신을 비난하는 것처럼, 어린 시절 성폭력에서 살아남은 대부분의 생존자들도 자기 비난에 시달린다. 근친강간 경험이 있는 십대들은 자신이 남들에게 받아들여지고 있음을 확인하려고 '여러 남자와 잠을 잘' 수 있고, 아니면 가출을 하거나 자기가 살던 동네에서 도망칠 수도 있다. 우울증은 학대에서 오는 공통된 현상이고, 성인 생존자들은 고통을 감추기 위해 가끔 마약이나 술에 의존한다. 어떤 이는 자신이 가치 없는 존재로 느낀다.

실낱같은 희망조차 없어 보일 때 자살하고 싶은 충동이 스멀스멀 기어 나온다. 아버지가 나를 폭력적으로 대했기 때문에 자해하는 것 말고 나 자신을 어떻게 대해야 할지 모른다. 지금은 나를 대하는 더 나은 방법을 배우고 있는데 정말 쉽지 않다.

근친강간이나 어린 시절 성추행에 대해 말하는 것은 너무 어렵다. 우리 중에는 성적 학대가 수년간 지속되었음에도 불구하고 어느 누구에게도 말하지 않은 이들도 있다. 성폭력을 당한 이는 그 삼촌이나 그 친척이 참석할지 모르는 가족 모임에 가는 것을 두려워한다. 우리 중에는 오빠와 서로 몸을 탐색하다가 성관계로 발전한 이도 있는데 나중에야 자신이 이용당했다고 느끼는 예도 있다. 때로 아버지나 삼촌, 교사가 우리 자매들을 추행했으나 우리는 수년 동안 이를 알지 못한 채 지냈을 수도 있다. 생존자마다 자신만의 사연이 있으며 어떤 사연이든지 다 타당하다.

대응 기제

어린 시절 당한 성폭력이나 근친강간의 고통과 공포에 우리는 제각각 다른 반응을 보인다. 우리는 제 몫을 다하는 사람으로 살아남기 위해 갖가지 극복 방안을 찾는다. 그러나 사실 이런 대응 기제는 문제가 많으며 성인이 된 생존자에게 도움이 되지 못한다. 일반적인 대응 기제로는 자해, 약물 남용, 식사 장애, 분열 등이 있다.

자해 남자보다 여자에게 더 많이 일어나는 자해는, 칼로 찌르기, 때리기, 화상 입히기 등 자신을 의식적으로 다치게 하는 것이다. 자해 이유에 대한 수치심 때문에 여성들은 문제를 비밀에 부치고, 다른 사람의 도움을 구하지 않는다. 자해는 보통 자살을 의도하는 것은 아니라 이해가 가는 행동이지만 본인에게 몹시 해로운 대응 기제다.

자해하는 이유는 많다. 사람에 따라서는 어린 시절 학대 때문에 생긴 감정적 고통을 지우기 위해 자해를 한다. 육체적 고통을 느끼는 순간 강렬한 정신적 고통이 줄어든다고 말하는 사람들이 있다. 자해는 우리에게 금지되어 있는 분노와 여러 감정을 표출하는 방법이기도 하다. 또한 자해는, 폭력에 대한 정서적 통제력을 회복하기 위해 폭력 경험을 재생하는 방안으로 시작될 수도 있다.

약물 남용 어린 시절 성폭력을 당한 여성 중 많은 이가 성폭력의 상처와 관련된 감정을 쏟아낼 출구가 없음을 깨닫는다. 우리는 강한 공포나 슬픔, 분노를 극복하기 위해 술이나 약물에 의존할 수 있다. 장기간 술에 의존하고 약물을 남용하다 보면 중독이 되고 도움이 필요해진다. → 3장 술·담배·약물 과정을 밟는 사람들 중에는 약물을 끊자마자 성폭력과 연결된 감정이 되살아날 수도 있다. 그럴 때 성폭력과 연결된 감정을 인정받고, 약물 남용에서 벗어나도록 지원을 받아야 한다. 미국의 약물 남용 치료 프로그램은, 여기에 참여하는 많은 여성들이 어린 시절 성폭력 생존자라는 사실을 인식하면서 이들에게 특수한 지원을 제공하려는 성폭력 문제 전문가들을 두고 있고, 성폭력 상담실을 함께 운영하고 있다.

일단 술만 끊으면 모든 게 나아질 것이라고 생각했다. 그러나 지금은 어린 시절에 받은 학대의 악몽에 시달리고 있다. 그러다 보니 나 자신과 술을 끊기로 한 약속을 지키기가 어렵다.

식사 장애 성폭력 결과로 식사 장애가 일어날 수 있다. 식사장애는 거식증, 식욕 부진, 강박적 과식증 등 몇 가지 유형이 있다. 이런 증상은 성폭력에 대응하는 기제지만, 증상 자체가 따로 치료가 필요할 수 있다. → 2장 먹을거리

해리(빙의) 많은 생존자들이 분열에 익숙하다. 분열은 그 사람의 생각, 감정, 행동에 변화를 일으켜서, 일정 기간 동안 어떤 정보가 다른 정보들과 결합되지 않거나 융화되지

않는 일이다. 한 예로, 어린이가 성폭력을 당하는 동안 의식이 몸을 떠나 있을 때 분열이 일어난다. 학대 후에도 분열은 지속된다. 우리는 분열로 집중하기가 어렵고 자신에게서 분리되는 경험을 하며 감정이 극적으로 바뀔 수 있다. 분열은 다중 인격 장애로 발전할 수 있다.

어린 시절 성폭력을 당할 때 택한 대응 방식 때문에 어른이 되어서도 문제를 겪고 있다면 도움을 얻을 수 있다. 당시 그럴 수밖에 없던 것은 살아남기 위해서였음을 명심한다. 이제까지 대응 방식이 적절하지 않다면, 내가 견뎌 내야만 했던 폭력에 대응할 수 있는, 더 건강한 방식을 찾을 수 있다. 되도록 자신을 너그럽게 대한다. 또 혼자만의 힘으로 맞서서 헤쳐 나갈 일이 아님을 깨닫는다. 자신에게 너그러워지고 다른 사람의 도움을 받는다면, 서로 돕고 지지하는 네트워크가 만들어져 자신을 돌보는 새로운 길을 찾을 수 있다.

도움 받기

어린 시절 겪은 성폭력과 근친강간의 정신적 외상을 치유하려면 우리가 겪은 일을 제대로 이해하는 사람에게 이야기해야 한다. 침묵을 깨고 근친강간의 경험이 있는 여성들을 전문적으로 상담하는 곳이나 지원 단체에서 다른 사람들과 대화하는 일은 우리에게 전망을 갖도록 한다. 또 우리가 혼자가 아니라는 것을 깨닫게 해 주며 고통을 덜어주고, 우리가 더 건강하고 굳세졌음을 느끼게 해 준다.

이제는 내 삶에 일어났던 학대의 의미를 알기 때문에 나 자신에 대한 연민을 많이 느낀다. 나는 최대한 내 자신을 이해하고 참고 또 인정해 준 내게 감사한다.

자신을 학대한 집안 식구나 친척을 맞대면해야 할 필요가 있음을 깨닫는 여성들도 있다. 두려운 일이지만 회복에 필요한 일이라면 해볼 만한 가치가 있다.

근친강간을 당했다는 것을 의식한다는 사실을 그 사람에게 알리니까 힘이 되더라고요. 그 사람이 기억하는지를 물은 것이 아니라 있던 일을 그에게 말한 것 자체가 힘이 된 것이지요. 그 사람이 부인할 거라는 사실은 예상했고 나는 그냥 "그 일이 있었다."고 말하고 싶었던 거죠. 어떤 결과를 바라지는 않았습니다. 그 사람에게 말을 한다는 것은, 그동안과는 정반대의 상황이었지요. 보이지 않던 것이 이제 드러났으니까요.

어린이 성폭력 예방을 위한 인형극 ⓒ안양여성의전화

근친강간 경험이 있는 우리는 전혀 어린이답지 않은 어린 시절을 거치면서 살아남았기 때문에 우리가 무엇을 했든 하지 않았든 상관없이 항상 정당했다는 것을 알아야 한다.

근친강간과 어린이 성폭력을 바로 보기

예전에는, 근친강간과 어린이 성폭력에 대해 글을 쓰는 '전문가'라는 사람들이 아이들을 성적으로 문란한 남편에게 팽개쳤다고 그 어머니를 비난하거나, 여자 아이 쪽에서 남자 친척과 성관계를 갖는 환상을 가져서 그 남자를 유혹했다고 비난했다. 지난 30년 동안 여성주의자들은 이런 피해자 비난에 맞서 왔다. 근친강간과 어린이 성폭력의 요인은 매우 복잡하다. 아이든 어른이든 남성이 여성과 어린이에 대한 통제와 지배의 권한이 자신에게 있다고 믿는다면, 우리 여성을 성적으로 이용해도 된다는 생각을 갖기가 쉽다. 남성성의 가치 척도로 성적 능력을 대단히 강조하는 사회에서는 아버지, 삼촌, 남자 형제들이 무력한 어린이를 성적으로 이용함으로써 자신의 낮은 자아 이미지를 강화하려고 할 수 있다. 더욱이 남성 폭력이 성과 융합된 문화에서는, 남성이 자신의 딸이나 여자 형

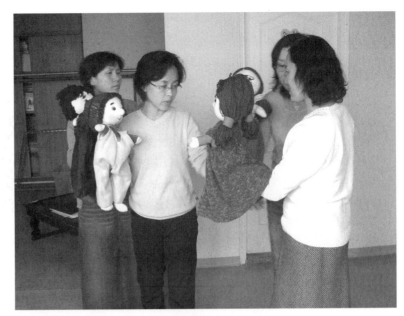

한국의 성매매 방지와 피해자 보호 운동

한국의 성매매는 일제의 공창제와 미군 기지촌을 거치면서 확대되었고, 성산업 위주의 관광 산업과 성매매를 자금원으로 하는 조직 범죄의 팽창, 기업의 성접대 관행 등으로 인해 2000년대 초까지 끊임없이 팽창했다. 특히 성매매를 목적으로 하거나 우편 주문 신부의 방식으로 이루어지는 국가간 인신매매의 경우, 1990년대 중반부터 크게 확대되어 국내로 유입된 피해자는 7만 명 이상으로 추정된다. 이 여성들의 대부분이 구소련 지역 및 필리핀, 중국, 베트남, 몽골, 남미 국가 등으로부터 인신매매되고 있다. 동시에 여전히 수만 명의 한국 여성들이 같은 목적으로 미국, 일본, 홍콩, 중국 등으로 인신매매되고 있다.

그러나 2000년대 초까지 한국 정부는 성매매와 국가간 인신매매에 대해 무관심과 무정책으로 일관했다. 성매매를 방지하고 피해자를 보호하는 대부분의 활동은 피해자들의 자조모임이나 몇몇 민간단체가 유일했다.

피해자들의 자조적인 활동의 역사는 눈물겹다. 1970년대 초에서 1990년대 말까지 성매매 범죄자나 성구매자에게 살해당한 동료들을 위해 흰 천으로 머리를 질끈 묶고 싸움을 했던 여성들(평택시 집결 지역 여성들)의 이야기나 청와대 앞에서의 기습 시위를 계획했던 여성들(군산시 집결 지역 여성들)의 이야기, 여성들끼리 계를 조직해서 한사람씩 선불금을 갚아 업소를 빠져나온 이야기 등, 이렇게 자조모임을 통해 스스로를 보호하고 도왔던 이야기들은 끝도 없다. 성매매 여성들은 2000년과 2002년의 '군산집결지역 성매매업소 화재참사 진상규명 투쟁'이나 성매매방지법 제정 과정에도 적극적으로 참여했다.

1980년대 말부터는 성매매 방지 및 피해자 보호를 위한 목적을 분명히 하는 여성 단체나 종교 단체(두레방, 막달레나의 집, 새움터 등)들의 활동도 시작되었다. 이 단체들은 1990년대 중반까지도 한국 정부의 감시와 포주들의 협박에 시달려야 했기 때문에 그 활동도 제한적일 수밖에 없었다.

그러나 2000년대에 들어서면서 연이어 일어난 성매매 여성들의 화재 참사와 유가족들에 의한 국가배상청구소송은 성매매에 대한 사회적 인식과 국가 정책을 변화시켰으며, 결국 2004년 3월, 수년간에 걸친 성매매 여성들과 여성 단체들의 헌신적 노력의 결과로 「성매매 알선 등 행위의 처벌에 관한 법률」과 「성매매 방지 및 피해자 보호 등에 관한 법률」이 제정되었다.

법 제정을 계기로 한국 사회에는 큰 변화가 일어나고 있다. 성매매 범죄자들에 대한 처벌이 강화되고 성구매자들이 기소되며 성매매 여성들에 대한 지원이 확대되고 있는 것이다. 그러나 한편으로는 여전히 해결해야 할 과제가 남아 있다. 성매매 범죄자들과 수사 기관의 불법 연계가 근절되어야 하고, 피해자들을 위한 지원 체계도 더욱 확대되어야 한다. 또한, 위의 두 법이 국가간 인신매매에 대한 내용을 거의 포함하지 못했기 때문에 여전히 국가 간 인신매매의 방지와 피해자 보호를 위한 법 제정의 필요성이 제기된다. 또한 국내로 유입된 외국인 인신매매 피해자들이나 외국으로 인신매매된 한국인 피해자들에 대한 지원 체계도 확대되어야 한다.

출처: 김현선(새움터 대표)

제, 여자 조카, 이웃을 보면서 성적 욕망과 폭력 충동을 구분할 능력이 없어지기도 한다. 근친강간과 어린이 성폭력의 요인이 무엇이 되었든 성폭력을 당할 만하다거나 성폭력을 '불러일으키는' 어린이는 아무도 없다는 사실을 명심하는 것이 정말 중요하다.

근친강간과 어린이 성폭력에 관한 오래된 신화에 도전한 결과, 어린이 성폭력 경험을 얘기하는 성인 여성들의 사례가 늘어났다. 이런 변화에서 한 가지 안타까운 것은, 이른바 '가짜 기억 증후군'을 일반화하려는 시도가 있다는 점이다. 이 주장에 따르면, 어린 시절의 성폭력을 기억하는 많은 어른들이 실제로는 사실을 정확하게 기억하고 있지 않다는 것이다. 그러나 기억의 내용과 작용 방식에 관한 연구를 보면, 어린이들은 살아남기 위해 충격적인 경험을 억누른다. 어린이의 행동이 잘못된 것이 아니나 이런 억압은 살아남으려면 반드시 필요하고 또 적절한 대응 기제다. 이런 연구는, 어린 시절 고통스럽게 겪어낸 폭력을 이제야 말하게 된 여성들을 폄하하려는 이들을 맞받아치는 노력에 도움이 된다.

성산업

많은 여성들이 포르노, 나체 쇼, 전화 섹스, 사이버 포르노를 포함한 기타 여러 영역의 성산업에 종사하면서 생계를 이어간다. 타락한 여성, 마약 중독자, 성병 전염자라는 흉한 고정관념과는 달리, 성매매 여성도 말 그대로 '일하는 여성'이다. 학교에 가려고 돈을 모으고 있거나, 어느 경제 영역에서나 그렇듯 여성에게 저임금을 지불하는 노동 시장에서 경제적으로 살아남기 위해 애쓰며 살아간다.

정치적으로 힘없고 다른 여성들과도 고립된 성산업 종사자들은 지난 수십 년 간 다음 유형의 폭력을 경험했다.

- 여성, 특히 이주 노동자나 가출한 십대 등 가난한 여성이 성산업에 유입되도록 만드는 빈곤
- 중상류층 여성들조차 다른 직업보다 성매매로 돈을 더 많이 벌게 하는 노동 시장의 성 차별주의
- 보호의 대가로 성산업 종사자들에게 돈을 요구하는 포주의 협박과 구타
- 강도나 폭행, 강간 같은 범죄의 피해자였을 때 경찰 보

호의 부족이나 경찰한테 당한 성희롱
● 성을 사는 남성은 풀어 주면서 성을 파는 여성만 체포하거나 기소하는 것

한국에서는 여성 인권 운동 단체의 요구로 2004년에 「성매매 알선 등 행위의 처벌에 관한 법률」, 「성매매 방지 및 피해자 보호 등에 관한 법률」이 제정되어 2004년 9월부터 시행되고 있다.

어떤 여성주의자들은, 성매매 여성이 스스로를 성적 대상으로 만듦으로써 성역할 고정관념을 강화하거나 성산업에 참여한다는 이유로 성매매 여성에게 비판적이다. 성산업을 여성에 대한 폭력의 진원지라고 생각하는 사람들이 많다. 특히 성산업에 어린이와 소녀들이 연루되었을 때는 → 26장 지구화와 여성 건강 많은 사람들이 이를 폭력으로 간주한다. 반면 성매매를 남성들로부터 돈을 얻는 합법적인 방법이라고 주장하는 사람들도 있다. 한 성매매 여성은 "이것은 내 몸이다. 내 몸을 어떻게 이용할지를 왜 내가 결정할 수 없느냐?"고 말한다. 어떤 성매매 여성들은 그 경험이 대체로 긍정적이며 자신의 직업 때문에 폭력과 성희롱 위험에 더 쉽게 노출되는 것만이 부정적인 면이라고 꼽는다. 그 직업의 어떤 부분은 즐기고 다른 부분은 싫어하는 사람도 있다. 그러나 다른 사람들은 이들의 경험을 폭력이라 부른다. 성매매 여성들은 남성에게 자신의 서비스를 파는 대부분의 여성과 자신들이 다르지 않다고 지적한다. 성매매에 종사했던 한 여성은 이렇게 말한다.

성매매를 할 때보다 나 자신을 팔고 있다는 느낌이 더 드는 곳에서 직장 생활을 한 적이 있어요. 내 생활을 조정할 수도 없었고 무력감은 겉으로 드러나지도 않았죠. 사람들은 내가 몸을 팔고 있다고 보지는 않았지만 그렇게 형편없는 임금을 받고 모욕적인 상사와 일하면서 내 영혼을 팔고 있는 것 같았다니까요.

미국과 유럽의 성매매 여성들은 성매매를 범죄로 간주하지 말 것을 요구하고, 성매매를 금지하는 모든 법안의 폐지를 요구하기 위해 조직적으로 일해 오고 있다.

폭력 상황에서 자신을 방어하기

자기 방어는, 폭력의 위협을 포함한 어떤 상황에 처했을 때 우리가 취할 수 있는 선택의 폭을 넓혀 준다. 자기 방어 자체는 어떤 특별한 순간에 나오는 선택이다. 어느 여성이든 바로 그 순간 자신이 가진 자원과 지식에 기반해 최상의 선택을 할 것이다. 우리를 향한 폭력에 반응하는 방식에 정답이 없는 것과 마찬가지로 우리를 방어하는 데에도 정답이 있는 것은 아니다. 자기 방어가 도움이 되는 것은 사실이나, 여성에 대한 폭력을 종식시키는 데 가장 중요한 것은 남성들의 폭력 행위를 멈추게 하는 것이고, 남성들이 다른 이들의 폭력에 눈감는 것을 멈추는 일이다.

최근 여성들이 호신술을 배움으로써 무엇이 자기 방어인지, 어떻게 이 기술을 사용할 것인지에 대한 생각이 바뀌고 있다. 호신술을 배우려고 한다면 방어의 대상이 데이트 상대, 친구, 남편, 아버지, 선생님, 동료일 수도 있다는 현실적인 가능성을 생각해야 한다.

이런 점에 비춰볼 때, 우리는 자기 방어 훈련에 실제로 자신감·자기 인식·자립심을 북돋는 자기주장 훈련이나 체력 단련, 스포츠 등이 포함되어야 한다는 것을 알 수 있다. 또한 우리가 자기 방어에만 연결시키는 기술들은 현실적으로 우리 삶의 다른 영역에서도 도움이 된다. 호신술 강좌는 자의식을 변화시켜서 우리 자신이 에너지의 근

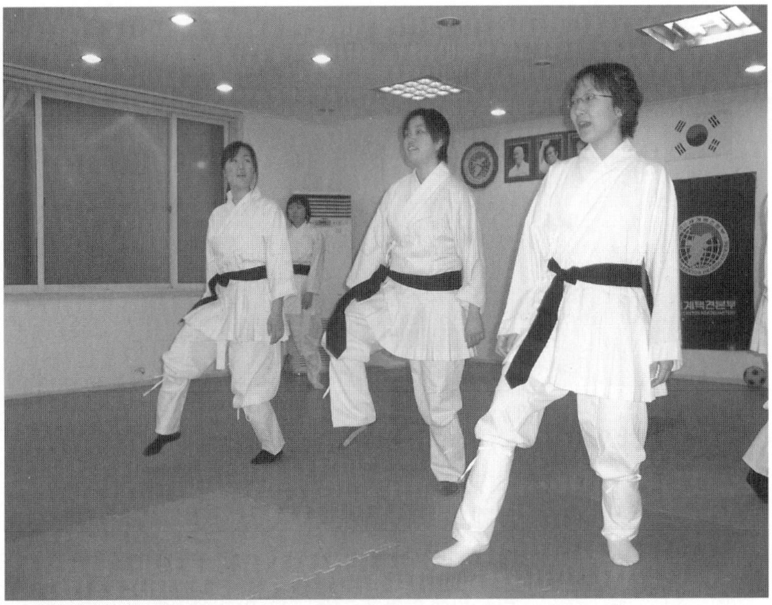

호신술을 배우려고 한다면 방어의 대상이 데이트 상대, 친구, 남편, 아버지, 선생님, 동료일 수도 있다는 현실적인 가능성을 생각해야 한다. ⓒ한국성폭력상담소

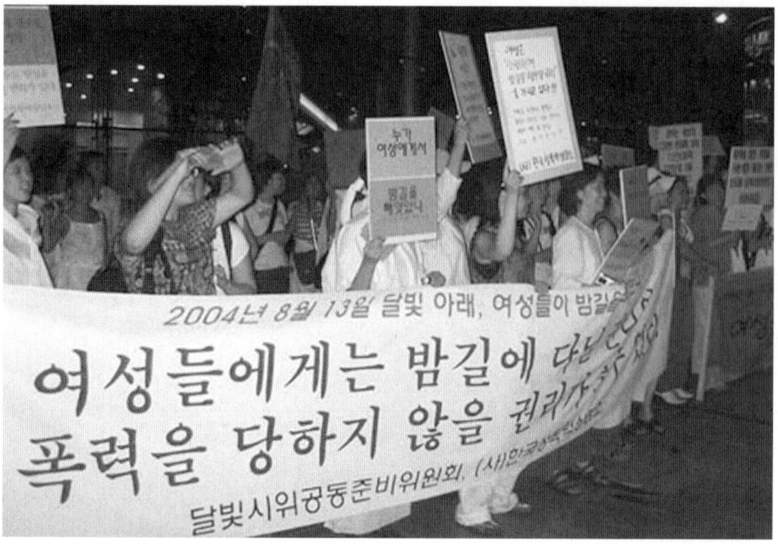

여성들에게는 밤길에 다닐 권리와 폭력을 당하지 않을 권리가 있다. ⓒ일다

원이요, 행동의 주체임을 깨닫게 한다. 공격을 당했을 때 몸이 얼어붙는 것이 아니라 빨리 생각하고 상황을 살펴 위험 수준에 대해 판단하고 우리가 원하는 대응 방식을 선택하고 이것을 실행에 옮길 수 있게 된다. 우리는 건강 진단, 취업 시 면접, 까다로운 사람과의 대화와 같은 상황에서도 이러한 자아 인식을 활용할 수 있다.

> 호신술을 배우고 나서 나 자신을 바라보는 방식이나 세상을 보는 방식, 사람들과 관계 맺는 방식이 너무 크게 변화했기 때문에, 앞으로의 인생에서 호신술을 따로 떼어 생각할 수 없다.

우리는 몇 가지 잘못된 통념 때문에 우리에게 가해지는 신체적 폭력을 효과적으로 방어하지 못하고 있다. 가해자를 막을 수는 없고, 신체적으로 힘이 센 사람이 이길 것이며, 우리는 자기 방어법을 모른다는 식의 잘못된 통념이 있다. 그러나 우리 여성들은 많은 경우 공격에서 자신을 지켰다. 어떤 여성은 세 명의 청소년이 자신을 따라오자 잽싸게 돌아서서 등골이 오싹하도록 소리를 질러서 그들이 놀라 도망가도록 했다. 어떤 여성은 자신을 공격하려는 사람의 명치를 걷어찼다. 기차에 앉아 있던 한 어린 소녀가 자신의 무릎 위를 더듬는 손을 발견했다. 소녀는 남자의 손목을 잡고 그의 손을 공중으로 치켜 올려서 차에 있던 모든 사람들이 들을 수 있도록 큰 소리로 "이 손이 누구 거예요?" 하고 외쳤다. 그 사람은 다음 정거장에서 내릴 수밖에 없었다. TV가 그들의 이야기를 하지 않는다 해도, 신문에 그들에 대한 기사가 실리지 않는다 해도, 이와 비슷한 이야기들은 셀 수 없이 많다. 이런 이야기를 들으면서도 그런 위기 모면을 행운으로 치부하면서 우리 스스로 용기와 기지가 뛰어나다는 것을 믿지 않는다. 이런 성공 사례들을 되새기는 것은 자신감을 갖는 데 매우 중요하다.

이런 점에서 본다면 매 맞는 여성의 자기 방어가 얼마나 중요한지 거의 알려지지 않았다. 가해자를 놀라게 하거나 해를 입히는 것과 같은, 거리에서나 사용할 수 있는 기술은 함께 살고 있는 남성들의 반복적인 폭력에 대항하는 방법으로는 별 효과가 없다. 그러나 폭력적인 상황에 부딪혔을 때 정신적으로 위축당하지 않는 것과 같은, 호신술에서 개발된 몇몇 기술들은 유용할 것이다. 우리가 더 자신감을 가진다면 어떻게 구타에 저항할 것인지, 어떻게 구타자와 폭력에서 벗어날 수 있을 것인지 생각할 수 있다.

여성들은 신체적 능력이 천차만별이기 때문에 호신술을 활용하기 위해서는 각자에게 맞는 지침이 필요하다. 나아가 여성의 안전을 위해 활동하는 단체를 지원해야 한다. 자기 혼자 하는 방어는, 여성 안전을 위한 방법으로는 단편적인 것일 수밖에 없기 때문이다.

폭력의 근절

지난 수십 년간 세계 여성들은 여성에 대한 폭력에 반대하는 여러 행동을 하면서 집단적 분노와 관심을 표명했다.

- 우리는 의식화 그룹을 조직했으며, 남성에 의한 지배를 공통적으로 경험하고 있다는 것을 알게 되었다.
- 우리는 대규모 집회, 대중 강연, 영화 제작, 라디오나 TV쇼, 거리 공연, 드라마 제작, 책, 팸플릿, 신문, 논문 등을 통해 일반 국민들이 우리 이야기를 듣도록 했다.
- 우리는 법 집행자와 보건 전문가를 위한 교육 프로그램을 만들었다.
- 1974년 미국 미네소타 주의 세인트폴에서 법적 지원을 하는 여성 단체가, 매 맞는 여성과 그 자녀를 위한 피난처인 「여성의 집」을 미국 최초로 열었다. 현재 미국에는 매 맞는 여성을 위한 긴급 전화, 쉼터, 프로그램들이 1,000개가 넘는다. 한국에는 전국 각지에 정부와 민간단체가 운

영하는 쉼터가 있다.

● 미국에서는 같은 지역에 이웃한 단체들이,「안전한 집」이나 「녹색등 프로그램」으로 불리는 피난처 연계망을 형성했다. 녹색등 프로그램은 참여하는 집들에 녹색등을 걸어 표시를 하는데, 여성이 거리에서 희롱이나 습격을 당했을 때 이곳을 찾아가서 도움을 요청할 수 있다.

● 1976년 세계 많은 여성들이 브뤼셀에 모인 가운데 열린 「여성에 대한 범죄 재판」에서는, 여성 폭력의 개념을 신부 지참금 살인[8]과 음핵 절개까지로 확대했다.

● 여성에 대한 폭력에 항의하기 위해 미국 전역에서 해마다 수천 명의 여성이 모이는 「밤길 되찾기」 행진을 하고 있다. 한국에서는 2004년 8월 13일 저녁 서울 곳곳에서 성폭력에 반대하고 여성이 마음 놓고 밤길을 걸을 권리를 되찾기 위한 「달빛시위」가 열렸다. 이 행사는 해마다 열릴 예정이다.

● 1970년대 초 미국에서 폭력에서 여성을 보호하기 위한 주법이 최초로 시행되었다.

● 한국에서는 전국의 성폭력 상담소와 피해자 보호 시설 협의회(125개소)에서 2004년부터 성폭력 수사·재판 시민 감시단 활동을 하고 있다. 피해자 법률 지원 시 경찰, 검찰, 재판부에 점검 목록을 만들어서 2차 피해를 줄이고 피해자 인권을 보호하기 위한 구체적인 모니터링과 감시, 정책 제언을 하고 있다.

● 1995년 북경 세계여성대회에서, 여성에 대한 폭력은 세계적으로 여성을 가장 억압하는 요인 중의 하나로 인식되었다.

● 1990년대 미국 매사추세츠 주 케이프 코드 지역의 여성은 「빨래줄 프로젝트」를 시작했다. 생존자들이 만든 셔츠에다 여성에 대한 폭력에 반대한다는 내용을 표현한 전시물을 선보였다. 1995년 워싱턴에서 모든 빨래줄 프로젝트를 모아 최초로 전국 규모의 전시회가 열렸다.

● 한국성폭력상담소는 2003년부터 해마다 성폭력 피해 생존자들이 피해 경험을 털어놓고 지지와 격려를 받을 수 있는 「생존자 말하기 대회」를 열고 있다. 말하기 대회는 스피치, 시 낭독 외에도 퍼포먼스, 연극, 음악 등을 통해 집단 상담과 예술 치료적 영역을 결합하는 대중적 문화 행사다.

● 여성 폭력을 근절하기 위해 일하는 남성들은, 여성을 구타하는 남성이 자신의 폭력성을 다스리는 것을 돕는 단체를 만들기 시작했다. 이들은 아무런 행동을 취하지 않는 것은 여성에 대한 폭력을 조장하는 사회를 지지하는 것과 마찬가지라고 인식한다. 또한 여성과 관련하여 자신의 사회화 과정을 이야기하고, 남성 지배의 범위와 결과에 대해 문제 제기하며 주변에 있는 여성의 이야기를 듣고 여성들을 존중한다.

우리는 폭력 없는 세상에 대한 비전을 계속해서 큰소리로 명확하게 표현해야 된다. 우리는 폭력에서 살아남은 여성들의 네트워크와 여성들을 지원하기 위해 만들어진 네트워크가 다 잘 유지되도록 노력해야 한다.

우리는 딸들에게 양성 평등을 기대하도록 계속 가르칠 것이다. 우리는 아들들에게 성 차별에 대해 문제 제기하고 폭력을 거부하며, 여성을 동등하게 존중하고, 지배 개념에 기반한 모든 제도에 대항하라고 계속 가르칠 것이다. 우리는 지혜와 힘과 자부심을 갖고 우리를 스스로 보호할 수 있도록 계속해서 서로 지원할 것이다. 우리는 남성의 폭력에 반대하고 친구를 도우며 서로를 보호하고 폭력에서 살아남은 여성들에게 박수와 갈채를 보낸다.

8 남성이 지참금을 받기 위해 결혼을 한 후 신부를 죽이는 것을 말하는데, 인도에서는 아직도 이런 일이 일어나고 있다.

정보꾸러미

책

〈가정폭력〉

가정폭력과 학대 | 그렌트 마틴 | 김연 역 | 두란노

가정폭력의 실태와 대책에 관한 연구 | 한국형사정책연구원

가정폭력의 예방과 대책에 관한 연구 | 한국여성개발원

가정폭력의 허상과 실상 | 리처드 겔즈 | 이동원·김지선 역 | 길안사

그는 때리지 않았다고 한다 | 한국여성의전화 | 그린비

매맞는 아내 | 델 마틴 | 곽선숙 역 | 홍성사

쉼터 이야기 | 한국여성의전화연합 | 그린비

여성은 꽃으로도 맞을 수 없다 | 박재신 편 | 들불

저는 오늘 꽃을 받았어요 | 정희진 | 도서출판 또하나의문화

조용히 소리질러라 이웃이 듣는다 | 에린 피찌 | 여성의전화 기획 | 김진숙 · 박은주 역 | 일월서각

한국 가정폭력의 개념 정립과 실태에 관한 연구 | 한국보건사회연구원

한국여성인권운동사 | 한국여성의전화연합 편 | 한울

〈성폭력〉

내 몸의 주인은 나 | 한국여성민우회

네 잘못이 아니야, 나탈리 | 진타보 외 | 작가정신

서울대 조교 성희롱 사건 백서 | 서울대조교성희롱사건 공동대책위원회

성폭력 가해자의 명예훼손, 무엇이 문제인가 | 공대위

성폭력 근절, 남성도 뛴다 | 한국성폭력상담소

성폭력관련 공판에서의 2차 피해와 피해자권리 | 한국성폭력상담소

성폭력사건지원, 나침반을 찾아라 | 한국성폭력상담소

성폭력을 다시 쓴다: 객관성, 여성운동, 인권 | 한국여성의전화연합 | 한울

성폭력의 실태와 원인에 관한 연구1,2 | 한국형사정책연구원

성폭력의 역사 | 수잔 브라운밀러 | 일월서각

성희롱, 당신의 직장은 안전하십니까? | 한국여성민우회

섹슈얼리티 강의 | 한국성폭력상담소 | 동녘

아주 특별한 용기 | 엘렌 베스·로라 데이비스 | 이경미 옮김 | 동녘

우리가 성에 관해 너무나 몰랐던 일들: 어린이 및 청소년 성폭력을 중심으로 | 김성애 · 이지연 | 도서출판 또 하나의 문화

운하의 소녀 | 티에르 리넹 | 비룡소

유진과 유진 | 이금이 | 푸른도서관

으랏차차 호신가이드북 | 한국성폭력상담소

이야기해 그리고 다시 살아나 | 수잔 브라이슨 | 인향

천년의 겨울을 건너온 여자 | 박서원 | 동아일보사

페니스 파시즘 | 노혜경 외 | 개마고원

한국여성인권운동사 | 한국여성의전화연합 | 한울

형사법의 성편향 | 조국 | 박영사

〈성매매〉

동맹 속의 섹스 | 캐서린 문 | 이정주 옮김 | 삼인

섹슈얼리티의 매춘화 | 캐슬린 배리 | 정금나·김은정 옮김 | 삼인

용감한 여성들, 늑대를 타고 달리는 | 원미혜 외 | 삼인

영상

2001 성희롱 보고서 | 여성부

개 같은 날의 오후 | 이민용 감독

굴레를 벗고서 | 한국여성의전화

그대의 침묵을 말하라 여성과 성폭력 | 한국여성개발원

낮은 목소리로 1, 2 | 변영주 감독

내 몸은 내가 지켜요 | 한국성폭력상담소

너 무슨 생각하고 있니 | 한국성폭력상담소

단지 그대가 여자라는 이유만으로 | 김유진 감독

더월 | 낸시 사보카 감독

도하의 꿈 | 서울여성의전화 (애니메이션)

돌로레스 클레이본 | 테일러 핵포드 감독

립스틱 | 라몬트 존슨 감독

붉은 가마 | 이소홍 감독

성매매 거리에서 쓴 꿈에 관한 보고서 | 김양래·김민정 감독

성폭력 없는 사회를 위하여 | 한국여성개발원

성폭력 없는 세상 만들기 | 한국여성개발원

성폭력, 내 얘기라구요? | 여성부

성희롱 어떻게 생각하십니까? | 여성부

성희롱 없는 건강한 직장문화 | 한국성폭력상담소

시고니 위버의 진실 | 로만 폴란스키 감독

써클 | 자파르 파나히 감독

아주 먼 내일 | 한국여성의전화

우리들의 약속 | 한국성폭력상담소

적과의 동침 | 조셉 루벤 감독

전사의 후예 | 리 타마호리 감독

칸다하르 | 모흐센 마흐말바프 감독

컨빅션 | 마르코 벨로치오 감독

포화 속의 마리아 | 라이너 베르너 파스빈더 감독

폭로 | 베리 레빈슨 감독

피고인 | 조나단 캐플란 감독

R U Ready? 지금 우리는 | 한국성폭력상담소

긴급전화

112 각 경찰서 여성상담실 지역국번+0118 (가정폭력신고)

노인학대 예방센터 긴급 전화 | 1389

아동학대 예방센터 긴급전화 | 1391

여성 긴급전화 | 1366

웹사이트

기독교여성상담소 | www.8275.org | 02-2266-8275

대통령 경호실 열린경호실 호신술 배우기 | www.pss.go.kr

대한호신술협회 | www.hosinsul.co.kr | 02-2272-7150

여성부 여성폭력방지 종합정보 | www.moge.go.kr

천주교성폭력상담소 | wpeace.new21.org | 02-825-1272

한국가정법률상담소 | www.lawhome.or.kr | 02-780-5688

한국성폭력상담소 | www.sisters.or.kr | 02-338-2890

한국성폭력위기센터 | www.rape119.or.kr | 02-883-9284

한국양성평등교육진흥원 | www.kigepe.or.kr | 02-3156-6151

한국여성의전화연합 | www.hotline.or.kr | 02-2269-2961

한국여성장애인연합 | www.kdawu.org | 02-3675-9935

가정폭력 상담 기관

대한YWCA연합회 | www.ywca.or.kr | 02-774-9702 |
고양 www.kyywca.or.kr 031-921-1366 | 속초 033-635-3523 |
논산 041-736-6245 | 제주 064-747-3042 | 조치원 041-862-9191 |
청주 www.cjywca.or.kr 043-268-3008
한국가정법률상담소 | www.lawhome.or.kr | 02-780-5688 |
강릉 033-652-9930 | 거제 055-681-7860 | 구리 031-551 -9976 |
군산 063-442-1560 | 동해 033-535-0188 | 안동 054-856-4200 |
원주 033-765-1366 | 익산 063-851-5113 | 전주 063-244-2930 |
정읍 063-532-8222 | 진주 055-746-7988 | 창원 055-261-0280 |
천안 041-577-3680 | 청주 043-257-0088 | 춘천 033-257-4688 |
태백 033-554-4005 | 평택 · 안성 031-667-5977
한국여성의전화연합 | www.hotline.or.kr | 02-2269-2961 |
강릉 gwhotline.or.kr 033-643-1985 |
강화 ganghwa.hotline.or.kr 032-934-1903 |
광명 www.kmhotline.or.kr 02-2681-0238 |
광주 www.gihotline.org 062-363-7739 |
군산 www. womantel.org 063-445-2285 |
김포 www.kpwhl.or.kr 031- 986-0136 | 김해 055-329-6450 |
대구 www.dwhotline. or.kr 053-471-6484~6 |
목포 www.mokpohotline.or.kr 061-283- 4551 |
부산 www.pwhl.or.kr 051-817-4321 |
부천 bwhotline. womanv.net 032-328-9713 |
서울 www.womanrights.org 02 -2272-2161 |
서울강서양천 www.womengo.org 02-2605 -8455 |
성남 www.withwoman.or.kr 031-751-2050 |
수원 www.suwonhotline.or.kr 031-232-7780 |
시흥 www.shhotline.or.kr 031-496-9393 |
안양 anyang.hotline.or.kr 031-442- 4395 |
영광 yeonggwang.hotline.or.kr 061-353- 4994 |
울산 www.uwhl.or.kr 052-246-6712 |
익산 063-857 -8163 | 이천 031-638-7200 |
인천 www.hotline21.or.kr 032- 527-0090 |
전주 www.jjhotline.org 063-287-7324 |
진해 055 -546-1400 | 창원 www.chwhl.or.kr 055-266-3722 |
천안 myhome. naver.com/hotline0303 041-561-0303 |
청주 www.cjhotline. or.kr 043-252-0968

성폭력 상담 기관

〈서울〉
내일청소년상담소 | 02-338-7480
서울여성의전화 서울성폭력상담센터 | 02-2272-2161
신사종합사회복지관 성폭력상담소 | 02-376-4141
천주교성폭력상담소 | 02-825-1272, 825-1292
한국성폭력상담소 | 02-338-2890, 338-5801
한국성폭력위기센터 | 02-883-9285, 883-9281
한국여성민우회 성폭력상담소 | 02-739-8858, 739-8871
한국여성상담센터 성폭력상담소 | 02-953-1704, 953-2014
〈인천·경기〉
강화여성의전화 성폭력피해상담소 | 032-934-1901
경기북부 성폭력상담소 | 031-878-5598
고양여성민우회 가족과성상담소 | 031-919-1366
광명YWCA 성폭력상담소 | 02-895-1966
구리성폭력상담소 | 031-551-9976
군포내일상담소 | 031-397-1318
군포여성민우회 가족과 성상담소 | 031-399-0201
김포여성의전화 성폭력상담소 | 031-986-0136
남양주시 가족상담센터 | 031-595-1238
남양주YWCA 가정과 성상담소 | 031-595-3080
대한가족보건복지협회 성폭력피해상담소 | 032-424-3379
동두천성폭력상담소 | 031-861-5555
동두천여성상담센타 | 031-858-1366, 864-0456
부천여성의전화 성폭력상담소 | 032-328-9713, 328-9712
사랑깊은뜰 의정부성폭력상담소 | 031-876-7544
성남여성의전화 성폭력상담소 | 031-751-2050, 751-2051
수원여성의전화 성폭력상담소 | 031-232-7780
씨알여성회 성폭력상담소 | 031-797-7031, 797-7037
안산 YWCA 여성과성상담소 | 031-413-9414
안산시민의모임 성폭력상담소 | 031-419-1142
안양여성의전화 성폭력상담소 | 031-442-4394
용인여성상담소 | 031-281-1366
의왕 가정·성상담소 | 031-452-1311
이천성폭력상담소 | 031-638-7200, 636-9500
인천여성성폭력상담소 | 032-469-0690, 464-0696
인천여성의전화 성폭력피해상담소 | 032-504-3405
파주상담센타 뜰 | 031946-9091
평택성폭력상담소 | 031-618-1366
포천가족·성상담센타 | 031-542-3171
하남YWCA 성폭력상담소 | 031-796-1213, 796-1274
한국가정법률상담소 평택·안성지부 성폭력상담소 | 031 -611-4251
〈강원〉
강릉가정폭력·성폭력상담소 | 033-652-9555, 652-9950
동해가정폭력·성폭력상담소 | 033-535-4943, 535-4944
속초성폭력상담소 | 033-637-1988, 637-1982
원주가정폭력·성폭력상담소 | 033-765-1366, 765-1367
춘천가정폭력·성폭력상담소 | 033-252-1366, 252-1365
〈대전·충청〉
대전성폭력상담소 | 042-526-4000, 532-1276
대전YWCA 성폭력상담소 | 041-255-0078, 222-1793
대한가족보건복지협회대전충남지회 성폭력피해상담소 | 041-634-9949
조치원 YWCA 성폭력상담소 | 041-862-9191, 863-0871
천안 여성의전화 성폭력상담소 | 041-561-0303, 561-0324
청주여성의전화 성폭력상담소 | 041-252-0966, 255-0966
충남 성폭력상담소 | 041-564-0026, 564-0040
홍성 청주YWCA 여성종합상담소 | 041-268-3008, 268-6714
〈광주·전라·제주〉
광주여성민우회 가족과성상담소 | 062-521-1360, 529-0383
광주여성의전화 성폭력상담소 | 062-363-0487, 363-0486
광주YWCA 성폭력상담소 | 062-672-6011, 672-1356
군산성폭력상담소 | 063-442-1570, 445-1366
남원YWCA 성폭력상담소 | 063-625-1316, 633-7002
목포여성상담센타 | 061-283-4552, 283-4551
성폭력예방치료센터 정읍지부성폭력상담소 | 063-537-1366
성폭력예방치료센터 김제지부성폭력상담소 | 063-546-1366

성폭력예방치료센터 성폭력상담소 | 063-236-0151
여수성폭력상담소 | 061-666-4001, 666-4003
우리성폭력상담소 | 062-671-4050, 653-4437
익산성폭력상담소 | 063-843-3999, 843-1117
전남성폭력상담소 | 061-755-8033, 751-0366
전주여성의전화 성폭력상담소 | 063-287-7324, 286-7324
제주여민회 여성상담소 | 064-755-1366
제주YWCA 여성의피난처 | 064-748-3040

〈대구·경북〉

가족복지실천본부 중부복지상담센터 | 053-764-3033
경북여성통합상담소 | 054-275-7436
경산성폭력상담소 | 054-277-9540
구미여성종합상담소 | 054-463-1386,1387,1388
대구 여성폭력통합상담소 | 053-745-4501
대구강북 성폭력상담소 | 053-321-6441
대한가족보건복지협회 대구·경북지회 성폭력상담소 | 053-566-1900
문경성폭력상담소 | 054-552-3358
칠곡여성폭력 종합상담센타 | 054-973-8291
필그림가정폭력·성폭력상담소 | 054-534-5750
한국결혼가족복지회 라포르성폭력상담소 | 053-959-6008
한국여성의전화 대구성폭력상담소 | 053-471-6484
한마음통합상담소 | 054-278-4330

〈부산·울산·경남〉

경남여성회 성가족상담소 | 055-244-8400
김해여성의전화 성폭력상담소 | 055-329-6453
대한가족보건복지협회 성폭력상담소 | 051-624 -5584
밀양성폭력상담소 | 055-352-1368
부산성폭력상담소 | 051-558-8833
부산여성의전화 성·가정폭력상담센타 | 051-817-4344
부산여성의전화 성폭력피해상담소 | 051-752-0871
사천성폭력상담소 | 055-852-9040
생명의전화울산지부 성폭력상담소 | 052-267-1366
여성의전화울산지부 성폭력상담소 | 052-246-1366
울산가정법률상담소 성폭력상담소 | 052-244-1366
울산여성회 북구 성폭력상담소 | 052-287-1356
진주여성민우회 가족과성상담소 | 055-747-1366
진해여성의전화 성폭력상담소 | 055-546-8322
창원여성의전화 성폭력상담소 | 055-283-8322

장애인 성폭력 상담 기관

경원사회복지회 여성장애인 성폭력상담소 | 031-755 -2526
광주 여성장애인 성폭력상담소 | 062-654-1366, 676-2035
대구 여성장애인 성폭력상담소 | 053-637-6057, 637-6063
마산 여성장애인 성폭력상담소 | 055-241-5041, 232-5061
부산 여성장애인 성폭력상담소 | 051-517-9669, 583-1996
서울 여성/장애인 성폭력상담소 | 02-8684-222
서울 여성장애인 성폭력상담소 | 02-3675-9935, 3675-9934
서울 장애여성공감 장애여성 성폭력상담소 | 02-3013-1399
장애인성폭력 아산상담소 | 041-541-1514,5, 546-1514
전주 대한가족보건복지협회 장애인성폭력상담소 | 063-246-2003
제주 여성장애인 성폭력상담소 | 064-753-4980
청주 여성장애인 성폭력상담소 | 043-224-9414

아동 성폭력 전담 센터

해바라기 아동센터 | 02-3274-1375, 3274-1377

성폭력 피해자 보호 시설

고양YWCA 여성의쉼터 | 031-911-1366, 913-4042
광주여성민우회 성폭력피해여성쉼터 | 062-462-1366
디딤터 | 063-277-9557, 277-9558
마라의 샘 | 031-442-2885, 442-2886
부산 양지터 | 051-817-6464, 817-4320
부산 제2여성의집 | 051-545-9274, 545-9700
부산여성 장애인쉼터 | 051-515-1781, 583-1996
서울여성 장애인쉼터 | 02-3675-4465
수원시 여성의 쉼터 | 031-243-4600, 248-4999
원주 베다니 쉼터 | 033-746-1366, 748-1366
은혜의 쉼터 | 063-445-4126, 442-4126
의정부YMCA 여성쉼터 | 031-877-6269
제주 YWCA 여성의쉼터 | 064-748-3040, 746-7994
한국성폭력상담소 열림터 | 02-338-3562, 338-1007
한국성폭력상담소 하담 | 02-338-3563, 338-7122
헬렌의집 | 02-830-8807, 830-1544

성매매 상담 기관

YWCA 현장상담센터(울산) | 052-249-8297
경원사회복지회 열린여성상담소(경기) | 031-735-1366
다시함께센터(서울) | 02-814-3660
마산YWCA현장상담센터(경남) | 055-246-8297
막달레나의집(서울) | 02-794-8384
새움터(경기) | 031-663-4655
성매매피해상담소(인천) | 032-507-0182
성매매피해여성지원상담소 한울지기(광주) | 062-673-8297
성매매피해여성지원센터 살림(부산) | 051-257-8297
성매매피해자위기지원센터 (서울) | 02-989-4232
성매매피해자현장상담소 새날(경북) | 054-231-8297
쏘냐의 집(서울) | 02-474-0746
전북성매매여성 현장상담센터(전북) | 063-283-8297
제주여민회부설 성매매현장상담센터(제주) | 064-747-8297
참성매매현장상담센터(부산) | 051-817-8297
해솔(부산) | 051-743-1368

탈성매매 여성 자활 지원 센터

막달레나의집 | 02-798-6386
새움터 | 031-867-4655

탈성매매 외국인 쉼터

벗들의집 | 02-929-5366
안양전진상복지관 | 031-466-2876

2

관계와 성

애정 관계는 우리 삶에 꼭 필요하다. 섹스가 포함된 애정 관계는 활력, 편안함, 자유로움뿐 아니라 걱정과 혼돈, 좌절을 안겨 주기도 한다. 관계는 권력과 취약함, 헌신과 위험이라는 문제를 일으킨다. 성적 관계는 어찌 보면 고통스러울 수도 있다. 오랜 관계가 파경을 맞거나, 사랑의 약속이 깨지거나, 연인이 죽기도 하고, 서로 좋았던 관계가 학대하는 관계로 변질될 수도 있다. 우리 대부분은 친밀함을 원하고 필요로 하며 대개는 상처에서 회복되어 또 다른 관계를 시도한다.

2부에서는 우리의 성적인 관계 맺기를 아주 세밀하게 들여다본다. 우리는 성적인 관계에서 무엇을 얻는가? 어떻게 하면 우리가 원하는 방향으로 이 관계를 만들어 나갈 수 있을까? 남성과 맺는 성적 관계는 무엇이 특별한가? 또 여성과 맺는 관계는 어떤가? 어떻게 하면 우리는 성을 더 잘 이해하고 즐길 수 있을까? 다른 이들과 우리 자신을 자유로이 사랑하지 못하게 하는 나이·장애·인종·성역할·성적 지향·계급에 대한 사회 구조와 태도들을 어떻게 하면 바꿀 수 있을까?

다음에 이어질 프롤로그는 성적 지향과 성정체성에 관한 것이다. 이 둘은 분리되기도 하고 연결되기도 하면서 우리 자신과 맺는 관계, 타인과 맺는 관계, 그리고 사랑하는 남자들과 맺는 관계나 사랑하는 여자들과 맺는 관계에 영향을 미칠 수 있다.

성적 지향은 선택의 문제

오늘날 많은 여성들은 좁은 의미의 성적 지향의 개념을 넘어서고 있으며, 일시적이든 평생이든 성과 로맨스의 상대를 정하는 데에 예전보다 자유롭다. 이성애를 선택한 여성들 중에는 그 선택이 사회에서 유일하게 인정되는 것이 아니라면 더 자유로울 것이라고 느끼는 사람들도 있다. 동성애 관계를 갖는 여성들이 점차 자신을 드러내고 있고, 십 년 이상 레즈비언으로 살아온 여성이 남성과 관계를 맺기 시작하기도 한다. 양성애자 여성들은 양성애가 사회적으로 인정받고 받아들여져야 한다고 주장하고 있다. 미국에서는 고등학교에 다니는 여학생이 동성애와 이성애자 간의 연대에 합류하거나, 동성애자냐 이성애자냐 하는 꼬리표가 붙지 않은 채로 남아 있는 것을 당당하게 택하기도 한다. 우리들 중에는 많은 가능성을 담고 있는 포괄적인 용어인 '퀴어' 나 '이반'[1] 으로 자신을 부르는 이들도 있다.

이렇듯 성적 지향의 유동성은 때로는 헷갈림을 일으킬 수도 있지만, 미래의 가능성을 의미하기도 한다. 이성애가 유일한 규범이라 믿는 정계나 종교계의 보수적 인사들의 지속적인 반발과, 양성애를 혐오하는 일부 레즈비언과 이성애 여성들의 저항에도 불구하고, 성적 지향의 유동성은 여성들(그리고 남성들)이 진정한 자아를 찾도록 해주고, 자신과 다른 사람을 더 온전히 사랑하도록 해주기 때문에 지속되는 듯하다.

30여 년 전에, 앨프레드 킨제이의 연구는, 대다수의 사람들이 여성과 남성 모두에게 매력을 느끼는 경험을 하고 있다고 보고했다. 그러나 집에서나 학교에서 사람들은, 레즈비언이나 게이 또는 양성애자에 대해 침묵하거나 아니면 가시 돋친 농담을 일삼았다. 우리 문화는 우리 자신과 다른 사람들 속에 존재하는 동성애를 두려워하고 혐오하도록 가르친다. 이런 동성애 혐오증은 우리가 이성애자이든 레즈비언이든 양성애자이든, 우리 모두에게 상처를 준다. 사람들이 우리를 레즈비언으로 생각하리라는 두려움 때문에 '여성적'이지 않은 모습(강한 자기주장, 근육 만들기, 몸에 난 털, 저음)을 거부하게 된다. 동성애 혐오증 때문에 여성과 성적인 관계를 맺는 친구나 식구들에게 등을 돌리고 그로 인해 중요한 관계를 깨뜨리게 되기도 한다. 또 자연스러운 끌림을 거부하게 하고, 우리에게 잘 어울리는 성적 파트너를 고르지 못하게 한다. 또 우리가 레즈비언이나 양성애 여성들과 우정을 공개적으로 드러내지 못하게 한다. 우리 여성들을 이간질하는 것이다.

우리가 동성애자나 양성애자라면, 동성애 혐오 때문에 일어나는 안티레즈비언의 폭력과 차별의 위험에 처하게 된다. 이성애가 유일한 정상적인 성적 지향이라는 전제가 제도화되어, 동성애 차별주의는 우리의 법적·종교적·사회적 권리를 박탈한다. 결혼할 수도 없고 세금 감면 혜택을 받을 수도 없고 파트너의 건강 보험 혜택을 받을 수도 없다. 직업과 주거에서 차별을 받으며, 대중 매체에 모습을 드러낼 수도 없다. 동성애 혐오와 동성애 차별주의는 '전통적' 가족을 보존하고 다른 대안을 억누르려는 사람들에게 정치적으로 대단히 유용한 도구다.

여성이 레즈비언으로 살기 위해 치르는 대가를 보면, 우리 대다수에게 이성애는 자연스러운 선택이라기보다는 오히려 강제적인 것임을 알 수 있다. 우리가 이성애나 동성애, 양성애, 독신을 자유롭게 선택할 수 있다면, 그렇다 해도 많은 이들이 이성애를 선택할지 모르지만, 적어도 사회가 강요하는 것이 아니라 우리가 진짜로 원하는 것을 좇아 움직일 수 있을 것이다.

시간, 진정성, 자발적 의지, 우정이 있다면 우리는 동성애 혐오증에서 벗어날 수 있다.

내가 동성애 혐오증에서 벗어나는 데 결정적으로 도움이 된 것은 몇몇 레즈비언 여성들을 알게 된 것이었어요. 레즈비언에 대해 남자 같다거나, 성욕이 지나치다거나 아니면 성욕이 약하다거나, 이성애자 여성을 꾀어낸다거나 하는 고정관념이 내게 있었는데, 레즈비언 여성들과 친해지면서 그런 고정관념이 내 머릿속에서 몽땅 사라져 버렸지요. 그들도 남들과 다를 게 없더라고요.

서른다섯에 레즈비언이 된 뒤에도 내 안에 아주 심한 동성애 공포증이 있음을 깨달았어요. 때로 사랑하는 여자와 섹스를 한 후 잠에서 깨어날 때, 우리가 나눈 그 멋진 섹스가 나쁜 것이라는 생각이 엄습하곤 했지요. 또는 사람들이 있는 데서 레즈비언임이 분명해 보이는 여자들을 봤을 때 당황하곤 했어요. 그러나 나는 서서히 레즈비언들과 레즈비언주의에 더욱 자부심을 갖게 되었고 더 깊은 애정을 갖게 되었답니다. 그것은 나에 대한 자부심이기도 하죠.

우리 가운데 남성들과 상호적이고 만족스러운 양성 평등적 관계를 이루기 위해 투쟁하는 이성애자들은 이성애자라는 특권적 지위를 이용해서 이성애적 법과 관행들에 도전할 수 있다. 우리들 중 이반 여성들은 자신의 정체성을 지키는 것, 위험하지 않은 수준에서 자신을 드러내는 것, 그리고 이성애주의에 도전하는 것이 중요하다.

나는 우리가 경계를 확장하고 경계선을 지워 나가는 동시에 의식 고양과 권리 확보를 위해 우리의 성정체성을 확립해 나가야 한다고 생각해요. 이것은 필연적으로 긴장을 낳는데, 이 긴장이 우리를 더욱 자유롭게 하죠.

성정체성

남성, 여성이라는 두 개의 고정된 성정체성을 넘어서는 것은 우리 대다수에게는 새로운 도전이며, 어떤 이들에게는 매우 사적인 일이다. 세계 여러 나라의 지배 문화에서, '남성'과 '여성'은 논쟁의 여지가 없는 범주로 간주된다. 사실, 여성처럼 행동하는 남성, 그리고 남성처럼 행동하는 여성은 동성애 혐오증과 게이 혐오증의 주요 표적이다. 동성애 혐오증과 게이 혐오증은 사람들을 견고한 두 개의 성적 범주 안에 머물도록 위협한다. 그러나 모든 사람들이 철두철미한 여성이거나 철두철미한 남성일까? 그 사이에는 정말 아무도 존재하지 않을까? 모든 사람들이 여성 아니면 남성으로 간주되거나 강요될 때, 누가 승리자이고 누가 패배자일까? 이런 구분은 여자 아이에겐 분홍 옷과 인형을 주고, 남자 아이에겐 파란 옷과 트럭을 쥐어 줌으로써 시작된다. 새로 태어난 아이의 생식기가 확인되고 발표되는 바로 그때부터 시작된다. 중성으로 태어난 아이(전에는 '자웅동체'라 불린, 남성도 여성도 아닌 생식기를 가지고 태어난 아이)들이 외과적으로(보통 해부학적 여성으로) 변할 때, 어떤 때는 부모 품에 안기기도 전에 시작된다.

성정체성에 대한 새로운 용어들

아래 용어들은 현재 진화 과정에 있음을 명심하기 바란다. 용어들이 사용되는 방식이나 의미는 시간이 가면서 변화할 수 있다.

트랜스젠더 가장 널리 쓰이는 말로, 그 안에 많은 유형의 사람을 포함하는 아주 큼직한 우산 같은 용어다. 몇 가지 의미 있는 방식으로 젠더의 전형적인 정의를 거부하고 도전하는 사람, 또는 태어나면서 부여된 젠더와 갈등을 빚거나 의문시하는 모든 사람들을 가리키는 말이다. 이 말은 트랜스섹슈얼, 드랙킹, 드랙퀸, 이성복장자, 젠더벤더, 간성까지 다 담고 있는 개념이다. '트랜스'는 트랜스젠더의 줄임말로, 최근에 많이 쓰이고 있다.

트랜스섹슈얼 자신이 반대의 성이라고 또는 반대의 성이어야 한다고 확신하는 사람들로, 자신의 생물학적 성이 자신의 신념이나 정신세계와 맞지 않는다고 느낀다. 이들 중 대다수가 성전환 수술을 원한다.

여성에서 남성으로 트랜스섹슈얼(FTM) 여성으로 태어나고 양육되었으나 자신을 남성으로 여기는 사람.

남성에서 여성으로 트랜스섹슈얼(MTF) 남성으로 태어나고 양육되었으나 자신을 여성으로 여기는 사람.

젠더벤더 전통적 성별 경계에 도전하거나 경계를 넘나든 사람들. 성별에 대한 판에 박힌 복장, 표현, 성역할의 지배에 반대하는 정치적 표현이다.

드랙킹 에로틱한 성적 즐거움이나 정치적 표현을 위해 남성 복장을 하는 레즈비언 여성들. 자신을 여성이나 중성으로 정의하며, 성전환 수술을 원하지 않는다.

드랙퀸 여성 복장을 하는 게이 남성들. 자신을 남성이나 중성으로 정의하며 성전환 수술을 원하지 않는다.

트랜스섹슈얼

트랜스섹슈얼은 젠더와 특별한 관계가 있다. 대부분은 우리가 자신의 실제 젠더와 맞지 않는 몸을 하고 태어났다고 여긴다. 의학적으로 보면, 우리에게는 '성정체성의 혼란'이 있는데, 이때 '혼란'은 무언가 잘못이라는 것을 의미한다. 이 문제의 해결책으로 제시되는 것은 의학적인 방법이나 개인적인 해결이다. 성전환 수술과 호르몬 요법을 병행하거나 호르몬 치료만 하거나 자기 안에서 느끼는 성으로 말하고 걷고 드러내는 방법을 열심히 연습하는 것 등이다. 의학은 남성 생식기로 질을 만들고, (지금까지는 성공 확률이 낮기는 하지만) 여성 생식기로 음경과 음낭을 만들어 내는 방법을 발전시켜 왔다. 외과 수술은 자신의 몸과 정체성을, 내부와 외부를 일치시키고 싶어 하는 성전환 여성과 남성 수천 명에게 아주 성공적이었다. 많은 성전환자들은 이런 수술을 갈망하지만 모두가 그럴 만한 여건이 되는 것은 아니다. 의학적 해결에 관심이 없는 사람들도 있다.

트랜스섹슈얼이 의학에 의존하는 것은 여러 가지 문제가 많다. 이 책을 쓰는 우리는 성전환 수술을 원하는 사람은 누구나 반드시 완벽한 정보와 상담, 치료를 쉽게 받을 수 있어야 하며, 비용이 걸림돌이 되어선 안 된다고 굳게 믿고 있다. 그러나 한편으로는 의학적 '해결'이 실제로는 정치적·사회적 편견을 보여 주는 것은 아닌지 묻는 것이 중요하다고 말할 것이다. 의학적 조치를 원하는 트랜스섹슈얼은 사회의 지배 규범에 맞추기 위해 의사의 도움을 받아 사회가 요구하는 대로 몸을 만들어야만 한다. 우리는 잘못된 몸 안에 갇혀 있는 사람이 있다고 말해 왔다. 그런데 우리가 느끼는 것이 항상 정확할까? 우리는 자신이 이성애자라고 사회를 안심시키고 있는지도 모른다. 그런데 과연 우리가 항상 제대로 파악하고 있는 것일까? 우리 사회가 두 가지 고정된 성별 체계 바깥으로 나간 이들을 벌하지 않는다고 해도 의학적 해결이 반드시 필요할까? 남성으로 보이는 여성이 여자 화장실을 사용하려 할 때 사람들에게 경계의 눈초리를 받지 않는다면, 그녀는 남성으로서 남자 화장실에 '무사통과'하기 위해 남성 호르몬 투여하기를 선택하지는 않을 것이다. 남자 아이들이 '여성적'으로 행동한다고 비난당하고 내쫓기지 않는다면, 자신들의 모습대로 살기 위해 굳이 의학적 해결 방안을 고집하지는 않을 것이다. 자신의 성을 여성에서 남성으로, 바꾼 이는 이렇게 말한다.

> 사회에서 내가 받아들여진다면, 남성 젠더 정체성과 함께 여성 성기를 가진 사람으로서 굳이 내 몸을 바꿀 필요를 느끼게 될까?

트랜스젠더

역사적으로, 아주 용감한 영혼들은 성의 경계를 가로질러 왔다.[2] 오늘날 트랜스섹슈얼이 아닌 많은 '젠더벤더'들은 경계선을 움직이고 있다. 여성으로 길러진 우리 중 누군가는 남성의 전통적인 옷 입기 방식을 선택할 수 있고 머리를 아주 짧게 자를 수도 있다. 얼굴에 난 솜털을 뽑거나 밀어 버리지 않고 내버려 둘 수도 있다. 여성스럽지 않게 보이는 것에 대해 남들이 조롱하거나 비난하더라도, 가슴을 천으로 조여서 밋밋하게 할 수도 있고 남성 호르몬을 맞을 수도 있다. 우리 중 누군가는 공적으로는 여성으로 살아도 사적으로는 남자로 살거나, 그 반대로 살 수도 있다. 엄격한 성별 경계선 밖에 나와 있는 사람들을 잔인하게 벌하는 사회에서 우리 모두가 그 대가를 톡톡히 치른다. 트랜스젠더 활동가이자 드랙킹인 레슬리 페인버그는『완전한 레즈비언 이야기』[3]라는 소설에서 미국 뉴욕 버팔로에서 주인공이 자라면서 점점 더 남성다워짐에 따라 경찰에게 더 많이 폭행당하는 것으로 묘사한다. 그 이후 레슬리는 응급실에서 생명이 위험하여 치료를 받아야 할 때, 그가 여성이라는 것을 안 담당의사에게 치료를 거부당한 적이 있다.

대중은 모든 트랜스젠더들을 레즈비언이나 게이라 생각하면서 성별 정체성과 성적 지향을 헷갈려한다. 트랜스섹슈얼을 포함한 트랜스젠더들은 성적 지향이 한 가지가 아니고 여러 가지로 다양하다. 이성애자일 수도 있고 레즈비언이나 게이일 수도 있고 양성애자일 수도 퀴어일 수도 있다.

젠더, 곧 성이 둘 이상이면 어떨까? 우리 대다수는 성은 두 가지라는 의식이 너무 깊어 남성/여성의 구분을 넘어서는 생각의 전환에 방해가 된다.

> 트랜스젠더 정체성에 관한 토론회에서 토론자들을 보면서 남자인지 남자 같은 레즈비언인지 파악하려고 그들을 눈여겨 살피는 내 자신을 발견했어요. 남자인지 여자인지 확실히 알 수 없는 것이 꽤 불편하게 느껴졌죠. 내가 대화하는 사람이 남자인지 여자인지를 늘 염두에 두고 어떻게 대할지를 결정해 왔음을 그때 깨달았던 거예요. 상대가 남자인지 여자인지 확실히 알지 못하면, 어떻게 행동해야 할지 몰랐던 거죠.

우리는 모두 젠더에 대한 생각을 열어 놓음으로써 많은 이로움을 얻을 수 있다. 성을 두 가지로만 고정해 놓은 체계는 레즈비언, 양성애자, 게이, 트랜스젠더의 삶을 위험하게 하는 동성애 혐오적인 편견과 행동을 부른다. 또 성 차별과 남성 우월주의, 여성에 대한 폭력의 기반이 된다. 레슬리 페인버그, 케이트 본스테인, 로렌 캐머론, 미니 브루스 프랫 등 트랜스젠더 활동가들이 쓴 책을 참고하자.[4]

레즈비언·양성애자·트랜스젠더에 대한 공포와 여성들의 연대

어떤 여성들은, 여성주의자는 곧 레즈비언일 것이라는 식구들과 친구들의 추측 때문에 여성운동에 참여하기를 꺼린다. 법적·사회적 인정을 위해 싸우는 일부 레즈비언들은 이성애자거나 양성애자 여성들이 레즈비언보다 '덜' 여성주의적이며, '진짜' 여성주의자라면 어떤 방식으로든 남성들과는 연대하지 않을 것이라고 주장하기도 한다. 극단적인 보수 정치계와 종교계에서는 모든 여성주의자들이 동성애자거나 양성애자이며 또는 그렇게 되려는 사람들이라고 몰아가거나 남성들을 혐오하는 여성들이라 묘사하며 이런 분열 현상을 이용하려 들기도 한다. 우리를 분열시키고 우리가 서로 등을 돌리게 만드는 도구로 동성애 혐오증을 이용하는 이들은, 모든 사람을 위해 더 정의로운 사회를 만들려는 여성운동의 열정과 연대의 힘을 꺾고 있는 것이다.

트랜스 혐오증(트랜스젠더에 극도의 혐오와 두려움을 보이는 것) 또한 우리를 분열시킬 수 있다. 예를 들어, 어떤 여성들은 남성으로 태어난 트랜스섹슈얼 여성들을 두려워하고 신뢰하지 않는다. 남성에서 여성이 된 트랜스섹슈얼들은 여성들만의 모임에서 거부되기도 했는데, 남성으로 지내던 때에 누렸던 특권을 요구할 것이라고 믿는 여성들이나 남성이 저지르는 성폭력이나 여타의 폭력을 당한 경험 때문에 남성을 신뢰하지 못하는 여성들이 있기 때문이다. 그러나 다른 여성들은, 남성에서 여성으로 전환한 이들은 여성으로 살기로 결심하면서 남성의 많은 특권들을 버렸음을 생각해서 이들을 환영한다. 따라서 문제는 복잡하고 모든 면을 고려하는 세심함이 필요하다. 남성에서 여성이 된 어떤 사람은 이렇게 말한다.

> 내가 하는 남성적인 행동을 깨달음으로써 나는 점차 여성이 되어 갔습니다…… 여자들만 있는 회사에서, 남성으로 길들여진 내 행동은 곪아 터진 엄지손가락처럼 두드러져 보였어요. 그럴 필요가 없을 때에도 나서고 책임지려 했죠…… 내 삶에 서서히 평화가 깃들면서 그간 누리던 남성의 특권이 많이 사라졌다는 것을 깨달았습니다.

이 책을 쓰는 우리들은 모든 여성이 안심하고 자기 자신과 타인을 있는 그대로 인정할 수 있도록 이 사회가 성숙하기를 바란다.

> 우리들의 성이 얼마나 다종다양한지, 다양성을 포용하는 것이 얼마나 풍요롭고 놀라운 경험인지를 세상에 널리 알리고 싶어요. 모든 사람들이 저마다 자신을 드러내는 것에 찬사를 보내고 싶어요. 자신을 드러내는 일을 두려워하거나 억누르지 않을 거고, 서로를 믿고 밀어줄 거예요.

트랜스젠더 여성들과 모든 성적 지향의 여성들이 여성운동 안에서 우정과 성장, 힘을 찾아서 나눌 수 있을 때, 우리 여성은 분명 강하고 활력이 넘치는 세력이 되어 사회 변혁을 향해 나갈 것이다.

---

1 한국에서 '이반' 은 종로의 게이 커뮤니티에서 동성애자들이 스스로를 나타내는 말로 사용하기 시작했다고 한다. 처음에는 이성애자를 의미하는 일반(一般)에 반대되는 의미로 이반(二般)이란 말을 썼다. 여기에는 동성애자의 자조적, 냉소적 어조가 담겨 있었으나, 후에 이성애자와 다르다는 뜻인 이반(異般)으로 그 의미가 확장되었다. 이반은 이성애자를 제외한 동성애자, 양성애자 등 모든 성 소수자를 포함하는 용어다. 한국여성성적소수자인권운동모임 끼리끼리, 「끼리끼리 상담 사례집」, 2004, 7쪽.

2 감동적인 이야기를 알고 싶다면 레슬리 페인버그의 『트랜스젠더 전사들』을 보자. Leslie Feinberg, *Transgender Warriors: Making History from Joan of Arc to Dennis Rodman*, Boston: Beacon Press, 1996.

3 Leslie Feinberg, *Stone Butch Blues*, NY: Firebrand Books, 1993.

4 이들이 쓴 책은 다음과 같다. Leslie Feinberg, *Transgender Warriors: Making History from Joan of Arc to Dennis Rodman*, Boston: Beacon Press, 1996; Leslie Feinberg, *Stone Butch Blues*, NY: Firebrand Books, 1993 ; Kate Bornstein, *Gender Out- law: On Men, Women, and the Rest of Us*, NY: Random House, 1995; Loren Cameron, *Body Alchemy: Transsexual Portraits*, San Francisco: Cleis Press, 1996; Minnie Bruce Pratt, *S/he*, NY: Firebrand, 1995.

9. 이성애

남성과 사귄다는 것은 인생에서 썩 괜찮은 경험에 속할 수 있다. 개인이 성별로 첨예하게 구별되는 사회에서는 이 구분을 넘어 맺는 관계가 특히 소중하게 여겨진다.

결혼해서 제일 좋은 점은 진짜 친구가 생겼다는 거죠. 숱한 일들을 같이 겪고 나면 세상을 바라보는 방식이나 윤리에 대한 공통된 인식을 가지게 돼요. 내 남편을 아주 많이 신뢰합니다.

그이와 나는 진짜, 진짜 서로에게 빠져 있어요. 처음부터 그랬죠. 지금은 함께한 세월이 꽤 되지만 여전히 열렬한 감정을 느껴요. 우리는 상당히 닮아 있어요. 그는 내게, 나는 그에게 친밀하고 편안한 상대지요. 세상을 보는 창을 얻은 것 같아요.

그이를 만났을 때 그이는 열렬히 구애했지만, 난 외면했죠. 내가 바라던 외모가 아니었어요. 내가 원한 외모는…… 그러니까 긴 머리를 묶은 것도 아니었고, 키가 크지도 않았고, 근육질의 몸매도 아니었어요. 그런데 지금 우리는 같이 살고 있고, 약혼도 했어요. 그는 놀랄 만큼 사교적이고, 착하답니다. 나의 부족한 부분까지 감싸 안는 그의 따뜻하고 깊은 사랑을 느껴요. 그는 내가 찾던 이상형은 아니었지만, 이상형을 제쳐놓고 나니 기대조차 하지 않았던 소중한 걸 얻었어요.

사랑, 우정, '친밀감', 경제적 문제, 성적인 문제, 또는 이 중 여러 이유로 이성을 만나는 여성들은 육체적으로나 정서적으로 건강을 유지하는 데 어려움을 자주 느낀다. 내 파트너와 안전한 섹스에 대해서는 어떻게 이야기하면 좋을까? 연인, 또는 연인이 될지도 모르는 남성을 알아가는 과정에서 돌출될 수 있는 다양한 형태의 폭력에서 나 자신을 어떻게 보호해야 할까? 서로에게 만족스러운 평등한 관계를 오래 유지하는 비결은 무엇일까? 무슨 문제든 일단 남성에게 의지하라는 사회 통념과 상관없이, 어떻게 하면 여성으로서 힘을 기르고 개별성을 발전해 나갈 수 있을까? 이 장에서는 우리가 이성애자든 양성애자든 어떻게 남자와 연애하고, 사랑을 나누고, 가정을 꾸릴 수 있는지에 초점을 맞춘다. 그리고 그 과정에서 내 자신과는 어떤 관계를 맺어야 하는지도 알아본다.

개인적인 것이 정치적인 것

여성과 남성은 자라면서 서로 구별되게 말하고 행동하라고 배운다. 그래서 한쪽 성에게 부추기는 태도나 행동이 다른 성에서는 받아들여지지 않는다. 거의 모든 문화에서 남자가 하는 일이 여자가 하는 일보다 중요하게 평가받는다. 남성들의 욕구가 여성의 욕구보다 우선순위에 있고, 남성을 얼마나 기쁘게 해주느냐에 따라 여성의 가치가 결정되기도 한다.

다행히도 이제는 여성 대부분과 많은 남성이 이를 잘 알고 있다. 현실에서 만나는 사람들은 전형적인 모습보다 훨씬 복잡하고 다양하며, 우리 사회 문화에서 배운 규칙은 우리 삶에서 인간관계를 유지하는 데 필요한 모든 것

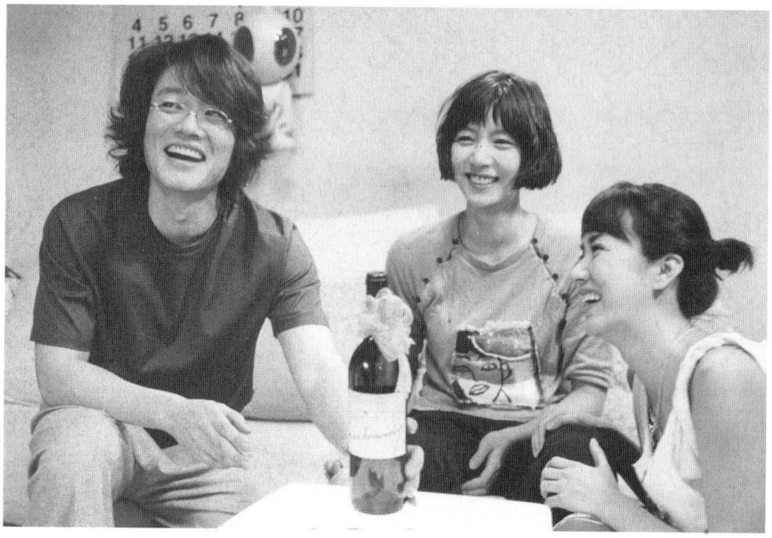

여성들은 사랑, 우정, 친밀감, 경제적 문제, 성적인 문제 또는 이 중 여러 이유로 이성을 만난다.
© 싸이더스, 싱글즈, 2003

을 주지 못한다. 역사를 보면 언제 어디서나 건강한 개인으로 사는 다양한 방식에 관한 새로운 진실들을 찾아내고, 성 구별에 기반을 둔 사회에 맞서 크고 적은 저항을 벌인 사람들이 있다.

그러나 많은 이들에게 이런 생각이 처음으로 체계화되어 나타난 시점은 미국에서 여성운동이 재부상한 1960년대다. 여성운동은 지금도 계속 성장하고 있고 공적 영역에서부터 아주 친밀한 사적 영역까지 우리 삶의 모든 영역에서 양성 평등과 여성의 세력화를 주장하고 있다. 현재는 다양한 여성들이 남성과 마찬가지로 자신의 삶과 일, 생각과 신념이 중요하다는 여성주의 원칙을 인식하고 실천하고 있다. 여성들은 또 우리 사회가 이런 원칙을 인식하고, 반영하고, 지원해야 한다고 생각한다.

이런 입장을 가진 여성들의 세력화도 이제 어디서나 흔히 볼 수 있다. 여학생이나 여성들로 이루어진 스포츠 팀, 노동조합, 강의실, 회의 시간, 식탁에 둘러앉아 있는 시간 등 다양하다. 나이든 여성과 젊은 여성들이 함께 모일 때 우리는 자신의 능력을 알고 자신감을 높일 수 있으며, 주의해야 할 것과 새로운 전략에 대해 의견을 교환할 수 있고, 자매애를 신뢰하고 실천할 수 있게 된다. 우리를 고무하는 추진력이 어디에서 오든, 그것을 여성주의라 부르든 말든, 우리는 그 독립심과 의식을 지켜 내면서 여성을 남성의 부차적인 존재로 자리매김하는 일을 멈추게 된다. 머리를 좀 더 높이 들고, 우리에게 수치심과 당혹감을 안기며 우리를 위험에 빠뜨렸던 과거의 낡은 관습들을 깨뜨리고 있다. 그러나 이런 힘은 여성의 성장과 변화를 심각한 위협으로 느끼는 이성애 관계에서 곧잘 저항에 부딪친다. 이때 우리는 이성애 관계가 어떤 의미인지 다시 생각하게 되는데 이런 일은 두 사람을 힘들게 할 수도 있다.

'개인적인 것이 정치적인 것이다.' 하는 명제는 개인적인 것처럼 보이는 문제들이 대부분 광범위한 사회적 문제의 징후라는 생각에서 출발한다. 예를 들어, 여성이 남성의 의견에 동의하지 않거나 별로 미안해하지 않고 반대 의견을 표현할 때, 남성은 내용에 반응하기보다 표현 방식을 문제 삼는다. 우리는 너무 냉정하고, 거만하고, 괜히 흥분한다고 비난받기 쉽다. '주제넘다', '심술 맞다', '선머슴 같다'는 말은 여성이 사회적으로 정해진 선을 넘어섰음을 경고하는 의미로 쓰인다. 이런 일들은 어떻게 개인들이 우리 사회의 이중 잣대를 무의식적으로 강화하는지를 보여 준다. 애초에 남성은 자기 의견을 강하게 제시하는 것이 당연하고, 여성은 그 의견에 따르는 것이 자연스럽다고 암묵적으로 전제되는 것이다. 이처럼 아기 때부터 학습되어 다양한 방식으로 지속되는 사회적 행동 양식 때문에, 우리는 심지어 좋아하거나 사랑하는 남성과도 우리의 인식 변화에 관해 대화할 때 맞서게 된다.

고등학교 때 남자 친구가 있었는데, 많이 사랑했어요. 그러나 가끔 그는 내가 자기와 함께 포르노 잡지를 보기를 원했어요. 그것이 우리 섹스를 더 세련되게 만들 거라 생각하면서, 성적 자극을 받으려는 것과 상관없는 척했죠. 하지만 나는 그게 싫어서 결국 그에게 보고 싶으면 혼자 보라고 했어요. 나는 너랑 같이 그걸 보고 싶지 않으니 네가 잡지를 다 볼 때까지 다른 걸 하겠다고요. 그 후 얼마 되지 않아 그는 내가 바로 '급진적 페미니스트'라며 헤어지자고 했어요.

이성 관계에서 또는 살아가면서 고려할 사항이 성별뿐인 여성은 없다. 인종, 민족, 나이, 재력, 수입, 직업, 정치적 경향, 성적 지향 등은 여성 한 사람 한 사람의 고유한 정체성을 형성하는 무한한 변수 중 몇 가지에 불과하다.

애인이나 배우자 관계는 여성인 우리에게 가장 약한 고리인지도 모른다. 그래서 가장 중요한 문제인데도 누구에게 자신의 진실을 털어놓기가 어렵다. 변화가 두려울 수도 있다. 그러나 자기 확신과 공동체의 지원, 그리고 깊은 신뢰를 공유하고 있다면 남성과 여성 모두는 상대를 더 자유롭게 해주면서도 공존할 수 있는 새로운 방법을 찾을 수 있다.

독신

누군가와 긴밀한 관계를 갖는 것은 좋은 일이죠. 그러나 나는 지금 정말이지 그런 게 필요치 않아요. 내 삶은 지금 이대로 참 좋고, 사랑이 넘쳐요. 난 독신 생활 9년 동안 외로운 적이 한번도 없어요.

온갖 부정적인 견해와는 달리 많은 여성들에게 독신은 정상적이고 건강하고 멋진 삶의 방식이다. 어떻게 규정하느냐에 따라 다르겠지만 '독신'은 한 명 또는 여러 명과 연인 관계에 있을 수도, 가끔 일회적인 섹스 파트너를 가질 수도, 결혼하지 않고 서로 헌신하는 관계일 수도 있으며, 성적이거나 낭만적인 관계가 전혀 없을 수도 있다. 일시적인 선택이든 평생의 선택이든, 독신으로 지내는 시기는 가장 만족스러운 시절이 될 수 있다.

독신 생활의 독립성이 무척 좋아요. 내게 독신은 남자와 우연히 데이트는 하지만 같이 자지는 않는 것을 의미하죠. 누군가와 사귀는 건 멋진 일이지만 관계를 유지하기 위한 절반의 책임을 지는 대신 더 많은 친구들과 만나고 내 생각과 호기심 등 내 자신에 대해 생각하는 데 더 많은 시간을 써요. 난, 관계에 매이면 파트너의 관심사나 문제, 견해에 나를 맞추느라 나 자신에게 소홀한 경향이 있거든요.

한 사람에게만 온통 에너지를 집중하는 배타적이고 장기적인 관계는 갖지 않을 거예요. 지금 내 삶의 방식을 즐기고 있어요. 요새는 다섯 명의 남성들과 가볍게 만나고 있지요. 그 남성들에게, 나는 언제나 '정직하게' 대해요. 다시 말해 헌신적인 관계에 놓이기를 원치 않는다는 것을 상대방에게 늘 알리죠. 아무도 오해받거나 상처받지 않았으면 해서요. 남자들 대부분은 여자의 이런 태도에 익숙지 않지만, 그래도 괜찮다고 하더군요. 물론 이런 방식이 어떤 시점에 가면 구태의연해지겠죠. 분명히 외로울 때도 있겠지요. 그렇다면 궁극적인 해결책은 무얼까요? 세월이 답해 주겠지요.

독립적인 독신 여성을 존중하는 사람들도 많지만 우리 대부분은 어릴 때부터 남성과 함께하지 않는 삶은 불완전하다는 이야기를 들어왔다. 대중문화는 줄기차게 독신 여성을 외롭고 절망적인 사람들로 그리고 있다. 그러나 독신

안전한 독신 생활

여성에 대한 폭력은 우리 모두를 위협한다. 독신 여성은 특별한 위험에 처한다. 다음은 안전하게 지내기 위한 몇 가지 조언이다. 처음에는 이런 일들을 의식적으로 해야 하지만, 조금 지나면 습관이 될 것이다. 우리는 안전하게 지낼 권리가 있다는 것을 명심하자. 한번이라도 위험에 처한 적이 있다면, 다음번에는 안전을 보장받을 수 있는 권리나 능력을 잃지 말자.

- 혼자 살고 있거나 밤중에 외출하게 된다면, 공격 대상이 되지 않게 예방책을 마련한다(8장 폭력, 158쪽을 참고).
- 남자와 데이트를 한다면 내 전화번호를 알려 주기보다는 그의 전화번호를 받는다. 공공장소나 사람이 많은 곳에서 만난다. 친구에게 행선지를 알리고, 다음날 아침에 별일이 없으면 꼭 전화하겠다고 말해 둔다(전화가 없으면 비상사태이므로 친구가 도울 수 있도록). 만난 지 얼마 안 됐다면 지나친 음주 등을 삼간다. 낯선 사람과 데이트를 할 때 경계심을 늦추지 말고, 특히 술을 마시지 않도록 주의한다. 요즘 시중에는 단기 기억 상실을 가져오는 불법 약물이 돌아다닌다. 어떤 남자들은 여자들에게 정신을 잃게 한 뒤 강간하려고 약을 먹인다(8장 폭력, 158쪽 참고).
- 섹스를 한다면, 피임이 필요하다(13장 피임 참고). HIV를 포함한 성병에 대한 예방책을 배워야 한다(14장 성병, 15장 에이즈 참고). 상대 남성과 안전한 섹스에 대해 터놓고 말하는 것은 사귄 기간을 막론하고 어려운 이야기일 수 있다. 아래 사항들이 도움이 된다.
- 건강을 지키면서도 즐겁고 만족스럽게 성행위를 할 수 있는 방법을 먼저 배운다(11장 성생활 참고). 파트너와 얘기할 때 내가 '할 수 없는' 부분만을 대화의 주제로 삼을 필요는 없다.
- 나만의 원칙을 정한다. 성관계를 하는 모든 여성들은 어떤 위험을 감수하고 어떤 위험은 피해야 하는지 택한다. 성관계에 들어가기 전에, 특히 자신의 판단 능력이 상당히 흐려져 있을 때라도, 이미 정해 둔 자신의 한계와 요구 조건을 명심해야 한다.
- 가능하면 일이 더 심각해지기 전에 상대 남성과 안전한 성생활에 대한 대화를 유도한다. 이미 성행위를 시작했어도, 잠깐 중단하고 대화를 시작한다. 다른 여성들에게 처음에 어떤 방법으로 이런 대화를 시도했는지 물어본다.
- 안전한 섹스를 위한 도구들에 친숙해진다. 직접 콘돔을 풀어 보기도 하고, 때로는 바나나에다 씌워 보는 연습도 해 본다. 믿을 만한 친구들과 섹스와 데이트에 대한 유용한 정보를 공유한다.
- 상대 남성에게 콘돔을 쓰게 하기가 도저히 불가능할 것 같으면, 페미돔(여성용 콘돔)처럼 남성의 도움이 필요치 않은 다른 도구를 찾아본다(13장 피임, 285쪽) 아무것도 쓰지 않는 것보다는 어떤 보호 도구라도 사용하는 편이 훨씬 낫다.

친구의 도움을 받거나 새로운 정보를 계속 입수하고, 슬기로운 지혜를 발휘하는 연습을 통해 자기 몸과 마음을 더 안전하게 지킬 수 있다. 내게도 데이트 강간이나 성병 감염이 얼마든지 일어날 수 있음을 인식해야 이런 위협에 대비할 수 있는 중요한 방책에 집중할 수 있다. 또 위험에 정직하게 맞서고, 산다는 것이 때로는 위험을 감수하는 것임을 인정해야만 상처를 입었을 때 필요한 지원을 서로 주고받을 수 있다.

여성들은 독신의 가장 힘든 점은 외로움이 아니라 바로 이 같은 끊임없는 사회적 공격이라 말한다.

나는 혼자 살면 밤늦도록 하고 싶은 대로 하고, 어떤 행동을 할 때 다른 사람의 기분을 살필 필요가 없다는 자유로움 때문에 독신을 동경했어요. 그런데 영화관에 가는 것은 좋아하지 않아요. 이상적인 연애 영화를 볼 때면 그런 사랑과 무관한 내 인생은 쓸모없다고 느껴져요. 이런 영화들은 독신자를 위해 이런 경고문을 실어야 해요. '이 영화는 당신을 지독한 자기 연민에 빠지게 할 위험이 있습니다. 아무리 당신이 완벽하게 행복하더라도.'

나는 서른 살이고 결혼은 안 했어요. 주변 사람들은 나를 무책임하다거나 문란하다고 생각하는 것 같아요. 부모님이나 직장 동료들이 사귀는 사람 있냐고 자꾸 물을 때마다 농담으로 넘기면서 속으로 '나는 지금 충분히 행복해. 당신들은 그걸 절대 이해할 수 없을 거야.' 하고 말하지요.

애인과 깨졌을 때, 다행스럽게도 나를 다독여 주는 따뜻하고 애정 어린 친구들을 알게 됐어요. 그런데도 온몸으로 나누는 친밀한 접촉이 부족함을 느꼈어요. 그렇지만 신체 접촉에 굶주려서 허둥지둥 새로운 관계로 달려들고 싶진 않았어요. 해결책의 하나로 몇 달 동안 2주에 한 번씩 마사지를 받았죠.

스스로 행복하고 자신감에 차 있을 때, 우리는 더 자유롭게, 더 신중하게 앞으로 가까이 지낼 남성을 선택할 수 있다. 남성과 안전하고 평등한 관계를 만드는 것은 서로 매력을 느끼고, 존경하고, 사랑하기 위한 도전 과제가 된다.

이성 관계의 갈등

나눔의 관계를 향해

건강한 인간관계는 건강한 삶의 일부이며 건강한 관계에서는 권력이 절대 오용되거나 남용되지 않는다. 그러나 여성과 남성의 권력 수준은 개인적, 육체적, 사회적, 경제적, 지적, 정치적 면에서 서로 다르며 주로 사회적으로 결정된다. 이런 불균형은 우리가 상대에 대해 생각하고 행동하고 관계 맺는 방식에 영향을 미친다. 남들이 두 사람을 어떻게 인식하고 대우하느냐는 불가피하게 나와 그가 우리 관계를 어떻게 느끼고 어떤 행동을 할지에 영향을 준다. 친밀한 관계를 시작하거나 발전시키려 할 때, 우리는 투쟁의 일환으로 이런 불평등을 해소하고 우리에 대한 사람들의 기대와 정형화된 여성상에서 벗어나야 한다.

사회 경제적 권력

돈은, 권력의 가장 보편적 자원으로서 사회 권력을 상징한다. 대부분의 사회에서 여성은 전체 노동력의 절반을 차지하지만, 여성의 노동은 남성의 노동에 비해 보상이 적다. 맞벌이 여성 대부분은 함께 사는 남성보다 적은 임금을 받고 있다. 나이가 들수록 그 격차는 커진다. 특히 사회가 남성을 부양자로 규정한 통념을 고수한다면 구조 조정, 강제 퇴직, 실업, 심지어 임금 인상 문제까지도 애정 관계에 크게 영향을 미친다.

난 네 아이를 둔 도미니카 여자에요. 미국에서 산 지 10년이 됐어요. 내가 자랄 때, 우리 집에선 어머니가 가장이셨죠. 도미니카 사회에선, 남자가 가장이고 여자는 집에서 남편과 아이들을 돌보는 게 보통이었지만요. 세월이 흐른 지금은 사회가 변해서, 여자도 사회에 진출해서 자기 일을 가질 기회가 넓어지고 있습니다. 여성들의 사회적 지위, 가정에서의 위치, 직업 경력에 따라 다르겠지만 말이죠. 딸을 키우면서 어떤 문제에 부딪치면, 어머니가 하던 방식으로 문제를 풀어나가요. 늘 내 자신에게 어머니가 했던 것, 바로 그 만큼만 기대하죠. 우리 집에서는 남편과 내가 동등한 경제력과 의사결정권을 행사해요. 이 부분은 특히 중요하죠. 남편이 내 인생을 좌지우지하거나 내 계획에 간섭하는 건 싫어요. 난 내 자신과 내 딸이 물질적으로나 정신적으로 행복할 수 있게 열심히 일했어요. 또, 내가 남편을 보살피고 항상 그의 성취를 돕는 것같이 나도 그에게 배려 받고 도움 받기를 기대하고 요구하죠. 나는 남자가 가장이 되도록 내버려 두고 싶지 않아요. 그건 내가 이루고 싶은 일, 하고 싶은 일에 대한 통제권을 잃는다는 의미니까요.

노예 제도, 고용 차별, 형벌 차별의 역사 때문에 많은 아프리카계 미국 남성들은 아프리카계 여성들보다 운신의 폭이 좁았다. 이런 맥락에서 한 흑인 어머니와 성장한 딸들은 남성들과 서로 주고받는 관계를 맺기가 어려웠다고 회상한다.

미국 사회에서 흑인 남성은 열악한 처지였죠. 남성이 가족과 여성을 부양하지 못할 때가 많다 보니 우리는 세대를 거치면서 독립적인 가장이 되는 것을 배웠어요. 이런 사회화는 시간이 흐르면서 여성이 강한 역할을 할 수 있게 해 주었어요. 전통적인 남성 역할이요. 그렇지만 관계에서 역할을 다시 정의해야 되니 힘들어요. 흑인 남성에겐 특히 힘든 문제죠. 그들에게 '전통적인 남성'의 자리란 오직 가정에서만 찾을 수 있을 테니 말이죠. 강인한 흑인 여성이 주는 위협감과 독립성이 긴장을 만들죠.

남성들은 흔히 여성이 직업을 가지고 있다 하더라도 가사노동과 양육을 책임져야 한다고 주장한다. 많은 가정에서 여성은 임금 노동자이자 보모이자 주부다.

권력의 모습은 거의 관계 초기에 드러난다. 데이트가 좋은 예다. 저녁 식사와 데이트 비용을 남자가 부담하는 관행을 편하게 느끼는 여자들도 있지만, 부담스러워하는 여자들도 있다. 어떤 때 남자들은 이를 이용해 여자가 빚진 느낌이 들게 만들어 성관계로 '보답'해야 한다는 암시를 준다.

그는 두 번째인가 세 번째 데이트에서 같이 자자고 했어요. 그래서 나는 우리가 안 지 얼마 되지 않은 상황이라 싫다고 했죠. 그러자 그는 "그동안 공을 들인 가치가 있었는지 확인하고 싶었을 뿐이야." 하며 투덜댔어요.

어떤 남자들은 데이트 비용을 부담스러워하면서도, 정작 비용을 분담하자고 하면 데이트 비용 지불로 얻게 되는 통제권을 포기하기 싫어 망설인다. 유연한 생각을 하는 남자들도 있다. 한 여성은 이렇게 말한다.

남자와 데이트할 때 내 몫은 내가 지불해야 한다고 생각해요. 지금 내가 만나는 남자는 나보다 훨씬 더 돈을 많이 벌고, 즐기는 데 돈 쓰는 것을 좋아하죠. 우리는 자주 서로의 예산 범위에서 할 수 있는 일을 찾다가 말다툼을 해요. 그는 우리 데이트가 내 예산에 맞춰 제한된다고 느끼는 거죠. 가끔씩은 서로 양보해서 그가 돈을 내고 좀 특별한 일을 즐기기도 해요.

길든 짧든 우리가 맺는 모든 관계에는 우리가 맞서 싸워야 할 사회 경제적 권력의 역학이 존재한다. 여성이 동등한 임금과 동등한 직업을 얻기까지는 오랜 시간이 필요하다. 그렇지만 우리는 우리가 맺는 사적인 관계에서부터 양쪽의 기여가 동등하게 평가되어야 함을 강조해야 한다.

힘을 기르다

가끔씩은 내게는 재능이 있고, 난 그것을 잘 활용하고 있다 자부심을 느끼는 게 필요해요. 노래 부르거나 춤출 때, 일에 대해 이야기할 때 그런 자부심을 느끼지요. 내가 가진 이 귀한 재능들을 독립적으로 인식할 필요가 있어요.

나는 혼자 있을 수 있고, 내 일은 내가 알아서 할 수 있다는 게 좋아요. 지난 5년 동안의 새로운 일이죠. 이런 경험은 나를 더 강하고 위대한 사람이라고 느끼게 합니다.

나는 교사예요. 진짜 내 적성에 맞는다고 생각하고 자부심을 느껴요. 교사로서 받는 존경은 내 힘을 자각하게 해 주지요. 나는 이런 자각을 인간관계에 적용합니다.

개인이 가진 힘에는 자립심, 적극성, 생계를 꾸려갈 능력, 독립심, 자신감 등이 있다. 우리 대다수는 이런 자질을 갖춘 남자를 찾고 글자 그대로 그를 꽉 잡으라고 배웠다('대단한 인물이 될 수 없다면, 대단한 인물의 부인이 돼라'). 우리 인생은 이런 식으로 채워질 수 있다고 여겨졌다. 그러나 남성을 사귀는 것은 단지 삶을 풍요롭게 하는 방법이 아니라 완전한 성인이라는 정체성의 기초가 된다. 따라서 우리는 모순적인 상황에 처하게 됐다. 강해지기 위해 우리 중 많은 이들은 짜여진 각본대로 적당한 남성을 찾았다. 그러나 내부의 힘을 억누르면서 그저 봉사하는 역할에 머무는 자신을 발견했다.

지금 생각하면 정말 바보짓이죠. 아버지뻘 되는 남자와 한, 불타는 연애는 내 인생에 크게 영향을 미쳤어요. 그 관계에서 이용당했다는 것을 지금은 알아요. 관계가 끝난 지 3년이 지났는데도 상처는 아물지 않아요. 모르는 사이에 내 자신에 대한 통제권을 포기하고 남에게 맡겼던 경험은 나를 완전히 바꿔 놓았어요.

그렇다면 체력에 관해서는 어떨까?

남자들이 내게 권력을 행사하던 방식은 내 몸을 보는 시선이었죠. 좀 더 날씬해야 한다거나 자기가 원하는 것을 하기에 적당한 몸이 아니라는 사실을 내게 알리곤 했죠.

많은 여성들은 체력이 강한 것은 여성답지 못하다고 교육받아 왔으며, 남성의 우월한 체력은 무언의 위협이 되어 성관계에서 여성을 제압한다든지, 다툴 때 겁을 주는 등 여러 문제를 일으킨다. 폭력이나 폭력에 대한 위협이 항상 존재하는 사회에 살고 있는 여성들이 이런 두려움을 갖는 것은 당연하다. 여성은 체력이나 능력이 부족하다는 사회적 이미지를 거부할 때, 새 기술을 배울 수 있고 육체적으로 더 강해질 수 있으며, 자아 존중감을 높일 수 있다.

쉰네 살 때 나는 태권도에 몰두했죠. 개인적으로 무술이란 참 매력적인 것이라 생각했지만, 직접 해 볼 엄두를 내지는 못했어요. 그러다가 오랜 세월 내 자신이 현상 유지만 해 온 걸 깨뜨리고 싶었고 인습에서 벗어난 일 한 가지쯤은 괜찮겠다고 생각했죠. 난 결혼 생활 내내 남편에게 맞서본 적이 없었는데 태권도를 배우면 적극적이 될 수 있을 거라고 생각했어요. 남편은 물론 그 '남성적'인 활동을 영 못마땅해 했지만, 나는 태권도를 계속했어요.

여성은 힘을 갖는 것을 불편하게 여기게끔 교육받았다(체력이 세지는 것은 숙녀답지 않다!). 우리 여성들이 사회적으로 기대되는 대로 행동할 때 우리가 가진 힘도 거의 전부 빼앗긴다.

학위 과정을 시작했을 때는, 이 분야에서 정말 유명해져야겠다는 야심에 가득 차서 대통령이나 국회의 자문 역할을 하겠다는 상상도 했어요. 그런데 남자 친구를 사귀게 되었고, 점점 더 많은 시간을 그와 같이 보냈지요. 그는 내가 자기 일을 전적으로 지원해 주기를 바랐고, 나는 전공 분야가 같았기 때문에 그를 많이 도우면서 학업을 계속했죠. 하지만 결국 나는 2년간 뒷바라지만 한 끝에 내 야망을 포기했어요. 학위를 마친 뒤에도 그와 떨어지지 않기 위해서 그 도시에 남아야만 했어요. 나는 별 볼일 없는 일이라도, 일주일에 사흘이라도 일자리를 얻기를 꿈꿨죠.

헤어지고 나니, 모든 가능성이 다시 열렸고 내가 지녔던 야망을 다시 생각할 수 있게 됐어요. 내가 상상했던 수준으로 성공했을 가능성을 생각하면 섬뜩해요.

전통적 역할을 넘어서

내가 양성애자라서 감사하는 이유 중 하나는 인간관계에서 수많은 다양한 인간관계를 이룰 수 있게 해 주고 관계의 의미에 대한 질문을 던지게 해 주기 때문이죠. 남자와 함께 있을 때 나는 여전히 인습에 빠져드는 걸 깨달아요. 내 일부는 결혼, 집, 아이 갖기, 영원히 변치 않는 사랑 등에 대한 전형적인 환상을 시작하는 거죠. 하지만 동성애 관계 덕분에 내게 열려 있는 모든 의문점들을 잊어버리지 않아요. 또 상황이 바뀌어 여자 애인과 있다고 해보죠. 여기서는 이전 그 남성과의 경험이 내게 다시 물음표가 되는 겁니다. 내 친구 둘은 서로 사랑해서 7년이 넘게 사귀었지만 같이 살진 않아요. 또 어떤 커플은요, 성적으로 일대일 관계를 유지하진 않지만 둘만이 느끼는 친밀함이 있죠. 나는 그렇게 할 생각은 없지만, 그들을 존경하고 배울 점은 그들이 짜여진 각본을 그저 따라가는 게 아니라 자기들에게 맞는 관계를 만들었다는 것이죠.

역할은 연극의 배역과도 같다. 우리는 아기 때부터 배운 각본에 따라 어떻게 하면 좋은 성적 파트너가 되고, 아내가 되고, 엄마가 되는지를 익힌다. 그 각본은 우리를 그것에 대한 의심 없이 고정된 역할에 빠져들게 한다. 여성과 남성은 여성적 역할과 남성적 역할에 대한 개념을 형성하는 각자의 신념과 경험을 바탕으로 관계를 맺기 시작한다. 우리 중 어떤 이들은 혼란스러운 개념 속에서 자란다.

내가 자랄 때 우리 집은 남녀 구분이 없다고 믿었어요. 우리 다섯 자매는 항상 여성이 남성과 동등하다고 들었고요. 저녁 식탁에서는 아주 흥미롭고 시사적인 토론도 하고, 아무런 제약 없이 지적인 논쟁을 했어요. 나중에서야 깨달았지만, 그때 우리와 아버지가 흥미로운 토론을 할 때, 어머니는 식탁을 치우고 계셨던 거예요. 어떤 때는 아버지가 어머니에게 커피를 가져오라고 시켰고. 이런 경험은 내 결혼 생활에 영향을 줬어요. 나는 남편과 지적으로 동등하거나 더 우월하다고 느끼지만, 내 일을 할 때면 식구들이 내게 맞춰야 하니까 그걸 편하게 여기기는 어려워요.

세상에는 다양한 모습의 여성과 남성이 있듯이 어린 시절에 배운 성역할 교육과 화해하는 방법도 다양하다. 어떤 여성들은 구시대적 편견을 집어던지고, 상처에서 다시 시작한다. 어떤 이들은 부분적으로든 전체적으로든 우리가 배운 데서 편안함을 느낀다. 그러나 우리가 가장 좋아하는 관계는 가장 익숙한 각본에 따른 게 아니라 두 사람이 함께 써나가는 것이라는 점을 우리 중 많은 이들은 알고 있다.

우리 집은 문제가 있는 집이었어요. 내가 큰딸이었는데 결국 기본적으로 내가 집안을 책임지게 됐죠. 이런 경험 때문에 나는 뭐든 내 손으로 해야지 다른 사람에게는 못 맡겨요. 내가 그이와 살림을 합쳤을 때 가구 배치도 전부 내가 했고, 공과금도 내가 내고, 집을 어떻게 치우고 살아야 하는지도 내가 얘기했어요. 요즘 들어 우리는 이 문제에 대해 얘기를 나누고 있어요. 어느 만큼이 내 통제 욕구 때문인지, 또 우리가 전통적인 남녀 역할 구분에 빠져 있어서 비롯된 부분은 어느 만큼인지에 대해서요.

우리에게 성역할을 가르치는 것은 단지 정서나 전통에서 나온 것이 아니라 우리를 기존의 사회 규범에 맞추기 위한 것이다. 관계를 변화시키기 위해 투쟁할 때 우리는 직장의 성 차별을 근절하고, 자녀 양육을 위한 사회적 장치를 만들고, 아직도 남아 있는 여성의 법적 불평등을 없애는 일들을 동시에 해야 한다. 사회가 우리의 바람을 지지하지 않을 뿐 아니라 오히려 적극적으로 반대하고 있는 지금 같은 과도기에 우리는, 여성들이 바라는 형태의 인간관계를 우리 사회에 적응시켜야 하는 과제를 안고 있다.

변화를 향해

고정된 역할을 바꾸기 위해 작은 일부터 시작할 수 있다. 실천 계획을 세우고서 직무 능력을 키우거나, 관심 영역이나 수익성 있는 일에 시간을 투자하면 된다. 관계가 불만족스럽다면 우리는 떠나 버릴 수도 있고 파트너의 태도나 관계의 구조를 바꾸기 위해 열심히 노력할 수도 있다.

아이들이 어느 정도 자라서 책임감을 가지게 됐을 때 내가 전일제 일을 준비하면서 변화가 시작됐습니다. 그때 난 남편을 좀 더 가정생활에 적극적인 사람으로 바꿔야 한다고 생각했습니다. 그는 집안일을 모두 내가 정리하기를 바라는 수동적인 사람이었거든요. 상담 치료사는 내게 가정 살림에 필요한 일들을 목록으로 만들라고 하더군요. 써 놓고 보니 아주 긴 목록이었고 점점 더 늘어났죠. 몇 주에 걸쳐 완성했을 때, 그중 95%를 혼자 했다는 걸 알았습니다. 이 엄청난 양의 일을 혼자 떠안고 있었다는 데 정말 화가 났습니다. 결국 파업을 하기로 결심했죠. 우리는 가사 노동과 요리와 양육을 더 공평하게 분담하는 체제를 천천히, 고통스럽게 만들어 나갔어요. 남편은 하기 싫은 일은 '할 수 없다'고 생각했고, 그래서 고통스러웠어요. 하지만 난 이 모든 과정이 바로 변화의 시작이기에 가치 있는 것이라고 나 자신을 설득하면서 경영대학원에 갈 준비를 마쳐 놓았지요.

대학원에 가기 6개월 전쯤, 아이들에게도 식기세척기 사용법, 간단한 요리법, 부엌 바닥 청소, 침실 정리 등을 가르치기 시작했습니다. 일거리 목록을 만들고, 식구 모두 일주일에 적어도 한 가지 일은 하도록 했지요. 식구들이 요리를 하고 나는 도움이 필요할 때만 옆에 있으려고요. 그러고 나서 나는 경영대학원 주간 과정에 등록을 했고, 곧 공부에 치이게 됐어요. 열심히 공부했죠. 내가 예상했던 것보다 경쟁이 훨씬 더 심했고, 수업이 끝나도 집에 곧장 오지 않았고 밤늦게까지, 심지어 토요일 일요일에도 모여서 공부를 했어요. 식구들이 좋아할 리가 없지요. 애들은 다른 엄마들은 그렇지 않다면서 투덜댔어요. 우리 식구는 생활에 질서가 필요했고 한동안 혼란스러웠죠. 그렇게 1년이 지나고 나니 가족의 역할 분담이 꽤 자리를 잡았어요. 나는 진짜로 가정에서 독립하게 된 거죠. 나는 이제 더는 예전에 살던 대로 살지 않아요.

진정으로 서로 돕는 관계를 만들려면 '일'을 분담하는 것(교대로 보모에게 연락하거나 공과금을 내는 등)과 '계획'을 분담하는 것(보모가 필요한 시기, 아이가 병원에 가야 할 때, 장기적인 재무 계획 등에 대한 검토)은 다르다는 것을 알아야 한다.

여성과 남성의 사귐을 방해하는 것들

서로를 잘 알고 깊이 있는 교류를 나누는 데에는 결점을 보여 주거나, 비밀을 알려 주거나, 타인에게 완전히 의지하고 또 그가 나를 의지하도록 할 만큼 신뢰하는 등 많은 다양한 면이 있다.

친하다는 건 내가 오랫동안 정말로 깊이 알게 되고, 나를 잘 알고, 내 장점과 단점을 모두 보여 줄 수 있는 그런 사람을 인생에서 얻는 거예요.

애정 관계에서 충실하겠다는 약속은 초기의 열정이나 긴박감이 관계가 깊어지면서 극적인 분위기가 줄어들어도 관계를 위해 노력하겠다는 뜻이며 힘들고, 끔찍하고, 고통스럽고, 비참하고, 걱정스러운 시기를 함께 헤쳐 나가는 것을 의미한다(이것도 나름의 방식으로 극적일 수 있다!).

나는 아직도 관계의 초기에 느끼는 열정적 흥분에 빠져 있어요. 하지만 이제는 나이가 들었고 그런 흥분은 오래 가지 않는다는 것을 알 만큼 많은 남자를 사귀어 봤지요. 우리는 열정을 다시 불붙일 수 있고, 가끔씩 그를 처음 만났을 때부터 가져온 열정을 느끼기도 하지만 확실히 매일 24시간 내내 그렇지는 않죠. 불꽃 튀는 관계를 유지하려면 시간과 노력이 많이 들어요. 때때로 다른 남자에게 매력을 느끼지만, 내가 익숙해지는 걸 두려워하고 열정적인 관계를 원하기 때문이라는 생각이 들어요. 그래서 한 사람한테 몰려 있는 밀도 높은 관계를 여러 곳으로 분산시켜 봅니다. 나이가 들면서 이 사람이 나와 함께할 사람인지 아닌지를 더 생각하게 돼요. 처음의 그 열정이 매일 밤 계속되지 않아도 괜찮아요.

친밀함에 대한 두려움

이전에 맺은 관계에서 자신의 소망과 열정, 정체성까지 연인에게 동화시켜서 자신이 원하는 것을 보지 못했던 사람이라면 다른 사람과 지나치게 가까워지는 것에 두려움을 느낄 수도 있다.

그 사람의 세계에서 그의 주위를 천천히 맴도는, 위성 같은 존재가 되고 싶었어요. 그 사람의 삶, 일, 친구, 에너지가 나를 끌어당겼지요. 나는 내 존재에 대해 인식하지 않을 때 오히려 더 안정감을 느꼈어요. 그런데 바로 이것이 그 사람과 나, 우리의 결혼 생활을 숨 막히게 했지요.

우리는 독립과 자기만족 사이에서, 그리고 함께 지낼 때 느끼는 안정감과 떨어져 있고 싶은 욕구 사이에서 자주 갈등을 겪는다.

두 번째 결혼에서 한 가지 분명한 것은, 내가 더 나이가 들었기 때문에, 그리고 지금 남편 덕분에 첫 남편하고보다 지금 남편과 더 친밀하게 지낸다는 것입니다. 나는 그이를 첫 남편보다 훨씬 더 마음 깊이 좋아하고 있습니다. 어느 날 그가 한밤중까지 들어오지 않으면 무척 괴롭습니다. '세상에, 나 혼자서는 아무것도 할 수 없는데.' 하는 뜻은 아닙니다. 혼자서 잘할 수 있고 잘해 왔거든요. 다만 마음 깊이 열정적으로 누군가를 그리워하는 거죠. 이건 모순된 거예요. 나는 그동안 여성운동에서 말하는 '슈퍼우먼'의 자족적인 상태에 강하게 동질감을 느껴 왔거든요. 하지만 남편에게 무슨 일이 일어난다면 얼마나 고통스러울지, 그리고 삶이 얼마나 공허하게 느껴질지 확실히 압니다. 이건 내 삶이 남편에 대한 집착으로 가득 차 있기 때문이 아니라 상당히 깊은 헌신과 감정을 남편에게 쏟는 위험을 감수하는 것이죠.

남성에겐 능동적이고 지배적인 역할을, 여성에겐 수동적이고 종속적인 역할을 강요하는 이 사회에서는 이런 갈등이 증폭된다. 우리가 남성의 권력과 특권을 의식하기 시작하면, 친밀성에 자연스럽게 따라오는 마음 약해짐에 두려움을 느낀다.

나는 포르노그래피와 아동 성폭력, 그리고 여성의 성적 노예화에 대해 강연하고 글 쓰는 일을 하고 있습니다. 나는 항상 두 개의 현실 속에 살고 있어요. 하나는 남성 우월주의 문화 속에 사는 것이고, 또 하나는 성 차별주의자가 아닌 남성과 좋은 관계를 맺고 있는 것입니다. 가끔씩 정말 강한 여성이고 여성주의자가 되려면 혼자 살아야 한다고 생각했기 때문에, 내가 사랑하고 신뢰하고 의지하는, 또 나를 돕고 사랑해 주는 그가 있다는 사실에 죄책감을 느끼곤 했지요. 하지만 지금은 '그래야만 한다'고 걱정하지 말고 내 특별한 삶을 즐기자고 생각해요.

나 자신이 더 강하다고 느끼고 자신감이 커질수록 자아를 잃을 거라는 두려움 없이 누군가에게 더 가까이 다가갈 수 있었어요.

친밀성을 드러내는 다양한 방식 → 11장 성생활

내 생각에 섹스를 넘어서서 친밀해지는 것은 오랫동안 속 깊은 대화를 나누는 거예요. 연애에 대한 내 환상은 그런 대화에 대한 거죠. 계속해서 대화를 하다 보면 결국 매번 아주 중요하고 재미있는 얘기가 나오는 그런 환상 말이에요. 그러나 그 사람은 할 말이 있을 때만 대화하는 것이라고 생각해요. 나는 아주 다양한 시각에서 모든 것에 대해 이야기하고 싶어요. 그 사람은 이걸 수다스럽고 지루하고 방해된다고 여기고. 속내를 숨기는 사람은 아니지만 자기 혼자서 일을 해나가기를 원해요. 그 사람이 생각하는 친밀함이란 캠핑을 가거나 카누 타는 것처럼 뭔가를 같이 '하는' 거죠. 그이는 내가 제일 소중히 생각하는 부분을 진짜 모른다는 생각이 가끔 들어요. 나도 마찬가지일 것이고.

여성은 흔히 친해지는 방법으로 대화를 중요시하는 반면 남성은 대부분 신체적 행위나 성적 접촉을 통해 친밀감을 표현한다. 우리 사회는 아직도 '강하고 과묵한' 사람을 이상적인 남성으로 쳐준다. 상당수의 남자들은 자기를 드러내는 것을 두려워한다. 부드러운 면을 보이는 것은 남자답지 못하다고 여긴다. 우리 사회의 성 차별적인 문화는 타인과 관계 맺는 사적이고 '여성적인'인 방식에 가치를 두지 않기 때문에, 남성들은 대부분 이런 방식을 배울 동기를 찾지 못한다. 이런 사회 질서는 남자들에게 비싼 대가를 치르게 한다. 이런 문화가 아니었으면 '성공했을' 많은 남자들이 감정적으로 황폐해진다. 이런 남성들에게 친밀함을 원하지만 뭔가 굉장히 부족함을 느끼는 여성들 역시 비용을 치르는 것이다. 흔히 커플 관계의 감정적 기후는 여성의 몫이다. 그리고 많은 남자들이 여자 친구 외에 친한 친구가 드물거나 없기 때문에 결국 여성이 엄청난 에너지를 소비하며 감정적 지원을 해야만 한다. 여성은 또다시 '보이지 않는' 감정 노동에 휘말리는 것이다. 여성의 에너지는 때때로 관계를 유지하는 데에 다 소진돼 자기 자신의 성취나 발전에서 여성을 멀어지게 한다.

인간관계를 위해 어떻게 노력하는지, 좋은 친구가 되는 법은 무엇인지 등 개인적 성장이라는 면에서 많은 남자들이 아직 여자들에 비해 뒤처진다. 그러나 우리 사회가 이런 일들을 격려하지 않음에도 이런 주제에 관해 의견을 나누고, 친밀한 사적 관계에 필요한 능력을 배우고, 아이와 아내, 연인 그리고 친구들의 관계에 좀 더 집중하는 법을 배우기 위해 모임을 가지는 남성들도 있다.

친밀성이 제자리를 찾는다면 우리 삶의 다른 부분을 풍요롭게 하고 에너지와 창의력을 북돋아서 우리를 기분 좋게 할 것이다.

갈등 해결

어떤 오래된 관계에서도 골치 아픈 논쟁거리나 문제가 생기기 마련이다. 서로에게 얼마나 잘 '맞는'지, 관계를 맺기 위해 얼마나 애를 썼는지, 또 함께 있을 때 얼마나 안정감 있고 관계가 튼튼한지와 상관없다. 우리는 좋은 상대를 선택했고, 현명한 결정을 내렸다고 믿고 싶기 때문에, 힘들고 아픈 일을 직시하는 게 두려울 수도 있다. 마주치기 두려운 것을 인식하게 되거나 골 깊은 갈등을 인정하게 되면 인생에서 중대한 실수를 했다고 생각할 수도 있다. 때때로 화가 날 때, 이 분노를 즉시 누그러뜨리지 않으면 통제 불능의 상황이 되어, 결국 파경에 이르지 않을까 하는 두려움을 갖는 것도 이 때문이다.

그러나 갈등을 회피하고만 있는 것은 평화를 유지하고 상황을 개선하기보다는 침체와 분노만 낳는다. 갈등은 문제를 해결하는 창조적인 과정의 일부다. 우리가 갈등의 사회적 측면을 이해할 수 있게 되면, 잘못되고 있는 일에 대해 자신을 비난하거나 상대방을 비난하는 식의 흔히 겪는 함정을 피할 수 있다.

통념에 대한 끊임없는 문제 제기

이성애 관계에서 우리가 진정으로 원하는 것이 무엇인지를 명확히 하고, 인습은 반드시 극복되어야 한다는 점을 명확히 하려면 의식적으로 계속 노력해야 한다. 우리가 관계의 변화를 시작하는 한 가지 방법은 우리가 원하는 남성상을, 또 남성과 처음 만났을 때 그들을 대하는 습관을 다시 생각해 보는 것이다. 처음 사귈 때부터 변화를 만들어 나가는 것은 이후의 관계에서 갈등을 해결하기 위해 균형을 맞추는 데 도움이 된다.

나는 내가 아주 재미있는 남자와 결혼하는 거라고 생각했어요.

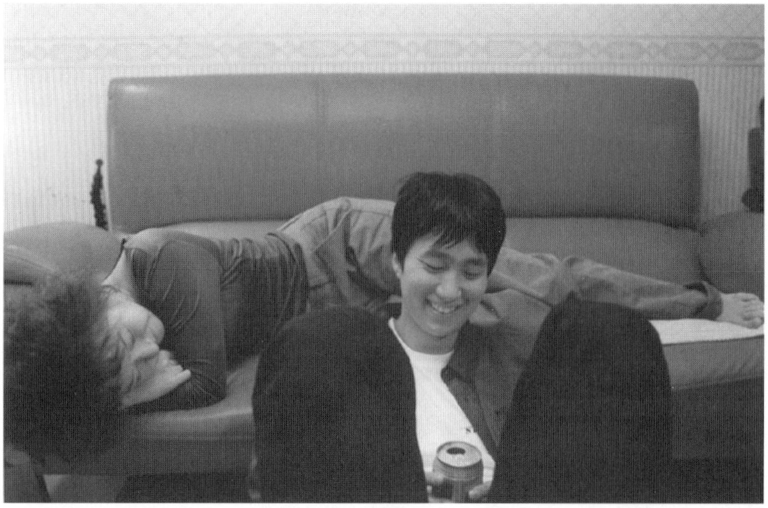

남자는 강하고 과묵해야 한다고 믿으며 자랐다면, 서로 마음을 터놓고 얘기하자고 말해 왔을지라도 상대 남성의 약한 모습을 보는 게 낯설게 느껴질 수 있다. ©청년필름, 질투는 나의 힘, 2002

그의 활동적인 모습이 그가 바라는 통제권의 표현이라는 걸 몰랐지요. 나는 그저 흥미롭고 에너지 넘치는 모습만 봤어요. 그런 것들이 결혼 생활에서 나를 위축시킬 거라는 건 깨닫지 못했죠. 나는 단지 얼마나 '멋지게' 보이느냐보다 내게 어떤 기분이 들게 하느냐가 중요하다는 걸 배웠어요. 이제 나는 누군가를 처음 만날 때부터 이 사람과 함께 있으면 내 기분이 어떤가에 집중해요. 그 남자 앞에서 내가 별로 기분 좋지 않다는 게 확실히 느껴지면, 그 남자가 얼마나 열정적이고 명석하냐에 상관없이 관심이 없어지죠.

그러나 관계가 오래 계속되어 벌써 두 사람의 행동 양식이 고정되어 버렸을 때, 자신의 행동을 변화하거나 상대방 남성을 변화시키는 것이 두렵게 느껴질 수 있다. 남자는 강하고 과묵해야 한다고 믿으며 자랐다면, 서로 마음을 터놓고 얘기하자고 말해 왔을지라도 상대 남성의 약한 모습을 보는 게 낯설게 느껴질 수 있다. 남성과 가사 노동을 분담하기를 원하면서도 그가 직장을 그만두거나 '남자답지 못한' 사람이 되어 내 영역을 침범하지 않을까 두려워할 수도 있다.

15년간 가정주부로 지내고 나서, 공부를 계속해야겠다는 생각이 들었어요. 남편과 나는 모든 일과 책임을 분담하기로 했고, 그래서 학교를 무사히 마치고 직장을 얻을 수 있었어요. 모든 게 순조롭다고 생각했죠. 딸아이가 남자 친구와 문제가 생기고, 어느 날 남편이 그 얘기를 꺼내기 전까지는요. 그동안 많은 일이 있었는데 나는 하나도 몰랐더라고요. 꽤 충격을 받았죠. 내가 이제 가족의 '중심'이 아니라는 점에 놀랐지요. 여러 해 동안 난 가족의 세세한 일까지 다 알고 있었고, 그건 내 영역이었기에 큰 상실감을 느꼈어요. 그러나 균형을 위해선 변화가 가족 모두에게 좋은 일이었죠. 가족의 중심 역할을 할 때 나는 내 자신의 다른 부분을 발전시키지 못했고, 내가 세상 밖으로 나오자 남편은 아이들과 훨씬 더 많이 가까워졌죠.

시간이 흐름에 따라 우리는 이런 관계의 역할 분담을 다시 협상하게 된다.

우리는 결혼한 지 41년 된 부부입니다. 여성운동의 영향으로 우리 부부 관계는 최근에 변화했어요. 내 남편은 그야말로 이론 지상주의자죠. 그는 나보다 훨씬 많은 분량의 여성학 관련 서적을 읽어 대지만, 그에게 저녁 식사를 준비하게 하려면 전쟁이죠.

지금까지 우리는 저녁을 누가 할 것인지를 놓고 대여섯 번 정도 큰소리를 냈어요. 싸울 때마다 결론이 내려지고 잠시 동안 실천이 되지만 그 다음에 꼭 일이 생기는 겁니다. 예를 들어 3주 동안 출장을 갔다 온 뒤 그는 피곤하다고 다시 집안일을 안 하는 거죠. 그래서 우리는 또다시 그 힘든 협상 과정을 반복해야만 했지요. 그는 "당신도 알다시피, 난 너무 게을러. 이런 것들 좀 안 하고 살면 정말 편할 텐데." 하데요. 그이도 문제를 인식하고 있지만, 계속 같은 일이 일어나는 걸 막을 수가 없었던 거예요. 그렇지만 문제를 해결할 수 있었던 건 그가 이 도전 과제에 마음을 열었기 때문이지요.

서로에게 관심을

우리 주위에는 직장일, 친구, 아이, 다양한 활동과 자잘한 일 등 신경 쓸 게 많다. 새로운 사랑은 이 모든 것을 사라지게 하지만, 얼마 안 가 균형이 깨지고 사랑도 아이들 뒤치다꺼리, 빨래, 자동차 수리, 저녁 모임 등에 치이게 된다.

친밀한 관계는 우리의 남은 삶을 유지하는 수단이자 배경이므로 때로는 관계에 온전히 집중해야만 한다.

11년 전 결혼한 뒤로 계속 우리 부부는 일주일에도 몇 번씩 아이들이 잠든 밤에, 거실에서 각자가 좋아하는 의자에 앉아 포도주를 한잔씩 즐기며 얘기를 나눴어요. 그날 일어난 일, 직장에서 있은 사소한 일, 또 우리 부부의 문제라고 느껴지는 일이나 그 밖에 다른 일들에 대해서요. 어떨 땐 시간을 내는 것 자체가 어렵죠. 설거지할 게 남아 있기도 하고, 재미있는 TV 프로그램도 있고, 대화가 딱히 필요하다고 느껴지지 않을 때도 있어요. 하지만 대화가 다른 어떤 것보다 우리 관계를 굳건히 지켜주었다고 생각해요.

오랫동안 삭막했던 시간도 있었죠…… 그가 무언가에 골을 내고 있을 때, 말이 없고 움츠러들어 있을 때, 물끄러미 그를 바라보자면 내가 예전에 이 남자의 어떤 매력에 끌렸던가 싶기도 합니다. 그러고 나면 우리는 오전엔 일을 쉰다거나, 새벽 두 시까지 깨어 있으면서 위기를 극복하려고 노력하고 결국에는 아주 열정적인 사랑을 나누기도 하지요. 그래! 이게 내가 이 사람을 사랑하는 이유야! 하는 생각이 들죠. 그건 단지 오늘이 쓰레기를 버리는 날이라거나 은행에 가야 한다거나 이런 일과 비슷한 단순한 성관계가 아니에요. 그의 '영혼 속'을 들여다보는 일, 내게 정말 가까운 사람을 제대로 바라보는 일이죠.

관계를 풍요롭게 하는 데 하나의 정답은 없다. 우리 각자가 자신을 위해 무엇이 가장 좋은가를 찾아야 한다.

따로 또 같이

나는 늘 시간이 부족한 것처럼 보였는데 왜 그런지 알 수 없었다. 그래서 일과를 점검해 봤더니 이렇게 나왔다. 친구들 5%, 가족 5%, 아이 15%, 일 15%, 생계 10%, 애인 50%.

소름이 끼쳤다. 이 목록을 찬찬히 뜯어보고 그 의미를 이해하는 순간, 내 자신을 위한 시간이 전혀 없다는 것을 깨달았다. 그와 함께 시간을 보내는 데에만 열중하다 보니 나만의 시간을 확보하려는 노력이라든지 동료나 친구들과 어울리는 일은 완전히 팽개쳐 버렸던 것이다……

무엇에나 확신에 가득 찬 세상 남자들의 목소리에서 멀리 벗어나 나 자신의 생각을 알고 싶었다. 내 목소리로 부르는 노래를 듣고 싶었다. 나 혼자서 보낼 시간을 짜 보려고 생각하기 시작했다. — 펄 클리지

우리 대부분은 애인과 휴가를 따로 가거나 각자의 친구를 만나는 것을 자연스럽게 여긴다. 그러나 어떤 이들은 이런 걸 뭔가 잘못된 징조라고 생각한다. 연인들은 때로 상대의 삶에서 어떤 식으로든 배제당할 때 위협감을 느낀다.

내가 그를 만난 지 이제 일 년이 되어 가네요. 나는 그를 정말 좋아하지만, 그는 내 삶의 방식을 이해하지 못해요. 그는 퇴직하고서 자기 인생에서 처음으로 두 다리를 뻗고 쉬는 걸 즐기고 있어요. 그러나 나는 새로 자원 봉사에 나섰고 정말로 나를 기운 나게 하는 수많은 활동을 해요. 그건 바로 내가 늘 하고 싶었던 일이지만 그이에겐 집에 붙어 있지 않고 항상 싸돌아다니는 것처럼 여겨지나 봐요.

오래전에 초대받은 파티에 너무나도 가고 싶어 했던 게 기억납니다. 그때 남편은 그 사람들과 어울리는 것이 싫다며 가지 말자고 했어요. 나는 사실 혼자서 가고 싶었고, 혼자 갔다면 실컷 재미있게 지낼 수 있었을 거예요. 하지만 그 당시에 그렇게 했다가는 분명히 사람들이 '이혼감'이라고 수군거렸을 테죠. 몇 년 전에, 대학생 딸아이가 "나중에 그 사람들한테 아빠는 파티를 정말 싫어하고, 엄마는 가고 싶어 한다고 말해 보지 그랬어요?" 하더군요. 이제는 그런 적이 몇 번 있어요. 얼마 전에는 내가 특별히 좋아하는 어떤 부부와 저녁 식사를 하러 나 혼자 갔다니까요. 파티를 아예 놓치고 남편한테 화를 내거나, 남편을 억지로 끌고 가서 불평을 듣다가 더 있고 싶은데도 일찍 일어나야 하는 것보다 혼자서 가는 게 훨씬 더 좋아요. 이제는 남편이 TV로 스포츠 경기를 볼 때도 별로 화를 내지 않아요. 내가 싫어하는 일이지만요. '둘이 같이' 즐길 수 없다는 이유로 내가 좋아하는 일을 하지 못하고 오랜 시간을 낭비했다는 생각이 들어요.

그이와 나는 13년째 함께 살고 있어요. 같이 사는 거지 결혼했단 의미는 아녜요. 지극히 사적인 계약 관계에 국가가 개입하는 게 우스워 보이는 것 같아요. 그것 말고도, 결혼을 하면 자신이 알아차리지도 못하는 사이 굉장히 많은 전제들을 만드는 것이라고 생각해요. 나는 그이와의 관계를 마음대로 옮겨 다닐 수도 있는 든든한 기반으로 이용해요. 나는 그에게서 상당히 독립된 삶을 살며, 일을 하고 정치적인 모임도 갖고 친구들을 만나지요. 그이뿐 아니라 내 주변 사람들도 내겐 모두 소중합니다.

각자의 통장을 갖는 것이든, 각자 즐기는 휴가든, 각자의 친구를 만나는 것이든, 함께 살지 않는 것이든, 자신만의 영역을 갖는 것이 관계를 위태롭게 하는 것은 아니다. 오히려 이것은 우리에게 성장과 활력을 주고 관계를 새롭게 할 수 있다.

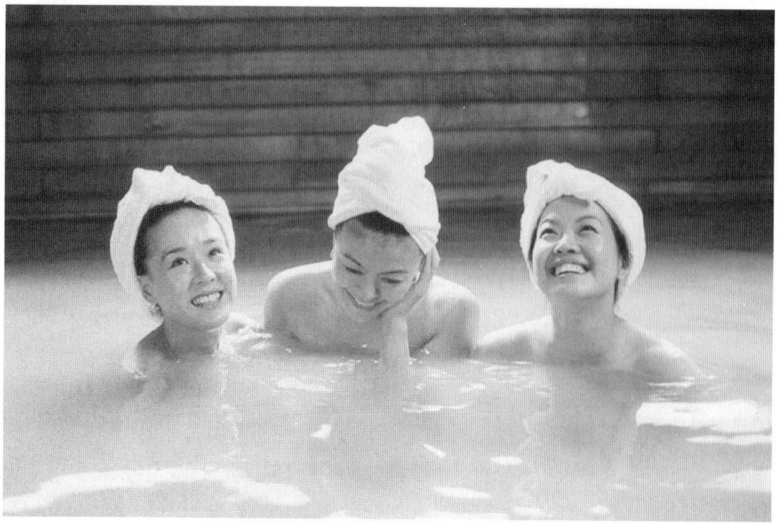

여성들은 언제나 사는 이야기를 시시콜콜 함께 나눠 왔다. 이런 모임이 하찮은 '수다' 로 여겨질 때도 있지만, 이 이야기야말로 우리 삶을 이루는 것에 관한 것이다. © 우노필름, 처녀들의 저녁식사, 1998

> 우리 관계가 오래 지속되는 이유는, 친구든 일이든 관심사든, 각자의 삶을 존중해 주며 살기 때문이라고 생각해요. 우리는 상대가 해 줄 수 있는 것 이상으로 서로에게 기대진 않아요.

우정

커플들은 연애 관계 속에 자신을 가두는 경향이 있다. 다른 친구들과의 관계는 덜 중요하게 여기거나 아예 멀어지기도 한다. 그렇지만 한 사람이 우리의 모든 욕구를 채워 주기를 기대하는 것은 비현실적이다. 우정은 우리의 정서적 안정과 행복, 성장에 중요하다.

깊은 우정을 나누는 것은 우리의 잠재력이 자라고 우거질 정원을 가꾸는 것이다. 자신에 대해 더 폭넓게 이해할 수 있고, 다양한 힘을 얻을 수 있다. 더 풍요롭고 성숙해지는 것이다. 진한 우정을 통해 배운 것들, 이를테면 어떻게 친해지는가, 남들에게 내가 어떻게 보이는가, 건설적으로 싸우려면 어떻게 해야 하는가, 내가 좋아하는 것은 무엇인가 등을 통해 우리는 애인과 더 견고한 관계를 만들 수 있다. 우리는 남성과도 깊은 우정을 나눌 때가 있지만 친한 친구는 여성일 때가 그보다 훨씬 많다. 친밀한 관계를 확장함으로써 우리는 커플 관계에서 오는 압박감에서 벗어날 수 있고, 힘들 때 친구들에게 도움이나 보살핌, 이해를 얻을 수 있다. 애인에게만 기댈 필요는 없다.

여성에게 자매애는 삶의 중요한 부분이다. 친구들, 자매들, 어머니들은 서로 의지하는, 소중하고 도움이 되는 관계들이다.

> 그이는 완전히 절망스러울 지경이에요. 목욕 가운 바람으로 슬리퍼를 질질 끌면서 집안을 돌아다니고, 면도도 안 하고, 몸이 아프다고 끊임없이 얘기하면서 늘 흥분해서는 이성을 잃어요. 이런 일은 거의 항상 내가 직장일로 무진장 스트레스를 받을 때나 아이들이 더 관심 받고 싶어 할 때 일어나죠. 내가 정말 그를 필요로 할 때 그렇게 약해져만 있는 그에게 너무 화가 나서 악을 쓰고 소리를 지르고 욕을 해요. 이건 그가 바라지 않는 일이죠. 쓰러져 있는 사람을 때리는 것과 마찬가지니까요. 이럴 때 보통 나는 정말로 사랑하고 믿는 여자 친구에게 전화를 해요. 그 친구는 6년째 나랑 알고 지냈고, 내 상황이 나아지도록 적절히 충고할 줄도 알아요. 내가 압박감을 느끼거나 쓰러질 것 같을 때 그 친구에게 기댈 수 있기 때문에, 그렇게 형편없이 구는 그이에게 그나마 화를 덜 낼 수 있어요. 친구와 이야기를 나누고 나면, 남편에게 다가가 내가 말하고 싶은 것을 아주 분명하게 말할 수 있었어요.

여성들은 언제나 함께 모여 사생활의 자세한 이야기를 함께 나눠 왔다. 이런 모임이 하찮은 '수다'로 여겨질 때도 있지만, 우리가 나누는 이야기야말로 바로 우리 삶을 이루는 것들에 관한 것이다. 다른 여자들과 시간을 보내면서, 우리 인생에서 일어나고 있는 일들을 분명히 드러내고 논리 정연히 표현하는 잠재력을 알게 된다. 남자와 함께 살고 사랑하면서 우리가 겪는 많은 문제가 우리에게만 일어나는 일이 아니라는 걸 배우는 것이다.

나이에 상관없이 모든 여성에게 도움을 줄 수 있는 모임들이 있다. 결혼한 지 37년 된 여성은 이렇게 말한다.

> 나는 7년째 여성 단체 회원으로 활동하고 있습니다. 우리는 중년으로서 어떤 유대감을 가지고 모인다고 생각해요. 우리 모임이 여성운동과 꼭 들어맞는 것은 아니에요. 우리가 얘기하고 싶었던 게 있었고, 여기가 바로 유일하게 이야기 나눌 곳이었어요. 우리는 여성운동가들이 얘기했던 많은 것을 알게 되었어요. 우리는 점차 삶을 들여다보기 시작했고, 우리가 젊은 시절에 여성운동을 하지 않았던 것이 우리 삶에 어떤 영향을 주고 있는지도 알게 되었답니다.

이런 지원 모임의 가치를 아는 남성들은 남자들끼리 모임을 만들기도 한다. 그 밖에 한부모 모임, 독신자 모임, 이

혼자 모임, 알코올 중독이나 약물 중독 같은 특수한 문제를 위한 모임 등은 여성과 남성을 모두 포함한다.

도움받기

가끔 어떤 문제들은 전혀 달라지지를 않고, 애인이나 친구에게 말하면 아무도 받아주지 않을 것처럼 보인다. 같은 문제가 별로 좋아지는 기미 없이 계속 되풀이되면 우리는 그 문제에 압도당해서 실제보다 문제가 더 심각하게 느껴진다. 그렇지만 대개 해결책을 얻는 것은 이렇게 오랫동안 우리를 괴롭혀온 상황을 더는 참을 수 없다고 생각하는 바로 그 순간이다. 근본적인 변화는 가장 절망적인 순간에 시작된다.

몇 달 전, 나는 여전히 남편을 사랑하지만 지금 같은 식의 결혼생활을 유지하기가 힘들다는 생각에 이르렀어요. 남편은 우리 문제를 전문가에게 가져가는 것을 싫어했기 때문에, 절망적인 마음에서 나는 우리의 결혼 생활을 잘 알고 있는 두 친구에게 이걸 털어놓았어요. 이야기를 하는 동안, 내 결혼 생활의 모든 문제가 그와 만난 처음 6개월 동안 굳어진 것임을 깨달았어요. 나는 도저히 이렇게는 못살겠다고 생각했고, 남편에게 어떻게 생각하는지 물어 보았죠. 우리는 얘기를 하다, 울다 밤을 지새웠고, 잠깐 잠이 들었다가 깨어나선 다시 울었어요. 그는 자기가 사랑하는 것을 전부 잃고 싶지 않다면서 자기가 달라지도록 노력하겠다고 했어요. 나는 나 역시 노력하겠지만 약속할 수는 없고 두고 보자고 했죠. 이제는 모든 것들이 전보다 나아졌고, 우리는 서로 문제를 해결하기 위해 정말로 열심히 노력하고 있지요.

그러나 간혹 굳어진 습관에 발목이 잡혀 두 사람의 힘만으로는 상황을 개선하기 어려운 때도 있고, 도대체 어떻게 해야 할지 모를 때도 있다. 친구들과 얘기하는 것이 언제나 충분한 도움이 되는 것도 아니다. 그 정도가 되면, 우리의 행동을 변화시키고 자신의 감정을 이해하는 데에 도움이 되는 치료 과정에 참여하는 게 필요할 수 있다.

상담 치료는, 내가 반복적으로 겪어온 문제, 이성 관계에서 내가 원하는 결과를 얻지 못한 과정을 돌아보는 데 도움이 됐습니다. 예를 들어, 처음 치료를 시작했을 때는 내가 무언가를 요구하는 걸 힘들어한다는 것조차 깨닫지 못했었어요. 나 자신을 위해 투쟁할 만큼 강하지 않고 자신감도 없다고 느꼈습니다. 친밀한 감정을 느끼기 어려웠고, 내가 원하는 것을 얻는 법을 배워야 친밀함을 느낄 수 있다는 것도 이해하지 못했고. 그건 악순환이었습니다. 그러나 이제는 자신감도 느끼고, 내가 겪어온 문제들의 패턴도 파악할 수도 있게 됐습니다. 변화가 시작된 거죠.

상담 치료는 고통스러운 문제를 대화로 해결하는 데 도움이 된다. 그러나 여성에게 상담치료는 양면성을 지닌다. 대부분, 여성은 치료에 적극적이지만 남성은 거부감을 나타내며 거절하는 예가 많다. 우리 사회 문화에서는, 여성이 관계의 감정적 측면을 잘 유지하고, 다른 사람을 보살피고 배려하며, 문제를 민감하게 살피고 해결하는 역할을 하는 것을 당연하게 여겨왔다. 이런 통념에서 치료를 위해 전문가를 찾아가는 일은 바로 이런 역할에 '실패'했다는 것을 의미한다. 전통적인 상담 치료는 불행히도 여성의 이런 인식을 자주 강화한다.→ 6장 정서 건강 그러므로 여성의 역할이 남성에게 순종하고 아이를 잘 돌보는 것만을 의미하지 않으며, 여성도 얼마든지 다양한 선택권이 있는 존재라는 가치관을 기반으로 건강과 정상 상태를 정의할 수 있는 상담 치료사를 만나는 것이 중요하다.

우리 부부가 치료를 시작한 지 몇 달이 흐른 뒤 의사는 남편에게 "부인이 다시 학교에 다니고 싶어서 정신이 이상해졌고, 병이 '나으면' 모든 게 제자리로 돌아올 거라고 생각하시나요? 그럼 제가 남편분의 문제가 어떻게 부인의 문제와 맞물려 있는지 보여 드리죠." 하고 말하더군요. 그러고 나서 우리는 함께 남편의 문제를 살펴봤습니다. 남편이 네 명이나 되는 아이들의 육아 문제에 얼마나 무관심했는지, 또 문제를 해결하기 위해 남편이 달라지는 게 얼마나 절실한지 말이죠. 이런 진단은 내게 해방감을 안겨 주었습니다. 처음으로 내가 '미친' 사람이 아닌 걸 알게 됐지요. 그리고 결혼 생활을 유지하면서도 한편으로 내가 원하는 방식으로 성장하고 변화할 수 있다는 생각이 들기 시작했어요.

모든 관계가 이런 근본적인 변화를 다 받아들일 수 있는 것은 아니다. 이별이 다가왔다고 느낄 때 우리는 과연 어떤 방법이 더 받아들이기 쉬운가를 스스로 질문해 봐야 한다. 있는 그대로 놓아둔 채 관계를 끝내는 비용을 치를

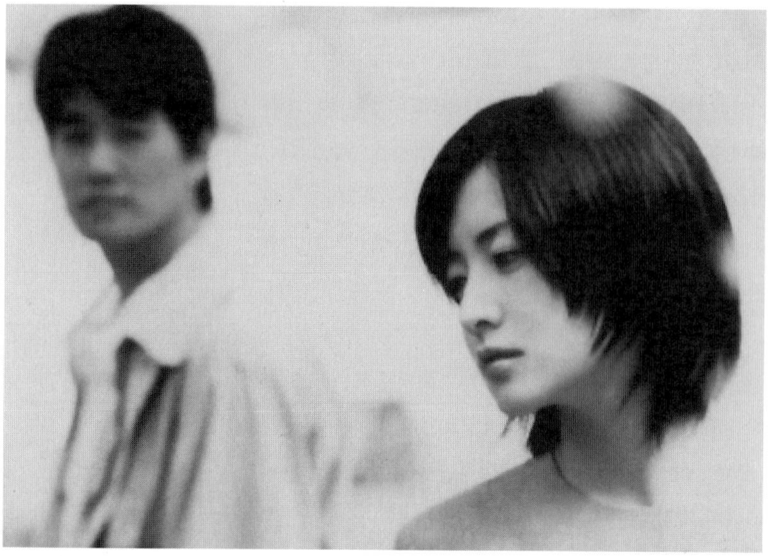

관계가 정체되어 변화와 성장의 여지가 없다면, 그 관계에서는 자신의 인생이 더 나아질 것 같지 않다면, 관계 정리를 신중히 고려할 때가 온 것이다. ©싸이더스픽쳐스, 봄날은 간다, 2001

것인지, 아니면 실패할 위험을 감수하고서 관계를 개선하기 위해 노력할 것인지.

이제는 떠날 때

우리는 대부분 어떤 보상도 없고 긍정적이지 않은 관계를 지속하며 몇 년씩 발버둥치지만 별로 성공하지 못한다. 그렇다고 헤어지는 게 더 나을 거라는 확신도 없다. 헤어지기 직전까지 갔다가 번번이 마음을 돌리기도 한다. 상황이 '충분히 나쁘지 않아서'가 아니다. 심지어 애인이나 배우자가 폭력을 쓰거나 알코올 중독, 약물 중독자여도, 정서적으로 문제가 있다 해도 여성들은 헤어질 것인가 말 것인가, 어떻게 헤어질 것인가 하는 생각에 머물러 있거나 이 때문에 갈등한다.→ 8장 폭력 무엇이 여성들을 망설이게 하는 걸까? 상황이 아무리 나빠도 여전히 상대를 사랑하기도 하고, 상대를 잃는 것을 두려워하기도 한다. 상대에게 헌신해야 한다고 생각하기도 하고, 무엇보다 그에게 상처를 줄 수는 없다고 생각할지도 모른다. 파경에 이르는 것을 인생의 실패로 여기거나, 가족이나 친구들의 비난이 두려울 수도 있다. '애들 때문'이거나 혼자 사는 것이 두려워서 그냥 주저앉을 수도 있다. 우리 자신이나 아이들을 경제적으로 책임질 수 없다는 두려움이 큰 것도 사실이다. 그러나 많은 여성들이 이제 그런 관계를 끝내야겠다고 단호하게 결정하고 있다.

그 관계는 정말 나빴어요. 그런데, 다른 어떤 면은 아주 좋았거든요. 이 두 가지 면이 너무 동등해서, 관계를 깨기가 쉽지 않았지요. 하지만 내가 계속 이 관계에 있으면 영원히 상처가 될 것이고, 헤어진다면 내가 받은 상처도 결국 나아질 거란 생각에 결단을 내렸어요.

이 관계는 서로에게 도움이 되지 않으며 더 좋아질 가망이 없다고 얘기하면서 관계가 정리되었어요. 그는 나와 맞지 않는 사람이었어요. 우리는 싸우는 법을 잘 몰랐던 것 같아요. 자기 주장만 내세운다는 게 아니라 서로 타협하는 법을 몰랐다는 거예요. 나는 다른 사람들에게 관심을 기울였고, 그와 행복하게 지냈던 시간도 점차 잊어 갔어요. 이혼 후 가장 힘들었던 점은 좋았던 가족 관계를 잃어버리는 것이었지요…… 애들 아버지를 떠나보냈다는 게 참 힘들었어요. 이런 결정이 너무 내 요구에만 치우친 판단은 아니었을까 두려워지더군요.

나와 함께 살던 남자는 내가 하는 일을 깎아내리기 시작했어요. 그는 내 일의 가치를 인정하지 않았고, 친구 관계나 작은 성공들을 시기했어요. 내가 회사 일로 낙담하고 있을 때, 나를 위로해 주기는커녕 그 일의 기획이 잘못됐던 거고 어쨌든 별로 쓸모없는 일이었다고 말했어요. 시간이 지날수록 내 창조적 에너지를 관계가 잘 되도록 노력하는 데 쏟았고 내 일과 인생에 대한 열정은 점점 식어 갔어요.

처음으로 이 결혼 생활에서 벗어나야겠다는 생각을 하고 나를 돌아보니, 부모가 된 것이 대단히 만족스럽고, 아이들과도 잘 지내고, 교우 관계도 흡족하고, 일에서도 어느 정도 성공했다는 생각이 들었어요. 그러나 남편과 관계가 원만하지 못했어요. 모든 게 다 좋을 수는 없는 거지요. 남편에게는 심각한 문제가 있었는데, 그렇다고 그를 욕하거나 그냥 헤어질 수도 없겠더라고요. 나는 내게 별 도움이 되지 않는 사람과 함께 살면서 얼마나 많은 것들을 소진해 왔는지 계속해서 생각했어요. 얼마 지나지 않아서 이제 그에 대한 애정이 더 남아 있지 않음을 깨달았죠. 그러면서도 나라는 사람이 누군가를 사랑할 능력을 잃어버린 건 아닌가 하는 두려움도 가지고 있었어요. 하지만 겉으로 표현하지 못해도 내 안에 사랑할 능력이 아직 남아 있다는 걸 깨달았지요. 결혼 생활을 정리하는 것이 다른 좋은 관계를 다시 시작할 수 있다는 의미라고 생각한 건 내게 도약이었어요.

함께 고민하여 문제를 해결하기보다는 싸움을 피하기 위

해 상대방을 그저 포용하고 있다면, 관계가 회피와 기만, 인내에만 기반하고 있다면, 관계가 정체되어 변화와 성장의 여지가 없다면, 그 관계에서는 자신의 인생이 더 나아질 것 같지 않다면, 관계 정리를 신중히 고려할 때가 온 것이다. 이 과정을 혼자서 외롭게 견뎌낼 필요는 없다. 친구들한테 털어놓으면, 특히 자신의 이혼이나 파트너와 힘들었던 경험을 허심탄회하게 들려줄 수 있는 친구에게 털어놓으면 아주 커다란 위안과 격려를 얻을 수 있다. 여성 지원 단체 또는 개인 치료나 집단 치료 역시 도움이 된다. 이와 관련해 참고할 만한 좋은 책들도 있다. 좋은 관계를 잘 만들어 가기 위한 노력이 중요한 만큼, 그 관계로 인해 상처받기 전에 떠날 줄 아는 것 또한 중요하다.

그 불행했던 관계 이후에, 나는 관계의 본질에 대해 깨닫고 거기서 빠져나왔어요. 안타깝게도 관계 속에서 무기력하게 그가 요구할 때까지 기다리고, 속으로 스트레스를 받으면서도 그 사람에게 맞춰 내 스케줄을 짜곤 했어요. 한동안은 그때의 상처들로 힘들었지만, 잘 적응하려고 애쓰고 있어요. 이런 일을 자꾸 겪을수록 점점 더 빨리 깨달아가는 거죠. 이제 내게 정말 필요한 것은 관계가 그런 식으로 진행되겠다 싶으면 일찌감치 막아야 한다는 거죠.

맺음말

애정 관계에 집중하면서 동시에 독립적인 사람이 되고 다른 사람들과 우정도 나누라는 게 모순처럼 보이더라도, 우리 삶의 이런 복합적 측면은 애정 관계를 위축시키기보다는 더 풍요롭게 한다. 또한 친밀성과 독립성은, 기쁨과 행복감을 더해 주면서, 우리가 성장하도록 격려해서 균형을 유지해 준다.

우리는 결혼한 지 13년 된 부부에요…… 그이는 내 가장 좋은 친구는 아니에요. 우리는 친구 관계나 관심 분야 등 여러 가지로 서로 달라요. 여자 친구들과 있을 때 나누는 친밀함을 그이와는 못 느끼는 때도 종종 있지요. 그러나 그를 만난 뒤, 26년 동안 내 삶에 응어리져 있던 극심한 외로움을 더는 느끼지 않게 되었어요. 그와 함께 있는 것, 인생을 함께 보낼 배우자가 생겼다는 것이 자기 존중감이 낮고 극도의 자기 혐오감을 가진 불행하고 외로웠던 한 여자를, 행복하고 활기차고 자신을 사랑할 줄 아는 여자로 바꾸어 놓았어요. 내 정체성이 그에 의해 '형성되는' 것은 아니지만, 그와 함께 지내면서 내 자신에게 아주 중요한 변화가 '가능하게' 된 것이죠.

정보꾸러미

책

결혼한 여자 혼자 떠나는 여행: 결혼안식년 | 셰릴 자비스 | 김희정 옮김 | 여성신문사
결혼할까 혼자살까 | 한국가족상담교육연구소 엮음 | 김영사
그래 수다로 풀자 | 오한숙희 | 석필
남자의 결혼 여자의 이혼 | 김혜련 | 도서출판 또 하나의 문화
다시,: 이혼한 사람들을 위한 셀프 리빌딩 | 로버트 앨버티 외 | 이경미 옮김 | 친구미디어
단독비행 | 캐롤 M. 앤더스 외 | 엄영래 옮김 | 도서출판 또 하나의 문화
더 이상 어머니는 없다 : 모성의 신화에 대한 반성 | 아드리엔느 리치 | 김인성 | 평민사
똑똑한 여자는 사랑에 절대 실패하지 않는다 | 스티븐 카터·줄리아 소콜 | 나선숙 옮김 | 큰나무
모성의 담론과 현실 : 어머니의 성, 삶, 정체성 | 심영희 · 정진성 · 윤정로 | 나남
부부? 살어? 말어? | 오한숙희 | 웅진닷컴
사랑은 지독한, 그러나 너무 정상적인 혼란 | 울리히 벡 · 벡-게른스하임 | 강수영 외 역 | 새물결
새로 쓰는 결혼 이야기 · 1 | 또 하나의 문화 제11호 | 도서출판 또 하나의 문화
새로 쓰는 결혼 이야기 · 2 | 또 하나의 문화 제12호 | 도서출판 또 하나의 문화
새로 쓰는 사랑 이야기 | 또 하나의 문화 제7호 | 도서출판 또 하나의 문화
새로 쓰는 성 이야기 | 또 하나의 문화 제8호 | 도서출판 또 하나의 문화
수다가 사람 살려 | 오한숙희 | 웅진닷컴
여성들의 관계미학 | 해리엇 러너 지음 | 박태영 · 김현경 옮김 | 지샘
여성의 일 찾기 세상 바꾸기 | 또 하나의 문화 제15호 | 도서출판 또 하나의 문화
여자가 이혼을 생각할 때 | 세계의 여성들
여자와 남자 | 박혜란 | 웅진닷컴
우리 시대의 결혼 이야기 | 김효선 | 여성신문사
현대 사회의 성 · 사랑 · 에로티시즘 | 앤소니 기든스 | 배은경 · 황정미 옮김 | 새물결
화성에서 온 남자 금성에서 온 여자 | 존 그레이 | 김경숙 옮김 | 친구미디어

영상

디 아워즈 | 스티븐 달드리 감독
봄날은 간다 | 허진호 감독
싱글즈 | 권칠인 감독
질투는 나의 힘 | 박찬옥 감독

10. 동성애

이 장은 미국의 맥락을 그대로 살려 옮겼다. 한국의 현실과 법적, 제도적, 역사적 면에서 차이가 있음을 염두에 두고 읽기 바란다.

레즈비언이란, 삶의 기쁨과 경이로움을 사랑하는 여성과 나누는 거예요. 여성의 정체성을 갖고, 사랑하는 여성들에게 우선순위를 둔다는 것이죠. 이건 누구와 함께 '자고 싶은가'를 넘어서는 일입니다. 삶 전체의 문제입니다.

난 여성을 원해요. 여성과 섹스를 나누고 싶어요. 내게는 레즈비언이라는 것이 섹스와 관련됩니다.

레즈비언에 대해 긍정적으로 이야기하면, 이성애자 친구들은 그걸 남성 파트너 선택 자체를 비난하는 거라고 받아들여요. 사실은 그렇지 않아요. 레즈비언으로 살면서 가장 중요한 점은 다른 여성을 돌볼 수 있다는 건데, 그 여성에는 나와 다른 선택을 한 여성들도 포함돼요.

남자와 있으면, 남녀 사이에는 도저히 설명할 수 없는 어떤 차이가 있어요. 그 남자가 나를 온전히 이해할 수 없다는 걸 알아요. 또 어떨 때는 이해받고 싶지 않을 때도 있어요. 그러나 여자와 함께 있으면 여러 면에서 근본적으로 비슷하다는 느낌이 들어요. 뭐랄까, 가끔씩은 너무 솔직해져야 하는 부담도 있지만, 서로를 진정 '알고 있다'는 편안함 같은 것 말이에요.

레즈비언이 되기 전에 사고로 장애인이 되었죠. 휠체어에 앉아 있다 보니 나 자신이 뭔가 모자라는 사람처럼 느껴졌어요. 그런데 레즈비언이던 담당 간호사가 강건한 자아상을 가질 수 있다고 격려했어요. 우리 여성들은 자신을 싫어하도록 키워졌지만, 이제 우리는 자신을 사랑할 수 있다고 말해 주었어요. 그때부터 레즈비언과 함께 지내기 시작했죠. 레즈비언과 가까이할수록 내 자신을 훨씬 좋아하게 되었습니다.

지난 10년간 미국에서는 여성이 여성과 친밀한 관계를 가질 수 있는 기회와 가능성이 폭발적으로 늘어났다. 레즈비언 스타일이 때를 만났다. 「타임」이나 「뉴스위크」 같은 유명 시사 주간지에서 스포츠계와 연예계 스타들이 커밍아웃하고 있다. 레즈비언으로 커밍아웃한 로버타 악텐버그는 샌프란시스코 시장으로 출마했다가 나중에 클린턴 행정부의 핵심 참모가 되었다. 여러 주에서 게이나 레즈비언의 시민권을 보호하기 위한 법안이 통과되고 있다. 오늘날 여성을 사랑하는 여성들은 어느 때보다도 자유롭고 개방된 삶을 살고 있다. 여성과 성관계를 갖는 여성은 레즈비언 정체성을 가질 수도 있고 양성애자(바이섹슈얼), 트랜스젠더, 트랜스섹슈얼 정체성을 가질 수도 있다.[1] 우리는 퀴어, 게이, 양성애자, 다이크, 레즈비언, 불대거 등 여러 가지로 부른다. 이 장에서는 그저 간단히 '레즈/바이/트랜스'로 줄여 부를 것이다. 그리고 가끔 '퀴어'란 말이 나오는데, 이는 여성 파트너를 가진 트랜스젠더나 트랜스섹슈얼 여성뿐만 아니라 레즈비언이나 양성애자 여성까지 포괄해서 가리키는 말로 쓸 것이다.→ 용어는 2부 관계와 성, 171쪽

1 트랜스섹슈얼 여성들 대다수는 자신의 성적 지향을 이성애자라고 규정하며, 일부는 양성애자, 레즈비언, 게이라고 한다. 그러나 트랜스젠더라는 더 큰 범주에서 레즈비언이나 양성애자의 정체성을 가진 여성들이 많다. 주로 레즈비언과 양성애자 여성에 초점을 맞추는 이 장에서 트랜스젠더/트랜스섹슈얼 여성을 포함한다고 해서 레즈비언, 양성애자, 게이들이 이룩한 모든 진보를 트랜스젠더/트랜스섹슈얼이 함께 나누고 있다는 의미는 아니다. 우리는 모든 사람이 자유롭게 진정한 자기를 찾고, 원하는 사람을 사랑할 수 있는 사회를 만들어 가기 위한 지속적인 투쟁에 트랜스젠더들과도 함께한다는 비전을 제시하려는 것이다.

정치 사회적인 기류가 변하면서, 좀 더 많은 레즈/바이/트랜스 여성들이 커밍아웃하고 자신을 드러내고 있다. 그 결과 우리의 다양성이 어느 때보다 분명히 드러나고 있다. 아직도 많은 사람들이 레즈비언이라고 하면 트럭을 몰고 목소리도 좀 이상한 남자 같은 백인 여성을 떠올린다. 하지만 이제는 지하철 옆자리에 앉아 있는 여자, 걸스카웃 사무실에서 일하는 남미계 여성, 긴 머리에 립스틱을 바르고 아이와 함께 산책하고 있는 여자가 이성애자라고 장담할 수 없음을 깨닫고 있다. 요양원의 옆방 여자나 청각장애인 극단의 배우, 고교 시절의 가장 친한 친구, 극장 통로에서 춤추는 스트리퍼, 직장 동료, 옆자리에서 기도하는 신도가 바로 레즈비언일 수도 있다. 우리 중에는 장애인도 있다. 아이가 있거나 가질 계획인 사람도 있고, 아이를 갖지 않기로 결정한 사람도 있다. 평생 한 사람과 지속적인 관계를 갖는 이도 있고, 독신주의자도 있다. 남자와 결혼해서 결혼 생활을 쉽게 그만둘 수 없어도, 우리는 자신의 정체성을 레즈비언으로 규정한다. 대중문화 분야에서 활동하는 레즈비언이나 양성애자 여성들로는 가수 랭, 테니스 챔피언 나브라틸로바, 배우 엘렌 드제네러스 외에도 음악가 미셸 은디지오첼로와 애니 디프랑코, 모델 제니 시미즈가 있다. 여성의 정체성이 점차 다양하게 드러남에 따라, 퀴어가 무엇을 의미하는지에 대한 우리의 정의를 바꿔야 한다.

다양성은 차이를 동반한다. '공동체'가 '공동체들'로 바뀌었듯, 레즈/바이/트랜스 여성들이 모두 관심사가 같다거나 동질적인 경험을 하는 것이 아님을 인식해야 한다. 커밍아웃에서부터 애인과 지내기, 정치 단체 활동에 이르는, 레즈/바이/트랜스 여성들의 삶에 영향을 끼치는 것은 성정체성만이 아니라 총체적인 자아다.

레즈비언이 점점 더 가시화되고 주류 사회에서 인정받고 있음에도, 어쩌면 그래서, 동성애 혐오증이 우리 사회에 널리 퍼져 있다. '동성애 혐오증'은 나를 비롯한 모든 사람 안에 있는 동성애 성향에 대한 불합리한 두려움과 혐오다. 이런 편견은 인종 차별이나 성 차별과 마찬가지로 우리 사회 안에 제도로 자리 잡혀 있다. 이성애자가 동성애자에 비해 제도적 특권을 누리고자 하는 것을 '이성애주의' 또는 '동성애 차별주의'라 한다. 예를 들어 이성 간의 결혼만을 인정한다든지 '가족 할인제' 같은 관행, 동성애 동거인들에게 보험 혜택을 주지 않는 것은 모두 제도화된 이성애주의 관행이다. 이런 관행들은 이성애주의가 '도덕적'이고, 옳고, 낭만적인 관계의 유일한 방법이라는 믿음을 조장한다. 그 결과 레즈/바이/트랜스임을 드러낸 사람들은 평등한 대우를 받지 못하고, 직업, 심지어 가족이나 친구들을 잃어버릴 위험에 처하게 된다. 거리낌 없이 사랑할 자유를 확보하는 것이야말로 인종, 계급 따위를 초월해 모든 '퀴어'들이 공유하는 목표다.

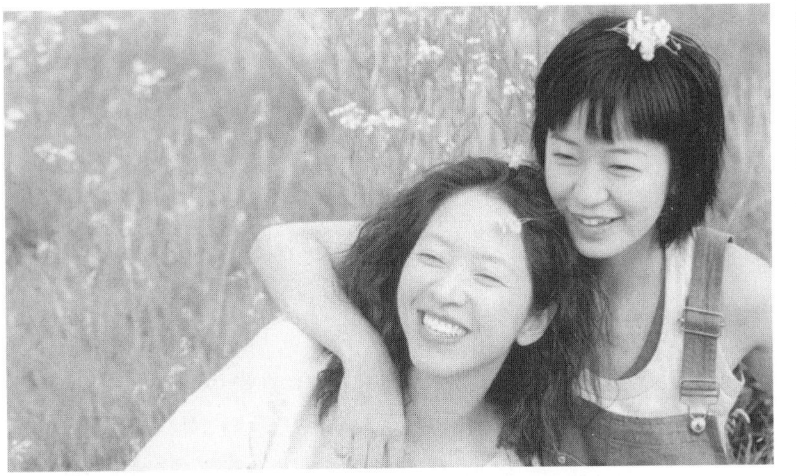

거리낌 없이 사랑할 자유를 확보하는 것이야말로 인종, 계급 따위를 초월해 모든 '퀴어' 들이 공유하는 목표다. ©넥스트필름, 봉자, 2000

이 장은 자신의 성정체성을 새롭게 찾고 있는 사람들과, 너그럽고 사려 깊은 공동체가 있음을 모르고 있는 레즈/바이/트랜스 여성들에게 도움과 정보를 제공하는 것을 목적으로 한다. 또한 이성애 여성들에게 레즈/바이/트랜스 여성들이 살아가는 모습을 좀 더 분명하게 보여 주려 한다. 그러나 무엇보다도, 여성과 친밀한 성관계를 원하는 여성들에게 혼자가 아니라는 점을 말해 주고 싶다. 이 장은 우리와 우리 이웃에 있는 여성들의 실제 경험을 바탕으로 쓴 것이다. 모든 레즈/바이/트랜스 여성들의 삶과 이야기를 모두 담아내는 작업은 아직 시작도 못했다. 여기에 자신의 이야기가 반영되지 않았다고 생각되면 자기 이야기를 직접 써볼 것을 권한다.

커밍아웃

'커밍아웃'이란 우리의 성정체성을 받아들이고 확인하는 절차인 동시에 얼마나 많은 사람에게 이를 알릴지를 결정하는 과정이다. 커밍아웃은 미국에서 지난 몇 년간 극적으로 변해 왔다. 어떤 지역, 특히 도시에서는 여성을 파트너로 두고 있는 여성들이 전에 비해 쉽게 커밍아웃할 수 있다. 점차 많은 레즈비언들이 가족과 동료에게 인정을 받고, 여성 공동체에서 환영받고 있다. 그렇다고 해서 이런 일이 일반적인 현상이라고 할 수는 없지만, 이 장에서 우리는 레즈/바이/트랜스 여성들이 이루어낸 진보를 강조하고 싶다. 2004년 2월 12일 미국 샌프란시스코시에서는 동성애 결혼 증명서를 발급하기 시작했다.

많은 레즈/바이/트랜스 여성들에게 커밍아웃은 여전히 길고도 험난한 과정이다. 커밍아웃은 여러 단계를 거쳐 이루어진다. 스스로 퀴어임을 인정하기, 다른 레즈/바이/트랜스 여성들을 알아가기, 친구와 가족에게 말하기, 게이 프라이드 퍼레이드에서 행진하기, 학교나 직장에 알리기 등. 우리는 배경이나 나이, 지역, 건강, 능력에 따라 특수 문제나 위험에 직면하게 된다. 트랜스젠더나 트랜스섹슈얼이라면 커밍아웃은 특히 어렵다. 성정체성뿐만 아니라 젠더 정체성에 대해서도 커밍아웃해야 할지 모른다.

우리는 언제, 어떻게, 누구에게 커밍아웃해야 할지, 말아야 할지 결정하는 데 많은 에너지를 쏟는다. 언젠가 우리 사회가 여성 파트너를 가진 여성들을 자유롭게 받아들인다면 우리는 그 에너지를 다른 많은 일에 사용하게 될 것이다. 레즈/바이/트랜스 여성들이 터놓고 살 수 있는 세상이 될 때까지 우리는 계속 노력할 것이다.

자신에게 커밍아웃하기

우리가 자신의 성정체성을 알게 된 사연은 저마다 다르다. 모든 사람을 이성애자로 가정하는 문화에서 살고 있기 때문에 자기 정체성을 깨닫고 받아들이는 것이 천천히 이루어지는 수가 많다. 자신이 동성애자임을 인정하는 시기가 따로 있는 것은 아니다.

스물다섯에 한 여성과 사랑에 빠졌을 때 비로소 레즈비언에 대해 생각했어요. 사실, 함께 있는 동안은 별로 심각하게 생각하지 않았죠. 하지만 삼 년이 지나 헤어지게 되었을 때에야 '나는 정말 레즈비언인가?' 하고 되물어야 했습니다.

생각해 보면, 나는 항상 게이였던 것 같아요. 그러나 그 사실을 깨닫는 데는 7년이 걸렸죠.

정치적으로나 개인적으로나 여성들에게 강한 유대감을 느꼈고, 레즈비언에게 매력을 느꼈죠. 그런데도 막상 '내가 여성을 사랑하고 싶어 하는구나.' 하는 생각이 들자 흠칫했어요. 부모님은 버럭 화를 내실 테고, 전 남편은 양육권을 빼앗으려 할 테고. 또, 친구들은 내가 유혹하려 한다고 생각할 것 같아서요. 여성이 좋아서가 아니라 남성이 싫어서 그러는 게 아닌가 하는 생각도 해봤죠. 마침내 어느 날 '지금부터, 나는 레즈비언이야!' 하고 나 자신에게 말하고 나니까 나를 이루는 중요한 부분이 제자리에 가서 놓인 겁니다. 한 여성을 사랑하기 전에 레즈비언이 되기로 결심하게 되어 기쁩니다.

대학에 들어가니까 흑인이 나 말고 두 명밖에 없었어요. 둘은 안락한 중산층 출신이었고, 그들과 함께 있으면 중산층 백인 아이들과 있을 때만큼이나 소외감을 느꼈죠. 난 한 여자애한테 매력을 느끼기 시작했는데, 그 감정을 억누르려고 했어요.

나와는 맞지 않는 환경에서 지내다 보니 그 사실을 숨기려고 항상 거칠고 공격적이 되더라고요. 사람들은 나를 '다이크'라고 헐뜯기 시작했어요. 머릿속으로 꿈꾸던 것이 혹시 드러날까 봐 두려웠고, 이를 숨기려고 데이트를 하기도 했죠. '흑인 여성'으로 태어난 것만으로도 무시받을 이유가 되는 사회에서 '흑인 레즈비언'이 된다는 것은 중대 범죄로 생각됐죠.

여성운동을 통해서 많은 도움을 받았어요. 다른 여성들이 용기를 내서 삶을 바꿔 나가는 것을 보면서 내가 이성애자인 척하면서 자신을 속이고 있다는 것을 깨달았죠. 인종 차별적인 사회에서 내가 흑인인 이상 어쩔 도리가 없다, 게이나 흑인이나 별 차이가 없다는 데 생각이 미쳤어요. 이렇게 생각하니까 인생이 훨씬 풍요롭고 행복해지더라고요.

우리들 상당수가 여성을 원하는 자신의 욕망을 처음에는 부인하려 한다. 가족과 사회가 거는 기대나 자신이 걸었던 기대와도 부딪히기 때문이다. '게이', '레즈비언', '다이크', '퀴어'에 관해 이제껏 들어왔던 이야기들은 대개 부정적이다. 레즈/바이/트랜스임을 선언한 여성들을 본 적이 없을 수도 있다.

뉴욕 북쪽의 조그만 고향 마을에 다이크들이 산다는 사실을 전혀 몰랐어요. 내가 한 여성과 사랑에 빠져 연인이 되었던 열여섯 살 때까지만 해도, 내 애인만이 내가 아는 유일한 동성애자였어요. 아무것도 모르던 그 시절 '나는 레즈비언이야.' 하고 나 자신에게조차 말하기 어려웠지요.

레즈/바이/트랜스 여성들에 대한 고정관념은 우리를 놀라게 한다. 그러나 일단 우리가 자신을 인정하고 이름 붙일 수 있다면, 자신을 자기 식으로 정의할 수 있게 된다.

마리꼰(여자 역할을 맡은 동성애자)과 토르틸레라(레즈비언) 같은 가시가 박힌 말투가 기억나요. 이 말이 나와 관련 있다는 사실을 깨달았죠. 그러나 그들은 한 인간인 나와 내 감정에 대해서는 아무 언급도 하지 않았어요…… 굉장한 모순이죠.

우리는 다른 여성과의 사랑을 거부하고 싶을지도 모른다. 성 차별적 교육이 여성은 열등하다고 가르쳐 왔고, 욕망대로 행동하다 보면 인생이 더 만족스러울 수 있는데도 어려워지거나 복잡해진다고 알고 있기 때문이다.

우리들 중 상당수가 같은 여성에게 향하는 감정들을 애써 부정하려고 남성과 데이트하거나, 결혼하거나, 치료하려고 정신과 의사들을 찾거나 술에 매달렸던 고통스런 기억을 갖고 있다.

여자 아이들과 접촉하게 되면 그 일을 좋아해 계속 만지게 될까봐 두려웠어요. 그래서 아예 접촉하려는 생각을 하지 않으려고 했어요. 너무나 오랫동안 그런 감정을 억누르다 보니 이제는 편안하게 사랑하는 사람을 만지는 것도 어려워요. 화나는 일이지요.

자신에게 커밍아웃한다는 것은 동성애를 혐오하는 사회에 살면서 겪을 죄의식이나, 자기혐오, 두려움에서 벗어나는 것을 배운다는 뜻이다. 커밍아웃은 여성을 사랑하는 여성이 자기 자신을 온전히 사랑하는 행위이며, 새로 발견한 성정체성을 기꺼이 축복하는 의식이다.

처음 커밍아웃할 때, 믿고 싶지 않은 무언가를 스스로에게 말하고 있는 것 같은 기분이 들어요. '너, 그 여자와 키스했지? 정말 좋았지, 그렇지? 그런데 뭐가 문제야?' 그러다가 마침내 자신에게 정직해져요. 그날 이후로 인생이 열리게 됩니다.

커밍아웃했을 당시, 내가 사는 도시에서는 아시아계 레즈비언을 보지 못했어요. 난 아주 전통적인 중국인 가정에서 자랐는데, 나중에서야 내 성적 지향이 여성임을 알게 됐어요. 전통적인 중국인들의 기대치, 동성애를 혐오하는 중국 문화, 게다가 미국 사회에서 적응하며 갖게 된 여러 사회적 기대에도 불구하고 말이죠.

그 세 가지를 점차 통합해 나갔어요. 중국인의 정체성을 유지하면서 여성이라는 강한 정체성과 통합하려 했는데, 가모장이시던 내 할머니에게서 그 모습을 확인했습니다. 내 과거에서 강한 여성의 면모를 찾아냈고, 레즈비언임에 자부심을 느끼게 해주는 전통과 강인한 여성으로 커나가게 해줄 수 있는 전통들을 결합했지요.

친구나 가족에게 커밍아웃하기

여성에게 끌린다는 사실을 주변에 말하는 것은 자신에게 고백하는 것보다 어렵다. 그런 성적 지향을 이야기하고 나면 분명히 신체적, 정신적으로 괴롭힘을 당할 것이다. 환자 취급을 받고, 아이들 가까이 갈 수 없고, 직장에서 해고될지도 모른다. 그러나 자신의 성적 지향을 밝히지 않게 되면, 사람들은 우리를 이성애자로 가정하고 또 다른 모욕감과 곤혹을 안겨 줄 것이다. 예를 들어 산부인과 의사들은 피임을 권할 테고 친구들은 남자를 소개해 주고, 남자들은 연애하자고 할 것이다. 또 남들이 내 성향을 알게 될까 불안해하며, 사랑하는 이들에게 소외받는 느낌이 들지도 모른다. 그러나 레즈비언에 대한 새로운 지식이 많이 있다. 우리는 이 지식을 가까운 이들과 나누고 싶다.

가족과 친구들이 내가 레즈비언이라는 사실을 알았으면 좋겠어요. 그들에게 정직해지고 싶으니까요. 그들에게 내가 좋아하고 자랑스러워하는 것, 내 인생에 너무나 중요한 것을 숨기고 싶지 않아요.

우리는 대부분 가장 너그러워 보이는 친구들을 선택해 처음 커밍아웃하곤 한다.

친구에게 커밍아웃했을 때, "네가 사랑에 빠지다니 정말 기뻐. 하지만 옳지 않아. 그런 감정을 남자에게서 느껴야 하는데." 하더군요. 비록 부정적으로 말하긴 했지만 너그럽게 봐주었던 거예요. 그때 이후로 친구들에게 긍정적인 면뿐만 아니라 부정적인 면이 무엇인지도 터놓고 묻게 되었어요. 그래서 친구들이 구태여 '편견이 없는' 친구가 되려고 대다수의 사람들이 지닌 동성애 혐오증을 억지로 숨길 필요가 없게 되었어요.

십대들의 커밍아웃

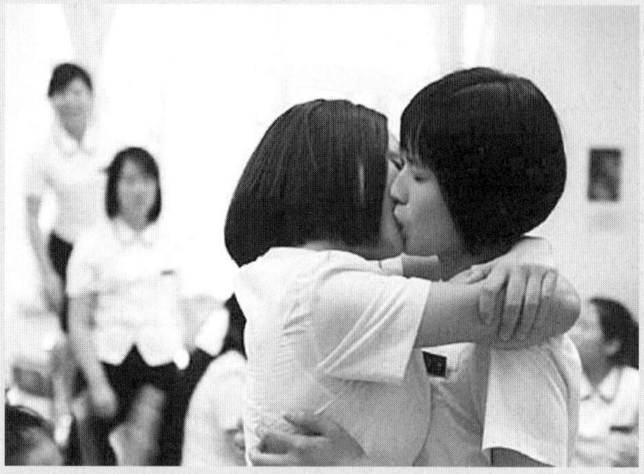

© 이춘연, 여고괴담 두 번째 이야기, 1999

"열네 살이었을 때 이미 남들과 다르다는 것을 알았죠. 여자 친구들이 남자 친구에 관해 이 얘기 저 얘기 했지만 흥미가 없었죠. 남자 아이 몇 명과 데이트도 했지만 대부분의 사교 모임에는 참석하지 않았어요. 내가 찾을 수 있는 강한 여성들을 발견했고, 코치 선생님들 주변을 늘 어슬렁거렸죠. 늘 문제아였죠. 부모님과 싸우고, 약물을 했고, 술을 마셨죠. 이제야 그 이유를 알아요. 내가 남과는 다르며 그 사실을 어떻게 받아들여야 할지를 몰랐기 때문인 것 같아요."

"십대에 커밍아웃한 후 배운 첫 번째 일은 남들이 내 시선을 알아채지 못하도록 검은색 선글라스를 끼고 귀여운 여자애들을 보는 일이었어요."

여성에게 끌리고 있음을 늘 알고 있는 이들도 있고 나이를 먹으면서 알게 되는 이들도 있다. 아마도 가까운 친구에게 끌린다거나, 그저 자신이 다르다는 것을 알게 되지만 어떻게, 왜 다른지를 모를 수도 있고, 어린 여성과 로맨틱한 관계를 갖기도 한다.

고등학교 시절, '겉으로 드러나는 성정체성'을 두고 하는 여러 말들을 듣는다. 여러 방법으로 자신의 성정체성을 탐구할 수도 있다. 혼자서, 남자 친구와 함께, 여자 친구와 함께 자신의 성정체성이 이성애인지 아닌지 '의문'을 품어 보기도 한다. 우리 중 많은 이들이 커밍아웃하기 전에 이 단계를 거쳤다. 의문 단계가 쉽지는 않다. 판단하려거나 흥분하지 않고 귀 기울여 줄 친구를 찾는다는 것은 어려운 일이다. 우리가 살고 있는 지역에서, 아니면 온라인에서 레즈/바이/트랜스 모임을 찾아보자. 뭔가 다르다는 사실에 화가 나거나 의기소침해하거나, 당혹스러움을 느끼는 것은 당연하다. 나를 이해해 주고 나와 이야기할 수 있는 사람을 찾는 것이 중요하다.

"열여섯 살 때 남자 친구에게 내가 여자애들에게 끌린다고 말했어요. 그러자 그 애가 '좋지! 이제 우리는 삼인조가 되겠네!' 그러는 거예요. 그 애에게 정말 화가 났죠. 그건 내 일이지, 자기와는 상관없다는 것을 전혀 이해 못하더군요."

성정체성에 대한 의문을 갖고 커밍아웃까지 생각할 때, 동성애에 관한 숱한 부정적인 메시지를 발견할 것이다. 이는 편협한 사람들이 내뱉는 말임을 명심하자. 그런 말들은 우리에 관한 이야기가 아니다! 우리는 개성 있고 멋진 사람이다. 세상은 동성애를 혐오하지만(또 성 차별적이고, 인종 차별적이고 등등) 우리는 행복하고 충만한 삶을 꾸려갈 수 있다.

성적 관심사든, 배경이든, 성격이든 다르다는 것, 그게 어려운 길이다. 그러나 나이가 들수록, 자기 삶을 통제할 힘이 많아질수록 쉬워진다. 그러나 우리는 강해져야 하고, 자기 자신을 변호할 줄 알아야 한다.

가족이나 친구에게 커밍아웃하기로 결심했다면, 결정을 내리기 전에 어떤 일이 일어날지 생각해 보자. 강해지려고 노력해야 하지만, 스스로를 완전히 궁지에 몰지는 말아야 한다. 세상에 알리기 전에 가장 친하거나 우리를 잘 받아들일 것 같은 사람들에게 커밍아웃하고 싶을 것이다. 다음 몇 가지 사항을 생각해 보자.

- 가족을 생각해 본다. 부모님이 너그러운 분들이신가? 가족이 나를 사랑하고 인정한다면 잘 해결될 것이다. 그렇지 않다면 가족에게 커밍아웃하고 싶지 않을 것이다. 부모님이 야단을 치다 못해 나를 내쫓는다면, 십대인 나는 살아가는 일마저 쉽지 않을 것이다. 내쫓기게 되면(또는 자신을 보호하기 위해 집을 떠나야 한다면) 다른 식구나 친구와 함께 머무를 수 있는 거처를 찾아야 한다. 동성애 단체에 상담을 해서 도움을 받는다.
- 학교에 내 이야기를 들어줄 만한 사람이 있는가? 담임이나 상담 선생님? 학교에 동성애자/이성애자 연합 동아리가 있는가? 아니면 우리가 사는 지역에 십대들 모임이 있는가? 우리가 할 수 있는 최선의 일은 지지자를 찾는 것이다.
- 우울하다면, 기운을 북돋아줄 일을 한다. 일기 쓰기, 그림 그리기, 사진 찍기 등과 같은 취미 활동이 때때로 유익하다. 정치 활동이나 단체 활동을 하고 싶을 수도 있다. 내 성적 지향을 받아줄 만한 단체를 찾아본다.
- 활기차게 생활한다. 미래를 생각하자. 오늘 생기 넘치는 삶을 살지 못하면 내일도 그럴 것이다. 자해하거나 자살하고 싶으면 누군가, 즉 친구나 친척, 조언자, 동성애 상담소를 찾는다. 누군가와 이야기하는 것이 힘든 시기를 헤쳐 나가는 데 도움이 된다.

13년 동안 친하게 지내던 친구에게 털어놓은 뒤, 몇 달이 지나지 않아 우정이 끝장났지요. 그 후로 10년 동안 친구의 소식을 못 들었죠. 잘 아는 사이라고 해도 커밍아웃했을 때 어떤 반응을 보일지는 알 수 없습니다.

가족에게 밝히지 않는 것은 특히 더 고통스럽다.

가족 행사가 있어서, 이성애자인 모든 사람들이 가족들을 데리고 나타날 때, 애인을 데려갈 수 없어서 참 힘들었어요. 숙모들은 다들 나더러 언제 결혼할 거냐고 묻고요.

부모들은 대부분 이 사실을 알면 고통스러워한다.

우리 부모님이 완전히 고립되었음을 알았어요. 딸이 레즈비언이라는 것을 누구와 이야기할 수 있겠어요. 이 놈의 사회는 동성애자에 대해 가혹하게 이야기하죠. 자식의 문제를 부모 탓으로 여기고요. 부모님도 내가 이런 것이 당신들 탓이라고 생각하고 당신들이 '행한 잘못'에 대해 깊은 죄의식에 시달리시더라고요.

부모들은 자식이 레즈비언인 것이 잘못된 것이고, 원인이 있다고 생각하면서 자책한다.[2] 또, 어떤 사람들은 딸의 선택을 별로 심각하게 받아들이지 않고, 머지않아 딸이 훌륭한 남자를 만나 정말로 사랑에 빠지기를 바란다.

부모님이 내가 만나고 있는 사람이 남자인지 여자인지를 물을 때, 그분들의 목소리에 배어 있는 긴장감을 느낍니다. 남자와 만난다고 하면 아마 안도의 한숨을 쉬시겠죠…… 그러나 여자와 만난다고 하면 그분들은 무슨 말을 해야 할지 정말로 당혹스러워하실 겁니다.

많은 부모들이 화를 내거나 죄책감을 갖거나, 자녀를 부끄러워하거나, 마음의 상처를 입고 두려워한다. 어떤 부모들은 폭력을 행사한다. 레즈/바이/트랜스 자녀를 집에서 내쫓거나 정신 병원에 보내거나, 가둬 놓고 설득하려 들거나 의절하거나 떠나버린다. 가족에게 커밍아웃한 레즈/바이/트랜스 장애 여성은 가족의 보살핌과 정서적 재정적 도움을 잃을 위험이 있다. 유색인 레즈/바이/트랜스 여성들에게 가족의 지원이 끊긴다면 그들을 받아 줄 공동체의 상실로 이어져 인종적 감정의 문제가 표면화된다.

커밍아웃한 자녀를 받아들이고 지지하는 부모들도 있다.

엄마의 반응은 뜻밖이었어요. 엄마는 "이해는 전혀 못하지만 네가 행복하다니 기쁘다." 하고 말씀하셨어요.

아빠는 내가 동성애를 혐오하는 세상에서 상처를 입을까봐 걱정하셨어요. 나를 이해하고 도움을 주시려고 많이 애쓰셨죠. 올 크리스마스 때는 양성애에 관한 책 두 권 선물해 주셨어요.

가족에게 커밍아웃하기까지는 흔히 오랜 시간이 걸린다. 커밍아웃하면 우리 자신도 변화하고 성장하며, 가족들도 우리와 함께 변한다. 긍정적으로 변할 수도 있고, 그 반대일 수도 있다. 처음에는 대화도 꺼리다가 나중에 이해하는 부모도 있고, 끝까지 이해하지 못하는 부모도 있다. 커밍아웃하면 거짓말하며 살지 않아도 되니까 가족 관계가 전보다 더 솔직해지고 좀 더 가까워질 수 있다. 한 레즈비언 할머니의 이야기는 우리에게 유쾌한 놀라움을 준다. "열아홉 명이나 되는 손자 중의 한 녀석은 '저는요, 제게 게이 할머니가 있다고 친구들에게 이야기하는 게 기뻐요' 하더라니까."

친구와 가족을 넘어서기

어떻게 드러내야 할까? 옷이나 외모로, 또는 자동차 범퍼에 스티커를 붙여서 자신을 드러내는 것을 편하게 생각하는 이도 있고, 그런 내밀한 사생활을 아무렇지 않게 화제로 삼아서는 안 된다고 생각하는 이들도 있다. 사람들에게 자신의 성적 관심사에 대해 어느 정도 알릴지는 각자가 정해야 한다. 고용주나 의사, 직장 상사, 선생님, 성직자에게 커밍아웃하는 것은 위험할 수도 있다.

모든 여성들이 경험하는 고용 차별은 레즈/바이/트랜스 여성들을 어렵게 만든다. 직업을 얻기 위해 자신의 성 정체성을 숨길 때마다 발각될지도 모른다는 두려움에 떨게 된다. 이렇듯 많은 레즈/바이/트랜스 여성들은 아주 조심스럽게 이중생활을 해야 하고, 그 결과 보통 사람들 눈에 안 띄도록 '꼭꼭 숨어' 살고 있다. 이런 현상은 특히 교직이나 어린이들과 함께 생활하는 직종의 사람들에게 많이 나타나는데, 이는 동성애자들이 어린아이들을 나쁜 길로 빠뜨린다는 고정관념 때문이다.[3]

2 성적 지향(이성애, 양성애 또는 동성애)의 과정에 대해서는 아직 완전히 연구되지 않았다. 물리학, 사회학, 심리학에서 이루어진 연구는 성적 지향이 더 유동적이고 덜 경직되고, 최근 우리 사회가 수용할 수 있는 요인을 넘어서 규정된다고 한다. 그러나 원인에 대해 추적하는 것은 보통 레즈비언이나 게이가 되는 것이 무언가 잘못된 것이라는 동성애 혐오적 전제를 포함한다. 이성애 지향의 원인을 누가 추적하는가?

3 한국에서는 탤런트 홍석천이 커밍아웃하고 난 뒤, 공중파의 어린이 프로그램 「뽀뽀뽀」에서 퇴출된 예를 들 수 있다.

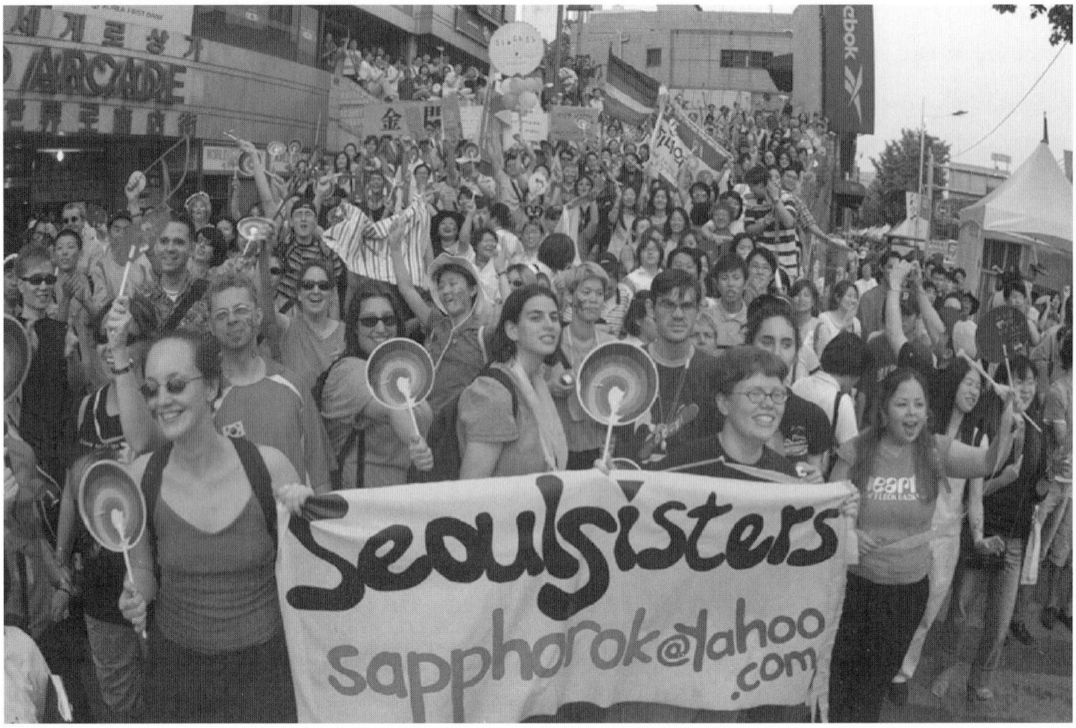

퀴어 문화를 널리 알리는
무지개 퍼레이드가
해마다 열리고 있다.
ⓒ여성신문 민원기

하지만 일터에서 자신의 성정체성을 드러내고 사는 레즈/바이/트랜스 여성들이 늘고 있다. 레즈비언, 양성애자, 트랜스젠더, 트랜스섹슈얼인 여성과 남성들이 자신에게 가해지는 고용차별에 맞서 싸워 승리를 거둔 지역들도 있다. 이제 미국의 일부 고용주들은 동성 커플에게 배우자 연금을 주기도 한다. 모든 고용주들은, 우리가 누구인지 정직해질 때 일도 더 잘할 수 있다는 사실을 알아야 한다.

이성애 사회에서 성적 소수자 여성으로 사는 것은 도전할 가치가 충분한 일이다. 그러나 많은 이들이 성적 지향 외에도 계급, 인종, 종교 등 여러 요인들 때문에 미국 '주류'에서 밀려나 있다. 우리 스스로를 구성하는 사회적 정체성은 여러 겹이어서 커밍아웃하고 개방적인 삶을 사는 데 문화적 장벽이 있다. 그래서 우리는 자기 내부의 갈등을 겪는다.

나는 육체노동자라서, 노동자 집단에 속해 있을 때 편안합니다. 평생 투쟁해 왔으니 함께 투쟁해 왔던 사람들과 잘 지냅니다. 그러나 같은 노동자인 여성들 상당수가 날 받아들이지 않아요. 내가 마음을 열 수 있는 쪽은 중산층 학생들입니다. 나는 완전히 이방인이지요.

거리의 사람들은 때로 나를 장애인으로만 대하죠. 아무리 내가 '부치'라고 말해도, 옷차림으로 표시를 해도 나를 레즈비언으로 대하지 않습니다.

유색인 레즈/바이/트랜스 여성들은 백인 여성이 백인 사회에서 접하는 것과는 다른 편견을 경험하게 된다. 인종과 성적 지향이라는 두 형태의 고정관념과 씨름해야 한다.

제3세계 여성으로서 당신은 성적 취향과 상관없이 이 사회에 널리 퍼져 있는 제3세계 여성에 대한 편견에 찬 이미지들을 상대해야 합니다. 레즈비언이라면 이런 이미지에 대항하는 게 훨씬 어렵겠지요. 흑인 여성이라면, 억척스럽거나 섹시한 요부 이미지에 대항하기가 어렵습니다. 그런 이미지는 비현실적이고, 사람을 틀 속에 가두는 것이며 인종 차별적입니다. 사람들은 흑인 여성에 대한 선입견에 흑인 여성들이 맞추어 주길 바라지요. 그들은 당신이 지닌 여성으로서의 온전한 모습을 거부합니다.

여성, 특히 라틴계 여성인 우리는 남을 돌보는 사람으로 정해져 있죠. 레즈비언은 주로 결혼을 하지 않기 때문에 식구들이며 이 사람 저 사람 모두의 요구를 들어주고 돌봐 줘야 해요. 이제는 나 자신과, 내 인생을 돌볼 거예요.

고집불통의 사회에서 무시당해온 몇몇 공동체가 힘 있는 종교권의 호응을 얻고 있다. 미국에서 유니태리언 유니버설리스트 교회, 그리스도 연합 교회, 퀘이커교, 일부 감리교, 몇몇 유태 교회가 동성애에 열린 시각을 갖고 있는 반면, 다른 종교 세력들은 동성애가 부도덕하다고 가르친다.

이와 같은 종류의 제도화된 편견에도 불구하고, 많은 레즈/바이/트랜스 여성들은 가족이나 친구와 맺는 끈끈한 유대가 종교보다 강하다는 것을 알고 있다.

내 경험상, 흑인 교회는 레즈비언이 나쁘다고 가르칩니다. 그러나 집으로 돌아가면 이야기가 달라집니다. 흑인들은 레즈비언 자녀들과 의절하지 않고 받아들이지요…… 나는 행운아예요. 우리 부모님은 잘 받아들이는 분들이에요. 누구를 집에 데리고 가든 문제가 되지 않아요.

내게는 유태인이라는 사실과 성적 소수자라는 사실 사이에 갈등이 없습니다. 유태인 문화는 법이 허용하는 것 이상을 허락하지요. 가족 중에는 내 성정체성을 부정적으로 보는 사람도 있지만, 유태인이라서 그런 것이 아니라 보수적이라서 그럴 뿐입니다.

레즈/바이/트랜스 여성들의 활동이 눈에 띌수록, 사람들은 고정관념에서 벗어나 좀 더 있는 그대로 우리를 바라보게 되고 우리 역시 서로 지지와 힘을 더욱 느끼게 된다. 또한 레즈/바이/트랜스 여성들의 숫자가 늘어나는 것은 고용차별과 그 밖의 다른 억압에 대항하는 효과적인 대응책을 마련할 수 있도록 한다.

우리 모두가 동시에 "우리는 레즈비언이다!" 하고 발표했으면 좋겠어요. 그렇게 되면 사람들은 자신이 레즈비언을 많이 알고 있다는 사실에 또 레즈비언을 좋아하고 존경했다는 사실에 놀랄 걸요. 레즈비언이 얼마나 많이 있었는지 진짜 깨달으면, 레즈비언을 비정상으로 보기가 훨씬 힘들어질 거예요.

커밍아웃을 위험하게 여긴다고 해서 내가 걱정쟁이라고 생각하지는 않아요. 내 경험으로 동성애 혐오증은 인종 차별이나 성 차별적 편견처럼 강력한 데다 널리 퍼져 있고 법적으로나 사회적으로도 여전히 강화되고 있는 것 같아요. 숨어서 활동하는 게 해결책이라고 생각하는 것은 아니에요. 위험을 인식하고, 그것을 따져 보고, 대응책을 마련한 뒤 커밍아웃해야죠.

레즈비언 모임 찾기

다른 레즈/바이/트랜스 여성들과 교류하는 것은 우리 정체성을 건강하게 느끼는 데 아주 중요하다.

2년간 한 여성과 사귀었죠. 그러다가 우리는 레즈비언 단체와 그 단체가 주관하는 사회, 문화, 정치 행사를 접하게 되었어요. 그제야 우리도 어딘가에 속해 있구나 하는 생각이 들더라고요. 그러면서 레즈비언으로서 정체성을 자각하기 시작했죠.

나이든 레즈비언들이 이 도시에서 살고 있다는 생각을 하지 못했습니다. 그런데 내 친구 두 명이 파티를 열어서 자기들이 알고 있는 마흔 살 넘은 레즈비언들을 초청한 거예요. 방에 모인 많은 사람들을 보고 있으니 느낌이 달라지더라고요. 이제 우리는 매달 만납니다.

1950년대 후반 미국에서 대부분의 레즈비언들은 교류가 드물었다.

알고 지내는 레즈비언이 없는 한, 그들을 만날 수 있는 유일한 장소는 술집이었는데, 여러분은 그 술집 분위기를 싫어했을 거예요. 레즈비언을 비참한 생활과 불행한 죽음으로 묘사하는 무시무시한 소설을 빼고는 책도 거의 없었고, 신문도, 참여할 단체도 없었습니다. 무척이나 교류에 목말랐습니다.

긍지를 갖고 자신을 드러내며, 이 세상을 살아가고 사랑할 권리를 위해 싸워온 많은 동성애자·양성애자·트랜스젠더 여성과 남성 덕분에 이제 우리는 교류할 수 있는 연락망과 조직 체계를 갖추게 되었다. 술집은 레즈/바이/트랜스 여성들이 함께 만나 휴식을 취할 수 있고, 서로 다른 자신의 관심사를 드러내 보일 수 있는 공간이긴 하지만, 이제 우리의 회합 장소는 술집이나 유흥업소 말고도 많이 있다. 1950년대 창설된 「빌리티스의 딸들」은 레즈비언들이 함께 모여 토론과 교제를 했던 최초의 모임이다. 이후, 스톤월[4]과 여성운동의 출현 이래로 「레즈비언 해방」이나 「래디컬 레즈비언」 같은 조직은 동성애자 해방과 페미니즘 정치학에 초점을 두었다. 1970년대에는 '여성들'의 문화가 활발하게 펼쳐졌다. 여성이 소유한, 레즈비언 식당, 서점, 은행, 공동체들이 생겼을 뿐만 아니라 레즈비언 음

4 1969년 6월의 스톤월 항쟁은 종종 현대 레즈비언과 게이 해방 운동의 출발로 이야기된다. 경찰이 미국 뉴욕 그리니치빌리지에 있는 스톤월 바를 수색하는 동안 대부분 드랙퀸이던 술집 후원자들이 항쟁을 시작해서 동성애자들이 끊임없는 괴롭힘의 공포 속에서 살아온 시절을 마감했다. 항쟁 이후 많은 게이 해방 조직이 게이와 레즈비언의 온전한 시민권을 위해 싸우기 시작했다.

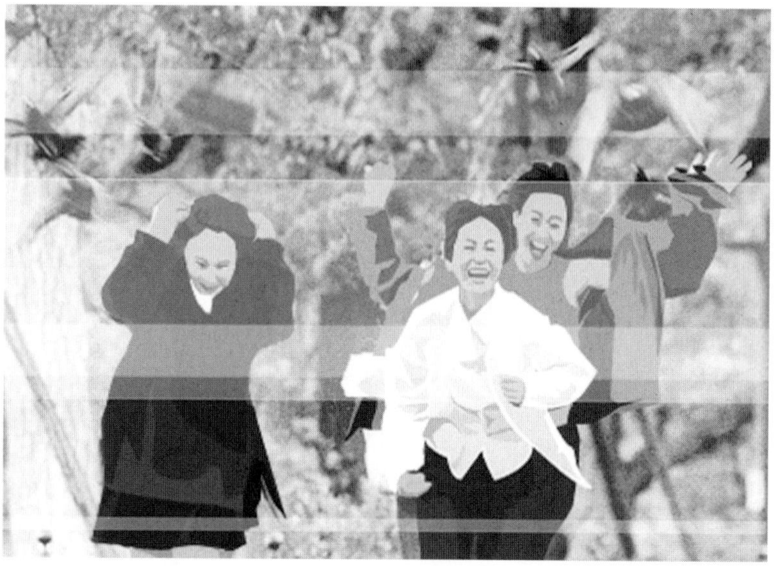

내 집 같은 공동체를 찾는 일은 중요하다. 다른 사람을 만나면서 자신의 경험을 돌아보고 동성애 역사의식을 가질 수도 있게 된다. ⓒ한국레즈비언상담소

반사나 출판사들이 레즈비언 음악이나 책들을 만들었다. 레즈비언들은 시골에 땅을 사서 독자적인 공동체를 만들었고 자체 배급망을 통해 새로운 책이나 잡지, 레코드를 보급했다. 그리고 여름이면 여성만의 음악 축제를 열어서 해마다 수천 명의 여성들이 모여들었다.[5] 1979년에 미국 워싱턴에서 처음 열린 미국 레즈비언/게이 행진에서 레즈비언과 게이들은 자기 목소리를 낼 수 있었다.

1980년대 이후 저마다의 관심에 어울리는 레즈/바이/트랜스 그룹들이 여럿 나타났다. 첫째, 퀴어 여성들이 만나서 자신들의 경험을 나눌 수 있도록 안전한 공간을 제공하는 단체들이다. 나이든 여성이나, 장애 여성, 유색인 여성, 어린 여성, 어머니들을 위한 단체들이 있다. 둘째, 사회 변화와 정치에 관심을 갖는 그룹이다. 우리를 억압하는 법을 바꾸기 위해 법정에 도전하는 「게이/레즈비언태스크포스」과 「레즈비언인권센터」 등이 있다. 또한 차별 철폐 같은 진보적인 주장뿐 아니라 레즈/바이/트랜스를 사람들 눈에 띄도록 유머러스한 대결 전략들을 펼치는 활동가 그룹으로 「레즈비언보복자」와 「트랜스섹슈얼의 협박」 같은 단체가 있다. 메트로폴리탄 커뮤니티 교회, 가톨릭 인권 단체 「디그니티」, 영국국교회의 「연합교회」, 유태교의 「아메리칸티크바」 같은 종교 공동체도 만들었다. 마지막으로 레즈/바이/트랜스들이 자신의 관심사를 공유하면서 교제하고 함께할 수 있는 댄스 모임이나 오토바이 동호회, 합창단도 있다. 레즈/바이/트랜스 여성들은 에이즈, 만성 피로 증후군, 유방암 같은 건강 문제들을 해결하기 위해 협력하기도 한다. 레즈비언/게이 관련 학과를 개설하고 강의도 하며, 다른 조직들 내부에 레즈/바이/트랜스 분과를 창설하기도 한다. 1990년대에는 인터넷에 레즈/바이/트랜스 문화를 들여놓았다. 1991년 미국 애틀랜타에서 개최된 레즈비언 회의에서는, 남성으로의 성전환 수술에 관한 회의를 해마다 개최할 것과, 동성애 결혼 장려와 게이/레즈비언의 군 입대 허용을 위한 위원회를 만들자는 결의안을 채택했다. 1993년에 개최된 게이/레즈비언/바이 인권을 위한 행진은 1백만여 명의 인파가 참여한, 역사상 가장 큰 시민권 대행진이었다. 이때 레즈비언 행진이 처음 열렸는데, 이제는 이것이 6월에 열리는 동성애 축제의 전통이 되었다.

레즈/바이/트랜스 그룹의 대행진과 여러 문화 정치 이벤트, 특히 대도시 지역에서 열리는 행사는 다른 레즈/바이/트랜스 여성을 만나는 첫걸음이다(여자 친구를 만날 수 있는 좋은 기회도 된다!). 물론 처음엔 수줍을지도 모른다.

여성 센터에 있는 레즈비언 지원 단체를 처음으로 찾아가던 날 나는 그 주변을 네 바퀴나 돌며 어슬렁거리다가 집으로 돌아왔어요. 새로운 사람들에게 나를 드러내기가 겁났나 봐요. 하지만, 우정과 격려에 대한 욕구가 두려움을 몰아내더라고요. 다음 달에 그 단체에 발걸음을 했지요.

아무리 오랫동안 떠나 있었더라도 레즈/바이/트랜스 여성들이 내 집 같은 공동체를 찾는 일은 중요하다. 다른 사람을 만나면서 자신의 경험을 돌아보고 동성애 역사의식을 가질 수도 있게 된다.

대학 시절 커밍아웃했을 때, 내가 아는 대부분의 동성애자 여성들은 백인이었고, 몇몇은 아프리카계 미국인이었지요. 샌프란시스코로 이사한 후, '샌프란시스코 필리핀계 게이/레즈비언 퍼레이드' 행렬을 보았어요. 얼마나 놀랐는지 몰라요. 퍼레이드 마차에서 춤을 추던 동성애자에게 마음을 빼앗겨 버렸어요. 그녀가 저를 향해 미소를 지으며 손짓을 하더군요. 그 모습을 보면서 다른 사람들이 필리핀인 동성애자로서 자랑스럽게 살아가고 있음을 알게 되었죠.

나이든 레즈비언과 젊은 레즈비언이 교류하는 것은 바람직한 일이에요. 젊은 레즈비언들은 나이든 레즈비언들과 더 자주 만나면서 자신들이 세력이 약하지 않다는 것을 알게 되고, 그다

5 최근에 트랜스섹슈얼과 트랜스젠더의 존재에 대한 논쟁은 미국 미시간 여성음악축제에 분열을 가져 왔다. 매년 더 많은 여성들이 트랜스들을 받아들이는 데 찬성하지만, 여전히 분위기는 트랜스에 우호적이지 않다.

지 많은 차이가 있는 게 아니라는 걸 깨달을 거예요. 그리고 나이가 들수록 그런 일들이 더 쉬워지죠.

처음 가 본 단체가 맞지 않다고 생각되면 다른 단체를 찾자. 나와 맞는 단체를 찾아야 한다.

서로의 차이와 부조화가 레즈/바이/트랜스 공동체를 분열시키기도 한다. 미국 내의 인종 차별은 분열과 갈등을 일으킨다. 유색인 레즈비언들은 종종 백인 레즈비언들이 정치 그룹에서 자신들을 멸시하거나 권력을 공유하려 하지 않으며, 인종 차별주의를 극복하려는 노력을 탐탁지 않게 여기고 있음을 경험한다. 백인 레즈비언들이 자신의 경험과 유색인들의 경험이 비슷하다고 생각한다면 다음 두 가지를 못 본 척하는 것이다. 하나는 인종 차별 사회에서 백인 여성으로서 누리는 특권이요, 다른 하나는 유색인 레즈비언들이 일상생활에서 겪는 갖가지 차별이다.

나는 백인 중산층 계급의 레즈비언이어서, 가족과 사회가 내게 상처를 주고 차별하는 이유가 단순히 내 성적 지향 때문임을 알죠. 다른 많은 측면에서는 내가 지배적인 주류 문화에 속해 있기 때문이고요. 그래서 다른 레즈/바이 여성, 특히 유색인 여성, 장애 여성, 나처럼 경제적 특권이 없는 여성들이 날마다 모욕과 위험에 놓여 있고 여러 가지 불공평한 일들을 겪고 있다는 사실을 잊기 쉬워요. 그들이 차별을 겪으며 살 수밖에 없는 것은 단지 성적 지향 때문만은 아니에요. 이 사실을 잊고 산다면, 진정한 연대에 동참하기란 불가능합니다.

다른 요인들이 우리를 분열시키기도 한다. 양성애자와 트랜스젠더, 트랜스섹슈얼 여성들은 레즈비언 공동체가 자신들을 꺼리거나 배제하려 한다는 느낌을 받는다.

일부러 이성애자처럼 보이려 하지는 않지만, 항상 레즈비언이라는 압박감을 받아요. 이성애적 환경보다 레즈비언 환경에서 내 양성적 정체성을 유지하기 더 힘들어요. "재는 성적 소수자라고 할 수 없어." 하는 말을 듣게 될까봐 겁이 납니다.

장애나 만성 질환을 앓고 있는 레즈/바이/트랜스 여성들은 공동체 행사를 치를 때에 악취와 담배 연기를 피하고, 휠체어 사용이나 수화 통역이 되어야 한다고 비장애인 여성들과 싸워야 했다.

한국 여성 성적 소수자 인권 운동사

한국에서 여성 동성애 운동이 본격화한 것은 1994년 11월 「한국 여성성적소수자 인권운동 모임 끼리끼리」가 출범하면서부터다. 끼리끼리는 1994년부터 정기적으로 소식지를 발간하고 동성애자인권운동협의회를 만들어 인권학교를 개최하고, 여러 학교와 단체에서 '동성애 바로 알기' 강좌를 여는 등 활발한 활동을 벌였다.

끼리끼리는 동성애 소재 영화의 심의에 항의 시위를 벌이고, 「정보통신 검열반대 공동행동」에 연대해 동성애 관련 사이트의 검열 반대 운동에 앞장서는 등 꾸준한 운동을 한 결과, 2004년 4월에는 청소년보호위원회가 지정한 청소년 유해 매체 시행 기준에 있던 '동성애' 부분을 삭제하는 성과를 거뒀다. 2003년부터는 동성애자의 신분을 강제로 폭로해 위험에 처하게 하는 아웃팅을 방지하자는 '아웃팅 방지 캠페인'을 벌였으며 호주제 폐지와 맞물려 동성애 가족의 법적 권리를 보장하기 위한 '개인별 신분 등록제' 도입을 촉구하는 「개인별 신분등록제 실현 연대」에 참여했다. 또 「전쟁을 반대하는 여성연대 WAW」, 「장애여성공감」 등과 함께 「다름으로 닮은 여성연대」를 만들어, 2003년부터 3.8여성대회에서 '무지개시위'를 기획, 주최했다. 동성애를 왜곡하거나 편견에 근거해 차별적인 시각으로 바라보는 언론 보도나 공공 발언에 항의하는 활동을 지속적으로 해왔으며, 인터넷이나 전화 상담, 대면 상담을 하는 상담팀과 성폭력 신고센터인 「반성폭력 네트워크」도 운영했다. 2005년 4월에 한국레즈비언상담소(www.lsangdam.org)로 이름을 바꾸고 레즈비언 상담을 중점 사업으로 펴나가고 있다.

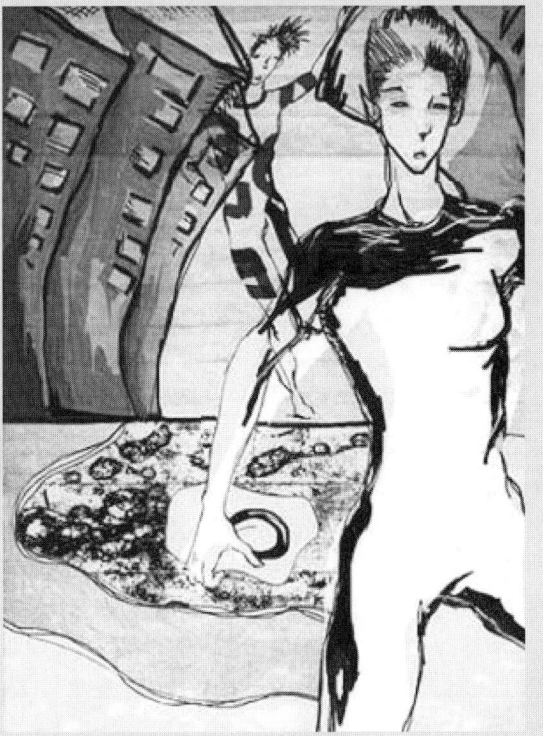

© 한국레즈비언상담소

자라면서 내게 무언가 근본적인 문제가 있다고 느꼈습니다. 여자라는 것, 레즈비언이라는 것 때문이었죠. 만성병을 앓으면서 그런 사실이 참고 사항이었습니다. 그러나 병을 치료하려면 이제 그런 틀로 내 병을 진단하면 안 된다는 것을 알았습니다. 자라면서 아무런 소속감도 느끼지 못했습니다. 이제는 갖가지 화학물질 예민 반응까지 겪고 있습니다. 세상은 내가 살아갈 수 없도록 되어 있어요.

폭넓은 범주의 투쟁이 중층적인 억압에 맞선 여성들에게 영향을 미친다.

시골에 산다면

인구가 적은 지역에서는 다른 여성들과 사귀기 힘들 수도 있다.

"이곳은 색다른 것이 용납되기 어려운 촌이에요. 오지지요. 레즈비언들이 많지 않아요. 좀 있다 해도 서로 숨기고 있지요."

방법이 몇 가지 있다.

- 레즈/바이/트랜스 여성이 썼거나 그런 주제로 된 책을 읽거나 음반을 듣는다. 그러면 자신의 성정체감에 대해 좋은 감정을 갖게 된다.
- 가까운 곳에 있는 레즈비언, 양성애자, 게이, 트랜스 단체와 접촉한다.
- 여성들의 정치 활동에 참여한다. 주거 지역이나 근처 대학에 여성 센터가 있는가? 여성주의 모임이 있는가? 많은 레즈/바이/트랜스 여성들이 정치적으로 적극적이며, 레즈/바이/트랜스 회원들이 활동하는 여성 단체들이 있다.
- 여성들의 행사인 음악회나, 토론회, 축제에 참여한다. 축제 행사에 관한 정보는 인터넷상의 여성주의, 레즈비언, 게이 사이트에 게재된다. 이런 행사들이 친숙하지 않더라도 이런 기회를 통해 같은 지역에 살고 있는 다른 레즈/바이/트랜스 여성들을 만날 수 있다.
- 성적소수자로서 새 출발을 하기 위해 돈을 마련한다. 인터넷상의 여러 커뮤니티는 레즈/바이/트랜스 여성들을 위한 이벤트 소식을 알려 준다.
- 인터넷에 접속해 본다(컴퓨터를 살 능력이 없으면 공공 도서관을 이용한다). 레즈/바이/트랜스 단체 홈페이지에는 커밍아웃에서부터 안전한 섹스 기법에 이르기까지 다양한 정보를 나누는 공간이 마련되어 있다.
- 무지개, 람다(λ), 분홍이나 검정 삼각형 모양의 스티커를 달고 다니는 차량을 찾는다. 많은 동성애자들이 자신들을 표현하려고 이런 표시를 한다.

믿음을 갖자! 모든 곳에 우리가 있다!

레즈비언 공동체는 억압에 민감하기도 하지만 무심하기도 해요. 이성애 사회에서조차 일어나지 않을 만한 일로 마찰이 일어나요. 휠체어를 타고 콘서트에 간다거나 친구랑 나란히 앉아 있고 싶다는 것 같은 것에서요. 우리의 입장을 거부하는 영화관을 상대로 피켓 시위를 할 때 다른 레즈비언들은 어디에 있었나요? 우리는 온 힘을 레즈비언 문제에 관한 시위에 쏟았습니다만, 집회에 참가한 이들은 거의 없었습니다.

우리를 다시 하나로 묶는 것은 외부의 공격에 직면했을 때 우리의 연대다. 보수 세력은 게이, 레즈비언, 양성애자, 트랜스젠더들의 권리를 보호하는 법안들에 대해 반동성애적 입장을 표방해 왔다. 게이나 레즈비언이 결혼하거나 교사가 될 수 있는 권리에 반대하는 캠페인을 벌이고, 우리 삶에 대해 유언비어를 퍼뜨리곤 했다. 성적 소수자 공동체에 대한 이 같은 공격적인 행동은 더 많은 사람들이 우리에게 적대감을 갖도록 했고, 레즈비언이나 게이를 무조건 혐오해서 일으키는 범죄를 증가시켰다. 그러나 동시에 성적 소수자들의 집단행동을 눈에 띄게 상승시켰다.[6] 「게이/레즈비언 태스크포스」 같은 조직 덕택에, 1996년 미국 의회는 게이와 레즈비언들을 고용 차별에서 보호하는 「고용 차별 금지법」을 통과시켰다. 1997년에는 10개 주와 컬럼비아 자치구에서 공공기관과 사기업에서 성적 지향을 이유로 차별할 수 없다는 시민권 법안이 통과됐다. 그러나 다른 주에 살고 있는 레즈/바이/트랜스 여성들은 여전히, 인간으로서 자유롭고 온전하게 살아갈 권리를 받아들이지 못하는 사람들이나 고용주들, 집주인들의 개인적 기분에 좌우되며 살아가고 있다.

섹슈얼리티[7]

일단 한 여성이 다른 여성에게 끌린다는 것을 깨달으면, 정상위 체위는 별로 중요한 사항이 아니에요.

나는 남성과 여성 모두에게 있는 똑같은 것, 힘에 매력을 느낍니다. 나를 침대로 안고 갈 수 있다면, 그걸로 된 거죠.

사람들은 장애 여성이 성적 충동이 없다고 생각하나 봐요. 내가 직장에서 커밍아웃한다면 과연 사람들이 당황할지, 아니면 비웃을지 잘 모르겠어요. 사람들은 섹스를 하지 않는데, 어떻게 레즈비언일 수 있냐고 말합니다.

여성과의 성관계는 섹스가 무엇이냐를 다시 규정하도록 이끈다. 우리는 여성과 친밀한 관계를 맺으며 완전히 새로운 에로틱한 세계를 발견한다. 섹스를 통해서 사랑, 우정, 성욕, 교육, 요구, 모험심, 몸이 느끼는 기쁨 등을 표현한다. 키스를 하거나 껴안기도 하고 여러 시간 사랑하는 이의 몸을 애무하기도 하고, 그녀의 유두나 음핵을 갖고 놀기도 하며, 손가락이나 혀로 그녀의 질을 탐색해 보기도 하며, 자신의 몸을 만져 보기도 하고, 오르가슴을 느껴 보기도 한다. 천천히 우아하게 때로는 거칠고 공격적으로 섹스를 즐긴다. 가능성은 끝이 없다. 만지기, 껴안기, 핥기, 키스하기, 물어뜯기, 입술로 항문 자극하기, 엉덩이를 찰싹 때리거나 채찍질하기, 애무하기, 음핵을 직접 자극하기, 질성교나 항문성교, 유두 자극하기, 주먹 삽입하기, 구강성교, 역할놀이(지배-속박 또는 가학-피학 관계를 설정하고 역할을 하는 것), 트리버디즘(자신의 몸을 상대 생식기에 대고 문지르기), 에로틱한 이야기 나누기, 성기 접촉은 하지 않고 잠자기.

성경험을 향상하기 위해 어떤 이들은 성 기구나 에로틱한 물건들을 쓴다. 성 기구에는 갖가지 모양과 크기, 색깔의 딜도나 진동기에서부터, 오이, 당근, 양초에 이르기까지 상상력을 북돋울 수 있는 것들이 있다. 얼음이나 깃털, 마사지 오일, 생크림, 초콜릿, 벌꿀 같은 음식으로 해본다. 에로틱한 비디오를 보거나 좋아하는 책에서 섹시한 장면들을 읽는다. 그리고 환상을 펼쳐 본다.

남자 친구와의 섹스도 늘 괜찮았어요. 그러나 여자 애인과 한 섹스는 어찌나 강렬한지 너무 놀랐어요. 서로 만지거나 만져 주기를 원했고, 거칠게 또는 부드럽게 사랑해 보고 싶었고, 그 애 안으로 들어가고 싶었고 그 애의 움직임을 내 위에서 느끼고 싶었어요. 마침내 나는 성에 대해 충만함과 깊이를 느끼게 되었어요. 그 전에는 항상 무언가 부족한 것이 있다고 느꼈고, 어떻게 그것을 찾아야 할지를 몰랐거든요.

여성과 섹스할 때 방법이 한 가지만 있는 것은 아니다.

그녀는 엎드려 있고, 나는 첫 두 손가락을 그녀 몸에 넣고 손가락을 꼬부려 봅니다. "아가야, 이리 온." 하듯이 엄지손가락이 음핵을 만지면 그녀의 관능적인 몸은 떨지요. 나도 똑같이 그게 좋아요. 그녀가 내게 그렇게 할 때는 나는 누워 있고 그녀가 내 배 위에 있는 것을 좋아하지요. 그녀는 손이 펼치는 무한한 가능성 때문에 손을 좋아한다고 해요.

여성과 처음 사랑을 나누는 것은 대개 성관계 말고도 많은 것들과 연관된다. 우리는 갑자기 성적 존재로서 해방감을 느끼기도 한다. 활력이 넘치고 즐겁거나 살갗의 느낌으로도 놀랄 수 있다. 자신이 어떤 것을 좋아하고 어떤 것에 망설이는지에 대한 변화된 섹스 패턴들을 익히는 데 몇 달 아니 몇 년이 걸릴 수도 있다.

내 애인을 흥분시키는 것이 무엇인지를 알아내려고 그녀의 몸을 탐색하고, 그녀를 음미하고, 그녀의 체취를 느끼면서 나는 나 자신도 더욱 사랑하게 되었고 성숙했어요.

장애 여성인 내가 내 성적 욕구를 애인에게 설명해야 했을 때 기분이 묘했어요. 그러나 만남을 위해서는 자기 욕구가 무엇인지를 말해야 함을 깨달았죠. 나는 음부 쪽에 감각이 없어요. 하지만 레즈비언 섹스가 무엇인지에 대한 기준 같은 게 없기 때문에 성과 관능의 세계는 탐구해야 할 영역이라고 봅니다.

동성의 애인이 나와 구조가 같은 몸을 갖고 있다고 해서 내가 좋아하는 것을 똑같이 좋아하지는 않는다. 우리는 저마다 다르고, 우리의 욕구도 다 다르다. 그렇기 때문에 여성과 여성이 나누는 섹스는 흥미진진하지만, 문제가 하나도 없는 것은 아니다.

여성과 잠을 자 볼수록, 내가 좋다고 그녀도 좋아한다고 확신할 수 없다는 것을 알게 되지요. 차이점이 참 많지요.

우리는 일 년 반 동안 열정적인 성생활을 했어요. 그런데 함께 살기 시작하면서 성생활이 갑자기 문젯거리가 되었어요. 서로의 패턴이 너무 다르더라고요. 애인은 성관계를 갖기 전에 충분히 말하고, 대화함으로써, 마음이 편해지기를 원했어요. 그러나 나는 만지거나 육체적 관계를 가진 연후에야 마음이 편해져서 친밀한 대화가 가능해지더라고요. 침대에 들자마자 나는 그녀와 관계를 갖고 싶었으나 그녀는 굳어 있었어요. 그래서 몇 달 동안 그 문제로 다투게 되었지요. 그러다 보니 어떻게 해야 할지 방법을 찾기 전에 서로를 끔찍해 하게 되고요.

6 일부 게이, 바이, 트랜스 여성들은 수호천사와 유사한 집단인 「핑크패트롤」이나 「핑크팬더」에 참여했다 이 방위대는 동성애 혐오증 공격에서 퀴어들을 보호한다.

7 에이즈의 원인인 인체 면역결핍 바이러스(HIV) 감염이나 다른 성병에 노출되는 것을 최소화하면서 다른 여성과 섹스를 즐기려면, 14장 성병, 15장 에이즈를 보자. 여성의 성적 반응에 관해서나 양성애에 관해서는 11장 성생활을 보자.

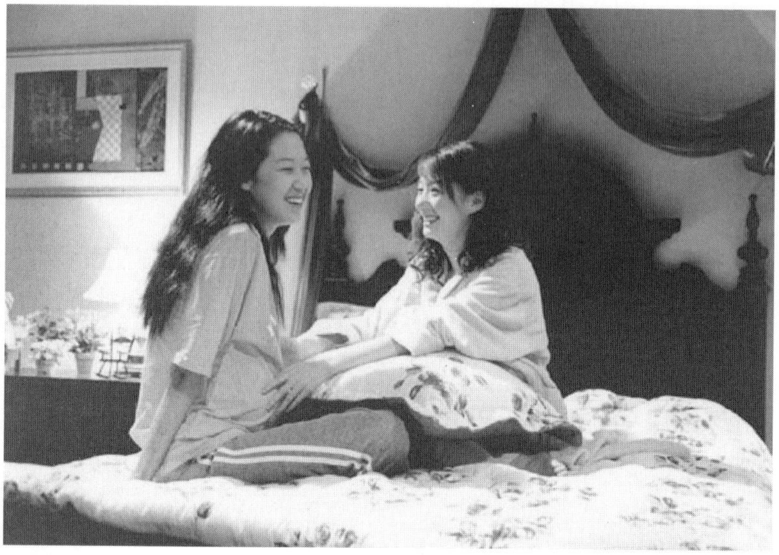

우리는 남성이 규정한 성애에서 벗어나 친밀성과 기쁨, 사랑을 더 깊이 성숙시키는 성애의 다양한 차원을 새로이 일굴 기회가 있다. ⓒ에그필름, 철없는 아내와 파란만장한 남편,그리고 태권소녀, 2002

이성애자든 아니든 대부분의 여성들은 성생활에 관한 한 이성애적 모델을 내면화함으로써 자신의 욕망을 제대로 드러내지 못한다. 우리는 성생활에 대해 이런 생각을 갖고 있을지 모른다.

- 애인이 원할 때, 성관계를 갖는 것이 의무라는 생각
- 자신의 성적인 반응에 대한 불신. 파트너와 성교할 때 오르가슴에 도달할 수 없다는 생각
- 적극적으로 또는 주도적으로 성관계를 이끌 수 있는 성경험이 부족하다는 믿음
- 자신은 섹스를 별로 좋아하지 않는다거나, 성욕이 약하다거나 '불감증'이라는 생각
- 섹스는 좋긴 하지만 고상한 것은 아니라는 생각
- 상대방이 할 일이니까 또는 상대방도 자기 일이라고 생각할 것이라고 여겨, 섹스할 때 자기 몸을 스스로 만지는 것을 부끄러워하는 것
- 매번 오르가슴을 느껴야 한다는 생각을 포함해서 성교 후의 성과에 초점을 맞추는 것
- 과거에 성폭행을 당해서 생긴 감정의 상처

게다가 우리는 우리의 성적 충동과 선호가 남성적 모델을 따르는 것처럼 보일 때 불편함을 느낀다. 성욕이 생길 때, 아주 적극적으로 해 보고 싶을 때, 지배해 보는 상상을 할 때, 에로틱한 도구들을 써 보는 상상을 할 때도 편치가 않다. 그러나 이런 욕구는 성을 즐기고 싶어 하는 모습일 뿐이다. 예를 들어 딜도는 '남성 성기 대용물'이 아니다. 우리가 질성교에서 기쁨을 느낀다면, 딜도는 우리에게 쾌락을 준다. 레즈비언인 우리는 남성이 규정한 성애에서 벗어나 친밀성과 기쁨, 사랑을 더 깊이 성숙시키는 성애의 다양한 차원을 새로이 일굴 기회가 있다.

예를 들어 어떤 레즈/바이/트랜스 여성들은 '지배-속박' 관계나 '가학-피학' 관계를 해보기도 한다. 즉 안전하고 건전하며 책임감 있는 섹스를 하겠다는 목표 의식을 갖고 합의에 의한 권력 교환을 성애화해 보는 것이다(이것은 레즈비언 공동체 안에서 찬성과 반대 의견이 크게 엇갈리고 있다). '지배-속박' 관계와 '가학-피학' 관계는 상상력과 역할놀이의 왕국에서 성애화된 권력관계를 볼 수 있는 도구들이다.

나는 성적 소수자 중의 소수자입니다. 가학-피학 관계는 나의 열정적인 삶과 내 존재와 지키기 어려운 신념들을 지키는 데 성애적이고 철학적인 중심 역할을 합니다. '진지한 쾌락', 그것이 바로 애인과 내가 친밀하고 용기 있는 시간을 누리기 위해 들어선 에로티시즘의 영역을 가리키는 말입니다.

여성들은 성적인 면에 있어서 드러내 놓고 쾌락을 추구하거나 성적으로 적극적이도록 사회화되지 못했기 때문에, 섹스를 할 때 서로 무엇을 원하는지에 대해 자유롭게 이야기할 필요가 있다.

여성과 성관계를 할 때, 좀 더 솔직해야 하는 게 내 숙제였어요. 느낌을 말해야 하고 느낌이 오지 않을 때는 나 자신을 속이고 좋은 척하기보다 문제점이 무엇인지를 알아보고 틈이 있고 거리감을 느낄 때는 무엇이 두려운지를 물어야 합니다.

섹스하기 전에 안전한 섹스에 대한 의논을 포함해서 이야기를 나눌 필요가 있다. 여성 파트너와 피임 문제를 생각해 본 적이 없기 때문에 안전한 섹스에 대해 이야기하는 것이 어색할지 모른다. 그러나 이 문제는 정말로 중요하다. 여성을 성적 파트너로 하는 여성은 에이즈 바이러스나 성병에 감염될 리 없다고 생각해서는 안 된다. 우리는 위험에 노출될 수 있다. 남성 파트너를 가진 레즈/바이/트랜스 여성들이 에이즈 바이러스나 다른 병들을 공동체에 '옮기기' 때문이 아니다. 그런 생각은 너무 위험한 통념이다. 그런 생각은 서로를 불신하게 하고 공동체를 분열시

킨다. 여러 가지 성행위를 통해 성병이나 에이즈 바이러스가 전염될 수 있다. 체액이 섞이는 것을 막기 위해 라텍스 콘돔이나 손가락용 씌우개, 치아 보호막 등을 사용함으로써 자기 몸을 보호하는 것은 필수적이다. → 14장 성병, 15장 에이즈

섹스에 시간과 에너지를 들이는 것은 우리에게 중요한 문제다.

할 일이 얼마나 많아요. 회사일은 어때요? 함께 일하고 있는 사람들은? 집을 2주일 동안이나 청소하지 않았든가 자동차를 수리해야 하는 일 같은 것은요? 아이고, 가끔 섹스할 시간이 있다는 건 정말 즐거운 일이에요.

어떤 모습으로든 성에 관해 자유로워질 필요가 있다. 시간을 들여서 다른 사람에게 무엇을 해줄 수 있는지를 가늠해 봐야 한다. 섹스의 기쁨을 위해서 시간을 내야 한다는 것을 받아들여야 한다.

레즈비언들은 성관계를 별로 갖지 않는다고 사람들은 말하지요. 나는 섹스의 모든 행위를 즐기고, 만족스러워하는 레즈비언 여성들을 많이 알고 있습니다.

본인이나 애인이 섹스를 하는 데 어떤 문제가 있다면 토론 그룹에 참여하거나 상담을 받을 수 있다. 친구들과 성을 주제로 고민이든, 발견이든 나누고 토론하면서 편안함을 느낄 수도 있다. "네 성생활은 어때?" 또는 "내 여자 친구와 나는 식용 바디오일이 성생활에 도움이 된다는 걸 알았어." 같은 대화는 유익하고 재미있으며 문제를 치료하는 데 도움이 된다.

관계

레즈/바이/트랜스 여성들의 관계 역시 꽤 다양하다. 이성애적 삶에 내재한 방식과 다르지 않다. 즉, 독신에서부터 다양한 사랑 방식에 이르기까지, 갖가지 종류의 관계가 있다. 우리는 독신일 수도 있고, 파트너가 하나일 수도 여럿일 수도 있다. 그러나 어떤 관계를 갖든 간에 우리 대부분은 이성애가 지배하는 사회에서 자랐기 때문에 우리가 생각하는 친밀성의 모습들도 이성애를 반영한다. 책이나 영화, TV쇼에서 레즈비언들을 등장시키고 있기는 하지만 사실 우리 사회는 미디어들이 쏟아 내는 이성애적 이미지들이 넘쳐 난다.

이런 이성애 사회의 핵심에 결혼 제도가 있다. 우리 중 어떤 이는 결혼을 서로에 대한 약속을 밖으로 드러내 표현하는 방법으로 여기기 때문에 동성 파트너와 결혼하고 싶어 한다. 우리는 동성애 커플들도 이성애 커플들과 똑같은 권리와 특권을 갖기를 바란다. 그러나 미국 사회에서 이런 권리와 특권은 '정식 결혼'(이성애 커플)에만 주어진다. 우리들 중 어떤 이는 정부가 인정하는 법적으로 유효한 유일한 결혼(역사적으로 볼 때 종교적인 제도)의 정통성에 도전한다. 즉, 독신을 선호하는 사람이나 여러 사람과 헌신적인 관계를 맺는 것을 선택한 사람들보다 일대일 관계의 커플에게 특권을 준다는 점에서 결혼 제도를 거부하는 것이다.

열아홉 살에 결혼했을 때 나는 앞으로 계속 내가 어떻게 살게 될지 정확히 알았어요. 그것에 대해 생각할 필요가 없었죠. 처음으로 레즈비언 관계를 갖게 되었을 때는, 아무 생각도 없었어요. 따라야 할 모델이 없으니, 배짱 좋게 우리가 하고 싶은 대로 하면 되더라고요. 난 그런 우리 방식이 좋아요.

레즈비언이라는 정체성은 내게 이성애 커플들과는 다른 방식으로 성관계를 해 볼 기회를 줍니다. 믿을 만하고 안정감 있는 성관계를 위해 내 자신의 솔직한 욕구를 내세우기로 했죠.

레즈비언 친구들이 예전 애인과 가장 친한 친구로 지내는 것을 꽤 많이 보면서 늘 놀라요. 공동체가 너무 좁아서인가, 아니면 떠나보내는 것을 어려워해서인가, 아니면 그저 서로 나은 관계를 유지하고 싶어서인가 늘 궁금해요. 이성애 친구들과는 다르거든요.

물론 동성 관계에서도 이성 관계에서 일어나는 일과 똑같이 갖가지 문제가 발생한다. 그러나 우리는 좀 더 자유롭게 해결책을 찾는 훈련을 할 수 있고, 그 결과 동성애자든 이성애자든 미래의 여성들을 위해 좋은 사례들을 만들어 갈 수 있다. → 관계의 친밀성과 권력에 관한 논의는 9장 이성애

커플 강박에서 벗어나기

질문: 레즈비언은 두 번째 데이트 때 무얼 가져가나요?
대답: 이삿짐 트럭이요(살림을 합친다는 뜻).
— 코미디언 리 들라리아

여성 파트너를 가진 여성들도 이성애 여성들처럼 커플 관계를 이루는 것을 중요시한다.

우리가 늘 염두에 두는 것은, 한 여성을 만나서 끌리게 되면 그이에게 빠져서 그 사람과만 만나게 된다는 것이다. 그렇게 되면 그 이외의 많은 친밀한 관계가 소원해지기 때문에.

우리 중에는 일대일 관계에 구속되지 않는 관계를 맺고 싶어 하는 이들도 있다. 독신을 선택할 수도 있고, 애인을 여럿 둘 수도 있고, 특별한 관계를 하나 이상 가지려 할 수도 있다.

우리는 혼자 있고 싶어서, 또는 독립심을 키우고 싶거나 편안함을 느끼고 싶어 독신을 선택할지 모른다. 어떤 때는 남들한테 인정받고 싶어 하고 만족감을 얻으려 한다. 살면서 독신이든 또는 애인을 여럿 두든 대안적 선택은 만족감을 갖게 한다.

나는 관계를 정리하고 나면 한동안 독신으로 지내지요. 지난번에는 여섯 달 동안 혼자 지냈어요. 성적인 부분에서 별 문제가 없었고, 관계를 맺을 때 반복되는 내 습관과 경향을 알 수 있었죠. 그 시간에 내 성장과 개발에 에너지를 쏟으며 멋진 시간을 보냈습니다.

지금 내 인생에는 아주 많은 여성들이 있지만, 마음속엔 그보다 더 많은 이들을 위한 공간이 있어요.

뭔가 새로운 것을 창조하고 싶어요.

커플 관계를 갖지 않기로 했어도 꼭 다른 사람과 거리를 둘 필요가 없다. 우리는 여전히 친한 우정 관계를 원하며 유지하고 있다. 어떤 이들은 친구들과 성적으로 친밀한 관계를 맺는다.

친구인지 애인인지 선을 긋기가 참 어려운데, 나는 친한 친구들과 잠을 같이 자요. 정말 만족스러워요. 섹스하지 않고 친구들과 그냥 잘 때도 많은데, 매번 똑같이 만족스러워요.

커플 관계에 집착하지 않으면 더 많은 것을 배울 수 있는 기회가 생기고 커플 관계에서 가끔 느끼는 숨막힘에서 벗어날 수 있다. 관계를 맺는 방법은 다양하므로, 자신에게 가장 알맞은 형태의 관계를 찾아야 한다.

특별한 연인 갖기

우리 중 많은 이들이 같이 살든 따로 살든 한 여성과 친밀한 성적 관계를 맺는다. 함께 시간을 보내기 위해 일과 놀이를 계획하거나 개인적 변화와 어려움을 이기도록 서로 돕고, 갈등을 극복하게 해 준다. 우리는 연인으로서 몇 달, 몇 년, 어쩌면 평생 함께할지도 모른다.

나는 내 인생의 아주 사소한 일상이라도 같이 헤쳐 나갈 누군가와 함께 있는 게 좋아요.

어떤 레즈비언이 여러 명의 여성들과 친구나 애인 관계에 있다는 이야기를 들었을 때 나는 흥분했어요. 한 사람하고만 함께 하겠다고 선택함으로써 나는 정서적으로 어떤 모험을 할 기회를 놓쳤다는 걸 알아요. 그러나 나와 애인 사이에는 지금 시점에서 내가 선호하는 종류의 감정적 모험이 있어요. 결국, 몇 년 후 우리는 서로에게 “나는 네가 필요해.” 하고 말할 수 있을 거고, 그게 무슨 의미인지도 알겠지요. 그 의미는 “난 혼자서는 희망이 없어. 그래서 널 보낼 수 없어.”가 아니죠. 전에는 몰랐던 일종의 상호 의존성을 감수하겠다는 것입니다.

여자 친구와 난 다른 환경에서 자랐죠. 그녀는 오십대이고 나는 이십대입니다. 세상이 많이 변했고, 특히 여성들에게도 많은 변화가 있었습니다. 그녀가 원하는 것은 내가 원하거나 기대하는 것과는 다릅니다. 우리 둘 다 이런 차이를 알고 이해하고 존중하는 한, 잘 지낼 수 있다고 봅니다. 어떤 면에서 나이차는 좋다고 봅니다. 우리가 서로에게 전부일 수는 없고, 자기 나이에 맞는 친구가 필요하다는 것을 알게 해주니까요.

두 사람에게 셀 수 없을 만큼 차이가 많다 해도 둘 다 여성이므로, 몸도 비슷하고 또 사회화된 과정도 비슷하므로,

분명히 거리감보다는 친밀감을 느낀다. 여성과 연인 관계에 있을 때 숨쉴 공간이 없을 만큼 지나치게 가까워지기 쉽다. 우리는 친밀감과 거리감 사이에서 건강한 균형을 유지할 수 있어야 한다. 스스로 자기 자신을 정확히 규정해야 하며, 서로 완전한 개인으로 성장할 수 있도록 격려해야 한다.

애인과 내가 좋고 싫은 것을 명확히 할 수 있는 서로의 영역을 이해하는 것이 필요하죠. 서로 자기 사생활 영역을 확보하지 못하면 결국 거리가 벌어지거나 떠날 수밖에 없죠.

애인이 멀리 떨어져 산다거나 직장 때문에 이사를 해야 한다고 해서 함께 살기 위해 다른 사람이 집이나 친구, 직업을 포기해야 한다고 생각하지 마세요. 이런 것들이 얼마나 중요한지는 두 사람 다 알고 있죠. 내 애인은 지금 다른 지역에서 살고 있어요. 떨어져 사는 것이 싫지만 내 자신의 독립이 중요하듯 그의 독립도 중요하죠.

오래된 애인 관계를 계속 활기차게 유지하기는 힘이 든다. 이성애자들은 여전히 이런 관계의 중요성을 깨닫기를 거부해서 일을 더 어렵게 만든다. 많은 것들이 바뀌고 있다지만→ 억압과 지원, 206쪽 레즈비언 관계에 대한 법적, 사회적 지원은 부족하다. 다행히 오랫동안 커플 관계를 맺어온 레즈/바이/트랜스 여성들이 자신들의 이야기를 책이나 영화, 다른 매체를 통해서 들려주고 있다.→ 정보꾸러미, 215쪽

부치-팜 관계

1960년대 후반과 1970년대 초 여성운동이 있기 전에 커밍아웃한 많은 여성들은 부치(좀 더 '남성적인')나 팜(좀 더 '여성적인')이라는 게이 문화에 속해 있었다. 부치-팜은 옷 입는 스타일이나 행동 양식을 표현한 것이며 무엇보다도 에로틱한 파트너 관계를 보여 준다. 어떤 이들은 부치-팜을 성적 소수자 사회의 젠더 정체성으로 이해하고 있으며, 남성과 여성이라는 단 두 개의 젠더만이 존재하는 주류 사회에 대한 도전으로 본다.

난 팜이었어요. 다른 여성 안에 있는 부치다운 힘을 끌어내기를 좋아합니다. 20년 넘게 레즈비언으로 살아오면서 페미니즘이라는 눈으로 세상을 보고 있지만, 수십 미터 밖에서도 부치를 알아볼 수 있고 짜릿하게 그녀의 힘을 느끼기도 하죠. 통념과 달리 부치의 힘은 팜의 정체성을 희생시키지 않습니다. 내 경험으로는 부치-팜 관계는 남녀 관계를 흉내 내는 게 아녜요. 복합적이고 에로틱한 표현입니다. 자세, 옷, 태도, 사랑, 용기, 자율성 면에서 레즈비언 언어로 가득 차 있습니다. 부치-팜 관계는 에로틱한 파트너 관계로서, 도전의 독특한 표시면서, 여성의 성에 대한 세심한 탐구에도 기여합니다.

스톤월 항쟁 이후에 커밍아웃한 레즈비언 여성주의자들은 이 같은 복합적인 젠더 체계를 거부했다. '새로운' 레즈비언들은 부치-팜 관계의 복합성에 대한 이해가 부족했기 때문에 부치는 남편 역할을, 팜은 아내 역할을 모방한 것으로 결국 가부장제를 레즈비언 사회에서 재생산하는 것으로 보았다. 그 결과 '구시대 게이' 문화권에 속했던 많은 여성들이 운동에서 배제되었고, 젠더 체계와 문화를 편안히 여겨 유지하고 싶어 하는 반여성주의자들로 간주되었다. 어떤 여성들은 새로운 여성주의 정치학과 성적 소수자 해방 운동으로 자유로움을 느꼈지만, 다른 이들은 이제 자신들이 레즈비언으로서 설 자리가 없다고 느꼈다.

그러나 레즈비언 여성주의자들은 부치-팜 문화를 완전히 없애 버리지는 못했다. 그저 지하로 숨어들게 했을 뿐이다. 중산층 레즈비언 여성주의자들이 주도권을 잡자, 노동 계급 부치-팜 커플이 침묵을 지켰을 뿐이다.

1980년대에 레즈비언들이 성정체성을 공론화하자 부치-팜들은 자기 목소리를 다시 내기 시작했다. 1990년대에 젊은 레즈비언들은 다시 이 독특한 레즈비언 젠더 체계를 자신들의 정체성으로 삼았다. 오늘날은 역할 관계에서 융통성이 생겼고, 정체성은 더 유동적이 됐다. 부치나 팜으로, 또는 부치이자 팜으로, 중간 부치로, 양성성으로, 어느 것으로도 정하지 않고 살아가는 여성들이 있다.

부치라는 정체성은 무슨 정치적 진술이나 일시적 기분이 아니라 내가 받은 유산이며 태어나면서 얻은 권리입니다. 금기시되는 미지의 영토에 살겠다는 도전 의지기도 하죠. 그것은 두 개의 젠더 영역 사이를, 또는 그 양쪽 모두에서 살아가면서 나를 잘 이해하는 팜을 사랑하고 있다는 것은 축복입니다.

대학 다닐 때는, 레즈비언 공동체가 나하고는 도저히 안 맞는다고 느꼈어요. 머리를 밀거나 남자 복장을 하고 싶지 않았으

니까요. 그런 차림을 하려니 왠지 불편하더라고요. 나를 팜이라 규정하고 나니까 비로소 성적 소수자임에 자유가 느껴졌고 온전한 내 자신을 찾은 느낌이 들더라고요. 1990년대 여성 동성애자들 안의 그 많은 젠더들, 이름을 붙였든 안 붙였든 나는 그 젠더 정체성의 다양함을 사랑합니다.

억압과 지원

이성애 커플들은 드러내 놓고 손을 잡을 수 있으며, 어디든 함께 갈 수 있고, 가족들과 종교 단체에서 환영받으며, 그 관계를 공개적으로 축하받을 수 있다. 인종이 다른 남녀 커플이라면 이런 자유를 다 누리지는 못하지만 그래도 아플 때는 상대를 위한 여러 결정을 할 수 있고 배우자가 사망하면, 물질적 복지 혜택을 받을 수 있다. 여성과 사귀는 여성은 이런 흔한 일들 중 아무것도 누릴 수 없다.

내가 일하는 교수님 방에서 선생님들이 자기네 관계에 대해 이야기하는 걸 듣게 되었는데…… 힘들어하는 것 같지 않았어요. 서로 많이 격려해 주더라고요. 내가 그들에게 커밍아웃을 하면 일자리를 잃게 될 거라고 생각하니까 온종일 울화가 치밀더라고요. 애인이 아프면 그녀 걱정에 나는 일이 손에 잡히지 않을 거예요. 사실 우리 둘 사이에 어떤 중대 결정을 내려야 한다 해도 달리 도움을 청할 데도 없잖아요. 그러니 레즈비언 친구들, 특히 우리 관계를 툭 털어놓고 이야기 나눌 수 있는 친구들이 무척 소중하죠.

레즈/바이/트랜스 여성들은 서로 돕는 게 중요하다. 친구들의 애정 관계는 어떤지 묻고 싸운 일, 맹세, 질투심, 직장일, 집안일 같은 것을 일상에서 편하게 이야기할 수 있다. 어떤 이들은 자신들의 관계를 존중하고 서약을 축하해 주는 종교 단체나 영성 공동체를 찾는다. 우리는 스스로 예식 문화를 만들고 있다. 또한 친구나 가족들(혈연가족이든 대안가족이든)은 우리 예식에 와서 우리를 인정하며, 서약에 경의를 표하고, 가족이 된 것을 축하해 주기도 한다.

운 좋게도 우리는 레즈비언 관계가 제도적 지원을 따내기 시작하는 시대에 살고 있다.→ 법적 문제, 213쪽 우리는 좀 더 솔직하고 용기 있게, 결정적으로 우리가 창조해 낸 다양한 방식으로 서로 깊이 사랑할 날을 기대하고 있다.

동성애 관계의 폭력 → 8장 폭력

여성끼리의 커플이기에, 우리 안에는 이성 커플들을 괴롭히는 학대가 없을 거라고 생각할 수 있지만 레즈비언 관계에서도 신체적, 언어적, 정서적 학대는 일어날 수 있다. 학대 방식도 여러 가지가 있을 수 있다. 육체적으로나 정신적으로 두려움을 갖게 했다면, 학대라고 할 수 있다. 상대가 협박을 하면서 내 일에 끼어들고, 친구나 가족과 보내는 시간을 단속하려 하거나 나와는 상관없는 자기 문제를 가져와서 내게 화를 내거나 비난을 퍼붓는 것도 마찬가지다. 또한 내가 레즈/바이/트랜스라는 사실을 다른 사람들, 예를 들어 직장 상사나 전남편, 가족에게 발설하겠다고 협박하며 경제적인 면에서 이용한다거나 동성애 혐오증을 이용할지도 모른다.

학대자에게 공통적으로 나타나는 몇 가지 주의 사항을 잘 살펴볼 필요가 있다. 지나친 질투나 지나친 낭만주의를 드러내면서, 내가 너를 얼마나 사랑하는지 아느냐며 밤새도록 못 자게 해서, 마음을 약하게 만들 수도 있다. 서로 사랑한다고 해도 이런 방식은 학대이며, 결국 그 관계를 벗어나려면 도움을 청해야 할지도 모른다.[8]

최근에서야 강간이 우리 레즈비언 사회에서도 일어날 수 있는 문제라고 인식하기 시작했다. 강간이란 타인이 원치 않는 성적 행위를 강제로 행하는 것을 말한다.

슬프게도 여성 파트너에게 구타, 강간당하는 여성들은 속한 사회가 더는 자신의 신변을 보장하지 못하므로 그곳을 떠난다. 그래도 동네 술집이나 음악회, 정치 집회에서 가해자를 만난다. 당황한 주변 친구들은 어느 편도 들기 어렵다. 레즈/바이/트랜스 여성들은 안전한 공간을 확보하도록 애써야 한다. 레즈/바이/트랜스 사회에서 발생하는 구타나 강간은 이성애 사회에서 발생하는 것과 같은 맥락에 있다. 한 사람이 다른 사람에게 권력을 행사하는 것이다. 이런 통제를 당해서도 상처를 입어서는 안 된다. 레즈비언 여성을 위한 지원 센터를 알아두자.

자녀 양육[9]

여성을 사랑하는 여성들은 매우 다양한 방식으로 가족 관계를 맺는다. 어떤 이들은 한 사람과 오랜 관계를, 어떤 이

8 한국에서 여성 이반 커뮤니티 내 성폭력 사건에 관해서는 한국레즈비언상담소에 연락하자(02-713-3542 www.lsangdam.org).

9 한국 사회에서 레즈비언 커플이 자녀를 갖거나 기르는 문제는 아직 활발히 논의되지 못하는 게 현실이다. 정자 기증에 의한 인공수정이나 입양도 현재로선 불가능하다. 따라서 이 단락에서는 미국의 실정을 소개하는 데 의의를 둔다.

들은 여러 명과 관계를 맺는다. 또는 연인과 친한 친구들(남성, 여성, 동성애자와 이성애자, 독신과 커플 등)이 모두 모인 대안가족을 만들거나 일부는 혈연가족에 가까운 관계를 만든다. 이런 가족 관계는 이성애적 핵가족과 비슷해 보일 수도 있지만 전혀 다르다. 근원적인 가족 형태를 본다면 이방인들 같겠지만, 우리는 새 개념의 가족 관계와 공동체를 만들어 내기 위해 열정과 창조력을 쏟아 왔다.

아이 기르기는 미국의 레즈/바이/트랜스 가족의 역사에서 비교적 새로운 흐름이다. 1980년대까지 레즈/바이/트랜스 여성이 양육하던 아이들 대부분은 전남편과 낳은 자녀들이었다. 또는 남성에서 여성으로 성전환을 했다면, 이전의 관계에서 생긴 아이를 기르는 예도 있었다. 그러나 1980년대 후반 '레즈비언 베이비 붐'이 일어났다. 많은 레즈/바이/트랜스 여성들이 독신이든 커플이든 엄마가 되고 싶어 했다. 이 사실을 통해 우리가 자신을 얼마나 긍정하며 존중하는지를 알 수 있다. '동성애가 어린이에게 끼치는 영향'이라는 부정적 메시지가 있지만, 레즈/바이/트랜스 여성들도 얼마든지 아이를 사랑하고 잘 기를 능력이 있다. 물론 아이 없이 살아가는 것도 좋다. 레즈/바이/트랜스 여성들이 모두 아이를 원하지는 않는다. 이성애자 여성도 마찬가지다. 자녀 없이 사는 것도 괜찮은 선택이다.

어떤 이는 자녀를 두고, 어떤 이는 자녀를 두지 않는다. 몇몇은 아이가 있어도 가끔 떨어져 지내는 반면, 어떤 이들은 늘 함께 지낸다. 양육 체계는 다양하다. 부모 노릇을 혼자 할 수도 있고, 여성 파트너나 아이 아버지, 또는 게이 남성과 공동부모가 될 수도 있다. 아이를 돌보기 위해 단체의 지원을 받기도 한다. 친구나 아이 아버지, 친척들의 도움을 받을 수도 있다. 어떤 사람들은 레즈비언 관계에 대해 비교적 개방적인 지역에 살고 있다. 또 다른 사람들은 자신의 성정체성을 이웃에게 숨긴 채 살아가야만 한다. 어쨌든 우리들의 가족생활은 보통 잘 이루어지고 있다.

일주일간 출장을 떠납니다. 가축들을 둘러보고 나니 연인이 꽤 화가 나 있더라고요. 오늘부터 아이와 그녀만 남겨두고 내가 떠나 있어야 하는데도, 추수감사절 이튿날은 '정상적으로' 가족을 위해 크리스마스 선물을 사고, 트리를 꾸미고 쇼핑을 한 게 아니라 내가 컴퓨터에 붙어 앉아 전날 밤을 보내 버렸거든요. 우리 가족은 과로 상태에 있는 미국 포스트모던 레즈비언 가족의 전형이지요.

아이 갖기

아이를 어떻게 가질지 정해서 임신하고 출산하는 과정은 대단히 도전적인 일이며 시간도 많이 걸리고 돈도 많이 든다. 보통 몇 년이 걸린다. 남자와 성관계를 하지 않고 아이를 가지려 할 때 방법이 두 가지 있다. 정자를 제공받거나 입양하는 것이다.

둘 다, 양육권에 대해 알아두는 것이 당사자나 파트너에게 매우 중요하다. 낳은 엄마는 합법적으로 양육권을 주장할 수 있지만, 동성 파트너나 기른 엄마는 그 권리가 보잘것없이 적다. 미국의 어떤 주에서는 여성 파트너에게도 '이차부모 입양권'을 인정해 입양권을 주었다. 이는 대단히 중요한 법적 보장이다. 대안적인 방법은 공동 후견인이 되는 것이다. 그러나 낳은 엄마는 공동 후견인의 권리를 취소시키고 독자적인 후견권을 가질 수 있다.

미국에서는 합법적 입양을 원하면 상황을 터놓고 이야기하고 정보를 제공해 줄 수 있는 입양 기관을 알아보거나 변호사를 찾을 수 있다. 함께 일을 추진할 사람을 찾게 되면 여러 조건을 이해해야 하고, 필요하다면 자신의 성정체성마저 숨겨야 할 것이다. 레즈/바이/트랜스 여성들의 임신과 입양에 관한 구체적인 정보는 「레즈비언인권센터」나 「동성애옹호협회」에 요청하면 된다. 그들은 신청자 거주 지역의 법률과 판례 등을 제공해 줄 것이다.

정자 기증에 의한 인공수정 → 18장 보조생식술

정자 제공자를 소개받아 인공수정을 하는 방법을 택할 수도 있다. 그런데 가족(예를 들면 파트너의 오빠)이나 친구, 또는 아는 사람의 정액을 이용해 임신하려면, 법적 문제들이 복잡하게 얽혀 있다. 많은 여성들이 아는 사람의 정자를 이용하고 싶어 한다. 자기 아이들의 삶 속에 정자 제공자가 아버지, 아저씨, 가족의 친구로 참여하기를 원해서이기도 하고, 나중에라도 아이들이 아버지를 알 권리를 선택하게 하고 싶기 때문이기도 하다. 그러나 이럴 때 위험이 따른다. 그 아버지가 아이 삶에 더 큰 역할을 하기를 원한다면 충분히 그럴 수 있기 때문이다.

정자은행을 통해 모르는 사람의 정자를 원한다면, 독신 여성이나 동성 커플을 돕는 의료 인력을 찾아야 한다. 많은 의료인들은 이성애 관계에 있는 여성에게만 수정 시술을 하려 할 것이다. 그러나 레즈비언 커플을 위해 특별히 마련된 것도 있다. 이런 프로그램을 통해서 결정 과정이나 임신을 할 수 있고, 비슷한 때에 임신한 여성과 만날 수 있다. 익명의 정자를 가지고 수정하려 한다면 정자은행을 잘 고르는 게 중요하다.[10]

수정하는 데는 여러 달이 걸리며 일 년 넘게 걸리기도 한다. 수정 과정과 임신에 성공하기까지 많은 주의가 필요하기 때문에 이 과정에서 스트레스를 느낄 수도 있다. 수정에 성공하지 못하면 소외감이 들거나 자기 삶을 통제하지 못하는 것처럼 느낄 수 있다. 스트레스를 받는다면 격려해 주거나 부부 상담을 해주는 모임을 찾아야 한다.

입양 → 22장 자연유산·사산·불임·입양

많은 레즈/바이/트랜스 여성들이 아이를 입양하려고 한다. 미국에서도 레즈비언 신분으로 입양하는 데는 어려움이 있기 때문에, 많은 사람들이 '독신모' 자격으로 입양을 한다. 일부 기관들은 레즈비언이나 레즈비언 커플에게 입양을 제공한다. 익명으로 정보를 요청할 수 있으며, 레즈비언 부모나 게이 부모, 독신 부모 등과 관련된 정책에 대해 질문할 수 있다.

우선 어떤 기관이 좋을지 결정해야 한다. 공공 기관의 장점은 사설 기관보다 상당히 싸다는 점이고, 단점은 미국 내 입양만을 취급한다는 점과 명단에 등록한 후 한참을 기다려야 한다는 점이다. 장애아나 나이 먹은 아이를 원하지 않는 한, 입양 기회를 얻기 위해 몇 년을 기다려야 할 수도 있다. 미국의 어떤 주에서는 게이나 레즈비언의 입양과 양육이 금지되어 있어서 공공 입양은 불가능하다.

사설 기관에서는 국제 입양뿐만이 아니라 국내 입양을 모두 취급하며, 기다리는 데 일 년 정도 걸린다. 많은 게이/레즈비언 커플들은 국내 입양보다는 생부모에게 아이 양육권을 빼앗길 염려가 적은 국제 입양을 선호한다. 그러나 국제 입양은 경비가 무려 2만 5천 달러에 이를 정도로 비싸며, 문화권이 다르다는 점 등 여러 가지 어려움이 있다. 그렇기 때문에 추진하기 전에 경제적인 면과 정서적인 면 등을 고려할 필요가 있다. 입양은 임신과 마찬가지로 긴장되는 과정이다.

커밍아웃: 가족 문제

커밍아웃의 문제는 레즈비언으로 살게 된 후에 아이를 가질 것인지, 그 전에 가질 것인지에 달려 있어 가족마다 다른 문제다. 자녀들이 우리를 자연스럽게 받아들이고 세상에서 편안하게 살기를 원하지만, 늘 쉽지만은 않은 일이다. 우리를 이성애자로 알고 있는 자녀에게 커밍아웃한다는 것은 보통 일이 아니며, 아이들도 새 상황에 적응해야 하는 문제가 있다. 그런데 커밍아웃한 후에 아이를 갖게 된다면 그 아이들은 부모의 성정체성을 처음부터 자연스럽게 받아들일 것이다. 이 문제는 아이가 속한 가족의 환경에 따라 조금씩 다르다. 여성 두 명이 부모인 가정에서 자라는 아이들은 가끔 유치원이나 병원에서 내쫓기기도 하는데 이런 일들은 한부모를 둔 아이들에게도 일어나지 않는다. 아버지나 친척들과 함께 살아가는 아이들은 레즈비언 가정의 아이들과는 다른 문제를 안고 있다.

레즈비언 엄마는 설명해야 할 것이 훨씬 많지요. 아이들이 아들더러 계집애라거나 다이크라고 부르면서 놀리면 그 애는 의문투성이로 학교에서 돌아오지요. 우리가 정당하다는 사실을 아이들에게 보여 줘야 해요. 성에 대해서도 말해 주어야만 합니다. 사람들이 게이에 대해 생각할 때 떠올리는 것이 성이기 때문이죠.

자녀를 기르는 동성 부부라면 동성 관계의 본질과 사회에서 갖는 의미를 주제로 자녀들의 나이와 눈높이에서 대화를 나눈다. 처음부터 개방적 자세를 취하면 아이들은 자기 가족이 조금은 남다르다 할지라도 가족에 대해 긍정적 느낌을 갖게 된다.

우리가 아무리 설명해도 레즈비언 가정에서 사는 것은 자녀들에게 문젯거리일 수 있다. 아이들은 부모인 우리의 성정체성을 숨기거나 반대해야 한다고 느낄 수 있다.

다른 아이들이 우리 엄마가 어떤 사람이라는 것을 안다면 나를 싫어할까봐 겁이 났어요. 어떤 때는 내가 게이가 아닌데도 나까지 벽장 속에 갇힌 느낌이었어요.

자녀를 기르다가 커밍아웃할 때 우리는 대개 자녀가 우리를 거부할까봐 걱정한다. 커밍아웃이 그런 위험을 무릅쓸 가치가 있을까 하는 생각도 있다. 그러나 숨기는 것 또한 위험하다. 우선 자녀에게 정직하지 못하다는 것이며, 자녀들은 자라면서 동성 관계는 무언가 부끄러운 점이 있다고 믿게 될 수도 있고, 우리가 자신의 정체성을 털어놓지 못할 만큼 자녀를 불신한다고 느낄 수도 있기 때문이다.

10 대부분의 미국 여성들은 캘리포니아에 있는 정자은행을 선호한다. 캘리포니아 주는 기증자, 부모, 아이들에 대한 권한과 책임과 관련해 가장 명확한 법체계를 갖추고 있기 때문이다.

아이들에게 커밍아웃하는 문제를 두고 사람들에게 격려를 받는 것은 건강하고 강인한 정체성을 갖는 데 중요하다. 어떤 이들은 레즈비언 엄마를 둔 아이들에게 성에 대한 선택권이 있어 좋다고 본다. 아이들은 자라면서 이 세계가 결코 이성애만으로 이루어졌다고 생각하지 않게 된다. 바로 가족 속에 일반 사람들과는 구별되는 누군가가 있기 때문이다. 우리는 자신의 존재와 선택을 신뢰할수록 자녀들과는 더욱 많은 것을 공유할 수 있어야 한다.

내 자신에게 당당한 한, 딸아이에게도 떳떳하게 살아왔죠. 네 살 먹은 딸애가 어린이집 친구들에게 소녀끼리 또는 소년끼리 사랑에 빠질 수 있다고 말하는 것을 들었죠. 혁명은 어디에서 일어날까요? 때로 혁명은 우리 집 마당에서 일어나더라고요.

우리가 이 한 가지 부분(동성애 관계)을 아이들에게 보여 줄 수 있을 때, 다른 많은 부분을 드러내는 것도 가능하다고 생각합니다. 다르다는 것, 그것만으로 때로는 아이들에게 상처가 될 수 있죠. 그러나 동시에 편견을 이해하는 데 도움을 주기도 하죠. 한 아이가 어떤 아이를 종교나 인종과 관련된 이름으로 부른다거나, 자기 엄마를 다이크라고 부른다면, 그 아이가 편협하고 속 좁은 사람인 것을 알게 되죠. 아이들은 많은 사람들이 연결지을 수 없는 것들을 연결시킬 수 있는 거죠.

양육권

이성애 관계를 정리할 때

양육권 문제는 레즈/바이/트랜스 엄마들에게 상황에 따라 다양한 방식으로 나타난다. 미국에서 이성애 결혼을 청산하면서 아이 양육을 하고 싶다면 자신이 거주하는 주의 법을 알아보고 정치적 분위기를 살펴야 한다. 최근에 미국의 여러 지방 법원들이 단순히 성적 지향에 대한 편견 때문에 레즈비언 어머니들의 친권을 부정하는 것은 위법임을 선언했다. 그런데도 노골적인 차별은 여전히 계속되고 있다. 미국 버지니아 주에서는 최근에도 레즈비언 어머니들의 양육권을 거부하고, 대신 외할머니에게 양육권을 주었다. 플로리다 주는 레즈비언 아내를 살해한 남편에게 자녀 양육권을 주었다. 우리에게 영향력을 행사할 만한 모든 요인들을 생각해 보자. 트랜스젠더나 트랜스섹슈얼이라면 성적 지향만큼 젠더 정체성이 문제가 될 수 있다. 장애가 있다면 몇 배 더 어려울 수 있다. 장애인 여성은 종종 아이 양육권을 거부당한다. 일단은 신중하게 자신의 상황을 살펴보고 레즈비언 어머니를 지지하는 변호사를 찾는 것이 중요하다.

레즈비언으로 커밍아웃했을 때, 애아버지가 아이를 데려가는 바람에 참 어려웠죠. 방문권이 있었지만 구체적인 방법을 몰라서 6개월이나 아이를 보지 못했어요. 방문권 행사를 위한 법적 절차도 꽤 오랜 시간이 걸리더군요. 남자들이, 아버지들이 어떻게 그런 특별한 대우를 받는지 놀라워요. 구타하는 남편인데도 레즈비언 어머니보다 나은 대우를 받아요. 그렇지만 내가 그 과정을 견딜 수 있었던 건 내가 레즈비언이며 강한 여성으로 도약하고 있다는 사실이었어요.

때때로 아버지가 양육권을 얻어도 자녀 기르는 것을 원치 않으면 아이를 돌려보내기도 한다. 게다가 아이들이 성장해서 자아가 확립되면 아이 스스로 어머니 곁으로 돌아오기도 한다. 많은 법원들은 아이가 열네 살이 되면, 어느 쪽과 살고 싶은지 아이의 소망에 따른다.

이 사회에서 받아들이기 어렵지만, 아이와 살지 '않는' 것이 우리가 바라는 일일지도 모른다는 것을 인정하는 것이 중요하다. 어떤 레즈비언이나 양성애자 여성들은 아버지에게 아이를 맡긴 채 떠나 버렸다. 그것은 용기 있는 선택이다. 너무도 많은 사람들이 아이는 어머니가 돌봐야 한다고 믿기 때문이다. 애정 어린, 현명한 결정을 자유롭게 내릴 필요가 있다.

때때로 내 자신이 나쁜 엄마인 것 같아 죄책감을 느끼죠. 내가 모든 일을 해결해야만 한다든지, 두 아이 모두 내가 기르면서 엄마 노릇한다는 사실을 부담스러워하지 않아야 한다고 생각했죠. 다른 한편으로는 작은애를 아버지와 같이 살게 한 건 정말 잘됐다고 생각돼요. 우리 모두에게 잘한 결정이었어요.

레즈비언 관계에서 헤어질 때

레즈비언 관계에서 자녀를 양육한다면 공동부모의 역할을 분명히 해둘 필요가 있다. 레즈/바이/트랜스 부모들이 결별하면, 일반적으로 양육권과 방문권 문제가 생긴다. 아이가 상대의 혈연이라거나 상대가 입양한 아이였다면 오랫동안 내가 양육해 왔어도 법적 권리는 없다. 이 사실은 기른 부모뿐만 아니라 아이에게도 상처가 될 수 있다.

자신을 보호하기 위해서라도, 동성 커플은 헤어질 때를 대비해서 미리 상대방의 양육권이나 방문권 같은 권리와 책임에 대해 합의하여 문서로 세세히 기록해 두어야 한다. 그 합의가 법정에서 반드시 유효한 것은 아니지만 파트너 관계의 기초를 제공해 주며 공동부모가 되겠다는 분명한 의지를 보여 줄 수는 있다. 미국의 어떤 주에서는 '이차부모 입양'이 가능하며, 이 또한 좋은 대비책이 된다. 이차부모로서 입양한 경우, 동성 부부 둘 다 법적 부모가 될 수 있으며, 부모와 아이 양쪽이 입을 수 있는 경제적, 감정적 상실감을 피할 수 있게 해 준다(친모나 양모가 죽을 경우 비혈연 부모나 비양부모는 '이차부모 입양권' 없이는 후견인이 될 수 없다).

지지

레즈/바이/트랜스 어머니들에게 필요한 것은 다른 엄마들과 같다.

무슨 일을 할 때나 독신모라는 사실이 날 가장 어렵게 만들죠.

애인과 나, 둘 다 전일제 근무를 하고 있죠. 딸애 중 하나는 어린이집에, 하나는 유치원에 맡기죠. 사는 게 전쟁이에요. 때때로 집안일이란 누가, 언제, 어디에 있어야 할지를 수시로 결정해야 하는 끝없는 타협의 나날들로 느껴져요.

어머니들은 친구들의 도움이 있으면 일상을 좀 더 쉽게 꾸려갈 수 있다. 생활공간을 공유한다거나 가까운 곳에 살게 되면 자녀에 대한 책임감을 서로 나누게 된다.

어떤 경우에는 부모를 대신하여 다른 어른이 아이들과 안정감 있는 조화로운 관계를 형성하고, 규칙적으로, 예를 들면 일주일에 오후 하루나, 한 달에 주말 하루 아이를 돌본다. 이때 어머니는 긴장을 풀고, 기운을 차릴 수 있는 시간을 갖거나 친구와 외출하거나 혼자만의 시간을 갖는 등 휴식을 취한다. 여성 단체나 모임에서는 육아 프로그램을 비롯한 여러 가지 지원을 하고 있으므로, 어머니 혼자서만 모든 책임을 지지 않아도 된다. 어머니들에게, 자녀를 잘 기르고 레즈/바이/트랜스 행사에 적절한 시간과 장소를 할애하는 일은 매우 중요하다.

우리 중 어떤 이들은 단체에 참여해서 어머니로서 자신이 느낀 것과 겪은 일들을 이야기해 왔다. 이렇게 단체에 참여하는 일은 다른 레즈/바이/트랜스 어머니들도 나와 같은 문제로 고민하고 있으며 그런 문제가 나만의 잘못이 아니라는 사실을 깨닫고, 새로운 방법들을 모색하게 하며, 아이들과 함께 지내며 일상에서 느끼는 경이로움과 기쁨을 공유하게 만든다. 또한 자녀들도 단체의 다른 사람들이 레즈/바이/트랜스와 한 식구인 자기와 비슷하다는 것을 알게 된다.

아이들에게 필요한 것은 아이들을 돌볼 수 있는 어른들의 연대, 넓고 굳건한 연대라고 봅니다. 우리는 이 단체에서 그런 연대를 만들어 가고 있죠. 단체에 가입해서 레즈비언 엄마로서 사는 일에 대해 이야기하는 것만으로는 충분하지 않아요. 아이들과 함께 우리 모두를 위해 파티를 열고, 해변에 가기도 하죠…… 어느 땐가 아이들이 방을 한바퀴 둘러보고는 "이 친구들의 엄마도 모두 레즈비언이네." 하고 말하더라고요. 그 후로는 소외감을 덜 느끼는 것 같았어요.

건강과 의료 관리[11]

여성 파트너를 둔 여성들은 특별한 건강관리가 필요한가? 어떤 문제에서 위험성이 높게 나타나며, 어떤 문제에서 위험성이 줄어드는가? 이러한 질문에 답하기는 쉽지 않다. 최근까지 여성 건강 연구와 관련된 인구 통계학적 자료에 성적 지향에 관한 것은 포함되어 있지 않으며, 레즈비언에 관한 연구들도 여성 파트너를 둔 모든 여성들의 문제를 대변하지는 못하기 때문이다. 어떤 보건 의료 종사자나 여성운동가들은, 레즈비언들이 유방암이나 알코올 중독에 더 많이 노출되어 있다고 주장한다. 반면에 다른 이들은 의료계 안에 퍼져 있는 성 차별이나 동성애 혐오증, 동성애에 대한 무지가 가장 큰 문제이며, 빈곤, 인종 차별, 이민자에 대한 편견 등과 결합해 걸림돌이 된다고 생각한다.

레즈/바이/트랜스 여성들은 대개 건강관리에 신경을 쓰지 않는다. 필요를 못 느끼기 때문이기도 하고, 기존 의료 체계의 성 차별적 태도나 동성애 혐오적인 태도가 불편하기 때문이기도 하다. 이성애자 여성들은 일반적으로 피임 문제 때문에 레즈/바이/트랜스 여성들보다 자주 의

11 레즈/바이/트랜스 여성에게 영향을 주는 특별한 건강관리와 의료 문제는 이 책 전반에 나타난다. 유방암과 만성병 같은 특정한 건강 문제에 대한 구체적인 정보는 24장 여성의학 상식을 보자.

료 기관을 방문한다. 성적 지향에 관계없이 많은 여성들은 자궁경부 세포진 검사, 유방 조영술 같은 규칙적인 예방 관리의 중요성을 잊고 사는 일이 많다.

세심하고도 질 높은 건강관리는 모든 여성에게 어려운 과제다. 많은 레즈/바이/트랜스 여성은 게다가 그들의 생활 방식이 건강에 어떤 영향을 미치는지를 전혀 모르는 의료진에게 자신을 내맡겨야 하는 불리함이 더해진다. 우리는 자신의 특별한 요구가 무엇인지를 의료인에게 알려주어야 한다. 본인이 성적 소수자인 의료인들조차도 별다른 권리가 없는 여성, 성산업에 종사하는 여성, 인종이나 문화적 배경이 다른 여성, 약물을 복용하는 여성들의 욕구가 무엇인지를 이해하지 못하거나 신경 쓰지 못한다. 특히 젠더 표현이 생물학적 성과 일치하지 않는 트랜스젠더나 트랜스섹슈얼 여성들은 건강관리에 몹시 어려움을 겪는다. 의료인들은 트랜스섹슈얼을 어떻게 치료해야 할지 모르거나 치료를 거부하기도 한다. 남성으로 성전환을 한 여성이 골반 검사를 해야 한다면? 의료인은 그를 신중하게 다루지 않을 수도 있다.

레즈/바이/트랜스 여성은 각자에게 세심한 치료를 제공해 줄 의료인을 찾아야 한다. 힘든 과정이겠지만, 그럴 만한 가치가 충분히 있다. 내가 아는 레즈/바이/트랜스 여성들에게 그들이 호감을 갖고 있거나 툭 터놓고 이야기를 나눌 수 있는 의료인이 있는지를 물어본다. 직접 찾아가기 전에 미리 전화로 어떤 사람인지 가늠해 본다. 친구가 좋아하는 의료인이 내게도 맞을 거라고 생각하지는 말자. 내가 선택해야 한다. 내 말에 귀를 기울이고, 진지하게 내 문제를 다루며 내 기대치를 확실히 실행할 수 있는 사람을 찾는 것이 중요하다. 만성병을 앓고 있다면, 지속적으로 세심하게 살펴주며, 필요할 때 언제든지 다른 의료인과도 협력 가능한 사람을 찾는 것이 좋다.

의료인에게 커밍아웃을 해야 할지, 언제 하는 것이 좋을지 결정하는 것은 어렵다. 그러나 훌륭한 의료인이라면 개인의 병력·가족력, 사회적 경험 등을 총체적으로 고려할 것이며, 이런 대화는 우리 애인 관계나 가족 관계를 드러낼 좋은 기회다. 응급 상황에서 의료인은 이른바 '체계적 검토'를 통해 젠더를 포함한 성적 행위에 대해 기탄없이 질문할 수 있어야 한다. 이런 태도는 특히 최근 5년에서 10년 사이에 교육받은 의료인에게는 치료의 기본이 되고 있다. 또한 의료인은 내가 진료 기록을 필요로 하는지 아닌지를 물어보아야 한다(그쪽에서 묻지 않으면 이쪽에서 원하는 바를 분명히 말해야 한다). 의료 체제의 특징상 여러 사람이 차트를 다루고 정리하기 때문에 진료 기록의 비밀이 완전하게 보장될 수 없다는 게 대부분의 의견이다. 어떤 사람들은 의료인이 '레즈비언', '게이', '바이섹슈얼'이라는 단어를 사용해서 기록할 것이 아니라 '여성 파트너하고만 성행위를 함'이라든지 '여성, 남성과 성행위를 함'으로 써 달라고 요구하기도 한다.

우리는 의사든 간호사든 인턴이나 레지던트든 간에 우리가 만나는 모든 의료 인력에게 직업의식을 기대할 권리가 있다. 또 사생활을 침해하는 질문에 반드시 대답해야 할 의무도 없다. 의료인들은 의학이나 간호학의 여러 문헌을 통해 동성애자나 양성애자 여성들의 건강 문제에 대해 배울 수 있는 정보가 풍부하다. 미국의사협회나 미국간호사협회를 포함한 여러 전문 기관들은 레즈비언과 게이들의 건강에 대해 비교적 진보적인 입장을 취해 왔다. 그런데도 우리는 환자로서 다른 사람들이 '정상'이라고 생각하는 개념에 들어맞지 않으면 피해를 입기 쉽다. 우리 각자는 기존 의료 체계와 부딪치면서 언제, 어디서 커밍아웃해야 할지를 결정해야 한다.

나는 되도록이면 의료 영역에서는 커밍아웃하지 않을 생각이에요. '환자'라고 여겨지는 한 아무런 권력도 없고, 때로는 괴롭힘을 당하기 쉽죠. 그래서 사생활을 유지한 채 필요한 치료를 어떻게 받을 수 있는지 방법을 연구해요. 모욕적이거나 불필요한 질문에는 대답하지 않기, 내가 알 필요가 있는 사항에 대해 직접적이고 구체적으로 질문하기 같은 거죠. 예를 들어 의사가 '한 달 동안 섹스하지 말라.'고 하면 성적인 자극을 피하라는 것인지, 아니면 그저 질성교를 피하라는 것인지를 되묻죠. 『레즈비언 건강 문제』란 책은 제가 어떻게 의료 문제를 다루어야 하는지를 알려 줬어요.

미국 보험에 가입해 보면 '레즈비언 집단'이 자본주의 의료 체계에서 수익성 높은 '틈새시장'임을 알게 된다. 그러나 우리 중에 이제 겨우 취직했거나 실직했거나, 보험에 가입하지 못한 이들은 의료 혜택을 받으려 싸워야 한다. 국공립 병원이나 비영리 병원, 보건소에서 주최하는 치료 프로그램을 찾아보거나 치료비를 일률적으로 매기지 않는 의료인이나 건강 센터를 찾아보자. 포기하면 안 된다!

레즈/바이/트랜스 여성으로서, 의료 소비자로서, 우리는 의료 제도를 적극적으로 활용하기 위해 몇 가지 조치를 취할 수 있다.→ 25장 보건 의료 정치학 본인과 혈연가족의 병력을 알아 두어야 한다. 병원 진료를 할 때 나를 대변할 사람을 데려간다. '의료 문제 위임장'이라는 법적 서류를 준비해서 비상시나 심각한 병에 걸렸을 때를 대비한다. 이런 서류가 없으면 나와 가장 가까운 혈연이 그 책임을 떠맡게 된다. → 법적 문제, 214쪽

유방암을 비롯한 몇몇 질병은 여성에게만 나타나며, 만성피로증후군이나 복합성 화학물질과민증 같은 병은 여성이 남성보다 걸리기 쉽다. 여성 파트너가 있거나 여성과 함께 살거나 가장 가까운 친구들이 여성인 이들은 언제고 한번은 아는 이가 이런 병에 걸린 것을 알게 된다. 이때는 서로 도와주며, 행사가 있을 때 병에 걸린 사람들이 참여할 수 있도록 배려해야 한다.

유방암

미국에서 1987년 행해진 「전국 레즈비언 건강 조사」에 의하면 레즈비언의 50%는 이미 어머니이거나 아기를 갖기 원하지만, 일생에서 임신할 가능성은 남성 파트너를 둔 여성들보다 적다. 임신 경험이 거의 없다면 수년 간 에스트로겐-프로게스테론 주기가 변형되어 에스트로겐이 증가한다. 이는 유방 건강에 좋지 않다. 유방암이 증가함에도 그 대책이 바로 서지 않는 이유는 경제력 문제로, 유방 엑스선 사진을 가까운 지역에서 무료나 저렴한 비용으로 찍기 어렵기 때문이다.→ 24장 여성의학 상식, 유방암, 602쪽

알코올 중독과 약물 남용

우리 삶에서 심리적인 억압이 과도한 스트레스를 낳기 때문에 어떤 이들은 과음을 하거나 불법 약물을 복용한다. 언제, 얼마나 마셔야 할지를 스스로 조절할 수 없는 사람들에게 술은 문제가 된다. 일부 약물, 특히 헤로인 종류의 마약은 심각한 중독성이 있다. 본인이나 친구가 중독자라고 생각되면 이 책 3장을 보자. 레즈/바이/트랜스 단체 안에서 술과 약물 남용에 관해 좀 더 많은 정보를 얻을 수 있다. 우리는 약물에서 자유로운 공간을 만들 수 있고, 음주에 문제가 있는 여성이나 사람들이 문제를 극복할 수 있도록 술집에서는 저렴한 무알코올 음료를 팔 수 있다.

정신 건강

거의 모든 사람들이 정서적 혼란을 겪는다. 이 사회에서 특히 레즈/바이/트랜스 여성들은 더 많은 정신적 스트레스에 직면한다. 이때 우리의 말을 잘 들어주는 친구들에게 의지하거나, 여성 단체나 레즈/바이/트랜스 지지 단체에 참여하거나, 객관적인 제삼자에게 우리와 동료, 애인, 동거인 사이를 중개해 달라고 요청하거나, 자신의 육체적 건강을 좀 더 신경 쓰는 것이 도움이 되기도 한다.→ 2장 먹을거리, 4장 운동, 5장 통합치유 이런 도움이 충분치 않을 때에는 잠시 심리 치료 전문가의 도움을 받을 수도 있다.

역사적으로 정신의학은 성 차별적이고 남성 우월적이며 반동성애적이었다. 1973년에 미국정신의학협회는 동성애가 '치료'를 필요로 하는 병이 아님을 선언했다. 그런데도 여러 보수적인 치료사들은 여전히 동성애를 비정상적인 것으로 생각한다. 특히 트랜스젠더와 트랜스섹슈얼은 새로운 '성정체성 이상'으로 간주되어 공식적인 진단을 받는다. 성적 경향을 문제의 원인으로 파악해 진짜 문제가 무엇인지를 놓치는 치료사들을 경계해야 한다.

오늘날 미국에는 좀 더 솔직하게 자신이 레즈비언이거나 양성애자임을 밝히는 치료사들이 (대개 도시 지역에) 있으며, 이성애자 치료사라도 여성주의자거나, 동성애와 양성애를 타당한 삶의 방식으로 여기는 사람들이 있다. 때로는 레즈비언을 찾는 것이 중요하긴 하지만 그것이 가장 중요한 기준일 필요는 없다.

담당 치료사가 여자와 자는 것을 병으로 생각하지 않는 한, 그/그녀가 누구와 함께 자는지는 신경 쓰지 않아요. 치료사가 단지 여자라서 또는 레즈비언이라서 항상 적합한 건 아닙니다.

때때로 딸이 여성과 성관계를 맺는 것을 알고 화가 난 부모들은 그들의 성적 지향을 변화시키기 위해 치료를 받도록 강요하거나 여러 가지 압박을 가하기도 하며, 심하면 정신 병원에 보낸다. 시골에 사는 한 젊은 레즈비언은, "부모님에게 커밍아웃했을 때 그분들은 학비를 끊었어요. 정신병 치료비만 대줄 수 있을 뿐 그 밖의 것은 안 된다고 말씀하셨죠." 분명히 그런 상황에서 치료란 비웃음과 처벌이다. 과거에 이와 같이 안 좋은 경험을 했다고 해서, 지금도 좋은 치료사, 도움을 받을 수 있는 치료사를 못 찾으리라고 보지는 말아야 한다.

법적 문제

레즈/바이/트랜스 여성인 우리는 마땅히 누려야 할 법적 권리와 보호를 위해 투쟁한다. 수입이 낮거나 이민자거나, 투옥 중일 때는 더욱 궁지에 몰리게 된다. 미국 사법 제도 내에서 종사하는 입법자와 판사, 변호사는 대부분이 백인 남성 이성애자로서, 자신과는 다른 신분의 사람들이나 레즈비언에 대해 사회가 갖고 있는 편견을 그대로 실행한다.

지난 30년 동안, 레즈비언과 게이들은 어떤 면에서는 개인적 권리를 인정받게 되었고, 다른 한편으로는 새로운 법들이 통과되어 완전한 평등을 향해 자신의 권리를 확장시킬 수 있게 되었다. 1990년대는 레즈비언과 게이들이 개인의 권리나 가족의 권리를 점차 인정받게 된 시기였다.

개별적 시민권

미국에서는 연방 정부 차원에서 레즈/바이/트랜스 여성들을 개별 고용주, 지주 등의 차별에서 보호해 줄 수 있는 법규가 아직은 없다. 그러나 '로머 대 에반스'의 역사적인 판례(콜로라도 주법의 수정 조항 2번과 관련된 판례)에서 미국 연방 대법원은 헌법이 레즈비언, 게이, 양성애자들에게 법 앞에서 평등할 수 있는 권리를 부여한다고 판결했다. 이 판례는 연방 정부나 주 정부, 지방 정부가 성적 지향을 이유로 법적 차별을 할 수 없음을 보여 주었다. 주 차원에서는 1997년 봄에, 미국 전역의 10개 주와 컬럼비아 자치구가, 공공 기관이든 사조직에서든 성적 지향을 이유로 차별하는 것을 막는 인권법을 통과시켰다. 캘리포니아, 코네티컷, 하와이, 매사추세츠, 미네소타, 뉴햄프셔, 뉴저지, 로드아일랜드, 버몬트, 위스콘신 주 등이 이에 포함된다. 12개 시에서는 성적 지향을 이유로 한 차별을 금지하는 조례를 채택했다. 이 도시 중 콜로라도 주에 속한 덴버와 볼더, 애리조나 주에 속한 투산, 피닉스 등은 주 정부 차원의 보호법은 없는 상황이다.

이런 법과 규정은 대개 레즈비언과 양성애자 여성들을 고용 차별에서 보호한다. 또 주택 시설과 공공시설을 이용할 때 차별받지 않게 해 준다. 그렇다고 해서 결혼, 가족, 아이 문제와 관련해 이성애자와 똑같은 권리를 주는 것은 아니다. 부부로서, 가족으로서의 권리를 승인하는 것만이 완전한 법적 보호를 제공하는 것이라고 말할 수 있다.

커플로서의 권리

결혼

미국에서 '민법상 결혼'은 정부가 인정하는 제도로서 이 관계는 상속권, 병원 방문권, 재산 공동 소유권과 배우자 지원, 소득세 종합 공제, 공동양육과 자녀 지원, 공동 보험, 공동 연금과 다른 복지 혜택, 공동 의사 결정, 증여세 면제 등을 포함해 수백 가지에 달하는 주의 권리와 책임뿐만이 아니라 1,049개에 달하는 연방 정부의 권리와 책임을 포함한다. 그러나 동성 커플에게는 동거 계약, 의료 문제 위임권, 몇 가지 법적 문서 효력 등 단지 12개 정도의 권리와 책임만이 유효하다.

미국의 버몬트 주는 동성애자 결혼과 동성애자의 민권 결합(결혼 생활의 의무와 권리가 수반되는 파트너십)을 합법화하는 법안을 통화시켰다. 1997년 미국 상원은 「혼인 수호법」을 통과시켜 결혼을 남자와 여자의 결합으로 규정했으며, 미국 연방 정부는 동성 결혼을 승인하지 않을 것임을 선언했다. 「혼인 수호법」은 어떤 주가 승인하고 증명서를 발급한 동성 결혼을 다른 주에서 거부할 수 있어 연방 헌법 제4조 1항을 침해하고 있다. 이런 사실은 동성애 커플이 주 정부나 연방 정부에 결혼 인정을 요청하는 수년간의 법적 투쟁에 기초를 마련한다.[12]

모든 레즈/바이/트랜스 여성들이 결혼하고 싶어 하지는 않더라도, 결혼을 할 수 있는 선택권을 갖는 것은 동성 파트너 관계를 선택한 여성의 법적, 사회적 평등을 실현하는 데 중요하다.

동거권

동성 커플은 결혼할 수 없기 때문에, 미국의 몇몇 시에서는 동성 커플의 동거 관계를 인정하는 조례를 통과시켰다. 이런 조례는 대부분 공무원에게 보험이나 장례 휴가 등 가족과 관련된 복지 혜택과, 애인이 아플 때 병가를 주는 내용이다. 민영 기업에 다닌다면 법령의 혜택이 반드시 보장되지는 않는다. 그렇지만 레즈비언과 게이 노동자들의 조직적인 노력에 힘입어 많은 회사들이 자발적으로 동거인 혜택을 주기 시작했다. 로터스, 리바이스트라우스, 벤앤제리 같은 회사들이 앞장서고 있다.

12 한국에서는 2004년 3월 게이 커플인 이상철 씨와 박종근 씨가 공개 혼인식을 하고서 거주지인 은평구청에 혼인신고서를 제출했으나 구청은 접수를 거부했다.

커플권의 보호

결혼을 하지 않거나 '동거 계약'을 맺지 않으면 우리의 관계는 법적인 효력이 없다. 동성 커플들은 관계를 보장받기 위한 여러 다른 길들을 탐색해 왔다.

계약을 문서화하기 동성 애인과 한동안 지속적인 관계를 맺을 것이라 예상된다면 두 사람 모두를 위해 지출이나 구매, 일 등에 대해 문서로 된 공식적인 계약을 맺어서 스스로를 보호할 수 있다. 특히 헤어질 때 재산을 어떻게 나눌 것인지 명시하기를 원할 수도 있다. 재산 관련 협정에 대해서는 공증을 받아야만 법정에서 유효하다. 법정에 가는 것은 고통스럽고 비용이 들며, 레즈비언 소송 결과는 예측하기 어렵다. 헤어지려는데 재산 분쟁을 해결하기 어려우면, 우선 커플 심리 치료나 명상 요법을 시도해 보자.

많은 레즈비언 변호사들은 여성들이 단체의 중재 하에 계약에 합의하도록 권유하지요. 그렇게 함으로써 성 차별적이고 동성애 혐오적인 법 제도를 피할 수 있습니다.

의료 문제 우리가 병들거나 사망하면, 법적으로는 가장 가까운 친척에게 의료 결정권이 위임된다. 동성 파트너는 병원에서 투병중인 연인을 방문해서 상태에 대한 정보를 보고받을 수도, 의료에 관한 결정을 내릴 수도, 유해나 유품을 처리할 수도 없으며, 심지어 장례식에 참석할 법적 권한도 없다. 그러나 우리는 동성 파트너가 보호자로서 결정을 내릴 수 있다는 법적 서류를 작성해, 그에게 사망했을 때 유해나 유품을 처리할 법적 권한을 양도할 수 있다. 미국에서는 이런 문서가 주마다 각기 다른 명칭을 갖고 있는데, 대개 '의료 문제 위임장,' '의료 문제 대리권,' '유품 처분 대리권'이라고 한다.

재산 공동 소유권 결혼하지 않을 경우 금전적 혜택이 줄긴 해도, 재산 공동 소유권은 결혼 여부와는 관계가 없다. 동성 커플도 부동산이나 동산을 공동으로 소유할 수 있기 때문이다. 그러나 세금 기록 보존이 어려운 데다 대부분 세무상 불리하다. 더욱이 동성 배우자가 사망해 본인이 공동 부동산의 유일한 소유자라면 '양도세'가 부과될 것이다. 반면, 같은 경우 이성 배우자는 세금을 면제받는다. 재산이 공동 소유가 아니라면 유언장에 파트너를 위한 조항을 만들면 된다.

친권[13]

성적 지향 때문에 자신의 아이를 잃는다는 것은 레즈/바이/트랜스 어머니들에게 여전히 두려운 문제다. 노골적인 차별이 있지만 미국의 몇 개 주에서는 성적 지향만을 문제 삼아 레즈비언 어머니들의 친권을 박탈할 수 없다는 판례가 나왔다. 매우 다행스러운 일이다. 이성애 관계에 있는 파트너와 결별하는데 양육권을 얻고 싶다면 신중해야 한다.→ 양육권, 209쪽

'아는 정액 기증자'와 인공수정으로 아이를 가졌다면 양육권은 문제가 될 수 있다.→ 아이 갖기, 207쪽 아는 사람의 정자를 기증받으려면 아이를 갖기 전에 셋 중에서 누가 법적 부모가 될지를 결정하고 법적 절차를 밟아야 한다. 레즈비언 커플과 정자 기증자 간에 법적으로 친권과 양육 책임을 합의한 서류를 미리 준비해 놓지 않으면 나중에 말썽이 생길 수 있다. 성가신 법정 싸움이 계속될 수 있다. 미국에서는 대부분 주에서 계약을 체결했더라도 정자 기증자가 아이 아버지로서 양육권 소송을 제기할 수 있다.

우리 중 많은 이들이 동성 커플로서 아이를 기르고 있기 때문에 레즈비언 관계를 그만두면 양육권과 방문권 문제에 부딪히게 된다. 미국의 매사추세츠, 버몬트, 캘리포니아 같은 주에서는 '이차부모 입양'이 가능하다.→ 자녀 양육, 206~213쪽 파트너의 친자녀나 입양 자녀를 입양할 수 없다면, 부모의 권리와 책임이 포함되어 있고 두 사람이 헤어지거나 누가 사망했을 때 양육권과 방문권 문제를 해결할 수 있는 계약서를 작성하기를 원할 수도 있다. 우리는 유언장에서 동성 파트너를 거론하고 싶어 할 것이며, 특히 내게 어떤 일이 생겼을 때 파트너가 아이의 보호자임을 밝히고 싶을 것이다. 동성애 가족은 혈연가족, 아이 아버지, 주의 간섭에 취약하기 때문에 법 앞에서 평등하게 보호받을 수 있는 싸움을 계속하는 동안 나와 아이를 보호해 줄 수 있는 유용한 법적 서류를 만드는 것이 중요하다.

13 법적 문제의 대부분은 206~210쪽에 있는 「자녀 양육」에서 논의된 부모 되기와 관련이 있다.

정보꾸러미

책

〈레즈비언〉

나는 동성애자다, 나는 여성이다 | 끼리끼리

레즈비언 선택 | 클로디아 카드 | 강수영 역 | 인간사랑

한국 레즈비언 인권운동 10년사 | 한국여성성적소수자인권운동모임 끼리끼리 | 진보평론 2004년 여름호

한국 레즈비언 인권운동사 | 이해솔 | 한국 여성인권운동사 | 한울아카데미

한채윤의 섹스 말하기 | 한채윤 | 해울

〈동성애 개론서〉

The GAY 100 | 폴 러셀 | 이현숙 역 | 사회평론

가니메데스 유괴 | 도미니크 페르낭데즈 | 김병욱 역 | 수수꽃다리

고통과 영광 사이에서: 토마스 만과 동성애 | 장성현 | 문학과지성사

누가 성정치학을 두려워하랴 | 서동진 | 문예마당

모나리자 신드롬 | 레온 카플란 | 박영구 | 자작나무

성서가 말하는 동성애 | 다이넬 A. 헬미니악 | 김강일 옮김 | 해울

성적 소수자의 인권 | 한인섭·양현아 | 사람생각

섹스, 포르노, 에로티즘 | 김수기 외 | 현실문화연구

역사 속의 성적 소수자 | 케빈 제닝스 | 이연문화

이성애자를 위한 동성애 강연 자료집 | 동성애자인권연대

터부에서 상식으로의 전환 | 최안드레아 | 아미

호모 Punk 異般 | 바바라 해머 | 김경욱·주진숙 | 큰사람

〈소설·에세이〉

나는 아직도 금지된 사랑에 가슴 설렌다 | 홍석천 | 중앙M&B

못생긴 트랜스젠더 김비 이야기 | 김비 | 오상

쉬즈 마인 | 권소연 | 시와사회

영혼의 시그널 | 조엘 로스차일드 | 공경희 역 | 한문화

이반의 초상 | 추 티엔 원 | 김은정 역 | 시유시

레즈비언 웹진

또다른세상 | www.kirikiri.org/ttose

영상

거미 여인의 키스 | 헥터 바벤코 감독

고 피쉬 | 로즈 트로체 감독

더 월 2 | 제인 앤더슨·마샤 쿨리지·앤 헤이시 감독

몬스터 | 팻티 젠킨스 감독

바운드 | 래리 워쇼스키·앤디 워쇼스키 감독

상실의 시대 | 레이 폴 감독

소년은 울지 않는다 | 킴벌리 피어스 감독

송지나의 취재파일 세상 속으로 : 여자를 사랑하는 여자 레즈비언 | 유상우 연출 | 송지나 극본

엄마는 여자를 좋아해 | 다니엘라 페허만·이네스 파리스감독

여고괴담 두 번째 이야기 | 김태동·민규동 감독

이브의 아름다운 키스 | 찰스 허먼-움펠드 감독

퀴어에즈포크 | Home CGV

레즈비언 단체

레즈비언인권연구소 | www.lesbian.or.kr | 02-714-4017

반성폭력네트워크 | www.kirikiri.org/network | 02-703-3542

변태소녀 하늘을 날다(이화여대) | flyinggurl.cyworld.com | 02-3277-4712

부산여성성적소수자인권센터 | www.womcenter.org | 051- 752-1996

한국레즈비언상담소 | www.lsangdam.org | 02-703-3542

성소수자 인권운동단체

동성애자인권연대 | www.outpridekorea.com | 02-778-9982

레인보우피쉬(중앙대) | www.rfpeople.net

사람과사람(고려대) | www.queerkorea.org

청소년이반인권모임 신세기이반혁명 | cafe.daum.net/thesih

컴투게더(연세대) | www.e-queeryonsei.com

큐이즈(서울대) | www.snumaum.org

한국남성동성애자인권단체 친구사이 | www.chingusai.net | 02-745-7942

한국동성애자연합 | www.lgbt.or.kr | 02-703-3542

한국성적소수자문화인권단체 | www.kscrc.org | 0505-896- 8080

웹사이트

니아까 | www.niagga.com

레즈피플 | www.freechal.com/lezpeople

삘라인 | www.feelline.net

이브들의 반란 | www.freechal.com/bluelay

조이토마토 | www.joytomato.com

클럽린 | www.clubleen.com

클럽밴디트2000 | www.bandits2000.net

탱크걸 TG-Net | www.tgnet.co.kr

풍물패 바람소리 | www.baramsory.com

해피2반 | www.happy2van.com

11. 성생활

우리가 자신을 성적으로 표현하는 능력은 태어나서부터 죽을 때까지 평생을 지속된다. 우리가 다른 사람과 성적 관계를 맺든 안 맺든, 우리는 환상을 탐험하고, 우리 몸을 기분 좋게 느끼고, 관능적 즐거움을 맛보고, 무엇이 우리를 흥분시키는지를 배울 수 있고, 자위 행위에서 성적 쾌락을 느낄 수도 있다. 성적인 느낌을 창피해하고 부끄러워하도록 배웠다면, 우리는 애써 그 느낌을 거부하거나 죄의식을 갖느라 많은 에너지를 낭비했을 것이다. 최근 들어서야 많은 여성들이 죄책감 없이 성을 경험하고 그것을 우리의 일부로 받아들이는 것을 배우고 있다.

우리는 모두 성적인 존재다. 젊은이든, 늙은이든, 기혼이든, 독신이든, 장애가 있든 없든, 성생활을 하든 그렇지 않든, 성전환자든, 이성애자든, 양성애자든, 레즈비언이든. 우리가 변화하듯 우리의 성도 변화한다. 섹스를 알아가는 것은 평생 이어지는 일이다.

우리가 다른 사람들과 관계를 맺을 때, 성은 재미있고 즐거운, 진지하고 열정적인 소통으로서 우리가 주고받고 싶은 기쁨이다. 부드러운 다가섬일 수도 있고 우리를 사로잡는 격렬하고 거부할 수 없는 힘일 수도 있다. 우리를 기쁘게 하는 상황에 이르게 할 수도 있고, 벗어나고 싶은 상황에 처하게 할 수도 있다. 섹스는 우리가 사랑하고 믿는 이를 새롭게 사랑하고 이해할 수 있는 지평을 열어 준다. 섹스는 생명력의 근원이 될 수 있다. 그러나 잘못 쓰이면, 우리에게 상처를 입힐 수도 있다. 우리 여성들은 안전하지도 않고 우리를 존중하지도 않는 이 사회에서, 깊이 상처받기 쉬운 성적 사랑에 우리 자신을 내맡기고 싶어 하는 심각한 모순에 자주 맞닥뜨린다.

때로는 성에 대한 생각과 욕구가 잦아들고 우리 삶의 다른 부분들이 중심 무대를 차지한다. 그리고 한 달이나 일 년 아니면 십 년 뒤에, 성욕이 되살아나기도 한다.

여성들은 주로 이성 관계에서 성을 탐험하지만, 동성 관계에서, 또는 여성이나 남성 모두와 성을 탐험하는 여성도 많다. 우리의 성적 관심 대상은 시간에 따라 바뀔 수 있다. 누구를 사랑할 것인가를 놓고 모든 여성들이 내리는 선택을 받아들이고 지지한다면, 우리는 우리 자신의 성을 더 온전하게 이해하고 즐길 수 있을 것이다.

에이즈 바이러스 감염의 위험을 막고 섹스를 즐기는 방법을 아는 것은 나와 파트너에게 중요하다. → 15장 에이즈

사회적 영향

사회는 우리의 성경험을 규정하고 제한한다. 예를 들어 우리 외모가 아름다움의 이상에 들어맞지 않으면, 즉 뚱뚱하거나 늙었거나 장애가 있다면, 우리는 성적인 존재로서 권리가 없다는 것을 알게 된다. 거기 덧붙여 고정관념이 많은 여성들을 힘들게 한다. 예를 들어 흑인 여성이거나 라틴계 여성들은 미국에서 대개 실제 모습이나 바람보다 더 쉽게 성관계를 가질 수 있는 여자로 여겨지곤 한다.

1960년대 미국의 성혁명은 복합적인 결과를 낳았다. 성혁명 덕택에 성에 관한 제약이 줄었지만, 여성은 언제

나 남성과 섹스가 가능해야 한다고 많은 여성들이 느끼게 만들었다. 그리고 이중 잣대는 아직도 건재하다. 사회적으로나 경제적으로 우리가 남성들과 불평등한 한, 여성들은 사실 성적인 면으로든 다른 면으로든 자유롭지 않다. 남자들이 계속해서 여자에 대한 무기로 성폭력을 사용하는 것이 그 생생한 본보기다.

여성들에게는 아직도 섹스에 즐거움을 누리는 데 도움이 되는 성교육, 피임과 성병 예방, 필요 시 합법적인 인공유산 등의 서비스를 충분히 받을 수 있는 기회가 전혀 없다. 게다가 보수적인 종교 단체와 정치 집단은 모든 성을 결혼 제도나 모성의 범주에 가두려고 함으로써 우리가 더 나은 서비스를 받지 못하도록 위협하고 있다.

침묵 깨뜨리기

1960년대 후반 미국에서 여성운동이 다시 부상했을 때, 많은 여성들이 작은 모임에서 자신의 성경험과 느낌을 이야기하기 시작했다. 처음에는 섹스에 대해 터놓고 이야기하는 게 쉽지만은 않았다. 그러나 우리는 서로 배우는 것이 많았다. 그런 토론은 재미있기도 하고, 고통스럽기도 하고, 치유 효과도 있다. 우리는 서로의 느낌을 긍정하고, 우리의 성을 왜곡하고 있는 사회에 도전하도록 서로 돕고, 성적 모험을 서로 격려하고, 우리 자신의 성적 요구와 욕망에 좀 더 당당해지는 법을 함께 배울 수 있다.[1]

지난 30여 년 동안 우리 중 많은 이들이 남성 '전문가'가 상상한 것이 아니라, 자신들의 경험에 따라 여성의 성을 다시 정의하기 시작했다. 우리가 싫어하는 성 차별적 행태에 그저 반발하는 것을 넘어서고자, 우리는 묻는다. 우리는 무엇을 원하는가? 우리 안에서 어떤 이미지·환상·실천들이 강력한 성적 에너지를 해방시키는가?

섹스에 대해 변하는 우리 생각과 믿음은 때때로 내 안의 성욕과 맞지 않는다. 우리의 욕구는 부분적으로 우리가 자라난 폭력적이고 성 차별적이고 인종 차별적인 사회에 의해 만들어졌다. 우리가 아무리 그 사회가 잘못됐다고 생각해도 그렇다. 포르노 잡지가 해롭다고 생각하면서도 여전히 포르노 보기를 즐기는 것과 같은 모순과 마주칠 수 있다. 휘파람을 불며 이상한 눈길을 보내는 남자들을 한심하게 여기면서도 그런 관심을 좋아한다. 특정한 성적 행동이 어떤 상황에서는 좋게 생각되지만 또 다른

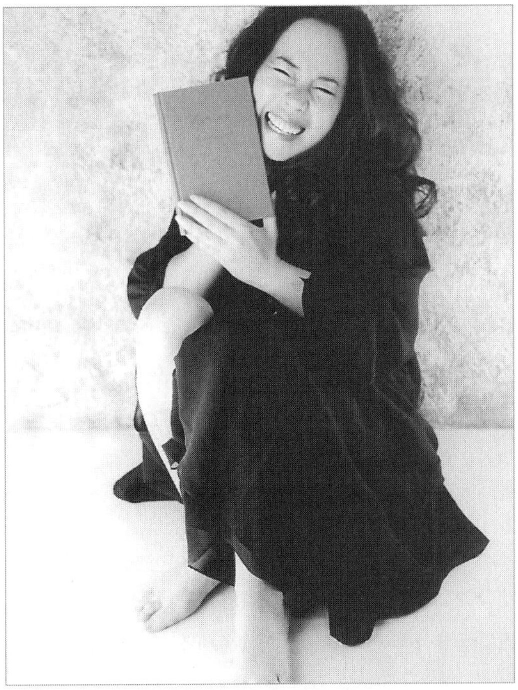

여자들의 성을 드러내 이야기한 연극 「버자이너 모놀로그」
ⓒ 루트원 엔터테인먼트

상황에서는 천박하게 여겨질 수 있다. 또 실제로는 하고 싶지 않은 성행위를 상상으로 즐길 수도 있다. 성생활 환경은 성의 기쁨과 행복을 느끼는 데 영향을 준다.

우리는 남녀 불평등, 성폭력, 인종 차별, 동성애 혐오, 성의 상품화가 없는 사회를 위해 노력하고 있다. 그래야만 우리의 성이 원기 회복, 유희, 열정, 관계, 에너지의 원천이 되기 때문이다.

이성애에서 드러나는 성 차별과 권력

이성애자 여성에게는 남성과 여성의 권력 차이에서 비롯되는 문제들이 생긴다. 우리 사회에서 집단으로서의 남성은 여성보다 더 큰 권력을 가진다. 우리가 남편, 남자 애인, 남자 친구, 남자 동료들과 동등하다고 느낄지라도, 사회문화는 남성을 더 높이 평가한다. 이런 남성 우월성의 전제는(내 섹스 파트너가 전혀 우월감을 갖고 있지 않더라도) 섹스에서 다음과 같이 실현된다.

- 내 의사와 상관없이 그가 원할 때 성관계를 해야 한다.
- 콘돔이 그의 쾌감을 방해하기 때문에 내가 알아서 피임을 해야 한다. 그가 원하지 않는다면 피임을 하지 말아

1 이런 요소들은 주로 이성애 커플에 영향을 미치지만 역시 동성 관계에서도 생길 수 있는 일이다. 10장 동성애를 참고하자.

야 한다.

● 그가 일을 마치고 집에 왔을 때 그에게 매력적으로 보여야 한다(나 역시 집안이나 직장에서, 또는 안팎 모두에서 일을 했는데도).

● 성관계를 할 때 아이들이 방해하지 않도록 단속해야 한다.

● 그가 얼마나 멋진 남자인지를 보여 주기 위해 오르가슴을 느껴야 한다.

● 성기결합을 하지 않았다면, 적어도 구강성교나 자위를 통해 그의 성욕을 풀어 주어야 한다(오르가슴 없는 섹스가 여성에 비해 남성에게 더 고통스러운 것도 아닌데).

늘 내 자신을 남성의 쾌락을 충족시키기 위해 있는 사람으로 생각했어요. 그를 기쁘게 하는 일이라면 뭐든지 하는 거지요. 스물세 살이 된 아주 최근에 와서야 내게 섹스에 대한 욕구가 있다는 것을 깨달았고, 그런 얘기를 하기 시작했습니다.

남자에게 저녁을 여러 번 얻어먹고 선물도 많이 받게 되면 섹스를 거절하기가 어려워요.

나는 불감증이 있어요. 이제는 남편과 성관계를 할 때 아무것도 느끼지 못할 거라는 공포에서 벗어나려고 천천히 진행하고 있습니다. 그러나 지난 5년 동안 남자들이 자신이 섹스를 잘 하는 사람이라고 생각할 수 있도록 오르가슴을 꾸며 댔습니다. 지금은 내가 그런 식으로 성적인 위선을 떨었다는 데에 화가 납니다.

정말 원하지 않으면서도 그 이유를 놓고 한참 입씨름하는 일을 피하기 위해 좋다고 말한 적이 아주 많아요.

내가 드디어 오르가슴에 이르는 법을 배우고 성관계를 더 자주 갖고 싶어졌을 때, 남편은 오히려 섹스에 대한 욕구가 줄어드는 것 같았어요. 내가 성적으로 자극을 느끼고 적극적이 된 것을 낯설어했지요. 남편은 우리의 성관계 방식을 결정했던 권력을 잃은 거라고 난 생각해요.

성역할 고정관념

전통적으로 남성은 섹스에 대해 더 많이 알고, 섹스를 주도하고, 성충동이 더 강하다고 '여겨진다.' 여성은 수동적으로 받아들이고 기쁘게 배우는 학생으로 '여겨진다.' 남성은 섹스를 원하고 여성은 사랑을 원한다고 생각한다. 사람들을 이렇게 성별에 따라 고정되게 분류하는 것은 잘못이며 사람들에게 피해를 준다.

아마도 문제는 남성의 성충동이 아니라, 남자들은 여성과 다른 방식으로 감정을 표현하도록 키워졌다는 사실일 것이다. 성관계는 남성에게 허용된, 다른 사람과 가까워질 수 있는 몇 안 되는 방법 중 하나다. 많은 남성들에게 성관계는 따뜻한 사랑의 느낌을 가질 수 있는 유일한 공간이다. 성관계를 주도하도록 남성들을 줄곧 부추기고, 여성이 남성보다 성욕이 약하다는 편견을 퍼뜨리는 것은 선천적이고 억제할 수 없는 성충동 때문이 아니라 이런 제약 때문일 것이다. 고정관념은 여성이 성적 욕망과 권력을 갖는 것을 두려워하는 문화에서 비롯될 수도 있다. 어떤 여성들은 남성보다 더 자주 다양한 성적 표현을 주도할 수 있다.

성관계에 대한 통념

우리는 남성과의 섹스를 주로 '삽입성교'(성기결합)로 정의하도록 배웠다. 그러나 '삽입성교'는 남성의 오르가슴과 쾌감에 어울리는 성관계 형태지 우리의 오르가슴과 쾌감에 꼭 들어맞는 것은 아니다.

고등학교 때 우리는 오랜 시간 애무를 했고 나는 언제나 오르가슴을 느꼈어요. 그러다 성관계가 삽입으로 '발전하자' 나는 하루아침에 오르가슴을 느낄 수가 없었어요. 삽입 이외의 것들을 그만두었으니까요.

나는 삽입 중에 쉽게 오르가슴을 느껴요. 그이가 내 몸속 깊이 들어오는 게 좋아요. 때로는 삽입 말고 다른 것을 원해요. 그러나 그이는 삽입을 안 하면 진짜로 성관계를 한 게 아니라고 느끼죠.

그이가 진짜 기다리는 게 삽입이라는 것을 알기 때문에 전희를 오래 해달라고 말하기가 어려워요.

표준적인 남성적 정의는 우리를 흥분시키는 쓰다듬고 핥

고 빠는 것 같은 모든 애무를 더 중요한 행위, 즉 '삽입'을 위한 '전희'라고 한다. 일부 문헌은 우리가 '삽입성교'에서 오르가슴에 이르지 못하면 '성 기능 장애' 또는 '불감증'이라고 한다. 이것은 성적 쾌락에 대한 여성적 정의가 아니다.

셰어 하이트의 「하이트 보고서」(3천 명이 넘는 여성들의 성관계 실태를 조사한 보고서)에 따르면, 여성 중 70%가 '삽입성교' 때 오르가슴을 경험하지 못했다. 그런데 거의 모든 이들이 다른 종류의 성행위나 자위를 할 때 오르가슴을 경험했다. 많은 이들이 '삽입'에서 우리의 만족을 키우는 방법을 배우고 있다. 그러나 더 근본적인 접근은 성관계에 대한 우리의 정의를 바꾸는 것이다.

여자와 성관계를 하면서 구강성교라든지 내 유방을 빨게 하는 것, 껴안고 뒹굴거나 가만히 누워 감각을 느끼는 것, 내 애인을 만지고 흥분시키는 것, 이 모든 것이 내게는 성관계라는 걸 알았어요. 이제는 남자와 성관계를 할 때도 여자와 하는 것처럼 해요. 더 천천히, 더 감각적이고 부드럽게, 때로는 전혀 삽입 없이.

성과와 목표에 대한 강조

많은 섹스 북들이 기술에 초점을 맞추고, 느낌에 대해서는 거의 이야기하지 않는다. 우리는 어떻게 하면 파트너를 기쁘게 할 만큼 섹시해지고 또 섹스를 잘 '할까' 고민한다. 오르가슴도 목표가 될 수 있다. 어떤 이들은 우리를 기쁘게 하기 위해서나 본인이 섹스를 잘한다는 것을 보여주기 위해 오랫동안 공을 들인다.

섹스가 잘 되지 않으면 막연한 죄의식을 느껴요. 진짜 여자라면 매번 황홀한 오르가슴을 느껴야만 하는 것처럼요. 이럴 때도 있고 저럴 때도 있다는 걸 받아들이지 못해요.

대중문화 속에서 섹스가 갖가지 방식으로 우리에게 다가오다 보니 우리가 섹스를 잘하고 있는 건지 걱정하게 된다. 독신이라면 우리는 더 많은 섹스 파트너를 찾는 중'이어야' 한다(그런데 또 섹스 파트너가 많은 여성은 항상 비난받는다). 애인이 있다면, 우리는 일주일에도 몇 번씩 성관계를 '해야' 한다.

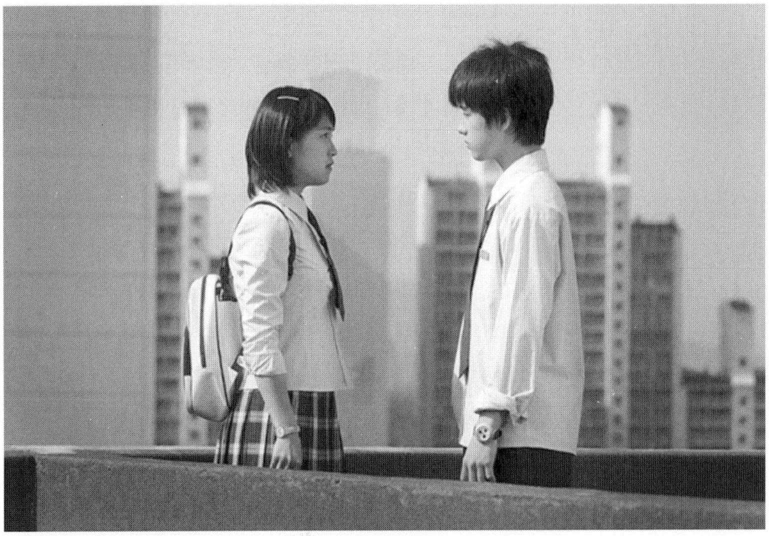

십대들의 성을 다룬 영화 「제니주노」 ⓒ컬처캡미디어, 2005

오늘날 많은 커플들이 섹스에 관심이 없어서 '문제'라고 한다. 이는 그들의 관계나 성행위 방식의 문제를 반영하는 것일 수도 있다. 그러나 전문가가 말하는 섹스에 대한 관심 부족이란 실제로는 오늘날 지나치게 고양된 성적 잣대를 거부하는 우리 자신의 욕망일 수 있다. 대중 매체에서 섹스에 관해 지나치게 떠들어 대는 것에 대한 반작용일 수도 있다. 또는 '끝까지 가는 것'과 무관하게 다른 이의 손길을 느끼고자 하는, 단순한 스킨십에 대한 욕구일 수 있다.

순결과 금욕

전통적으로 '순결'은 '삽입성교'를 한 적이 없는 상태를 가리킨다. 이런 의미에서 남자도 성관계를 갖기 전이라면 순결할 수 있지만, 순결의 압력은 주로 여성에게 가해진다. 오늘날 우리는 순결에 대한 모순된 압력을 경험한다.

엄마는 그것이 내가 일생에 단 한번 줄 수 있는 선물이기 때문에 잘 간수해야 한다고 말했어요.

고등학교 2학년 때, 여자 친구들 가운데 나만 처녀였어요. 그것 때문에 괴로웠고 친구들에게 놀림을 당했어요. 섹스 말고는 친구들과 똑같은 행동을 했는데, 나한테는 범생이, 애송이, 불가사의 등의 딱지가 붙었지요.

'처녀성'이란 관념은 오래된 것이다. 고대 그리스, 로마인들은 그 말을 독립적인 여성(또는 여신), 남성의 '소유'가 아닌 자기 자신의 소유인 여성을 가리킬 때 썼다. 그러나 나중에는 단지 성적인 처녀성을 뜻하게 되었고, 역설적이게도 여성이 남성의 소유라는 세상의 널리 퍼진 관점을 반영하게 되었다. 결혼하기 전까지 처녀로 남는다는 것은 여성이 손상되지 않은 상품으로 아버지에게서 남편에게로 건네짐으로써 집안의 명예를 드높이는 일이었다. 믿을 만한 피임법이 없었기 때문에, 아기들은 결혼한 부부에게서만 태어난다는 뜻이기도 했다.

오늘날 많은 부모들은 딸들이 실제로 처녀성을 보존하는 것보다 안전한 섹스를 하는 데, 그리고 얼마나 이른 나이에, 누구와 성관계를 할 것인지를 정하는 데 더 관심을 기울인다. 어떤 부모는 섹스에 관한 딸의 결정을 존중하고 격려한다. 그러나 아직도 많은 집에서는 부모들이 '순결을 지켜라.' 하고 가르친다. 우리는 '삽입성교를 제외한 모든 것'을 할 수 있다. 이것은 엄밀한 의미에서 처녀성을 지키면서도, 감정적으로나 육체적으로 '삽입성교'를 할 때만큼이나 몰두하고 있는 젊은 여성을 혼란스럽게 할 수 있다.[2]

반면, 오늘날 대중 매체와 대중음악, 그리고 주위 친구들은 여성에게 성적으로 적극적이 되라고 강한 압력을 가한다. 어떤 십대들은 섹스를 '의식적 선택'으로서 강조하는 금욕 운동으로 이에 맞서 왔다. 우리는 성병이나 임신에 대한 두려움이나 신앙, 전통적인 성장 환경 때문에 또는 그저 준비가 되지 않았기 때문에 '삽입성교'나 다른 성행위를 끊기로 마음먹을 수 있다. 창의성이나 지성, 운동 능력 같은 것을 중요하게 여겨서 금욕을 선택할 수도 있다. 우리는 우정이나 가족 관계에서 성적이지 않은 방법으로 친밀감을 표현할 수 있다.

가장 좋은 것은, 섹스를 할지 말지를 자유롭게 선택하는 것이다. 섹스를 하면 우리의 관계와 삶에 많은 변화가 생기게 마련이다. 많은 경우 그것은 중대한 결정이기 때문에, 그에 관해 고민해야 하고 친구나 주변 사람들과 이야기를 나누어야 하고 필요하다면 피임 방법을 선택해야 한다. 우리는 원치 않을 때 섹스를 강요하는 사람에게 싫다고 말할 권리가 있다.

우리는 우리의 느낌과 몸을 존중하여 자유롭게 섹스에 관한 선택을 해야 즐거움을 느낄 수 있다.

2 '처녀성' 을 지키기 위해 일부 젊은 여성들은 질성교 대신에 항문성교를 한다. 예방책 없는 항문성교는 에이즈바이러스에 감염될 위험이 높다.

몸 이미지 →1장 몸에 대한 생각

우리가 우리 몸을 어떻게 느끼는가는 가족, 애인, 동료 등 많은 사람들의 이야기에 영향을 받는다. 잡지, 뮤직 비디오, 텔레비전, 영화, 광고에서 본 이미지도 영향을 미친다. 대중음악에서 여성의 몸을 묘사한 것도 든다. 내면화된 기대치와 기준에 못 미치기 때문에 자기 몸을 싫어할 수 있다. 이 모든 것이 성생활에 부정적 영향을 줄 수 있다.

몇 년 동안, 상대에게 엉덩이를 드러내는 자세로는 성관계를 하지 않았어요. 그게 '너무 출렁댄다'는 말을 들어왔기 때문이에요. 말할 필요도 없이, 이 때문에 나는 성적으로 당당하고 실험적일 수 없었고, 제대로 반응할 수 없었어요.

우리는 다양함, 환상, 유희로 가득 찬 즐거운 성생활을 해요. 다리가 굽혀지지 않는 장애가 있어 어떤 체위를 할 수 없을 때 다른 체위를 시도해 봐요. 하지만 여태 나는 남편에게서 오르가슴을 느끼지 못하고 자위로써만 느껴요. 나는 아직도 내 몸 때문에 고민이 많아요. 옷이 벗겨질 때 아직도 내 몸의 일부가 진짜로 추하게 느껴져요. 내가 장애를 한탄하고 괴로워하며 슬퍼하지 않을 때 섹스가 훨씬 좋아지리라고 생각해요.

우리 몸을 보는 방법, 좋은 느낌을 갖는 방법을 즐긴다면, 성관계가 더 좋게 여겨질 것이다.

비만 때문에 어려운 것 중 하나는 가끔 내가 아니라 다른 사람들이 문제라는 거예요. 내가 아는 사람들이 나와 애인의 애정을 의심하는 걸 자주 느껴요. 그들은 마른 사람이 뚱뚱한 사람과 어떻게 성관계를 할 수 있는지 궁금해 하지요. 뚱뚱한 여성은 매력적이지 않다는 생각인 것 같아요. 물론 말도 안 되죠. 혼자 하든 남자 친구와 하든 성관계를 할 때, 정말로 내 몸을 즐겨요. 내가 뚱뚱하다는 사실을 전혀 생각하지 않아요. 그저 뚱뚱할 뿐이고, 긍정적으로 몸에 탐닉하지요. 성관계를 할 때 내 몸을 사랑해요. 내 몸은 나와 애인에게 아름답게 느껴져요. 6년 동안 우리는 기쁘게 좋은 성관계를 해왔어요.

폭력 →8장 폭력

학대받는 여성이 많다는 건 비정한 현실이다. 섹스는 남성과 여성 모두에게 무기가 된다. 근친강간, 강간, 상사나 동료 또는 교사에 의한 성희롱, 가정폭력이 모두 우리 성생활에 영향을 미칠 수 있다. 설사 우리가 직접 폭력을 당하지 않는다 해도, 포르노그래피, 뉴스, 영화, 야한 농담 등등에서 우리는 그 가능성을 엿볼 수 있다.

남편을 사랑하고 섹스를 즐기지만, 때로 강간이 일어났다는 소식을 듣게 되면 그이와 성관계를 할 수가 없더군요. 그이가 신사적인 사람이라는 것을 알지만 잠깐 동안 나는 그를 보지 않아요. 모든 남자가 여성을 지배하고 여성에게 상처 주기 위해 음경을 무기로 사용하는 사람으로 보이거든요.

하룻밤 사랑(원 나잇 스탠드)을 몇 번 거치면서, 성적인 접촉을 위해 그 사람을 사랑하거나 진실로 알 필요가 없다는 걸 알았어요. 지난 몇 년 동안 이 분리가 왜 존재하는지 궁금했지요. 상담치료를 받으면서 많은 게 분명해졌어요. 내 성폭력 경험이 성생활에 어떻게 영향을 주는지 궁금했어요. 이제는 성과 쾌락, 친밀함의 균형을 맞추려고 훨씬 더 의식을 많이 하지요. 아직도 감정 없는 섹스를 할 수 있다는 생각은 들지만, 더는 그렇게 하지 않으려고 해요.

우리는 섹스가 어떤 사람의 이익을 위해서나 지배의 도구로 쓰이지 않고 우리 자신에 대한 사랑, 다른 이들에 대한 사랑과 우정에 이바지하는 데 쓰이는 평등하고 폭력이 없는 사회를 위해 노력해야 한다.

인종 차별

성 차별과 인종 차별의 결합은 강해지고 싶어 하고 본인이 강하다고 생각하는 유색인 여성들에게 무거운 짐을 지운다. 이것이 우리 성생활에 어떤 영향을 미치는가는 방대하고 중요한 주제로서, 미국에서 투쟁했던 여성들의 특정한 역사와 전 세계 유색인 여성들의 경험과 연관되어 있다. 이 장의 한정된 지면에서는 단지 그 겉모습만을 더듬어 본다.[3]

많은 인종적 고정관념은 인종 차별 신화를 이용하여 우리 성에 초점을 맞춘다. 예를 들어, 아프리카계 미국 여성은 성적으로 적극적이고 섹스를 밝히며 '동물적'이라고 전형화되었다. 남성의 성적 요구를 만족시키는 수단이라는 아시아계 미국 여성에 대한 고정관념은 아시아 국가의 군사주의가 만들어 낸 섹스 관광, 성노예, 강제 매춘이 빠르게 확산되고 세계적으로 이주 문화가 변화하면서 촉진됐다.→ 26장 지구화와 여성 건강, 성매매, 694쪽 라틴계와 아메리카 원주민 여성 그리고 다른 유색인 여성 또한 이렇게 그릇된 고정관념과 날마다 마주친다. 인종 차별과 성 차별을 영구화하는 고정관념은 대개 유색인 남성과 여성이 과거에 백인에게 종속되고 지배당하고 노예로 살았거나 오늘날도 그렇다는 맥락에서 나온다. 예를 들어 미국에서 아프리카인들이 노예였던 시절, 백인 노예주와 백인 감독관은 아프리카계 미국 여성을 마음대로 강간했고, 그 당시 생겨나 오늘날까지 전해지는 고정관념은 강간한 남성이 아니라 오히려 강간당한 여성을 비난해 왔다.

이와 같은 부정적인 성적 고정관념들은 우리 대부분에게 가해지는 인종적이고 성적인 폭력과 함께 우리가 욕망을 드러내는 방식에 영향을 준다. 이는 다른 사람들이 우리를 대하는 방식에도 영향을 미치며, 이 고정관념을 내면화하고 믿게 되면 우리가 자신을 대하는 방식도 영향을 받는다.

우리가 흑인 여성의 몸을 사회가 규정한 대로 애 낳는 기계, 포르노그래피적인 욕망을 담는 그릇, 사고파는 '뜨거운 음부'로 생각하면, 우리는 삶에 활기를 주는 에로티시즘에서 집단적으로 소외된다.

권력과 성의 문제는 우리 유색인 여성들에게 경제적 문제와 분리되기 어렵다. 인종 차별과 경제적 차별의 결과로 많은 유색인 남성들이 실업자거나 능력 이하의 일을 하는데, 이는 그들의 자존감과 삶의 질에 영향을 미친다. 여성과의 관계는 이들이 권력을 휘두를 수 있는 유일한 공간이 된다. 이 때문에 우리는 때로 우리에게 이롭지 않은 행위를 받아들여야 한다. 우리가 원하는 것을 요구하거나 에이즈를 예방하기 위해 콘돔을 사용하라고 편하게 말하지 못한다. 남성이 한 명 이상의 여성과 관계하기를 원할 수 있고, 이는 우리가 원하는 게 아닐 수 있다. 많은 유색인 남성은 직업으로 두세 가지 일을 하는데, 그 때문에 아버지와 남편 노릇을 할 시간이 모자라 충만한 성관계에 투자할 시간이 없기도 하다.

흑인 남자가 그다지 많지 않아요. 나와 여동생들, 친구들을 볼

3 여기에 나온 대부분의 사례는 이성애자 아프리카계 미국 여성에게 초점을 맞추고 있다. 독자들이 다른 유색인 사회의 여성 그리고 여성과 섹스를 하는 여성에게 이 문제가 어떻게 나타나는지 관심을 갖기를 바란다.

때 대체로 우리가 좋다고 할 만한 지속적인 성경험이 없다고 할 수 있죠. 남성 파트너는 있을 수 있지만, 관계가 오래도록 안정적이지는 않아요. 그래서 성적으로 더 개방적일 수 있게 만드는 신뢰나 깊이, 편안함을 발전시킬 시간도 거의 없어요.

게다가 중산층에서 자란 나와 내 친구들에게는 학업 성취라는 목표가 매우 중요했어요. 흑인 여성인 우리는 오랜 기간 독신으로 지낼 거라 예상되었기에 부모들은 우리가 알아서 생계를 꾸려갈 수 있어야 한다고 생각했으니까요. 공부를 많이 해서 성공하라는 커다란 압력이 있었지요. 바로 이런 점들이 우리 흑인 여성의 성적 감정을 제한했어요.

적극성에서 소심함까지, 금욕에서 성생활까지, 우리가 선택 가능한 모든 범주의 성적 표현을 포용하려면 사랑, 격려, 치유가 필요하다. 여성들이 여러 장해물을 극복하고 우리 자신을 좋게 여기는 방법은 다양하다.

나는 우리가 발에서 시작해야 한다고 생각해요. 발은 우리를 많이 도와주니까요. 서로 발을 씻어 주는 것은 아주 영적인 행위입니다. 나는 또 회복 중인 여성에게서 그들이 어떻게 자신을 다시 사랑하게 되는지 많이 배우죠.

고정관념의 공격 때문에 성에 대해 얘기하는 것이 어려울 수 있지만, 친구 한두 명과 이야기해 볼 수는 있다. 영성과 지성이 일깨워 주면 우리 성의 전체성을 소중히 하는 법을 배울 수 있다. 한 남자나 한 여자와 특별한 관계에 초점을 맞춰 우리의 온전한 자아로 그 관계에 몰입하는 법을 배울 수도 있다.

여성주의를 자각한 우리 여성들은 성 차별적이지 않은 환경에서 경험하는 열정이 놀라운 치유임을 발견한다. 우리 안에 그렇게 많은 공포가 있음을 알지 못한 채, 우리는 다른 사람과의 관계에서, 사랑하는 파트너와의 관계에서 성이 자주 공포스러운 장이면서도, 공포가 사라지고 우리가 회복되어 우리 자신으로 돌아갈 수 있는 장일 수도 있음을 알게 된다…… 우리 안에 삶을 변화시키고 치유할 수 있는 성적인 힘으로 가득 찬 생명력이 있다는 놀라움과 희열을 다시 느낄 수 있다.

우리는 우리를 규정지으려는 인종 차별과 성 차별에 도전해 활동해야 한다.

우리 모두가 이에 분노하면서도, 한편으로는 가끔씩 흑인 남성이나 흑인 여성 개인에게 책임이 있다는 식으로 말한다고 생각해요. 그러나 사실 그것은 공동체의 문제입니다. 그리고 치유되어야 하는 것은 공동체죠. 아프리카계 미국인 여성이라면 이 분노와 슬픔을 함께 표현할 수 있는 방식을 찾아야 하고, 이를 위해 남성과도 연대할 필요가 있어요.

인종 차별은 우리의 성에 영향을 미치는 많은 것 가운데 하나다. 유색인 여성은 전통과 문화적 관습, 양육 방식, 종교가 서로 다른 많은 민족들로 구성되어 있다. 이들 문화적 요인들 중 일부는 힘의 원천일 수 있다. 그러나 어떤 것은 우리를 제약하거나 상처를 입힌다. 남성이 여성을 지배하는 전통적인 가족이나 종교 속에서 성장한 이들에게, 자신의 성에 개입하려면 나, 그리고 내 어머니를 새로운 방식으로 돌아보는 일이 필요하다. 다음은 어느 젊은 라틴계 여성이 그녀의 어머니에게 보내는 공개편지다.

엄마, 여성이 된다는 것은 할아버지가 엄마에게 가르쳤던 것, 그 이상이에요. 아이 낳고 키우기, 음식 만들기, 몸단장하기, 정숙함, 부드러움, 순종, 기도, 교회 가기 그리고 남자들이 자신의 기쁨을 위해 우리에게 부과한 끝없는 의무의 목록이 여성으로 사는 일의 일부라는 건 사실이에요. 하지만 여성으로 사는 것은 또한 다른 많은 것들을 포함해요…… 글쓰기, 노래 부르기, 웃기, 당당하게 감정 표현하기, 주저하지 않고 생각하는 것을 말하기 등등 말이에요. 또 당신의 몸을 더 잘 알게 되는 것, 당신의 여성성을 멋진 남자를 매혹시키는 도구로서가 아니라 자신을 위한 것으로 받아들이는 것 말이죠…… 나는 인간으로서, 여성으로서 내 목표나 내 요구를 양보하지 않고도 당신이 늘 그랬던 것처럼 부드러울 수 있었으면 좋겠어요.

성장

내 딸을 지켜보면, 아침부터 저녁까지 딸애의 몸은 그 애의 집이에요. 딸은 자기 몸에서 살고 언제나 몸과 함께 있지요. 부엌에서 뛰어다닐 때 그 애는 자기 몸 전부를 사용하지요. 웃거나 울 때 몸의 모든 근육이 움직이고요. 딸아이는 자기 성기를 손으로 문지르며, 그게 잘못된 일이라는 느낌이나 당황스러운 기색을 보이지 않습니다. 내 딸은 자기 몸에 쾌감을 느끼고 망설임 없이 그것을 표현합니다. 그 애는 자신이 만져지고 싶은 때와 홀로 있고 싶은 때를 압니다. 집으로서의 몸에 대한 감각을 되돌리는 건 아주 어려워요.

어린 시절의 경험과 기억이 우리의 성에 대한 인식을 구성한다. 우리는 섹스를 숨겨야 하는 더럽고 부끄러운 것으로 생각하도록 배웠을지 모른다. 많은 여성들은 성적으로 학대받기도 했다. 식구들이 섹스에 대해 편안하게 개방적으로 얘기하고 우리 영역을 존중하는 것이 가장 큰 도움이 된다.

십대가 되면, 변화하는 자기 몸이 신비스럽게 느껴진다. 그러나 대중 매체나 주변 사람들이 아름답다고 생각하는 것은 좁은 범위에 제한됨을 알게 된다. → 1장 몸에 대한 생각 따라서 우리는 자신의 개성, 자기만의 독특한 향기와 생김새를 존중할 수 없게 되고 다른 사람의 눈으로 자신을 평가하며 소외감을 느낀다.

이렇듯 부정적이고 수치스러운 감정을 없애려면 시간이, 때로는 오랜 세월이 필요하고 긍정적인 경험이 필요하다. 자녀를 키우는 우리 여성들은, 전통적인 양육 태도에서 벗어나는 것이 어렵긴 하지만, 아이들이 성장하면서 자기 몸과 성에 대해 좋은 느낌을 갖도록 돕고 싶어 한다.

얼마 전 나는 세 살 난 딸과 목욕을 했어요. 나는 누워 있었고 그 애는 내 가랑이 사이에 앉아 있었지요. 그 애가 "엄마, 엄마는 자지가 없네." 했어요. "그래. 남자는 자지가 있고, 여자는 음핵이 있단다." 하고 대답했죠. 순간 조용해졌고 분위기는 야릇했어요. 그러자 딸은 "엄마, 엄마 음핵은 어디 있는데?" 했죠. "알았어. 보여 줄까?" 나는 크게 심호흡을 하고(용기를 내려고), 얼굴 붉히지 않으려고 하면서 내 보지를 벌리고 그 애에게 음핵을 보여 줬어요. 기분이 나쁘지 않았어요. "네 것도 보고 싶니?" 물었지요. "응." 그 애가 볼록한 배 너머로 음핵을 보게 하는 일은 상당한 묘기였어요. 내가 딸애 손으로 자기 음핵을 만지게 하자 그 애는 웃기 시작했지요.

얼마간 여성운동의 덕택에 오늘날 성장한 아이들과 손녀 손자를 둔 많은 여성들이 지난날보다 훨씬 자유롭게 섹스에 대해 이야기한다. 우리 젊은 여성들은 앞선 세대 여성들이 취한 개방적인 태도 덕을 보았다. 성적으로 '성장하는 것'은 끝이 없다.

양성애

역사적으로 미국에서 양성애 → 9장 이성애, 10장 동성애 는 비난받거나 그냥 무시당했다. 그러나 지난 25년간 양성애 운동가들은 양성애를 사람들이 수용할 수 있는 성적 정체성으로 정당화하기 위해 애써 왔다. 일부 사례에서 양성애 여성은 여성주의와 성적 소수자 인권 운동을 함께할 수 있었지만 여성주의나 동성애 사회에서도 받아들여지도록 투쟁해야만 했다.

양성애는 다양하게 규정될 수 있다. 그중 하나는 남성과 여성 모두에게 성적 매력을 느낀다는 것이다. 이는 독신으로 사는 것, 결혼해서 일부일처 관계로 사는 것, 여러 명의 애인을 두는 것 등 다양한 형태로 나타난다. 어떤 여성들은 살면서 어떤 때는 남성과 관계를 맺고 또 어떤 때는 여성과 관계를 맺는다. 우리는 다른 성에게 끌리는 것과 상관없이 남성만의 연인이 될 수도 있고, 여성만의 연인이 될 수도 있다. 어떤 이들에게 양성애는 남녀 모두와 데이트하는 것을 뜻하기도 한다.

나는 오랫동안 레즈비언 관계를 맺어 왔어요. 그런데 작년에 갑자기 남자와 사랑에 빠졌어요. 얼마나 놀라운지!

처음으로 남자뿐 아니라 여성과 관계를 맺게 되었을 때, 나는 친구에서 더 나아가 그들과 더욱 가까워지고 싶었어요.

자신을 양성애자로 여기는 것은 한 정체성에서 다른 것으로 이동하는 길에 있는 안전한 휴식처의 역할을 하기도 한다.

몇 년 동안 나 자신과 내 친구들에게 "나는 양성애자 같아." 하고 말해 왔는데, 그 뜻은 "나는 어쩌면 레즈비언인 것 같은데 그것을 받아들이기가 죽을 만큼 두렵다."는 거죠.

하지만 우리 중 많은 이들에게 양성애는 결코 휴식처가 아니다. 우리는 자신의 욕망을 편하게 생각하고 우리가 이성애자이거나 동성애자일 필요가 없다는 것을 받아들인다.

양성애자는 '난잡한' 사람이라는 일반적인 고정관념이 있다. 거기에는 많은 파트너를 가진다는 부정적인 표

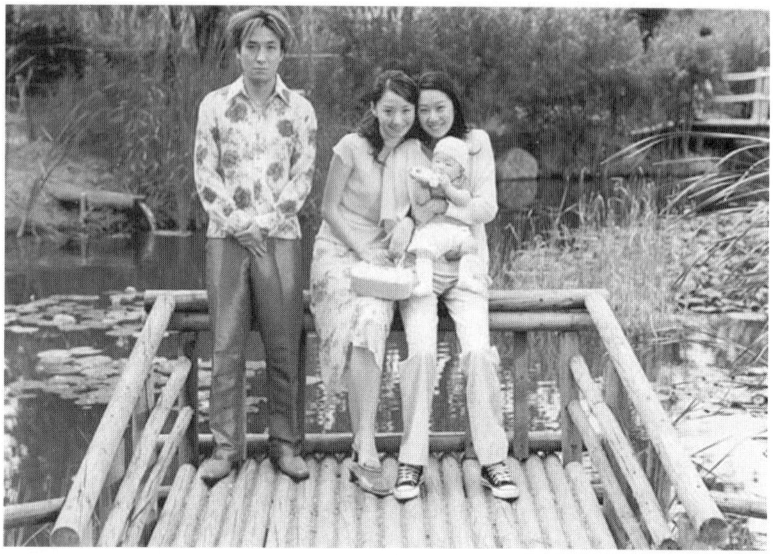

양성애는 다양하게 규정될 수 있다. 그중 하나는 남성과 여성 모두에게 성적 매력을 느낀다는 것이다.
ⓒ 에그필름, 철없는 아내와 파란만장한 남편, 그리고 태권소녀, 2002

현이 담겨 있다. 사실, 양성애자가 된다는 것은 많은 애인을 두는 것을 포함할 수도 있고 그렇지 않을 수도 있다(양성애는 때로 '비단혼'이나 '복혼'으로 불린다). 남성과 여성 애인이 다 있으면서도 여전히 스스로 이성애자나 동성애자라고 생각하는 여성들이 있다. 어떤 이름표도 붙이지 않으려는 이들도 있다.

레즈비언, 이성애자, 양성애자 등의 이름을 붙여서 나를 규정해 보려 했는데, 그중 어느 것도 내 것이라고 생각되지 않았어요. 나는 내가 사랑할 수 있는 성별이 아니라 내가 사랑할 수 있는 사람이라는 점을 생각하죠.

양성애자 정체성을 갖기로 했을 때는, 차별과 양성애 혐오증이라는 위험에 노출될 수도 있다. 그러나 또한 양성애자 공동체와 연결될 수도 있다.

양성애자가 된다는 것이 얼마나 삶을 힘들게 하는지 깨달았어요. 그러나 양성애자가 아닌 게 낫겠다는 생각을 해 본 적은 없어요. 양성애자라는 사실이 어떻게 내가 좋아하는 공동체, 특히 여성 공동체에 나를 연결시켜 주는지에 관심이 많아요. 한마디로 나는 양성애자인 것이 좋아요! 내가 유대인이고 또 여성인 것처럼, 이 그룹들이 억압받는 집단임에도 그것은 바로 나예요. 그리고 나는 거기서 벗어나고 싶지 않아요.

양성 모두의 애인이 되면 사회 정치 현실에 새로 눈뜨게 된다. 전에는 남성하고만 성적으로 친밀했다면, 여성과의 관계는 특별한 만족과 억압이 공존하는 레즈비언 경험의 세계로 우리를 안내한다. 우리는 생각하던 것보다 더 남 앞에서 조심해야 한다는 것을 알게 된다. 처음에는 동성애 혐오를 깨닫는다. 그리고 그 우정은 새로운 영역으로 나아가게 된다.

배타적인 레즈비언이었다면, 남성의 애인이 됨으로써 남 앞에서 훨씬 자유롭게 애정 표현을 하는 것과 같은 지배적인 이성애 문화의 특권을 경험할 수 있다. 익숙했던 성역할 고정관념과 더 많은 싸움을 벌이게 될 수도 있다. 완경기 이전이라면, 새삼 피임에 신경을 써야 한다.

눈에 보이지 않는다는 것이 문제다. 양성애자가 존재한다는 것을 아는 이는 거의 없다. 양성애자가 이성애자와 레즈비언의 세계 어디에도 들어맞지 않기 때문이다. 우리가 자신을 드러내면 두 세계는 우리를 판단한다. 이성애자 친구들은 충격을 받고 우리가 여자 애인을 갖는 것을 싫어할 수 있다.→ 10장 동성애 레즈비언 친구들은 남자에게 관심 가지는 것은 레즈비언 공동체에 대한 배반으로 본다. 레즈비언 애인은 우리를 믿지 못하고 우리가 남자 때문에 자신을 떠날까봐 두려워한다.

남자와 문제가 생겨서 레즈비언 친구에게 이야기하면, 친구는 보통 "남자랑 사귀면서 뭘 기대했니?" 하는 눈으로 봐요.

이 모든 판단은 우리를 고립시킨다. 그리고 우리는 선택의 압력을 느낀다. "내가 '저쪽이 아니라 이쪽'이라고 말하도록 강요하는 이들이 있었다." 더 많은 여성이 편안하고 안전한 느낌을 갖고 양성애자임을 공개할 수 있기에 우리는 우리 자신을 위한 공동체를 만들 것이며, 더 나아가서 여성이 누구를, 어떻게 사랑하는가에 관한 이성애자와 레즈비언의 전제 모두에 도전할 것이다.

독신/금욕

전통적으로 독신은 결혼을 하지 않겠다고 선택하는 것을 의미한다. 오늘날 많은 이들은 일정 기간 성관계를 하지 않는다는 뜻으로 그 말을 사용하기도 한다. 아무하고도 성관계를 하지 않거나 자위도 하지 않는 것을 의미할 수도 있다. 때로 우리는 늘 다른 사람과 성적으로 관계해야만 한다는 느낌으로부터 벗어나고 싶어서, 섹스를 지나치게 강조하는 문화에 대한 반항으로 독신을 택한다. "나는 예 또는 아니오 하고 말해야만 하는 게 싫어졌어요." 독신은 물론 개인적인 모험이 될 수도 있다.

성적 인간으로서 나 자신을 탐구하고 있어요. 하지만 방법은 다르죠. 내 몸에 대한 감수성이 높아졌어요. 무엇이 내 관능을 깨우는지 더 많이 알게 되었지요. 나는 나 자신이라는 데 거리낄 것이 없어요. 일과 친구들한테 관심이 더 많이 가요. 내 영성이 더욱 강해지고 풍부해지는 걸 느껴요.

종교 서약(수녀, 사제 같은 이들을 위한)의 일부로서 독신은 한 사람의 에너지를 다른 이들을 위해 쓸 자유를 준다. 이는 성관계가 힘을 낭비하기 때문이 아니라 헌신, 시간, 관심을 요구하기 때문이다. 그러나 종교적 독신은 종종 오해나 비웃음의 대상이 된다. 한 수녀는 이렇게 썼다.

많은 종교인 여성들에게 성은 우리가 다른 사람들에게 이바지하는 데 쓰는 삶의 자산 중 하나다. 실제 성생활이나 결혼을 하지 않는 것은 자유롭게 봉사할 수 있기 위해서다. 다른 사람들이 마치 이 결정이 내 개성을 스스로 없애 버리는 것처럼 얘기할 때 고통스럽고 우울해진다.

독신을 선택하면, 원하는 것을 얻을 수 있는 다른 방법들을 탐구할 수 있다.

하루 중 일부를 요가와 명상으로 보냅니다. 때로는 내 성정체성을 전혀 생각하지 않고 며칠을 지내기도 하지요. 욕구가 생길 때만 자위를 하는데 요새는 그런 일도 드물어요. 지난주에는 명상을 하면서 오르가슴을 느꼈어요. 황홀했지요!

커플 관계에서, 떨어져 있고 싶거나 홀로 있고 싶을 때, 또는 당분간 성관계를 갖고 싶지 않을 때 우리는 금욕을 선택할 수 있다. 이 때문에 난처해질 수도 있고, 파트너가 나와 같이 느끼지 않을 때에는 신중한 대화가 필요하다.

내 여자 애인에게 "이 달에는 성관계를 하고 싶지 않아. 어쩌면 다음달에도 그럴 거야." 하고 말했다. 요새 누가 그렇게 하나? 괜찮을까? 그래도 될까? 우리는 원하는 것을 시도해도 괜찮다는 걸 배우지 못했다.

어떤 커플은 함께 금욕 생활을 선택하는데, 그를 통해 그 두 사람은 다른 차원의 사랑을 탐험할 수 있다. 그것은 낡은 성관습을 버리고, 원한다면 우리의 육체적/성적 관심을 생식기 중심의 섹스 너머로 확장하도록 돕는다. 그리고 더 많은 자아 충족감과 독립심을 느끼게 하여 관계가 굳건해진다.

때로 아기를 낳음으로써 사실상 금욕 생활이 길어진다. 때로는 선택하지 않았는데도 금욕 생활에 맞닥뜨리게 된다. 파혼이나 이혼 후, 배우자나 애인이 죽었을 때, 관계가 그저 그럴 때 등이다. 비록 이런 상황이 고통스러워도 독신 생활은 그 고유의 만족감으로 우리를 놀라게 한다.

성적 기쁨

여성은 여러 방법으로, 즉 신체적으로 정서적으로 영적으로 지적으로 성적 기쁨을 맛본다. 우리는 부드러운 애무, 관능적인 춤이나 격렬한 오르가슴을 즐긴다. 전통적으로 성적 쾌락에 대한 남성 연구자의 설명은 생식기의 감각과 흥분 단계에 초점을 맞춰 왔다. 그러나 쾌락과 성애는 그 이상의 것이다. 소리와 보이는 것, 냄새, 촉감도 우리의 성적 느낌을 일깨운다. 엄마 젖을 빠는 아기, 친숙한 몸의 냄새, 관능적인 옷차림, 잘 통하는 대화, 좋아하는 노래가 그렇듯이.

성애적인 것은 긍정적인 힘의 원천이 될 수 있다. 성애적인 것은 단지 침실에서 일어나는 일뿐 아니라 삶의 모든 면을 꿰뚫는 우리의 심오한 느낌과 창조적 에너지를 끌어내는 것과 연관된다. 그것은 우리 자신의 힘, 애인, 본성, 더 높은 권력에 연결된 느낌에 관한 것일 수 있다.

그런데 많은 이유로 우리는 성적 쾌락에 자신을 완전히 내맡기지 못한다. 우리의 몸과 쾌감이 가치가 없다고 가르치는 성 차별, 인종 차별, 동성애 혐오의 문화를 받아들인다. 우리는 신체적으로나 정서적으로 불안하다고 생각한다. 임신을 하거나 에이즈 바이러스에 감염되는 것을 두려워한다. 성폭력을 당하고 나서 어떤 상황에서 두려운 기억을 떠올릴 수도 있다. 하루 중 일하는 시간이 너무 많아 섹스를 할 시간과 에너지가 모자랄 수도 있다.

어떤 여성들은 성적으로 원하는 것과 원하지 않는 것을 이야기함으로써, 즉 '경계를 설정'해 안전감을 느끼고 더 큰 쾌락을 경험한다. 쾌락의 경험을 나눔으로써 우리가 마주한 한계를 깨닫게 되기도 하지만 또한 여성의 성애에 대한 더 나은 이해와 실천으로 나아갈 수 있다.

성반응 양식

홀로 있건 끌리는 사람과 함께 있건, 흥분을 느낄 때 내 심장은 빠르게 뛰고, 얼굴은 붉어지고, 눈은 반짝이지요. 내 보지는 축축해지고 부풀어 오름을 느낍니다. 가슴은 팔딱거리고요. 서 있다면, 다리에 힘이 풀리는 것을 느끼지요. 누워 있다면 기지개를 크게 켜는 것처럼, 등이 휘어지고, 감각이 손가락과 발끝까지 뻗어나가는 느낌이 들어요.

성적으로 흥분하게 되면, 우리는 때로 '성반응'이라고 불리는 일련의 신체적 정서적 변화를 겪는다. 1960년대에 연구자 윌리엄 마스터스와 버지니아 존슨은 성반응과 오르가슴의 양식을 발전시켰고 이것은 상당히 대중화되었다. 이 양식은 생리학적이며 대부분 생식기에 초점을 맞춘 것이다. 그 뒤, 다른 연구자들이 더 넓은 범위의 반응을 포함하는 다른 양식들을 발전시켰다. 이들 기본적 양식 중 일부는 이 장에서 서술될 것이다.

그러나 성반응의 '정상적인' 형식이란 없음을 기억하는 것이 중요하다. 어떤 것이 흥분되고, 어떤 것이 기분 좋게 느껴지고, 어떻게 하면 자신을 더욱 생생하게 느끼고, 우리의 파트너(있다면)와 연결된 것처럼 느끼는가 하는 것들이 중요하다. 우리의 성적 유형 또한 사는 동안 변한다. 성과학자나 연구자들(또는 여성주의자)이 제안한 양식들이 우리 경험에 맞지 않아도, 우리는 자신을 신뢰하고 서로에게서 더 배워야 한다. 이 양식들은 우리가 따르려고 노력해야 하는 일련의 기준을 만들기 위해서가 아니라, 오히려 성적 기쁨을 경험하는 다양한 방식에 대한 우리의 이해를 넓히기 위해 제시되는 것이다.

마스터스와 존슨은 실험실 환경에서 성행위를 하는 여성과 남성을 관찰하고 측정했다. 주된 행동은 자위와 성기결합이었다. 『인간의 성반응』이라는 책으로 나온 이 연구는 비록 표본 편차, 인위적인 환경 설정, 실험 편차를 비롯한 여러 한계가 있지만 성반응에 대한 이해를 돕는 데 기여했다. 그 양식은 생리적 흥분의 4단계, 흥분기, 정체기, 절정기, 해소기로 이루어져 있다. → 12장 몸에 대한 이해

성적 '흥분기' 초기에, 골반, 외음부, 음핵의 혈관은 피로 채워지며 팽창하기(열리기) 시작하고 점진적으로 전 영역이 부풀어 오름을 느낀다(이것을 '혈관 울혈'이라고 부른다). 질 내에서, 이 팽창은 음순을 적시는 분비물(성적으로 흥분되었다는 초기 신호)을 만들면서 '젖는' 반응을 일으킨다(완경기를 지난 여성 중에는, 분비물이 그렇게 많지 않은 이들도 있다). 혈액량이 증가하면서 자궁은 넓어지고 골반강 안에서 위쪽으로 올라간다. 몸 전체를 통해 성적 긴장이 일어나 근육이 긴장하거나 수축하기 시작한다(근경색증). 숨을 더 몰아 쉬고, 젖꼭지가 서고 딱딱해지며, 피부가 빨개지고 발진이 생기기도 한다.

마스터스와 존슨에 따르면, 자극이 이어지면 '정체기'로 들어선다. 반응도 강해진다. 질 안쪽 3분의 2가 계속 부풀고, 바깥쪽 3분의 1은 좁아지고 압력에 상당히 민감해진다. 자궁은 완전히 올라간다. 우리는 매우 빠르게 숨을 쉬고 헐떡거린다. 음핵이 그 덮개 아래에서 오그라든다.

음핵이나 음핵 부위에 가해지는 자극과, (일부 여성들에게) 자궁경부나 민감한 부위에 대한 압박은 골반 팽창과 신체 긴장을 일으켜 정점 또는 '절정기'로 몰고 간다. 오르가슴은 골반 조직에서 피를 밀어내는 일련의 무의식적이고 쾌락적인 근육 수축으로 갑자기 모든 긴장이 풀어지는 지점이다. 질과 자궁, 직장의 수축을 느낄 수 있다.

여기서 성교를 멈추면, 우리는 '해소' 단계에 들어간다. 오르가슴이 감소한 지 반시간쯤 지나면, 근육은 이완되고 음핵과 질, 자궁은 평상시의 위치로 되돌아간다.

1970년대와 1980년대, 헬렌 싱어 캐플런, 버니 질버겔드, 캐롤 링클레이브 엘리슨 같은 연구자와 임상의들은 마스터스와 존슨의 양식을 확장시켰다. 그들은 욕구, 흥분, 만족 같은 성반응의 정서적인 면을 포함했다. 일부 양식들은 정점의 정서적 경험이 오르가슴 동안의 생리학적 이완과 일치하거나 일치하지 않는다는 것을 밝혔다. 데이빗 리드는 성애적 자극 경로 양식이라는 전적으로 심리적인 성반응 양식을 발달시켰다. 그는 '유혹', '성애적 감각', '포기', '반영' 과정을 설명했다.

지나 오덴은 자신의 책, 『섹스를 사랑하는 여자』에서 아주 다른 종류의 양식을 설명한다. 그 책은 여성들 자신의(대표 사례는 아니지만) 설명에 기반을 두고 있다. 오덴

은 성적 반응을 쾌락, 오르가슴, 희열이라는 '에너지의 춤추는 세 영역'으로 나타낸다. 쾌락, 오르가슴, 희열이 겹쳐지는 원들은 우리가 오르가슴 없는 쾌락이나 희열 없는 오르가슴 등을 경험한다는 것을 의미한다. 어떤 여성들은 셋을 모두 경험한다. 우리의 성반응은 친밀감, 육욕, 환상, 강한 신체 자극, 만족 등과 연결된다. 신체적이고 정서적인 반응에 더해서 오덴은 섹스의 영적인 면을 탐구한다. 희열은 초월적인 경험이거나 몸속 깊이 뿌리박힌 것일 수 있으며 생리학적 용어보다는 시적이거나 신비한 언어로 더 쉽게 묘사될 수 있다.

현대 사회에서 전문가들은, 우리가 우리 자신에 대해 이해하는 틀을 규정하는 거대 권력을 가지고 있다. 우리의 성에 대한 정확한 정보를 얻기 위해 '전문가'에게만 의지해서는 안 된다는 것을 명심해야 한다. 우리는 스스로 만든 환경에서 경험을 논의함으로써 설득력 있는 자료를 얻을 수 있다. 어떤 면에서 우리 경험을 과학적으로 기록하고 측정하려는 연구가 이 정보를 뒷받침한다.

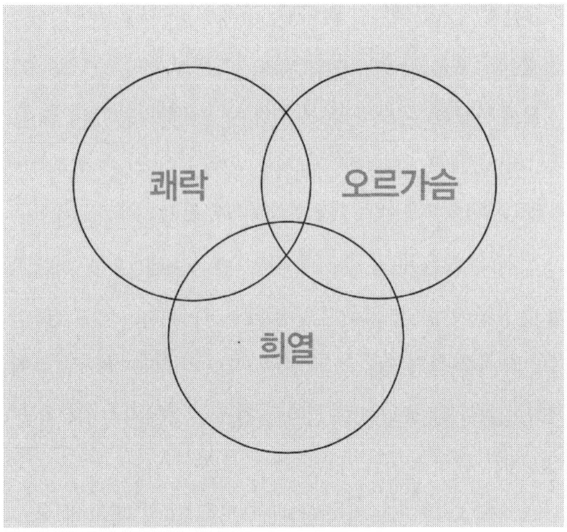

여성의 성적 반응 주기: 쾌락, 오르가슴, 희열 ©Gina Ogden

오르가슴

마스터스와 존슨은 모든 오르가슴이 생리적인 면에서 동일하다고 주장했다(음핵에서 유발되고, 질의 바깥쪽 3분의 1 부분에서 일차적으로 수축이 일어난다). 그러나 어떤 여성들은 이 형식에 맞지 않는 오르가슴을 설명한다. 그런 오르가슴의 하나는 질 흡입에 의한 '깊은' 또는 '자궁의' 오르가슴이다. 오르가슴은 때로 무의식적으로 오랫동안 숨을 멈추고 있다가 오르가슴에 이르러 숨을 터뜨리는 것과도 연관된다. 질 바깥쪽 3분의 1의 수축이 없는 것처럼 보일 수도 있다. 척추가 손상된 여성은 골반 부분에서는 아무 느낌이 없지만 몸의 다른 곳에서 오르가슴과 그 감각을 경험한다고 보고된다.→ 성과 장애, 239쪽 신체장애가 없는 여성들도 그렇게 느낄 수 있다.

여성 오르가슴에 대한 유일한 '정상적인' 양식에 대한 연구는 여성의 다양한 경험을 반영하지 못한다.

내가 들었던 오르가슴이란 큰 해방감을 느낀다는 것이었는데, 그건 내게 들어맞지 않았어요. 나는 매우 열정적인 흥분을 느끼는데 그게 아주 좋아요. 그러다가 내 음핵이 지나치게 민감해져서 더는 자극을 견디지 못하고 그만두게 되지요. 더 계속하고 싶은 마음이 없고 기분 좋게 이완되며 나른해져요. 내가 절정을 빼먹은 게 아닐까 늘 의심해요. 아니면 정말로 그건 진짜 오르가슴이 아니었던 걸까요?

오르가슴은 딸꾹질, 재채기, 잔물결, 가벼운 한숨처럼 부드러울 수 있다. 말하자면 그것은 몸이 따뜻하게 달아오르는 기분 좋은 경험일 수 있다. 우리가 한순간 정신을 못 차릴 만큼 격정적이고 황홀할 수도 있다.

오르가슴은 질 속에 들어가는 손가락, 음경, 딜도(모조 성기), 바이브레이터(진동기)에 따라 다르게 느껴지고, 자위할 때, 다른 이와 성관계할 때도 각각 다르다. 같은 사람하고도 때마다 아주 다르게 느낄 수 있다. 오르가슴은 일차적으로는 신체적인 현상이지만 일반적으로 정서적인 면도 포함한다. 친밀감이 있으면 파트너와의 오르가슴이 커질 수 있고, 오르가슴은 친밀감을 더해 줄 수 있다.

우리는 때로 오르가슴에 이를 만큼 충분히 자극받지 못했을 때도 흥분할 수 있다. 끝내 오르가슴 없이 성적 긴장이 사그라진다고 해도 그러기까지 시간이 걸리고 생식기나 자궁이 얼마 동안 성욕을 느끼기도 한다. 우리가 학대당한 적이 있다면 성적 흥분은 당시의 정신적, 신체적 기억을 되살릴 수 있으며, 실제로 통증을 느낄 수도 있다.

한번도 오르가슴을 느낀 적이 없는 여성이 꽤 많다. 어떤 이들은 파트너를 기쁘게 하기 위해서, 또는 대중 매체가 우리에게 더 큰 오르가슴을 느껴야 '한다'고 생각하도록 요구하기 때문에 오르가슴을 '가장한다.' 과거나 현재의 성적, 물리적, 정서적인 학대 때문에 오르가슴을 느끼는 여성의 능력이 손상되기도 한다. 또한 파트너에게서 오르가슴에 도달할 수 없다면, 관계 자체가 문제이며 어떤 방식으로든 바꾸어야 할 필요가 있다.

오르가슴의 감소와 성욕 감퇴는 어떤 약품이나 물질, 푸로작, 졸로프 같은 항우울제 복용이 원인일 수 있다.→ 23장 나이듦, 노년의 성, 545쪽; 6장 정서 건강, 항우울제, 113쪽 완경기 이전 여성들의 성적 관심은 월경 주기에 따라 변하는데, 보통 배란기에 절정을 이룬다. 그러나 피임약을 복용하고 있다면, 이 욕구의 자연적인 순환은 깨진다. 여성의 성욕에 피임약이 미치는 특수한 효과는 여성마다 천차만별이다.→ 12장 몸에 대한 이해, 생식 주기, 263쪽

과거에 나온 오르가슴에 대한 모든 속설 때문에 오르가슴을 경험하지 못한 대부분의 여성은 우리가 즐거운 것을 놓치고 있다고 믿는다. 우리는 자위,→ 229쪽 오르가슴에 관한 책 읽기, 파트너에게 도움을 요청하기, 성문제에 초점을 맞추는 치유 모임에 참여하기 등을 통해서 오르가슴을 시도할 수 있다. 53세의 한 여성은 이 책 저자들에게 보낸 편지에서 자기는 『우리 몸 우리 자신』을 읽고 나서 자위를 했고 평생 처음으로 오르가슴에 도달했다고 했다. 그러나 오르가슴이 꼭 느껴야만 하는 강박이 되지 않는 것이 더 중요하다.

오르가슴을 느끼려고 지나치게 열중할 때는 보통 잘되지 않고, 좌절하고 지쳐 포기하지요. 긴장을 풀고 자연스럽게 오르가슴이 일어나게 하는 게 난 가장 좋아요.

어떤 여성들은 두 번 이상 잇달아 오르가슴에 도달한다. 한 번에 여러 차례 오르가슴이 가능함(복합 오르가슴)을 알게 된 여성들 중에는 오르가슴을 느껴야만 한다고 여겨, 그렇지 못하면 성적으로 무력하다고 느낀다. 남성도 그렇게 여길 수 있다. 아내가 복합 오르가슴을 느끼지 못한다는 이유로 이혼을 고려하고 있는 남성을 알고 있다고 전해 온 여성도 있다. 그러나 한 번의 오르가슴으로 충분할 수 있고, 오르가슴 없는 섹스도 즐거울 수 있다. 무엇이든 우리에게 가장 좋은 것을 찾아야 한다.

음핵의 역할

우리 몸의 어떤 부분을 만지거나, 다리를 쓰다듬거나 목을 애무하거나 가슴을 빨면 흥분하게 된다. 손가락, 발가락, 귓불을 포함해 생식기가 아닌 곳에서도 성감대를 찾을 수 있다. 많은 여성들에게, 음핵은 자극에 가장 민감하고 성적 긴장감을 높이는 데 중심 역할을 하는 기관이다.

여성 생식기 해부학에 대한 그림을 보려면
12장 몸에 대한 이해, 258~262쪽을 보자.

1960년대 중반까지, 대다수 여성은 음핵이 얼마나 중요한지 몰랐다. 스스로 알게 되었다 해도, 아무도 그것을 이야기하지 않았다. 남성이 쓴 의학 교과서와 결혼 입문서는 '성숙한' 여자는 음핵이 아니라 질을 자극받을 때에만 오르가슴을 느낀다는 프로이트의 유명한 공언을 따랐다. 이 이론은 음경을 여성의 성적 만족에 중심으로 만들었다. 초기의 정신 분석 이론은 프로이트를 따라 여성이 자위를 즐기는 것을 '미숙'한 것으로 얕보았고, 레즈비언 섹스에는 '진짜'를 얄팍하게 모방했다는 딱지를 붙였다.

음핵에 대해 알게 되면서 수많은 여성들의 성적 즐거움이 커졌고, '불감증'이라고 생각해 왔던 오랜 세월에서 많은 여성들이 풀려났다.

음핵이 때로 '환희의 단추'라 불리는 것은 음핵이 어느 작은 지점이라는 것을 암시한다. 그러나 실제로 음핵은 몇 부분으로 되어 있다. 음핵귀두(끝부분, 눈에 보이는 부분)는 바깥에서 질 입구 쪽으로 이어진 통로에 붙어 있다. 음핵은 생식기에 퍼져 있는 발기 조직이 분포하는 내부 구조에 연결된다(발기 조직은 성적 흥분이 일어나면 혈액으로 채워지면서 단단해지고 발기한다. 남성의 음경에도 발기 조직이 있다). 성적으로 흥분하면 음핵은 팽창하고 위치가 바뀐다.

음핵은 비비기, 빨기, 신체 압박, 바이브레이터 사용 등 다양한 방식으로 자극할 수 있다. 음모로 덮인 치구나 음순(심지어 하복부와 넓적다리 안쪽도)을 비비거나 누르면 음핵이 움직이고 치골에까지 밀어붙여진다. 흥분하려고 음핵귀두를 만지는 여성들도 있지만, 음핵은 너무 예민해서, 직접 만지면 윤활제를 발랐다 해도 생채기가 날 수 있다. 또 긴 시간 음핵에 직접 자극을 가하면 기분 좋은 감각이 사라질 수도 있다. 여성은 나이가 들면서 음핵을 덮고 있는 피부 덮개가 완전히 벗겨져서, 완경기를 지나면서부터 윤활제를 더 많이 사용하지 않고는 음핵을 문지르는 것을 견디기가 어려울 수도 있다.

질의 음경 흡입은 간접적으로만 음핵을 자극할 뿐이다. 음경이 질의 안팎으로 움직이면서 소음순을 움직이게 되

는데 소음순은 음핵 덮개와 연결되어 있으므로 음핵 위로 덮개가 움직이는 것이다. 소음순이 부풀고 딱딱해지면 질의 외연이 되어 움직이는 음경을 조이면서 음핵의 마찰을 증가시킨다. 음경을 질 내부에 흡입하는 성관계에서 오르가슴에 도달하기 위해서는, 흡입 전부터 오랜 시간 직접 음핵을 자극해 주어야 한다.

여성과 성관계를 하는 많은 여성들이 음핵을 직접 자극하는 것에 열중한다. 육십대 이상의 나이에 남성과 성관계하는 많은 여성들이 남성이 발기가 잘 안 돼도 성적 즐거움을 누리고 있다. 이는 어떤 면에서 음경 흡입이 성행위의 핵심이 아니기 때문이다. 음경 흡입을 넘어서는 성관계를 탐구하기 시작하면서, 파트너와 함께 더 자주, 더 즐거운 오르가슴을 경험하는 여성이 늘고 있다.

질, 자궁, 자궁경부의 역할

여성은 골반 전체를 통해 성적 자극에 반응하는 능력이 있다. 우리가 흥분하면 질 바깥쪽 3분의 1 부근 발기 조직이 부풀어 오르고, 그 부근의 신경은 자극과 압력에 더 민감해진다. 많은 여성들은 이 질 부분의 근육(치골미골근)이 강해지고 잘 단련되면 오르가슴에 더 쉽게 도달한다. → 케겔 운동, 261쪽 임신 중에는 골반 내 정맥계가 증가되므로 종종 더 빨리 더 많이 흥분을 느낀다.

G스폿 또는 그뢰펜베르그점[4]은 요도를 둘러싸고 있는 해면 조직으로 질의 앞쪽 벽에서 느껴진다. 마치 치골과 자궁경부 중간쯤에 있는 작은 혹 같다. 혈관과 분비선들로 채워져 있고, 어떤 여성들은 이 부분을 자극받으면 기분이 좋아진다.

G스폿을 만져 볼 수 있는 방법 한 가지는 변기에 앉아 손가락을 질에 넣는 것이다. 질의 앞 벽을 따라 배꼽 쪽으로 더듬어 가 본다. 그러나 손가락이 길거나 질이 짧지 않다면 혼자 이 점을 찾기는 어렵다. 이 부근을 처음 만지면, 마치 소변이 마려운 것처럼 느낄 수 있다. 그러나 몇 초만 만지작거려도 그런 느낌은 사라진다. 파트너의 손가락이나 음경, 딜도, G스폿 진동기 등으로 이곳을 자극할 수도 있다. G스폿 자극은 오르가슴을 느끼는 데 도움이 된다. 그러나 G스폿이, 누르면 자동으로 희열을 생산하는 '마술 단추'가 아니라는 것을 명심하자. G스폿은 우리의 성적 기쁨을 더하기 위해 찾아가는 우리 몸의 한 부분이다.

G스폿을 계속 자극하면 일부 여성은 사정을 한다. 요도로 액체를 방출하는 것이다(사정은 꼭 G스폿을 자극하지 않아도 일어날 수 있다). 여성 사정은 오르가슴과 함께 일어나기도 하고 오르가슴 없이 일어날 수도 있는데, 짜릿하게 느껴지기도 하고 침대에 '오줌을 싼' 게 아닌가 불안해지기도 한다. 그러나 화학적 분석을 해 보면, 사정 때 나오는 액체는 오줌과 다르다.

질의 더 깊숙한 안쪽은 많은 여성들이 오르가슴에 결정적이라고 보는 자궁경부와 자궁이다. 질 안쪽 3분의 2와 경부 자체는 감각이 거의 없지만, 반복적으로 자궁경부를 압박하는 음경, 손가락, 딜도는 자궁과 복강 전체의 벽을 마찰한다. 이는 오르가슴 전과 오르가슴 동안에 안쪽에서 또 다른 느낌을 만들어낼 수 있다. 경부와 자궁이 제거되는 완전 자궁 적출술을 받은 여성은 이 밖의 다른 종류의 성적 자극과 느낌을 찾는 것을 배워야 한다. → 232쪽

자위

자위는 우리 자신을 즐기는 특별한 방법이다. 우리가 어렸을 때 생식기를 포함해 우리 몸을 만지고 노는 것이 기분 좋았다. 그러나 그 뒤 우리 대부분은 부모에게서, 나중에는 학교나 종교 시설에서 자신의 성기를 만져서는 안 된다고 배웠다.

유색인 소녀들은 흔히 생식기를 만지다가 손을 찰싹 얻어맞고, 우리 몸을 갖고 논다고 나쁜 애라고 불렸어요.

일부 여성은 그런 꾸중을 귀담아들었고 일부는 무시했다. 그러나 십대가 되었을 즈음, 우리 대부분은 자신이 하든 안 하든 어쨌거나 자위는 나쁘다고 생각했다. 자위를 하면 죄의식을 느꼈고, 자위하고 싶은 마음을 참거나, 자위에 대해 전혀 알지도 못했다.

자위에 대해 전혀 몰랐어요. 스물한 살이 되었을 때, 남자 친구가 내 '아래 그곳'을 만지며 오르가슴을 느끼게 했어요(나는 오르가슴이란 것도 몰랐어요). 그러고 나서 나는 똑똑한 생각을 하게 되었지요. 그가 할 수 있는 것이라면, 나도 할 수 있을 것이다. 그래서 그렇게 했어요. 비록 쾌감과 오르가슴을 느끼기까지 오랜 시간이 걸렸지만요.

자위는 우리에게 몸을 탐구하고 경험할 기회를 준다. 우

4 에른스트 그뢰펜베르그 박사가 1950년에 이곳에 관해 연구했고, 성연구자 존 페리 박사와 비벌리 위플 박사가 G스폿으로 이름 붙였다.

리는 어떤 환상이 우리를 흥분시키는지, 어떻게 만져야 흥분이 되고 만족이 되는지, 속도와 부위에 대해 배울 수 있다. 파트너의 욕구와 의견을 생각할 필요 없이 우리 자신의 성반응 유형을 알 수 있다. 그런 다음, 우리는 마음만 먹으면 파트너에게 우리가 알게 된 것을 말하거나 만져주기 원하는 부위에 파트너의 손을 가져와 가르쳐 줄 수 있다. '남성이 우리를 흥분시킬 때까지 기다려야' 한다고 배워 온 우리는 스스로 성적 기쁨을 느끼는 방법을 알게 되면서 자유를 맛본다.

유색인 여성들에게 자위는 우리가 필요로 하는 보살핌을 스스로 베푸는 더 큰 노력의 한 부분일 수 있다. 어떤 여성들은 다른 이들을 돌보느라 너무 많은 시간을 쓰기 때문에 자기 치유를 할 겨를이 없었다. 나 자신의 정서적 욕구가 집단적으로 불의와 싸우고자 하는 욕구만큼 중요하지 않다고 배웠을지도 모른다. 우리의 개인의 욕구를 존중하는 것은 우리 삶에 힘을 부여하는 한 걸음이다.

자위는 애인이 없을 때나 욕구를 빨리 해소하고 싶을 때에만 하는 것이라고 생각해 왔지요. 지금은 그것이 나 자신에게 즐거움을 주는, 나 자신과 맺는 관계의 한 부분이라고 생각해요. 주기는 일정하지 않아요. 애인이 있을 때 더 많이 하기도 하고, 몇 주 동안 하지 않기도 하고.

자위는 성관계를 맺는 걸 도와주고 자신이 원하는 것을 더 많이 알게 해준다. 만족감을 얻는 데 파트너에게 덜 의존하게 되는데 이는 파트너에게도 자유를 준다. 완경 이후에는, 자위가 질 조직을 촉촉하고 매끄럽게 유지하는 데에 도움을 주기도 한다.

일흔셋인데, 자위가 성관계보다 더 좋아요. 대체로 성적이지 않은 일에 더 흥미를 느끼기 때문이에요. 지속적인 관계를 유지하고 그와 관련된 생각을 하는 게 성가셔요.

자위하는 법

자위를 해 본 적이 없는데 해 보고 싶다면 처음에는 어색하며 자의식이 강해지고 조금 두렵기도 할 것이다. 내면에서 반복되는 '착한 소녀는 그러지 않아.' 하거나 '행복한 유부녀라면 원치 않을 거야.' 하는 목소리와 싸워야 할지도 모른다. 자제력을 잃을까봐 두려워지고 자신에게 성적 기쁨을 주는 일을 부끄러워하거나 죄의식을 느낄 수도 있다. 많은 이들이 그렇게 생각하지만 곧 바뀔 것이다.

몇 가지 방법이 있다. 방해받지 않고 홀로 있을 수 있는 적당한 시간을 찾는다. 되도록 편안한 마음을 가진다. 애인을 떠올린다. 그 애인이 바로 나 자신이다! 편안하게 목욕이나 샤워를 한다. 크림이나 로션, 오일, 기분 좋게 느껴지는 것을 몸 전체에 바른다. 눈과 손으로 자기 몸의 생김새를 천천히 탐구한다. 다른 방법으로도 자신을 만진다. 좋아하는 음악을 틀고, 불빛을 은은하게 한다. 원한다면 촛불을 밝힌다. 성적으로 흥분하게 되는 사람이나 상황을 생각한다. 마음이 환상으로 자연스럽게 흐르도록 한다. 몸을 이완한다. 물론 그렇게 나른하고 특별한 분위기가 늘 가능한, 또는 필요한 것은 아니다. 욕구는 가장 기대하지 않던 순간에 우리를 덮쳐 올 수도 있다. 우리는 요리를 하다가, 버스를 타고 가다가, 책상에서 일하다가, 말이나 자전거를 타다가, 정원을 손질하다가도 성적으로 흥분해서 자위할 수 있다.

여성이 자위하는 방법은 여러 가지다. 침, 질 분비액, 윤활제 등으로 손가락을 촉촉하게 하여 음핵 주위와 음핵을 문지를 수 있다. 부드럽게 문지르거나 음핵 자체를 잡아당기기도 하고 덮개나 음핵 주변의 넓은 부위를 문지르기도 한다. 손가락은 하나 또는 여러 개도 괜찮다. 위 아래로 문지르거나 원을 그리며 문지를 수 있으며, 압력과 시간을 달리 해 볼 수 있다. 어떤 이는 다리를 꼰 채로 생식기 전체 부위에 강하고 율동적인 압력을 줌으로써 자위를 한다. 손가락이나 실온의 껍질 벗긴 오이, 딜도 등을 질에 넣을 수도 있다. 가슴이나 우리 몸의 다른 부분을 문지르기도 한다. 어떤 여성들은 몸 전체의 근육을 조이는 방법을 배웠다.

열여섯에 나는 사순절 기간에 자위를 하지 않기로 했어요. 그때까지는 자위를 그냥 성적으로 생식기를 만지는 것으로 규정했는데, 그 여섯 주 동안 질과 보지 주변 근육을 조이고 이완하면서 놀라운 오르가슴에 이를 수 있다는 걸 알았어요.

다른 방법으로 손가락 대신에 베개, 물줄기, 전기안마기를 사용할 수 있다(전기안마기는 건강용품점이나 인터넷쇼핑몰 등에서 살 수 있으며 목과 몸을 마사지하는 데도 쓰인다).

샤워 노즐을 바꿔 강한 물줄기가 음핵을 때리게 했어요. 샤워기와 진짜 관계를 가진 것이죠! 난 포기하지 않을 거예요! 일하러 가야 하는데 애인과 성관계할 시간은 없지만 샤워할 수 있는 짧은 시간은 있거든요. 그 몇 분이 내게는 정말 중요해요.

여성은 자위를 하면서 다양한 감각과 느낌을 경험한다. 성적으로 흥분하면 질은 축축해진다. 더 큰 흥분을 느끼기 위해 스스로 할 수 있는 일을 해 본다. 입을 열고, 숨을 가쁘게 쉬고, 원한다면 소리를 지르거나 자기 호흡과 소리에 맞춰 골반을 율동적으로 움직인다. 흥분하게 됨에 따라 근육이 조여드는 것을 느낀다. 골반 부위가 따뜻해지고 충만해지는 것을 느끼게 된다.

가장 기분 좋은 때는 바로 오르가슴 직전이에요. 내 몸을 더는 의식적으로 통제할 수 없음을 느끼죠. 이제 오르가슴에 도달하지 않을 수가 없다는 걸 알아요. 거기서 자극을 멈추죠. 드물지만 진실한 해방의 이 순간을 맛보기를 좋아해요!

오르가슴을 느끼게 하는 것은 이렇게 통제력을 놓아 버리는 것이다. 처음 자위를 했을 때 오르가슴에 도달하지 못하더라도 걱정하지 말자. 그저 자신이 느끼는 감각을 즐긴다. 나중에 다시 시도한다.

자위를 하면서 내 몸에서 일어나는 일을 알게 되었고, 나 자신에 대해 좋은 느낌을 갖게 되었지요. 그 순간의 충동을 따르는 것이 좋아요. 때로 오르가슴을 여러 번 느끼지요. 때로는 전혀 느끼지 못하기도 하고요. 쾌감의 가장 큰 원천은 그 특정한 시간에 기분 좋게 느껴지는 행위를 하는 것이지요. 살면서 그런 완전한 자유를 갖기가 어려워요.

모든 사람이 자위를 즐기는 것은 아니다.

자연스레 욕구가 생겨서 자위를 한 것이 아니라 그것에 관해 읽었기 때문에 자위를 해 보았지요. 때로 그것은 따분해 보여요. 공들여 내 몸을 탐구해야 한다고 느끼지만 몇 분 만에 그만두죠. 정말 솔직히 말해 지루하기 때문이에요. 내게는 다른 사람들만큼 효과가 없는 것 같아요.

자위로 쾌락을 느끼지 못한다면, 자신의 취향을 믿고 자위를 하지 말자.

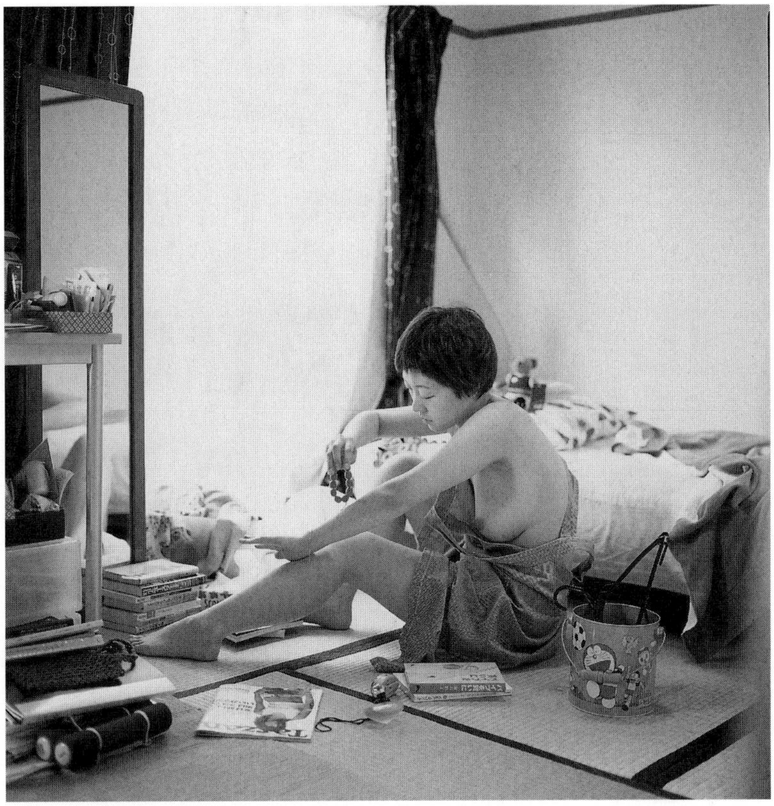

여성은 자위를 하면서 다양한 감각과 느낌을 경험한다. © 박영숙, 자위, 2005

파트너와 함께하는 자위

약혼자가 자위하는 것을 도와줄까 하고 내게 물었을 때 처음에는 참 괴상하다고 생각했어요. 그렇지만 자위하는 것을 그에게 보여 주고 그도 내게 자위하는 것을 보여 주었지요. 우리는 무엇이 기분 좋게 느껴지는지 알려고 서로 관찰했지요. 때로 그는 내 안에서 오르가슴을 느끼지 못하는데, 성교가 끝난 뒤 스스로 오르가슴에 이를 수 있다는 사실이 그에게 위안이 된다는 걸 알아요.

어제 성관계를 할 때 애인이 자기 유방과 음핵을 문지르더군요. 약간 어색한 느낌(내가 했어야 할 일이라고 생각해서)을 극복한 뒤, 그 일이 애인과 성관계를 하기 위해 손을 한 쌍 더 갖는 거라는 걸 알았어요. 그게 우리 둘 모두를 흥분시켰어요.

애인 중 한쪽이 다른 쪽보다 섹스나 오르가슴을 더 많이 원할 때, 자위가 한 방법이 될 수 있다. 여기에 좀 다른 시각이 있다.

남편은 꼭 밤에 성관계를 하고 싶어 하지만 그때는 내가 너무 지쳐 있어요. 아침에 마음이 동하는데 남편은 자리에서 일어나

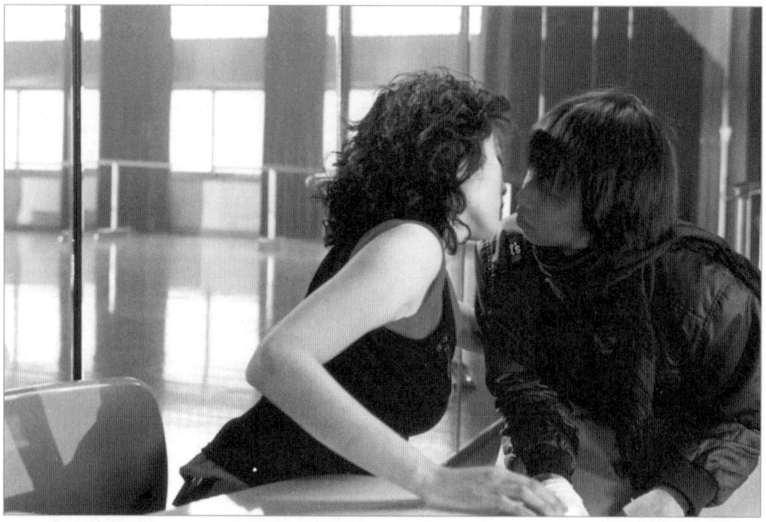

성애적인 것은 단지 침실에서 일어나는 일뿐 아니라 삶의 모든 면을 꿰뚫는 우리의 심오한 느낌과 창조적 에너지를 끌어내는 것과 연관된다. ⓒ명필름, 바람난 가족, 2003

려고 하죠. 나는 아침마다 그이를 집적거리면서 자위를 했는지 아닌지 묻지요. 그이는 가끔 자위를 했어요. 때로 나는 잠에 빠지면서 침대가 흔들리는 것을 느껴요.

구식으로 들리겠지만 내 남편이라면 내가 그이를 만족시키지 못한다고 해서 자위를 하려고 하지는 않을 것 같아요.

자위는 은밀한 일이라서 혼자 있을 때에만 하고 싶어요. 다른 사람과 함께 있을 때 그걸 한다면 내가 밝히는 사람이라는 걸 드러내는 것 같아서 무척 부끄러워질 겁니다.

성행위 탐험

파트너와 즐거움을 주고받는 방법은 여러 가지다. 만지기, 애무, 응시, 장난, 키스, 마사지, 핥기, 빨기, 흡입 등.

애인과 나는 휴가 중에나 주말 아침 애들이 없을 때 좋은 시간을 가질 수 있어요. 바라보고 쓰다듬고 껴안고, 밀고 당기고 몸으로 함께 새로운 것을 배우는 것이죠. 어느 시점이 지나면 둘 다 '성관계'를 하고 싶어 하는데, 사실 우리는 그때까지 성관계를 하고 있었던 거예요.

섹스는 개인의 기호나 독창성에 따라, 또 함께하는 사람이 누구인가, 얼마나 사랑하며 우리 느낌을 얼마나 이해하는가, 두 사람의 몸은 편안한가, 그날 기분은 어떠한가에 따라 달라진다. 가장 좋은 형태는 파트너와 서로 (보통 암묵적으로) 합의해서 함께 행동하는 것이다. 성적 평등은 어디서나 그렇듯 잠자리에서도 중요하다. 적극적인 성관계 이후의 시간은 특별한 시간이 될 수 있다.

섹스를 한 뒤 우리는 도란도란 이야기하고 크게 웃으며 속삭이고, 소리치고, 서로 팔베개를 하고 애기처럼 잡니다. 우리 사이에 제일 중요한 대화가 그 만족스런 친밀한 순간에 이루어지죠.

어떤 성행위는 위험하다. 안전한 성에 대한 정보를 얻으려면 15장 에이즈를 보자.

만지기와 육욕

마사지, 등 안마, 발 안마, 머리 안마 등은 언제든 멋진 행위다. 그런 행동은 성관계의 일부로서 섹스를 더욱 완만하고 감각적으로 만들 수 있다.

그이는 내가 자기 발을 살짝 깨물고 발가락을 빠는 것을 좋아해요. 그에게는 그게 섹스할 때의 다른 어떤 행위보다 더 큰 만족을 주는 것 같아요.

부드럽게 만지는 것도 성행위의 한 방법이다.

우리는 늘 발가벗고 서로 옆에 붙어서 자요. 그러면 항상 서로 많이 만지고 많이 느끼게 돼요. 성교를 그렇게 자주 하지 않지만 난 우리가 늘 섹스를 하고 있다고 생각해요.

그녀의 팔을 베고 잠드는 것이 좋아요. 자면서 그녀의 얼굴을 어루만지고 싶고 아침에는 나를 감싼 그녀의 팔을 느끼며 기분 좋게 깨어나죠. 섹스의 열기와 열정은 대단하지만, 부드러운 애무가 친밀한 느낌을 더 많이 가져온다고 생각합니다. 그게 내가 지금 제일 갈망하는 거죠.

어떤 커플이 섹스에 문제가 있다면 그건 그들이 오로지 상대의 생식기에만 집중하고, 시간을 들이지 않거나 서로 사랑스럽게 만지고 쓰다듬는 방법을 제대로 배우지 않기 때문일 수 있다. 많은 남자들이 여자들보다 더 생식기에 집중하는데, 만지기의 즐거움을 배울 필요가 있다.

한 애인이 처음에 매우 당황해하면서, 나처럼 느리게 하는 여자는 처음이라고 하더군요. 내가 오르가슴에 이르기까지 오래 걸린다는 뜻은 아니라고 했어요. 나중에 그이는 내 '방식'에 익숙해졌고 그게 좋다고 했지요.

질흡입

어떤 여성들은 남성이나 여성 애인이 손가락, 주먹, 딜도나 다른 물체를 질에 넣으면 굉장한 쾌감을 경험할 수 있다. 우리가 여성 애인과 함께한다면 애인의 질에 무엇을 넣는 일을 즐길 수 있다. 질흡입은 부드럽고 장난스럽고 친밀하고 또 열정적일 수 있다(남성의 음경을 흡입하는 성행위는 다음에 나오는 '질성교'를 보자). 그러나 어떤 여성들은 흡입을 전혀 좋아하지 않고 외음부 자극을 선호한다. 모든 성행위가 그러하듯 의견을 교환하고 나와 파트너의 욕구를 존중하는 것이 중요하다.

질흡입은 질에 어떤 물건을 넣을 때 한 사람의 손을 파트너가 감쌈으로써 서로 주고받는 행위가 된다. 질흡입을 하려면 먼저 분비액이나 윤활제로 질을 촉촉하게 해야 한다. 손을 넣으려 한다면 반지를 빼야 하고 손톱은 잘 다듬어야 한다. 손가락에 상처가 있다면 에이즈 바이러스 감염을 예방하기 위해 파우더가 뿌려져 있지 않은 라텍스 장갑이나 손가락 씌우개(장갑의 손가락 부분을 자른 것과 비슷한)를 착용한다.

손으로 어루만지기, 토닥이기, 돌리기, 찌르기 등 여러 방법을 개발할 수 있다. 다양한 리듬과 속도를 실험해 보자. G스폿→229쪽을 자극해 본다. 손가락을 질 안에 넣어도 되고, 두 사람 다 괜찮다면, 점차적으로 손 전체를 질 안에 넣을 수 있다(주먹 넣기). 그녀의 질은 따뜻하고 축축하고 경이로운 느낌을 줄 것이다.

질성교(성기결합)

남성과 성관계를 한다면 질 속에서 그의 음경을 느끼기 위해 질성교를 원할 수도 있다. 질성교 역시 둘이 주고받아야 한다. 몸을 열어 음경을 따뜻하게 감싸면 음경은 질 안으로 들어온다. 이는 무한히 느리고 부드러울 수도 있고 강하고 공격적일 수도 있다. 최선의 경우, 예외적으로 양쪽 모두일 수도 있다. 임신 수단으로서 질성교에 대한 정보를 얻으려면 이 책 3부와 4부를 보자. 임신을 원치 않는다면 피임을 해야 한다.→13장 피임

그와 함께 움직였던 것과 내 안에 들어온 그를 아주 뚜렷하게 기억할 수 있어요. 우리가 함께 움직이고, 사랑하고, 오르가슴을 느낄 때 온 세상에 오직 우리 둘만 춤추고 있는 것 같았어요. 사랑하고 함께 오르가슴을 느낄 때 둘만이 있는 유일한 세계지요. 그러다가, 나는 웃거나 소리 질렀고, 그건 내 안에 깊이 숨겨진 곳에서 오는 강한 감정이었어요. 지금은 그를 사랑하는 데 훨씬 자유로워졌어요.

임신하려고 생각하니까 질성교가 특별히 자극적이었어요. 그이의 정자와 내 난자가 만날 수 있다는 가능성 때문이었어요. 마치 들어와서 정겨운 포옹을 하라고 내 질이 그이의 음경을 유혹하는 것 같았어요. 온몸이 팽창하고 열리는 걸 느꼈어요.

질성교가 쾌감을 주려면 여성은 자극을 받고 성적으로 흥분해서 질이 젖고 열려야 한다. 여성은 대개 남성보다 흥분하는 데 오랜 시간, 때로는 아주 오랜 시간이 걸린다. '분비물'이 더 필요하다면, 수성 윤활제나 윤활제를 바른 콘돔을 쓸 수 있다. 침을 사용하기도 한다. 그러나 바셀린이나 오일류는 사용하면 안 된다. 라텍스 콘돔이나 여성용 콘돔을 훼손할 수 있다.

성경험이 없거나, 두렵거나, 준비되어 있지 않거나, 분위기가 별로이거나, 파트너에게 화가 나 있거나, 파트너가 '넣었다 뺐다'만 하고 그 밖의 성행위는 하지 않는다면 질성교(특히 질이 말라 있을 때)는 지겹고 불쾌하고 고통스럽기까지 할 수 있다. 때로는 곧바로 질이 열리고 준비가 될 수도 있다. 그러나 대부분은 파트너가 먼저 손이나 입, 음경으로 만지고 쓰다듬고 키스하고 음핵을 핥기를 원할 것이다.

특정한 때 특정한 체위는 다른 것보다 더 자극을 준다. '남성 상위'는 '당연히' 더 나은 체위가 결코 아니다. 여성이 남성 위에 앉거나 누울 수 있으며 나란히 누울 수도 있다. 그의 몸 위에 올라타고 그의 음경을 몸속에 넣을 수도 있다. 그가 뒤쪽으로 들어와 움직이며 음핵을 애무할 수 있다. 깊은 흡입과 자궁경부 압박을 원하면, 이를 가능하게 하는 체위를 선택하자. 우리는 모두 다르게 생겼기 때문에 자신에게 가장 적합한 체위를 찾아야 한다. 아픈 곳

이나 장애가 있으면 창의력을 발휘하거나 베개로 받쳐서 좀 더 편하게 할 수 있다.

질성교는 두 사람의 유대와 기쁨에 관한 문제이지, 오르가슴에 꼭 필요한 건 아니다. 많은 여성들이 질성교 중에 오르가슴을 경험하지 못한다. 때로 오르가슴을 느끼려고 억지로 노력하면 자의식이 생겨 긴장감을 더한다. 그런데 때로는 오르가슴을 얻으려고 애쓰는 것 자체가 우리를 흥분시킨다.

오르가슴에 도달할 준비가 되어 있지 않은데 남자는 흥분이 고조된 상태에서 성교가 시작되어 그가 질 안에서 앞뒤로 움직이고 여성의 골반도 그에 따라 빠르게 움직인다면, 그는 여성에 비해 너무 일찍 오르가슴에 도달하게 된다. 여성이 좀 더 흥분할 때까지 두 사람은 움직임을 늦출 수 있다. 그가 질 안으로 들어올 때 두 사람은 잠시 몸을 가만히 둔다. 그런 뒤 천천히 함께 움직이기 시작한다. 천천히 움직이면, 남자는 두 사람에게 질성교가 더 즐거울 수 있도록 사정을 지연시키는 방법을 배울 수 있다.

일부 여성들에게는 자궁경부에 대한 음경의 압박이 음핵과 음부의 자극처럼 오르가슴의 열쇠가 될 수 있다.

그의 음경을 내 음핵과 보지에 비비는 것을 좋아해요. 우리 둘은 굉장히 즐거워지고, 늘 내가 거의 오르가슴에 이르게 되죠.

내가 가장 좋다고 느끼는 것을 말이나 움직임으로 전달할 수 있다면 가장 좋다. 그러나 때로 그것에 관해 이야기하는 것이 쉽지 않고 가능하지도 않다.

멋진 키스 후에 성관계를 시작하려 할 때, 그는 이미 거의 오르가슴에 이르렀어요. 조금 뒤 내가 더욱 흥분했을 때, 진짜로 그이를 원할 때 우리는 다시 성관계를 했지요. 나는 이 패턴에 어떻게 대처해야 할 것인지 전혀 알지 못했고, 대담하게 이야기하지도 못했지요. 성관계를 두 번 '해야만' 하는 것에 그이가 분개했다는 걸 나중에야 알게 됐어요.

시간이 흐르면서 두 사람은 서로의 욕구와 흥분의 리듬을 배울 수 있으며 무엇이 서로에게 최고의 쾌감을 주는지 찾아낼 수 있다.

구강성교

때로 구강성교는 어떤 다른 종류의 성행위보다 더 친숙하게 느껴진다. 우리는 파트너의 생식기를 빨거나 핥는데, 그것을 여성에게 행할 때는 '쿤닐링구스'라고 하고 남성에게 행할 때는 '펠라티오'라고 한다. 어떤 여성에게 구강성교는 다른 성행위보다 더 확실하게 오르가슴에 이르는 방법이다.

우리는 구강성교에 정말 빠져 있고 그이는 늘 기꺼이 준비되어 있어요. 그이는 "오르가슴을 느끼고 싶어?" 하면서 구강성교를 해요. 굉장하죠.

구강성교를 즐기면 파트너의 생식기를 좋아하게 되고 자기 생식기도 좋게 여기게 된다. 아직도 우리는 종종 우리의 '은밀한 부분'을 부끄러워한다.

처음에 난 여자에게 구강성교를 한다는 게 불쾌했어요. 질은 불결하고 나쁜 냄새가 난다고 생각했거든요. 처음에는 조금 냄새가 나고 꺼려졌지요(음경보다는 훨씬 덜했지만!). 하지만 곧 여성 생식기의 부드러운 감촉, 맛과 구조에 홀딱 빠졌어요. 레즈비언 섹스가 같은 여성인 나 자신을 사랑하는 것, 바로 내 몸에 대한 혐오를 극복하는 일이라는 걸 깨달았습니다.

오랫동안 나는 애인이 구강성교를 할 때 그가 내게 은혜를 베푸는 것이라 생각했어요. 내 음부의 맛이 좋다고는 상상할 수도 없었어요. 결국 자기가 좋아서 하는 일이라는 걸 믿게 됐어요. 나도 내 액을 맛보았는데, 별로 나쁘지 않던데요!

남성과의 구강성교는 임신의 위험이 없다는 장점이 있다. 그러나 남성과 하든, 여성과 하든 에이즈 바이러스나 다른 성병에 감염될 위험은 여전히 있다. 치아 보호대나 콘돔을 사용해서 좀 더 안전한 구강성교를 할 수 있다. 그리고 성관계의 모든 것이 그렇듯이, 우리가 하고 싶을 때 해야 좋은 것이다.

내가 데이트하는 남자는 자주 "성교하지 않을 거면 빨아줘." 라고 해요. 그러나 그가 내 질 속에 있는 걸 원치 않을 때는 입속에 있는 것도 마찬가지에요. 하고 싶은 기분이 아닐 때, 구강성교는 내게 강간처럼 느껴져요.

남편은 내가 구강성교를 해 주는 것을 좋아해요. 때로는 내 입 속에서 그의 음경이 움직이는 게 믿을 수 없을 만큼 관능적으로 느껴져요. 그이의 정액을 삼키는 것을 좋아하지 않기 때문에, 나는 보통 그것을 내뱉거나 시트에 흐르도록 두지요. 그리고 그게 좋아요. 그러나 때로는 구강성교가 구역질 날 때도 있어요. 그이의 음경이 내 입에 꽉 차는 게 전혀 내키지 않아요. 그러면 우리는 딴 것을 하죠. 아니면 내가 좀 더 주도할 수 있는 체위를 하지요. 그이의 몸에 올라가 손으로 그이의 음경을 쥔다든지 그런 거요.

구강성교에 대한 느낌은 때에 따라 사람에 따라 다르다.

혀, 입술, 촉촉함, 너무 지나치지 않은 빨기와 당기기, 탐색하는 시간이 좋아요. 내 애인은 잠시 그렇게 몸을 맡깁니다.

그게 별로일 수도 있어요! 그이가 나를 물어뜯는 것같이 느껴지거나, 너무 세게 압박해서 아프거나, 그이가 여기저기 허둥대면서 자극을 꾸준하게 하지 않을 때는 싫어요.

여기다, 여기가 아니다 그런 건 없고, 그냥 어떤 날은 특히 어떤 곳에만 집중하고 싶을 때가 있어요. 시간이 지나면서 나는 어느 곳이 제일 기분이 좋은지 애인에게 잘 말하게 됐어요.

항문 자극

항문은 손가락이나 혀, 음경, 딜도, 다른 가느다란 물체로 자극할 수 있다. 남성이나 여성 파트너와 항문을 서로 자극할 수 있다. 우리 중 많은 이에게 항문은 성적으로 매우 민감한 부위다.

성관계를 하는 동안 항문 안에 작은 물체가 있는 것이 좋아요. 압박이나 움직임 없이 단지 거기 있는 게요.

구강성교를 할 때, 항문 주위를 핥으면 진짜 흥분이 되요. 기분 내킬 때 하는 항문성교는 정말 섹시하죠. 내 안 깊숙이 느껴지는 감각과 아주 색다른 행위의 흥분을 즐기죠.

항문은 질처럼 탄력적이지 않고 매우 여리다. 항문 삽입을 하려면 천천히 이완되기를 기다려서 윤활제를 사용한

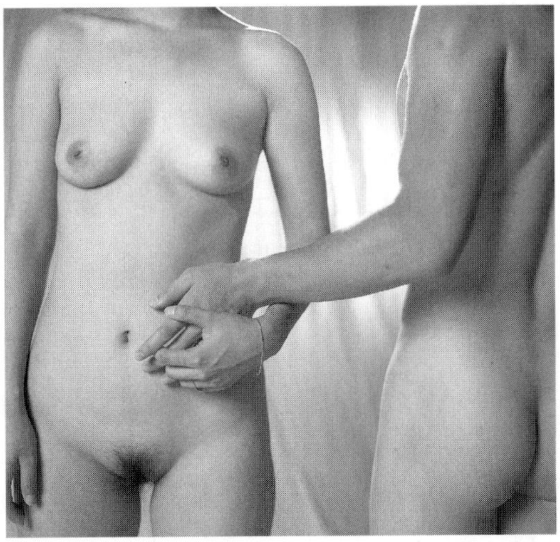

부드럽게 만지는 것도 성행위의 한 방법이다. © 박영숙, 여자의 사랑과 남자의 사랑, 1997

다. 윤활제에는 침이나 케이와이젤리, 아스트로글라이드, 프로브 등의 수용성 젤리를 사용한다. 항문 박테리아는 심각한 질 감염과 방광염을 일으킬 수 있으므로 파트너의 손가락이나 음경, 딜도 등을 항문에 넣었다가 질에 넣으려고 할 때는 반드시 먼저 잘 씻어야 하고 남성 파트너에게는 콘돔을 사용하게 해야 한다. 항문에 혀를 넣으려고 한다면 위 감염이나 성병을 막기 위해 윤활제와 함께 치아 보호대를 반드시 사용해야 한다.

항문성교는 에이즈 바이러스 감염의 위험도 매우 높다. 직장의 민감한 조직은 에이즈 바이러스 침입 경로가 되는 작은 상처가 나기 쉽다. 라텍스 보호물(콘돔, 장갑)을 반드시 써야 한다.→ 15장 에이즈

항문성교는 누구에게나 맞는 것은 아니다.

남편은 조이는 듯한 느낌과 색다름을 좋아하기 때문에 항문성교를 무척 하고 싶어 해요. 처음 항문성교를 했을 때 하는 줄도 거의 몰랐어요. 윤활제를 사용했고 모든 게 잘 돼서 기분이 괜찮았어요. 어떤 때는 내가 정말 하고 싶지 않았고, 고통스러워서 그만하라고 한 적도 있지요. 남편에게 큰 기쁨을 주고 싶기 때문에 내가 그걸 좀 더 좋아할 수 있었으면 좋겠어요. 그렇지만 솔직히 말하면, 별로 즐기진 않아요.

큰맘 먹고 항문성교를 했을 때, 나는 결국 공중으로 솟아올라 멱딴 돼지처럼 꽥꽥거렸어요. 그이는 깜짝 놀라 발기됐던 게 완전히 사그라졌고 우리는 배꼽을 잡고 웃었지요. 난 그게 진짜 성교라고는 생각 안 해요. 우리는 구체적인 방법을 제대로 알지 못했나 봐요.

환상

오늘 달리기 전에 체조를 하면서 나는 눈을 감고 가까이에서 다가오는 애인의 벌거벗은 몸을 상상했어요. 그녀의 가슴이 내 얼굴을 스치며 입속으로 들어오고 우리 몸은 서로 가까워지며 포개졌어요. 한 시간 동안 힘껏 달리며 나는 상상과 느낌에 푹 빠졌어요.

동시에 두 명의 남자와 성관계를 하는 상상을 했어요. 내가 두 사람 사이에 끼였다고 상상했지요. 오래된 친구와 잠깐 알았던 친구가 이 생각에 동의해서 그들이랑 그대로 했지요. 재미있었어요.

스쳐 지나가는 이미지든 구체적인 이야기가 있든 거의 모든 사람이 환상을 갖는다. 그것은 배워야 하고 탐구해야 할 우리 속마음의 표현이다. 마음에 둔 생각과 이미지가 강한 신체 반응을 일으킬 수 있다. 성에 관한 어떤 연구는 '뇌'가 성적 만족에 가장 중요한 기관이라고 주장한다. 어떤 여성들은 환상만으로 오르가슴을 느낀다고 한다. 환상 속에서는 우리가 상상하는 건 무엇이든 할 수 있다. 애인과 함께 환상을 공유할 수도 있다.

우리는 성행위 동안 갖는 환상에 관해 얘기하기로 했어요. 처음에는 다른 사람이 멋진 애인으로 등장하는 환상이 필요하다는 게 '불충실'하게 여겨졌어요. 이제 우리는 만족이 클수록 더 좋다고 생각해요.

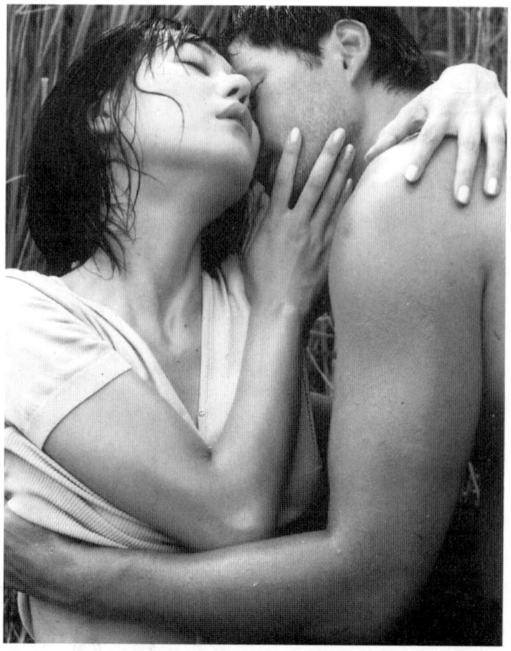

섹스는 개인의 기호나 독창성에 따라, 또 함께하는 사람이 누구인가, 얼마나 사랑하며 우리 느낌을 얼마나 이해하는가, 두 사람의 몸은 편안한가, 그날 기분은 어떠한가에 따라 달라진다.
ⓒ좋은영화, 밀애, 2002

때로 성적 환상을 받아들이는 것이 어려울 수 있다.

방에 앉아 있는 나를 상상했어요. 벽은 온통 하얗고 방은 텅 비어 있고 나는 발가벗었지요. 한쪽에는 커다란 창문이 있어서 들여다보고 싶은 사람은 누구나 나를 볼 수 있어요. 숨을 곳은 어디에도 없어요. 노출된다는 생각이 흥분을 몰고 왔죠. 이런 환상 속에서 자위를 하고 나니 매우 슬퍼졌어요. 이런 이미지가 그토록 내게 강렬한 성적 만족을 준다면 나는 심각한 병에 걸렸거나 어딘가 잘못된 것이 틀림없다고 생각했어요.

많은 여성들이 섹스는 '일방적'이어야 한다고 생각하도록 길러졌다. 우리는 색다른 것을 상상하는 것에 대해 나쁘거나 병적이라고 단정 짓곤 하며, 우리가 사귀는 여성이나 남성이 아닌 다른 사람을 상상하는 것을 불성실한 행위라고 느낀다. 그러나 환상은 '금기'로 보이는 상황을 비롯해 '모든 종류'의 성애적 경험을 제공한다. 조금만 지나면 이것이 괜찮은 일이고 실제로 하지는 않고 이야기와 이미지를 즐길 수 있음을 알게 된다.

강간 환상은 어떤가? 어떤 사람들은 강제로 행해지는 성행위를 상상한다면 그것은 우리가 강간당하고 싶어 한다는 뜻이라고 한다. 이것은 사실이 아니다. 실제 강간과는 완전히 다르게, 강간에 대한 환상은 자의적인 것이며 우리에게 신체적인 고통이나 폭력을 가하지 않는다. '착한 소녀'는 섹스를 원치 않는다고 배우며 성장해 온 우리들에게, 강제로 성관계를 갖는 환상은 우리가 책임에서 벗어나도록 하므로 아주 관능적일 수 있다. 그것은 걷잡을 수 없는 욕망의 대상이 된다는 느낌을 줄 수 있다.

가장 달콤한 환상 가운데 하나는 한 여자와 한 남자가 나를 묶고 내게 성관계를 하고, 서로 성관계를 하는 거예요. 그런 무력해진 모습의 상상은 극도로 관능적인 면이 있지요. 실제 삶에서 애인과 나는 가끔 상대의 행위나 상대가 원하는 것에 매우 예민해지거든요. 이런 환상은 우리 사이에 가끔 긴장을 일으키는 힘의 관계를 곰곰이 생각하게 해줘요.

우리는 여성을 복종적이거나 피학적으로 그리는 남성 포르노그래피 이미지에 가까워 보이는 환상들을 불신하고,

성 차별이 덜한 미래에는 지배에 대한 환상이 덜 나타날 것이라고 생각할 수 있다. 그러나 아직 예견하기는 어렵다. 지금은 모든 종류의 환상이 우리에게 관능적이며 우리의 생생한 성 에너지[5]를 발산하게 한다고 인정하는 게 중요하다.

역할놀이

파트너와 술래잡기하는 어린애가 되거나, 공공장소에서 성관계를 하는 것처럼 우리를 흥분시키는 상황이나 환상을 연기할 수 있다. 차림새를 꾸며도 좋다. 우리는 성인 자아뿐 아니라 어린 자아가 될 수 있으며, 우리의 가난한 자아뿐 아니라 풍요롭고 원기 왕성한 자아가 될 수 있다.

때때로 기분이 좋을 때 남편을 위해서 또는 나를 위해서 스트립 장면을 연출해요. 적당한 위치에 거울이 있거든요. 그리고 우리 둘은 몹시 흥분하지요. 그러면 그가 또 그렇게 해요. 침대 앞에 서서 몸을 리듬감 있게 움직이면서 천천히 옷을 벗어 던지죠. 나는 그걸 좋아해요. 그의 강함과 연약함을 동시에 경험하게 되죠.

가학-피학적(사도마조히즘적) 성행위에서, 역할 연기는 지배와 복종이라는 환상 속 상황에 기반을 둔다. 파트너들은 주인-노예(관료-시민, 군주-신하) 같은 역할을 한다. 한쪽이 상대방을 제멋대로 부리며 종종 상대가 멈추라는 신호를 하기 전까지 신체 고통이 따르는 행위를 한다. 가학-피학 행위는 여성주의자들 사이에서 심각한 논쟁거리이며, 레즈비언들 사이에서 논쟁과 분열을 일으킨다. 가학-피학적 성행위를 지지하는 여성들은, 두 사람 다 원한다면 가학-피학 행위가 성적 만족을 증가시킬 수 있고 가장 친밀한 관계 속에 존재하는 숨겨진 권력 문제를 드러낸다고 지적한다.

일상적인 성행위처럼 가학-피학 행위는 사람들에게 신체적으로 정서적으로 친밀함의 경험을 공유하게도 하지만, 그를 넘어서서 파트너와 내가 환상을 공유하게 만들어요. 그것은 깊은 친밀감이고 아주 특별하고 독특해요. 다른 무엇과도 바꾸지 않을 거예요.

지배와 고통은 '건강한' 성의 일부분이 될 수 없다고 주장하는 이들도 있다. 그들은 우리 사회에 만연한 많은 불평등을 볼 때 가학-피학 행위가 놀이에 그친다고 할 수 없으며, 실제로 한쪽이 지배하고 상대는 받아들여야 하는 점을 문제로 제기한다. 때때로 가학-피학 행위는 실제의 억압적인 행위를 은폐할 수 있다.

나는 매 맞는 아내였어요. 전문직을 가진 남편은 몸을 묶어 놓고 하는 성관계가 좋다고 말했고 처음에는 나도 그 말을 믿었어요. 섹스를 하려는데 그는 나를 묶어야만 성관계를 할 수 있다고 말했어요. 섹스를 하다가 그는 나를 죽이겠다고 위협했어요. 그이에게 그런 행위는 낮은 자존감의 표현이지 건강한 성 행위는 아니었어요.

우리가 하고 싶지 않은 일에 대해 싫다고 말하는 것이 중요하다. 섹스 파트너의 압력 때문에 혼란스럽거나 당황할 때, 어떻게 대응해야 할지 결정하는 데 도움을 줄 만한 친구나 상담사와 그 상황에 대해 논의하고 싶을 수 있다.

에로티카[6]

최근에 여성들은 남성이 지배하는 성 오락 산업에 발을 들여놓기 시작했다. 많은 전통적 포르노그래피는 남성의 환상에 기반을 두고 있고 여성의 몸을 몰개성적인 대상으로 묘사해 왔다. 오늘날 우리는 다양한 성적 취향의 여성에 의해, 그리고 여성들을 위해 만들어진 노골적인 섹스 비디오, 잡지, 책, 성 기구 등을 취향대로 선택할 수 있다. 여성들이 에로틱하다고 생각하는 것에서 천박하다고 생각하는 것들까지 종류가 많다.

섹스 장난감과 보조 기구는 성관계에 풍미를 더해 주고 성관계를 편안하고 재미있게 만들며 창조성의 배출구가 되기도 한다. 우리는 식용 바디페인트나 초콜릿 맛이 나는 콘돔, 달걀 모양의 전기 진동기, 비너스 모양의 딜도를 갖고 놀 수 있다. 성애를 다룬 단편 선집이나 격렬하고 섹시한 비디오, 자위나 오르가슴, 성적 친밀감을 배울 만한 교육용 비디오가 있다.

미국에서는 여성 전용 성상품점(섹스숍)에서 에로티카를 살 수 있다.[7] 1970년대에 처음 문을 연 이 가게들은 조심스럽게 자리 잡았고, 여성과 남성에게 좋은 정보와 토론장을 제공한다. 성인용품 가게에 들어갈 때 어색하거나 부끄러운 느낌을 갖게 되고, 마치 무슨 나쁜 일을 하는 것

11 성생활

5 나를 혼란하게 하고 두렵게 하는 환상을 계속 갖는다면 그건 내게 도움이 필요하다는 신호다. 믿을 만한 친구나 훈련된 상담사와 얘기해 보자.

6 성애를 다룬 예술 작품.

7 한국에서는 주로 인터넷 쇼핑몰에서 성 관련 상품들을 판매한다.

처럼 느끼기도 한다. 성적으로 노골적인 자료들을 검열하고 법률로 규제하려는 시도는 계속되어 왔다. 그러나 성관계를 즐겁게 만드는 정보를 구하거나 상품을 사는 것은 잘못된 것이 아니다. 상점 점원은 고객들의 질문에 답하는 데 익숙할 것이다. "괜찮아요. 그런 질문을 처음 듣는 게 아니니까요!" 가게 가까이 살지 않거나 가게에 가는 것이 불편한 사람들을 위해서 인터넷이나 우편 주문도 있다.

우리는 무엇이 성애적인가에 대해 모두 다르게 생각한다. 물론 목록에 있는 것에만 한정지을 필요도 없다. 오이 딜도나 샤워꼭지에서 나오는 물보라, 자기 연애편지나 사진을 보는 것도 강렬한 자극이 된다. 우리는 성적 기쁨을 창조하는 데 우리 이미지와 자원들을 사용할 수 있다.

섹스에 대해 말하기

성적 언어

성의 참된 언어는 언어적이기도 하고 비언어적이기도 하다. 때로 우리의 말과 이미지는 우리 안의 그리고 우리 사이의 깊은 느낌을 표현하기에는 빈약하다.

성에 관한 낱말 가운데 실제로 우리가 느끼는 태도와 가치를 담기에 적합해 보이는 것은 별로 없다. 임상적으로 '어울리는' 단어인 질, 음경, 성교 등은 냉정하고 낯설게 들린다. 우리말인 보지, 자지, 씹 등은 질이 낮고 상스럽다고 금기시 되어 왔다. 돌려 말하기 위해 쓰이는 '관계를 가졌다'거나 '사랑을 나눈다'는 말은 너무 완곡한 표현이라 모호하게 들린다. 우리는 애인, 아이들, 친구, 의사 등 상대에 따라 다른 단어를 사용한다. 대부분의 여성들은 쓰기 편한 성적 언어를 만들어 내려고 한다.

진짜로 원하는 것을 말하는 법

단순한 데이트이든 오래된 애인 관계든 배우자에게서든, 성적인 상황에서 우리는 문제에 부딪히게 된다. 지금 어떤 기분인가? 지금 이 사람과 성적으로 가까워지기를 원하는가? 어떤 방법으로? 모를 땐 어떻게 하나? 내가 혼란스러운 것은 무엇인가? 무엇을 원하고 무엇을 원하지 않는지를 분명하게 말할 수 있는가?

우리는 여성이 아니라 남성이 '시작'해야 하고 '착한 여자는 섹스를 주도해서는 안 되며', '헤픈 여자는 늘 밝힌다'고 생각하도록 길러졌다. 우리가 먼저 섹스를 '주도한다면' 거절당할 가능성이 있다. 성관계를 '원치 않는다해도' 대부분의 남성에게서 '여성이 아니라고 말해도 속마음은 다르다'는 통념에 직면한다. 어떤 사람들은 우리가 섹스를 원치 않으면 거부 반응이나 '불감증'의 신호로 해석한다. 우리는 때로 섹스를 하자는 유혹을 받는 것을 좋아하지만 강요당하는 느낌은 싫어한다는 게 진실이다. 지금 우리의 느낌을 되도록 충분히 자각하려고 노력하고, 그에 대해 자신에게 정직해지며, 사귀는 여성이나 남성에게 분명하고 거리낌 없이 말하는 것이 최선이다.

우리의 성적 요구에 대한 대화는 지속적으로 이루어져야 한다. 성관계에 대한 이야기를 애인에게 할 수 있는 용기가 났다는 한 여성은 좌절감으로 화를 내며 "그에게 내가 좋아하는 것을 말했는데, 그는 왜 지금 그걸 모르지요? 잊어버렸을까요? 신경을 안 쓰는 걸까요?" 하고 말했다.

그러나 가장 사랑하는 관계에서조차 우리가 원하는 것을 요구하기는 어렵다.

- 원하는 것에 솔직해지면 상대방을 위협하는 것이 될까봐 두렵다.
- 파트너가 방어적이고 우리 제안을 비판이나 요구로 해석하는 것 같다.
- 대화 그 자체에 당황한다.
- 섹스는 자연스러워야 한다고 여기므로 굳이 이야기하는 건 뭔가 문제가 있다는 뜻으로 받아들인다.
- 몇 년 동안 (때로 몇 십 년간) 같은 사람과 성관계를 해와서 새로운 시각을 제기하는 게 위험하게 느껴진다.
- 관계의 다른 부분에 있어서도 파트너와 잘 대화하지 못한다.
- 그 순간에 자기가 원하는 것이 무엇인지, 또는 파트너의 행동에 어떻게 반응해야 하는지 모른다.
- 적극적인 파트너에게조차 우리는 여성으로서 성을 개방적이고 당당하게 얘기하는 걸 심한 금기로 여긴다. 우리의 성욕과 성적 바람을 밝히는 것도 마찬가지다. 장벽은 나와 파트너 사이에 있는 것이 아니라 내 안에 있을 수 있다.

성에 대한 의사소통을 더 잘하기 위해서는 어떻게 해야 할까? 성관계는 서로 가까워지기 위해 언어 이상의 것을 이용할 수 있는 특별한 시간이다. 파트너의 손을 새로운 곳에 놓기, 소리를 내서 내가 기분이 좋다는 것을 파트너에게 알리기, 엉덩이를 빠르거나 느리게 움직이기, '천천히 하자'는 뜻으로 어깨를 꽉 잡기 등, 원한다면 다양한 의사소통법이 있다.

나는 '봐.' 하고 말한 다음 보여 주기를 좋아해요.

우리는 둘 다 진짜로 흥분했어요. 애인이 내 음핵을 세게 문지르기 시작했고 그래서 상처가 났지요. 나는 뭘 해야 하는지 바로 알았어요. 하지만 내가 그 얘기를 하면 우리 흥분을 망쳐 버릴 것 같아 두려웠어요. 그리고 애인 손을 내 음모 조금 위에서 살며시 움직이도록 옮겨 놓을 수 있다는 생각이 났지요.

우리는 예를 들면 분위기가 긴장되지 않았을 때, 의도를 전달하면서 기분 좋게 하는 것이 무엇인지 말할 수 있다. 그러나 섹스에 관한 의사소통은 하룻밤 사이에 이루어지지 않으며, 아무리 노력해도 효과가 없을 수 있다.

안전한 성에 관해 의사소통하는 것에 관해서는 15장 에이즈를 보자.

성과 장애

이 장에서 성에 관해 말하는 여성들 가운데 일부는 만성 질환이나 장애가 있다. 당뇨병이나 간질처럼 잘 드러나지 않는 것도 있고 근이영양증이나 시각 장애 같이 뚜렷이 드러나는 것도 있다. 질병과 장애가 있는 여성들은 자신이 성욕을 지닌 사람임을 드러내고 자긍심을 가진다. → 1장 몸에 대한 생각, 신체장애와 완벽한 몸에 대한 압력, 32쪽

청각 장애나 척추이분증을 가지고 태어났든, 살면서 다발성 경화증을 앓았든, 수족을 잃었든 장애 여성은 다른 사람들이 우리를 성적인 존재가 아니라고 전제하는 것을 자주 깨닫게 된다.

고등학교 때 나는 무도회에 가지 않았고 데이트도 전혀 하지 않았어요. 첫 직장을 구하기 전에는 또래와 유대감도 없었고, 내 삶의 사회적 측면을 계발하려는 자신감도 없었지요. 세 명의 남자와 데이트했던 어떤 주가 생각나네요. 내 룸메이트는 충격을 받았어요.

이 문화에서 장애인은 영원히 아이일 거라고 생각되는데, 그건 성적 표현이 적합하지 않고, 그럴 경우 성도착자로 간주될 수 있다는 것을 의미한다.

장애가 있는 여성들은 모든 여성이 직면하는 문제, 즉 여성이며 성적인 존재로서 우리의 정체성은 우리 외모와 남성이 느끼는 매력에 따라 규정된다는 사실을 일찍, 그리고 더 고통스럽게 알게 된다.[8]

최근에 남자 의사를 만나 에이즈 검사를 받고 싶다고 했어요. 내게 질문 한마디 던지지 않고 의사는 이렇게 말했죠. "아닙니다. 당신처럼 장애가 있는 사람은 에이즈에 걸리지 않아요."

장애가 있으면 성장 과정에서 성의 여러 측면을 접하지 못할 수 있다.

친구들은 처음 월경을 했을 때가 자기를 여성스럽고 성적인 존재로 인식하게 하는 중요한 순간이었다고 내게 말했어요. 장애 때문에 나는 하루에도 몇 번씩 엄마가 도뇨관을 꽂아 주어야 했기 때문에, 초경을 엄마가 먼저 발견했어요. 내 손으로 월경대를 가는 걸 배운 지 몇 해가 지난 지금, 왜 내게 그것이 그토록 중요한지 이해해요.

만성 피로 증후군이나 척추 손상 같은 만성 질환과 어떤 장애는 통증이 있어서 섹스를 원하지만 접촉을 견디지 못하는 수가 있다. 어떤 여성은 생식기를 직접 자극하는 것이 고통을 경감시키고 마음을 다른 곳으로 돌리게 한다는 것을 알게 되었다. 통증이 생명을 위협할 때가 있으므로 침술, 바이오피드백, 심상 요법, 명상 같은 대체 요법을 시도하는 이들도 있다. → 5장 통합 치유

장애를 가진 우리 몸을 성생활에 길들이려면 시간과 인내가 필요하다.

반신불수인 애인은 평생 효과 없는 의료 처치를 수없이 받아 왔어요. 의료 전문가들은 치료 과정에서 본인의 결정권을 배제한 채 그녀의 몸을 이리저리 다뤘어요. 그래서 자기 몸에 대한

8 장애를 가진 대부분의 여성이 무성적인 존재로 간주되면서도, 비지성적으로 보이는 상태(정신 지체나 정서, 언어 장애)에 있다면 종종 과도하게 성적인 존재로 간주되는 것은 우스운 일이다. 예를 들어 장애 청소년을 위한 성교육에 반대하는 의견 중에는 사람들이 그들의 '자연스러운 난혼'을 조장하는 것을 원치 않는다는 것이다. 이것은 우리 사회의 성에 대한 생각에 들어 있는 왜곡된 편견을 보여 준다.

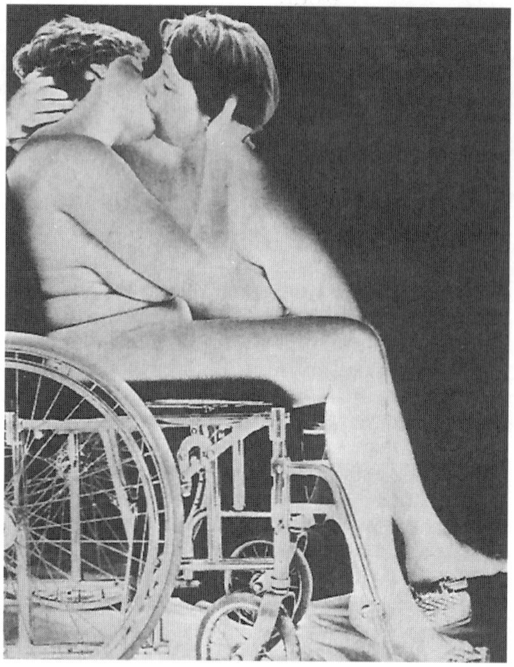

질병과 장애가 있는 여성들은 자신이 성욕을 지닌 사람임을 드러내고 자긍심을 가진다.
ⓒTee A. Corinee

통제권을 포기하고 애인에게 그걸 넘기는 건 그녀로서 분명 어려운 일이죠. 나는 그녀의 경험을 존중해야 하고, 우리 관계에서 성 문제의 원인이 애인인 나나 그녀의 잘못이나 부족함 때문이 아니라는 것을 알면 돼요. 비난하거나 비판하지 않는, 솔직하고 사랑이 가득 찬 대화는 우리가 함께 성적 쾌감을 경험할 수 있는 여러 방법을 찾아 준다는 것을 알았어요.

레즈비언 질병 지원 모임에서 우리는 고통과 의료 처치로 인해 연약해진 몸이 애인의 손길에도 무감각할 때 어떻게 해야 할지 찾기 위해 자기 검열하는 목소리들을 넘어서야 했어요.

벗었을 때 내 몸이 추하다고 생각해요. 하지만 남편은 분명 나와 성관계 하기를 좋아해요. 하루는 그이에게 내가 절뚝거리듯 성관계를 하느냐고 물었어요. 그는 "응. 당신 걸음걸이와 같은 리듬으로 성관계를 해. 멋져." 하더군요.

성생활의 상당 부분은 언어적, 비언어적 의사소통 둘 다와 연관이 있다. 한쪽이 청각 장애나 난청, 또는 언어 장애가 있을 때는 의사소통에 더 관심을 기울여야 한다.

그는 들을 수 있지만 나는 듣지 못하는 이상한 소리가 내 몸에서 날까봐 걱정이 돼요.

우리 대부분은 장애가 있어도 성욕을 채울 방법을 찾으며 성적으로 활발하기를 원한다. 파트너를 갖고 싶어 하며 우리 경험을 파트너와 나누기를 원한다. 친밀감과 유대감은 우리를 강하게 만든다.

파트너에게 솔직해지는 것은, 특히 파트너가 비장애인이라면 더욱 중요해요. 내가 좋아하는 것, 할 수 있는 것, 할 수 없는 것을 편안하게 얘기해야 해요. 정말 마음을 열어야 하고 당신과 당신 몸에 대해 느끼는 그들의 입장에 귀를 기울여야 해요. 하지만 벗은 내 모습이 결코 부끄럽지는 않아요.

전정 기관 장애(평형 장애)는 섹스를 더 즐겁게 할 수 있어요. 진짜로 둥둥 떠 있는 느낌이 들 수 있지요. 이것을 아는 장애인들은 마음껏 짜릿함을 느껴요. 우리는 과소 반응하거나 과잉 반응을 하지요. 그러나 우리가 어떻게 반응하든, 파트너에게는 그게 어려울 수 있어요.

우리는 '하드코어 섹스'를 많이 하지 않고, 천천히 어루만지고 오래 껴안고 있는 데서 큰 만족감을 느껴요. 우리가 섹스를 하고 있지 않은 것처럼 보이겠지만요.

여성과 성적으로 관계 맺기를 더 좋아하는데, 그 이유는 '이상한' 내 몸에 대해 훨씬 덜 비판적이고 남성보다 정말 훨씬 더 관능적인 표현을 잘하기 때문이에요.

특별히 심한 장애가 있을 때, 성교의 실행은 종종 도전이 된다. 다른 이의 두려움이나 비현실적인 기대, 우리 욕구를 충족시키기 어렵거나 접근하기 힘든 신체 조건 사이에서는 단순한 문제가 때로는 심각한 문제가 된다. 섹스는 자연 발생적인 것이어야 한다는 문화적 압력은 자신의 장애에 적응해야 하는 장애 여성들에게 상처를 준다.

다들 남자가 '제 아내를 식탁에 쓰러뜨리고' 성관계를 한다는 낭만적 이야기를 들었을 거예요. 내 남편과 나는 결코 그렇게 할 수 없어요.

성적으로 흥분했을 때조차, 파트너가 당신의 방광을 비우는 것을 돕고, 조심스럽게 씻기고 제자리에 옮겨 놓는다면, 흥분은 곧 사라지게 돼요…… 내 성적 환상은 마룻바닥에서, 벽에 기대서 하는 등의 우발적인 성행위, 엘리베이터 안, 집안에 있는 모든 방에서의 성관계, 수많은 체위와 관련되어 있어요.

미리 성관계에 대해 계획하고 욕구와 욕망에 대해 솔직하게 의논하는 것은 늘 도움이 된다. 장애가 있든 없든, 솔직하고 우리를 기분 좋게 하는 것에 열려 있는 태도는 모든 연인들에게 본보기가 될 수 있다.

한 사람이 장애가 있든 둘 다 장애가 있든 간에 우리가 섹스를 준비하는 것을 돕는 간병인이나 보호자가 때로 필요할 수 있다. 그것은 사생활을 침해하는 것처럼 보이지만 간병인이 어느 정도나 섹스를 위한 준비에 개입할 것인가는 파트너가 선택할 수 있으며, 우리는 관계에서 독립성을 더 느낄 수 있다. 우리가 성적인 존재가 될 수 있는 여지를 주고 우리를 존중하는 조력자를 구하는 것이 중요하다. 그러나 그런 사람을 찾기는 어렵다. 보험사와 건강보험제도는 이런 종류의 간병을 지원하지 않기 때문에 이런 일에 관련되는 모든 이들에게 부정적인 조건이 많이 따른다.

남편과 나는 둘 다 장애인이에요. 그래서 우리는 많은 도움이 필요해요. 그렇지만 간병인을 고용하면 사생활이 너무 많이 침해당할 것이라고 생각했어요. 무척 실망스럽지만 우리는 더는 성기결합을 하지 않아요. 우리는 요새 구강성교를 통해 오르가슴을 느껴요. 남편은 우리가 운이 좋다고 해요. 다른 사람들이 안다면 우리를 질투할 거라고요.

지난날 일반적인 의학적 믿음과 문헌은 우리 성을 훼손하는 데 이바지했다. 예를 들어 우리 골반 부위에 감각이 둔한데도 성반응과 오르가슴을 경험한다면 그것이 사실이 아니라는 듯이 상상 오르가슴이라고 불렀다. 의학 이론은 마침내 우리가 내내 알고 있던 사실을 입증했다. 우리가 느끼는 오르가슴은 실재하는 것이며, 우리 몸의 다른 성적인 부위뿐만 아니라 생식기를 자극함으로써 비롯된다.

내 질과 음핵은 감각이 변덕스럽고 모호해요. 오르가슴을 느낄 때 무릎에서 가장 쾌락을 많이 느껴요. 신경이 전달되기 때문인가 봐요. 나는 아마 세상에서 유일하게 무릎으로 오르가슴을 느끼는 여성일 거예요.

지금 허리 아래로는 감각이 없어요. 그러나 몇 가지 이유 때문에 내 목과 귀, 겨드랑이는 예전보다 더 민감해요. 거기를 자극하면 상당히 흥분돼요.

최근까지, 성과 장애에 대한 대부분의 문헌은 남성에 초점을 맞춰 남성의 능력과 기술 문제, 음경-질 결합을 주로 연구했고 거기서 발견된 것들은 남성의 성뿐 아니라 여성의 성에까지 일반화되었다. 여성이 성욕을 조절하기가 더 쉽다고 추정되었고 여성의 성에 관한 연구는 생식 문제에 집중되었다. 요즘은 여성과 장애인에 의한 연구들도 많아졌다. 최근의 많은 연구는 장애 여성의 성적 욕구와 친밀감 문제를 주제로 삼고 있다. 장애 여성들이 성적으로 만족스러운 삶을 살도록 하기 위한 교육과 상담에 관한 것들이다. 그러나 아직은 더 많은 연구가 필요하다.

성관계의 생성과 소멸

성적 매력과 열정의 물결이 우리 삶을 교차하고 우리를 새로운 관계로 끌어들이며, 기존의 관계를 깊게 하고 우리 자신에 대해 알려 준다. 서로를 쳐다보고 웃으며 부드럽게 만지고 입 맞추면서 성행위를 할 수도 있고 전혀 하고 싶지 않을 수도 있다. 우리가 어떤 사람과 성관계를 할 때는 친숙하든 아니든, 남자든 여자든 종종 가장 개방적이 되거나 가장 상처받기 쉽거나 가장 강해진다. 섹스는 극적이고, 따분하고, 편안하고, 두렵고, 재미있고, 열정적이고 실망스럽고 만족스러울 수 있다.

섹스는 진공 상태에서 이루어지는 것이 아니다. 우리와 함께 잠자리에 든 다른 것들, 즉 권력, 돈, 상호 관계, 경쟁과 경합하게 된다. 관계 속의 섹스는 그 의미와 강도가 다양하고, 살아가면서 계속 변한다.

때로 나는 배려를 받고 안기고 싶어서 성관계를 해요. 때로는 촉각, 미각, 후각, 시각, 청각에 푹 빠져서 즐거운 게 삶의 전부였던 어린 시절로 돌아간 듯이 느껴져요. 때로 우리는 서로 뒹굴며 집적거리죠. 섹스가 영적일 때도 있어요. 장엄미사도 이보다 더 신성하지는 않아요. 때로는 내 안의 긴장과 심각함에서 벗어나기 위해 성관계를 하죠. 때로는 오르가슴에 도달해서 내 몸으로 그 물결을 느끼고 싶어요. 때로 눈물, 체액, 땀이 섞이고 나는 나이면서 다른 사람이기도 해요. 때로 섹스를 통해서 우리 사이에 흐르는 사랑의 물결과 합쳐지지요. 섹스는 내게 거의 모든 것이랍니다. 얼마나 좋은 느낌인지!

성과 장애

많은 장애 여성이 성적 표현에서 비슷한 문제를 겪으며, 성뿐만 아니라 장애의 특성에 대해 잘 알고 있는 의료인을 만나기가 어렵다. 어떤 장애와 만성질환은 성에 중요한 영향을 미쳐서 성관계, 피임약 복용, 임신이나 출산 같은 '일상적인' 활동을 할 때 통증이나 합병증을 일으킨다.

만성 질환/장애	성에 미치는 영향	도움말
뇌성 마비	근육 경련, 경직, 허약은 특정한 성행위와 자기만족을 불가능하게 한다. 파트너가 압박을 가할 때 우리는 무릎과 엉덩이의 위축 때문에 통증을 느끼게 되고, 흥분하면 경련이 늘어난다. 질 분비액이 부족한 여성들도 있다. 자위, 수정, 임신에는 영향이 없다. 중증 뇌성마비 여성은 출산할 때 제왕절개술이 필요하다.	경미한 경련에는 비생식기 성관계, 다른 체위, 다리를 베개 위에 올리는 것 등이 경련을 완화할 수 있다. 팔과 손을 사용할 수 있다면, 혼자나 다른 사람과 진동기를 사용할 수 있다. 질이 매끄럽지 못할 때에는 수용성 윤활제가 도움이 된다. 경련이나 부자유스러운 손의 움직임 때문에 살정제 거품이나 여성용 콘돔의 삽입은 어려울 수 있다. 경련 억제제를 복용하고 있거나 중증 뇌성마비로 움직임이 매우 부자유스러운 이들에게 먹는 피임약은 혈전을 증가시키므로 권하지 않는다.[1,2]
뇌와 인지 장애 (간질, 외상성 뇌손상, 뇌졸중 포함)	성적 능력은 손상 부위에 따라 달라진다. 때로 약물이나 그와 관련된 우울증 때문에 질이 마르고 오르가슴을 느끼기가 어려울 뿐만 아니라, 성에 대한 관심이 바뀌기도 한다. 뇌졸중과 외상성 뇌손상은 감각의 손실, 마비, 대소변 실금과 의사소통 능력, 인지 능력 손상, 시각이나 지각 손상을 가져온다. 중증 외상성 뇌손상 여성은 성적으로 무분별해지고 충동적일 수 있다. 일부는 공적인 것과 사적인 것을 혼동하게 되고 공공연히 다른 사람들을 난처하게 만든다. 대부분의 여성은 월경 주기가 불규칙하며 임신하는 데에 문제가 있다. 예상보다 빨리 완경을 겪는다.	균형 감각이나 힘, 조절 능력이 약하다면 힘이 적게 드는 성행위를 하는 것이 좋다. 마른 질에는 수용성 윤활제가 도움이 된다. 인지 장애나 행동 장애가 있다면, 자신의 장애를 더 잘 이해하고 자제력과 자신감을 얻을 수 있도록 사회 기능 재활 훈련이나 심리 치료가 유용하다. 느린 회복 과정에서 종종 친구나 파트너의 이해가 가장 큰 도움이 된다. 마비나 순환기 장애가 있다면 먹는 피임약의 사용에 세심한 주의를 기울여야 한다. 경련 억제제를 복용하는 이들에게는 먹는 피임약을 권하지 않는다.[1,2,3,4]
당뇨병	대부분의 의학 문헌은 남성의 기능에 관해서만 기술하고 있고 일부 보고서들은 모순된 결과를 보인다. 한 연구는 당뇨병 여성의 약 3분의 1이 오르가슴이 차츰 감소하고 강도가 떨어진다고 한다. 이에 대해서는 골반 부위 신경섬유 손상 때문에 오르가슴 문제가 생긴다는 설명이 가능하다. 질 분비액의 부족과 감염 재발이 일부 성관계를 불쾌하게 만든다.	진동기 사용은 자극이 강렬하기 때문에 일부 여성을 오르가슴에 도달할 수 있게 해 준다. 치료가 어려운 당뇨병은 불임과 월경 불순의 원인이 된다. 혈당치를 얼마나 안정시키느냐에 따라 임신 가능성이 달라지므로 꾸준히 검사해야 한다. 먹는 피임약은 당뇨병의 다른 증상을 악화하고 뇌혈관과 심장혈관의 합병증을 일으킬 수 있으므로 사용해서는 안 된다.[2]
신장질환	만성 신부전증이 있으면 월경이 끊기거나 매우 불규칙해진다. 많은 여성들이 불임이 되고 임신을 유지하기가 어렵다. 성적으로 흥분하기도 어렵고 당뇨병처럼 오르가슴도 잘 느끼지 못하며 그 강도도 덜해진다. 때로 질 분비액이 감소하고 유방 조직에서 덩어리가 만져지기도 한다.	지속적인 혈액 투석은, 종종 과다하고 가끔 통증이 있는 월경을 유발하지만, 반드시 성반응은 아니라 할지라도 성욕을 향상시킨다. 신장을 이식하면 보통 성욕과 성반응이 모두 개선되고 생식력도 극적으로 향상된다. 질이 너무 마른다면 수용성 윤활제가 도움이 된다. 고혈압을 조정하는 대부분의 약은 성충동을 꺾기 쉽다. 먹는 피임약은 대체로 권하지 않는다.

만성 질환/장애	성에 미치는 영향	도움말
류머티즘성 관절염	붓고 통증이 있는 관절, 근육 위축, 관절 수축은 자위나 특정한 체위의 성관계를 어렵게 한다. 통증과 피로, 약물은 성충동을 감소시키지만 생식기 감각은 본래대로 유지된다. 월경, 생식력, 임신에는 영향이 없으나 엉덩이와 척추에 질병이 있으면 출산이 어려워진다. 그러나 임신 기간에 면역계의 변화로 증상이 개선될 수 있다.	아픈 관절에 통증과 압박을 피하기 위해 특별한 체위를 개발해야 한다. 열로 증상이 완화된다면 뜨거운 습포를 붙이거나 파트너와 함께 온욕을 한 뒤 성관계를 할 수 있다. 성관계를 하기 위해 최상의 시간, 즉 통증과 경직이 최소한일 때를 선택한다. 부신 피질 호르몬 대신에 섹스를 한다. 부신을 자극하면 통증을 완화하는 코르티존(부신 피질 호르몬의 일종. 류머티즘성 관절염 치료약)의 생산이 증가된다. 순환기 장애가 있거나 움직임이 매우 부자유스러운 상태라면 먹는 피임약은 좋지 않다.[1 2 4]
전신 홍반 루푸스	류머티즘성 관절염과 동일한 어려움이 있다. 게다가 사람마다 증상이 다르고, 대개 합병증도 있어 일반화하기 힘들다. 루푸스 환자 10명 중 9명이 여성임에도 불구하고 루푸스가 여성의 성에 미치는 영향에 대한 연구는 드물다. 때로 입과 질 안이나 주변에 종기가 나기도 하고 질 분비액이 감소되므로 질 흡입 시 통증을 느낄 수 있다.	류머티즘성 관절염을 참고한다. 질이 마른 것 같으면 수용성 윤활제를 사용하면 된다. 특히 류머티즘성 관절염과 다른 증상이나 합병증이 있다면 최대한 주의를 기울여서 피임법을 선택한다. 순환기나 신장에 질환이 있거나 움직임이 많이 부자유스럽다면 먹는 피임약은 권하지 않는다.[1 2 4]
심근 경색증	중증이라면 가슴 통증, 심계 항진, 숨가쁨이 성행위를 제약한다. 그러나 별다른 증상 없이 두 층의 계단을 거뜬히 오를 수 있는 여성이라면 대부분 규칙적인 성관계를 가질 수 있다(계단 오를 때와 성관계 때의 심장 반응은 유사하다. 두 경우 모두 심장이 분당 125번 뛴다).	안전하게 운동 요법을 시작할 수 있는지, 언제 시작할 것인지를 알기 위해 의사의 조언을 구해야 한다. 격렬한 동작, 특히 팔(옆구리나 등)을 힘들게 하지 않는 성관계는 할 수 있다. 성문제의 대부분이 이 병에 대한 잘못된 정보와 걱정 때문에 생기므로 스트레스와 스트레스에 대한 두려움을 최소화하기 위해 시작부터 천천히 움직인다. 피임약을 복용하면 안 된다.[1 4]
다발성 경화증	다발성 경화증의 단계와 정도에 따라 증상은 다양하고 달라진다. 오르가슴을 느끼기 어렵고 생식기 감각이 저하되고, 질이 마르고, 근육이 약화되며, 통증을 느끼고, 대소변을 지린다. 월경과 임신의 변화는 없다. 다발성 경화증의 증상은 종종 임신 기간 중에 감소하지만 출산 이후 조금 증가한다.	성적인 어려움이 다발성 경화증의 다른 증상과 연관되기 때문에 잘 대처해야 한다. 경련을 치료하는 일부 약물과 진통제가 도움이 된다. 균형을 잡기가 어렵고 쉽게 피로해진다면, 진동기를 사용하거나 힘이 최소한으로 드는 성관계를 할 수 있다. 수용성 윤활제가 마른 질에 도움이 될 것이다. 어떤 여성들은 성기결합은 고통스럽지만 음핵을 자극하는 것은 좋다고 한다. 마비가 있거나 움직임이 부자유스럽다면 피임약은 복용하지 않는 것이 좋다. 그러나 최근 연구는 다발성 경화증 초기 단계의 증상에는 먹는 피임약이 도움이 된다고 주장한다.[1 2 3 4]

성과 장애

만성 질환/장애	성에 미치는 영향	도움말
인공항문	아직도 인공항문을 한 여성보다 그것을 한 남성의 성 기능에 대해 더 많이 알려져 있다. 수술이 생식기 반응이나 생식력을 개선해 주지는 못하지만, 종종 암이나 궤양성 대장염 같은 질병의 진행이 사라지기 때문에 임신이 더 안전하기도 하다. 그러나 몇몇 여성은 회장 인공성형과 결장 인공성형술 후 성기결합 중에 통증이 있거나 질의 감각이 무뎌졌다고 한다.	인공항문은 옷을 벗지 않는 한 드러나지 않는 장애다. 그러므로 성관계를 시작하기 전에 안전한 방법을 찾아서 파트너에게 말하는 것이 좋다. 미관상으로나 유지 목적상 인공항문 장치가 보이지 않아 성관계를 하기 전에는 방해가 되지 않는다. 주머니가 빠지지 않을 가장 안전한 체위를 하고, 냄새가 문제라면 성관계 전에 목욕을 하고 주머니를 비우면 된다. 먹는 피임약은 때로 완전히 흡수되지 않기 때문에 대안을 생각해야 하며, 복용하려고 할 때에는 의사와 상의해야 한다.
척추 손상	척추 손상은 마비, 경련, 감각 손상, 실금, 피부궤양, 통증, 질 건조를 가져오고 때로 자위나 성관계를 어렵게 한다. 분비액 생산 능력이나 생식기 감각의 변화는 손상 정도와 상태에 따라 다르다. 오르가슴은 마비 정도와 관계없이 계속 느낄 수 있다. 손상 이전과 비슷하거나 온몸에서, 또는 가슴과 입술과 같은 특정 신체 부위에서 오르가슴을 느끼기도 한다. 변화를 알아내려면 직접 찾아보아야 한다. 목과 귀, 상처 부위는 성적으로 더욱 자극적이게 된다. 흥분, 자위, 성관계는 경련과 실금의 위험을 높인다. 손상 후 몇 개월 동안 월경이 끊겼다 하더라도 생식력이 영구히 없어진 것은 아니다.	때로 방광 감염의 증가, 경련, 질의 자극과 상처 때문에 질성교와는 다른 방식으로 성관계를 하는 것이 도움이 된다. 혈압 상승, 두통, 경련 증가, 오한으로 나타나는, 생명을 위협하는 자율신경계의 파괴를 초래하며 과반사라고도 불리는 자율신경 반사 부전을 조심한다. 어떤 여성들은 충분한 시간을 갖고 진동기를 사용하면 오르가슴을 경험할 수 있다. 규칙적인 배변과 배뇨 습관은 성관계하는 도중에 일어날 수도 있는 '사고'의 위험을 줄일 수 있으며, 오줌을 지린다면 수건을 쓰면 된다. 또한 도뇨관을 아래로 붙이거나 방해가 되지 않는 곳에 옮겨 빠지지 않게 할 수 있다. 일부 경련 치료제와 수용성 윤활제가 도움이 된다. 임신은 혈전 증가와 방광염의 위험을 증가시키지만, 많은 여성들은 건강하고 고통 없이 출산한다. 진통과 분만 중의 자율신경 반사 부전과 이후의 자궁탈을 경계한다. 피임약 복용은 극도의 주의를 요하는데, 혈압 강하제를 복용하고 있거나 순환계 장애가 있다면 절대 복용해서는 안 된다.[1 2 3 4]

1 성생활에 직접 부작용을 미치는 치료제가 많다. 대개 장애 자체보다 더 큰 영향을 미친다! 그런 약물의 예로 혈압 강하제(이뇨제), 항우울제(세로토닌 재흡수 억제제), 진정제(페노시아진), 경직 치료제(바클로펜), 발작 치료제(페니토인)과 리튬, 디곡신, 레세르핀, 나프록센 같은 약물 등을 들 수 있다.

2 손을 움직이기가 부자유스럽거나 재발성 방광염이나 질염이 있거나 골반 근육이 매우 약하다면 페서리의 사용은 좋은 피임법이 아니다. 손을 사용하는 게 힘들다면 파트너나 보호자에게 페서리 넣는 것을 도와달라고 한다. 페서리 넣는 것을 쉽게 만들어 주는 장치들이 있지만 그걸 이용하려면 손의 사용이 어느 정도 자유로워야 한다.

3 골반 부위의 감각이 없는 여성에게는 자상이나 골반염 질환을 발견하지 못할 수 있으므로 자궁내 장치는 사용하지 않는 것이 좋다. 또한 매달 자궁내 장치가 제자리에 있는지 확인하기 위해 끈을 만져 보려면 손을 능숙하게 쓸 수 있어야 한다.

4 먹는 피임약은 혈전을 증가시킬 수 있고 색전증, 심정맥혈전, 뇌졸중 같은 심각한 증상을 가져올 수 있다. 또한 피임약을 다른 약물과 함께 복용할 경우 부작용이 있거나 효과가 감소한다. 피임 상담을 할 때 의료인에게 복용하는 약물 종류와 복용량에 대해서 반드시 알려야 한다.

다른 사람에게 나 자신을 성적으로 개방한다는 것은 늘 어려웠어요. 차라리 내가 잘 모르는 사람이거나 내게 잘해 주지 않는 사람과 성적인 관계를 맺는 것이 더 쉬울 때가 있었어요. 함께 있는 사람은 실제로 배려해야 하고, 그들이 나를 배려한다는 것을 알면 매우 예민해졌죠. 지금은 아주 사랑하는 사람과 관계를 갖고 있어요. 그리고 그가 나를 깊이 사랑한다는 것도 알아요. 그런데 그 사실이 때때로 그와의 섹스를 어렵게 만들어요. 그가 하는 말이나 손길에서 옛 기억이 떠오르는 때가 있어요. 그럴 때면 우리가 하던 것을 그만두게 하거나 그의 이름을 몇 번이고 되뇌면서 함께 있는 사람이 누구인지를 나 자신에게 확인시키죠. 이런 상황이 일어나면 나는 당황하고 지치고 화가 나요. 내가 사랑하고 신뢰하는 사람과 함께할 때조차도 긴장을 풀지 못하고 두려움을 벗어나지 못하니까요.

결혼한 지 14년이 지나고 나서야 지난 2년 동안 우리는 섹스에 대해 이야기할 수 있게 되었어요. 우리는 미친 듯하지는 않지만 깊은 열정을 경험해요. 사랑에 빠지면 미친 듯한 열정이 생기잖아요. 서로를 삼키려 하고 삼켜지고 싶어 하죠. 반면에 이것은 편안한 개방이죠. 무엇이든 가능하고 서둘지 않고 죄책감이 없어요. 우리는 지난날보다 더 성적으로 가까워졌고 그저 서로의 옆에 있어 줄 수 있어요.

결혼한 지 20년 지난 뒤, 나는 여성과의 성관계에 대해 많은 생각을 하게 되었어요.

45세에 이혼을 하니 모든 점에서 다시 십대가 된 것 같았어요. 데이트하고 깨지는 걸 반복하지요. 어떤 사람과 잘 것인지 말 것인지를 처음으로 고민하고, 요즘 사귀는 애인이기를 바라면서 전화벨 울리기를 몹시 기다려요.

첫딸을 낳았을 때, 내 성 에너지는 새로운 길로 들어섰어요. 더 부드러워지고 분비물이 많아졌죠. 그러나 경제 사정 때문에 나는 복직해야 했어요. 새로운 성적 흥분과 직관의 세계에 머무는 것이 내가 원하는 전부였지만요.

돌봐야 할 아이가 생기니 둘 다 너무 지쳐서 성관계를 많이 할 수 없어요. 딸에게 젖을 주고 그 애의 부드러운 피부를 만지고, 내 품에서 잠든 그 애의 몸을 느끼는 것들은 내게 매우 관능적이죠.

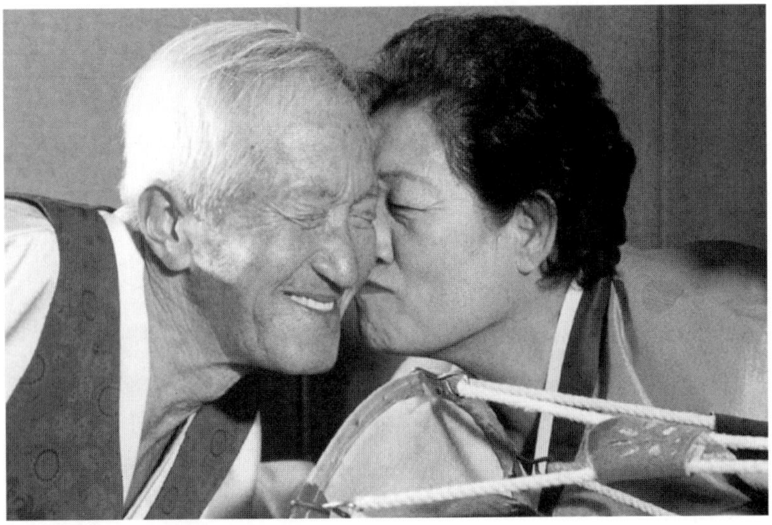

노년의 성을 다룬 영화「죽어도 좋아」ⓒ메이필름, 2002

우리는 결혼한 지 32년이 되었어요. 둘 중 한 사람이 죽을 때까지 우리는 함께할 것이라는 것을 의심하지 않습니다. 그러나 지난 10년간 우리의 성충동은 그전과 달리 많이 낮아졌지요. 그건 아마 남편의 심장약과 내 고혈압약 때문인 것 같아요. 그전 10년이 내 성생활에서 정점이었어요. 정점에서 갑자기 내려오리라고 생각하지 못했어요. 우리가 성관계를 하지 않는다는 건 아니에요. 온 정성을 기울여야만 성관계를 하게 된다는 거지요.

여자 애인과 나는 17년간 함께 살았어요. 원래 우리는 성관계를 가졌어요. 그런데 우리가 5년 동안 헤어졌다가 다시 합쳤을 때, 성관계는 회복되지 않았어요. 그러나 함께하는 것이 너무나 행복하기 때문에 나는 정말 기뻐요. 우리는 꼭 껴안고 키스하고 버스에서 손을 잡고 있어요. 늘 사랑이 넘쳐요. 그러나 섹스는 하지 않고 그걸 아쉬워하지 않아요.

큰 싸움이든 사소한 것이든 싸웠을 때 그에게 매우 화가 났어요. 그와 자느니 그를 죽이는 게 더 쉬울 정도였죠. 처음에 이런 느낌들은 상처가 됐어요. 지금은 그런 느낌들이 지나가고 바뀐다는 것을 알았고, 나는 다시 사랑을 느끼지요.

애인과의 성관계는 함께 잤던 첫날 밤 이후 강렬하고 깊고 다양했어요. 그녀에게서 내 성정체감을 확신하게 됐고 갈수록 우리 욕구의 리듬을 믿게 되었지요. 그러나 지난해 함께 살기 위해 그녀가 사는 도시로 갔을 때, 난 친구들, 직장, 여성 단체, 내 정원의 잔디와 헤어지고서 놀랍게도 그녀가 나와 성관계 하기를 원하는지의 여부에 매이게 되었어요. 애인이 원하면, 내 안 깊은 욕구와 성적 민감성이 채워져서 성관계가 매우 감동적이고 멋졌어요. 그러나 애인이 원치 않을 때, 자고 싶어 하거나 자리에서 일어나려 할 때, 일을 하거나 달리기 하러 나갈 때, 전화를 할 때, 나는 당황했어요. 내가 '너무 자주' 섹스를 요구한다고 느끼고, 그녀에게 말하는 것이 두렵고 화가 나고 상처받고, 그녀가 죄책감을 느낄까봐 걱정했지요. 그러나 우리의 신뢰는 그 위험을 무릅쓸 만큼 충분히 깊었기 때문에 결국 그녀에게 말하기로 했어요. 나는 마치 댐이 무너진 것처럼 울었어요. 내가 나 자신의 세계를 떠나자 우리 관계에서 힘이 균형을 잃었다는 것을 알게 된 것이지요. 나 자신의 힘과 정체성의 원천에서 멀어짐을 느끼면서 그녀가 나를 원하기를 요구했지요. 마치 나에 대한 그녀의 욕구가 나를 실재하게 한다는 듯이. 섹스와 오르가슴은 문제가 아니었어요. 정체성이 문제였지요. 우리는 성적인 사랑에서는 권력 관계의 새로운 양상으로, 이 힘든 시간에서 벗어났어요.

부록

건강한 성생활을 위해

성적 건강은 성적 감정을 즐기고 성적 감정대로 행동하게 하는 신체적, 정서적으로 편안한 상태다. 우리는 성적 건강을 유지하기 위해 정기적인 관리를 해야 한다.

- **부인과 검사** → 24장 여성의학 상식, 566쪽
- **감염 주의** → 14장 성병, 330~347쪽 질이나 비뇨기가 감염되면 바로 조치를 취해야 한다.
- **질 세척** 질은 자연적인 정화 능력이 있다. 특별한 이유로 의료인의 처방을 받지 않는 한 질 세척을 할 필요가 없다. 자주 질 세척을 하거나 질 방취제를 사용하면 질 안의 산과 알칼리의 균형이 깨져 감염될 수 있다. 질 방취제에 사용된 향료는 또 알레르기를 일으킬 수 있다. 대부분의 여성들은 여성이라면 질을 청결하게 씻어야 한다고 배웠다. 꼭 씻어야 한다고 생각하면 한 달에 한 번쯤, 화학 약품이 들어가지 않는 질 세척을 시도한다. 식초를 탄 물이나 다른 첨가물이 들어가지 않은 요구르트를 탄 물이 좋다.
- **뒷물** 질 세척이나 질 방취제의 사용보다는 간단히 따뜻한 물로 생식기를 씻는 게 낫다. 외음순을 벌리고 음핵 덮개를 뒤로 당기고 귀두 주위에 모인 분비물을 씻어 낸다. 우리 몸의 분비물과 냄새는 자연스러운 것이다. 몸이 건강하고 규칙적으로 씻는다면 생식기의 냄새와 맛은 좋다. 그러나 어떤 여성들은 성관계 전에 생식기 씻기를 좋아한다. 마음 편한 대로 하면 된다.
- **피임** → 13장 피임 임신할 수 있는데 임신을 원하지는 않고 성기결합을 하고 있다면 피임을 할 것인지, 누가 피임법을 선택할 것인지에 대해 남자와 의논해야 한다. 그에게 얘기하기가 어렵거나 그가 그런 얘기를 하지 않으려 한다면 스스로 피임법을 정해야 한다. 성기결합을 하지 않는다 해도 정자가 질 가까운 곳에(치구 부분에라도) 있게 되면 정자는 질 분비물과 함께 질로 헤엄쳐 경부를 통해 자궁과 나팔관에 이르러 난자와 만나게 된다.
- **성병과 에이즈 예방** → 14장 성병, 15장 에이즈
- **월경** 본인이 불편하지 않다면 월경 기간 중에 성관계 하는 것은 괜찮다. 일부 여성에게는 오르가슴이 월경통을 완화한다.
- **임신** → 19장 임신

테스토스테론의 역할

어떤 호르몬은 성적 느낌이나 행위, 오르가슴의 강도에 일정한 역할을 한다. 가장 영향을 미치는 것은 테스토스테론인데 이를 리비도 호르몬 또는 남성 호르몬이라고 부른다. 테스토스테론은 에스트로겐처럼 성별에 따라 비율이 다르기는 하지만 여성과 남성 모두 태어나면서부터 갖고 있는 것이다. 여성에게는 부신(신장 근처에 있는 두 개의 작은 분비 기관)과 난소의 기능을 통해 생성된다.

성생활에서 테스토스테론의 역할은 여러 측면에서 설명된다. 부신 하나를 제거하면 여성은 성적 흥미, 감각, 오르가슴의 빈도가 극적으로 감소한다고 한다. 난소를 제거할 때에도 많은 여성이 비슷한 증상을 겪는다고 한다. 완경 이후나 난소 제거(난소 적출술) 이후의 여성은 난소가 제자리에 있는 건강한 젊은 여성보다 테스토스테론 수치가 낮다. 난소의 기능이 떨어지거나 멈춤으로써 테스토스테론 수치가 낮아지는 것이다. 혈관 내 테스토스테론 수치와 성적 민감성이나 성적 만족 사이에 중요한 상관관계

가 있는 것으로 보인다.→ 23장 나이듦, 호르몬 요법, 539쪽

테스토스테론과 난소, 부신의 중요성을 알면 난소나 부신을 불필요하게 제거하지 않고 우리 성을 보호하게 된다. 혈중 테스토스테론이 정상 수치(25~100ng/ml) 이하로 나타난 여성에게는 테스토스테론을 보충하는 것이 성적 관심과 흥분을 회복하는 데 도움이 된다. 그러나 테스토스테론 보완이 성욕 감퇴를 겪는 여성들에게 일차적 해결책은 아니다. 성욕 감퇴의 가장 일반적인 원인은 호르몬 결핍이 아니라 관계에 기반한 것이거나(다음 절을 보자) 심리, 상황적 요인과 관계가 있다. 항우울제도 성욕과 오르가슴 저하의 원인이 된다. 이럴 때 파트너와 대화 나누기나 문제가 있는 관계 정리, 상담, 약물 바꾸기가 우리에게 호르몬 처치 이상의 도움을 준다.

성 문제

우리 대부분은 몇 번쯤은 성 문제를 겪는다. 특히 그 문제가 심각하다면, 그 문제의 원인과 처치에 관한 자료를 읽어 보자.

성 문제는 종종 관계의 문제다. 정보가 부족하다거나, 대화가 서툴다거나, 여성과 남성 역할에 대한 기대가 있다거나, 신뢰와 헌신이 부족하거나, 해결되지 않은 갈등이 있는 것 등이 일부의 공동적인 이유다. 학대적 성향의 파트너는 성을 무기로 우리에게 상처를 주거나 우리를 지배하려 한다. 이 경우에는 '학대'가 문제다. 덧붙여서, 한쪽이나 양쪽이 받은 성적 학대의 역사는 현재의 관계에 영향을 미칠 수 있다(남성 파트너도 성적으로 학대받았을 수 있다).→ 8장 폭력

우리가 우리 자신과 섹스에 대해 어떻게 생각하고 느끼는가에 따라 우리 몸은 다르게 반응한다. 죄책감, 수치심, 공포, 갈등, 무지는 모두 성반응을 막거나 방해한다. 다음에 나오는 항목 중 자신에게 해당하는 문제가 있다면 스스로 더 깊이 탐구해 보자. 도움을 찾을 때까지 기다리거나 괴로워할 필요는 없다. 성 문제는 흔한 것이다.

오르가슴 장애

대부분의 여성은 오르가슴에 도달하는 데 어려움을 겪는다. 자신의 몸을 탐구하고 만지는 것을 부끄러워하기 때문에 자위를 통해 오르가슴에 도달하는 법을 배우기가 어렵다. 다양한 문제들이 우리가 다른 사람에게서 오르가슴을 느끼는 것을 방해한다. 다음은 그 몇 가지 이유다.

- 성적으로 흥분했을 때 내 몸에 어떤 일이 일어나는지 모르거나 오해한다. 생각이 아니라 감각에 더 집중해야 할 때 우리는 추상적인 생각에 너무 바쁘다. 어떻게 하는 게 옳은가, 우리는 왜 그게 잘 되지 않는가, 애인이 어떻게 생각하는가, 애인이 조급하지는 않나, 애인이 오래 버틸 수 있을까 등등.
- 흥분하고 있다는 것을 느끼면서도 오르가슴을 느끼지 못할까봐 겁낸다. 그리고 오르가슴에 도달하려는 노력이 귀찮아서 성적 반응을 바로 억누른다.
- 너무 많이 부탁하거나 요구하는 것처럼 보일까봐 두려워한다.
- 애인이 오르가슴을 향해 집중하면 우리는 오르가슴을 느껴야 한다는 압력에 시달려 오르가슴을 느낄 수 없게 된다. 그래서 오르가슴을 느끼지 못한다.
- 파트너와 동시에 오르가슴을 느끼려고 하는데, 대부분 사람들에게 매우 드물게 나타나는 일이다. 서로 다른 시점에 오르가슴을 느낀다 하더라도 즐거울 수 있다.
- 함께 잘 사람과 심각한 갈등을 겪거나 그 사람에게 화가 났다. 우리는 자신을 허락하지 않을 방편으로 무의식적으로 오르가슴을 억누른다.
- 섹스를 하는 것에 대해 죄책감을 느껴서 자신이 정말 그걸 즐기도록 용납할 수가 없다.

섹스에 대한 관심 부족: 성 혐오

일부 여성들은 자기 자신이나 섹스에 대한 갈등이 너무 깊어서 결코 성에 대해 관심을 갖지 않는다. 만지는 것에 극도의 불쾌감을 느끼기도 하고, 몹시 까다로워서 이완되지 못한다. 우리의 몸은 어떤 이유 때문에 이렇게 반응하고, 우리가 이 시점에서 통제할 수 없는 성경험을 가로막는다. 이는 전문적인 도움을 구하라는 신호로 볼 수 있다.

고통스러운 성기결합이나 질흡입

다음의 신체적 이유 때문에 성기결합이나 질흡입이 불편하거나 아플 수 있다.

국소 감염 모닐리아균 감염이나 트리코모나스 질염 등 어떤 질 감염은 심하지 않고 눈에 띄지 않는 형태로 남아 있

을 수 있다. 질에서 움직이는 음경, 딜도, 손가락의 마찰이 감염을 촉발해 아프고 가렵게 한다.→ 24장 여성의학 상식, 질과 외음부, 650쪽 외부 생식기의 헤르페스 감염은 마찰을 고통스럽게 만든다.→ 14장 성병, 340쪽

국소 과민증 질은 피임용 거품, 피임용 크림이나 젤리에 의해서도 과민해질 수 있다. 그렇다면 다른 제품을 써 본다. 어떤 여성들은 남성 콘돔, 여성 콘돔, 라텍스 장갑의 마찰에도 반응한다. 질 방취제 스프레이와 향기 나는 탐폰이 질이나 보지를 자극할 수 있다.

분비액 부족 대부분의 여성에게 질벽은 일반적으로 '젖음'으로써 흥분에 반응한다. 질과 질 입구를 젖게 하는 액체를 분비해 흡입을 수월하게 하는 것이다. 다음은 분비가 불충분한 몇 가지 이유다. 흥분할 만큼 충분한 자극이 있기 전에, 그리고 행위가 진행될 수 있도록 젖기도 전에 음경이나 물건이 너무 빨리 들어온다(또는 애인이 집어넣는다). 성관계에 대해 초조해하거나 긴장한다(예를 들어 첫 경험이거나 임신을 걱정할 때). 콘돔을 사용한다면 윤활제를 쓸 필요가 있다. 분명한 것은 질이 젖을 수 있는 시간을 주어야 한다는 것이다. 그래도 말라 있는 것 같으면 침이나 매끄럽게 하는 젤리(K-Y젤리 등), 피임용 거품이나 크림, 젤리 등을 사용할 수 있다. **남성 콘돔이나 여성 콘돔에 바셀린이나 지용성 윤활제는 절대 사용하면 안 된다. 고무를 손상한다.** 호르몬 부족도 질 건조의 원인이 될 수 있다. 에스트로겐이 부족하면 질벽에서 액체가 적게 생산된다. 이는 출산 후 여성(특히 수유하고 있거나 제왕절개 수술 부위가 다 아물지 않았다면) 일부와 완경 이후의 여성 일부에게 영향을 미친다. 위에 제시한 윤활제를 써 보자.→ 23장 나이듦, 질건조증, 538쪽

질입구의 경직 성기결합의 처음 몇 번은 늘어나지 않는 질주름[9](만약 있다면)이 통증의 원인이 될 수 있다. 그리고 긴장하고 초조해 할 때마다, 질 입구가 충분히 늘어나지 않고 음경, 딜도, 손가락 흡입으로 상처가 날 수 있다. 긴장을 풀고 성적 자극을 느낄 때조차 적당한 시기가 중요하다. 충분히 흥분하기 전에 흡입하려 하면 충분히 젖어 있다 해도 너무 빡빡하게 느껴질 수 있다. 그러므로 서두르지 말고, 파트너도 서두르지 않도록 한다.

골반 통증 때로 흡입은 질 안쪽을 아프게 한다. 자궁을 지지하는 인대가 찢어져 이런 통증이 오기도 한다(출산할 때 산부인과 의사의 부주의, 서투른 인공유산, 폭력적 '삽입', 윤간 등이 원인이다). 자궁경부, 자궁, 난관의 감염(이는 골반염처럼 많은 여성에게 성병이 치료되지 않아 생기는 결과다), 자궁내막염, 난소의 낭종이나 종양 등이 모두 통증을 일으킨다.

음핵 통증 음핵은 매우 예민하며, 대부분 음핵(특히 귀두나 꼭지)을 직접적으로 만지고 문지르면 아프다(파트너는 우리가 말하지 않는 한 이 사실을 알지 못한다). 또 생식기의 분비물이 덮개 밑에 모여 있을 수 있으므로 씻을 때 음핵의 덮개를 들춰서 그곳을 살살 씻어야 한다.

외음부 동통과 질 경련 외음부 동통은 질 안이나 질 주변의 만성 발열이나 따끔따끔한 느낌인데, 손가락, 탐폰, 질경, 음경을 포함하는 모든 종류의 흡입이 심하게 아프다. 질경련과 연관되는 때도 있는데, 질 근육의 강하고 무의식적인 조임과 질 바깥쪽 3분의 1 지점에서 경련을 경험한다.→ 24장 여성의학 상식, 외음부 동통, 655쪽

이유가 무엇이든 간에 흡입이 무척 고통스럽다면 고통을 참으면 안 된다! 원인이 무엇인지 알아보고 대처한다. 성기결합의 대안으로서 우리는 우리 몸의 나머지 부분을 즐겁게 하는 '질외성교'를 시도할 수 있다. 삶을 더욱 만족스럽게 하기 위해 우리 한 사람 한 사람이 가지고 있는 힘과 우리가 공유하고 있는 힘은 크다.

내가 할 수 있는 일

골반이나 생식기, 질 부위에 통증을 느낀다면 부인과 검사를 해서 신체적 원인이 있는지 여부를 알아본다. 그러나 대부분의 의사가 성 문제를 다루는 교육을 받지 않았다는 것을 알아야 한다. 친구들이나 지역의 여성 단체에 협력을 구해, 호의적이고 유능한 의료인을 찾는다.

섹스에 대해 지식이 있고 친구와 파트너가 도와줘도 때로 우리는 어려움을 이겨 내지 못할 수 있다. 같이 얘기할 누군가가 필요하면 여성 단체에 전화해서 거주 지역의 병원이나 상담사를 추천받는다.

커플 관계에서 성문제가 있을 때, 먼저 도움을 찾는 것은 흔히 여성이다. 이는 문화적으로 성적 근심을 인정하는 게 여성에게 더 수월하기 때문이다. 또 섹스에 문제가

9 hymen을 옮긴 말. 우리는 이 책에서 '처녀막' 대신 질주름이란 말을 쓸 것이다. 12장 몸에 대한 이해를 참조하자.

있다면 도움을 청해야 할 사람은 우리라는 생각을 너무 쉽게 하기 때문이기도 하다. 그러나 성문제는 일반적으로 관계의 문제를 반영하거나 표출한다.

좋은 의료인이나 치료사를 찾기 어려울 수도 있다. 독신이나 레즈비언 관계에 있는 여성들은 이성애자 커플보다 자원이 적다. 유용한 책을 읽고 나서 친구들이나 파트너와 함께 해결 방법을 찾을 필요가 있다.

정보꾸러미

책

네 방에 아마존을 키워라 | 베티 도슨 | 곽라분이 옮김 | 현실문화연구
더 컬러 퍼플 | 앨리스 워커 | 안정효 옮김 | 한빛출판사
버자이너 모놀로그 | 이브 엔슬러 | 류숙렬 옮김 | 북하우스
새로 쓰는 성 이야기 | 또 하나의 문화 제8호 | 도서출판 또 하나의 문화
섹스 & 시티 | 캔디스 부쉬넬 | 박미영 옮김 | 아침나라
섹스 자원봉자 | 가와이 가오리 | 육민혜 옮김 | 아롬
섹스북 | 귄터 아멘트 | 이용숙 옮김 | 박영률출판사
오마이섹스 | 배동한 | 뜨란
우리가 성에 관해 알고 싶은 것, 그러나 하이틴 로맨스에도, 포르노에도 나와 있지 않은 것 | 김성애·이지연 | 도서출판 또하나의문화
즐거운 딸들: 여자, 섹스를 말하다 | 이연희 외 | 영언문화사
척수장애인을 위한 성재활 강좌 | 이범석·정효선 | 국립재활원
최신 킨제이 리포트 | J. M. 라이니쉬·R. 비즐리 | 이영식 옮김 | 하서
카트린 M의 성생활 | 카트린 밀레 | 이세욱 옮김 | 열린책들
판도라의 상자 | 신디 팬 | 이현정 옮김 | 해냄
현경과 앨리스의 신나는 연애 | 현경 외 | 마음산책
현대인의 성생활 | 자닌 모쉬-라보 | 정장진 옮김 | 이마고
HAPPY SEX : 정치적으로 올바른 섹스 스토리 | 김이윤 | 이프
Sex & Talk | 세르쥬·카롤 | 유정애 옮김 | 파라북스
Sex | 폴 조아니데스 | 대릭 그뢰스 시니어 그림 | 이명희 옮김 | 다리미디어

영상

걸 식스 | 스파이크 리 감독
결혼은 미친 짓이다 | 유하 감독
러브 앤 섹스 | 발레리 브라이언 감독
로망스 | 까트린느 브레이야 감독
바람난 가족 | 임상수 감독
베터 댄 섹스 | 조나단 텝리츠키 감독
비브르 사 비 | 장 뤽 고다르 감독
섹스 & 시티 | 다니엘 엘그란트 외 연출
섹스의 반대말 | 돈 루스 감독
싱글즈 | 권칠인 감독
애나벨 청 스토리 | 고프 루이스 감독
육체의 학교 | 브느와 자코 감독
죽어도 좋아 | 박진표 감독
처녀들의 저녁식사 | 임상수 감독
킨제이 보고서 | 빌 콘돈 감독
패션피쉬 | 존 세일즈 감독
팻걸 | 까드린드 브레야 감독
포르노그래픽 어페어 | 프레데릭 폰테인 감독

웹사이트

국립재활원 성재활상담실 | www.nrc.go.kr | 02-901-1762
대한여성오르가슴찾기본부 팍시러브 | www.foxylove.net
아!섹스(청소년성상담실) | www.ahsex.org
포르노포르나 | www.antifestival.co.kr

3

건강한 성과 생식결정권

여성이 생식 건강을 지키고, 자녀를 가질 것인지, 가진다면 언제가 좋을지 스스로 결정하는 것은 여성의 자유에 중요한 문제다. 우리 삶을 만들어 나가는 데, 우리 성을 표현하고 즐기는 데 모두 중요하다. 3부는 우리 몸을 더 잘 알기 위한 몇 가지 기초 지식에서 출발한다. 우리 몸의 해부학적 구조와 출산 관련 주기, 월경 주기 호르몬, 월경 중에 나타나는 문제를 설명한다. 그리고 남성과 성관계를 맺고 있지만 아이를 당장 갖고 싶지는 않은 여성들이 알아 두면 좋을 중요한 두 가지 내용인 피임과 인공유산을 논의할 것이다. 파트너가 여자든 남자든 활발한 성생활을 하면서 성병과 에이즈를 예방하는 법도 제공한다. 성병을 제대로 치료하지 않으면 불임의 원인이 되기에 임신을 계획하는 이들에게 성병에 관한 정보는 특별한 의미가 있다. 또한 예상치 못한 임신을 했을 때 어떤 결정을 내려야 할지를 함께 고민한다. 마지막으로는 보조 생식술을 소개하면서 첨단 과학 기술이 여성의 몸에 미치는 긍정적, 부정적 영향에 대해서 비판적 시각으로 알아본다.

3부에 나오는 여러 방법을 아는 것만으로는 충분하지 않다. 나는 보살핌을 받고 보호받을 가치가 있는 존재임을 느끼게 해주는 자아존중감과 자존심을 계발해야 한다. 인생을 계획할 수 있게 해주는 경제적 기회도 확보되어야 하고, 질 좋은 보건 의료 서비스를 받을 수 있어야 하며, 가정생활을 누리고 파트너에게서 존중받아야 한다.

빈곤 여성과 십대 여성, 이주 노동자 여성, 보험 혜택을 받지 못하는 여성들을 망라한 모든 여성들이 건강한 성생활을 하고, 이와 관련된 결정을 할 때 동등한 기회를 누리려면 우리 사회에서 성 차별, 인종 차별, 경제적 불평등 문제도 해결되어야 한다.

임신과 출산의 결정

우리는 출산과 양육에 대한 인식이 변화하던 시대에 자라났다. 우리 할머니 세대에는 여성의 경제 상황이 어떻든 간에 아이를 낳는 것이 당연했다. 피임이라는 것은 생각도 못했으며, 효과도 없었고, 당시 사회가 용인하는 여자들의 삶이란 아이가 생기면 낳는 일이었다. 여성으로 산다는 것은 어머니로 사는 것이었다. 우리 어머니 세대에는 피임이 좀 더 수월해졌지만 대다수의 여성들은 여전히 아이 낳는 것을 당연하게 여겼다. 오늘날 부모가 되는 것은 전에 비하면 훨씬 더 선택의 여지가 많아졌다. 피임 보급으로 여성들은 성생활을 즐기면서도 임신을 스스로 조절할 수 있게 되었다. 평균 수명이 늘어나고 산전 의료 관리 체계나 정자 기증을 비롯한 생식 기술이 향상되어 가임 기간이 사십대 후반까지 확대되었다. 이런 변화는 많은 레즈비언과 독신 여성, 불임 커플이 원하는 때 아이를 임신할 수 있게 해 주고 있다.

출산 조절이 가능해지면서, 부모 되기를 심사숙고할 여유가 생겼다. 자녀를 낳고 기르는 문제를 결정하는 것은 여성의 삶에 중요하다. 자녀를 원하는 여성, 원치 않는 여성, 자녀를 갖는 문제를 미뤄둔 여성 등 다양하지만 우리는 이 모든 선택을 여유를 두고 깊이 생각해야 한다. 그렇지 않으면 상황에 휘말려 즉흥적인 결정을 내릴지 모른다. 입양하는 방법이 하나 남아 있지만, 나이가 들어서 임신이 불가능하게 될 수 있으므로 결정에는 시간 제약이 있다.

다음은 미국의 「생식결정권 확보를 위한 전국 네트워크」가 제공한 '평등의 원칙' 이다. 이 원칙은 생식결정권의 다양한 측면에 대해 이야기한다.

우리는 여성으로서 자기 몸을 스스로 통제할 권리를 가지며, 종교나 정부의 보수성이나 우익 단체들의 공격에 직면해서 우리 권리를 지키기 위한 조직을 갖추어야 한다.

● 경제력이나 나이에 상관없이 모든 여성들은 인공유산권을 가지며 필요한 경우 인공유산을 할 수 있어야 한다. 우리는 인공유산 지원 기금을 제한하거나 삭감하려는 모든 시도와 부모나 배우자에게 인공유산 사실을 알릴 것을 명령하는 법률, '인공유산을 하기 전에 본인의 이해와 동의를 받도록 하는 법령' 을 왜곡하는 행위, 기타 인공유산 접근권의 제한을 반대한다.

● 우리는 모든 형태의 불임 시술 남용을 반대한다. 사전 동의 없는 시술, 장애인 불임 시술, 전 세계 교도소와 정신 병원의 불임 시술, 인공유산권을 부정하기 때문에 남용하게 되는 시술들, 안전한 피임법이 부족한 현실에 저항한다.

● 생식결정권을 지지한다. 생식의 자유는 인공유산의 권리, 불임 수술 남용에서 벗어날 자유뿐 아니라 건강하고 안전한 피임, 학교, 성교육, 마음대로 식생활을 할 권리, 생식 건강을 해치는 방사능· 화학 약품· 작업장의 위험을 없앨 것 등을 포함한다.

● 성별에 관계없이 누구든지 사적인 관계나 성적인 관계를 스스로 결정할 수 있어야 한다. 우리는 국가가 성적 태도나 정치적 신념이 다르다는 이유로 부모를 처벌하기 위해 가정을 깨뜨리는 것을 반대한다. 동성애자의 시민권을 보장하기 위한 입법 투쟁을 지지한다.

● 출산의 자유는 경제력에 달려 있다. 여성 혼자서도 가족을 부양할 수 있는 남녀 동일 임금, 그에 알맞은 보건복지 제도, 쾌적한 주거 환경, 어린이의 요구를 수용한 공교육 제도가 필요하다.

● 우리는 생식 결정의 자유를 위한 투쟁을 세계적인 문제로 본다. 인구 과잉이 인류가 직면한 문제의 근본 원인은 아니다. 인종 차별주의에 뿌리를 둔 미국의 인구 조절 정책과 제3세계 인구 제한을 겨냥해 해로운 약을 보급하거나 불임 수술을 유도하는 것을 반대한다.

엄마가 되면 어떤 느낌일지, 막상 자녀가 태어나면 좋을지, 내가 아기를 대하면서 어떤 반응을 보일지 예측할 수는 없다. 그래서 독신모든 남성 배우자가 있든, 인생의 어느 시기에 아이를 가졌든, 아이를 낳았든 입양했든 간에 여성들은 서로 어머니 노릇을 지원해 주고 정보를 나눠야 한다. 레즈비언 어머니, 이성애자 어머니, 아이를 낳지 않기로 한 여성들과도 대화할 수 있다. 또한 다양한 연령층의 아이들, 외동 아이, 그들의 형제자매들이나 가족들과도 시간을 보낼 수 있다. 자녀를 둔 사람들에게 기쁨과 슬픔, 만족과 부담감에 대해 물어보고, 자녀를 돌보기 위한 정보를 나눈다. 나이에 따라 일상이 분리되는 사회에서 부모가 되어 보지도 않은 사람들은 어린이들과 접촉할 기회가 거의 없다. 그런데도 여성은 아기를 낳으면 키우는 방법을 '본능적으로 안다'고 여겨진다. 어머니가 되니 삶이 어떻게 변했는지 다른 여성들에게 물어보고, 특히 어머니 역할에 사회가 어떤 지원을 해주는지 상세히 물어보자.

그리고 나 자신에게도 질문해 보자. 나는 왜 자녀를 원하는가? 아기가 태어난다면 어느 시점이 좋을까? 아기와 살면서도 계획한 일들을 계속하려면 무슨 준비를 해야 할까? 일상은 어떻게 변할 것인가? 일과 육아 사이 갈등은? 의료 혜택이나 재정적인 부담은? 육아 휴직 급여나 육아 지원금, 보육료 감면 혜택 등의 정부 보조 프로그램을 알아봐야 한다. 그러나 이런 제도들은 자주 변하고, 부모 지원을 위한 정부의 복지 정책은 한계가 있다.

어떤 가치관으로 아이들을 키울 것인지, 어떤 공동체에서 자라게 해야 하는지, 또 수많은 어린이들에게 영향을 미치는 인종 차별, 소녀와 소년들의 삶을 다같이 망가뜨리는 성 차별과 동성애 혐오 같은 문제들에 맞설 준비는 되었는지 질문해 봐야 한다.

배우자가 있을 때 자녀를 갖거나 입양한다면, 헤어졌을 때 혼자서 아이를 키울 준비가 되어 있는지? 독신이라면 자녀가 생겼을 때 새로운 인간관계에 어떤 영향을 줄까? 내게 부모 역할을 할 만한 정서가 충분한지 판단해야 한다. 지원 체계가 훌륭하게 갖추어져 있는 것이 부모들에게 중요하다. 주변 사람들은, 흔히 겪는 감정적 혼란 속에서 우리가 화를 내지 않고 침착하고 이성적인 상태를 유지하게 도와줄 수 있다. 이 모든 질문에 정답은 없지만, 부모 노릇의 구체적인 부분까지 생각해 두면 아기들이 우리 인생에 미칠 영향을 좀 더 분명하게 그려볼 수 있다.

> 두 가지 상반되는 이야기를 들었어요. 한쪽은 엄마가 되는 것이 아주 멋진 일이라 하는데 다른 쪽은 애를 낳으면 후회할 거고 인생이 바뀐다고 하더군요. 난 자아를 찾고 성장하는 과정을 이제 막 시작하고 있어요. 아기를 가지면 이런 과정이 중단될지도 모르고, 그런데 가족들은 모두 아기를 가지라고 압력을 넣어요. 몹시 화가 나요. "내가 죽기 전에 손주를 보여 다오." 할머니 말씀이지요. 이런 압력에 넘어가지 않으려면 정말 힘들게 싸워야 해요.

점점 더 많은 여성들이 '부모 되기'에 점차 흥미를 잃고 있으며 모성이 여성에게 본능적 만족을 준다는 문화적 통념에 도전하고 있다. 여성이 자신의 결정을 확신하고 만족해함에도, 사회는 여성들이 자녀를 갖지 않겠다는 '생각'만 해도 죄의식을 느끼고 여성답지 못하다고 생각하거나 실패한 인생으로 여기도록 압력을 넣는다. 그때마다 우리는 사람들에게 자신의 결정이 정당한 것이었다고 설득해야만 한다.

> 젊은 여성들이 여성의 의무를 다하기 위해 아기를 가져야 한다고 생각하는 게 정말 안타까워요. 나는 지금 56세이고 자녀가 없지만, 내가 할 수 있는 임무를 '다' 했다고 생각해요. 우리의 삶은 일이나 친구들, 다른 사람의 자녀로도 얼마든지 풍요로워질 수 있어요. 나는 어머니 노릇이 모든 여성들에게 올바른 선택이라 생각하지 않아요.

어쩔 수 없어서 아이를 갖지 않기로 결정하는 여성들도 있다. 불임이거나 유전병이 있는데, 입양을 원치 않는 경우다. 사정이 여의치 않은 이들도 있다. 현재 독신인데 아기만큼은 부모가 모두 있는 상태에서 키우고 싶을 수도 있다.

> 우선순위가 분명한 게 좋아요. 지금 사귀는 남자를 많이 사랑하고 사이도 좋지만, 그가 아빠 되기를 원치 않는다면 오래 같이 살고 싶지는 않아요. 부모 되기를 무척 원하지만, 나 혼자 책임을 떠맡고 싶지는 않거든요.

아기를 낳지 않고서도 우리 삶에 아이들을 아우를 수 있다. 어린이들은 많은 곳에서 자기 엄마가 아닌 다른 여성들의 사랑과 보살핌을 받는다. 우리가 평생 아이들과 맺는 관계는 친구나 친척 아이들과 맺는 관계처럼 개인적으로 발전할 수도 있고, 공식적인 구조와 프로그램의 한 부분으로 발전할 수도 있다.

> 내 자녀는 없지만 조카들과 친하게 지내고 있고, 이웃 아이들을 봐 주곤 합니다.

> 고등학교에서 애들을 가르치니까요. 자녀가 100명 있는 셈입니다. 매일 '내 아이들'을 만나고 주말에는 쉴 수 있죠.

> 내 딸과 내 친구는 멋진 우정을 나누고 있어요. 딸아이는 이제 여섯 살이에요. 딸아이는 예전에 친구네 집 부엌 바닥에 인형을 어질러 놓곤 했죠. 이제 두 사람은 함께 오랫동안 산책을 해요. 아이들은 시간을 함께 보내는 어른을 좋아하나 봐요. 아이들에게는 부모 외에도 그들이 따르는 어른들하고 관계를 맺는 게 필요해요.

부모가 되면 엄청난 만족감을 느낄 수 있다. 우리는 아이들이 경험하는 인생을 보면서 아이들에게 배운다. 우리는 아이들과 맺는 역동적이고 변화무쌍한 관계 속에서 자신에 대해 배운다. 자녀를 키우는 것은 생명의 연속성에 참여하는 방법이며 우리의 영혼과 미래에 이르는 길을 확장하는 일이기도 하다. 자녀 양육은 세상을 더 나은 곳으로 만드는 새로운 투자다.

> 마흔여섯에 아이를 낳았어요. 그 전까지는 다른 이들의 자녀를 예뻐하긴 했지만, 애들이 잘못을 저지르고 나를 귀찮게 할 때면 엄마로서 늘 애들을 책임지는 걸 견딜 수 없을 거라고 생각했죠. 그런데 엄마가 되고 나니 달라졌어요. 이 관계는, 눈에 보이지 않고 설명할 수도 없고 본능적인, 결국 매일매일 일어나는 귀찮은 일들을 뛰어넘게 되죠.

> 아기는 정말 새로운 존재였어요. 아기를 바라보며 느낀 놀라움이 아직도 생생해요. 그 경이로움 중에는, 그 애를 비롯해서 새로 태어난 모든 아기들이 세상을 변화시킬 것이라는 믿음이 있었지요. 12년이 지난 지금도 나는 그걸 믿어요. 하지만 부모가 되는 일이 어려운 도전 과제이고 보람 있다는 걸 배웠지요. 저절로 되는 건 아니에요.

많은 여성들이 아이 갖는 것을 미룬다. 어머니가 되기 전에 자신의 정서를 더 잘 이해하고 싶다거나 일이나 사생활의 어떤 목표에 도달하기 위해, 자녀를 키우는 대신 공부나 일을 하고 사람을 사귀고 경험을 쌓기 위해서다. 어떤 여성들은 출산을 삼사십대까지 미룬다. 이 나이에는 여성의 가임 능력이 떨어진다고 알려져 있고 임신이 되는 것도 오래 걸린다. 그러나 영양 상태와 건강이 좋고, 산전 관리를 일찍 시작했다면 늦은 나이에 임신한 여성들도 얼마든지 건강한 아이를 출산할 수 있다.

지나치게 어머니에 대한 문화적 정의와 어머니로서의 자신에 대한 기대가 종종 지나치게 이상화돼 아이를 가질 '준비'가 안 됐다고 느낄 수 있다. 그러나 모든 양육 조건이 완벽할 필요는 없으며 아이들은 융통성이 아주 많다.

> 어머니가 되기로 결정한 건 아주 옳았어요. 가끔 자기 마음에 귀를 기울여야 해요. 결정을 내리기까지 거의 6년이나 걸렸고 내 인생이 상당히 바뀌었죠. 이제 내 삶에 통제권이나 자유는 없지만 신경 쓰지 않아요. 그 대신 예전에 느끼지 못했던 깊고 깊은 사랑이 일상이 되었어요. 아이를 돌보고 아이가 나를 믿고 사랑하는 것을 보는 일은 내가 경험한 제일 보람 있는 감정이죠. 딸은 내게 새로운 희망을 주었어요. 아이가 어른에게 인생에 대해 이렇게 많이 가르칠 수 있다고 누가 생각이나 했겠어요? 우리는 아이와 함께 존재하는 것이 기뻐요. 우리 사랑이 얼마나 깊은지, 나는 정말 피곤하지만 또 얼마나 많이 행복한지, 경외스러워요.

파트너와 자녀 양육을 분담하는 여성들에게도, 부모 노릇은 감정적으로나 육체적으로 매우 힘든 일이다. 양육과 직장일의 균형을 맞추는 일도 어렵고 스트레스가 쌓이는 일이다. 과학 기술이 급속도로 발전하는 우리 사회가 부모와 자녀들의 복잡한 욕구에 늘 부응하는 것은 아니다. 자녀를 돌보는 가족의 기능을 실제로 지원하거나 존중해 주지도 않는다. 가족과 직장의 조화가 필요한 여성들을 위해서 여성주의적 이상에 맞는 가족 정책에 대한 정부의 지원이 필요하다. 그런 정책들은 여성과 아이들의 요구에 최우선적으로 부응해야 한다. 직장 보육 시설 운영 등의 정책은 중소기업까지 확대되어야 한다. 모든 '노동자'들은 부모가 되더라도 계속 직장일을 할 수 있도록 유급 육아 휴직이 필요하며, 고용상의 불이익 없이 노동 현장에 복귀할 수 있어야 한다. 또한 영아, 유아, 취학전 아동을 위한 양질의 보육 시설도 제공되어야 한다. 출산과 양육 때문에 휴직했던 이들에게 출산 전과 같은 지위에서 일할 수 있도록 재교육 프로그램이 제공돼야 하고 자녀가 아플 때를 대비해 부모 휴직제, 시간제 근무, 노동 시간 자율 선택제, 노동 장소 선택제, 노동 시장 공유를 위한 노동 시간 단축제도 필요하다.

스스로 선택한 것이든 아니든, 자녀를 키우는 것은 사회 경제적 지원을 받아야 하는 중요하고 가치 있는 일이다. 더 나은 가족 정책을 실현하기 위해서는 부모가 된 사람이나 아이가 없는 사람들이나 서로 협력하고, 자녀 양육은 다음 세대를 위한 사회적 투자라는 인식을 공유해야 한다.

12. 몸에 대한 이해

생식기 찾아보기

다른 여성들과 우리 몸을 이야기하고, 생물학적 사실들을 알아가다 보면 우리 존재가 경이로울 것이다. 우리는 일상생활에 필요한 몸에 대한 정보를 잘 알고 있으며 건강검진에도 적극 참여하곤 한다. 몸의 다른 곳과 마찬가지로 생식기의 외양이나 기능에도 익숙해지는 것이 중요하다. 생식 기관이 어떻게 기능하고 다른 기관들과 상호 작용하는지, 이 과정이 생활 습관, 환경, 총체적인 건강에 어떻게 영향을 받는지 상세히 안다면 유방암이나 우울증, 성병 같은 여성 건강 문제를 훨씬 줄일 수 있다. 여성들은 거울을 통해 생식기의 외양을 관찰해 왔다. 거울이나 손전등, 깨끗한 플라스틱 질경[1]을 조심스럽게 질에 넣으면서 생식기 내부, 즉 질벽과 자궁경부(자궁의 아래쪽)도 볼 수 있다. 질은 매우 깨끗하며 자가 진단을 하면서 부드럽게 만져 보면 아프지도 불편하지도 않다. 혼자서도 할 수 있고, 다른 이와 함께도 할 수 있고, 한 번 또는 여러 번도 할 수 있다. 자가 진단으로 자궁경부와 질벽이 월경 주기와 임신과 완경에 따라 어떻게 변하는지 볼 수 있고, 다양한 질염→650쪽 을 인식하는 법을 배울 수 있다. 자기 성기를 보거나 만지지 못하게 하는 금기를 깨는데 오래 걸리는 여성도 있다.

1 질경은 질을 검사할 때 자궁을 더 쉽게 볼 수 있도록 질 입구를 벌려 주는 의료 기구. 24장 여성의학 상식, 568쪽에 상세한 정보가 나와 있다.

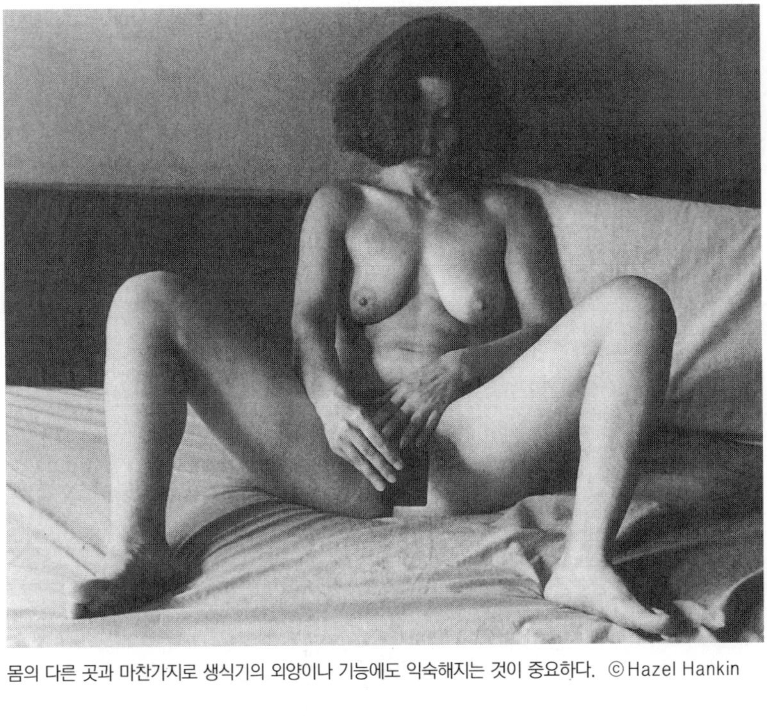

몸의 다른 곳과 마찬가지로 생식기의 외양이나 기능에도 익숙해지는 것이 중요하다. ©Hazel Hankin

2년 전 "바로 네 손가락으로 말이야, 자궁 끝 부분을 만져볼 수 있어." 하는 이야기를 처음 들었을 때 흥미로웠지만 당황했어요. 질 속에 손가락을 넣어본 적이 없었거든요. 스스로 그곳을 만진다는 게 찜찜했지요. '그곳'은 애인이나 의사를 위해 '예약된 곳'이라는 생각이 있었던 겁니다. 두 달쯤 지난 어느 날 오후, 잔뜩 긴장한 채 욕실에 쪼그리고 앉아 손가락을 질 속에 깊숙이 넣었다 빼 봤어요. 매끄럽고 둥그렇고, 톱니 같은 것이 중심부를 둘러싸고 있었는데, 거기가 바로 월경혈이 나오는 데라는 걸 알았어요. 굉장히 흥분되면서도 아무렇지도 않고 멋진 느낌이 동시에 들었죠. 자궁경부를 관찰하려고 지난주에는 플라스틱 질경을 샀어요. 이번에도 시도하려면 그렇게 오랜 시간이 걸릴까요?

생식기의 기능과 구조

골반

이 책을 읽고 그림을 보면서 거울로 질 속을 들여다보면 내용을 더 빨리 이해할 수 있다. 이 글은 마치 여성이 쪼그리고 앉아 손거울로 보듯 씌어졌다. 쪼그린 자세가 불편하면 밝은 곳에서 의자 끄트머리에 최대한 편히 앉으면 된다. 조명을 밝게 하고 시간적 여유를 갖고 방해받지 않을 수 있어야 하며 마음을 편히 갖도록 한다. 질경을 이용하면 더 자세히 볼 수 있다.

맨 먼저 '외음부'로 불리는 바깥쪽 생식기를 볼 수 있다. 이 부분은 가랑이 사이에 보이는 모든 생식기와 출산 기관을 가리킨다. 대개 외음부를 질과 혼동하는데, 질은 외음부의 한 부분일 뿐이다. 사춘기 초기에 나타나는 '음모' 는 성인 여성의 몸을 분명히 구분해 주는 외양적 표시다. 이 음모는 '치구'(비너스 동산이라고도 불림)[2]라 불리는 부드러운 지방 조직에서 자라는데, 완경 이후 차츰 없어진다. 치구는 '치골결합'에 걸쳐 있다. 이 곳은 '치골'의 관절 부분인데, 치골이란 골반뼈 또는 엉덩이를 둘러싸고 있는 뼈를 말한다. 부드러운 피부 밑으로 뼈 부분을 느낄 수는 있어도 관절 부위를 실제로 만질 수는 없다.

다리를 넓게 벌리고 거울을 보면 음모가 다리 사이에서부터 항문 주변까지 덮인 것을 볼 수 있다. '항문'은 직장(대장의 끝 또는 결장)이 몸 밖으로 통하는 구멍이다. 다리 사이에 음모로 덮여 있는 부분은 치구처럼 지방질로 된 늘어진 피부인데 '외음순'(대음순)이라 불린다. 이 외음순은 사람마다 다르게 생겼다. 외음순의 색깔이 더 짙은 사람도 있다.

대음순은 털이 없고 부드러운 두 피부 조직을 둘러싸고 있는데 여기가 '내음순'(소음순)이다. 이 곳은 접촉에 민감하다. 성적 자극이 있으면 부풀고 색이 짙어진다. 내음순과 항문 사이는 '회음부'라 부른다.

내음순 사이를 조심스럽게 벌리면, 내음순이 보호하고 있는 연약한 부위가 보이는데 이곳이 '전정'이다. 이 곳을 더 자세히 관찰한다. 치구 바로 밑에 앞쪽으로 내음순이 합쳐지면서 부드러운 피부가 겹쳐진 부분은 '덮개'로서 '귀두'를 덮고 있다. '귀두'는 '음핵'의 끝부분이다.[3] 귀두를 보려면 덮개를 조심스럽게 벌린다. 이 곳은 전체 생식기관 중 가장 예민한 부분으로, 성적으로 흥분하면 부풀어 오르는 발기성 조직으로 되어 있다. 덮개를 젖혀 본다. 덮개에서 치골결합 부분까지 더듬어 보면, 피부 바로 밑에 단단하고 탄력 있는 움직일 수 있는 인대가 만져진다. 이 곳을 만지면 가끔 성적으로 흥분하기도 한다. 이 곳이 '음핵줄기'이며 걸이인대에 의해 뼈와 연결되어 있다. 걸이인대라든지 다음에 나오는 어떤 기관들은 만질 수는 없지만, 모두 성적 흥분이나 오르가슴을 느낄 때 중요하다. 음핵줄기가 끝나는 지점에서 두 부분으로 나뉘면서, 넓은 각도로 골반뼈에 닿아 있는 두 개의 고정된 발기성 조직인 음핵다리가 있다. 음핵다리는 7~8cm 정도다. 음핵줄기와 음핵다리가 만나는 곳에서, 전정 옆을 따라 내려오면 '질전정구'라는 발기성 조직이 양쪽에 있다. 질전정구와 음핵, 골반에 퍼져 있는 모든 정맥과 근육을 연결하는 외부성기는 성적으로 흥분하면 단단해지고 피가 몰린다(골반 충혈). 월경이 시작되기 직전, 골반에 무언가 가득 차 있는 듯한 묵직한 무게감을 주는 골반 충혈도 있다. 음핵다

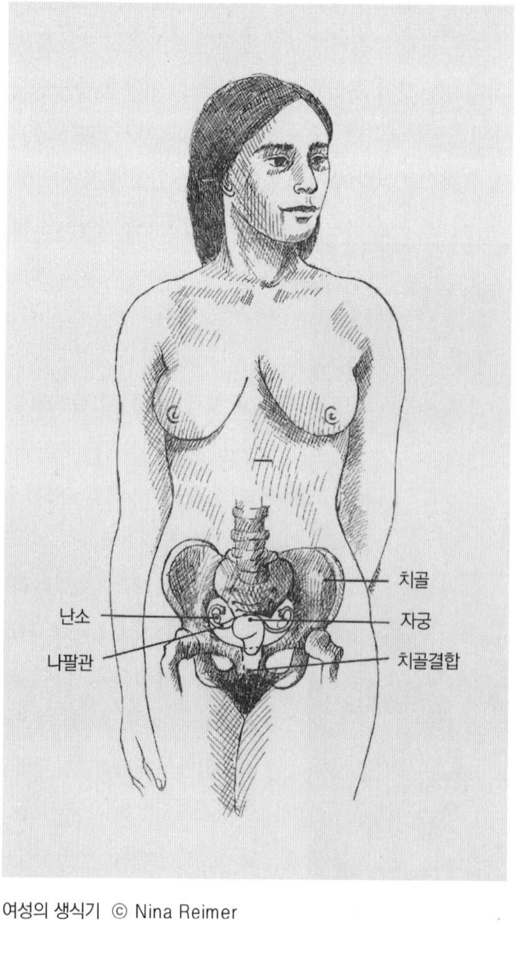

여성의 생식기 © Nina Reimer

2 이 책에는 속어를 포함하지 않았다. 속어는 흔히 여성의 몸을 남성 중심적으로 재현하며, 여성을 비하한다. 우리들만의 언어를 만들 수도 있고, '보지' 같은 일상어를 좀 더 적극적이고 좋은 방향으로 해석하여 사용할 수도 있다.

3 음핵의 귀두를 보통 음핵이라고 한다. 이 책에서는 이런 관습을 따르긴 하겠지만, 실제로 음핵은 귀두, 기둥, 다리로 구성된, 훨씬 광범위한 기관을 의미한다는 것을 기억하기 바란다. 미국의 「여성주의여성건강연방센터」는 음핵을 이같이 재정의하는 것을 매우 중요하게 생각한다.

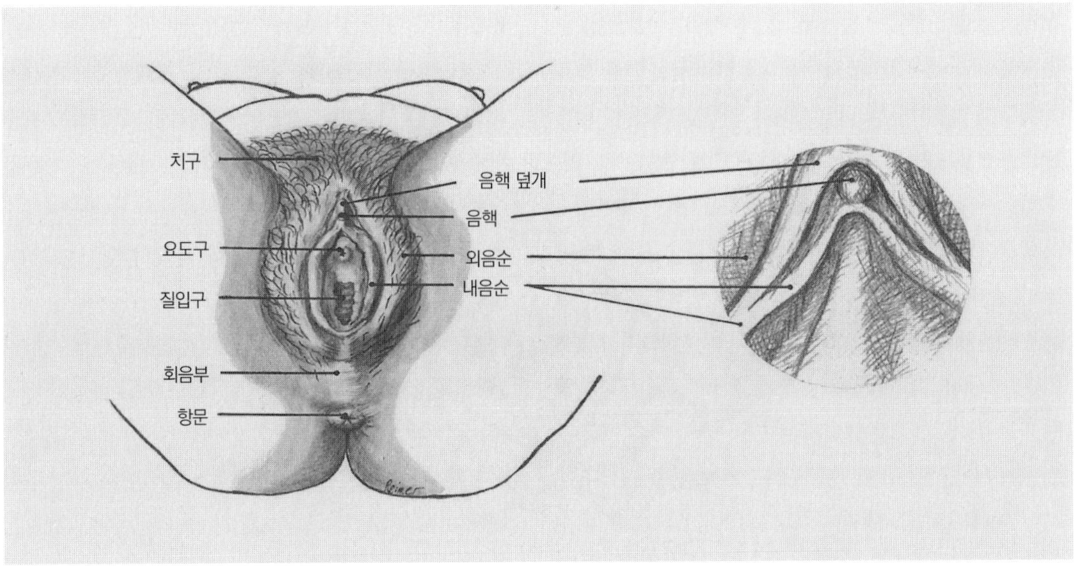

리와 질전정구는 근육 조직에 싸여 있다. 이 근육은 성적으로 흥분했을 때 긴장과 충만감을 일으키고, 오르가슴에 이르면 수축해서, 오르가슴 때 느끼는 무의식적 경련을 일으키는 역할을 한다. 음핵과 질전정구는 우리 몸에서 오로지 성적 감각과 흥분만을 위해 존재하는 유일한 기관이다.

음핵은 해부학적 기원이 음경과 비슷하다. 생식기와 출산 기관을 포함하여, 여성과 남성의 모든 신체 기관은 같은 배아 조직에서 발달했고(이체동형) 비슷한 기능(상사기관)을 담당한다. 실제로 태아가 여아든 남아든 자궁에서 첫 6주 모습은 똑같다. 음핵의 귀두는 음경 귀두에 해당한다. 질의 외음순은 음낭과 똑같다.

관습이라는 미명 아래 소녀의 음핵을 절개하는 문화권도 있다. 심지어 소음순과 대음순을 같이 꿰매기도 한다. 여성의 생식기를 훼손하는 이런 관습이 아직도 수백만 소녀와 여성들을 해치고 있다. → 24장 여성의학 상식, 623쪽

'질전정'과 '바르톨린선'은 질입구 양쪽에 있는 둥근 부위이며 전정구 뒤쪽에 있다. 감염되면 부풀어 오르는데, 이때 이 부위가 느껴진다. 한때 이 분비선이 성적 흥분 때 질 윤활제를 공급한다고 생각됐으나, 현재는 미량의 분비액만 공급한다고 밝혀져 있다.

다시 거울을 들여다보자. 소음순을 벌린 채로 덮개를 젖히면, 소음순과 음핵이 닿은 게 보인다. 닿은 부분 바로 아래에 작은 구멍이 보이는데, 요도의 외부 입구인 요도구다. 요도는 방광으로 이어지는 가늘고 짧은 관이다. 그 아래에 있는 더 큰 통로가 '질입구'다. 요도구가 질입구 가

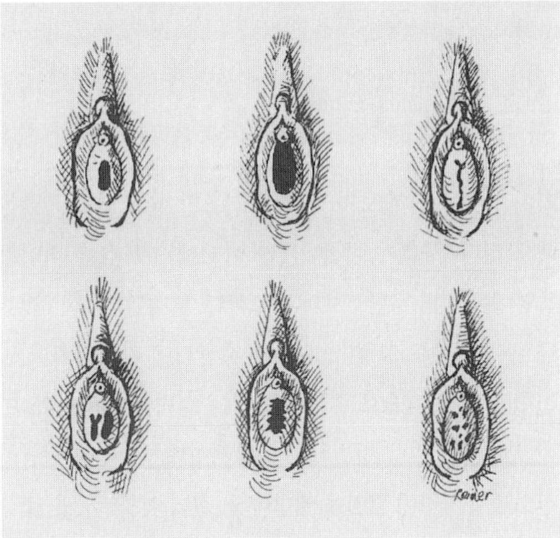

외음부와 확대한 음핵(위), 질주름(아래) ©Nina Reimer

까이에 붙어 있어 성행위를 오래 격렬하게 하면 소변을 볼 때 불편할 수도 있다. 질입구 주변에는 '질주름'[4]의 자취가 남아 있는 것이 보인다. 질주름은 질입구 주변에 있는 얇은 막이다. 질주름은 질입구를 일부 가리고 있지만 질입구를 막고 있지는 않다. 질주름의 크기와 형태는 매우 다양하다. 대부분 질주름은 신축성이 뛰어나서 남성 성기나 딜도[5]뿐 아니라 손가락으로도 얼마든지 쉽게 늘어난다. 심지어 늘어난 뒤 주름도 거의 생기지 않고 그대로 있다.

이제 손가락 한두 개를 '질' 속에 넣어 보자. 질벽이 어떤지, 무엇이 만져지는지 손가락으로 더듬고 눌러 보자. 질 안의 부드러운 주름을 느껴 보자. 신축성 좋은 이 주름은 손가락이나 탐폰, 음경, 아기 등 무엇이나 담아 내게 한다. 손가락을 움직이면서 손가락이 질 안쪽 둘레를 미끄

4 순결 이데올로기의 원천인 '처녀막'이라는 말 대신, '질주름'으로 옮겼다.

5 음경 모양의 성 기구

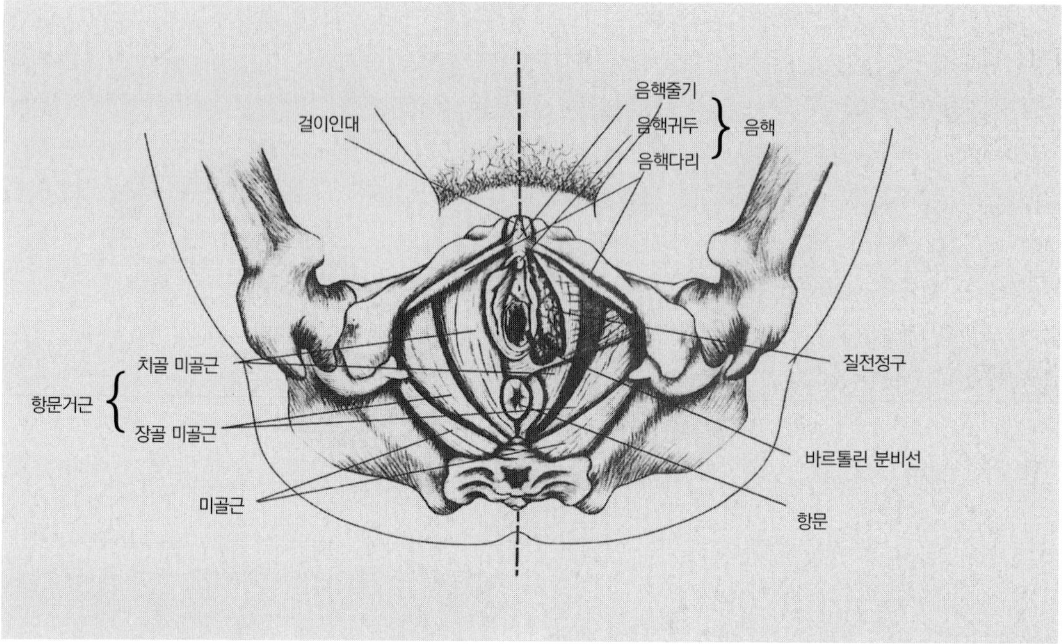

골반저 ©Christine Bondante

러지는 것을 느껴 보자. 질벽은 건조할 때도 있고 촉촉할 때도 있다. 사춘기 이전이거나 아기에게 모유를 먹이는 동안에는 질벽이 평소보다 건조하다. 월경혈이 나온 직후나 완경 후에도 그렇다. 그러나 배란기에 가깝다거나 임신했을 때, 성적으로 흥분했을 때는 질벽이 촉촉하다. 이런 분비물은 질을 청소하는 윤활제이며, 질 내에 적당한 산도를 유지하여 감염을 예방한다. 질벽 이곳저곳을 조심스레 밀어보면, 특히 예민하게 느껴지는 부분이 있다. 여성에 따라서 질의 3분의 1쯤이 그렇기도 하고, 질 전체가 민감할 수도 있다. 이제 손가락을 질 속에 반쯤 넣고 질을 움켜잡아 보자. '골반저 근육'이 잡힐 것이다. 이 근육은 골반 기관을 지탱하며, 흉곽의 아래를 가로질러 뻗어 있는 횡경막에 이르는 모든 인체 기관을 떠받치고 있다. → 케겔 운동, 261쪽

직장과 질 사이에는 얇은 벽 하나만 있기 때문에 직장에 대변이 차 있거나 치질이 있으면 질 한쪽 면에 혹 같은 것이 느껴진다.

이제 가운데 손가락을 최대한 질 속에 깊숙이 넣어 보

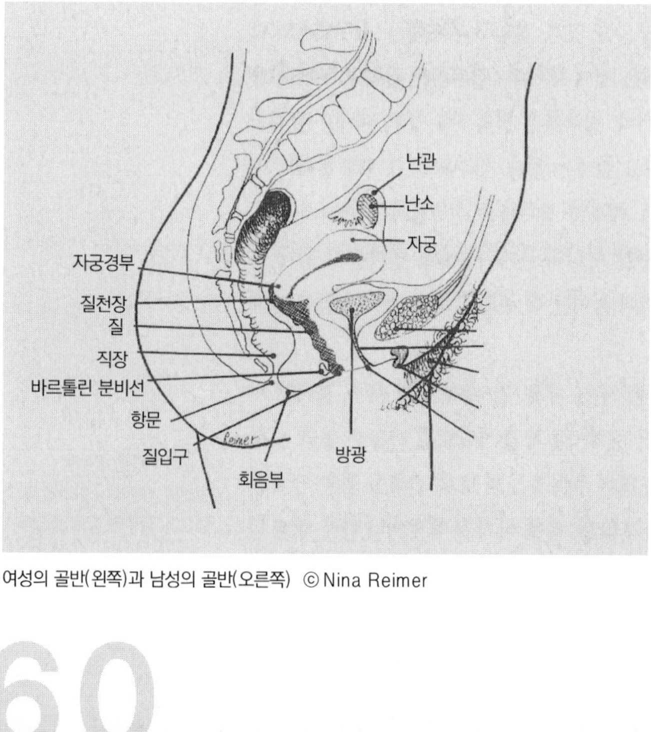

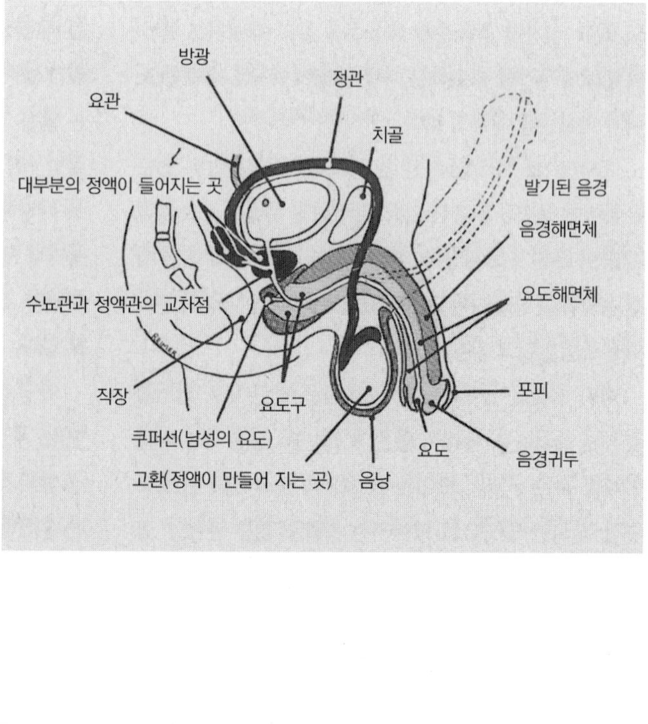

여성의 골반(왼쪽)과 남성의 골반(오른쪽) ©Nina Reimer

자. 손가락을 몸 가운데 쪽이 아니라 등 쪽으로 조금 기울여서 넣는다. 쪼그리지 않고 일어서 있다면, 질은 마룻바닥과 45도 각도에 있게 된다. 그러면 손가락으로 질 끝을 바로 느낄 수 있다. 이 부위가 '질천장'이다(닿지 않으면, 무릎을 가슴에 끌어당기고 손가락을 더 깊이 넣는다. 이렇게 해도 안 닿는 사람이 있다). 질 끝 조금 앞이 '자궁경부'다. 자궁경부를 만지면 가운데가 약간 패인 코를 만지는 느낌일 것이다(아기의 턱 끝을 만지는 느낌과 비슷하다).

자궁경부는 '자궁'의 기반이다. 자극에 민감하지만, 표면에는 신경 세포가 없다. 사춘기나 완경기뿐 아니라 월경기나 성적 흥분 때면 자궁의 위치, 색깔, 모양이 변하므로 자궁경부를 느낄 수 있는 부위는 날마다 조금씩 다르다. 어떤 날은 거의 만질 수 없는데, 우리가 만져 보았던 약간 들어간 곳이 자궁으로 들어가는 '구멍'이다. 자궁경부를 거쳐 자궁으로 통하는 입구는 아주 얇은 빨대 지름 정도로 매우 좁고 점액으로 막혀 있다. 출산할 때 아기가 나올 만큼 엄청나게 벌어지긴 하지만 평소에는 탐폰이나 손가락, 음경도 그곳을 통과할 수 없다. → 24장 여성의학 상식, 568쪽

겉으로 보이지 않는 출산 기관

임신하지 않은 자궁은 주먹만 하다. 자궁의 두꺼운 벽은 인체에서 가장 강한 근육으로 이루어져 있다. 자궁은 방광 뒤, 복벽과 직장 아래 등뼈 가까이에 있다. 자궁벽은 태아가 있거나 비정상적인 발육으로 벽끼리 떨어져 있는 상태가 아니라면 서로 맞닿아 있다. 자궁 윗부분을 '자궁저'(자궁체 최상부)라 한다.

자궁을 양옆 끝에서 바깥쪽과 뒤쪽으로 확장시킨 것이 '나팔관'이다(난관이라고도 부르며 글자 그대로 '난자가 공급되는 길'이란 뜻이다). 나팔관은 길이가 10cm 정도인데, 숫양의 뿔이 뒤로 늘어진 것처럼 생겼다. 자궁 안쪽에서 난관으로 연결되는 통로는 가느다란 바늘만큼 좁다. 난관 반대쪽 끝은 깔대기처럼 생겼고 가장자리에 술이 매달린 '유연체'다. 깔때기 끝의 넓은 부분이 난소를 둘러싸고 있으나 이 둘이 직접 붙어 있는 것은 아니다. 실제로는 연결 조직에 의해 이어져 있다.

난소의 크기와 모양은 껍질을 벗기지 않은 아몬드 같고, 자궁 아래 양 옆에 자리 잡고 있다. 허리 아래 10cm 정도에 있다. 연결 조직이 난소의 위치를 유지해 주며 지방층으로 둘러싸여 보호되고 있다. 난소는 난자를 생산하고 호르몬을 생산하는 두 기능을 한다. 즉, 배아세포(난자)를 만들어 내고 성욕을 불러일으키는 남성 호르몬 테스토스테론뿐 아니라 여성 호르몬으로 알려진 에스트로겐, 프로게스테론, 기타 많은 호르몬을 생산한다. 그 밖에도 우리

케겔 운동

골반저 근육을 강화하는 케겔 운동은 여성에게 좋다. 오르가슴에 이르거나 아기를 출산할 때 고통을 덜어 주기 때문이다. 요실금과 자궁탈 예방에도 도움이 된다(24장 여성의학 상식, 641쪽). 이 운동은 차 안에서나 전화를 걸면서도 할 수 있다. 골반저 근육에 좋은 자세는 다리를 벌려서 쭉 펴는 것이나 소변 볼 때 흘렸다 멈췄다를 반복하거나 손가락 한두 개를 질 속에 넣은 상태에서 질을 조이는 것이다.

2~4초 정도 근육을 조이고 있다가 다시 10초 정도 이완한다. 이 동작을 5번 반복한다. 하루 세 번 정도면 좋다. 근육을 8초 동안 조일 수 있고 이를 10번 정도 반복할 수 있을 때까지 연습해야 한다. 그러고 나서 긴 수축 뒤에 3~4번 정도 짧게 더 해보면, 오랜 수축 끝에 강한 경련이 짧지만 빠르고 강한 조임을 덧붙인다. 방광과 자궁을 꼭대기 층까지 조금씩 올라갈 수 있는 엘리베이터라고 생각하면 된다. 꼭대기에 닿으면, 한 층씩 내려오면서 근육을 점점 풀어 준다(이 운동을 하는 동안 엉덩이와 복부 근육을 수축하지 말고 호흡도 멈추지 않아야 한다).

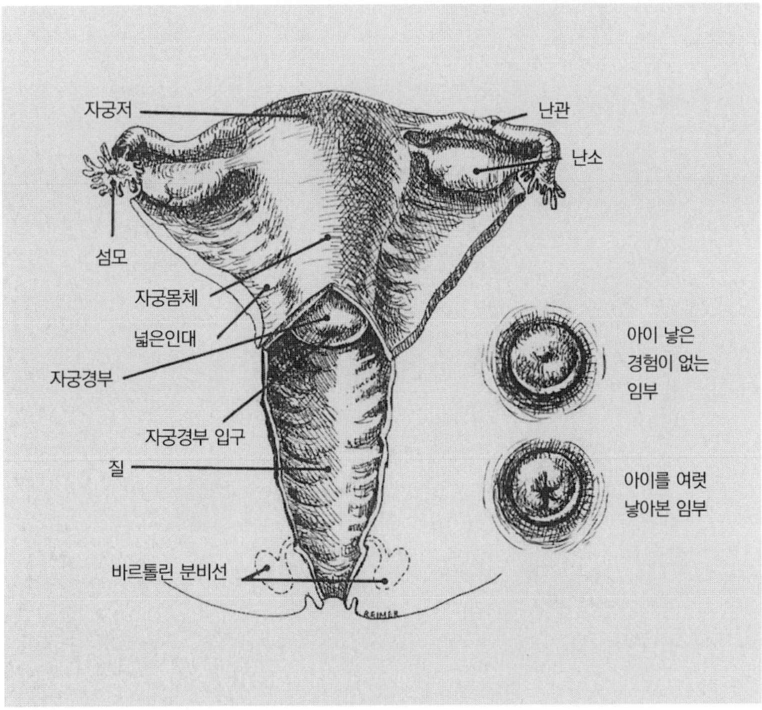

여성의 내부 생식기(왼쪽)와 확대된 자궁경부(오른쪽) ©Nina Reimer

에게 알려지지 않은 난소의 기능은 무궁무진하다. 난소와 난관 끝 사이 작은 틈새에서는 난소에서 배출된 난자가 자유롭게 떠다닐 수 있다. 난관 끝에 달린 손가락 모양의 섬모들은 난소 표면을 쓸어내리고, 배란 후 난자가 난관으로 들어가도록 흔들어 준다. 드물지만, 난자가 난관 밖에서 수정되어 난관으로 들어가지 않으면 복부 임신이 되는데, 이는 여성에게 매우 위험하다.

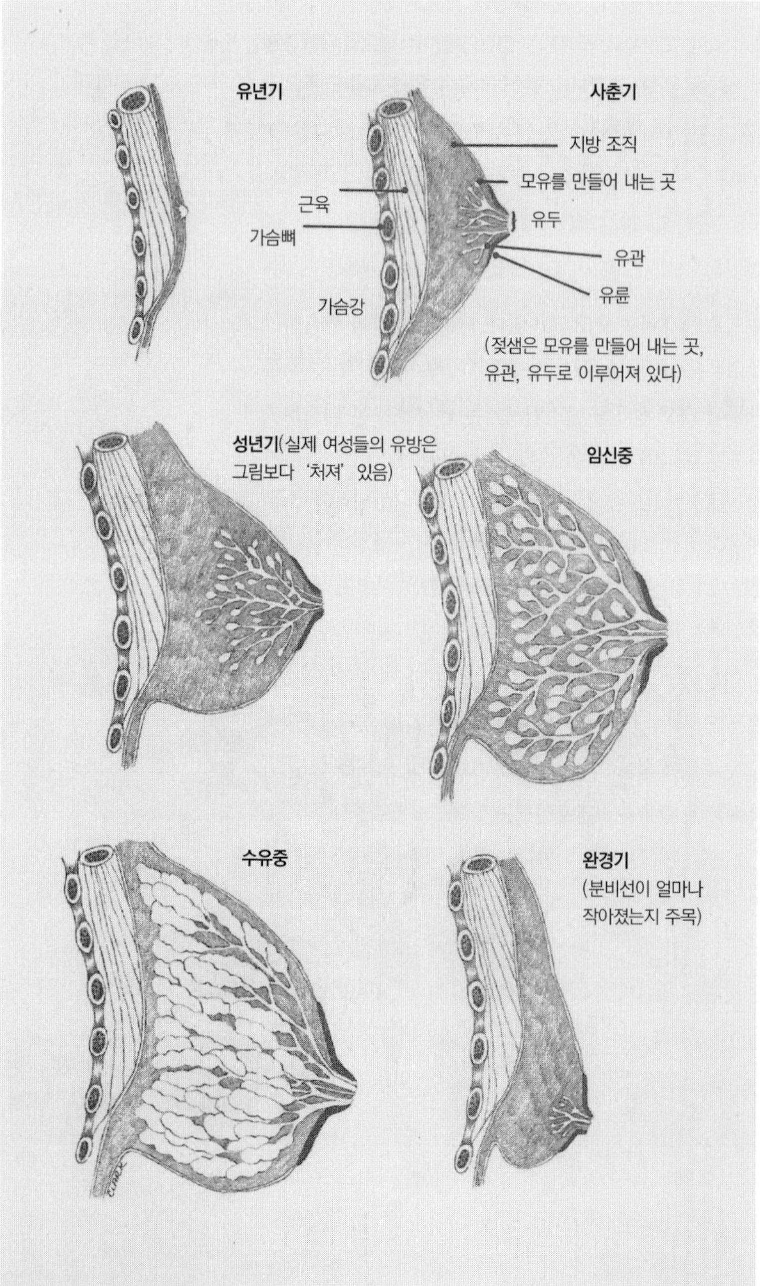

생애 주기에 따른 유방의 변화 © Peggy Clark

유방

가슴을 거울에 비춰 보면 여성들 대부분 양쪽 유방의 모양과 크기가 똑같지 않다는 사실을 알게 된다. 한쪽이 다른 쪽보다 작은 여성들도 있다. 이런 변화는 사춘기 직후 특히 두드러지는데 오랜 세월 유방의 형태를 계속 관심 있게 지켜보면, 피부가 탄력을 잃어 가고 젖샘이 점점 작아지면서 유방이 처지는 것을 알게 된다. 젖샘이 성장을 멈추는 완경기 이후 이런 현상은 더 빨리 진행된다. 여성들 대부분이 월경하기 직전에 가슴이 풍만해지는 것은 유방이 난소가 생산하는 성호르몬에 반응하는 수용 기관이기 때문이다. 이처럼 가슴이 커지면 어떤 여성들은 가벼운 통증을 느끼기도 하고, 겨드랑이 안쪽의 '꼬리'라 불리는 가슴 한 부분이 내려앉는 느낌이 들 수도 있다. 유방은 임신 기간이나 수유 기간에는 상당히 커진다. 유방을 정기적으로 관찰하다 보면 이상이 생겼을 때 유방이 변하는 일반적인 패턴도 알 수 있다.

유방 가운데에는 피부색이 주변보다 짙은 원 모양이 있다. 색깔은 밝은 분홍빛부터 검은빛에 이르기까지 다양하다. 피부색이 흰 여성들은 이 부분이 임신 중에 더 커지고 더 짙어질 때도 있다. 간혹 출산 후에도 계속 이 부분이 검게 나타나는 사람도 있다. 주변보다 짙은 이 부분은 바로 '유륜'(젖꽃판)과 '유두'(젖꼭지)다. 유륜 위에는 작은 돌기들이 나 있다. 이것은 수유기에 젖꼭지를 보호하기 위해 윤활제를 분비하는 피지(기름샘)들이다. 유륜 둘레에 털이 나는 일도 있는데, 피임약을 복용할 때 더 심하다. 유두는 돌출해 있거나 편편하게 누웠거나, 안으로 함몰되어 있는 것도 있는데, 모두 정상이다. 유륜과 유두에는 신경 세포가 있다. 유륜과 유두 바로 아래 유방에서 유일한 근육이 있다. 냉기나 접촉, 성적 흥분에 반응해 유륜은 오므라들고 젖꼭지는 곤두선다.

양쪽 유방 안에는 '지방'과 '연결 조직'이 있고 '유선'도 있다. 이 샘은 젖을 만드는 아주 작은 주머니와 수유 시 젖을 유두로 나르는 관으로 되어 있다. 임신, 출산 (가능) 기간에는 수유를 하지 않더라도 이 샘은 정기적으로 투명 액체를 조금씩 생산해서 유두로 내보낸다.

사춘기에는 성호르몬이 급격히 증가해서 양쪽 유방의 젖 분비샘이 발육하기 시작하고 숟가락 하나 정도로 젖가슴은 커진다. 생식 주기에서 같은 시점에 있는 여성들은 선엽 조직의 양이 거의 같다. 유방은 유선을 둘러싼 지방과 연결 조직으로 이루어져 있다. 유방에 있는 지방질의 양은 어느 정도 유전에 의해 결정된다. 유방 크기를 결정하는 것은 지방질이며, 유방의 성적 반응이라든지 출산 후 젖 분비량은 유방 크기와 아무런 상관이 없다. 성호르몬 분비 정도는 월경 주기, 피임약 복용을 시작할 때나 중단할 때, 임신이나 수유 기간, 완경의 영향에 따라 다르기 때문에 유방 크기와 모양에 변화가 있을 수는 있다. 유방 엑스선 사진을 찍기에 가장 좋은 시기는 월경이 끝난 직후부터 7일까지인데, 이때는 가슴이 팽창하지 않기 때문에 유방 분비선이 가장 잘 보인다.→ 24장 여성의학 상식, .유방 조영술, 585~587쪽

생식 주기

아동기는 우리 몸이 아직 성숙되지 않은 단계다. 사춘기에 우리는 아동기에서 성인기로 이행하는 신체 변화를 겪는다. 여성들에게 사춘기는 음모와 겨드랑이 털, 유방이 성숙하는 시기이고 이때 몸무게와 키도 급격히 성장하고 골격이 완성된다. 한국 여성들의 초경 나이는 2003년 현재 20~30대는 평균 13~17세, 10~20대는 13세이며 꾸준히 낮아지고 있다.[6] 월경을 하려면 지방이 전체 몸무게의 4분의 1 정도 차지해야 한다. 일부 전문가들은 그 이유가 렙틴 호르몬 때문이라고 보는데, 지방 세포에서 생산되는 이 호르몬의 혈중 농도가 어느 정도에 이르러야 월경 주기가 시작되고 사춘기 이후에 월경이 지속된다는 것이다. 따라서 규칙적인 월경 주기를 유지하기 위해서는 지방, 탄수화물(당분과 녹말류), 단백질을 균형 있게 섭취해야 한다.

월경과 배란은 보통 50세까지 계속되는데, 40세에 끝나는 사람도 있고 55세까지 하는 사람도 있다. 월경이 멈추면 일어나는 '완경'을 '갱년기'라고 하는데, 대략 15년 정도다.

이 같은 전체적인 재생산 과정은 우리 몸의 한 부분에서 다른 부분으로 새로운 메시지를 전달하고 수용체 조직에 영향을 미치는, 혈류와 뇌에 있는 화학 물질인 호르몬에 의해 조절된다. 성호르몬은 아동기에는 약하게 분비되다가 가임기에는 급격히 증가하고 완경기 이후 감소하거나 구성 비율이 달라진다. 월경이나 완경의 기미와 증상은 호르몬 수치 변화에 따른 것으로 알려져 있다.

우리가 가임기에 들어섰다가 또 거기서 빠져나오는 두 가지 시기를 경험한다고 생각하는 방식이 마음에 들어요. 완경기가 또 다른 종류의 사춘기로 여겨지거든요.

가임기에는 매달 호르몬 리듬에 따라 배란과 월경 시기가 정해진다. 이 월경 주기는 한 달에 며칠 정도씩 임신을 할 수 있게 함으로써 여성의 생식력을 조정한다. 월경 주기 동안 몸의 변화를 지켜보면, 언제 가장 임신할 가능성이 높은지, 언제 월경이 시작될지 알 수 있다.

난소 주기: 배란

월경 주기를 기존 의학의 개념으로 보고 싶지 않습니다. 뇌에 작용하는 호르몬이 난소에 작용하는 호르몬을 통제한다는 식으로 위계화되어 있으니까요. 그렇게 단순하지 않은데 말이에요. 대신 나는 월경 주기를 뇌가 지휘하는 호르몬 오케스트라가 연주하는 교향곡으로 생각하고 싶어요. 모든 게 제대로 돌아가려면 알맞은 시기와 리듬이 조화를 이루어야 하거든요. 음악과 마찬가지로 생식력도 어떤 한 호르몬이 절대적이거나 아예 없는 상태보다는, 리듬과 멜로디와 음역을 미세하게 조정하는 것이 중요하지요.

여성은 두 개의 난소에 각각 100만 개의 난포를 지니고 태어난다. 난포는 속이 빈 공 같은 세포이고 중심에는 각각 미성숙한 난자가 들어 있다. 난소는 아동기 동안 난포의 반 정도를 흡수한다. 초경 때까지 살아남은 40만 개의 난포 중 성숙한 난자로 발달해 배란되는 것은 전체 가임 기간을 통틀어 300~500개 정도다.

가임기에는 매달 10~20개의 난포가 호르몬의 영향으로 성숙하기 시작한다. 대개 1개만 완전히 성숙한다. 우리 몸은 완전히 성장하기 못한 나머지 세포들을 다시 흡수한다. 난포의 일부 세포들은 에스트로겐이라는 호르몬을 분비한다. 성숙한 난자를 품은 난포는 난소 표면 쪽으로 이동한다. 배란 때에는 난자가 나갈 수 있도록 난포와 난소의 표면이 열린다. 이때 사람에 따라 아랫배나 등이 아프거나 경련이 일기도 하고, 질 밖에서 조금씩 출혈이 일어나기도 한다. 이런 증상 때문에 맹장염이나 자궁외 임신으로 혼동하기 쉽다. 이를 '배란통'이라 한다. 두통, 위통, 무기력증에 시달리는 여성들도 있고, 배란기에 기분이 더

6 삼성서울병원 최두석 교수팀 조사

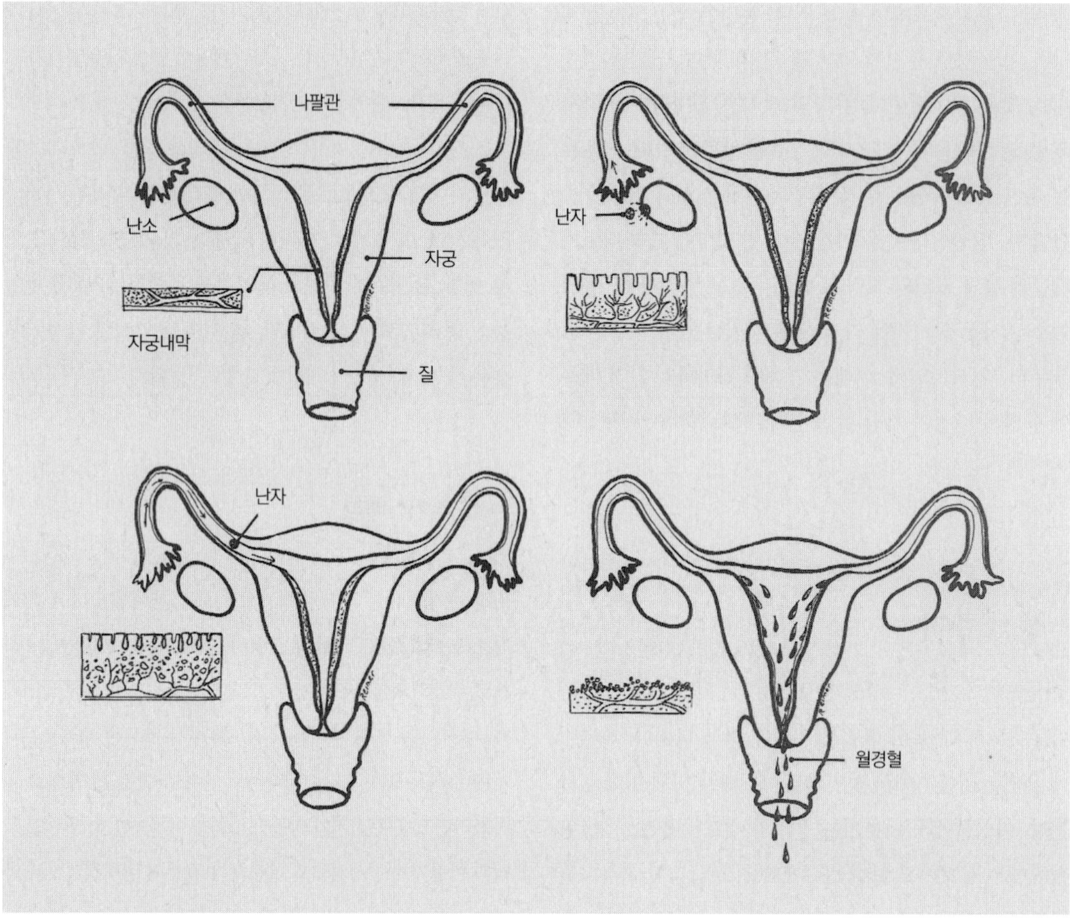

월경 주기 4단계별 자궁내막의 모습. 위 왼쪽부터 월경 끝, 배란, 배란 후 5일간, 월경 ©Nina Reimer

좋아진다는 여성들도 있다. 자궁경부 점액도 이 시기에 변화한다.→ 다음 쪽

배란기 직전에 난포 안의 세포들은 에스트로겐과 함께 프로게스테론도 분비하기 시작한다. 배란 후 속이 빈 난포를 '황체'라 부른다. 임신 때문에 월경 주기가 중단되면, 황체가 만드는 호르몬이 임신을 유지하게 한다. 임신하지 않으면 난포는 다시 흡수된다. 배란 후 방출된 난자는 난관의 깔때기 모양의 난관 끝부분으로 빨려 들어가고 난관 속 근육의 물결 같은 수축(연동 운동)을 따라 며칠 동안 자궁을 향해 움직인다. 난관에는 끊임없이 움직이는 매우 가느다란 털(섬모)이 나 있다. 여성이 남성과 성교하거나 정자를 기증받으면, 이 섬모들이 정액을 난소 쪽으로 몰아 정자를 난자 쪽으로 옮겨 준다.

수정(난자와 정자의 결합)은 대개 나팔관의 3분의 1 지점 난소와 가까운 쪽에서 일어난다. 수정을 임신이라고도 하는데, 보통 배란된 지 하루가 지나기 전에 일어난다. 수정된 난자가 자궁에 이르는 데 5~6일이 걸린다. 자궁내 장치로 인한 감염이나 자궁내막염, 골반염 때문에 난관에 상처가 있거나 난관이 비정상적으로 구부러져 있으면, 수정란이 난관에 착상되어 위험한 난관 임신(자궁외 임신)이 된다.→ 22장 자연유산·사산·불임·입양

수정되지 않은 난자는 보통 월경 시작 전에 분해되거나 질 분비액과 함께 배출되는데, 우리가 느낄 수는 없다.

자궁 주기와 월경

자궁경부의 변화

자궁경부에서 생산되는 점액의 성질은 월경 주기 동안 호르몬에 반응하여 변한다. 일반적인 형태가 있기는 하지만 손가락으로 질입구를 만져 보고, 분비물 상태를 눈으로 살펴보고, 질의 상태가 촉촉한지 건조한지 주의를 기울이고 자기 몸의 특징들을 몇 주기에 걸쳐 매일 기록해 보면 각자 고유한 주기를 알 수 있다. 또한 자기 분비물을 맛볼

수도 있다. 각자 고유한 상태에 따라 시큼하기도 하고 짜기도 하고 달기도 하다. 현미경으로 분비물을 관찰하면, 보통 헝클어져 얽혀 있는 실타래 같은 형태로 분비물이 보인다. 정자나 박테리아 같은 수많은 다른 유기체들이 분비물을 통과하기는 매우 어렵다. 그러나 배란기에는 분비물이 에스트로겐의 영향을 받기 때문에 정자를 자궁으로 인도할 수 있도록 좀 더 길고 다소 정렬된 섬유 조직 모양을 띤다. 점액은 이렇게 자궁을 위한 일종의 문지기다. 배란기에는 질에서 생산되는 산성 분비물에서 정자를 보호하기 위해 자궁 전체를 충분히 덮을 정도로 많은 점액이 분비된다. 배란 후 프로게스테론이 에스트로겐을 중화시킬 때, 자궁경부 점액은 농도가 짙어지고 질은 점점 건조해진다. 완경기 여성은 자궁경부 점액의 변화를 살펴보는 것이 에스트로겐 수치를 알 수 있는 간단한 방법이다.

질경으로 자궁경부를 들여다보면, 배란기에는 자궁경부가 질 쪽으로 세게 끌어당겨지는 것을 알 수 있다. 이때 자궁경부는 부풀고 부드러워지며 조금 열린다.

자궁내막의 변화와 월경

성숙한 난포에서 만들어진 에스트로겐은 '자궁내막'의 분비선이 성장하여 두터워지게 하며, 분비선에 공급되는 혈액을 늘린다(증식기). 월경 주기 중 이 시기는 6일에서 20일까지 기간이 매우 다양하다. 난자를 방출한 뒤 파열된 난포에서 만들어지는 프로게스테론은 자궁내막 분비선이 배아에 영양을 공급할 물질을 분비하도록 자극한다(분비기). 수정란은 분비기에만 착상되고 증식기에는 착상될 수 없다.

수정되지 않았다면 나머지 난포나 황체는 약 12일 동안 에스트로겐이나 프로게스테론을 생산하며, 마지막 며칠 동안 양이 적어진다. 에스트로겐과 프로게스테론이 감소하면, 자궁 안의 미세한 동맥과 정맥이 막힌다. 자궁내막에는 영양분이 더는 공급되지 않고 떨어져 흘러나오게 된다. 이것이 월경이다. 월경 중에는 자궁내막 대부분이 떨어져 나오고 새로운 내막을 만들기 위해 아래쪽의 3분의 1만 남는다. 그러고 나면 새로운 난포가 자라고 에스트로겐을 분비하기 시작하며, 새로운 자궁내막을 형성하며 월경 주기가 다시 시작된다(월경 주기가 완전히 자리 잡은 뒤에도 무배란 월경이 있을 수 있다. 젊은 여성들은 평균 1년에 한 번씩은 무배란 월경을 하며, 완경기에 가까워지면 1년에 8~10번 정도로 늘어난다).

월경 주기는 어느 정도 불규칙한 게 보통이다. 한 주기는 대개 20~36일 정도이며 평균 28일이다. 길고 짧은 월경 주기가 교대로 나타나는 여성도 있다. 자연적으로 약간의 변화는 있기 마련이며 스트레스가 심하면 변화가 크다. 나이가 들거나 임신을 했다면 더 두드러진 변화를 느끼게 된다. 평균적인 월경 기간은 2~8일 정도인데, 보통은 4~6일간이다. 월경혈은 간헐적으로 나오는데, 항상 분명한 것은 아니다. 월경 기간에 방출되는 양은 대개 4~6 큰술(57~85g) 정도다.

최근 연구 결과를 보면 콩제품(두부, 콩, 된장 등)이 완경 시기를 늦춘다고 한다. 콩은 에스트로겐과 비슷한 역할을 하는 천연 화학 물질인 '식물성 에스트로겐'을 함유하고 있는데, 이 물질은 유방암을 예방한다고 알려져 있다. 월경 주기를 늘리고, 종양을 억제하는 효과가 있기 때문인 것으로 보인다. 콩을 많이 먹는 지역의 여성들은 다른 지역 사람들보다 유방암에 적게 걸린다.

월경혈

월경혈에는 혈액(가끔은 응고된)뿐만 아니라 자궁경부 분비물, 질 분비물, 세포, 자궁 조각 등이 포함돼 있다. 그러나 혈액이 모든 내용물을 붉거나 갈색으로 물들이기 때문에 혼합된 내용물은 알아보기가 힘들다. 적은 양이긴 하지만 이렇게 정기적으로 피를 배출하는 월경은 빈혈을 일으키기도 한다. 월경혈은 공기 중 박테리아와 접촉해 부패하기 전까지는 나쁜 냄새가 나지 않는다.

월경용품

다양한 문화에 살고 있는 여성들은 그간 여러 방식으로 월경혈을 처리해 왔다. 인류 초창기부터 여성들은 주로 특수한 천이나 옷감을 빨아서 다시 쓰는 등 가능한 모든 재료를 사용하여 월경대나 탐폰을 만들었다. 오늘날 어떤 여성들은 솜이나 거즈, 융으로 월경대를 만들기도 한다. 대부분의 여성들은 대개 레이온과 면이 섞인 상품화된 일회용 월경대나 탐폰을 사용한다.

시중에서 판매하는 탐폰은 여성 건강에 심각한 문제를 일으킨다. '독성 쇼크 증후군'은 드물게 있었지만, 특히 레이온과 합성 물질로 만들어 흡수성이 높은 탐폰을 사용했을 때 주로 발생하는 생명을 위협하는 혈액 감염이다(순면 탐폰은 독성 쇼크 증후군에서 안전하다. 이 증후군은 드물지만 페서리, 키퍼,[7] 스펀지[8]에서도 나타난다). 독성 쇼크 증후

7 키퍼는 몸에 넣어 월경혈을 받아내는 기구로 미국의 한 업체가 내놓은 상표명이다. 이와 비슷한 종류로는 캐나다에서 나온 디비컵, 영국에서는 문컵 등이 있다.

8 스펀지는 바다 생물인 해면으로 만든, 몸에 넣어 월경혈을 흡수하는 기구다.

월경용품 관련 운동

한국의 「피자매연대」는 일회용 월경대와 탐폰 대신에 순면 월경대 같은 친여성적 대안 월경용품을 널리 알리고 보급하는 데 앞장서고 있다. 동시에 순결, 월경 금기 등 남성 중심적 사회 통념에 반대하는 운동의 일환으로 온라인에서 각종 대안 월경용품에 관한 정보, 창조적이고 대안적인 아이디어를 나누고 있다. 오프라인에서는 대안 월경대를 만들기 위한 워크숍으로 친환경 월경 문화를 확산해 가고 있다.

「한국여성민우회 여성환경센터」에서는 여성의 필수품인 월경대에 대한 부가세 폐지 운동을 벌여, 2004년 4월부터 국산 월경대 판매에 부과되는 부가세가 면제되는 성과를 거뒀다.

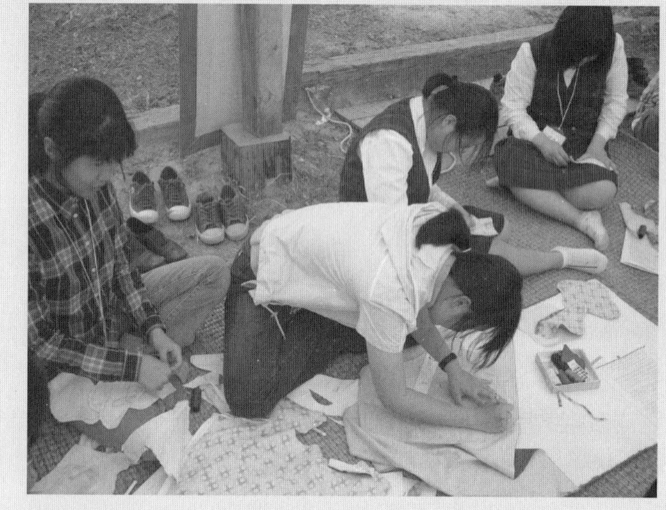

대안생리대 만들기 워크숍 ©피자매연대

군을 피하려면 지나치게 흡수력 높은 탐폰을 사용하지 말고 특히 밤에 잘 때는 탐폰을 빼야 한다. 탐폰 포장지에 써 있는 흡수율을 확인하고 자신의 월경량보다 흡수성이 적은 것을 사용해야 한다. 빼기가 힘들거나 뺄 때 잘 찢어지거나 자궁이 건조해지는 것이 흡수성이 강한 탐폰이다. 그런 조건에서 탐폰을 사용하면 우리가 느끼지 못하는 사이 자궁벽에 염증을 일으킨다. 독성 쇼크 증후군의 신호를 알아 두었다가, 그런 증상이 나타나면 즉시 탐폰을 제거해야 한다. 어떤 여성은 이렇게 말한다.

근무 중이거나 회의가 길어질 때, 여행이나 수영할 때처럼 꼭 필요할 때가 아니면 최대한 탐폰 사용을 자제해요. 그러면 한 달에 3개나 5개 정도만 사용하게 되지요.

독성 쇼크 증후군의 위험성 외에도 탐폰을 사용하는 여성 중에는 질염이나 가려움, 쓰라림, 이상한 냄새, 드물게는 탐폰 사용 중에 선홍색 출혈을 경험하는 이도 있다. 이런 증상이 있으면 사용을 중단하고 흡수력이 낮은 것을 사용하거나 다른 상표로 바꿔야 한다. 제품이 시장에 나오기 전에 탐폰의 함유 물질이나 안전성을 검사하는 제도가 없고, 이에 대한 연구는 대부분 생산자들이 비밀리에 수행해 왔다.

월경 제품에 남아 있는 다이옥신 잔여물 대부분 시중에서 판매하는 일회용 월경대나 탐폰은 더 희고 흡수성을 더 좋게 하기 위해 염소 표백 처리를 하며, 레이온 제품은 더 심하다. 염소는 일회용 월경대나 탐폰에 다이옥신을 남길 뿐만 아니라 수질오염을 일으키고, 쓰레기 처리 과정에서 매립지를 오염한다. 다이옥신은 암과 여러 질병을 일으키는 독성물질이다. 게다가 대부분의 면제품은 많은 양의 살충제로 오염되어 있다. 탐폰과 일회용 월경대에 남아 있는 물질을 조사하다 보면, 목화솜이 살충제를 뿌리지 않은 유기농 제품이 아니라는 것을 알게 된다. 월경 제품에 있는 다이옥신과 살충제 잔여물은 특히 위험하다. 자궁 내부는 다른 피부 조직보다 훨씬 흡수성이 좋은 데다 한 번에 몇 시간씩 탐폰이나 일회용 월경대를 사용하기 때문이다.

시중에서 판매하는 탐폰이나 일회용 월경대의 대안 화학 물질 잔여물과 독성 쇼크 증후군 때문에 많은 여성들이 새로운 월경 제품을 사용하고 있다. 순면 탐폰(되도록 유기농 제품으로 염소가 들어가지 않은), 물로 세탁할 수 있는 천으로 된 월경대, 월경혈을 흡수하기보다 모으는 장치 등이

월경용품 회사들은 늘 '기능이 향상된 새로운' 제품을 광고한다. '냄새를 없앤', '향기나는' 탐폰이나 패드, 여성 특유의 냄새를 제거한다는 스프레이 제품은 피해야 한다. 많은 여성들이 이런 제품에 함유된 화학물질에 알레르기를 일으킨다. 문제가 생기면 사용을 즉시 중단해야 한다.

다. 일부 거대 탐폰 업체들이 '순면, 염소가 들어가지 않은 제품'이라며 시중에 내놓는 탐폰은 허위 광고로 계속 법정 소송 중이며, 살충제는 아직까지도 문젯거리로 남아 있다. 순면, 100% 유기농 면제품, 염소 처리되지 않은 탐폰은 인터넷으로 주문할 수 있다.

어떤 여성들은 재사용이 가능하고 가격이 싼 '천연 스펀지(미용용품점에서 판매하는 해면동물의 섬유 조직)를 사용하기도 한다. 그러나 많은 오염 물질이 바다에 버려지기 때문에 천연 스펀지가 얼마나 많은 오염 물질을 함유하고 있는지, 그런 오염 잔류 물질이 실제로 어떤 많은 문제를 일으키는지 알 수 없다. 이와 관련해 검사가 시행된 적이 거의 없다. 천연 스펀지를 사용하기 전에 5분 이상 끓이면 도움이 된다. 사용 후에는 식초와 물을 섞어서 빨고, 잘 헹군 다음 널어서 말린다.

어떤 이들은 월경혈을 흡수하는 것보다 모았다가 버리는 제품을 선호하기도 한다. '키퍼'는 탄력 있는 고무로 만든 기다란 컵으로, 질 아래에 놓아 월경혈을 모은다. 키퍼는 수영이나 다른 신체 활동을 할 때 착용할 수 있으나, 성기결합이나 질 흡입을 할 때는 사용할 수 없다. 키퍼는 한국에서도 「피자매연대」 등에서 인터넷으로 주문할 수 있다. 키퍼와 같은 방식의 페서리나 자궁경부캡을 사용하는 여자들도 있다.

'인스테드'는 월경혈을 받기 위해 질 안쪽에 넣는 비교적 새로운 일회용 기구다. 체온에 반응해 가장자리가 부드러워져서 월경혈이 새거나 흐르는 것을 막는 덮개가 만들어진 인스테드는 격렬한 신체 활동이나 성기결합 중에도 사용할 수 있다.

여러 실험 결과 고무나 라텍스가 독성 쇼크 증후군을 일으키는 독성 물질의 생성을 증가시킬 수 있다고 나타났다. 키퍼 같은 고무나 라텍스로 만든 장치를 사용해도 (합성 섬유가 들어간 탐폰보다 훨씬 적긴 하지만) 독성 쇼크 증후군 위험이 없는 것은 아니다.

진보적인 자조모임 여성들이 개발하고 사용하는 방법은 월경 추출법이다.→ 17장 인공유산, 377쪽

몸을 움직이거나 자신을 돌보는 데 제약이 있는 장애 여성들, 예를 들면 하체 감각이 없거나 손을 사용할 수 없는 이, 휠체어를 사용하는 이들에게 모든 월경용품의 사용이 매우 불편하거나 힘이 든다. 이를 해결하려면 현재 구할 수 있는 모든 제품을 모아 놓고 가장 적당한 것을 고르는 수밖에 없다. 예를 들어 요실금 환자를 위한 대형 패드, 기저귀, 팬티라이너를 사용할 수도 있다. 그러나 이런 제품들은 대부분 합성수지를 사용하거나 피부염증을 일으키는 염소 표백 제품이다. 대안용품을 생산하는 기업이 더 발전해서 우리가 만족스러운 제품을 쓸 수 있어야 한다.

월경을 보는 관점

월경에 대한 문화적, 종교적, 개인적 태도는 여성의 월경 관련해서 경험에 속하며 여성에 대한 우리 사회의 인식을 반영한다. 월경에 대한 사회의 태도와 관습에 영향 받아온 방식을 잠시 생각해 보자. 월경에 대해서 처음에 어떻게 들었는가? 월경에 대해 알게 된 다른 계기는? 가족, 친구, 광고, 애인, 책, 영화, 선생님, 간호사, 의사, 갖가지 금기, 은어, 별칭, 농담으로? 특별히 기억에 남는 경험은 무엇인가? 그런 경험에 어떤 기분이 들었는가? 최근의 경험은 좀 다른가? 월경은 내 인생에 어떤 의미가 있나?

월경 중인 여성을 완전히 격리하거나 다른 여성들하고만 지내도록 하는 문화권도 있다. 월경혈은 불결하다거나 월경 중인 여성은 초자연적인 힘이 있다고 생각했기 때문이다. 이런 힘을 좋게 여기는 예도 더러 있었지만, 파괴력을 지닌 두려운 것으로 여기는 예가 더 많았다. 여성들은 이런 관습을 명상을 하거나, 나이든 여성이 젊은 여성들에게 자신의 지식을 전하는 시간으로 이용했다.

오늘날에도 월경 중에 운동, 샤워, 성교를 억제해야 하며 월경한다는 사실 자체를 숨겨야 한다는 금기가 여전히 존재한다. 대중 매체의 월경용품 광고에 나오는 단어들을 조사해 보면 우리 사회의 월경에 대한 금기가 어떻게 강화되는지 알 수 있다.

월경 주기가 여성을 불안하게 하고, 활동성이 떨어지게 만든다는 믿음 때문에 여성 고용을 거부하거나 여성을 열등한 존재로 취급하는 사람들도 있다. 여성과 남성 모두 정서의 영향을 받는다. 그러나 정서 변화가 마치 월경하는 여성에게만 나타나는 여성 특유의 정서 불안인 것처럼 간주한다. 월경에 대한 사회의 부정적인 태도는, 여성들에게 자신의 감정 변화를 인정하는 것을 두려워하고 부정하게 만든다. 월경 때문에 여성이 노동 시간을 허비한다는 생각도 전혀 근거가 없다. 예를 들어, 미국에서 간호사를 대상으로 한 연구를 보면, 월경 문제로 낭비하는 시간이 거의 없는 것으로 나타났다. 여성들 대다수는 월경 기간에, 근무를 수행하는 것이나 생각하는 능력 면에서 별다른 차이가 없다. 우리는 아직도 개인의 신체 리듬을

월경 주기에 대해 더 알아보자

자신의 월경 주기를 잘 알 수 있는 좋은 방법은 간단한 도표를 만들어 보는 것이다. 월경이 시작된 날을 달력에 적고, 그 밖에 월경과 관련하여 관심 있는 것을 무엇이든 적어두거나 다른 표나 일지를 만든다. 더 꼼꼼히 살펴봐야 할 것들은 색깔, 질감, 맛, 덩어리짐, 자궁경부와 유방의 변화, 전반적인 육체적, 감정적, 성적 상태의 변동 등이다. 예상했던 유형 변화를 발견하지 못할 수도 있고 월경 중에 일어나는 특별한 변화를 발견할 수도 있다. 월경 주기 관찰을 넘어 신체 감정 변화와 관련 있는 모든 사회생활 주기, 그날, 그 주, 그 달과 관련된 리듬의 변화도 함께 살핀다.

고려하지 않고 우리를 위한 어떤 스케줄의 고려 없이 우리를 '필요로'만 하는 가정, 사무실, 공장 등에서 일하고 있다.

월경에 대한 느낌

많은 여성들이 초경을 시작할 때 겁을 먹거나 당황한다. 우리는 어디서 월경혈이 나오는지, 왜 나오는지, 왜 가끔 아픈지 거의 모르고 자란다. 처음 월경혈을 보았을 때 자신이 죽어간다고 생각하는 이도 있다. 또 어떤 여성들은 자신이 월경 중이라는 것을 선생님이나 남자애들이 알까봐 몹시 신경 쓴다. 한편 어떤 여성들은 월경을 하지 않는 것을 비정상이라고 느낀다.

월경에 대해 늘 걱정했어요. 친구들은 모두 벌써 하고 있는 것 같았거든요. 소외된 느낌이 들었어요. 월경을 한 상징으로 생각하기 시작했지요. 월경을 하면, 여자가 되는 거라고 말이죠.

월경의 시작과 끝은 개인마다 경험이 다르다. 월경을 반기는 이가 있는가 하면 그렇지 않은 이도 있다. 잘 알다시피, 우리 몸을 긍정적으로 생각할수록, 자신을 더 많이 알수록 월경 주기에 대한 경험은 달라질 수 있다. 자신에 대해 특별히 좋은 느낌을 갖는다면 월경은 그런 자아를 확인하고 창조하는 즐거운 경험이다. 또는 정반대의 감정을 가질 수도 있다.

월경을 할 때가 정말 좋아요. 마치 계절이 바뀌는 것 같아요. 다른 여성들과도 깊은 연대감을 느끼고요. 삶을 북돋아 주는 잠재력과 상상력이 풍부해지고, 나도 모르게 상냥해지고, 기운이 나지요. 월경할 때 약간 있는 통증까지도 즐긴다니까요. 통증이 내가 월경을 하고 있다는 사실을 일깨워 주거든요.

완경기에 접어들면서 월경이 눈에 띄게 뜸해졌어요. 몇 개월씩 월경이 없다가 다시 월경을 하게 되었는데 깜짝 놀랐지요. 나는 다시 탐폰과 찜질 패드를 서둘러 꺼냈어요. "오, 이런, 아직 끝나지 않은 건가?" 월경에 대한 향수와 약간의 슬픔이 동시에 느껴졌어요. 마치 이번이 내가 할 수 있는 마지막 월경인 것처럼요.

우리 중에는 월경에 별로 관심이 없는 이들이 있고, 그림, 노래, 글쓰기, 새로운 의식들을 통해 월경을 더 깊이 탐구하는 이들도 있다. 한국에서는 1999년부터 월경을 여성의 눈으로 보자는 축제, 「월경페스티벌」→ 27장 변화를 위한 연대, 705쪽 해마다 열리고 있고, 여성들이 초경을 즐겁게 맞이할 수 있도록 안내하는 책도(『초경파티』) 출간되어 있다.

월경에 따르는 문제들

월경은, 여성의 삶에 수십 년간 나타나는 정상적이고 건강한 현상이다. 그러나 다양한 문화권에 걸쳐 많은 여성들이 미미한 것에서 심한 고통에 이르기까지 다양한 월경 문제를 경험한다. 가끔 겪든 자주 겪든 문제를 이해하고 대처하는 것은 중요하다.

월경 문제는 불가피한 것이 아니다. 왜 어떤 여성들은 월경 문제를 겪고 다른 여성들은 겪지 않을까? 육체적, 사회적 외부 환경과 주기적으로 바뀌는 몸의 화학 물질이나 유전 같은 내적 환경이 몸이나 감정 상태와 어떻게 상호작용하는지 충분히 알려 주는 연구는 아직 부족하다. 미국의 「월경 주기연구회」는 여성 건강 연구자들의 모임이다. 이들은 월경과 관련한 건강 문제의 원인을 충분히 이해하고 치료하기 위해서는 이를 여성의 삶이라는 더 큰 맥락에서 연구해야 한다고 생각한다.

대부분의 여성들이 월경 주기와 연관된 몸과 감정의 변화나 불편을 겪고 있지만, 심한 통증을 앓고 있는 여성은 소수이며, 대개는 치료법을 알고 있다. 과거 많은 의사들은 월경통을 비롯한 여러 월경 문제가 심리적 원인에서 기인한다고 보았다. 그 결과 간혹 여성들에게 도움이 안 되는 처방을 내리는 경우가 있었다. 일반 진통제(다른 약물이 더 효과가 있는데도), 호르몬제(어떤 때는 먹는 피임약의 형태로 처방된다), 신경안정제를 처방하거나, 골치 아픈 머리를 ‘격려’하거나, 자궁 적출술을 권하거나 부적절한 정신과 치료를 권유하는 식이었다. 다음에 소개하는 것은 많은 여성들이 효과를 본 치료법과 자가 요법이다. 민간 요법은 대개 비용이 싸고 부작용이 적어서 많은 여성들이 이를 먼저 시도한다. 덧붙이자면, 침술도 많은 여성들의 월경 질환에 효과가 있다.

자가 요법(개요)

여성들은 수백 년 동안 월경 치료법을 나누어 왔다. 현대 의학의 치료법을 써 보고 새로운 치료법을 시도해 본 뒤, 여성들의 민간 지식에 대해 새삼스럽게 존경심을 갖게 된 여성들도 있다. 이 장에서 소개하는 치료법은 그중 가장 효과가 좋다고 널리 알려진 것들이다. **여성들의 몸은 저마다 고유하고 반응도 다르기 때문에, 자기가 택한 치료법이 자기 몸에 어떤 영향을 미치는지 주의해야 한다.** 어떤 구체적인 치료법을 선택하든 간에, 다음에 소개하는 세 가지 치료법은 모든 월경질환에 폭넓게 적용되는 것들이다.

음식 될 수 있으면 음식을 골고루, 충분히 영양의 균형이 잡히도록 먹는 것이 좋다. 알다시피 전곡류를 많이 먹으면 월경 전의 부기와 피로가 줄어든다. 전곡류를 비롯해 통밀가루, 콩류, 채소, 과일, 맥주용 효모를 많이 먹는 것이 좋다. 소금, 설탕, 술은 적게 먹거나 아예 안 먹는 것이 좋고, 커피, 홍차, 초콜릿, 청량음료 등에 포함된 카페인도 되도록 피하는 것이 좋다.→2장 먹을거리 또 하루에 두세 번, 많이 먹는 것보다는 가벼운 식사를 여러 번 하는 게 좋다. 일부 여성들에게 나타나는 월경 직전 가벼운 변비 증상에는 섬유질 음식이 좋다.

수면 자기에게 필요한 만큼 자는 것이 좋다. 수면 리듬은 개인의 월경 주기 동안에 변화한다. 필요하다면 시간이 허락하는 만큼 충분히 잔다.

운동 적당한 운동은 월경 전과 월경 중에 몸을 편안하게 한다.→4장 운동 요가(특히 코브라 자세)와 태극권은 특별히 도움이 된다. 어떤 자세가 몸을 편안하게 하는지 다양한 자세를 취해 본다.→5장 통합 치유

월경에 따르는 문제에 대한 접근

월경 전 변화 여성들은 가끔 월경 시작 며칠 전부터나 월경 첫날, 다양한 감정적 변화를 겪으며 여러 경험을 한다. 변덕스런 기분, 우울함(보통은 가볍지만 가끔 심각하게), 부기, 유방 통증, 두통 증세 등이다. 월경 전 변화는 가끔 생활을 심하게 망쳐 놓는다. 어떤 때는 가볍게 넘어가기도 한다. 예를 들어 어떤 여성들은 월경 전에 더 창조적이고 활기차게 생활하기도 하고, 어떤 여성들은 참을 만하고 재미있기까지 한 가벼운 기분 변화에 그친다. 월경질환의 생물학적 근거를 찾거나 단일한 정의를 내리려는 시도는 지금까지 성공하지 못했지만, 아주 생생한 현실이다.

‘월경 전 증후군’은, 최근 들어 월경 전의 모든 증세에 매우 폭넓게 사용되는 의학 용어다. ‘월경 전 증후군’은 마치 월경 전 변화가 질병인 것처럼, ‘증상’ 및 ‘처치’ 등의 용어와 함께 사용된다. 우리는 일부 의료 전문가와 제약 회사들이 이 용어를 여성들에게 더 많은 약을 처방하고 판매하는 구실로 삼는 것을 우려한다. ‘월경 전 증후군’에 대한 처방은 대개 비싸고(프로게스틴, 플루오세틴), 장기간 다량 복용하면 심각한 부작용이 일어날 수 있다(비타민B_6, 플루오세틴). 프로게스틴, 고용량 비타민과 미네랄의 복용, 달맞이꽃기름 같은 대중적 치료법들은 시험 결과 위약 이상의 효과가 나타나지 않았다. 호르몬 억제제들도 임상시험을 제대로 거치지 않은 것들이 많다. 아직까지는 위의 ‘모든’ 처방이 많은 여성들에게 위약과 동일한 효과를 주는 것으로 나타났으므로 우선 비용이 가장 저렴하고 몸을 덜 해치는 방법부터 써 보는 게 현명하다.

월경 전 변화를 겪는 여성들에게는 보건 의료 종사자, 가족, 동료들이 이를 진지하게 인정해 주는 것이 중요하다. 그러나 ‘월경 전 증후군’이라는 용어는 점점 더 우리의 월경 전 변화를 질병으로 인식하게 만든다. 여성들이 서로의 자존감을 높여 주고, 화가 나는 것이나 기분의 변화를 더 편안하게 받아들일 수 있다면, 여성들은 월경 전의 여러 조짐들을 다르게 경험할 것이다. 또는 구체적으로 월경 전 질환이 무엇인가를 정의하고, 우리 경험을 의료화하는 것을 거부하고 적절한 대체 방안을 찾는 힘이 생겼다고 느낄 것이다.

가벼운 월경 전 우울 월경 전 우울을 경험하는 여성들은, 생각해 보면 사실 그런 정도의 우울증은 늘 있던 문제라는 것을 알게 된다. 다만 월경 전 시기에는 그것을 그냥 무시할 수 없을 뿐이다. 하지만 우리를 괴롭히는 문제의 연원을 추적하는 것은 중요하다. 단지 문제를 열거하기만

월경통을 다스리는 법

● 통증을 없애는 가벼운 운동을 해본다. 운동을 하면 진통제 역할을 하는 엔돌핀이 분비된다. 평상시에는 수영을 하는 것이 좋다. 월경이 시작되고 통증이 심할 경우, 바닥에 등을 대고 무릎을 구부려 발바닥을 마루바닥이나 침대에 대고 팔은 몸 양쪽에 손바닥을 아래로 두고 눕는다. 배를 약간씩 들었다 놓았다 하는 동작을 2분 정도 한 후 근육을 이완한다. 배를 드는 동안에는 호흡을 짧고 빠르게 헐떡거리듯 내쉰다. 배를 오르게 하고 숨을 몇 번 쉰다. 이런 동작을 한 번씩 한 후에 쉬었다가 5회까지 반복한다. 다음은 배 위에 크고 무거운 책을 올리고 코로 천천히 호흡한다. 다섯을 셀 때까지 숨을 멈춘다. 여섯 번째 입으로 천천히 숨을 내뱉고 책이 천천히 내려오게 한다. 배 근육을 수축시킨 후 다섯을 세는 동안 유지한다. 그런 후 2분간 더 깊이 이완된 호흡을 한다.

● 요가도 좋다. 골반 펴기 자세는 신장과 방광, 전립선, 난소 등 비뇨생식기 계통(자궁)을 튼튼하게 해 준다. 특히 월경통, 월경 불순 등에 좋다. 허리를 똑바로 펴고 다리를 앞으로 뻗어 앉는다. 두 발바닥을 마주 붙이고 새끼발가락 밑에 깍지를 낀다. 뒤꿈치를 엉덩이 쪽으로 바싹 끌어당긴다. 두 무릎을 동시에 올렸다 내렸다 한다.

● 월경통이 있을 때는 진통제보다 식사를 꼬박꼬박 챙기고 부신 기능을 회복시켜 혈압을 올려 주는 방식으로 치료해야 한다. 눈물을 통해 슬픔이나 독소를 충분히 쏟아 내고 몸과 마음을 정화한다.

● 월경으로 인해 부기가 있다면 찬물과 밀가루 음식, 설탕이 들어간 차 종류를 피하고 옥수수차, 크랜베리 주스 등 이뇨를 돕는 차를 마신다. 월경 전 통증이 심하면 월경 3일 전부터 소금물에 반좌욕을 하고 출혈이 시작되면 멈춘다. 팥 500g을 면주머니에 싸서 전자레인지에 3분 돌리면 따끈해진다. 이것으로 아랫배를 찜질하는 방법도 있다. 옷 위에 붙이는 찜질팩도 좋다(급성 골반염이 있으면 온찜질은 적합하지 않다).

● 물 500cc에 향부자, 진피, 감초를 10g씩 넣어 달인 후 잇꽃(홍화) 1g을 넣고 발그레하게 우려서 하루에 두 번씩 먹으면 출혈로 소모된 혈액을 보강하고 통증을 없애며 자궁을 회복하는 데 도움이 된다. 체질이 냉하면 쑥을 조금 넣는다. 월경 지혈이 잘 안되는 사람은 향부자, 익모초, 감초를 약 10g씩 해서 달여 먹는다. 월경 중에는 과식을 해서 배가 부풀면 부담스럽기 때문에 식사량을 줄이고 미역국이나 누룽지, 죽처럼 부드러운 음식을 가볍게 먹는다. 갓, 우엉, 냉이, 달래도 좋고 모시조개와 홍합, 미역처럼 해산물과 채식이 좋다. 연근, 우엉, 부추, 양배추 등은 지혈 작용을 하므로 출혈에 도움이 된다. 지나친 유제품과 육식은 자궁내막을 자극하고 어혈이 생기게 하므로 줄인다.

출처 : 이유명호, 『나의 살던 고향은 꽃피는 자궁』, 웅진, 2004

하더라도 또는 문제를 해결하기 위해 스스로 무언가 했다는 생각만으로도 기분이 나아질 수 있다.

월경 시작 일주일 전쯤 되면, 나는 살면서 늘 겪던 일들에 대해서도 며칠 동안 무기력하고, 걱정되고, 우울해져요. 가끔은 이렇게 내 감정의 밑바닥까지 접할 수 있다는 데 감사해요. 또 어떤 때는 정말 괴롭기도 하고요. 평소에 내가 하는 일을 비판하는 내 머릿속의 목소리가 월경 전 즈음에는 더 집요해지는 거죠. 요즘 들어서는 더 빨리 알아차려요. 엄마로서, 친구로서, 직장인으로서, 딸로서, 기타 등등의 역할을 잘 못하고 있다고 나 자신을 비난하기 시작하는 거예요. 그러면 이렇게 스스로 말하죠. "이건 너의 비판적인 목소리야. 마음을 편히 가져." 그러면 도움이 돼요.

기분이 최악일 때는 자신을 격려하는 계획을 세워야 한다. 가까운 친구에게 집에 놀러오라고 하거나, 식구들과 집안일을 분담하거나, 다른 사람에게 아이를 봐 달라고 한다. 신문 등에 광고를 내서 자조모임을 시작할 수도 있다. 음식, 수면, 운동은 269쪽을 참고하고, 많은 여성들이 너무 바빠서 월경 중에 자기 자신을 위한 일에 시간을 내기 어렵지만, 무슨 일이든 하는 것이 도움이 된다.

심한 월경 전 우울증 월경 전 우울한 상태가 평소의 우울한 기분보다 훨씬 심해서 눈에 띄게 일상생활을 방해할 때(아침에 일어나기 힘들거나, 직장에 결근하거나, 자살 충동이 생기는)는 심각한 월경 전 문제와 다른 정신 건강 문제를 구별할 수 있는 정신 건강 전문가를 찾아 상담해야 한다. 최근 뇌의 신경 전달 물질인 세로토닌의 저하를 막아주는 항우울제 플루오세틴(상표명 프로작)은 심한 월경 전 우울증 치료에 효과가 있는 것으로 밝혀졌다.

심한 증세를 보이는 월경 전 문제가 뇌의 화학적 불균형과 관련 있음을 보여 준 것이다. 그러나 가벼운 감정적인 기복에도 항우울제를 처방하는 것은 주의할 필요가 있다. 값이 비쌀 뿐 아니라 성욕 감퇴와 같은 심각한 부작용을 낳는 약물 치료 오남용이 될 수 있기 때문이다.

성요한풀에 들어 있는 천연 물질이 가벼운 우울증에 효과가 있어서 대안 생약제로 유럽에서 최근 널리 쓰이고 있다. 아직은 월경 전 우울증이 있는 여성들을 상대로 과학적으로 입증된 바는 없으나 화학 약품 항우울제보다 훨씬 싸고 임상 결과 부작용도 적으며 효험이 있는 것으로 나타났다.→ 6장 정서 건강, 항우울제, 113쪽

월경 신호와 관련해 우울증을 겪는다면 일상에서 해볼 수 있는 향기 요법도 도움이 된다. 불면에 시달리거나 짜증이 나고 마음의 안정을 찾기 어려울 때 캐모마일, 클라리세이지, 라벤더, 샌들우드, 일랑일랑, 제라늄 등의 향이 진정제 역할을 하고 기분을 전환하는 데 좋다.

월경통 월경 때 나타나는 처치 곤란한 통증인 월경통도 해결할 수 있다. 통증과 가끔의 메스꺼움, 설사까지 포함하는 특정한 증세가 복합적으로 나타나는 것은, 자궁에 있는 특정한 프로스타글란딘이 장기로 '흘러들어가' 서다(이 물질은 몸 전체에 퍼져 있는 불포화 지방산 중 한 가지로, 자궁과 창자 근육 수축을 일으킨다). 프로스타글란딘이 과다하면 근육에 산소 공급이 차단돼 일반적으로 통증이 없던 자궁 수축이 더 강해지고 오랫동안 계속된다. 우리가 통증을 느끼는 것은 산소 부족 때문이다. 통증이 오리라는 예감은 우리를 긴장하게 만들어 고통을 악화시킨다. 어떤 이들이 다른 이들보다 자궁에 프로스타글란딘이 더 많은 이유는 분명하게 밝혀지지는 않았다.

심한 월경통은 자궁내막염과 골반염을 알리는 신호이기도 하다. 암페타민(중추 신경 자극제) 사용과 다이어트 보조식품이 월경통의 원인이 되기도 한다.

항프로스타글란딘제는 원래 관절염 치료약으로 개발됐지만 어떤 이들에게는 월경통 치료제로 사용된다. 심할 때는 통증이 오기 전에 약을 복용해야 한다. 그러나 이 약은 단지 통증을 줄여 줄 뿐이다. 어떤 이들은 다른 약보다 항프로스타글란딘 계열의 약들이 더 효과가 있다. 가장 자주 나타나는 부작용은 배탈이다. 배탈을 피하려면 우유나 다른 음식물을 약과 함께 먹으면 안전하다. 한 가지 약을 계속 먹다가 듣지 않아서 다른 약으로 바꾸는 이들도 있다. 항프로스타글란딘제는 또한 월경량을 줄게 하고 월경 기간을 단축시킨다. 이 약들이 지금까지는 '비교적' 안전하게 보이지만 간헐적으로 장기간 복용할 때 얼마나 안전할지 아직 모른다.[9] 자가 요법(민간요법)으로 시작하는 것이 아마도 가장 좋을 듯싶다. 침도 효과가 있다.

약초(허브)가 도움이 된다. 라즈베리잎차는 가장 꾸준히 추천되는 품목이고, 캐모마일과 박하도 전반적인 안정에 좋다. 1컵당 1큰술씩 넣고 끓이면 된다. 한약재도 도움이 된다. 약물 치료와 마찬가지로 약초도 적당히 사용해야 한다.→ 월경통을 다스리는 법, 270쪽; 5장 통합 치유

어떤 이들은 칼슘이 풍부한 음식을 많이 먹거나 칼슘이나 마그네슘 보충제를 2대1의 비율로 월경 전이나 월경 기간 내내 복용하기도 한다. 칼슘 250mg, 마그네슘 125mg으로 시작한다(그렇다고 해서 칼슘과 마그네슘이 모두 들어 있는 백운석을 먹어서는 안 된다. 백운석은 납이나 비소로 오염되었을 수 있다). 아랫배나 허리를 따뜻하게 하는 것도 도움이 된다. 파트너와 함께하든 혼자 느끼든 오르가슴도 통증 감소에 효과가 있다. 어떤 여성들은 아스피린이나 아세트아미노펜(예를 들어 타이레놀)이나 이부프로펜(예를 들면 부루펜)같은 일반의약품을 사용하기도 한다. 아스피린 과다 복용은 혈액을 묽게 하고 월경혈을 더 끈끈하게 만든다. → 주10의 이부프로펜 부작용 자궁은 일종의 근육이기 때문에 마사지나 바이오피드백[10] 같은 이완법이 도움이 된다.→ 월경통을 다스리는 법, 270쪽; 두 사람이 하는 월경 마사지, 272쪽

월경 때마다 통증이 아주 심했어요. 월경 기간이 가까워오면 될 수 있는 한 몸과 마음의 스트레스를 줄였어요. 하이힐을 신으면 다리에 압박감과 긴장이 더해져 통증이 심해지니까 굽이 낮은 구두를 신어요. 한 달 내내 소금이나 붉은 육류를 적게 먹고 월경 기간이 가까워지면 카페인도 줄여요. 당귀(자궁에 혹이 있는 여성은 먹으면 안 된다)를 먹을 때도 있고, 경제적 여유가 있을 때는 냉 압착식 달맞이꽃기름을 월경 전 주에 하루 4~6번 먹고 월경 중에는 하루에 4번 먹어요. 태극권도 규칙적으로 해요. 그게 스트레스를 줄여 주거든요. 월경 기간이 가까워 오면 인도 음악 등 다양한 음악을 듣죠. 그러면 마음이 여유로워지고 불안도 사그라져요. 이런 걸 다 같이 하면, 독한 진통제를 먹지 않아도 될 만큼 통증이 줄어들어요. 침도 도움이 되지요.

9 이 중 가장 효과적인 약이 이부프로펜(모트린, 애드빌)과 메파나믹산(폰스텔)인 것 같다. 이부프로펜의 부작용은 메스꺼움과 소화불량이고, 잠재적으로는 위궤양도 일으킨다. 이런 증상을 피하려면 공복에 복용하지 말고 술을 삼가야 한다. 나프록센(나프로신)과 인도메타신(인도신) 또한 의사의 처방전이 필요한 약인데, 부작용이 더 심하다. 금기나 부작용에 대해 자세한 내용은 약사에게 문의한다.

10 생체의 신경·생리 상태 등을 어떤 형태의 자극 정보로 바꾸어서 그 생체에 전달하는 조작을 말한다.

두 사람이 하는 월경 마사지

월경통이 있는 여성

A. 배를 깔고 엎드린다. 옷은 벗어도 좋고 입어도 좋다. 더 편하게 하려면 담요나 패드를 깐다.

B. 팔은 똑바로 펴거나 팔꿈치를 약간 구부린다. 가능하면 발가락은 안쪽을 향하게 한다.

C. 상대방에게 어떻게 해야 편하고 어떻게 하면 불편한지 말한다. 편한 기분이어야 한다.

마사지를 해주는 여성

A. 기본 동작

1. 신발을 벗는다(무릎을 꿇고 앉아서 손바닥 아래쪽을 이용해도 된다).
2. 상대 여성이 편안한지 살핀다. 상대방의 긴장을 풀어 주고 접촉에 익숙해지도록 마사지를 시작하기 전에 발이나 다리를 부드럽게 털어 줘도 좋다.
3. 축이 되는 다리를 상대방 머리 바로 옆에 둔 자세로 상대의 어깨 위쪽에 선다.
4. 마사지를 하는 발뒤꿈치를 상대방 골반뼈와 허리뼈가 만나는 부분에 놓는다(사진을 볼 것).
5. 발뒤꿈치를 골반뼈 아래쪽으로 최대한 깊이 누른다. 골반뼈 끝부분이 어디인지 확실하지 않다면, 우선 손가락으로 만져 본다. 골반 끝부분은 생각하는 더 위쪽에 있다.
6. 양다리는 약간 굽힌 상태를 계속 유지한다.
7. 1~2초 간격을 두고 규칙적으로 발뒤꿈치를 이용해 상대방 다리를 향해 부드럽게 문지른다.
   a. 이때, 축으로 삼은 쪽 무릎과 발목만 구부린 상태로 몸 전체를 앞뒤로 흔든다.
   b. 앞뒤로 발뒤꿈치를 움직이되, 원으로 도는 동작은 피한다.
   c. 발뒤꿈치로 세게 문지르다 보면, 마사지를 받는 사람도 온 몸이 흔들린다.
   d. 발뒤꿈치를 마룻바닥 방향으로 문지르지 않도록 한다. 발가락을 꼿꼿이 세우면 발이 마룻바닥 쪽으로 밀리지 않는다. 발가락을 위쪽으로 유지하면 발이 마룻바닥으로 밀리지 않는다.
   e. 발뒤꿈치가 상대방의 골반뼈에 닿은 상태를 유지하면서 문지른다. 그래야 나중에 멍이 들지 않는다.
8. 마사지를 받는 여성이 편안해 하는 한도 내에서 문지르는 강도와 빈도를 높인다. 처음에 생각했던 것보다 더 힘차게 해야 할 것이다.

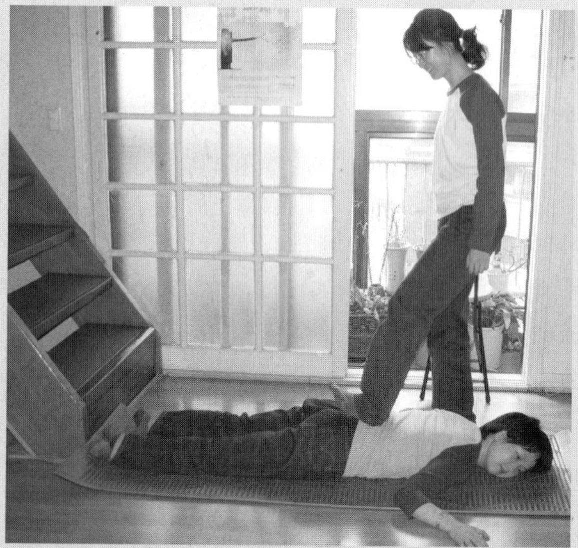
ⓒ또하나의문화

B. 기본 동작에 익숙해지고 나면,

1. 발뒤꿈치를 자신이 서 있는 쪽에서부터 골반과 허리뼈가 만나는 부분을 따라 조금씩 옮겨가며 문지르기를 한다. 척추 부분은 피한다.
2. 다리를 바꿔, A와 B-1 동작을 반복한다.
3. 마사지하는 다리를 바꾸고 싶을 때마다 바꾼다. 마사지를 받는 여성의 통증이 줄거나 없어질 때까지 계속한다.

월경량 과다와 불규칙한 출혈 배란이 안 돼도(완경기에 접어들었다든지), 심한 스트레스에 시달려도, 피임 때문에 자궁내 장치를 사용해도, 아이를 유산해도, 자궁에 혹(유섬유종이나 종양)이 있어도 월경량이 많을 수 있다. 불규칙한 출혈(예정에 없는 월경혈)은 완경기에 들어섰거나 최근 불임 수술을 했거나 건강에 이상이 있을 때 생긴다. 월경혈이 많거나 불규칙한 출혈이 있다면 건강에 심각한 이상이 있다는 신호이므로 전문가를 찾는 것이 좋다.

발륨(상표명)이나 리브리엄(상표명) 같은 신경안정제나 마약류도 월경 불순을 가져올 수 있다.

비타민C와 바이오플라보노이드(비타민P로도 불린다)가 함유된 음식이나 영양 보조제를 섭취한다. 비타민C가 들어 있는 음식은 대부분 바이오플라보노이드도 들어 있다. 피임약 복용을 중단한 뒤부터 이런 증상이 나타났다면,→ 13장 피임 10,000IU 이하의 비타민A를 섭취한다(베타카로틴 형태로 섭취하는 것이 가장 안정적이다). 비타민A를 과다 복용하면 해롭다. 메스꺼움, 발진, 가려움증이나 그 밖의 변화가 있다면 복용을 중단해야 한다.

무월경 또 다른 월경 이상은 월경을 하지 않는 무월경이다. 일차적 무월경은 보통 초경을 할 시기가 지났는데도(18세) 월경이 없는 상태이며, 이차적 무월경은 적어도 초경이 있은 후에 월경이 중단되는 것을 말한다. 어떤 경우에는 임신, 완경, 수유, 지나친 다이어트나 신경성 식욕 부진, 기아, 특히 사춘기 초반의 격렬한 육상 운동, 과거의 피임약 복용, 마약 복용, 생식기의 선천적 결함, 호르몬 불균형, 낭종이나 종양, 만성 질환, 염색체 이상, 스트레스, 정서적 요인 때문에 발생한다. 종종 무월경은 위에 나온 몇 가지 요소의 결합으로 나타난다. 월경 전 변화나 월경통이 훨씬 더 흔한 증상이지만, 무월경이 불임의 대표적인 증상이기 때문에, 의학 서적이나 의사들은 무월경에 신경을 더 많이 쓴다.

월경 기간이나, 월경량이 평소보다 적은 기간에 활용할 수 있는 자가 요법은 박하의 일종인 페니로열 민트 잎으로 만든 차를 마시는 것이다(페니로열 기름은 독성이 있으므로 먹으면 안 된다). 한 컵에 작은술 하나 정도의 분량을 넣어 끓이면 된다(임신 중이거나 임신할지도 모르거나 임신 상태를 지속하고 싶은 여성은 페니로열을 먹으면 안 된다). 또, 정상 체중에서 10~15% 이상 몸무게가 줄어도 월경이 중단될 수 있다. 최소 건강 체중이 회복되거나 몸무게가 늘면 월경이 다시 시작된다. 피임약을 복용해 왔거나 월경 주기가 불규칙하면 열량이 충분하고 비타민이 많이 함유된 음식을 섭취하고 운동량을 다소 줄이는 것이 좋다. 비타민B_6 보충제, 엽산,[11] 비타민E를 복용하고, 단백질 섭취를 줄여야 한다. 빈혈도 일시적 무월경의 원인이 된다.

유방통과 부기 어떤 이들에게는 이 증상에 비타민B_6(피리독신)이 도움이 된다. 하루에 25~50mg 정도로 시작해서 하루 100mg까지 늘릴 수 있다. 속이 울렁거리거나 아리거나 그 밖의 일시적 신경 손상 증상이 오면 복용을 중단해야 한다.→ 2장 먹을거리, 주요 영양소, 49쪽 흡수를 돕기 위해 일반적인 비타민B 복합제와 함께 섭취한다. 소금을 덜 먹어서 나트륨 섭취를 줄이고, 칼륨 섭취량을 늘려야 한다.→ 2장 먹을거리 생수, 이뇨 작용이 있는 차, 음식, 허브, 약품 등 이뇨제를 이용하는 이들도 있다. 이런 것을 사용할 때는 주의가 필요하다. 물을 제외한 대부분의 이뇨제들은 몸 안의 칼륨을 고갈시킨다. 유방통을 줄이려면 카페인을 피해야 한다.

피로와 핏기 없음 빈혈인지 알려면 철분 수치를 검사해 봐야 한다.

부록: 월경 주기와 호르몬

여성의 삶에서 생식 능력이 있는 기간에는 모든 성호르몬이 기본치 정도는 계속 생산된다. 이런 기본 수치 외에 월경 주기를 만드는 변동이 생긴다. 월경 주기에 관여하는 주요 기관은 '시상하부'(뇌의 한 부분), '뇌하수체'(역시 뇌의 한 부분으로, 입천장 위에 있다), 난소 등이다(뇌하수체와 난소는 모두 내분비선이다). 시상하부가 뇌하수체에 신호를 보내면 뇌하수체는 난소에 신호를 보내고, 난소는 다시 시상하부에 신호를 보낸다(피드백). 이 신호 전달은 여러 신체 기관에서 분비되어 혈액을 통해 전달되는 호르몬이 수행한다.

뇌하수체와 시상하부는 난소에서 만들어지는 호르몬의 수치 변화에 민감하게 반응한다. 에스트로겐, 특히 에스트라디올(난소 호르몬의 일종)이 적게 분비될 때 시상하부는 '생식샘 자극 호르몬 분비 호르몬'(GnRH)의 분비량을 늘린다. '생식샘 자극 호르몬 분비 호르몬'은 뇌하수체

11 신선한 녹황색 채소나 과일에 많이 들어 있다. 빈혈 예방에 좋다.

가 난포 자극 호르몬의 분비량을 늘리도록 자극한다. 난포 자극 호르몬은 난소의 난포가 10~20개로 배양되도록 하는 계기가 된다. 이 중에서 1개만이 완전히 성숙하고 나머지는 배란 전에 재흡수된다. 다시 흡수된 것들을 '위족 난포'라고 한다.

난포가 성장할수록 분비하는 에스트로겐 양도 증가한다. 에스트로겐은 자궁내벽에 영향을 미쳐 내벽이 성장하거나 증식하도록 한다(증식기). 난자가 난포 안에서 성숙하게 되면, 난포는 에스트로겐 외에도 엄청난 양의 프로게스테론을 분비한다. 에스트로겐은 시상하부가 '생식샘 자극 호르몬 분비 호르몬'을 증가시키도록 유도한다. '생식샘 자극 호르몬 분비 호르몬'은 뇌하수체가 난포 자극 호르몬과 황체 형성 호르몬 분비량을 늘리도록 자극한다. 난포 자극 호르몬과 황체 형성 호르몬 수치가 최고점에 이르는 것은 난포가 난자를 배출한다는 신호다(배란). 황체 형성호르몬은 난포의 기능을 변화시킨다. '황체'라고 불리는 난포는 에스트로겐과 프로게스테론을 분비한다. 난자가 수정이 되면 프로게스테론은 자궁내벽이 난자에게 자양분이 되는 유체(流体)를 분비하도록 유도한다(분비기 또는 황체기). 배란을 유도했던 최고점을 지나자마자 난포 자극 호르몬 수치는 기본 수준으로 돌아온다. 프로게스테론이 증가하면 황체 형성 호르몬은 줄어든다. 난자가

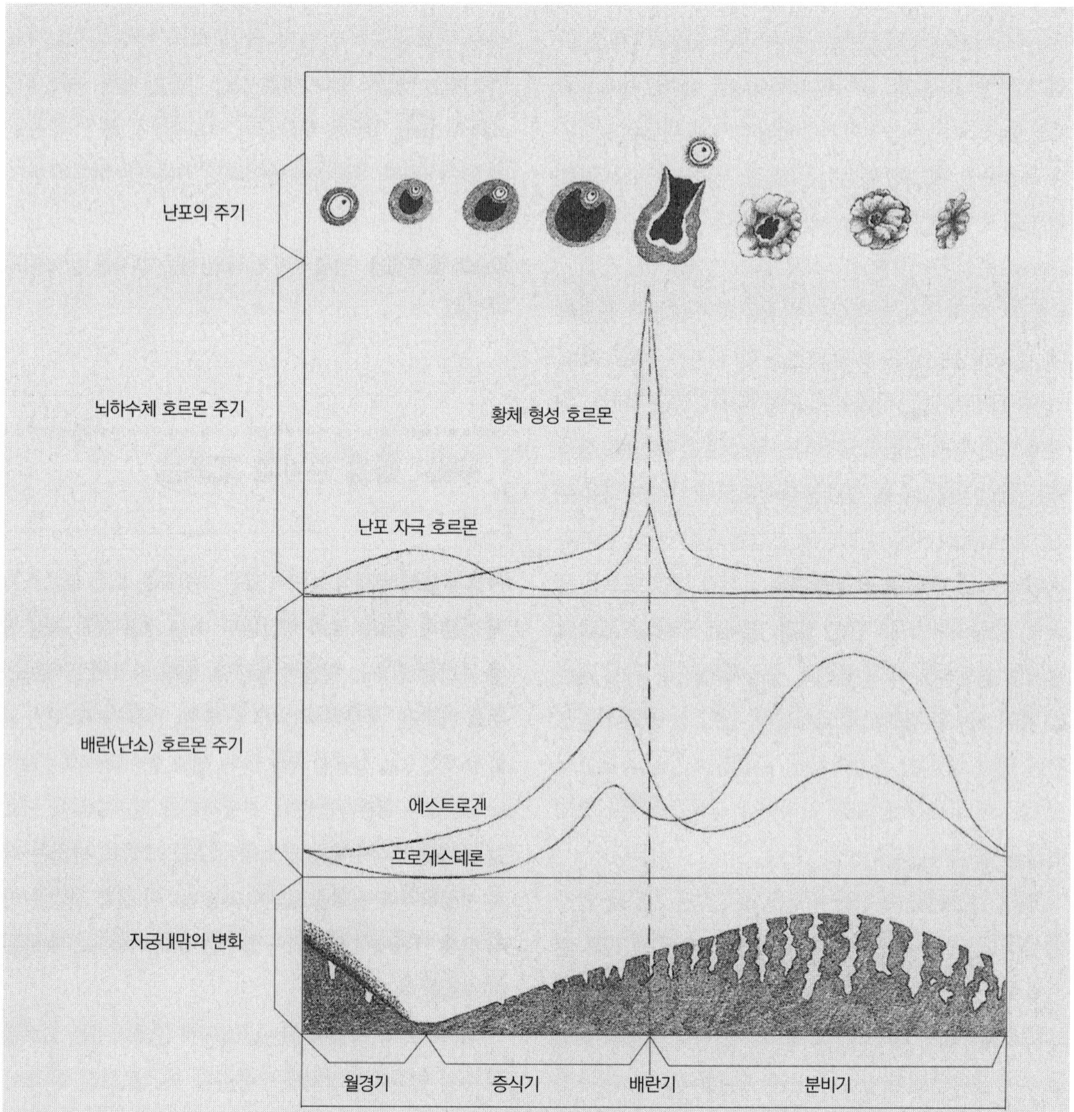

월경 주기: 난포의 성장, 호르몬 주기, 자궁내막의 생성 해체 과정. 자궁경부의 점액은 월경에서 배란까지는 점점 축축해지고, 그 뒤 분비기 동안에는 건조해진다. ©Peggy Clark

수정되면, 황체는 임신 상태를 유지하기 위해 에스트로겐과 프로게스테론을 지속적으로 분비한다. 황체는 성장기의 태반에서 분비되는 융모 생식샘 자극 호르몬의 자극을 받아 호르몬을 분비한다. 융모 생식샘 자극 호르몬은 황체 형성 호르몬과 화학 성분이 거의 비슷하므로 두 호르몬이 같은 기능을 하는 것은 그리 이상한 일이 아니다.

난자가 수정이 안 되었을 때, 우리 몸은 점차로 호르몬 생산을 중단하고 자궁내벽의 방출을 준비한다. 이 시점에서 월경이 시작된다. 에스트로겐 수치가 완전히 낮아지면 시상하부가 생식샘 자극 호르몬을 분비하면서 월경 주기가 다시 시작된다.

새로 발견된 난소 호르몬

최근 발견된 세 가지 호르몬인 인히빈, 액티빈, 폴리스타틴은 정기적인 배란 과정에 도움을 주며, 특히 완경을 가져오는 난소의 정상적인 소실의 시기를 결정하는 데 중요한 역할을 한다. 이 호르몬들은(에스트로겐과 프로게스테론 같은 스테로이드계가 아니라) 단백질이다. 이들은 난포 자극 호르몬의 분비를 억제하기도 하고(인히빈, 폴리스타틴), 자극하기도 한다(액티빈). 이들 호르몬의 기능에 대한 이해는 피임이나, 불임 문제를 해결하거나, 난소암을 진단하는 데 큰 도움이 될 것이다.

정보꾸러미

책

나의 살던 고향은 꽃피는 자궁 | 이유명호 | 웅진닷컴
루나 레나의 비밀편지 | 안명옥·황미나 | 동아일보사
생리야 놀자 | 다카하시 유이코 글·그림 | 김숙 옮김 | 북뱅크
생리통 생리불순 | 김창환/ 학문사
알고 싶지 않니? : 우리 안에 숨은 마법 · 월경의 신비 | 실비아 슈나이더 | 이영희 역 | 한문화
여성도 모르는 여성의 몸 | 박금자 | 민미디어
여성의 몸 여성의 지혜 | 크리스티안 노스럽 | 한문화
여성이여 느껴라 탐험하라 | 전여옥 | 푸른숲
유방의 역사 | 메릴린 옐롬 | 자작나무
채연이의 일기 1,2,3 | 김영란·김원희 | 북이지
초경파티 | 노지은·이현정 글 | 장정예 그림 | 또문소녀

웹사이트

대한산부인과학회 | www.kaog.or.kr
대한폐경학회 | www.koreanmenopause.or.kr
산부인과 여성건강백과 | obgy.doctor.co.kr
소녀들의산부인과 | www.teenchacares.com
월경페스티벌 | www.mensefest.com
피자매연대 | www.bloodsisters.or.kr
한국여성건강증진연구소 | www.koreanwomenshealthpromotion.org

13. 피임

이 장에 나오는 피임법 가운데 한국에는 아예 보급이 되지 않았거나 수입이 중단된 피임 기구도 있으며, 2000년대 새로 나온 피임법은 Our Bodies, Ourselves 8차 개정판(2005)을 참고했다. 현재 한국에서 이용할 수 없는 피임법을 그대로 소개하는 것은, 임신뿐 아니라 성병과 에이즈 바이러스 예방에 효과적인 다양한 피임법을 더 폭넓게 이용해야 한다는 이 책 저자들의 관점을 전하기 위해서다.

피임은 여성들이 자신의 삶에 자율성을 갖고 자신의 몸을 알고 건강을 돌보며 남자 파트너와 성을 즐기는 데 꼭 필요하다. 대다수의 여성이 효과가 뛰어나고 믿을 만한 피임을 원한다. 몸에 아무런 해가 없고 번거롭지 않으며 에이즈와 성병을 막아 주고 성교 전에 사용할 수 있는 피임법을 원한다. 신기술이 놀랍도록 발전한 오늘날 많은 여성들이 선택할 수 있는 피임법들이 아직 기대에 못 미친다는 것은 아이러니다. 많은 이들이 자기가 행하는 피임법을 전적으로 믿지 못한다. 여성들은 아직도 계획에 없던 임신을 하게 된다.

나날이 발전하는 과학은 피임 분야에도 적용되고 있다. 그러나 피임법 자체를 개선하는 것만으로는 충분하지 않다. 피임과 성에 대한 사회적 태도를 바꾸고 여성과 남성의 권력 불균형에 도전하고 피임을 원하는 사람 모두에게 유익한 정보를 제공하고 피임법을 스스로 고를 수 있게 보장해 주는 일이 병행되어야만 한다. 진정한 생식의 자유는 누구와 언제 어떻게 아이를 가질 것인지, 또는 아이를 갖지 말 것인지를 자유롭게 선택할 개인적, 사회적, 정치적 권력을 갖고 있느냐에 달려 있다. → 3부 건강한 성, 생식결정권, 251쪽

현재의 피임 기술은 많은 요인에 의해 형성되었는데 특히 인구 조절을 목적으로 발전했다. 20세기 후반 대부분 기간에 여러 정부 기관과 민간 기구들은 인구 성장을 억제하려는 일차적 목적으로 피임법 발전을 지원했다. → 26장 지구화와 여성 건강 사회 정의와 여성 건강을 위해 활동하는 사람들은 저소득층, 장애 여성, 유색인 여성, 못 배운 여성의 출산을 제한하려는 '산아 제한 운동'과 그 전신이었던 우생학 → 영구 피임, 324쪽 을 오랫동안 비판해 왔다. 이들은 특히 위험한 피임법의 보급과 많은 국가에서 한두 가지 피임법만 사용 가능하다는 문제, 여러 종류의 피임법에 대한 정확한 정보의 부재를 우려했다. 많은 사람들이 다른 기초 보건 서비스 제공에 비해 가족계획을 지나치게 강조하고 있음을 비판해 왔다.

피임법 연구 분야는 눈부시게 발전했다. 여성 건강을 위한 전 세계 활동가들의 목소리에 힘입어 피임 연구를 지원하고, 연구를 수행하는 몇몇 대규모 기관들이 피임에 관한 여성들의 최우선적 요구가 무엇인지를 조사하는 데 관심을 더 많이 가졌다. 예를 들어 세계보건기구는 다양한 여성 건강 운동가와 옹호자, 과학자 단체가 한데 모이는 회의를 후원했다. 전 세계 여러 지역 출신의 여성들로 구성된 「여성 건강을 위한 미생물 살균제 옹호 모임」(WHAM)은 바르는 에이즈약으로 불리는 미생물 살균제를 개발하고 실험하는 전 과정에 미국 인구위원회와 협력하고 있다. 그리고 피임뿐만 아니라 성병, 불임, 생식기암을 예방하는 데 주력하고 있다.

다음은 이들이 주목하는 새로운 기술이다.

● **레아의 방패** 프리사이즈 차단제. 밥공기 모양이고 실리콘으로 만들어졌으며 자궁경부의 분비물은 흘러 나가지만 정자는 들어가지 못하도록 막아 주는 일방형 판막을 가지고 있다. 실리콘은 페서리, 자궁경부캡, 대부분의 남성용 콘돔에 이용되는 라텍스보다 열이나, 화학 약품에

강하며 변형이 잘 안 된다. 2002년 3월에 미국 식품의약국의 승인을 받아 현재 미국에서 시판되고 있다.

● **미생물 살균제** 질 내벽을 크게 자극하지 않으면서 피임뿐 아니라 에이즈를 비롯한 성병 예방에도 이용할 수 있는 새로운 질살균제다. 피임 기능이 없어 임신을 가능하게 하면서 에이즈나 성병을 예방할 수 있는 비피임 질살균제는 더 먼 미래에나 가능하다.

● **인간 단세포군 항체**(mAbs) 임신과 성병을 모두 예방할 수 있는 이 방식의 미생물 살균제는 여성의 질 안에 있는 점액(분비물)에 항체를 직접 전달하는 '수동 면역'에 의존한다. 인간 단세포군 항체는 여성의 면역계가 항체를 만들도록 하는 이른바 '반생식력 백신'과 다르다. → 면역 피임법, 327쪽

피임을 가로막는 요인

피임과 성에 관한 정보

쾌락과 욕망을 부정적으로 생각하고 성을 부끄럽게 여기는 탓에 많은 이들이 피임 정보를 얻지 못한다. 더 넓게는 이런 태도 때문에 학교와 사회 조직에서 성에 관한 정보가 자유롭게 유통되지 못한다. 최근 많은 연구에서 십대들에게 피임 정보를 제공하는 것이 성관계를 부추기지는 않는다고 나타났지만, 법과 의료 행위, 공교육 정책은 특히 어릴 때 필요로 하는 정보와 서비스를 가로막고 있다.

미국에서 1960년대와 1970년대에 몇몇 주 의회와 교육위원회는 성에 관한 정보를 제한하는 법을 파기했고, 몇몇 학교에서는 부모, 교사, 지역 주민이 양질의 성교육 프로그램을 시작했다. 최근에는 보수 단체들이 보수적인 연방 정부와 주 정부의 정책적 지지를 등에 업고서 과거의 제한법을 부활시키거나 새로운 금지법을 통과시켜 기존의 성교육 프로그램들을 제지하려고 애쓰고 있다.

피임: 누가 우리 이익을 보호하는가?

여성들은 흔히 병원 처방이나, 약국에서 쉽게 접할 수 있는 피임법은 안전성과 효과가 입증된 것이라고 생각한다. 식품의약국은 현재 실험 중인 것과 합법적으로 처방과 판매가 가능한 것을 판가름해서 피임 장치와 피임약을 규제한다. 미국 식품의약국의 판매 승인을 얻기 위해서는 모든 피임법이 우선 동물 실험을 거친 뒤 여성에게 시험된다. 종종 제약 회사들은 새로운 피임법을 제3세계 여성에게 시험하거나 미국의 저임금 노동에 종사하는 여성이나 유색인 여성에게 시험한다. 피임의 효과와 안전성 측면에서 연방 정부가 제시하는 조건을 충족하면 식품의약국은 일반 보급과 판매를 승인한다.

그러나 최근 여성 피임약의 기록을 보면 피임약이 승인될 당시에는 장기적인 합병증과 부작용까지 철저하게 검증되지 못했다는 것을 알 수 있다. 식품의약국의 승인 요건은 시판 전에 십 년까지 연구 기간이 필요하지만 어떤 합병증은 20년 후에나 나타난다.

신중한 선택을 하려고 믿을 만한 피임 정보를 얻으려 할 때 우리는 서로 상반되거나 그릇된 정보를 접하게 된다. 피임을 할 여건이 안 되는 여성들도 있고 유용한 정보를 얻지 못한 채 피임을 해야 하는 이들도 있다. 세계보건기구 조사에 의하면 여러 국제기구가 서로 상반되는 권고를 담은 지침서를 발행했으며 의사들에게 제공된 동일한 피임법의 효과와 안전성에 대한 정보도 나라마다 달랐다. 그 결과 많은 나라에서 피임 서비스를 받으려는 여성들이 필요 없는 검사를 받거나 필요 이상으로 자주 후속 검사를 받으러 병원을 찾는다. 심지어 예전에 안전하다고 했던 피임법이 지금은 안전하지 않다는 말을 들을지도 모른다. 우리가 얻을 수 있는 피임 정보는 대부분 제약 회사에서 나오기 때문에 편견이 개입되어 있다. 의료인은 제약 회사의 홍보 문구와 영업 사원의 영향을 받는다. 게다가 의사들은 가끔 자기가 선호하는 방법을 추천하는데 그것이 우리에게 가장 좋은 방법은 아닐 수 있다. 그리고 놀랍게도 많은 의사들은 우리가 진료를 받는 시점에서 자기들한테 손쉬운 아무 방법이나 추천하기도 한다.

수준 이하의 보건 의료 서비스라든지, 피임 전에 남편 동의를 얻어야 하는 요구 조건처럼 나라마다 여러 요인에 의해 선택 폭이 제한된다. 여성들은 이런 이유로 부적절하거나 명백히 위험한 피임법을 사용한다. 이런저런 어려움에 부딪히기 싫어 결국 아무것도 하지 않는 이들도 있다. 장롱 속에 갇혀 있거나 제대로 사용되지 않는다면 아무리 기술적으로 뛰어난 피임법도 아무 소용이 없다.

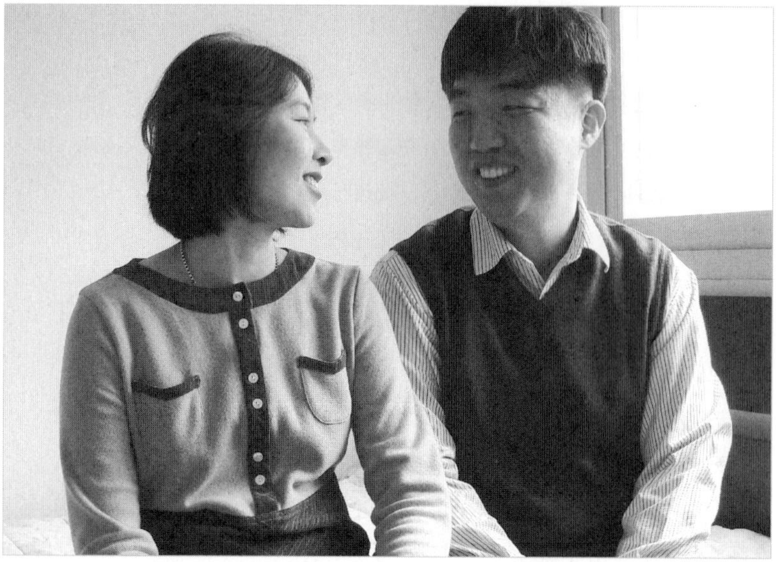

진심으로 피임의 책임을 나누는 남성은 여성의 존경을 받을 것이다. 그러면 관계가 더 돈독해지고 더 안전한 피임을 할 수 있다. ⓒ또하나의문화

남성과 피임

대부분의 여성과 남성은 피임이 여성의 책임이라고 생각한다. 아이를 뱃속에 가지는 것은 여성이기 때문에 피임은 남성보다 여성의 이해관계가 더 크고, 대부분의 사회에서 여성이 양육의 일차적인 책임을 맡는다는 것이 그 이유다.

여성에게 피임 책임을 '전적으로' 떠맡기는 것은 부적절하고 부당하다. 검진과 처방을 받기 위해 의사와 만날 약속을 정하고 약국에 가서 피임약이나 기구를 구입하고 피임약이 남아 있는가를 확인하는 것을 포함한 모든 일을 우리 여성이 해야 한다는 뜻이다. 여성은 피임약이나 자궁내 장치의 영향을 받으며 더 심하게는 이와 관련한 어떤 위험도 감수하고 있다. 피임 방법이 전혀 없는 상황인데 남성이 성관계를 요구한다면 이를 거부하고, 상대방이 이를 받아들이도록 설득해야 한다. 임신이 되면 여성의 잘못으로 간주된다. 여성이 피임을 전적으로 책임지는 일은 분노와 원망을 낳아, 성적인 즐거움을 방해한다.

대개 여성들은 파트너와 피임에 대해 별로 이야기하지 않는다. 만난 지 얼마 안 됐거나 별로 친하지 않은 사람과 성관계를 맺을 때 피임에 대해 말을 꺼내기가 어려울 수 있고, 의사소통 자체에 전반적으로 문제가 있는 관계일 수도 있다. 그러나 남성은 여러 방법으로 피임의 책임을 나눌 수 있다. 적절한 피임법을 당장 찾을 수 없을 때 협조적인 파트너라면 성기결합 없이 사랑을 나누는 데 동참할 것이다.[1] 남성은 콘돔을 사용할 수도 있고, 여성이 먼저 말하지 않아도 피임에 드는 비용을 내고 여성이 피임약을 복용하는 것을 잊지 않도록 매일 일깨울 수 있다. 또한 살정제나 페서리 넣는 것을 도와주거나 피임 기구가 떨어졌는지 점검할 수 있다. 자녀 없이 오랫동안 관계를 갖거나 자녀를 더 낳고 싶지 않으면 남성이 정관 수술을 받을 수도 있다. 진심으로 피임의 책임을 나누는 남성은 여성의 존경을 받을 것이다. 그러면 관계가 더 돈독해지고 더 안전한 피임을 할 수 있다.

1 남성과 성관계를 하는 방법에는 여러 가지가 있지만 이 장은 성관계에 질과 음경의 접촉과 결합이 포함될 때 임신을 어떻게 막을 것인가를 다룬다.

여성과 피임

피임법의 효과가 커지고 피임용품을 쉽게 구하게 되면서 남편이나 친구, 애인은 원할 때마다 성관계를 맺자고 압력을 넣는다. 우리는 자신의 욕구에 적극적이어야 한다. 임신을 막을 수 있다고 해서 우리가 늘 성관계를 원하는 것은 아니니까 말이다.

여성 자신이 피임을 거부하는 예도 많다. 성교육의 부재나 성에 대한 이중 잣대, 남녀간의 불평등 같은 사회적, 정치적 요인들 때문일 때도 있다. 이런 예들을 들 수 있다.

- 성행위를 당황스러워하고 부끄러워하며 혼란스러워한다.
- 성교가 나쁘다고 여기거나 사람들이 나쁘다고 말했기 때문에 성교를 할 수 있고, 하고 있다는 사실을 인정하지 못한다.
- 성행위를 비현실적이리만치 낭만적으로 본다. 성은 열정적이고 자발적이어야 하는데 피임은 너무 계획적이며 의료적이고 거추장스러워 보인다.
- 파트너를 '불편하게' 할까봐 주저한다. 남성의 비위를 거스를까봐 두려워하는 마음은 여성이 관계를 제어하지 못하고 있고 관계가 불평등하다는 것을 보여 주는 척도다.
- '나는 임신하지 않을 거야. 그런 일이 내게 일어날 리 없어.' 하고 생각한다.
- 의사들이 바쁘고 환자에게 비인격적으로 대우하며 심지어 우리에게 적대적일 것이라고 생각해 의사를 찾아가는 것을 꺼린다. 젊은 여성이나 결혼하지 않은 여성들은 도덕적인 설교를 듣거나 자기 행동이 용납되지 못할까봐

두려워한다. 의사가 자기 부모에게 알릴까봐 겁낼 수도 있다.

● 자기가 사용하는 피임법에 크게 만족하지 못하고 있으면서도 그 사실을 깨닫지 못한 채 아무렇게나 사용하기 시작한다.

● 출산 능력이 있다는 것을 증명하고 싶어서, 흔들리는 두 사람의 관계를 회복하려고, 의지할 존재가 필요해서 임신을 하고 싶어 한다.

우리가 할 수 있는 일

어디서 사는지, 몇 살인지, 어떤 자원을 갖고 있는지, 정치적 권력이 얼마나 되는지에 따라 선택할 수 있는 피임법은 다르다. 그러나 대부분은 스스로 이용할 수 있는 피임법을 배울 수 있고 서로 가르쳐 줄 수 있다. 각자의 경험과 지식을 털어놓고 이야기하고 세심하게 비교함으로써 효과적인 피임법과 좋은 의사를 서로 알려줄 수 있다. 의사의 검진과 설명이 충분치 않다는 걸 인식하고 우리 요구에 주의를 기울일 것을 요구하도록 북돋울 수 있다. 함께 이야기함으로써 피임에 대한 우리들의 미묘한 거부감을 좀 더 잘 해결할 수 있다. 우리는 남성 파트너와 피임법에 대해 얘기함으로써 남성 파트너가 피임의 책임을 나누도록 격려 할 수 있다. 이 과정은 오랜 시간을 요하지만 의미 있는 일이다. 우리는 여성들이 임신하지 않고 성생활을 누릴 수 있도록 국가와 민족의 경계를 넘어 함께 협력하여 국회, 법정, 고등학교, 교회, 가족, 의사, 연구 프로젝트, 병원, 제약 회사가 관행과 태도를 바꾸어야 한다고 주장할 수 있다. 피임을 선택해야 하는 어려운 상황에서 필요한 정보와 대화를 나누고, 개인적 격려를 얻을 수 있는 의료 생활협동조합을 만들고 대안적인 건강 센터를 세울 수도 있다. 평판이 좋은 기존 병원 시설을 이용할 수도 있다. 상황에 떠밀려 강제로 하는 것이 아니라 자유롭게 출산을 조절할 수 있도록 쾌적한 집과 일자리, 보육 시설 확충을 위한 캠페인을 벌일 수도 있다. 피임이 유색인, 빈곤 여성, 장애 여성, 개발도상국 여성을 비롯한 모든 여성의 요구를 충족시킨다고 주장할 수 있다. 무엇을 하기로 결정했건 우리는 함께 행동할 수 있다.

임신은 어떻게 될까 → 12장 몸에 대한 이해

임신은 건강한 난자와 건강한 정자, 알맞은 자궁경부의 점액에 달려 있다. 피임은 임신 과정 중 어떤 지점을 차단하는 것이다.→ 아래 그림

성교하는 동안 남성의 음경에서 여성의 질 안으로 정자가 사정된다. 자궁경부 점액이 임신에 적절한 상태에

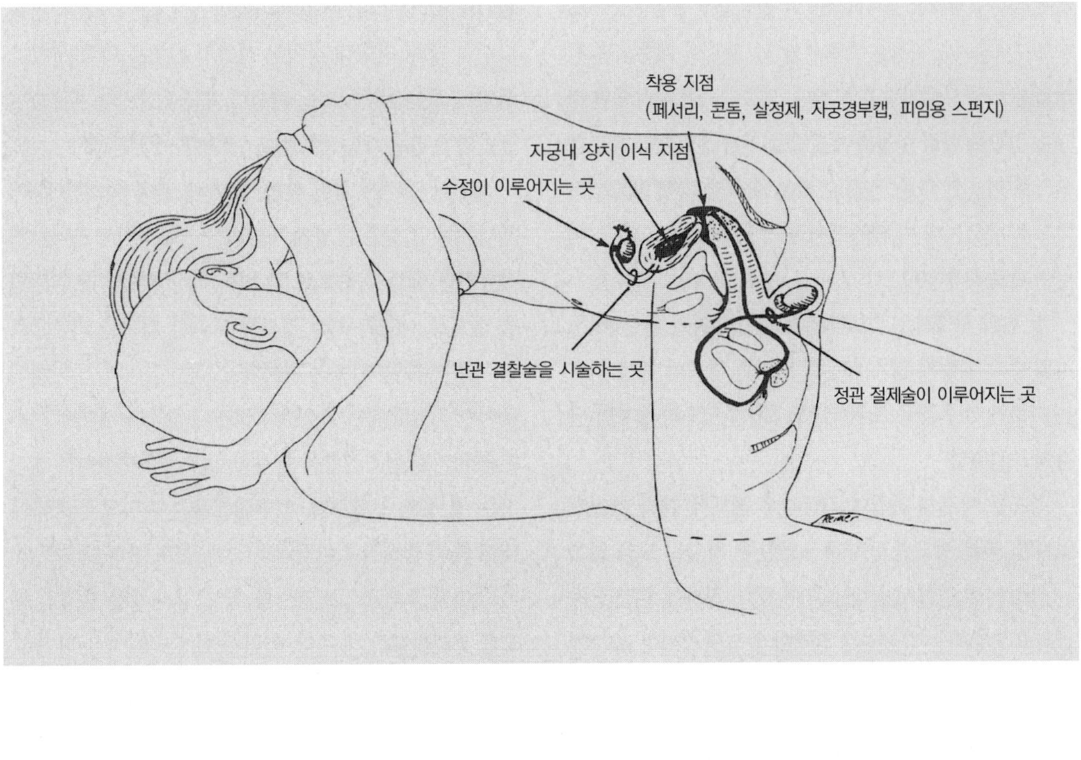

© Nina Reimer

있으면, 정자들은 자궁경부 점액을 따라 자궁경부와 자궁을 거쳐 나팔관으로 이동한다. 정자들은 나팔관 바깥쪽 3분의 1 지점에 있는 난자와 만나면 정자 무리 중 하나가 난자와 결합한다. 난자와 정자가 하나로 되는 과정을 '수정' 또는 '임신'이라고 한다. 수정된 난자는 여러 날에 걸쳐 나팔관을 따라 자궁까지 내려가고 자궁에서 하루 반이나 이틀이 지난 뒤에 자궁벽에 착상해 이후 9개월 동안 자란다.

성기결합을 하지 않더라도 사정을 하면 정자가 질 부근의 음순이나 그 가까이 놓일 수 있다. 자궁경부 점액을 만나면 정자는 질 쪽으로 이동하여 난자와 결합하게 된다(이 과정은 질주름이 그대로 있거나 성기결합을 하지 않았더라도 가능하다).

난자는 다음 월경이 시작되기 대략 2주 전에 난소를 떠난다(배란기).[2] 난자는 배란 뒤 12시간에서 24시간까지만 생식력이 있다. 그러나 자궁경부 점액이 적당하다면 배란이 되기 최대 5일 전에 있었던 성기결합으로도 임신이 될 수 있다. 특이한 예지만 월경 주기가 짧고 불규칙하다면 월경하는 동안에 성기결합을 했을 때 월경혈과 함께 자궁경부 점액이 나오면서 임신이 될 수도 있다.

정자

정자는 남성의 고환에서 만들어진다. 성적 자극으로 피가 음경의 발기 조직으로 모이게 되면 음경이 단단해진다(발기된 직후 음경에서 흘러나오는 액체 방울에 정자가 들어 있다고 생각하지만 사실은 그렇지 않다). 자극이 계속되면 남성들은 보통 오르가슴을 느낀다. 오르가슴이 시작되면 정자는 정관을 따라 이동하여 방광을 지나 전립선을 통과해 요도로 이동한 다음, 리듬감 있는 수축에 의해 요도에서 밖으로 나오는데 이 과정에서 남성은 쾌감을 느낀다. 이것이 바로 사정이다.

한 번의 사정으로 약 3억~5억 개의 정자가 나온다. 정자의 수가 이렇게 많기 때문에 피임을 확실히 해야 하기는 하지만 아주 좋은 조건에서도 200개 정도의 정자만 난자에 도달한다.

정자는 빠르게 움직여 자궁경부 점액에 따라 차이가 있지만, 30분 정도면 난자에 도달한다. 정자는 도움 없이는 산성인 질 안에서 살아남을 수 없다. 정자에 영양을 공급하고 보호하는 자궁경부 점액이 없으면 정자는 30분에서 4시간 사이에 죽는다. 자궁경부 점액이 분비된다면 정자는 여성의 몸에서 3일에서 5일 동안 살아 있을 수 있다(월경 기간이나 직후에도).

2 자세한 내용을 알려면 12장 몸에 대한 이해를 보자. 흔히 난자가 월경 주기의 제일 중간 날짜에 배란된다고 알고 있는데 이는 잘못된 생각이다. 월경 주기가 정확히 28일인 경우만 해당된다. 대부분 배란일은 한 주기가 끝나서 월경이 시작될 때까지는 확실히 알 수 없다.

피임법 선택

완벽한 피임법이 없기 때문에 우리가 '선택'하는 피임법은 타협의 산물이다. 피임법을 선택할 때 가장 중요하게 고려해야 할 사항은 안전성과 효과다. 어떤 이들에게는 간편함 역시 중요한 요소다. 건강에 이상이 있거나 만성 질환이나 장애가 있는 사람은 유용하고 효과적인 피임법을 찾을 때 고려해야 할 사항이 더 있다. 건강하고 출산 능력이 있는 사람은 피임을 시작할 때 자신의 건강과 출산 능력을 유지하기를 바란다.

281쪽에 있는 표는 다양한 피임법과 임신, 인공유산과 관련된 사망 위험을 비교한 것이다. 그러나 이 표는 계급, 인종, 국적, 임신 경험 같은 요인들을 포함하고 있지 않다는 사실을 주목해야 한다. 각 피임법은 성병(임질, 헤르페스, 클라미디아, 에이즈)과 골반염을 예방할 수 있는 정도가 다르다. 일반적으로 차단 피임법, 특히 콘돔은 생식기 감염을 잘 막아 준다. **그러나 가끔 사용하거나 잘못 사용하면 차단 피임법의 효력이 줄어든다는 점에 주목해야 한다.** 먹는 피임약은 골반염을 막아 주지만 클라미디아에 감염될 위험이 커질 수 있다. 먹는 피임약이 성병에 미치는 영향은 확실치 않다. 자궁내 장치는 성병의 감염을 막지 못한다. 성병에 걸릴 위험이 있는 여성이 자궁내 장치를 사용하면 골반염에 걸릴 가능성이 높다.→ 14장 성병, 24장 여성의학 상식

책이나 잡지에 실린 피임 '효과'에 관한 통계를 볼 때 유념해야 할 것은 한 가지 피임법을 지속적이고 올바르게 사용했을 때를 기준으로 한 '최저예상실패율'과 피임법을 실제로 사용한 시간 경과를 고려한 기록을 기준으로 한 '일반실패율' 간에는 차이가 있다는 점이다. 일반실패율이란 피임약 복용을 잊어버리거나 콘돔을 제때에 끼우지 못하거나 성기결합을 한 뒤 6시간 안에 페서리를 제거하는 것 등이 포함된다. 일반실패율은 피임법의 효과에 대해 좀 더 현실적으로 생각하게 해 주며 '나와 내 파트너'가 얼마나 효과적으로 피임을 할 것인지 같은 중요한 문제를 고려하도록 해 준다. 최근 들어 연구자들은 피임 효

과에 관한 연구를 조심스럽게 검토한 결과 일반실패율과 최저예상실패율의 추정치를 수정했다.

282쪽의 표는 일반실패율과 최저예상실패율을 보여준다. 5% 임신율 또는 실패율은 과거에 실시된 연구를 보면 특정 피임법을 사용한 여성 100명 중 5명이 사용 첫해에 임신이 되었음을 나타내는 것이다. 이와 달리 피임을 전혀 하지 않고 남성과 성관계를 맺고 있는 여성의 임신율은 85%다. 이 표는 여성의 나이, 계급, 인종에 따른 차이를 감안하지 않았다는 점을 염두에 두어야 한다. 그러나 이들 집단 사이에는 차이가 있다. 예를 들면 나이가 많은 여성일수록 젊은 여성보다 올바르고 꾸준하게 살정제를 사용하고 있으며 피임을 하지 않더라도 젊은 여성보다 임신될 가능성은 적다. 따라서 살정제는 젊은 여성보다는 나이든 여성의 일반실패율이 낮으며 표에 나온 비율보다 낮다. 또한 대부분의 피임법은 사용 첫해 이후의 실패율이 훨씬 낮은데 이는 첫해에 임신된 여성은 통계에 포함되지 않기 때문이다.

이 책에서는 몇몇 피임법을 다른 것보다 더 나은 것으로 꼽았다. 피임 경험이 있는, 피임법을 이용해 오던 여성들은 대부분 페서리나 자궁경부캡, 살정제와 콘돔을 병행하는 것을 선택했다. 임신을 효과적으로 막는 안전한 방법이며 성병과 골반염에서 보호해 주기 때문이다.→ 14장 성병, 333쪽 우리의 생식력을 통제하는 가장 안전한 방법은 차단 피임법을 사용하는 것이며 실패했을 경우에는 후속 조치로 인공유산을 하는 것이다. 인공유산이 도덕적, 종교적 이유로 받아들여지지 않을 때 차단 피임법은 임신과 출산에 따른 위험을 감수해야 하므로 안전성이 감소한다. 실제 사용했을 때 차단 피임법은 호르몬 피임법(먹는 피임약, 이식형 피임제, 주사형 피임제)이나 자궁내 장치보다 피임 효과가 떨어지기 때문이다. 임신, 출산과 관련된 건강 문제는 개인마다 차이가 크다. 전반적인 건강 상태와 출산 전후에 적절한 보살핌을 받을 수 있는지에 따라, 또 수입이나 교육 같은 사회적 요인에 따라 다르다. 차단 피임법은 성병을 막아 주며, 특히 콘돔은 에이즈 바이러스를 막아 주기 때문에 차단 피임법이 더 폭넓게 이용돼야 한다. 우리는 피임법을 사용하지 않으려던 이전의 태도를 바꾸고 편견에서 벗어나야 한다. 여성들이 자궁내 장치나 호르몬 피임법을 선택하더라도 차단 피임법은 성병 예방에 도움을 주는 중요한 '단짝 친구'다.

이 책을 참고해서 피임법을 소신껏 선택하도록 하자. 한 가지 피임법을 중단한 뒤 임신하고 싶지 않다면 다른 방법을 사용해야 한다.

사용하는 피임법 때문에 몸이 불편하다면 병원이나 의사를 찾는다. 병원이나 의사가 적절한 대답을 해 주지 못하면 다른 사람의 의견을 구한다. 사용하던 방법을 중단하고 임신을 막을 수 있는 다른 방법을 찾아야 한다.

피임과 임신, 인공유산 관련 사망 위험

종류	1년 안에 사망할 가능성
먹는 피임약(비흡연자)	66,700분의 1
먹는 피임약(하루 25개비 이상 흡연)	1,700분의 1
자궁내 장치	10,000,000분의 1
차단 피임법	없음
자연 피임	없음
불임 수술	
복강경(난관결찰술)	38,500분의 1
자궁절제술	1,600분의 1
정관절제술	1,000,000분의 1
임신	
임신 종결(?)	
불법 인공유산	3,000분의 1
합법 인공유산	
9주 전	262,800분의 1
9~12주	100,100분의 1
13~15주	34,400분의 1
15주 이후	10,200분의 1
임신 상태에 임신 1건 당 위험	10,000분의 1

* 담배가 가져올 수 있는 다른 위험에 관해서는 3장 술·담배·약물 참조.

페서리와 살정제

19세기에 페서리가 발명되기 전까지 여성들은 임신을 막기 위해 남성(콘돔이나 질외사정)에 의존하거나 임신을 한

출산력을 복원할 수 있는 피임법과 불임 수술을 사용한 첫해 최저예상실패율과 일반실패율

피임법	첫해에 피임 실패로 임신된 여성 비율	
	최저예상실패율[1]	일반실패율[2]
임신 가능성[3]	85	85
살정제[4]	6	26
주기 조절		25
달력	9	
배란법	3	
기초체온법[5]	2	
배란후	1	
질외사정	4	19
자궁경부 덮개		
출산 경험이 있는 여성	26	40
출산 경험이 없는 여성	9	20
스펀지		
출산 경험이 있는 여성	20	40
출산 경험이 없는 여성	9	20
페서리	6	20
콘돔-여성(실제)	5	21
남성	3	14
자궁내 장치		
프로게스테론 T	1.5	2.0
카파티	0.6	0.8
미레나	0.1	0.1
먹는 피임약		
혼합	0.1	
프로게스테론 단독	0.5	
주사용 프로게스테론		
데포프로베라	0.3	0.3
임플라논	0.05	0.05
여성 불임 수술	0.5	0.5
남성 불임 수술	0.1	0.15

1 처음이 아니더라도 한 가지 피임법을 완전하게(지속적으로 올바르게) 사용한 커플이 피임을 중단하지 않았다면, 사용 첫해 뜻밖의 임신을 하게 될 확률
2 처음이 아니더라도 한 가지 피임법을 일반적으로 사용한 커플이 다른 이유로 피임을 중단하지 않았다면, 사용 첫해 뜻밖의 임신을 하게 될 확률
3 피임을 하지 않은 집단과 임신을 하려고 피임을 중단한 여성들의 데이터를 기초로 한다. 이 중 약 89%가 1년 안에 임신을 한다. 표에서는 약간 낮은 85%지만, 출산력을 회복할 수 있는 피임법에 의존하는 여성들 중 임신할 수 있는 비율을 뜻한다.
4 거품, 크림, 젤, 필름, 좌약
5 배란 전 일정과 배란 후 기초 체온을 측정하는 자궁경부 점액법(배란일 계산법). 크림 살정제나 젤리 살정제와 함께 이용하기도 하고 살정제 없이 하기도 한다.

뒤 후속 조치로 인공유산이나 영아 살해를 했다. 페서리는 여성이 피임의 책임을 갖게 함으로써 원치 않는 임신을 막아 주는 획기적인 발명이었다. 페서리는 1960년대까지 유행했으며 한때는 미국에서 피임을 하는 커플 중 3분의 1이 사용했다. 그러나 미국가족계획협회에 의하면 1971년에 이르러 페서리를 이용한 여성은 4%에 지나지 않았다. 왜 그랬을까?

1950년대 말과 1960년대에 제약업계와 의학 전문가, 민간 재단, 미국 정부는 먹는 피임약과 자궁내 장치에 대한 연구 개발과 보급에 돈을 쏟아 붓기 시작했다. 페서리나 다른 종류의 차단 피임법에 관한 연구는 사실상 배제됐다. 이런 관심은 대체로 여성의 건강과 복지보다는 새로운 기술을 개발해 이윤을 추구하는 것에 더 신경을 썼다. 많은 여성들이 먹는 피임약과 자궁내 장치가 안전하다는 제약 회사와 의사들의 말을 믿고 먹는 피임약과 자궁내 장치가 페서리보다 더 자유롭게 성을 즐길 수 있게 해 주고 임신을 예방해 줄 것을 희망했다.

미국 여성들은 지난 25년 동안의 경험을 통해 페서리를 제대로 사용하면 임신을 예방하고 일부 성병을 예방할 수 있으며 먹는 피임약이나 자궁내 장치보다 안전하다는 것을 알았다. 그렇지만 페서리를 사용하는 데에는 아직 장해물이 있다. 의사만 페서리를 합법적으로 처방할 수 있다. 어떤 의사들은 페서리를 끼워 넣는 것을 직접 시술하지 않으면서 비싼 비용을 받곤 한다. 의사들이 성을 바라보는 관점은 특정한 피임법에 대한 태도에도 영향을 미치므로 여성들에게 영향을 준다. 많은 의사들은 여성들 차단 피임법을 제대로 사용할 능력이 있다는 것을 믿지 않는다. 따라서 의사들은 자궁내 장치보다 먹는 피임약이 더 낫다고 생각하며 여성들이 페서리를 다루는 것을 원하지 않을 것이라고 생각한다. 1995년 조사 결과 미국에서 페서리를 사용하는 여성은 2%도 안 됐으며 이들 대부분은 30세 이상이었다.

사용법

페서리는 얇은 컵 모양의 부드러운 고무로 되어 있으며 살정제 크림이나 젤리와 함께 사용해야 한다.→ 284쪽 그림 유연한 금속 재질의 스프링 테두리(활모양, 소용돌이 모양, 납작한 모양)가 있다. 제대로 끼우면 자궁경부에 꼭 맞아서 치골 뒤쪽에 자리를 잡고 자궁경부에 닿는다. 페서리는 질 크기에 따라 50~95mm 정도로 크기가 다양하다.

기능

페서리가 제자리에 놓여서 살정제 크림이나 젤리가 자궁경부에 붙어 있게 하면 정자는 자궁 입구로 들어갈 수 없다. 살정제 크림이나 젤리가 페서리 테두리 근처를 돌아다니는 정자를 죽인다. 어떤 여성은 질에 남아 있는 정자를 죽이려고 페서리 바깥에 젤리를 바르기도 한다. 페서리는 반드시 크림이나 젤리와 함께 사용해야 한다. 크림이나 젤리가 이 피임법의 핵심이다. 페서리의 주요 역할은 크림이나 젤리가 제 위치에 있게 하는 것이다.

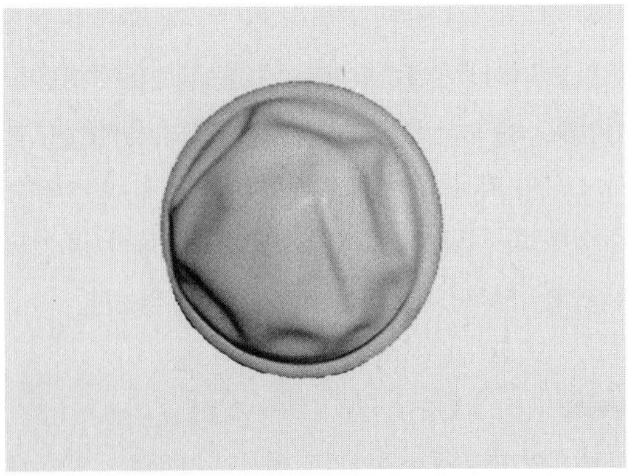

페서리
마리산부인과 제공
ⓒ또하나의문화

효과

페서리를 제대로 끼우고 사용법을 제대로 배워 지속적으로 잘 사용하면 실패율은 6% 정도로 아주 낮다. 질 윗부분은 성교를 하는 동안 확장될 수 있는데, 이때 음경이 빈번하게 움직이면 페서리가 약간 이동하기 때문에 6%의 실패율이 생긴다. 여성 상위 체위일 때 페서리가 움직일 수도 있다. 일반실패율은 20% 정도로 더 높다.

페서리는 가임기 관찰법과 함께 사용할 수 있다.→ 293쪽 가임 기간에 파트너가 콘돔을 사용하면 페서리는 100% 가까이 효과를 볼 수 있다.

생식력 복원

페서리는 생식력에 전혀 영향을 주지 않는다. 임신을 하고 싶으면 페서리를 사용하지 않으면 된다.

안전성과 문제점

페서리는 거의 완벽할 정도로 안전하다. 질이 자궁경부에서 2~3cm 가량 떨어져 있기 때문에 (일부 여성이 두려워하듯이) 페서리가 자궁 속으로 미끄러져 들어가 버리지 않는다. 어떤 크림이나 젤리를 쓰면 여성의 질이나 파트너의 음경에 염증이 생길 수 있는데 이럴 때는 다른 제품을 사용해야 한다. 페서리 자체가 앞으로 밀려서 자궁이나 요도, 방광에 통증을 일으킬 수도 있다. 요도염이나 재발성 방광염을 일으킬 수도 있다. 페서리가 직장 쪽으로 밀려나서 불편함을 느낄 수도 있다. 여러 크기의 페서리를 넣어서 자기에게 가장 편한 것을 찾아야 한다. 마비 등으로 성교를 하는 동안 페서리가 움직이는 것을 못 느끼면 피임 실패율이 높아진다.

페서리 사용 시 재발성 효모균 감염도 생긴다. 사용 후에 잘 씻고 말리면 감염을 피할 수 있다.→ 살정제 부작용, 291쪽

쓰지 말아야 할 사람

중증 자궁탈처럼 자궁의 위치가 심하게 바뀐 사람은 페서리를 사용해서는 안 된다. 척추가 뒤틀린 척추측만이나 척수가 불완전하게 형성된 이분척추증인 여성도 페서리를 사용할 수 없다. 페서리를 삽입하려면 손놀림이 좋아야 하니까 특정 신체장애가 있는 여성은 파트너의 도움 없이는 제대로 사용하기 어려울 수 있다. 만성 요로 감염이 있는 여성이나 독성 쇼크 증후군을 앓은 적이 있는 여성은 페서리를 쓰면 안 된다.

자신의 성기를 만지는 것이 불편하고 어색하다면 페서리를 제대로 쓰기 어렵다. 질에 손가락을 처음 넣을 때는 당황하겠지만 점차 익숙해지고 손에 닿는 것이 자신 몸이라는 걸 깨닫게 되면 페서리를 넣을 때 느끼는 거북함이 극복될 것이다. 자조모임에 참여하거나 자조모임을 만들어 자기 몸을 만질 때 드는 부정적 느낌을 서로 이야기하여 도움을 얻을 수 있다.

구입법

페서리의 크기는 질의 크기와 형태, 질벽을 둘러싼 근육의 강도에 따라 달라진다. 페서리를 삽입하려는 사람은 산부인과나 보건소에서 상담을 해보고, 활모양이나 소용돌이 모양, 또는 납작한 모양의 세 가지 금속 스프링 테두리 중에서 자기의 몸에 맞는 것을 고른다. 방광이 질벽으로 불거져 나온 방광탈이나 직장의 벽이 약화되는 직장탈을 앓고 있거나 질 근육이 약한 여성은 활모양의 스프링 테두리로 된 페서리를 사용해야 한다. 이러한 증상은 출산 후나 중년에 많이 일어난다.

주의! 몸에 맞는 페서리의 크기를 찾아 끼워 넣은 다음 병원에서 바로 나오지 말고 페서리를 다시 꺼내서 직접 끼워 보고 혼자서 제대로 할 수 있는지 의사의 확인을 받

아야 한다(아니면 집에 가서 혼자 해보고 며칠 뒤에 페서리를 끼운 상태에서 병원에 가도 된다). 제대로 되었을 때 어떤 느낌인지 느껴 보고 문제가 있으면 바로 도움을 청해야 한다. 그래야 페서리를 실제로 사용했을 때 제대로 이용할 수 있다. 의사들은 대개 이 중요한 단계를 등한시하기도 한다. 한국에서는 페서리를 거의 사용하지 않는다.

사용법

다른 피임 도구와 마찬가지로 페서리 사용법도 일단 해보고 나면 간단하다. 페서리를 넣고 빼는 느낌이 처음에는 이상하지만 시간이 지나면서 점차 쉽고 빠르게 할 수 있다. 성교 또는 성기를 접촉하기 전 6시간 안에 페서리를 넣어야 한다. 그렇지 않으면 크림이나 젤리가 살정제 효능을 잃기 시작할 수 있다. 가장 확실하게 피임 효과를 보려면 가능한 한 성교 직전에 넣어야 하지만 성적으로 흥분했을 때 침착하게 대처할 수 없는 성향이라면 미리 페서리를 넣는 것이 좋다.

준비와 삽입　살정 크림이나 젤리를(튜브에 든 것 2cm정도 짜서) 1작은술에서 1큰술 정도 페서리에 컵에 넣고,→ 그림 주변에도 크림을 골고루 펴 바른다. 어떤 책에서는 크림을 테두리에도 바르라고 하고, 어떤 책에서는 테두리에 크림을 바르면 페서리가 미끄러진다고 말한다. 이런 의견들을 종합하면 크림을 테두리의 안쪽까지 바르고 테두리 바로 위에는 바르지 않으면 된다. 그런 다음 엄지손가락과 가운뎃손가락으로 테두리를 눌러서 컵을 오므린다. 문제가 있으면 플라스틱 삽입기를 구입해도 된다(납작한 페서리에만 이용 가능). 쪼그리고 앉거나 화장실 변기 위에 앉거나 서서 한 발을 들거나 누워서 다리를 구부린 상태에서 넣는다. 손으로 음순을 벌리고 페서리를 크림이나 젤리를 바른 쪽을 위로 향하게 하여 질의 가장 위쪽으로 밀어 넣는다. 탐폰을 사용한 경험이 없거나 질에 손을 넣어본 적이 없는 사람은 질이 등 쪽으로 기울어져 있다는 것을 알아야 한다.→285쪽 그림 손가락으로 페서리 아래쪽 테두리를 계속 밀어 넣어 페서리가 단단히 자리 잡게 한다. 부드러운 고무컵을 통해 자궁경부의 윤곽을 확실히 느낄 수 있을 때까지 밀어 넣어야 한다. 특정한 신체장애가 있는 여성의 파트너는 페서리를 삽입하고 제대로 자리를 잡았는지 확인하는 방법을 배울 수 있다(어떤 여성들은 더 확실히 피임을 하기 위해 페서리가 제자리를 잡으면 약 바르는

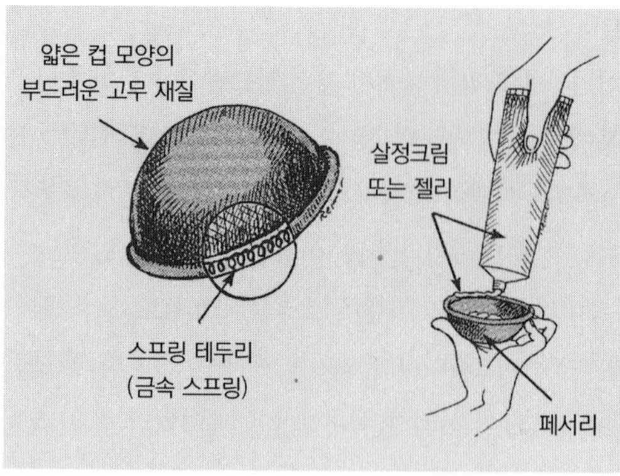

페서리 © Nina Reimer

작은 주걱으로 크림이나 젤리를 더 집어넣는데, 꼭 필요한 작업은 아니다). 제대로 자리를 잡으면 페서리를 전혀 느낄 수 없다. 아마 파트너도 잘 알지 못할 것이다. 음경의 끝이 자궁이나 질 조직 대신 부드러운 고무에 닿는 것을 느끼는 남성들도 있다(이때 통증은 없다). **페서리와 함께 일반 질 호르몬제나 감염성 질염 치료제 같은 유성 질치료제나 지용성 젤리나 바셀린 같은 지용성 윤활제를 사용해서는 안 된다. 페서리의 고무가 손상된다.**

성교 후 적어도 6시간 정도는 페서리를 그대로 놔두어야 한다. 살정제가 정자를 모두 죽이는 데는 시간이 필요하다. 그러나 24시간을 넘겨서는 안 된다. 질 세척을 할 필요는 없지만, 하고 싶다면 6시간 뒤에 한다.

성교를 계속할 때　성교를 하고 나서 또 하려면 약 바르는 작은 주걱으로 크림이나 젤리를 더 바르면 된다. 페서리를 그 자리에 그냥 놔둔 상태에서 크림이나 젤리를 질 속에 넣으면 된다.

제거　편한 자세로 페서리를 제거하면 된다. 페서리를 넣던 식으로 꺼내면 된다. 페서리가 잘 만져지지 않으면 자세를 바꿔 보거나 변을 보듯이 밀어내 본다. 질 안에 손가락을 살짝 집어넣어 페서리의 아래쪽 테두리 아래에 손가락을 건다. 페서리와 질벽 사이이거나 아니면 고무 돔 위가 될 것이다. 그러고 나서 페서리를 앞쪽 아래로 당긴다. 손톱이 길면 페서리가 찢어질 수 있으니 주의해야 한다.

순한 비누와 따뜻한 물로 페서리를 씻은 다음 조심스럽게 헹궈서 말린다. 원한다면 옥수수 녹말가루를 뿌리고(땀띠분은 절대 안 된다) 보관함에 넣어 햇빛이 들지 않는 곳에 둔다. 삶으면 안 된다. 구멍이 났는지 알아보려면 불

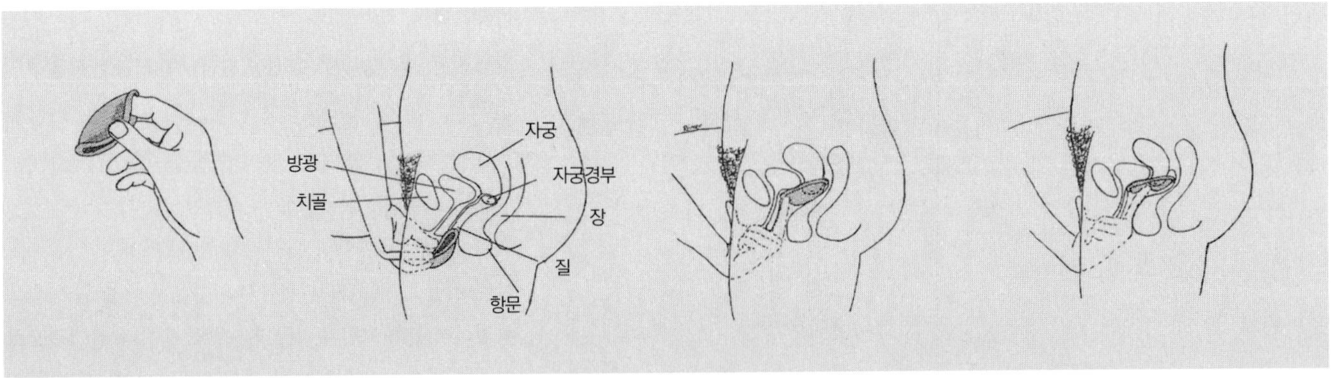

페서리 삽입과 확인 © Nina Reimer

빛에 비춰 보거나 물을 채워 새는지 살핀다. 특히 테두리 주위를 잘 살펴봐야 한다. 손가락으로 페서리의 둥근 부분을 눌러 보면 테두리 주변이 찢어졌는지 확인하기 쉽다.

제품 수명

1~2년에 한 번씩 페서리 크기를 점검한다. 몸무게가 4~5kg 이상 늘거나 줄었을 때, 질 수술을 했을 때, 임신·유산을 했다면 다른 크기의 페서리가 필요하다. 3년에 한 번씩 페서리를 교체해야 한다.

장점

페서리는 애무를 할 때 사용해야 하기 때문에 페서리 사용에 협조적인 파트너와 성교를 하거나 성교를 자주 하지 않는 이들에게 좋은 방법이다. 성교할 때마다 제대로 사용하면 아주 효과가 있다. 부작용이나 위험이 거의 없다.

월경 기간에 성교를 하고 싶은데 월경혈이 많이 나오지 않기를 바란다면 페서리를 사용하는 것이 도움이 된다. 페서리의 사용은 몸에 대한 훌륭한 교육이 될 수 있다. 자기 질의 느낌이 어떤지 잘 모르는 사람이라면 페서리를 사용하면서 알게 된다. 길게 보면 자기 몸에 익숙해질수록 성을 더 많이 즐길 수 있다.

페서리를 크림이나 젤리과 함께 사용하면 임질이나 질트리코모나스증에 감염될 가능성을 줄인다는 연구가 계속 나오고 있다. 페서리는 골반염과 자궁경부 이형화를 예방하고 질선증을 치료하는 데 도움이 된다.

단점

흐름이 끊기지 않고 자연스럽게 이어지는 성관계를 원한다면 성교가 시작되기 한참 전에 페서리를 넣어야 한다. 할 때마다 페서리 사용을 잊지 말아야 하고 크림이나 젤리가 모자라지 않도록 유념해야 하며 필요할 때 페서리를 갖고 있어야 한다.

크림이나 젤리가 몸 밖으로 빠져나오면 얼룩이 생기지는 않지만 성가시다. 여러 종류의 제품을 써 보고 필요하다면 성교 후 새는 것을 막기 위해 휴지나 패드를 쓴다.

구강성교를 즐기는 이들은 젤리와 크림의 맛을 불쾌하게 여길 수 있다. 이를 해결할 수 있는 방법은 젤리나 크림을 페서리에 넣은 후 조심스럽게 닦는 것이다. 또 다른 방법은 구강성교를 끝내고 성기결합을 하기 전에 페서리를 넣는 것이다. 그렇지만 이 방법은 확실히 성교에 방해가 되고 페서리를 넣지 않을 가능성이 커진다.

페서리를 사용하는 동안 효모균감염과 요도염이 심해지는 여성도 한다. 다른 종류나 크기의 페서리를 사용한 후에도 요도염이 계속되면 페서리 사용을 중단해야 한다.

책임

많은 여성들이 전 과정을 스스로 책임지지만, 맞는 크기의 페서리를 찾은 후에는 파트너와 페서리 삽입의 책임을 나눠야 한다.

페미돔

사용법

미국 식품의약국은 1993년에 '리얼리티'로 불리고 다른 국가에서는 '페미돔'으로 불리는 여성용 콘돔을 처음 승

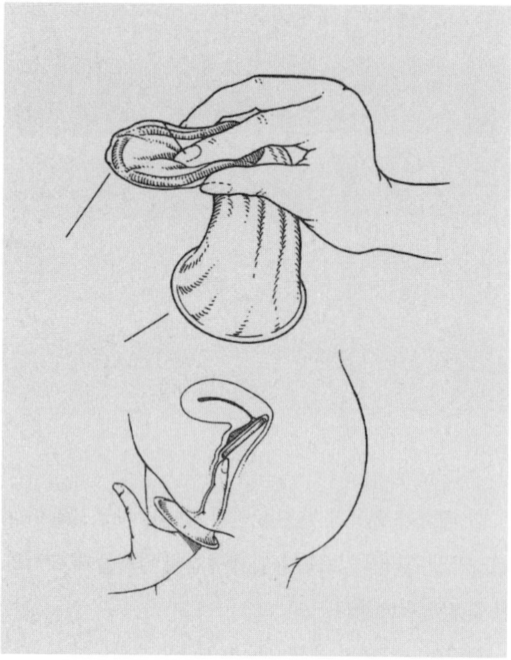
페미돔 착용법

인했다.→그림 이는 의사의 처방 없이도 쓸 수 있는 차단 피임법으로 성병도 예방할 수 있다. 여성용 콘돔은 부드러운 늘어진 모양의 폴리우레탄 덮개로 되어 있고 한쪽이 막혀 있는데, 이 부분이 자궁의 입구를 막는다. 유연한 폴리우레탄 링이 양 끝에 하나씩 있는데 하나는 막힌 쪽 끝에 있고 다른 하나는 뚫린 쪽 끝에 있다. 열려 있는 끝은 삽입 후에 질 밖으로 나와 있다.

제자리를 잡으면 덮개가 질벽을 감싸게 되어 음경이 지나는 길을 덮어 주는 역할을 한다. 막혀 있는 쪽의 링은 페서리처럼 질 안으로 삽입되어 질 안에서 닻처럼 덮개를 고정하는 역할을 한다. 질 밖으로 나와 있는 링은 성교하는 동안 음순과 음경 사이를 차단하고 여성용 콘돔이 제위치를 유지할 수 있게 하여 보호 효과를 더해 준다. 여성용 콘돔은 남성용 콘돔처럼 일회용이다. 여성용 콘돔은 살정제가 들어 있지 않고 윤활제가 첨가되어 있다. 자궁경부에 정확하게 맞추지 않아도 된다.

효과

여성용 콘돔은 임신과 성병을 막아 준다. 지속적으로 올바르게 사용하면 실패율은 자궁경부캡이나 페서리와 비슷한 5% 정도다. 일반실패율은 21%다. 여성용 콘돔을 지속적으로 올바르게 사용하면 에이즈바이러스 감염을 비롯한 성병을 예방하는 데 페서리나 자궁경부캡보다 더 많은 효과를 볼 수 있다.

생식력 복원

완벽히 복원 가능하다. 임신을 원한다면 사용하지 않으면 된다.

사용법

질과 음경이 접촉하기 전에 콘돔을 끼운다. 안쪽 고리를 눌러 치골을 바로 지날 때까지 여성용 콘돔을 질 안으로 삽입하여 안쪽 고리가 자궁경부를 덮게 한다. 손가락으로 덮개가 뒤틀리지 않았는지 확인한다. 그래야 음경이 질 안으로 들어가기 쉽다.

장점

경제적 여건과 폭력, 권력 불균형 때문에 여성은 성관계에서 남성에게 콘돔을 사용하라고 요구하기 어렵다. 그러나 여성과 남성 중 누가 콘돔을 사용할지 선택할 수 있게 되면 성별 권력관계는 변할 수 있다. 여성용 콘돔은 임신과 성병을 막아 준다. 여성의 에이즈 바이러스 감염이 증가하고 있는 추세에서 이 예방책은 100% 효과가 있지는 않아도 아주 소중한 것이다.

성교를 하기 8시간 전에만 끼우면 되기 때문에 페미돔은 남성용 콘돔과 달리 애무의 흐름을 방해하지 않는다. 페미돔을 사용할 때는 남성이 완전히 발기하지 않아도 된다. 또한 남성용 콘돔을 사용하고 싶지만 콘돔을 씌우는 동안 계속해서 발기 상태를 유지하기가 어려운 남성이 페미돔을 사용하면 성교를 포함해서 애무를 하는 동안 어색하게 움직여야 하는 상황을 피할 수 있다. 또한 페미돔은 뺄 때도 남성이 발기 상태가 아니어도 괜찮다.

페미돔은 폴리우레탄 재질이어서 콘돔에 주로 쓰이는 라텍스보다 강하다. 페미돔은 얇고 부드러우며 유성에 강하다. 페미돔은 의사 처방 없이도 살 수 있기 때문에 병원에 갈 필요가 없다.

그러나 페미돔이 쓰이지 않는 나라도 많다. 한국에도 2000년 초반 도입되었으나 이용이 저조하여 현재는 판매가 중단된 상태다.

단점

페미돔은 남성용 콘돔에 비해 상당히 비싸다. 페미돔이 번거롭거나 불편하다는 여성도 있다. 페미돔은 '방귀 뀌는' 소리를 내기도 한다. 남성들은 보통 바깥쪽의 링을 느끼기 때문에 파트너가 반대한다면 문제가 된다. 페미돔을 사용하려면 파트너의 협조가 필요한데 이는 파트너와 이야기하고 의견을 조정할 수 있음을 뜻한다. 이런 일이 항상 가능한 것은 아니다.

다른 여성용 차단 피임법과 마찬가지로 페미돔을 사용하려면 자신의 성기를 편안하게 만질 수 있어야 한다. 대부분은 조금만 연습하면 어색한 느낌을 극복할 수 있다.

콘돔

질외 사정을 제외하고 남성이 사용할 수 있는 유일한 일시적 피임 수단이 콘돔이다. 또한 질성교와 항문성교 시에 에이즈 바이러스 전염을 막을 수 있다고 보고되고 있는 유일한 피임법이다. 약국이나 대형슈퍼, 자판기, 인터넷 쇼핑몰에서 구입할 수 있기 때문에 처방전을 받기 위해 의료 기관을 찾아갈 필요가 없다. 여성들도 콘돔을 쉽게 사서 갖고 다닐 수 있다.

먹는 피임약과 자궁내 장치 같은 피임법이 처음 등장했을 때 기존의 다른 피임법과 마찬가지로 콘돔 역시 찬밥 신세였다. 남성들은 자신들이 부작용을 경험하지 않는 먹는 피임약과 자궁내 장치로 상대적인 성적 자유와 자연스러움을 함께 누릴 수 있었다. 현재는 콘돔이 훨씬 선호된다. 사람들이 에이즈나 다른 성병이 이성애 관계에서도 전염된다는 것을 더 잘 알게 되어 콘돔의 개발과 이용이 늘고 있다.

콘돔은 이집트 남성들이 기원전 1350년에 음경의 장식인 덮개로 사용해 18세기에 피임법으로 대중화되었다. 콘돔은 얇고 질긴 라텍스 고무로 만들어진 덮개다. 정자가 여성의 질에 들어가는 것을 막기 위해 발기된 음경 위에 끼우도록 만들어졌다. 콘돔의 길이는 16~17cm, 너비는 5cm이며 돌돌 말려 포장되어 있다. 뚫린 쪽에 고무 링이 있어서 음경에 끼울 수 있게 되어 있다. 막힌 쪽의 끄트머리는 정액을 받고 콘돔이 찢기지 않게 하는 역할을 하는데, 작은 돌출 부분이 있는 것도 있고, 돌출 부분 없이 평평한 것도 있다. 고무 알레르기가 있는 사람은 플라스틱(폴리우레탄으로 만든) 콘돔을 사용하면 되는데 이것 역시 성병을 예방한다.

양피지로 만든 '가죽' 콘돔은 실험 결과 현미경으로 볼 수 있는 미세한 구멍이 있어서 바이러스가 통과하기 때문에 성병 예방용으로 권장되지 않는다.

연구의 관심이 점점 콘돔에 집중되어서 콘돔 디자인도 새로워지고 있다. 크기, 모양, 두께, 색, 향기가 다양하며 살정제나 윤활제가 첨가된 것 등 다양한 제품이 있다.

효과

지시대로 사용한다면 품질이 좋은 콘돔의 실패율은 3% 정도다. 그러나 일반실패율은 약 14%다. '살정제 콘돔'이나 '살정 윤활제가 포함된 콘돔' 등에는 살정제가 첨가돼 있다. 콘돔 속 살정제의 비율은 너무 적어 효과적이지 않다. 100%에 가까운 피임 효과를 위해서는 성교를 할 때마다 콘돔과 함께 질에 살정제 거품이나 크림, 젤리를 발라야 한다. 배란기에는 페서리나 자궁경부캡과 함께 콘돔을 사용하면 피임 효과가 높아진다.

생식력 복원

임신 능력은 완벽하게 복원된다. 임신을 원하면 사용하지 않으면 된다.

사용법

성기 접촉 전에 발기된 음경 위에 여성이나 남성이 말려져 있는 콘돔을 풀어서 씌운다. 사정하기 훨씬 전에도 소량의 분비물이 나올 수 있다. 사정 전의 분비물에는 정자가 들어 있지 않지만 에이즈 바이러스를 옮길 수 있다.

주의 사항

끝이 평평한 콘돔의 경우 끝 부분에 공간을 약간 남겨 두어 정액이 고일 수 있게 해야 한다. 음경 끝과 콘돔 사이에 공기를 뺀 상태로 하여 1cm 정도 남겨 둔다. 이렇게 해야 사정 시 콘돔이 찢어지는 것을 막는다. 끝에 공기가 들어

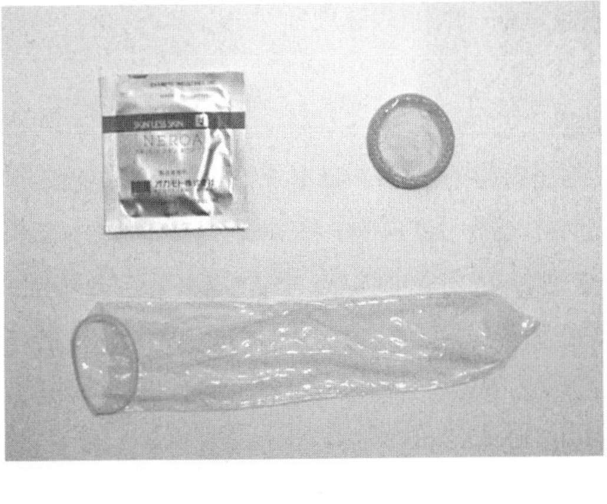

콘돔
ⓒ또하나의문화

가 있으면 콘돔이 찢어질 수 있다. 콘돔을 끼운 후 특히 끝 쪽에 구멍이나 파열된 부분이 있는지 꼼꼼히 살핀다.

윤활제가 첨가된 고무 콘돔은 파열될 위험이 적지만 음경에서 잘 벗겨지므로 특히 조심해야 한다. 굴곡이 있는 콘돔은 남성의 성감을 증가시키고 덜 벗겨진다. 염색된 콘돔은 얼룩이 지고 화끈거림과 염증을 유발한다는 사람들이 있다. 향이 첨가된 콘돔도 염증을 유발할 수 있다.

윤활제가 첨가되지 않은 콘돔을 사용하려면, 찢어지는 것을 방지하기 위해 살정제 거품이나 크림, 젤리, K-Y젤리 같은 수용성 제품을 사용한다. 바셀린, 마사지 오일, 선탠로션, 핸드크림, 베이비오일 같은 지용성 제품은 사용하면 안 된다. 침은 항상 이용할 수 있지만 효모균에 감염될 수 있다. 콘돔을 음경에 끼운 후에 윤활제를 바른다.

사정 후 발기가 끝난 음경을 뺄 때 두 사람 중 한 사람은 콘돔의 테두리를 손으로 잡아야 한다. 그렇지 않으면 콘돔이 벗겨져 정자가 질 안으로 들어갈 수 있다.

잘못되었을 때는 가능한 빨리 질 안으로 살정제 크림이나 젤리, 거품을 넣는다. 질 세척을 해서는 안 된다. 응급피임약(사후 피임약)을 사용하는 것을 고려할 수도 있다.
→ 무방비 성교 후 응급 피임법, 317쪽

책임

콘돔은 남성이 사용한다. 두 사람이 함께 씌운다면 콘돔을 쓰는 일이 더 즐거울 수 있다. 성기 접촉을 자주 하는 커플에게 콘돔은 남성이 피임을 책임질 수 있는 좋은 방법이다. 성교를 하게 될지 예상치 못했던 관계에서 콘돔은 매우 편리하다. 그러나 남성이 콘돔을 가지고 다닐 것을 기대하지 않는 것이 좋다. 기대가 어긋날 수 있기 때문이다. 상대 남성을 잘 모르고 그가 콘돔을 가지고 있을지 확신이 서지 않는다면 여성이 콘돔을 갖고 있는 것이 좋을 것이다. 그러나 콘돔을 꺼내 놓고 남성에게 그것을 끼우라고 말하기는 쉽지 않다.

장점

콘돔은 가격이 상당히 싸고 쉽게 살 수 있으며 사용도 간편하다. 성기 접촉 때마다 사용하면 클라미디아, 헤르페스, 임질, B형 간염 바이러스, 생식기궤양, 골반염, 에이즈 등과 같은 성병을 예방할 수 있는 좋은 피임법이다. 트리코모나스 질염 등 성병에 걸린 파트너가 치료를 하는 동안에도 상대가 다시 감염되지 않도록 보호해 준다.

너무 빨리 사정하는 경향이 있는 남성이 콘돔을 사용하면 사정을 지연시켜 성교를 오래 끌 수 있도록 음경의 자극을 줄일 수 있다. 콘돔은 정액을 담기 때문에 여성이 성교 후 곧바로 어딘가에 가야 한다면 몸에서 정액이 질질 새는 느낌을 받지 않아도 된다.

임신과 성병을 예방했다는 즉각적이고 눈에 보이는 증거를 보고 싶은 여성들에게 확신을 심어 준다. 콘돔은 의사의 처방 없이도 살 수 있다.

단점

성교를 하는 순간에 콘돔을 사용해야 하는데 이를 섹스의 과정으로 즐기지 못하는 커플에게는 섹스의 흐름을 방해할 수 있다.

콘돔을 쓰면 음경이 질벽에 직접 닿지 않기 때문에 남성의 성감을 약화시킬 수 있다. 이런 이유로 많은 남성들이 콘돔 사용을 거부한다. 이들은 여성의 피임법이 여성들의 성적 쾌감을 줄인다는 사실을 잊고 있는 것이다. 반면에 성감이 감소하지 않는다는 남성도 있다.

콘돔을 사용하면 성교 시 윤활제 역할을 하는 발기할 때 나오는 분비물이 없기 때문에 음경이 질로 들어갈 때의 마찰로 여성이 통증을 느낄 수 있다. 이럴 때는 수용성 윤활제나 윤활제가 포함된 콘돔을 사용한다. 살정제가 포함된 것이면 더 좋다.

구입법

약국이나 자동판매기에서 콘돔을 구할 수 있다. 콘돔의 크기는 다양하다. 일반적으로 국산품은 길이가 16~17cm 정도이고 수입품은 크기가 더 다양하다. 보통은 3개, 6개, 10개, 12개, 36개 등 여러 개 단위로 포장되어 판매된다. 제품에 따라 길이와 둘레 너비, 형태, 향이 다양하다. 가격은 제품과 상점에 따라 다르다. 가격은 제품에 따라 한 개당 300원 정도부터 3,000원 정도까지 천차만별이다.

제품 수명

콘돔은 밀폐된 상태로 열, 햇볕, 형광등을 피해 건조한 곳에 두면 5년 정도 보관할 수 있다. 따라서 포장지에 쓰인 유통 기한을 살펴봐야 한다. 포장지에 날짜만 찍혀 있다면 이 날짜를 제조일로 간주해야 한다. 일반적으로 포장된 콘돔의 끝 부분(막혀 있는 쪽)이 빨리 부식되는 것은 끝 부분이 보호되도록 나머지 부분의 안쪽에 돌돌 말려져 있지 않기 때문이다. 열은 콘돔이 닳는 요인 중 하나이므로 지갑이나 주머니에 한 달 이상 넣고 다녀서는 안 된다.

자궁경부캡

자궁경부캡은 1988년 미국에서 판매가 승인되었다. 그것은 자궁경부 위를 감싸는 골무 모양의 고무로 된 캡이다. 페서리처럼 정자가 자궁경부의 입구로 들어가지 못하도록 막는다. 보통 캡 안쪽에 소량의 살정제를 첨가하여 밀폐된 틈새를 통과하는 정자를 죽인다. 자궁경부캡은 일부 유럽 국가와 미국에서 20세기 초반에 사용됐다.[3] 먹는 피임약과 자궁내 장치의 사용이 증가하면서 자궁경부캡은 페서리와 마찬가지로 인기가 감소했다.

미국의 「여성건강네트워크」와 여성주의 건강 운동 단체들, 일부 의사와 간호사들은 자궁경부캡을 권장하는 캠페인을 10여 년간 벌여 왔고 미국 식품의약국이 실시하는 오랜 심의 과정을 통해 감독해 왔다. 또한 자궁경부캡에 대한 많은 연구가 미국 전역의 여성주의 건강센터에서 진행되었다. 현재 미국에서 자궁경부캡을 이용할 수 있다는 것은 여성의 건강을 위해 활동한 미국 여성운동가들의 승리를 의미한다. 그러나 아직까지 한국에서는 사용되지 않고 있다.

제품 설명

미국에서 유일하게 사용 승인을 받은 자궁경부캡은 유연한 고무로 된 '프렌티프 캐버티 림'이다. 테두리가 있는 골무처럼 생겨서 골무를 손가락에 끼우듯이 자궁경부에 끼우는 것이다. 길이는 4cm 정도이며 자궁경부를 거의 다 덮을 수 있다. 자궁경부 크기가 사람에 따라 다르기 때문에 고무 캡의 지름은 22mm에서부터 31mm까지 4가지 종류가 있다.[4] 다음 정보는 프렌티프 자궁경부캡에만 해당하는 것이다.

기능

다른 차단 피임법과 마찬가지로 자궁경부캡은 정자가 자궁으로 들어가지 못하게 막는다. 자궁경부캡은 자궁경부의 입구 주위를 완전히 막도록 만들어졌다. 흡인력이나 표면 장력으로 자궁경부캡을 자궁경부에 밀착시켜 페서리와 마찬가지로 정자가 테두리를 통과해 가지 못하게 한다. 살정제는 정자를 죽이고 자궁경부캡과 자궁경부 사이의 밀착력을 강화한다.

효과

출산 경험이 없는 여성에게 자궁경부캡은 페서리와 비슷한 피임 효과가 있다. 최저실패율은 9%이며 일반실패율은 20%이다. 이에 반해 출산 경험이 있는 여성에게는 효과가 덜하다. 출산 후 자궁경부캡을 올바르게 지속적으로 사용하는 여성의 최저예상실패율은 26%이며 일반실패율은 40%이다. 상당한 경우 피임 실패는 성교 도중 음경이 자궁경부를 압박해 자궁경부캡이 벗겨지기 때문이다.

구입법

자궁경부캡은 훈련된 의사의 시술이 필요하다. 제대로 끼워졌으면 자궁경부캡은 자궁경부를 완전히 덮으며 단단히 고정된다. 자궁경부캡을 끼우려면 손가락을 자궁경부까지 밀어 넣어야 한다. 처음 자궁경부캡을 맞추고 난 뒤에는 진료실에서 삽입하고 빼는 연습을 해 봐야 한다.

사용법

보건 의료 종사자들은 대부분 자궁경부캡 속에 소량의 살정제 젤리나 크림을 넣어 사용하도록 권고한다. 자궁경부캡의 약 3분의 1을 채워야 한다. 너무 많이 사용하면 밀착력이 없어진다. 살정제를 자궁경부캡 안쪽에 펴 발라야 하며 테두리는 바르면 안 된다. 어떤 이들은 적어도 성교 30분 전에는 자궁경부캡을 넣어서 흡인력을 높이라고 권한다. 성교하기 최대 40시간 전에도 넣을 수 있다. 자궁경부캡을 제 위치에 끼우고 몇 시간 뒤에 성교를 하게 되면 피임 효과를 확실하게 하기 위해 질 속에 살정 크림이나 젤리를 넣는 이들도 있다.

성교가 끝난 뒤에도 자궁경부캡을 최소 6시간 동안 그대로 놔두어야 한다. 질 세척은 필요 없다. 자궁경부캡을 넣은 상태에서 질 세척을 하면 살정제 젤리나 크림을 희석시킬 수 있기 때문에 질 세척을 해서는 절대 안 된다.

자궁경부캡을 얼마나 자주 교체해야 하는지에 대해서는 의사마다 의견이 분분하다. 어떤 의사는 72시간(3일) 이상 연속 착용할 수 있다고 생각하지만 미국 식품의약국 규정은 48시간(2일) 이상 넣고 있어서는 안 된다고 명시하고 있다. 그 이상 사용했을 때의 실패율에 대한 자료가 부

3 자궁경부캡에 대한 아이디어는 수천 년 전으로 거슬러 올라간다. 고대 수마트라섬에서 여성들은 자신들의 자궁을 덮기 위해 아편으로 컵 모양의 기구를 만들었다.

4 레아의 방패는 2002년 3월에 미국 식품의약국의 승인을 받았다. 미국 식품의약국의 승인을 받지 못한 자궁경부캡에는 볼트캡 (또는 듀마스) 비뮬캡, 오베스캡이 있다. 오베스캡은 영국 등 유럽에서는 시판되고 있다.

족하고 독성 쇼크 증후군[5]이 나타날 우려가 있기 때문이다. 어떤 여성들은 자궁경부 분비물이 자유롭게 흘러내릴 수 있도록 하루나 이틀에 한 번 자궁경부캡을 뺀다. 이렇게 하면 감염과 독성 쇼크 증후군을 예방할 수 있다. 월경혈이 캡의 흡인력을 떨어뜨릴 수 있고, 독성 쇼크 증후군의 위험도 있으므로 월경 기간에는 자궁경부캡을 자주 빼주거나 아예 사용하지 않는 것이 좋다.

어떤 여성들은 자궁경부캡을 1큰술의 레몬즙이나 사과 식초를 섞은 물 1컵에 20분간 담가 놓아 냄새를 제거한다. 담근 후에는 사용 전에 헹구어 말려야 한다. 자궁경부캡을 처음 사용하기 시작한 한두 달간, 그리고 성관계를 하는 파트너가 바뀔 때는 성교를 하기 전후에 자궁경부캡이 제대로 되어 있는지 확인하고 질 속에 살정제를 넣거나 파트너가 콘돔을 쓰도록 해야 한다. 특히 자궁경부캡이 꼭 맞지 않고 여성의 신체상의 특성과 성기흡입 각도에 따라 남성의 음경이 자궁경부로 들어오는 순간 캡이 빠질 수 있다. 이때는 더 잘 맞는 다른 크기의 자궁경부캡이 있는지 찾아보거나 페서리로 바꿔야 한다.

사용하면 안 되는 사람

많은 여성이, 특히 페서리를 사용할 수 없는 사람도 자궁경부캡을 사용할 수 있다. 그러나 현재 유통되고 있는 자궁경부캡의 크기가 맞지 않는 여성도 있다. 자궁경부가 헐거나 상처가 난 사람은 캡이 자궁경부 분비물의 배출을 막아 염증을 유발할 수 있기 때문에 사용해서는 안 된다. 독성 쇼크 증후군 병력이 있다면 자궁경부캡을 사용해서는 안 된다.

여성의 질이 너무 깊어서 자궁경부캡을 삽입하거나 제거하는 것이 어려울 수 있다. 어떤 여성은 페서리 삽입/제거기(커다란 플라스틱 갈고리처럼 생긴)를 이용하기도 한다. 삽입/제거기가 필요하다면 의사의 처방전이 있어야 구입할 수 있다.

자궁경부캡을 사용하면 안 되는 다른 이유들은 페서리를 사용하면 안 되는 이유와 동일하다.→ 페서리를 쓰지 말아야 할 사람, 283쪽

장점

자궁경부캡은 제대로 사용하면 매우 효과적이며 성교하기 오래전에 넣을 수 있기 때문에 성교의 흐름을 망치지 않는다.

자궁경부캡은 크기가 적당해서 페서리보다 편안하다. 살정제 크림이나 젤리를 조금씩만 사용해도 되므로 덜 지저분하다. 또한 페서리를 사용하는 여성에 비해 성교 후 살정제가 흘러내리는 느낌이 덜 하다.

페서리 테두리에 눌려서 반복적으로 요로 감염이 되는 여성에게 자궁경부캡은 좋은 대안이다. 그러나 자궁경부캡 사용자도 질 속에 변종 세균이 증식해 요로 감염이 될 수 있다. 자궁경부캡은 임질과 클라미디아를 예방해 준다.

페서리와 마찬가지로 자궁경부캡은 월경 기간에 우리 몸이 어떻게 변하는지를 알 수 있게 해 주고 자신의 몸에 더 익숙해지도록 도와준다.

단점

자궁경부캡은 구하기 어렵다. 크기가 4종류만 있으므로 모든 여성에게 맞지는 않는다. 자궁경부캡은 자주 빼 주지 않으면 나쁜 냄새가 날 수도 있다.

자궁경부캡을 착용하고 있으면 자궁경부의 분비물의 흐름을 막기 때문에 감염을 유발할 수 있다는 생각에 꺼림칙해하는 여성들도 있다. 성교를 하는 동안 음경이 자궁경부캡의 테두리를 스칠 경우 파트너가 때때로 불쾌감을 느낄 수 있다.

성교 후에는 자궁경부캡이 헐거워지지 않았는지 알기 위해서 자궁경부캡을 계속 주의 깊게 확인해야 한다. 캡의 흡인력이 떨어지면 자궁경부캡의 효과는 떨어진다.

자궁경부캡을 넣고 빼는 데 어려움을 겪는 여성들도 있다. 자궁경부캡은 대부분의 성병을 예방하지 못한다.

피임용 스펀지

피임용 스펀지의 개발을 위한 조사가 촉진된 데는 여러 요인이 있다. 여성들이 먹는 피임약과 자궁내 장치를 멀리하게 되었고, 의료업계는 여성들이 다른 피임법을 원한다는 것을 인식했으며, 차단 피임법을 개선하고 새로운 차단 피임법을 만들어 내기 위한 공공 기금과 민간 기금에 의한 연구가 증가했다.

미국 식품의약국은 1983년에 의사의 처방 없이 팔 수 있는 피임용 스펀지를 승인했다. 1983년부터 1995년까지 12년 동안 미국 여성들은 피임용 스펀지를 사용했다. 이

5 3일 이상 자궁경부캡을 착용한 여성에게 독성 쇼크증후군과 관련된 세균인 황색 포도상구균이 밀집되어 있음을 밝힌 연구도 있다.

차단 피임법은 안전하고 효과적인 방법인데도 미국에서 이제 유통되지 않는다. 스펀지를 만드는 데 사용되는 물이 세균에 오염되었다는 식품의약국의 1994년 조사 이후 피임용 스펀지를 만드는 유일한 제조업체가 생산을 중단했다. 식품의약국은 적절한 제조 환경과 위생 조건 하에서 생산을 계속하는 것에 반대하지 않았다. 그러나 불행하게도 이 회사는 식품의약국의 규제안을 공장에 도입하는 데 비용이 너무 많이 든다고 판단했다. 우리는 여성 건강이 업체의 예산보다 우선적으로 고려되기를 원한다. 특히 공공 및 민간 비영리 피임 연구 기관에서 행해지는 여성이 중심이 되는 연구에 대한 관심이 증가하고 있는 데 비춰 보면 더욱 그러하다.

또 다른 피임용 스펀지로는 현재 캐나다 액스캔사에서 제조, 판매되고 있는 제품이 있다. 주성분은 3가지의 살정제(논옥시놀9, 나트륨콜레이트, 염화벤잘코늄)로 이루어졌으며 살정제의 농도가 아주 낮아 자궁경부나 질에 염증이 생길 위험이 낮다.

살정제: 젤리/크림

살정제 크림이나 젤리는 사실 자궁경부캡이나 페서리와 함께 사용하도록 만들어졌으며 피임 효과를 높이기 위해 콘돔과 함께 사용되기도 한다. 살정제(젤리, 크림, 거품, 좌약 등)만 사용했을 때 피임의 최저예상실패율은 6%이나 일반실패율은 26%다. 이 추정치는 대부분 좌약이나 거품에 관한 최근 연구를 토대로 한 것이다. 살정제를 콘돔과 함께 쓰면 임신뿐 아니라 일부 성병의 예방 효과도 높다.

크림이나 젤리는 튜브에 담겨 플라스틱 주입기와 함께 판매된다. 젤리는 투명하고 크림은 하얀색이다. 약국에서 의사의 처방 없이 구입할 수 있다.

크림이나 젤리는 질의 맨 위쪽에 있는 자궁경부의 입구 바로 바깥에 바른다. 미국에서 대부분 크림 살정제, 젤리 살정제, 거품 살정제, 질좌약, 필름의 주성분은 정자를 죽이는 성분인 논옥시놀9이다. 한국에서는 살정용 좌약이 생산되고 있다.

사용법

페서리나 자궁경부캡과 함께 사용하려면 앞의 페서리와 자궁경부캡에 대한 부분을 참고한다. 콘돔과 함께 사용하려면 성기 접촉 직전에 가능한 한 빨리(15분 이내에) 주입기에 채워 질에 넣은 후 피스톤을 밀어 내용물을 주입한다. 성교를 할 때마다 매번 주입기를 끝까지 밀어 넣어야 한다. 6시간에서 8시간 정도 젤리나 크림을 그대로 둔다. 질을 세척하려면 기다려야 한다.

부작용

살정제는 효모 감염과 요로 감염의 위험을 높일 수 있다.

살정제가 에이즈 바이러스 감염에 미치는 영향에 대해서는 의견이 분분하다. 살정제만 사용하면 에이즈를 예방하지 못한다. 살정제는 여성이 임질이나 클라미디아에 감염될 위험성을 약간 감소시키며 이는 또한 에이즈에 감염될 가능성을 낮춘다. 그러나 살정제를 자주 사용하거나 지속적으로 사용할 경우 살정제의 주성분인 논옥시놀9가 질 조직에 염증을 일으킬 수 있다. 미국에서 이루어진 성매매 여성에 대한 연구는 논옥시놀9를 자주 또는 지속적으로 사용하면 질에 난 상처를 악화시킬 수 있다고 보고하고 있다. 질이 손상되면 여성이 에이즈 바이러스에 감염될 위험성이 높아진다.→ 14장 성병, 15장 에이즈

이전의 연구와 달리 살정제 사용이 신생아의 장애와는 아무런 연관이 없다는 연구가 계속 발표되고 있다.

장점

콘돔과 마찬가지로 크림이나 젤리 살정제는 손쉽게 사용할 수 있다. 논옥시놀9를 함유한 살정제는 임질과 클라미디아, 트리코모나스 예방 효과를 높인다. 또한 골반염과 세균성 질염을 예방한다.→ 14장 성병, 24장 여성의학 상식

단점

크림과 젤리는 샐 수 있다. 알레르기 반응을 일으키는 여성들도 있다. 문제가 있다면 다른 제품을 써야 한다. 젤리는 염증을 덜 일으키지만 크림보다 끈적거린다. 냄새나 맛이 불쾌하다고 느낄지도 모른다.

살정제: 거품

제품 설명

거품 살정제는 면도 크림처럼 흰색 탄산 크림이며 정자를 죽이는 논옥시놀9를 함유하고 있다. 캔에 담겨 있으며 주사기 모양의 플라스틱 주입기와 함께 판매된다.

기능

거품 살정제를 자궁경부 입구 바로 밖에 주입하면 질 속에 퍼지면서 자궁경부 입구를 막아 정자가 들어가지 못하게 한다. 거품은 또한 정자가 움직이지 못하게 한다.

효과

거품 살정제만 지속적으로 올바르게 사용했을 때의 최저 예상실패율은 6%이지만, 일반실패율은 26%다.

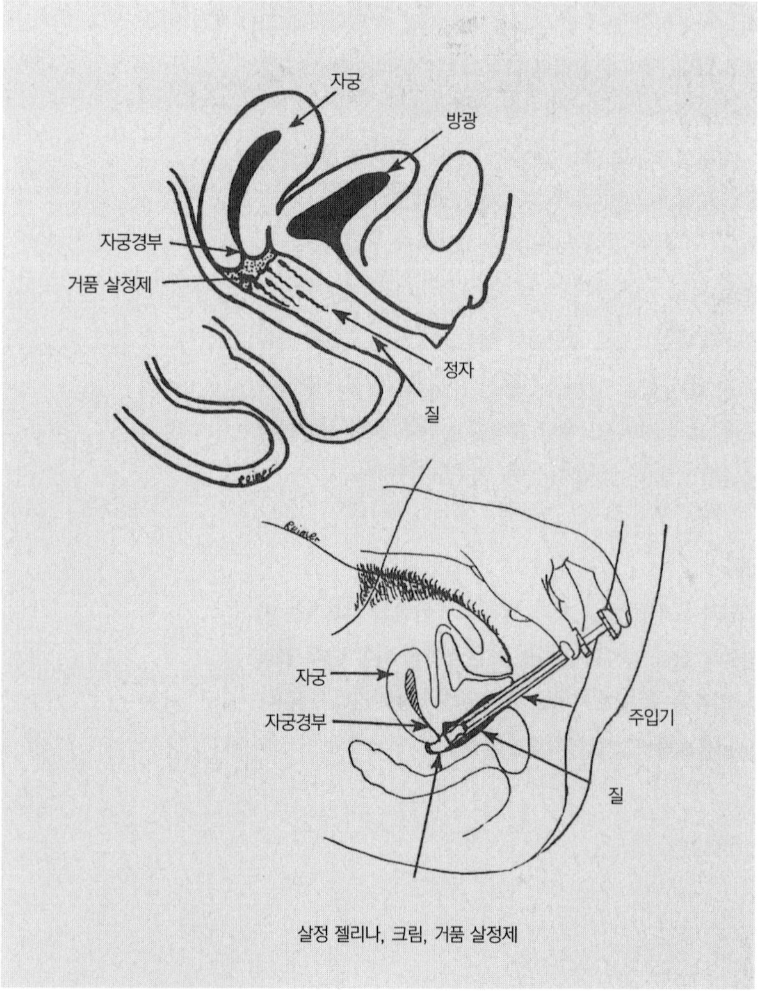

거품 살정제, 살정 크림, 살정 젤리 주입법 © Nina Reimer

거품 살정제를 콘돔과 함께 사용할 것을 적극 추천한다. 성교할 때마다 콘돔과 거품 살정제를 함께 사용하면 피임 효과는 100% 가까이 된다. 또 여성이 피임약을 처음 먹기 시작한 첫 주에 안전을 위해 거품 살정제를 보완해서 사용하면 피임 효과가 매우 뛰어나다.

거품을 너무 적게 사용하거나, 용기가 거의 바닥나 있다는 사실을 알지 못했거나, 용기를 충분히 흔들어 주지 않거나, 거품을 제대로 주입하지 않았거나, 성기 접촉 후에 넣으면 효과가 떨어진다.

사용법

적어도 성기 접촉 30분 전에는 넣는다. 거품 살정제가 캔에 들어 있다면 20번 정도 잘 흔든다. 거품이 풍부할수록 정자를 더 잘 막는다. 또한 살정제는 용기 바닥에 가라앉기 때문에 잘 섞어 줘야 한다. 주입기를 똑바로 세워야 한다. 주입기가 기울어지거나 눕혀지면 압력으로 배출밸브가 당겨지며 피스톤이 올라가 거품이 주입기로 다시 밀려 들어 오게 된다. 어떤 제품은 미리 주입기에 넣어져 있다.

누워서 한 손으로 음순을 잘 편 다음 다른 손에 들린 주입기를 8~10cm 정도 넣은 후 피스톤을 밀어 넣는다.→옆 그림 그런 다음 주입기를 뺀다(피스톤을 잡아당긴 상태에서 주입기를 빼면 안 된다. 거품의 일부가 주입기로 다시 빨려 나올 수 있다). 제품에 따라 주입기에 가득 채워 한두 번 정도 넣어야 한다. 탐폰을 사용한 적이 한 번도 없다면 주입기 넣는 방법을 연습할 필요가 있다. 질의 각도가 똑바르지 않고 등을 향하고 있음을 알게 될 것이다. 거품 살정제는 반드시 자궁경부의 입구에 집어넣어야 한다.

사용한 주입기를 보관하기 전에 순한 비누와 (끓는 물이 아닌) 미지근한 물로 씻는다. 바로 세척할 필요는 없다.

주의할 점

마지막으로 사용한 때가 언제인지와 상관없이 성기 접촉을 할 때마다 거품 살정제를 조금씩 더 넣어 줘야 한다. 6~8시간 동안 거품 살정제를 그대로 놔두고, 질 세척을 하려면 기다려야 한다. 거품이 흘러내려 성가시다면 팬티 속에 휴지를 넣거나 미니패드를 착용한다.

여분을 항상 준비해야 한다. 거품이 줄어드는 것을 표시해 주는 제품도 있지만 거품이 줄어들수록 나오는 속도가 느려지는 제품도 있다. 거품 살정제를 콘돔과 함께 사용하면 효과를 극대화할 수 있다.

부작용

거품 살정제는 성기에 염증을 일으켜 통증과 가려움증, 화끈거림이 생길 수 있다. 다른 부작용은 살정제 크림이나 젤리와 같다

책임

기본적으로 여성에게 책임이 있지만 여성이나 남성 모두 책임을 질 수 있다.

장점

거품 살정제를 콘돔과 함께 사용하면 피임 효과가 뛰어나다. 효과가 바로 나타나고 적어도 1시간 이상 지속된다. 사용하는 데 걸리는 시간이 30초로 아주 짧다. 크림이나 젤리 살정제보다 덜 흘러내린다. 크림이나 젤리 살정제처럼 일부 성병을 예방한다.

단점

거품 살정제만으로는 효과가 다소 떨어진다. 거품 살정제를 사용하는 것을 성행위의 일부로 받아들이지 않는다면 흐름에 방해가 될 수 있다. 세균 감염과 요로 감염의 위험을 증가시킨다. 많은 사람들이 거품 살정제의 맛을 싫어하므로, 구강 성교 전에 넣어서는 안 된다. 거품 살정제를 포함하여 살정제가 에이즈에 미치는 영향에 대해서는 논란이 계속되고 있다.

구입법

거품 살정제는 처방 없이 약국에서 살 수 있다. 살정제를 살 때에는 필요가 없지만 성병이 의심 되면 검진을 받아야 한다.

다양한 제품을 써 본다. 한 제품이 염증을 일으키면 다른 제품이 더 나을 수도 있다.

기타 발포성 살정제: 좌약, 필름, 알약

발포성 살정제에는 좌약, 필름, 알약 등 세 종류가 있다. 단독으로 사용해도 되지만 콘돔과 함께 사용할 것을 적극 권한다. 좌약이나 알약을 사용하려면 성기 접촉 10~30분 전에 포장을 풀고 질의 끝부분까지 밀어 넣어 자궁경부나 그 주변에 놓는다. 필름을 사용하려면 성기 접촉 15분 전에 손에 물기가 없는 상태에서 종이처럼 얇은 필름을 손가락 위에 올려놓고 자궁경부나 그 주변에 삽입한다. 살정제 좌약이나 알약, 필름은 피임 효과가 1시간 이상 지속되지 않는다. 성교를 반복해서 하려면 새로운 좌약이나 필름을 넣어야 한다. 이 제품들은 질 속에서 녹고 남아 있기 때문에 성교 후 제거되지 않는다. 좌약, 알약, 필름은 다른 살정제와 같은 피임 효과를 갖고 있다. 좌약과 알약은 거품형이나 크림형처럼 질 속에 흩뿌려지지 않는다. 이 제품들의 장단점은 크림이나 젤리형 살정제와 같다.

가임기 관찰법(자연 피임법)

우리는 우리 몸에서 일어나는 세 가지 징후인 자궁경부의 분비물, 기초 체온, 자궁경부의 변화를 관찰함으로써 생식력과 관련된 몸의 호르몬 변화를 알 수 있다. 이 방법으로 우리는 임신이 될 수 있는지 없는지를 매일 정확히 판단할 수 있다. 이런 변화를 관찰하고 기록하는 데는 하루에 몇 분밖에 걸리지 않는다.

가임기 관찰법은 월경 주기에 따라 언제 임신이 되고 언제 임신이 되지 않는지를 알 수 있는 간단하지만 정확한 방법이다. 과거의 주기를 바탕으로 앞으로 언제 가임기가 될 것인지를 예측하는 주기법과 달리 가임기 관찰법은 예측이나 추측이 아닌 자기 몸의 가임 징후의 변화라는 실제 생리학적 증거에 기반하고 있다. 실패율이 높기로 유명한 주기법은 과거의 월경 주기에 대한 정보를 통해 현재 주기에서 언제 배란이 되는지를 정확히 예측할 수 있다는 잘못된 가정을 하고 있다. 그러나 배란이 되기 전의 시간의 길이는 사람마다 다르고 같은 사람이라도 주기마다 다르다. 주기법은 특히 이보다 훨씬 효과적이고 입증된 방법인 가임기 관찰법이 이용되기 시작한 이후로는 일반적으로 시대에 뒤떨어진 방법으로 간주되고 있다.

우리 몸의 자연적 표식을 관찰해 보면 우리는 각 월경 주기에서 약 3분의 1 동안이 가임기라는 사실을 알게 된다. 피임에 관심이 없더라도 이런 정보는 우리 몸을 더 잘 알게 해 주고 성교나 수정을 통해 임신을 하거나 불임의 문제를 인식하고 해결하거나 월경을 예측하는 데 도움이 된다.

세 가지 가임 징후

자궁경부 분비물(점액) 이 방법은 주기가 진행되는 동안 매일 단순한 관찰을 통해 주기가 진행되는 동안 가임기와 비가임기를 알아내는 방법이다. 자궁경부 점액은 각 주기에서 언제부터 임신이 가능하고 언제부터 임신이 되지 않는지, 가장 임신이 잘 되는 시기는 언제인지, 배란과 월경이 언제쯤 시작되는지를 알려 준다. 자궁경부 점액이 나타나기 시작할 때 가임기가 시작되며 자궁경부 점액이 최고로 많이 나오는 날(축축하고 생식력 있는 점액의 마지막 날)을 지나 4일째 저녁까지 가임기가 지속된다. 자궁경부 점액이 최고조에 달하기 이틀 전부터 최고조를 지난 이틀 뒤까지가 배란 시기다.

자궁경부 점액은 몸의 에스트로겐과 프로게스테론의 수치를 그대로 반영한다. 난소에서 난자가 생성될 때 나오는 에스트로겐이 증가하면 자궁경부 점액은 축축하고 생식력이 있으며 배란 후 프로게스테론이 증가하면 자궁경부 점액은 마르고 끈적끈적해진다. 이런 식으로 자궁경부 점액은 몸속의 호르몬 변화를 외부에서 알아낼 수 있는 정확한 방법이다.

호르몬 주기를 요약하면 이것을 간단히 이해할 수 있다. 에스트로겐이 증가했다가 감소하면 배란이 된다. 프로게스테론이 증가했다가 감소하면 월경을 한다. 바깥으로 보이는 징후로는 자궁경부 점액이 나타나서 점점 축축해지고 나면 배란이 된다. 자궁경부 점액은 약 2주 동안 점점 건조하고 끈적끈적해지며, 그 다음에 월경을 하게 된다.

자궁경부 점액은 주기가 규칙적이건 불규칙적이건 상관없이 전체 주기에서 가임 기간과 비가임 기간을 알려준다. 이 방법은 모유를 먹이는 여성이나 완경 전기의 여성, 스트레스를 받고 있는 여성에게 특히 유용하다.

기초 체온법 기초 체온법은 배란이 된 것을 나타내 주고, 배란 후의 비가임 기간을 알려주며, 임신을 확인해 준다. 배란 전에는 체온이 낮아지고 배란 후에는 체온이 높아진다. 배란 전에 여성이 깨어 있을 때의 체온은 일반적으로 36.1~36.5℃(97~97.5℉)다.[6] 배란 후에는 체온이 일반적으로 36.6℃(기초 체온계 24°) 이상(97.6~98.6℉)이다. 3일 동안 최소 0.3℃(0.5℉) 정도 체온이 지속적으로 상승한다면 배란이 됐음을 나타내는 것이다. 기초 체온이 17일 이상 계속 증가하고 열이나 병이 없다면 임신이 확실하다. 기초 체온은 섭씨 0.2℃에서 0.4℃ 정도의 체온 차이를 조사하기 때문에 반드시 기초 체온계(시중에서는 '부인용 체온계'란 이름으로 판매되기도 한)를 사용해야 한다.

기초 체온법은 가임기의 시작을 알려주거나 배란 전의 어느 시기가 성기 접촉이나 성교를 하기에 안전한지를 알려 주지는 못한다.

자궁경부 변화 자궁경부의 변화는 자궁의 위치와 느낌의 변화를 말한다. 가임기에는 자궁경부가 좀 더 부드럽고 높아져서 자궁의 입구는 넓어진다. 자궁경부 점액이 축축한 상태에서 건조한 상태로 변하면 자궁경부는 단단하고 낮아지고 좁아진다. 자궁의 변화만으로는 가임기의 시작과 끝을 알 수 없고 성기 접촉이나 성교를 하기에 안전한 날과 안전하지 않은 날을 알 수도 없다. 그러나 자궁경부의 변화는 자궁경부 점액과 기초 체온법의 정확성을 확인시켜 주는 중요한 방법이다.

세 가지 가임 징후는 관찰과 기록이 간단하고 하루에 몇 분씩이면 된다.

가임기 관찰법에 의한 피임

임신을 막기 위해서는 위의 세 가지 징후를 두 가지 방법으로 이용할 수 있다.

자연 가족계획법 가임 기간(월경 주기의 약 3분의 1 정도)에 모든 성기 접촉을 미루는 것이다. 성적 접촉을 한다면 정자가 음순이나 자궁경부 점액에 닿지 않도록 한다. 이 방법은 종교적, 의료적, 철학적 이유 때문에 인공 피임법을 사용하고 싶어 하지 않는 이들이 사용할 수 있다. 이 방법은 대개 가톨릭교회에 속한 조직이나 사람들이 가르친다.

가임기 주의법 가임기 주의법은 가임 기간에 성기 접촉을 미루거나, 차단 피임법을 사용하거나 성교 없이 친밀감을 표현하는 방법 중 하나를 선택하는 것이다. 이 방법은 비종교적인 접근으로 차단 피임법이 실패했을 때 임신이 되기 쉬운 시기를 알려 주어 이 기간에 훨씬 더 주의 깊게 피임을 할 수 있다. 또한 가임기 주의법에 대한 지식을 갖고 있는 여성은 주기의 3분의 2에 해당하는 자연적인 비가임 기간을 알 수 있기 때문에 차단 피임법 사용 기간을 줄일 수 있다. 질 속에 살정제 젤리나 거품은 일시적으로(약 몇 시간 동안) 생식력의 징표를 가릴 수 있지만 일부 여성들

6 사용하고 있는 피임법에 따라 주기의 날짜에 맞춰서 분비물이 축축한지 건조하지, 밖에서 나타나는 점액의 색깔과 농도는 어떤지와 함께 체온, 자궁경부의 변화도 기록한다.

은 차단 피임법(특히 남성이 콘돔을 사용할 때)과 가임기 주의법을 함께 사용하는 데 문제가 없다고 알려져 있다.

전문가에게 직접 가임기 관찰법을 배우고 관찰한 것을 매일 기록하는 것이 중요하다. 혼자 책을 읽어서 이 방법을 배우는 것은 바람직하지 않다. 매우 유용하고 추천할 만한 책도 있지만 가임기 관찰법을 잘 이행하고 있는지 확인하려면 개인적 피드백과 지원, 경험의 공유가 필요한데, 책은 그런 역할까지 해 주지 못한다. 가임기 관찰법은 생식의 결정에 대한 책임이 철저히 여성에게 있기 때문에 피임의 성공 여부는 그 방법을 정확히 배우고 사용법을 이해하고 파트너에게 이를 어떻게 사용할지에 대해 분명히 알리는 것에 달려 있다. 가임 기간의 성기 접촉은 임신할 가능성이 아주 높다. 그러나 가임기 관찰법을 정확히 사용하면 남성용 콘돔만큼 피임 효과가 있으며 페서리보다도 피임 효과가 크다.

피임법을 배울 단체를 선택할 때 고려해야 할 몇 가지 사항이 있다.

- 지도자 본인이 스스로 경험이 있는 여성인가? 남녀 커플인가? 의료 종사자인가? 종교인인가?
- 직접 참여할 수 있는 강좌나 모임인가? 1번 이상 모이는가?
- 여성들만의 이루어진 모임이 따로 있는가? 모든 강좌가 남성에게도 공개된 것이라면 일부일처제의 이성애 커플만을 지향하는 모임인가? 다른 성적 지향을 가진 이들에 대한 지원을 보장하려는 노력을 하고 있는가?
- 교육 과정이 끝난 뒤 몇 달 또는 몇 년 동안 지도자에게 도움을 청할 수 있는가?
- 등록비는 어디에 쓰이는가, 나도 모르게 여성에게 적대적인 명분을 지지하고 있는가?
- 모임을 후원하는 단체나 교사의 피임과 인공유산에 대한 입장은 무엇인가? 한 가지 사고방식을 따르도록 강요받고 있는가? 아니면 무엇이든 선택할 수 있고 피임과 가임기 관찰법을 이용하는 데 방법을 고르고 어떤 선택을 내릴 것인지 스스로 결정하도록 허락되는가? 내 요구와 철학을 지지하는 지도자나 단체를 찾는 것이 중요하다. '생명 존중'이란 용어는 인공유산을 반대하는 철학을 의미한다는 사실을 명심한다.

배란 주기법(점액 관찰법)

30여 년 전에 호주의 이블린과 존 빌링스 커플은 피임에 효과적이면서도 가톨릭교회에서 용납되고 성생활, 결혼, 여성에 대한 가톨릭 철학을 강화하는 자녀 터울 조절법을 연구했다. 이들은 질이 젖어 있는지 말라 있는지와 자궁경부 점액의 점도를 살펴서 가임기인지 비가임기인지를 알아내는 점액 관찰법을 개발했다. 점액 관찰법은 매우 효과적이다. 올바르게 꾸준히 실행한다면 피임 실패율은 3%다.

일상적으로 질 분비물이 나오며 이 분비물이 월경 주기 동안 달라진다는 사실을 이미 알고 있는 사람도 있다. 며칠 동안 아무것도 느끼지 못하다가 갑자기 거품이 나는 느낌, 끈끈함, 음순이 젖는 느낌과 함께 분비물이 느껴질 것이다.

이런 느낌은 호르몬 변화에 따라 자궁경관의 세포에서 만들어진 자궁경부 점액 때문에 생긴다. 다음은 자궁경부 점액과 생식력의 관계에 대한 간단한 개요다.→ 12장 몸에 대한 이해, 자궁 주기와 월경, 264쪽

월경 월경 첫날에 주기가 시작된다. 월경을 하는 동안 자궁경부 점액이 나타나기 시작할(주기가 짧은 경우 특히 그렇다) 수 있기 때문에, 그리고 월경혈 때문에 자궁경부 점액이 나오는지 잘 모를 수 있기 때문에 월경 기간에 피임을 하지 않은 채 성교나 성기 접촉을 하는 것이 반드시 안전하다고 할 수 없다.

건조기 대부분의 여성은 월경이 끝난 뒤 며칠 동안 점액이 없는 건조한 날이 계속된다. 분비물이 나오는 느낌이 없고, 질입구에 자궁경부 점액이 보이지 않으며 속옷에 분비물이 묻어나지 않고 음순도 건조하다. 이 시기를 '배란 전 건조기'라 부른다. 월경 뒤 질이 하루 종일 건조한 상태라면 이틀에 한 번씩 성교를 하는 것은 안전하다. 정액이 흘러나오기 때문에 자궁경부의 점액이 분비되는 것을 모르고 지나칠 수 있으므로 성교한 다음 날은 성교를 하지 말아야 한다. 그 다음 날도 계속 건조하다면 다시 성기 접촉을 할 수 있다.

질 밖(음순)이나 안(자궁경부 자체)에서 모두 자궁경부의 점액을 확인할 수 있다. 주기 내내 같은 방식으로 확인하여 일관된 흐름을 알아내는 것이 중요하다. 질 밖에서 살피려면 손가락으로 음순을 문지르고 손가락을 붙였다

뗐다 하면서 점액의 점도를 확인한다. 질 안에서 확인하려면 깨끗한 두 손가락을 질 안에 넣어서(이때 항상 젖어 있는 자궁벽을 만지지 않도록 조심해야 한다) 자궁경부를 조심스럽게 만져 본 후(역시 자궁벽을 만지지 않도록 조심해야 한다) 손가락을 뺀다. 그런 다음 두 손가락을 모았다 뗐다 하면서 자궁경부 점액 상태를 느낀다.

주의! 자궁경부 점액을 확인할 때 가장 중요한 주의할 점은 느낌이 어떤가 하는 것이다. 이것이 가임기 여부를 확인해 준다. 축축하고 미끌미끌하고 크림 같고 윤기가 있으면 가임기의 특징이다. 건조하고 찐득찐득하고 점성이 강하면 비가임기다.

점액 분비기 자궁경부 점액이 나타나면 바로 가임기가 시작된다. 자궁경부 점액은 월경의 마지막 날에 나타나기 시작할 수도 있지만 일반적으로는 월경이 끝난 뒤 며칠 동안 건조기가 있은 후 나타난다. 질 밖에서 축축함이나 부드러움을 느끼게 될 때, 화장지로 닦을 때나 속옷에 자궁경부 점액이 묻어 있음을 느낄 때 가임기가 시작된 것이다. 주의해야 할 중요한 점은 건조한 느낌이 바뀌기 시작할 때다. 자궁경부 점액은 일반적으로 하루나 이틀 정도 끈끈한 점액이 있은 다음 점차 크림처럼 부드러워지고 나중에는 더 축축하고 매끄러워진다. 계란의 흰자처럼 굉장히 미끌미끌하고 점도가 낮아진다. 자궁경부 점액은 '나타나자마자' 배란 때까지 정자에 영양을 공급하고 보호해 준다. 그러므로 피임을 하려면 자궁경부 점액이 나타나는 시기부터 자궁경부 점액이 건조해져서 생식력이 없는 상태로 변한 뒤 4일째까지 성교를 하지 않거나 차단 피임법을 사용해야 한다.

생식력이 있는 자궁경부 점액이 나타나는 마지막 날을 최고점액일(최고수정일)이라고 한다. 최고점액일 전후 이틀 중에 배란이 일어난다. 자궁경부 점액이 나타난 시기부터 절정기를 지나 4일째 밤까지가 임신이 될 수 있는 기간이다. 가임기 일수는 주기마다 다를 수 있는데 보통 6~12일(주기의 약 3분의 1에 해당)까지 지속된다.

배란 후 건조기(황체기) 최고점액일이 지나면 촉촉하던 자궁경부 점액이 급격히 변하여 좀 더 끈적끈적하고 건조해진다. 이렇게 건조하고 끈적끈적한 상태는 다음 주기가 시작되기 전까지 10~16일 동안의 건조기인 황체기의 시작을 알리는 것이다. 절정기를 지나 4일째 밤부터 다음 주기가 시작될 때까지 임신이 되지 않는다.

이상은 일반적 패턴을 설명한 것이다. 모든 여성이 이런 패턴에서 조금씩 다른 각자의 특성이 있지만, 자기만의 패턴을 알아내는 방법을 쉽게 배울 수 있다.

질염이 있다면 감염으로 인한 분비물이나 치료약과 자궁경부 점액을 구별할 수 없을지도 모른다. **가임기인지 확신이 안 서면, 항상 가임 가능성이 있다고 생각하고 확실히 관찰할 수 있을 때까지 다른 피임법을 사용한다.**

증상 체온법

증상 체온법은 기초 체온법과 자궁경부 점액 관찰법을 결합한 방법이다. 어떤 이들은 여기에 주기법을 포함하기도 한다. 그러나 자궁경부 점액은 배란 전의 (비)가임기에 대해 훨씬 정확한 정보를 주기 때문에 대부분의 가임기 주의법 단체에서는 주기법을 더는 사용하지 않고 있다.

증상 체온법에서 자궁경부 점액(앞 단락 참고)은 가임기의 시작과 끝을 알려 준다. 기초 체온은 배란 전에는 낮아지고 배란 후에는 높아진다. 매일 아침 같은 시간에 기초 체온계로 체온을 재고 기록을 하면 기초 체온이 배란 후에 약간 올랐다가 월경이 시작될 때까지 계속 높은 상태를 유지한다는 사실을 확인할 수 있다(월경 주기가 시작되면 기초 체온이 다시 떨어지고 다음 배란 때까지 낮은 상태를 유지한다). 가임기는 대개 자궁경부 점액이 절정에 달하고 나서 4일째 되는 날, 또는 체온이 지속적으로 상승하는 3일째 되는 날 저녁에 끝나는데, 더 지속되기도 한다(체온 상승이란 월경 첫 4일이 지난 뒤 배란 전 적어도 6일 동안 잰 체온 중 가장 높은 값보다 0.3℃ 이상 높은 체온을 말한다).

가임기 관찰법의 효과

어떤 의사들은 모든 자연 피임법을 하찮은 것으로 평가한다. 이들은 대부분 '자연적'이란 말과 '주기'라는 말을 혼동한다. 가임기에 모든 형태의 성기 접촉을 피하고 있는 여성들을 대상으로 이루어진 최근의 연구는 점액 관찰법과 증상 체온법을 주의 깊게 배우고 완벽히 이해하여 올바르게 사용하게 되면 아주 효과적이라는 사실을 보여 준다. 지속적으로 올바르게 사용할 경우 사용한 첫해에 점액 관찰법의 실패율은 3%고 증상 체온법의 실패율은 2%다. 점액 관찰법을 지속적으로 올바르게 사용하지 않을 경우, 즉 가임기에 성기를 결합, 접촉하거나, 피임법에 대해 잘못 알고 있거나 파트너끼리 피임법에 대한 의견이 일치하지 않는다면 실패율은 훨씬 높아진다. 스트레스를 받을 때는 실패할 가능성이 더 크다.

가임기에 성기 접촉을 피함으로써 차단 피임법의 효과를 증대하기 위해 가임기 관찰법을 사용할 수 있다.

생식력 복원

복원 가능성은 높다. 가임기에 성기결합을 하면 된다.

책임

이 방법은 기본적으로 여성에게 책임이 있다. 남성의 협조가 필요하다.

장점

부작용이 없다. 많은 여성들이 자기 몸의 주기를 더 잘 알게 되는 것을 좋아하고 이런 지식이 다른 건강관리에 유용하다는 점을 알게 된다. 이 방법은 이용자가 통제할 수 있으며 비용이 들지 않는다. 가임 기간에 파트너끼리 자위나 구강성교 같은 다른 형태의 즐거움을 나누는 방법을 탐색하게 해 준다(모든 성기 접촉을 피해야 한다). 이 방법을 쓰려면 파트너의 협조가 필요한데, 이를 통해 파트너끼리 서로 이해할 수 있고 가까워진다.

단점

올바로 이용하지 못했을 때 나타나는 가장 큰 위험은 임신이 되는 것이다. 에이즈를 포함한 성병을 예방하지 '못한다.' 확실히 배우고 이용하려면 적어도 2~3회의 주기가 걸린다. 파트너가 믿을 만하고 협조적이지 않으면 실행할 수 없다. 가임기에 차단 피임법을 사용하지 않고 그 대신 성기 접촉을 자제한다면 다른 형태의 성관계를 즐기지 않는 한 성적으로 불만족스러울 수 있다.

가임기 관찰법에 사용되는 도구

호르몬 변화를 측정하고 가임기를 정확히 집어내기 위해 여러 도구와 장치가 개발되었다. 이런 도구와 장치들은 가임기 주의법과 같은 원리로 만들어졌지만 더 정확하다고 할 수도 없고 가격은 훨씬 비싸다.

모유 수유법

이전 판에서 우리는 모유 수유가 신뢰할 만한 피임법이 아니라고 경고했다. 어떤 여성에게는 모유 수유가 출산 이후 6개월까지 믿을 만한 피임법이 될 수도 있다. 출산 후 다시 배란을 하고 월경을 하기까지 시간이 걸리며, 그 시간은 신생아에게 모유를 먹이느냐 아니냐에 따라 달라진다. 모유를 먹이는 여성은 먹이지 않는 여성에 비해 다시 배란과 월경을 시작하는 데 시간이 더 걸린다.

모유 수유는 새롭게 받아들여진 자연 피임법으로서 모유를 먹이는 여성이 임신을 막는 데 도움을 준다. 모유 수유법을 올바르게 사용하려면 완전한 모유 수유나 거의 완전한 모유 수유[7]를 해야 하고, 다시 월경을 시작하지 않은 상태여야 하며, 아기가 생후 6개월 미만이어야 한다. 올바로 사용하면 실패율은 출산 후 6개월 동안 2%가 안 된다. 날마다 열 번 넘게 완전 모유 수유를 하는 여성의 실패율이 가장 낮다.

모유 수유법은 올바로 사용하면 효과가 크다. 그러나 성병을 예방하지 못하고 출산 뒤의 짧은 기간만 피임 효과가 있다. 출산 후 첫 월경을 했거나, 아기에게 보조식으로 액체나 고형식을 주기 시작했거나, 아이가 생후 6개월이 지났다면 임신을 피하기 위해 다른 피임법을 이용해야 한다.

먹는 피임약

미국 식품의약국은 1960년에 제대로 된 실험이나 연구 없이 먹는 피임약의 판매를 승인했다.

의학계에서는 1962년 초반에 이미 초기 먹는 피임약의 위험성을 알고 있었지만 먹는 피임약이 지나치게 급속히 널리 쓰이는 것을 경고하는 의사는 거의 없었다. 먹는 피임약의 위험성을 경고하는 것은 신약의 신속한 개발과 보급을 장려하는 지배 이데올로기에 맞서 싸우는 것이며, 의약품의 진보를 가로막는다는 비난을 감수하는 것을 뜻했다.

당시 여성들에게 100%에 가까운 피임 효과가 있는 피임약을 매일 복용하는 것은 기존 피입법보다 훌륭한 대안

7 '완전한 모유 수유'는 아기가 젖투정을 할 때 곧바로 모유만을 먹이는 것을 말하고 '거의 완전한 모유 수유'는 아기가 원할 때마다 밤낮으로 젖을 먹이는 한편 아기에게 비타민을 보충해 주고 물이나 주스를 아주 가끔씩 주는 것을 말한다.

으로 보였다. 많은 미국 여성들은 바버라 시먼이 쓴 『먹는 피임약을 반대하는 의사들』이란 책에서 처음으로 다량의 에스트로겐이 함유된 먹는 피임약의 위험성(혈액 응고, 심장마비, 발작, 우울증, 자살, 체중 증가, 성욕 감퇴)을 듣게 되었다. 이후 많은 사람들이 피임약의 복용을 중단하거나 다른 피임법을 찾았다.

1960년대 말 미국에서 여성운동과 소비자운동의 노력과 대중에게 잘 알려진 하원 청문회에 힘입어 먹는 피임약 관련법이 개정되고 특수 환자를 위한 조항이 추가됐다. 1978년 이후 미국 식품의약국은 의사와 약사들에게 피임약 복용 시 나타날 있는 부작용과 합병증에 대한 종합 안내서를 배포할 것을 의무화했다. 대부분의 심각한 부작용은 고농도의 에스트로겐과 관련이 있기 때문에 제약회사들은 먹는 피임약의 에스트로겐 함량을 줄였고 프로게스틴만 함유된 먹는 피임약을 개발하기 시작했다. 현재 판매되는 저농도 에스트로겐 피임약은 고농도 합성 에스트로겐 피임약보다 훨씬 안전하며 피임 외에도 몇 가지 건강상의 이익을 얻을 수 있다. 세계적으로 7천만 명 이상의 여성들이 피임약을 복용하고 있다. 먹는 피임약은 생식력이 복원 가능한 피임법 중 미국에서 가장 흔히 사용되는 방법이다.

1990년대 말에 이른바 3세대 먹는 피임약이 미국에서 사용 승인을 받았다. 다른 먹는 복합 피임약과 마찬가지로 3세대 먹는 피임약은 에스트로겐 함량이 훨씬 적지만 '다른' 형태의 프로게스틴을 함유하고 있다.→ 작용, 같은 쪽 미국에서 3세대 먹는 피임약은 현재 시장 점유율이 15%다. 3세대 피임약 복용과 혈액 응고 위험의 증가가 연관되어 있다는 3건의 연구가 발표된 뒤인 1995년에 영국 의약품 안전위원회는 여성들에게 3세대 피임약의 복용을 중단할 것을 권고했지만 미국 식품의약국은 3세대 피임약이 다른 피임법으로 바꿀 만큼 위험하지는 않다고 결론지었다. 이런 논쟁에 비춰 보면, 3세대 먹는 피임약의 장단기적 영향에 대한 연구가 더 진행될 때까지 복용하지 않는 것이 좋다.

어떤 나라에서는 피임약을 처방전 없이 구할 수 있다. 예를 들면 멕시코에서 여성들은 의사의 처방 없이 약국에서 먹는 피임약을 구입할 수 있다. 미국에서는 의사의 처방을 받아야만 구입할 수 있다. '처방을 받아야만 하는 정책'은 특히 질 높은 의료 혜택을 누릴 수 없거나 제한되어 있고, 병원 검진의 불편함과 비용 때문에 먹는 피임약 사용이 제한되는 사람들에게 '의료 장벽'으로 느껴진다. 한국에서는 시중 약국에서 구입할 수 있는 제품(마이보라, 미니보라, 머시론, 다이안느35, 미뉴렛, 에이리스 등)과 처방전이 필요한 호르몬 복합 용량을 3단계로 만든 제품(노레보, 트리퀼라 등)이 있다. 의사 처방 없이 구입할 수 있기에 일부 여성, 특히 젊은 여성들이 먹는 피임약을 구하기 쉬운 것은 사실이다. 하지만 우리는 먹는 피임약이 현 시점에서 처방 없이 사용되어서는 안 된다고 믿고 있다. 우리는 먹는 피임약을 의사 처방 없이 구입해서 생기는 건강상의 이득이 피해보다 더 많다고 확신할 수는 없다.

우선, 먹는 피임약을 처방전 없이 구입할 수 있게 되면 먹는 피임약으로 인한 건강의 위험 요소를 살필 수 있는 점검 기회가 없다. 둘째, 여성들이 먹는 피임약을 처방받기 위해 병원에 갔을 때 의사들이 종종 성병이나 주의를 요하는 다른 질병을 발견하게 되는데, 의사를 찾는 일이 줄어들어 질병 검사와 예방이 소홀해질 수 있다. 셋째, 먹는 피임약을 의사 처방 없이 구입하게 되면, 먹는 피임약의 선택에 관해 의사와 여성이 직접 만나서 상의하는 일이 거의 없을 것이다. 넷째, 의사의 처방 없이 피임약을 구입할 수 있게 되면 보험 적용이 되지 않아 여성이 자기 돈으로 피임약을 구입해야 하므로 여성의 경제적 부담이 늘어난다.

작용

먹는 피임약이 어떻게 작용하는지 이해하려면 월경이 어떻게 일어나는지를 알아야 한다. 12장 몸에 대한 이해에서 호르몬이 무엇인지, 에스트로겐과 프로게스테론이 어떻게 여성의 월경 주기를 이끌어 가는지를 설명하고 있다.

평균적인 월경 주기와 먹는 피임약 주기를 나란히 비교해서 가장 널리 쓰이는 먹는 피임약(복합 제재)이 어떤 방식으로 임신을 막아 주는지는 299쪽 표에 나와 있다. 이 표는 먹는 피임약이 합성된 여성 호르몬을 방출함으로써 어떻게 월경 주기를 바꾸는지 보여 준다. 동일한 용량의 호르몬을 내보내는 방식(일상성)의 먹는 피임약 주기에는 7일간의 비호르몬 기간에 출혈이 있지만 이것은 진짜 월경이 아니다.→ 복용법, 306쪽 이 때문에 피임약 복용자가 주기 중간에 피임약 복용을 한 번 건너뛸 때보다 호르몬이 없는 중간 기간 이전이나 이후에 피임약 복용을 잊어버리게 될 때 임신이 될 가능성이 더 높다.

복합 피임약은 기본적으로 난소의 난자 생성을 억제해

월경 주기와 복합 피임약의 효과

정상 월경 주기 *	피임약 복용 시
1일 월경 시작	**1일** 월경 시작
5일 두 개의 난소 중 한쪽 난소의 난포에서 난자가 자라기 시작한다. 난자는 뇌하수체에서 나오는 호르몬의 메시지(난포 자극 호르몬)에 반응하여 성숙한다. 난포 자극 호르몬은 월경 때 낮은 수치의 에스트로겐 (난포 호르몬)의 간접적인 자극으로 유도된다.	**5일** 첫 번째 피임약을 복용한다. 약을 복용하면 매일 두 가지 합성 호르몬 즉, 에스트로겐과 프로게스틴(합성 프로게스테론)을 먹게 되는 것이다. 에스트로겐: 먹는 피임약은 월경 주기 5일째에 나타나는 통상적인 에스트로겐 수치보다 더 많은 에스트로겐을 함유하고 있다. 뇌하수체 내분비선(난포 자극 호르몬)에서 나오는 난자를 성숙시키려는 일상적인 메시지를 멈추기에 충분한 양이다. 따라서 정자와 만날 난자가 자라지 않는다. 프로게스틴: 매일 소량의 프로게스틴을 복용하면 세 가지 피임 효과가 있다. ● 자궁경부 점액을 끈끈하고 건조하게 만들어 정자가 통과하기 어렵게 만든다. ● 자궁내막이 제대로 발달하지 못하게 하여 만일 난자가 성숙(피임약에 함유된 에스트로겐 수치가 너무 낮거나 피임약 복용을 잊어버렸을 때)하고 정자가 난자와 만날 경우 수정된 난자가 착상되지 못하게 한다. ● 정자가 난자와 결합하도록 해 주는 효소의 활성화를 억제한다.
5~14일 난자가 자라고 있는 난포는 에스트로겐을 처음에는 조금씩 만들다가 점차 양을 늘린다. ● 에스트로겐은 자궁내막을 자극하여 두껍게 만들고 자궁 세포를 자극해 정자를 잘 받아들이도록 분비액을 생산하게 한다. ● 에스트로겐이 증가하면 난포 자극 호르몬은 점점 줄어들다가 더는 나오지 않는다.	
14일 배란. 12~13일에 에스트로겐이 절정에 달하고 프로게스테론이 분출하여 배란을 간접적으로 유도한다. 성숙한 난자는 난포에서 나와 나팔관을 따라서 4일 동안 자궁을 향한 여행을 시작한다. 난자가 이동하기 시작한 뒤 24시간 안에 정자와 만나면 임신이 된다.	
14~25일경 황체라 불리는 파열된 난포는 12일 동안 두 가지 호르몬을 만든다. 에스트로겐은 계속 분비된다. 프로게스테론은 계속 증가해서 22일째쯤 절정에 달한다. ● 자궁경부 점액을 끈적끈적하고 건조하게 만들어 정자를 차단한다. ● 자궁내벽의 내분비선을 자극하여 당질의 물질을 분비하게 하고 자궁내벽을 더욱 두껍게 만든다.	**6~25일** 하루에 한 알씩 계속 먹는다.
26,27,28일경 피임에 성공하면 황체의 에스트로겐과 프로게스테론의 수치가 낮아진다. 호르몬 수치가 떨어지면 자궁내막 조직의 과잉층을 덜어 내기에 적절한 환경을 만든다.	**26일** 마지막 약을 먹는다. ** **27~28일** 에스트로겐과 프로게스틴의 갑작스런 하락은 자궁내막 조직의 과잉층을 덜어 내기에 적절한 환경을 만든다.
29일~1일경 월경이 시작된다. 낮은 수치의 에스트로겐은 뇌하수체의 난자 발생 호르몬(난포 자극 호르몬)을 간접적으로 자극하여 새로운 주기가 시작된다.	**29~1일** 월경이 시작된다. 피임약에 함유된 프로게스틴의 영향으로 정상적인 월경보다 월경혈이 적다.

* 이것은 월경 주기를 아주 단순화한 것이다. 자세한 설명은 12장 몸에 대한 이해, 부록 참조.

** 28일형 먹는 피임약의 경우, 27일부터 5일까지 호르몬이 들어 있지 않은 약을 먹게 된다.

임신을 막는다. 보통은 월경 때 에스트로겐 수치가 낮으면 뇌하수체를 간접적으로 자극해 두 개의 난소 중 하나의 난소에서 난자를 성숙시키는 호르몬인 난포 자극 호르몬을 분비한다. 먹는 피임약은 난포 자극 호르몬이 분비되는 것을 막을 수 있는 정도로 에스트로겐의 수치를 높이기 위해 '합성 에스트로겐'을 제공한다. 따라서 먹는 피임약을 복용하는 한 달 동안 난소는 상대적으로 비활성화된 상태로 있게 되어 정자와 만날 난자가 없다. 여성이 임신을 했을 때 몸이 스스로 배란을 멈추는 것과 같은 원리다. 황체와 태반이 혈액에 에스트로겐을 내보내 난포 자극 호르몬을 억제한다. 따라서 먹는 피임약은 아주 낮은 수치의 호르몬을 내보내는 식으로 임신을 가장하는 것이고 먹는 피임약의 일부 부작용은 임신 초기 증상과 비슷하다. 배란이 된다면 현재 복용하는 피임약보다 고용량의 에스트로겐을 필요로 하기 때문이거나 피임약을 한 알 이상 적게 먹었기 때문이다.

'프로게스틴'이라 불리는 합성 프로게스테론은 다양한 종류의 먹는 피임약에 이용된다. 프로게스틴은 자궁경부 점액의 점성을 높여 정자와 난자의 운동을 느리게 만들고 자궁내막의 발달을 막는 등 중요한 효과가 있다.

'일상성 또는 단상성 피임약'은 일정한 용량의 에스트로겐과 프로게스틴으로 이뤄져 있다. 앞에 소개한 마이보라나 미니보라, 미뉴렛, 다이안느35, 에이리스 등의 일상성 피임약은 함유하고 있는 합성호르몬의 종류와 용량이 각각 다르다. 따라서 피임약을 복용하기 전에 약사에게 각각의 제품에 함유된 호르몬의 종류와 용량에 대해 문의하고 부작용에 대한 설명도 들은 뒤 내게 맞는 제품을 골라야 한다.

'삼상성 먹는 피임약'은 세 단계의 약으로 구성되어 있다. 월경 주기의 세 단계에서 복용하는 프로게스틴의 양이 다르거나 에스트로겐과 프로게스틴의 양이 다르다. 각 단계에 먹는 약의 색깔이 다르다. 모든 삼상성 피임약은 프로게스틴 함유량이 주기 동안 서서히 늘어난다. 에스트로겐이 함유된 경우 주기 중간에 먹는 약은 에스트로겐 함량이 높아진다.

'이상성 먹는 피임약'은 두 단계의 약으로 구성됐으나 거의 거의 사용되지 않는다. 처음 10일 동안은 프로게스틴이 적게 들어 있고 다음 10일 동안은 더 많다. 에스트로겐 함량은 전체 주기 내내 낮다.

'프로게스틴만 함유한 먹는 피임약'은 복합 피임약보다 피임 효과가 떨어진다.

복합 피임약

효과 복합 피임약은 최저예상실패율이 0.1%고 일반실패율은 5%다. 피임약 먹는 것을 하루 이상 잊어버렸을 때, 특히 21일간 먹어야 하는 피임약의 첫날이나 마지막 날 먹는 것을 잊어버렸을 때, 먹는 피임약을 이용하기 시작한 처음 7일 동안 다른 피임법으로 보완하지 않았을 때, 피임약을 권장량보다 두 알 이상 적게 복용했을 때, 항생제인 리팜신이나 항경련제 등 다른 약을 먹을 때, 심한 구토나 설사를 할 때, 간혹 다른 피임약으로 바꾸어 복용했을 때 임신이 될 가능성이 높다. 이런 상황에서는 임신을 막기 위해서 나머지 주기 동안 다른 피임법으로 보완해야 한다.

생식력 복원 임신을 하려면 한 팩을 다 복용하고 난 뒤 피임약 복용을 중지하면 된다. 대다수 여성은 곧 생식력을 되찾는다. 난소가 정상적으로 기능하려면 몇 달이 걸릴 수 있고, 피임약을 끊은 뒤 첫 월경은 1~2주가 미뤄지거나 그냥 지나갈 수도 있다. 피임약을 복용하기 전에 월경 주기가 불규칙했다면, 특히 십대인 경우 피임약 복용을 중단한 뒤에도 1년 이상 주기가 불규칙할 수도 있다.

대다수의 여성은 피임약의 복용을 중단한 뒤 임신에 성공한다. 그러나 피임약을 복용한 적이 없는 여성에 비하면 임신이 되는 데 평균 한두 달 정도 더 걸린다. 피임약을 끊은 뒤 1년 안에 임신이 되지 않으면 의료적 도움이 필요하다.→ 22장 자연유산·사산·불임·입양

안전성

피임약의 영향이 완전히 검증되지 않은 데다 효과가 사람마다 다르기 때문에 모든 신체 기관에 영향을 미치는 피임약을 몇 달에서 몇 년간 계속 먹는 것을 꺼리는 이들이 많다. 그러나 임신을 절대로 원치 않고 효과가 큰 피임법을 바라는 여성들은 어떤 위험이든 무릅쓰고 피임약을 복용한다.

다음에 나오겠지만, 먹는 피임약의 장점과 부작용에 관한 정보는 많다. 먹는 피임약과 관련해 병에 걸리거나 심지어 목숨을 잃는 사람들 대부분은 피임약을 처방한 의사가 검진을 철저히 하지 않았다거나 지나치게 고용량이었다거나 복용하는 동안 의료 검진을 전혀 받지 않았다거

나 특별히 위험하다는 말을 의사에게 전혀 듣지 못한 경우가 대부분이다. 통증 같은 경고 신호를 무시하고 뒤늦게 도움을 구하는 이들도 있다.

복용 기간

당장에 이상이 없다면 우리는 피임약이 주는 자유를 누리고 싶을 것이다. 그러나 피임약을 몇 년 계속 복용하는 것은, '건강한 여성이 날마다 호르몬을 복용할 때 나타나는 장기적인 영향'에 관한 거대 실험 대상이 되는 일인지도 모른다. 여성들이 피임약을 얼마나 오래 복용해도 되는지에 대해 연구자마다 의견이 분분하다. 그러나 다른 건강상의 위험요소가 있는 사람이라면 40세가 넘으면, 먹는 피임약 때문에 사망할 위험이 높다는 데는 의견이 일치한다.→ 먹는 피임약을 복용해서는 절대 안 되는 사람, 같은 쪽 또, 먹는 피임약을 주기적으로 중단하는 방법이 임신 능력을 높여 주는 게 아니라는 점에도 의견을 모은다. 피임약을 복용하는 젊은 여성들은 35세 전에 유방암에 걸릴 가능성이 더 높다는 결과를 보여 주는 연구도 있다.→ 먹는 피임약과 암, 303쪽

복용 중단

임신하려고 피임약을 끊은 여성은 피임약을 먹지 않은 여성에 비해 임신되는 데 보통 한두 달이 더 걸린다. 피임약을 끊었지만 임신을 원하지 않는 여성은 다른 피임법, 특히 더 안전한 차단 피임법 이용을 불편하게 느낄 수도 있다. 많은 이들이 피임약을 끊은 지 몇 달 안에 임신이 되는 게 슬픈 현실이다. 피임법을 바꾸려면 의논과 정보, 지원이 필요하다. 더 안전한 피임법으로 바꾸고 싶은 우리의 바람을 이해하고 존중하는 파트너가 있으면 도움이 된다.

경고 신호

어떤 문제든 2~3주기 이상 지속되면 의사에게 이야기해야 한다. 심한 통증, 다리(넓적다리나 장딴지) 부종, 심한 두통, 현기증, 허약해짐, 마비, 눈이 침침함(시력 상실), 언어장애, 가슴 통증, 기침, 호흡 곤란, 복통 등은 심장마비나 뇌졸중, 간종양의 신호일 수 있으며 피임약 복용을 중단해야 한다는 표시로서 건강에 심각한 이상이 있다는 증상일 수 있다(피임약에 함유된 에스트로겐이 유발하는 분비물의 정체 때문에 다리에 쥐가 나기도 한다. 심한 다리 통증과 혼동하지 않는다. 그러나 다리에 난 쥐가 고통스럽다면 의사의 진찰을 받아야 한다).

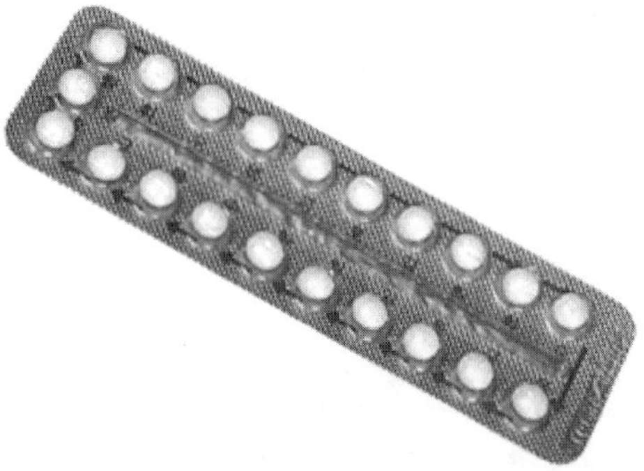

먹는 피임약

먹는 피임약을 복용해서는 절대 안 되는 사람

다음에 해당하는 여성은 피임약을 복용하면 위험하다.[8]

- **과잉 혈액 응고와 관련된 모든 질병 증상** 심한 정맥류, 혈전정맥염(정맥, 흔히 다리 정맥의 혈액 응고), 폐색전증(일반적으로 다리에서 흘러나와 폐로 흘러 들어가는 혈액의 응고).
- **뇌졸중, 심장병, 심장 쇠약, 관상동맥 질환**
- **간염이나 다른 간장 질환** 성호르몬(프로게스테론과 에스트로겐)의 신진대사를 관장하는 기관이 간이기 때문에, 간에 질병이 있는 사람은 완치될 때까지 피임약을 복용하면 안 된다. 임신 또한 간에 큰 부담을 줄 수 있기 때문에 다른 피임법을 써야 한다.
- **지나친 흡연자** 담배는 하루 20개비 이상 피우는 35세 이상 여성은 피임약을 복용할 때 뇌졸중이나, 심장마비, 혈액 응고와 관련된 질병이 발생할 위험이 통계적으로 더 높다.
- **수유와 출산 후 6주가 안 지났을 때** 복합 피임약에 함유된 에스트로겐은 특히 출산 후 곧바로 복용하면 산모의 젖을 마르게 하거나 젖에 들어 있는 단백질, 지방, 칼슘의 양을 줄일 수 있다. 또 에스트로겐 일부가 나올 수도 있다. 현재 모유에 포함된 에스트로겐이 아기에게 미치는 장기적 영향에 대해서는 알려진 바가 없어서 이에 대한 의견이 분분하다.
- **임신 상태가 끝난 지 3주가 채 안 되었을 때** 이 기간에 혈전색전증의 위험이 커질 수 있다.
- **간종양이나 간암, 유방암(또는 유방암 병력)이나 생식기 암, 임신, 이전 임신 중 담즙 분비 정체, 국소 신경학적 증상을 갖는 편두통(전형적인 편두통), 고혈압(혈압 160/100 이상), 특정 혈관성 합병증을 일으키는 당뇨병, 20년 이상 피임약을 먹은**

8 다음 내용은 복합 피임약에 대한 금기 사항이다.

사람, 대수술을 받은 후 오랫동안 움직이지 못하고 있는 사람

불가피한 상황에서만 이용해야 하는 사람

다음에 해당하는 여성은 일반적으로 피임약의 복용으로 얻는 이점보다 위험이 더 많다. 먹는 피임약을 선택하기 전에 다른 피임법 사용을 신중하게 생각해 보고, 잠재적 위험 요소에 대해 의사와 의논해야 한다. 피임약을 복용한다면 이상이 나타나는지 주의 깊게 관찰해야 한다. 증상이 얼마나 심한지, 다른 피임법을 쓸 수 없는지, 후속 응급 처치가 언제든 가능한지 따져봐야 한다.[9]

● **당뇨병이나 고혈압 같은 2차 위험 요소를 갖고 있는 40세 이상 여성** 피임약을 복용할 때 통계적으로 혈전색전증과 기타 합병증이 일어날 위험이 더 높다. 이런 위험은 임신 중에 더 커지므로 40세 이상 여성은 임신을 원하지 않는다면 피임약을 먹는 대신 차단 피임법이나 자궁내 장치, 불임 수술(남성이 하는 정관 절제술이나 여성이 하는 난관 결찰술)을 해야 한다.

● **50세 이상 여성** 심장병과 대뇌혈관 질환에 걸릴 위험이 높은데 먹는 피임약에 함유된 에스트로겐은 위험을 더 증가시킨다.

● **흡연자** 특히 담배를 하루에 15개비 이상 피우는 35세 이상 여성이 피임약을 복용하면, 통계적으로 뇌졸중과 심장마비를 일으킬 가능성이 높아진다.→ 281쪽 표

● **당뇨병 또는 이전 임신 중의 임신성 당뇨** 피임약을 복용하면 여성의 당대사가 크게 바뀐다. 프로게스틴은 인슐린 분비를 억제해서 당뇨병을 앓고 있는 여성의 인슐린 필요량을 늘린다. 의사들은 당뇨병이 있는 여성에게 노레틴드론 타입의 프로게스틴이 함유된 프로게스틴 단독형 피임약을 복용하고 정기적으로 혈액 검사를 받도록 권고한다.

● **수유** 부분 수유 최소 3주, 완전 수유 최소 3개월, 특히 산후 6주에서 6개월간의 완전 수유. 에스트로겐과 프로게스틴이 모유에 영향을 미치기 때문이다.→ 301쪽

● **피임약을 복용한 후 생긴 편두통, 가벼운 고혈압(혈압이 160/100 이하일 때만), 길버트 증후군, 진행성 담낭질환**

다른 피임법을 먼저 고려해야 하는 사람

피임약을 복용하려는 여성들에게 다음 상황이 얼마나 위험한지에 대해서는 의견이 엇갈리고 있다. 세계보건기구는 다음에 해당되는 여성은 피임약을 복용했을 때 잃는 것보다 얻는 게 더 많다고 한다. 그러나 다른 한편에서는 먹는 피임약을 자주 이용하지 말아야 한다고 믿는다. 사람마다 나타날 수 있는 위험의 정도가 다르기 때문에 우리는 되도록 다른 피임법을 권장한다. 먹는 피임약을 써야만 한다면 의사의 검진을 받기를 권한다.[10]

● **겸상 적혈구성 빈혈 환자나 보인자** 피임약을 복용하기로 결정한 흑인 여성들은 겸상 적혈구 빈혈 검사를 받아야 한다. 양성 반응을 보이면 혈액 응고 위험의 증가를 비롯해 피임약 복용이 가져올 수 있는 위험에 대해 의사와 의논해야 한다.

● **피임약 복용 지침을 제대로 따르기 힘든 상황** 심한 정신질환, 알코올 중독, 약물 남용, 노숙, 인지 장애.

● **심장 또는 신장 질환 병력, 고지혈증의 가족력, 50세 이전에 심장병으로 사망한 부모나 형제자매(특히 어머니나 자매)가 있는 경우, 임신성 황달을 앓은 병력, 4주 안에 중요한 수술 계획이 있는 경우, 다리 전체에 깁스를 했거나 종아리에 심한 부상이 있을 때 임신 중 합성 에스트로겐의 일종인 디에틸스틸베스트롤(DES)을 복용한 어머니에게서 태어난 딸**

우울증, 기미, 임신으로 인한 탈모, 천식, 간질, 자궁근종, 여드름, 정맥류, B형 간염이나 C형 간염 등을 앓았던 여성들도 피임약 복용에 신중해야 한다.

합병증과 부작용

먹는 피임약은 천연 에스트로겐과 프로게스테론처럼 혈류로 들어가 몸 곳곳으로 옮겨 다니며 여러 조직과 기관에 영향을 미친다. 그러나 먹는 피임약에 들어 있는 것은 합성호르몬이며 어떤 이들에게는 과잉 효과를 낸다.

제품 설명서가 있지만 의사와 약사는 피임약을 복용할 때 우리에게 생길 수 있는 위험을 신중하게 의논해야 한다. 그러나 안타깝게도 의사나 약사도 늘 잘 알고 있는 것은 아니며 시간을 내주지 않을 때도 있다. 어떤 때는 그런 영향이 신경성이라고 생각해서 우리에게 부작용을 미리 얘기하는 게 우리 인식에 영향을 준다고 생각한다. 그러나 의사들의 이런 태도는 우리에게 모욕일 뿐 아니라, 위험하다. 먹는 피임약은 구입하기 전에 어떤 위험성이 있는지 알아보아야 한다.

대다수 여성은 먹는 피임약의 부작용을 겪지 않거나 약하게 영향을 받는다. 어떤 이들은 처음 3개월 동안 마치

9 항생제는 먹는 피임약의 효과를 떨어뜨린다. 항생제를 먹을 때마다 보완적인 피임법을 사용하는 것이 좋다. 항생제가 피임약게 미치는 영향은 사람마다 다르다.

10 이 상황들은 복합 피임약에 대한 금기다.

임신한 것 같은 증상을 느끼지만 이 시기가 지나면 증상이 사라진다. 먹는 피임약의 편리함과 피임 효과를 고려해 가벼운 부작용을 참아 내는 여성들도 많다. 먹는 피임약을 쓰고 싶으면 우선 몇 달간 사용하면서 내 몸이 이 약에 어떻게 반응하는지 살펴보아야 한다.

먹는 피임약과 심혈관계 질환: 심장병과 발작

심장 마비, 뇌졸중, 폐색전증, 응혈 장애 등 심혈관계 질환은 먹는 피임약과 관련된 심각한 합병증이나 사망을 유발하는 가장 큰 요인이다. 호르몬 용량이 낮은 피임약을 복용하고 담배를 피우지 않는 40세 이하의 건강한 여성은 순환계 질환에 걸릴 위험이 낮다는 연구가 계속해서 많이 나오고 있다. 심혈관 질환의 위험은 피임약 복용 기간과는 상관이 없으며 복용을 중단하면 사라진다. '3세대 먹는 피임약'에 대해서는 논란이 있다. 3세대 피임약을 복용하는 여성은 생명을 위협하지 않는 수준의 혈액 응고 위험이 높아진다는 연구가 있다.→ 경고 신호, 301쪽

먹는 피임약과 고혈압

피임약을 복용하는 여성의 5% 이하는, 고혈압이 나타나 심장 마비와 뇌졸중 위험이 커진다. 고혈압 발병률은 나이든 여성에게 더 높으며 피임약을 오래 복용한 여성일수록 위험성은 더 크다. 고혈압이 나타나면 피임약 복용을 중단해야 한다. 피임약을 끊으면 대개 몇 주 만에 혈압이 정상으로 돌아온다. 고혈압이 가볍건 심하건, 고혈압이 있는 여성은 피임약을 복용하면 안 된다. 의사들은 아주 가벼운 고혈압이 있는 여성도 다른 피임법을 선택할 것을 강력히 권하고 있다.

먹는 피임약과 암

먹는 피임약과 자궁경부암의 연관성은 완전히 규명되지는 않았다. 그러나 몇몇 연구에서는 먹는 피임약과 자궁경부암이 관련이 있을 수 있다고 지적하고 있다. 그래서 의사들은 피임약을 복용하는 여성에게 1년에 한 번은 자궁경부 세포진 검사를 하라고 권한다.

유방암과 먹는 피임약의 연관성에 대해서도 의견이 분분하다. 대부분의 연구는 피임약을 복용한 여성이 복용하지 않은 여성보다 유방암에 걸릴 가능성이 높은 것은 아님을 보여 준다. 그러나 최근 몇몇 연구들은, 25세 이전에 피임약을 복용하기 시작해, 4년 이상 계속 복용한 여성들은 35세 이전에 유방암에 걸릴 위험이 높다고 지적한다.

먹는 피임약을 끊은 뒤 적어도 10년간은 자궁내막암과 난소암에 걸릴 위험성이 줄어든다. 이런 효과는 대부분 고용량 호르몬 피임약을 대상으로 한 연구 결과지만, 저용량 호르몬 피임약도 같은 효과가 있는 것으로 보인다.

먹는 피임약과 피부암(흑색종)이 연관됐다는 초기 연구가 있었으나 최근 연구에서는 연관성이 나타나고 있지 않다.

먹는 피임약이 아기에게 미치는 영향

임신 중에 피임약을 복용했거나 약을 끊고 나서 3개월이 지나지 않아 임신한 여성이 낳은 아기라고 해서 심장 쇠약이나 소아마비 등의 이상이 나타날 위험이 증가하는 것은 '아니다.'

그러나 모유 수유를 할 때는 복합 피임약을 먹으면 안 된다. → 301쪽; 302쪽; 21장 산욕기, 모유 수유와 피임법, 492쪽

아이가 피임약을 삼켰다면 구역질을 할 것이다. 피임약이 아이들에게 미치는 해로움에 대해서는 아직 알려져 있지 않다. 피임약을 여러 알 삼켰다면 곧장 의사에게 가야 한다.

그 밖의 부작용

메스꺼움이나 구토 피임약 복용 초기에 나타나는 가장 흔한 부작용은 메스꺼움이다. 드물게는 구토를 한다. 먹는 피임약에 함유된 에스트로겐이 위벽에 염증을 일으키거나 위에 통증을 느끼게 하기 때문이다. 임신한 여성의 몸에서 에스트로겐이 많이 생성되어 태반에서 혈액으로 흘러가면서 나타나는 현상과 같다. 메스꺼움은 보통 석 달이 지나면 사라진다. 대개는 제산제를 복용하거나 식사를 한 후 피임약을 먹으면 메스꺼움이 가라앉으며, 에스트로겐 함량이 낮은 제품으로 바꿔도 가라앉는다.

유방의 변화 유방이 점차 부드러워지거나 팽창할 수 있으나 이런 현상은 보통 처음 세 번의 주기에만 나타난다. 에스트로겐 함량이 낮은 약으로 바꾸면 증상이 완화된다.

월경량 변화 먹는 피임약은 대부분 월경량을 줄인다(에스트로겐 피임약을 복용하면 복합 피임약보다 월경량이 더 정상적이다). 월경을 건너뛰기도 한다. 피임약 복용을 잊었거나 복용을 시작하는 시기가 늦었는데 이런 현상이 나타나

면, 임신 반응 검사를 해 본다. 월경을 건너뛰었다고 꼭 임신인 것은 아니다. 피임약을 오랫동안 복용했거나 프로게스틴만 들어 있는 약을 복용했기 때문일 수 있다. 월경을 연속 두 번 건너뛰었거나 특별히 걱정된다면 의사와 상의하고 임신 반응 검사를 한다.

파탄성 출혈 월경이 없는 기간에 나타나는 질 출혈이다. 지금 복용하는 먹는 피임약의 에스트로겐이나 프로게스틴의 함량이 특정 시점에 자궁내막을 유지할 만큼 충분치 않으면 자궁내막의 일부가 떨어져 나간다(약의 복용을 잊었을 때도 이런 일이 생긴다). 복합 피임약을 먹으면 보통 처음 세 주기 동안 파탄성 출혈이 있다가 자궁이 새로운 호르몬 수치에 익숙해짐에 따라 증세가 사라진다. 처음 세 주기가 지나도 파탄성 출혈이 사라지지 않으면, 잊지 않고 피임약을 매일 복용하고 있는지 확인한다. 파탄성 출혈이 계속되면 의사를 찾아가 다른 제품으로 바꿔야 하는지 아니면 다른 이상이 있는 것인지 알아야 한다. 파탄성 출혈은 프로게스틴만 함유된 피임약을 복용하는 경우에 더 흔하다. 또, 저용량 복합 피임약을 먹는 여성들에게 훨씬 더 흔하다. 그러나 파탄성 출혈이 나타난다고 해서 먹는 피임약이 피임 효과가 없는 것은 아니다.

두통 피임약을 복용하는 여성들이 지속적이거나 때때로 나타나는 심한 두통이나 극심한 편두통을 겪기도 한다.

편두통은 뇌로 공급되는 혈액 순환에 이상이 있을 때 나타나는, 맥박이 뛸 때마다 느껴지는 통증이 심한 두통이다. **편두통은 중풍의 경고 신호일 수도 있으므로**, 편두통이 있는 여성은, 특히 증상이 심해진다면 더욱, 먹는 피임약을 끊는 것을 고려해야 한다.

우울증 피임약을 복용하는 여성 4명 중 1명은 약을 먹으면 전보다 더 신경과민이 되고, 불안하고 우울해진다. 이런 증상은 주기가 이어질수록 나아지기보다는 계속된다. 저용량 피임약으로 바꾸는 것이 도움이 될 수 있다. 비타민 B_6 보충제도 도움이 될 수 있다.→ 영양과 먹는 피임약, 305~306쪽 우울증이 심한 경우 피임약 복용을 중단하되, 피임이 필요하면 곧바로 다른 피임법을 써야 한다.

성욕과 성적 반응의 변화 많은 여성들은 임신에 대한 두려움이 사라지는 순간 성적으로 더 적극적이 된다. 그러나 주로 프로게스틴이 많이 들어 있고 에스트로겐 함량이 적은 피임약을 복용하는 일부 여성들은, 성욕이 낮아지고 전에 비해 오르가슴에 도달하기 어려우며, 질이 건조하고 성감이 떨어진다.

요도염 피임약을 복용하는 여성들이 방광이나 요도 감염이 더 많다는 연구들도 있었으나 최근의 연구에서는 그런 결과가 나오지 않았다.

질염, 냉·대하 질염은 트리코모나스 곰팡이, 세균, 바이러스 감염으로, 생기는 질의 염증이다. 먹는 피임약은 정상적인 질의 환경을 바꾼다. 피임약이 질염에 미치는 영향은 분명하지 않다. 질염은 완치가 가능하지만, 질염이 계속되면 피임약 복용을 중단해야 한다. 피임약을 먹는다고 해서 질이 효모균(칸디다 알비칸스)에 감염될 확률이 커지지는 않는다. 냉·대하가 많아지는 것은 에스트로겐 때문에 일어나는 아주 흔한 일이고 반드시 감염이 되었다고 볼 수 없다. 그러나 냉·대하가 신경 쓰인다면 검진을 받아야 한다.

먹는 피임약은 자궁경관 내부에서 자라야 할 세포가 질과 연결된 자궁경부 위에서 자라는 증상인 자궁경부 외번증을 유발할 수 있다. 증상이 있으면 클라미디아에 감염되기 쉽다.

자궁경부 이형증 자궁경부에서 비정상적인 세포가 자라는 증상으로서, 피임약을 복용하지 않는 여성보다 복용하는 여성에게 훨씬 흔하다.

피부병 먹는 피임약은 습진이나 두드러기(발진)를 일으킬 수 있고, 흔치 않지만 임산부의 얼굴에 나타나는, '큰 주근깨'로 불리는 피부 색소의 변화인 기미를 유발할 수도 있다.

프로게스틴이 주로 들어 있는 피임약을 먹으면 피부가 지성이 되거나 지성이 더 심해지는 이들도 있다. 에스트로겐 피임약은 여드름을 줄이기도 한다.

잇몸염증 임신과 마찬가지로 먹는 피임약은 잇몸의 염증을 일으킬 수 있다. 피임약을 복용하는 여성은 치아를 특별히 주의해서 닦아야 하며, 꾸준히 치실을 사용하고 6개월이나 1년마다 치과 검진을 받아야 한다.

천식과 간질 먹는 피임약은 천식을 악화시킬 수 있고 천식 치료약에 대한 몸의 반응을 바꿀 수도 있다. 먹는 피임약이 간질을 악화시키지는 않지만 발작을 진정시키는 약이 먹는 피임약이 상호 작용하여 피임 효과를 떨어뜨릴 수 있다. 천식이나 간질이 있는 여성은 의사와 자세히 의논해야 한다.

다른 약과의 상호 작용 먹는 피임약이 다른 약과 상호 작용을 해서 두 가지 모두 각각의 기대 효과를 내지 못할 수도 있다. 항생제 리팜핀, 그리세오풀빈이나 카바마제핀, 페노바르비탈, 바르비탈류 계열의 다른 항경련제 등은 먹는 피임약의 효과를 떨어뜨린다. 먹는 항응고제나 항우울제, 벤조디아제핀 계열의 안정제, 베타 차단제, 코르티코스테로이드, 혈당 저하약, 고혈압 치료제는 피임약과 함께 먹으면 약효가 떨어진다. 또 먹는 피임약에 함유된 에스트로겐의 혈청 농도를 증가시켜 저용량 피임약을 고용량 피임약(비타민C 1g 이상에 해당)으로 바꿀 수도 있다. 피임약을 다른 약과 함께 복용하기 전에 의사와 상의해야 한다.

간 질환과 담낭 질환 먹는 피임약은 담낭 질환과 양성·악성 간종양이 생길 가능성을 높인다. 황달은 간합병증의 초기 증상일 수 있으므로 황달이 처음 나타나면 피임약 복용을 중단해야 한다. 양성 간종양은 드물게 나타나지만 급속히 커질 수 있으며 저절로 터지기도 한다.

바이러스 감염 먹는 피임약 사용자들이 기관지염과 바이러스성 질환에 걸린 가능성이 약간 더 높다는 사실은 먹는 피임약이 면역에 영향을 줄 수 있음을 보여 준다. 먹는 피임약이 세포의 면역력을 손상시켜 생식기 사마귀를 유발하는 인유두종 바이러스 감염을 높인다고 주장하는 연구자들도 있다.→ 14장 성병

기타 문제들 먹는 피임약과 관련된 다른 건강 문제들도 있다. 그러나 먹는 피임약이 콘택트렌즈 착용자에게 불쾌함이나 각막 손상 등의 시력 장애, 늑막염, 관절부종 같은 관절염, 구강궤양, 멍, 홍반성 루푸스, 원인을 알 수 없는 자가면역질환,→ 24장 여성의학 상식 약은 먹기 시작한 처음 석 달 동안 복통, 갑상선 기능 항진, 광피부염(저색소증으로 햇빛에 민감해지는 증상), 모발 손상의 일종인 탈모증, 모발이 지나치게 많이 자라는 다모증, 근육 조직의 양성 증식, 귀나 코의 이상으로 목소리나 호흡의 울림이 늘어나는 자가강청 등을 유발한다는 결정적 증거는 없다. 그러나 이런 증상이 나타난다면 먹는 피임약과 관련된 것일 수도 있다.

이로운 효과

임신에서 크게 자유로워지는 것 이외에도 먹는 피임약은 다른 몇 가지 이로운 효과를 낸다. 피임약을 복용하는 여성은 월경량이 적고 월경통이 덜하며 월경 기간도 짧아진다. 월경 전 긴장도 줄어드는 경향이 있다. 철결핍성 빈혈도 덜 나타나는데, 월경량이 줄어들기 때문인 것으로 보인다. 유관 세포의 증식으로 유방의 양성 질환도 낮아진다. 어떤 이들은 여드름이 없어진다. 먹는 피임약은 또한 난소암과 자궁내막암, 일부의 골반염, 자궁외 임신 등을 예방하는 것으로 보인다. 먹는 피임약은 류머티즘성 관절염과 기능성 난소종양 예방에 도움이 될 수 있다(에스트로겐 함량이 높은 복합 피임약은 예방 효과가 있으나, 저용량 피임약이 같은 효과를 내는지는 분명치 않다).

먹는 피임약이 골밀도에 미치는 영향에 대해서는 이견이 많지만 피임약을 장기 복용한 이들의 골밀도가 더 높다는 연구가 최근에 나왔다.

영양과 먹는 피임약

먹는 피임약은 영양소 필요량을 바꾸기 때문에 합병증과 부작용을 가져올 수 있다. 피임약을 복용하는 경우 비타민C, 비타민 B_2, 비타임B_{12}, 특히 비타민B_6, 엽산의 섭취량을 늘려야 한다. 영양소의 문제가 가장 심각한 여성은 십대, 영양가 있는 음식에 접하기 힘든 저소득층 여성, 질병이나 수술, 출산 후 회복기에 있는 여성, 2년 이상 일정 수준 이상의 에스트로겐이 함유된 약품을 복용한 여성 등이다. 피임약을 복용하기 시작한 지 처음 몇 달 동안은 신진대사가 변하므로, 피임약을 6개월 이상 복용했거나 특별한 결핍증이 있는 것 같으면 건강 검진과 혈액 검사를 받는 것이 좋다.

피임약을 복용하는 여성들은 당 분해 능력이 저하되는 내당성 장애가 생긴다고 알려져 있다. 먹는 피임약이 여성의 탄수화물 대사를 저하시켜 체중 증가나 당과 인슐린 수치 증가(가벼운 정도에서 당뇨병에 이르기까지)를 가져올 수 있다. 저용량 피임약을 복용할 때는 이런 변화가 발생할 가능성이 낮다. 피임약을 복용하는 동안 영양소를 균

형 있게 많이 섭취해야 한다.

- 건강에 좋은 음식, 특히 복합 탄수화물을 많이 함유한 음식을 먹는다.
- 설탕의 섭취를 줄인다.
- 비타민, 특히 비타민B 복합제(하루에 비타민B_6 25~50mg 미만)와 비타민C 보충제(하루에 1,000mg 미만), 엽산을 섭취해야 한다.

먹는 피임약을 끊은 뒤에도 몇 달 동안은 위와 같이 하는 것이 좋다. 특히 임신을 할 계획이라면 더욱 그렇다. 먹는 피임약을 끊은 지 4개월 이내에 임신을 한 이들은 임신 중 엽산과 비타민B_6 결핍증에 걸릴 가능성이 평균보다 높다.

수분 대사와 몸무게

먹는 피임약은 신진대사를 바꾼다. 에스트로겐은 가슴과 엉덩이, 넓적다리 조직을 늘려서 체중 증가의 원인이 될 수 있다. 먹는 피임약에 함유된 에스트로겐과 프로게스틴은 체액 축적을 일으키기도 한다. 피임약을 복용한 첫 달에 일시적으로(또는 주기적으로) 나타나는 현상으로 나트륨 증가가 원인이다. 발목이 붓거나 유방 압통, 콘택트렌즈 착용 시 불편함, 체중 증가 등이 나타날 수도 있다. 프로게스틴이나 에스트로겐 함량이 낮은 제품으로 바꾸거나 염분 섭취를 적절히 줄여 수분 대사를 조절할 수 있다(이뇨제는 위험하므로 위의 방법이 듣지 않으면 피임약 복용을 중단해야 한다).

프로게스틴이 주가 되는 일부 제품은 근육 조직의 단백질을 증가시켜, 식욕이 늘어나고 몸무게가 늘 수 있다. 체중 증가를 원한다면 도움이 된다. 먹는 피임약과 관련된 우울증도 식욕 증진과 체중 증가를 가져올 수 있다.

구입법

한국에서는 일반 피임약은 의사 처방 없이 약국에서 구입할 수 있으며 가격은 21정 들이 한 팩에 5,000~13,000원 정도로 다양하다. 그러나 호르몬 용량이 3단계로 되어 있는 삼상성 제품인 트리퀼라와 성교 후 72시간 이내에 복용하는 사후 피임약(응급 피임약)인 노레보는 병·의원의 처방이 있어야만 구입할 수 있다.

피임약은 각자의 건강 상태에 맞춰 선택해야 하므로 친구한테 먹는 피임약을 빌려서는 안 된다. 지금까지 살펴보았듯 어떤 상황에서는 피임약 복용이 매우 위험할 수 있기 때문에 **복용하기 전에 건강 검진을 받는 것이 좋다.** 반드시 혈압을 재고, 골반 검사, 유방 검사, 세포진 검사를 받는다. 의사는 현재 복용하고 있는 약물 및 유방암, 혈액 응고, 당뇨병, 편두통 같은 병력이 있는지 물어봐야 한다. 흡연을 한다면 이 문제도 의사와 상의해야 한다. 1960년대와 1970년대에 태어난 이들은 어머니가 임신 중 디에틸스틸베스트롤(DES)을 복용했는지를 확인해야 한다. 어머니가 임신 중 디에틸스틸베스트롤을 복용했다면 딸에게 선 조직 이상이 생길 가능성이 높으므로 질경 검사를 받아야 한다. 먹는 피임약은 선 조직 이상을 악화시킬 수 있다. 너무도 많은 사람들이 피임약을 성급하게 이용한다. 모든 부작용의 가능성을 세심하게 살펴봐야 한다. 먹는 피임약을 복용한다면 해마다 한 번씩 건강 검진을 받아야 한다.

복용법

복합 피임약은 일반적으로 21개가 한 팩으로 포장되어 있지만, 때로는 28개 포장으로 된 것도 있다. 28개 포장은 색깔이 다른, 호르몬이 함유되지 않은 위약 7알과 호르몬 약 21알로 구성되어 있어 하루 한 알씩 매일 복용해야 하며 한 팩을 다 먹은 후 다른 팩을 먹는 사이에 약을 쉬는 기간이 없다. 21일간 먹는 피임약은 21일 동안 하루 한 알씩 먹고 나서 1주일간은 먹지 않는데 이때에 월경을 하게 된다. 28일치 약과 21일치 약은 효과 면에서는 아무런 차이가 없다.

언제 맨 처음 피임약을 먹기 시작하느냐에 따라 주의점이 다르다. 월경이 시작된 뒤 첫 번째 일요일에 처음 약을 먹기 시작했다면 첫 주 동안은 다른 피임법을 같이 써야 한다. 월경이 시작되는 첫날 비슷한 약을 먹기 시작했다면 다른 피임법을 쓸 필요가 없다. 매일 비슷한 시간에 약을 먹어야 한다. 메스꺼움이 느껴지면 밥을 먹고 나서 약을 먹거나 잠자기 전에 간식을 먹고 나서 약을 먹는다.

아주 확실한 방법이 있다. 잠들기 전에 피임약을 먹고, 매일 아침 일어나자마자 전날 밤에 약을 복용했는지 약봉지를 살핀다. 갑자기 여행을 가거나, 피임약을 잃어버릴 때를 대비해서 여분의 피임약을 지니고 다닌다. 약을 산 뒤 설명서를 자세히 읽는다.

급성 감염으로서 항생제를 복용하고 있거나 몸이 아프고 구토, 설사를 할 때는 안전한 피임을 위해 그 주기의 나머지 기간에 다른 피임법을 취하는 것이 좋다.

약 먹는 것을 잊었다면

약 먹는 것을 잊어버릴수록 임신 가능성은 더 커진다. 약 먹는 것을 딱 한 번 잊어버렸다면 다른 피임법을 사용할 필요는 없다. 복용을 잊었음을 알았을 때는 최대한 빨리 한 알을 먹고, 그 다음에는 하루에 두 알을 먹게 되더라도 원래 지정된 시간을 지킨다. 두 번 이상 복용을 잊어버렸다면 페미돔이나 콘돔, 살정제 등 다른 피임법을 같이 사용하고 피임약 포장에 들어 있는 설명서에 따라 의사의 검진을 받아야 한다.

호르몬이 들어 있는 약을 한 알 이상 빼먹고 나서 월경을 건너 뛸 수 있는데 이는 정상적인 일이다. 연속해서 두 번 월경이 없으면 임신일 수 있으므로 임신 반응 검사를 받아 봐야 한다.

책임

먹는 피임약은 일차적으로 여성의 책임이다. 여성이 피임약을 선택하여 구입하고, 피임약을 먹는 것을 기억해야 하고, 부작용을 느끼고, 위험을 감수한다. 피임약의 올바른 복용법 말고도 피임약의 위험성과 효과를 완전히 이해하는 것이 중요하다. 파트너에게 피임약 복용을 잊지 않게 도와 달라고 하고, 성병 예방을 위해 콘돔을 사용하게 하며 피임약 복용을 두 번 이상 잊었다면 콘돔이나 다른 피임법을 이용하는 식으로 관여하게 하는 것도 좋다.

장점

원하지 않는 임신을 거의 완벽하게 막을 수 있다. 월경 주기가 28일로 규칙적이 된다. 골반염의 위험성이 50%로 감소한다.

월경량이 감소한다. 대부분의 여성들은 이를 좋아하지만 신경 쓰는 이들도 더러 있다. 월경 전 긴장이 덜하다. 월경통이 줄어들거나 전혀 없게 된다. 에스트로겐이 함유된 피임약은 여드름을 없애 주기도 한다(최근 미국식품의약국은 삼상성 먹는 피임약의 여드름 치료 효과를 인정했다).

임신의 두려움이 사라지기 때문에 섹스를 더 즐길 수 있다. 피임약을 복용하는 것과 성교를 하는 것에 즉각적인 신체적 연관은 없지만, 성교를 시작한 지 얼마 안 됐고 자신과 남성의 몸에 대해서 알아야 할 것이 많다면 피임약을 먹는 것이 마음을 편안하게 해준다. 나중에 섹스에 좀 더 편안해지고 파트너와 솔직하게 이야기를 나눌 수 있게 되면 성교할 때 페서리나 살정제, 콘돔을 사용하는 것이 그렇게 꺼려지지 않을 것이다.

단점

대부분의 단점은 부작용 부분에서 설명했다. 한 가지 덧붙일 것은 날마다 피임약을 먹는 것을 기억해야 한다는 것이다. 건망증이나 생활이 너무 분주해서 약 먹는 것을 기억할 수 없는 이들도 있다(금요일과 토요일에 약을 빼먹는 수가 많다). 가족과 함께 사는 젊은 여성들은 때때로 부모의 눈에 띄지 않게 피임약을 감추려다 피임약을 둔 곳을 잊어버리거나 정해진 시간에 먹지 못할 수도 있다.

제품들의 차이점

피임약마다 합성 에스트로겐과 프로게스테론의 종류, 농도, 함유량이 다르다는 점을 명심해야 한다. 50mg 미만의 에스트로겐을 함유하고 있는 저용량 피임약은 먼저 나온 고용량 피임약보다 심각한 부작용이 나타날 가능성이 훨씬 낮다. 먹는 피임약 구입에 의사의 처방이 필요한 미국에서는 의사들이 일반적으로 에스트로겐이 35mg 미만인 피임약을 처방하고 있다.

현재 한국에서 판매되는 단상성 복합 피임약을 살펴보면, 마이보라와 미뉴렛은 합성 에스트로겐의 일종인 에티닐에스트라디올 0.03mg과 합성 프로게스테론 일종인 게스토덴 0.075mg, 미니보라가 에티닐에스트라디올 0.03mg과 합성 프로게스테론의 일종인 데소게스트렐 0.015mg, 머시론이 에티닐에스트라디올 0.02mg과 합성 프로게스테론의 일종인 레보노게스트렐 0.15mg 각각 함유하고 있다. 다이안느35에는 에티닐에스트라디올 0.035mg과 함께 여드름을 유발하는 안드로겐을 조절하는 효과가 있는 합성 프로게스테론의 일종인 초산시프로테론 2mg이 들어 있다. 또 호르몬 함유량이 3단계인 삼상성 복합 피임약인 트리퀼라는 1단계 정제에 에티닐에스트라디올 0.03mg과 레보노게스트렐 0.05mg, 2단계 정제에 에티닐에스트라디올 0.04mg과 레보노게스트렐 0.075mg, 3단계 정제에 에티넬에스트라디올 0.03mg과 레보노게스트렐 0.125mg씩 각각 들어 있다. 의사의 처방이 있어야 구입할 수 있는 사후 피임약(응급 피임약)인 노레보에는 합성 프로게스테론의 일종인 레보노게스트렐이 0.75mg 들어 있다. 노레보를 구하려면 의사의 처방을 받아야 하는 번거로움 때문에 처방 없이 약국에서 바로 구입할 수 있는 유사 응급 피임약도 여러 종 나와 있다. 그러나 유사 응급 피임약들은 대부분 노레보에 비해 호르몬 함량이 낮기 때문에 피임 효과를 확실히 하기 위해 과다 복용해 심한 부작용을 일으키는 수가 있으므로 응급 피임약이 필요하면 반드시 의사와 상의하는 게 좋다.

성분의 함량은 다양해도 실제로 복용했을 때 나타나는 피임 효과는 거의 비슷하다. 복용량보다는 사람마다 나타나는 차이, 또 같은 사람이라도 주기마다의 차이가 더 중요하다. 여성들은 각자 자기 몸에 맞는 정상적인 에스트로겐과 프로게스틴 수치가 있다. 부작용을 최소화하기 위해 시험 삼아 여러 제품을 써 볼 수도 있다.

이식형 피임법

제품 설명

이식형 피임법은 호르몬이 들어 있는 작은 봉을 위팔 안쪽 피부 밑에 이식하는 피임법이다. 최초로 나온 이식형 피임 제품은 1990년부터 미국에서 판매된 노플란트였다. 1994년에는 26개국 300만 명 이상의 여성이 노플란트를 이용했으며, 이중 90만 명이 미국 여성이었다. 미국을 비롯한 많은 국가에서 개발 초기에 노플란트 사용이 빠르게 늘었지만, 몇 가지 부작용으로 2002년에 제품 출시가 중단되었다.

한국에는 2002년에 '임플라논'이 도입되어 현재 시술되고 있다. 임플라논은 생체 내 분해가 되지 않는 길이 40mm, 직경이 2mm 크기의 봉으로, 프로게스테론 활성 물질의 일종인 에토노게스트렐만을 함유하고 있으며 에틸렌초산비닐(EVA)에 싸여 있다. 특수 교육을 받은 의사가 이 캡슐을 여성의 위팔 안쪽 피부 밑에 이식한다. 이식된 캡슐에서는 제거되기 전까지 호르몬이 캡슐 내벽을 따라 서서히 배출된다. 피임 효과는 3년간 지속된다.

작용

프로게스틴만 함유한 이식형 피임약은 세 가지 방식으로 작용한다. 배란을 억제해 난소가 난자를 배출하지 못하게 하고, 자궁경부 분비물의 점도를 높이고 분비물 양을 감소시켜 정자의 활동을 방해해 정자가 자궁경부로 들어가지 못하게 하고, 자궁내막을 얇게 만들어 착상을 막는다.

임플라논은 이식하자마자 효과가 나타나며, 3년간 피임 효과가 있다. 3년이 지나면 피임 효과가 서서히 줄어들며 자궁외 임신의 위험성이 커지지 때문에 3년 뒤에는 캡슐을 반드시 제거해야 된다. 계속 피임을 하려면 새 임플라논을 이식하거나 다른 피임법을 써야 한다.

효과

임플라논은 피임 효과가 크다. 피임 실패율은 0.07% 정도다. 임상 시험 결과 사용 후 첫 2년 동안은 배란이 일어나지 않았고 사용 3년째 말기에 5% 미만에서 배란이 나타났다. 배란을 하더라도 에토노게스트렐이 자궁경부 점액에 영향을 미쳐 피임 효과가 지속된다. 3년이 지나면 피임 효과가 점차 없어진다. 그러나 3년 이상 사용한 사람에 대한 연구 결과는 아직 불충분하므로 3년이 지나면 반드시 제거해야 한다. 또 에토노게스트렐의 혈중 농도는 체중에 반비례하므로 비만 여성의 임플라논 사용 3년째 피임 효과는 정상 체중 여성에 비해 낮을 수 있다.

호르몬이 함유된 다른 먹는 피임약과 마찬가지로 히단토인, 바비튜레이트, 프리미돈, 카바마제딘, 리팜피신, 옥스카바마제핀, 리파부틴, 트로글리타존, 그리세오플빈 등 항생제와 항경련제 등과 상호 작용을 해 피임 효과가 떨어지거나 파탄성 출혈이 생길 수 있다. 따라서 임플라논 시술 뒤 처방약을 복용한다면 그 약이 미칠 수 있는 영향에 대해 의사에게 문의해야 한다.

복원력

임플라논은 언제든 제거할 수 있지만, 사실상 비용과 자격이 있는 의사를 찾을 수 있는지에 선택권이 좌우된다. 임플라논을 제거한 여성의 임신율은 피임을 하지 않는 여성의 임신율과 거의 비슷하다. 대부분의 여성은 임플라논을 제거한 뒤 한 달 안에 다시 배란과 월경을 시작한다.

안전성 문제

한국보다 앞서 미국에서 도입된 이식형 피임법인 노플란트는 극소수 사용자에게서 뇌졸중, 혈소판 감소증, 혈전성 혈소판 감소성 자반증(혈액 응고 담당 세포가 감소해 과다 출혈과 멍을 유발하는 혈액 질환), 가성 뇌종양 등이 나타났다. 임플라논에 들어 있는 호르몬은 합성 프로게스테론 활성 물질의 일종인 에토노게스트렐이다. 에토노게스트렐과 혈전증의 관련성에 대해서는 아직 충분히 연구되지 않았으나 활동성 정맥 혈전색전증, 프로게스테론 의존성 종양, 중증의 간질환이나 간 기능 수치가 정상으로 회복되지 않은 병력, 원인 모를 질출혈, 스테로이드 과민증 등이 있는 이들은 임플라논을 이식하면 안 된다. 고혈압, 당뇨병, 임신성 갈색반(기미) 병력이 있거나 비만인 사람은 불가피한 경우가 아니면 이식하지 않는 것이 좋다.

에토노게스트렐이 모유 수유에 미치는 직접적인 영향은 아직 충분히 연구되지 않았으므로 모유를 먹이는 동안은 임플라논을 이식하지 않는 것이 좋다. 연구에 따르면 임신 중에 피임약을 복용했더라도 태어난 아이에게 장애가 나타날 위험이 증가하지는 않으므로 임신 중이거나 임신이 의심되는 사람은 임플라논을 이식하지 않는 것이 좋다. 임플라논을 이식한 상태에서 임신했다면 곧바로 제거해야 한다.

임플라논은 다른 먹는 피임약과 마찬가지로 갑상선 및 부신 기능, 지질 및 지단백질 대사, 혈당치에 영향을 미친다. 그러나 임플라논은 다른 복합 먹는 피임약에 비해 프로게스틴 함량이 낮으므로 일반적으로 이런 영향도 적을 것으로 여겨진다.

그러나 이식형 피임법은 아직 인체에 미치는 장기적인 영향이나 부작용이 검증되지 않았으므로 안전성을 단정지을 수 없다. 미국 「여성건강네트워크」는 노플란트가 미국에 처음 도입된 1990년 당시 장기적 안전성이 확인되지 않았다는 이유로 식품의약국의 노플란트 승인을 반대했다. 4년이 지난 1994년까지 미국에서 노플란트 유통업체를 상대로 제기된 소송은 무려 200여 건이다. 한국에서는 2002년 4월에 임플라논이 처음 도입돼 시술되기 시작했으며, 이용자 가운데 지속적인 질출혈, 무월경, 체중 증가, 여드름, 탈모 등의 증상을 겪는 이들이 늘어나면서 피해 여성들을 중심으로 '안티임플라논' 사이트가 생겨났다. 2004년 12월 현재 몇몇 피해 여성들은 한국의 임플라논 유통업체를 대상으로 소송을 준비 중이다.

이식하면 안 되는 사람

응혈 장애를 겪었거나 현재 응혈 장애가 있는 사람, 심장마비나 뇌졸중 병력이 있는 사람, 간 질환이 있는 사람, 유방암 진단을 받았거나 유방암이 의심되는 사람은 임플라논을 이식해서는 안 된다. 임신했거나 임신이 의심되는 여성, 모유 수유를 하는 여성, 원인 불명의 비정상적인 질출혈이 있는 여성, 항경련제나 항생제 등을 복용하는 여성은 임플라논을 이식해서는 안 된다. 임플라논 같은 프로게스틴 단독 피임법이 흡연자에게 심혈관계에 심각한 이상을 일으킬 위험성을 높이는지에 대해서는 알려진 바가 없기 때문에 흡연자들은 임플라논을 이식하지 말거나 이식하기 전에 금연할 것을 권장한다. 그 밖에 앞서 '안전성 문제'에서 언급한 상태에 있는 여성들도 임플라논 이식을 하면 안 된다.

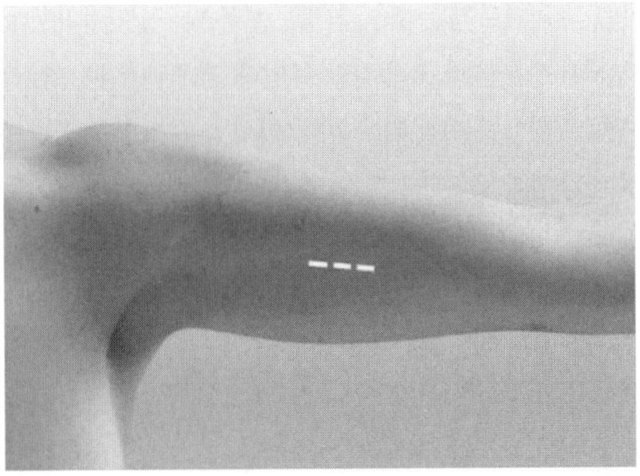

이식형 피임제
ⓒ 한국오가논

이식이 위험한 사람

임플라논을 이식하려는 여성이 다음에 해당한다면 정기적으로 의사의 검진을 받아야 한다. 월경 주기가 불규칙한 경우, 당뇨병, 높은 콜레스테롤 수치, 편두통 및 기타 두통, 담낭 질환, 심장 질환, 신장 질환, 심장 손상, 심장 질환에 따른 가슴 통증, 여드름이 심했던 사람, 복합 피임약 복용 시 알레르기 반응이 있었던 사람 등이다.

시술법

임플라논은 산부인과 의사만이 시술할 수 있다. 임플라논을 제대로 이식하지 못하면 제거할 때 어려움이 있을 수 있기 때문에 의사들 중에서도 임플라논 삽입 교육을 받은 사람만이 시술해야 한다. 시술 전에는 의사에게 임플라논 이식 교육을 받았는지 물어봐야 한다. 교육을 받지 않았다면 교육을 받은 사람에게 보내 달라고 요구한다. 사전에 가능한 많은 정보를 입수하고, 필요하다면 바로 제거가 가능한지, 비용을 감당할 수 있는지 생각해 봐야 한다.

임플라논은 임신되지 않은 상태에서 이식해야 하므로 월경 시작 뒤 5일 안에, 감염을 막기 위해 무균 상태에서 삽입해야 한다.

팔에 국소 마취제를 주사할 때 약간의 통증을 느낄 수 있다. 위팔 안쪽을 조금 절개한 후 길이 4cm, 지름 2mm의

봉을 주입기로 넣는다. 이 과정은 보통 5분 정도 걸리는데, 문제가 생기면 더 오래 걸릴 수 있다. 절개된 부위는 압박 붕대로 쌌다가 며칠 뒤에 푼다. 이식 부위가 며칠간 변색되거나 멍이 들거나 부을 수 있다.

이식이 제대로 되면 통증이나 불편함이 하루 이틀 이상 나타나지 않는다. 통증이 있으면 임플라논을 이식한 의사를 찾아가 감염이 되었는지 확인해야 한다.

비용

임플라논은 네덜란드 제약그룹 악조노벨의 계열사인 오가논이 제조해 한국에서는 한국오가논이 판매하고 있는 전문의약품이다. 산부인과 의사 중 임플라논 이식 교육을 받은 사람만이 시술할 수 있으며 건강 보험은 적용되지 않는다. 제조사가 책정한 시술비는 33만 원이지만 실제로 내야 하는 비용은 30~40만 원 선으로 병원마다 차이가 있다. 임플라논을 3년 내내 이용하려는 사람이나 1년만 이용한 뒤 바로 제거하려는 사람이나 비용은 똑같다. 이식한 뒤 부작용이 나타나거나 이상이 생길 때마다 병원을 찾아야 하므로 계획하지 않은 진료비도 고려해야 한다. 부작용 때문에 임플라논을 제거하는 경우, 이식하고 있던 기간을 감안한 비용을 제하고 나머지를 돌려받을 수 있다. 임플라논 이식 후 부작용에 시달리거나 불만을 표시하는 여성들이 늘어나자 제조사 측은 시술 전에 피술 동의서를 받고 있으나 이를 시술하는 의사들은 여전히 부작용이나 단점에 대해 충분히 설명하지 않은 채 임플라논을 권하는 경향이 있으므로 시술 전에 반드시 자세한 설명을 들어야 한다. 임플라논을 이식한 여성들에게 부정기적이고 지속적인 질출혈이 나타날 수 있으므로 이식 기간 중 팬티라이너나 패드 구입비가 추가된다.

제거

임플라논의 수명은 3년이지만 원하면 언제든지 의사를 찾아가 제거할 수 있다.

제거의 성공 여부는 삽입을 제대로 했는지에 달렸다. 캡슐이 피부 깊숙이 들어가 버렸다면 제거하기 어려워지고 통증도 심해진다. 특히, 의사가 제거하기 전에 손으로 봉의 위치를 확인하지 않았을 경우, 다른 부위를 절개해 흉터가 커질 수 있다.

제거하는 것이 삽입하는 것보다 어렵다. 제거하는 일은 5분 정도밖에 걸리지 않는 단순한 과정이다. 그런데 흔한 경우는 아니지만 합병증이 생기기도 한다. 2시간 넘게 계속되는 어렵고도 고통스러운 수술, 심한 멍, 흉터, 신경 손상 등이 합병증으로 나타날 수 있다. 의사가 임플라논 제거 수술 경험이 있는지 확인해야 한다. 훈련받은 의사에게 보내 줄 것을 요구해야 한다.

제거한 후, 수술 부위를 깨끗하고 마른 상태로 유지해야 하며 최소한 며칠간 압박 붕대로 감아서 세균에 감염되지 않게 해야 한다. 멍이 생길 수 있지만 좀 지나면 대개 완전히 사라진다. 시술 부위에 절개로 인한 작은 흉터가 남는다. 이식과 제거가 순탄하지 않으면, 흉터가 더 커질 수도 있다.

이상이 있다면 시술 의사에게 찾아가 진료를 받고, 만일의 사태에 대비해 의무 기록부를 복사해 달라고 한다. 본인이 요구하면 모든 의사는 의무 기록부를 보여줄 의무가 있다.

주의할 점

임플라논 이식 후 특별히 조심할 필요는 없지만, 며칠 동안은 수술 부위를 적시거나 부딪치거나 무리하게 잡아당기지 말아야 한다.

합병증과 부작용

불규칙한 질출혈 임플라논을 이식한 이들에게 가장 흔히 나타나는 문제는 불규칙한 질출혈이다. 임플라논 이식의 부작용을 호소하는 많은 이들이 월경 불순이나 무월경을 겪고 있으며 심하면 월경이 여러 달 넘게 지속되기도 한다. 불규칙한 질출혈은 일반적으로 임플라논 이식 첫해에 서서히 줄어든다. 3년이 되기 전에 임플라논을 제거하는 여성들 대부분은 불규칙한 질출혈 때문에 제거를 선택한다. 주기가 일정한데 월경을 하지 않고 지나갔다면 임신 반응 검사를 해봐야 한다. 월경혈이 나올 때 성교하는 것이 불편한 이에게는 임플라논이 성생활의 방해가 될 수도 있으므로 임플라논 사용을 결정할 때 이를 고려해야 한다.

미국의 경우 어떤 병원에서는 이식형 피임법을 사용하기 전에 프로게스틴만 들어 있는 먹는 피임약을 한두 달 사용해 볼 것을 권한다. 이때 불규칙한 질출혈이 있으면 임플라논 피임법을 선택하지 않는 것이 좋다.

두통, 체중 변화, 우울증 임플라논을 사용할 때 나타나는 부작용이다. 임플라논을 제거하려는 여성들이 질출혈 다음으로 많이 호소하는 부작용은 체중 증가다. 그 밖에 여드름, 질염, 유방통, 복통, 감정 변화, 성욕 변화 등의 부작용이 나타날 수 있으고, 드물게 혈압 상승, 콘택트렌즈 사용자의 불내성, 인두염, 상기도 감염 등도 일어날 수 있다.

거대 난포 다른 저용량 호르몬 피임제와 마찬가지로 임플라논 사용 도중 난포가 성장을 계속해 정상주기 상태에서보다 더 커질 수 있다. 일반적으로 거대 난포는 저절로 사라지고 대부분은 증상이 없으나 간혹 복통을 일으키기도 한다. 드물지만 수술을 해야 할 수도 있다.

도움이 필요한 경우

임플라논을 사용하는 여성에게 다음과 같은 문제가 발생했을 때 의료적 응급 처치를 해야 한다. 아랫배 통증(자궁외 임신의 증상일 수 있다), 심한 질출혈, 팔의 통증, 삽입 부위의 고름이나 출혈, 이식한 봉의 돌출(매우 드물게 나타난다), 월경 간격이 길어지다가 월경이 지연됨, 편두통, 아주 심하고 빈번한 두통, 시력이 흐려지는 증상 등이 나타나는 경우다.

임플라논 사용자가 임신이 되는 예는 거의 없다. 그러나 임신이 된 경우 자궁외 임신 가능성이 있다. 자궁외 임신 가능성은 인종마다 다르고, 사람마다 다르다.

장점

임플라논은 피임 효과가 크고 오래 지속되며, 제거할 때 문제가 생기지 않는 한 쉽게 제거할 수 있다. 그리고 성관계를 방해하지 않으며 모든 복합 피임약에 들어 있는 에스트로겐으로 인한 부작용도 없다. 또한 여성들은 피임약 먹는 것을 기억하거나 무언가를 정기적으로 할 필요가 없어 편리하다. 아이를 더 낳고 싶지 않은 여성에게 임플라논은 불임 수술을 대신할 좋은 대안이다.

단점

앞에서 언급한 합병증과 부작용을 단점으로 볼 수 있다. 임플라논은 임신을 방지하는 데 아주 효과적이기는 하지만 에이즈를 포함한 성병을 예방하지는 못한다. 임플라논의 가장 심각한 단점은 자궁내 장치나 주사형 피임제와 마찬가지로 여성 스스로 통제할 수 없다는 점이다. 자궁내 장치처럼 임플라논은 전문가가 이식하고 제거해야 한다. 이 때문에 임플라논이 남용될 수 있다. 미국에서 이식형 피임법은 부적절하게, 강제로, 심지어는 형벌로 연구되고 사용된 적이 있다.

해외에서는 이식형 피임법을 제거하려 했으나 할 수 없었던 사례가 많다. 예를 들면 방글라데시에서 노플란트의 부작용으로 고생하던 한 여성은 이를 제거할 수 없다는 이야기를 들었다. 미국 사우스다코타 법에서는 저소득층에 대한 의료 지원 제도를 이용해 노플란트 이식 비용을 지불했을 경우 의료적 이유가 없는 한 제거 비용을 지원할 수 없다고 규정하고 있다. 제거를 거부당하지 않는다고 해도 제거 기술을 훈련받은 사람들에게 접근할 수조차 없을 수도 있다.

의료인 한 사람에게만 의존하는 것은 어떤 면에서 이식형 피임법의 오용을 불러올 수도 있다. 민감한 이야기지만 의사들은 다른 피임법에 대한 정보를 제공하지 않거나 임플라논 사용의 위험성을 줄여서 말할 수도 있다.

미국에서는 특정 집단의 여성들이 강제적 환경에서 노플란트 사용 대상이 되고 있다. 공적 부조를 받는 저소득층 여성들은 때때로 다른 복지 혜택이나 복지 지원 수급 자격을 유지하기 위해 다른 피임법보다는 노플란트를 '선택'했다. 노플란트는 '가석방'의 조건으로 이용되었다. 이 조건으로 처음 집행 유예를 받은 여성 네 명 모두 복지 수혜자였으며, 이들 중 3명은 유색인 여성이었다. 1994년에는 자녀 학대 또는 자녀 유기죄를 저지른 6명의 여성이 노플란트 이식과 징역 7년 중 형을 '선택'하도록 요구받았다. 이런 형태의 처벌과 생식에 대한 통제는 미국 역사에서 유색인 여성과 저소득층 여성에게 피임과 불임 수술을 강제하려 했던 관례를 그대로 답습하고 있는 것이다.

「생식권과 건강을 위한 브라질 여성주의 네트워크」는 1994년 반노플란트 국제 캠페인을 시작했다. 이 캠페인은 남미에서 노플란트가 도입되는 것에 대응해서, 그리고 빈곤층이 넓은 남반구에서 노플란트가 부적절하게 사용되는 상황을 인식하면서 시작되었다. 상대적으로 많은 자원을 갖고 있는 집단에 비해 저소득층 사람들은 일반적으로 건강하지 못하며 의료 서비스에 접근하기 어렵기 때문에 노플란트는 여성 건강에 훨씬 큰 피해를 가져올 수 있다. 노플란트는 봉을 이루는 재질인 실리콘으로 인한 제거의 어려움과 심각한 부작용으로 인해 현재 미국에서는 시술이 중단된 상태다. 2004년 11월 현재 미국 식품의약국은 오가논의 임플라논이 승인 가능하다고 판정했고, 승인이 완료되는 즉시 임플라논이 미국에서도 시판될 예정이다.

책임

임플라논 사용은 여성이 전적으로 책임을 진다. 그러나 남성은 콘돔을 사용함으로써 에이즈를 포함한 성병을 예방할 책임을 져야 한다.

여성은 늦어도 3년 뒤에는 임플라논을 제거해야 한다는 사실을 기억해야 한다. 변화가 많은 사회에서 시술 병원이 3년 뒤에 여성들을 추적하여 임플라논을 제거해야 할 시기를 알려 주기는 어렵다.

모든 임플라논 사용자는 이식일과 제거일이 적힌 카드를 발급받는다. 임플라논을 이식한 여성은 이 카드를 자신의 의무 기록과 함께 간직하고 있어야 하며 이를 이식한 의사는 여성의 의무 기록에 이 날짜를 기입해야 한다.

붙이는 피임약

붙이는 피임약(상표명 이브라) 은 의사의 처방이 있어야 하는 피임법이다. 사각형 밴드(패치)를, 복부, 엉덩이, 위팔 바깥쪽, 몸통 위쪽(앞뒤, 유방 제외)에 붙인다. 일주일에 한 번씩 바꿔 붙이는데, 3주 연속해서 붙이고 1주일 쉰 다음 다시 시작한다. 붙이는 피임약은 에스트로겐 · 프로게스틴 복합 호르몬을 피부를 통해 천천히 공급한다. 먹는 복합 호르몬 피임약에 들어 있는 호르몬과 같은 호르몬이 들어 있어서 먹는 피임약의 효과와 부작용이 거의 같다. →297~308쪽

붙이는 피임약은 생식 복원력이 뛰어난 피임법이다. 아직 비교 연구 결과가 나오진 않았지만, 매일 피임약을 복용하는 것을 기억하기보다 일주일에 한 번 패치를 붙이는 것이 더 쉽기 때문에, 일반적으로 붙이는 피임약이 먹는 피임약보다 효과가 더 있을 것으로 생각된다. 사용법을 제대로 지키면 체중 90kg 이하의 여성들에게 99%의 효과가 있다(90kg이 넘는 여성에게는 효과가 떨어진다).

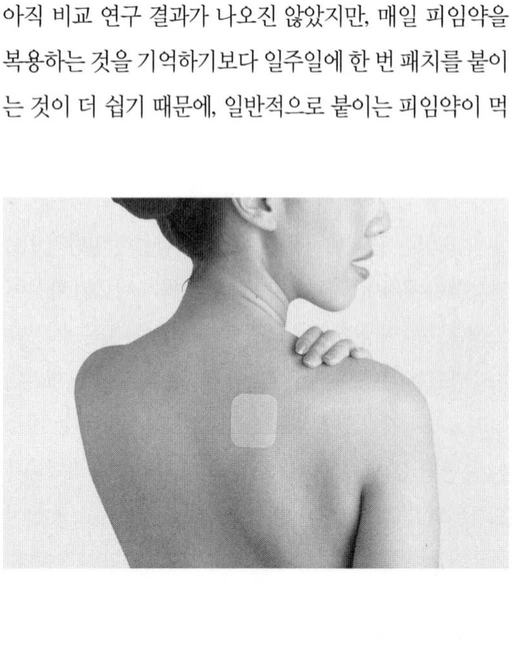

붙이는 피임약
© 한국얀센

붙이는 피임약은 매주 같은 요일에 교환해야 가장 효과가 크다. 붙이는 피임약을 잘못 사용하면 임신할 수 있는데, 특히 이런 상황에 유의해야 한다.

- 24시간 이상 느슨하게 붙어 있거나 떨어져 있을 때
- 같은 패치를 일주일 넘게 떼지 않고 사용할 때

이런 일이 생기면, 제품설명서의 지시를 따르고, 응급 피임약을 사용하는 것을 고려하고 의사에게 연락한다.

장점

먹는 피임약과 같다. 붙이는 피임약이 먹는 피임약보다 더 편리하다는 여성들이 있긴 하다.

단점

매일 피임약 먹는 것을 기억하기보다 일주일에 한 번 새로운 피임약을 붙이는 것을 기억해야 한다는 점을 뺀다면, 먹는 피임약과 같다.

사용법

월경이 시작되고 5일 안에, 또는 임신 초기 인공유산 후 5일 안에 피임약을 붙인다. 3주 연속해서, 일주일마다 패치를 바꿔 붙여야 한다. 넷째 주에는 패치를 붙이지 않는데, 그때 월경을 시작하게 된다. 피임을 다시 하려면 패치를 떼어낸 지 일주일 후에 새 패치를 붙여야 한다. 인공유산 후에 피임약을 붙이기 시작하는 경우, 또는 월경을 시작일부터 시작하는 경우, 처음 7일 동안 다른 피임법(콘돔, 살정제, 페서리 등)을 병용해야 한다.

매주 같은 요일에 패치를 바꿔 붙여야 한다(임신 4~6개월에 인공유산을 했거나, 출산을 한 경우에는 4주 후에 첫 패치를 붙여야 한다. 모유 수유 중이라면, 의료인에게 상담한다). 패치는 깨끗하고 마른 신체 부위 아무 데나 붙일 수 있다. 단, 손바닥, 상처난 곳, 유방은 제외. 패치는 즉각 효과가 있다.

헬스클럽 이용자들에 관한 연구를 보면, 패치를 붙이고 수영이나 샤워를 할 수 있지만, 나중에 부착 상태를 확인해 봐야 함을 알 수 있다. 수영이나 샤워 후 패치가 완전

히 떨어질 확률은 2%다. 부분적으로나 완전히 떨어진다면 제품 사용설명서를 참고한다.

건강 관련 사항

모든 의약품이 그렇듯, 복합 호르몬 피임제에도 몇 가지 부작용이 있다. 피임약 복용하는 데 문제가 없으면, 패치도 이용할 수 있다. 건강상의 문제로 피임약을 복용할 수 없으면 패치도 붙일 수 없다. 또한 약물 부작용과 위험 신호는 먹는 피임약과 같다.→ 301~305쪽

이점 호르몬 피임법을 사용하는 여성은 자궁내막암, 난소암, 골반염의 위험이 줄어든다. 월경 경련, 월경통이 덜하고, 월경량이 줄고 빈혈이 줄어들다.

부작용 사용 후 보통 두세 달 뒤에 나타나는데, 월경기가 아닌 때에 출혈, 체중 변화, 유방통, 구역(드물게 구토), 우울증, 성욕 감퇴를 포함한 기분 변화 등의 부작용이 있다. 그 밖에도 피임약을 붙인 자리에 피부 반응, 시력 변화, 콘텍트렌즈 착용 불가 등.

최근 미국에서 붙이는 피임약의 부작용으로 응혈, 심장 마비가 일어났다고 주장하는 여성들이 제약 회사를 상대로 소송을 제기했다.

구입법

의사의 처방이 필요한 전문의약품이다. 의사는 병력을 확인하고, 혈압을 체크하고 필요한 검사를 할 것이다. 붙이는 피임약이 맞으면 처방을 해줄 것이다. 지시대로 사용해야 한다. 한국에서는 3장들이 한 팩에 3만 원 정도다.

바지날링

바지날링은 얇고 투명하며 탄력 있는 링을 질에 삽입하는 피임법이다. 3주간 링을 끼었다가 1주간은 제거하면 한 달간 피임 효과가 있다. 링에서 에스트로겐과 프로게스틴이 몸속으로 천천히 방출되면, 배란이 멈춰, 자궁경부 분비물의 농도가 진해져 정자가 수정이 되는 것을 막는다. 바지날링은 에이즈 바이러스를 포함해 성병을 예방하지는 못한다. 현재 보급되고 있는 바지날링에는 누바링이 있다. 한국에서는 곧 판매될 예정이다.

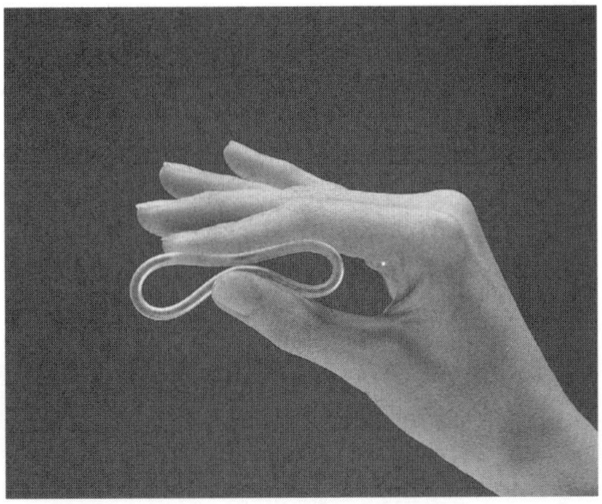
바지날링
ⓒ한국오가논

효과

바지날링은 정확하게 이용하면 99%의 피임 효과가 있다. 링을 한 달에 한 번만 끼우기 때문에 일반적으로 이용할 때도 효과는 같다.

장점

이용하기 쉽고 안전하며, 편리하다. 3주간 착용할 수 있다. 붙이는 피임약이나 먹는 피임약 묶음처럼 남들한테 드러나지 않는다. 한번 사용에 한 달 동안 피임 효과가 있다. 자유롭게 이용할 수 있다.

단점

에이즈를 포함한 성병을 예방하지 못한다. 어떤 여성들은 심장 마비나 뇌졸중 위험이 약간 높아진다.→ 먹는 피임약, 303쪽 전문의약품이어서 의사의 처방이 있어야 한다.

사용법

바지날링을 월경 시작 후 5일 안에, 또는 임신 초기 인공유산 후 5일 안에 끼워야 한다(임신 중기에 인공유산을 했거나 출산했으면, 4주가 지난 뒤 링을 끼워야 한다. 모유 수유 중이라면 의사와 상담해야 한다). 첫 번째 끼운 링을 다음 달 1일에 갈아 끼우기로 정하고 매월 1일에 교체하면 기억하기 쉽다. 바지날링은 처음 사용하고 나서 7일 후에 효과가 나타난다. 첫 한 달 후 7일 쉬고 나서 새 링을 끼우는 것을 잊어버리지만 않으면 효과가 지속된다. 그런데 링이 질에서 미끄러져 나와 3시간 이상 질 밖에 있었으면, 링을 깨끗이 씻어서 다시 끼우고 일주일간 다른 피임법을 병용하

는 게 좋다.

먹는 피임약이나 다른 형태의 호르몬 피임법을 이용하고 있지 않으면, 곧바로 바지날링 피임법으로 바꾸어도 괜찮다(자궁내 장치나 이식형 피임제를 제거한 후에는 일주일간 다른 피임법을 병용할 것을 권한다).

- 피임약을 복용하고 있으면, 마지막 피임약 복용 후 7일 안에 바지날링을 끼워야 한다.
- 응급피임약을 복용하고 있으면, 아무 때나 바지날링을 끼우는 즉시 복용을 중단해야 한다.
- 데포프로베라 같은 주사형 피임제를 이용하고 있으면, 다음 번 주사 예정일에 바지날링을 끼운다.
- 자궁내 장치나 이식형 피임법을 이용하고 있으면, 제거한 당일에 바지날링을 끼운다.

바지날링을 끼우는 법은 탐폰이나 페서리를 끼우는 방법과 많이 비슷하다. 바지날링은 차단 피임법이 아니므로, 제대로 끼우지 않아도 별 문제는 없다. 웅크린 자세나 서서 한쪽 다리를 올린 자세, 누운 자세에서 끼워도 된다. 엄지와 검지로 링을 잡아 살짝 누른 다음, 질 속에 부드럽게 밀어 넣는다. 편안하게 느껴질 때까지 깊숙이 링을 밀어 넣는다.

링은 3주간 질 속에 남아 있게 된다. 꺼낼 때는 질 안으로 손가락을 집어넣어 링을 걸어 잡아당기면 된다. 버릴 때는 남은 호르몬이 주변에 새나오지 않도록 변기에 그냥 버리지 말고 링이 들어 있던 포장 주머니를 보관했다가 그 속에 다시 잘 넣어서 쓰레기통에 버린다. 월경은 링을 제거한 후 며칠 안에 시작되어야 한다. 월경이 끝나고 피임을 계속하려면 마지막으로 링을 제거하고 난 후 7일째 되는 날, 월경이 끝나지 않더라도 새 링을 끼운다.

새 링은 될 수 있으면 냉장고에 보관하는 게 좋고, 상온에서 보관할 때는 25℃를 넘지 않아야 하고 직사광선을 피해야 한다.

링이 질에서 빠져나오더라도 3시간을 넘기지만 않으면 피임 효과는 여전하다. 찬물이나 미지근한 물(뜨거운 물은 절대 안 됨)로 잘 닦은 다음 빨리 다시 깨우면 된다. 끼웠던 링이 없어졌으면 즉시 새 것을 끼워야 한다. 3시간을 넘겼으면 피임 효과가 크게 줄어드니까, 돌아오는 요일에 새 링을 끼우는 날까지 다른 피임법을 병용해야 한다. 3시간이 지났는데 무방비 상태에서 섹스를 했다면 응급피임법을 고려해야 한다. →317쪽

바지날링을 이용하는 동안에 월경을 하지 않았다고 해서 반드시 임신이 되었다는 것을 뜻하지는 않는다. 그렇지만 링 삽입 시기인 3주 동안 3시간 이상 링이 질에서 빠져나와 있게 되면, 임신 반응 검사를 하고 싶을 수도 있다. 임신이 되었다면 바지날링 사용을 중단해야 한다.

연속 사용 바지날링을 연속해서 사용하는 것을 권하는 의사들도 있는데, 그러면 월경을 하지 않게 된다. 이 방법의 안전성에 관한 연구들은 현재 진행 중이다. 3~4주간 링을 끼웠다가 빼내고 곧바로 새것을 끼워 넣을 수 있다(30일이 지나면 피임 효과가 없어진다).

건강 관련 사항

질 가려움증, 자궁탈, 방광탈, 직장탈, 심한 변비가 있거나 모유 수유를 하고 있다면 바지날링을 사용하지 않는 게 좋다. 의사와 상담하여 결정하는 게 좋다.

바지날링에 들어 있는 호르몬은 먹는 피임약에 들어 있는 것과 유사하다. 건강상의 이유로 피임약을 복용할 수 없는 여성은 바지날링도 사용해서는 안 된다. 또한 부작용이나 위험 신호도 먹는 피임약과 같다. →301~305쪽

남성용 콘돔을 같이 사용하면 성병을 예방할 수 있다.

이점 호르몬 피임법을 이용하면 자궁내막암, 난소암, 골반염의 위험이 낮아진다. 월경통, 월경량, 빈혈이 줄어들 수 있다.

부작용 몸이 바지날링의 호르몬 변화에 적응하기 때문에 약간의 부작용이 있을 수 있다. 부작용은 다음과 같다. 냉대하, 질 가려움증, 두통, 체중 증가, 메스꺼움, 부정기 출혈, 유방통, 우울증, 성욕감퇴 등 기분 변화.

주사형 피임제

상표명인 데포프로베라, 데포, '피임 주사'로 더 잘 알려진 데포메드록시프로게스테론 아세테이트는 프로게스틴 단일 호르몬 피임제로서 1992년에 미국 식품의약국의 사용 승인을 받았다. 3개월마다 1번씩 150mg의 근육 주사를 맞

는데 실제로는 14주까지도 피임 효과를 내는 데포프로베라는 1992년 이전까지는 요도암 치료제 등의 용도로 승인되어 판매되었다. 데포프로베라는 90개국 이상에서 판매하고 있으며 세계적으로 약 3천만 명의 여성들이 사용하고 있다.

주사형 피임제를 산부인과에서 처방한다. 월경 시작 후 5일 이내에 150mg을 3개월마다 주입한다. 데포프로베라는 피임 목적보다는 자궁내막증이나 자궁종양, 자궁암 등의 치료에 주로 쓰였다. 이와 유사한 성분의 주사제로 현재 쓰이는 것은 프로게스테론 데포예나팜인데, 역시 피임보다는 자궁내막증이나 종양 등의 치료제로 쓰이고 있다. 현재 한국 산부인과에서는 주사형 피임제는 거의 처방하지 않고 있다. 한국에서 데포프로베라는 한때 파마시아코리아가 수입 판매했으나 현재는 허가 취소된 상태다.

데포프로베라는 배란을 억제하는 작용을 한다. 또한 자궁경부 점액의 점도를 높임으로써 정자의 움직임을 방해한다. 사용 첫해에 피임 실패율은 0.3%다.

데포프로베라는 피임으로 사용하기 위해 월경 시작 후 1주일 안에 첫 주사를 맞아야 한다. 주사를 맞는 즉시 피임이 된다. 피임법으로 계속 데포프로베라를 사용하려면 3개월에 1번씩 주사를 맞아야 한다.

합병증과 부작용

데포프로베라의 가장 흔한 부작용은 임플라논과 마찬가지로 월경 패턴의 변화다. 월경량이 매우 많아지거나, 월경 주기가 불규칙해지거나, 월경을 하지 않기도 한다. 미국에서 데포프로베라를 1년간 이용한 여성의 절반가량이 무월경을 겪었으며, 이용 기간이 길수록 무월경 가능성도 크다. 월경 주기 장애는 데포프로베라 사용을 중단하는 가장 흔한 이유다. 데포프로베라의 심각한 부작용으로 골밀도 저하를 들 수 있다. 미국 식품의약국은 2004년 11월에 데포프로베라의 제품 포장에 '장기적으로' 사용하면 골밀도를 감소시킬 수 있다는 블랙박스 경고를 붙이도록 했다. 블랙박스 경고는 식품의약국이 지정한 경고문구 단계 중 최고로 강도 높은 경고문이다. 식품의약국은 다른 대안이 없을 경우에만 이 약물을 사용할 것을 권하고 있다. 데포프로베라에는 이미 유방암, 간 부작용, 다리 부위의 혈관 막힘 등에 대한 경고가 표시되어 있다.

다른 부작용으로는 체중 증가, 어지러움, 두통, 우울증, 여드름, 기분 변화, 복부 불쾌감, 성욕 감퇴, 탈모, 불안감, 유방 압통, 요통 등이 있다. 이런 부작용은 주사를 끊고 나서 6~8개월간 지속될 수도 있다.

미국에서 행해진 연구들에 따르면 데포프로베라는 다른 피임법과 비교해 보았을 때 전반적으로 유방암의 위험을 높이지는 않는다. 그러나 뉴질랜드에서는 6개월 이상 데포프로베라를 사용한 여성들의 유방암 위험성이 가장 높다는 연구 결과가 나왔다. 이 연구는 또한 데포프로베라가 젊은 여성에게서 이미 발생한 유방종양의 발달을 촉진한다고 지적했다. 유용한 자료에 의하면 데포프로베라와 유방암의 관계는 아직 확실치 않다. 데포프로베라를 사용할 경우 간암, 난소암, 침윤성 자궁경부암에 걸릴 위험을 높이지는 않는다. 오히려 데포프로베라는 자궁내막암에 걸릴 위험성을 저하시키는 기능을 한다.

생식력 복원

데포프로베라는 생식력을 회복하는 데 시간이 오래 걸린다. 데포프로베라는 배란에 장기간 영향을 주기 때문에 주사를 끊은 뒤 평균 6개월쯤 기다려야 임신을 할 수 있다. 대부분의 여성들은 마지막 주사를 맞은 후 1년 이내에 임신한다.

장점

데포프로베라는 생식력이 복원 가능하고 피임 효과가 크다. 파트너가 이것에 관한 지식이나 동의가 없어도 사용할 수 있고, 성관계를 방해하지 않으며 이용자가 최소한의 책임만 지면 된다(3개월에 한 번씩 의사를 찾아가 주사를 맞으면 된다). 데포프로베라는 자궁외 임신의 위험이 적으며, 먹는 피임약이나 이식형 피임법과 달리 항생제나 효소가 들어 있는 약에 반응하지 않는다. 데포프로베라는 발작 질환을 앓고 있는 여성의 발작 빈도를 낮추고 겸상적혈구 질환을 앓고 있는 여성에게 겸상적혈구 발증의 빈도를 감소시킨다.

단점

데포프로베라는 호르몬과 관련된 부작용을 많이 유발한다.→ 합병증과 부작용, 315쪽

데포프로베라는 이를 사용하는 사람이 통제할 수 없으며 시술하는 의사에게 의존해야 하는 피임법이다. 이 점 때문에 여성들을 속이거나 강제로 사용하게 할 가능성이 있다. 실제로 유색인 여성, 저소득층 여성, '통제 불능의

행동'을 보이는 젊은 여성, 신체장애나 인지 장애를 갖고 있는 여성들에게 이런 강제가 있었다고 알려져 있다. 이들이 다른 피임법을 사용할 수 없다고 믿는 의사들은 이들을 '이상적 수용자'로 분류하고 다른 피임법을 찾아보기보다는 데포프로베라나 다른 장기적인 피임법들을 이용하도록 권장하고 있다. 한 예로 미국에서 데포프로베라는 피임 목적으로 승인을 얻기 전에 아프리카계 미국인 여성, 미국 원주민 여성, 인지 장애가 있는 여성들에게 피임제로 투여되었다. 1967년부터 1978년 사이에 미국 애틀란타의 한 병원에서 행해진 연구는 수천 명의 저소득층 여성들에게 데포프로베라에 대한 정보를 제공한 뒤 동의를 얻는 절차 없이 이를 투여해 이 여성들의 권리를 침해했다.

데포프로베라는 에이즈를 포함한 성병을 예방하지 못한다. 일부 연구자들은 데포프로베라의 사용으로 발생할 수 있는 지속적이거나 불규칙한 출혈이 바이러스 전염을 비롯해 성병 감염을 일으킬 수 있다고 주장한다.

몇몇 연구는 데포프로베라를 사용하는 여성들이 골 조직을 상실하거나 골 조직 형성을 어렵게 하는 경향이 훨씬 크다는 점을 제시하고 있다. 일반적으로 완경 전에 호르몬 사용을 중단하면 골밀도가 다시 회복될 수 있기는 하지만, 골 밀도가 심하게 낮아져 나이가 들었을 때 골절 위험성이 높아질 수 있다. 16세 미만의 어린 나이의 여성이라도 골 밀도가 낮아지면 완경 후에 골다공증의 위험성이 높아질 수 있으므로 데포프로베라를 사용해서는 안 된다. 앞서 나왔듯, 2004년 11월에 미국 식품의약국은 데포프로베라 포장 용기에 장기 사용 시 골밀도 감소의 위험이 있다는 최고 수준의 블랙박스 경고문을 놓도록 지시했다. 이와 함께 꼭 필요한 경우가 아니면 사용하지 말 것을 권하는 문구도 삽입될 예정이다.

데포프로베라는 고밀도 지단백(좋은 콜레스테롤) 수치를 크게 떨어뜨린다. 데포프로베라 주사 후 바로 알레르기 반응과 과민 반응이 일어날 수도 있다.

사용해서는 안 되는 여성

다음 증상이 있는 여성은 데포프로베라를 사용해서는 안 된다. 임신했거나 임신이 의심되는 사람, 지난 3년 중 원인 모를 질 출혈을 한 사람, 심한 간 질환이나 급성 간 질환 또는 간종양을 앓고 있는 사람, 담낭 질환이 심한 사람, 유방암을 앓았거나 현재 앓고 있는 사람, 고혈압이 심한 사람, 심장병, 당뇨병, 간염을 앓고 있는 사람 등이다. 쿠싱증후군이 있는 사람이 복용하는 약품인 아미노글루테치마이드(시타드렌)는 데포프로베라의 피임 효과를 감소시킨다. 체중 증가를 걱정하는 여성에게는 데포프로베라 사용을 권장하지 않는다.

논란

많은 여성 건강 운동 단체들이 데포프로베라의 장기적 부작용과 강제로 사용될 수 있는 가능성을 우려해 데포프로베라의 확산에 반대했다. 미국의 「여성건강네트워크」는 1983년에 있었던 식품의약국 특별조사위원회 청문회 증언에서 데포 주사를 피임제로 승인하는 것에 반대했다.[11] 현재 한국에서는 데포주사가 공식적으로 피임약으로 처방되는 일은 거의 없으나 일부 병원에서는 먹는 응급 피임약(사후 피임약) 대신 프로게스틴 주사제를 처방하기도 한다. 그러나 앞서 나온 바와 같이 이런 주사제는 피임 용도가 아니라 자궁암 처방약으로 개발된 제제인데다 부작용의 위험도 크므로 의사에게 사전에 자세한 정보와 부작용 가능성 등에 대해 설명을 듣고 난 뒤 선택해야 한다.

쉽고 신속하게 다룰 수 있다는 점에서 주사제는 제공자와 사용자 모두에게 매력적이다. 그러나 이에 대해 정보를 갖지 못한 사람과 제공자가 '이상적 수용자'로 간주하는 사람들에게 주사제를 널리 사용하게 하는 것은 위험할 수 있다. 다른 피임법은 문제가 발생했을 때 즉시 중단할 수 있지만 주사제는 신체에서 완전히 소진되려면 몇 달이 걸린다. 모든 여성이 예외 없이 주사형 피임제에 대한 정확한 정보를 바탕으로 시술에 동의하게 될 때까지, 주사형 피임제와 같이 여성 스스로 중단할 수 없는 제제를 오용하는 것은 이미 남용에 취약한 상태에 있는 여성들에게 매우 심각한 위협이 된다.

무방비 성교 후 응급 피임법

응급 피임은 피임하는 것을 잊었거나 하지 않았거나 피임을 할 수 없어서 무방비 상태에서 성교를 한 여성에게 필요하다. 또 피임법이 제 역할을 하지 못했을 때, 강간이나 성폭력을 당했을 때도 필요하다.

응급 피임을 하는 데 가장 큰 어려움의 하나는 무지다.

11 1984년 중반에 이 위원회는 데포주사를 피임제로 승인하지 말 것을 권고했다. 이에 따라 업존제약은 승인 신청을 철회했다가 1992년에 다시 신청해 데포주사를 피임용으로 판매하도록 승인받았다.

대다수의 여성과 많은 의사들은 응급 피임이 가능하며 효과적이라는 사실을 모르고 있다. 프로게스틴 단독 피임약과 구리 자궁내 장치는 모두 피임용으로 판매되고 있지만, 미국을 포함한 많은 국가에서 응급 피임약으로 광고되거나 판매되지는 않고 있다. 1997년에 미국 식품의약국은 드디어 일반 피임약이 응급 피임용으로 안전하고 효과적이라는 결론을 내리고 6개 제품에 대한 적정 복용량을 공시했다. 이를 계기로 제약 회사들이 응급 피임약을 판매하기 시작했다.

피임하지 않은 상태에 성관계를 딱 한번 했을 때 임신이 될 가능성은 아주 낮다. 월경 주기의 어느 시점인지에 따라 개인의 임신 능력에 따라 임신 가능성은 0~ 20% 정도다. 피임하지 않은 상태에서 딱 한번 성관계를 했다면 임신이 될 위험성보다는 파트너가 임질, 클라미디아, 트리코모나스 같은 세균성 성병을 옮길 위험성이 훨씬 높다.

한국에서는 2002년에 노레보정이 응급 피임약으로 처음 도입되었고, 이후 노레보와 성분이 같은 복제 약품으로 퍼스트렐정과 세스콘원앤원정이 나왔다. 세 가지 모두 의사의 처방이 있어야 살 수 있는 전문의약품이며 레보노게스트렐 0.75mg을 함유한 프로게스테론 단일 제제로서 성분이 모두 같다. 노레보는 성교 뒤 72시간 안에 두 알을 한꺼번에 먹으면 되고, 퍼스트렐과 세스콘원앤원은 성교 뒤 72시간 이내에 한 알을 먹고, 12시간 후에 다시 한 알을 먹는데 세 가지 모두 성교 뒤 가능한 빨리 먹어야 피임 효과가 크다. 피임 성공률은 노레보를 기준으로 성교 뒤 24시간 이내에 먹었을 때 98%, 48시간 이내에 먹었을 때 85%, 72시간 이내에 먹었을 때 58%다.

부작용은 메스꺼움, 구토, 하복부 통증, 피로, 두통, 현기증, 유방의 불쾌감, 월경 과다, 월경외 출혈, 월경 지연, 설사 등이지만 미국 등에서 쓰이는 복합 호르몬 응급 피임약보다 적은 편이다. 응급 피임약은 성병 감염을 예방할 수 없다.

임신 중인 사람이나 자궁외 임신 위험이 있는 사람(자궁외 임신 경험이 있거나 난관염, 골반염을 앓은 사람), 중증의 소화성 질환이 있거나 심각한 소화 장애가 있는 환자는 응급 피임약을 복용하면 안 된다.

응급 피임약을 먹은 뒤 월경 예정일에 비정상적인 출혈이 있거나 예정일에서 5일이 지나도 월경을 하지 않으면 임신 가능성을 고려해 반드시 임신 반응 검사를 해야 한다. 성교 뒤 72시간이 지나서 응급 피임약을 복용했을 때는 피임 효과를 기대하기 어렵다.

응급 피임약을 처방받기 위한 병원 진료비가 1~2만 원 정도, 약국에서 약을 구입하는 데 1만~1만 5천 원 정도가 들어서 총 예상 비용은 2만~3만 5천 원 선이다.

구리 재질의 자궁내 장치도 응급 피임용으로 사용될 수 있다. 피임을 하지 않은 상태에서 성관계를 한 지 5일 안에 삽입하면 임신을 막는 데 탁월한 효과가 있다고 입증되었다. 구리는 자궁에 염증을 일으켜 수정란의 착상을 막음으로써 피임 효과를 낸다. 구리 자궁내 장치는 일단 자궁에 삽입되면 약 10년까지 정기적 피임법으로 사용될 수 있다. 자궁내 장치를 사용해서 안 되는 여성→320쪽은 피임을 하지 않은 상태에서 성관계를 했어도 자궁내 장치를 응급 피임용으로도 사용해서는 안 된다.

자궁내 장치

수세기 전 중동에서 낙타를 모는 사람들이 사막을 횡단하는 긴 여행을 떠났을 때, 암낙타의 자궁에 자갈을 넣어 여행 도중 임신되는 것을 막았다. 자궁 안에 이물질이 있으면 대부분 임신을 방지하는 것으로 보인다. 자궁내 장치는 먹는 피임약을 대신할 완벽한 피임법처럼 보였기 때문에 1960년대에 미국 여성들에게 인기를 끌었다. 먹는 피임약만큼의 효과를 내면서 합성 호르몬을 몸에 주입하지 않아도 됐기 때문이다. 자궁내 장치를 한번 삽입하면 약 먹는 것을 잊을까봐 걱정할 필요도 없었다. 눈에 띄지 않는 방법이기 때문에 다른 사람에게 드러나지 않았다. 그러나 시술자에게 의존해야 하는 다른 피임법처럼 자궁내 장치도 여성에게 강제되거나 조작될 가능성이 있다. 자궁내 장치는 의사들이 비협조적이거나 무책임하다고 간주하는 젊은 여성이나 저소득층 여성, 제3세계 여성들에게 적당한 피임법으로 여겨졌다.

세계적으로 자궁내 장치 사용이 증가하고 있다. 현재 자궁내 장치를 이용하는 1억 6백만 명 이상의 여성 중 7천 2백만 명이 중국 여성이며, 나머지 대부분은 제3세계 여성들이다. 불행하게도 건강이 나쁠수록, 의료 처치를 제대로 받을 수 없을 때 자궁내 장치의 위험성과 합병증이 많아진다. 미국에서는 자궁내 장치 이용이 급격히 줄어들었다. 1970년대에 피임을 하는 미국 여성의 10%가 자궁내 장치를 이용했으나 현재 1% 미만이다. 대부분의 자궁내 장치 이용자는 35세 이상의 여성들이다.

1960년대에 처음 자궁내 장치가 개발되었을 때 미국 식품의약국은 자궁내 장치를 포함한 의료 장치에 대한 안전성과 효과를 심의하지 않았다. 심각한 문제가 발생해 자궁내 장치를 시장에서 회수해야 하는 경우도 있었다. 극단적 예는 로빈슨사에서 만들어 1971년부터 1975년까지 판매했던 달콘쉴드이다. 달콘쉴드는 골반염이나 패혈성 유산을 일으킨 사례가 많았다. 미국에서 20명의 여성이 달콘쉴드와 관련된 패혈성 유산으로 사망했다.

1981년과 1983년에 미국 「여성건강네트워크」는 로빈슨사에 대한 집단 소송을 제기해 달콘쉴드에 대한 세계적 리콜을 요청했고, 그러고 나서 약 55만 명의 여성의 몸에 삽입되어 있는 달콘쉴드에 대한 리콜을 요청했다. 이 소송은 미국뿐만 아니라 국제적으로 대중들에게 달콘쉴드와, 결함 있는 제품에 대해 회사 측의 책임을 물어야 할 필요성을 교육하는 중요한 수단이 되었다. 1985년까지 이 회사는 약 4,400건의 소송에 합의하기 위해 2억 5천 달러를 지불했고, 11개의 사건에서 판사는 징벌적 손해 배상으로 2천 480만 달러를 지불하도록 명했다. 같은 해 로빈슨사는 파산 선고를 받았고 피해 여성에게 배상할 신탁 기금을 만들라는 명을 받았다. 10년 후 달콘쉴드 트러스트는 미국을 비롯해 110개 국 여성 18만 5천 명에게 14억 달러를 지불했다.

이후에 개발된 이른바 제3세대 장치들은 달콘쉴드보다 부작용이 적고 피임 효과도 뛰어나다. 현재 한국에서 시술되는 자궁내 장치로는 카파티, 노바티, 멀티로드 등의 구리 함유 장치와 프로게스틴의 일종인 레보노게스트롤을 함유한 자궁내 장치인 미레나가 있다. 일대일의 안정적인 성관계를 갖고 있거나 성병에 걸릴 위험이 낮은 여성들에게 자궁내 장치는 다른 피임법보다 만족스러울 수 있다. 장기간 피임을 원하는 중년 여성에게 자궁내 장치는 시간이 지날수록 아주 효과적이기 때문에 불임 수술보다 선호된다.

사용법

자궁내 장치는 자궁 안에 작은 장치를 끼워 넣은 것이다. 대부분은 구리나 합성 프로게스테론을 포함하고 있다. 일반적으로 한두 개의 실이 자궁내 장치에 부착되어 있다. 자궁내 장치가 삽입되면 이 실이 질 위쪽까지 늘어진다.[12] 자궁내 장치는 크기와 형태가 다양하다.→ 319쪽 사진

작용

자궁내 장치가 어떻게 작용하는지 확실치 않다. 가장 널리 받아들여지고 있는 이론은 자궁내 장치가 수정을 막는다는 것이다. 구리형 자궁내 장치가 자궁 안에서 염증이나 약간의 만성적인 염증을 일으키면 이에 신체가 반응하여 백혈구와 프로스타글란딘, 효소의 수치를 증가시킨다. 이런 변화는 정자를 파괴하거나 손상시키고 여성 생식기 안에서 정자의 움직임을 방해해 수정이 안 되게 만든다. 또한 난관에서 난자의 운동 속도를 증가시켜 난자가 자궁에 너무 빨리 도달하여 정자와 결합할 수 없게 만든다. 호르몬 분비형 자궁내 장치는 자궁경부 점액의 점도를 높여 정자가 통과할 수 없게 만든다.

종류

카파티 수직 기둥에 얇은 구리선이 감겨 있고 양쪽으로 구리관이 있으며, 투명하거나 흰 줄이 부착된 플라스틱 장치다. 구리 자궁내 장치들의 기본형은 모두 이와 비슷하며, 세부적인 모양과 크기는 조금씩 다르다. 구리 자궁내 장치는 월경 기간에 출혈량을 늘리는 경향이 있다. 구리를 함유한 자궁내 장치의 피임 효과는 보통 5년까지 지속되지만 6개월에 한 번씩 병원에 가서 장치가 제대로 놓여 있는지, 다른 이상은 없는지 확인하는 것이 좋다.

미레나는 합성 프로게스테론을 함유하고 있는 플라스틱 자궁내 장치다. 미레나도 삽입한 후 최고 5년까지 놔둘 수 있다. 호르몬 분비형 자궁내 장치는 월경 기간에 출혈을 줄여 주지만 다른 자궁내 장치보다 자궁외 임신이 될 확률이 높다.

모든 플라스틱 자궁내 장치는 표면에 바륨이 코팅되어 있어 엑스선 사진에 나타난다.→ 천공 또는 파묻힘, 321쪽

효과

자궁내 장치는 아주 효과적인 피임법이다. 사용 첫해의 최저예상실패율이 카파티는 0.6% 정도고 미레나는 1.5%다. 카파티의 일반실패율은 0.8%이며 미레나는 2% 정도다. 자궁내 장치를 했을 때 임신될 확률은 30세 이상의 여성이 더 낮다.

자궁내 장치를 삽입한 후 처음 3개월 동안은 자궁내 장치가 이탈하여 임신이 될 수도 있기 때문에 다른 피임법

12 질경이나 거울을 이용해서 자궁경부를 들여다보면 자궁내 장치를 볼 수 있다(12장 몸에 대한 이해 참고).

을 같이 사용하는 것이 좋다.

이탈

자궁내 장치의 가장 큰 단점은 빠져나올 확률이 높다는 것이다. 자궁내 장치를 1년간 사용한 여성의 1~10% 정도는 장치가 빠지는 경험을 했으며, 때로는 이 사실을 알지 못하기도 한다. 이럴 때 모르는 사이에 임신이 되었을 수 있다. 젊은 여성과 임신 경험이 없는 여성, 월경 기간에 심한 출혈이나 월경통이 있는 여성은 자궁내 장치가 밖으로 밀려나올 확률이 더 많다.

몸에서 자궁내 장치를 받아들이지 않으면 대개 삽입한 지 석 달 안에 장치가 밖으로 밀려 나온다. 이런 일은 흔히 월경 기간에 발생한다. 장치가 빠져나오는 것을 느끼지 못할 수 있기 때문에 변기를 확인하거나 탐폰이나 패드를 검사해야 한다. 매달 몇 차례, 특히 월경 직후에 실의 길이를 확인해야 한다.

비정상적인 질 분비물, 경련이나 통증, 반점 등이 있거나 실꼬리가 길게 나오거나, 질이나 자궁경부 입구에 자궁내 장치가 느껴지면 자궁내 장치가 빠진 신호다. 자궁내 장치가 밖으로 밀려 나오면 성관계를 할 때 남성 파트너가 통증이나 자극을 느낄 수 있다.

자궁내 장치를 몸에 삽입한 지 오래될수록 빠질 가능성은 적다.

생식력 복원

임신하려고 자궁내 장치의 사용을 중단하는 여성은 대부분 자궁내 장치를 사용한 경험이 없는 여성만큼이나 쉽게 임신을 한다. 그러나 자궁내 장치는 생식력을 저해할 수 있다. 천공으로 생식력이 저해될 수 있다. 또 자궁내 장치를 한 상태에서 임신이 되는 예가 아주 적기는 하지만 임신했을 때 자궁내 장치를 사용하지 않은 여성에 비해 자궁외 임신을 할 가능성이 훨씬 높다. 자궁내 장치를 삽입한 지 처음 몇 주 안에는 골반염이 증가할 위험성도 있다. 이런 심각한 합병증은 생식력을 손상시키거나 불임을 일으킬 수 있으므로 의사들은 피임법으로 자궁내 장치를 선택하는 여성 중 특히 나중에 언젠가는 임신하려는 여성들에게 이 점을 반드시 알려 주어야 한다.

안전성

자궁내 장치를 사용하는 여성들이 심각한 부작용을 겪은

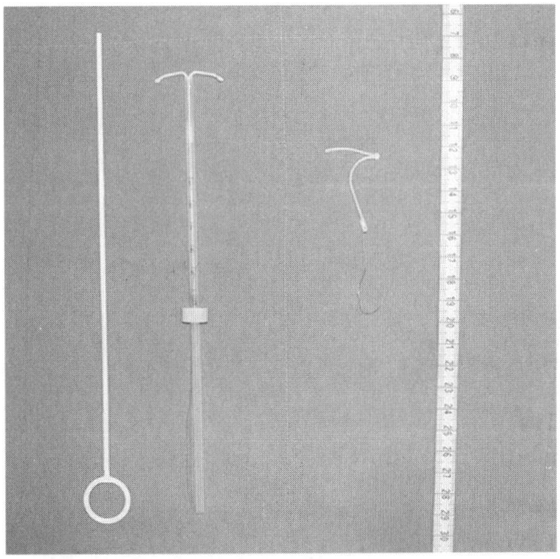

자궁내 장치, 마리산부인과 제공 ©또하나의문화

사례들이 있다.→ 320쪽 자궁내 장치를 사용하는 여성은 삽입 후 처음 몇 주 만에 골반염에 걸릴 위험성이 더 높다. 의사가 장치를 자궁에 제대로 삽입하고 기본적인 감염 예방 조치[13]를 했다면 건강한 여성이 감염될 위험성은 낮다.

전문가에 따르면 자궁내 장치는 에이즈를 비롯한 성병의 감염될 위험성이 있는 여성에게 좋은 피임법이 아니다. 자궁내 장치는 자궁내막을 변화시켜 여성의 에이즈 바이러스 감염 위험성을 높일 수 있다. 에이즈 바이러스 양성 반응자인 여성이 자궁내 장치를 하면 파트너에게 에이즈 바이러스를 옮길 위험성이 커진다. 자궁내 장치를 사용한 여성이 성병에 감염됐을 때 골반염에 걸릴 가능성이 더 높은지에 관해서는 연구자들 사이에 의견이 분분하다.

주의를 요하는 증상

월경이 지연되거나 없을 때 아랫배 통증, 성관계를 할 때 통증, 체온 상승, 오한, 눈에 띄는 색깔이나 냄새의 분비물, 반점, 출혈, 월경량 과다, 응고 등은 심각한 이상을 알리는 징후다. 감염이나 천공, 임신의 징후일 수 있으므로 이런 증상이 나타나면 곧 의사에게 알려야 한다. 성병 바이러스에 노출되거나 어떤 증상이 2~3주기 이상 지속되어도 의사에게 알려야 한다.

절대 사용해서는 안 되는 여성

임신을 했거나 생식기 암에 걸린 여성, 원인 모를 비정상적 질 출혈이 있는 여성, 임질이나 클라미디아에 감염된 여성, 골반염이 진행 중이거나 최근에 골반염을 앓았거나

13 예방책으로는 손을 씻고, 장갑을 낀 다음 액체로 된 살균제를 이용하여 자궁과 질 세척을 하며, 자궁내 장치를 삽입할 때 손이 닿지 않게 하는 기술을 사용하는 것 등이 있다.

재발성 골반염을 앓고 있는 여성, 분만 후 자궁내막증을 앓고 있거나 지난 3개월 안에 인공유산을 한 후 감염이 된 여성은 자궁내 장치를 사용해서는 절대로 안 된다(임질이나 클라미디아 감염은 아무 증상이 없을 수도 있다는 점을 명심한다).

불가피하게 사용해야 하는 여성

어떤 여성들에게는 자궁내 장치가 유익하기보다는 오히려 위험할 수 있다. 정맥 주사를 맞고 있거나 성관계 파트너가 여러 명인 사람, 파트너가 정맥 주사를 맞고 있거나 여러 사람과 성관계를 하고 있어서 성병/에이즈 바이러스에 노출될 위험이 있는 사람, 응급 처치를 받기 어려운 사람 등은 자궁내 장치를 선택하기 전에 다른 피임법 사용을 신중하게 고려해 보고 의사와 잠재적 위험에 대해 의논해야 한다. 자궁내 장치를 사용하기로 했다면 이상이 없는지 알기 위해 의사의 검진을 받아야 한다. 몸 상태가 얼마나 안 좋은지 다른 피임법을 이용할 수 있는 가능성이 얼마나 있는지 응급 상황에서 어떤 후속 조치가 가능한지 생각해야 한다.

다른 피임법을 우선적으로 사용해야 하는 여성

자궁내 장치를 사용하기를 원하는 여성에게 다음 상황이 얼마나 위험한지에 대해 전문가들 사이에 의견차가 크다. 세계보건기구는 다음 상황에 있는 여성은 자궁내 장치 사용이 위험성보다는 이점이 더 많다고 보는 데 반해, 또 다른 전문가들은 쉽게 사용해서는 안 되며 다른 피임법을 먼저 고려해 본 후에 의사의 면밀한 진단을 받고 사용해야 한다고 본다. 그리고 이 여성들은 부작용 징후가 보이면 의사를 찾을 수 있어야 한다. 우리는 좀 더 신중한 관점에 동의하고 있으며 다음 상황에 있는 여성들에게 다른 피임법 사용을 권한다. 장차 반드시 임신을 하려는 경우, 혈액 장애나 응고 장애, 스테로이드 제제를 복용하거나 당뇨병이 있는 여성에게 나타나는 감염 장애 반응, 척수 손상(류머티즘성 관절), 다발성 경화증, 인지 장애 같은 신체장애를 갖고 있는 여성처럼 자궁내 장치의 실을 확인할 능력이 없거나 이상 징후를 감지할 능력이 없는 경우, 자궁경부 세포진 검사에서 미확인의 비정상 세포 발견, 중증의 실신이나 중증 혈관 미주 신경 반응 병력, 빈혈, 겸상적혈구 빈혈, 심한 월경통이나 월경 출혈, 심장판막 질환, 호르몬 분비형 자궁내 장치를 사용하는 여성에게 나타나는 자궁외 임신 경험 등이 있는 여성이다.

DES에 노출되면 자궁의 변형 즉, 비정상적 형태의 자궁(쌍각자궁, 자궁경부 협착, 자궁내막 용종, 자궁근종, 작은 자궁)이 될 수 있다. 이렇게 자궁 형태가 크게 변형되면 자궁내 장치 삽입이 불가능할 수 있다.

합병증과 부작용

감염 최근의 분석에 따르면 자궁내 장치를 사용하는 여성이 골반염 → 24장 여성의학 상식, 638쪽 에 걸릴 확률은 피임을 하지 않는 여성보다 자궁내 장치를 사용하는 여성에게 발생할 확률이 2배나 높다고 한다. 골반염은 대부분 자궁내 장치를 삽입한 첫 몇 주 동안 발생한다. 감염을 일으키는 미생물이 자궁내 장치나 자궁에 삽입하는 데 사용하는 도구를 통해 옮기기 때문으로 보인다. 자궁내 장치를 시술하는 의사가 주의 깊게 감염 예방 절차를 따르면 골반염의 위험성은 크게 감소한다. 감염을 예방하기 위해 어떤 의사들은 자궁내 장치를 삽입할 때 단기간 항생제 복용을 권한다. 골반염은 성병에 의해서도 유발될 수 있다. 자궁내 장치를 사용하면서 성병에 걸린 여성은 골반염에 걸릴 위험이 아주 높다. 골반염은 저절로 낫지 않는다. 골반염은 심한 통증, 자궁외 임신, 불임 등을 일으키며, 사망에까지 이를 수 있다.

자궁내 장치가 삽입된 상태에서 임신이 된 여성은 패혈성 유산이라 불리는 감염으로 인한 유산을 할 가능성이 높다. 이런 증상은 드물지만 대부분 입원을 요하는 상태에 이르며, 태아뿐 아니라 산모까지 사망할 수 있다. 따라서 대부분의 의사들은 임신을 했다면 자궁내 장치를 제거하도록 권한다.

과다 출혈과 경련 자궁내 장치를 한 여성에게 가장 흔히 나타나는 문제는 월경량의 증가다. 때로는 월경량이 지나치게 많으며, 월경통과 요통도 생긴다. 어떤 이들은 월경 주기가 길어지고, 월경 이외 기간에도 출혈이나 경련을 겪기도 한다. 이런 증상들은 대부분 자궁내 장치를 삽입한 처음 3~6개월 사이에 집중적으로 나타난다. 자궁내 장치를 사용하는 사람의 약 10~15%가 출혈과 경련 때문에 1년 안에 자궁내 장치를 제거한다.

구리형 자궁내 장치는 혈액 손실을 20~50%까지 증가시킨다. 자궁내 장치로 인한 월경량 증가는 빈혈을 악화시키지만 빈혈을 일으키지는 않는 것으로 보인다. 많은 여성들이 월경 중에는 아주 가벼운 빈혈 상태이기 때문에 자궁내 장치를 시술하기 전에 혈액 검사를 받고, 그에 따라 후속 조치를 취하는 것이 좋다. 철분이 풍부한 음식을 섭취해야 한다.

호르몬 분비형 자궁내 장치는 월경량을 감소시키지만 이를 사용하는 여성들은 월경일이 아닌 기간에 가벼운 질 출혈을 경험할 수 있다.

천공 또는 파묻힘 아주 드물지만 자궁에 구멍이 나거나 자궁내 장치가 자궁내벽에 파묻히면 심각한 합병증을 일으킨다. 천공은 부분적으로 발생해 자궁내 장치의 일부는 자궁벽을 뚫고 들어가고 나머지는 자궁 속에 그대로 있을 수도 있고, 자궁내 장치 전체가 자궁을 뚫고 복강으로 나오는 수도 있다. 천공은 거의 대부분 기술이 부족한 의사가 자궁내 장치를 삽입할 때 일어난다. 자궁 확장기를 사용하면 천공 발생이 낮아지므로 항상 이 절차를 준수해야 한다.→ 19장 임신, 초음파, 450쪽 **안타깝게도 천공은 대부분 증상이 없이 생긴다.**

시간이 지나면서 자궁내 장치 주변으로 자궁내막이 자라 자궁내 장치가 파묻힐 수 있다. 이런 현상은 오랜 시간에 걸쳐 생긴다. 보통은 자궁내 장치가 부분적으로 자궁벽에 파묻혀도 피임 효과가 계속되지만 파묻힌 자궁내 장치를 제거할 때 통증이 심할 수 있다. 자궁내 장치를 제거하는 데 경관 확장 자궁 소파술이 필요할 수도 있다.→ 24장 여성의학 상식, 569쪽 파묻혀서 자궁 적출술을 받는 것은 아이를 낳으려는 여성에게 치명적이다.

자궁에 구멍이 나거나 장치가 파묻혔을 때 처음 나타나는 증상은 월별 정기 검사 때 실이 짧아지거나 아예 보이지 않는 것이다. 따라서 한 달에 한 번 이상 실꼬리를 살펴보고, 실꼬리가 짧아졌거나 보이지 않는다면 즉시 의사를 찾아야 한다. 피임법도 바꿔야 한다. 자궁내 장치가 자궁에 남아 있어도 제구실을 하지 못한다. 실제로 임신했다는 것을 알고 나서야 천공을 발견하는 이들도 있다. 천공이나 파묻힘이 생기면 자궁내 장치를 교체하거나 다른 피임법으로 바꿀 수 있다.

실이 보이지 않을 때 실이 없어진 것은 자궁내 장치가 제위치를 벗어났거나, 자궁벽에 구멍이 났거나 자궁내 장치가 자궁벽에 파묻혔다는 뜻일 수 있으므로 자궁내 장치를 꺼내지 않는 이상 정확히 무슨 일이 발생했는지 알 수 없다. 자궁내 장치의 위치를 파악하기 위한 방법이 몇 가지 있다. 의사는 자궁 확장기나 생검법으로 자궁을 진찰할 수 있다. 확장기로 자궁내 장치의 위치를 찾는 데 실패하였다면 엑스레이나 초음파가 유용할 수 있다.→ 19장 임신, 초음파, 450쪽 자궁내 장치가 아직 자궁 안에 있다면 의사는 이를 제거하기 위해 실을 아래로 잡아당길지 모른다. 이때 자궁경부가 확장돼 통증이 생길 수도 있다.

자궁내 장치가 발견되지 않는다면 이미 밖으로 빠져나왔을 가능성이 높다. 임신 중인데 유산을 하지 않기로 결심했다면 엑스레이 검사를 받아서는 안 된다. 비용이 많이 들긴 하지만 대신 초음파를 이용할 수 있다.→ 19장 임신

자궁내 장치가 자궁을 벗어났을 때 어떻게 해야 하는지에 대해서는 의견이 분분하다. 어떤 전문가들은 자궁내 장치를 삽입한 지 처음 몇 주 안에 천공이 발견되었다면 자궁내 장치를 제거해야 하지만, 이 시기가 지나서 천공이 발견되면 자궁내 장치의 제거는 오히려 더 큰 합병증을 일으킬 수 있다고 본다. 반면 다른 전문가들은 오로지 여성이 복부에 증상을 느낄 때에만 자궁내 장치의 제거가 필요하다고 본다. 자궁을 벗어난 자궁내 장치를 제거하기 위해서는 수술을 해야 한다. 이런 경우 복강경 수술이 필요하다.→ 24장 여성의학 상식, 572쪽 자궁내 장치가 복강경으로 발견되지 않으면 비용이 훨씬 많이 드는 수술을 해야 한다.

임신 자궁내 장치를 사용하는 중에 월경이 늦어지고 있다면 임신 반응 검사를 해봐야 한다. 자궁내 장치가 제자리를 잡고 있는 상태에서 임신이 되었다면 **아이를 낳을지 말지와 상관없이 자궁내 장치**를 제거해야 한다. 임신이 되었는데 자궁내 장치를 제거하지 않으면 골반염이나 패혈성 유산의 가능성이 있다. 이 증상은 생명을 위협하기 때문에 반드시 치료해야 한다. 자궁내 장치를 제거하면 유산을 할 위험성은 25% 정도다. 자궁내 장치를 제거하지 않으면 유산의 가능성은 50% 정도 되며 임신 2기 동안에 유산될 가능성은 정상적인 경우의 10배가 넘는다. 유산이 아니더라도 조산 가능성이 높다.

자궁외 임신 자궁내 장치를 사용하는 중에 임신이 되었다면 자궁외 임신 가능성은 약 3%다. 호르몬이 들어 있는 자궁내 장치(미레나)를 사용하는 중 임신한 여성은 자궁내 장치를 사용하면서 임신한 여성보다 자궁외 임신 가능성이 약 5배 쯤 높다. **자궁외 임신은 심각한 문제를 가져올 수**

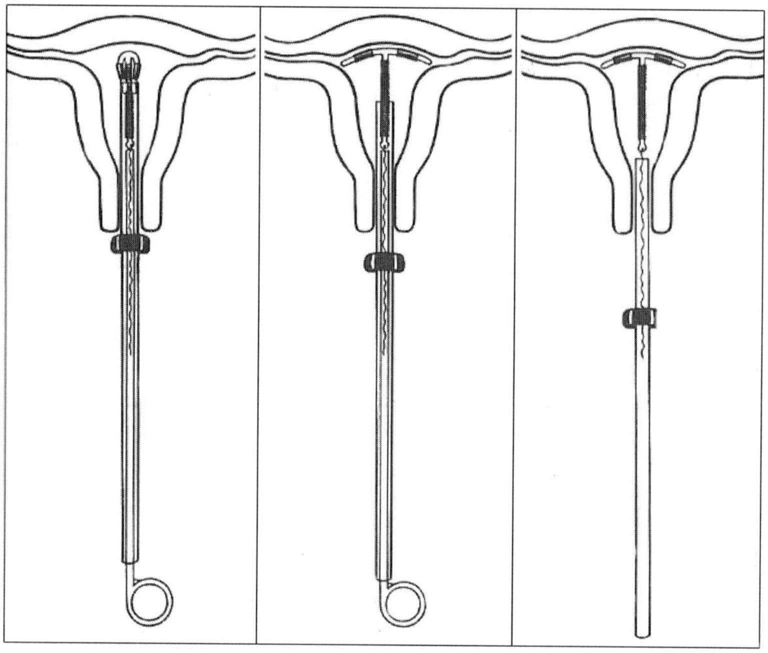

구리형 자궁내 장치 삽입 ⓒThe Population Council

있다. 출혈이나 감염, 불임을 일으키며, 때로는 사망에 이르게 한다. 자궁외 임신은 오진이 잦으므로 자궁내 장치를 쓰는 사람은 자궁외 임신의 증상을 잘 알고 있어야 한다.→22장 자연유산·사산·불임·입양

다른 증상들 자궁내 장치를 사용하는 여성들은 비특이성 질염에 걸릴 가능성이 높다. 구리형 자궁내 장치는 알레르기 반응을 일으키지 않으며 태아에도 부정적 영향을 미치지 않는 것으로 보인다. 자궁내 장치가 암을 일으킨다는 증거는 없지만 자궁내 장치를 만드는 물질이나 일부 자궁내 장치에 들어 있는 물질이 장기적으로 미치는 영향에 대한 연구는 아직 제대로 이루어지지 않고 있다.

자궁내 장치 삽입법

자궁내 장치는 천공이나 감염의 위험이 있기 때문에 제대로 교육받은 의사가 삽입해야 한다. 자궁내 장치를 삽입한 경험이 있는 의사를 선택하고 어떤 종류의 자궁내 장치를 사용하는지 미리 알아본다. 의사가 자궁내 장치 삽입 경험이 전혀 없거나 내가 쓰려는 것과 같은 종류의 자궁내 장치를 삽입한 경험이 없다면 다른 의사를 찾는 것이 좋다.

가능하다면 자궁내 장치를 삽입하기 전에 자궁경부 세포진 검사, 임신 반응 검사, 성병 검사를 비롯한 전반적인 의료 검진과 골반 검사, 유방 검사를 받는다. 성병에 걸렸거나 임신을 했다면 자궁내 장치를 사용해서는 안 되므로 검사를 받는 것이 매우 중요하다. 자궁경부 세포진 검사와 성병 배양 검사 결과를 알기 위해서는 며칠이 걸리기 때문에 적어도 병원을 두 번은 방문해야 한다. 미국에서는 의사들이 여성에게 자궁내 장치 삽입에 대한 정보를 미리 알려준 뒤 시술을 허락받았다는 시술 동의서를 받도록 되어 있다.

의사들은 자궁의 깊이와 위치를 측정하기 위해 자궁 확장 검사를 해야 한다. 자궁내 장치는 자궁이 골반강의 어느 한쪽으로 기울어져 있을 때도 삽입될 수 있다.

장치는 가느다란 빨대 굵기의 자궁경부 입구를 통해 삽입된다. 삽입 바로 직전에 자궁내 장치를 빨대처럼 생긴 플라스틱 튜브에서 똑바로 꺼낸다. 의사가 튜브를 질에 부드럽게 넣고 자궁경부를 통해 자궁까지 밀어 넣은 다음→그림 안쪽 플런저를 그대로 유지한 상태에서 튜브를 빼내면 자궁내 장치가 제자리에 놓인다. 그런 뒤, 의사가 플런저를 제거하면 실이 질 쪽으로 늘어지고 자궁내 장치가 자궁에 머무르게 된다. 실을 확인하는 방법을 제대로 알고 있어야 한다.

삽입할 때 자궁경부 입구를 억지로 늘리는 데다 자궁내 장치가 자궁을 자극하기 때문에 아플 수 있으며, 통증이 심할 수도 있다. 특히 출산한 경험이 없을 때는 삽입 과정이나 삽입한 날 아랫배에 통증이 있을 수도 있다. 시술이 끝난 뒤 집에 데려다 줄 수 있는 사람과 같이 가는 것이 좋다. 국부 마취를 원하거나 약한 진통제를 복용해야 할지도 모른다. 또는 숨이 가빠질 수도 있다. 그러면 마음을 편히 갖고 깊게 심호흡을 한다.

삽입 시기

자궁내 장치의 삽입 시기에 대해서는 논란이 많다. 많은 의사들은 임신하지 않은 것이 확실하면 자궁내 장치는 월경과 상관없이 아무 때나 삽입할 수 있다고 주장한다. 이런 의견을 받아들이면 가장 편할 때 자궁내 장치를 끼워 넣을 수 있으므로 선택의 폭이 넓어질 수 있다. 자궁경부 입구가 월경 때나 월경 직후에 약간 열려 있기 때문에 이 시기에 삽입하면 통증이 덜할 수 있다. 또한 월경을 하고 있다는 것은 임신을 하지 않았음을 뜻한다. 물론 때때로 임신 중에 한두 번 월경을 하는 여성이 있기는 하다. 어떤 의사들은 월경 중에는 감염을 일으키거나 자궁내 장치가 빠져나올 가능성이 더 높다고 생각해 월경 중에 자궁내

장치 삽입을 피한다. 출산이나 유산을 한 뒤에 자궁내 장치를 삽입하는 것을 놓고 의사들의 견해가 최근 들어 달라졌다. 요즘 의사들은 정상 분만을 하고, 자궁이 튼튼해 출혈이 멈추었다면 출산 직후에 자궁내 장치를 안전하게 삽입할 수 있다고 생각한다. 그러나 이 시기에 자궁내 장치를 삽입하면 장치가 밖으로 빠져나올 가능성이 아주 높다. 의사들은 또한 자궁이 감염되지 않았다면 유산한 뒤에도 자궁내 장치를 안전하게 삽입할 수 있다고 생각한다.

삽입에 가장 좋은 시기는 월경을 하지 않는 기간이나 출산이나 유산 후 적어도 6주 뒤다.

자궁내 장치 삽입 후 처음 몇 달 동안은 장치가 빠져나오거나 감염될 수도 있기 때문에 3~6주 뒤 병원에 가서 자궁내 장치가 제대로 자리 잡고 있는지, 감염의 징후가 없는지 확인해야 한다.

자궁내 장치 확인

성관계 전(파트너에게 확인해 달라고 할 수도 있다)과 월경이 끝난 뒤에는 자궁내 장치의 실꼬리를 확인해야 한다. 장치를 시술한 지 3개월 뒤부터 한 달에 한두 번 확인하면 충분하다.

손가락으로 실을 만져 보거나 질경을 이용해 자가 검진을 하면 알 수 있다.→ 24장 여성의학 상식, 568쪽 손가락으로 만져 보려면 질의 길이를 줄이기 위해 쭈그리고 앉아서 엉덩이를 발뒤꿈치 가까이로 낮추고 깨끗하게 씻은 손가락으로 안쪽을 만져 본다. 욕조에서 하면 좋고, 변기에 앉아서 몸을 구부려도 된다.

주름 때문에 확인하기 어려울 수도 있지만, 자궁경부는 다른 부위보다 단단하기 때문에 알 수 있다. 자궁경부의 움푹 들어간 곳이 자궁 입구다. 그리고 자궁내 장치의 실꼬리는 약간 바깥쪽에 매달려 있을 것이다. 어떤 날은 자궁이 한쪽으로 약간 기울어 있어 자궁경부나 자궁경부 입구를 찾지 못할 수도 있다. 그러면 다음날 다시 해본다. 며칠 동안 실꼬리를 찾지 못하거나 다른 때보다 실꼬리가 훨씬 길거나 짧거나, 아니면 약간이라도 밖으로 밀려 나왔다는 느낌이 들면 의사에게 연락해야 한다.

장점

약 먹는 것을 잊을까봐 신경 쓰지 않아도 되고, 임신 징후를 확인하지 않아도 되고, 성관계 시 콘돔 같은 차단 피임법을 쓰지 않아도 된다.

한 달에 몇 번 실을 확인함으로써 자신의 질과 자궁경부를 알게 되며 성기를 만지는 것이 자연스러워진다.

프로게스틴을 함유한 자궁내 장치를 사용하고 있다면 월경 기간에 출혈이 줄어들 수도 있다.

단점

통증이나 위험성과 관련된 단점은 앞에서 대부분 언급했다. 골반염에 걸리면 불임이 될 수 있음을 특히 주의해야 한다. 그리고 자궁내 장치는 에이즈 바이러스를 포함한 성병의 감염을 막지 못한다.

책임

자궁내 장치를 삽입하려면 여성이 의사를 찾아가야 하며 3~6주 후에 재검진을 해야 한다. 여성이 자궁내 장치 삽입을 경험하며, 부작용도 겪는다. 자궁내 장치를 삽입한 여성이나 그 파트너는 정기적으로 실꼬리를 확인해야 하며 자궁내 장치의 교체 시기를 기억하고 있어야 한다.

비용

구리형 자궁내 장치 시술 비용은 5~8만 원선이다. 장치를 시술한 뒤 3~6주 후 검사를 받아야 하고 그 뒤로도 6개월에 한 번씩 검진을 하는 비용이 추가된다. 호르몬이 나오는 자궁내 장치(미레나)는 시술비가 30만 원 안팎이다. 역시 이후에 정기 검진 비용이 추가된다.

신제품

연구자들은 항상 자궁내 장치의 문제점을 줄이고 효율성을 높일 수 있는 새로운 제품을 만들려고 한다. 경험적으로 자궁내 장치의 장기적 부작용은 대개 제품이 시판되고 난 뒤에 드러나기 때문에 새로운 자궁내 장치들은 모두 주의 깊게 살펴보아야 한다. 현재 미국에 나와 있는 신제품에는 구리를 포함하고 있는 자궁내 장치와 프로게스틴을 분비하는 자궁내 장치의 변형 제품, 고정된 틀로 만들어지지 않은 자궁내 장치, 자궁벽에 부착시키는 형태가 일정하지 않은 유연한 구리 자궁내 장치 등이 있다.

질외 사정

질외 사정(성교 중단법)은 수 세대에 걸쳐 전해 내려오는 민간요법으로서, 세계적으로 이용되고 있다. 질외사정은 사정 직전에 음경을 질에서 빼내어 정자가 질 밖으로 나와 음순에 떨어지게 한다.

질외 사정은 아주 효과적이지는 않다. 남성이 음경을 질과 음순에 닿지 않게 언제나 제때에 빼낼 수가 없기 때문이다(자궁경부 점액이 많을 때는 정자가 질과 음순에서 곧바로 나팔관으로 이동할 수 있다). 짧은 시간에 성교를 여러 번 하면 더 많은 정자가 점액과 섞이기 때문에 실패할 가능성이 늘어난다. 질외 사정에 대한 연구가 적기 때문에 질외 사정의 실패율을 정확히 알기는 어렵다. 그러나 연구자들은 질외 사정의 최저실패율을 4%, 일반실패율은 19% 정도로 추정한다.

질외 사정은 실패율이 높은 것 말고도 몇 가지 단점이 있다. 남성이 자제력을 잃지 않아야 하기 때문에 마음을 편히 가질 수 없다. 장기적으로 이 방법을 실행하면, 조루 현상이 나타날 수도 있다. 질외 사정은 여성에게도 불편할 수 있다. 여성이 오르가슴에 이르기 전에 남성이 빼내야 하기 때문에 여성의 성적 반응의 흐름을 방해한다. 또한 여성은 남성이 음경을 제때에 뺐는지 걱정해야 하기 때문에 마음을 완전히 놓고 있을 수 없다. 장기간 질외 사정법을 이용하는 어떤 커플들은 이 문제를 극복하기도 한다. 결정적으로 질외 사정은 에이즈 바이러스 감염을 비롯한 성병의 감염을 막지 못한다. 오르가슴에 이르기 훨씬 전에 음경에서 나온 몇 방울의 분비물도 에이즈 바이러스가 들어 있을 수 있다.

영구 피임

영구적인 피임법[14]인 불임 수술은 여성과 남성 모두 할 수 있다. 여성의 난관을 자르거나 묶어서 난자와 정자가 만나지 못하게 하는 것을 '난관 결찰술'이라 한다. 남성의 정관을 자르거나 묶어 정자가 정액과 섞이지 않게 하는 것을 '정관 절제술'이라 한다. 불임 수술은 현재 세계적으로 가장 흔히 이용되는 피임법이다. 사람들은 대개 임신을 아예 하고 싶지 않을 때, 이미 자녀가 있을 때 불임 수술을 받는다.

가장 중요한 단계는 불임 수술을 받기로 결심하는 일이다. 불임 수술을 받은 여성의 약 25%가 이런 결정을 내린 것을 후회하며 특히 30세 이전에 불임 수술을 받은 사람은 더 그렇다. 젊을수록, 수술 과정에 대한 정보가 없을수록, 불임 수술을 받기 전에 다른 피임법에 대해 몰랐을수록 불임 수술을 받은 것을 더 후회한다. 어떤 상황에서 불임 수술을 받기로 선택했던 간에 불임 수술 결정은 일반적으로 심리적인 충격이 크다. 몇몇 나라, 특히 다른 피임법을 쉽게 접할 수 없는 나라에서 인구 조절론자들은 불임 수술을 괜찮은 피임법으로 권장한다. 산업화된 나라들에서는 피임하는 여성의 11% 가량이 불임 수술을 받았다. 반면 산업화가 덜 된 지역에서는 피임을 원하는 여성의 38%가 불임 수술을 받고 있다. 많은 여성들은 불임 수술에 따른 위험이나 이로 인해 나타날 수 있는 결과를 잘 알지 못한 채 강제 불임 수술을 받는다.[15]

어떤 여성은 생식력을 복원할 수 있는 피임법 중 적당한 것이 없기 때문에 어쩔 수 없이 불임 수술을 선택하기도 한다. 더 나은 일시적인 피임법이 필요하다는 점을 분명히 보여 주는 예다. 많은 여성들은 대안이 없다고 느낀다. "고용 기회, 교육, 보육 시설, 주거 시설, 적절한 치료, 안전하고 효과적인 피임법 등이 모두 부족한 데다 인공유산을 쉽게 할 수 없는 여건은 모두 눈에 보이지 않지만 미묘하게 불임 수술을 강제하는 환경을 만들어요." 자연재해 피해자나 이재민들도 강제 불임 수술을 당할지 모르는 상황에 있다.

여성이 정보를 충분히 얻지 못한 상태에서 동의 없이 불임 수술을 받게 하는 것은 세계 여러 곳에서 계속 생기는 문제다. 미국에서 가난한 여성이나 아프리카계, 푸에르토리코인, 멕시코계, 원주민이나 영어를 전혀 못하거나 조금밖에 할 수 없는 여성들은 사회 경제적 계급이 같거나 더 높은 백인 여성에 비해 불임 수술을 받을 가능성이 훨씬 높다.[16] 의사들이 출산하기에 적합지 않다고 판단되는 신체장애 여성들이 강제로 불임 수술을 당하는 예도

14 정관 절제술이나 난관 결찰술을 성공적으로 복구한 몇몇 사례가 있기는 하지만 불임 수술은 영구적이며 복구할 수 없다고 생각해야 한다.

15 미국에서 이루어지는 강제 불임 수술 전적으로는 아니지만 대부분 여성과 관련되어 있다. 여기서 우리는 여성의 경험을 중점적으로 살펴보고자 한다.

있다. 때때로 의사들은 정신 이상이 있어 다른 피임법을 제대로 사용하지 못한다고 판단하는 여성에게 강제로 불임 수술을 한다.[17] 의사들이 분만하는 여성에게 불임 수술에 동의하도록 압력을 가하거나, 복지 업무를 담당하는 공무원이 불임 수술을 하지 않으면 복지 혜택을 받지 못할 것이라고 협박하거나 불임 수술이 영구적이라는 점을 여성들에게 아무도 알려 주지 않는 경우도 있다. 미국 남부의 아프리카계 미국인 여성들은 '미시시피 맹장 수술'에 너무나도 익숙한데, 이 수술을 하는 여성들은 자신도 모르는 사이에 난관이 묶이거나 자궁이 제거된다. 불임 수술은 때때로 레지던트와 인턴의 교육 목적으로 이루어지기도 한다. 매년 이루어지는 1백만 건의 자궁 적출술 중 20% 정도는 다른 타당한 의료적 이유 없이 오직 불임 수술을 목적으로 이루어지고 있는 것 같다. 불임 수술이 목적이라면 대수술인 자궁 적출술은 필요 없다. 자궁 적출술로 인해 사망하거나 합병증에 걸릴 위험은 난관 결찰술보다 10~1,000배 가량 높다.→ 24장 여성의학 상식 특히 빈곤 여성들에게는 공공 프로그램과 민간 프로그램이 인공유산을 하거나 산전 검사를 받고 건강한 아이를 낳을 수 있도록 금전적 지원을 하기보다 불임 수술을 받는 것이 훨씬 쉽게 되어 있다. 의사들은 빈곤 여성이 불임 수술에 동의하지 않으면 인공유산을 해 주지 않기도 한다. 반면, 자녀가 없는 중산층 백인 여성이 수술에 대해 완벽히 알고서 불임 수술을 받고 싶다고 해도 의사가 이를 받아들이지 않는 예도 있다.

미국에서는 지난 25년간 여성주의자를 비롯한 건강 운동가들이 불임 수술의 남용을 폭로하는 데 힘을 모았고, 병원과 지역 사회, 법원, 입법 분야에서 불임 수술 남용에 반대하는 활동을 벌여 왔다. 이 압력에 힘입어 1975년에 뉴욕시가 미국에서 처음으로 지침서를 만들었다. 1979년 3월 9일 「연방 불임 수술법」이 발효되었다.

미국의 불임 수술법에 대한 연방 규정의 중요한 조항은 다음과 같다.

- 수술 받는 여성이 충분한 설명을 들은 뒤 자발적으로 동의하는 수술 동의서를 의무적으로 받을 것. 환자가 원하는 국가의 언어로 씌어진 표준화된 동의서를 사용해야 한다.
- 여성이 동의하지 않으면 복지나 의료 혜택에서 손해를 볼 것이라고 직·간접적으로 협박하지 말 것.
- 다른 피임법에 대한 설명과 불임 수술의 위험성, 부작용, 생식력 복원 불가능성을 말과 문서로, 수술 받을 여성이 원하는 언어로 설명할 것.
- 동의서에 서명한 후 불임 수술을 받기 전까지 적어도 30일을 기다릴 것. 단 조산이나 위급한 복부 수술을 해야 할 경우는 예외다.
- 출산 중, 유산 직전이나 직후, 알코올 중독이나 기타 마약 중독 상태에 있을 때는 동의서를 받는 것을 금한다.
- 연방 정부가 지원하는 프로그램에서 불임 수술을 목적으로 한 자궁 적출술을 금한다.
- 법적 무능력자로 선언되었거나 비자발적으로 시설에 수용된 21세 미만의 여성에게 연방 정부가 지원하는 불임 수술을 일시적으로 정지한다.
- 연방 정부가 대부분 재정을 지원하는 10개 주의 불임 수술 프로그램에 회계 감사를 한다.

미국 정부는 통상 이 규정을 감시하거나 강화하지 않고 있지만 불임 수술의 남용 사례는 줄어들고 있다. 강제 불임 수술을 최소화하기 위한 미국의 이 제도는 한국 사회에도 함의를 던지고 있다.

난관 결찰술

여성 불임 수술은 수술 즉시 피임 효과가 있다. 전신 마취, 척추 마취, 국소 마취 등이 이용되며 대부분 수술 당일에 퇴원할 수 있다. 여성 불임 수술은 수술 첫해 거의 100% 피임 효과를 낸다. 최근 미국에서 실시한 불임 수술의 장기적 이용에 관한 연구에서 시간이 경과하면서 실패할 위험이 커진다는 사실이 밝혀졌다. 불임 수술을 받고 5년이 될 때까지 임신한 확률은 1% 정도며, 10년이 되면 피임 실

16 불임 수술의 남용은 새로운 것이 아니다. 19세기부터 우생학자로 알려진 사람들은 범죄와 가난 같은 사회 문제가 특정 '부적응자' 들이 자식을 낳는 것을 막으면 제거될 수 있다는 사고를 대중화하려고 했다. 지금도 우생학을 따르는 사람들이 있는데, 범죄자, '저능아', 흑인, 이민자들에게 출산을 허락하면 더 '열등한' 아이를 낳을 거라고 주장한다. 우생학자들은 국가가 개인의 의지와 상관없이 불임 수술을 장려하는 법의 통과를 주장했다. 미국에서 우생학 법률은 37개 주에서 통과되었으며 일부 주에서는 여전히 법조문에 남아 있다.

17 미국 원주민 출신 의사인 코니 어리 같은 사람들이 커다란 압력을 가한 후에 만들어진 한 중요한 조사 보고서는 인디언 보호 구역에 살고 있는 여성의 많은 수가 동의없이 정부가 지원하는 프로그램에 의해 불임 수술을 당했음을 밝히고 있다. 로스엔젤레스에 있는 의대 부속 병원에서 근무하던 한 레지던트는 지방 신문사를 찾아가 많은 수의 저소득층의 멕시코계 여성과 관련된 불임 수술의 남용 사례를 폭로했다.

패율은 1.8%까지 증가한다. 실패율은 스프링 클립이나 양극전기 응고와 관계가 있다. 또한 비히스패닉계 흑인 여성은 비히스패닉계 백인 여성보다 실패율이 훨씬 높으며, 젊은 여성이 나이든 여성보다 실패율이 훨씬 높다. 이 연구는 여성의 불임 수술이 아주 효과적인 피임법이라는 사실을 확인시켜 주지만 다른 한편으로는 의사가 사용하는 기술에 대해 제대로 된 정보를 갖고 자신의 특수한 상황을 고려하는 것이 중요하다는 점을 일깨워 준다.

'복강경 수술법'이 불임 수술에 가장 흔히 이용되는 기술이다. 국소 마취나 전신 마취, 척추 마취가 모두 이용될 수 있지만, 보통은 가벼운 진정제를 이용한 국소 마취가 적합하다. 실제 수술 시간은 30분 정도 걸린다. 한국에서는 2005년 1월부터 복강경 불임 수술의 건강 보험 적용이 폐지되었다. 따라서 수술비는 대개 50만 원 이상이 들 것으로 보인다. 우선 의사가 배꼽을 약간 절개한다. 여성이 등을 대고 비스듬히 누운 상태에서 머리를 뒤로 젖히게 하여 내장이 난관에서 멀리 떨어지게 한다. 겸자(또는 당기개)를 자궁경부까지 삽입하고, 소식자나 삽입관 같은 기구를 질 속에 넣고 자궁과 난관을 움직여 난관을 보이게 한다. 그리고 이산화탄소, 아산화질소, 실내 공기 등의 가스로 배를 팽창시켜 난관이 잘 보이게 한다. 절개 부위에 복강경(렌즈와 조명이 달린 가느다란 튜브)을 삽입하여 난관을 볼 수 있다. 복강경을 통하거나 배꼽 아래 부위를 약간 절개하여 난관을 막는 데 필요한 기구를 넣는다. 난관을 지지거나(전기 응고술이나 소작술) 절단하거나, 클립을 끼우거나, 링을 끼워 난관을 막는다. 절개 부위를 봉합한다. 수술 후 어떤 이들은 몸으로 스며든 가스가 위로 올라가 어깨에 통증을 느끼기도 한다.

'소개복술'은 골반 바로 위를 아주 조금 절개하여 테나큘럼(당기개)과 초음파로 난관을 볼 수 있게 한 다음, 난관을 절개부위 위로 잡아당겨 링이나 클립을 끼우거나 난관을 묶어서 잘라 낸다. 절개 부위를 봉합한다. 수술 뒤에 통증과 경련이 복강경 수술보다 더 심하며 며칠 동안 계속되기도 한다.

'개복술'은 대수술이다. 여성의 질을 통하거나(질벽 절개술과 골반강경 검사), 자궁경부를 통한(자궁경 검사법) 불임 수술은 감염과 실패율의 위험이 증가하고 있기 때문에 이 방법은 일반적으로 권장되지 않는다.

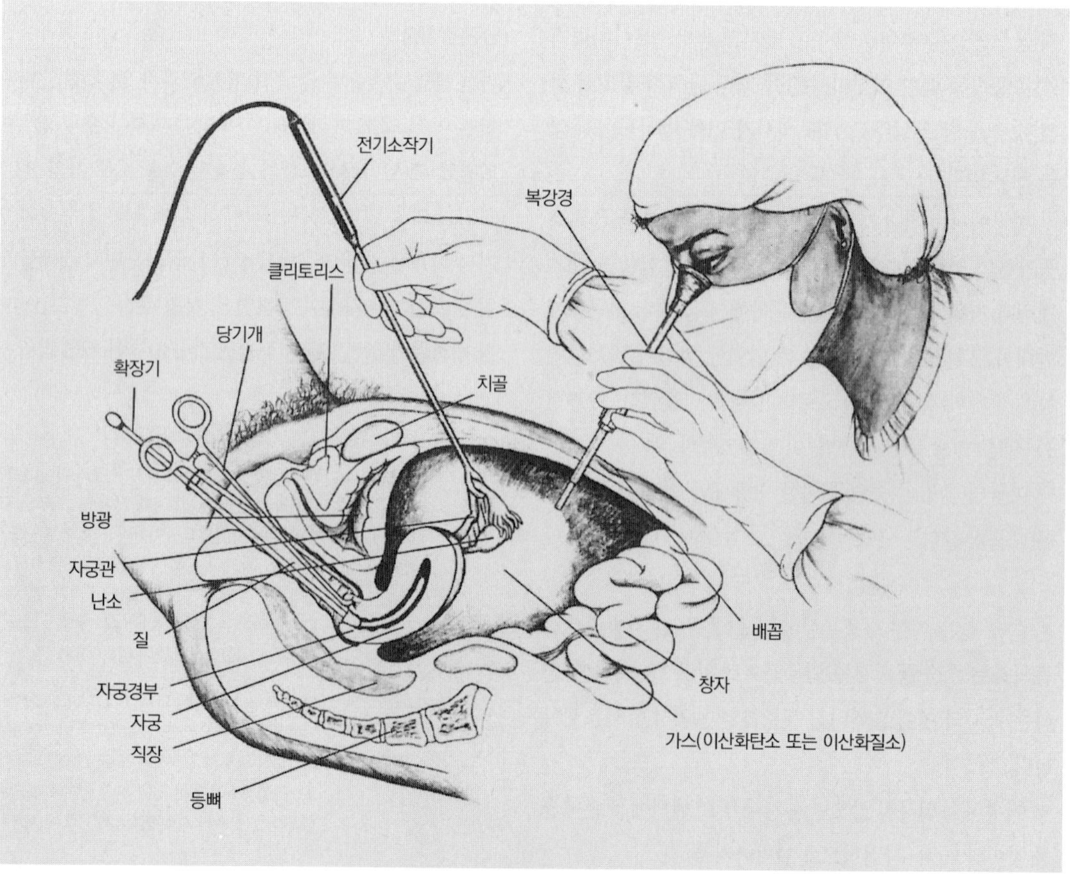

난관결찰술
© Christine Bondante

면역 피임법

피임 연구 분야에서 현재 가장 논쟁이 되는 것은 '반생식력 백신'으로 더 잘 알려진 면역학적 피임법의 개발과 관련된 것이다. 몇몇 연구 기관에서는 지난 30여 년간 (완전히 새로운 종류의 이런 피임법을) 개발해 왔다.

면역 피임법은 면역계를 속여서 생식에 없어서는 안 되는 요소, 즉 여성의 몸에서 매달 난자의 성숙과 배란을 촉진시키는 호르몬이나 남성의 몸에서 정자를 생산시키는 호르몬 또는 난자나 정자 그 자체, 임신과 관련 호르몬 등에 일시적인 면역 반응을 일으키는 게 목적이다. 이렇게 하기 위해 생식 세포나 분자의 일부를 디프테리아 독소 등의 '매개체'와 연결시켜 면역계가 이들을 몸에 이질적인 것으로 인식하게 해서 제거하는 방법이 면역 피임법이다. 이론상 면역 피임은 남성과 여성 모두 이용할 수 있게 개발될 수 있다. 그러나 지금까지 이루어지고 있는 대부분 국제 연구는 여성이 이용할 수 있는 방법을 중심으로 이루어지고 있으며, 특히 난자가 수정된 직후에 여성의 몸에서 생성되는 호르몬인 인체 융모 생식샘 자극 호르몬에 대한 다양한 면역 피임법의 개발에 초점이 맞춰져 있다. 연구자들은 호르몬 작용 없이 규칙적인 월경 출혈을 가능하게 하는 체계적인 방법을 오랫동안 연구하면서, 이 방법이 아주 훌륭한 새로운 선택이 될 것이라고 주장한다. '임신 호르몬'이 항체에 의해 효과적으로 차단된다면 태아는 착상될 수 없고 여성은 월경과 같은 출혈을 하게 된다.

1970년대부터 최소한 7개국(호주, 브라질, 칠레, 도미니카공화국, 핀란드, 인도, 스웨덴)에서 400명 이상이 임상 시험에 지원했다. 이 시험에서 부작용뿐만 아니라 면역 반응을 일으키고 유지하는 데도 어려움이 있었다. 예를 들면 인도 국립면역학연구소의 제품은 3개월 동안 평균적으로 시험 대상 여성의 80%에게만 피임 효과가 있었다. 스웨덴에서 행해진 인간 생식 연구를 위한 세계보건기구 특별 프로그램은 지나친 정도의 부작용이 발생해 2단계 임상 시험을 중단해야만 했다.

1993년 이래 세계 곳곳에서 면역학에 기반한 피임법의 개발에 반대하는 국제 캠페인을 벌였으며, 현재는 「생식결정권 확보를 위한 여성 글로벌 네트워크」가 총괄하고 있다. 1997년 봄까지 제3세계 연대, 소비자 운동과 인권 운동, 연구 개발 집단과 의료 단체에 소속된 세계 40개국 여성 약 500명이 반생식력 '백신'(면역 피임)에 대한 연구 중단을 요구하는 서명에 동참했다. 이들은 피임을 위해 면역계를 조작하는 것은 시술당하는 사람과 잠재적 태아의 건강과 안녕을 위협할 수 있기 때문에 기존의 피임법보다 이점이 있다고 해서 면역 피임을 정당화할 수 없다고 주장한다.

불임 수술은 여성의 호르몬 분비나, 배란, 자궁, 질에 영향을 주지 않는 것으로 보인다. 월경 주기는 계속되지만 불규칙해질 수 있다. 난자가 성숙해지면 매달 난소에서 배출되지만, 난관으로 타고 내려가는 도중에 다시 몸에 재흡수된다.

합병증과 부작용 마취를 하는 수술은 언제나 합병증이 있을 수 있다. 심한 합병증이 나타날 가능성은 상대적으로 드물지만, 수술을 하는 의사의 경험과 기술에 크게 좌우된다. 심장 박동이 불규칙해지거나 심장 박동이 멈추거나, 감염, 내출혈, 혈관 손상이 일어날 수 있다.

복강경술은 내부에 화상을 입거나 다른 조직이나 기관에 구멍이 난다거나, 피부에 화상을 입거나, 내장에 구멍이 나거나, 자궁 천공, 이산화탄소 색전증(즉사할 수도 있다) 같은 문제를 일으킬 수 있다.

불규칙한 월경 주기, 월경통, 월경 기간이 아닌 때의 출혈이나 무월경 등의 증상이 나타나는 난관 결찰 증후군을 앓는 여성도 있다. 이로 인해 다시 경관확장 자궁 소파술을 해야 되거나 심하면 자궁 척출술을 해야 할 수도 있다.

생식력 복원 생식력을 복원할 수 있다는 생각을 갖고 불임 수술을 해서는 안 된다. 나중에 아이를 갖고 싶을 가능성이 조금이라도 있다면 복원이 가능한 다른 피임법을 이용해야 한다.

그러나 최근 미세 수술의 발전으로 난관 결찰술의 복원 가능성이 높아지고 있다. '난관 복원술'은 수술을 맡은 의사가 최고의 수술 실력이 있어야 하고, 상당히 전문화되고 비싼 장비가 필요하며 여성의 몸이 건강한 상태여야 한다. 수술비는 30~50만 원까지 들 수 있다. 경제적 여유가 있는 여성만이 난관 복원술을 할 수 있으며, 수술을 해도 성공을 보장할 수 없다.

난관 복원술을 하기 전에 의사는 수술을 받을 여성의 가임 능력을 검사해야 한다. 또 복강경 검사를 통해 난관이 너무 손상되어 복원할 수 없는 것은 아닌지도 살펴야 한다. 전기 소작술로 난관을 결찰하게 되면 난관을 상당 부분 파괴하게 된다. 클립이나 링은 난관 파괴가 덜 하지만 난관이 복원될 가능성이 거의 없다.

여성 불임 수술의 신기술 앞으로 실현 가능한 신기술로는 난관에 물질을 주입하는 방법, 작은 환약이나 마개를 삽입하는 방법, 수술 절차를 바꾸는 방법, 새로운 형태의 클립이나 링을 사용하는 것 등이 있다. '크레이지 글루'나 '슈퍼 글루'로 알려진 메틸 시안화계 순간 접착제나 실리콘 마개도 알려져 있다. 그러나 이 물질들의 장기적인 영향과 부작용에 대해서는 알려져 있지 않다.

남성 불임 수술: 정관 절제술

남성의 불임 수술은 여성의 불임 수술보다 과정이 훨씬 간단하다. 병원에서 수술하는 시간은 약 30분 정도다. 의사는 리도케인 같은 국소 마취제를 사용하여 음낭을 한두 군데 작게 절개한 다음 2개의 정관(정자를 정소에서 음경으로 옮기는 관)의 위치를 파악해 자르고 끝을 묶는다. 정자가 이미 정관 속에 들어가 있기 때문에 수술한 즉시 불임이 되지는 않는다. 따라서 두 달 동안, 또는 두 번의 정액 검사에서 정자가 없음을 확인할 때까지는 다른 피임법을 병행해야 한다.

음경을 절제하지 않는 수술인 '무도 정관 수술'의 이용이 세계적으로 증가하고 있다. 무도 정관 수술은 중국에서 개발됐으며, 중국에서는 현재 남성 불임 수술의 기본 방법이 되었다. 의사는 특수 기구로 음낭에 아주 작은 구멍을 뚫어 정관을 구멍 밖으로 끄집어내어 정관을 일부 절제한 뒤 끝을 묶는다. 무도 정관 수술은 외과용 메스를 사용하는 방법보다 훨씬 효율적이고 합병증이 발생할 확률도 훨씬 적다.

정관 수술은 남성의 생식 체계를 근본적으로 바꾸어 놓지는 않는다. 남성의 성호르몬은 그대로 작용하며 정자는 정액의 아주 일부분이기 때문에 사정을 하는 데 눈에 띄는 차이점을 발견할 수 없다. 이 사실을 알고 있어도 여전히 정관 절제술이 성행위에 영향을 미칠까봐 두려워하는 남자들이 있다. 정관 절제술을 받은 사람과 의논하면 이런 두려움을 없애는 데 도움이 된다.

정관 수술 후에 자신의 정자에 대한 항체가 생기는 남성들도 있다. 일부 연구는 이 항체가 면역계 질환을 일으킬 수 있다고 주장하지만 생식력이 있는 많은 남성들이 이런 항체를 갖고 있기 때문에 이런 의견은 아직까지 크게 지지를 얻지 못하고 있다.

정관 절제술을 받은 남성은 전립선암에 걸릴 위험이 늘어날 수도 있다. 1980년에 나온 한 연구는 정관수술이 죽상동맥 경화를 유발할 수 있다고 보고했으나 그렇지 않다는 연구들도 있다.

플라스틱 마개나 화학 물질을 튜브에 주입해 일시적으로 정관에 끼워 넣었다가 나중에 아이를 갖고 싶으면 마개를 제거할 수 있게 하는 수술이 시험적으로 이루어지고 있다. 이 방법은 복원은 쉬울 듯하지만 정관 수술만큼의 피임 효과는 없다. 연구자들은 또한 뜨겁게 데운 얕은 욕조나 초음파로 남성 고환의 온도를 높여서 일시적으로 불임이 되게 하는 방법을 모색하고 있다.

정관 절제술은 임신을 다시 하고 싶을 때 되돌리기 힘들다는 것을 반드시 고려해야 한다.

금욕법

금욕법은 나쁜 것이 전혀 없다. 사실 때때로 우리는 금욕을 원하기도 한다. 금욕법은 성교를 하지 않고 사랑을 나누는 것을 뜻한다. 가장 효과적인 피임법이며 수세기 동안 이용되어 왔고 지금도 일상적으로 이루어지고 있다. 신체적인 부작용이 전혀 없지만 많은 여성들은 성적 흥분이 지속되다가 오르가슴을 느끼는 것을 더 좋아한다. → 11장 성생활, 자위 229쪽; 구강성교, 237쪽

사정이 되기 훨씬 전에 남성의 음경에서 분비물이 몇 방울 배출될 수 있다. 사정 전에 배출되는 분비물은 정자를 포함하고 있지 않지만, 에이즈 바이러스를 포함한 성병을 전염시킬 수 있다. 본인이나 파트너가 현재 에이즈 바이러스나 다른 성병에 감염되어 있거나 성상대가 여러 명이라면 다른 조치를 취하지 않은 상태에서 성기 접촉이나 구강성교, 항문성교를 해서는 안 된다.

피임이 안 되는 방법

질 세척

정자가 자궁으로 들어가기 전에 질에서 정액을 제거하기 위해 성교한 뒤 곧바로 물이나 특수액으로 질을 세척하는 여성들이 있다.

질 세척은 가장 효과가 없는 방법이다. 사정할 때의 분출력은 정자를 자궁경부를 안으로 밀어 넣는다. 욕실에 도착하기 전에 정자가 이미 자궁에 도달해 있을 수도 있고, 질 세척을 할 때 생기는 압력으로 액체가 질 속으로 뿜어 들어가 정자를 씻어 내기도 하지만, 일부 정자를 자궁 안으로 밀어 넣기도 한다.

질 세척은 또한 여성이 성교 뒤 벌떡 일어나 욕실로 뛰어들어 가야 하기 때문에 피임의 부담을 여성에게만 떠맡긴다. 이 방법은 사용하지 말아야 한다!

오르가슴 피하기

여성이 오르가슴을 느껴야만 임신이 된다고 생각하는 사람들이 있다. 이것은 잘못된 믿음이다. 생식에서 남성과 여성의 가장 큰 차이는 남성은 발기와 사정을 해야 임신을 가능하게 하지만 여성은 성적 흥분 없이도 임신할 수 있는 것이다.

정보꾸러미

책

너희가 피임을 아느냐 | 정경숙 | 세계의 여성들
생식의학 및 가족계획 | 서울대학교 의과대학 | 서울대학교 출판부
여성도 모르는 여성의 몸 | 박금자 | 어진소리
피임상담 가이드 | 한국성문화연구소 | 대한가족보건복지협회
피임의 풍속사 | 셔어리 그린 | 이덕주 옮김 | 내일을여는책

영상

빌링스 박사의 점액관찰 피임법 | 마리아 수녀회

웹사이트

오비진코리아 | www.obgynkorea.net
대한가족보건복지협회 | www.ppfk.or.kr | 02-2634-8211
맘라이프 | www.momlife.net
청소년을 위한 내일여성센터 상담실 | www.youth-n.com | 02-3141-6191
케어캠프닷컴 | www.carecamp.com
푸른아우성 | www.9sungae.com
피임연구회 | www.piim.or.kr

피임제품

머시론 | www.mercilon.co.kr
미레나 | www.femalelife.co.kr
안티임플라논 | cafe.daum.net/antiimplanon |
안티임플라논 | cafe.daum.net/antiimple
이브라 | www.evra.co.kr
임플라논 | www.implanon.co.kr
자궁내 장치 | www.medicomm.co.kr
한국오가논 | www.organon.co.kr

14. 성병

의료인들을 포함해서 많은 사람들은 지금도 '조신한' 여자라면 성병에 걸리지 않는다고 믿는다. 성병에 걸린 여자는 결혼하지 않았다면 '난잡한' 여자로, 결혼했다면 '부정한' 여자로 낙인찍히기 십상이다. 가장 심각한 것은 우리가 병에 걸려 의료 처치가 필요할 때도 너무 아파도 의료 지원이나 상담을 제대로 받지 못할 수 있다는 점이다. 우리 사회가 계속 성병을 개방적인 성관계를 맺는 사람에게 주어진 징벌로 여기는 한, 이 문제는 이야기하기 어렵고 해결은 더 어렵다.

성병에 대한 걱정 없이 성생활을 즐기고 자부심을 느끼는 것은 여성의 권리다. 그러기 위해서는 성병에 걸린 뒤 어떻게 치료를 받아야 하는지뿐 아니라, 성병을 예방하는 법을 배워야 한다. 우리는 성생활을 포기하지 않고도 성병 감염을 막을 수 있다.

성병은 얘기하기 어려운 문제여서, 필요한 정보를 찾기가 어렵다. 때로는 언급을 피하거나 예방을 잊기 쉽다. 성관계 파트너가 비협조적이거나 '안전한 성'이라는 생각에 적대적이기까지 할 때는 특히 더 그렇다. 그러나 최근 후천성 면역 결핍 바이러스(HIV)와 에이즈→ 15장 에이즈가 확산되면서 치료법 없는 치명적인 바이러스를 적극 예방해야 한다는 인식이 높아졌다. 전보다 많은 이들이 성병 예방의 주요 수단인 콘돔을 사용하자고 이야기한다. 물론 아직 이런 이야기에 동참하지 않은 이들도 많다. 우리의 태도와 행동을 바꾸는 일은 여전히 큰 과제로 남아 있다.

지난 며칠간 너무 화가 났어요. 남편이 다른 여자와 잠을 잤는데 성병에 걸린 것 같다고 얘기했거든요. 나는 어찌할 바를 몰랐어요. 주치의한테 전화해서 이 사실을 어떻게 말할까? 친구들에게 어떻게 해야 할지 물어보면 걔네들은 실망하겠지. 어제 성병 상담 전화에 대한 광고를 보고 나서 한참을 망설이다 전화를 했어요. 내가 누군지를 알리지 않고도 정보를 얻을 수 있어 다행이었죠.

성병에 걸리면 자기 자신, 성생활, 관계를 생각하는 방식도 영향을 받는다. 자신이 희생자처럼 느껴지거나, 화가 나거나 우울해지거나, 부당하게 자신을 비난할 수도 있다.

일부일처 관계에 있던 사람이 성병에 걸리면, 두 사람 사이에 내재된 다른 문제들이 극적으로 드러나기도 한다.

여름휴가를 마치고 집으로 돌아왔을 때 질이 막 가렵기 시작하더라고요. 가만 보니까 남편도 가려워하고 있는 거예요. 남편에게 최근에 다른 여자랑 잔 적이 있냐고 물었어요. 아기 봐주는 여자와 잤다고 남편은 털어놓았어요.

미국에서만 해마다 1,200만 건이 넘는 성병이 발생한다. 최근까지 성병은 모두 전염병 문제로만 취급했다. 오늘날 양상은 더 다양하다. 매독 같은 일부 성병들은 크게 줄고 있고, 성병을 뿌리 뽑는 것을 목표로 하는 공공 의료 정책이 세워졌다. 그러나 자궁경부암과 연결되는 인유두종 바이러스 감염(HPV 또는 생식기 사마귀), 에이즈로 발전하기 쉬운 HIV 같은 다른 성병들은 증가하고 있다. 성병들은 몸속에서 상호 작용을 하며, 많은 성병들은 감염 위험을 높인다. 세계 곳곳에서 행해진 최근의 연구들은 성병 예방 프로그램이 시행될 경우 HIV 감염률은 40%나 떨어질 것이라는 긍정적인 예측을 내놓고 있다.

여성은 성병에 걸리면 남성보다 더 심각한 병으로 진행되는 경향이 있으며 성병 감염으로 인한 만성 증상으로 고생하기도 쉽다. 여성에게는 종종 증상이 나타나지 않아서 심해지기까지 성병에 걸린 사실을 알아채지 못하는 수가 많다. 그러나 성병을 치료하지 않으면 골반염 같은 질병으로 발전할 수 있다. 골반염은 불임을 일으킬 수 있으며, 만성적인 골반통증을 가져오거나 자궁외 임신의 위험성을 높인다. 드물기는 하지만 죽음에 이를 수도 있다.→ 24장 여성의학 상식, 골반염, 639쪽

성병이란

'성병'은 항문성교, 구강성교, 질성교를 통해 일차적으로 전염되는 수십 가지 질병에 두루 쓰이는 명칭이다. 성병의 영향력은 생식 기관에만 한정되지 않으며, 꼭 그렇지는 않지만 대부분 성행위와 연관되어 있다. 성병을 일으키는 세균은 대부분 따뜻하고 습한 질이나 요도, 항문, 입 등의 점막을 통해서 몸속으로 들어온다. 그러나 상처에 노출되거나 다른 식의 피부 접촉으로도 감염될 수 있다. 또한 상처나 외상이 생기면 병원균이 혈관에 침투할 수 있어 성병 전염의 위험이 높다, 특히 HIV나 B형 간염 등 혈액으로 감염되는 질병은 더 그렇다.

세균, 원생동물, 작은 유기체 등이 일으키는 대부분의 성병은 보통 항생제나 국부용 크림, 로션으로 치료할 수 있다. 가장 흔한 성병은 고대부터 알려진, 세균 감염으로 인한 매독과 임질이다. 그 다음으로 흔한 게 클라미디아인데, 지금은 놀라울 만큼 널리 퍼져 있다. 세 가지는 모두 항생제로 치료 가능하지만, 그냥 방치하면 심각한 합병증을 불러온다.

그러나 바이러스 감염은 증상을 완화할 수는 있지만 완치되지는 않는다. 헤르페스 바이러스, 생식기 사마귀를 일으키는 인유두종 바이러스, 에이즈로 진행되는 HIV 등이 여기 포함된다. 이런 경우 치료는 증상을 완화하거나 병의 진행을 늦추는 데 도움이 될 뿐이다.

간염은 유일하게 백신이 있는 성병이다.

다른 흔한 성병으로는 원생동물이 원인이며 먹는 항생제만으로 치료 가능한 트리코모나스, 국소 크림이나 로션으로 치료 가능한, 피부나 음모에 기생하는 작은 유기체인 옴과 사면발이 등이 있다. 세균성 질염은 성적으로 전이될 수도 있고 아닐 수도 있다. 질내 세균총(건강한 질에 자연적으로 살고 있는 유기체들)의 변화는 성 접촉 없이도 일어날 수 있기 때문이다. 그 밖에도 이 장에서 언급되지 않은 24종 이상의 성병들이 있다.→ 15장 에이즈, 24장 여성의학 상식

내가 성병에 걸릴 위험은?

성병에 가장 잘 걸리는 경로는 무방비 상태로 질, 항문, 구강성교를 하는 것이다. 물론 다른 종류의 성적 접촉이나 피부 접촉, 인공수정 등을 통해서 성병이 옮기도 한다.

일반적으로 혈액이나 다른 감염된 체액 또는 조직이 점막에 닿거나 상처를 통해 체내에 침투하게 되는 모든 신체 활동이 성병을 옮길 수 있다. 구강성교, 손가락을 질 속에 넣기, 감염된 성 기구를 같이 쓰는 것, 상처를 만졌다가 몸의 다른 부분을 만지는 것 모두 성병을 옮길 수 있는 잠재적 경로다. 섹스 파트너(또는 그의 파트너)가 성병에 걸렸는데, 지속적인 예방책을 쓰지 않으면 성병이 옮기 쉽다. 성병은 무생물로 전파되기는 어렵지만, 금방 나온 체액이 물체(같이 사용한 섹스 도구 등) 표면에 묻어 있으면 접촉성 전염이 일어나기도 한다. 아주 드물긴 하지만 변기나 수건에서도 옮을 수 있다.

통계적으로 볼 때 젊고(15~24세), 두 명 이상의 파트너와 활발한 성관계를 맺으며, 성병에 걸린 사람이나 다른 위험 요소가 다른 지역보다 훨씬 더 많은 도시에 살고 있다면 성병에 걸릴 위험이 가장 높다. 새로운 파트너나 성생활 이력을 모르는 사람과 무방비로 성교하는 것은 위험하다. 많은 여성들에게 빈곤은 성병에 걸릴 위험을 높이는 한 요소가 된다. 경제력이 충분치 않으면 성병 예방과 치료를 할 수 없을 수 있고, 성매매를 할 수도 있으며 성병을 옮길 가능성 있는 파트너에게 경제적으로 의존하거나 하루하루 생계유지가 급해서 성병 예방은 우선 관심사에서 밀려날 수 있기 때문이다.

생물학적 요인도 성병 감염 위험에 영향을 미친다. 어린 소녀들은 자궁경부가 완전히 발달하지 않아서 감염되

주의 사항

- 성병은 아주 흔하다. 성병에 걸리지 않았고 오직 나하고만 성관계를 맺는 상대와 완전한 일대일 관계를 맺고 있는 경우가 아니라면 다른 모든 형태의 활발한 성생활은 성병 위험을 높인다. 파트너와 일대일 관계를 맺고 있지 않으면 파트너의 파트너로 인해 HIV를 포함한 성병에 노출될 수 있다.
- 성병에 걸릴 위험을 피하는 것이 가장 좋은 예방이다.→ 333쪽
- 자신이나 파트너가 성병일 가능성이 조금이라도 있으면 가능한 빨리 의료 검사를 받는다. '이런 증상이 안 나타날 수도 있는 것을 명심한다.' 성관계를 맺은 상대가 성병에 걸린 적이 있는지도 확인해야 한다.
- 자신이나 최근의 파트너(파트너의 파트너까지) 모두가 성병 검사와 치료를 받고 완치될 때까지는 성관계를 갖지 않는다(담당 의사에게 확인받는다).
- 성병에 걸렸다면, 파트너 모두에게 개별적으로 알려야 한다. 익명의 편지라도 괜찮다. 미국에는 각 지역 보건 부서에 개인의 신분을 노출하지 않고 익명으로 파트너에게 알려 주는 서비스가 있다.
- 치료를 받기 전에 무슨 처치를 얼마나 오랫동안 받는지, 부작용은 없는지, 사후 검사나 치료가 필요한지 확실히 알아 둔다. 질문하는 것을 부끄러워할 필요가 없다. 내 인생이지 의사들의 인생은 아니다.
- 완치가 됐어도 같은 성병에 또 걸릴 수 있다는 것을 명심한다. 어떤 성병에 걸렸다고 해서 다른 성병에 걸리지 말라는 법도 없다. 헤르페스, HPV, HIV 등 바이러스성 성병은 완치되지 않는다. 특별한 치료와 관리 전략을 이 장과 15장 에이즈, 24장 여성의학 상식에서 다룰 것이다.

기가 더 쉽다. 나이든 여성들은 점막이 얇고 건조해지기 때문에 섹스를 할 때 질에 찰과상을 입기 쉽다. 이미 감염된 경험이 있는 여성들, 특히 생식기 외상이 있는 여성들은 HIV를 비롯해 또 다른 성병에 걸리거나 병을 전염시킬 확률이 더 높다.

여성하고만 섹스를 하는 여성은 성병에 걸릴 확률이 아주 낮다. 그러나 자신을 레즈비언이라고 생각하는 많은 여성이 최근 또는 과거에 남성과 성관계를 맺은 적이 있기 때문에 여성 간에 성병이 전염될 위험성을 단정 짓기는 어렵다. 이 부분은 더 많은 연구가 필요하다.

피임과 성병

먹는 피임약, 임플라논, 자궁내 장치, 붙이는 피임약 등은 성병을 예방하지 못한다. 먹는 피임약은 자궁경부의 변화와 관련되어 있기 때문에 클라미디아 질염과 HIV 등→ 15장 에이즈 일부 성병에 걸릴 위험을 높일 수 있다.→ 13장 피임 자궁내 장치가 임질이나 클라미디아 질염을 골반염으로 발전시킨다는 연구 결과도 나오고 있다.

차단 피임법은 성병 예방을 돕는다. 자궁 적출술을 받았거나 난관 수술→ 13장 피임, 333쪽을 받은 여성, 완경 여성도 성병 감염의 위험을 낮추기 위해서 차단 피임법을 이용할 필요가 있다.→ 13장 피임, 281~290쪽

왜 예방이 중요한가

완치될 수 없는 바이러스성 성병이 증가하고 있기 때문에 감염을 예방하는 것은 특히 중요하다. 성병에 감염되면 대부분 HIV를 비롯한 다른 성병에 걸리거나 전이될 확률이 높아진다. 한 가지 이상의 성병에 감염됐다면 상호 작용을 일으킨다. 예를 들어 HIV에 감염된 여성에게는 포진 같은 2차 성병 증상이 더 심하게 나타나고 쇠약해진다.

성관계를 자주 하면 성병에 걸릴 위험이 높다. 성병이 연쇄적으로 전이되는 것을 막고, 감염을 알았을 때는 가능할 때마다 치료해야 한다. 성적 건강을 위해서는 주기적으로 자궁경부 세포진 검사 같은 부인과 검사를 받아야 한다. 그러나 자궁경부 세포진 검사는 암 검사일 뿐 성병 검사는 아니라는 걸 알아야 한다. 성병의 종류에 따라 구체적인 검사들이 있다.→ 336~346쪽 또 클라미디아 질염 같이 증상이 없는 성병을 정기적으로 검사할 필요도 있다.

사회 문제

의료 서비스와 도덕성 문제

성병에 따라다니는 사회적 낙인은 종종 마땅히 받아야 할 의료 서비스 질을 떨어뜨린다.

최근까지도 의대에서는 사실상 성병을 무시해 왔다. 그 결과 과거에 교육받은 의사들은 성병의 진단과 치료에

성병을 예방하려면

다음에 나온 예방법을 실천하면, 성병에 걸릴 확률이 줄어든다. 콘돔을 비롯한 어떤 방법도 100% 안전하지는 않으므로 두 가지 이상의 방법을 병행하면 좋다.

● 질성교나 구강성교, 항문성교 때 사용되는 라텍스 콘돔은 가장 잘 알려진 예방법이다. 음경이 외부 생식기나, 입, 항문에 닿기 전에 콘돔을 음경에 끼워야 한다. 부인이나 성상대가 라텍스 콘돔에 염증 등 거부 반응을 일으키면 다른 제품을 쓰거나 폴리우레탄 콘돔, 살정제가 포함되지 않은 콘돔을 사용한다. 살정제 성분인 논옥시놀9이 포함되지 않은 콘돔은 구강성교에 사용할 수 있으며, 향이 있으면 사용하기가 낫다. 라텍스 콘돔은 광범위한 시험을 거쳐 성병 예방에 효과 있음이 밝혀졌으며, 폴리우레탄 콘돔도 예방 효과가 있다. '바셀린 같은 유성 윤활제를 라텍스에 사용하면 고무를 손상시켜 예방 기능을 해치므로 절대로 사용해서는 안 된다' (13장 피임, 15장 에이즈 참조).

● 여성용 콘돔을 쓰는 방법이 있으나 현재 한국에서는 시판이 중단됐다. 여성용 콘돔은 남자 파트너가 콘돔을 사용할 수 없거나 사용하려 하지 않을 때 유용하다. 소량의 윤활제(지성이라도 괜찮음)를 콘돔 안쪽이나 음경에 바른다. 논옥시놀9가 포함된 살정제를 여성용 콘돔과 같이 사용하면 질 표면을 자극할 수 있다(여성용 콘돔에 대해서는 13장 피임 참조).

● 살정제(피임용 거품, 필름, 크림, 젤리)를 사용한다. 살정제는 처방 없이 약국에서 구입할 수 있고, 페서리나 콘돔과 함께 쓰거나 단독으로 사용할 수 있다. 콘돔이나 페서리 같은 차단 피임법을 살정제와 함께 사용하면 예방 효과를 높일 수 있다. 콘돔을 사용한다면 성교하기 전에 질 안에 살정제를 조금 바른다. 논옥시놀9는 질 점막을 자극할 수 있다. 이로 인해 HIV 감염 위험이 높아지는지는 확실하지는 않다. 연구를 보면 성산업에 종사하는 사람들이 논옥시놀9가 포함된 살정제를 매우 자주 사용했을 때에 HIV 감염 위험이 높은 것으로 나타나, 이 문제는 현재 논쟁 중이다.

● 살정제 바른 페서리는 임질이나 클라미디아 감염같이 자궁경부에 영향을 미치는 성병을 예방하는 효과가 크다. 자궁경부캡이나 스펀지 같은 다른 자궁경부 차단 피임법이 성병 예방에 효과가 있는지는 아직 밝혀지지 않았다. 자궁경부 차단 피임법은 음부, 질, 직장 등의 부위가 포진, 사마귀, 매독균 등 유기체에 감염되는 것을 막지는 못한다.

● 성교 전이나 직후에 성기를 씻는 것은 별로 도움이 안 된다. 질세척은 거의 대부분 감염을 막아 주는 질 분비물을 씻어 내고 오히려 전염병원을 생식기 안으로 더 밀어 넣기 때문이다. 남성은 특히 항문성교 후라든지 여성과 질성교나 구강성교를 하기 전에 고환과 음경을 씻어야 한다.

● 구강-질 성교나 구강-항문 성교를 할 때는 차단법을 사용할 수 있다. 구강 성교를 할 때는 구강 마개(치과 의사들이 쓰는 사각형 라텍스)도 사용할 수 있다. 요즘은 가정용 랩을 성교 전에 그 부위에 놓은 다음, 일회만 사용하고 버리는 사람들도 있다. 다른 것이 없을 때는 라텍스 장갑을 잘라서 차단용으로 사용할 수 있다. '차단 도구들이 사용하지 않은 부위의 감염까지 막지는 못한다는 것을 명심한다.'

● 섹스 기구를 남과 같이 쓰면 안 된다. 기구에 묻은 분비물이 성병을 전염시킬 수 있다. 섹스 기구들을 15분 동안 과산화수소수에 담가 두어도 된다. 가학/피학 성향의 성행위를 포함해 피와 관련된 성행위를 할 때에는 매우 조심해야 한다. 감염된 사람의 피(월경혈 포함)에 직접 접촉하는 것은 HIV나 간염을 옮길 수 있다.

● '성관계를 갖기 전에 파트너에게 성병에 관해 이야기한다.' 상대방에게 성병에 걸린 적 있었는지 물어본다. 임신을 했다면 이 문제는 특히 아주 중요하다! 자신과 파트너의 몸을 유심히 관찰하고, 나쁜 냄새나 전에 없던 분비물, 상처, 부풀어 오름, 가려움, 붉은 반점 등이 없는지 살펴본다. 본인이나 파트너가 감염되었다고 생각되면 상처를 건드리지 말고 성관계도 갖지 않는다. 겉으로 완전히 건강해 보이더라도 포진이나 HIV같은 성병에 감염됐을 수도 있다는 것을 명심한다.

"성병에 대한 책임을 이야기하는 것도 어려운데 그 순간에 그런 이야기를 하는 것은 더 어려운 일이죠. 성적으로 끌리는 이에게 '좋아요, 우리 진도가 더 나가기 전에 성병에 관한 대화를 나눠 볼까요?' 하고 말하는 건 분명 어려운 일이죠. 한참 뜨거워졌을 때 누군가의 귀에 대고 '우리 둘 중 하나가 성병에 걸렸을 경우를 대비해 이 콘돔을 착용하는 게 어때요?' 하고 속삭이는 걸 상상해 보세요. 더구나 사랑을 나눌지도 확실치 않은 시점에서 그런 얘길 꺼내는 건 정말 어색해요."

성에 관한 이야기를 연인과 더 편안하게 나눌 수 있는 방법에 관해서는 11장 성생활을 참조하자.

● '성병을 막기 위해 사후 항생제를 사용하는 것은 권하지 않는다.' 감염된 사람에게 노출되기 직전이나 노출된 뒤 9시간 내에 항생제를 먹어야 한다. 이 항생제에는 성병을 예방하기에 충분하지만 이미 감염된 것을 치료하지는 못할 만큼의 약물이 들어 있다. 항생제를 자주 복용하거나 적정 용량 이하로 복용하면 세균의 내성을 키울 수 있다.

* 많은 종류의 크림, 피막, 거품제, 젤리 등이 임질, 매독, 트리코모나스증, 칸디다증, 클라미디아 질염, HIV, 헤르페스 등을 야기하는 미생물을 죽이는 것으로 나타났다. 그러나 실제 사용에서는 클라미디아 질염과 임질에만 효과를 보였다. 성관계할 때 사용하기 전에 이들 제품에 대한 몸의 민감도를 시험해 봐야 한다. 논옥시놀9와 별도로 라텍스만 시험해 보고, 여러 상표의 콘돔이나 살정제를 시험한다. 이런 제품들은 항문성교에는 시험되지 않았다.

대해 잘 알지 못한다. 특히 특별한 증상이 없거나 증상이 있어도 다른 감염과 비슷할 경우 모르기가 더 쉽다. 의대에서 성병에 대한 교육이 부족한 것은 성병을 '부도덕한' 성관계에 적절한 처벌로 여기는 사회적 가치 판단을 반영한다. 특히 여성은 남성보다 더 쉽게 '난잡하다'고 비난받는다. 가난한 여성들과 유색인 여성들은 중산층 백인 여성들보다 더 흔히 낙인찍힌다.

책임 있는 지위에 있는 사람들이 그동안 성을 지나치게 도덕적으로 보거나 부끄럽게 여겨 더 나은 예방법에 대한 연구가 지체되고, 가능한 예방과 치료법에 관한 정보가 제대로 퍼지지 않았다.

피임법이 널리 쓰여 임신의 두려움이 없어지자 성병에 대한 공포가 혼외 성관계를 막는 최후 수단이 되었다. 성병 예방의 필요성을 인식하고 있어도 도덕적인 잣대 때문에 특히 십대들은 성병 예방을 돕는 정보나 피임 기구를 얻기가 어렵다.

미국의학연구소는 『숨어 있는 전염병: 성병과 대면하기』라는 제목의 최근 보고서에서 정부 차원의 성병 예방 제도를 요구하면서 사회적 태도의 변화, 강한 리더십, 혁신적인 교육, 치료에 대한 접근 등 4가지 주요 전략을 내놓았다.

돈과 정치학

미국에서 에이즈를 제외한 다른 성병과 그 합병증 치료에 드는 비용이 1년에 100억 달러가 넘는다. 그러나 성병 연구와 임상 훈련, 공공 교육, 검사, 치료 프로그램을 위한 재정은 아직도 부족하다. 성병에 걸린 사람과 이와 관련된 의료처치가 크게 늘고 있는 데 더해 HIV 전염과 다른 성병의 연관성 역시 성병 예방을 지원해야 하는 강력한 이유가 되고 있다.

미국에서는 1992년 불임 예방법이 통과되면서 가족계획을 하는 여성들을 검사하고 치료하는 프로그램이 생겼다. 그리고 불임의 주요 원인이 되는 클라미디아 질염과 임질 치료를 위한 지역 클리닉도 생겼다. 불임 예방 프로그램을 제대로 실행하면 감염을 60%나 낮출 수 있다. 그러나 프로그램은 여성의 성에 대해 보수적인 태도를 반영한다. 효과는 있지만, 아직도 건강한 성보다는 여성의 출산력에 초점을 맞추고 있기 때문이다.

더 많은 복지 관계자들이 다양한 경제·사회적 위치에 있는 모든 사람들이 성병 검사와 치료를 받을 수 있도록 하는 지역 감시 프로그램을 운영하는 데 나서야 한다. 우리 자신도 병원에 갔을 때 일상적으로 성병 검사를 요청할 수 있다. 성병 검사를 원하는 환자가 많아질수록 의료계가 정기 검진에 성병 검사를 포함시킬 가능성이 커진다. 한국에서는 지역 보건소에서 특수업태부(성매매업에 종사하는 부여자로 규정되어 있다), 유흥접객원, 다방, 안마시술소의 종업원을 대상으로 매독, 임질 등 성병과 에이즈 검사를 하고 있다. 또, 감염 위험 계층에 대한 검진을 강화하는 차원에서 희망자에게 무료 검사를 해 주며, 검사 결과는 비밀이 보장된다.

교육의 필요성

미국에서 성병의 발병이 줄어들고 있는 것은 위험에 처한 사람들의 행동이 바뀌었기 때문이기도 하지만 정부 부처들이 1차적 예방과 2차적 예방을 위해 자금을 지원한 덕분이기도 하다. 그러나 사회적 분위기 때문에 이런 변화는 천천히 일어나고 있다. 유럽의 몇몇 나라와 중국은 교육과 예방을 통해 성병 발생을 줄였다. 스웨덴은 콘돔을 장려함으로써 성행위를 제한하지 않고 성병 발생률을 줄였다.

여성을 위한 교육과 예방 캠페인은 문화적으로 적절하게 발전해야 하며, 우리를 감염에서 보호하는 데 필요한 지원을 제공해야 한다. 우리는 학교와 지역 사회에서 도덕적 색채를 띠지 않는 더 효과적인 공공 교육 프로그램을 만들어야 한다.

가치중립적인 영화, 안내책자, 홍보물 등은 우리가 도서관, 학교, 영화관, 문화 센터, 체육 시설 등 공공 장소에 보급한다면 지금도 쉽게 구할 수 있다. 친구, 부모, 자녀와 이야기를 나누면서 이들이 최대한 정확한 정보를 갖도록 할 수 있다. 여성 센터나 다른 성병 교육 기관이 성과 건강에 대해 더 완성도 있는 교육에 힘쓰도록 우리가 격려할 수도 있다. 우리 사회가 성을 인정하게 될 때 성병 예방이 더욱 장려될 것이다.

여성이 주도하는 예방

최근 '여성이 주도하는 성병 예방법'에 초점이 많이 맞춰지는 것은 흥미로운 변화다. 여성용 콘돔→13장 파임 개발은 획기적인 일이었다. 지금까지 나온 여성용 콘돔의 이용과 만족에 대한 연구를 보면, 여성용 콘돔은 파트너 쌍방의 협력이 필요하지만(여성이 관계에서 발언권이 없으면 이 부분이 문제가 된다), 일단 써 본 이들은 대체로 만족스러워했다. 미국에서 서로 다른 인구 집단에 속한 27개주 여성의 50~70% 정도가 만족을 표시했으며, 상당수 남성들이 만족했다. 연방 정부 차원에서 행해진 더 광범위한 연구는, 여성들이 상담을 통해 여성용 콘돔에 대해 알고 많이 써 볼수록 사용하기가 더 쉬워졌다고 보고한다. 그러나 남성의 협조를 얻어야 한다는 점이 여성용 콘돔의 사용을 제한 한다.

미생물 살균제를 옹호하는 미국의 프로젝트들은 미생물 살균제를 개발하는 전 과정에 여성의 요구와 관점이 반영되도록 애쓰고 있다. 「여성 정책 연구 센터」와 「생식 건강 기술 프로젝트」가 공동 후원하는 '미생물 살균제 연구 지원 프로젝트'는 새로운 미생물 살균제의 임상 시험 때 소비자 만족도를 고려해 폭넓은 의학적, 정치적 지지를 얻었다. 건강 증진 정책 프로젝트와 「여성 건강을 위한 미생물 살균제 옹호 모임」은 안전하고 효과적이면서 여성의 요구를 충족하는 질병 예방법의 개발을 장려하기 위해 국제적으로 활동하고 있다.

그 밖에도 바이러스가 질에 붙거나 몸속으로 침입하는 것을 막는 크림, 질의 산도를 조절하여 바이러스가 살아남거나 성장하지 못하게 하는 제품 등 여성 주도적인 여러 예방법들이 탐색되고 있다.

어떤 이들은 성병 자가 검사 도구가 여성 스스로 감염을 예방하고 대처하는 데 도움을 준다고 주장한다. 그러나 적절한 교육이나 상담을 받지 않은 상태에서 성병 자가검사 도구를 쓰면 오용하거나 불안감이 커질 수 있으며, 결국 양성 반응이 나타났을 때 치료나 지원에 필요한 의사의 소견서를 받지 못하는 점을 우려하는 의견도 있다.

치료

세균성 성병을 치료할 때는 대부분 세균을 박멸하는 강도 높은 항생제를 많이 쓴다. 그러나 항생제는 헤르페스 같은 바이러스 감염에는 효과가 별로 없다. 페니실린 계열의 약품에 알레르기 반응을 보이는 사람도 있고, 다른 항생제에 부작용을 보이는 사람들도 있다. 항생제가 전혀 듣지 않는 수도 있다(항생제에 대한 정보는 각 병명을 소개한 절을 참조). 한의사들은 대부분 항생제를 써보지 않은 상황에서 임질이나 클라미디아, 매독 등의 심한 성병에 자연 치료법을 권하지 않는다.

어떤 치료법을 쓰든지 **성병을 치료해도, 또 다른 감염에 대한 면역성이 생기지는 않는다는 것을 기억한다.**

성병에 걸렸다고 생각되면

될 수 있는 대로 빨리 진단을 받는다. 치료를 받기 위해 병원을 찾는 게 어려울 수 있겠지만 성병은 대부분 쉽게 치료된다. 성병에 걸렸다고 생각될 때 여성이 치료받을 수 있는 곳은 다양하다. 이 부분에서는 각 기관의 장단점을 소개한다.

한국 보건복지부 산하 질병관리본부에서는 성병의 종류별 의학 상식, 원인과 예방, 합병증 등의 정보를 제공하고 있다.

성병 정보를 얻고, 진단과 치료를 익명으로 받고 싶을 때, 현재 거주하는 지역의 보건소를 찾아본다. 보건소는 구마다 있고, 성병 검사와 치료를 무료로 해 주거나 기본적인 비용만 받는다. 지역별 연락처는 보건소 대표 홈페이지에 안내되어 있다. 진료 기록은 해당 지역 보건소 전산 자료에는 남아 있으나 익명이 보장된다.

병이 더 진행되기 전에 공신력 있는 기관에서 추천하는 가까운 산부인과나 종합 병원에 가야 한다. 편하게 이야기할 수 있는 의사와 성병 가능성과 치료에 대해 상담하고 싶겠지만, 많은 의료인들이 당장 아무 증상이 없다면 상담해 주려 하지 않는다. 또 의사들이라 해서 모두 성병 검사 기구를 갖추고 있지도 않고, 성병을 다 잘 알고 있는 것도 아니다. 여성들에게 공감적인 치료를 제공하는 병원을 알아본다.

▸ 보건소대표홈페이지 chc.mohw.go.kr

▸ 대한가족보건복지협회 www.ppfk.or.kr

대한가족보건복지협회도 성병 상담을 해주고 있으며, 협회가 운영하는 병원도 있다.

심하게 고통스럽고 당장 응급 처치가 필요한 게 아니라면 종합 병원 응급실은 되도록 피한다. 시간이나 전문성, 성병 치료에 필요한 세심한 배려 여러 면에서 성병을 진료하는 데에는 적절하지 않다.

의료 체계에서 드러나는 차별 때문에 성행위나 성병 가능성, 감염 같은 은밀한 문제를 말하기는 더 어렵다. 많은 의료인들이 아직도 인종 차별적인 태도나 동성애 혐오증, 여성의 성에 대해 부정적인 태도를 보인다. 소득에 따른 계층적 차별을 경험하기도 한다. 저소득층 여성이라면 성병에 걸리기 더 쉽다고 여겨진다. 레즈비언이라면 적절한 정보를 얻고 검사와 치료를 받기 위해서는 커밍아웃이 필요할지도 모른다.

치료를 받으려면

의사나 병원을 찾기 전에는 미리 전화로 비용을 알아보는 게 좋다. 아직 미성년인데 부모님에게 알리고 싶지 않다면 그 부분에 대해서도 확인해 둔다.

어디를 선택했든, 우리에게는 친절하고 철저한 치료를 받을 권리가 있다. 진료 내용을 기록으로 남겨야 하고, 골반 검사도 받아야 한다.→ 24장 여성의학 상식, 566쪽 의사는 모든 검사와 치료의 내용과 부작용을 설명할 의무가 있다. 치료가 끝난 뒤에는, 후속 치료가 어떻게 되는지 확인한다. 의사가 너무 바빠서 질문에 일일이 대답하지 못하면 다른 직원에게 물어본다. 병원에는 다른 사람과 같이 가는 게 좋다. 질문한 내용에 대해 제대로 된 대답을 듣기 전에는 병원을 나오지 말아야 한다. 치료가 무언가 석연치 않으면 계속 묻는다. 검사가 정확하지 않거나, 치료를 했어도 전혀 효과가 없으면, 시간과 비용을 더 들여 병원을 계속 가야 하기 때문이다. 매독 때문에 엉덩이에 큰 주사를 맞을 때의 괴로움처럼 치료 자체가 주는 고통도 간과할 수 없다. 그러나 치료를 하지 않는 것이 더 나쁘다.

성병과 책임

한국에서는 성병 사례가 발견됐을 때 감염자와 성 접촉을 했던 사람들에게 이 사실을 알리고 검사를 받게 하는 일이 성병 감염자 본인의 책임이다. 성병에 감염됐을지 여부는 임신 능력이나 건강은 물론이고 생명에까지 영향을 미치는 문제이므로 책임감을 갖고 사실을 알려야 한다. 성 접촉자들에게 반드시 본인을 밝힐 필요는 없다. 자신을 노출하고 싶지 않으면 휴대폰 문자메시지나 이메일로 알리는 방법도 있다. 어떤 방법을 쓰건 명심해야 할 점은 상대방의 건강과 관련된 중요한 사안이므로 상대가 사실을 이해하고 병원이나 보건소를 찾아 성병 검사를 받을 수 있도록 진지하고 성실하게 알려야 한다는 것이다.

미국에서는 모든 병원과 의사들이 임질과 매독 사례를 정부나 지역 보건 당국에 보고하도록 되어 있다. 그 밖의 다른 성병도 의무적으로 보고하도록 규정한 주도 많다. 또 임질과 매독에 걸린 이들은 사회복지사와 면담해서 병을 옮겼을 가능성이 있는 성 접촉자를 알려 줘야 한다. 성병 감염자와 성 접촉을 한 사람들에게는 사회복지사가 익명으로 감염 가능성을 알리고 진단받도록 한다. 성 접촉자를 알리고 싶지 않다면 본인이 직접 그 사람들을 만나서 치료받으라는 말을 전해야 한다.

증상과 치료

임질

임질은 커피콩 모양의 임질균이 일으키며, 따뜻하고 습한 생식기와 비뇨기를 따라 점차 퍼져나가, 골반, 요도, 항문 등에 영향을 미친다. 임질은 질성교, 구강성교, 항문성교를 통해 다른 사람에게 옮길 수 있다. 감염된 분비물이 묻은 손으로 눈을 만지면 눈도 임질에 감염될 수 있다. 임신부가 태중의 아기에게 옮길 수도 있다. 태어날 때는 감염되지 않았는데 어린이가 임질에 걸렸다면 대개는 성폭력에 의한 것이다.

임질을 치료하지 않고 그대로 두면 골반 부위가 심하게 감염돼 골반염이 된다. 골반염은 불임을 유발하거나 드물게는 온몸에 퍼지는 파종성 임균 감염으로 발전한다.

여성은 종종 초기 증상이 잘 나타나지 않으므로, 예방이 중요하다는 것을 명심한다. 통증이 심해서 의사를 찾을 때쯤이면 보통은 임질균이 상당히 퍼진 다음이다. 자궁 적출술을 받더라도 자궁이 제거되지 않은 다른 여성들과 마찬가지로 자궁경부 등 신체 다른 부위가 감염될 수 있다.

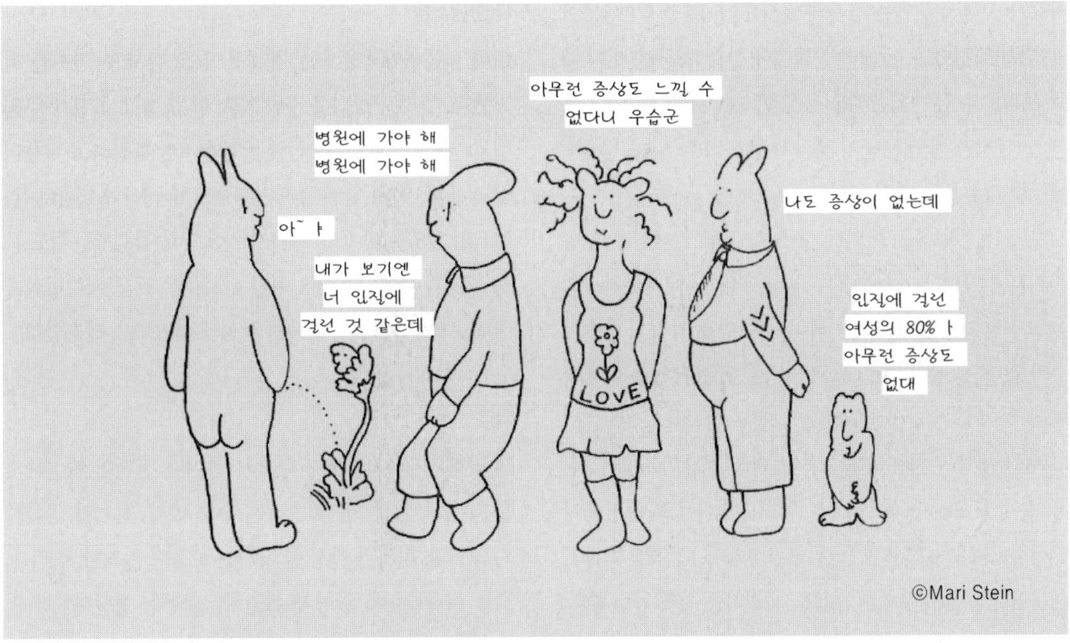

©Mari Stein

증상

임질에 걸린 여성 절반 이상이 처음엔 아무런 증상도 없다. 증상이 나타나는 이들은 보통 감염된 뒤 열흘 안에 증상이 보인다. 감염이 제일 흔한 부위는 자궁경부다. 자궁경부 임질에 걸리면 임균이 죽으면서 생기는 염증으로 인해 분비물이 많아진다. 질경으로 검사하면 자궁경부에서 끈끈한 분비물, 피부의 붉어짐 등이 보이며 때로 작은 종기나 짓무름도 보인다. 비정상적인 징후가 전혀 안 보일 수도 있다. 처음에는 이런 증상들이 일반적인 부인과 문제이거나, 먹는 피임약 같은 피임법 때문이라고 생각하기도 한다. 요도가 감염되었다면 오줌 눌 때 몹시 아프다. 감염이 퍼지면 요도구 양쪽에 있는 스킨선과 질구 양쪽에 있는 바르톨린선→12장 몸에 대한 이해, 여성의 골반 그림, 260쪽 에도 영향을 미친다. 요도와 난관으로 전이되면, 아랫배 한쪽이나 양쪽이 아프고 토하거나 열이 나면서 월경 주기가 불규칙해지고 성관계를 할 때 통증이 온다. 감염이 심할수록 통증을 비롯한 다른 증상이 심해진다. 이런 증상은 골반염 징후일 수 있다.

임질은 남성의 음경에서 여성의 목구멍(구강 인두 임질)이나 직장으로도 전이된다. 이런 경우 증상이 없기도 하지만 감염 부위에 따라 목이 따갑거나, 선(腺)이 붓거나, 직장의 통증이 나 염증이 생기거나 고름이나 피가 나온다.

눈이 임균성 고름에 감염됐다면(임균성 결막염) 바로 치료하지 않을 경우 실명할 수도 있다(신생아에게 예방 치료를 하지 않았을 때에도 실명할 수 있다). 세균이 혈류를 타고 이동해서 생기는 파종성 임균 감염은 드물긴 하지만 매우 심각하다. 농포성 피부 발진이 생기고 관절이 붓고 아프다. 드물게는 심장판막 감염이 생기고, 관절염, 뇌수막염 등을 일으킬 수 있다. 임질은 모든 단계에서 항생제로 치료해 추가 손상을 막을 수 있다. 그러나 대개 이미 손상된 부분은 복구되지 않는다.

남성에게 나타나는 증상

남성의 경우는 보통 음경이 빨갛게 붓고 진득한 고름 같은 분비물이 나오며 보통은 오줌 눌 때 심한 통증을 느낀다. 오줌이 자주 마렵거나 오줌에 피가 섞여 나오기도 한다. 증상이 나타나지 않는 남성들도 있다.

남성의 임질은 클라미디아 같은 다른 감염과 증상이 비슷해 곧잘 혼동된다. 임질 아닌 다른 염증은 비임균성 요도염으로 불린다. 이 단어는 감염의 원인은 정확히 몰라도 임질균은 아니라는 뜻이다. 성관계를 맺었던 남성이 음경에서 분비물이 나온다면 보통은 당일 진단이 나오므로 곧바로 두 사람 모두 즉시 치료를 시작할 수 있다. 첫 검사에서 감염원이 밝혀지지 않았다면 더 자세한 검사를 해 보는 것이 좋다.

검사와 진단

약물을 복용 전에 반드시 먼저 임질 검사를 받아야 한다.

치료가 시작된 뒤에는 검사의 정확도가 떨어지기 때문이다. 검사 직전에는 질 세척을 피해야 한다. 세균을 씻어 내서 실제로 감염이 됐는데도 음성 반응이 나올 수 있다. 또한 질 세척을 하면 세균이 생식기 안으로 더 깊이 침투해 심각한 감염으로 번지기 쉽다.

임질을 진단하는 여러 검사 중에 그람 염색법은 성병 클리닉이 아닌 곳에서는 잘 사용하지 않는다. 자궁경관염을 오진할 가능성이 50%나 되며 구강 인두 임질을 발견할 수가 없다. 임질의 경우, 요도 분비물 있는 남성은 98%까지, 증상이 없는 남성은 70% 정도 진단 성공률을 보인다.

세균 배양 검사는 신뢰도가 높지만 시간이 오래 걸린다. 분비물 표본을 떠서 특수 배양판에 바르고 임질균이 번식하도록 24~72시간 동안 실험실에서 배양해야 하기 때문이다. 자궁경부에서 표본을 채취하는 것이 가장 좋다. 정확도는 86~96% 정도다. 그러나 실험실까지 운반하는 동안 채취물을 적절한 조건에서 유지하는 것이 어렵기 때문에 세균 배양 검사도 정확하지 않을 수 있다. 표본을 채취한 부위에 따라서 검사의 정확도 또한 매우 다르다. 가장 일반적인 부위(자궁경부나 항문)에서 세균을 배양하면, 존재하는 모든 감염을 발견할 확률이 90% 정도다(임질에 걸린 여성 중 많은 수가 트리코모나스나 클라미디아에도 감염된다). 자궁경부가 감염된 여성의 50%는 항문도 감염되어 있다. 자궁 적출술을 받았다면 요도 부위 검사도 요청해야한다. 구강성교를 했다면 구강 인두 임질 검사도 부탁한다. 세균 배양에 어떤 배지가 사용될 것인지를 물어봐야 한다. 타이어마틴이나 트랜스그로 배지가 제일 낫다.

어떤 여성들은 우선 그람 염색법으로 검사한 뒤 진단을 확정하기 위해 세균 배양 검사를 이용한다. 그람 염색법에서 음성반응이 나왔지만 임질에 노출된 것이 확실하다면 세균 배양 검사 결과를 기다리는 동안 어떤 식으로든 치료를 받아야 한다.

특수 장비를 이용한 DNA 검사로는 임질균에 나타나는 독특한 DNA 배열을 통해 감염을 발견한다. 이 방법은 자궁경부나 남성의 요도에서 임질을 발견할 확률이 90% 이상이다. 이 방법으로 후두와 항문의 임질을 발견할 수 있는지는 입증되지 않았다. 검사 결과가 의심되면 음성으로 나왔을 때는 재검사를 하고, 양성으로 나왔을 때는 세균 배양을 통한 확진을 요청한다. 성상대의 검사 결과가 양성이라면 자신의 검사 결과와 상관없이 상대와 함께 치료를 요청할 수 있다.

다른 검사들

미국 식품의약국은 최근 새로운 임질 검사 두 가지를 허가했다. 엘리사 방식은 자궁경부, 항문, 요도 표본에서 임질균 항원을 한두 시간 안에 발견하지만 복잡하고 비용이 많이 든다. 속성 임질 검사(30분에서 몇 시간이 걸림)는 감염되지 않았는데 양성 결과가 나오거나 감염됐는데도 음성 결과가 나올 수 있다. 이런 검사들은 세균 배양법만큼 신뢰도가 높지 않아, 의사들은 세균 배양법을 선호한다.

치료

세균 배양 검사 결과가 나오기 전이나 진단이 확실하지 않은 상태에서 약을 처방하는 수가 있다. 검사가 정확하지 않거나, 환자가 다시 올 거라는 보장이 없거나, 빨리 치료를 시작할수록 완치가 쉬울 때 그렇다. 성상대에게 처방한 약에 대해서도 물어봐야 한다.

반면에 환자가 감염을 확신하는데도 양성 진단이 나오기 전까지 치료를 거부하는 곳들도 있다. 검사 결과를 기다리는 것을 선호하는 이유는 항생제를 남용해서는 안 된다는 것이다. 환자가 임질균 아닌 다른 균에 감염되어서 처방이 달라질 가능성이 있는 것도 이유다.→ 클라미디아성 감염, 229쪽

자궁내 장치는 감염을 퍼뜨리고 골반염에 걸릴 확률을 높여 치료를 더 어렵게 만든다. 치료를 받은 후 최소 24시간 동안은 자궁내 장치를 빼놔야 한다.

미국에서는 임질에 걸렸을 때, 우선 세프트리악손을 1회 복용하라고 권장한다. 미국 질병예방통제센터는 클라미디아성 감염이 임질과 함께 나타나는 일이 잦으므로 이를 치료하기 위해서 7일간 독시사이클린을 함께 복용하도록 하고 있다. 그러나 가능한 한 불필요한 항생제 복용을 피하기 위해 클라미디아 감염을 먼저 진단해야 한다. →339쪽 부작용이 많은 테트라사이클린보다는 하루에 두 번 복용하는 독시사이클린이 낫다. 임산부는 둘 다 복용해서는 안 되며, 에리트로마이신을 써야 한다(이것은 용법에 맞게 복용해야만 효과가 있다).

추적 검사

세프트리악손은 치유되었는지 알아보는 추적 배양 검사는 필요 없다.

임질과 임신

임산부는 임신 기간에 최소한 한 번은 임질 배양 검사를 받아야 한다. 임산부가 임질에 걸렸는데 치료하지 않는다면 아기가 산도를 통과할 때 감염되기 때문이다. 과거에는 임균성 결막염 때문에 아기가 실명하는 예도 있었다. 미국에서는 신생아의 임균성 결막염을 예방하기 위해서 산모가 임질에 감염되었든 아니든 신생아 눈에 질산은이나 항생제 몇 방울을 떨어뜨리도록 규정하고 있다.

클라미디아성 감염

클라미디아 트라코마티스라는 균이 일으키는 클라미디아성 질염은 매우 흔한 세균성 성병이다. 클라미디아는 요도염, 자궁경부염, 골반염, 임신과 출산 시의 위험한 합병증이나 불임까지 유발하며 →340쪽 여성에게 특히 치명적이다. 남성에게는 요도염을 일으킨다. 이 균은 직장염을 일으킬 수도 있다.

클라미디아는 감염된 사람과 질성교나 항문성교를 하는 동안 전염되며, 파트너와 함께 쓰는 섹스 기구에 묻은 분비물을 통해서도 전염된다. 감염된 분비물이 묻은 손으로 눈을 만지면 눈으로 옮겨갈 수도 있고, 출산 시 아기에게 전염되기도 한다. 드물지만 감염된 사람과 구강성교를 하면, 목구멍에 전염될 수도 있다.

증상

클라미디아에 감염된 여성들 대부분은 처음에는 증상이 안 나타난다. 여성에게 가장 흔한 증상은 질 분비물의 증가로서, 보통은 균에 노출된 지 7~14일 사이에 나타난다. 다른 증상으로는 배뇨 시 통증, 비정상적인 질출혈, 성관계 후 출혈, 아랫배 통증 등이 있다. 자궁경부를 검사하면 염증이 보일 수도 있고 보이지 않을 수도 있다. 아무런 증상이 없을 때는 파트너가 증상이 있는지, 또는 파트너가 비임균성 요도염 진단을 받은 적이 있는지 같은 정보에 의존할 수밖에 없다. 성관계가 잦은 사람은 정기적으로 클라미디아 감염 검사를 받아야 한다.

남성에게 나타나는 증상

남성이 감염되면 소변을 볼 때 심한 통증을 느끼며 감염 1~3주 뒤에는 요도 분비물이 나타난다. 증상은 임질과 비슷하지만 일반적으로 더 가볍다. 잠복기도 긴 편이어서 적어도 7일이 지나야 증세가 나타난다. 감염된 남성들 가운데 25%가량은 전염력이 있는데도 증상이 없다. 커플이 모두 전염됐어도 한 사람만 증상이 나타나 서로 재감염되는 것을 막으려면 두 사람이 함께 치료받아야 한다.

의료진이 클라미디아의 위험에 대해 잘 모르거나, 임질이나 다른 질병과 잘 구별되지 않아 오진하는 일이 더러 있다. 또 여성에게 나타나는 증상을 간과하거나 원인을 잘못 짚기도 한다.

처음에는 방광염인 줄 알았어요. 몇 달 뒤에 열나고 떨리고 아랫배가 너무너무 아파왔어요. 그때 의사는 클라미디아나 골반염에 대해선 한마디도 하지 않았어요. 그저 임질 검사만 했는데 음성으로 나왔죠. 죽도록 아픈 지 6개월이 지난 후 암피실린을 투여했지만 효과가 없었어요. 의사들은 "아무 이상이 없어요. 심리적인 문제라니까요." 하는 말만 계속했고. 9개월이 지난 뒤에야 골반염 진단이 내려졌지만, 병원에서는 '가벼운 골반염'이라더군요. 그러다가 남편에게 비임균성 요도염 증상이 나타나니까 의사들은 그제야 내 증세를 심각하게 받아들이고 제대로 된 약을 쓰더군요.

일반 임질 치료는 클라미디아성 감염에 아무 소용이 '없다.' 임질이 아니라 클라미디아성 감염인 것 같으면, 임질 치료를 시작하기 전에 검사 결과를 기다려야 한다.

검사와 진단

요즘에는 클라미디아 검사도 다양하다. 본인이나 파트너에게서 분비물이 있으면 대부분은 임질 검사를 받지만, 반드시 클라미디아 검사도 같이 받아야 한다. 두 결과 모두 음성이면 문제는 비임균성 요도염이거나 화농점액성 자궁경관염일 수 있다. → 비임균성 요도염과 클라미디아성 감염, 340쪽

단일 세포군 항체 검사, 면역 효소 검사, DNA 검사 같은 클라미디아 검사들은 전통 배양 검사보다 비용이 싸고 더 빠르고 더 널리 쓰이고 있다. 이런 검사법은 배양 검사보다는 신뢰도가 낮지만 진단에 큰 도움을 준다.

미국 식품의약국이 승인한 몇 가지 새로운 검사법이 있는데, 그중 하나는 임질도 진단할 수 있다. 이 검사법(상표명 앰플리코, LCX)은 DNA 증폭 기술을 사용해서 정확도가 훨씬 높으나 비교적 비싸고 아직 널리 이용되지 않고 있다.

치료

독시사이클린은 클라미디아에 대한 표준 치료제다. 미국 질병예방통제센터는 독시사이클린을 7일 동안 쓰거나 아지스로마이신을 한 번 복용하는 것 중 선택해서 치료하도록 권장한다. 임신 등의 이유로 독시사이클린을 사용할 수 없을 때 아지스로마이신이 처방된다. 임산부에게는 주로 아지스로마이신이 처방된다. 아지스로마이신 알레르기가 있으면 복용해서는 안 된다. 페니실린 등 성병에 흔히 사용되는 다른 항생제들은 효과가 없다. 클라미디아성 결막염은 먹는 항생제로 치료한다.

처방약을 모두 복용하지 않으면 감염이 재발하거나 더 심각한 문제가 생겨 치료하기가 더 어렵다. 보통 3주 안에 낫지만, 그렇지 않을 때는 의사를 찾아가 다른 항생제를 처방받거나 더 오래 치료해야 한다. 성관계 파트너들도 증상이 있건 없건 독시사이클린이나 아지스로마이신을 복용해야 한다.

어떤 항생제든 복용 전에 부작용을 꼭 확인해야 한다. 임신부는 테트라사이클린이나 독시사이클린을 복용해서는 안 되고, 요도를 자극할 수 있으므로 완치 전에 음주를 해서도 안 된다. 본인과 파트너는 완치 전에 성기를 접촉하는 섹스를 하지 말아야 한다. 클라미디아성 감염이 계속 반복되고 항생제마저 듣지 않는다면, 다른 세균에 감염되었거나 고질적인 골반염일 가능성도 있다.

클라미디아성 감염과 임신

연구에 따르면 임신부의 8~10% 정도는 클라미디아에 감염된다. 감염된 임신부가 태어날 아기에게 클라미디아를 전염시킬 확률은 70%다. 아기가 감염되면 결막염이나 폐렴에 걸릴 수 있다. 클라미디아는 또한 유산, 자궁외 임신, 조산, 산욕열을 일으킬 수 있다. 이런 위험성이 있으므로 모든 임신부들은 클라미디아 감염 검사를 받는 게 좋다.

비임균성 요도염과 클라미디아성 감염

비임균성 요도염은 임균이 아닌 다른 균으로 생긴 요도염을 가리킨다. 원인균 진단이 확실치 않기 때문에 클라미디아가 원인일 수도 있고 우레아플라스마라는 균 때문일 수도 있다. 이 균은 아무 증상이 없는 건강한 사람의 생식기에서도 발견된다. 그러나 요소 혈장과 생식기 미코플라스마라 불리는 균은 요도염을 일으킨다. 우레아플라스마와 미코플라스마는 자궁경부염, 골반염, 불임, 유산, 조산 등을 일으킬 수도 있다. 그래서 일부 전문가들은 유산이 반복되거나 불임인 여성들은 클라미디아와 함께 이 균에 대한 검사를 받아야 한다고 주장한다.

헤르페스(포진)

'기다'는 뜻의 그리스어에서 유래한 헤르페스는 미세한 원시 유기체인 단순 포진 바이러스 때문에 생기는 성병이다. 단순 포진균에 대한 연구는 최근 들어 상당히 활발하다. 이 바이러스는 피부, 입, 생식기의 점막을 통해 몸속으로 들어가 신경을 타고 척추 끝까지 들어간 뒤 정착해서 우리 몸의 세포가 생산한 영양 물질을 먹고 자란다. 단순 포진 바이러스에는 두 가지 유형이 있다. 단순 포진1형 바이러스는 보통 입술, 얼굴, 입에 시린 통증이나 물집이 생긴다. 단순 포진2형 바이러스는 대개 생식기 부위에 통증이 있다. 일반적으로 단순 포진 1형은 허리 윗부분에서, 단순 포진 2형은 허리 아랫부분에서 발견되지만 구강성교가 증가하면서 허리 위아래에 걸쳐 나타나기도 한다. 이 장에서는 생식기 포진에 대해 살펴보려 한다.

진행성 감염자와 질성교, 항문성교, 구강성교를 하면서 직접적인 피부 접촉이 있으면 포진에 감염된다. 또 손가락을 통해 입에서 성기(또는 눈)로 퍼지거나, 섹스 도구를 함께 쓰면서 전염된다. 포진은 피부가 홍조를 띨 때부터 상처에 딱지가 앉을 때까지 전염성이 제일 강하지만, 증상이 없더라도 옮길 수 있다. 대부분은 증상이 없을 때 전염된다.

염증 부위를 만지고 나면 항상 손을 씻어야 한다. 특히 염증에서 나온 액체가 손에 묻어 있을 때 눈을 만지지 않도록 주의한다.

증상

보통은 감염된 지 2~20일에 증상이 나타난다. 많은 이들이 증상이 없거나, 시간이 한참 지나야 증상을 인식한다. 포진의 증상은 생식기가 따끔거리거나 가려운 것으로 시작된다. 이 시기를 '전구기'라고 하는데 포진이 생기기 몇 시간에서 며칠 전에 일어난다. 화끈거리는 느낌이 들거나 다리나 엉덩이, 생식기에 통증이 있거나 압박감이 들기도 한다. 이후 포진이 생기는데, 처음에는 붉은 종기 한두 개가 생기다가 하루 이틀 안에 물집으로 바뀐다. 물집은 대부분 대음순과 소음순, 클리토리스, 질구, 회음 등에 나타나는데 때로는 질벽이나 엉덩이, 허벅지, 항문, 배꼽 등에도 나타난다. 여성들은 자궁경부에도 포진이 생길 수 있지만, 겉으로 구별할 수 있는 증상이 없다. 대부분의 여성들은 첫 감염 때 음문과 자궁경부 모두에 포진이 생긴다. 며칠이 지나면 물집이 터지면서 가벼운 궤양이 남는데, 여기서 진물이나 피가 나오기도 한다. 보통 사나흘 뒤에는 딱지가 앉고 포진이 저절로 낫는다.

포진이 진행 중일 때는 소변을 보면 아프고, 생식기 전체 부위에 둔한 통증이 있거나 심하게 화끈거리기도 한다. 통증이 다리로 확산되기도 한다. 오줌이 자주 마렵거나 질 분비물이 나올 수도 있다. 또 음문이 아프고 염증이 생길 수도 있다. 발병 초기에는 열이 나거나 두통이 있고 서혜부 임파선이 붓는다. 증상이 심한 여성은 방광에 오줌이 괴어 있으나 배뇨하지 못하는 배뇨 장애로 발전한다. 342쪽에 소개된 자가요법을 해 보아도 소변을 볼 수 없다면 의사의 도움을 받아야 한다. 첫 발병이 가장 고통스럽고 완치되는 데도 오래 걸린다(2~3주).

남성의 증상

남성은 전구기 동안 고환에 통증이 있다가 음경 귀두와 음경체 부분에 포진이 생기고 이것이 음낭, 회음, 엉덩이, 항문, 허벅지로 퍼진다. 남성 역시 요도에 포진이 생겨도 알지 못할 수 있다. 요도에서 분비물이 나오기도 한다.

재발

포진은 재발하지 않는 사람도 간혹 있지만 보통 발병 뒤 3~12개월에 같은 부위에 재발하는 수가 많다. 첫 발병의 증세가 심할수록 재발 가능성이 높다. 재발은 보통 증상이 더 가벼우며 3일~2주 정도 지속되는데, 자궁경부에는 재발하지 않는다. 스트레스, 질병, 피부외상, 월경과 임신, 특정 음식 등이 재발하게 만들기도 한다. 1년에 재발하는 횟수는 보통 시간이 지나면서 줄어든다. 포진 재발은 저항력의 약화와 연관이 있다. 비타민B가 부족하거나 스트레스가 많은 사람이 더 자주 재발한다. 연구에 따르면 생식기 부위의 단순 포진2형이 단순 포진1형보다 훨씬 더 많이 재발한다.

검사와 진단

환자와 의사들은 보통 포진이 있는지를 보고 헤르페스를 진단하는데, 연성하감이나 매독, 생식기 사마귀 등과 자주 혼동된다. 포진 진단을 확정하는 검사법이 몇 가지 있지만, 단순 포진1형과 2형을 구분할 수 있는 검사는 진행성생식기 병변 검사를 빼면 거의 없다. 많은 사람들이 살면서 다양한 유형의 포진에 노출되므로, 1형과 2형을 구분하지 못하는 검사는 별 소용이 없다. 생식기에 포진이 생겼다면, 진행 중일 때 바로 검사를 받아야 한다.

챙크 검사

자궁경부 세포진 검사와 비슷하다. 진행성 포진 일부를 긁어내 슬라이드 위에 바르고 건조시킨 후 실험실로 보내는 것이다. 배양법보다 정확도는 떨어지지만 남녀 모두 사용할 수 있고 비용이 덜 든다. 단순 포진1형과 2형을 구별하지 못한다.

바이러스 배양법

바이러스 조직 배양은 바이러스가 자랄 수 있는 살아 있는 세포를 이용한다. 이 검사는 단순 포진1형과 2형을 구분할 수 있는 장점이 있으나 비용이 많이 들며, 장비를 갖추고 있는 병원이 흔하지 않다. 이 검사는 세포진 검사보다 정확도가 높으며, 포진이 처음 나타났을 때 해야 한다. 가장 정확한 검사법으로 알려져 있다.

다른 검사들

혈중 포진 항체 수준치를 측정하려면 혈액 검사를 해야 한다(일단 바이러스에 노출되면, 우리 몸은 감염에 맞서 싸울 항체를 만든다). 처음 발병했을 때와 4~6주 뒤, 이렇게 혈액을 두 번 채취한다. 항체를 만드는 데 2주 정도 걸리므로 포진에 감염됐다면 두 번째 샘플의 항체 수준이 훨씬 높을 것이다. 이 검사는 단순 포진1형과 2형을 구별할 수 없기 때문에 구강 포진이 없는 사람이 처음 감염됐을 때 해야 효과가 있다. 그러나 포진 첫 감염자 대부분은 증상을 안 나타내므로 이 검사는 보통 도움이 안 된다. 새로운 혈액 검사법이 곧 개발될 것이다.

치료

연구자들이 백신이나 항바이러스 요법, 면역계 자극제 등을 연구하고 있으나 현재로서는 포진에 대한 병원 치료법이 없다. 물집이 생긴 부위를 청결하고 건조하게 해야 한다. 통증이 심하면 자일로케인 크림이나 에틸클로라이드를 바른다. 생식기 포진이 발병하면 먹는 항바이러스제인 아시클로버(상표명 조비락스), 염산발라시클로버(상표명 발트렉스), 팜시클로버(상표명 팜비어) 등을 처방한다. 이 약들을 일찍 복용할수록(포진이 생긴 뒤 72시간 안에), 더 효과가 좋다(아시클로버 연고도 쓰이지만 효과는 떨어진다). 발병 시점에서 약을 복용하면, 증세와 지속 시간을 줄일 수 있다. 매일 복용하면 포진의 빈도가 줄어든다. 또 증상이 없는 상태에서 바이러스를 전이시키는 빈도도 줄일 수 있다. 재발이 잦다면(연 6회 이상) 이를 예방하기 위해 약을 매일 복용해야 한다.

초기에 디메틸설폭사이드에 15%의 이독수리딘을 혼합해 바르면 음순 부위의 증상을 완화하고 치료 기간을 줄일 수 있다. 동종 요법도 도움이 된다.→5장 통합 치유

그러나 이런 치료법들로도 포진을 완전히 치료하지는 못한다. 포진이 있다면, 포진과 더불어 사는 법을 배워야 한다.

자가 요법과 대체 요법

재발을 완전히 예방할 수는 없다. 그러나 발병 횟수를 줄이고 증상을 완화하려면 영양가 있는 식사, 충분한 휴식, 운동 등, 건강한 생활 습관을 갖는 게 좋다. 다음에 나오는 자가요법을 실천하면 재발 횟수를 줄이고 증세를 완화할 수 있을 것이다(임신부라면 대체 요법을 써보기 전에 담당 의사에게 반드시 상담을 받는다).

포진이 처음 생기면 하루 3~5회씩 베이킹소다로 따뜻하게 좌욕을 한다. 물집이 생긴 부위는 깨끗하고 건조하게 유지해야 한다. 헤어드라이기로 말리는 것도 좋다. 포진은 공기를 쐬어야 빨리 낫기 때문에 면 팬티만 입거나 아무것도 입지 않는다. 소변을 볼 때 아프다면, 샤워 도중이나 욕조 안에서 소변을 보거나 생식기에 물을 뿌려 준다. 물집이 터지면 약국에서 구할 수 있는 과산화수소 같은 건조제를 바른다. 통증을 덜기 위해서는 아세트아미노펜(예를 들면 타이레놀)이나 아스피린을 복용한다.

많은 여성들에게 다음 대체 요법들이 포진에 도움이 되었다. 사람마다 효과가 있을 수도 있고 없을 수도 있다. 어떤 것들은 건강 식품점이나 인터넷 쇼핑몰 등에서 구입해야 하므로 비쌀 수도 있다. 한두 가지 정도를 골라서 사용해 보자. 최대 효과를 보려면 충분한 영양과 휴식이 따라야 한다.

- 에키나시아 캡슐을 건강 식품점에서 구할 수 있다. 3시간마다 두 알씩을 복용하든지 정기제로 만들어서 바르든지(3~4일 동안 2 시간마다 1 작은술), 차로 끓여서 마신다(하루 4컵).
- 2,000mg의 비타민C를 복용한다. 위에 부담이 되거나 설사를 하면 복용량을 줄였다가 점차 다시 늘리고, 문제가 생기면 더 줄이는 식으로 한다. 비타민B 복합제나 비타민E, 비타민A가 재발을 예방하는 데 도움이 되며, 특히 스트레스를 받을 때 좋다. 비타민A는 몸에 축적되기 때문에 10,000IU 이상 복용하지 않도록 주의한다(이보다 많이 복용하면 해롭다). 비타민A의 전구체인 베타카로틴은 몸에 축적되지 않으므로 더 안전하다.
- 엽록소(가루 형태)와 밀싹은 항바이러스 약초다. 따뜻한 물에 타서 마신다. 남조류를 매일 3,000mg 정도씩 먹는 것도 도움이 된다.
- 리신은 초기 증세를 완화하는 데 매우 효과적인 아미노산이다. 사용을 중단하면 증상이 다시 나타날 수 있다. 포진이 없어질 때까지 매일 750~1,000mg을 복용한다. 이후에는 하루에 500mg을 복용한다. 리신은 포진 감염을 자극하는 아르기닌(콩류, 특히 땅콩, 초콜릿, 콜라 같은 식품에 들어 있는 물질)의 작용을 억제하는 효과가 있다고 알려져 있다. 포진 증상이 있는 동안 아르기닌이 많이 든 식품은 피해야 한다.
- 매일 아연 5~60mg을 복용한다.
- 포도 껍질은 항바이러스 기능이 있다. 적포도가 좋다고 알려져 있다.
- 증상이 처음 나타났을 때 침을 맞으면 재발을 예방하기도 한다. 발의 경혈점을 지압하는 것도 발병을 예방할 수 있다(복숭아뼈에서 새끼발가락 사이 선을 따라 엄지손가락으로 세 개 정도 올라간 부분). 상세한 표를 그려 정확한 지점을 지압하는 게 중요하다.
- 물집을 말리고 치료하는 데 알로에베라겔을 이용하는 사람도 많다. 네오스포린, 캄포페니크, 포비돈요드(베타딘)도 치료에 사용된다.

증상의 완화

포진은 매우 귀찮은 병이다. 다음 치료법은 증상 완화를 위한 것이다. 포진을 습하게 하는 요법은 치료를 방해한다. 물집이 터지면 감염이 다른 부위로 퍼질 수 있다.

물기 머금은 정향차나 홍차 티백으로 습포를 하거나

말린 수피 등으로 좌욕을 하면 증세가 완화된다. 도움이 된다. 칼슘정제 같은 것, 가루로 된 미끄러운 느릅나무, 골든실, 럼주, 컴프리 뿌리, 찬 우유 등으로 찜질을 해도 된다. 이런 것들을 반죽해서 물집 부위에 붙이기도 한다. 반죽을 붙인 다음에는 따뜻한 물로 습기를 유지해 주어야 한다.

포진과 임신

임신 중 1차 포진에 걸리면 유산과 조산 위험이 높아진다. 임신부가 출산할 때 바이러스를 흘리면 포진은 산도를 통해 아기에게 전염돼 뇌 손상, 실명, 죽음까지 불러올 수 있다. 끔찍하게 들리겠지만 이 일은 정상적인 출산 5,000건당 1건 정도로 드물게 발생한다. 출산 시 처음 발병한 경우 위험률이 훨씬 높다. 어머니가 포진이 있으면 출산 시 아기가 포진에 감염될 확률은 50%가 넘는다. 재발성 포진인 산모의 아기가 포진에 감염될 확률은 4% 이하로 낮아진다. 모체가 이미 양수나 혈액을 통해 아기에게 항체를 전달했기 때문이다.

임신부는 포진에 걸린 사람과 섹스하면 안 된다. 포진이 재발한 임신부는 의사나 조산사에게 알려야 한다. 출산 때 전구기 증상이 있거나 진행성 포진이 생겼을 때는 양수가 터진 후 4~6시간 안에 제왕절개술을 받아야 한다. 출산 후에도 아기에게 전염되지 않도록 주의해야 한다. 아기를 만지기 전에 꼭 손을 씻고, 물집에 손을 대지 말아야 한다.

예방

포진 치료 백신의 개발은 지금까지는 실패했다. 연구자들은 계속해서 유전공학을 이용한 백신 개발을 추진하고 있다. 포진은 완치될 수 없기 때문에 예방이 특히 중요하다. 그렇다고 잠복기 바이러스를 가진 사람과 절대로 성관계를 하지 말라는 말은 '아니다.' 다만 상식적으로 위험성을 판단해 가능한 예방 조치를 취하라는 얘기다. 다음 사항을 따른다면 감염 확률은 낮아질 것이다. →333쪽

- **성관계를 시작하기 전에 상대의 성병 전력에 대해 자세히 묻는다.** 상대가 포진이 있다면 증상은 없더라도 333쪽에 나온 주의 조치를 취하는 것이 좋다. 포진은 증상이 없어도 전염될 수 있기 때문이다.
- 진행성 포진이 있는 사람과는 성관계를 피한다.
- 포진은 피부 접촉을 통해 다른 부위로 퍼질 수 있으므로 터진 물집을 만지지 않도록 주의한다. 생식기 부위를 만지거나 자가 검진한 뒤 반드시 손을 씻어야 한다. 콘택트렌즈를 넣기 전에도 항상 손을 씻는다.

남을 보호하기

- 진행성 포진이 나 있을 때 성관계를 갖지 않는다. 물집이 없더라도 성교할 때 콘돔을, 구강성교 때는 구강 마개나 랩 같은 차단 보호 장치를 사용한다.
- 처음 발병 기간 중에는 헌혈하지 않는다.
- 남성은 진행성 포진이 발병했을 때 정자를 제공해서는 안 된다.
- 입속이나 입술에 진행성 포진(열 수포, 발진)가 있을 때는 구강성교를 피한다.

재발 예방

- 포진은 스트레스에 의해 생긴다. 가능하면 포진의 원인이 뭔지 찾아내고, 생활의 긴장을 없애거나 줄인다.
- 커피, 차, 콜라, 초콜릿 같은 자극적인 음식을 줄인다.
- 재발 예방에 도움이 되는 비타민A, 비타민B, 비타민C, 판토텐산과 아연, 철, 칼슘의 섭취를 늘린다.
- 아르기닌을 많이 함유한 음식(콩류, 초콜릿, 콜라, 쌀)을 피하고 리신 함량이 높은 감자, 육류, 우유, 양조 효모, 생선, 간, 달걀 등을 먹는다.
- 포진 발병이 잦고 증상이 심하면 예방약으로 아시클로버를 복용할 것인지 의사와 상의한다. 비싸기는 하지만 효과가 있다.

포진과 더불어 살기

삶에 영구적인 요소로 포진을 받아들이기는 어려운 일이다. 포진에 걸렸는데 완치되지 않는다는 것을 알게 되면 충격일 것이다. 고립감, 외로움과 함께 옮긴 사람에게 분노를 느낄 것이다. 장기적인 관계를 유지하거나 임신하는 일에 불안을 느낄 것이다. 그러나 포진 걸린 모든 사람이 이렇게 생각하는 것도 아니고, 이런 반응이 끝까지 지속되지도 않는다.

처음 포진이 심하게 나타난 후, 나는 내 몸에서 멀리 벗어난 느낌이었어요. 다시 사랑을 나누기 시작했을 때 오르가슴을 느끼거나 내 몸의 리듬을 파악하기도 힘들었죠. 눈물이 나더군요.

내 몸이 침략당한 느낌이었어요. 온몸이 포진으로 벌집이 된 것 같았죠. 내가 오염된 것 같았고 걱정이 늘 끊이질 않았어요. 아기는 괜찮을까? 태어날 아기가 영향을 받는다면 너무 부당한 거니까요.

포진에 걸렸는데 포진에 걸리지 않은 사람과 친밀한 관계를 갖는다면 두 사람 모두에게 미묘하게 영향을 준다.

가끔씩 우리 둘을 괴롭혔죠. 사랑하는 그녀는 내가 포진에 걸릴까봐 자기가 날 스트레스에서 보호해야 한다고 생각했어요. 그래서 그녀는 자기한테 필요할 때도 내게 자기를 배려해 달라거나 시간을 내 달라거나 위로해 달라고 하지 않았어요.

포진이 두 사람 관계에 미치는 영향은 서로가 얼마나 신뢰했는지, 근심거리를 얼마나 편하게 나눌 수 있는지에 크게 좌우된다. 우리가 포진을 겪는 방식은 질병을 대하는 태도와 관계가 많다. 예를 들어 포진을 재난이라기보다 스트레스나 질병, 기타 문제의 징후라고 보는 사람은 자기만의 대처법을 훨씬 더 쉽게 찾을 수 있다.

포진은 불편함이고 고통이죠. 하지만 같이 살아가는 법을 배울 수 있는 대상이기도 해요. 난 포진을 일종의 불균형이라고 봐요. 스트레스와 연관돼 있거든요. 가능한 몸 상태를 좋게 유지하고 포진에 대해 너무 열 받지 않으려고 노력합니다.

포진에 걸려서 좋은 점 한 가지는 나 자신을 성실하게 돌보게 됐다는 거예요. 음부가 따갑거나 가렵기 시작하면 곧바로 안정을 취해야겠다는 생각이 들어요. 오랫동안 뜨거운 물로 목욕을 해요. 긴장을 풀고 생각을 늦추면서 평화로운 치유 에너지를 그 부분에 보내려고 노력해요. 가끔 명상도 하고요.

포진을 극복하는 가장 좋은 방법은 유머예요. 포진은 너무 심각하고 두려운 일투성이니까요. 포진을 누구나 가지고 사는 안 좋은 것들 중 하나일 뿐이라는 걸 알아야 해요.

포진에 대해 터놓고 말할 수 있을 정도로 편안해지면 극복하기가 더 쉽다. 본의 아니게 포진 재발을 터놓게 되는 사람들도 있다.

매독

매독은 스파로헤타라 불리는 나선형 세균 때문에 걸린다. 증상이 나타나는 감염기(1기, 2기, 잠복기 시작)에 있는 사람과 성관계를 하거나 피부 접촉을 했을 때 매독에 걸릴 수 있다. 매독에 걸린 임신부는 증상이 있든 없든 태아에게 옮길 수 있다.

매독은 몸에 난 균이 있는 상처나 발진 등을 통해 퍼진다. 이때 세균이 생식기, 입, 항문 등 점막에 침투한다. 세균은 몸의 여러 부위에 난 상처를 통해 침투할 수 있지만 매독은 보통 성 접촉이 없으면 전염되지 않는다.

증상

일단 세균이 몸에 침투하면, 매독은 치료 시기에 따라 4단계 양상을 띤다. 그러나 오랫동안 증상이 안 나타날 수도 있다.

1기

처음 나타나는 증상은 보통 '경성하감'이라 불리는 통증 없는 상처다. 경성하감은 여드름이나 물집, 아물지 않은 상처처럼 보이며, 몸에 세균이 침입한 지 9~90일 동안 나타난다. 상처는 보통 세균이 침입한 지점이나 그 부근의 생식기나 손끝, 입술, 가슴, 항문, 입에 생긴다. 때로는 경성하감이 나타나지 않거나 질 속이나 음순 주름 속에 감춰져 병의 증상이 전혀 보이지 않을 수도 있다. 경성하감이 나타나는 여성 중 10%만이 이를 알아차린다. 질경으로 정기적으로 관찰하면, 경성하감이 왜 나타났는지 발견하기가 더 쉽다. 1기 때의 경성하감은 전염성이 매우 강하다. 333쪽에 나온 예방법들은 물리적인 차단 장치가 감염된 상처 부위를 전부 덮었을 때에만 효과가 있다. 치료를 하든 않든 상처는 보통 1~5주 뒤에 낫지만 몸속에 있는 매독균은 계속 증식하고 퍼진다.

2기

2기는 발병 뒤 1주일에서 6개월 사이 몸에 나타난다. 이때쯤에는 세균이 온몸에 퍼져 있다. 대개 이 시기는 몇 주나 몇 달 동안 지속되지만, 여러 해 동안 증상이 나타났다 없어졌다 하기도 한다. 온몸, 손바닥, 발바닥에 발진이 생기거나 입속에 상처가 나거나 독감 같은 증상이 나타날 수도 있다. 머리카락이 빠지거나 생식기나 항문 주위가 부풀어 오르기도 한다. 2기에 매독은 '매독성 콘딜롬'으로 불리는 점액 반점을 통해 퍼져 나간다. 점액 반점은 생식기 사마귀를 닮은 종기다.

잠복기

잠복기는 10~20년간 지속될 수 있으며 겉으로 드러나는 증상은 없다. 그러나 매독이 심장과 뇌를 포함한 내부 장기에 침입할 수 있다. 매독은 2기 증상이 전혀 나타나지 않는 잠재기의 초기 몇 년간은 전염성이 없다.

3기(말기)

잠복기를 거친 심각한 결과가 나타난다. 매독이 어느 기관을 공격했느냐에 따라 중증 심장병, 지체 부자유, 실명, 정신장애도 올 수 있다. 현재의 매독 진단과 치료 능력을 볼 때, 이 단계까지 가게 해서는 안 된다. 이 단계의 매독은 전염성이 없다.

남성의 증상

남성의 증상은 여성과 유사하다. 그러나 남성은 경성하감을 더 잘 알아챌 수 있어 1기 때 치료받을 확률이 높다. 하감이 가장 흔히 나타나는 부위는 음경과 음낭이다. 하감은 표피 주름 속이나 음낭 아래, 사타구니에 숨어 있을 수 있다. 1기 때 남성은 여성보다 사타구니의 임파선이 부어오르기 쉽다.

진단과 치료

매독은 언제라도 진단과 치료가 가능하다. 매독은 연성하감, 포진, 성병성 림프 육아종 같은 다른 성병들과 혼동될 수 있다.

의사는 1기 초기에 사타구니의 임파선이 부은 것 같은 섬세한 증상을 찾아낼 수 있고 하감이 생겼다면 거기서 나오는 분비물을 현미경으로 검사해 볼 수도 있다(암시아 검사). 의사가 검사하기 전에 어떤 약이나 크림, 연고도 바르면 안 된다. 표면의 매독균이 죽어서 검사의 정확도가 떨어지기 때문이다. 하감이 생긴 지 1~2주 뒤면 혈관에서 스파로헤타 항체를 발견할 수 있다. 매독 진단에는 두 가지 혈액검사가 이용된다. 매독균 비특이 항체 검사(VDRL이나 RPR)는 반응을 추적하기 위한 검사이며 다른 하나 매독균 특이 항체 검사(FTA-ABS나 MHA-TP)는 비특이성 검사 결과를 확인한다. 매독이 의심되면 의사의 지시에 따라 예방 치료를 받아야 한다. 매독균 배양은 90일까지 걸리기 때문에 치료받고 있지 않다면 1기 매독 검사를 한 달에 한 번씩 해야 한다. 결과가 음성으로 나오면 4회까지 반복한다. 두 명 이상의 상대와 성생활을 한다면 정기 검진 때 매독 혈청 검사를 요청해야 한다.

매독 치료에는 페니실린 주사가 쓰이며, 페니실린 알레르기가 있는 사람에게는 독시사이클린이나 테트라사이클린 알약이 대신 쓰인다. 병이 도지거나 진단에 오류가 있을 수 있으므로, 완치를 확인하려면 적어도 추적 혈액 검사를 두 번은 해야 한다. 질병이 어느 단계에 있는지에 따라 검사는 3~6개월 뒤나 1년 뒤에 한다. 매독의 첫 세 단계(1기, 2기, 잠복기)까지는 영구적인 손상 없이 완치할 수 있다. 후기라 해도 치명적인 손상이 더 진행되지 않게 막을 수 있다.

매독과 임신

매독에 걸린 임신부는 태아에게 균을 옮길 수 있다. 특히 병에 걸린 뒤 몇 년간은 균을 옮기기 쉽다. 매독균이 성인과 마찬가지로 태아를 공격하면 아이가 사산되거나, 주요 조직에 기형이 생기거나 병에 걸려 태어나기도 한다. 임신부는 되도록 빨리 치료를 받아야 한다. 임신 16주 전에 치료를 받으면 태아는 영향을 받지 않는다(태아가 이미 감염되었다 해도, 이미 손상된 부위는 복구할 수 없지만 페니실린으로 병의 진행을 막을 수는 있다). 모든 임신부는 임신 사실을 안 뒤 가능한 빨리 매독 검사를 받아야 하며, 출산 전에 다시 한번 검사를 해야 한다. 그리고 매독에 노출됐다고 생각되면 언제라도 검사를 받는다. 매독에 걸렸더라도 태아에게 옮기기 전에 치료할 수 있다.

생식기 사마귀와 인유두종 바이러스 →24장, 636쪽

생식기 사마귀는 보통 피부 사마귀를 일으키는 종류와 비슷한 인유두종 바이러스(HPV) 때문에 생긴다. 70가지가 넘는 HPV는 생식기 부위에 눈에 보이지 않는 감염이나 사마귀, 편평한 병변을 일으킨다. HPV는 보통 감염된 여성이나 남성과 성관계를 할 때 전염된다. 자궁경부에 있는 HPV로 인한 병변이 자궁경부암의 위험을 높일 때도 있다. 특히 HPV16형과 HPV18형이 위험하다. 그러나 안타깝게도 환자나 의사 모두 이런 자궁경부 병변을 발견하지 못할 때가 있다.

생식기 사마귀는 보통 감염된 지 3주에서 8개월 뒤에 나타난다. 눈에 보이지 않는 HPV와 마찬가지로 사마귀도 전염성이 있으므로 둘 중 한 명이라도 바이러스에 노출된 적 있다면 남성 파트너는 콘돔을 사용해야 한다. 눈에 보이는 생식기 사마귀는 보통 사마귀처럼 생겼으며, 통증이 없는 작고 단단한 점이나 질구 밑에서 나타나는 병변으로 시작된다. 사마귀는 음순이나 음문, 질 안쪽, 자궁경부에도 생긴다. 항문 주위에도 나타날 수 있는데, 이때 치질로 오해할 수도 있다. 사마귀는 온기와 습기를 받고 자라나서 꽃양배추 같은 모양으로 커진다. 자궁경부 병변은 눈에 보이는 사마귀보다 더 널리 퍼져 있지만 맨 눈으로는 관찰할 수 없고 아무 증상도 나타내지 않는다.

남성의 증상

사마귀는 귀두(주로 포피 아래), 음경체에 생기며 가끔은 음낭에도 생긴다. 콘돔을 쓰면 사마귀를 옮기는 것을 예방할 수 있다.

진단과 치료

사마귀의 진단은 주로 시각적인 관찰법을 이용한다. 비정기 세포진 검사도 HPV를 발견할 수 있고, 확대경을 사용해서 질과 자궁경부를 관찰하는 질경 검사로 사마귀와 병변을 관찰할 수 있다. 병변이 자궁경부암이나 전암기 증상을 찾기 위해 생검(조직 샘플을 분석하는 방법)을 한다. 자궁경부에 사마귀나 병변이 있으면 비정상적인 세포 변화를 조기에 찾아내기 위한 자궁경부 세포진 검사를 3~6개월마다 받아야 한다. 질경 검사도 정기적으로 해야 한다.→ 24장 여성의학 상식 HPV는 면역계가 손상됐을 때 더 잘 번식하기 때문에 여성의 HIV를 진단할 수 있는 지표가 된다.→ 15장 에이즈, 362쪽

- **포도필린** 미국에서는 사마귀에 포도필린 용액을 주로 사용했다. 한국에서도 이전에는 포도필린을 처방했으나 최근에는 레이저 치료나 전기소작술을 많이 이용한다. 포도필린을 발랐을 때 화학적 화상을 피하려면 2~4시간 후에 씻어 내야 하며 바셀린을 발라 주변 피부를 보호해 주어야 한다. 미국에서는 의사 처방에 따라 포도필린보다 안전한 포도필록스 연고를 바르기도 한다.
- **트리클로로아세트산(TCA)** 의사들은 트리클로로아세트산도 사용하는데, 포도필린보다 나은 점이 몇 가지 있다. 일반적으로 효과는 동일하다. TCA의 장점은 다루기가 더 쉽다는 것이다. 피부에 닿자마자 작용을 시작해 5분 뒤에 작용을 멈추기 때문에 흉터를 줄일 수 있다. TCA는 포도필린과 같은 심각한 부작용이 없으며 임신 중에도 사용할 수 있다.
- **냉동 요법** 작은 사마귀를 제거할 수 있다. 이 방법은 작은 상처를 내서 흉터를 만들 수 있다. 국소 마취를 할 수도 있다.
- **수술 또는 전기 건조법** 수술이나 전류로 조직을 파괴하는 전기건조법은 다른 치료에 실패해서 불거진 사마귀를 제거하는 데 필수적이다. 이런 방법은 마취를 해야 한다. 인공심박기를 착용했다면 전류 때문에 작동이 안 될 수 있으므로 의사에게 미리 말해야 한다.
- **레이저 요법** 다른 조직에 영향을 미치거나 흉터를 남기지 않고 사마귀를 제거하는 데 효과적이다. 일부 의사들은 특히 자궁경부가 HPV에 감염되었을 때(사마귀나 다른 병변) 레이저 요법을 권한다. 사마귀 수나 크기에 따라 국소 마취나 전신 마취를 한다. 레이저 치료를 특별히 훈련 받은 의사가 시술해야 한다.

어떤 치료를 받든지 바이러스가 퍼지는 것을 막으려면 사마귀를 제거하는 것이 중요하다. 성관계 상대도 반드시 치료를 받아야 한다. 그러나 사마귀는 치료 후에 다시 나타날 수 있기 때문에 여러 번 제거해야 할 수도 있다. 한번 HPV에 감염되면 사마귀가 없어도 옮길 수 있다. 따라서 성 상대도 반드시 HPV 검사를 하고 치료를 받아야 한다.

예방

HPV는 전염력이 매우 강하다. HPV 감염과 그로 인한 사마귀를 예방하는 가장 좋은 방법은 성기 접촉이 있는 성관계를 할 때 차단 피임법을 쓰는 것이다.

생식기 사마귀와 임신

생식기 사마귀는 임신 기간에 점점 더 커진다. 프로게스테론 수치의 증가 때문으로 알려져 있다. 자궁벽에 난 사마귀가 아주 커지거나 많아지면 질의 탄력성이 떨어져서 출산이 힘들어진다. 사마귀를 제거하려고 포도필린을 사용하면 '안 된다'. 피부에 흡수된 포도필린은 기형이나 사산을 일으킬 수 있다. 한국인유두종바이러스연구소에서

HPV와 생식기 사마귀에 대한 인터넷 상담이 가능하다.

그 밖의 성병들

그 밖에도 이 장에서 다루지 않은 다른 성병들이 많이 있다. 성관계가 원인이거나 성관계와 무관하게 전염되는 다른 흔한 감염에 대해서는 24장 여성의학 상식을 참고하면 된다. 에이즈에 대한 정보를 얻고 싶으면 15장 에이즈를 본다. B형 간염과 희귀성 성병, 여성보다 남성이 더 잘 걸리는 성병(연성하감, 성병성 림프 육아종, 서혜부 육아종, 위장관 성병 등)은 여기에서 다루지 않았다.

정보꾸러미

영상

구성애의 몸 이야기 — 성병과 위생 | www.9sungae.com

웹사이트

건강길라잡이-성병정보 | healthguide.kihasa.re.kr/ disease/ sexual/pages
건강세상네트워크 | www.konkang21.or.kr
늘푸른여성지원센터 | 1318.seoul.go.kr
대한가족보건복지협회 | www.ppfk.or.kr | 02-2634-8212
보건소 대표 홈페이지 | chc.mohw.go.kr
성병정보센터 | www.stdinfo.net
의료생협연대 | www.medcoop.or.kr
질병관리본부 | www.cdc.go.kr | 민원상담게시판 운영
푸른아우성 | www.9sungae.com
한국인유두종바이러스연구소 | www.hpvkorea.org

15. 에이즈

에이즈에 걸렸다는 것, 할 수 있는 게 아무것도 없다는 것을 받아들이는 게 내겐 제일 중요한 일이었습니다. 그래도 HIV에 감염되어 살아가는 나날이 마약에 절어 살던 때보다 열 배는 나아요.

에이즈 감염은 몸속에 난 산불을 계속 꺼야 하는 것과 같아요.

우리는 우리 자신을 보호해야 합니다. 혼자가 아니니까요 …… 부끄러워할 이유가 없어요. 이젠 스스로 삶을 꾸려 갈 때가 되었거든요.

들어가며[1]

많은 여성이 HIV감염과 에이즈에 대해 관심이 저마다 다르다. 가능한 한 오래 살고 싶은 HIV 양성 반응자도 있고, 감염되지 않도록 예방책을 알고 싶어 하거나 감염된 가족이나 친구들을 돌보고 싶어 하는 이들도 있다. 여성 건강 운동가, 청소년을 가르치는 교사, 최선을 다하려는 보건 관계자들도 있다. 모든 이들에게 도움이 되고, 그 가운데에서 우리의 공동 기반을 발견하고, 더 많은 자원을 제공하려는 게 이 장의 목적이다. HIV와 에이즈에 관한 정보는 빠르게 변화하고 있다. 이 책이 에이즈의 치료와 예방, 그리고 에이즈와 더불어 살기에 대한 최신 정보를 쌓는 데 발판이 되기를 바란다.

1 이 장에서 HIV 감염, 에이즈 그리고 다양한 용어에 대한 정의는 350쪽에 나와 있다.

여성과 에이즈

에이즈는 1980년대에 세계적으로 급속히 퍼졌다. 그런데 최근에 좋은 소식이 들리고 있다. 에이즈에 걸린 사람들의 수명이 길어졌다는 것이다. 새로 개발된 칵테일 요법 덕분에 HIV 감염은 이제 관리가 가능한 만성 질환이 되고 있다. 여성을 대상으로 한 임상 시험도 늘고 있다. 보건 관계자들은 HIV/에이즈 관련 부인과 증상을 10년 전보다 훨씬 빨리 식별할 수 있고, 1993년부터는 여성들이 잘 걸리는 특수한 에이즈(예컨대 침윤성 자궁경부암) 증상이 알려지고 있다. 많은 연구자들이 레즈비언을 감염에 빠뜨리는 요인들을 조명하기 시작했다. 새로운 치료법의 개발로 신생아의 HIV 감염이 줄었다. 여러 단체에서, HIV에 감염됐거나 에이즈에 걸린 여성들끼리 복지 사업을 펼치고 예방 교육을 하고 약물 중독에서 벗어나는 것을 서로 도우며 희망을 찾도록 서로 돕고 있다.

여성들에게 특히 더 나쁜 소식도 있다. 미국에서 에이즈에 걸린 백인 남성의 사망률이 1996년에 처음으로 상당히 낮아진 반면 여성들, 주로 아프리카계, 라틴계, 원주민, 이민 집단, 저소득층 백인 여성의 사망률은 높아졌다. 미국 내 아프리카계와 라틴계 여성의 인구 비율은 21% 정도지만, 에이즈에 걸린 여성의 75%를 차지한다. 1994년에는 에이즈가 25~44세 미국 여성의 사망 원인 중 3위였지만 1995년에는 1위를 차지했다.

이 통계의 저변에는 인종 차별, 경제적 불평등(실업, 주택난, 양질의 아동 보호 시설의 부족 등), 성 차별 등이 자리 잡고 있다. 이런 차별들은 병이 전파되는 방향을 결정지었으며, 어떤 이들이 다른 이들보다 더 많은 위험에 처하게 만든다. 구체적인 예들을 보자.

● 남녀의 불평등한 권력 관계는 여성이 안전한 섹스를 하는 데 걸림돌이 된다. 상대가 부인이든 여자 친구든 성매매 여성이든, 많은 남성들이 무방비 상태에서 섹스를 하도록 여성을 압박하거나 강요한다. HIV는 성교를 할 때 남성에게서 여성으로 옮겨지기가 더 쉬우므로, 섹스를 할 때 여성이 더 위험한 처지에 놓인다. '강제성'이 없더라도 파트너에게 버림받거나 상처 입을까봐 안전한 섹스에 대한 얘기를 꺼내기 싫어한다. 미국 로스앤젤레스에 사는 아프리카계 미국 여성들을 조사한 결과, 남자가 방세를 내는 커플일수록 콘돔을 사용하지 않는다고 한다.

● 현재 미국 여성들이 HIV에 감염되는 주요 경로는 주삿바늘을 함께 쓰거나 약물을 복용하는 남성과 무방비 상태에서 섹스를 하는 것이다. 미국에서 1995년까지의 여성 감염 사례를 살펴보면 43%가 주사 약물, 17%는 주사 약물 사용자와 성관계를 맺었다. 약물을 수십 년간 유색인 공동체를 파괴하는 주된 요인이었다. 약물 복용의 원인은 인종 차별이며, 인종 차별로 인한 교육과 고용 기회의 부족, 폭력, 불충분한 주거 환경 등이 유색인 사회에 영향을 미쳤다. 유색인 사회의 약물 사용이 계속해서 허용되고 있는 이유는 거대한 백인 중산층 공동체에 끼치는 영향력이 미미하고, 사실, 이들의 약물 사용이 백인 사회의 일부분을 경제적으로 떠받치고 있기 때문이다. 빈곤층, 유색인, 임신부나 혼자 아이를 키우는 사람들은 에이즈 치료 프로그램을 접하기가 특히 어렵다.

● HIV 감염에서 여성을 보호하는 방법에 대한 연구는 더디게 진행되고 있다. 예를 들어 여성이 임신을 원하면 피임 없이 섹스를 하거나 인공수정을 할 것이다. 상대방이 HIV에 감염된 상태라면 그 여성은 매우 위험하다. 이때 임신을 막지 않으면서 HIV 전염을 차단하는 비피임성 질 살균제가 필요하다. 그러나 여성들에게 시급한 이런 연구들은 아직 초기 단계에 머물러 있다.

● 여성을 치료와 예방의 권리를 지닌 사람으로 보기보다는 아이들과 남성들의 '오염원'으로 보는 데 초점이 맞춰질 때가 많다. 자녀가 감염되어서야 겨우 치료를 받을 수 있는 여성도 있다.

● 여성에 대한 무관심, 특히 유색인 여성과 레즈비언은 보건 당국의 무관심 때문에 에이즈 말기가 되어서야 도움을 받는 여성이 많다. 또한 성병이나 질염을 치료하지 않은 채 지내면 HIV에 노출되었을 때, 감염될 위험이 더욱 크다.

● 여성은 아직도 자신보다는 다른 사람들을 먼저 배려하도록 교육받고 있다. 사람들은 흔히 여성이 가족에 대한 책임을 자신의 건강보다 우선시할 것으로 기대하며 실제로 여성들은 거의 그렇게 한다. 에이즈 환자를 돌보는 사람도 주로 여성인데 이에 대한 지원은 매우 적다. 여성이 스스로를 돌보는 일은 맨 마지막 차례가 된다.

● 여성은 남성에 비해 돈을 적게 벌고, 한부모 가정이라면 남성보다 부양해야 하는 가족 수가 더 많다. 여성들은 자신을 돌보기 위한 재정적 자원이 더 적다. HIV/에이즈에 대항하기 위한 공공 지원(약물 치료 프로그램, 주택 공급, 충분한 영양 섭취, 건강 보험이 보장되는 일, 육아 지원)도 턱없이 모자란다.

● 새로운 칵테일 요법 →350쪽은 HIV/에이즈 환자의 생명을 연장해 준다. 그러나 비용이 많이 들며, 복잡한 식사 요법과 병행해야 하기 때문에 빈곤층이나 노숙자, 약물 복용자는 이용하기가 어렵다.

여성들은 성관계로 감염되었든, 주삿바늘로 감염되었든, HIV에 감염되었다는 사실만으로 행실이 나빠 에이즈에 걸렸다고 비난받는다. 흔한 이야기 같지만 사실은 그렇게 간단하지 않다. 인종 차별, 성 차별, 빈곤, 경제적 차별 등은 여성이 HIV에 감염될 위험을 무릅쓴다. HIV 감염을 여성들 탓으로만 돌릴 수 있을까? 전혀 아니다. HIV 확산을 단순히 빈곤이나 다른 억압에 의한 것으로 단순히 치부하는 것도 여성을 통제력 없는, 단순히 억압의 희생자로 보이게 한다. 스스로 희생자라고 생각하는 것은 아무런 도움이 되질 않는다. 여성들은 개인이 제어할 수 없는 사회적 불평등으로 인해 위험이 큰 환경에 처해 있다. 이런 맥락에서 우리는 생존, 보호, 치료, 투병에 관련해 최선의 선택을 하도록 서로 도와야 한다.

에이즈에 걸린 여성들 가운데 용기 있는 이들은 자녀를 양육하고, 약물 치료에서 회복될 수 있게 서로 도우며, 우리가 고립에서 벗어날 때 자라나는 영적인 힘을 나누고 있다. 교도소에 수감된 여성운동가들은 에이즈 교육자가 되어 수감자들이 더 나은 의료 보호를 받을 수 있도

에이즈 용어

감염 위험이 높거나, 안전하지 못한 행동 두 사람 사이에 혈액(월경혈 포함)이나 정액이 섞이면서 HIV 감염을 일으키는 행동(체액에 의해서도 감염이 가능한데 모유와 질 분비물로는 감염될 수 있지만, 눈물이나 침으로는 감염되지 않는다). 콘돔을 사용하지 않는 항문성교나 질성교와 약물, 호르몬, 비타민 등을 주입하거나 문신을 할 때 바늘을 함께 쓰는 행동이 가장 위험하다.

기회 감염 화학 치료를 받았거나 HIV 감염이 진행되면서 면역 체계가 약해져 생기는 감염이나 불치병. '2차 감염' 이라는 말과 섞어 쓰기도 한다. 면역 체계가 건강한 사람은 대개 이런 질병을 이겨낼 수 있다. 폐포자충류 폐렴, 조류형 결핵균 복합 감염, 카포시육종, 침윤성 자궁경부암 등이 그 예다.

단백질 분해 효소 억제제 바이러스의 증식 단계 중 항바이러스 물질과는 다른 과정에 관여하는 약물. 이 약물은 단백 분해 효소가 바이러스 증식을 돕는 것을 차단한다. 사퀴나비르, 크릭시반, 리토나비르 등이 있다. 다른 약물과 복합적으로 사용하면 바이러스 수를 줄이는 데 효과가 있는 것으로 알려져 있다.

면역 억제 HIV 감염이나 다른 요인으로 면역계가 약해진 상태.

면역계 몸을 감염과 종양에서 보호해 주는 체계. 면역계 내에서는 혈액 안의 분화된 세포와 단백질 그리고 다른 체액들이 함께 작용해 질병을 일으키는 병원균과 외부 독성물질을 제거한다.

무증상 HIV를 보유하고는 있으나 감염 증상이 나타나지 않음. 증상이 나타나지 않더라도 다른 사람들에게 옮길 수 있다.

바이러스양(HIV RNA) 혈액에 들어 있는 HIV 수. 바이러스 양 검사를 통해 질병의 진행 정도를 가장 정확하게 예측할 수 있으며, 어떤 처방이 필요하고, 처방이 어떤 효과를 나타내는지를 알 수 있다.

복합 치료(칵테일 요법) 두세 가지 약물을 혼합한 새로운 치료법. 주로 역전사효소 억제제 두 가지와 단백질 분해 효소(프로테아제) 억제제를 혼합한다. HIV의 수를 줄이는 데에는 한 가지 약물만 쓰는 것보다 여러 약물을 섞어 쓰는 것이 효과적이다. 바이러스는 흔히 한 가지 약물에 빠르게 저항하지만 여러 약물을 혼합해 사용하면 약물에 대한 바이러스의 내성을 막고, 바이러스양을 줄이는 데도 효과적이다.

안전한 섹스 성관계를 할 때 피나 정액이 섞이는 기회를 줄이는 행동.

에이즈 우리말 명칭은 후천성 면역 결핍증인데, '에이즈' 나 'AIDS' 로 혼용해서 쓰고 있다. 에이즈는 바이러스성 증후군(여러 질병의 집합)으로서, HIV에 감염이 진행되어 면역계가 약해진 결과 발생한다. 에이즈에 기인한 기회 감염(2차 감염)이나 악성 종양이 있거나 CD4 림프구의 수가 1 마이크로미터당 200개 이하면 에이즈로 진단한다.

에이즈와 더불어 사는 사람 에이즈에 걸린 사람(HIV 보균자)을 긍정적으로 부르는 말. 이 말을 쓰게 되면 에이즈 피해자, 무고한 피해자, 에이즈 전파자라는 부정적인 용어를 피하는 데 도움이 된다.

HIV 에이즈를 일으키는 바이러스라고 알려진 인체 면역 결핍 바이러스. 흔히 T세포라고 알려져 있는, 면역계를 건강하게 지켜 주는데 핵심이 되는 CD4 림프구를 감염시키고 파괴한다. 면역 체계가 약해지면, 2차감염과 질병에 걸리기 쉽다.

HIV 양성(HIV+) / HIV 감염 / 혈청 양성 HIV에 감염된 상태

역전사 효소(RT) 억제제 바이러스 복제의 특정 단계에 관여해 바이러스가 증식하고 새로운 세포를 감염시키는 것을 막는다. 지도부딘, 라미부딘, 디다독신, 잘시다빈, 스타부딘 같은 약물이 있다. 그러나 이런 약물은 이미 감염된 세포에는 효과가 없다.

예방법 기회 감염의 발생이나 재발을 막는 치료. 예를 들어 박트림은 폐포자충류 폐렴을 예방한다.

T세포 또는 CD4세포 백혈구(림프구)의 일종으로 몸의 면역 체계를 유지하는 데 중요하다. HIV는 T세포를 파괴하기 때문에, 이 세포의 수가 면역력과 HIV 감염을 진단하는 지표가 된다.

항체 우리 몸의 면역계가 감염을 일으키는 특정 요인과 싸우기 위해 만든 특수 단백질. HIV선별 검사는 항체를 이용하는 것이 대부분이다. 다른 바이러스 항체와는 달리 HIV 항체는 감염 바이러스를 파괴하지 않는다.

혈청 전환 HIV 항체가 없는 혈액(음성 혈청 반응)에서 HIV 항체가 있는 혈액(양성 혈청 반응)으로 바뀌는 것. 바이러스에 감염된 후 6주에서 6개월 사이에 일어난다.

록 투쟁한다. 미국의 몇몇 주요 에이즈 단체에서는 여성을 위한 효과적인 프로그램을 만들었고 레즈비언을 포함시켰다. 에이즈로 인해 고아가 늘어나자, 여성운동가들은 새로운 방식으로 엄마들에게 최대한의 지원과 관리를 제공하는 후견인 역할을 하고 있다. 많은 보건 관계자들도 동료들에게 HIV에 감염되었거나 에이즈에 걸린 여성들을 존중하고, 이들이 병의 진행에 영향을 미칠 어려운 결정을 할 때 필요한 정보를 주도록 헌신적인 교육을 하고 있다.[2]

앞으로 10년 뒤 HIV/에이즈 여성들이 겪을 일은 빈곤, 인종 차별, 성 차별로 대표되는 근본적인 사회 변화에 달려있다. 에이즈 운동가들의 역할도 중요하다. 이들은 여성 중심의 연구, 치료, 지원에 대해 압력을 가하고, 모든 여성들이 의료 지원, 기본적인 영양 섭취, 주택 공급, 건강 보호를 받을 수 있도록 하기 위해 조직적인 활동을 벌이고 있다. 이 운동의 성패는 결국 우리 모두가 건강하다고 느끼고, 건강에 위험을 느끼지 않고 성관계를 즐길 수 있고, 서로를 잘 돌볼 수 있고, 필요한 의료 보호를 받는 것이 본질적인 권리라는 우리의 믿음에 달려 있다.

세계는 지금

2004년 현재 세계적으로 약 4천만 명의 성인과 100만 명의 아이들이 HIV에 감염된 것으로 추산된다. 그중 거의 절반이 여성이고 90% 이상이 개발도상국에 속하며, 대부분은 무방비 상태의 이성애 성교로 감염되었다. 한국에서 HIV에 감염된 여성은 2004년 12월 말 현재 318명으로 전체 감염자의 10.1%를 차지하고 있다.

특별한 문제

성매매 여성

세계 모든 나라에서 언론, 대중, 경찰, 법정은 대부분 성매매 여성을 비난할 뿐, 성을 사는 남성들은 비난하지 않는다. 같은 맥락에서 이 여성들은 HIV를 퍼뜨린다고 알려져 있지만, 사실 성을 사는 남성이 HIV를 옮기는 예가 훨씬 더 많다. 미국에서는 성매매 여성이 단속에 걸리면 의무적으로 HIV 반응 검사를 받아야 하지만 성을 산 남성들에게는 검사를 의무화하지 않은 주가 많다. 성매매 여성에게 검사를 의무화하기보다는 세심한 의료 지원을 하고 성희롱에서 보호하는 것이 필요하다.

성산업에서도 더 열악한 상황에 있는 여성들이 에이즈에 더 취약하다. 남성들은 무방비 상태의 섹스에 더 많은 돈을 지불한다. 어린 여성은 HIV에 감염되지 않았을 것이라는 생각에 가장 어리고 힘없는 여성들을 찾는 남자들이 있다. 거리의 여성이나 마약을 구하려고 성매매를 하는 여성, 아주 어린 여성들은 콘돔을 살 돈이 없거나 콘돔을 사용하자고 하면 고객이 다른 데로 갈까봐 또는 강간을 당할까봐 두려워서 콘돔을 쓰지 못한다. 어떤 이들은 돈을 받을 때는 콘돔을 쓰지만 애인과 성관계를 할 때는 위험하게도 콘돔을 쓰지 않는다. 애인과는 좀 다른 기분을 느끼고 싶어서일 때도 있고, 일이 아닐 때는 콘돔을 쓰자고 말하기가 더 어려워서일 때도 있다. 그럼에도 미국 성매매 여성들은 지난 몇 년간 성병을 막기 위해 콘돔을 사용하는 관행을 만들어 안전한 섹스를 위해 여성들을 변화시키는 데 성공적인 사례를 보여 왔다. 어떤 지역의 성매매 여성들은 안전한 섹스를 효과적으로 가르치도록 에이즈 교육자들을 교육하기도 했다.

한국의 성매매 종사 여성들 중 일부(특수 업태부, 다방 여종업원, 단란주점 여종업원 등)는 정기적으로 에이즈 검진을 받도록 법으로 정해져 있다. 법률에서 정하고 있는 기간은 6개월마다 한 번씩이지만 실제로는 대부분 3개월 또는 2개월마다 검사를 받고 있다. 성매매 여성을 대상으로 에이즈가 전파되는 것을 막기 위해서다.

그러나 정기적인 검사만으로는 성매매 여성의 감염을 막거나 성매매를 통한 감염 전파를 막기에 부족하다. 남성들은 콘돔 사용을 꺼리는 예가 많다. 성매매를 통한 성교에서 콘돔 사용을 결정하는 권리가 대부분 남성에게 있기 때문에 성매매 여성들은 항상 잠재적인 HIV 감염 위험에 노출되어 있다. 또 성매매 여성들에게 강제적으로 에이즈 검사를 하는 것은 오히려 성매매 여성을 찾는 남성들의 에이즈 불감증을 불러일으킬 수 있다. 즉 본인이 감염됐을지 모른다는 생각은 못한 채 상대 여성이 감염되지 않았다는 '증명'을 받았다는 이유로 콘돔을 사용하지 않

2 한국에는 여성 감염인이 본인과 동반 자녀가 입소할 수 있는 여성 전용 쉼터인 「새빛공동체」가 운영되고 있다. 10명 정도가 이용할 수 있고 체류 기간은 1개월을 원칙으로 한다. 쉼터를 이용하려면, 대한에이즈예방협회 서울, 부산, 광주 지역 에이즈정보센터에 신청한 뒤, 심사를 거쳐야 한다.

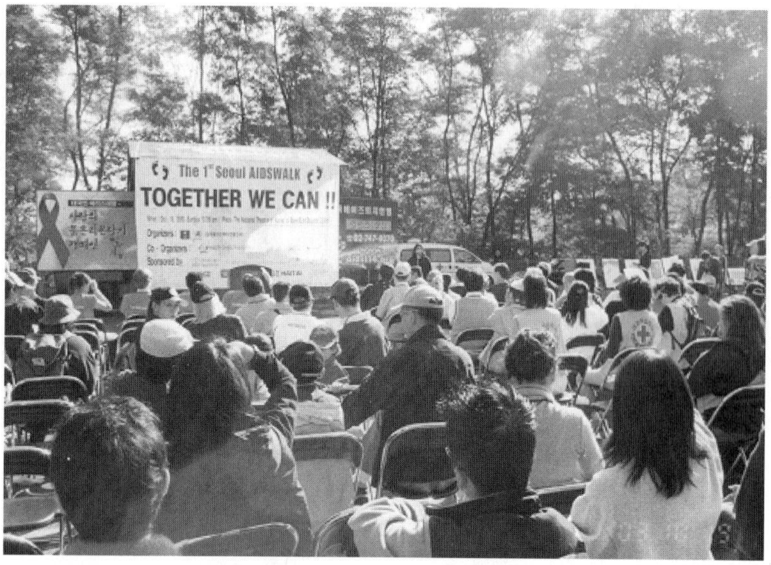

제1회 에이즈 걷기 대회 ⓒ에이즈정보센터

으려 할 수 있다. 지금처럼 성매매 여성들에게만 검사를 강요하는 정책보다는 콘돔 사용에 무신경한 남성들을 비롯해 사람들 모두가 에이즈를 자신의 문제로 여기고 주의를 기울이도록 만드는 노력이 필요하다.

레즈비언과 HIV

레즈비언들은 HIV 감염 위험이 낮은 집단으로 알려져 있다. 그러나 개인의 행동보다 집단의 관점에서 위험을 규정하는 것은 치명적이다.

레즈비어니즘은 콘돔이 아니다.

여성에서 여성으로 HIV가 전염될 위험은 낮지만, 레즈비언 여성도 주사기로 약물을 투여하거나, 남성과 무방비 상태로 섹스를 하다가 HIV에 감염될 위험은 있다. HIV 감염은 우리가 누구냐가 아니라 '어떤 행동을 하느냐'에 달려 있다. 레즈비언 여성 중에서도 어떤 이들은 남성과 성교를 하거나, 마약 주사를 맞거나, 성매매에 종사하거나 강간당하기도 하고 임신하기 위해 정자를 제공받기도 한다. 또 어떤 이들은 여성 파트너와 섹스 기구를 함께 쓰는 등 위험한 행위를 할 수도 있다.

레즈비언들에게는 다른 '위험' 요소도 있다. 많은 보건 종사자들이 레즈비언을 대하는 태도가 부정적이어서 레즈비언 여성들이 치료받는 것을 망설이게 만든다. 특별히 임신한 것도 아니고 피임을 할 필요도 없다면 부인과에 가는 것을 미루게 된다. 어떤 의료인들은 레즈비언의 HIV 위험 요소에 대해 무지한 탓에 위험한 행동에 대해 주의를 주거나 의심스러운 증상을 검사하지도 않는다.

HIV/에이즈에 걸린 레즈비언 여성에게는 레즈비언에 대해 거부감이 없는 의료인을 찾는 것이 큰 도움이 된다. 레즈비언에게 특화된 정보와 자원을 제공하면서 안전하고 지원적인 환경을 만들어 주는 제도나 서비스가 있다면 치료를 받기 위해 병원에 가는 게 편하게 여겨질 것이다.

여성 간의 섹스로 인한 전염에 대한 연구 사례가 부족하기 때문에 여성과 성교를 할 때 스스로를 보호하지 않아도 된다고 생각하는 사람이 많다. 그러나 HIV에 감염된 파트너와 자위 기구를 함께 쓴다든가 상처가 있는 손가락을 이용해 항문성교나 질성교를 하는 것은 위험하다. → 안전한 섹스 지침, 356쪽

여성 수감자

교도소에 수감된 HIV/에이즈 여성들은 위험의 최전방에 있다. 우리는 고립되고 폐쇄된 독특한 형태의 지옥에 살고 있다.

여성 수감자들은 단지 감금되어 있는 우리 공동체의 일원이며, 누군가의 어머니나 자매, 친구이다. 공동체의 지원이 없다면, 삶을 위한 우리의 투쟁도 거의 불가항력일 것이다.

HIV 양성 반응인 수감자도 담배를 끊고, 운동을 하고, 약물과 인스턴트식품을 줄인다면 크게 도움이 되겠지요. 하지만 집단 건강 프로그램(이를 테면 담배를 끊은 사람을 위한 프로그램)이 전혀 없는 데다 자존감이나 자기 평가가 교도소 전체 체계에 따라 그날그날 영향을 받는 분위기에서는 그런 일들이 무척 힘들어요.

에이즈와 더불어 살아가는 여성 수감자는 일반 사회에서 살아가는 에이즈 여성들보다 더 일찍 사망할 수 있다. 여성 수감자들은 비위생적이고 의료 시설이 극도로 부족한 교도소의 생활환경을 개선하기 위해 싸우고 있다. 대부분의 교도소에는 전염병에 관한 전문가가 없다. HIV에 감염된 여성들에게 꼭 필요한 자궁경부 세포진 검사를 1년에

두 번 받기도 매우 어렵다. HIV 양성 반응 수감 여성은 건강과 삶을 지키기 위한 투쟁 능력에 기본이 되는 자존감과 자부심을 갖기도 힘들다. 그래서 수감자를 위한 에이즈 운동의 주요 목표는 HIV 양성임을 공개해도 안전하다고 느낄 수 있는 분위기를 만드는 것이다.

자매애와 격려는 수감된 여성들이 스스로 건강권을 지키고 자조 프로그램을 세우는 중요한 동기가 되고 있다. 교도소 밖에 있는 운동가들은 적절한 의료 지원, 제3자(교도관이 입회하지 않는)의 감시 하에 임상 시험 참여, 자녀들과 HIV/에이즈에 대한 대화 나누기, 교도소 내 에이즈 교육에 단체 참여, 에이즈 여성들의 특별 석방 등 수감 여성들의 요구를 후원함으로써 큰 변화를 이룰 수 있다.

HIV는 어떻게 전염되는가

HIV는 다음 두 가지 조건이 모두 갖춰졌을 때 전염된다.

● **둘 중 한 사람이 충분한 양의 바이러스를 갖고 있어야 한다** HIV에 감염된 피, 정액, 질 분비물, 모유 등은 전염이 가능한 양의 바이러스를 가지고 있다. 사정 전에 나오는 음경 분비물에도 전염력 있는 바이러스가 있다. 눈물, 땀, 침, 소변, 배설물, 토사물 같은 다른 체액은 피가 섞여 있지 않는 한 전염이 가능할 만큼의 바이러스가 들어 있지 않다. 동성애 성교, 구강성교, 약물 주사 자체가 HIV 감염을 일으키는 것은 아니다.

● **바이러스가 혈류에 들어가야 한다** 바이러스는 질과 직장의 점막을 통해 들어가거나, 주삿바늘을 타고 혈액 속에 직접 침입하거나, 상처가 나거나 긁힌 부위의 피부가 벗겨진 곳을 통해 들어가거나, 눈, 코, 음경의 점막을 통해서도 들어간다.

격렬한 성교로 작은 상처나 염증이 생겼거나, 성병으로 인한 염증이 있거나 질염이 치료되지 않았을 때 바이러스가 점막에 침투하기가 더 쉽다. 그러므로 생식기 포진, 연성하감, 매독 같은 성병이 있거나 효모균(칸디다), 트리코모나스, 세균성 질염 등으로 질에 염증이 있을 때 무방비 섹스를 해서 HIV에 노출되면 HIV에 감염될 위험이 높다.

HIV가 전염될 수 있는 경로는 다음과 같다.

● 약물(헤로인, 코카인, 스피드) 등을 감염된 피가 묻은 바늘로 주사했거나 문신이나 피어싱을 하면서 바늘을 다른 사람과 같이 사용할 때.

● 성기결합이나 항문성교를 통해. 다른 형태의 성행위도 위험할 수 있다. 손이나 주먹을 직장이나 질 속에 넣는 것, 손가락을 직장이나 질 속에 넣는 것, 입을 항문에 대는 것, 딜도나 진동기 같은 섹스용품을 씻지 않고 함께 사용하는 것, 구강성교 등도 위험하다. 남자가 사정할 때 입을 음경에 접촉하는 것은 더 위험하므로 삼가야 한다. 프렌치 키스는 위험이 낮다. 그러나 두 사람이 잇몸에 피가 나든지 입속에 상처가 있으면 혈액 감염이 될 수 있다.

● HIV에 감염된 피를 수혈받을 때. 한국에서 대한적십자사와 국립보건원의 혈액 관리는 아직까지 완전하지 않다. HIV에 감염된 혈액을 헌혈 받아 의약품을 만들어 보급한 사례가 2003년을 비롯해 몇 차례나 보고됐다. 에이즈 양성 판정을 받은 혈액을 수혈받고서 HIV에 감염된 사례도 여러 건 있다.

● HIV에 감염된 정자를 기증받아서.

● 임신, 분만, 수유를 통해 아기들에게 바이러스가 옮겨져서. → HIV와 임신, 364쪽

HIV는 곤충이 옮길 수 없으며, 요리하는 과정에서 전염시킬 수도 없다. 컵이나 변기를 같이 써도 전염되지 않는다.

한국에서는 한때 에이즈 검사를 해주는 방법으로 헌혈을 유도했다. 지금은 그 제도가 폐지되어서 헌혈을 해도 에이즈 검사 결과를 알려 주지 않는다. 그러나 아직도 병원에 가는 대신에 헌혈을 해서 에이즈 감염 여부를 알아보려는 사람들이 있다. 이것은 매우 위험한 행동이다. 의도하지 않았더라도 타인에게 해를 끼칠 수 있기 때문이다. 에이즈 검사는 HIV 항체가 생성됐는지를 확인한다. 따라서 항체가 생성될 때까지 어느 정도 시간이(6~12주) 지난 후에 검사를 해야 정확한 결과가 나온다. HIV에 감염된 시점에서부터 항체 검출이 가능할 때까지의 기간을 항체 미형성기라고 하는데, 이때에는 실제로 감염되었어도 검사 결과는 감염되지 않은 것으로 나올 수도 있다. 어떤 혈액 기증자가 헌혈하기 며칠 전에 바이러스에 감염되었다면 그 헌혈액에 대한 에이즈 선별 검사에서 아무런 이상이 없는 것으로 나타날 수 있다. 따라서 조금이라도 HIV 감염을 의심할 만한 성 접촉이 있었다면 절대로 헌혈해서는 안 된다.

HIV 예방법

HIV는 대부분 아무런 증상도 없이 10~15년간 잠복한다. 겉으로 봐서는 HIV에 감염되었는지 알 수 없으므로 자신도 모르는 사이에 감염되거나 다른 사람에게 옮길 수도 있다. 오늘 안전하지 않은 섹스를 했거나 주삿바늘을 함께 사용했다면, 그 상대가 지난 십 년간 체액을 교환했던 모든 이들에게 노출된 것과 다름없다. 오랫동안 일대일 관계를 맺고 있다 해도, 연인이 다른 여성/남성과 성관계를 가지거나 약물을 주사하고도 이야기하지 않거나, 만나기 전에 이미 감염돼 있을지 모른다. **유일한 정답은 둘 중 한 사람, 또는 두 사람 모두가 HIV 양성일 수 있다고 생각하고 감염 예방책을 쓰는 것이다.**

안전을 방해하는 요인

라텍스 콘돔과 라텍스 장갑, 치아 보호대, 랩 등은 HIV 전염을 막는다고 알려져 있다. 하지만 우리는 대부분 그런 도구들을 사용하지 않거나, 가끔씩만 사용한다. 우리는 왜 더 안전한 섹스를 실천하지 못하는 것일까?

나 자신의 태도

누구, 나? 나는 게이도, 마약 중독자도 아니니까 안전해…… 남자든 여자든 나는 보는 눈이 정확해…… 누가 감염되었는지 알 수 있다고…… 그 남자가 HIV 감염자라면 머리카락에 기름기가 많고 피부가 갈라져 있겠지…… 나는 그이를 무지 사랑해…… 그가 내게 해를 입힐 리가 없어. 콘돔을 가지고 가면 그는 나를 헤픈 여자로 여기겠지…… 로맨틱하지 못해…… 난 레즈비언이니까 덜 위험해…… 그가 거절하면 어떡하지…… 그 사람을 잃기에는 그가 내게 너무 소중해…… 콘돔은 가지고 다닐 수가 없어. 엄마에게 들킬 거야…… 그가 화를 낼 거야…… 나는 보호가 필요 없어…… 섹스에 대해 말하는 건 너무 창피해…… 어떻게 해야 할지 모르겠어……

이런 생각을 하고 있는 사람이 어떻게 자기 손가방에서 콘돔이나 랩 뭉치를 꺼낼 수 있을까?

콘돔은 "그래, 탁 터놓고 솔직히 말하면, 우리 각자 다른 사람들하고도 자잖아." 하고 말하는 것과 같아서 로맨틱한 분위기에 찬물을 끼얹는 것 같다. 콘돔은 "당신은 내게 병을 옮길 수 있어. 나를 죽일 수도 있어." 하고 불신하는 말처럼 보인다.

우리가 과거에 성폭력을 당한 적이 있고 그 아픔을 극복하는 데 도움을 받지 못했다면 안전한 섹스를 하자고 주장하기가 더 어렵다.

파트너의 태도

어떤 남성들은 콘돔이 섹스를 망친다고 불평한다. 콘돔을 사용하면 발기가 유지되지 않을까 걱정하기도 한다. 또는 삽입을 안 하면 진짜 섹스가 아니라고 생각해서 안전하지 않아도 성기결합을 고집한다. 남자들이 섹스를 주도하는 상황에서 여성이 안전한 섹스 얘기를 먼저 꺼내면 화를 낼지도 모른다. 우리가 그를 여러 사람들과 잔다거나 약물 주사를 맞는 것을 비난하는 것처럼 느낄 수도 있다. 레즈비언들은 HIV 감염 위험이 전혀 없다고 생각하거나 성기구를 씻는 것에 거부감이 들지도 모른다. 성매매 남성들은 피임 섹스를 요구하면 돈을 내지 않거나, 콘돔 없이 섹스를 하면 돈을 더 낸다. 문화적인 이유도 있다. 미국 시카고에 있는 한 여성 모임은 다음과 같은 내용의 편지를 보내 왔다.

당신이 '가난'한 라틴계라면, 남성이 삶에서 아직 지배력을 발휘한다고 느끼는 한 가지 영역이 성생활일 것입니다. 여성이 섹스는 안전해야 한다고 집에 와서 주장하면, 인종 차별, 실업, 가난에 찌든 남성의 두려움과 분노를 채찍질하는 결과가 될 것입니다. 안전한 섹스에 대한 교육 전략은 지역사회 자체에서 개발되어야 합니다.

이유가 어떻든 안전한 섹스를 하자는 우리 제안은 예기치 않은 반응을 불러일으킬 수 있다.

내 친구의 파트너는 "내가 이 빌어먹을 것을 어떻게 생각하는지 보여 주겠어." 하면서 소리를 벅벅 지르더니 치료소에서 가져온 콘돔 여섯 개에 연필로 구멍을 내버렸어요.

무방비 상태 성교나 금욕만이 선택 가능한 것처럼 보인다.

대다수 남자들은 콘돔을 쓰느니 차라리 당신을 차버릴걸요.

그 밖의 이유

아이를 갖고 싶다면, 콘돔을 쓰거나 다른 차단 피임법을 쓰고 싶지 않을 것이다.

나와 성상대가 이미 HIV 양성 반응자여서, 예방책을 계속 사용할 이유가 없다고 생각할 수도 있다(이것은 사실과 다르다). → 365쪽

안전한 섹스를 위한 물건이 너무 비싸거나 구하기가 어려울 수도 있다. 최근에는 피임 도구나 그 밖의 성기구를 여러 인터넷 쇼핑몰에서 비교적 쉽게 살 수 있다.

장해 극복

식탁에 둘러앉아 안전한 섹스의 기본에 대해 수다를 떠는 주부 모임에서부터 교육 프로그램이나, 온오프라인 정보 제공처까지 우리가 우리 자신을 보호하기 위해 도움을 주고받을 수 있는 곳은 많다. 다음은 여러 여성들이 발견한 효과적인 방법들이다. 콘돔 사용법을 모두 찾아본 뒤 바나나나 오이에다 실습해 본다. 성상대에게 할 말을 친구들 앞에서 연습해 본다. 파트너에게 콘돔 사용이 얼마나 섹시할 수 있는지 이야기한다. 같이 콘돔을 끼운다. 입으로 콘돔을 끼운다. 성교 없이 즐길 수 있는 성행위를 탐색한다. 많은 여성들이 이런 성행위로 오르가슴을 느낀다. → 11장 성생활 무엇을 하고 무엇을 하지 말지, 검사받기 전까지는 더 안전한 섹스 등의 규칙을 세운다. 술을 먹어도 이 신념을 깨뜨릴 정도로 취하지 말아야 한다. 성폭력을 당했다면 상처를 회복할 수 있도록 치료를 받는다.

내 자신을 속이지 않는다. 잘못된 통념에 도전해야 한다. 겉으로 봐서는 감염자인지 아닌지 구별이 안 간다는 점을 명심해야 한다. 사랑이 HIV를 막아 주지는 못한다. 한 사람하고만 섹스해도 HIV를 막는 것은 아니다. 사정하기 전에 질에서 음경을 빼내도, 위험을 줄일 수는 있지만 완전한 보호책은 아니다. 피임약과 페서리도 임신은 막지만 HIV를 막아 주지는 않는다(HIV는 질벽 어디나 통과할 수 있어서, 페서리는 HIV 차단도구는 아니다).

남성이 콘돔 쓰기를 거부한다면 "당신 지금 무지 매력적이야. 콘돔은 더 오래 단단하게 해 준다는데." 하면서 섹시하게 얘기해 본다. 그가 가정을 갖는 것에 관심이 있다면, 불임을 유발할지 모르는 감염은 피하고 싶다고 말해 본다. 남성들이 협조하지 않으면 여성 스스로 통제할 수 있는 방법이 필요하다. 바이러스를 죽이기 위해 섹스 전에 미생물 살균제를 여성의 질에 넣는 방법도 아직은 연구 단계에 있다. 건강을 지키려는 여성의 노력을 거부하는 상대라면 끝내는 것을 고려해야 한다.

십대와 HIV 예방

십대 여성은 HIV나 다른 전염성 성병에 취약하다. 한국의 전체 에이즈 여성 중 십대 감염자가 7.4%를 차지한다. 스스로 HIV에 '면역성'이 있다고 생각하는가? 위험을 감수하기를 좋아하는가? 남자 친구가 나보다 나이가 많고 더 힘이 있는가? 남자 친구에게 콘돔을 사용하자고 말하기가 겁나는가? 이런 것과 관련하여 믿을 만한 여자 친구나, 조언자, 여성 단체와 이야기하거나 문의하면 안전한 섹스를 하는 데 필요한 정보와 사례를 얻을 수 있다. 성적으로 학대받은 적이 있다면 건강하고 행복하며 HIV에서 안전한 성생활을 하는 게 더 어렵게 여겨지겠지만 그래도 가능한 일이다. 스스로, 또는 성인 여성이나 단체 프로그램의 도움을 받아 HIV를 피하는 노력을 하는 십대 여성이 많다. 어떤 이들은 성관계를 아예 안 하고, 또 다른 이들은 예방책을 쓴다. 안전한 섹스나 약물 남용에 대해 또래 그룹에 강의자로 나서는 것도 한 방법이다. 안타깝게도, 많은 보수적인 종교 단체나 정치 단체들이 학생들에게 에이즈 교육을 하고 콘돔을 보급하는 것을 반대한다.

STA(Stop Teen's AIDS)1318에서는 건강한 십대들의 성고민, 에이즈 불안에 대한 도움과 정보를 제공하고 있다.

홈페이지: www.sta1318.or.kr
365일 24시간 전화상담: 1588-5448

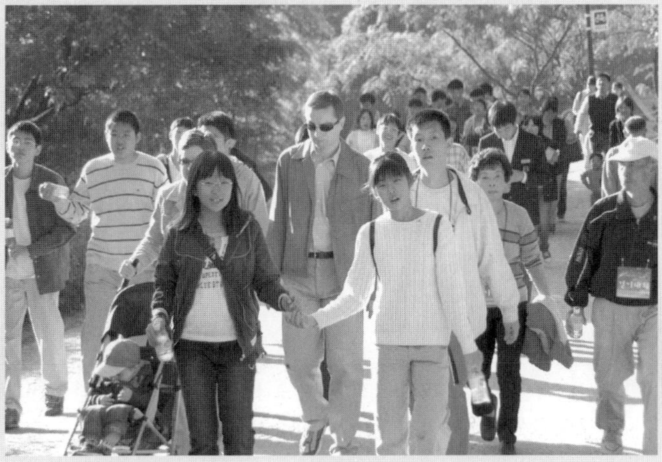

에이즈 예방을 위한 걷기 대회에 참가한 청소년들 © 에이즈정보센터

위험 줄이는 법

콘돔을 사용할 수 없다면 '다른 방법으로' 위험을 줄일 수 있다. 우리가 원하는 만큼 충분하지는 않더라도 우리 자신을 보호할 작은 실천 방안이라도 미리 알아 두면 좋다. 다음은 질성교나 항문성교를 할 때 '위험을 줄이는' 방안이다. 실천하기 쉬운 방안부터 나와 있다.

- 성병이나 질염에 걸리지 않았는지 확인한다.
- 음경을 넣는 성교를 피하고 손, 입, 몸을 이용한 성행위를 한다.
- 콘돔 없이 성기결합을 한다면, 질외 사정을 하게 한다.
- 논옥시놀9이 함유된 살정제를 쓴다. 여성용 피임 기구를 살정제와 같이 사용하는 것이 더 좋다. HIV 감염을 막는다고 입증되지는 않았으나 아무것도 하지 않는 것보다는 나은 예방법이다.
- 음경을 넣거나 사정할 때만이라도 반드시 콘돔을 쓰게 한다.
- 다른 여성들이 하는 다음의 방법을 써 본다. 파트너와 성적 흥분 상태에 돌입하기 전에 미리 질 안에 여성용 콘돔을 넣어 놓는다. 이 방법은 남자들이 별로 거부하지 않는다.

논옥시놀9와 위험 감소

몇몇 실험에서 논옥시놀9(피임용 젤리, 거품, 크림 등에 널리 쓰이는 살정 성분)가 HIV를 없애는 것으로 나와 있다. 그러나 실생활에서 사용했을 때에도 HIV를 없앨 수 있는지는 입증된 바 없다. 미국 뉴욕 주 보건부가 실시하는 프로그램을 비롯한 에이즈 퇴치 프로그램에서는 여성들에게, 남성 파트너가 콘돔 사용을 거부할 때 '위험률 낮추기' 수단으로 논옥시놀9을 단독으로 또는 페서리 등과 병행해서 사용하라고 권장하고 있다. 미국 질병예방통제센터 전문가들은 논옥시놀9가 HIV 전염을 막는다는 증거가 약하다며 이와 같은 권장 사항에 반대하는 입장이다. 논옥시놀9를 사용하는 여성들이 안전에 대해 잘못된 생각을 가지고 콘돔 사용을 소홀히해서 HIV 전염률이 높아질 것을 걱정하는 것이다. 논옥시놀9를 많이 사용하거나 자주 사용하면(하루에 두 번 이상) 질벽의 염증을 유발해 사실상 HIV 감염 위험을 높인다. 이런 논쟁이 결론이 나고 여성들을 안전하게 해줄 믿을 만한 다른 방법이 생기기 전까지는 논옥시놀9에 대해서는 여성 각자가 결정할 수밖에 없다.

여성에게 섹스를 안전하게 할 수 있느냐는 '힘'과 관련된다. 자신을 가치 있게 여기고, 자신을 보호하고 싶은 자존감이나 자기주장을 굽히지 않고 예방법을 쓰자고 파트너를 설득할 수 있는 힘, 안전한 섹스를 거부하는 파트너와 헤어질 때 우리 자신과 자녀를 뒷바라지할 수 있는 경제적 힘, 자신의 성에 자부심을 갖고 힘든 상황에서도 공개적으로 성에 대해 얘기할 수 있는 힘 등이다. 약물과 술은 자신을 보호하는 힘을 약하게 만든다. 술이나 약물에 중독되어 있다면, 우리에게 필요한 힘은 제대로 치료받을 수 있는지 여부에 구애된다. 모든 여성은 우리 자신과 사랑하는 사람들의 건강을 지킬 수 있는 힘을 가져야 한다.

안전한 섹스 지침

- 섹스 전에 HIV와 성병 예방에 대해 오랫동안 생각하고 대화한다.
- 안전한 섹스도 재미있고, 환상적이며 친밀할 수 있다는 것을 안다. 창의성을 발휘한다. 위험이 덜한 성행위를 많이 시도해 본다.
- 감염됐을지 모를 피, 정액, 질 분비물로부터 자신을 보호하기 위해 차단 피임법을 이용한다.
- 안전에 방해가 되는 약물과 술을 피한다.

HIV 감염 위험률이 가장 높은 성행위 두 가지는 질성교와 항문성교다. 그 밖에도 이성애자와 동성애자에게 위험한 행동들이 많이 있다. 다음은 HIV 감염을 줄이면서 섹스를 즐기는 방법이다. 이 방법들은 성교 전에 콘돔이나 차단 피임 장치를 착용했을 때만 효과적이다.

질성교

남성이 라텍스 콘돔을 끼고, 찢어지는 것을 막기 위해 윤활제를 바르는 것이 제일 좋다. 여성은 K-Y젤리 같은 수성 윤활제를 사용한다. 바셀린이나 버터 같은 유성 윤활제는 콘돔을 못 쓰게 만들기 때문에 사용하면 안 된다. 섹스하면서 콘돔의 테두리를 붙잡거나, 눈으로 콘돔이 제대로 끼워져 있는지 확인할 수 있다. 성교가 오래 지속되거나 체위가 바뀔 때는 새로운 콘돔으로 교체한다. 남성이 가져온 것이 아니라 자신이 준비한 콘돔을 사용한다. 그래야 제대로 보관되었는지, 열이나 빛에 손상되지는 않았는지 알 수 있다. 남성이 콘돔 쓰길 거부한다면 앞의 내용을 참고하자. 콘돔을 제외하고 페미돔이나 논옥시놀9를 포함한 살정제 등 다른 어떤 차단 피임법도 질성교를 할 때 HIV 전염을 예방한다고 확실히 결론이 나지 않았다.

항문성교

항문성교는 아주 위험하다. 직장 조직은 찢어지기 쉽기 때문에 HIV가 직접 혈류에 침투할 수 있다. 항문성교를 한다면 수성 윤활제를 많이 바른 라텍스 콘돔을 사용해야 한다. 어떤 자료에서는 두 콘돔을 동시에 사용할 것(윤활제를 바른 콘돔을 착용하고 그 위에 또 다른 콘돔을 덧씌우는 것)을 제안한다. 그러나 이렇게 하면 콘돔이 찢어질 수 있다는 이들도 있다.

남성에게 하는 구강성교

정액을 입속에 넣지만 않으면 구강성교는 질성교나 항문성교보다 덜 위험하다. 사정 직전에 분비되는 액체에 HIV가 들어 있을 수 있기 때문에 발기하자마자 윤활제 없는 콘돔을 사용하는 것이 최상의 방법이다. 성교를 할 때마다 매번 새 콘돔을 사용한다. 정액이 입속에 들어갔으면, 삼키지 않는다.

여성에게 하는 구강성교

어느 정도 위험하다. 특히 여성이 월경 중이거나 질염이 있다면 HIV를 전염시킬 수 있다. 감염을 막기 위해서는 전자레인지용이 아닌 랩, 치아보호대, 라텍스 장갑, 윤활제가 없는 콘돔 등으로 파트너의 항문과 외음부를 차단한다. 파트너의 살에 닿는 쪽에 윤활제를 바른다. 항문이나 음부에 닿았던 면이 뒤집히지 않도록 주의한다. 치과 의사들이 쓰는 치아 보호대는 작고 두껍다. 섹스용품점에는 이보다 크고 얇으며 향이 첨가된 것을 팔기도 한다. 라텍스 장갑을 혀에 끼는 콘돔으로 쓰려면, 파우더를 깨끗이 씻어 내고 네 손가락 부분을 잘라 버린 다음, 양 옆을 다 트고 엄지 부분만 남기면 된다.

피스팅 또는 핑거플레이

피스팅(손이나 주먹을 직장이나 질에 집어넣는 행위)이나 핑거플레이(질이나 음순을 애무하거나 파트너의 항문을 만지는 행위)도 어느 정도 위험하다. 질이나 항문 내부 조직은 쉽게 멍들거나 찢어지기 때문이다. HIV는 손가락의 상처를 통해 혈류에 침투하기도 하고 반대로 손가락의 상처에서 질이나 직장의 상처로 옮겨가기도 한다. 이를 막기 위해서는 라텍스 장갑을 사용하고(또는 핑거플레이를 위한 손가락 씌우개) 성행위를 할 때마다 새것을 쓴다.

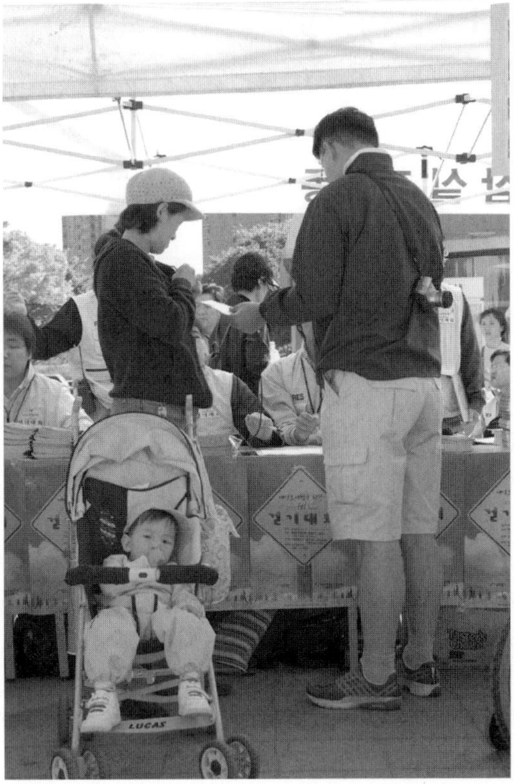

에이즈 예방을 위한
걷기 대회에 참가한 시민
ⓒ 에이즈정보센터

리밍(입-항문 접촉)

파트너의 배설물이나 침에 피가 섞여 있으면 HIV에 감염될 위험이 있다. 리밍은 또 간염이나 장 기생충도 퍼뜨릴 수 있다. 이를 막으려면 전자레인지용이 아닌 랩 또는 치아 보호대를 사용해야 한다.→ 여성에게 하는 구강성교

워터스포츠(서로에게 오줌을 누는 것)

오줌에 피가 섞여 있다면 위험할 수 있다. 고글(보안용 안경)을 써서 눈을 보호하고 갈라진 피부나 상처 부위에 오줌이 들어가지 않게 한다.

딜도, 섹스토이, 진동기

함께 쓴다면 HIV가 전염될 수 있다. 딜도(음경 모양의 성기구)에 콘돔을 끼워 사용한다. 그리고 다른 사람의 체액이 묻었던 딜도는 깨끗이 씻고 새 콘돔을 씌워서 사용한다. 섹스토이와 진동기를 남과 함께 사용하지 않는다. 딜도와

HIV검사

자신이 HIV 양성 반응자라는 사실을 아는 것 자체가 생활의 큰 변화이고 정신적 상처다. HIV 양성이 아님을 알아도 나름대로 변화를 겪는다. 검사를 하기로 마음먹도록 도와줄 단체나 조언자가 있는지 알아보고 상담을 잘 해주는 검사 기관을 찾아본다. 심리적 불안감을 덜고, 검사 결과를 받아들이는 법을 배우기 위해서는 검사 전후에 상담을 받는 것이 좋다. 검사 전에 미리 HIV검사가 어떻게 진행되는지 자세히 알아둔다면 검사 결과를 받아들이는 데 도움이 된다. 검사 결과를 믿지 못하고 계속 방황하는 예도 많다. 에이즈 관련 민간 단체는 에이즈 상담의 자세한 내용과 절차 그리고 이후 삶에 대해 도움이 되는 상담을 제공하고 있으니, HIV검사를 결심했다면 먼저 이들 기관에 도움을 요청하는 것이 좋다. 대한에이즈예방협회(www.aids.or.kr), 한국에이즈퇴치연맹(www.kaids.or.kr) 결과가 양성이든 음성이든 검사 이후의 삶을 건강하게 살아가는 것이 중요하기 때문이다. 한국에서 이루어지는 에이즈검사는 3단계로 진행된다. 1차 검사를 거친 혈액 샘플 중 HIV항체 양성반응이 나온 것은 다시 2단계 검사를 거친다. 이 과정에서 위양성(실제 HIV에 감염되지 않았지만 양성으로 나오는 것)의 샘플이 걸러진다. 2차에서도 양성 반응이 나온 혈액은 질병관리본부에서 3차 검사를 거치는데 이 3단계에서 모두 양성을 보인 혈액만 HIV 감염 확진이 내려진다.

HIV 항체 검사란?

HIV항체가 있는지 알아보는 혈액 검사, 즉 에이즈의 원인으로 알려진 바이러스에 대한 검사다. HIV에 감염되면 우리 몸의 면역계는 항체를 만들어서 HIV와 싸우게 된다. 적은 양의 혈액 샘플로도 이런 항체가 있는지 알 수 있다. 이 검사는 흔히 '에이즈 검사'라고 불리기도 하는데 이것은 정확한 말이 아니다. 이 검사만으로는 에이즈인지 아닌지 알 수 없다.

검사를 받아야 하는 이유

- 감염됐는지 여부를 확인해서(HIV와 더불어 더 오래 건강하게 살 수 있게 해주는 조기 치료를 비롯해서) 의료적 도움을 얻거나, 약물 치료를 받거나 통합 치료를 받는 것을 고려한다.
- 항체 수치를 알면 안전하지 않은 섹스를 하거나 주삿바늘을 같이 쓰는 위험한 행위를 피하는 데 도움이 된다고 생각한다.
- 아기를 갖거나 아기에게 수유하는 것을 생각 중이다.
- 감염 여부를 확실히 안다면 스트레스를 덜 받을 것이다.

검사를 받지 않을 이유

HIV감염 가능성이 있는 어떤 행위도 한 적이 없다거나, 비밀이 보장되지 않는 상황에서 보건 관계자나 사회복지사들이 검사를 강요하는 상황이라거나, 신변에 불안을 느낀다면 검사를 받지 않는 편이 낫다.

검사 시기

HIV에 감염됐을 가능성이 있는 때로부터 적어도 6주가 지난 뒤에 검사를 받는 게 바람직하다. 감염자의 98%는 HIV에 노출된 지 두 달 뒤에야 항체가 나타난다. 대부분은 6~8주면 검사를 통해 항체가 발견되지만, 예외적으로 12주 정도가 지나야 항체가 나타나는 사람들도 있다. 일반적으로 HIV에 노출된 지 12주가 지난 뒤 검사에서 음성 판정을 받으면 HIV 감염을 걱정하지 않아도 된다.

검사 장소

한국에서 HIV 항체 검사는 시·군·구 보건소 국립검역소나 병의원 등 혈액을 채취하는 시설이 있는 곳이라면 어디서나 가능하다. 보건소에서는 무료로 검사를 받을 수 있으며 익명이 보장된다. 보건소의 임상병리실 또는 검사실을 방문해서 '익명 검사'를 요청하면 된다. 가명이나 익명 모두 가능하다. 검사 결과는 약 2주 후에 전화로 확인할 수 있다. 채혈을 할 때 담당자가 검사 결과를 확인하는 방법을 알려 준다. 검사 결과가 음성이면 의뢰자가 전화로 확인을 요청하면 결과를 알려 준다. 그러나 양성이면 전화로 바로 알려 주지는 않는다. 양성 반응자로 판명되면 보건 당국에 보고된다. 보건 당국은 역학 조사를 위해 감염자와 면담을 한다. 면담은 비밀이 보장되며, 감염 사실도 가족, 친지, 직장 등에 비밀에 부친다. 면담 후에는 정상적인 일상생활이 가능하며, 6개월에 한 번씩 정기 검사를 받아야 한다. 검사 결과 감염자의 면역 기능이 떨어진 것으로 나타나면 보건 당국은 지정 치료 병원을 소개해 무상으로 치료받게 해준다. 입원 치료가 필요하다면 입원비도 지원한다.

자가 검사

자가 검사 장비로 검사용 혈액 샘플을 직접 만들 수 있다. 손가락을 찔러 피를 내서 필터지에 묻힌 뒤 실험실에 보내면 그 표본은 증명번호로만 확인이 된다. 표본이 음성으로 판명되면 기록만 받게 되고 양성이면 전문 상담원에게 회부된다.

자가 검사는 공개 검사가 불안하거나, 익명으로 검사할 수 없는 상황이 두려운 사람들이 이용하면 좋다. 검사가 빨리 이루어지니까 치료도 빨리 할 수 있다. 그러나 전화로 '얼굴도 모르는 상담원' 에게서 아무런 감정적 격려 없이 결과를 통보 받는다면 많은 궁금증과 두려움이 생기고 서글픈 기분이 들지 모른다.

검사 결과

'양성' 이라는 결과는 HIV에 감염되었으며 바이러스에 대항한 항체가 만들어졌다는 것을 뜻한다. 결과는 매우 정확하다. 양성이 아닌데도 양성으로 나오는 오류는 거의 드물다. HIV양성은 당장 에이즈에 걸렸다는 의미는 아니다. 하지만 HIV를 다른 사람에게 옮길 수 있음을 뜻한다.

'음성' 은 항체가 만들어지지 않았다는 것을 의미한다. 대부분 HIV에 감염되지 않았다는 뜻이지만, 감염된 지 6주가 지나지 않았다면 아직 항체가 만들어지지 않았을 것이다. 4주에서 8주쯤 뒤에 검사를 다시 한번 받는 것이 좋다.

결과를 알고 나면

검사 결과가 HIV음성이라면(그리고 지난 6주~6개월 사이에 감염 위험에 노출된 적이 없다면) 안심이 되고 감사하는 마음과 함께 만감이 교차할 것이다. 에이즈로 고통받는 친구들을 보면서 "왜 나는 안 걸렸을까?" 반문할 수도 있다. 또한 처음에는, 다른 많은 이들처럼 안전한 섹스를 하거나 깨끗한 바늘을 사용하기도 꺼려질 수 있다. 지원 단체나 상담사나 친한 친구들이 안정을 찾는 데 도움이 된다.

검사 결과가 HIV 양성일 때에도, 우리는 혼자가 아니다.

섹스토이를 쓰고 나면 과산화수나 표백제로 완전히 깨끗이 닦는다.

가학-피학 성행위

우선 피, 질 분비물, 정액을 몸속에 넣지 않고, 상처 난 피부 위에 닿지 않게 하도록 상대와 약속한다. 가학-피학 성행위 결과로 염증이나 상처가 생기면 잘 닦고 밴드를 붙이고 체액이 닿지 않게 한다. 가학-피학 성행위에 사용하는 도구들도 쓰고 나면 잘 닦는다(딜도 닦는 법과 같다).

비교적 덜 위험한 성행위

키스(입에 상처나 잇몸병이 없고 치실을 써서 잇몸이 찢어지지 않았다면), 포옹, 애무, 상호 자위(피부에 상처나 염증이 있으면 상대방의 정액이나 질분비물이 묻지 않게 조심한다), 환상, 마사지도 있다.

안전한 섹스 도구

콘돔, 윤활제, 살정제는 대부분의 약국이나 보건소, 섹스용품점에서 살 수 있다. 라텍스 장갑, 손가락 씌우개, 치아 보호대는 지역 병원이나, 보건소, 섹스용품점에서 알아본다. 대한가족보건복지협회나 보건소 등에서 무료로 콘돔을 보급하고 있다.

정맥 주사

주삿바늘을 같이 쓰면 HIV가 전염될 위험이 매우 크다. 약물을 주사할 때, 정맥 주사가 아닌 약물(코로 흡입하는 약물이나 흡연)로 바꾸거나 약물을 끊는 것을 생각해 본다. 한국마약퇴치운동본부는 약물 사용을 분석해 주고 약물을 줄이도록 도와준다.→ 3장 술·담배·약물 정맥 주사용 약물을 사용할 때는 다른 사람들과 바늘을 같이 사용하지 않는다. 바늘이나 주사기는 재사용하지 않는다. 재사용해야 한다면 깨끗이 씻은 다음 강력한 표백제를 넣고 삶는다(표백제로 세 번 헹구고 맑은 물로 세 번 씻어 낸다). 급하면 알코올, 보드카, 와인으로 닦을 수도 있다. 그러나 표백제만큼은 못하다. 소독할 때마다 매번 새로운 솜과 물을 사용한다.

미국에는 주삿바늘 교체 운동이 활발하다. 주삿바늘을

함께 써서 일어나는 HIV 전염을 줄이는 데 효과적이다.

정자 기증

정자를 기증받아 임신하려고 할 때 기증자가 HIV에 감염됐다면 정액을 통해 전염될 수 있다는 점을 염두에 두어야 한다.→ 18장 보조 생식술

HIV 증상과 검사

HIV 감염 증상

HIV 감염 증상 확인은 사실 겁나는 일이다. 가능한 피하고 싶을 것이다. 그러나 서둘러 치료해야 오래 살 수 있고 HIV를 이겨낼 가능성도 주어진다. 감염됐어도 10년 이상 아무 증상이 없을 수 있고 HIV 초기 증상은 독감과 비슷하다는 것을 명심한다. HIV 감염 위험이 높은 행위를 했을 경우 감기와 비슷한 증상이 있는지 확인한다.

하지만 모든 감염자가 이런 증상을 겪지는 않는다. 30~40% 정도가 이런 증상을 겪었다고 보고되고 있다. 몸에 나타나는 몇 가지 증상만으로 HIV 감염을 진단할 수는 없다. 감염 여부는 검사를 통해서만 확인할 수 있다.

HIV 감염 초기에는 체중이 줄고, 피곤하며, 내분비선(목, 겨드랑이, 사타구니의 임파선)이 붓고 마른기침이 계속되고 피부에 발진이 생긴다. 조금 더 지나면 밤에 땀을 흘리거나 열이 나고, 구내염이 생기고, 두통이 있고, 설사를 하며 식욕을 잃는다.

재발성 호모균 질염, 만성 골반염, 증상이 심하고 재발이 잦은 생식기 포진 등은 반드시 HIV에 감염됐다는 증거는 아니지만, 여성에게 나타나는 HIV 증상일 수도 있다. 면역계가 튼튼한 여성의 대부분은 위의 병들을 산부인과에서 일반적으로 치료할 수 있다. 그러나 HIV 양성인 여성은 더 집중적인 치료가 필요하거나 감염이 더 빠르게 진행된다. HIV에 감염된 여성은 생식기 사마귀의 원인이 되는 인유두종 바이러스에 감염될 확률이 매우 높다. 이 중에 한 가지 이상의 증세가 있다면 병원이나 보건소에 가서 HIV검사를 받는 것이 좋다.

HIV 예방 응급 조치

강간을 당했거나, 콘돔이 찢어졌거나, HIV에 감염된 사람과 무방비 상태에서 섹스를 하게 되었다면 HIV 항체 검사를 기다리기보다는 즉시 치료를 받아야 한다. 병원이나 보건소에서 감염된 주삿바늘에 우연히 찔렸을 때도 이런 처치를 해야 한다. 잠재적으로 부작용이 심할 수 있고 비용도 비싸지만 그만한 가치가 충분히 있다.

HIV/에이즈와 더불어 살기

적어도 나한테는, 에이즈 바이러스와 함께 살아가는 법, 나를 최우선으로 생각하는 법을 터득하는 게 무엇보다 중요합니다.

우리 모두는 죽게 마련이에요. 그런데 왜 실제로 죽기도 전에 죽은 것처럼 살아야 하죠? 삶은 우리가 만들기 나름이에요. 잘 산다는 것은 정신에서 나오는 거예요. 자신에 대한 믿음과 살려는 욕망…… 같은 거요. 난 HIV를 사형 선고로 생각하지 않습니다. 영양 섭취를 잘하고 잠을 잘 자고, 격려 모임에 참여하고, 치료를 받는다면 괜찮을 거라고 믿어요. 전에는 내가 죽을 거라고 확신해서 4년 동안 세금도 내지 않았어요. 이제는 국세청에서 이렇게 말하더군요. "당신은 살거니까 우리에게 세금도 내야 합니다."

검사 결과가 HIV 양성 반응이라도, 에이즈에 걸렸다거나 에이즈에 걸릴 것이라는 의미가 아님을 명심한다. 더 잘 먹고, 휴식을 많이 취하고 다른 성병에 걸리지 않도록 조심하면서 자기 건강을 특별히 더 챙기는 치료를 시간으로 받아들이면 된다. 여러 치료제를 섞어서 HIV 바이러스의 기능을 억제하는 '칵테일 요법'은, 에이즈로 발전하는 것을 막아 줄 유망한 치료법이다. 에이즈 치료 경험이 있는 좋은 의료진을 찾아야 하고 정서적 지원을 얻는 것도 중요하다. 정서적 지원이 없다면 겁나서 행동할 수 없거나

너무나 화가 나서 치료를 진행할 수 없을지 모른다. 사는 지역에 HIV 양성 반응 여성들의 모임이 있는지 알아본다. 모임에서 격려를 주고받을 수 있고, 정보를 나누고, 에이즈에 대해 배울 수 있다. HIV 여성들의 소식지는 정서적 지원과 함께 정보도 준다.

우리는 우리 자신과 성상대를 의료적으로, 신체적으로, 정서적으로, 성적으로 계속 돌봐야 한다. 다음은 HIV 양성인 여성을 위한 권장 사항이다.

- 무엇보다 우선인 자신의 건강을 지키기 위해 에이즈에 조예가 깊은 전염병학이나 부인과 전문의를 찾는다. 맞춤형 건강관리 시대지만, 에이즈 전문가를 만나기 힘들 수도 있다.
- 의료진들은 우리를 위해 일하고 있음을 기억한다. 의료진들이 편하게 여겨지지 않는다면 주저 말고 다른 병원이나 의사를 찾는다.
- 자신을 옹호할 수 있도록 HIV에 관한 것은 무엇이든 '읽고' 배운다. 최신 정보와 치료법에 귀를 열어 둔다.
- 변화를 알아차릴 수 있도록 자기 몸에 귀를 기울이는 법을 배운다.
- 지역 사회에서 여성 네트워크를 만든다. 이미 있는 자원들과 서비스를 이용한다. 다른 사람들의 격려는 우리의 스트레스를 줄여 주고 우리가 인생에서 직면한 과제를 잘 해결할 힘을 준다.
- 상담, 각종 치료법, 자아 성찰 등에 마음을 열어 놓는다. HIV는 우울함이나 절망감을 줄 수 있다. 도움을 구하고 자신을 고립시키지 않는 게 무엇보다 중요하다.
- 절대 포기하지 않는다. 한 가지 시도에서 해답이 없다면 또 도움 받을 정보를 얻지 못했다면 다른 것을 찾는다.
- 임신을 원하면, 사전에 확실히 치료를 받아야 한다. 아기가 HIV없이 태어날 가능성을 높일 수 있는 치료가 있다.
- 약물이나 알코올에 중독되어 있다면, 금주 모임이나 약물을 끊는 자조모임에 가입한다.
- 하루하루 알차게 산다.
- 안전한 섹스를 실천한다. **안전에 대한 책임은 자기 자신에게 있다. 항상 조심스럽게 행동한다.** 성상대가 HIV 양성 반응이 아니라도 보호 장치를 사용한다. 성병을 피하는 것이 건강을 더 오래 지켜 준다.

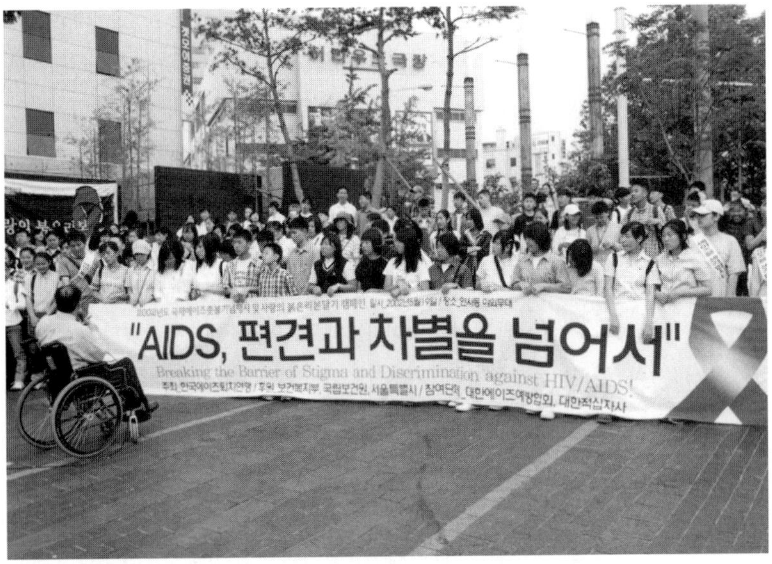

2002 국제 에이즈 촛불 기념행사 및 사랑의 붉은 리본 달기 캠페인 ⓒ에이즈정보센터

최상의 건강관리

의사가 편하게 느껴져야 한다고 강조하고 싶어요. 어떤 치료법을 써야 할지는 당신과 의사가 함께 노력해야 하는 협동 작업이니까요.

의사를 선택할 때는 다음 질문들을 해보는 것이 좋다.

- 통합 치유에 대해 아는 것이 있는가(예를 들어 침술 등)?
- 약물 중독자나 약물을 끊은 사람들을 어떻게 생각하는가?
- HIV의 최신 치료법에 대해 잘 알고 있는가(단백질 억제제나 바이러스양 검사 등)? 각각의 약물들이 여성에게 어떤 영향을 주는지 잘 알고 있는가?
- 임신하겠다면 어떤 반응을 보이겠는가?
- 다른 HIV 치료법에는 어떤 것들이 있는가?
- 장기 치료를 계획하고 있는가?
- 돈이 없거나 보험에 들지 않았다고 해도 정기적으로 바이러스양 검사를 기꺼이 해 주겠는가? 치료를 받을 수 있도록 조치를 취해 주겠는가?
- 병원에서 상담이나 치료를 받는 동안, 아기를 맡길 시설이 있는가?
- 입원한다면 병실 간호사나 병원의 다른 직원들의 태도는 어떨까?

미국에서는 가난하거나 유색인이라면 질 높은 HIV나 에이즈 치료를 받기 어렵다. 비의료적인 문제들도 있다. 보육 문제는 작은 것 같지만, 엄마들이 치료 받으러 올 수 있는지 결정하는 데 결정적이다. 에이즈 관련 단체들은 우리가 거주하는 지역에서 최상의 도움을 받을 수 있도록 도와줄 수 있다.

최상의 치료라는 것은 건강 검진과 면역 검사를 자주 받는 것을 의미하지만, HIV나 에이즈에 감염된 모든 사람들에게 기본적으로 제공되는 최소한의 기준이 무엇인가 하는 점도 '최상의 치료'에 뒤따르는 요건이다.

- CD4(T세포) 관찰과 바이러스 부하 검사를 자주 하면 치료 계획을 세우고 효과를 살피는 데 도움이 된다. T세포 관찰은 면역계가 얼마나 잘 기능하는지를 알려 주며, 바이러스 부하 검사는 일정 시간 동안 내 몸에 얼마나 많은 바이러스가 있는지를 보여 준다.
- 백신. 계속 기능이 향상되고 있다. 특히 폐렴, 파상풍, 독감 백신은 꼭 맞아야 한다.
- 치료. HIV는 세 가지 방식으로 치료한다. 항바이러스 약물로 바이러스 자체를 없애는 치료, 기회 감염의 예방과 치료, 면역계 증강(자가 요법과 대체 요법을 통한) 등이다.→ 치료의 선택
- 영양학적, 정서적 안정을 위한 지원이 중요하다.
- HIV 양성 반응 여성들은 만성 질염, 골반염, 질과 자궁경부 질환, 세균성 폐렴 등을 앓는 경우가 많다. 자궁경부암을 일으키는 세포 변화를 가져오는 인유두종 바이러스 감염률도 매우 높다. 이런 질병들을 잘 치료하지 않으면 표준적인 처방을 한다 해도 수명을 늘이고 건강을 개선하는 데 실패할 것이다. 6개월마다 자궁경부 세포진 검사를 하는 것도 좋은 방법이다.

치료의 선택

HIV 감염과 에이즈에 어떤 치료를 받을지 결정하는 것은 중요하다. 우리는 보통, 의료인이나 후원 단체에서 얻은 정보와 조언을 참고해, 치료 과정의 모든 단계에서 이런 결정을 스스로 내리기를 원한다. 에이즈 관련 단체들은 치료 쟁점에 대한 세미나를 자주 열고 핫라인도 운영하고 있다.→ 정보꾸러미, 365쪽 아무도 자신이 편하게 느끼지 않는 약을 먹도록 강요당해서는 안 되며, 자신이 적절하다고 생각하는 치료를 거부당해서도 안 된다.

자가 치료

신체적, 정신적으로 좋은 상태를 유지하는 것은 매우 중요하다. 심신의 건강을 유지하기 위해서는 적절한 영양과 위생 상태, 운동과 충분한 휴식이 모두 필요하다.

흡연자라면 금연을 고려해 본다. 흡연은 면역계를 손상시키는 것으로 알려져 있으며, HIV 보균자들은 특히 호흡기 감염에 걸리기 쉽다. 애주가라면 술을 끊거나 줄여야 한다. 술이나 약물 문제로 걱정하고 있다면, 알코올 중독자 자조모임에 문의하거나 의사와 상의해야 한다. → 3장 술·담배·약물

HIV 감염과 치료 약물은 몸을 쇠약하게 할 수 있다. 건강에 좋은 식품을 다양하게 섭취해서 적절한 영양 상태를 유지하면 면역계를 튼튼하게 하는 데 도움이 된다. 영양사들은 식사와 비타민에 관한 좋은 정보를 제공할 수 있다. '간단한 아침식사' 등으로 영양을 보충하면 에너지도 공급하고 체중도 늘릴 수 있다. HIV 감염자도 미생물이나 진균에 감염되기 쉽기 때문에 각종 균에 노출되는 것을 피해야 한다. 요리할 때도 주의가 필요하다. 깨끗한 상태에서 조리된 좋은 음식을 먹어야 한다. 생선회나 조개류, 덜 익힌 육류와 가금류는 먹으면 안 된다. 또한 톡소플라스마증이나 기회 감염을 피하기 위해, HIV 보균자들은 고양이집이나 새장, 어항 청소 같은 일은 피해야 한다. 성상대자가 HIV 양성인지 아닌지를 따지는 안전한 성생활이 중요하다. 성상대자를 보호할 뿐 아니라 에이즈를 진행시킬지 모를 세균에서부터 나를 보호하기 위한 것이다.

통합 치유

대체 요법은 흔히 약물처럼 더 보편적이고, 대중적인 의학 적 치료와 병행된다. 입증된 것은 아니지만 대안적인 치료는 HIV와 연관된 증세를 완화하고 면역계를 튼튼히 해 줄 수 있다고 알려져 있다. 침술이나 한약 등을 이용한 치료는 CD4 세포 수를 증가시키거나 면역계 기능을 향상하고 약물 부작용을 줄이며 식은 땀, 구토, 설사, 신경 장애(통증이나 말초 신경 감각 장애) 같은 증상을 덜어 줄 수 있다.

면역계 기능을 향상시키고 삶의 질에 대한 개인의 자각을 높이는 심신 단련 치료도 있다. 명상법, 이완법, 운동,

지각 요법 등이 여기 포함된다. 침술과 척추 지압 요법은 스트레스와 근육 긴장을 완화하고 불면증과 신경 장애, 두통을 치료하는 데 효과가 있다.→ 5장 통합 치유

병원 치료

의료 체계는 우리의 불신을 샀다. 여성을 홀대하고 유색인 여성을 무시해 왔다. 그렇지만 HIV와 더불어 사는 우리는 의학적 도움 없이는 이 병을 이겨낼 수 없다. 어떻게 해야 우리는 의심을 떨쳐 버리고 병원 치료에 기꺼이 참여할 수 있을까? 어떻게 해야 의료인 스스로 우리를 도울 수 있을 거라 확신하지 못해도 처방을 받아들이고, 우리를 실망시켜온 의료 체계 안에서 그들을 신뢰할 수 있을까? 나는 우리가 더 넓은 시야를 가져야 한다고 말하고 싶다. 우리는 배울 수 있는 것을 모두 배워야 하며, 지식이 풍부한 소비자가 되어야 한다.

다음은 HIV와 에이즈의 치료법을 결정하는 데 참고할 만한 몇 가지 정보다.

● **항바이러스 치료로 바이러스 성장을 억제한다** 항바이러스성 치료에는 지도부딘(AZT, 현ZDV), 라미부딘(3TC), 디이데노신(DDI) 같은 전통적인 항바이러스성 약품을 비롯해 바이러스를 확실히 줄일 수 있는 단백질 분해 효소(프로테아제) 억제제 군의 새로운 약도 포함된다. 바이러스가 쉽게 내성을 갖지 못하도록 두세 종류의 약물을 혼합 처방하는 '칵테일 요법'도 있다. 칵테일 요법은 HIV 복제를 중단시키거나 크게 줄여 결과적으로 HIV 감염자의 사망률을 낮추고 삶의 질을 향상시킨다. HIV가 만연한 이래 처음으로, 가장 비판적이던 회의론자들조차 칵테일 요법에 희망을 갖는다. 아직 HIV를 완치할 방법은 없지만, HIV는 앞으로 관리가 가능한 만성 질병 정도로 여겨질 것이다.

그러나 위에 소개된 새로운 약물들에 대해 중요한 의문이 생긴다. 프로테아제 억제제에 관한 뉴스들은 대부분 중산층 백인 남성 동성애자들의 경험을 토대로 한 것이다. 많은 유색인 여성들과 가난한 여성들은 이 약물을 구하거나 사용하는 데에 어려움을 겪는다. 미국에서 프로테아제 억제제는 1년에 6천~1만 6천 달러(약 300만~2,000만 원)정도로 아주 비싸다. 한국에서는 약물을 무료로 제공받을 수 있으며, 보건소나 지정 병원에서 한국에이즈예방재단 등에서 치료비를 보조해 주는 프로그램도 운영하고 있다.

매일, 정확한 시간에 맞춰 음식이나 특별식과 함께 복용해야 하며, 개중에는 냉장 보관해야 하는 것도 있다. 약물을 정해진 대로 복용하지 않으면 약물에 내성을 갖는 HIV 변종이 생겨 나중에 약이 듣지 않게 될 수도 있다. 어떤 이들에게는 이런 약물 복용 규칙이 비현실적이다. "하루 세 끼를 꼬박 꼬박 잘 차려먹는 사람들이 얼마나 될까? 내 생활비로는 어림도 없어."

칵테일 요법이 모든 사람에게 효과가 있는 것은 아니다. 특히 지도부딘을 복용한 적이 있는 사람에게는 효과가 없다. 칵테일 요법은 또한 메스꺼움, 심한 설사, 피로 같은 부작용이 있다. 확률은 낮지만, 잠재적으로 생명을 위협할 수 있는 간 기능 부전 등의 심각한 부작용도 생길 수 있다. 프로테아제 억제제 중 일부는 천식약 같은 특정 약물에 부정적으로 반응하여 간 질환을 일으킬 수 있다.

그러나 칵테일 요법은 당분간 제일 나은 치료법이다. 노숙자나 약물 중독자 등 많은 저소득층 여성들은 의사가 자신을 '순응적이지 않은' 환자로 여겨서 칵테일 요법을 처방하지 않을까봐 걱정한다. 에이즈 운동가들은 모든 여성들이 새로운 약물 치료를 이용할 수 있게 하는 데 초점을 맞추어야 한다.

● **예방 치료를 통해 기회 감염을 막는다** 에이즈 환자가 잘 걸리는 악성 폐렴인 폐포자충 폐렴을 예방하는 치료는 필수적이다. 일반적으로 이용되는 박트림 처방은 의사의 세심한 관리가 필요하다. 톡소플라즈마증, 결핵, 효모균증, 자주 재발하거나 증상이 심한 단순 포진 바이러스나 효모 감염 등 다른 기회 감염도 예방 치료를 해야 한다.

● **임상 약물을 시도한다** 에이즈 치료 신약이 시험되고 있다면, 이 방법을 시도하고 싶을 수도 있다. 약물의 안전성과 효능, 적정 투여량을 검증하기 위한 약물 임상 시험에 참여하는 것은 최신 연구의 특혜를 누리고 무상으로 치료약을 얻는 방법이 될 수 있다. 임상 시험은 위험성이 있는데도, 많은 에이즈 환자와 가족들은 임상 시험에 참여하지 않고 고통스러워하기보다는, 위험을 감수하고서라도 새로운 약물 치료를 시도해 보는 쪽을 선호한다. 특히 기존 치료법에 내성이 생긴 보균자들은 더 그렇다.

HIV와 임신

난관 결찰술을 하도록 강요받았던 HIV 감염자들이 후회하는 것을 보았다. 지난 몇 년간 뱃속의 아기에게 HIV가 전염될 확률은 계속 줄어들고 있기 때문이다. — 어느 간호사

내가 HIV에 감염됐든 배우자가 감염됐든 간에 임신을 하거나 임신 상태를 유지하는 문제는 두 사람 모두에게 큰 부담이 된다. 내 아이도 감염되는 것일까?, 내가 병들었을 때 내 아이를 돌보아 줄 사람이 있나? 이런 질문이 떠오를 것이다.

임신 중이나 분만 과정에서 산모가 태아에게 HIV를 전염시킬 수 있다. 치료가 개입되지 않을 경우 HIV보균자인 임신부의 태아나 신생아가 감염될(수직감염) 확률은 25~30% 정도다. 어떤 에이즈 정책 결정자들은 HIV 감염이 확실한 여성에게는 임신하지 말 것을 적극 권장하며, 임신 중인 HIV여성에게는 인공유산을 권한다. 그러나 연구 결과 항바이러스 치료를 하면 태아의 수직 감염률이 크게 줄어드는 것이 입증됐다. 임상 시험에서 임신 중인 여성에게 먹는 지도부딘을, 분만 중에는 정맥 주사용 지도부딘을 주입하고, 출산 이후 6주 동안 태아에게는 먹는 지도부딘을 처방하자 태아의 HIV 전염률이 3분의 2나 줄었다. 임신 여성과 태아, 성장기 아이들에게 지도부딘 등의 항바이러스성 약물이나 프로테아제 억제제, 혼합 치료법 등이 미치는 장기적 영향은 아직 밝혀지지 않았으나 임신부나 태아에게 부작용은 없는 것으로 보인다.

이 연구 결과는 HIV에 감염되었으나 아이를 갖기 원하는 여성들에게 선택의 폭을 넓히고 희망을 준다. 또 여성이 임신을 원할 때 HIV 검사를 받도록 권장하는 이유다. 미국 질병예방통제센터는 임신한 모든 여성에게 정기적인 상담과 자발적인 검사를 받을 것을 권한다. 임신한 여성들의 HIV 검사를 '의무화'하자고 제안하는 이들도 있는데 이것은 논쟁의 여지가 있다. 여성의 의지에 반하는 검사는 임신부가 태아 건강에 주의를 기울이지 않게 만들어 오히려 더 큰 손실을 가져올 수 있다.

수직 감염을 줄이기 위해, 제왕절개술로 분만하거나 지도부딘과 HIV 면역 글로불린을 혼합 치료하는 등의 새로운 방법을 찾는 연구도 많이 진행 중이다. 출산 뒤에도 수유를 통해 HIV가 아기에게 옮겨질 수 있으므로 HIV 감염 여성은 수유를 하지 않는 것이 좋다.

임신 전과 임신 중에 음식, 수면, 운동량, 성병 예방 같은 건강관리에 주의를 기울이면 자신과 아기의 건강을 유지하고 수직 감염의 위험을 낮출 수 있다. 최근 연구에 따르면 임신이 HIV 증상을 가속화하거나 에이즈를 진행시키는 것은 아니며, HIV에 감염되었어도 증상과 고통이 없는 여성에게 합병증이 생기는 것도 아니다. 그러나 HIV 감염이 많이 진전된 상태의 여성이 임신하면 증상이 악화된다. CD4 세포 수치가 낮고(300이하) 빈혈, 태반염증이나 다른 감염이 있거나, 에이즈가 진전된 상태라면 태아는 수직 감염될 위험은 커지며 임신부의 건강과 임신 상태에도 영향을 받는다.

HIV 감염 여성에게서 태어나는 모든 아기는 혈액 내에 엄마의 항체를 갖고 있어서 감염되지 않았어도 1년 이상 HIV 항체 실험에 양성 반응을 보인다(중합 효소 연쇄 반응) 검사로 아기의 감염 여부를 진단할 수 있다. 이 검사는 혈액과 조직 내에 있는 바이러스나 다른 미생물의 유전 물질의 파편을 찾아내는 민감도가 높은 검사다). 일부 정책 당국은 HIV에 감염된 가임 여성의 비율을 추산하기 위해 모든 신생아가 의무적으로 HIV 검사를 받아야 한다고 주장한다. 여성의 권리에 관심을 갖는 많은 사람들은 엄마의 동의 없이 행해지는 모든 검사에 강력히 반대한다. 신생아 검진에 드는 엄청난 시간과 돈을 HIV 예방, 교육, 치료나 모자보건에 쓰는 것이 더 낫다.

이율배반적이지만, 미국에서는 HIV 양성 반응 여성이 임신 중인데 유산하고 싶다면, 병원에서는 받아 주지 않거나 추가 요금을 청구한다. HIV 감염에 관한 무지와 두려움 때문에 이런 일이 생긴다. 여성 에이즈 운동가들은 HIV 양성 반응인 여성이 임신을 선택하거나 분만이나 인공유산을 결정하는 데 차별 없이 의료 서비스를 받을 수 있는 것을 포함해 생식권을 보장받을 수 있도록 싸우고 있다.

HIV/에이즈와 함께 살아가는 이들의 개인 문제

HIV/에이즈 여성과 그 가족에게 쏟아지는 개인적인 의문과 딜레마들은 아주 많이 있다. 「정보꾸러미」에 나오는 단체나 커뮤니티, 책자들은 다음과 같은 의문을 해결하는 데 도움이 된다. 에이즈 환자의 가족으로서 성생활은 어

떻게 해야 하나? 내가 많이 아프면 자녀는 누가 돌볼 것인가? HIV 감염을 가족과 친구들에게 말해야 하나? 동료들에게는? 아이들에게는? 사람들이 알면 어떻게 될까? 내가 약물 중독이거나 성매매 여성일 거라고 생각하고 나를 무시하는 의사들을 어떻게 상대해야 하나? 공적인 지원을 요청할 수 있을까? HIV 보균자라서 차별받았다고 느낄 때 법적인 보호를 받을 수 있을까? 죽음의 가능성을 어떻게 받아들여야 할까? 장례식 계획을 세우면 힘이 날까? 새로운 치료제가 나와서 내가 죽어가는 게 아니라는 걸 갑자기 알게 되면 어떻게 적응할까?

● **불가항력적인 병이나 죽음에 대비해서 자녀 양육을 준비한다** 많은 사람들이 HIV에 감염되고도 오래 살지만, 아직까지는 생명을 위협하는 병이다. 엄마라면, 너무나 아파서 아이들을 보살피지 못할 거라는 생각, 어린아이들을 남겨 놓고 죽는다는 생각은 견디기 힘들다. 미국에서는 부모가 사망한 뒤 누가 보호자가 될지를 미리 정해 놓을 수 있는 '대기 후견인법'이 있는 주가 많다.

● **사회 활동에 참여한다** HIV/에이즈 여성이 단체에서 활동하는 것은 감정적으로나 정신적으로 도움이 된다. 우리가 아프지 않은 시기에 에이즈 환자와 가족들에게 대우를 개선하도록 병원에 압력을 가하는 단체에 참여할 수 있고, 에이즈 관련법을 개정하라고 의회나 지방 자치 단체에 로비할 수도 있으며, HIV를 열린 시각으로 보도록 교회를 비롯한 종교 단체를 설득할 수도 있다. HIV/에이즈 여성들은 지역 사회에서 HIV 예방을 가르치는 상담원이 될 수 있다. 약물이나 알코올 중독 회복 프로그램에 참여해 다른 여성들이 약물이나 알코올 중독을 극복하도록 격려하는 후원자가 될 수 있다.

정보꾸러미

책
선생님, 에이즈가 뭐예요 | 레옹 슈바르첸베르그 | 이원희 옮김 | 프레스21
에이즈 교육 지침서 | 한국성문화연구소 | 대한가족보건복지협회
에이즈는 없다 | 한국에이즈재평가를위한인권모임 엮음 | 휘닉스
에이즈 예방과 치료법 | 현대건강연구회 엮음 | 태을출판사
은유로서의 질병 | 수잔 손택 | 이재원 옮김 | 이후
질병의료의 문화 분석 | 마사 O. 루스토노 & 엘리사 J. 소보 | 김정선 옮김 | 한울
하얀 노을 | 김수진 | 미래문화사

웹진
레드리본 | redribbon.aids.or.kr

웹사이트
감염인정보센터 | www.k-plus.org
구세군 대한본영 레드리본센터 | www.aidscare.or.kr
대한에이즈예방협회 | www.aids.or.kr
대한적십자사 사회봉사보건국 | www.redcross.or.kr
동성애자에이즈상담실 | www.ishap.org
에이즈뉴스매거진 | www.kaids.or.kr
에이즈상담실 | www.aids114.org
에이즈정보센터 | www.aidsinfo.or.kr
한국에이즈예방재단 | 02-3785-1932
한국에이즈퇴치연맹 | www.kaids.or.kr
POSITIVE LIVES | www.positive.or.kr
STA1318 | www.sta1318.or.kr | 060-700-6191

상담전화
에이즈 상담전화 | 1588-5448, 1588-2437(AIDS)
전염병관리본부 에이즈/결핵과 | 02-380-1442
면역결핍연구실 | 02-380-1512

감염인 정보쉼터
서울 | 02-2675-4114
부산 | 051-621-0444
광주 | 062-222-3979

커뮤니티
러브포원 | www.love4one.com
세울터 | cafe.daum.net/sewoolte
에이즈 감염인들의 모임 | cafe.daum.net/bborra
카노스 | www.kanos.org
핸드인핸드/인가인 | www.k-plus.org
희망하나 | cafe.daum.net/dishonor

16. 계획하지 않은 임신

임신했다는 것을 알았는데 아기를 낳아야 할지 확신이 서지 않는다. 그렇다면 나이가 열다섯 살이든 마흔다섯 살이든 간에, 이미 아이가 있든 임신한 적이 없든 간에 어려운 결정을 혼자서 내려야 하는 데 외로움을 느낄 것이다. 사생활을 남에게 이야기하고 싶지 않은 사람이라도 이럴 때는 우리에게 필요한 것을 지원할 수 있는 사람을 만나는 것이 큰 도움이 된다. 다른 사람에게 이야기하고, 다른 사람이 내 이야기를 들어주는 과정에서 내가 몰랐던 내적인 힘을 발견할 수 있고, 내 생각에 귀 기울이게 된다. 이 시기를 헤쳐 나가게 이끌어 줄 길잡이가 '있다.' 이 장이 그런 시기에 필요한 지원과 정보를 찾도록 돕는 첫걸음이 되기를 바란다.

임신의 주체가 여성이기 때문에 예기치 않은 임신을 둘러싼 결정을 내릴 책임이 우리에게 돌아온다. 우리는 이 어려운 시기를 견뎌 낼 방법을 혼자서 찾아야 할 때가 많다. 결정을 내리는 과정에서 우리는 필요한 모든 지원과 조언을 받을 권리가 있고, 스스로 결정을 내릴 권리도 있다. 우리는 출산 예정일까지 임신 상태를 유지할 권리가 있는 것과 마찬가지로 임신을 도중에서 끝낼 법적 권리도 있다.

2005년 1월 현재 한국에서는 모자보건법 제14조를 통해 몇 가지 제한적인 조건을 만족하고 본인과 배우자의 동의가 있을 때에만 인공적인 임신중절(인공유산)을 법적으로 허용하고 있다. 합법적인 인공유산에 필요한 조건은 다음과 같다. 본인이나 배우자가 우생학적 또는 유전학적 정신 장애나 신체 질환이 있을 때(1항), 본인 또는 배우자가 전염성 질환이 있을 때(2항), 강간이나 준강간에 의해 임신했을 때(3항), 법률상 혼인할 수 없는 혈족이나 인척 간 임신일 때(4항), 보건 의학적 이유로 임신의 지속이 모체의 건강을 심히 해하고 있거나 해할 우려가 있을 때(5항)가 해당한다. 1항의 경우, 사망, 실종, 행방불명 기타 부득이한 사유로 배우자의 동의를 구할 수 없다면 본인 동의만으로 시술할 수 있다. 본인마저 심신 장애로 의사 표시를 할 수 없을 때에는 그 친권자 또는 후견인, 그 다음으로는 부양 의무자의 동의로 대체한다.

임신을 하게 되면, 어떤 대우를 받는지, 안전한지, 편안한지 등 자신이 세상에서 어떤 위치에 놓이는지를 어느 시기보다 더 의식해야 한다. 인종, 계급, 종교, 장애, 나이, 성적 지향, 결혼 여부는 우리가 만나게 되는 전문가들이 우리를 어떻게 생각할지, 우리에게 어떤 조언을 해 줄지에 영향을 미친다. 겉으로 드러나지 않는 본질적인 문제와 맞닥뜨릴 수도 있다. 내 삶이 세상에서 짐처럼 여겨지는가, 아니면 가치 있게 여겨지는가? 상담과 의료 처치를 비롯한 모든 의사 결정 과정에서 존중받지 못하고 제대로 대우받지도 못한다면 의료적 조언과는 별도로 도덕적 지지가 필요하다.

우리는 대부분 의사와 이야기하는 과정에서 상처를 받기 쉽다. 의사와 환자의 관계는 불평등하다. 의사는 전문가로 여겨진다. 의사들은 대체로 중산층의 이성애자를 치료 대상으로 교육받고, 항상 이런 부류의 사람들 위주로 생각한다. 내 요구와 상반되는 결정을 강요당한다고 느껴지면, 내가 처한 상황에 대한 최선책보다는 의사들의 이런 편견이 작동하고 있다는 것을 기억해야 한다. 임신 상태를 유지하도록 강요받는 여성들이 있는가 하면 인공유산이나 불임술까지도 강요당하는 여성도 있다. 이런 결정은 '내가' 내려야 한다. 우리는 '우리에게' 가장 이로운 결정을 내리도록 도와줄 상담과 지원을 받을 권리가 있다. 아무리 유능한 의사라 해도 내 삶을 대신 살아 주지 않는다는 사실을 명심한다.

첫 단계

우선 임신인지 아닌지를 확실히 알아야 한다. 임신한 것 같은데 아직 검사를 받지 않았다면 막연히 추정해서는 안 된다. 성관계를 계속하면서 임신을 원하지 않는다면 피임을 한다. 성교를 하지 않았다고 해도 정액이 질입구 가까이에 묻었다면 임신이 될 수 있다.

임신 증상

어떤 이들은 월경 예정일이 되기도 전에 임신한 것은 아닐까 의심한다. 임신 증상이 한두 가지 나타나야만 몸이 뭔가 다르다는 사실을 받아들이는 여성도 있다. 의사의 확진이 있을 때까지 판단을 유보하는 이들도 있다. 임신 증상은 사람마다 다르고, 임신을 할 때마다 다르다는 점을 명심한다.

임신의 초기 증상

다음은 임신 초기에 나타나는 증상이며, 이와 다른 수많은 증상이 있다.

- 월경이 없다.
- 평소보다 월경량이 적거나 기간이 짧다.
- 유방에 통증이 있거나 부풀고, 유두가 민감해진다.
- 소변이 잦다.
- 피로감.
- 메스꺼움/구토.
- 속이 더부룩함 또는 복통.
- 식욕이 왕성해지거나 식욕이 없어진다.
- 감정적이 되거나 감정의 기복이 심해진다.

임신이라 생각되면 24시간 안에 임신 검사를 받을 것을 권한다. 임신 여부를 일찍 확인할수록 선택의 폭이 넓다. 신중하게 결정을 내리고 필요한 서비스를 이용하며, 함께 의논할 수 있는 협조자를 선택할 시간이 더 많아진다.

임신 검사

임신 검사를 받을 수 있는 곳

산부인과나 보건소에서 상담을 한 후 임신 호르몬 검사와 초음파 검사 등 확진 검사를 할 수 있다. 지역 보건소를 잘 활용하는 것도 좋다. 예를 들어 서울 강서구 보건소는 임신 초기부터 분만 후 1개월까지 임산부에 대해 산전, 산후 서비스를 제공한다. 임신 초기 확인 검사로는 간염, 빈혈 등 혈액 검사와 초음파 진단, 혈압, 체중 측정과 함께 철분제와 영양제를 무료로 제공한다. 손쉽게는 약국에서 자가 검사 기구를 구입할 수 있으며 온라인상으로 먼저 간단한 임신 검사를 해볼 수도 있다.

어디서 임신 검사를 받아야 할지 결정할 때는, 비용과 시간, 검사 결과에 대한 신뢰도와 함께 어떤 대우를 받을지도 생각한다.

검사비 외에 드는 비용도 생각해 본다. 휴가를 받아야 하는가? 보육 시설을 이용해야 하는가? 검사를 받으러 멀리 이동해야 하는가? 결정을 내릴 시간을 최대한 많이 확보할 수 있도록 검사를 되도록 빨리 받아야 한다. 인공유산 반대 등 특수한 목적을 위해 무료 임신 검사를 해주는

응급 피임

피임하지 않고 성교를 했거나 피임에 실패한 지 72시간이 안 됐다면 응급 피임을 고려할 수 있다. 원하지 않는 성관계를 강요당했다면 응급 피임이 내키지 않더라도 임신을 피해야 한다.

한국에서 응급 피임은, 지역 보건소나 산부인과 의사의 처방에 따르도록 되어 있다. 대한가족보건복지협회의 모자보건센터(02-2634-8212)로 연락을 취해서 상담을 받을 수도 있다. 응급 피임약 '노레보정'이 약국에서 판매되고 있다.

곳도 있다. 그러나 이런 단체들은 인공유산 반대를 홍보하며 겁을 주어 우리가 유산을 생각하지 못하도록 한다. 자신들의 입장을 강요하는 단체는 피하고, 여성의 입장에서 최선의 방법을 찾는 도움이 될 단체를 찾는다.

임신 검사를 한다는 사실이 남들에게 알려질까봐 걱정될 수도 있다. 자가 검사를 하거나 병원에 갈 때 비밀이 보장되는가? 어디서 검사를 받든, 고의가 아니어도 마음 상하는 말을 들을 수 있으니 미리 마음의 준비를 한다. 검사 결과를 알려줄 때, 우리에 대해 미리 어떤 추측을 하고서 산전 관리나 출산, 입양에 대해 알려 주지 않고 인공유산에 대해서만 설명할 수도 있다. 본인 동의 없이 배우자나 부모에게 임신 사실을 알려도 된다고 생각할 수도 있고, 위기 상황에 있다고 생각해서 위로하려 들 수도 있고, '행복한 소식'을 축하할 수도 있다.

임신 검사의 유형

모든 임신 검사는 인체 융모 생식샘 자극 호르몬(HCG)이 있는지를 측정하도록 되어 있다. 임신 중에, 인체 융모 생식샘 자극 호르몬은 처음에는 여성의 혈류로 분비되며, 조금 지나면 소변에서도 검출된다. 임신 여부를 알아보는 검사는 여러 가지가 있는데, 모두 혈액이나 소변에서 이 호르몬을 추적하는 방식이다. 병원에서는 대체로 수정된 지 10~14일 후면 인체 융모 생식샘 자극 호르몬을 검출할 수 있는 소변 검사를 이용한다.

비밀로 하고 싶다면 자가 임신 검사를 선택할 수 있다. 자가 검사 기구는 제품에 따라 조금씩 다르지만 보통 3천~5천 원 선이며 약국에서 처방전 없이 구입할 수 있다. 사용법이 간편하고 따라하기 쉽게 사용설명서가 있는 검사 기구를 선택한다. 사용법을 제대로 지켜야 정확한 결과를 얻는다. 특히 단계마다 기다리는 시간을 정확하게 지키는 것이 중요하다. 다른 사람이 검사 시간을 재줄 수도 있다. 처음부터 두 종류의 기구를 구입하는 게 좋다. 한 번 측정으로 양성 반응이 나올 경우 곧바로 다시 한번 검사하여 재확인할 수 있고, 결과가 불분명하거나 음성 반응이 나왔다면 일주일 뒤쯤에 다시 한번 검사하면 된다. 음성 반응이 나왔다고 해서 무조건 임신이 아니라고 단정하면 안 된다. 검사를 올바르게 하지 않았거나 인체 융모 생식샘 자극 호르몬이 검출되기에 너무 이른 시기여서 검사 결과가 음성으로 나왔을 수도 있다. 임신 검사 결과가 음성이지만 월경이 없다면 병원에 가서 검사를 받는다.

골반 검사

임신이라면 임신 몇 주인지를 추정하는 골반 검사를 하게 된다. 임신하면 자궁이 유연해지고 확장되며, 자궁경부는 유연해짐과 동시에 혈류량이 많아져 창백한 분홍빛에서 푸르스름한 빛으로 변한다(질경과 거울이 있으면 스스로 확인해볼 수 있다).

골반 검사는 당황스러울 수 있다. 여성에게 검사받는 것이 더 편하다면 그렇게 해달라고 요구한다. 강제로 맺은 성관계에서 임신하게 되었다면 골반 검사는 또 다른 폭력으로 느껴질 수 있다. 그럴 때에는 의사에게 자신의 상황을 알리고 도와줄 사람과 동행하는 것이 좋다. 골반 검사를 하면, 이후에 어떻게 할지 결정할 시간이 얼마나 남았는지 알 수 있다.→ 24장 여성의학 상식, 골반 검사, 566쪽

자궁외 임신이나 다태 임신이 의심되면 의사는 위치를 찾아내고 크기를 측정하는 등 정확한 검사를 위해서 초음파 검사를 권할 것이다. 초음파의 안정성과 유용성에 대해서는 논란이 있다. 초음파를 받도록 권유받았다면 왜 필요한지 잘 알아본다. 그리고 나서 초음파가 꼭 필요할지 스스로 결정한다.→ 19장 임신, 초음파 검사, 450쪽

임신이 확실하다면

임신이 확인되면 그 상황에 적응할 시간이 필요하다. 임신은 대부분의 여성에게 인생을 바꾸어 놓을 만큼 영향력이 크다. 어쩌면 임신 전에 자신이 상상했던 것이나 일반적으로 사람들이 예상했던 것과는 다른 느낌일 수도 있다. 임신이라는 사실을 감당하기에는 정서적으로나 정신적으로 준비가 안 됐다고 생각할 수도 있다. 그러나 나를 믿고 내 느낌을 믿는다. 조용한 성찰, 믿을 만한 친구나 가족과 이야기하기, 상담원과 이야기하기, 글쓰기, 음악 감상 등 이 문제를 생각할 수 있는 방법들이 많이 있다.

나와 내 가족이나 연인에게 무엇이 최선책일지 충분히 생각할 시간을 갖는 것이 무책임한 일인 양 우리를 질타하는 이들도 있다. 그러나 사실은 그 반대다. 자신을 위해 올바른 행동이 무엇인지를 분명히 하는 것은 매우 책임감 있고 도덕적인 행동이다. 결정을 빨리 내리는 여성들이 있는 반면 오랜 생각 끝에 마음을 바꾸는 이들도 있다. 많은 여성들은 다음 단계에 무엇을 할지 확실하게 알기까지

오랫동안 감정적인 분열을 겪는다.

상대 남성과의 관계에 따라서 그가 이런 결정 과정에 함께하기를 원할 수도 있고 원하지 않을 수도 있다. 임신한 사람은 나 자신이고 내 결정이 최선책이라는 확신을 가져야 한다. 나이, 결혼 여부, 성적 지향, 문화적·종교적·지역적 유대, 임신하게 된 상황 등은 어떤 결정을 내리고 어떤 조치를 취할 것인지에 영향을 미친다. 모성을 가진 여성이 임신을 원하지 않는다는 것은 생각조차 할 수 없다는 사회의 규범에 직면하게 될 수도 있다. 자신의 본능과 요구에 귀를 기울이는 시간을 갖고 누가 뭐라든 압력을 받지 않는다. 그러나 결정을 미루어서는 안 된다.

결정

다음 단계는 유산을 할 것인지, 아이를 낳아 직접 키울 것인지, 아니면 다른 사람이 키우게 할 것인지를 결정하는 일이다. 이 시점에서 사회적 압력을 느낄 수도 있고 임신이 생각하던 것과 달라서 몹시 마음이 아플 수도 있다. 게다가 호르몬 변화로 겉모습도 바뀐다.

어떤 여성들은 혼자일 때 최선의 결정을 한다. 그러나 대부분의 여성들은 다른 사람과 이야기하는 과정에서 자신의 감정을 분명하게 이해하게 된다. 친한 사람과 이야기하는 것을 선택할 수도 있지만 경험이 많은 전문가한테 상담을 받는 것도 도움이 된다. 누구와 의논하든, 상대는 반드시 우호적이어야 하고 도덕적으로 판단하려 말아야 하며 편견이 없어야 한다.

전화번호부에 임신 상담 서비스를 제공한다고 되어 있는 기관 중에는 사실 인공유산을 반대하는 단체가 많으므로 주의해야 한다. 누구도 내게 이래라 저래라 할 수 없다는 점을 명심한다. 친구나 가족, 상담원이 제 의견을 강요할 것 같으면 그들과 이야기하기 전에 먼저 스스로 결정을 내린다. 내 마음의 소리에 따라 행동하는 게 친구, 가족, 성 상대, 종교 단체 등 내가 속한 집단의 의견과 충돌할 수도 있다. 다른 사람의 의견에 맞서려면 지원이 필요하다.

깊이 생각하고 '나의' 요구를 정직하게 평가할 수 있는 기회를 충분히 갖는다. 이미 자녀가 있을지 모르지만 아이를 한 명 더 낳아 키울지 심사숙고해서 결정을 내려야 한다. 성상대와 함께 부모 역할을 나누고 싶은데 상대가 원하지 않아서 혼자서 아이를 맡아야 할지 아닐지 불분명할 수 있다. 성상대에게 학대를 받는 상황이라면 아이를 갖는 것이 관계에서 벗어나는 것을 더 어렵게 만들 수도 있다. 학업을 마치고 직업을 가지고 싶지만 아이를 키우기 위해서 그 계획을 바꾸어야 할지 말지를 결정해야 할 수도 있다. 이럴 때 우리는 혼자가 아니다.

나는 세 아들의 엄마였어요. 엄마가 되고 아이를 가지는 것은 늘 내게 아주 소중한 일이어서 결정하기 더 어려웠죠. 아이들을 사랑했기 때문에, 아이를 낳아 다른 사람에게 입양시킬 수는 없다고 생각했어요. 애인은 아기를 갖는 데 반대했고 나는 그 사람의 도움 없이 아이를 낳고 싶지는 않았어요. 그래서 인공유산을 하기로 결심했죠. 사실 난 아기를 원했고 애인과도 사이가 좋았기 때문에 그런 결정이 기쁘지 않았어요.

유산을 하겠다는 결정을 내리기까지 정말 많이 울었어요. 새벽 4시 30분경에 일어나서 무엇을 해야 할지 고민하고 울곤 했죠. 태어날 아이를 잃게 될 것은 분명했으니까요.

유산을 했더라면 나는 망가졌을지 몰라요. 내 도덕관과 맞지 않았거든요. 그때 난 열다섯이었고 많이 절망하고 있었어요. 아이는 내게 희망의 상징이었죠…… 자연유산이 되었으면 하고 기도했지만 그건 단지 바람일 뿐이었어요. 미혼모 시설에 가서 지내다 아이를 낳아 입양시킨 여성을 알고 있었는데 그게 제일 현실적인 방법으로 보였어요. 아이를 키울 수도 있다는 생각이 언뜻 들기도 했지만, 남은 내 삶도 중요했거든요.

사람에 따라서는 계획하지 않은 임신을 했어도 아이를 받아들일 수 있을 만큼 충분한 지지를 받고 있으며, 삶이 안정되어 있다는 것을 알게 된다.

인공유산

경제적, 지역적 상황에 따라 유산을 선택할 수 있는 가능성이 달라진다. 가장 안전하고 적절한 인공유산 시기는 임신 3개월까지다. → 17장 인공유산

유산하지 않기

유산하지 않기로 결심했다면 아이를 직접 기를 수도 있고, 입양시킬 수도 있고, 앞으로 어떻게 할지 결정할 동안만 아이를 키울 수도 있다. 어떤 선택을 하든 19장 임신과 20장 출산을 읽어 보는 것이 도움이 될 것이다.

아이 키우기

부모가 되고 싶은지 아닌지 생각하는 중이라면 3부 시작하는 글(251쪽)과 21장 산욕기를 참고한다. 부모가 된다는 것은 인생을 바꾸어 놓을 만한 중요한 결정이다.

비공식 위탁 양육

역사적으로 대가족 내에서나 이웃끼리 행해진 공동육아 결과들을 살펴보면 모든 어린이는 공동체 안에서 잘 클 수 있는 게 확실하다. 우리들 모두가 어린이 안녕에 책임이 있으며, 아이들은 사회 구성원 모두에게 속해 있다는 신념을 바탕으로 아이를 잘 키울 형편의 사람들이 그렇지 못한 사람들을 도와주는 것이 비공식 위탁 양육이다.

아이를 잠시 동안, 또는 평생 비공식 위탁 양육 체제 안에서 키우기 위해서 친인척이나 친구, 아기 아버지의 친인척 등에 아이를 맡기기로 결정할 수도 있다.

우리 가족은 그걸 그냥 입양이라고 불렀어요. 할머니가 이 입양을 많이 하셨죠. 할머니는 친척 아이들을 맡으셨어요. 아무런 법적인 관계가 없어도 사촌들이 자식이 되기도 했고 내가 고모라고 생각한 식구도 실은 나하고 아주 먼 친척이에요.

이런 관계가 법적 구속력은 없지만 아이의 성장 과정에 아주 중요한 지속적인 보살핌과 사랑을 주고 후원할 수 있는 좋은 기회가 될 수 있다. 비공식 위탁 양육 체제에서는 아이가 한 가정에 오랫동안 머무르는 예는 드물다. 다른 가족이나 친구가 아이를 키우도록 결정했다면, 생모가 없을 때 그들이 의료적 결정을 내릴 수 있도록 일시적 후견인 관계를 만드는 것이 좋다.

공식 위탁 양육

공식 위탁 양육을 생각하고 있다면 거대한 비인간적인 체제의 일부가 된다는 것이 자신과 아이에게 위험할 수도 있다는 점을 유념한다. 공식 위탁 양육을 하려 할 때는 문제를 해결하고 양육 여부를 결정할 시간을 갖는 데 목표를 두어야 한다. 오랫동안 공식 위탁 양육 체제에서 지내는 것은 아이에게 최선의 방법이 아니다. 공식 위탁 양육 체제에서 여러 해 지내는 어린이들은 결국 여기저기 옮겨 다니게 되는 수가 많다. 공식 위탁 양육을 생각하고 있다면 아이를 양육할 사람을 결정하는 데 개입할 수 있는지 알아보아야 한다. 양육권을 다시 찾으려면 어떤 절차를 밟아야 하는지도 알아본다.

많은 사람들이 아이들의 안녕에 대한 진실한 관심을 가지고 위탁 부모가 된다. 그러나 위탁 양육 상황이 어떻게 변화하고 있는지를 조사해 보는 것도 중요하다. 경제적인 이유로 위탁 양육을 하는 예가 점점 늘어나고 있다. 위탁 부모가 어떻게 모집되고 선정되는지 알아본다. 위탁 양육을 하려는 가족의 동기가 무엇인지, 그리고 공공 정책이 이들에게 어떤 영향을 미치는지 생각해 본다.

한국에는, 만 15세 미만이거나 부모의 질병, 가출, 학대 등으로 단기간 보호가 필요한 아동을 일시적으로 건전한 가정에 위탁하는 '위탁 가정 서비스'가 있다. 위탁 가정은 친인척과 일반인으로 나뉘며, 양육 능력을 심사한다. 위탁 양육은 주로 친부모가 있는 아이들을 대상으로 행해지며, 일정 기간 아이의 양육권을 위탁 가정에 위임한다는 약정을 하는 것이다. 친권이나 양육권 자체는 그대로 친부모에게 있다. 위탁 가정에는 정부 차원에서 위탁 아동이 국민기초생활보장 수급자인 경우 월 28만 원 안팎의 생활비와 월 7만원의 양육 보조금을 지급한다. 그 밖에도 위탁 가정에 재정 지원을 하는 민간 후원 단체들이 많다.

입양 → 22장 자연유산·사산·불임·입양

아이를 유산하지 않고 다른 가정에 입양시키기로 했다면 지속적으로 입양을 후원하는 믿을 만한 단체의 도움을 받으면서 입양 상담원과 함께 신중하게 입양 계획을 세워야 한다. 그래야 훗날 입양이 자신과 아이를 위해 가장 좋은 선택이었다고 생각하면서 자신의 선택을 편안하게 되돌아볼 수 있을 것이다. 입양 결정이 이후의 가정생활에 영향을 미치겠지만, 아이를 입양시킨 뒤에도 지속된다.

입양이 점차 증가하고 있다. 입양 기관과 입양 부모는 입양을 권할 때 경제적 교육적 환경의 개선과, 사회적 이익에 대해서 강조한다. 이런 태도는 가난한 사람들이 경제적으로 부유한 사람들에 비해 양육 의지가 부족하거나 부모 역할을 제대로 하지 못하리라는 잘못된 통념을 강화한다. 아이를 잘 키울 만한 경제적 여건이 부족하다고 생각해서 아이를 입양시켜야 한다는 압력을 느낄 수도 있다. 그러나 아이를 위해 중요한 것은 편안하고, 안전하고, 안정적인 환경임을 명심한다. 아이를 잘 돌보는 한 사람이 지속적으로 정서적 보살핌을 주면 어린아이들은 놀라울 정도로 잘 적응한다. 외적인 조건이 모두 '이상적'이어야만 하는 것은 아니다.

1970년대 말까지 미국 백인 중산층 가정에서는 '받아들여질 수 없는' 관계에서 낳은 아이는 숨기는 것이 일반적이었다. 혼외 관계에서 아이를 임신했거나 다른 인종의 남자와 관계를 가져서 아이를 임신한 여성은 임신 기간에 집을 떠나서 지내다가 아이를 낳으면 입양시키도록 압력을 받았다. 생모는 자기 자식에게 어떤 일이 일어났는지 전혀 알지 못했고 아이는 기껏해야 생부모에 대한 아주 개략적인 정보만을 얻을 수 있었다. 이것이 여성의 성을 부인하고 인종과 계급을 넘나드는 합법적인 사랑 관계의 가능성을 부인하는 주류 사회의 방식이었다.

이런 강제적이고 비밀스러운 입양 과정에서 여성들이 입은 상처가 드러나면서 미국에서는 생모의 권리를 보호하는 공개 입양 방식으로 변화했다. 이런 변화로 입양은 생모와 아이 모두에게 더 인간적인 과정이 됐다. 그러나 입양은 여전히 어려운 결정으로 남아 있다.

상담

입양 계획을 신중하게 세우기 위해서 상담이 매우 중요하다. 반드시 입양에 관련된 모든 문제를 잘 이해하고 있고 잘 훈련된 입양 상담원을 찾아야 한다. 개인적인 상담자를 찾았든 아니면 입양 기관에 있는 사람과 논의를 하든, 그의 역할은 친부모가 선택할 수 있는 것이 무엇인지 이해하고 찾아낼 수 있도록 돕는 것이다. 입양 절차를 계속 밟고 싶은지, 또 어떤 입양 계획이 가장 좋은지를 찾아낼 수 있을 것이다. 상담원은 여러 형태의 공개 입양과 각각의 방식이 아이에게 미칠 영향에 대해서 설명해야 한다.

훌륭한 상담원은 정서적인 지원을 하면서 상대가 질문을 많이 하도록 유도한다. 좋은 상담원은 같은 정보를 주어도 내담자에 따라 서로 다르게 영향을 받는다는 것을 잘 알고 있다. 상담원은 우리를 '위해서가' 아니라 우리가 '함께' 가장 적합한 선택이 무엇인지 생각해 보려고 할 것이다. 앞으로의 인생관을 발전시킬 수 있도록 상담원이 도울 수 있다면 아주 이상적이다. 입양을 시키기로 결정하든 그렇지 않든, 새로운 전환점을 맞이하게 될 것이다.

생부나 다른 가족이 상담 과정에 함께할 수도 있다. 내가 내린 결정 때문에 힘들어하는 그들을 상담원은 상황에 적응하고 아이를 잃는 슬픔을 이겨낼 수 있도록 도울 수 있다. 상담원은 입양 결정은 내가 내렸고 그 결정에 간섭하는 것이 도움이 되지 않음을 그들이 이해하도록 도울 수 있다. 내 가족과 내가 속한 공동체가 내 결정을 받아들이면, 입양 후의 시간이 훨씬 쉬워질 것이다.

상담과 지지는 입양 과정에서 중요하다. 입양이 이루어진 뒤에도 내 상황을 잘 이해하는 사람과 이야기하는 것이 도움이 된다.

가끔 아이들 생일날에 생모들이 전화를 해요. 그들은 자신이 겪은 일을 이해해 주는 사람과 이야기를 나누고 싶은 것이죠.

입양 계획

평판이 좋은 입양 기관을 선택하는 것이 좋다. 입양 기관들은 대체로 법률 서비스와 상담 서비스를 제공한다. 내담자는 입양 가족이 아닌 바로 우리 자신이다. 임신 검사를 받았던 병원에 입양 기관에 대해 문의할 수도 있고 의사에게 정보를 받을 수도 있다. 변호사를 선임해서 입양 과정에서 우리 권리를 확실히 보호하는 것이 좋다. 좋은 입양 기관은 그런 부분을 확실히 도와준다. 어떤 상담과 법적 서비스가 제공되는지, 입양 가족을 어떻게 선정하는지, 입양 평가 기준은 무엇인지, 해외 입양에 대해서 어떤 정책을 가지고 있는지 등에 대해서 입양 기관에 문의해야 한다. 입양의 대가로 돈을 지불하는 것은 불법이다.

어떤 여성들은 신문 광고나 입양 알선 기관, 의료인이나 변호사를 통해 입양 가족을 찾아서 그 가족과 함께 직접 입양 계획을 세우기도 한다. 이런 절차를 밟는다면 주의해야 할 것이 있다. 자신의 권리를 스스로 보호해야 하므로 우리를 위해 일할 변호사를 반드시 선임해야만 한다. 변호사를 통해 입양이 이루어진다면 그 변호사는 우리가 아니라 입양 가족의 관계를 대변한다는 점을 명심한다. 이것은 의사가 입양 가족을 연결시켜 주는 경우에도 그럴 수 있다. 그럴 때 우리를 돌보는 것을 최우선으로 여기는 다른 병원을 찾아서 산후 관리를 받는 것이 낫다. 가족이나 다른 사람들의 생각은 시간이 흐르면 바뀐다는 것을 생각한다. 우리 역시 입양 당시의 상황에 전적으로 희망을 걸어서는 안 된다.

요즘은 입양 과정이 과거보다 훨씬 더 개방적이다. 생모가 입양 가족을 선택할 수 있도록 하는 기관도 많다. 입양 가족과 유대감을 느낄 수 있을 때 아이를 입양시키는 것이 더 쉬울 수도 있다. 이런 선택권이 허락되지 않는다면 다른 기관을 찾아서 입양 절차를 밟도록 한다. 비밀 입양은 생모와 아이 모두에게 심리적으로 바람직하지 못하다는 것이 일반적인 견해다. 오늘날 대부분의 입양 기관에서는 생모의 모든 병력을 알려줄 것을 요구한다.

한국에서는 입양 알선 기관들이 입양 뒤 6개월 동안은 아이가 잘 자라고 있는지 사후 관리를 하도록 법적으로 정해 놓고 있다. 미국에서는 입양 기관이 아이의 성장에 관한 정보를 보관했다가 생모가 원할 때마다 찾아볼 수 있게 되어 있는 곳도 많다. 생모가 쓴 편지를 아이들이 입양 기관을 통해 받아볼 수도 있다. 생모는 공개적인 입양을 선택할 수도 있다. 공개 입양은 입양 가족을 선택하는 것부터 아이와 지속적으로 만날 수 있는 것에 이르기까지 그 수위가 다양하다. 어떤 경우라도 생부모는 친권을 포기하고 입양 부모가 친권과 양육권을 갖는다.

어떤 생모는 자신의 아이를 입양시킬 가족을 만나서 그 가족이 자신의 아이를 키우기에 적절한지 판단하기도 한다. 아이와 입양 가족과 관계되는 모든 결정은 입양 상담원과 함께 내려야 한다. 상담원이 있어야 우리가 내리는 결정이 어떤 정서적인 영향을 미칠지 검토하고 최선의 선택을 할 수 있다. 입양 가족 또한 입양을 공개하기를 어느 정도나 원하는지에 대한 의견이 있을 것이다.

사람들이 아이들을 입양하는 이유는 매우 다양하다. 아기를 갖지 못하는 사람도 있고, 유전적인 위험 때문에 출산보다는 입양을 원하는 사람도 있고, 아이를 더는 임신하고 싶지 않지만 더 많은 아이를 기르고 싶어 하는 사람도 있고, 아이에게 입양 기관보다 나은 환경을 제공하고 싶어 하는 사람도 있다. 예를 들어서 아프리카계 미국인 가정 중에는 아이를 더 낳기보다는 유색인 아이를 입양해서 가정을 이루는 경우도 있다. 어떤 가족은 아이를 키울 정서적, 물리적 자원이 있는 데다 특별한 이유가 있어서 입양을 하기도 한다. 그러나 아이에게 장애가 있다면 입양 가족을 찾는 데 시간이 더 오래 걸릴 것이다.

입양 가족을 선택할 때 그 가족의 분위기가 어떤지 살펴보고 싶을 것이다. 아이를 비슷한 배경의 가족에 입양시킬 수 있는 선택권이 없을 수도 있다. 이런 때는 이웃처럼 자신과 연관된 가정을 찾는 것이 가장 좋다. 아이를 더 잘 후원할 수 있고 심리적 고립감도 줄일 수 있다.

출산 준비

출산 준비와 출산 과정을 관리해 줄 기관을 선택할 때 산부인과뿐 아니라 조산원을 고려해볼 수도 있다. 기존의 산부인과들이 임신부를 환자로 취급할 뿐 이들에게 정말 필요한 영양 관리나 정서적 보살핌을 제공하지 못하는 예가 많았기 때문에 미국을 비롯한 여러 나라에서는 조산원을 활성화하자는 운동이 활발하게 진행됐다. 그 결과 출산뿐 아니라 산전 관리부터 산후 관리까지 임산부에게 꼭 필요한 보살핌과 정서적 안정을 주는 조산원들이 많이 늘어났다. 한국에서도 최근 출산 과정에서 임산부들의 신체적 건강과 심리적 안정을 최대한 배려하고, 모유 수유를 적극 돕는 조산원들이 생겨나고 있다. 접근성이나 경제적 여건 면에서 무리가 없다면, 산부인과 대신 이런 조산원들을 찾을 것을 권한다.→ 19장 임신, 440쪽 출산일이 다가오면 어떤 출산을 하고 싶은지 생각해 보아야 한다. 병원에서 출산한다면 다음과 같은 점을 고려해야 한다.

- 분만실에 있고 싶은지, 아니면 다른 산모나 신생아와의 접촉이 제한되는 장소를 원하는지?
- 신생아와 함께 있으면서 직접 돌보고 싶은지, 아니면 간호사가 신생아를 책임지고 돌보기를 원하는지? 원하는 대로 선택할 수 있다.
- 병원에 있는 동안 입양 부모가 아이에게 어느 정도 접근하기를 원하는지? 아이와 함께 있으면서 아이와 헤어질 준비를 하는 것은 우리에게 주어진 기회다. 우리와 아주 다른 생각을 가지고 있는 입양 가족 때문에 이 과정이 복잡해질 수 있다. 그러므로 입양 가족이 출산 직후 신생아와 접촉하는 것에 대해서 매우 신중하게 결정해야 한다.
- 모유를 먹일 것인가, 분유를 먹일 것인가? 신생아에게 초유가 중요하지만 모유 수유가 생모를 정서적으로 힘들게 할 수도 있다. 일단 젖이 나온 다음에 아이를 입양시켜 아이에게 젖을 먹일 수 없게 되면 신체적인 회복이 오히려 더 힘들어 질 수도 있다.
- 아들을 낳았다면 포경 수술을 할지 말지 고민될 수 있다. 아이에 대한 권리를 포기하는 순간까지는 포경 수술을 포함한 의료적 결정을 내릴 권리가 생모에게 있다. 권

리 포기는 생모가 입양 서류에 서명을 할 때 이루어진다.

- 아기의 발 도장, 사진, 머리카락, 아기 팔찌와 같이 간직하고 싶은 아기 물건이 있는가?
- 어떤 입양 기관에서는 생모가 직접 입양 가족에게 아이를 데려다 주는 것을 선택할 수 있도록 한다. 이런 모습을 담은 사진을 보관함으로써 입양 과정이 사랑으로 충만했음을 많은 사람들이 기억할 수 있다.
- 아이의 출생 증명서를 작성하고 아이의 이름을 짓는 것은 생모의 책임이다.

아이를 입양시키고 집에 돌아온 뒤에는 모든 산모가 그렇듯 생리학적으로, 또 정서적으로 출산 후의 재적응 과정을 경험하게 된다. 그러나 아이를 잃은 슬픔 때문에 이런 변화가 더 어렵게 느껴질 것이다. 산후 우울을 경험할 수도 있는데 이때 우리를 격려해 주는 사람들에게 의지해야 한다. 상담원, 입양 기관 사람들, 다른 생모들은 우리가 내린 결정과 그 결정의 영향을 이해할 것이다. 자신을 고립시키지 않고 정서적 신체적 회복과 안녕을 위해 노력하는 것이 중요하다.

선택한 다음에는

일단 선택을 했다면 자신에게 너그러워지는 것이 중요하다. 이 결정에 이르기까지 우리는 힘든 여정을 거쳤고 남은 인생을 그 결정에 따라 살게 될 것이다. 어떤 과정을 따르기로 결정했든 선택하지 않은 길에 대한 아쉬움을 느낄 것이다. 많은 여성에게 슬픔은 의사 결정 과정의 한 부분이다. 내린 결정에 대해 슬퍼한다고 해서 잘못된 결정을 내렸다는 것을 의미하는 것은 아니며, 다만 상실감을 느끼고 있다는 것을 뜻한다. 이 상실감은 인공유산으로 아이를 잃은 상실감일 수도 있고, 다른 가족에게 아이를 입양을 시킨 데서 오는 상실감일 수도 있고, 잠시나마 부모였던 과거의 삶을 잃어버린 데서 오는 느낌일 수도 있다. 이 기간에 다른 이들의 격려가 필요하다는 점을 명심한다.

이 장에서 가장 중요한 내용은, 모든 느낌을 받아들이고 상황에 대해 잘 생각해 보고 최선의 방법을 찾기 위해서 시간을 가져야 한다는 것이다. 우리는 임신하기 전의 우리가 아니다. 새로워진 나를 알려면 시간이 필요하다.

정보꾸러미

영상

싱글즈 | 권칠인 감독

웹사이트

가정위탁지원센터 | www.foster.or.kr
대한가족보건복지협회 사이버상담실 | www.yline.re.kr
한국입양홍보회 | www.mpak.co.kr

비혼모 쉼터

구세군 여자관 | www.sawoman.or.kr | 02-363-5722
마리아의집 | www.maryhome.or.kr | 032-262-4617
성심모자원 | www.sungsimwon.org | 02-712-5287
아침뜰 | www.achim.or.kr | 042-585-3004
애란원 | www.aeranwon.org | 02-393-4725
에스더의 집 | www.esther.or.kr | 031-656-3472
인애복지원 | www.iwelfare.wo.to
혜림원 | www.haerimwon.or.kr | 053-756-1392

입양 기관

〈국내〉

강릉자비원 | 033-642-3555
광주영아일시보호소 | 062-222-1095
광주형제사 | 062-651-0788
꽃동네천사의집 | 043-879-0285
늘사랑아기집 | 042-637-0061
대구아동복지센터 | 053-473-3771
대한의정부상담소 | 031-877-2849
동방안양상담소 | 031-442-7750
부산아동청소년회관 | 051-240-6343
서울시립아동복지센터 | 02-3412-4030
성가정입양원 | 02-764-4741
애리아동상담소 | 055-246-9985
울산양육원 | 052-277-5636
이화영아원 | 061-332-1964
임마뉴엘영아원 | 054-434-2821
충북희망원 | 043-260-0038
해성보육원 | 032-875-3240
홍성사회복지관 | 041-632-2008
홍익보육원 | 064-755-0844

〈국내외〉

대한사회복지회 | 02-552-1015~6
동방사회복지회 | 02-332-3941
한국사회봉사회 | 02-908-9191
홀트아동복지회 | 1588-7501

위탁가정

대안가정운동본부 | www.daeanhome.org | 053-628-2592

조산원

대한조산협회 | www.midwife.or.kr
전국 조산원 연락처는 485쪽 참조

17. 인공유산

* 이 장은 미국 상황을 그대로 실었다. 한국에서는 인공유산을 '낙태죄'라는 범죄 행위로 인식하고 제약할 것이 아니라 여성의 생식 건강과 생식결정권 등 여성 인권을 보호하는 방향으로 인식을 바꿔야 한다는 논의가 진행되고 있다. 가장 최근의 논의로는 2004년 11월 서울대학교 법과대학 공익인권법센터가 주최한 법여성학 학술대회 「낙태죄에서 재생산권으로」가 있다.

아이를 낳을지 말지, 낳는다면 언제 낳을지를 스스로 결정할 수 없다면, 여성은 자기 삶의 주인이 되기 힘들고 원하는 사회 활동을 하기도 어렵다. 그래서 여성들은 인공유산을 출산 조절의 수단으로 사용해 왔다. 합법적이고 안전하며 시술 비용이 적게 드는 인공유산은 출산 조절의 중요한 부분을 차지한다. 출산 조절법에 관한 정보의 양이나 접근 가능성은 지역에 따라 차이가 난다. 게다가 100% 성공을 보장하는 피임법도 없다. 법의 보호 아래 안전하고 적은 비용으로 인공유산을 할 수 없다면, 여성들에게 출산에 대한 통제권이 있다고 볼 수 없다(미국 인공유산권 역사와 현황에 대해서는 이 장 뒷부분에서 다룬다).

나이, 인종, 종교가 다양한 여성들이 계층에 상관없이, 기혼이든 아니든, 동성애자든, 한 사람과만 관계를 계속하든 아니든 인공유산을 하는 데는 여러 이유가 있다. 아이를 키울 여력이 없어서, 학업을 마치고 싶어서, 아이를 낳지 않기로 해서, 임신 자체가 건강에 위험하거나 생명마저 위협하기 때문에 등 다양하다. 강간, 근친상간이나 그 밖에 강제적인 성관계로 임신을 해서 유산을 한다.

계획된 임신을 했더라도 경제적, 개인적 사정이 바뀌어 출산을 원치 않게 될 수 있다. 양수 검사 결과 태아에게 중증 장애가 있음을 알았을 때 아이를 기를 자신이 없을 수도 있다(이럴 때, 결정에 도움을 줄 정보와 지원이 아주 중요하다).→ 인공유산, 양수 검사, 장애, 388쪽

아이를 낳을지 인공유산을 할지 결정하는 일은 언제나 중대한 문제다. 그 누구도 자기 의지에 반해 임신 상태를 지속하거나 엄마가 되도록 강요받으면 안 된다. 자신의 욕구, 자원, 의지, 희망에 따라 나와 내게 소중한 사람들을 위해 책임감 있고 도덕적인 최선의 선택을 해야 한다.→ 16장 계획하지 않은 임신

우리 흑인 여성들은 인공유산을 찬성한다고 당당하게 말하기가 힘들어요. 출산 조절은 우리 삶의 질에 직접 영향을 미치는 데도요. 어떤 때는 삶 그 자체까지 영향을 주죠. 어떤 결정을 내려야 할 때면, 나 자신을 위한 선택을 하겠다고 여성들이 말하기란 참 어렵지요.

열여섯 살 때 임신을 했지만 부모님께 말씀드리지 못했어요. 부모님이 내게 상처를 줄까봐서가 아니라 그분들께 상처를 주고 싶지 않아서요. 부모님의 동의를 받을 생각이 없어서 법원에 갔어요. 하지만 그게 화가 났어요. 판사는 나를 알지도 못해요. 판사는 내가 원하는 인공유산을 허가해 주긴 했지만 그래도 화가 나요. 수술은 잘됐어요. 다행이지요.

인공유산 반대자들은 인공유산을 원하는 여성은 없으며 인공유산은 언제나 정신적 외상으로 남는다고 주장합니다. 하지만 여성들은 때로 경제적 필요성이나 심리적 절박감 때문에 유산을 할 수밖에 없지요. 어릴 때 원치 않게 임신을 했는데 불법 인공유산을 제때에 못할까봐 겁이 났고, 그런 게 내게는 정신적 상처였어요. 당시에는 엄마가 되고 싶지 않다는 마음이 간절했어요. 하지만 성관계는 하고 싶었고요. 인공유산을 하니 크게 안심이 되더군요. 정신적 고통도 끝이 났어요.

벌 받는 것 같았어요. 피임을 했는데도 임신이 됐어요. 페서리도 애인도 내 몸도 못 믿겠더라고요. 100% 효과적인 피임법이란 없다는 걸 알았을 때, 임신했다는 죄책감이 분노로 바뀌었어요. 모든 예방 조치를 했는데도 인공유산이 필요하게 됐으니까요.

인공유산을 하겠다고 마음먹는 게 어렵거나 대단한 문제는 아니었어요. 그런데 내 얘길 들은 사람들의 반응을 보면서 '이렇게 아무렇지도 않은 게 잘못된 건가' 하는 생각이 들기 시작하더군요.

기독교계 대학을 졸업하고 나서 곧바로 첫 임신을 했어요. 아기는 낳아서 입양을 시켰죠. 석 달 뒤에 다시 임신이 됐어요. 또 다시 입양을 시킬 수는 없는 노릇이었지요. 인공유산을 했고 하나님은 이전에 분만실에서 나와 함께 계셨던 것과 같이 그때도 함께 하셨어요. 아이를 낳을 만한 자원도 없고 마음의 준비가 단단히 되어 있지 않은 상황에서 임신이 되었을 때 얼마나 암담한지, 사람들은 알아야 해요.

어떻게 임신이 되나

임신이 되면 수정 일주일쯤 뒤 작은 수정란이 자궁내막에 착상된다. '배아'에 영양을 공급하기 위해 태반이라는 조직 덩어리가 자궁내막에 생긴다. 2개월쯤 되면 '태아'로 불리는 배아는 보호액낭인 '양막'에 둘러싸인다. 약 20주쯤 되면 임산부는 태아가 움직이는 것을 느낄 수 있다. 24주에서 28주 사이면 태아는 병원의 집중적인 관리를 받으면, 모체 밖에서도 살 수 있는 상태가 된다.

임신 기간은 착상이 된 날부터가 아니라 보통 최종 월경*을 시작한 날부터 계산되며 3기로 나뉜다. 최종 월경 시작일부터 13주까지를 임신 1기, 14주에서 24주까지는 임신 2기, 25주 뒤부터 임신 3기로 본다. 인공유산은 1기에 하는 게 더 안전하고, 쉽고, 비용도 덜 든다. 2기에 인공유산을 시술하는 병원은 찾기 힘들고, 3기 인공유산은 임산부 생명이 위태로울 때를 빼고는 거의 하지 않는다.

최종 월경을 시작한 날을 기준으로 임신 시기를 계산하는 것이 가장 흔한 방법이지만, 월경이 평상시와 같았는지 생각해 봐야 한다. 월경이 불시에 시작되었거나 양이 평소보다 적었다면 그 전에 수정이 되었을 수 있다.

'임신 확인법'(13장 피임, 279쪽)에 따라 몸의 변화를 체크해 놓으면 배란일 기록을 보고 임신 여부를 일찍 알 수 있다. 자궁경부를 자가진단했을 때 푸르스름한 보라색을 띠고 있다면, 임신 초기라고 할 수 있다. 임신 징후를 통해 수정된 날짜를 확인할 수도 있다(16장 계획하지 않은 임신, 367쪽).

경험이 많은 의사는 골반 검사 때 자궁 크기를 보고 임신 기간을 알아낸다. 이때 오차는 보통 2주 미만이다. 초음파 검사로도 임신 기간을 판단할 수 있는데 임신 1기에는 3일에서 7일 정도 오차가 나지만, 그 뒤에는 2주 정도 오차가 날 수 있다. 인공유산 시술자는 임신 몇 주인지를 확인한 뒤, 유산을 할지 말지 최종 결정을 내린다.

임신 여부를 확인하지도 않은 채 될 수 있는 대로 빨리 인공유산을 하고 싶어 하는 여성들도 있다. 그러나 임신을 확인하기 전에 인공유산을 한다고 해서 임신이나 인공유산에 대해 아무 느낌이 없다는 것은 아니다. 이때 가장 큰 문제는 실제로 임신이 아닐지도 모른다는 것이다. 임신이면 어쩌나 하는 두려움이나 다른 이유 때문에 월경이 늦어지는 예가 많다. 그래서 대부분의 시술자들은 시술 전에 혈액 검사나 소변 검사, 초음파 검사를 해서 임신 여부를 확인하려고 할 것이다.

* 최종 월경으로 임신 기간을 계산하는 것이 정확하지 않을 수 있다. 특히 월경 주기가 불규칙한 여성에게는 잘 맞지 않는다. 이런 여성들은 골반 검사나 초음파 검사를 해서 임신 기간을 측정할 수 있다.

인공유산 방법

인공유산을 고려하거나, 어디서 할 것인지를 선택할 때 임신의 각 단계에서 사용되는 시술법, 수반되는 위험, 합병증, 비용을 알고 있어야 하며 또한 알 권리가 있다.

인공유산 방법에는 여러 가지가 있지만, 보통 '수술'과 '약물 유도'로 나뉜다. 수술은 자궁 안의 내용물(배아나 태아, 태반, 두꺼워진 자궁내막)을 제거하는 것이다. 이때 임신 조직의 크기, 시술자가 받은 훈련, 의료계가 선호하는 방법, 시술 기구에 따라 여러 방식이 사용된다. 약물 유도법은 최근까지 임신 2기와 3기에만 했다. 그러나 미국에서는 1996년부터 임신 초기에 약물을 이용한 인공유산을 할 수 있게 되었다. 의사들은 이것을 '치료적 인공유산'이라고 부르는데, 사실 모든 인공유산이 의료 절차이므로 여기서는 '약물 유도법'으로 부른다.

379쪽 표에 다양한 인공유산 방법들이 요약돼 있다. 어디서나 이 방법을 다 사용할 수 있는 것도 아니고, 시술 방법명이 다른 곳도 있다. 모르는 단어나 용어는 물어본다.

흡인술

가장 흔한 인공유산법이다. 임신 1기에 하는 것으로, 합병증이 발생할 확률이 가장 적고 임신, 진통, 분만보다 훨씬 덜 위험하다. 편도선 수술이나 포경 수술보다도 안전하다고 할 만큼 가장 안전한 선택이다. 수술 시간도 5~15분 정도며, 미국에서는 의사가 아니어도 훈련받은 의료인이라

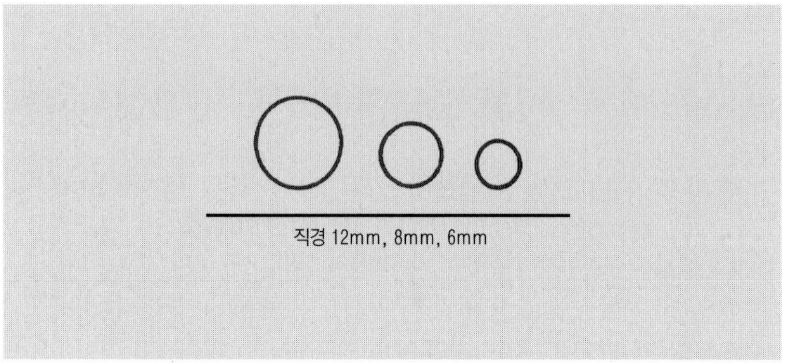

캐뉼라 © Robbie Pfeufer

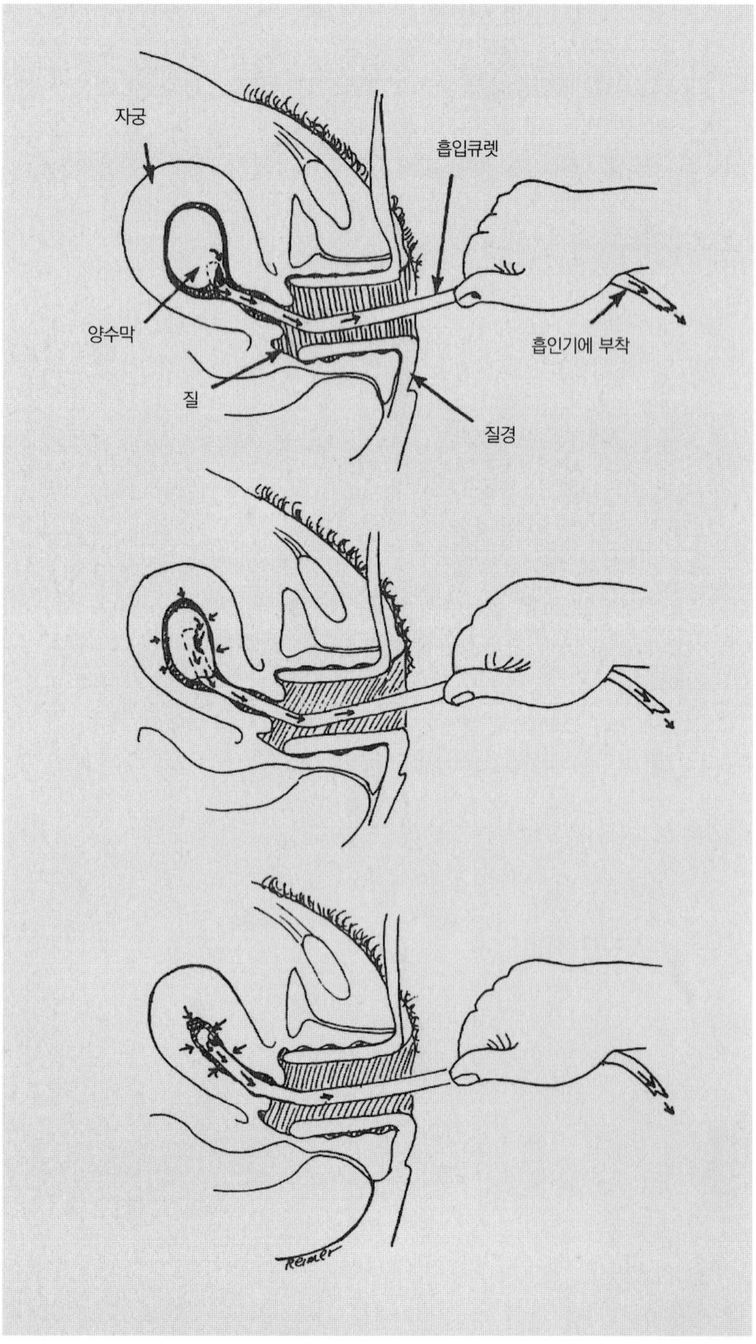

흡인술 © Nina Reimer

면 쉽고 안전하게 시술할 수 있다. 조기 임신 진단법과 초음파 기술의 발달로 최종 월경 뒤 3주나 4주째에(월경 날짜가 되기 전에도) 흡인술을 할 수 있으며, 인공유산이 제대로 되었는지도 확인할 수 있다.

흡인술은 자궁경부를 통해 빨대 모양의 가는 관을 자궁에 넣고 내용물을 빨아들여 제거하는 것이다. '캐뉼라'로 불리는 이 관은 부드럽게 조직을 빨아들이는 전기 펌프나 주사식 흡인기에 부착되어 있다. 전기 펌프 대신 주사기를 사용하는 것을 '수동 흡인술'이라고 한다.

임신 1기 말에 하는 수동 흡인술은 자궁경부를 확장시키고 더 큰 삽입관을 사용하기도 한다. 이 기술은 비교적 비전문가들이 배우기 쉽고, 전동 흡인 펌프 등의 장비가 필요하지 않기 때문에 제3세계 여러 나라에 도입되었다. 미국에서 수동 흡인술은 보통 임신 초기에만 시술되는데, 제3세계에서는 최종 월경 뒤 12~14주 유산에도 이용된다.

미국 병원 대부분은 전동 흡인술('소파술'이라고 알려져 있다)을 쓴다. 흡인술도 여러 방법으로 시술되는데, 어떤 병원, 특히 여성들이 운영하는 여성주의 건강 센터에서는 작고 부드러운 캐뉼라로 자궁경부를 최소한만 확장하려고 애쓴다. 이는 자궁이나 자궁경부가 파열되거나 구멍이 날 확률을 줄이기 위해서다. 경우에 따라 '큐렛'으로 불리는 금속 고리로 자궁 내부를 긁어내기도 하지만 꼭 필요한 과정은 아니다. 크고 단단한 캐뉼라와 큐렛을 사용하기 때문에 자궁경부를 많이 벌려야 하는 종래의 방법보다 이 방법으로 시술을 받은 사람들은 더 편안해한다.

초기 약물 유도법

사후피임약으로 더 잘 알려진 '미페프리스톤'을 복용하도록 하거나, '메토트렉사트'를 주사한다. 두 방법 모두 일종의 프로스타글란딘 호르몬 제제인 '미소프로스톨'과 함께 투여한다. 미페프리스톤을 복용하고 36~48시간 안에 다시 병원에 가서 미소프로스톨을 투여해야 한다. 미소프로스톨은 일반적으로 질 좌약으로 처방되지만 먹는 약이 사용되기도 한다. 미소프로스톨 좌약은 메토트렉사트 주사 후 5~7일 사이에 넣어야 하며, 집에서 혼자 넣을 수도 있다.

미페프리스톤은 수정된 난자를 보호하기 위해 자궁 내막을 형성하고 임신을 유지시키는 프로게스테론 호르몬의 작용을 방해해 임신을 막는다. 미페프리스톤은 수정란이 자궁에 착상되는 것을 막으며, 이미 착상된 때에는 월경을 유도한다.

메토트렉사트는 자궁벽에 태반이 형성되고 자라는 것을 방해해 임신을 중단시킨다. 자궁 수축을 일으키는 프로스타글란딘 제제와 함께 메토트렉사트나 미페프리스톤을 투여하는 방법은, 자궁내막과 수정된 난자의 추출을 유도해서 임신을 끝내기 때문에 가장 효과적이다. 임신 사실을 안 뒤에 바로 초기 약물 유도법을 할 수 있지만, 대부분의 시술자들은 초음파로 양수막이 보일 때까지 기다렸다 하는 것이 보통이다. 그러기 위해서는 대체로 최종 월경을 하고 30~35일가량 지나야 한다.

경관 확장 자궁 배출법(D&E)

14~24주에 이용된다. 해조류 라미나리아를 넣어 자궁경부를 확장한다(자궁경부를 서서히 확장하기 위해 7~8시간 또는 하룻밤 동안 자궁경부에 넣어 둔다). 의사는 겸자와 흡인술을 사용하여 자궁의 임신 조직을 제거한다. 임신 1기 때보다 태아 조직은 더 크고 자궁은 더 약해서 상처가 나기 쉽기 때문에 이 방법은 숙련된 사람이 시술해야 한다.

경관 확장 자궁 추출법(D&X)[1]

태아를 손상하지 않고 제거하는 방식이다. 이는 14~24주에 주로 이용되는데 의학적으로 인공유산이 요구되는 심각한 상황이라면 24주 이후에도 할 수 있다. 여러 시간에 걸쳐 라미나리아와 확장기로 자궁경부를 천천히 확장한다. 그러면 태아는 손상되지 않은 채 빠져나올 수 있다. 겸자를 사용하기도 한다. 태아의 머리가 자궁경부를 빠져나올 수 있도록 바늘을 넣어 태아의 두개골을 부수는 수도 있다. 흡인술과 소파술로 태반을 제거하기도 한다.

중증 질환이나 태아에게 이상이 있을 때 이 방법이 사용된다. 뭐가 잘못된 것인지 파악하기 위해서는 손상되지 않은 조직이 필요하기 때문이다. 이 시술로 진통 없이 인공유산을 할 수 있으며, 태아가 해체되는 것을 원치 않거나 태아를 보면서 작별하길 원하는 사람들이 이 방식을 선택하기도 한다.

약물 유도법

임신 2기에 사용되며 '유도 분만술'이라 불린다. 약물을 주입하여 진통과 분만을 유도하는 방식이다. 분만을 유도하려면 '주입'이란 절차가 필요하다. 의사는 유산을 유발하는 용액(식염수, 요소, 프로스타글란딘)을 복부를 통해 태아를 둘러싸고 있는 양수막이 크지 않아 쉽게 찾을 수 없기 때문에, 약물 유도법은 임신 2기가 돼야 할 수 있다. 약물 주입 후 몇 시간 지나면 수축이 일어나 자궁경부가 확장돼 태아와 태반을 내보낸다. 남아 있는 조직을 제거하기 위해 종종 흡인술이 병행된다. 이 방법은 병원에 12~48시간 정도 입원해야 해서 비용이 많이 든다.

요즘에는 임신 2기 인공유산에 '프로스타글란딘 좌약'을 사용하기도 한다. 이 좌약을 질에 넣으면 태아를 배출

1 인공유산 반대자들은 경관 확장 자궁 추출법(D&X)에 감정을 실어 '부분 출생 인공유산'이라고 잘못 부른다.

월경 추출법

1970년대 초반 미국 로스앤젤레스와 다른 몇몇 지역의 여성주의 여성 건강 센터의 자조모임에서, 작고 유연한 플라스틱 캐뉼라로 월경 예정일 무렵에 자궁내막을 제거하는 기술을 개발했다. 이들은 안전한 기구와 기술을 개발하기 위해 서로에게 시험을 했다. 월경 추출은 진보적 자조모임 여성들에 의해 시험적인 연구의 일환으로 실시되고 있으며, 일반 병원에서는 이런 시술을 받을 수 없다.

월경 추출법을 이용하면 월경 기간에 겪는 불편함에서 벗어날 수 있고, 월경에 관한 정보도 알 수 있으며, 기본적인 건강관리법을 배울 수 있다. 아주 초기의 임신 단계에서 자궁내막을 제거하면 인공유산이 된다.

지금까지 이루어진 연구로는 자궁내막의 잦은 추출이 장기적인 문제가 없는지, 나중에 문제를 일으키지는 않는지 밝혀지지 않았기 때문에 연구가 더 필요하다. 월경 추출을 위해 개발된 일부 기술은, 유연한 캐뉼라를 이용해 시술하는 초기 인공유산 방법에 통합되었다.

세계적으로 월경 조절법(MR)으로 불리는 비슷한 기술이 라틴아메리카, 아시아, 아프리카, 중동 등의 개발도상국에서 사용된다. 월경 조절법은 인공유산 시술을 받기 어렵거나 인공유산이 불법이기 때문에 안전하지 못한 여러 나라에서 합병증 발생률을 급격히 줄이는 데 기여했다.*

미국 여성들은 월경 추출법이 합법적인 자가 처치라고 생각한다. 의료적 임신 증상이 전혀 없었기 때문에 인공유산을 시술한다는 생각을 하지 않는다. 미국에서 월경 추출법은 아직까지 법원에서 이의를 제기하지 않았으나, 현재의 인공유산법이나 의료 행위 관련 법률을 근거로 소송이 제기된다면 어떻게 될지 아직 장담할 수 없다.

월경 추출법은 여성 건강에 관해, 그리고 여성들을 위해서 여성이 개발한 중요한 의학적 연구의 한 예다.

* 한국에서도 임신 초기 인공유산에는 월경 조절법이 이용되어 왔다. 월경 예정일에서 2주 안에 플라스틱 팁을 이용해 자궁 내용물을 흡입하는 방식으로서, 전신 마취 대신 국소 마취로도 가능하고, 자궁경관을 확장시키지 않아 합병증이 적은 장점이 있다. 그러나 자궁벽에 착상된 수정란을 흡입해 내지 못해 임신이 지속되거나 나중에 유산되면서 많은 출혈을 일으킬 수도 있다. 따라서 임신 6주가 지나면 반드시 소파술 등 자궁경관을 확장해 시술하는 다른 인공유산 시술을 받아야 한다.

할 만큼 강한 자궁 수축이 일어난다. 프로스타글란딘 좌약은 미국 식품의약국(FDA)에서 최종 월경 뒤 12~20주의 유산과, 죽은 상태의 태아에 대해 최종 월경 뒤 28주까지 유산용으로 승인했다.

자궁 절개술

외과의사가 복부와 자궁을 절개해 태아와 태반을 꺼내는 것이다. 소규모 제왕절개 같은 것으로 다른 유산 시술에 비해 심한 합병증이 일어날 확률이 아주 높다. 약물 유도법이 자꾸 실패하거나, 의료적 이유로 약물 유도법을 할 수 없을 때 자궁 절개가 필요하다.

수술 합병증

모든 의료 시술과 마찬가지로, 인공유산에도 위험이 따르고 합병증이 있을 수 있다. 그러나 임신 13주 전에 하는 수술에서 심각한 합병증이 발생하는 일은 흔치 않다. 미국에서 인공유산 시술을 받은 이들 중 97%의 여성은 어떤 합병증도 없었다고 하며, 2.5%는 쉽게 처치할 수 있는 정도였다. 추가 수술이나 입원이 필요했던 예는 0.5% 미만이었다. 합병증 발생률은 13~24주에 이루어지는 인공유산에서 약간 높게 나타난다. 일반적으로 경관확장자궁배출술은 주입술보다 안전하다. 주입술은 임신 2기에 행해지는 데 반해 경관확장자궁배출술은 더 이른 시기인 임신 1기에 시술되기 때문이다. 16주 뒤에는 두 방법의 합병증 발생률에 차이가 없다. 미국에서 합법적인 인공유산을 받은 여성의 사망률은 16만분의 1명 정도로 낮은 편이다. 임신을 지속하다가 때가 되어 출산했을 때 사망률은 인공유산으로 인한 사망률보다 10배나 높다. 또 인공유산 시기가 늦어질수록 합병증이 나타날 확률도 높다. 합병증의 징후는 보통 유산 뒤 며칠 안에 나타난다. 이 절에서는 유산 수술의 위험, 합병증, 증상, 치료법을 간단히 소개한다.

→ 초기 약물유도법의 위험과 합병증은 387쪽, 임신2기 약물 유도법의 합병증과 위험은 389쪽

감염

감염률은 3% 미만이며, 주의 사항을 지키면 대부분 쉽게 치료된다. 감염되면 38.5°C 이상의 고열과, 심한 경련, 많은 출혈 등이 나타나고, 때로는 질에서 냄새가 나기도 한다. 감염 치료에는 항생제가 처방되는데, 약을 다 먹은 뒤에는 검사를 받아 완치되었는지 확인해야 한다. 치료하지 않고 방치하면, 심각한 합병증이나 불임을 유발하며, 죽음에 이르기도 한다.

태아가 인공유산 시술 전에 죽었다고 판단되면 감염을 막기 위해 항생제가 처방된다.

불완전 유산

시술자는 실제로 자궁 안을 볼 수 없기 때문에 임신 조직을 완전히 제거하지 못하는 예가 종종 있다. 임신 조직이 자궁 안에 남아 있으면 심한 출혈이 지속되고, 큰 핏덩어리가 나오며, 심한 복통이 있을 수 있으며, 3주 이상 출혈이 계속되거나 1주일 이상 유방 동통, 메스꺼움, 피곤함 등의 임신 증상이 계속되기도 한다. 자궁 안에 남아 있는 조직이 감염될 수도 있다. 이때는 약물을 투여해서 자궁을 자극하고, 수축을 유도해서 남아 있는 조직을 밀어낸다. 또 흡인술과 비슷한 시술로 남아 있는 조직을 제거하기도 한다. 흡인술과 경관 확장 자궁 배출술은 불완전 유산이 될 확률이 1~2%이며, 약물 유도법은 이보다 불완전 유산 확률이 더 높다.

천공

천공은 수술 기구가 자궁벽을 뚫는 것이다. 인공유산을 할 때 천공이 생길 확률은 약 1%다. 천공은 임신 1기 시술보다 더 큰 기구를 사용하는 경관 확장 자궁 배출술을 이용할 때 더 심하게 나타난다. 깨어 있는 상태라면 심한 통증이나 경련을 느낀다. 천공이 생겼다면 의료진이 맥박과 혈압을 재고 경련과 출혈 상태를 면밀히 관찰할 것이다. 혈관이나 다른 장기가 상했다면 입원해서 수술을 해야 할 수도 있다. 천공이 일어났을 당시에 유산이 완료되지 않았다면 보통은 종합 병원에 가야 한다. 천공은 저절로 나을 수도 있고, 수술이 필요할 수도 있다. 1만 건 중 1건꼴로 아주 드물긴 하지만 자궁을 절개해야 하는 수도 있다.

인공유산 방법

시술법	기법	임신 기간 (최종월경 첫날부터)	마취법
흡인술	경관확장(필요시), 흡인, 소파술(필요시)	3~6주	마취 안 함, 국부 마취, 진정 요법, (전신 마취) *
초기 약물 유도법 '의료적' 인공유산	미페프리스톤/메토트렉사트와 프로스타글란딘	4~7주	마취 안 함
경관 확장 자궁 배출술 (D&E)	경관확장, 흡인, 소파술, 겸자 사용	14~24주	국부 마취, 진정 요법, (전신 마취) *
경관 확장 자궁 추출술 (D&X)	경관확장, 기구를 사용해 태아를 꺼냄, 흡인으로 태반 제거	14~24주 (심한 합병증이 있으면 더 늦어도 가능)	국부 마취, 진정 요법, 전신 마취
분만 유도 주입술 (요소, 염수, 프로스타글란딘, 또는 혼합)	복부를 통해 양수막에 용액 주입	16~24주	진통과 산통을 줄이기 위해 약물 사용, 자궁경막 마취
분만 유도 프로스타글란딘 좌약	질에 삽입된 약이 진통과 유산을 일으킴	13~20주 (태아가 죽어 있다면 28주)	진통과 산통을 줄이기 위해 약물 사용, 자궁경막 마취
자궁 절개	자궁을 절개해서 태아를 꺼냄	16~24주 임산부 생명이 위험하면 이후에도 가능	전신 마취

* 괄호 안은 별로 일반적이지 않은 경우다.

확장_확장기라 불리는 기구나 라미나리아(392쪽을 보라)를 이용하여 자궁경부를 늘리는 것.
양수막_태아를 둘러싸고 있는 액체를 담은 주머니
흡인_부드러운 진공기에 부착된 좁은 관을 통해 자궁의 내용물을 빨아들이는 것
소파술_조직을 제거할 때 쓰이는 큐렛(겸자)이라 부르는 금속 고리로 자궁 내부를 긁어 내는 것
큐렛(겸자)_조직 제거를 위해 사용하는 집는 기구
프로스타글란딘_자궁 수축을 일으키는 유사 호르몬 물질
염수_0.9%의 소독된 소금물

출혈

자궁이 제대로 수축되지 않아서 자궁에서 과다 출혈이 일어나 수혈이 필요한 경우는 1% 미만이다. 심한 출혈은 임신 2기에 주로 발생하며 심한 출혈은 자궁 속에 조직이 남아 있거나 자궁 천공이 생겼을 때 나타나는 증상이기도 하다. 약물로 자궁을 수축시키거나, 흡인술로 출혈을 지연시킬 수 있다. 병원을 나서기 전, 출혈 정도를 확인하고 간호사나 의사에게 알려야 한다.

인공유산 합병증

시술법	합병증
흡인술 경관 확장 자궁 배출법 경관 확장 자궁 추출법	감염 불완전 유산 천공 출혈 임신 상태 지속(불완전 유산) 자궁경부 열상 자궁천공 마취 부작용 유산후증후군(자궁내 출혈)
초기 약물 유도	자궁출혈 메스꺼움 두통 허약 피로 경련, 복통 구토 설사 불완전 유산
분만 유도 A. 주입술	감염 불완전 유산 출혈 자궁경부 열상 약물 부작용 기타 →404쪽
B. 프로스타글란딘	심한 위장 장애 발열
자궁절개	주요 외과 수술의 위험 →378쪽

자궁경부 손상, 임신 지속, 유산 후 증후군

그 밖에 기타 합병증으로 자궁경부 손상, 임신 지속, 자궁내 출혈 같은 유산 후 증후군 등이 있다. 자궁경부의 손상은 보통 저절로 나으며 봉합 시술이 필요한 경우는 1% 미만이다.

자궁내 출혈 같은 유산 후 증후군의 발생률은 50% 미만인데, 자궁 수축이 제대로 안 되거나 핏덩어리가 자궁경부를 막아서 혈액이 자궁 밖으로 배출되지 못할 때 일어난다. 혈액이 축적되면 통증과 경련, 메스꺼움이 심해진다. 가끔은 손가락으로 치골을 지압해서 핏덩어리를 밀어낼 수도 있다. 효과가 없으면 재흡인술로 핏덩어리를 제거해야 한다.

수술 뒤에 임신 상태가 지속되는 사례는 0.5% 미만이다. 최종 월경 뒤 6주 안에 행해지는 조기 인공유산에서 주로 발생하지만 다태 임신에서도 나타날 수 있다. 임신 조직이 완전히 제거되지 않으면 임신 증상이 지속될 수 있고, 1주일 뒤 인공유산 수술을 한 번 더 받아야 한다.

장래의 임신에 미치는 영향

인공유산 경험이 있다고 해서 장래에 건강한 아이를 낳을 가능성이 줄어드는 것은 아니다. 인공유산을 몇 번 하면 자연유산이나 미숙아를 낳을 가능성이 약간 높아진다는 지적이 있긴 하지만, 이 문제가 충분히 연구된 적은 없다. 그러나 자궁경부가 약해지는 것을 막으려면 자궁경부 확장은 될 수 있는 한 적게 해야 하며, 완만하게 해야 한다.

통증과 불안 조절

인공유산으로 인한 통증과 불안을 줄이는 방법에는 크게 두 가지가 있다. 심호흡, 심상 요법, 명상, 마사지처럼 '약을 쓰지 않는 방법'(비약리적 방법)과 '마취법'(통증·불안 완화 약물)이다.

약물을 쓰지 않는 방법

아직까지는 널리 이용되지 않지만 일부 여성들은 통증과 불안을 억제하는 데 비약리적인 방법을 선호한다. 미국 텍사스에 있는 한 병원은 상상 유도와 심호흡을 포함한 이완법을 성공적으로 진행하고 있다. 상담 치료사는 개별 환자에게 맞는 방식을 찾기 위해 전화 상담으로 과거의 통증 경험에 대해 이야기를 나눈다. 상담 치료사들은 약물 치료를 원하는 여성, 원치 않는 여성, 두 가지를 절충하기를 원하는 여성 등 모두를 만족시킬 수 있도록 교육받는다. 이 방법은 상담 치료사에게 더 많은 훈련이 요구되지만, 인공유산 과정에서 여성들 스스로 진정한 선택을 할 수 있게 해 준다는 장점이 있다. 병원에서 이러한 서비스를 제공하지 않는다 해도 스스로 이완과 심상 요법을 할 수 있다.→ 5장 통합 치유

마취법(약물 요법)

흡인술로 유산하려는 여성은 스스로 마취 방법(통증·불안 완화 약물)을 고를 수 있다. 어떤 방법들이 있는지, 각각이 미치는 영향은 어떤지를 알아야 어떤 마취를 선택할지, 또는 마취를 하지 않는 게 나을지 결정할 수 있다.

인공유산 수술에는 기본적으로 세 가지 방법이 이용된다. 의식을 잃게 하는(잠들게 하는) '전신 마취', 자궁경부에만 영향을 주는 '국부 마취', '의식 약화' 상태로 만드는 진통제나 진정 수면제를 투여하는 '진정 요법'이다. 진정 요법은 종종 국부 마취와 병행된다.

전신 마취를 할 때는 보통 팔 정맥에 주사한다. 전신 마취를 하면 무의식 상태가 되어 보호 반사 작용이 없어진다. 무슨 일이 일어나고 있는지 모르며 고통도 느끼지 않는다. 말소리는 들린다. 전신 마취는 위험도가 높아서 꼭 필요한 때만 한다.

국부 마취 시에는 자궁경부에 주사를 놓는다. 국부마취는 자궁경부 근육을 마비시켜 확장기 등의 기구가 자궁경부를 통과할 때 일어날 수 있는 경련을 완화한다. 그러나 내용물을 제거할 때 자궁이 수축하면서 생기는 경련을 완화하지는 못한다.

국부 마취는 주로 진정 요법과 함께 사용된다. 많은 병원에서 진통제인 일종인 펜타닐이나 진정제인 버시드(상표명)와 같은 약물을 정맥에 주사해 의식을 잃지 않은 상태에서 긴장을 늦추게 만든다. 언어나 다른 신체적 자극에 반응할 수도 있고, 기도로 숨을 쉴 수 있으며 보호반사 작용도 유지할 수 있다. 환자는 대체로 시술이 진행되는 동안 의식이 깨어 있으며 회복도 빠르다.

인공유산 자체뿐 아니라, 어떤 마취 방법에도 위험이 있고 합병증 가능성도 있다. 국부 마취 뒤에는 얼마간 귀가 울리거나, 입술과 입이 욱신거리거나 마비된 느낌이 들 수도 있다. 드물게는 발작이나 심한 알레르기 반응도 일어난다. 진정 요법을 병행하면 어지럽거나 메스꺼움을 느끼기도 한다.

전신 마취는 깨어난 뒤 기운이 없다든지 구역질을 하거나 어지러울 수 있다. 이런 증상이 며칠 동안 계속되기도 하고, 깨어날 때 경련을 일으키는 사람도 있다. 이 경련은 국부 마취 뒤 경련이나 마취 없이 중절한 후에 일어나는 경련과 큰 차이는 없지만, 마취제에 의해 정신적으로 영향을 받은 상태에서 깨어나므로 훨씬 심하게 느껴질 수 있다. 드물게는 간이나 그 밖의 장기가 상할 수도 있다. 또한 전신 마취는 자궁 근육을 더 이완시키기 때문에 출혈이 더 많아지는 등 인공유산 자체의 위험 요인을 더 증가시키기도 한다.

임신 1기 인공유산에서 의학적으로 전신 마취가 반드시 필요한 것은 아니다. 임신 2기에 하는 경관 확장 자궁 배출술은 시술 시간이 오래 걸리기 때문에 종종 전신 마취가 이용된다. 임신 1기 인공유산 시술 중에 깨어 있고 싶지 않는 이들도 있지만, 참을 만하다고 생각하는 이들도 많다.

인공유산을 할 때 마취를 하지 않은 건 참 잘했다고 생각해요. 아플까봐 두려웠지만 그걸 이겨낼 힘이 내게 있다는 걸 알았어요. 몇 분간 심한 경련이 있었지만 상담 치료사의 손을 잡고 심호흡에 집중했죠. 10분 뒤에는 상태가 좋아져서 집에 올 수 있었어요.

모든 여성의 유산 경험은 고유한 것이어서, 경련이 얼마나 고통스러울지, 마취제가 신체에 어떤 영향을 미칠지

아무도 모른다. 우리가 찾아가는 병원에서 어떤 마취제를 쓰는지 알아두는 것이 좋다. 약의 효과와 위험에 대한 사전 정보는 최선의 선택을 하는 데 큰 도움이 된다. 어떤 병원은 자기들이 정해 놓은 방식이 있어서 환자의 요구를 받아들이지 않을 수도 있다.

임신 1기 인공유산을 위해 전신 마취나 진정제를 사용하는 데는 병원마다 나름대로의 이유가 있을 것이다. 한 병원 간호사는 이렇게 말한다.

흑인 여성과 라틴계 여성들은 소리를 많이 질러요. 다른 환자나 의료진을 자극할까봐 전신 마취를 하죠. 십대 여성들과 저소득자 의료 보장 수혜자들에게도 전신 마취를 해요.

이런 이야기는 감정을 표현하기 위해 소리를 지르는 것이 금지된 문화에 사는 여성에 대한 가치 판단일 뿐 아니라 미국의 인종 차별적인 고정관념을 보여 준다. 왜 백인 중산층 여성들은 국부 마취를 선택할 수 있고, 특정 인종, 문화, 연령, 경제적 지위의 여성은 선택의 기회도 없이 전신 마취를 해야 하는가?

인공유산 시설

인공유산 반대 운동 진영은 여성들의 인공유산을 줄이기 위한 전략으로 인공유산 시설과 시술자들을 공격 대상으로 삼았다. → 인공유산권 운동, 400쪽 미국에서는 1980년대 초반부터 인공유산 서비스와 시술자의 수가 줄었을 뿐 아니라 인공유산 시술에 관한 교육도 상당히 감소했다. 1996년에는 미국 내 84%의 카운티에 인공유산 시설이 전혀 없었다. 인공유산 시설은 도시에만 몰려 있으며, 도시에도 임신 13주가 넘은 경우에 시술하는 곳은 거의 없다.

한국에서는 366쪽에 나온 바와 같이 모자보건법 제14조와 그 시행령 제15조의 경우를 제외하고는 현행 헌법상 인공유산은 불법이다. 그러나 실제로는 대부분의 산부인과에서 비혼·기혼 여성을 대상으로 인공유산을 시술하고 있다. 비혼 여성의 인공유산 시술은 성폭력 등 몇몇 경우를 제외하면 대부분 불법이므로 건강 보험의 적용을 받지 못한다. 비용은 병원에 따라, 임신 몇 주인지에 따라 다를 수 있으나 보통 30~50만 원 선이다.

어디서 유산을 할 것인가를 결정하는 문제는 어디에 살고 있으며, 돈이 얼마나 있는지, 나이가 몇인지, 임신 몇 주나 되었는지, 어떤 상담 기관을 이용할 수 있는지에 따라 달라진다.

인공유산을 받을 수 있도록 돕는 기관

인공유산을 해야 한다면 믿을 만한 다양한 정보원에 접근할 필요가 있다. 올바른 정보를 위해 인공유산 시술자(광고란에 있을지도 모른다), 가톨릭 계통의 병원이 아닌 산부인과 병원, 주변의 보건소, 여성 단체 등에 연락해 본다. 어떤 유산 반대 단체들은 인공유산 시술 병원을 소개해 주는 단체인 것처럼 꾸며서 인공유산을 하지 않도록 '설득'한다. 이런 기관은 보통 전화번호부에 원치 않는 임신에 대한 '고민' 또는 '위기'라는 말로 주의를 끈다. 원하는 정보를 얻기 힘들다면 주저 없이 전화를 끊거나 그곳을 나와야 한다. 믿을 만한 누군가와 함께 가는 것이 좋다.

병원을 선택할 때 고려할 점

임신 1기와 2기 유산은 종합 병원이 아닌 곳에서도 시술할 수 있으며, 경우에 따라서는 하룻밤 정도 입원하기도 한다. 임신 2기의 경관 확장 자궁 배출술은 설비가 제대로 갖추어진 병원에서 할 수 있다.

인공유산의 합법화는 여성 건강에 안전한 병원 시설을 의미한다. 하지만 인공유산 시술 뒤 우리가 어떻게 느끼느냐 하는 것은 의료진이나 병원 직원들의 치료나 상담의 수준에 영향을 받는다. 치료나 상담의 질은 인공유산 시술 기관의 운영 동기가 무엇인지, 이들이 인공유산에 대해 어떤 정치적 시각을 갖는지에 따라 달라진다. 인공유산 반대 단체들의 흑색선전은 우리 사회에 만연해 있다. 인공유산이 살인이며 인공유산하는 여성은 이기적이거나 성과 피임에 대해 무책임한 사람이라는 메시지로 우리를 설득하려 한다. 또한 인공유산은 여성에게 정신적인 상처로 남아 여성들은 죄책감, 수치심, 공포 속에 인공유산의 경험을 은폐할 것이라고 선전한다. 심지어 인공유산 지지자 중에도 인공유산이 필요악이라고 말하는 사람들이 많다. 일부 상담자들과 인공유산 시술 병원 의료진이

2 한국에서는 인공유산을 원하는 여성 대부분이 신분을 밝히기를 꺼리기 때문에 드나듦이 눈에 띄지 않는 구조이거나 인적이 드문 야간에 시술을 받는 병원을 선호한다. 병원들은 이런 점을 이용해 건강 보험증 없이 시술하고 높은 시술비를 받는 예도 있다.

이런 견해를 밝히기도 한다. 병원 직원의 불친절하고 무심한 태도는 특히 큰 문제다. 인공유산을 하는 여성들에게 불쾌감이나 그보다 심한 충격을 주기 때문이다. 인공유산을 원하는 여성들은 존중받을 자격이 있다. 여성주의 병원의 한 직원은 여성이 어떤 대접을 받아야 하며, 어떻게 대접받을 수 있는지 말해 준다.

우리 병원의 상담자들은 여성들 각자가 자신의 감정을 정리하도록 돕는 훈련을 받아요. 환자가 자신의 결정이 확고하며, 강요된 것이 아니라고 말하면, 또 이유나 기분을 말하고 싶지 않다고 하면 더 캐묻지 않아요. 인격권을 지켜 주죠. 상담자들과도 얘기를 하지만 시술받는 당사자들끼리도 서로 얘기해요. 우리는 인공유산 절차에 관해 정확하고 상세한 정보를 제공합니다. 수술을 받는 동안 친구와 함께 있을 수도 있고요. 결정할 일이 있을 때는 여성 자신이 적극적인 참여자가 돼요.

인공유산 반대 운동은 인공유산 시술 병원, 병원을 찾아오는 여성, 병원 직원들을 공격 대상으로 삼고 있다. 인공유산 반대 집회와 피켓 시위, 병원 봉쇄가 줄어들긴 했어도, 병원 앞에서 시위를 하면서 들어가려는 여성을 막는 일은 아직도 흔하다. 그래서 미국에는 방문자가 병원에 들어갈 수 있도록 경호원을 두는 곳이 많다. 어떤 병원은 인공유산 반대자들을 따돌리려고 문을 따로 만들기도 한다. 여성들을 도와주고 보호하기 위해 여성의 인공유산권을 지지하는 사람들이 나와 있는 예도 있다.

미국에서는 몇몇 인공유산 시술 병원의 의사와 직원들이 살해당하는 일이 있은 뒤, 대부분의 병원들이 새로운 보안 장치를 설치했다. 방문자들은 병원의 삼엄한 경비 때문에 겁이 날 수도 있지만 안전을 위해서는 이런 조치를 취할 수 밖에 없다. 병원에 도착해서 뛰어 들어가야 할지 모르며, 가방을 수색을 당할지도 모른다. 접수계원은 방탄유리 안에 앉아 있고 경호원이나 경찰이 문 앞에 있을 수도 있다. 인공유산 시술을 받는 동안 같이 간 사람과 함께 있고 싶어 하는 여성도 있는데, 보안상의 이유로 이 관행이 금지된 병원도 있다.

인공유산 반대자들과 마주쳐야 하고 병원의 경비원들을 상대해야 하는 것이 기분 나쁘다는 여성들이 많다. 반대자들과 맞붙거나 무시하거나 피해야 하기 때문이다.[2]

알아둘 점

인공유산을 시술하는 곳을 선택하기 전에 미리 다음의 사항들을 물어본다. 그러면 자신이 무엇을 원하는지 정리할 수도 있고 자신의 특별한 요구 사항을 의사와 협의할 준비를 할 수 있다.

- 어떤 수술 방법을 선택할 수 있는가? 약물 유도법이 제공되나? 방문 횟수, 비용, 금기 사항 등은 어떤가?
- 인공유산을 하기 위해 병원을 방문해서 기다리는 시간이 필요한가?
- 비용은 얼마인가? 일시불로 지불해야 하는가? 보험이 적용되는가? 추가 비용이 있는가?(예를 들어 자궁경부 세포진 검사나 혈액 유도제 비용)
- 나이 제한이 있거나 보호자 동의서가 필요한가? 나이를 증명하거나 동의서를 받기 위해 부모께 알려야 하나? 부모나 보호자가 병원에 동행해야 하나?
- 병원에서 얼마나 있어야 하나? 한 번만 가면 다 끝나는가?
- 아이들을 돌봐 줄 놀이방이 있는가?
- 가져가야 할 것은 없나?
- 내 병력이 인공유산 시술에 걸림돌이 되는가?
- 다른 사람과 같이 가도 되나? 내가 한다면, 상담을 받고 수술을 받는 내내 다른 사람과 같이 있을 수 있는가?
- 수술 전, 수술 도중, 수술 후에 정보를 제공하고 알려 주고 격려해 줄 상담사나 간호사가 있는가?
- 그 병원이 내 특수한 요구를 들어줄 수 있는지?(예를 들어 휠체어로 갈 수 있는지?)
- 어떤 방법의 인공유산술을 시도할 것인지?
- 어떤 마취법이나 약물 처치를 하는지? 내가 선택할 수 있는지? 추가 비용은 있는지?
- 통상적인 사후 검진 서비스도 제공하는지? 합병증 치료도 책임지는지? 응급 상황이 발생했을 때 어떤 조치를 취할 것인지?
- 유방 검사, 자궁경부 세포진 검사나 클라미디아 감염 검사와 임질균 검사가 있는지?
- 내가 원하면 피임 시술을 할 수 있는지?
- HIV 양성 반응자인 여성에게도 인공유산 시술을 하는지?
- 병원 앞에서 피켓 시위를 하거나 출입을 막는 인공유산 반대 운동가들이 있는지? 그렇다면 어떤 대책이 있는지?

걱정되는 것은 뭐든지 물어본다. 질문에 답하는 직원들의 태도가 종종 인공유산하러 오는 여성들을 대하는 태도를 보여 준다. 직접 만났을 때는 물론, 전화했을 때 응대하는 태도에서 오는 자신의 느낌을 믿는다.

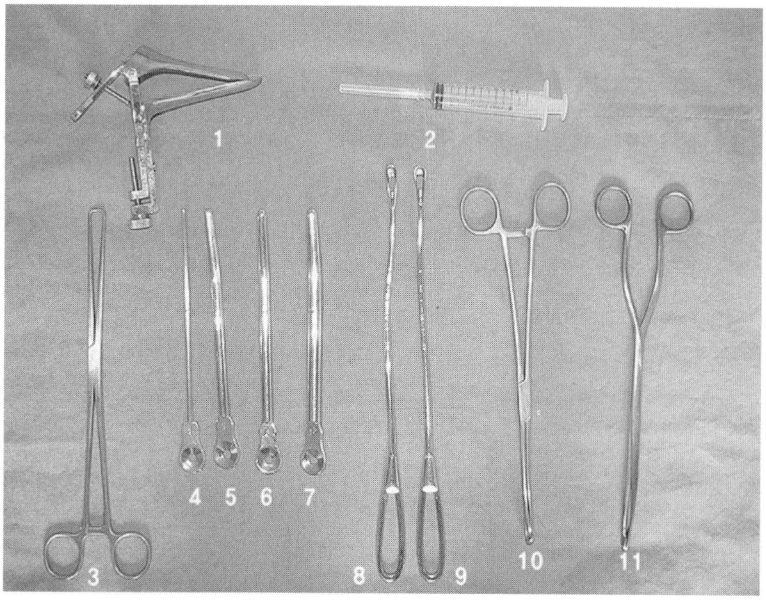

1.질경 2.주사기 3.테나큘럼(당기개) 4.5.6.7. 확장기 8.9.큐렛 10.11.겸자
의료 기구는 마리산부인과 제공 ©또하나의문화

임신 1기 인공유산

미국에서 매년 행해지는 150만 건의 인공유산 중에서 약 90%가 임신 1기에 이루어진다. 임신 1기 인공유산법은 대부분은 흡인술이고 나머지는 초기 약물 유도법이다.

흡인술

흡인술은 외래 진료소에서 한다. 진료소마다 상당히 다르고 같은 데서 했어도 사람마다 경험이 다를 수 있다. 미국에서는 주 정부가 인공유산 전에 대기 시간을 요구하면 병원에 두 번 가야 한다. 주에 따라서는 첫 방문에서 인공유산을 하지 않도록 설득하는 비디오를 보거나 강의를 들을 수도 있다.

준비

병원에 도착하자마자 자신의 병력을 써야 한다. 직원이 빈혈증과 Rh인자[3]를 알아보고, 그 밖에 임신 검사를 위해 혈액을 채취하고, 맥박과 혈압, 체온 등을 잴 것이다. 대부분의 미국 병원이 개인 상담 서비스를 한다. 상담사는 인공유산 절차와 인공유산 뒤의 상황을 설명해 준다. 피임법을 설명해 주기도 한다. 상담 시간은 임신과 인공유산에 대해 궁금한 것을 질문하고 두려움과 걱정에 대해 얘기를 나눌 수 있는 기회다. 여럿이 함께 있으면 인공유산을 하러 온 다른 여성들과 이야기할 기회가 생긴다. 각자의 경험을 서로 나누다 보면 더 마음이 가벼워지고 강해지며, 덜 외롭다는 느낌이 들 것이다.

우리 여섯 명이 대기하고 있는 현관에서 수술실 두 칸이 들여다 보였어요. 한번도 골반 검사를 해 보지 않았다는 소녀가 수술실에서 막 나왔어요. 방금 인공유산을 끝냈다는데 괜찮아 보였어요. 마음이 편해졌죠. 열일곱 살짜리가 들어 왔는데, 아주 겁에 질려 있었어요. 그 애의 손을 잡고 위로해 주었죠. 아직 내 차례가 안 되었고 나도 겁이 났어요(비록 수술을 한 번 했고, 아이가 둘 있고, 척추 마취로 소파술을 받은 적이 있었는데도 말이죠). 내가 소녀의 손을 잡았을 때 놀라운 일이 일어났어요. 두려움이 내 몸에서 빠져나간 것처럼 완전히 사라졌어요. 우린 서로 다른 이유를 가지고 있지만 신체적으로는 같은 경험을 한 여자들이었어요.

인공유산

화장실에 다녀온 뒤 곧바로 검사실로 가게 된다. 인공유산 시술 바로 전에 의사는 양손으로 자궁 크기와 위치를 검사하고 임신 단계를 확인한다. 기구의 크기를 정하고 기구를 안전하게 삽입하기 위한 각도를 알아보기 위해 이 검사를 하는 것이다. 골반 검사를 받아본 경험이 없으면 상담자에게 말한다. 골반 검사 경험이 있든 없든 의사는 천천히 그리고 조심스럽게 시술해야 하고 진행 상황을 설명해 주어야 한다. 또 시술받는 여성이 어느 정도 통제권을 가질 수 있도록 해야 한다.

검사 뒤에는 시술자가 질에 질경을 넣고 자궁경부를 보기 위해 질을 벌릴 것이다. 압박감을 느낄 수도 있지만 아프지는 않아야 한다. 아프다면 의사에게 말을 해서 질경을 뺐다가 다시 넣게 해야 한다. 필요하면 클라미디아 감염과 임질 검사도 받고 자궁경부 세포진 검사도 하게 된다.

의사는 감염을 막기 위해 질을 철저히 소독한다. 국부 마취를 했다면 자궁경부로 소독액을 주사한다. 자궁경부에는 말초 신경이 거의 없어 아무 느낌도 없거나 따끔하거나 눌리는 느낌을 갖게 될 것이다. 그 다음 경부가 닫히지 않도록 겸자를 넣을 것이다. 따끔거리거나 경련이 일

3 혈액은 RH+거나 RH-다. RH-여성이 RH+인 태아를 임신했을 때 태아 혈액 세포의 RH 인자에 대항하는 항체가 모체의 혈액에 생길 수 있다. 다음번 임신에서 이러한 항체는 RH+ 태아에 대항하여 반응할 수 있고, 이는 태아에 심각한 해를 입혀서 목숨을 위협할 수 있다. 모든 임신의 종료 후 72시간 안에 혈액 유도제(상품명 로감 등)를 주사하면 항체의 생성을 막는다. 혈액이 RH-라면 퇴원하기 전에 반드시 주사를 맞아야 한다.

어날 수도 있고 아무 느낌이 없을 수도 있다. 시술자들은 그 다음에 어떤 시술자들은 가는 막대처럼 생긴 '확장기'(소식자)로 자궁 내부를 측정한다. 이 과정이 필요 없다고 생각하는 시술자들도 있다. 자궁 내부를 측정하는 과정에서 경련이 약간 일어날 수 있다. 자궁경부는 점차 큰 확장기를 넣었다 뺐다 하면서 점점 벌어진다. 약하거나 조금 심한 월경통 비슷한 경련이 온다. 자궁경부를 확장하는 데에는 2~8개의 확장기가 사용되며 2분이 채 안 걸린다.

빨대같이 생긴 살균된 관(캐뉼라)이 자궁경부를 통과해서 자궁으로 삽입된다. 캐뉼라는 지름이 작은 음료 빨대 크기부터 커다란 펜만 한 것(5~12mm)까지 다양하다. 임신 기간이 길수록 더 큰 캐뉼라가 필요하다. 캐뉼라는 관으로 병에 연결되어 있다. 전동 흡인기가 병을 진공 상태로 만든다. 캐뉼라가 자궁벽을 따라 움직일 때 부드러운 흡인기가 캐뉼라를 통해서 임신 조직을 떼어 내고, 그 조직은 튜브를 통과해 병으로 들어간다. 흡인은 보통 2, 3분 정도 걸린다.

조직을 꺼내기 위해 겸자가 사용될 수도 있다. 남아 있는 조직을 완전히 제거하기 위해 큐렛을 넣어 자궁 안쪽을 긁어내는 의사들도 있는데, 이 처치가 필요치 않다는 이들도 있다.

내용물이 다 나오면 자궁은 임신이 되지 않은 상태의 크기로 수축하기 시작한다. 사람에 따라 수축 과정에서 거의 아무것도 느끼지 못하거나 고통스러운 경련을 느끼는 등 차이가 있다. 심호흡을 고르게 하고, 몸을 이완시키면 경련을 참아 내기가 훨씬 쉽다. 특히 상담사나 동행인의 도움이 있으면 더 좋다. 복부 근육을 최대한 이완시키고 움직이지 않는 것이 좋다. 경련은 캐뉼라를 빼면 사라지거나 10분 정도 지난 뒤 약해진다.

인공유산 후

시술이 끝나면 의사는 질을 닦아 내고 출혈 상태를 점검한 뒤에 질경을 뺀다. 그러고 나면 좀 더 편안한 방으로 옮겨져 잠시 앉거나 누워서 쉬게 될 것이다. 기운이 없고 피곤하고 경련이 느껴지거나 잠시 메슥거릴 수 있으며, 곧바로 일어날 수도 있다. 수술 뒤에 잠시 입원하도록 하는 병원도 있다. 진통제가 필요하면 달라고 해야 한다. 병원을 나오기 전에 맥박, 호흡, 체온, 혈압 등을 재고 경련이나 출혈 정도를 점검해야 한다. 그리고 상담사나 의사는 몸조리를 위한 지침을 설명해 주어야 한다.

인공유산 자체는 놀랄 만큼 금방 끝났고 아프지도 않았어요(인공유산 반대자들이 선전한 것과 반대로요). 회복실에 1시간 동안 누워 있었죠. 날아갈 기분이었어요. "이제 끝났어. 이렇게 간단한걸!"

많이 아팠어요. 병원 사람들은 정말 친절하고 많은 도움을 주지만 이렇게 아플 거라고는 말해 주지 않았거든요. 안을 긁어낼 때 제일 아팠어요. 나처럼 많이 아팠다고 하는 애들을 많이 만났는데, 임신되고 한참 지난 다음에 인공유산을 했던 경우예요. 그러니까 인공유산은 될 수 있으면 빨리 해야 해요.

수술하는 동안 좀 아팠는데, 사실은 뭔가 색다른 감각이 느껴졌다고 할까요. 내 몸에 자궁이 있다는 것을 그만큼 의식해 본 적이 없었거든요.

초기 약물 유도법

초기 약물유도법은 그리 널리 이용되지 않는다. 제3세계 국가에서는 초기(7주 전) 유산 수단으로 급속히 자리 잡았다. 392쪽의 설명처럼 초기 유도 인공유산은 미페프리스톤(상표명 RU-486)이나 메토트렉사트 등 두 가지 약품과 프로스타글란딘 제제인 미소프로스톨이 함께 쓰인다. 이 방법은 수술을 요하지 않아 인공유산을 하려는 여성들이 관심을 갖는 방법이다. 그러나 이 방법은 완전히 유산되지 않고 찌꺼기가 남을 수도 있으며 대량 출혈이 생기거나 몇 주 또는 몇 달간 출혈이 계속되는 등의 부작용이 있으므로 한국에서는 여성의 건강을 우려해 약물 인공유산을 권하지 않는 산부인과도 많다.

시술

미페프리스톤과 메토트렉사트의 사용법은 다소 차이가 있으며 이들은 새로운 약이라서 처방이 변경될 수 있다. 초기 약물유도 인공유산을 위해서 철저한 상담을 거쳐 신체검사를 받고, 질 초음파로 임신한 몇 주인지 알아야 하므로 의사나 병원을 대여섯 차례 방문해야 한다.

미페프리스톤으로 유산을 하려면, 처음 방문 때 600mg을 복용하고 적어도 30분간 관찰해야 한다. 첫 방문 후 36~48시간 뒤에 다시 병원에 가서 400μg의 프로스타글란딘 미소프로스톨 좌약을 투여한 뒤 4시간 동안 병원에 있어야 한다. 프랑스에서는 여성들의 3분의 2가 이 기간에 유산을 한다.

메토트렉사트를 이용한 인공유산은 우선 병원에서 메토트렉사트 주사를 맞는 것으로 시작한다. 그리고 나서 미소프로스톨을 받아서 집에 가지고 와 5~7일 뒤에 질에 넣는다. 어떤 병원은 미소프로스톨을 넣은 뒤 24~48시간 지나 병원에 와서 유산이 되었는지 초음파로 확인하라고 한다. 유산이 되지 않았으면 미소프로스톨을 받아서 삽입하고 다시 1주일가량 있다가 초음파 검사를 한다(메토트렉사트 주입 후 집에서 미소프로스톨을 넣게 되므로 작용 기전은 미페프리스톤 유산과 비슷하게 진행된다).

처음에 미소프로스톨 2회분을 받아올 수도 있는데 이때는 1회분 삽입 뒤 유산이 되었는지 스스로 판단을 해야 한다. 확실히 알 수 없으면 2회분을 투여한다. 이 방법을 시도한 여성 중 미소프로스톨은 2회 투여한다.

미소프로스톨을 넣은 뒤 2~4시간 안에 경련이 일어나며 경련이 일어난 뒤 1시간 30분에서 10시간 안에 출혈이 시작된다. 출혈은 처음에는 월경량이 많은 날과 비슷하며 꽤 큰 핏덩어리도 볼 수 있다. 또한 임신 1기 인공유산에서처럼 연분홍 또는 회색 조직을 볼 수도 있다. 며칠 지나면 출혈이 줄어들어 나중에는 얼룩만 묻는 날이 몇 주 동안 계속될 것이다. 출혈이 조금 흐르는 정도로 그친다면 미소프로스톨을 다시 한 번 사용해야 한다.

미페프리스톤을 사용하면 미소프로스톨을 넣고 24시간 안에 유산이 된다. 메토트렉사트 인공유산은 일정하지 않다. 여성 대부분이 미소프로스톨을 넣은 뒤 며칠 안에 유산을 하지만, 25% 정도는 반응이 늦게 나타나며 약 3주 동안 유산이 되지 않는 예도 있다.

아랫배의 심한 경련은 임신 조직이 자궁경부를 통해 배출되고 있다는 뜻이다. 이 경련은 주기적으로 일어날 수도 있다. 일반적으로 경련은 임신조직이 빠져나가고 나면(4시간 정도) 끝난다. 언제 유산이 되는지는 확실하게 알 수 없고 예상치 않은 시간이나 장소에서 하혈이 나타날 가능성이 있다는 것을 염두에 두어야 한다. 미페프리스톤과 메토트렉사트를 이용할 때 유산이 완료되었는지 확인하기 위해 약 10일에서 2주 후에 초음파 진단을 하러 다시 병원에 오라고 할 것이다. 혼자서 판단해서는 안 된다(메토트렉사트는 미소프로스톨을 한 번 넣은 뒤 유산이 확인되면 또 갈 필요가 없다). 유산이 완전치 못하면 흡인술로 유산을 완료해야 한다. 특히 메토트렉사트는 심각한 기형아 출산의 원인이 된다.

미페프리스톤의 인공유산 실패율은 4~6%다. 메토트렉사트에 대한 연구는 아직 부족하지만 미페프리스톤보다 효과가 적은 것으로 알려져 있다(실패율은 10%에 가깝다). 유산이 완료되었는지 검사로 확인될 때까지 성관계를 하지 말아야 한다.

부작용

미페프리스톤 복용 뒤에 약간의 경련과 출혈이 있을 수 있다. 미페프리스톤과 메토트렉사트의 부작용으로는 '입덧'과 비슷한 증상이 있다고 보고된다. 피로, 메스꺼움, 두통, 현기증, 화끈거림이 나타날 수 있고, 드물게는 열이 나거나 구내염(메토트렉사트)을 일으킬 수도 있다. 여성의 80%가 프로스타글란딘에 의한 자궁 수축 때문에 강한 경련, 설사, 구토를 경험한다. 가벼운 진통제가 필요한 이들도 있다. 출혈은 4~40일 지속되는데, 평균 10일로 본다.

위험과 합병증

프랑스 통계에 의하면 미페프리스톤을 복용하는 여성 1,000명 중 1명은 출혈 과다로 수혈을 받아야 한다. 흡인술보다 위험성이 20배가 넘는다. **다음의 증상 중 어느 하나라도 해당되면 의사에게 알려야 한다.**

- 심한 출혈: 한 시간에 대형 패드 1개를 흠뻑 적실 정도의 출혈이 3시간 넘게 계속되거나 대형 패드 2개를 흠뻑 적실 정도의 출혈이 2시간 넘게 계속됨
- 휴식, 명상, 찜질 팩으로 가라앉지 않는 심한 통증
- 구토가 계속됨: 4~6시간 넘게 먹은 것을 모두 토함
- 38.5°C 이상의 고열

미페프리스톤이나 메토트렉사트와 병행하지 않으면 미소프로스톨만으로는 유산이 되지 않음을 명심해야 한다. 병원에서 미소프로스톨을 2회분 받아와서 한 번만 사용하고 나머지를 절박한 상황에 있는 친구에게 줘서는 안 된다. 미소프로스톨 복용만으로는 유산이 되지 않으며, 유산이 되지 않은 태아 발달에 해를 끼친다.

초기 약물 유도법을 경험한 여성

프랑스에서 미페프리스톤(RU-486)이 널리 쓰인다. 인공유산을 원하는 임신 7주 이내 여성 중 70%가량이 수술보다

는 초기 약물 유도법을 선택한다. 프랑스에서 시술되는 인공유산의 30%가 이 방법이다. 미페프리스톤으로 유산한 여성의 대다수가 만족했다는 연구 결과도 있다. 여성들이 초기 약물 유도법을 선호하는 이유로는 수술을 피할 수 있다는 점(프랑스에서는 경관확장 자궁소파술이 흡인술보다 더 흔하다), 더 초기에 할 수 있다는 점, 더 '자연적'으로 보인다는 점, 덜 의료적이며 의사가 아닌 본인이 직접 할 수 있다는 점을 들 수 있다. 비슷한 일을 겪는 다른 이들과 함께 병원에 있는 것이 더 좋다는 여성들이 있는 반면, 그런 경험을 좀 더 개인적인 일로 여겨 병원 밖에서 인공유산을 할 수 있어서 좋아하는 여성들이 있다.

'더 자연스러운 것 같다', '내가 다스릴 수 있는 여지가 많다', '상상했던 유산과 비슷하다.' 등 이와 비슷한 경험을 얘기하는 미국 여성들도 있다. 그러나 실망하는 여성들도 있다. 많은 사람들이 약 몇 알만 먹으면 되는 아주 간편한 방법이라고 생각하는데, 실제로는 고통스러웠다는 이들이 있다. 병원에 여러 번 가야 하고 유산 시기가 정확하지 않아서 바쁜 여성에게는 너무 불편하다는 것이다.

약물 유도법을 이용한 여성들, 특히 메토트렉사트를 이용한 여성들은 통증이나 출혈량, 자가 인공유산에 따르는 감정적 영향 등에 대해 자세히 상담을 받아야 한다고 지적한다.

초기 약물 유도법은 안전하고 효과적인가?

유럽 12개 국가와 미국 등에서 미페프리스톤을 시험해 왔다. 20만 명이 넘는 유럽 여성들이 11년 넘게 사용해 왔고 효과와 단기적인 안전성은 증명되었다. 미국에서는 인공유산 반대 운동의 정치적 위협 때문에 도입이 지연되었다. 미페프리스톤은 부작용이 거의 없고 효과가 빠르며 복용량도 소량이고 약 성분 대부분이 2~3일 안에 몸에서 빠져나간다. 프랑스 임상 시험에서는 유색인 여성을 충분히 포함하지 않았지만, 미국 17개 주 2,100명의 여성을 대상으로 한 임상시험에서는 유색인 여성이 약 3분의 1을 차지했다. 유색인 여성들도 백인 여성들과 같은 결과를 보인 것으로 나타났다.

메토트렉사트는 미국에서 40년 넘게 관절염, 건선, 자궁외 임신을 치료하기 위해 널리 사용되어 왔으므로 장기적인 안전성과 부작용에 대해서는 많은 연구가 있었다. 다른 약물과 마찬가지로 메토트렉사트도 단시간 소량 복용할 때와 장시간 다량으로 사용될 때 체내 작용이 다르게 나타난다. 암 환자에게는 다량을 투여하기 때문에 탈모 같은 부작용이 있지만 자궁외 임신이나 인공유산같이 비교적 적은 양을 사용하는 치료에는 이런 현상이 없다. 메토트렉사트는 임신 조직을 배출하는 시간이 10시간 정도로 빠르다. 장기 부작용은 나타나지 않는다. 또한 향후의 임신에 나쁜 영향을 미치지는 않는 것으로 알려졌다.

프랑스에서 RU-486 시험 기간에 서프라스톨이라고 불리는 프로스타글란딘을 주사한 뒤 한 건의 치명적인 심장마비를 비롯해 심각한 심혈관계 합병증이 몇 건 발생했다. 서프라스톨은 이제 사용되지 않는다. 심장혈관 합병증은 담배를 많이 피우는 환자들에게 많이 생긴다. 현재 처방되는 프로스타글란딘인 미소프로스톨은 심혈관계 부작용을 일으킨다는 사실은 입증된 바 없다. 그러나 장기 효과에 대해서는 알려진 것이 없으므로 초기 약물 유도법을 시술한 여성들에 대한 장기적인 사후 연구가 필요하다. 다음 상황에 있는 여성들은 초기 약물 유도법을 받지 않는 게 좋다(미국은 이런 상황에 있는 여성에게는 처방하지 않는 것을 원칙으로 한다).

- 임신한 지 49일이 지났을 때
- 자궁외 임신으로 의심될 때
- 장기간 스테로이드 제제를 복용
- 만성 신부전
- 신장 질환과 간 질환
- 35세 이상의 흡연자
- 심한 천식과 고혈압
- 혈액 응고
- 빈혈

개발도상국의 초기 약물 유도법

초기 약물 유도법을 선호하는 사람들이나 반대하는 사람들 모두 북반구에서 약물 유도법이 허용되면 남반구에도 도입될 것이라는 데 동의한다. 이른바 개발도상국의 여성들은, 특히 인공유산이 불법이거나 조건이 까다로운 나라의 여성들은 미페프리스톤에 대해 관심을 가지고 있다. 국제기구들은 위험하고 서툰 인공유산 시술을 받거나 스스로 인공유산을 시도하다가 숨지는 여성이 매년 7만 명에서 20만 명에 이른다고 추산한다. 자궁에 살균되지 않은 물질이나 부식성 용액을 넣음으로써 심한 고통을 겪거나, 영구 장애나 불임이 되는 여성들도 많다.

인공유산, 양수 검사, 장애

양수 검사 → 19장 임신, 451쪽 결과 심각한 유전적 결함이 발견되면 유산을 택할 수 있다는 것이 장애인들이 살기에 더 나은 세상을 만들려는 우리 노력과 충돌해서는 안 된다. 장애인 인권 운동가들은 유전적 결함이 있는 태아는 살 가치가 없는 생명이라는 사고방식은 위험한 발상임을 지적해 왔다. 여성은 장애아를 낳을 권리가 있으며 그 선택에 대한 지원 부족으로 고통을 받아서도 안 된다. 우리 모두는 정보 네트워크를 형성해서 다운증후군이나 기타 중증 장애가 있는 태아를 임신한 여성이 같은 처지의 다른 부모와 자녀들을 만날 수 있도록 해야 하고, 더 나은 삶을 사는 데 필요한 서비스의 질, 비용, 이용 가능성에 대해서 자세히 알 수 있게 해야 한다.

인공유산 반대 운동 진영은 여성의 선택권을 지지하는 이들이 장애를 가진 모든 태아의 인공유산을 찬성한다고 주장하면서 장애인 인권 단체와 연합하려 했다. 인공유산권을 지지하는 이들은 우생주의자들의 주장과 명확히 거리를 둬야 한다(우생학에 대해서는 399~400쪽 참조) 장애인 인권을 지지하는 것은 여성의 생식 자유를 주장하는 데 중요한 부분이다.

여성들에게, 특히 인공유산이 불법인 나라의 여성들에게 안전한 인공유산 시술이 절실하게 필요함은 두말할 나위가 없다. 예를 들어 브라질에서는 수천 명의 여성들이 임신 초기에 인공유산을 하려고 가장 쉽게 구할 수 있는 프로스타글란딘만을 복용했다. 대부분의 경우 이렇게 해서 유산에 성공하지 못하며, 배아에도 상당히 위험하다. 많은 여성들은 프로스타글란딘을 먹은 뒤에 출혈을 치료하러 병원에 가서 흡인술을 받고 인공유산을 완료한다.

소독되지 않은 기구를 사용하지만 않는다면 감염 위험이 상당히 줄어들기 때문에 후속 의료 조치가 없이도 미페프리스톤이 대체로 더 안전하다고 주장하는 여성들도 있다. 반면 여성 건강 운동가들은 적절한 의료 기관이 없는 나라에 주의 깊은 감독과 의료적 지원이 요구되는 약을 배포하는 것을 우려한다. 영양실조와 심한 빈혈을 앓고 있는 개발도상국의 여성들의 상황을 고려할 때 초기 약물 유도법에는 대량 출혈이 따르는 것도 심각한 문제다. 이들은 심한 출혈을 일으킬 위험이 크기 때문에 특별한 예방 조치가 필요하다.

약물 유도법과 인공유산권

많은 인공유산 지지자들은 초기 약물 유도법을 인공유산 반대 운동을 피해 가는 한 방편으로 보고 있다. 인공유산 시술소가 늘면 괴롭히고 폭력을 행할 목표물을 찾기가 어려우리라고 믿기 때문이다. 초기 약물 유도법은 수술을 하지 않는 의사들이 사용할 수 있으므로 인공유산 서비스가 확장될 것이다. 인공유산 옹호자들은 앞으로 약물 유도법이 처방약 개념으로 이용하기 쉬워진다면 결국 간호사나 조산사 등의 도움을 받아 굳이 병원이 아니어도 개인적으로 인공유산을 할 수 있게 될 것으로 기대한다.

그러나 인공유산 수술은 반드시 필요하다. 초기 약물 유도법은 임신의 아주 초기에만 효과가 있다. 유산하는 데 가장 큰 장벽에 부딪치는 이들은 대개 경제적으로 어렵거나 나이 어린 여성들인데 대체로, 인공유산 시술을 늦게 받는다. 약물유도법이 인공유산의 권리를 제한하는 것을 정당화하거나(인공유산을 허용하는 시기를 임신 초기로 앞당기는 등) 수술법을 도덕적으로 낙인찍거나 사회에서 소외시키는 것을 정당화하는 수단으로 이용돼서는 안 된다는 게 인공유산 지지자들의 입장이다. 수술은 초기 약물 유도법이 실패했을 때뿐 아니라 임신 7주가 넘었는데 결정을 하지 못한 많은 여성들에게 가장 안전하고 좋은 방법이다.

인공유산이 확대되는 것은 환영할 만하지만 약물 유도법이 정치적 투쟁의 해결책은 아니다. 인공유산 반대 운동의 목표는 약물 유도법을 포함한 모든 인공유산을 불법화하는 것이다. 인공유산 반대 운동가들이 싸워야 할 전선이 많아지면 좀 어려워질지 모르지만, 새로운 시술법이 유산 시술자와 여성들에게 가해지는 가혹한 폭력을 멈추게 하지는 못한다. 인공유산 반대 운동이 정치적으로 패배를 할 때에 이런 폭력은 사라질 것이다.

임신 2기 인공유산

미국에서 임신 1기에 행해지는 인공유산 시술은 전체 인공유산 시술의 11% 정도다. 6%는 13~15주에 시술되고, 4%가 16~20주에, 1%가 21주 이후, 0.4%가 26주 이후에 시술된다. 임신 2기에 인공유산을 하는 여성들이 많은 이유는 제때에 돈을 구하지 못해서다. 하지만 역설적이게도 인공유산이 늦어질수록 돈은 더 든다. 시술비가 더 비싸고, 직장에 나가지 못하는 날이 더 많아지고, 적당한 시설을 찾기 위해 비용을 더 쓰면서 멀리 가야 한다. 임신 2기

인공유산이 많은 또 다른 이유는 임신 반응 검사의 오류 때문이다. 검사가 잘못되었거나 의사가 자궁 크기를 잘못 측정해서다. 피임약 복용을 시작할 무렵 임신이 된 여성들이나 자궁내 장치를 하고 있어도 임신될 수 있다는 것을 모르는 여성들은 전혀 의심하지 않은 채 몇 달을 지나칠 수 있다.

임신 가능성을 인정하지 않는 여성들도 있다. 특히 십대 여성들이 그렇다. 주변의 도움도 없고 돈도 없고 정보도 없는 상태에서 임신을 했다면 무섭고, 주눅 들고, 어떻게 해야 할지 몰라 쩔쩔매게 된다. 그래서 저절로 아기가 없어지기를 바라면서 임신 사실을 부정할 수도 있다. 게다가 십대는 부모에게 알리거나, 인공유산에 동의를 받아야 하는 게 두려울 수도 있다.

이런 상황은 아주 흔한 것이므로 인공유산을 하러 갈 때는 이미 감정적으로 지쳐 있게 마련이다. '피해자를 비난하는' 사람들의 태도를 감당해야 하는 대부분의 여성들은 경제적 자원이 없고, 어리다. 임신 2기에 인공유산을 하려는 여성은 어리석고 무책임하고 '벌을 받아 마땅한' 사람들로 취급받는다. 이렇게 불리한 분위기는 이미 정서적으로 힘들고 고통스러운 여성들을 더욱 힘들게 한다.

대부분의 의사와 병원은 임신 2기 인공유산을 하지 않고, 산부인과에는 2기 인공유산 시술을 훈련받은 의사들도 거의 없다. 1975년 미국에서는 의사인 케네스 에델린이 임신 20~28주가 된 여성에게 자궁 절개술을 했다는 이유로 살인죄로 기소를 당했다. 상급 법원이 이를 기각해서 면책되었지만, 미국 전역의 병원들은 임신 2기 인공유산을 꺼리고 시술을 중단하거나 꺼냈을 때 살아 있다는 징후를 보이는 태아를 살리는 데 필요한 비싼 장비들을 들여오는 식으로 반응을 했다.

미국의 인공유산 반대 운동가들은 경관 확장 자궁 추출술 → 377쪽 을 불법화하려고 한다. 임신24주 이후의 모든 유산에 반대하고 여성의 생식권을 축소하기 위해 임신 2기 유산을 쟁점으로 삼은 것이다.

임신 2기에는 대부분 경관 확장 자궁 배출술이나 분만 유도법을 시술한다.

경관 확장 자궁 배출술(D&E)

경관 확장 자궁 배출술은 흡인술과 비슷하다.→ 흡인술, 384쪽 그러나 임신이 더 진전된 상태이므로 자궁경부가 더 많이 확장되어야 한다. 합성 확장제(라미셀이 가장 흔하게 사용됨)를 시술 몇 시간 전에 투여하거나 한두 개의 '라미나리아'를 시술 전날 자궁경부 입구에 시술 전날 넣어 두어 미리 확장을 시작하는 경우가 많다(라미나리아를 넣기 위한 병원 방문이 불가능하거나 불편하다면 합성 확장제 사용을 고려할 수 있다). 라미나리아는 살균 처리된 해조류로 수분을 흡수하고 팽창하여 자궁경부를 점진적으로 확장시킨다. 라미나리아를 넣으면 경련과 압박감을 느끼는 여성도 있다. 또한 약간의 감염 가능성이 있고, 라미나리아 자체가 유산을 일으키는 수도 있다.

라미나리아는 유산 시술 때는 제거된다. 확장제는 꼭 필요한 경우에 자궁경부를 좀 더 열기 위해 사용된다. 겸자와 큐렛, 진공 흡인기를 사용하여 자궁내막, 태반 조직, 태아 조직을 제거한다. 자궁 수축을 돕기 위해 약물이 사용되기도 하는데, 이는 정상적으로 일어나는 출혈을 감소

임신 2기 분만 유도술
염수, 요소, 프로스타글란딘 유산의 비교

모든 인공유산 시술 중 분만 유도를 이용하는 사례는 1%가 안 된다. 현재 대부분의 임신 2기 유산은 경관확장 자궁배출술을 이용한다.

분만 유도에 의한 인공유산은 몇 가지가 있으며 새로운 방법들도 연구되고 있다. 전통적인 방법 중 하나는 주사법이다. 의사가 복부를 통해 유산을 유도하는 용액을 양수막에 주사하면 자궁이 수축되면서 태아를 밀어낸다. 주로 사용되는 용액은 염수와 요소다. 흔히 자궁 수축과 유산을 유도하기 위해 프로스타글란딘을 함께 사용한다. 환자가 특정한 유산법을 선호하는 이유가 확실하다면 그 의견을 받아들이는 병원도 있다.

염수는 요소와 비교해서 합병증 발생률이 더 높지만 불완전한 유산이 발생할 확률이나 그로 인해 소파술을 받을 확률은 낮다. 유산을 좀 더 빠르게 진행시키기 위해 요소나 염수와 함께 프로스타글란딘이 사용된다. 이들 용액은 구토와 설사 같은 위장장애를 일으킬 수 있다. 염수는 부주의한 주입으로 염분이 혈관으로 들어가 사망할 수도 있으며 쇼크 등의 심각한 응급 사태를 일으키기도 한다. 이 때문에 염수 주사는 줄어드는 추세다. 간질환, 신장질환, 심장병, 고혈압, 적혈구 빈혈증을 앓는 환자들은 염수를 이용한 인공유산을 해서는 안 된다.

프로스타글란딘 좌약도 임신 2기 인공유산에 이용된다. 주사법보다 비교적 안전하지만 불완전한 유산율은 더 높다. 메스꺼움, 구토, 발열 등의 부작용이 있다. 염수와 요소 주사법과 프로스타글란딘 좌약과 관련된 위험, 380쪽 합병증에 관한 표를 참고하자.

시킨다.

경관 확장 자궁 배출술은 진통과 태아의 분만을 유도하는 임신 2기의 분만 유도법에 비해 유리한 점이 몇 가지 있다. 경관 확장 자궁 배출술이 더 안전하고 정서적으로나 신체적으로나 더 편하다. 분만유도법이 병원에 하룻밤 입원해야 하는 데 비해 경관 확장 자궁 배출술은 10~45분이면 끝나며, 합병증도 비교적 적다. 경관 확장 자궁 배출술은 장비가 제대로 갖추어진 진료실이나 병원에서 국부 마취나 진정요법으로 통증을 줄인 상태에서 시술된다.

경관 확장 자궁 배출술의 가장 큰 문제는 널리 이용될 수 없다는 점이다. 이 시술을 훈련받는 의사가 많지 않다. 특히 최종 월경 이후 18주가 지났을 때는 시술받기가 더 어렵다. 미국에서는 산부인과 전공의 훈련자 중 7%만이 임신 2기 인공유산에 대한 훈련을 받는다. 임신 2기 분만 유도술과 비교할 때 **안전성이 더 높고, 여성들이 더 편하기 때문에** 이 시술을 훈련받은 의사가 더 많아져야 한다.

임신 2기 분만 유도술

임신 16~24주에 실시하는 분만 유도에 의한 인공유산은 임신 1기 유산이나 임신 2기 경관 확장 자궁 배출술보다 힘든 경험이다. 자궁경부를 열어 태아를 꺼내기 위해 자궁을 수축시키기 때문에 몇 시간의 힘든 진통이 있다. 합병증과 사망률은 만기 출산보다 높지 않지만, 숙련된 의사가 시술한 경관 확장 자궁 배출술이나 경관 확장 자궁 추출술, 또는 임신 초기 인공유산보다는 높다. 정서적으로도 더 힘든 방법일 수 있다. 원하던 임신인데 태아에 심한 이상이 있다면(잠재적으로 중증 장애인 상황) 인공유산을 결정하기가 특히 어려울지 모른다. 아이를 원치 않는다고 확신할 때도 통증과 불편함, 소요되는 시간, 출산 경험, 위협적이고 불친절한 병원 분위기, 임신 기간이 한참 지난 뒤에 하는 인공유산을 '나쁘다'고 보는 사회 분위기 등은 분만 유도술 경험을 불쾌하게 만든다. 그래도 수술이 두렵거나 다른 시술을 받기 어려워서, 분만 경험이 있으므로 익숙해서, 태아를 손상시키지 않고 분만하고 나서 작별 인사를 할 수 있기 때문에 유도 분만을 하는 이들도 있다.

분만 유도법을 시술하는 시설을 고를 때는 정서적, 신체적 상태를 모두 고려해야 한다(안타깝게도 임신 2기 유산을 하는 시설을 가까운 곳에서 찾기가 어려울 수 있다). 보통 종합 병원에서 임신 2기 인공유산을 하는데, 진료의 질과 개인에 대한 관심의 정도가 병원마다 상당히 다르다. 인공유산을 전문으로 하는 몇몇 작은 규모의 병원은 될 수 있는 대로 편안한 상태에서 인공유산을 받게 해주려고 한다. 전문 상담원을 두는 병원도 있다. 좋은 병원들은 분만 대기실에 인공유산을 시술받을 여성을 들여보내는 등의 무모한 조치를 취하지 않는다. 어떤 병원에서는 환자를 혼자 내버려 두고 어떻게 진행되는지 설명도 제대로 해주지 않고, 아파서 진통제를 달라고 하는데도 제대로 주지 않을 수도 있다. 안타깝지만 인공유산을 하러 갈 시간과 돈이 넉넉하지 않다면 어떤 대접도 감수해야 한다. 자신에게 필요한 진료에 대해 의사와 미리 얘기하는 것이 좋다. 인공유산을 시술받는 여성의 요구 사항이 관철되는지 지켜보고 도와줄 친구와 같이 가는 것이 좋다.

준비

병원 예약을 할 때 물어야 할 사항들은 383쪽에 있다. 병원에 하룻밤 입원할 작정을 한다. 다른 지역으로 가서 인공유산을 할 때에는 유산 뒤에 의문이 있거나 후유증 때문에 전화할 일이 생길 수 있으므로 의사와 병원 전화번호를 반드시 적어 두어야 한다.

수술할 때와 같은 검사가 필요하다. 병력을 이야기할 때 의사나 간호사는 염수 또는 프로스타글란딘을 주입할 수 없는 조건이 있는지 검토해야 한다. 프로스타글란딘 유산을 하려면 하루 전에 가서 라미나리아를 넣어야 한다.

시술

주사법으로 할 때 시술자는 복부를 닦아내고 국부 마취로 배꼽 아래 부분을 마취시킨 다음, 피부를 통해 바늘을 자궁에 찔러 넣는다. 무섭게 들릴지도 모르겠지만 바늘이 자궁에 들어갈 때 약한 경련을 느낄 것이다. 유산 유도액은 양수막으로 천천히 주입되며 이때 압박감이나 팽창감을 느낄 수도 있다. 염수가 주입되고 열, 현기증, 요통, 심한 갈증을 느낀다면 즉시 의사에게 말해야 한다. 염분이 혈관으로 흘러 들어가서 위험할 수도 있기 때문이다.

프로스타글란딘 좌약을 이용할 때는 주사를 놓지 않는다. 좌약을 질에 직접 넣는다. 자궁이 수축되려면 몇 시간이 걸린다. 염수로는 8~24시간 이상 걸리고, 프로스타글란딘은 그보다 짧다. 프로스타글란딘의 부작용인 메스꺼움과 설사는 약으로 다스릴 수 있다. 예상한 시간 안에 자궁이 수축되지 않으면 수축을 자극하는 옥시토신이나 그 밖의 약이 쓰일 수 있다. 수축이 너무 강하면 자궁이 파열될 위험이 있다. 약물을 한 번 더 주입해야 할 수도 있다.

수축은 처음에는 약한 경련처럼 느껴진다. 나중에는 직장 주변에 심한 압박감이 오고 질에서 액체가 터져 나오는 것이 느껴진다. 양수막이 파열된 것이다. 진통 시간이나 통증은 사람마다 다르다.

대체로 수축은 만기 출산의 진통만큼 강하지는 않지만 고통스럽다. 몸을 이완하고, 심호흡을 하면 진통을 견디는 데 도움이 된다. 병원 직원은 누워 있으라고 하겠지만, 앉거나 쪼그리는 것이 더 편할지도 모른다. 친구의 격려와 위로도 도움이 된다. 전신 마취를 하지 않고 분만 시 국부마취에 쓰이는 자궁경부 마취제가 투여된다. 진통의 속도를 늦추지 않으려면 신경안정제와 진통제가 투여되어야 한다.

마침내 자궁이 수축되면서 태아와 태반이 나온다. 태아가 나오고 나서 한두 시간 안에 태반이 나오지 않으면 소파술로 꺼낸다.

유산하고 나서 몇 시간 동안 병원에 있어야 한다. 사후 몸조리는 흡인술을 이용한 때와 같다.

인공유산 후

몸조리

인공유산을 하고 난 여성들의 경험은 다양하다. 대부분은 아무 문제가 없지만 며칠 동안 피곤하거나 경련이 있을 수 있다. 출혈은 아주 없을 수도 있고 2~3주 동안 소량의 출혈이 지속될 수도 있는데, 출혈은 그쳤다가 다시 시작되기도 한다. 임신 증상이 약 1주 동안 지속될 수도 있다. 인공유산 후 호르몬 수치가 떨어지는 4~7일 사이에 여러 신체적 변화를 겪는 여성들도 있다. 호르몬의 변화로 출혈과 경련이 있거나 유방이 아프고, 우울증이 증가하거나, 없던 우울증이 생기는 수도 있다.

유산하고 나서는 다음 사항을 주의하는 것이 좋다.

● 내 몸이 원하는 대로 따른다. 피곤하면 하루 이틀 쉰다(피곤한데도 아이들을 돌본다거나 직장에서 잘릴까봐 계속 출근한다면 회복이 더디다). 인공유산 뒤 며칠은 출혈이 더 많아질 수 있으니까 무거운 것을 들거나 격렬한 운동을 하는 것은 피한다. 음주도 출혈량에 영향을 미친다. 자궁 수축은 출혈을 최소한으로 줄이고 자궁 안에 남아 있는 태반이 배출되도록 하기 때문에 자궁의 수축을 촉진하는 약을 처방해 주기도 한다.

● 감염을 막으려면 질에 아무것도 넣지 않는다. 그래야 완전히 회복하기 전에 자궁에 세균이 침입하는 것을 막을 수 있다. 탐폰이나 질 세정제를 사용하지 말고, 2~3주 동안 성기결합을 피한다. 출혈이 없다면 욕조에 몸을 담그거나 수영을 하는 것은 괜찮다.

항생제가 투여될 수도 있다. 여러 연구에 의하면 예방용 항생제는 인공유산 후 감염을 줄인다. 그러나 항생제 남용은 내성을 기르고, 우리 몸의 나쁜 세균뿐 아니라 좋은 세균도 죽이기 때문에(결과적으로 항생제 때문에 효모균에 감염되는 여성들도 있다) 항생제 사용을 자제해야 한다는 의견도 있다. 항생제는 감염 증상을 제대로 알아차리지 못하게 할 수도 있다. 항생제를 복용하기로 했다면 반드시 의사의 지시에 따라야 한다.

● 합병증의 징후가 있는지 잘 살핀다.→ 380쪽 열이 38.5°C 이상 오르거나 심한 경련이나 통증이 있거나, 질에서 고약한 냄새가 나거나, 구토, 실신, 과도한 출혈, 또는 일주일 넘게 지속되는 임신 증상 등이 있으면 즉시 의사와 병원에 알려야 한다. 드물지만 합병증이 생길 수 있음을 명심한다. 합병증을 앓는 것이 우리 잘못은 아니다. 될 수 있는 대로 빨리 치료하지 않으면 상태가 심각해질 수 있으므로 미약한 합병증의 징후라도 무시하면 안 된다. 현재 나타나는 증상이 합병증이 아니라 정상적인 것임을 병원에서 확인하는 예도 많다. 이 기간에 술이나 약을 많이 먹으면 합병증 증세를 제대로 느끼지 못할 수 있다.

인공유산을 했는데 태반이 다 나오지 않은 거예요. 감염을 막고 잔류 태반을 없애는 흡인술(두 번째 유산 수술)을 받았어요. 전국적으로 합병증 발생률이 낮다는데 나는 예외였던 거죠. 인공유산을 하기로 작정했지만, 2주일 뒤에 또 한번 하리라고는 예상도 못했어요. 하지만 그 과정을 거치는 수밖에 다른 선택은 없었죠. 이제 몸은 정상으로 돌아왔어요.

● 합병증이 생겼다면 대체로 정보를 얻거나 치료를 받는 데 인공유산을 시술한 곳이 최선의 장소다. 다시 그곳에 치료받으러 갈 수 없더라도 문제가 생기면 그쪽 병원에 전화한다. 후속 의료 조치가 필요하다면 합법적인 인공유산을 한 여성을 치료한 경험이 있는 의료인들에게 문의한다. 인공유산에 반대하는 병원이나 의사에게는 가지 않는다. 인공유산을 한 '죄'로 합병증에 걸렸다고 느끼게 만들지도 모르고 인공유산 후유증을 치료하는 데 적절한 지식이 없을 수도 있다.

● 인공유산을 시술하고서 2~3주 뒤에 검사를 하는 것이 중요하다. 골반 검사를 하면 잔류 태반이 있는지, 감염됐는지 여부와 자궁경부가 잘 닫혀 있는지를 확인할 수 있다. 또한 인공유산 당시 하지 않았던 정기적인 부인과 검사도 받을 수 있다.

인공유산할 때에 얘기하기 어려웠을지 모를 피임에 관해 의논할 좋은 기회다. 여성주의 산부인과에서 유방과 자궁경부 자가 진단법 같은 것을 배울 수 있다. 또한 유산 후에 정서적, 신체적으로 어떤 변화가 있는지 얘기할 기회도 있다. 특히 최근에 인공유산을 한 다른 여성들과 이야기를 나누면 도움이 될 것이다. 다른 여성들도 나와 같은 경험을 한다는 것을 알게 되면 안심이 된다. 합병증이 있거나 문제가 계속된다면, 전부 치유할 때까지 좋은 정보와 의료적 도움이 계속해서 필요하다.

● 피임에 대해 생각한다. 다음 번 월경은 유산 시술 4~6주 뒤에 시작될 것이다. 6주가 지났는데도 시작되지 않으면 의사에게 문의한다. 월경을 하기도 전인 인공유산 직후에도 임신이 될 수 있다. 그러므로 성관계를 하는데 임신을 원치 않는다면 확실하게 피임을 해야 한다.

'다시는 성관계를 안 할 거니까 피임은 필요하지 않아.' 하고 생각할지도 모르지만 나중에 마음이 바뀔 수도 있다. 성관계를 다시 할 때 임신을 막는 유일한 길은 믿을 만한 피임을 하는 것이다.

피임법을 선택하는 것은 상당히 개인적인 문제다. 병원마다 어떤 특정한 피임법, 특히 임신 1기 인공유산을 한 바로 그날부터 먹는 피임약 등을 권할지도 모른다. 이렇게 피임약을 복용하면 첫 번째 주기의 약을 먹은 후, 즉 4주 후부터 효과가 있다. 그러나 호르몬 제제는 몸 전체에 영향을 주며, 임신과 비슷한 증상을 일으켜 유산 직후에 몸에 혼란이 생길 수 있다. 유산 뒤에는 감염과 천공의 위험이 더 크기 때문에 유산 직후 자궁내 장치는 하지 않는 게 좋다. 또한 자궁내 장치로 인한 경련과 출혈을 유산이 일으키는 감염 징후와 혼동할 수 있다. 페서리나 자궁경부캡은 유산 뒤 검진에서 시술될 수 있다. 유산 뒤에 자연피임법 강의를 듣거나 처방 없이 약국에서 콘돔과 발포성 살정제를 구할 수 있다. 병원에서 '주사 피임'이나 임플라논, 불임 수술을 권하면 그와 관련된 부작용을 반드시 확인한다.→ 13장 피임

어떤 피임법을 선택하든, 임신은 막을 수 있지만 HIV 감염 등 성병에는 여전히 취약하다.→ 14장 성병, 15장 에이즈 에이즈와 그 밖의 성병에서 자신을 보호하려면 다른 피임법을 쓰고 있어도 콘돔을 병행해서 쓴다.

인공유산 후의 감정

인공유산을 경험한 여성들이 느끼는 감정은 다양하다. 긍정적인 것이든 부정적인 것이든, 긍정적 부정적 느낌이 교차되든 모두 자연스럽다. 중요하고 어려운 결정을 내리고 그 일을 실행할 때 새로운 힘을 느끼는 여성들도 있다.

인공유산을 하기로 결정하고 대학을 마친 것이 자랑스러워요. 이전에는 내 자신이 가장 소중한 존재라는 입장에서 결정을 내린 적이 한번도 없었거든요. 인공유산을 선택하는 것은 힘을 갖는다는 것이지요. 나 자신과 내 미래를 위한 선택인 거죠. 그렇게 결정하고 나니 자신감이 생기더군요.

원치 않은 임신을 하고 인공유산을 하면서 생식주기와 몸을 완전히 이해하는 계기가 됐어요. 내 몸을 알게 되니까 나를 있는 그대로 완전히 느낄 수 있게 되었어요. 난 늘 인공유산 선택권을 지지했지만 지금은 내 개인적 경험에서 나오는 힘으로 반대하는 사람들의 선전에 맞설 수 있을 것 같아요. 내 경험이 자매들, 여자 친구들, 그리고 언젠가는 내 딸에게 도움이 될 수 있을 것 같아 기뻐요.

난 열다섯이고 라틴계예요. 임신이 되었을 때 엄마한테 말 못했어요. 가족들은 내 임신을 망신스러워할 게 뻔했거든요. 말

했으면 집을 나와야 했을 거예요. 남자 친구는 인공유산을 원했고 나도 그랬죠. 선택의 여지가 없었어요. 아이를 낳아 기를 만한 형편이 안 되었거든요. 잘했다고 생각해요. 인공유산 시술 뒤 슬프기도 하고 안도감도 들어서 눈물도 나고 그랬어요.

병원 경비원들이 사람들을 헤치고 나와 남자 친구를 데리고 들어갔어요. 시위대가 피 묻은 태아 사진을 들고 아이를 죽이지 말라고 내게 소리 지르더군요. 모든 게 나를 자극하더라고요. 인공유산을 하고 나니 너무너무 화가 났어요. 내게 이래라 저래라 하는데 자기들이 도대체 뭔데 그래요?

인공유산을 하는 것에 죄책감을 느끼는 여성들도 있다. 우리 사회가 아직도 인공유산을 받아들이지 않고 있으므로 이것은 놀라운 일이 아니다. 모성과 태아의 권리를 지나치게 강조하는 것은 태아가 여성보다 더 중요하다고 생각하게 만든다.

인공유산 반대 운동은 여성들의 두려움을 이용하기 위해 인공유산을 고통스럽고 위험한 것으로 설명해 왔다. 인공유산이 여성들에게 오랫동안 심리적으로 영향을 미치고 임신을 하기 어렵게 만든다고 주장하면서 '인공유산 후 증후군'을 떠들어 왔다. 이 주장은 사실이 아니다. 합법적인 인공유산은 출산에 해가 되지 않는다. 안전하지 않은 불법 인공유산이 해롭다. 인공유산 뒤 심한 우울증에 걸리는 예는 극히 드물다. 슬픔과 상실감을 느끼는 여성들도 있지만, 사실 많은 여성들이 안도감을 느낀다.

인공유산한 뒤에 섹스에 관해, 특히 성기결합에 부정적인 감정을 갖는 예는 흔하다. 그러나 인공유산을 하고 나서야 처음으로 믿을 만한 피임법을 선택하게 되어 더 편한 마음으로 섹스에 임하게 되는 여성들도 많다. 때때로 인공유산은 변화를 가져온다. 지금까지 맺어온 관계가 끝나게 될지도 모른다. 인공유산과 관련된 경험이 관계를 더 돈독하게 하거나 우리 삶에 다른 긍정적인 변화를 가져올 수도 있다. 인공유산을 통해 어떤 경험을 했건, 인공유산을 둘러싼 침묵과 고립을 깸으로써 서로를 도울 수 있다.

1970년에 인공유산을 했지만 유산에 대해 쓰는 것은 여전히 어려워요. 유산하러 가는 친구들을 바래다주기도 했지만 그 애들과 유산에 대해 얘기하는 건 어렵지요. 자기들의 경험이 비밀에 부쳐지길 바라니까요. 아무도 그 결정이 옳았다고 말해 주지 않기 때문에 자신들이 한 선택을 의심하죠. 흑인 여성이 유산에 대해서 말하는 건 쉽지 않아요. 유산을 하는 것도 쉽지 않고요. 하지만 우리는 행동으로 조용히 말해 왔어요. 유산을 한 흑인 여성은 백인 여성의 2배가 넘는데…… 유산을 둘러싼 침묵의 음모 때문에 주변인들의 지원도 없었죠. 침묵하는 공동체는 자매들이 필요로 하고 선택한 것을 하도록 도울 수 없죠.

불법 유산이 어떻게 우리 어머니들을 죽이고 합법 유산이 어떻게 우리 생명을 구하는지 얘기를 해야 해요. 흑인 여성으로서 자매들끼리 우리 경험을 말해야 해요.

아이를 키우는 데 필요한 자원인 번듯한 직업, 보육시설, 교육, 식량 등이 없어서 인공유산을 하고 나서 분노하고 비통해하는 여성들도 있다. 또 법이 허용하는 조건이 아니면 건강 보험이 적용되지 않으므로 의식주에 필요한 돈을 인공유산 비용으로 써야 해서 화가 날 수도 있다.

빈곤층 여성에게 인공유산 시술 비용을 지원한다면 가난한 여성은 약간의 통제력을 가질 수 있죠. 못사는 여성들에게 유산은 생존 문제예요. 아이를 하나 더 낳는다면 나는 살 길이 더 막막하거든요.

우리 감정이 어떻든 인정 많고 객관적인 친구, 친척, 상담사와 얘기하거나 모임에 참여하는 게 도움이 된다. 얘기하다 보면 기분이 좋아지고, 어려움을 해결하고 앞으로 나아가는 데 힘을 얻는다.

인공유산으로 인한 내적 갈등은 1년 반 뒤에야 정리가 되었어요. 한 여성 모임에서 용기를 내어 인공유산 경험을 얘기했어요. 다른 사람들의 인공유산 경험을 듣는 것도 좋았지만 서로 배려하는 차분한 분위기 때문에 내 감정을 정리하는 데 도움이 된 것 같아요.

전문가의 도움을 원하면 유산을 시술했던 병원이나 여성 단체에서 사회복지사, 상담사, 성직자 등 누군가를 연결해줄 수 있을 것이다. 미국에는 인공유산 선택 지지자들이 운영하는 유산 후 지원 단체도 몇 군데 있다. 그런 단체가 없으면 거주지에서 가까운 여성 단체나 여성주의적 치료 모임, 또는 개인 치료를 고려해 본다.

기분을 전환하려면 상담 말고도 소리 지르기, 소리 내

어 울기, 기도, 음악, 명상, 그림 그리기, 운동, 신체 활동 등 여러 가지를 할 수 있다. 감정은 느끼기보다는 느낌을 차단하고, 가볍게 넘기며 농담을 하거나 나중에 해결하려고 미루어 두기도 하고, 감정을 표출하지 않고도 인공유산의 전 과정을 헤쳐 냈다는 데에 자부심을 갖는 여성들도 있다. 서로 다른 여성들이 기분을 전환하는 다양한 방법들을 존중해야 한다.

자신이 느낀 것을 행동으로 옮기는 여성들도 있다. 유산 합법화를 위해 정치적인 활동을 벌이거나 병원의 인공유산 시술을 개선하기 위해 일하기도 하고, 보육시설과 직업을 요구하기도 하고, 인공유산 시술에 건강 보험을 적용하자는 주장도 하고, 딸들에게 성교육을 하거나 원치 않는 임신을 한 친구를 돕기도 한다.

15살 때 임신을 했는데 인공유산이 불법이었어요. 선택의 여지가 없었어요. 아이를 낳아서 입양을 시켰어요. 이 경험은 내 인생의 원동력이 되었어요. 산부인과 의사가 되었고 내가 가지지 못했던 선택권을 다른 여성들은 가져야 한다고 생각해서 인공유산 시술을 합니다.

미국 인공유산의 역사

수 세기 동안 여러 문화에서 여성들이 서로 도와가며 인공유산을 한 역사가 있다. 17세기 후반까지만 해도 서유럽과 미국 여성 치료사들은 법적인 제재 없이 유산 시술을 했고, 다른 여성들에게 유산 방법을 가르쳤다.

19세기에 이르러 미국은 인공유산을 금했고, 교회는 이 새로운 억압에서 주도적인 역할을 했다. 1803년에 영국이 처음으로 유산 금지법을 통과시켰고 19세기를 거치면서 이 법은 더 엄격해졌다. 미국에서는 주 정부 등이 유산을 금지하기 시작하면서 연방 정부도 더욱 엄격해졌다. 1880년에는 '여성의 생명을 구하기 위해서 필수적인 때'를 제외하고는 대부분의 유산이 불법이 되었다. 그러나 그때는 이미 임신 초기 여성들의 유산권을 보장하는 전통이 미국 사회에 뿌리 내려 있었다. 인공유산 시술자들은 대중의 지지를 받으며 시술을 계속했고, 배심원들은 그들에게 유죄를 선고하지 않았다.

인공유산은 몇 가지 이유로 범죄와 죄악이 되었다. 당시의 인공유산은 항생제도 거의 쓸 수 없는 상황에서 조악한 방법으로 행해졌고, 사망률이 아주 높았기 때문에, 19세기 중반 인도주의 개혁이 확산되면서 유산이 금지됐다. 그러나 이것만으로 인공유산에 대한 공격을 설명할 수는 없다. 예를 들어 다른 위험한 수술은 사람들의 건강과 복지에 필수적인 것으로 여겨져서 금지되지 않았다. 인공유산의 위험에서 여성들을 '보호한다'는 것은 사실 여성들을 통제하고 여성들의 전통적인 역할인 출산을 통제하겠다는 의도다. 인공유산 금지법은 19세기 여성 참정권 운동과 자발적인 모성, 그밖에 다른 여성들의 권리 운동이 확대되는 것을 막는 반여성주의적인 반격의 일환이었다.

동시에 남자 의사들은 의료직에 대한 통제를 강화하고 있었다. 의사들은 출산하는 여성들을 돌보고 일상적으로 인공유산을 시술했던 조산사들을 자신들의 경제적 사회적 권력을 위협하는 존재로 생각했다. 19세기 후반 제도권 의료인들은 적극적으로 인공유산 반대 입장을 견지했는데, 이는 조산사들을 제거하기 위한 노력의 일환이었다.

마침내 1800년대에 백인들의 출산율이 저하되자 미국 정부와 우생학 운동은 '인종 자살'의 위험을 경고하면서 백인 여성들의 출산을 장려했다. 그 당시 싹트기 시작한 산업자본주의는 여성이 무임 가사노동자이자 저임금 잡일 노동자이고 생식을 담당하며 차세대 노동자들의 사회화 담당자임을 전제로 한 것이었다. 합법적인 인공유산을 하지 못한다면 여성들이 이런 역할의 한계에 저항하기는 더욱 어렵다.

지금처럼 그때도 인공유산이 불법화 되었다고 해서 유산을 하게 되는 요인이 없어지거나, 시술이 중단되지는 않았다. 1890년대에 의사들은 미국에서 매년 200만 건의 유산이 이루어졌다고 추정했다(오늘날의 150만 건과 비교해 보라). 원치 않는 임신을 한 여성들은 언제나 유산할 방법을 찾았다. 뜨개질바늘이나 옷걸이를 질과 자궁에 넣거나, 양잿물 같은 위험한 용액을 주입하거나, 독한 약이나 화학물질을 삼키는 등 위험하고 때로는 치명적인 방법을 쓰곤 했다. 옷걸이는 유산을 위해 목숨을 건 수백 명의 여성들의 절박함의 상징이 되었다. 이런 시도로 몸이 망가져도 치료받기 힘들었고 이 방법을 쓰다가 실패하면 유산 시술자를 찾아갈 수밖에 없었다.

불법 인공유산

많은 미국 여성들은 합법화 이전에 유산이 필요한 심정이 어땠는지 잘 모른다. 기술이 뛰어난 의사에게 비용을 지불할 수 있거나 다른 나라로 갈 여유가 있는 여성들은 안전하고 쉬운 인공유산을 할 수 있었다. 그러나 많은 여성들에게 의료 시설에서 하는 유산 비용을 대는 것은 어려운 일이었다.

인공유산을 해달라고 했더니 한 사람만 빼고는 모든 의사들이 나를 경멸했어요. 적대적인 태도를 보이기도 하고 모욕을 주기도 했죠. "몸 함부로 굴리다가 문제가 생기니 기어와서는 도와달라고 하는군." 하고 말한 의사도 있었어요.

비밀리에 이루어지는 불법 인공유산은 대체로 무시무시하고 비용도 비싸다. 기술 좋고 헌신적인 무자격 여성 시술자와 의사들도 있었지만 미국에서 대부분의 불법 인공유산 시술자나 의사, 의사임을 자칭하는 사람들은 돈에만 신경 썼다. 1960년대에 미국에서는 인공유산 시술자들은 현금으로 1,000달러 이상을 내지 못하는 여성들을 그냥 돌려보내는 일이 허다했다. 어떤 남자 시술자들은 인공유산 시술 전에 성관계를 요구하기도 했다.

인공유산 시술자들은 빠른 시술과 익명 보장을 강조했다. 깨어나는 데 시간이 걸린다고 마취제를 쓰지 않는 일이 흔했으며, 될 수 있는 대로 빨리 시술소에서 나가 주기를 바랐다. 그들 중에는 거칠고 가학적인 시술자들도 있었다. 출혈과 감염에 대한 주의 사항을 알려 주는 일도 거의 없었다. 인공유산 시술자들은 일반적으로 인공유산을 한 여성이 자신과 다시 만나는 것을 금했다. 시술자의 진짜 이름도 모르는 예가 많았다. 합병증이 생겨도 법이 무서워 호소할 수 없었다. 비밀이 보장되어야 했기 때문에 시술자와 시술을 받는 여성들은 격리되었다.

1950년대 미국에서 연간 약 1백만 건의 불법 인공유산이 미국에서 행해졌고, 그 결과 해마다 1천 명이 넘는 여성들이 숨졌다. 서툴거나 비위생적인 인공유산 시술에 희생된 여성들은 필사적으로 응급실로 갔지만 복부 감염이 심해져 그곳에서 죽기도 했다. 감염이 치료되었어도 불임이 되거나 고통스런 만성질환에 걸린 예도 많았다.

빈민 여성들과 유색인 여성들은 가장 큰 위험을 감수하면서 불법 인공유산을 해야 했다. 미국에서 1969년 인공유산(대부분 불법)으로 인해 죽은 여성의 75%가 유색인 여성이었다. 그 해 적법한 인공유산의 90%는 의료비를 개인이 부담하는 백인 환자들에게 행해졌다.

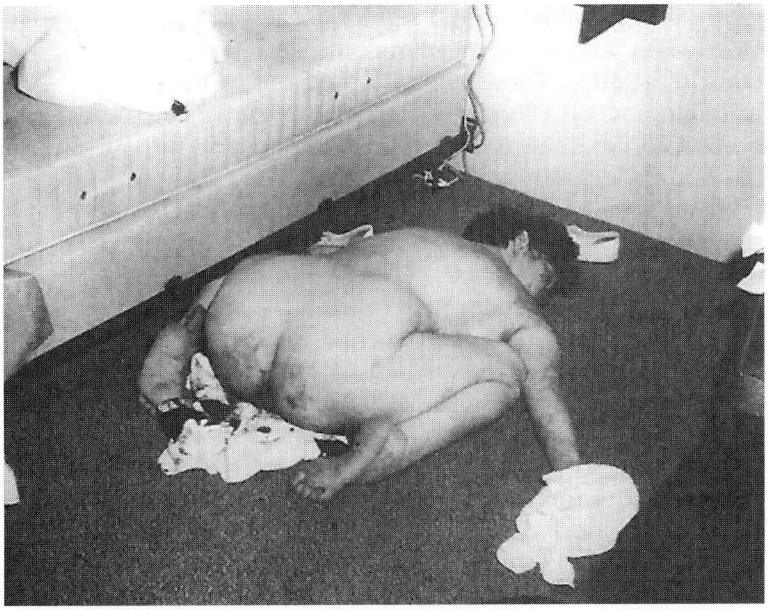

이 사진이 1970년대 초반 「미즈」에 실렸을 때 상당한 논란이 되었다. 이 사진은 나중에 『우리 몸 우리 자신』 이전 판에 불법 인공유산의 익명의 희생자 사진으로 쓰였다. 지금은 이 사진의 주인공이 제랄딘 산토로라는 것이 널리 알려졌다. 산토로의 삶과 불법 유산으로 인한 비극적 죽음에 관한 이야기는 「레오나스 시스터 게리」라는 다큐멘터리 영화로 만들어졌다. © 전 뉴욕시 법의관 밀턴 할펀 박사 사진 자료.

불법 인공유산 위험을 줄이려는 시도

미국에서는 인공유산을 하는 곳을 아는 사람들의 비공식적 네트워크가 있는 지역이 많았다. 미국에서는 1960년대에 성직자 단체와 여성주의 단체들이 더 안전한 불법 유산을 돕는 연결망을 구축했다. 인공유산 시술자를 평가하고 위험한 시술을 피하기 위해, 여성의 몸과 유산 기술에 관해 더 많이 알 필요가 있음을 깨달은 단체도 있었다. 그리고 습득한 지식을 이용하여 더 안전하고 나은 대안을 모색하고 만들어 나가기 시작했다.

미국 시카고 여성들은 「제인 콜렉티브」를 만들어, 안전하고 효과적이고 협조적인 불법 인공유산을 시술했다. 그들이 의뢰하는 숙련된 인공유산 시술자들 중 한 사람이 의사가 아님을 알았을 때 제인 콜렉티브의 여성들은 자신들도 훈련만 잘 받으면 인공유산 시술을 할 수 있음을 깨달았고, 그렇게 했다. 제인 콜렉티브는 4년 동안 11,000명의 여성들에게 임신 1기와 2기의 인공유산을 해주었으며,

의료 시설에서 하는 합법 인공유산에 필적하는 안전율을 기록했다. 시술비로 50달러만 받았고 지불 능력이 없어도 그냥 돌려보내지 않았다. 이렇게 해서, 비싸고 위험한 시카고의 여러 불법 인공유산 시술자들을 퇴출시켰다.

제인 콜렉티브 같은 단체는 공식적인 의료 훈련이 없더라도 단호하고 헌신적인 일반 여성들이 꼼꼼한 방법과 시술로 훌륭하게 인도적으로 인공유산을 수행할 수 있다는 것을 보여 주었다. 제인 콜렉티브의 전 회원이며 『제인 이야기』를 쓴 로라 카플란은 이렇게 말한다.

우리는 평범한 여자들인데 함께 일하면서 특별한 것을 이뤄냈어요. 우리 행동이 다른 여성들을 변화시킬 수 있다고 생각했는데 우리 자신까지 변화했죠. 책임을 떠맡으면서 책임감이 생겼어요. 우리 대다수는 강해졌고, 자신감이 생겼고, 자기 능력을 확신하게 되었습니다. 해방의 도구 즉, 의료 기구를 집어 듦으로써 우리는 강한 금기를 깼어요. 겁났지만 상당히 기분 좋은 일이기도 했죠. 다른 여성들이 느끼길 바랐던 바로 그 힘을 우리 자신도 느꼈습니다.

세계적으로 인공유산이 불법이고 위험할 때마다 헌신적인 개인들이 은밀하게 안전한 유산을 시술했고, 합병증을 치료했고, 안전한 시술자를 찾는 여성들에게 도움을 주었다. 제인콜렉티브나 이와 비슷한 일을 한 다른 여성들은 자신들을 찾아오는 여성들을 늘 정서적으로 격려했고, 안심시켰으며 친절하게 대해야 한다고 강조했다. 그러나 불법성은 안전과 접근 가능성을 막는 주요한 장벽이었다. 심지어 제인콜렉티브도 관계자들의 신분과 안전을 보호하기 위해 보안장치를 해야 했다. 전화나 편지로 그들의 활동을 논의할 수 없었다. 또한 공개적으로 발언하거나 여성들에게 그들과 함께하자고 권하지도 못했다.

'대안적인' 인공유산법을 찾아내 사용하고 특히 임신 후 1~4주 안에 좋은 결과를 봤다고 주장하는 여성들도 있다. 그러나 이런 인공유산법에 관한 정보 중에서 많은 부분, 특히 약초에 관한 것은 불완전하고 모호하고 부정확하기까지 하다. 침이나 지압, 비타민C를 이용한 인공유산은 성공적이지 못하지만 건강에 그다지 커다란 해는 없다. 그러나 약초에 관해 해박한 지식이 없거나 합병증의 징후를 잘 인식하지 못하면 약초를 이용한 인공유산은 위험할지도 모르고 치명적일 수 있다. 페니로얄(박하과의 허브)은 많은 책과 글에 유산을 유발하는 물질인 인공유산약으로 분류되는 약초다. 그러나 안전한 용량, 남용 위험, 그 잎으로 다린 차와 기름의 차이에 관한 정확한 정보 없이 이를 복용하는 것은 위험할 수 있다. 어떤 전문가들은 페니로얄 중독이 흔히 일어나고, 치명적일 수 있으며 페니로얄로 유산이 되지 않는 예도 많다.

인공유산 합법화 운동

1960년대 미국에서 있었던 시민권 운동과 반전 운동의 영향으로 고무된 여성들은 자신들의 권리를 찾기 위해 더 적극적으로 싸우기 시작했다. 빠르게 성장하던 여성 운동은 금기였던 인공유산이라는 주제를 대중에게 내놓았다. 비밀의 세월에 짓눌려 있던 여성들이 불법 유산에 관해 말하려고 낯선 사람들 앞에 나섰을 때, 분노, 고통, 공포가 시위와 연설로 터져 나왔다. 여성들은 집회와 행진을 하고 필요한 때는 인공유산 합법화를 위해 로비도 했다. 시민권 단체들과 자유주의 종교인들이 이런 노력에 동참하여 여성들을 지지했다.

개혁은 점진적으로 이루어졌다. 몇몇 주정부가 강간과 근친강간에 의한 임신이나 15세 미만 임신 등 특정 상황에 처한 여성들에 한해 인공유산을 허용하되 최종 결정은 의사와 병원이 하게 하는 식으로 인공유산법 규정을 완화했다. 비용은 여전히 비쌌고 실제로 혜택을 본 여성들은 거의 없었다.

1970년에 뉴욕 주에서는 의사가 의료 시설에서 시술하는 조건으로 최종 월경일로부터 24주 안의 유산을 허용하는 법안이 통과되었다. 몇 개의 다른 주에도 비슷한 법이 통과되었다. 병원에 갈 여유가 있는 여성들은 유산이 허용되는 몇 안 되는 곳으로 몰려갔다. 페미니스트 네트워크는 보조금을 지급하고 대출을 해 주고 진찰 뒤에 병원과 환자를 연결해 주었으며 시술비를 낮추기 위해 싸웠다. 그러나 어렵사리 뉴욕에 갈 수 있었던 여성들에 비해 돈이 없거나 이동이 여의치 않은 여성들은 이런 지원조차 받지 못했다. 불법 유산은 여전히 흔한 일이었고 싸움은 계속되었다. 대법원에 올라온 몇 건의 소송은 유산을 금지하는 모든 주법의 폐지를 촉구했다.

1973년 1월 22일에 유명한 '로 대 웨이드' 사건에서 미국 대법원은 "수정헌법 제14조의 사적 자유 개념에 입각한 인격권에는 여성들의 유산에 대한 결정권도 포함된다."고 판결했다. 대법원은 임신 1기 동안 임신부와 의사만이 유산을 결정할 법적 권리를 갖는다고 판결했다. 주 정부는 여성의 안전을 위해서만 임신 2기 유산을 금지할 수 있다. '생존 가능한 태아'(자궁 밖에서도 살아남을 수 있는)의 보호는 단지 임신 3기에만 고려된다. 이때에도 임신부의 생명이나 건강이 위태롭다면 임신 상태를 계속 유지하도록 강요해서는 안 된다.

합법화 이후의 유산

로 대 웨이드 판결은 비록 의사와 정부에게 많은 권한을 주었지만 여성에게 의미 있는 승리였다. 비록 그 판결이 여성이 원할 때 유산을 할 수 있도록 보장하지는 않았지만 유산을 합법화하고 여성의 욕구에 대한 인식이 높아짐으로써 여성들이 양질의 안전한 유산 서비스를 받을 수 있게 했다. 여성들의 합법적인 유산이 가능해짐에 따라 불법 유산, 또는 혼자서 시도한 유산에서 오는 심한 감염과 열, 출혈은 과거의 일이 되었다. 여성 보건 의료 종사자들은 유산 기술을 개선시켰다. 여성주의 유산 지지 운동가를 상담사로 고용하는 몇몇 상업적인 병원도 있었다. 지역 여성 단체는 여성과 병원을 연결해 주고, 여성이 운영하는 비영리 유산 시설을 만든 곳도 있었다. 이런 노력은 유신 합법화를 지켜 내고 모든 여성들이 이용할 수 있게끔 하는 길고 긴 투쟁의 시작에 불과했다.

비록 합법화가 유산의 비용을 많이 줄이기는 했지만 수백만의 미국 여성들, 특히 유색인 여성이나 어린 여성, 시골 여성, 저임금 여성들이 이용할 만큼 안전하고 저렴한 상황은 아니다. 미국 각 주의 법규와 기금은 매우 다양하며 임신 2기 유산은 비용이 많이 든다. 저소득층을 위한 의료 보장 기금이 유상 비용을 지원할 때도, 실제로는 20% 미만의 공립 병원들만이 인공유산 시술을 제공했을 뿐이다. 이것은 미국 여성의 약 40%가 인공유산 합법화의 혜택을 전혀 받지 못했다는 것을 의미한다.

1970년대 말과 1980년대 초에 미국 전역에 여성주의 건강센터가 서비스 질은 높이고 비용은 줄이는 유산을 제공했으며, 생식결정권 운동을 통해 지속적으로 참여를 했다. 그러나 다른 유산 시술 제공자들과의 경쟁, 국세청의 성가신 추적, 그리고 영리 목적의 시장경제체제 속에서 그들은 살아남기 어려웠다. 1990년대 초에는, 여성주의 건강센터 중에서 살아남은 곳은 20~30군데에 불과했다.

유산권의 축소: 로 대 웨이드 판결 후

1973년 대법원이 유산을 합법화했을 때 가톨릭 성직자들이 중심이 된 유산 반대 세력은 목회, 정치적 로비, 캠페인, 공적 인 네트워크, 교황 회칙, 인공유산 시술 병원 앞 시위 등 다양한 정치적 전술을 동원하여 사람들을 모으기 시작했다. 이들은 사실 유산 문제에 대한 미국 가톨릭의 견해나 전국 평균보다 인공유산 시술률이 약간 높은 가톨릭 여성들의 경험을 대표하는 것은 아니었다.

몰몬교나 정통 유대교 대표자들과 같은 종교 집단은 전통적으로 인공유산에 반대해 왔다. 1980년대에 신보수주의자와 '생명 우선론자'들의 조직이 합쳐지면서 급성장한 기독교 근본주의 집단은 인공유산 반대 운동을 활성화하는 데 중요한 역할을 했다. 유산 반대 집단은 진정한

미국에서 인공유산에 대한 헌법의 보호 약화

1980년에 대법원이 하이드 수정안을 통과시켰을 때 인공유산권에 대한 헌법의 보호는 약화되기 시작했으며 이후 다른 혹독한 공세가 이어졌다. 1989년 미국 연방대법원은 이른바 '웹스터 판결'에서 주 정부가 인공유산을 제한할 수 있는 새로운 길을 터 주었다. 1990년에 연방 법원은 '호지슨 대 미네소타 판결'에서 미국에서 가장 엄격한 부모 고지법 중의 하나를 통과시켰다.

이런 경향은, 의무적으로 일정 기간 기다렸다가 결국 편견에 가득한 상담을 받아야만 한다는 펜실베이니아 법조항을 지지한 1992년 '케이시 판결'에서 더욱 공고해졌다. 케이시 판결은 두 가지 점에서 우려할 만한 의미를 던졌다. 첫째는 지나치게 인공유산을 제한하지만 않는다면 주정부는 태아의 생명을 보호하기 위해 임신 순간부터 임산부의 건강관리를 규제할 수도 있다고 인정한 것이다. 둘째는 인공유산을 금지하는 주 법이 경제적 자원이 거의 없는 여성들에게 얼마나 혹독한 영향을 주는가에 별 관심을 보이지 않았다는 것이다.

케이시 판결의 여파로 많은 주가 펜실베이니아 주와 비슷한 제한 규정을 통과시켰는데, 이는 특히 저임금 여성, 십대 여성, 유색인 여성들이 유산에 접근하기 힘들게 하는 결과를 가져왔다.

인공유산에 대한 이런 법적 조치는 수백만 여성들의 유산권을 축소시켰다. 재생산에 대한 결정은 여성 자신이 해야 한다고 믿는 우리는 인공유산 반대 운동의 끈질긴 노력에 맞서 인공유산권을 유지하고 확장하기 위해 계속 싸워야 한다.

종교인과 도덕적인 사람들은 인공유산을 인정하지 말아야 하는 것처럼 말한다. 이것은 예나 지금이나 사실이 아니다.[4]

유산 반대 운동의 장기 목표는 유산을 불법화하는 것이다. 단기 전략은 유산하는 사람들을 공격하는 것이고, 많은 성공을 거뒀다. 가장 취약한 계층들인 어린 여성들, 저임금을 받는 여성들, 유색인 여성들, 건강관리를 정부에 의존하는 모든 여성들이 주로 공격의 대상이었다.

유산 반대 운동의 첫 번째 성공이자 유산권 운동의 최대 타격이 된 것은 1976년에 미국 의회가 여성의 생명이 위험하지 않다면 유산을 위한 저소득자 의료 보장 기금을 제공하지 못하게 하는 하이드 수정안을 통과시킨 사건이다. 연방 정부를 따라 많은 주들이 '의료적으로 불필요한' 유산에 기금 지원을 중단했다. 그 결과는 곧바로 가난한 여성들의 피해와 차별로 곧바로 이어졌다. 텍사스 주가 주민 의료 보장에서 인공유산을 제외시킨 뒤 1977년 텍사스 주민이었던 로지 지메네즈가 멕시코에서 불법 유산을 하다가 죽었다.

하이드 수정안으로 피해를 본 수많은 여성들을 다 열거할 수는 없다. 하이드 수정안 이전에는 모든 유산 시술자의 3분의 1, 즉 1년에 29만 4천 명의 여성들이 저소득자 의료 보장 기금의 혜택을 누렸었다(유산을 해야 하는 다른 13만 3천명의 의료보장기금을 받을 자격을 갖춘 여성들도 절차상의 문제로 공적 기금의 혜택을 받을 수 없었다). 원치 않는 임신을 한 많은 여성들이 정부 기금 지원을 받지 못한 채 아이를 낳도록 강요당하거나 불임술을 받도록 강요되거나 또는 의식주와 생필품 구입에 필요한 돈을 유산 수술에 써야 하는 형편이다.

하이드 수정안에 반대하는 투쟁을 한 집단이 여럿 있지만 돈이 없는 여성들에 대한 공격에 대항하는 일은 인공유산권 옹호 운동에서 중시되지 않았다. 대규모 집회나 대중의 외침이 없었다.

미국에서 국민 의료 보장 기금에 대한 공격은 모든 여성이 인공유산에 접근하는 것을 거부하는 유산 반대 운동의 첫 번째 승리였고, 결국 인공유산권 옹호 운동에 타격을 입혔다.

어린 여성들은 인공유산 반대 운동의 대상이 됐다. 매년 임신을 하게 된 100만 명의 십대들 중 약 40%가 유산을 택했다. 미성년자가 인공유산을 하려면 부모에게 알리거나 부모의 동의를 받아야 하는 법 때문에 수백만의 어린 여성들이 타격을 받았다. 1997년 초에 35개 주가 이 법률을 채택했고 23개 주는 법률을 시행했다. 의사가 적어도 부모 한 사람에게 전화나 서면으로 직접 알리게 한 주도 있었다. 법을 어긴 의료인들은 면허를 박탈당했고 때로는 법규 위반으로 형벌을 받기도 했다.

인공유산 반대 세력은 또한 협박, 테러, 폭력, 살인 같은 불법적이고 폭력적인 전술을 썼다. 1980년대부터 지금까지 줄곧 미국의 병원과 시술자들은 폭력의 대상이었다. 80% 이상의 인공유산 시술자들이 피켓 시위를 당하거나 심한 괴롭힘을 당했다. 의사들과 직원들은 죽음의 위협에 노출되었고, 병원들도 화학적 공격(예를 들어 염산을 뿌리는 행위), 방화, 폭탄 투척, 무단 침입, 봉쇄를 당하기 일쑤였다. 「오퍼레이션 레스큐」라는 단체는 1980년대 후반에 병원 입구를 봉쇄하는 불법 행위를 하고는 체포당하는 시민 불복종 전략을 주도했다. 병원들이 정치적 싸움터가 되면서 전국에서 수천 명이 체포되었다.

1990년대에는 인공유산 반대자들이 의사와 그 가족들을 괴롭히고 집 앞에서 피켓 시위를 벌이고 그들을 쫓아다니고 '수배자' 명단을 배포했다. 200곳 이상의 병원이 폭발물 테러를 당했다. 1992년 이후 폭력은 극도로 심해졌다. 매사추세츠 브룩클린에 있는 병원에서 두 명의 여성 접수계원이 살해된 사건이 있었고 플로리다 펜사콜라에 있는 한 병원에서는 의사 두 명과 경비원 한 명이 살해되었다. 한 의료인은 폭력의 충격에 관해 이렇게 말했다.

> 미국의 모든 인공유산 시술자들에게 폭력의 공포는 일상적인 것이 되었어요. 의사들처럼 우리도 우편물 폭탄이 동봉되어 있을 때를 대비해 수신자 주소가 적혀 있지 않은 큰 봉투는 열어 보지 말라는 경고를 받았죠. 어떤 동료들은 집 앞에서 피켓 시위를 당하고, 자녀들은 협박당했어요. 방탄 조끼를 입고 다니는 사람들도 있었죠. 직장에서 동료들은 비난하는 듯한 표정으로 대하고 따돌림 당하는 일은 허다했어요.

인공유산 반대 운동은 여러 전선에서 새로운 캠페인을 벌이고 있다. 최근에는 인공유산이 유방암의 위험을 증가시킨다고 적극적으로 홍보했다. 그러나 덴마크에서 여성 150만 명을 대상으로 한 대규모 연구 결과가 1997년 1월에 발표되었는데 이 연구는 인공유산과 유방암 간에 아무런 관계가 없음을 보여 주었다. 예전의 연구들과 달리 이 연구는 면접이나 여성들의 보고에 의존하지 않고 인공유

4 종교적 관점에서 선택우선론에 대해서는 「재생산권을 위한 종교연합」(www. rcrc.org) 참조.

산과 유방암으로 등록된 의료 기관의 통계 자료를 이용했다. 의학적 근거도 부족한 데다 전문가들이 어떤 관련성도 인정하지 않는데도 인공유산 반대 운동은 유산과 유방암의 연관성에 대한 공포를 계속해서 불러일으키고 있다.

아직 멀리 있는 인공유산

미국에서 인공유산이 합법화되었다고 해서 인공유산을 원하고 인공유산이 필요한 모든 여성들이 시술을 받을 수 있는 것은 아니다. 인공유산 시설과 훈련된 시술자도 부족할 뿐 아니라 미성년자라면 부모에게 알리거나 부모의 동의서를 제출해야 한다든가, 의무 대기 기간이 있는 등 부담스러운 법적 제재가 장애가 되고 있다. 부모의 동의를 얻지 못한 미성년자는 겁나면서도 시간이 오래 걸리는 사법적 결정을 기다려야 한다. 의무적으로 대기 기간을 가져야 하는 규정 때문에 여성들은 병원에 한 번이 아니라 두 번 가야 하고, 이 때문에 결근하는 날이 늘게 된다. 먼 지역에 있는 병원에 가야 한다면 이런 절차들을 감당하기 어려워진다. 수백만의 여성들이 이용할 수 있는 서비스가 부족하다는 것은 나이, 인종, 경제 형편과 함께 특히 후기 인공유산에 커다란 장애가 될 수 있으며, 이 때문에 여성들은 위험한 불법 인공유산에 의존하거나 스스로 인공유산을 시도하는 상황에 처한다.

미국의 인공유산 현황

● 인공유산을 원하는 국민의료보장 대상 여성 중 실제로 시술을 받을 수 있었던 사람은 다섯 명 중 한 명꼴도 되지 않았다.

● 미국의 모든 카운티 중 84%가 유산 시술을 금하고 있다. 시골 카운티 중에는 95%가 유산 시술을 하지 않고 있다.

● 인공유산 시술자 10명 중 9명이 대도시 지역에 있다.

● 인공유산에 예산을 지원하는 주는 17개뿐이다.

● 임신 1기 인공유산에 관한 훈련을 하는 산부인과 레지던트 과정은 12%에 불과하다. 임신 2기 인공유산에 관한 훈련은 7%에 불과하다.

● 인공유산은 산부인과에서 가장 흔한 외과 수술이다. 그러나, 산부인과를 졸업하는 레지던트의 거의 절반이 임신 1기 인공유산을 한번도 해본 적이 없다.

● 미국 39개 주에서 인공유산을 하기 위해 부모의 동의를 받거나 또는 부모에게 반드시 알려야 하는 부모 동의법을 채택하고 있다.

● 21개 주가 인공유산을 하기 전에 주 정부가 제공하는 상담을 받을 것을 요구한다(이것은 종종 '사전 동의' 로 불리기도 하지만 일부 비평가는 '편견 어린 정보 습득의 무화' 로 부른다).

● 인공유산을 하려고 하는 여성들에게 태아 발달, 태교, 입양에 대한 강의를 의무적으로 듣게 하는 주가 많다.

● 주가 주도하는 상담을 받은 후에 의무적으로 대기 시간을 갖도록 하는 제도를 시행하고 있는 주가 현재 12개다. 이 때문에 임신 기간이 늘어나 비용이 높아진다(7개의 주 정부가 유예법 규정이 있으나 시행을 금지하고 있다. 즉 연방이나 주 정부 수준에서 내린 판결 때문에 강화된 것이 아니다).

생식의 자유 대 인구 조절

대부분의 여성 건강 단체는 생식권을 지키는 일환으로 인공유산권 옹호 운동을 하고 있지만 모든 인공유산권 옹호자들이 이런 이해를 공유하고 있지는 않다. 어떤 단체는 합법적인 인공유산과 피임을 인구 조절의 수단으로 보기도 한다.

인구 조절을 찬성하는 사람들은 세계적 빈곤에서부터 인종 갈등과 환경 파괴에 이르기까지 다양한 문제를 들어 인구 과잉을 탓한다. 역사적으로 이런 식의 사고는 제3세계 여성을 겨냥한 다양한 강제적 인구 억제책을 주도했다. 인구 조절 정책에는 여성에게 알리지 않거나 동의를 구하지 않은 불임술, 불임술을 장려하기 위한 경제적 혜택 부여, 재생산의 자유 자체를 훼손하는 시술, 종종 적절한 정보를 주지 않은 채로 강제적이거나 위험한 피임법을 배포하거나 사용하는 것, 인공유산 시술의 거부, 강제적인 인공유산 등이 포함되었다. 예를 들면, 미국에서 HIV 양성 반응을 보인 여성(압도적으로 유색인 여성이 많음)이 낳은 아기 중 20~25%만이 HIV 양성반응을 나타내며 임신 기간에 치료할 수 있는 방법들이 새로 발견되어 아기의 HIV 감염 가능성이 현저히 줄어들었는데도 이들도 종종 인공유산을 하도록 압력을 받았다.

경제적 자원이 거의 없는 여성들, 특히 미국과 세계 전역의 유색인 여성들은 인구 조절 정책의 주요 대상이었다. 예를 들어 미국에서 인공유산은 점점 어려워지지만 유색인 여성은 어렵지 않게 불임술을 받을 수 있다. 연방 정부는 1977년에 유산에 대한 정부 기금은 지원을 중단했지만 불임술에는 계속 기금을 지원하고 있다. 1970년대에는 여성 건강 운동가들이 다양한 형태의 불임술 남용을 폭로했다.→ 13장 피임, 영구 피임, 324쪽 1980년대 이후 인공유산 옹호론자들은 저임금 여성들에게 장기적인 효과가 있는 호르몬 피임제인 노플란트를 사용하도록 강요하는 새로운 정책들에 대항하여 싸웠다.

제3세계는 여성들이 원하는 피임약을 사용할 수 없었으며 선진국들, 특히 미국에 의해 재정이 조달된 강제적인 출산 조절을 경험한 오랜 역사를 가지고 있다.→ 26장 지구화와 여성 건강, 생식결정권과 건강, 696~699쪽

인공유산권은 여성이 재생산을 통제하고 자기 삶의 주인이 되는 권리의 일부다. 우리는 여성들의 생식 결정을 강요하는 모든 것을 거부해야 한다. 생식결정권을 위해 일하는 운동가들의 목표는 아이를 낳지 않을 권리뿐 아니라 아이를 낳을 권리도 포함해야만 한다.

세계의 인공유산

안전하지 못한 인공유산은 가임기 여성들이 병에 걸리거나 사망하는 주요 원인이다. 인공유산의 안전성 여부는 부분적으로 법적 지위와 규제가 결정하지만 또한 의료 행위, 행정 절차, 훈련된 의사들, 설비, 재정, 대중의 태도에 좌우되기도 한다.

불법적이고 위험한 인공유산에 관한 믿을 만한 자료를 구하기는 어렵지만, 세계보건기구, 앨런굿마허연구소, 국제가족보건기구를 비롯해 몇몇 잘 알려진 기구와 연구자들은 다음과 같이 추정한다.

- 세계적으로 매년 2천만 건의 안전하지 않은 인공유산이 시술된다. 다시 말해서 전체 임신 여성 10명 중 1명에게 위험한 인공유산이 시술되는 것이며, 전체 출산에 대해 위험한 인공유산 시술 비율은 7대 1이다.
- 안전하지 않은 인공유산의 90%가 개발도상국에서 이뤄진다.
- 세계에서 이루어지는 모든 인공유산의 3분의 1이 불법이다.
- 남반구 국가의 3분의 2 이상에서 안전하고 합법적인 인공유산 시술을 전혀 받을 수 없다.
- 세계적으로 안전하지 않은 인공유산으로 죽는 여성은 해마다 7만~20만 명으로 추정된다. 이 수치는 전체 임신부 사망률의 13~20%가 안전하지 않은 인공유산 때문이라는 것을 뜻한다. 임산부 사망률의 50% 이상이 안전하지 않은 인공유산 때문인 지역들도 있다. 이런 사망의 99%가 개발도상국에서 발생하며 실제로는 대부분 예방이 가능하다.
- 모든 인공유산의 절반이 보건 체계 바깥에서 일어난다.
- 인공유산 합병증 치료를 원하는 여성들의 3분의 1이 20세 미만이다.
- 법이 비록 가끔 부모나 공공 기관, 의사의 동의를 요구하지만 세계 인구의 약 40%(주로 유럽, 러시아, 북아메리카)는 합법적인 인공유산을 할 수 있다.
- 세계 여성의 21%가 사회적, 경제적 이유로 합법적인 인공유산을 한다.
- 세계 여성 중 16%는 건강이 위태롭거나 강간, 근친강간, 태아 기형 등의 경우에만 유산을 할 수 있다.
- 세계 여성 중 5%는 강간, 근친강간, 생명이 위급할 때에만 인공유산을 할 수 있다.
- 세계 여성 중 18%는 생명이 위급할 때만 인공유산을 할 수 있다.

인공유산권 운동

인공유산 반대 운동과 근본주의 종교인들에게 인공유산권과 생식결정권은 모두 남성 주도적 가족의 붕괴와 여성의 독립과 성적 자유를 상징한다. 우리 자신의 몸을 다스릴 기본권에 반대하는 사람들은 노동자, 어머니, 인간으로서 점점 대담해지는 여성들의 요구를 두려워한다. 그들은 여성과 출산력을 통제함으로써 대응해 왔다. 그들은 변덕스럽고, 낙인을 찍고, 비이성적이고, 폭력적인 분위기를 조성했기 때문에 인공유산권 옹호론자라는 목소리를 내는 것조차 위험하다고 느낄 정도다.

그럼에도 여성들은 반대 세력에 대항하여 일어났다. 미국의 인공유산권 옹호 운동가들은 전국적인 대규모 시위를 조직하고 병원을 방어하고, 공공 교육 캠페인을 강화하고, 여러 형태의 정치적 행동으로 '로 대 웨이드' 판결에 대한 공격과 인공유산 반대 세력의 폭력에 대응해 왔

다. 불행하게도 유산권에 대한 공격이 계속되고 있다. 이 권리를 지키기 위해서 계속해서 투쟁해야 하고, 지속적인 행동이 필요하다.

1970~80년대 후반 미국에서는 새로운 생식결정권 옹호 단체와 유색인 여성의 기구가 주류 인공유산 옹호 운동 밖에서 나타났다. 그들은 여성들의 생식권과 여성 건강에 대한 더 폭넓은 이해를 이끌었다. 이런 조직적 움직임은 세계적인 여성 조직과 동맹하면서 힘을 얻게 되었다. 1990년대에 열린 유엔 회담인 리우데자네이루 지구정상회의(1992)와 카이로 국제인구개발회의(1994), 코펜하겐 경제정상회의(1995), 북경에서 열린 제4차 세계여성대회(1995) 등은 세계 곳곳의 여성 단체와 활동가들이 서로 만나 영향을 주고받을 수 있는 초유의 기회를 주었다. 유산권을 위한 투쟁은 진정 글로벌한 투쟁이 되었다.

1995년 제4차 북경 세계여성대회에서 비정부 기구들은 인공유산 반대 운동가들이 여성에게 중요한 기타 쟁점들에 대한 주의를 분산시키기 위해 인공유산을 쟁점으로 이용하는 것을 막고 대외 행동 강령에 인공유산권을 포함시키기 위해 노력했다. 보수적인 이슬람과 가톨릭 대표들의 노력에도 불구하고 행동 강령에 성적 권리를 포함시키고, 불법 인공유산을 가혹하게 다루는 법에 대한 검토를 고려해줄 것을 각국에 요청했다. 비록 인공유산권의 확약을 모색하는 인공유산권 지지자들에게는 타협에 불과하겠지만 그 정도 활동도 주요한 진전이었다.

미국의 여성운동은 다른 나라의 여성운동에서 많은 것을 배웠다. 여러 나라에서, 특히 개발도상국들에서 여성의 의제는 좀 더 광범위한 쟁점에 통합된다. 여성 권리와 여성 건강 옹호자들은 인공유산을 산모와 유아 사망, 인구 조절, 경제 정의, 여성에 대한 폭력, 환경 파괴 등의 문제를 포함하는 넓은 틀 안에서 보고 있다. 1995년 북경 세계여성대회에 참가한 여성 단체들은 여성 억압의 광범위한 이해를 제공했다. 이들은 세계에서 가장 힘이 약한 여성들의 권리에 초점을 맞추고 근본주의, 군사주의, 개발도상국의 경제 자원 유출 현상에 저항하고 있다.

여성 건강 운동가들은 여성 권리를 위한 더 폭넓은 투쟁의 맥락에서 인공유산을 다루어야 한다. 우리는 생식의 자유를 실현하기 위해 모든 여성들에게 필요한 모든 권리를 확보하는 새로운 운동을 펼쳐야 한다. 우리는 인공유산권을 위한 투쟁에서 불임술의 인종적 남용 반대 운동, 복지권 요구 운동, 장애인 인권 운동, 게이/레즈비언 해방 운동, 경제권·육아·보건 복지 요구 운동과 연대해야 한다. 생식의 자유는 여성 인권을 위한 투쟁이다.

정보꾸러미

논문

기혼 여성의 인공유산 경험에 대한 사례 연구 | 임순영 | 새로 쓰는 성 이야기 | 도서출판 또 하나의 문화

낙태 경험을 통해 본 '미혼' 여성의 섹슈얼리티 인식 변화에 관한 연구 | 최원영 | 이화여자대학교 여성학과 석사학위논문

한국사회 출산 조절의 역사적 과정과 젠더 | 배은경 | 서울대학교 사회학과 박사학위 논문

낙태의 실태 및 의식에 관한 연구 | 심영희 외 | 한국형사정책연구원 | 1991년 여름호.

미혼 여성의 성에 관한 연구 — 낙태 행위를 중심으로 | 이숙경 | 이화여자대학교 여성학과 석사학위 논문

인공유산의 실태와 인공유산이 여성에게 미치는 영향 | 김미 외 | 우리들이 본 사회 3집 | 이화여자대학교 한국여성연구원

책

나의 살던 고향은 꽃피는 자궁 | 이유명호 | 웅진닷컴

낙태에서 재생산권으로 | 양현아 편 | 서울대 BK21법학연구단 공익 인권법 센터기획 | 사람생각

여성의 몸, 몸의 문화정치학 | 김은실 | 도서출판 또 하나의 문화

웹사이트

더 나은 선택 | cafe.daum.net/bc

18. 보조 생식술

이 장은 미국 상황을 그대로 실었고, 맨 끝에는 Our Bodies, Ourselves 8차 개정판(2005)에 수록된 「성장하는 생명공학」 부분을 덧붙였다.

보조 생식술을 놓고 여성들이 열띤 논쟁을 벌이는 상황을 상상해 보자. 첫 번째 불임 여성은 아기를 몹시 원해서 진찰과 치료를 받고 싶은데 돈이 없고 보험도 되지 않는다. 두 번째 여성은 임신을 원하며 온갖 방법을 다 해 볼 수 있다. 세 번째 여성도 아기를 원하는데, 보조 생식술은 사용하고 싶지 않아 입양을 했다. 경제적 이유로 대리모가 되려는 네 번째 여성은 다른 부부의 태아를 대리 임신했지만, 막상 아이가 태어나면 자신이 기르고 싶을지도 모른다. 세 딸을 둔 어머니인 다섯 번째 여성은 아들을 낳으려 애쓰고 있다. 재정 상황이 좋지 않은 병원에서 일하는 여섯 번째 여성은 가난한 이들이 산전 검사를 잘 받을 수 있도록 애쓰고 있다. 그녀는 보조 생식술을 발전시키기 위해 이렇게 많은 자원이 사용되어야 하는지 회의가 든다.

체외 수정과 배아 이식에서 착상 전 배아의 유전자 검사와 복제에 이르기까지, 과학자들과 의사들은 여성과 출산의 관계를 급격히 변화시킬 수 있는 기술을 고안해 왔다. 그 기술은 이 책의 저자들을 딜레마에 빠지게 한다. 그 기술이 어떤 여성들에게는 분명히 도움이 된다. 아이를 갖기를 무척 바라지만 그럴 수 없는 사람들이 보조 생식술로 아이를 갖게 될 수도 있다. 과학 기술의 획기적인 진전은 불임 부부, 독신, 동성애 부부, 완경기 여성, 화학 치료를 받은 여성, 유전성 질환이 아이에게 유전되지 않기를 바라는 부부에게 대안을 제공한다. 그러나 동시에 누구는 보조 생식술을 이용할 수 있고 누구는 그렇지 못한지, 또 여성에게 위험한 것은 아닌지와 같은 심각한 문제를 염려하고 있다.

『우리 몸 우리 자신』 저자들은 보조 생식술을 이용하는 것이 몸도 무척 힘들고 비용도 많이 든다는 점에서 그 필요에 비해 가치는 높지 않음을 알고 있다. 우리는 아이를 갖기 위해 보조 생식술을 사용하고 있거나 고려해 보는 여성에게 유용하고 올바른 정보를 주고 싶다. 우리는 불임 여성의 좌절과 고통을 매우 존중한다. 이전에 우리가 보조 생식술을 비판할 때, 일부 독자들은 우리가 불임 여성들의 필요나 선택에 주의를 기울이지 않는다고 생각했을 것이다. 그러나 대중 매체와 의료계가 신기술에 열광한 나머지 보조 생식술은 하나의 사업이 되고 있는데, 우려하는 목소리는 들리지 않는다. 그래서 우리는 기술뿐 아니라 기술이 사용되는 정치적, 사회적 맥락을 조심스럽게 평가해 보려 한다.

고비용과 위험성에 대해

우선 경제적인 문제를 보자. 누가 이런 기술을 소유하고, 누가 이득을 얻는가? 기술에 접근할 수 있는 이는 누구고 그럴 수 없는 이는 누구인가? 돈과 기술은 어떻게 사용되나? 가난한 사람들은 이용하기 어려운 의료 기술을 개발하는 데 투자하는 돈을, 아주 기초적이고도 절실한 모자 보건 사업에 쓰거나 성병 등 불임을 초래하는 다른 요인을 예방하는 데 더 현명하게 사용할 수도 있다. 또, 점점 늘어나는 불임 유발 유해 작업장이나 지역을 깨끗이 할 수도 있다. 또는 현재의 기술을 모든 여성이 사용하도록 도울 수 있다.

많은 신기술에는 여성의 몸에 대한 심한 의료적 조작, 침해가 따른다. 이런 신기술이 여성을 '돕는다'는 주장에도 불구하고, 우리는 다른 의술을 겪어 보았기에 의심할 수밖에 없다(예를 들어, 의료진과 병원은 불필요하고 해로울 수 있는 출산 기술을 따르도록 압력을 가하는 일이 많다). 여성과 아이들에게 보조 생식술이 장기적으로 어떤 영향을 미치는지는 아직 밝혀지지 않았다. 그런데도 기술은 확산되고, 윤리적인 문제도 늘어난다. 앞 세대는 이런 특이한 각축장에서, 윤리적 원칙들이 충돌하여 일어나는 이런 복잡한 문제를 다루지 않아도 되었다. 예를 들어, 착상되지 않은 여분의 난자와 정자, 수정된 난자(배), 또는 냉동 배아로 무엇을 해야 할까? 대리모가 아이를 계속 키우고 싶다는 생각이 들더라도, 이미 다른 여성이나 부부를 위해 아이를 주기로 계약했다면 출산 후 아이를 포기해야만 하나? 다태 임신 중 하나를 잘 자라게 하기 위해 다른 태아를 유산하는 관행은 어떠한가? 성별이나 유전성 장애를 포함해서 신체 구조에 따라 또는 부모나 형제들에게 필요한 기관이나 골수를 이식할 아이를 만들기 위해 어떤 태아를 착상시킬지 선택할 가능성은 어떤가? 또 인공수정으로 태어난 아이들에게 이 사실을 이야기해야 하는가? 이 문제에 대해 침묵하는 것이 아이들을 돕는 일인가 아니면 상처를 주는 일인가?

대리 임신의 많은 가능성들은 많은 딜레마를 만들어 낸다. 수정한 난자를 다른 여성에게 착상시키는 대리 임신은 난자를 만들지 못하는 완경기 이후 여성도 임신을 할 수 있게 해 준다. 여기서 나이를 제한해야 하는가? 미국에서는 55세가 제한 연령이다. 그런데 60세 여성이 자신의 의무 기록을 조작하고 난자를 기증받아 임신한 사례가 있다. 이탈리아에는 연령 제한이 없다. 미국인권연맹은 연령 제한이 노인 차별이라고 본다. 아이 또는 손자녀를 갖고 싶어 하는 배우자나 조부모를 위해 사망한 여성의 난자로 아이를 만드는, '사후 생식'으로 불리는 대리 임신은 더 논란이 된다. 또한 다른 두 부부들을 대신해 서로 관계없는 두 개의 태아를 동시에 가진 대리모 사례가 이탈리아에서 보고되었다. 공공 정책이 그런 가능성을 공정하게 또는 충분히 해결할 정도로 발전할 수 있을까?

참여자들에 대한 보상은 보조 생식술에 더 많은 윤리적인 논쟁거리다. 정자나 난자 기증자, 정자은행, 대리모, 의료인, 변호사, 중개인, 입양 기관은 모두 보조 생식 과정의 역할로 보상받는다. 제3자(예를 들면 의사나 변호사)가 이득을 얻는데, 당사자인 여성들은 공정한 보상을 받을 수 있도록 과정에 참여할 수 있는가? 출산이 상품 제조 과정처럼 되고 있지는 않은가?

임신이 안 되면 돈을 되돌려 주거나 다른 여성과 난자를 공유하면 비용을 깎아 주는 예에서 보듯, 체외 수정법의 상품화는 불임 전문가 사이에서 많은 윤리적 문제를 일으킨다. 가장 놀라운 사건은 1994년 미국 캘리포니아대학교 어바인캠퍼스에서 의사가 다른 불임 여성이 사용할 수 있도록 의도적으로 배아를 훔친 사건이다.

생식공학을 하는 사람의 궁극적 목적은 무엇인가? 생식공학을 찬성하는 사람들은 '궁극적으로 규격에 딱 맞게 인간을 만드는 것'이라 말한다. 이 규격을 누가 결정하는가? 여성의 권력이 남성보다 약하고, 유색인 여성들이 백인 여성보다 권력을 적게 가진 사회에서 이 기술들은 우리를 더 심하게 착취하고 학대하면서 우리 몸에 관한 선택의 자유를 통제하는 수단이 되는 것인가? 전 세계 유색인 아이들이 높은 유아 사망률로 고통받고 있는 동안, 이런 기술은 여유 있는 가정의 많은 백인 아이들을 낳는 데 쓰이는 것인가?

이 기술들을 연구한 과학자들, 임상에 적용한 의사들, 이 연구를 승인하고 자금을 지원한 의원들, 기술을 유용한 제품으로 실용화한 제약 회사 관리자들은 일반적으로 급여를 많이 받는 백인 남성이다. 과연 이들은 다양한 여성들의 요구를 어느 정도로 반영하려고 하는가? 연구자들은 여성들의 행복보다는 획기적인 과학적 연구 성과를 얻어서 자금을 지원받고 명예를 얻는 데나 관심이 있는 것 같다.

이 사회는 생식 능력에 따라 여성의 가치를 평가한다. 아이를 원하는데 낳을 수 없는 고통만으로는 부족하다는 듯, 가족과 친구, 알지 못하는 사람들조차 새로운 기술이 이렇게 많은데도 아이를 낳을 수 없으면 어딘가 모자라고 여자답지 못하다고 느끼게 해서 우리에게 과중한 죄의식을 떠안긴다. 최초의 시험관 아기의 어머니는 자신이 가진 느낌을 죄책감이라 표현했다.

"나는 정상적인 여자가 아니에요. 지금 당신이 다른 사람과 떠난다 해도 나는 당신을 원망할 수 없어요." 하고 남편에게 말했어요. 그것은 남편의 잘못이 아니었거든요. 그가 다른 여자를 좋아했더라면 축구팀을 만들 수 있을 정도로 많은 아이를 가질 수 있었을 거예요.

이 압력은 왜 사람들이 긴 시간 고통스러워하면서 아이를 가지려고 온갖 검사를 받고 의료 처치에 매달리는지를 설명해 준다. 가진 돈을 거의 다 써버린 상황에서도 새로운 기술이 아이를 갖게 해 주리라 기대하며 계속해서 여러 방법을 시도하게 한다.

다달이 희망에 부풀어 오릅니다. 그러나 매번 '이번에는 잘 될 거야.' 생각했다가 모든 것이 산산이 부서지죠. 롤러코스터를 탄 것처럼 감정의 기복이 심하죠. 그런데도 다시금 모든 희망을 모아서 또 불임 치료를 받고.

아이를 가지고 싶어 하는 여성이나 부부의 강렬한 욕망을 이용하는 불임 치료 전문가도 있는 것 같다. 여성은 자신이 통제력을 잃고 어떤 과정에서 조작되고 있다고 느낄 수도 있다. 뭔가 더 해볼 수 있는 것은 언제나 있지 않은가. 그 임신 시도 과정을 어떻게 끝낼 수 있을까? 한 여성은 이렇게 말한다.

항상 뭔가 더 해 볼 것이 있는 상황에서는, 충분한 때에도 통제력을 가질 수 없게 되지요.

비교적 간단한 생식 기술조차 우리 삶의 매우 사적인 부분을 노출시킬 수 있으며, 친척, 친구, 의사(그들은 외과적인 처치나 약, 다른 위험성과 영향을 미치는 과정에 대해 조언한다)에게 끝없는 질문과 충고를 받는 상황에 처하게 된다. 파트너와 함께 매번 폭력적인 느낌, 점점 더해 가는 불확실성을 경험한다.

드러나지 않은 채 남아 있는 내 내면이란 없어요. 이전에는 성관계를 가지는 것이 굉장히 아름답고 은밀한 것이었지만 지금은 매우 공적인 것이 되었지요. 나는 집에 성적표를 가져가는 아이처럼 내 월경 주기표를 의사에게 주어야 해요. 그러고는 내가 잘하고 있는 것인지, 배란이 되었는지, 의사의 지시대로 적당한 시간에 성관계를 가진 것인지 물어봅니다.

보조 생식술을 사용할까 말까 결정하는 중이라면, 이 기술을 사용하기로 했거나 사용하지 않기로 선택한 친구나 다른 여성, 가족들과 대화하는 것이 도움이 된다. 아는 것이 많고, 사려 깊은 지지자를 찾는다. 이는 내가 무엇이 필요하고, 어떤 곤란을 느끼고 있는지, 어떤 결정이 내게 최상의 도움이 될지 판단할 수 있게 해준다.

아이를 간절히 바라는 이들은 늘 있게 마련이다. 세계적으로도 사회, 경제적 환경이 좋아도 친부모가 아이들을 직접 돌보지 않는 예는 늘 있다. 우리 자신이 더 큰 공동체와 연결되어 있다면 '자기' 아이를 낳아야 한다는 압력을 덜 느낄 것이고, 아이를 입양하거나 수양부모가 되거나 이웃, 친구, 친척의 아이를 사랑하고, 돌보고 키우는 것을 더 좋아하게 될 수도 있다.→ 22장 자연유산·사산·불임·입양, 대안들, 522쪽

비배우자간 인공수정

우리가 고려하는 기술 중 가장 단순하고, 광범위하게 사용되며, 최소한의 영향을 미치는 비배우자간 인공수정은 전문가의 도움 없이 집에서도 할 수 있다. 이런 종류의 인공수정은 보통 '기부자에 의한 인공수정' 또는 '대안 수정'이라 불린다. 남성 파트너 없이 임신하기를 원하는 레즈비언이나 그 외의 여성은 이 방법을 사용할 수 있다. 남성 파트너가 있다 해도 그의 생식 능력에 문제가 있는 경우나, 유전병의 위험을 피하기 위해, 또는 부부가 정신적 또는 신체적인 이유 때문에 성관계를 가질 수 없을 때도 사용될 수 있다. 최근 미국에서 이 방법으로 태어난 아기가 연간 3만 명이 넘는다.

비배우자간 인공수정을 하려면 생식 능력에 문제가 없어야 하고, 월경 주기가 비교적 규칙적이어야 한다. 주기가 불규칙할 때는 가임 시기를 체크할 수 있어야 한다. 배란 시기를 찾기 위해서는 몇 달 동안 기초 체온과 점액 관찰 결과를 기록한 표를 만들어야 한다.→ 13장 피임, 가임기 관찰법, 293쪽 약국에서 구입할 수 있는 배란 진단 시약은 약 24시간 동안 배란을 유도하는 호르몬이 분비되는지를 찾아내어 수정 시기를 찾아내는 데 도움을 준다. 상세한 사용설명서가 들어 있으며 사용하기 간편하다. 몇 가지 종류의 상표명으로 시판되고 있으나 모든 제품은 동일한 원리로 작동한다.[1]

1 한국에서 판매되고 있는 소변용 배란 진단 시약에는 제이알팜의 홈클리닉(상표명)이 있다. 약국에서 구할 수 있으며, 15,000원 선이다. 침으로 하는 배란 측정기도 수입 판매되고 있는데, 인터넷 쇼핑몰에서 구할 수 있다.

냉동 정자냐 비냉동 정자냐: 건강을 지키려면

미국생의학회에서는 사용자의 건강을 보호하기 위해 냉동하지 않은 정자나 정액이 아닌, 반드시 냉동 보관한 정자를 사용하도록 하는 강력한 지침을 제시했다. 정자은행의 정액을 사용하거나 정액을 기증할 사람을 정자은행에 데려갈 수 있다. 그곳에서는 전염병 검사와 HIV/에이즈 검사를 하고 3~6개월(9개월을 주장하는 사람도 있다) 동안 냉동 보관한다. 그 시점에서 제공자는 다시 검사를 받는다. 그 검사 결과가 음성으로 나오면 그 정액을 사용할 수 있다. 어떤 의사들은 냉동 정액을 정확하게 조사하고 보관할 수 있는 설비를 갖추고 있다. 정자은행에서 유전과 관련된 문제를 조사하지는 않는다. 제공자들에게 병력을 묻기는 하지만 어떤 문제가 있는지 모르기도 하고, 알고 있어도 말하지 않을 수도 있다.

불행하게도, 냉동 정액을 이용하는 데에는 시간과 돈이 많이 든다. 정액이 담긴 작은 병 하나가 대략 130달러다. 의사가 비배우자간 인공수정을 할 때에는 냉동되지 않은 정액을 가지고 주기마다 수정을 두 번 시도하는데 대략 140달러가 든다. 냉동 정액을 사용하면 200~300달러가 소요된다. 이 가격은 보통 수수료가 포함되지 않은 액수이다. 애석하게도 미국의 어떤 주에서만 비배우자간 인공수정에 보험 혜택을 받을 수 있으며, 그때도 일반적으로 이성 부부가 의학적인 문제(예를 들어 남성의 정액이 부적합할 때)로 시술할 때로 한정한다.

냉동 정액이 해동되었을 때는 정자의 운동 능력이 줄고, 일반 정자보다 생존 기간이 짧으며, 자궁경부 점액을 통과할 수 있는 능력이 줄어들기 때문에 냉동 정액을 이용하여 임신을 하려면 시간이 더 오래 걸린다. 즉 임신을 하려면 수정을 여러 번 더 해야 한다는 것을 뜻한다.

냉동 정액이나 시술비, 의사에게 수수료를 주고 싶지 않거나 냉동하지 않은 정액을 사용하려는 여성은 HIV나 다른 질병에 감염될 위험이 높다. 제공자들은 자신이 감염되었다는 것을 알지 못하거나 그 사실을 알리는 데 소홀하다. 냉동하지 않은 정액을 이용하려 한다면, 제공자가 성직자이거나 최소한 성교 대상이 한 명인 사람, 수정이 이루어지기 전 적어도 6개월은 안전한 성생활을 해온 사람, 정숙한 사람, 제공자 자신이나 그의 섹스 파트너가 2회 또는 최근의 HIV 항체 반응검사 결과가 음성임을 제시할 수 있는 사람이 안전하다고 볼 수 있다. → 15장 에이즈

한국의 정자은행

한국에서 정자은행이 공식적으로 운영되기 시작한 것은 1997년 부산대학병원이 처음이다. 종합 병원이나 대학 병원 불임클리닉에서 배우자간 인공수정을 위한 정자를 단기간 보관하는 예는 많았다. 1993년 경희대학교 병원이 에이즈 선별 검사를 하지 않은 비냉동 정액으로 비배우자간 인공수정을 하다가 적발된 사건이 있었다. 이를 계기로 대한의학협회에서 「인공수태 윤리에 관한 선언」을 발표했으나 정자은행에 관한 법률은 없는 상태이고, 정자 기증과 관련해서 「생명윤리 및 안전에 관한 법률」에 "누구든지 금전 또는 재산상의 이익 그 밖에 반대 급부를 조건으로 정자 또는 난자를 제공 또는 이용하거나 이를 유인 또는 알선해서는 안 된다."는 조항만 있다. 정자 제공자는 대부분 의대생으로 알려져 있다. 혈액형 정도만 맞추어 제공하는 병원이 있는가 하면, 이용자가 원하는 신체적 조건을 입력하면 자동으로 원하는 정자를 찾아 주는 전산 프로그램을 갖춘 병원도 있다. 공통적으로 정자 제공자의 정보는 공개하지 않는다.

현재 정자은행을 운영하는 대표적인 병원으로는 함춘여성클리닉, 분당서울대병원, 미즈메디병원, 부산대병원 등이 있으며, 2001년 1월에는 정자, 난자 대행 전문회사인 디엔에이뱅크가 문을 열기도 했다.

정자은행 이용료는 병원 별로, 배우자냐 아니냐에 따라 차이가 있다. 평균적으로 비배우자 정자 이용료는 배우자의 정자 이용료의 2배다. 분당서울대병원은 보관 전 검사비 15만 원에다 1년마다 보관비로 5만 원씩 추가된다. 불임과 관련하여 한 해에 3회 검사를 하고 60만 원이 든다. 미즈메디병원은 배우자의 정자는 20만 원, 비배우자는 35만 원이며, 비배우자는 혈액형 정도만 병원에서 같은 사람으로 맞춰 주고 정자 기증자에 대한 정보는 열람할 수 없다. 부산대병원은 배우자의 정자는 40만 원, 비배우자의 정자는 78만 원이며, 정자 제공자에 대한 정보는 공개하지 않고 병원에서 배우자의 키, 몸무게, 곱슬머리 등을 고려한다. 함춘여성클리닉은 타인은 44만 원, 배우자는 20여만 원이다. 정자은행은 건강 보험이 적용되지 않는다.

정자 기증자 선택

미국에서는 정액을 매우 다양한 방식으로 얻을 수 있다. 남자 친구나 안면이 있는 사람에게 정자를 제공해 달라고 요청할 수 있다. 익명을 원한다면 친구에게 정자 기증자를 찾아달라고 부탁할 수도 있다. 정자은행과 연계되어 있는 의료인이나 병원의 도움을 받아 수정할 수 있다. 또 자신이 직접 정자은행과 협상할 수도 있는데, 이때 정자은행에서는 체형, 눈과 머리 색, 인종과 민족과 같은 기초 정보를 수록하고 있는 정자 기증자의 목록을 보내 줄 것이다. 그중 후보자의 폭을 좁힌 후, 후보자 개개인의 자세한 기록(가족력, 성격, 정액 제공을 하는 이유 등에 대해 기술

한 짧은 글이 포함되어 있음)이 담긴 서류를 볼 수 있을 것이다. 선택 후에 정자은행 측과 정액이 들어 있는 병이 언제 어떻게 배달될 수 있는지, 어느 정도 가격에 구입할 수 있는지 협상할 수 있다. 어떤 정자은행에서는, 비배우자간 인공수정으로 태어난 아이들에게 정자 기증자가 누구인지를 알 수 있는 선택권을 준다(보통 아이가 사춘기나 그 이상의 나이가 되었을 때). 이것이 아이를 위하는 것인지 아닌지를 심사숙고해야 한다.

집에서 수정할 수도 있고 병원에서 수정할 수도 있다. 다른 여성에게 왜, 어떤 것을 하기로 결정했는지 물어본다. 그들의 경험에서 많은 것을 배울 수 있다.

비배우자간 인공수정을 하려는 독신 여성인 나는 의료진, 격려 집단, 심지어는 친구들한테도 지지를 받기가 매우 어렵다는 것을 알았어요. 외로운 경험이었지요. 환자 교육 내용은 '남편'에 대해서만 언급하고 있어요. 나는 남편이 없고, 있다고 해서 더 쉬운 것도 아닌데요, 뭘!

정자은행에 보관된 정액을 이용하지 않는다면, 수정을 해 보기 전에 제공자에게 불임클리닉에 가서 생식 능력이 있는지를 검사하라고 해야 한다. 정액 검사는 값이 싼 편이고, 비교적 정확하게 남성의 불임 여부에 대한 정보를 제공한다. 정자은행의 정액을 이용한다면, 정액을 해동하기 전에 담당자에게 정자의 수와 활동성에 대해 설명해 달라고 할 수 있다. 정자의 질이 떨어진다면, 다른 정액을 제공받을 수 있다.

수정

수정할 때, 정액은 체온 상태여야 한다. 자신의 배란기를 알고 있다면, 그때 정자은행의 정액을 실온에서 몇 시간 동안 놓아두어 해동하거나 정액 제공자에게 깨끗한(삶거나 냉동 보관된) 용기에 정액을 사정해 달라고 요청해야 한다. 정액은 최대한 빨리, 사정된 뒤나 해동된 뒤 30분 안에 사용해야 한다. 여성 자신이나 정액 제공자가 겨드랑이나 가슴, 가랑이에 용기를 놓아 정액의 온도를 유지할 수 있다. 바늘이 없는 피하 주사기, 안약병(점안기)에 정액을 담는다. 등에 베개를 받치고 똑바로 누운 다음 질 안으로 주사기를 조심스럽게 넣는다. 정액이 자궁경부에 놓일 수 있도록, 주사기의 내용물을 질 안에서 비운다. 계속해서 10분 동안 편안하게 누워 있으면서 정액이 질 밖으로 새어 나오지 않게 한다.

이 과정에 정자 기증자가 함께 할수 없다면, 수정이 진행되는 동안 친한 친구가 도움을 줄 수도 있다.

독신모가 되는 과정에서 재미있는 것은 임신을 해야 하는 것이었죠. 유산을 한번 하고 나서 임신하려고 수정을 여러 차례 시도했습니다. 수정하는 일이 가장 중요한 내 상황에서, 여러 친구들에게 내가 주체가 될 수 있는 방안을 물어봤어요. 임신을 하려고 친구들과 여행지에서 긴 주말을 함께 보냈는데 그때 친구들은 나더러 이렇게 저렇게 움직여 보라고 했어요. 친구 셋이 내 가랑이에서 손전등을 비추면서 자궁경부를 살피는 동안 난 질경을 끼웠죠. 경외하던 비밀 단체에 입문하는 것처럼 친구들은 각자 차례가 되자 정성을 다해 정액을 카테터에 넣은 다음, 점액이 흥건한 내 질구에 정액을 똑똑 떨어뜨렸어요. 우리는 (임신)위원회의 수정 의식을 치르면서 얼마나 웃어 댔는지 모릅니다.

배란 전, 배간 기간, 배란 후 5일 넘게 날마다 수정을 해 보는 게 좋다. 35세 이하의 여성들 대부분은 3~5번의 주기 동안 비배우자간 인공수정을 한 후 임신이 된다. 그러나 이것은 냉동 정자였는지, 아닌지와 같이 정자의 질에 따라 다르며, 여성의 생식 능력에 따라 다르다. 의료인들은 아직까지 관련 요인 모두를 이해하지는 못하고 있다.

점점 많은 여성이 보건소나 병원에서 수정하는 것을 선택하고 있다. 의료인이 도움을 줄 수 있어 그렇게 하는 것이 더 안전하다고 느낄지 모르지만 그러면 의학적이고 값비싼 이벤트로 변질된다. 또 난자를 더 많이 유도하기 위해 배란 유도 약물을 많이 사용하여(이렇게 유도된 난자는 다태임신 확률이 높다) 임신율을 높이려는 병원도 있다. 어떤 의사는 자궁 내 수정을 권할지도 모른다. 그것은 월경통을 일으킬 수 있는 프로스타글란딘을 제거한 정자를 좁은 요도를 거쳐 이런 자궁 안으로 직접 넣는 방법이다. 이런 공격적인 수정 방법을 원할 수도 있고 원하지 않을 수도 있다. 약물을 쓰거나 기술이 개입하는 것을 받아들일지는 자신에게 달려 있음을 명심해야 한다.

정자 기증자 파악 → 10장 동성애, 법적 문제, 213쪽

서로 상대를 모르는 것이 법적 분규나 감정적 갈등을 피할 수 있어 여성이나 정자를 제공한 남성 모두에게 중요하다. 서로 아는 관계이면 제공자가 나중에 친권이나 방문권을 요구할 수도 있다. 정자를 제공한 남성이 감정 변화를 일으켜 자녀 방문 소송을 제기하거나 아이에게 자기 성을 붙이길 원할 때 문제가 생긴다. 특히 독신 여성이나 레즈비언은 이와 같은 문제를 조심해야 한다. 법원에서 아이 양육 책임이 정자 기증자에게 있다고 할 수도 있기 때문에 자신도 보호가 필요하다.

정자 기증자의 익명성 때문에 논쟁이 벌어지기도 한다. 때때로 결혼하지 않은 이성애자 여성이나 레즈비언 모두 정자 기증자가 아이들과 친구가 되기를 바란다. 또한 입양된 아이들이 낳아준 부모를 찾기 위해 많은 노력을 하는 것과 마찬가지로, 비배우자간 인공수정으로 태어난 아이들 중에는 나중에 생물학적 아버지를 찾을 수 없다는 것 때문에 혼란스러워하고 화를 내는 아이들이 있을 수도 있다. 더군다나 아이들이 병이 났을 때 정자 기증자의 병력을 알아야 할지도 모른다(대다수의 정자은행은 의학적인 요구가 생기면 제공자와 연락을 취할 것이다).

법률적 쟁점

미국 내 비배우자간 인공수정과 관련된 법률은 주마다 다르고 때로는 불명확하다.

모든 주에는 생부가 법률적으로도 아버지라는 전제가 있다. 모든 주에는 제공자가 어떻게 법률적으로 부권을 포기할 수 있는지 나름의 규정이 있다. 많은 주에서는 이를 위해 의사의 참여를 요구한다. 제공자가 아이의 법적인 아버지로 여겨지는 것을 원하지 않는다면, 주에서 요구하는 절차에 따라야 한다. 몇몇 주에서 비배우자간 인공수정으로 아이를 얻은 레즈비언 부모는 그 아이를 입양할 수 있으며, 그래서 그 둘은 법률상으로 부모가 될 수 있다('공동양육 부모 입양'이라고 불린다).→ 10장 동성애, 213쪽

신분을 드러낸 제공자를 구했다면, 제공자(그리고 파트너가 있다면 두 사람 모두)와 함께 각자의 의사를 분명히 밝힌 계약서를 작성하고 싶을 수도 있다. 특별히 이 동의서에는 제공자를 아이의 부모로 여기고 싶다(또는 그렇지 않고 싶다)거나 무슨 역할을 기대하는지, 아이와 얼마나 자주 만날 수 있는지 등을 명시할 수 있다. 그러나 이런 계약서에 법적인 효력은 없다.

내게 비배우자간 인공수정은 적합한가

비배우자간 인공수정이 모든 사람에게 맞는 것은 아니다. 여러 문제를 일으킬 수도 있다. 일부 기혼 여성은 간음을 저지르는 것처럼 느껴진다고 말했다(가톨릭과 정통 유대교 지역은 비배우자간 인공수정을 간음으로 간주한다). 원해서 한 것이었지만, 부모 가운데 한쪽은 임신이나 친자관계에 관련되지 않았다고 느낄지도 모른다. 그 아기는 생물학적으로 자신의 아이가 아니기 때문이다. 유전적인 연속성과 가족의 닮은꼴을 중요하게 생각하는 사람이라면, 비배우자간 인공수정은 적합하지 않은 방법이다. 가까운 친구와 가족에게 어떻게 이야기할지, 가장 중요하게는 아이에게 뭐라고 말할지 생각해 본다. 과거에 많은 이성애 부모는 남편이 생식 능력이 없다는 사실을 사람들이 알지 못하도록, 남편을 보호하기 위해 비배우자간 인공수정 사실을 비밀로 간직했다(생식력과 성적 능력, 즉 발기와 사정 능력은 일치하지 않을 수 있다). 처음부터 비밀로 해야 한다거나 반대로 모든 것을 다 털어놓아야 한다고 생각하지 않아도 된다.

비배우자간 인공수정 방법으로 임신한 아이의 심리 조절과 발달에 대한 연구가 증가하고 있다. 이 아이들은 대체로 적응을 잘하고 몇 가지 변수에서 볼 때, 발달상의 수치도 높다. 그러나 지금까지 진행된 연구는 혈통을 아이들에게 비밀로 하는 이성애 부부의 아이들에 대한 것이다.

비배우자간 인공수정 방법을 행복하게 잘 활용하는 여성들도 많다. 함께 아이를 키울 계획인 레즈비언 부부는 비배우자간 인공수정으로 한쪽이 임신한 동안에 다른 쪽은 도움을 줄 수 있어서 결속력이 생긴다고 한다. 또 다른 여성은 이렇게 말한다.

> 우리 딸은 정말 색달라요. 에너지가 넘치고 의지력도 강하고 생김새도 우리와 딴판이지요. 딸의 아버지가 낯선 사람이라는 것이 계속 떠올라요.

그리고 한 사람은 이렇게 썼다.

남편과 나는 딸아이가 출생하는 순간까지 굉장히 의심스러웠어요. 어린 딸을 보자마자 모든 의심이 사라졌습니다.

모든 보조 생식술, 심지어 가장 수준이 낮은 생식술도 그 효과가 정확하지 않다고 느껴질 때는 하지 않을 수 있음도 아는 것이 중요하다.

내가 마지막으로 한 번 더 수정을 결심했을 때는 성공해야 한다는 엄청난 압박감을 느끼지 않았다는 점에서 그 전과 달랐습니다. 안 되면 입양을 하자고 마음을 먹으니까 크게 안심이 되었어요. 결국 임신이 되었어요. 딸을 보고 있으면 우리 인생에 그 아이가 생긴 것이 기적이라는 걸 느낍니다.

체외 수정 기술

체외 수정에는 여성의 난소에서 채취한 성숙한 난자가 필요하다. 그 난자는 시험관이나 배양 접시에서 정자와 수정된 뒤 자신이나 다른 여성의 자궁으로 이식된다. 아직까지 체외 수정은 여러 측면에서 시험 단계이고, 여성에게 위험 부담이 크고, 생물학적으로나 기술적으로 복잡한 과정이다. 초기에 체외 수정은 난자와 자궁은 정상적이지만 난관이 막혔거나 제 기능을 하지 못해 난자가 자궁에 도달하지 못하는 경우에 시도되었다(얄궂게도, 병원이나 보건소에서 우선적으로 골반염, 자궁내막증, 성병같이 불임을 일으킬 수 있는 질병을 정기적으로 검사하거나 그에 대한 정보를 제공했다면, 상당수의 사람들은 체외 수정이 필요하지 않았을 것이다). 금전적, 시간적, 정서적 부담에도 불구하고, 많은 여성이 불임 검사를 한 후 체외 수정을 시도한다. 미국에서는 매년 2만 명 정도의 여성이 대략 4만 번의 체외 수정 시술을 받고 있으며, 1994년에는 약 6천 명의 시험관 아기가 탄생했다.[2]

이 책의 저자들은 체외 수정의 이용과 체외 수정 기술에 대해 지대한 관심을 가지고 있는 한편(이에 대한 자세한 내용은 이 장의 첫머리를 참고), 여성들이 체외 수정을 시술받을 결심을 했을 때, 그에 대해 정확하고 유용한 정보를 얻는 것도 중요하다는 것을 깨달았다. 현재 불임 치료는 아이를 가지려고 시도하는 여성보다 의사나 관련 기술자가 더 많은 통제력을 가지는 경향이 있는 매우 전문적이고 상업적인 사업이 되었는데, 우리는 이 책의 논의가 그 상황에서 여성들이 더 많은 통제권을 가지게 되는 데 도움이 되기를 바란다.

체외 수정은 위험 부담이 크고 의료비가 많이 드는 정밀한 시술이다. 체외 수정 시술을 선택했다면, 주변에 지지자가 될 만한 사람을 많이 알아 두는 게 좋다. 아마도 병원 시술 말고도 보살핌을 원하게 될 텐데 가능하면 친구, 가족, 시술 과정을 경험한 여성, 불임자 지원단체, 심리치료사들의 도움을 받는 것이 좋다.

체외 수정을 하기로 결정하기는 쉽지 않은 일이에요. 모든 것이 정말 임상시험처럼 느껴지거든요. 병원 수술실에서 채취한 남편의 정자를 실험실로 가져와 내 몸에서 채취한 난자와 수정한 뒤 수정란을 다시 내 몸속으로 집어넣는 시술을 받았습니다. 아이를 갖는 것과는 엄청 다르지요. 의사가 내게 들러 내 난자가 수정을 했다고 말해 주었을 때, 비로소 난 난자와 엮여 있음을 느끼기 시작했죠. 수정란이 착상되지 않아 월경이 시작되면 우리가 한 모든 게 정말 한탄스럽다니까요.

편안하게 느껴지고, 희망 사항이나 두려움에 귀 기울이고, 궁금해하는 모든 것에 대답해 줄 수 있는 의사를 선택하는 것은 중요하다. 파트너와 함께 상담을 받을 수 있게 해주는 병원을 찾아 볼 수도 있다. 담당 의사와 임신 시도와 관련하여 일정을 의논한다. 일반적으로 착상은 네 차례에서 여섯 차례 시술 후에 이루어진다. 미리 얼마 정도의 기간 동안 체외 수정 시술을 원하는지, 잘되지 않을 때 언제 그만둘 것인지를 생각하는 것이 좋다. 이에 대해 주치의뿐 아니라 파트너나 친구들과 함께 의논한다. 추진 과정에서 생길 수 있는 어려움을 극복하도록 도와줄 것이다.

병원을 고를 때 병원들은 저마다 성공률을 높이는 데만 주로 관심이 있다는 사실을 염두에 두어야 한다. 미국 연방법에는 병원이 임신 성공률을 알려 주도록 되어 있다. 태아 생존율과 자극 주기 당 태아 생존율, 나와 비슷한 나이의 여성에게 배아를 이식한 경우와(나이가 많으면 성공률은 줄어든다) 나와 같은 진단을 받은 경우, 임신된 비율이 어떤지를 물어본다.

체외 수정이 수반하는 위험에 대해 아는 것 또한 중요하다. 몇 가지 위험은 약물과 관련되며, 다른 몇 가지는 시술 과정 자체와 연관된다. 약물 위험에 난소 과자극 증후군이 포함되는데, 이는 호르몬 체계가 변하거나 균형이

2 한국에서 체외 수정 시술에 드는 비용은 불임전문병원과 의뢰인 상태에 따라 차이가 있지만, 1회에 250~350만 원이다. 한 번에 성공하는 것은 아니어서 대부분 세 번 정도 연속해서 받는데, 1,000만 원가량이 든다. 2005년 4월 현재, 건강 보험이 적용되지 않는다.

깨지는 현상이 나타난다. 난소가 부풀어 오르고 골반 안에 분비물이 과도하게 쌓인다. 입원 치료는 거의 필요 없지만, 드물게 치명적일 수도 있다. 난소암의 경우 약물이 위험 요인으로 추측되며, 난소 종양을 증가시키는 요인이기도 하다. 생식샘 자극 호르몬(루프론, 여성의 불임 치료를 위한 피하 주사의 일종)→ 409쪽 때문에 생기는 것으로 추정되는 위험은 손상된 난소 능력을 지나치게 억제하고 어쩌면 기억력 감퇴를 가져오는 것이다. 훌륭한 연구라면 이 약물의 위험을 알아내야 한다. 난자의 복구와 배아의 자궁 내 이식과 관련된 위험은 감염, 주사기에 의한 상처, 마취 부작용, 얇은 자궁내막 때문에 자궁의 수용성이 줄어드는 것 등이다. 체외 수정은 자궁외 임신(난관 착상)의 위험을 높이며 유산율도 20~24% 정도로 높다. 또 다태 임신을 할 가능성도 커져서 임신 과정이 의료화되기 쉽다. 다태 임신은 임신부의 몸과 아기 모두에게 심한 스트레스를 준다.

또 다른 논쟁도 있다. 이처럼 많은 전문 기술자를 필요로 하는 시술은 완벽하게 전문가의 통제 아래 놓인다. 나와 파트너는 어디에서, 어떻게 시술을 받고 싶은지 전혀 말할 수 없는 상황에 놓일 수도 있다. 임신은 (정서적으로나 기술적으로나 재정적으로나) 비용이 많이 드는 일이기 때문에 우리가 아이를 어떻게 가지기 원하는지와 무관하게 의사의 지시에 따라 임신과 출산이 '관리되는' 처지에 놓이게 된다. 체외 수정을 해서 임신한 많은 여성들이 제왕절개를 하는데, 이 또한 출산 과정을 개선하는 것이 아니라 의사가 출산 과정을 더욱 통제하게 한다(체외 수정을 한 여성 가운데 합병증을 일으켜, 제왕절개술이 필수적인 여성들도 있다).

체외 수정으로 탄생한 아이들에게 위험은 없는가? 대다수의 체외 수정 시술자들은 난자나 배아가 손상되면, 발육하지 않는다고 주장했다. 그러나 시험관에서 임신한 수천 명의 아기들이 태어나 성장하기 전에는 그 말이 맞는지 알 길이 없다. 그러나 의심할 여지없이 다태임신, 특히 셋 이상의 쌍둥이를 임신하는 것은 하나를 임신했을 때보다 아이에게도 훨씬 위험하다.

시술 과정

의사와 병원마다 나름의 방법을 개발하고 있으며 여성의 나이에 따라 사용하는 약이 다르다. 일반적으로 시술은 아래 단계를 거친다.

● 생존 가능한 난포가 발달되도록 다양한 비율의 배합된 호르몬을 투여한다.→ 22장 자연유산·사산·불임·입양 가장 일반적으로 사용되는 약물은 난포 자극 호르몬과 황체 형성 호르몬을 포함하고 있는 인체 완경 생식샘 호르몬[3]이다. 인체 완경 생식샘 호르몬의 신상품이 자주 등장하는데, 휴메곤이 널리 통용되는 제품이다. 몇 가지 약은 난포 자극 호르몬(상표명 페티넥스)만을 포함한다. 여러 병원에서 GnRH(상표명 루프론 또는 신나렐) 같은 생식샘 자극 호르몬 분비 호르몬 유도체라 불리는 것과 함께 인체 완경 생식샘 호르몬과 난포 자극 호르몬을 섞어 사용한다. 생식샘 자극 호르몬 분비 호르몬 유도체는 난포의 발달률을 조절한다. 주기의 첫 단계에는, 난포에 대한 초음파 검사와 호르몬 수치를 측정하기 위한 혈액 검사를 자주 받을 것이다. 대략 여성의 10~20%는 난포가 제대로 발달하지 않아서 이 단계를 넘어서 다음 단계로 가지 못한다.

● 난자가 자연적으로 방출되기 전 몇 시간 동안 인체 완경 성선 호르몬, 난포 자극 호르몬이나 생식샘 자극 호르몬 분비 호르몬 유도체가 난포의 성장을 자극하는 데 사용되고 있는데도 난자가 나오지 않으면, 최종적으로 인체 융모 생식샘 자극 호르몬을 주사한다. 인체 융모 생식샘 자극 호르몬이 난자를 성숙하게 할 것이다. 의사는 초음파를 보면서 난자 채취용 바늘을 이용하여 난소에서 난자를 채취한다. 가벼운 마취 후 배란된 난포에서 성숙한 난자를 채취하기 위해 체강에 가느다란 바늘을 넣어 질 안쪽과 질벽을 통과시킨다. 국소 마취를 해서 질 위쪽 벽의 감각을 없앤다. 성숙한 난자를 채취한 후 그 난자를 검사하여 2~36시간 동안 배양기 안에서 완전히 발육시킨다. 그러고 나서 정자와 난자는 혼합되고, 12~18시간 배양된다(이와 함께 모든 체외 수정과 관련된 절차는, 기증된 정자와 난자에 대해 전염병 검사를 한다).

● 수정이 되었으면, 24~60시간 후(배아가 4세포기 또는 8세포기 시기)에 자궁 내로 배아가 이식된다. 착상률을 높이기 위해, 보통 3~4개의 배아가 이식된다. 미리 자신이 원하는 배아(체외 수정의 결과로 생길)를 결정할 수 있다(또 충분한 설명에 근거한 동의서나 추가 계약, 지시를 통해서 결정을 기록할 수 있다)는 것을 알아야 한다. 또한 이후 착상

3 의학계에서는 '인체 폐경 생식샘 호르몬' 이라 부른다. 폐경 대신 완경이란 말을 쓰기로 했기 때문에 호르몬 이름도 바꿔 옮겼다.

과정을 대비해서 배아를 냉동하는 것이 좋다. 그래서 이번에 시도가 실패하면, 1, 2단계를 뛰어넘어 다음 단계로 갈 수 있다. 다음 번에는 대략 냉동 배아의 50~70%가 해동 과정에서 생존하고, 그 후 착상했을 때 13~15%가 임신으로 이어진다. 또 냉동 배아를 폐기할 수도 있다. 임신하지 못하게 되면, 다른 사람에게 기증되기 전에 그렇게 했을 때의 감정 변화를 고려하는 것이 현명하다. 또한 자신이 이혼하거나 죽었을 때 배아를 어떻게 할 것인가를 생각해 놓아야 한다.

● 배아가 이식된 지 12~14일이 지난 뒤, 임신 여부를 진단해 볼 수 있다(임신 진단기는 약국에서 쉽게 구할 수 있다). 양성 반응이면 10~12주 동안 프로게스틴 좌약이나 주사를 맞을 것이다. 체외 수정을 한 여성 중 10~15%가 이 시기에 이르게 된다.

이런 과정에서 실수가 생기는 것은 불가피한데, 그러면 여성들은 자신이 '실패했다'고 여기기도 한다.

정자나 난자, 배아를 취급하는 인원이 점점 많아짐에 따라, 부주의한 취급이나 실험실에서의 실수 때문에 소실되는 배아의 수가 늘고 있다. 부부는 자주 이런 사고에 대해서는 듣지 못하고 "난자에 수정이 되지 않았다", "접합체가 분할하지 않았다", "배아가 생존하지 못했다"는 이야기를 듣는다. 잘못을 은폐하려는 압력에 대항해야 한다.

체외 수정 시술이 급격히 증가하는 것과 관련하여 더 많은 규제가 필요하다.

체외 수정과 관련된 기술

'정자 직접 주입술'은 정자를 난자에 주입하여 수정시키는 방법이다. 그러나 스스로 난자와 수정할 수 없는 정액 세포를 이용하는 이 방법은 지금은 파악되지 않은 문제를 나중에 일으킬지도 모른다. '생식체 난관 이식'은 체외 수정과 마찬가지로, 초음파 유도 하에 난자 채취용 바늘로 난자를 '채취'한 후, 된다. 난자와 정자를 복강경을 이용해 → 24장 여성의학 상식 572쪽 체강 내에서 혼합하여 난관에 놓는다. 생식체 난관 이식은 체외 수정보다 높은 성공률을 보인다. '접합자 난관내 이식' 방법은 복강경으로 난자를 '채취'하고, 여성의 몸 밖에서 정자와 수정을 한 다음, 세포 분열의 초기 단계에 배아를 난관으로 이식하는 방법이다. 접합자 난관내 이식이 생식체 난관 이식과 체외 수정보다 성공률이 약간 더 높다. 난자 미세 수정(난자의 세포벽 바깥쪽 얇은 막 안에 조그만 틈을 만듦)은 수정률을 높이기 위해 사용하는 또 다른 기술이다.

기증 난자 체외 수정은 조기 완경(조기 난소부전증)을 맞은 여성이나 유전성 질병을 가진 사람이 선택할 수 있다. 이때는 여성 자신이나 병원 측에서 난자를 제공해 줄 여성을 찾는다. 난자 기증자는 체외 수정의 경우와 마찬가지로 배란을 촉진하기 위해 동일한 호르몬 치료를 받을 것이나 난자의 기능이 회복되어 생식 능력이 생기면, 어떤 결과로 만들어진 배아라도 임신을 시도하는 여성의 자궁에 착상시킬 것이다.→ 대리모, 411쪽 이 방법의 임신 성공률은 30~40%다. 임신한 여성은 뱃속에 있는 태아와 유전적으로 관련이 없다. 기증 난자 체외 수정은 일부 레즈비언 커플이 사용하기도 하는 방법이다. 커플 중 한 명이 난자를 제공하고 다른 한 명은 아이를 임신하여, 두 명이 모두 아이와 생물학적인 연관을 가지게 한다.

체외 수정은 착상 전 배아의 유전 진단법으로도 이용될 수 있다. 자궁으로 착상시키기 전에 배아의 DNA 검사(예를 들어 아이에게 특정한 유전 요인이 있을지를 검사) 절차를 거친다. 자신이나 파트너의 가계에 낭성섬유증 또는 헌팅톤병이 유전되고 있다면, 이 절차를 밟아서 이미 진행되고 있는 임신 상태를 중단하지 않고 아이에게 그런 유전 형질이 유전되지 않도록 할 수 있다. 착상 전 배아의 유전 진단을 하려면 배아를 자궁에 착상시키기 전이나 미래의 사용을 위해 냉동하기 전에, 4세포기에서 8세포기 상태의 배아에서 세포 하나를 떼어 낸다. 이렇게 채취한 세포의 DNA검사를 통해 원치 않는 상태를 피하게 한다. 이 절차가 건강한 아기를 보증하는 것은 아니다. 단지 배아검사를 통해서 위험을 막아 보려는 것일 뿐이다.

(아기의 성별을 고르는 데도 사용되는) 이런 첨단 기술을 통해 부모들은 '원하지 않는' 성 또는 '좋지 못한' 건강 상태의 배아는 이식하지 않기로 결정할 수 있게 되었다. 이런 결정은 사회적이고 윤리적인 문제와 밀접한 관련이 있다.→ 17장 인공유산, 388쪽 이 결정이 점차 부모에게서 의료 종사자나 정부 관리자에게 넘어감에 따라, 결정을 내리는 절차 자체가 사회적 통제의 형태로 자리 잡게 되었다. 이는

이 장의 서두와 다른 부분에서도 논의한 가장 어려운 사회적, 윤리적인 질문을 제기한다.

대리모

다른 사람 또는 부부를 위해 대신 임신을 하고 아기를 낳는 계약모 또는 대리모는 보조 생식술이 발전함에 따라 광범위하게 통용되지만 논쟁의 여지가 있다. 대리 임신, 인공수정 대리 임신, 대리모 등으로 불린다(이 장에서는 때때로 따옴표를 달아 '대리'라는 말을 사용할 것이다. 이 말은 아기를 임신하고 있는 여성이 어머니가 아니라는 것을 암시하기 때문이다). 미국에서는 대리 임신이 가장 자주 사용되는데, 한 여성(대리모)이 한 남자의 정자나 기증자의 정자로 임신하여 아기가 태어나면 그 남자나 부부에게 아기를 넘겨주는 계약을 한다. 일반적으로 남성은 결혼한 상태이고, 아내가 그 아기를 입양하는 방식이다. 그들은 '대리'모에게 소요 경비와 사례금(일반적으로 15,000달러)을 지불한다. 중개소나 변호사가 상당한 금액의 특별 사례금을 요구하기도 한다. 1996년 이래로 미국에서는 이런 계약에 따라 출생한 아기가 6천 명 정도 된다.

또 다른 형태의 '대리 임신'은 대리 출산과 유사하다. 그러나 배아를 만드는 데 사용되는 난자가 임신하고 아기를 낳는 여성의 것이 아니라는 점에서 전통적 개념의 대리 임신과 차이가 있다. 게다가 대리모는 아이와 유전적인 관계가 전혀 없다. 계약 중인 부부의 정자와 난자(기증된 생식체로 불리는) 또는 다른 사람의 난자와 정자는 시험관 아기 기술에 따라 실험실에서 수정된다. 그렇게 만들어진 배아를 대리모에게 이식한다.

전통적 개념의 대리 임신은 임신시킬 수 있는 남성 파트너나 정자 기증자가 있지만, 임신을 할 수 없거나 태아를 유지할 수 없을 때, 또는 둘 다의 상황에 처한 여성에게 도움이 되기도 한다. 대리 임신은 남성과 여성이 임신을 할 수는 있으나 태아를 끝까지 유지할 수 없을 때 사용할 수 있다. 대리 임신은 또한 남성이 여성 파트너 없이 아이를 가질 수 있게 한다.

상상하는 것처럼 이것은 사회적, 법적, 재정적인 면에서 많은 문제를 일으킨다. 임신하기 전에 아이(자기와 유전적으로 관계가 있든 없든)를 포기하겠다는 계약을 체결하고서, 아기가 태어난 후에도 아무런 흔들림 없이 그 결정대로 할 수 있다고 확신할 수 있는가? 최근 아이를 포기하고 입양 보냈던 생모들이 제기하고 있는 문제가 '대리'모의 경우에도 나타나지 않겠는가? 임신 중에 그 부부가 헤어지거나 마음이 바뀐다면 그때 계약은 어떻게 될지 또한 명백하지 않다. 태어난 아기에게 예기치 못한 건강상의 문제가 생겼을 때, 공식적인 대리 임신 계약에는 계약한 당사자 부부가 그 아기를 받아들여야만 한다는 내용을 꼼꼼히 적어 넣는다. 꽤 난처한 쟁점은 계약 당사자 부부가 '대리'모에게 양수 천자 검사를 받을 것을 요구할 수도 있는가(그리고 태아의 건강에 이상이 있음이 예견되거나 확실시되면 인공유산을 할 수 있는가) 하는 것이다.

대리모가 되려는 여성은 스트레스를 받고, 임신과 출산에 관련된 위험에 처하게 될 뿐 아니라 삶이 여러 가지로 통제받게 된다. 임신 기간에 특별한 검사를 받거나 생활의 제약을 받을 수도 있다. 예를 들어, 평소에 즐기던 것을 못하게 될지도 모른다. 자기 배아가 아닌 것을 임신하기 위해서는 반복해서 호르몬 주사를 맞아야 하고 혈액 샘플을 채취해야 하며, 배아의 이식 수술을 받아야 하기 때문에 '대리' 임신에는 신체적, 재정적인 면에서 부담이 가중된다.

또 다른 문제는 대리 임신이 여자들로 하여금 돈벌이를 위해 자기 몸을 '빌려 주게' 만든다는 것이다. 한 여성은 "대리 임신은 경제적인 필요와 정서적인 요구를 충족시키는 일"이라고 말했다. 그런데 이 경우에, 공정한 가격은 얼마인가? '대리'모에게 1만5천 달러를 사례금으로 준다면 시간당 겨우 2.11달러를 지불하는 셈이다. 그러나 몇몇 대리모는 아이를 낳지 못하는 여성에게 아이를 선물하고 싶다며, 아이의 임신과 출산 과정에 들어간 비용만큼만 지불하라고 말하기도 한다. 반면, 돈을 받는 대리 임신을 옹호하는 사람들은, 그것이 관련된 모든 이들의 선택폭을 넓혀 주며 '대리'모 자신의 시간과 노력에 더 많은 보상을 해야 한다고 주장한다. 대리모나 법률가, 브로커, 생식체 기증자 등 누구에게도 그들의 서비스에 대한 보상이 있어서는 안 된다고 주장하는 대리 임신 비판자들도 있다.

최소한 미국 16개 주에서 대리 임신 관련 법률을 제정했다. 아기를 임신하기 전에 체결된 협약이 출산 후에도 법률적으로 구속력을 가지는지, 법적인 부모는 누구인지, 보상이 주어져야 하는지 같은 첨예한 이슈가 제기되고 있다. 법률적 접근은 '돈을 받는 대리 임신'의 금지에서 합법화까지 다양하다. 소수의 주 법에서만 임신한 어머니와 양육하게 될 부모 양편의 권리를 인정하고 있는데, 이것은 다양한 개인적 상황만큼 복잡해질 수 있는 문제다.[4]

법원은 몇 건의 대리 임신에 제동을 걸었다. 지금까지는 소수의 여성만이 마음의 변화를 일으켜서 자신의 친권을 지키겠다고 상대 부부에게 소송을 제기했다. 역사적 사건인 '베이비 엠' 소송에서 법원은 계약을 인정하지 않고 대리모가 친권을 양도하지 않아도 된다고 판결했다. 법원은 정자를 제공한 남성이 법적인 아버지이며 아이를 임신하고 유전적으로 연관이 있는 대리모가 법률적 어머니라고 보았다. 대리 임신한 여성의 사례에서 법원은 정자나 난자를 제공한 사람이 법적인 부모의 지위를 가질 수 있다는 것이지, 임신을 하였을 뿐 유전적으로 연관이 없는 대리 임신 여성을 법적 어머니로 승인한 것은 아니다. 정자와 난자를 제공한 부부가 임신 기간 중 이혼했을 때는 문제가 더 복잡하다. 어떤 대리 임신 관련 소송에서, 부부가 이혼한 후, 아내는 자신이 아기와 유전적 관련이 있기 때문에 친권을 주장하고 아기의 공동 양육권을 요청할 수 있었다. 다른 판례에서, 친권에 대한 법원의 입장은 유전적인 연관성이 아니라, 정자나 난자를 제공한 사람에게 아이를 키울 뜻이 있는가에 따른다.

대리 임신의 모든 관련자들에게 장기적으로 미치는 영향은 알려지지 않았다. 위험에서 보호할 수 있는 보호 장치는 있는가? 어쩌면 대리 임신 계약으로 태어난 아이가 가장 위험한 상황에 놓여 있는지도 모른다. 아기가 태어나기 전에 명확하게 친권을 확정하고 안정된 양육 환경을 보장해야만 아기는 보호받을 수 있다. 대리모는 신체적, 정서적, 재정적으로 취약하다. 대리모가 보호받아야 하는가, 어떻게 보호받을 수 있는가 또한 논란이 많다. 계약서가 대리모를 보호할 수 있는가가 논쟁의 핵심이다. 양육할 부모들은 대리모가 마음이 변해 아이를 주지 않을 수 있다는 위험을 각오하고 대리 임신을 시도한다. 주에 따라 다양한 법이 있지만 일반적으로, 계약상으로는 여성이 자신이 낳은 아이를 억지로 포기하지 않아도 된다. 양육할 부모는 대리모의 임신을 억지로 중단시킬 수 없고, 많은 주에서는 양육할 부모가 아기를 받아들이도록 하고 있다. 난자 기증자도 신체적으로 위험 상태에 처하는데, 안전한 의료 처치로 이 위험을 낮출 수 있다. 정자 기증자처럼, 난자 기증자도 나중에 아이를 만나기를 원하는지 아닌지를 결정할 수 있어야 한다. 정자 기증자에 대한 보상은 문제시되지 않았으나 몇몇 주에서 난자 기증자에 대한 보상은 금지하고 있다. 이렇게 형평성이 맞지 않는 데 대한 논리적인 근거는 제시되지 않는다.

'임신 서비스'와 사실상의 아이 '구매' 사이의 모호한 경계와 대리 임신 협약 대상인 아이들에게 나타날지도 모를 문제에 대해 관심을 가져온 미국의 「여성건강네트워크」에서 1987년에 공포한 비판 내용은 오늘날까지도 주목을 받고 있다.

- 상업적인 대리 임신 계약은 공공 정책이나 현재의 법 정신에 위배되며, 인간 삶의 가치를 경시하는 것이고, 여성을 착취하는 것이므로 법으로 금지해야 한다.
- 상업적 대리 임신 계약을 규제하는 법은 아이를 구매하려는 남성이나 여성, 아이를 낳아 주려는 여성, 이들을 연결하고 대가를 받으려는 변호사나 중개인, 의학적인 검사와 절차를 진행하고 대가를 받는 의료 기관, 그 외 브로커들에 대해 모두 적용해야 한다.
- 모든 대리 임신 계약이나 협약은 강제할 수 없다. 어떤 여성도 임신이나 출산 이전에 계약할 것을 근거로 아이를 포기하도록 강요되어서는 안 되기 때문이다. 임신한 여성(아이를 낳은 여성)은 모든 법적인 면에서 어머니로 인정되어야 한다. 더 나아가 대리 임신 협약은 현행법에도 어긋나는 것이다.

이 주장에 동의하지 않는 여성주의자들도 있다. 그들은 대리모 거래가 선택 가능성을 확대한다고 주장한다.

태아 성 선택

아이의 성을 선택하려는 시도는 한 달 중 특정 시기에만 성관계를 하거나 수정하는 등의 낮은 수준의 기술에서부터 선택적으로 낙태를 하는 방법이나 여성의 자궁 안으로 이식할 태아를 선별하는 첨단 기술 등 다양한 방식으로 진행되고 있다. 어떤 부부는 의학적인 이유 때문에 아이의 성을 선택하고자 한다. 어떤 유전성 질환(예를 들면 혈우병, 근이영양증)은 여자보다 남자에게 치명적이기 때문이다. 그러나 자신이 원하는 성별의 아기를 낳을 수 있다는 것이 확실해야만 아이를 가지고 싶은 마음이 든다는

4 한국에서는 대리 임신이 법적으로 금지되고 있으나, 은밀하게 행해지고 있다. 대리 임신과 출산이 법적인 보호를 받지 못하고 있어서 일방적인 계약 파기나 반인권적인 요구에도 대처할 방법이 없음이 2005년 3월 SBS「뉴스추적」에서 보도되었다.

사람들도 있다.

낮은 기술 수준의 방법은 아이의 성이 아버지에 의해 결정된다는 사실에 의존하고 있다. 이유는 다음과 같다. 인간의 모든 세포는 46개의 염색체를 가지며, 이 염색체는 23쌍을 이룬다. 우리는 어머니로부터 각 염색체 쌍에서 한 부분씩을 받고, 다른 한 부분을 아버지에게서 받는다. 23쌍 중 하나가 성을 결정짓는다. 이것이 성염색체로, X와 Y라고 불린다. 여성은 두 개의 X염색체가 있고, 남성은 X염색체 한 개, Y염색체 한 개를 가지고 있다. 성숙한 난자와 정자는 각 염색체 쌍의 한 요소, 단지 한 가지 성염색체만 가지고 있다. 여성은 X염색체만을 가지기 때문에 난자에는 하나의 X만이 존재한다. 남성은 XY이기 때문에 정자 세포의 반은 X염색체를, 나머지 반은 Y염색체를 가진다. 난자(항상 X)가 X를 가진 정자와 수정되면, 그 아이는 여자(XX)가 될 것이고, Y를 가진 정자와 수정되면 남자(XY)가 될 것이다(드물게 아기의 성별이 명확하지 않은 경우가 있다. 간성이나 성전환에 대해서는 2부를 참조).

낮은 기술 수준의 방법으로 X나 Y를 가진 정자를 선택하여 아기의 성을 선택하려 하지만 효과적이지 못하다. 이 방법은 Y를 가진 정자가 X를 가진 정자보다 더 빨리 헤엄치는 경향을 보이고, 산성을 띠는 질 내부의 조건에서 쉽게 해를 입는다는 관찰에 근거한다. 반면에 X를 가진 정자는 자궁경부나 자궁 내, 나팔관에서 더 오래 생존하고, 알칼리성에 좀 더 민감한 것이 밝혀졌다. 여자 아이를 임신할 가능성을 높이기 위한 방법을 한 가지 추천하자면, 배란 전 36~48시간에 성관계를 갖거나 수정을 하는 것이다. 남자 아이를 원한다면, 배란 전 2시간에서 24시간 사이에 성관계를 갖거나 수정을 해야 한다.→ 13장 피임, 가임기 관찰법, 293쪽 혼란스럽게도, 다른 연구자들은 반대되는 제안을 해 왔다. 배란 며칠 전 성관계를 하거나 수정을 해야 남자 아이를 가질 가능성이 높고, 배란 시기에 하면 여자 아이를 가질 가능성이 높다는 것이다.

권장되고 있는 또 다른 기술은 주로 X나 Y정자가 산성과 알칼리에 보이는 반응을 이용한다. 여자 아이를 가지기 위해서는 성관계나 수정 전에 산성 관주법(화이트 식초 2큰술을 미지근한 물 1리터에 넣는다)을 사용하고, 정자가 질의 산성 환경에서 오랜 시간 머물게 하기 위해 질 입구 근처에 정액을 놓이게 하고, 대면 체위를 취하며, 질의 알칼리 성질을 높이게 되는 여성의 오르가슴은 피한다. 만일 남자아이를 원한다면, 알칼리 관주법(1리터의 물에 베이킹소다 2큰술을 넣는다)을 사용하고 다른 조건도 반대가 되도록 한다. 어떤 방법도 성공을 보장하지는 않지만 가능성을 높이는 것은 틀림없다.

이런 방법은 단지 가능성을 높이는 것뿐이다. 피하고 싶은 유전병이 남자 아이에게 유전될 확률이 50대50 이라면, 좀 더 확실한 결과를 원할 것이다. 그럴 때에는 임신한 후에 의사가 태아의 성을 판단하도록 한다. 성뿐 아니라, 성과 연관되어 나타나는 질병 또한 태아에게서 진단할 수 있다. 태아가 남자이고, 걱정하던 병이 실제로 있음을 알게 되면, 아이를 낳기로 한 경우에, 스스로가 정서적으로나 실제적으로 아기의 질병에 대처할 준비를 더 많이 할 수 있게 된다. 임신 중절을 하겠다는 어려운 결정을 할 수도 있다.→ 17장 인공유산, 388쪽

태아의 성은 배아가 이식되기 전, 체외 수정 동안 결정된다.→ 414쪽 이는 임신 초기 3개월 동안 융모막 검사로 확인할 수 있다.→ 19장 임신, 임신 중 검사, 450쪽 태아의 성은 양수천자 검사로도 확인할 수 있다. 그러나 이 방법은 임신 14주 이전에는 사용할 수 없다. 염색체 분석을 완료하기 위해서는 3~4주 정도가 더 소요되기 때문에, 인공유산을 결정한다는 것은 임신 4개월 이후에(4~6개월, 이때는 임신 초기보다 더 고통스럽고, 위험하고, 심리적으로 힘들다) 인공유산하게 됨을 의미한다.

인공유산 반대 운동가들은 모든 인공유산에 반대해 이 행위에 양심의 가책이 들게끔 했다. 원하는 성의 아이를 얻기 위한 인공유산이 증가함에 따라 그들은 이 행위가 인공유산을 옹호하는 사람들이 이기적이고 냉담하다는 명백한 증거라고 주장했다.

인도 같은 나라의 여성주의자들은 다른 이유로 성을 선택하는 것에 반대했다. 아들을 낳아야 한다는 강력한 문화적인 압력이 존재하는 곳에서, 여성은 여아를 낳지 않기 위해 인공유산을 해 왔다. 예를 들어 인도에서는 남아 선호 때문에 인구학적인 불균형이 생겼고, 이 결과 일반적인 성비가 역전되었다. 이 역전은 기본적으로는 여아를 고의적으로 유기하는 것 때문이지만 특히 태아의 성 감별로 인해 이 현상이 더욱 가중되었다. 인도의 여성주의자들은 성 감별 출산을 위해 일반적으로 사용되는 양수천자와 융모막 검사의 중단을 요구했다. 이 검사는 많은 곳에서 법으로 금지되어 있지만, 아직도 여아 살해가 행해지는 인도 같은 곳에서는 이 방법이 지속적으로 활용되고 있다. 게다가 여아와 성인 여성의 사망률이 남아와 성

인 남성의 사망률보다 높다. 여성은 음식과 의료 등 생명 유지에 기본적인 자원에 접근할 수 있는 기회가 적기 때문이다.

많은 연구들을 보면, 사람들은 보편적으로 아들을 선호하며 특히 첫아이로 남아를 원한다는 것을 알 수 있다. 이 때문에 인구 조절을 지지하는 부류의 사람들은 인구 증가를 막는 방법으로 아이의 성을 선택해서 낳는 방법을 지지했다. 이들은 사람들이 더러 실제 자신이 원하는 수보다 더 많은 아이를 가지는 것은 아들을 낳으려 하기 때문이라고 주장한다. 게다가 성을 미리 선택하면 태어나는 아이의 수가 줄어들게 될 것이다. 여아가 적게 태어나게 되면, 다음 세대에는 아이를 낳을 여성이 줄어들 것이다.

여성주의자들 사이에서 이런 행위를 저지하고, 이 일이 발생하는 상황을 변화시킬 수 있는 가장 좋은 방법이 무엇인지에 대해서는 의견의 일치를 보지 못하고 있다. 중국과 인도에서 여성 단체는 여아 살해의 근본적인 원인인 여성에 대한 사회 관습적인 가치와 태도를 바꾸기 위한 대중 교육을 실시하고 정치 캠페인을 벌였다. 성 감별이 진정한 선택권을 주는 것이 아니라면서 성 감별 금지에 찬성하는 여성주의자들도 있고, 정부의 간섭을 의심하며, 궁극적으로 여성 자신이 결정해야 한다고 믿는 여성주의자들도 있다. 성 감별이 '맞춤' 아이를 만들어 내는 경향의 일부라고 반대하는 이들이 있는가 하면, 성 감별을 법률적으로 금지하고 단속하려는 노력이 임신한 여성의 행동을 통제하고 범죄화하려는 시도와 맞닿아 있다고 보는 이들도 있다.

아이의 성을 선택하는 행위의 도덕성에 대해 의견이 서로 다를 수 있다. 우리는 여성의 삶이 현실적으로 서로 다르다는 것과 각각의 여성들이 자신의 임신·출산을 결정할 권리를 옹호하는 것이 중요함을 인식해야 한다.

성장하는 생명공학

배아 줄기세포 연구와 배아 복제

최근 몇 년간 생명공학 회사와 연구소들은 인간 배아의 줄기세포가 당뇨병, 파킨슨씨병, 암, 치매까지 포함한 광범위한 만성 질환, 퇴행성 질환, 급성 질환을 치료할 수 있게 해 줄 것이라고 주장해 왔다. 이들의 예견은 많은 환자 지지 모임의 열성적인 옹호를 받고 있고, 이런 질병의 고통에서 벗어나길 원하는 사람들에게 희망을 불러일으키고 있다.

이제까지 배아 줄기세포 연구는 인간이 아닌 동물을 통해서 한정된 치료 결과만을 도출해 냈다. 그리고 이런 생명공학계의 어떤 주장 중 과도하다고 여겨지는 부분도 있다. 그러나 많은 연구자들은 곧 획기적인 도약이 일어날 것이라고 확신한다.

배아 줄기세포 연구는 격렬한 논쟁을 일으켜 왔다. 비판하는 이들 대부분은 윤리적 입장을 강하게 내보이는데 줄기세포 추출이라는 목적만을 위해서 배아가 이용되고 버려지기 때문이다. 언론에 보도되지 않고 있지만, 적극적인 인공유산 지지자 중에는 배아 복제(체세포 핵 이식, 연구용 배아 복제, 치료 목적의 배아 복제) 연구를 제외한 나머지 배아 줄기세포 연구에 찬성하는 사람도 있다. 그러나 이 지지자들의 일부는 상대적으로 침묵을 지키고 있는데 그것은 배아 줄기세포 연구에 대한 비판이 인공유산 반대자들에게 이용되어 배아의 법적, 도덕적 지위 상승이라는 결과를 낳을까 우려해서다.

배아 복제 반대론자들 중에서 배아 줄기세포 연구에 찬성하는 사람들도 있는데, 불임 여성을 위한 체외 수정 시술에서 만들어진 배아를 여성의 동의 하에 기증받는 경우에 한해서 그 배아로 실험을 할 수 있다는 것이다. 그런데 대중적인 논쟁에서는 '배아 줄기세포 연구'와 '배아 복제'가 확실하게 구분되지 않는 때가 많다. 그래서 배아 줄기세포 연구에 찬성하는 것과 배아 복제에 대해 심각하게 우려하는 것이 공존할 수 있고, 실제로 공존한다는 사실을 이해하는 사람이 많지 않다.

배아 복제 관한 윤리적 논의

왜 사회 정의에 관심을 가진 많은 이들이 배아 복제에 대해 윤리적 논의와 우려를 표하는가?

첫째로, 앞으로의 치료를 위해서는(최소한 첫 단계에는) 수많은 기증 난자가 필요하다. 이것은 많은 여성들이 약물과 외과적 처치에 관련한 상당한 위험에 처하게 됨을 의미한다. 여성들은 이미 불임 클리닉에서 이런 위험한 처치를 받고 있지만, 임신 가능성이 있다는 이유로 그 위험은 정당화될 것이다. 그런 난자 기증이 필요하지 않은 배아 줄기세포 연구가 그 잠재력을 더 잘 보여 주기 전까지는, 오로지 연구 목적으로 이런 위험을 무릅쓰라고 요구하는 것은 적합하지 않다. 이 연구에 참여한 여성들이 진정한 동의를 할 수 있도록 위험에 대한 통계도 더 정확히 조사되어야 한다.

둘째로, 많은 여성 건강 운동 단체들은 다수의 난자 시장이 형성될 것을 우려한다. 이미 체외 수정 불임 클리닉에 난자를 기증한 여성들은 4천~1만 달러까지 보상을 받았다(어떤 경우는 5만~6만 달러까지 제공한다고 대학 캠퍼스에 광고하기도 한다). 여성들이 자신의 난자를 아무 대가 없이 제공하지도 않을 것이고 게다가 그런 유혹에 가장 약한 것은 가난한 젊은 여성들이다.

셋째로, 복제된 배아의 생산은 대물림되는 유전자 변형에 필요한 핵심적인 요소를 제공할 것이다. 치료 목적이든 유전자 개선이 목적이든(부모가 그 형질을 선택하는 '맞춤아기'라고 부르는 것), 대물림 가능한 유전자 조작은 어떤 부정적인 영향을 후손에게 물려줄지 알 수 없다. 그 전에 아무리 많은 연구를 했어도 어떤 영향이 나타날지 예견할 수 없다.

네 번째로, 미국을 포함한 많은 나라들이 배아 복제에 대한 실제적인 규제와 감독을 할 수 있는 정부 기관이나 법규가 없다는 것이다. 이것은 현재 인간 복제를 시도하고 있는 의사와 연구자들이 성공할 가능성을 증가시킨다. 많은 나라들이 인간 복제를 금지하는 법이 아직 통과되지 않았기 때문에 더욱 그렇다.

마지막으로, 생명공학계의 유명 인사들이 인정했듯이, 배아 복제에 기초한 치료법은, 현실화된다고 하더라도, 엄청나게 비싸게 될 것이다. 현재, 개인의 특허권을 통제할 수 있는 장치가 없으므로, 회사들은 터무니없는 금액을 요구할 수 있고 그러면 아무나 그것을 이용하지 못하는 문제가 심각해질 것이다.

배아 줄기세포 연구와 배아 복제

배아 줄기세포는 초기 상태의 배아에서 추출한다. 현재까지는 불임클리닉이 더 이상 필요하지 않은 사람들이 기증한 이미 존재하는 배아로부터 추출하는 것이 대부분이었다. 그런 배아들은 시험관 안에서 '전통적인' 방식으로, 즉 난자와 정자의 결합으로 만들어진 것이다. 배아 줄기세포를 만드는 또 다른 방법은 배아 복제를 하는 것이다. 그것은 난자와 정자가 결합하는 것이 아니라, 핵이 제거된 (다른 사람의) 난자에 체세포 핵을 이식하는 방법이다.

차세대 유전자 조작

우려할 만한 숫자의 영향력 있는 과학자, 생명공학 회사 등은 대물림되는 유전자 조작을 이용한 질병 치료뿐만이 아니라 인간의 유전자(외모, 재능, 지능)를 개선할 수도 있다고 선전하고 있다. 그러나, 우리가 현재 유전자에 관해 알고 있는 것에 근거하면, 예상대로 한 명의 건강한 아이를 만들어 내도록 배아를 변형시키는 것이 가능할 것 같지는 않다.

일부의 인간 유전자 개선론자들은 유전자 목록에서 유전자를 골라 모아서 자녀를 만들어 낼 수 있는 날을 기대한다고 말한다. 또 다른 이들은 '인류 진화에 대한 통제력을 획득'하고 현재의 인류와는 다른 '포스트 인류', '트랜스 인류'를 만든다는 거창한 전망을 가지고 있다.

미국 앨러바마대학의 철학과 교수인 그레고리 펜스 박사는 인간 유전자 강화 지지자 중의 한 명이다. 그는 이렇게 썼다. "많은 이들이 리트리버 종의 명랑한 기질을 사랑한다. 사람도 똑같은 식으로 선택할 수 있을까? 가족의 요구에 맞게 훌륭한 사육사가 개의 품종을 고르는 것과 마찬가지로, 최소한 아이가 어떤 유형이 되도록 부모가 선택할 수 있게 하는 것이 그리 끔찍한 일일까?"

DNA 분자 구성을 규명하여 노벨상의 영예를 안은 제임스 와트슨도 차세대를 위한 유전자 조작을 지지한다. 그는 "사람들은 모든 소녀들이 다 예쁘기만 하다면 재미없을 거라고 하더군요. 하지만 나는 굉장한 일일 거라 생각해요." 하며 지지를 표명한다.

프린스턴 대학의 생물학자인 리 실버는 가까운 미래에 대물림이 가능한 유전자 변형은 결과적으로 예기치 못한 유전적 특권 계급과 하위 인간 종을 만들어 낼 것이라고 전망한다. 그는 "유전적 부유층 계급과 자연인 계급은 완전히 다른 종이 될 것이다. 다른 종간의 교잡은 불가능하고 현재의 인류가 침팬지 보듯 서로에 대해 그런 느낌을 갖게 될 것이다."

보스턴대학 보건대 보건법·생명윤리·인권학과 학과장인 조지 애나스에 의하면 그런 전망이 실현될 가능성이 조금이라도 있는 만큼, 이와 같은 인간 종의 분리는 대물림되는 유전자 변형에 반대할 충분한 이유가 된다. 인류의 역사가 주는 교훈을 보면, 두 종류의 새로운 인류는 서로 매우 다른 존재라고 볼 것이고 한쪽이 다른 쪽을 예속하거나 파괴할 것이다. 노예제나 '유전적 인종 청소' 같은 잠재적 위험이 있으므로 이 기술을 계속 개발하는 것은 인류 전체에 대한 범죄가 될 수도 있다. 이런 주장이 너무 억지스러워 보일지 모르지만, 유전자 변형이 인류 전체에 미칠 수도 있는 위험을 안고 있다면 과학자나 회사, 한 국가가 그런 기술 사용에 대한 도덕적 판단을 내릴 수가 없다(책임감 있고 민주적인 세계적인 기구만이 이 유전자 조작의 이용에 대한 결정권을 가져야 한다).

대물림되는 유전자 조작의 초기 논쟁에서는 질병 치료를 위한 것과 키, 눈 색깔, 체력, 순발력, 지능 같은 특징을 향상시키기 위한 것을 구분해야 한다는 주장이 있었다. 그러나 그런 접근법은 타당하지 않다는 것이 점점 분명해졌다. 의료적으로 필요하지 않은 '유전자 조작'과 의료적으로 필요한 유전자 조작의 구분에 대해 사람들이 합의할 수 없을 때가 종종 있었기 때문이다. 게다가 어떤 '변형'은 '치료'와 '개선' 사이의 어디쯤에 위치할 것이다. 예를 들어 면역 체계 강화가 그렇다. 그리고 우리는 이미 성형 수술을 비롯한 많은 의료 목적으로 도입되었으나 곧 상업적이고 비의료적으로 이용되는 것을 목격했다.

유전자를 더하거나 바꾸어서 어떤 결과가 나타날지, 유전자들이 서로 어떤 상호 작용을 일으킬지 과학자들도 확실히 예측할 수 없다는 점도 명심해야 한다. 유전자 변형 식물이나 동물을 만들어 내는 것과 인간을 시험 대상으로 삼는 것은 아주 다른 문제이다. 대물림될 수 있는 유전자 변형이 사람에게 적용된다면 그 결과는(의도하든 아니든 또는 유리하든 불리하든) 다음에 올 모든 세대에게 영향을 미칠 것이므로 그 연구는 비윤리적인 것이 될 수도 있다.

불가피하게 여성은 '완벽한 아기'를 출산해야 한다는 압력에 시달리게 될 것이다. 그것은 유전자에 기인한 또 다른 형태의 차별과 편견, 강력한 새 우생학 운동의 부활을 북돋을 것이다. 대물림 가능한 유전자 변형(그리고 수정란 분할별 선택)의 지지자들은 '선택'의 자유를 내세우며 이러한 첨단 기술이 개인의 사생활권을 확장시킨다고 주장하려 할 것이다. 이런 식의 주장은 우리가 여러 해 동안 싸워서 얻으려 했던 권리(원하지 않는 임신을 그만둘 수 있는 권리)와, 그것과는 매우 다른 것(즉, 태어날 아기의 유전자 조작을 무제한적으로 할 수 있는 개인 또는 부모의 권리)의 차이를 흐릿하게 만든다.

많은 생명공학 관련 논쟁에서 '선택'의 권리라는 말이 이렇게 도용되는 것에 대해 여성 건강 운동가들은 항의를 해야 한다. 언론 보도와 대중문화에서 생명공학에 신비하고 강력한 이미지를 불어넣어 왔기 때문에 비판적인 평가나 대중적 담론을 만들어 내기는 매우 어렵다. 모든 이들은 질병을 치료하고 질병의 고통을 감소시키는 방법을 찾길 원한다. 그래서 새로운 치료법 소식을 들을 때마다 흥분하게 된다. 그러나 획기적인 치료법이라고 하는 것의 효과는 대체로 확실하지 않을 때가 많은데, 언론에서는 이 영역에서 계약되어 있는 대부분의 설명을 보도하지 않는다.

복잡한 사회적 상황이나 건강 상태가 유전자 때문이라는 이야기를 우리는 종종 듣는다. 유전자가 수줍은 성격, 성적 취향 등을 결정하고, 평생 가는 낙천주의 또는 염세주의 경향까지 유전자에 의한 것이라는 주장은 지나친 단순화 정도가 아니라 오류일 때가 많다. 생명공학이 미래에까지 영향을 미칠 것을 생각하면, 어떤 기술을 책임감 있게 전체 사회에 이롭게 사용할 수 있는가에 대해 매우 신중하게 생각하는 것이 우리와 우리 아이들, 미래 시대를 위한 의무다. 핵심적인 문제는 어디까지 어떻게 선을 긋느냐 하는 것이다.

맺음말

이 책 저자들 중 상당수는 첨단 기술이나 여성의 몸에 영향을 미치는 보조 생식술 사용을 선택하지 않았고, 다른 사람들에게 사용하도록 조언하지도 않았다. 저자들 중 대다수는 생물학적인 아이를 갖고 싶었던 경험이 있다. 그러나 대다수 기술이 여성의 몸을 사회적으로나 의학적으로 통제하며, 여성들에게 신중하게 다른 방법을 권해야 할 만큼 위험하고 비용이 많이 드는 임신·출산 체계를 조장한다.

체외 수정과 그에 따르는 시술을 받으려는 사람들에게

는, 그것이 주는 신체적, 감정적, 경제적 부담에 대해 완전히 아는 것이 중요하다. 자신이 내려야 하는 여러 결정에 최대한 책임질 수 있도록 충분한 정보가 있어야 한다. 또 때때로 험난한 길을 만났을 때 필요한 지지자들을 주변에 모으는 것이 중요하다. '성공해야(아이를 낳아야) 한다'는 것과 '내' 아이를 낳아야 한다는 압박감에도 불구하고, 또 과학 기술에 열광하는 우리 사회의 분위기와 보조 생식술의 상품화에서 오는 압박에도 불구하고, 멈추고 싶을 때 중단할 줄 아는 것이 중요하다. 좀 더 광범위하게 사회적으로 욕구가 조화를 이루어야 한다는 것과 보건 환경 조성에 어떠한 압력을 행사할 수 있는지 아는 것과 기본적으로 태아기의 건강과 여성과 아이들을 위한 부족한 건강관리에 대해 정부에 요청하는 것이 중요하다. 우리는 모든 여성을 위해 좀 더 유용하게 작동할 수 있는 사회 정책을 창조해야 한다.

정보꾸러미

영화

메이드 인 아메리카 | 리차드 벤자민 감독

웹사이트

불임센터 IVF | www.ivf.co.kr

서울대학교 불임클리닉 | www.seoulivf.com | 02-760-2667

여성의학연구소 | www.chaimc.co.kr

한국불임센터 | www.ivfkorea.co.kr

한국여성민우회 여성환경센터 | eco.womenlink.or.kr

4

임신과 출산

여성의 삶과 출산의 힘

임신과 출산은 숨쉬고 생각하고 일하고 사랑하는 것 같은 일상적인 일이기도 하고, 새로운 세계를 향해 떠나는 모험처럼 색다른 사건이기도 하다. 이 과정에서 삶이 모든 면에서 확장된다. 임신, 직장일, 집안일을 함께해 가면서, 또 산고를 치르고 아이를 낳아 키우면서, 창조력과 융통성, 결단력, 직관, 인내심, 유머 감각 등 우리가 지닌 풍부한 잠재력을 발휘한다.

아이를 둔 여성과 임신한 여성은 모두 저마다 다른 배경을 가지고 있다. 직접 아이를 낳은 어머니도 있고, 수양어머니나 의붓어머니도 있고, 아이들의 후견인도 있다. 우리는 성적인 기호도 다르며 나이도 제각각이다. 파트너가 있을 수도 없을 수도 있고, 독신일 수도 있다. 장애가 있을 수도 있고, 소득 수준이나 사는 지역도 다르다. 직장인일 수도 있고, 학생이거나 전업 주부일 수 있다. 계획을 세워 임신한 이도 있겠지만 갑작스럽게 임신한 이도 있다. 임신을 해서도 산전 관리를 잘 받는 이도 있지만 여건이 그렇지 못한 이도 있다. 아예 산전 관리를 생각할 수 없는 처지의 사람들도 있다. 출산하는 곳도 다르다. 따뜻한 지지 속에 환영받으며 아기를 맞이하는 여성도 있으나, 홀로 아이를 맞이하는 여성도 있다. 아이를 집에서 낳는 이들도 있고, 조산원이나 병원에서 낳는 이들도 있다. 어떤 여성이든, 어떻게 어머니가 되었든, 자신과 아기를 돌볼 여건이 충분히 마련되어야 한다. 가정과 이웃, 사회에서도 환영받을 자격이 충분하다.

임신한 이에게는 가족과 친구들의 격려, 사랑, 지지가 필요하고, 경제적 안정, 안전한 일터와 집안 환경, 수준 높은 보육 시설과 교통편 같은 사회 여건, 출산 휴가, 영양가 있는 음식, 잘 쉬고 운동할 수 있는 시간, 노련하고 지혜로우며 산모를 존중해 주는 이의 도움이 필요하다. 임신 기간에 줄곧 누군가의 보살핌과 아이를 잘 낳을 수 있다는 자신감이 필요하며, 나와 아기를 세심하게 돌봐줄 사람이 있어야 한다.

분만 장소는 가능한 한 집과 가까운 곳이어야 하고 안심할 수 있는 환경이어야 한다. 그래야 분만 과정 동안 자기

뜻대로 분만을 할 수 있다. 힘을 낼 수 있는 영양가 있는 음식과 음료도 필요하다. 나를 믿어 주고 인내하면서 자연스러운 분만 과정을 지켜보면서, 옆에서 긴장을 풀어 주고 편안한 분만 자세를 유지하도록 도와줄 사람도 필요하다. 그리고 비상 시에는 병원에 가거나 의사의 도움을 받을 수 있어야 한다.

출산 뒤에는 아기와 함께 보낼 시간이 필요하다. 내가 출산하고 난 뒤 며칠에서 몇 주간 집안일을 도와줄 사람이 필요할 것이다. 산후에는 풍부한 영양을 섭취하고 편히 쉬며 운동을 해야 한다. 첫아이를 낳고서 좋은 어머니가 되고 싶은 여성은 정확하고 풍부한 정보는 물론, 지혜로운 다른 부모들의 격려와 도움을 받고 싶어 할 것이다. 또 다음 임신을 계획하는 데 실질적인 도움을 줄 가족계획 기관을 이용하고 싶어 할지도 모르겠다.

좀 더 인간다운 사회에서는 여성이 자신감을 가지게 하는 출산 문화를 만들 수 있을 것이다. 그렇게 되기 위해서는 여성, 아기, 가족을 중심에 두고 조산사가 분만을 돕는 체계가 되어야 한다. 이런 사회에서는 정책 결정자들과 돌봄이들은 여성의 언어, 문화, 경험, 여성의 힘을 소중하게 여기며 우리를 존중할 것이다. 사회 경제적 정의가 실현되는 사회는 여성에게 힘과 자신감을 줄 것이고 무지를 없애 주고 두려움을 최대한 없애줄 것이다. 또한 자원 할당은 균등하게 하며, 먹을거리와 주택을 넉넉하게 공급할 것이다. 대부분의 분만에는 조산사들이 참여할 것이고, 의사들은 적절한 조언과 의료 정보를 제공하는 역할을 할 것이다. 그리고 우리는 집이나 조산원, 병원 등 어디든 원하는 곳, 즉 기술을 믿을 수 있고 인정 많은 조력자가 있는 곳을 골라서 분만할 수 있을 것이다. 건강 보험의 실질적인 혜택을 모든 이들이 누릴 수 있을 것이다. 정책적으로 가족 휴가가 넉넉하고, 주간 보육 시설이 있어 직장을 잃을 염려 없이 아기와 가족들은 안심하고 오랜 시간을 함께 있을 것이다. 그런 세상이라면 의료비는 급감하고, 여성들은 자부심을 가지며 자연에 가까운 방식으로 분만할 수 있을 것이다. 아이들도 잘 자랄 것이다.

이런 비전은 현재 우리 사회에서 지배적인 '불안한 출산 문화'와는 반대되는 것이다. 그런 문화가 우리의 믿음, 기대, 경험을 결정하고 있다. 지금의 산과 체계는 대규모 의료 산업 결합체의 한 부분이다. 의과대학에서는 위험과 질병에 초점을 맞추어 산과학을 가르친다. 그래서 출산은, 병원에서 엄청나게 많은 검사와 의약품, 기술을 동원하여 '관리해야만 하는' 위험하고 견디기 힘든 과정이 되어 버린다. 어떤 검사나 의료 기술도 안전하고 유익하다고 판명난 적 없지만 말이다. 산부인과 의사와 병원 관계자들은 의약품과 기계를 구입함으로써 이미 충분히 부유하고 힘깨나 쓰는 의료기 회사나 제약 회사들을 끝없이 먹여 살린다. 공장을 본뜬 병원 제도는 자기들만의 규율과 시간표가 있어 출산하는 여성의 고유한 리듬을 방해한다. '시간을 아낀다.'는 미명 아래 출산 과정에 끼어들지만 실상은 간호사 인력을 대신하기 위한 방법일 뿐이다. 그 체계에 순응하는 것과 저항하는 것 사이의 중간 지대를 찾기는 쉽지 않다. 이런 체계가 계속되면 임신과 출산, 모성이 가진 성적, 사회적, 영적 차원은 무시되며 억압받거나 완전히 사라진 것처럼 보일 것이다.

우리 삶의 현실적 조건에는 관심이 없고 오로지 의학적이기만 한 산과학은 사회적, 경제적 병폐 때문에 생기는 문제에도 의료적인 해결책만을 적용한다. 돈이 없어서 건강한 임신을 돕는 지원마저 부족한 여성들은 가난으로 인해 이미 전반적인 건강에 문제를 안고 있다. 의료인들은 가끔 임신한 여성을 다정다감한 어머니라기보다는 아기를 담은 용기쯤으로 보고 아기에게 '적대적인 환경'으로 취급하면서 태어날 아기와 우리를 맞서게 한다. 임신 기간 중 대학 병원에 가면 우리는 의대생들을 위한 실습 대상이 되어 버린다. 그렇지 않은 경우라도 우리는 연속성 없고 서둘러 대는 진찰을 받고 존중과는 거리가 먼 대접을 받는다. 병원에 가 보면 우리는 고립되어 버리고, 불친절과 모욕을 너무 많이 당하지만 그렇다고 산전 진찰을 중도에서 그만두자니 임신부 건강이 위험해질 수 있고, 문제가 있다는 것을 끝까지 모르고 지낼 위험도 있다. 그러다 마침내 분만이라는 위기의 순간이 닥치면, 산과 의사와 소아과 의사는 비싼 기술로 아기를 '구출'해 낸다. 아기를 집으로 데리고 온 뒤에는 그 작은 아기를 보살피는 데 대한 지원은 거의 없다.

현재 조산사, 가정 분만 같은 대안을 선택하는 이들은 아주 소수다. 병원 분만의 대안인 조산술이 대부분의 여성과 아이들에게 더 좋고 더 안전하다는 사실을 입증하는 증거들이 세계 곳곳에서 과학 논문과 일반서에(심지어 의학서에도) 넘쳐나는데도 대부분 의사들은 아예 관심을 두지 않는다.

여성 중심의 출산을 위해 활동하는 사람들과 조산사의 열정적인 노력의 결과로, 좀 더 산모와 가족 중심의 분만을 하고 분만에서 산후 과정까지 확대한 프로그램을 운영하는 병원이 늘고 있다. 일부 의식 있는 의사는 조산사의 기술을 높이 평가하고 있고 새로운 치료 모델 개발에 열성을 보이고 있다.

그러나 병원 정책을 좌우하는 것은 여성의 필요가 아니라 건강관리 체제에 의한 예산의 우선순위인 경우가 허다하다. 재정적인 어려움에 시달리는 병원들은 우리를 끌어들이기 위한 고가의 마케팅 캠페인을 하고 고객을 놓고 서로 경쟁한다. 그만큼 분만은 큰 사업이다. 상당수의 여성과 그 가족들에게, 어떤 병원에서 분만한다는 것은 그 병원의 다양한 서비스 체계로 첫 발을 내디디는 것을 의미한다.

제한이 많은 분만실 대신 가족 중심의 분만을 위한 공간을 제공하면 모든 여성에게 도움이 될 것이다. 그러나 단순한 외양적 변화와 진정한 변화는 구별해야 한다. 대학 병원과 진료소에서도 산모에 대한 배려보다는 의대생과 레지던트 훈련이 더 우선시된다. 분만 시간을 정해 두기, 그 시간을 넘기면 부적절하게 개입하기, 분만을 질병으로 간주하는 인식 따위가 지배적이다. 이른바 '정상 표준 분만'에도 다양하고 광범위한 개입을 한다. 모호하기 이를 데 없는 '정상' 기준에 어긋날수록 그 과정을 교정하기 위해 더 많이 개입한다. 산과의 개입 관행에 대해 질문하거나 자신이 원하는 것을 주장하는 '까다로운' 여성들은 '다루기 힘든' 부류로 분류되어 가혹한 대접을 받을 수 있다. 병원에서 일하는 조산사는 일자리를 잃거나 거부당하는 일이 없도록 해야 하고, '정상' 분만에 대한 과도하게 제한된 프로토콜(환자 치료를 실행하기 위한 계획서)을 만족시켜야 한다.

1960년대 후반과 1970년대 초반 미국에서는 자치 조산사 운동이 새롭게 일어나, 좀 더 많은 이들이 자연적인 출산 과정이 창조적이고 힘을 북돋우는 사건임을 경험했다. 그러나 여성이 원하는 바를 의료진에 알려서 바라는 대로 분만할 수 있으리라고 믿은 것은 너무 낙관적인 생각이었다. 순진하게도 산과 교육, 시술, 철학을 바꿀 수 있으리라고 믿었다.

그러나 지난 20년, 산과학은 여전히 의사들을 편협하게 교육하고 수련하면서 의료 권력과 기술을 방어해 왔다. 어떤 사람은 분만 절차를 의사와 산모 양쪽이 모두 학습하는 의례와 같다고 표현했는데 그것이 자연스런 출산 과정을 통제하고 왜곡한다.

> 이 절차는 틀에 박혀 있으며 똑같이 되풀이 되고 우리 문화에 깊숙이 뿌리박힌 믿음을 몸과 감정으로 전달하는 몹시도 상징적인 과정이다. 그것은 자연적 과정을 문화가 통제해야 하며, 자연이란 믿을 게 못 되며, 자연에 가까운 여성의 몸은 약하고 열등하고, 가부장제는 타당하며, 과학 기술은 우위에 있고, 제도와 기술이 중요하다는 믿음이다.

다른 여성들이 자연스럽게 분만하는 것을 볼 기회가 거의 없다 보니 우리는 분만이라는 행위와 고통을 두려워하게 된다. 돌보는 자들이 '조정하는' 자가 되어 우리의 몸과 마음을 제도 속에 밀어 넣는다. 의학 용어 자체도 자신감을 잃게 만들고 힘을 꺾는다. '진척 실패', '부적절한 골반', '기능이 미미한 경부' 같은 식으로. 당사자인 우리는 환자라고 표현되고, 의사는 분만을 조절하고 고위험 임신을 모니터하고 아기를 받는 자로 표현한다.

실험과 기술들은 점차 늘어나는데, 그런 것들이 그저 존재하기 때문에 표준이 될 뿐, 그 이점과 위험이 무엇인지 증명되는 일은 거의 없다. 그런데도 우리는 정보를 얻고 관리를 받는다는 느낌을 갖고 싶어서, 또는 지식을 추구하고 가능한 모든 것을 해야 할 것 같은 생각에 의료 기술이 건강한 임신과 완벽한 아기를 보장할 거라고 믿어 버린다. 때때로 운이 좋으면, 걱정을 덜고 자신감을 높여 줄 검사만 받고 다른 검사는 피해갈 수 있다. 그러나 예방할 수 있는 것이 뭔가 잘못되고 있을지도 모른다는 두려움에 병원에서 받게 하는 검사에 대해 의문을 제기하지 못할 때가 너무 많다. 그것은 이기적이고 잘못된 행동이라고 느낄 수 있다. "아기가 염려되지 않나요?" 이 한마디는 우리를 무조건 항복하게 만든다. 우리는 건강한 내 몸과, 가장 깊은 곳에 있는 자아에 의심을 품는 의료 과정에 동의한다. 한 여성은 이렇게 말했다. "병원에 가면 기가 죽는 것 같아요. 무슨 검사를 받을지 결정하느라 힘이 다 빠졌어요. 임신했다는 사실을 즐길 수도 없고 몸의 변화를 소중하게 여길 수도 없었어요."

『우리 몸 우리 자신』 저자들은, 진정한 자연 분만에 관한 이야기를 제시하면서 임신, 진통, 출산을 자연스레 흘러가는 유기적인 사건으로 서술하려 한다. 이런 방법으로 우리는, 여성의 조산과 출산에 대한 지혜와 지식을 보존할 것이다. 또한 과학 기술 밑바탕에 깔린 편견에 반대하며, 여성들이 어디서 출산하든 여성의 경험을 풍성하게 하는 지식을 늘리기를 바란다. 4부에서 우리는 여성의 출산 과정을 가장 긍정적이고 기쁘고 존경스러운 방식으로 돕는 전통 조산사의 신념과 기술을 생생히 전달하고 지키려고 한다.

> '조산'은 '세심한 관리'와 '주의 깊게 모니터하기', 그리고 어떤 일이 일어나더라도 최선을 기대하면서 그 상황에 맞추기, 필요할 때 개입하고 보조할 준비가 되어 있다는 말을 대신한다. 분만은 그 리듬과 연약함이 여린 싹 틔우기와 비슷하고, 그 힘은 포장도로라도 뚫을 기세로 기적에 가깝게 위로 치솟는 꽃과도 흡사하다. 그런 분만 과정에 조급하게 시간을 정해 두거나 관리하는 개념을 부여하는 것에 우리는 반대한다. 여성들은 건강하고 생명력 넘치고 창의적인 힘을 느끼는 출산 이야기를 꺼내 놓음으로써 이 문화를 이어 가야 한다.

우리는 사회, 경제 정의를 위해 노력하고 싸우면서 지역 사회 보건의 핵심 모델을 만들어 간다.

미국 뉴욕의 브롱스에 있는 「모리스하이츠출산센터」는 여성들이 자원과 교육, 정책에 접근할 수 있게 되었을 때 할 수 있는 일들을 보여 주는 한 예다. 이 센터는 십대들에게 4개월간 양육 교육을 하여 자신감과 능력을 갖추도록 돕는다. 또, 조산사들은 노년 여성들에게 늦은 아침에 '할머니 밥상'을 대접하면서 최고의 조산술 전통을 의료적 치료와 결합한, 자신들의 시술법을 설명하기도 한다. 그 지역 여성들은 출산 센터의 운영 과정에 처음부터 끝까지 참여할 수 있다.

> 지역 사회 조산사는 특별한 점이 있지요. 산모와 조산사로 집에서 만났지만 언제, 어디서든 다시 만날 수 있다는 겁니다. 같은 식료품점에 가고 아는 사람들이 서로 같을 수도 있어요. 관계가 연속성이 있다는 거지요. 조산사는 단순히 아기만 받는 사람이 아니라 교육자이기도 해요. 전통 분만에서 가장 힘 있는 측면은 흑인에게 힘을 가르친다는 게 아닐

까 생각해요. 아주 중요한 사람들이죠. 흑인들은 자신을 사랑해야 하고 태어나지 않은 아기를 사랑할 수 있어야 합니다. 아기도 흑인으로 태어날 테니까. 이를 방해하는 세력들은 많지만 이 아기에게는 당신밖에 없음을 기억해야 합니다. 이 아이를 살아 있게 하려면 당신에게 힘이 있어야 하지요. 그래야 아기는 위대한 영혼이 될 수 있습니다. 역사로 거슬러서 올라가서라도 당신의 가계에서 힘이 있던 누군가에서 출발해서 자신을 존귀하게 여기고 돌보아야 합니다. 임신을 좋게 지속시키려면 자기를 자랑스러워하고 명예롭게 여겨야 하니까. 당신은 읽을 수 있고 제대로 먹을 수 있지요. 상황을 조절할 수도 있어요. 그것부터 시작하면 됩니다. 그런 다음 우리는 제도에 도전할 수 있을 거예요.

출산 문화를 다시 만들려는 운동, 우리 몸과 영혼을 점령하려는 의료 행위에 도전장을 내미는 활동을 하는 개인이나 단체와 함께해 보자. 정의로운 사회라면 높은 수준의 모성 보호는 기본이 되어야 한다. 우리는 임신과 출산, 모성을 자연스럽고 즐거운, 힘이 되는 인생사로 환영하고 우리 아이들을 이 세상에 데려다 준 모든 어머니들에게 경의를 표한다.

19. 임신

한번도 보지 못한 아기를 기다리면서 깊은 잠에 빠진 듯이 베란다에 앉아 있다. 나를 감싸는 신비로운 분위기, 이상한 새들이 멀리서 날아오는 소리가 계속 들린다. 이것을 뭐라고 설명할 수 있을까?…… 갑자기 모든 것이 되살아난다…… 막 피어나 자태를 드러내는 아네모네 같기도 하고, 돌덩이가 마치 부드러운 빵처럼 갈라지는 것 같은 생동감이라고나 할까.

임신을 하면 일련의 사건들이 일제히 펼쳐진다. 변화가 시작되는 순간이다. 아이가 생기면, 새로운 관계를 맺게 되고 식구가 늘어난다. 몸도 변하고, 감정도 변한다. 몸속에서 아기가 자라고 있다. 임신은 나를 확장, 변화, 변모시키는 새로운 기회다. 다른 여성들도 아주 비슷한 경험을 하겠지만 누구도 대신할 수 없는 나만의 독특한 경험인 것은 분명하다. 우리 사회에서는 임신부를 환자로, 임신을 기계적으로 다루는 경향이 있다. 그러나 임신은 그 이상의 사건이며 개인적으로나 사회적으로나 나와 주위에 있는 모든 이들에게 무척 중요한 일이다.

출산 예정일

임신 사실을 확인하고 나면 대략으로라도 아기가 언제 태어날지 알고 싶어 한다. 임신 기간은 평균 37~43주이며, 분만은 대부분 39~41주에 이루어진다. '예정일'은 그저 이 시간대의 중간에 불과하다. 예정일에 분만을 하는 여성은 극히 드물다. 월경 주기를 알고 마지막 월경 날짜를 알면 대개 임신한 날짜를 정확하게 판단할 수 있다.

요즘은 의료 현장에서 거의 모든 의사들이 초음파 검사로 태아의 성장 나이를 알아낸다. 그러나 보통 태아가 외부 영향에 가장 취약할 때 이 검사를 하게 돼 손실도 크고, 꼭 필요하지 않은 예도 많다. 결과가 부정확할 때도 있고, 없는 문제를 있다고 할 수도 있다. 또 초음파가 장기적으로 임산부나 태아에게 어떤 영향을 미치는지도 알 수 없다. 초음파 검사는 우리 몸의 월경 주기에 대해 우리가 알고 있는 지식을 가치 없게 만들어 무시하게 만든다. 스스로 예상하거나 달마다 자기 몸을 관찰해 수집한 정보로 출산 예정일을 계산하는 것이 더 정확할 수도 있다. 월경이 불규칙하거나 피임약을 먹는 동안에 임신이 되었다면, 임신 시기를 확인하는 데 초음파 검사가 도움이 된다. 초음파 검사에 기초해 예정일을 예측하면 의사나 조산사가 임신부의 몸이 아기를 낳을 준비가 덜 되어 있는 상태에서 분만을 유도하는 일이 줄어든다.→ 태아 초음파는 450쪽

임신 중 몸 관리

임신 초기(1~12주)

이 장에서 우리는 임신 초기에는 '배아', '태아'라는 말을

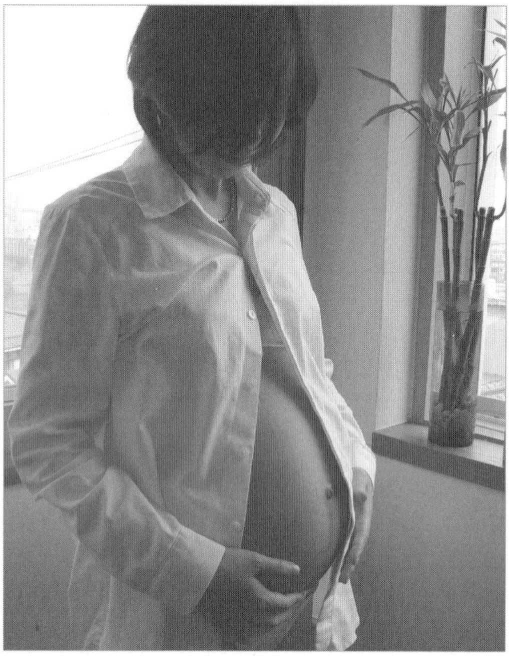

임신은 나를 확장, 변화,
변모시키는 새로운 기회다.
누구도 대신할 수 없는 나만의
독특한 경험이다.
ⓒ또하나의문화

쓰고, 나머지 임신 기간, 분만, 출산 시에는 '아기'라는 말을 쓸 것이다.

몸의 변화

첫 12주 동안 세포 2개에서 출발해 기적적으로 완전한 태아로 자란다. 임신 초기 증세가 전혀 나타나지 않는 이도 있고 일부 또는 상당히 많이 나타나는 이도 있다. 월경을 규칙적으로 하던 사람은 월경이 없어지는 것을 금방 알아챌 것이다(어떤 여성들은 임신을 하고도 첫 2~3개월간 출혈이 있기도 한데, 대개 지속 기간이 짧고 출혈량도 적다). 수정되고 나서 7일 정도 지나면 태아로 커지게 될 배낭(배반 포기 배아)이 스스로 자궁벽에 달라붙는데 이 과정에서 새로운 혈관이 생기느라 하혈이 조금씩 일어나기도 한다(이를 '착상 출혈'이라고 부른다). 임신 자가 진단 시약을 이용하거나 병원에서 골반 검사를 하면 임신 여부를 확인할 수 있다.

호르몬이 변화하면서 소변을 자주 보게 된다. 자궁이 커지면서 방광을 압박하기 때문이다. 유선이 발달하기 시작해 가슴이 커지고 예민해진다. 가슴에 혈액이 더 많이 공급되어 혈관은 두드러진다. 유두와 유륜이 더 검어지고 점점 커진다.

생리적인 변화 때문에 속이 메스껍고 토하기도 한다. 임신을 하고서 처음 몇 달 동안 많이 먹지 못해도 태아는 필요한 것을 섭취한다. 날마다 조금씩 먹되 고단백 음식을 섭취하도록 애써야 한다. 기름지고 매운 음식은 피하는 것이 좋다. 많이 먹지 못한다고 걱정할 필요도 없지만, 굶으면 안 되니까 주스라도 마셔야 한다. 아침 일찍 크래커나 마른 토스트를 씹어 먹는 것이 도움이 된다. 살구즙이나 생강가루, 생강차, 박하차, 비타민B_6, 침을 맞는 것이 효과가 있는 이들도 있다. 속이 자꾸 메슥거리면 지칠 수 있다. 대개 임신 초기가 지나면 사라지지만 임신 내내 지속될 수도 있다. 증세가 너무 심하면 병원에 가서 검사해 본다.

임신을 했을 때 몹시 피곤하고 심하면 기진맥진하게 되는 것은 지극히 정상이다. 몸속에 있는 아기를 열심히 키우느라 그런 것이다.

질에서 가려움은 없으면서 맑은 분비물이 나오기도 한다. 호르몬이 질을 변화시키기 때문에 효모균에 감염되기 쉬운데 이것은 약초나 일반의약품으로 치료할 수 있다. 분비물의 색이 진하거나 노랗고 질이 가려우면 의사와 상의하는 게 좋다. 임신 호르몬 릴랙신이 분비되는 탓에 골반 관절이 점점 느슨해지는데, 10~11주 정도가 되면 더 잘 움직여진다.

변비에 걸리지 않으려면 섬유질이 많은 음식과 신선한 과일을 먹고 물을 많이 마시는 게 좋다. 영양가 있는 음식을 먹어야 한다. 체중이 늘기 시작할 것이다.

느낌

첫 임신이든 다섯 번째 임신이든 임신 초기에는 기분 변화가 심해, 주체할 수 없을 만큼 기뻤다가 슬펐다가 양 극단을 오락가락한다. 그런 감정은 계획한 임신인지 아닌지, 임신을 하고 싶었는지 아닌지, 또 건강 상태나 신체적, 경제적 부담, 직장이나 가족의 격려, 가족과 친구들의 반응에 영향을 받는다. 내가 특별한 존재라고 느끼게 만드는 사람들이 있으면 힘이 될 것이다.

임신을 하면 감각이 더 예민해지고 성감이 좋아지고, 내면세계를 향해 여행하는 느낌이 들 수 있다. 통찰력이 좋아지고, 새로운 에너지, 사랑받고 있다는 느낌, 진실로 특별하고 생명력 넘치고 유능하며 창의적이라는 느낌이 강해진다. 설렘, 조화로움, 평화 등을 느낄 수도 있다.

3년 동안 아이를 무척이나 갖고 싶었어요. 난소낭종 진단을 받고 나서는 임신하려는 노력을 전혀 하지 않았어요. 그래서 임신은 내게 놀라움으로 다가왔어요. 첫애 때도 황홀함과 사랑이

벅차오르고 여러 감정을 풍부하고 강렬하게 느꼈죠. 그런 걸 다시 한번 느끼고 싶어서 둘째를 임신했어요. 그때는 커다란 배 위에 팔을 편하게 내려놓는 것이 정말 좋았어요.

우리는 집에서 수정했는데 임신이 이렇게 쉽다는 사실에 놀랐다. 몇 시간이 지나자 애니가 말했다. "졸리고 쉬고 싶어. 혼자 누워 있고 싶어." 다음 주기에 월경이 없는 데다 임신 테스트에 약한 핑크빛이 나타나자 우리는 모두 흥분했다!

임신을 하면 이런 질문이 떠오를 수 있다. 나한테 무슨 일이 일어나게 될까? 임신으로 무슨 변화가 일어날까? 내가 잘 대처할 수 있을까? 누구한테 도움을 받을 수 있나? 분만을 잘 견뎌 낼 수 있을까? 얼마나 더 일할 수 있을까? 직장에서 잘리지는 않을까? 돈은 충분한가? 파트너와 내 관계에 어떤 영향을 미칠까? 아기는 건강할까? 좋은 엄마가 될 수 있을까?

놀라울 정도로 부정적인 감정이 강하게 들 수도 있다. 충격이다, 이제 내 맘대로 살 수 없어, 내가 어머니가 되고 싶은지 모르겠다, 아무것도 느낄 수가 없다, 내 안에서 자라고 있는 이 아이가 좋기도 하고 싫기도 하다, 화가 나고 두렵고 염려된다, 무슨 일이 생길지 잘 모르겠다, 지쳤다, 매일 아침마다 아프다, 나는 또 임신할 준비가 안 되어 있다, 무척 외롭다, 이렇게 내밀한 시간을 함께 나눌 사람이 아무도 없다.

때로는 일시적인 기분으로 임신을 해 버렸다는 생각이 들었다. 그럴 때는 그때의 일시적인 기분을 책임져야 해서 지옥이었다. 때로는 내가 저지른 일에 기가 막혔다. 남자 도움 없이 애를 키우기로 했다는 것을 생각하니 많은 두려움이 밀려왔다. 임신 말기까지도 내가 잘 해낼 수 없을 것 같아 두려웠다.

부정적인 기분이 드는 것은 자연스런 일이다. 여건이 어떤가에 따라서 그런 기분이 많이 들 수도 있고 거의 들지 않을 수도 있다. 피하지 않고 직면하면 자신을 더 잘 알게 된다. 임신 사실에 익숙해지고 자라는 아기와 더 밀착하고 분만과 출산을 준비하면서 감정은 점차 긍정적으로 변화한다.

아무 느낌이 없는 것 같음

성격이나 성장 배경 때문에 아기가 태어난 뒤에도 아기와 유대감을 별로 느끼지 못할 수 있다. 미신 때문에 또는 어떤 실질적인 이유로 아기가 태어나기 전에는 아기 옷이나 아기용 가구를 사지 않는 문화권도 있다. 불안 상태가 끝나고 어려운 시기를 넘기고 나면, 아기가 생겼고 그 아기가 내 품에 안전하게 있다는 사실을 축하할 수 있다.

임신 중기(13~26주)

몸의 변화

임신 기간 중 가장 편안한 시기다. 기운이 나고 편하게 잘 자는 여성들이 많다. 4개월쯤 되면 태아가 자라 더 많은 공간을 차지하기 시작한다. 자궁은 부어오르고 허리는 늘어나 입던 옷이 잘 맞지 않는다. 잠들기 전에 처음으로 아기가 움직이는 것을 느낄 수도 있고(작은 움직임을 태동이라고 부른다) 체중이 는다. 혈액량은 태반(아기에게 영양을 공급하는 기관)이 제 역할을 잘할 수 있도록 40~60% 정도 늘어난다. 자궁은 커지고 무게가 20배나 증가해, 피부를 늘어나게 한다.

배꼽부터 음부까지의 선이 검어지는 이들도 있다. 때로는 얼굴 기미가 검어지면서 마스크같이 되는데 분만 후에는 사라진다. 유륜의 색이 짙어지고 배의 선은 엷어지나 완전히 없어지지는 않는다.

침이 많이 나오거나 땀이 많이 나기도 한다. 다리와 발에 쥐가 나는 이들도 있다. 이럴 때는 발가락을 무릎 쪽으로 끌어당기면 된다. 운동을 규칙적으로 하고 영양 상태가 좋아지면 이런 일은 크게 줄어들 것이다.

임신 중반기에 호르몬의 자극으로 가슴은 더 커지고 무거워진다. 곧 수유할 준비를 갖추는 것이다. 함몰 유두인 경우에는 모유를 먹일 수 있는 방법에 대해 의사나 조산사, 수유 상담가와 상의하는 것이 좋다.→ 정보꾸러미, 507쪽

배변이 잘 안 될 때는 음식을 조금씩 자주 먹고, 물을 비롯해서 몸에 좋은 음료를 많이 마시고 운동을 하는 것이 좋다.[1] 그러면 장을 자극해서 변비를 예방할 수 있다. 설사약은 피한다. 그리고 속이 쓰려서 힘이 들면 신선한 파파야나 말린 파파야를 먹어 본다. 또는 건강 식품점에서 파는 파파야 정제(파파야 씨앗이 아님)를 복용한다. 알루미늄이 들어 있지 않은 제산제는 사용해도 된다.

이 시기에 정맥이 부풀어 오르는 정맥류가 생길 수 있다. 보통보다 사이즈가 넉넉한 스타킹을 신는 것이 좋다.

1 붕어 운동도 효과가 있다. 붕어 운동법은 다음과 같다. ①똑바로 누워 몸을 곧게 편다. ②발끝을 모으고 무릎 쪽으로 당겨 발목과 직각이 되게 한다. ③두 손은 깍지를 끼고 경추 4번과 5번을 손가락으로 눌러 준다. ④팔을 바닥과 수평이 되게 편다. ⑤붕어가 헤엄치듯 몸을 좌우로 흔든다. 아침 저녁 1~2분가량 한다.

걷기나 가벼운 운동을 하다가 쉬는 것을 번갈아 가면서 한다.[2] 손과 발이 약간 붓는 것(부종)은 정상이다. 그러나 두통이나, 메슥거림, 현기증, 고혈압이 있으면 의사와 상의한다.

헐렁하고 편한 옷을 입는 것이 좋다. 친구들한테 옷을 빌려도 좋다. 재활용품점, 또는 체격이 큰 여자들을 위한 가게에서 물건을 살펴본다. 입던 바지를 고쳐 입을 수도 있다. 벨트를 하지 않는 겉옷이나 큼직한 남성용 셔츠도 좋다. 자투리 시간을 잘 활용해서 충분히 쉰다.

느낌

들떴고 신이 났죠. 정말 잘 먹었지요. 나 자신을 돌보며 잠도 충분히 잤어요. 거리를 걸어 다니면 내가 임신했다는 걸 알아보는 것이 좋았어요.

임신했다는 것이 맘에 들지 않아요. 커다란 두꺼비가 된 것 같아요. 난 춤꾼이어서 늘 날씬했는데 요즘 내 옆모습은 영 믿기지가 않아요. 그래서 거울을 안 보려고 해요.

첫 태동을 느끼는 것은 놀랍고 신기한 일이다.

엎드려 있는데 뭔가, 누군가 내 깊은 부분을 살짝 건드린다는 느낌을 받았어요. 그래서 난 가만히 앉아서 내 안에서 자라나는 생명체를 느꼈죠. 그때 나는 '아니, 이럴 수가! 아직 때가 안 됐는데.' 하면서 눈물을 흘리기 시작했어요. 내 몸이 내 안에서 살아 숨쉬는 것을 처음으로 알아챈 순간이었죠.

첫 태동을 느끼고 나서 다음 태동을 기다리며 며칠을 보낸다. 곧 태동이 점점 잦아져서 익숙해지고 태동을 반갑게 맞이하게 된다. 아기가 점점 실제로 느껴지게 된다. 자궁이 단단해져 있음을 겉으로도 느낄 수 있다.

임신을 여러 번 했는데 그때마다 느낌이 달랐어요. 첫애 때는 아이가 내 몸의 일부 같았어요. 태동은 아주 느렸고 꿈을 꾸는 것 같았고 넘실대는 파도 같았어요. 둘째 때는 처음부터 나와는 아주 다른 분리된 개체로 느껴졌어요. 아기가 발길질을 심하게 하면서 얼른 태어나려고 서둘렀죠.

나는 뱃속에서 아기가 움직이는 것을 느낄 수 있었지만, 제니는 아직 알아채지 못할 때, 제니는 이렇게 말했죠. "잠깐만! 너 대신 모든 집안일을 하고 있는데 너만 그런 걸 느끼다니 억울해!" 그때 우리는 매일 저녁마다 식사를 마치고 함께 소파에 앉아 음악을 들었지요. 제니는 아기가 춤추고 돌아다니는 것을 느껴 보려 내 자궁 위에 손을 얹었죠. 우리는 몇 시간이고 그렇게 앉아 있었지만 전혀 지루하지 않았어요.

한 조산사는 이렇게 표현한다.

아기는 당신 안에 살아 있습니다. 당신은 지금, 두 번 다시 이보다 더는 가까울 수 없을 만큼, 아기와 밀착해 있습니다. 아직 아기를 볼 수 없고 만질 수 없지만 말입니다. 아기에게 말을 걸고 귀를 기울이세요. 임신하고 출산하는 당신의 경험과 아기의 경험은 서로 맞물려 있습니다. 날마다 아기와 하나가 되어 걸으십시오. 귀를 기울이세요. 진심으로 들으세요.

그러나 가끔은 예상치도 못한 생각이나 느낌이 불쑥불쑥 떠올라서 놀랄 것이다.

지난밤에 아기가 발로 찰 때였다. 나는 현기증이 나면서 지독한 고독감에 휩싸였다. '그만해, 그만해, 그만하라고, 날 혼자 내버려 둬.' 하면서 소리치고 싶었다. 온전히 고요하게, 정말 나 홀로 누워 쉬고 싶다. 그러나 지금은 새로운 나의 일부를 내가 통제할 수 없기에 두렵다. 마치 엄청나게 빠른 속도로 언덕 아래로 굴러 떨어지면서 멈출 수 없을 것 같은 느낌이다.

'간절히 기다리던' 임신이라 해도, 간혹 어느 순간, 아니 몇 시간, 며칠씩 불안하고 혼란스럽거나 우울한 상태에 빠질 수 있다. 그럴 때는 친한 친구들이나 파트너와 이야기해 보는 것이 좋다(파트너도 나름대로 걱정거리를 가지고 있을지 모른다). 걱정거리를 하나씩 써 보거나 일기에 그걸 쓰는 것도 도움이 될 것이다. 이 시간을 나 자신을 탐험하는 기회로 만든다.

임신과 내 몸, 태어날 아기에 대한 감정은 우리 관계에 대한 감정, 문제점, 희망, 불안과 떼려야 뗄 수 없이 뒤얽혀 있는 것 같아요. 우리 관계에서 느끼는 불행감인지, 불편해진 몸에 대한 불쾌감인지(나는 일을 계속하며 활동적으로 지내고 싶었는데 이제는 늘 지치고 피곤해서 모든 게 귀찮거든요.), 임신으로 인한 단순한 기분 변화인지 구분하기가 정말 어려워요.

2 모관 운동, 족탕, 각탕도 효과가 있다. 모관 운동법은 다음과 같다. ①똑바로 누워 팔과 다리를 직각이 되게 들어올린다. ②발끝을 무릎 쪽으로 당겨 발목과 직각을 이루게 한다. ③손과 발을 미세하게 떤다.

여러 해를 혼자 살면서도 나는 그럭저럭 성생활을 유지해 왔어요. 이건 독신 레즈비언에게 그리 흔하고 쉬운 일은 아니지요. 그러나 어떤 이유인지 임신 중에는 성상대가 없었어요. 원해서 한 임신인데, 그래서 내 인생에 딱 한번 있을 특별한 때에, '홀로'임을 경험한 건 너무 슬픈 일이었어요. 내 생애 가장 외로웠던 때가 임신 기간이었어요.

이 시기에 많은 여성들은 생생한, 그러나 때로는 불안정한 꿈을 꾼다.

이틀 밤 동안 잠이 들기만 하면 어릴 적 꿈 장면이 떠올랐다. 깊고 어둡고 점점 작아지는 네모난 구멍으로 빠져드는 꿈이었다.

지금 혼자 추운 병실에 누워 있다. 간호사가 주사를 놓는다. 내게는 아기가 있는데, 난 아무것도 느끼질 못한다. 눈을 들어 내 아기가 비커(실험용 컵) 안에서 살아 떠다니는 것을 본다. 나는 아기에게 다가갈 수 없다. 슬프고 절망스러운 느낌이다.

또, 임신이 주는 희망찬 기분이 냉혹한 현실과 극심하게 대비되는 것처럼 느껴질 수도 있다. 그에 대해 민감하게 반응하게 될 수도 있다.

슈퍼마켓에서 한 여자가 아이 때문에 소리를 지르는 겁니다. 그러더니 아이 얼굴을 때리는 거 있죠. 내가 임신 중이 아니었다면 그 자리서 당장 무슨 조치를 취했을 거예요. 그렇지만, 나는 거기 그 자리에 박힌 듯 말도 없이 서서 눈물만 흘렸어요.

슬픈 일을 보거나 죄 없는 사람들이 겪는 고통을 보고 슬퍼서 어쩔 줄 모르던 게 기억나요. 한밤중에 잠에서 깨어 누군가 들어와서 물건을 가져가고 아기를 빼앗아 가는 게 아닐까 두려워했어요. 그런 생각이 들면 이성을 잃고 혹시 일어날지도 모를 일을 걱정했죠. 나는 항상 부조리한 운명을 두려워했거든요.

유산이 되지는 않을까, 정말 건강하게 태어날까, 혹시 아기가 죽지는 않을까 걱정할 때도 있다. 이런 두려움을 인정하는 것은 중요하다. 그러나 그 생각 속에 머무르지는 말아야 한다. 그런 생각이 계속 당신을 괴롭히면 가족이나 친구, 또는 신뢰할 만한 상담원과 이야기를 나눈다.

임신 중에, 누군가가 유산했다거나 아기가 죽었다는 이야기를 들을 수도 있다. 그 사람을 보는 것이 내게 상처

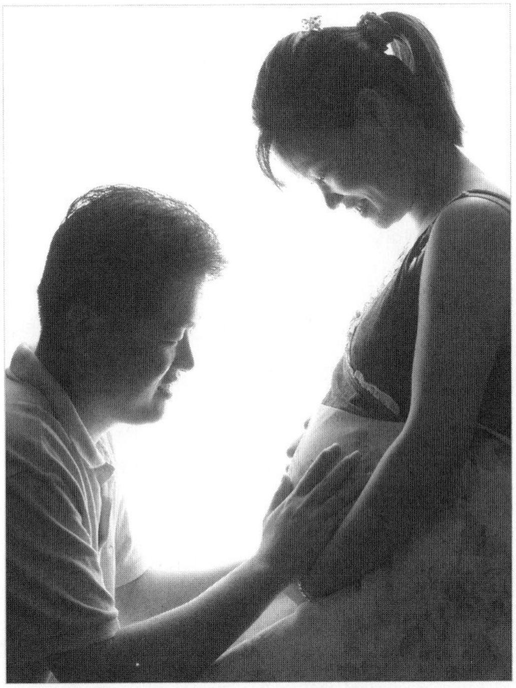

파트너가 임신한 내게 도움을 주는 것이 힘들다고 느낄 수도 있다. 파트너를 내 임신에 참여시켜 함께 준비하며 함께 배워 가는 것이 필요하다. ©wbr0505

나 두려움을 줄 것 같다면 만나기 어려울 것이다. 그러나 사랑과 동정을 표현한다면 고립감이 줄어들고 실망과 슬픔, 상실감을 완화할 수 있을지도 모른다. 우리는 서로 연결되어 있기 때문이다.

임신에 대한 파트너의 느낌

파트너의 기분도 임신한 여성 못지않게 매우 복잡할 것이다. 파트너의 기분은 가족 배경, 성장 과정, 자아에 대한 태도, 그리고 미와 날씬함에 대한 생각에 영향을 받는다. 파트너는 여성이 임신을 하고 나서 어떻게 변하고 있는지를 보여 주는 거울이 될 수 있다. 또한 주위 사람들이 임신한 여성을 잘 돌보며 그 여성이 스스로 잘 추스르도록 도울 수 있다.

임신이라는 말에 우리는 무척 놀랐어요. 더구나 우리가 임신에 대한 관점이 서로 다르다는 것을 이해하기까지 시간이 좀 걸렸습니다. 나는 좀 더 총체적으로 접근을 했거든요. 결국 이것이 '그녀의' 임신이라는 점을 깨달았지요. 그녀가 원하는 것은 그녀 자신이 알고 있다는 것도요. 그래서 나는 내가 임신할 수 있을 때까지는 내 생각이나 관점을 보류하자고 결심했습니다. 내 소망과 그녀의 소망을 따로 생각하기로 하니까 비로소 모든 것이 쉬워졌어요.

어떤 예비 아빠는 이렇게 말했다.

아내가 임신을 해서 너무너무 신이 났어요. 그런데, 아내가 임신 4개월이 되었을 때 내가 심한 교통사고를 당했습니다. 아내는 놀랄 만큼 강했습니다. 바쁘고 냉담한 의사들이 대충 넘어가려 할 때도 아내는 끝까지 붙잡고 협상을 해내곤 했지요. 그래서 내가 최상의 간호를 받게끔 해 주었습니다. 아내는 나에게 앞으로 태어날 우리 아기를 위한 환상적인 어머니, 보호자가 어때야 하는지를 미리 보여 준 것 같아요. 아내를 돌보지 못한 나는 죄책감을 느꼈지만요. 한번은 내가 약 기운과 통증 때문에 정신을 놓을 만큼 힘들어하고 있었습니다. 그때 아내가 고개를 끄덕이면서 눈으로 나에게 말하고 있는 것을 봤어요. 내가 그렇게 아프더라도, 지금 모든 것이 잘되고 있으며, 앞으로도 잘될 것이라는 메시지를 보내는 거죠. 그때 모든 걱정과 두려움이 사라졌습니다. 아내를 온전히 신뢰할 수 있다는 것을 알았거든요. 나는 이제, 아내가 진통을 겪고 분만할 때 나를 의지하도록 힘을 아내에게 실어 주고 싶습니다. 사고의 후유증이 다소 남아 있지만 이 모든 것을 뒷전으로 밀어놨습니다. 출산을 생각하면 황홀하고 두렵고 행복합니다. 짐작한 것보다 훨씬 더 많은 감정이 샘솟는걸요. 이 아이는 아내와 나의 마법 같은 결합이니 우리 두 사람의 인격, 감정, 마음, 생명력이 자라나는 이 아이 속에 있을 겁니다. 아기가 무척이나 기다려집니다.

파트너가 임신한 내게 도움을 주는 것이 힘들다고 느낄 수도 있다. 때로는 피곤하고 소외되고 무시당하는 느낌을 받을지도 모른다. 파트너를 내 임신에 참여시켜 함께 준비하며 함께 배워 가는 것이 필요하다. 파트너가 필요한 지지를 못해 준다면, 또는 파트너가 없다면, 친구나 가족 중에서 내게 필요한 것을 줄 수 있는 사람을 찾아본다.

임신 말기(27주~진통 초기)

몸의 변화

자궁이 아주 커진다. 배꼽이 튀어나올 수도 있다. 탄력성이 뛰어난 자궁 근육은 수축을 더 자주 하게 된다. 자궁이 조였다 풀렸다 하는 것을 느끼게 되는데, 자궁이 분만을 준비할 수 있게 간헐적으로 수축이 일어나는 것이다(브랙스턴힉스 수축이라 부른다). 배가 돌덩이처럼 단단하게 느껴질 때도 있고 말랑말랑한 젤리같이 느껴질 때도 있다.

아기가 자세를 바꾸고, 재주를 넘고, 딸꾹질하는 것을 느낄 수 있다. 자궁이 방광을 눌러서 오줌이 자주 마려울 수도 있다. 오줌을 눌 때 아프거나 쓰라리거나 민감하게 느껴지면 의사에게 이야기한다. 임신 말기가 될수록 아기의 체중이 불어나 허벅지에 있는 신경이 눌리기도 한다. 때때로 엉덩이에서 다리로 내려가는 좌골 신경이 꼬집히는 것같이 아프게 느껴진다.

32주에서 34주까지는 아기가 자세를 자주 바꾼다. 그리고 머리가 아래로 가는 자세로 자리를 잡는 경향이 있으나 다시 돌 수 있다. 잠자기와 깨어나기를 거듭하는데, 하루 중에도 몸을 더 활발하게 움직이는 때가 있다. 아기의 움직임이 크게 변하거나 줄어들어 걱정되면 의사에게 알려야 한다. 아기 몸이 커져 아기가 움직일 공간이 줄어들면서 태동이 덜 예민하게 느껴진다는 것을 염두에 두어야 한다.

임신 말기에는 임부의 무게 중심이 눈에 띄게 변한다. 걷고 균형을 유지하는 것이 전과는 다르다. 체중을 분산하려면 뒤로 기대지 말고 대신 골반을 밀어 넣는다. 그러면 골반 관절이 계속 넓어진다.

분홍색이나, 붉은색, 검은색 선이 배 위에 나타날 수 있다. 수분을 많이 섭취하면 피부를 촉촉하게 유지할 수 있다. 피부가 건조해지면 샤워나 목욕을 하고 나서 오일을 바르면 좋다.

엎드려 눕기가 힘들어질 것이다. 잘 때는 옆으로 눕는 게 좋다. 긴 쿠션에 몸을 기대면 편하다는 이들도 있다.

산달에 등을 대고 자면 자궁에 혈액을 공급하는 혈관이 막힌다. 숨도 찰 것이다. 등 뒤에 베개를 넣어 몸을 받치면 횡격막에 가해지는 압력이 줄어든다. 임신을 하면 흉곽이 넓어지기 때문에 임신 전보다 더 많은 공기를 들이마시게 된다.

계속해서 체중도 늘어난다. 정맥류가 있으면 한번에 오래 서 있지 않는다. 발을 들어 올리고 있으면 좋다.

위도 눌린다. 소화 불량을 막거나 줄이려면 음식을 조금씩 자주 먹어야 한다. 속이 쓰리면, 머리와 어깨를 높게 하고 잔다. 손과 발목이 약간 붓는 것은 정상이지만, 어지럽거나 메슥거리거나 혈압이 오르거나 머리가 아프면 의사에게 꼭 알려야 한다.

체중이 늘어나 결장의 정맥이 눌려 늘어나면서 통증이 오는 수가 있는데(치질), 누운 상태에서 엉덩이를 반쯤 들어올리고 얼음 팩을 하거나 찜질을 하면 좋다. 자기한테 가장 편한 것을 택하면 된다. 패드를 대거나 약초 치료도 도움이 된다. 또 더운 물로 목욕을 하거나 통증을 가라앉히는 연고를 바른다. 채소와 밀기울을 먹고, 양념을 줄이고, 될 수 있으면 운동을 계속한다.

균형 잡힌 식사는 임부를 건강하게 하고 아기가 잘 자라게 돕는다. 임신 말기에 특히 영양 부족(주로 십대들)이나 고혈압이 생기거나, 얼굴과 손발이 붓거나 단백뇨가 나오거나 간 기능에 이상이 생기는 등 임신 중독증이 나타나는 이들도 있다. 이 증상은 따로 또는 한꺼번에 일어날 수 있는데 자간전증일 수도 있다. 종종 부종을 동반하는 두통이 첫 증상으로 나타나기도 한다. 이런 증상이 나타나면 즉시 검사를 받아야 한다. 초기에 발견되고 증세가 가벼울 경우, 집에서 잘 쉬고 잘 먹으면 낫기도 한다. 진단과 치료가 이루어지지 않으면, 경련과 태아 사망을 유발하는 임신 중독증인 자간전증으로 발전할 수 있다. 자간전증이 심하면 병원에서 치료를 받아야 한다.

태동 때문에 잠을 잘 수 없으면 걷고 목욕을 해서 진정시킨다. 따뜻한 우유나 산딸기차를 마시거나 쥐오줌풀을 달여 마신다. 낮에 운동을 하면 잠을 잘 잘 수 있다. 수면제는 절대 먹지 않는다.

잠을 못 자는 이유가 있다고 생각해요. 해야 할 일이 남아 있어서 그래요. 초조감이 들 만하죠. 다가올 사건을 위해 힘을 비축해 두는 건지…… 한번은, 한밤중에 힘이 넘쳐 집안을 돌아다니다가 내가 아장아장 걸어 다닐 때 신던 조그만 신발을 발견한 적이 있어요. 아기에게 신기려고 조심스럽게 씻고 윤이 나도록 닦았죠. 그러고 나서 푹 잘 잤어요.

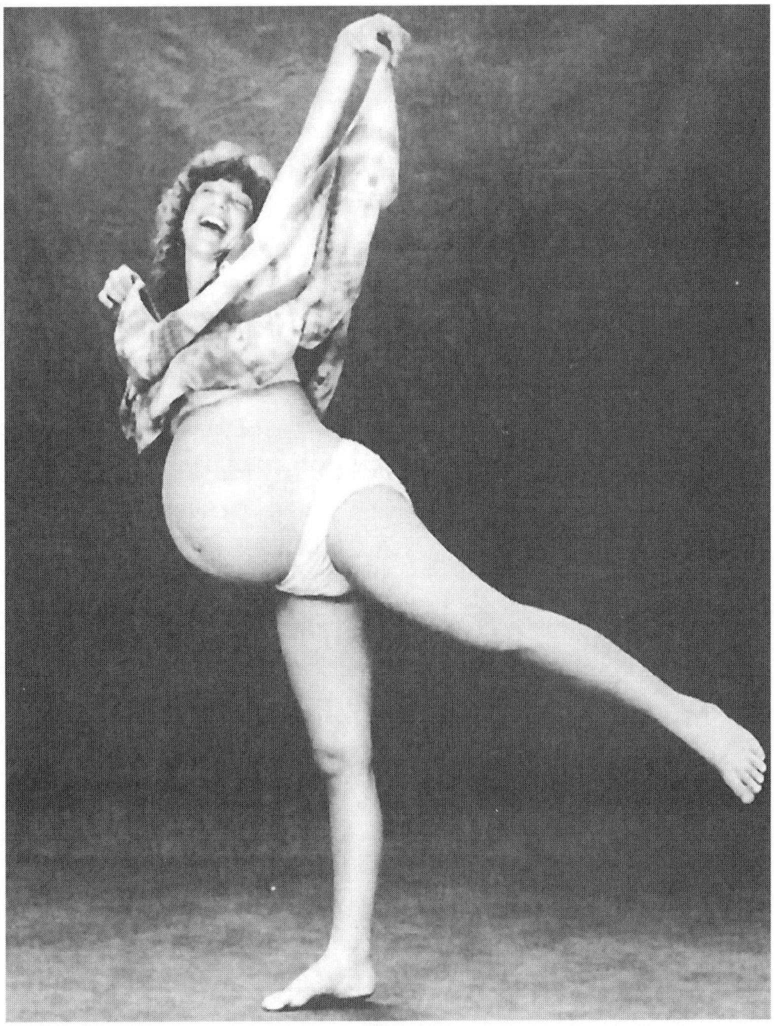

임신을 하면 통찰력이 좋아지고, 새로운 에너지, 사랑받고 있다는 느낌, 진실로 특별하고 생명력 넘치고 유능하며 창의적이라는 느낌이 강해질 수 있다. 설렘, 조화로움, 평화 등을 느낄 수도 있다.
© David Alexander

출산하기 2~4주 전에, 때로는 그보다 일찍, 임신 7개월에도 아기 머리가 골반 안에 자리를 잡는다. 이것을 '하강' 또는 '강하'라고 부르는데, 자궁근이 이완되면서 임신한 여성이 숨쉬고 먹을 수 있는 여유 공간이 더 생긴다.

진통이 시작되기 직전

끝에 다다랐다는 느낌, 어떤 것도 이만큼 중요할 수 없으리라는 느낌이 들었다.

절대 끝나지 않을 것 같았어요. 몸은 거구가 되어 버렸고요. 허리를 구부려 발을 씻을 수도 없었으니까요. 또 몸은 얼마나 뜨겁던지. 너무 길다고 느껴지기 시작했어요. 남편은 8개월 내내 내 모습을 사진에 담았죠. 사진 속에 나는 멍하고 슬픈 얼굴을 하고 있었어요.

아이가 뱃속에 있을 때 어머니와 아이의 관계가 가장 아름답고 완전하다고 봐요. 자궁을 나와야 하는 아이가 불쌍해요.

아기가 어떤 모습일지 궁금해요. 45cm 아래로 이동하기만 하면 태어날 수 있다니 정말 환상적인 느낌이에요.

아기가 내 심장 아래서 뛰놀고 있어요.

임신 중 건강관리

임신, 출산 준비

임신을 고려하거나 임신을 하면 자신을 돌보는 새 방법을 개발할 기회가 생긴다. 이 시기에는 만사에 예민해지므로 나를 따뜻하게 대해 줄 만한 사람을 잘 찾아낸다. 또 잘 먹고, 술·담배·약물을 끊고, 건강에 해로운 근무 장소를 피하게 된다. 임신 전에 준비해야 할 것이 또 있다. 이분척추 같은 신경관 결손의 가능성을 줄이려면 엽산을 미리 섭취해야 하며, 겸상 적혈구 빈혈증이나 테이삭스병 같은 유전성 가족력이 있다면 유전병 전문가와 상담해야 한다.

임신 중 식생활

음식을 골고루 먹는다. (백밀가루, 설탕 같은 단당류가 아닌) 다당류의 비중을 높이고, 지방의 비중을 낮춘다. 지방과 기름은 최소한 사용한다.

유제품/칼슘: 하루에 3회

탈지유, 저지방 요구르트, 치즈. 요리할 때 분유를 사용하고 해초, 칼슘 보강 두유, 참깨, 버터, 당밀, 조개, 칼슘 함유 녹황색 채소, 두부.

단백질: 하루에 3회

닭고기, 생선, 기름기 없는 소고기와 양고기, 말린 강낭콩, 달걀, 견과류, 씨앗, 땅콩버터(한끼에 2큰술), 두부, 견과류와 곡류와 콩.

채소: 녹황색 채소는 하루에 4회

시금치, 상치, 브로콜리, 양배추, 근대, 케일, 콜라드, 겨자, 녹색 사탕무우, 알파파싹, 당근, 토마토, 피망.

과일: 하루에 3회

신선한 과일과 말린 과일. 오렌지, 포도, 사과, 바나나.

다당류: 하루에 9회

곡류, 시리얼, 파스타, 쌀, 옥수수. 밀싹과 누룩을 음식에 넣어 먹는다. 물, 허브차, 과일 주스와 녹즙 같은 음료를 하루에 6~8잔 마신다. 가당 주스나 탄산음료는 피한다.

소금: 각자 기호에 따라

산전 관리

산전 관리는 세 가지 서로 연결된 프로그램으로 구성된다. 임신부의 자기 관리, 친구들과 가족의 보살핌, 조산사나 의사를 정기 방문하는 일이다. 8개월이 될 때까지 매달 의료인을 만나야 한다. 9개월까지는 2주마다, 진통 시작 전까지는 매주 방문해야 한다. 의료인은 임신 과정을 죽 지켜보면서 길잡이 역할을 해 주고 정보를 주고, 발생할지 모를 문제에 미리 대비한다. 방문할 때마다 의료인은 태아의 성장과 심장 상태를, 임신 말기에는 아기의 활동력을 점검한다. 의료인은 내 몸이 어떻게 변하고 있는지를 알려 주며, 혈압, 몸무게, 식사, 단백뇨, 당뇨 등을 체크할 것이다. 기분이 어떤지, 문제나 근심거리가 있는지, 정서적이거나 사회적인 문제가 무엇인지 질문할 것이다.

산전 관리를 받기가 어려울 수도 있다. 미리 교통편을 알아보고, 다른 자녀를 맡기는 문제나 근무 시간을 조정한다. 진찰을 예약하고 가더라도 기다릴 준비를 한다. 가능하면 동행자가 있으면 좋다. 의료인에게 말하고 싶은 것, 질문이나 걱정, 진전된 사항 등 모든 것들을 목록으로 만든다. 임신한 자신을 잘 돌보는 것은 훌륭한 어머니 역할을 하기 시작했다는 뜻이다.

영양 → 2장 먹을거리

잘 먹는 것이 아주 중요하다. 잘 먹고 건강해야 몸이 제 기능을 발휘할 수 있어서 임신이 잘 진행된다. 임신한 우리 몸은 늘어나는 갖가지 요구를 충족시키려고 혈액량을 늘린다. 그렇게 하면 태반이 튼튼해져 아기가 제 몸무게로 자라며, 임신 중독증 같은 것이 줄어든다. 또한 아기의 감염 가능성, 빈혈, 미성숙, 저체중, 사산, 뇌 손상을 줄일 수 있다. 그리고 모유 수유를 위한 지방과 수분을 저장한다. 특히 모유를 먹이려면 아이가 태어난 뒤에도 체력을 유지하고 아기를 기르기 위해서 건강에 좋은 음식과 음료를 지속적으로 먹고 마셔야 한다. 이때가 건강에 좋은 음식과 좋은 영양에 대해 배울 수 있는 적기다. 가족의 식사를 준비하느라 자신을 희생해서는 안 된다.

식사를 많이 하지 말고, 과일, 채소, 전곡류(현미)를 조금씩 자주 먹는다. 임신 초기에 메슥거리거나, 임신 말기나 아기가 너무 커져 꽉 찼다는 느낌이 들면 이 충고가 도움이 된다. 저지방 식품을 고른다. 임신 중반기를 넘어서면 영양가 있는 음식을 더 잘 챙겨 먹어야 한다.

술, 약물, 기타 유해 물질

영양을 충분히 섭취하고 바른 건강 지침을 지키면 임신 중 아기를 건강하게 키울 수 있다. 어머니의 영양 상태와 건강이 좋지 못하거나 해로운 환경이나 직무에 자꾸 노출되면, 아기에게 원치 않는 영향을 미칠 수 있다. 흡연, 마약과 술, 일부 의약품(전문의약품, 일반의약품, 한약), 비타민제나 보조 식품도 주의해야 한다.

태아는 연약한 존재다. 태어나면서부터, 임신 사실을 확인하고 산전 보살핌과 상담을 받기 훨씬 전부터 그러하다. 임신을 하려고 한다면 그동안 살아온 방식과 건강관리 측면에서 아기의 건강한 성장을 방해하는 것은 없는지, 있다면 무엇인지 고려해야 한다. 임부 자신이 임신에 나쁜 영향을 끼칠 위험은 여러 가지가 있다. 어떤 물질을 섭취하거나 그것에 노출되면 임신 또는 아기가 즉각적으로 위험해질 수 있다. 가령, 출혈 가능성을 높이는 약품이 있다. 어떤 물질은 태아기에는 거의 확실하고 분만 즈음에도 태아 기형을 일으킬 수 있다. 때로는 부정적인 영향이 금방 드러나지 않을 수 있다. 예컨대 생후 몇 달간 또는 몇 년간 아이의 행동 장애나 학습 장애, 발달 지체를 구별할 수 없을 것이다. 어른이 될 때까지 확인되지 않을 수도 있다(흔히 접하는 물질과 약품을 재조사한 자료는 24장 여성의학 상식을 참조).

다음 물질들은 부정적인 영향을 미칠 수 있다.

술

임신 중 음주의 안전선이 어디인지 아직 설정된 바가 없다. 그러나 임신 초기에 술을 4분의 1잔가량 매일 마시면 태아 알코올 증후군과 연관이 있는 것으로 나타난다. 태아 알코올 증후군은 내부 기관과 신경계통이 형성되면서 태아가 발달할 때 기형을 유발한다. 정신 지체의 원인이 되기도 한다. 의사는 임신한 여성에게 절대로 술을 마시지 말라고 충고한다.

흡연(마리화나 포함)

흡연은 태반 기형(조기 태반 박리, 전치 태반), 유산, 조산, 저체중아 출산과 관련이 있다. 더욱이 임신 중 흡연은 태어난 지 1년 안팎의 영아가 이유 없이 숨지는 영아 돌연사 증후군과 관련이 있다.

전문의약품과 일반의약품

태아 기형을 유발하는 약품들을 주의하자. 예를 들면, 이소트레티노인(아큐탄)은 여드름 치료제인데, 이 약을 사용한 어머니에게서 태어난 아이들의 23%가 기형이다. 비타민제 역시 문제가 많다. 예를 들면, 비타민 A를 10,000IU 이상 먹으면 자라나는 아기의 중추 신경계에 위험을 일으킨다는 증거가 나오고 있다.

코카인, 헤로인, 기타 불법 약물

불법 약물은 유산, 조산, 태아 성장 지연과 관련이 있다. 태아기에 이 약물에 노출된 아기들은 기관 형성과 신경계 성장에 문제가 있다. 임신부가 헤로인과 메사돈을 포함한 중독성 약물을 사용하면 태아는 중독 상태로 태어나고 심각한 불안증과 섭식 능력 부족, 약물 사용 중지에 따른 허탈 증세 등 장기 부작용을 겪는다. 코카인은 태반 박리와 관련 있다. 여러 약물을 동시에 사용하는 것은 부정적인 영향을 끼칠 위험을 높인다. 또 불순물이나 불법 희석 약물이 존재하는데 제초제, 비소, 코마딘(혈액 희석액) 등 많은 물질이 여기에 속하며, 임부와 아기에게 모두 해를 줄 수 있다.

엑스선 검사를 포함한 진단 검사

임신 중 급하지 않은 검사는 피한다. 검사를 꼭 해야 한다면, 주치의를 포함한 모든 의료진이 임신 사실을 숙지하고 있어야 한다. 모든 적절한 예방 조치를 취하고 의사한테 후속 관리 지침서를 얻어야 한다.

특정 시술의 유익한 점과 위험, 다른 대안을 비교해야 한다. 임신을 위해 될 수 있으면 안전한 선택을 한다. 근무 장소에 위험 요소가 있으면 피해야 한다(7장 환경과 직업). 불법 마약이나 음주를 한다면, 상담을 받아야 한다(3장 술·담배·약물). 금연을 위한 도움이 필요하다면 금연 클리닉이나 금연 단체의 도움을 받을 수 있다(3장 술·담배·약물, 77쪽). 건강 관리상 약물을 사용해야 한다면, 임의로 약물을 중단하기보다는 더 안전한 대안에 대해 주치의와 의논하는 것이 좋다. 약사는 일반의약품, 임신에 대한 잠재적인 위험성에 대한 정보를 제공할 수 있다. 많은 약 포장지(약품 설명서)에 이런 정보가 표시되어 있다.

약물 안전성, 유해 환경, 임신 중 생활 습관에 관해 의료인과 책, 인터넷에서 정보를 얻을 수 있다.

엽산 엽산은 임신 초기에 단백질을 합성하고 혈액과 새로운 세포를 만드는 데 꼭 필요하다. 녹황색 채소에 많이 들어 있다. 감귤류, 콩류, 아스파라거스, 브로콜리, 간, 돼지고기, 생선에도 있다. **한국영양학회에서는 임신부에게 매일 500㎍씩 엽산을 섭취할 것을 권장한다.**

철분 철분은 임부의 몸 전체와 아기에게 산소를 나르는 헤모글로빈의 주요 성분이다. 자두 주스, 말린 과일, 콩류, 블랙스트랩 당밀, 기름기 적은 고기, 간, 달걀노른자에 들어 있다. 임신한 여성의 몸은 놀라울 정도로 철분을 잘 흡수하며, 태아는 첫 6개월 동안 자기에게 필요한 철분을 어머니에게서 가져갈 것이다. 대부분의 여성은 적절한 양의 철분이 있으므로 철분 영양제를 먹을 필요가 없다. 중반기에는 혈액 용적에서 수분이 늘어나서 혈액을 희석시키므로 철분 수치가 떨어지는 경향이 있는데 이 현상은 지극히 정상이다. 임신 말기가 되면 철분은 다시 상승한다. 임신했을 때 빈혈이 생기면 음식이나 허브, 철분이 많은 차, 철분제를 먹어서 철분을 늘려야 한다. 정규적인 산전 진찰을 받으면 혈액 안에 철분 수치를 알 수 있다.

몸무게 증가 여성의 몸은 임신 중에 커지면서 활기를 띤다. 임신과 변화된 몸의 아름다움을 즐겨보자. 비쩍 마른 몸매의 모델이나 영화배우의 이미지가 넘치고, 비합리적이고 건강하지 못한 날씬함을 아름답다고 보는 관점에 세뇌되어 있어 자기 모습을 아름답다고 느끼기가 힘들지 몰라도 임신한 여성의 모습은 아름답다. 임신으로 늘어난 몸을 받아들이기 힘들어하는 파트너나 가족이 있을 수도 있다. 그러나 누구든 임부가 적절한 몸무게를 유지하지 못하게 방해해서는 안 된다. 임신 기간은 다이어트를 할 때가 아니다. 11~14kg 이상 체중이 늘어나는 것은 정상이며 건강하다는 징표다. 신진대사는 사람마다 다르다.

불과 얼마 전만 해도 미국 의사들 대부분은 임신 중에 몸무게 느는 것과 소금 섭취를 금했고, 심지어 중요한 수분과 미네랄을 내보내는 다이어트약(암페타민제)과 이뇨제를 처방하기까지 했다. 그것이 자간전증이나 임신 중독증(간 기능 장애를 포함한)을 예방한다고 잘못 믿고 있었다. 이제는 암페타민과 이뇨제가 사용되지 않지만 일부 의사는 여전히 소금 섭취를 제한하고 살은 아주 조금만 쪄야 한다고 권고하거나 겁을 주는데, 이는 임신한 여성의 건강과 임신 자체를 위험하게 할 수 있다. 간을 맞추어 잘 먹고 단백질을 많이 섭취해야 건강하다. 조산사들은 대부분의 산과 의사들보다 잘 먹을 것을 더 자주 강조한다. 어떤 의사는 임부의 체중 증가에 대해서 자존심을 건드리는 조언을 한다. 좋은 영양을 강조하고 체중 증가를 편안하게 느낄 수 있도록 하며, 변하는 외모와 자신감이 커지는 것을 행복하게 느끼도록 격려하는 의사를 찾는다.

모유 수유 준비 → 21장 산욕기, 아기에게 모유를, 490~492쪽

젖을 먹이는 일은 어머니에게 최고의 일이고 모유가 아기에게 가장 좋다. 처음 며칠 나오는 초유는 아기에게 아주 귀중한 항체를 전달한다. 태어나는 순간부터 적어도 처음 몇 달 젖을 먹이는 일은 어머니와 아기를 금방 친밀하게 연결해 준다. 아직 마음을 정하지 못했으면 시간을 내어 조산사, 출산 교실 강사, 행복하게 모유를 먹인 어머니와 이야기를 나누거나 관련 책을 읽는다. → 정보꾸러미

미래를 돌보는 일

우리 목표는 모든 임신한 여성들, 특히 신체적, 사회적, 경제적인 자원이 부족해서 더 많은 문제들을 경험하게 되는 여성들이 이용할 수 있는 훌륭한 서비스를 갖추는 것이다(특히 프랑스는 여성들에게 산전 진찰을 받도록 장려금을 제공한다). 이런 서비스는 전 양육 기간 즉 임신에서 분만, 그리고 가정 간호까지 하는 것이어야 한다. 또한 여성 중심, 가족 중심이며 능숙하고 인정 많은 서비스여야 한다. 장기적으로 볼 때 인간 중심, 예방 중심의 간호를 통해서 저체중아, 조산아를 구하는 데 드는 엄청난 의료비를 크게 줄일 수 있을 것이다.

임신 중 성교

어느 때보다 성관계를 하고 싶었어요.

아기를 갖기 전에는 섹스를 아주 많이 했죠. 우리는 온갖 체위를 다 해봤죠. 그런데 아기를 갖고 나서는 느긋해졌어요. 전에는 성교 자체를 위해서 성교에 긴장하곤 했는데, 임신을 하고 나니까 훨씬 자유로워졌어요.

성교하는 것에 양가감정이 심하게 들어요. 유산을 여러 번 했거든요. 사랑을 나누고 싶으면서도 한편 몹시 두려워요. 나는

독신인데, 배부른 여자를 매력적으로 느끼는 남자를 찾기가 힘들기도 하고요. 두 달간 전혀 성적인 접촉을 갖지 못했어요.

임신부는 전보다 훨씬 더 개방적이고, 이타적이며, 민감해질 수도 있고 내면으로 향하고 싶을 수도 있다. 달마다, 임신 단계마다 느낌이 다르다. 성기결합을 비롯한 여러 형태의 성관계가 임신에 해를 끼치지는 않는다. 임신 기간은 마사지하고 만지는 것에서 성교 자세의 범위를 탐색하는 것에 이르기까지 아주 다양하게 시도해 볼 수 있는 때다. 어떤 자세가 더 편한지를 발견할 것이다.→ 11장 성생활

오르가슴을 느끼면 나중에 자궁이 계속해서 단단해졌다가 풀렸다가 하면서 자궁 수축이 계속될 수 있다. 진통을 시작할 때만 성교에 고통이 따른다. 정액에 들어 있는 농축된 프로스타글란딘은 자궁경부를 부드럽게 한다. 그러나 질이나 복부가 아프거나, 자궁 출혈이 있을 때, 양수막이 터졌을 때, 유산 가능성이 있을 때는 성기결합을 해서는 안 된다. 감염될 위험이 있기 때문이다. 임부나 파트너에게 포진의 상처가 있으면 그 상처와 접촉해서는 안 된다. HIV/에이즈의 위험을 철저히 차단해야 한다.

활동 → 4장 운동

신체 활동과 운동은 건강을 유지하는 데 중요하다. 행복감과 힘을 주며, 안정감을 느끼게 하는 활동을 꾸준히 하는 것이 좋다. 그러면 임신이 편해진다. 수영에서 요가에 이르기까지 지역 사회에서 자원을 찾고, 특별한 운동에 관한 책에서 자원을 찾아본다. 골반을 열어 주고 분만을 쉽게 해주는 웅크리는 분만 자세를 연습할 수 있다. 명상과 이완법도 마음을 가라앉혀 자신에게 집중하게 하는데 진통 중에도 편안한 상태가 될 수 있다.→ 485쪽

회음 운동

'케겔 운동'이라고 알려진 이 운동은 골반저 근육을 수축하고 이완하는 운동으로, 하는 방법도 간단하다. 이 운동은 골반저 근육을 강하게 만들어 분만을 잘할 수 있게 돕는다. 그 근육이 강해지면 진통 중에 의식적으로 골반 부근의 긴장을 이완할 수 있다.→ 12장 몸에 대한 이해, 케겔 운동, 261쪽

산전 진찰: 검사 시기와 내용

첫 진찰은 조산사나 산부인과 의사에게 받게 될 것이다. 수차례 방문에서 의료인은 월경 주기, 이전 임신과 출산, 수술, 유산, 질병, 복용한 약물, 고혈압이나 심장 질환 같은 가족력과 가족의 건강 상태 등 임부의 내력을 상세히 파악할 것이다. 의료인을 만나는 것은 임신에 관해 배울 수 있는 좋은 기회가 된다. 의료인은 정보를 제공하고 질문에 대답할 것이며, 임부가 스스로 기분 좋게 느끼도록 도울 수 있다. 처방된 검사의 목적과 결과에 대한 정보 검사 결과를 받을 수 있도록 요구한다. 담당 의사가 편치 않은데 마침 기회가 된다면 다른 사람을 찾는다. 내 직관을 신뢰한다. 마음의 평화는 중요하다.→ 의료인 선택, 439쪽

조산사들은 상담에 오랜 시간을 할애한다. 그들은 임부의 의료적·사회적 병력을 철저히 조사할 것이며, 임신과 출산에 대한 임부와 배우자의 바람과 계획에 대해 충분히 의논할 것이다. 산부인과 검사들은 훨씬 피상적이다. 산전 방문의 내용은 방문 횟수만큼이나 중요하다.

첫 방문에서는 몸무게와 혈압을 측정한다. 대부분 유방 검사를 하나 꼭 그렇지는 않다. 자궁과 자궁경부의 끝이 부드러워졌는지 등과 같은 임신 징후를 확인하기 위해서 골반 검사를 하기도 한다. 그런데 많은 의사들과 여성들은 이 검사가 사적 영역을 침해하는 것이며 불필요하다고 보고 있다(소위 골반의 크기를 과학적으로 측정한다는 골반 계측법은 쓸모가 없고 시대에도 뒤떨어진 방식이다. 여성들로 하여금 자기 몸이 뭔가 잘못됐다고 느끼게 하며, 의사들이 자연 분만 대신 제왕절개술을 계획하도록 만든다).

자궁경부암 검사도 받을 것이다. 일반 혈액 검사, 혈액형 검사(RH 검사,항체 검진), 매독·B형 간염·풍진 검사를 받는다. 최근에 검사를 받지 못한 경우, 매독 검사에다 추가로 성병 검사도 받을 것이다.[3] → 14장 성병; 15장 에이즈, HIV와 임신, 364쪽 소변 검사는 단백질과 포도당을 확인하며, 소변 배양은 비뇨기계 감염을 나타낸다. 특별히 당뇨 위험(가족력, 과도하게 큰 아기, 사산)이 있다면, 혈당 수치를 확인하고 영양 전문 상담을 받아야 한다.

어떤 의사들은 지난 3일간 무엇을 먹었는지 물어보고 기록하며, 임부와 이에 대해 의논할 것이다.

임신한 여성이나 파트너가 생식기 사마귀가 있거나 포진을 앓은 적이 있었다면 성교 중에는 콘돔을 사용하고

3 HIV를 갖고 있다면 지금 받는 치료는 아기에게 미칠 위험을 현격하게 줄인다.

재발을 예방해야 한다. 아미노산의 일종인 라이신이 풍부한 음식, 가령 생선과 감자류를 많이 섭취한다. 땅콩류와 초콜릿은 피한다. 필요하면 의사가 라이신 보조 식품을 처방해 줄 것이다. 식사를 잘하고 스트레스를 줄여서 돌발 상황이 발생할 위험을 없앤다.

아프거나 출혈이 있거나, 걱정스러운 증상이 생기면 반드시 담당 의사에게 말해야 한다.

태아 심장 박동은 대체로 18주에서 20주 전까지는 태아경으로 들리지 않는다. 태동이 느껴진 후에야 들을 수 있다. 아기의 심장 박동을 듣기 위해 도플러 초음파를 이용할 것인지 단순한 태아경을 이용할 것인지를 선택할 수 있다(병원에서 의사들 대부분은 도플러 초음파를 사용한다). 내진은 대부분 할 필요가 없다.

임신부 스스로 돌보는 것도 중요하지만, 산전 관리를 받는 것도 중요하다. 정기적으로 병원에 가기가 어려운 여성들이 많다. 진통이 시작된 후에야 병원에 처음 가는 사람도 있다. 가까이에서 경험 많은 조산사를 찾는 것이 가능한 경우도 가끔 있고, 조산사 훈련을 받은 간호사가 있는 병원도 있다. 큰 병원에 가면 복잡한 대기실에서 한참을 기다려야 하고, 프라이버시는 보호되지 않고 직원들은 과로로 지쳐 있어서 세심하지 못하다. 이런 우호적이지 않은 조건은 여성을 우울하게 만든다. 지속적인 산전 관리도 불가능하다. 진료 시간을 정하고 직원을 배치하는 방식은 주로 의사들의 훈련을 위한 것이지, 산모를 위한 것이 아니다. 또 의사와 대상자의 계층별 문화적 배경의 차이 때문에 신뢰감과 상호 이해가 자주 가로막힌다. 그러니 많은 여성들이 병원 가기를 망설이는 상황은 충분히 이해할 만하다.

거꾸로 선 아기

임신 34주 이후에 아기가 '둔위'(엉덩이나 발이 먼저 나오는 것)라는 것을 발견했다면, 합장 합척 운동이 도움이 된다. ① 누운 상태에서 손바닥과 발바닥을 마주 댄다. ② 합장한 손을 머리 위로 밀었다가 다시 가슴까지 당기고, 다시 머리 위로 밀기를 반복한다. 발은 손과 마찬가지로 미는데, 모아 붙인 발바닥이 떨어지지 않을 정도다. 1~2분간 되풀이한 뒤 손과 발을 모은 채 2~3분간 명상에 잠긴다.

병원에서 가장 싫은 점은 분위기가 시장 바닥 같다는 것이다. 진료가 시작되기 직전 항상 엘리베이터로 미친 듯 돌진해야 한다. 환자들이 모이면 번호를 하나씩 배정받는다. 우리는 길고 딱딱한 의자에 일렬로 앉는다. 각종 냄새가 코를 찌르고 진료실은 더럽고, 칙칙하고 덥다. 의료진은 과로로 진이 다 빠져 있다. 간호사와 의사는 딱딱하기만 하다. 나는 같은 의사를 두 번 본 적이 거의 없다.

임신 전반에 걸쳐 지속적인 관리, 정서적인 지지, 교육 모두 중요하다. 따뜻함과 친절함이 임신에 미치는 영향을 수치로 측정하기는 어렵다. 그러나 이러한 가치는 그 자체로 매우 좋은 것이다. 진정으로 중요한 것은 셀 수 없는 법이다. 이런 상식은 반복해서 언급할수록 좋다.

임신과 출산 준비

아기를 기르는 다른 여성을 찾는다. 남편이나 가족, 좋아하는 친구들과 이야기한다. 좋은 시간을 보낸다. 혼자 있지 않는다. 어떤 출산을 원하는지 마음속에 그려 본다. 어느 지혜로운 조산사는 이렇게 말했다.

분만을 준비하기 위해서 정보를 찾고, 배우고 수업을 듣겠지요? 그러나 여러분의 출산에 대해 가장 깊은 차원에서 알고 있는 사람은 바로 여러분이란 사실을 기억하십시오. 여러분의 몸을 신뢰하고, 그 과정에 자신을 개방하며 이를 방해하는 문화적 태도와 두려움을 떨쳐 내는 법을 배워야 합니다. 그렇게 하겠다는 의지만 있으면 됩니다.

출산 교실

출산 교실에 가면 다른 여성과 가족들을 만나게 될 것이다. 자신이 사는 지역에서 강좌를 들을 수 있다. 큰 도시에는 병원이나 보건소, 조산원, 출산 준비 센터 등에서 강좌가 열린다. 교실에서 만나는 사람들은 계속 좋은 친구가 될 것이다. 강좌가 없다면 다른 임신부들과 함께 모인다.

지역 건강 센터에서 레즈비언 임신부 모임을 만들 수 있도록 도와주었어요. 매달 돌아가면서 집을 방문했고 저녁을 같이 먹었어요. 전혀 알지 못하던 사람들이었지만 우리는 모두 임신을 했다는 같은 상황에 있었습니다. 우리는 공통적인 관심사인 임신을 놓고 이것이 우리 관계를 어떻게 바꾸는지, 우리 가족들에게 무엇을 의미하는지 서로 나누었습니다. 지금 우리 아기들은 한 살이 다 돼 가는데, 우리는 아직도 만납니다.

미국에서 가정 분만 교실은 종종 정상적인 진통과 분만에 대해 가장 긍정적이고 완벽한 정보를 제공한다. 집 이외 장소에서 분만할 계획을 세운 여성들도 참석할 수 있다. 그들은 다양한 관심거리를 다룬다. 즉 출산에 관한 의학적 지식, 상상 훈련, 심상 요법, 이완법, 환상과 감정, 두려움에 대한 토의, 병원에서 주로 사용되는 약과 개입, 위험과 이점, 수유, 육아 등이 주제로 등장한다. 부부들은 그들의 아기와 함께 그들의 경험을 설명하고 임신부의 질문에 대답하기 위해 방문한다.

출산 교실에서 시청한 프로그램에서, 뭔가가 태어나는 것을 난생 처음 보았습니다. 여성이 분만할 때 내는 깊은 소리, 이야기하는 소리를 듣고서야 그것을 실제 상황임을 느낄 수 있었지요. 분만은 대단한 작업이더군요. 사람들이 모두 얼마나 열심히 노력하던지! 한 개인이 그 모든 과정을 견뎌 내고 잘 할 수 있다는 확신이 들었습니다.

많은 병원들에서는, 마치 산과의 기술과 절차가 분만 과정의 정상적이며 불가피한 일부인 것처럼 보이게 해서, 임부를 병원의 기계적 절차에 맞추어서, 출산이란 특별히 '관리하는 것'임을 납득시키려는 경향이 있다. 병원에 소속된 출산 교실 강사들은 직업상 불필요한 것을 권하거나 이야기해야만 할 때가 있다. 때때로 병원 강사 중에서도 여성이 최고의 경험을 할 수 있도록 헌신하는 사람을 만날 수 있을 것이다. 독자적인 출산 교실 강사들은 가장 폭넓은 다양한 정보를 제공한다. 임신부를 위한 기체조, 요가 호흡법 등을 제공하는데, 임신부들은 프로그램을 통해 서로 정보를 나누고 우정을 쌓을 수도 있다. → 20장 출산, 485쪽

분만 연습

출산 준비법과 출산 교실은 일부 산부인과 진료 관행을

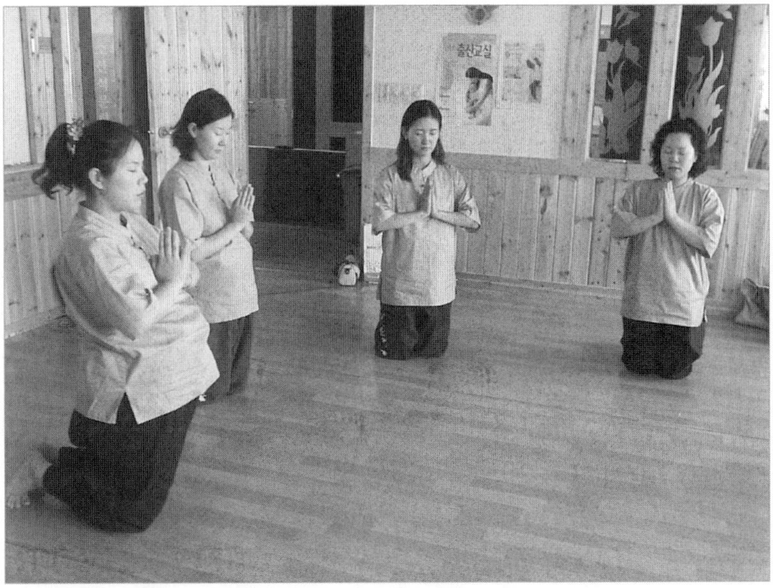

출산 교실에서는 출산에 관한 다양한 정보와 임신부를 위한 기체조, 요가 호흡법 등을 제공하는데, 임신부들은 프로그램을 통해 서로 정보를 나누고 우정을 쌓을 수도 있다. ©삼신할매

변화시키고 사람들의 의식을 개혁하는 데 성공한 출산 운동가들의 노력의 산물이다. 미국의 예를 들면 이들은 적어도 70년 이상에 걸쳐 분투하고 있다. 1960년대에 그들 중 많은 사람이 분만 중 여성들이 의식을 잃지 않고 깨어 있도록 하기 위해 싸웠다. 이전 세대 여성들 다수가 무의식 상태로 마취되어 있었던 데 비하면 중요한 진전이다.

라마즈 분만법과 브래들리 분만법이 가장 인기가 높다. 그 분만법에서 권하는 준비나 지식, 지지 덕분에 수백 명의 여성들이 기쁨과 통제력, 품위를 갖고 분만을 했다. 라마즈 분만법 강사들은 그 전에는 주로 호흡법과 이완법에 초점을 맞추었으나, 브래들리 분만법과 마찬가지로 넓은 분야의 이슈로 범위를 넓혀 갔다(브래들리 분만법은 예전에는 '남편이 교육받는 분만법'이라 불렸다). 두 협회는 출산의 과도한 의료화를 저지할 필요를 그 어느 때보다 절실히 깨닫고, 어머니와 아기가 즐겁게 출산하도록 후원한다.

병원에서 분만하기로 했거나 그래야만 하는 여성들에게는 이런 방법이 도움이 될 것이다. 이 방법들이 언제나 병원의 의료 행위를 피할 수 있는 것은 아니다. 여러 형태로 의료적 개입이 공존할 수 있다. 그러나 주삿바늘에 찔려 있고 경막 마취가 되어 있고 피토신(자궁 수축제) 투입으로 진통이 극심해진다 해도 몸을 움직일 수 없어도 깊게 숨쉬고 이완하려고 노력할 수 있다. 어떤 경우에는 진통이 이완법이나 호흡법에 꼭 맞게 일어나지는 않는다. 그럴 때에는 자신의 진통 리듬에 맞추어 호흡법에 적용해

임신부 행공

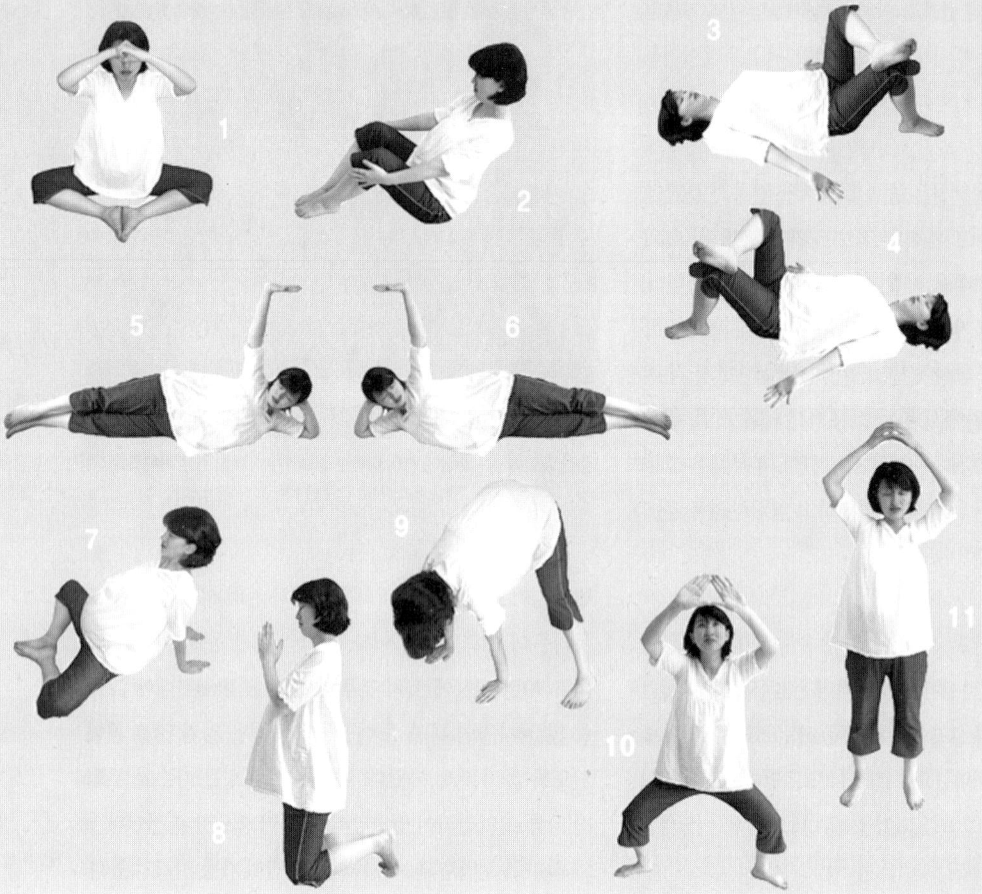

1 심포경을 유통시키고 폐를 윤택하게 하여 기관지를 좋게 한다. 또 가슴을 발달시키고 허리에 힘이 없는 사람에게는 허리에 힘이 들어가게 한다.

2 허리를 강하게 하는 데 아주 좋다. 요령은 양손을 무릎에서 떼지 않고, 상체를 최대한 뒤로 젖혀 단전이 떨리게 해야 한다. 이때 양 엄지발가락을 모아 붙여야 하는데, 이렇게 하면 방광 기능이 아주 좋아진다. 전신의 근력을 강화하며 정신력 또한 강해진다. 경락으로는 방광경이며 허리를 크게 강화한다. 식욕을 돋우고 정신을 맑게 하며 이뇨를 돕는다. 또한 기를 전신에 퍼지게 한다.

3 4 마음이 분산되어 크게 어지러울 때에 어지러운 마음을 안정시킨다. 그리고 다리 기능을 강화한다. 다리를 많이 쓰면 정신력이 좋아진다.

5 6 하늘로 뻗은 손바닥 전체로 하늘의 기(천기)를 받아 중단전인 옥당혈을 통하여 임맥을 타고, 하단전인 석문에 쌓는 행공법이다. 이렇게 하면 높은 쪽 발바닥의 용천혈로 기가 들어와 심장으로 흘러 들어가게 된다. 그래서 심장의 모든 병을 고치고 심장을 강화하며, 견비통을 치료하기도 한다. 특별히 담당하는 경락은 없다. 그러나 오래 수련하면 입속에 단침이 돌고, 이 단침을 삼키면 위장 기능이 놀랄 만큼 좋아진다. 원하법 수련 단계에서 이 동작을 50분 정도 하고 있으면 누구나 입속에 단침이 생기는데, 이 침이야말로 명약이다.

7 성기에 기가 모이므로 성기 질환이나 정력에 좋다. 경락으로는 임맥과 독맥인데, 독맥은 단전에서 요추까지만 운기된다. 무릎을 강하게 하고 간 기능을 강화한다. 신장에도 좋으나 간 기능 회복에 더 영향을 준다. 앞이마 끝에서 턱 끝까지 기가 흘러 안색을 좋게 해 미용에도 도움이 되지만, 그보다는 코와 입 등 얼굴 질환을 예방하고 치료한다.

8 마음을 진정시키고 정신을 고요하게 한다. 마음이 진정되고 정신이 고요해지면 마음이 평온해질 뿐만 아니라 크고 넓어진다. 그러면 대자연의 이치를 마음으로 느끼고 알게 된다. 신장과 방광을 좋게 하고 하복부 통증이나 불쾌감을 없앤다. 이뇨를 좋게 하고, 다뇨를 치료하며 정력을 회춘시킨다. 독맥의 기를 잘 올라가게 하는 것이 이 행공의 장점이다. 고요한 가운데 정신을 집중하게 하여 정신력이 강해진다.

9 정신 집중을 높이고, 수련 시 독맥 유통을 돕는 행공이다. 팔과 다리를 강화하고 척추를 강화한다. 치질 등 항문 질환을 치료하고, 경락으로는 독맥이다. 머리가 무거울 때 하면 좋고, 저혈압인 사람이 하면 좋다.

10 눈이 밝아지고 중단전의 힘이 커지며 정력과 무릎, 발목이 강해진다. 다리 힘이 강해지고 마음이 밝아지며 매사에 의욕이 생겨 활동력이 왕성해진다. 또 허리 힘이 좋아지고 척추를 세워 항상 바른 자세를 취할 수 있게 해준다. 머리를 좋게 하며 경혈로는 상단전이다(눈을 뜨고 수련).

11 하단전에 기를 응집, 갈무리하며 뱃속의 병을 치료한다. 그리고 마음과 몸의 기능을 약간 흥분시켜 전신의 기능에 활동력을 주어 건강을 증진한다. 특히 소화가 안될 때 이 동작을 하면 좋다. 또 심정이 복잡할 때 평정을 찾고자 할 때도 좋다.

출처: 삼신할매

야 할 것이다. 복잡한 호흡 기술을 배울 필요는 없다. 우리는 진통과 일치하는 리듬으로 호흡할 수 있다. 한 조산사가 말했다. "여성에게 숨쉬는 법을 가르친다고? 우리는 숨쉬는 법을 알고 있어. 평생 하고 있는걸!"

출산 정보 → 20장 출산, 485쪽

출산에 관한 많은 책들은 우리에게 유용한 지식을 전한다. 간단한 한 문장이 내 직관에 확신을 불어넣어 줄 수도 있고 두려워하던 것을 용감하게 대처하도록 나를 지원할 수도 있다. 해를 거듭하면서 발행되며 신뢰할 만하고 영감을 주는 안내서 노릇을 하는 책들도 있다. 그런데 출산을 일관되게 긍정적으로 묘사하는 책은 드물다. 여성을 위한다는 책들도 너무나 많이 상반되는 설명을 싣고 있다. 아무리 편집이 멋진 책이라도 사람을 혼란하게 만드는 메시지들만 있다. 여성들의 노력을 지극히 개인적인 것으로 만드는 저자들이 많다. 임신부를 위하지 않는 태도와 의료 행위에 맞서 싸우도록 권했다가, 그런 태도나 의료 행위를 광범위한 맥락에서 분석하지도 않은 채 그것을 받아들이라고도 한다. 대부분 출산 문화 개선을 위해 평생을 살아온 이들 저자들이 말도 안 되는 현 산부인과 체계의 주장을 되풀이 하고, 의학 용어를 차용하고 긍정적인 정보를 부정적인 내용으로 덮어 버린다. 가령 여성이 원하는 의료인, 출산, 분만을 선택하라고 하면서 여성의 선택 영역을 좁히는 병원 제도를 추천한다. 의료인을 선택하라고 격려하지만 마치 조산사라는 존재가 없다는 듯이 산부인과 의사만을 언급한다. 한 유명한 책에는 '좋은 의사'를 찾으라고 하면서도 분만할 때 그 의사가 휴가 중일 수도 있다는 것을 경고하지 않는다. 대단한 인기를 모으는 또 다른 책에는 조산술은 제외되어 있으며 병원 정보만을 제공한다. 책의 구성 역시 노골적이다. 임신 8개월에 관한 장에 제왕절개술에 관한 설명이 나오는 식이다. 그런 배치는 제왕절개술을 받을 수도 있겠다는, 아니, 받을 것 같다는 생각이 들도록 한다.

마음이 편안해지는 책을 선택한다. 시간이 있으면 책 내용과 구성을 살핀다. 내용이나 구성이 납득할 만한지 확인한다. 책에 대해 친구들과 토론한다.

인터넷은 또 다른 정보의 자원이다. 인터넷을 현명하게, 비판적으로 활용한다.

의료인 선택

임신과 출산을 대하는 방식은 의료인에 따라 다양하다. 의료인과 이야기를 나누면서 나를 어떻게 대하고 있는지, 내 걱정을 어떻게 다루는지 알 수 있을 때까지는 지레 예단하지 않는다.

의사를 방문해서 정기 검진을 받고 나올 때, 임산부들은 한 뼘씩 커진 느낌이 들어야 한다! 누가 진료를 했든 진료의 모든 측면과 스타일은 임신 과정을 관리하는 것뿐만 아니라 교육하고 힘을 주는 것이어야 한다. 또한 당사자인 여성이 지금의 모든 과정을 능히 잘 해낼 수 있는 능력이 있다는 느낌을 주어야 한다. — 어느 간호조산사

분만에 참여할 사람들을 신중히 선택하세요. 당신의 의식 상태를 외부로 반영하는 사람들이거든요. 그들은 당신의 임신과 출산을 지적으로 해석하고, 당신의 정서적인 지지자가 되어야 할 이들입니다. 그들의 이름 뒤에 붙는 명칭과 성별로는 그들을 파악할 수 없어요. 조산사 같은 의사가 있고 의사 같은 조산사도 있답니다. 당신이 그들에 대해 어떻게 느끼는지, 그들이 분만에 대해 어떻게 생각하는지는 그들의 시술 실력만큼이나 중요합니다. — 한 조산사

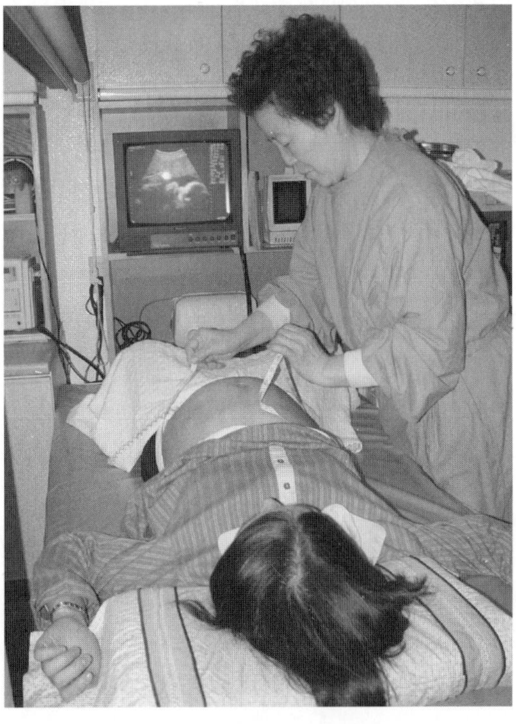

수천 년 동안 분만하는 여성들은 여성들이 돌보았다. 많은 사회에서 그들은 지혜로운 여인으로 인식되어 왔고 출산뿐만 아니라 질병, 유산, 아이들의 건강도 돌봤다. 지금도 여전히 그러하다. © 또하나의문화

조산사

수천 년 동안 분만하는 여성들은 여성들이 돌보았다. 많은 사회에서 그들은 지혜로운 여인으로 인식되어 왔고 출산뿐만 아니라 질병, 유산, 아이들의 건강도 돌보아 왔다. 지금도 여전히 그러하다.

조산사들이 선택한 대로 자유롭게 진료할 수 있게 되면, 우리는 계속해서 진통, 분만, 산후 조리를 받을 수 있다. 조산사가 참여한 분만은 합병증이나 해로운 개입이 거의 없다는 말과 같다.

조산사는 최선을 다해 다음과 같은 일을 한다.

- 임부의 가족 상황을 고려하면서 임부에게 주의를 기울이고 임부 가족 관계의 변화를 고려하며, 산모가 감정을 정리하여 실제 문제를 다루도록 돕는다.
- 임부와 아기가 안전할 뿐 아니라 행복하고 만족할 수 있도록 배려하면서 실용성과 영성을 강하게 결합하여 일을 한다.
- 임부가 책임지고 자신을 스스로 돌보도록, 자신이 책임질 수 있음을 믿도록, 앞으로의 상황을 충분히 조절할 수 있다고 느끼도록 임부를 격려한다.
- 정상 임신, 진통, 분만에 대해 잘 알고 있다.
- 분만 과정을 존중하고, 사람마다 진통 과정이 독특하다는 것을 믿는다. 진통 과정을 참을성 있게 지켜보면서 임부를 지지하고 인도해 주고 편안하고 효율적인 분만 자세를 찾도록 도와준다. 자궁 수축과 진통을 견디도록 격려하면서 쉽게 아기가 나오도록 도와준다.
- 어려운 순간을 통과하도록 도우며, 때로는 합병증이 있는 진통으로 보이는 것을 정상 분만으로 변화시킨다.
- 의사의 참여가 필요한 합병증인지 구분하여 필요할 때 의사에게 도움을 청한다.

미국의 간호조산사는 개인 조산원, 의원, 자치출산센터, 병원, 건강 부서, 때로는 가정에서 일한다. 그들은 항상 의사와 협조해서 진료한다. 가령, 문제 있는 임신일 경우 의사에게 의뢰하고, 의학적인 자문과 진료 또는 수술이 요구되는 응급 상황에서는 의사를 방문하기도 한다.

간호조산사들은 전통적인 병원 진료에 대한 부모들의 불평에 응해 병원 밖 출산센터를 만들고 병원 안에서는 대안으로 모성 간호 프로그램을 마련하는 데 도움이 되어 왔다. 가끔 저임금으로 여성들을 돌보기도 하는데 의사들은 그렇게 하려 들지 않을 것이다. 또한 산부인과 관례를 조금이나마 바꾸기 위해 임산부들과 한 마음이 되어 싸운다. 어느 간호조산사는, "병원에서 여성들이 똑바로 서서 출산할 수 있게 만든 것은 큰 승리다. 그렇지 않았다면 내내 등을 대고 누워 있어야 했을 것이다." 하고 말한다.

어떤 의사는 간호조산사가 제공하는 높은 수준의 진료에 대해 감사하는 반면, 많은 다른 사람들 특히 산부인과 의사들은 간호조산사를 임상학자인 그들에게 도전하는 경쟁자로뿐만 아니라 경제적인 위협으로 여긴다. 그 결과 그들은 필요한 협력 관계조차 발전시키려 하지 않는다. 심지어 다른 의사들까지 간호조산사와 협력하지 못하게 하며 그런 시도를 하는 다른 의사들을 혹독하게 대한다. 그리고 점점 기술에 의존해서 출산에 접근하는 경향이 조산사의 접근을 더욱 어렵게 만든다.

조산사들은 성격이나 진료, 경험 수준, 기술을 획득한 방식이 각자 다르다. 따라서 의료 지원을 받아야 하는 정도도 다른데 응급 상황에서 특정 의사보다는 응급실에 의지해야 하는 조산사도 있다. 조산사를 만날 때 그들의 능력과 융통성, 공감하는 능력을 살펴본다. 진료를 어떻게 하며 어떤 경험을 했는지, 또 내 욕구와 소망에 응할 수 있는지 물어본다.

여성들이 있는 곳, 여성들이 있고 싶어 하는 곳에 나도 있고 싶습니다. 그들이 강해지는 것을 보면서 매료되지요. 나는, 여성들이 분만을 통해 스스로 모습을 드러낸 후 자신의 삶을 변화시키는 것을 봅니다.

조산술의 핵심은 산도를 통과하는 것이 어머니와 아기에게 건강한 경험이라는 신념이지요. 조산사들은 여성의 몸이 건강한 방향으로 움직일 능력이 있고 불규칙성을 보완하고, 고통을 극복할 수 있다고 믿어요. 출산은 신체 활동에 속하는 영혼의 표현이라는 것이지요. 아기가 이런 창조적인 표현을 통해 혜택을 얻게 됩니다. 아기는 정말로 태어나고 싶어 해요.

처음 나를 찾아온 임신부가 어떤 종류의 기구나 도구를 사용하느냐고 하면, 미소를 지으며 내 손을 들어 올립니다. 20년 동안 대략 2,500건의 분만을 인도하고 나서 하는 말인데 나는 내 손과, 내 손으로 체득한 모든 지식에 감사하지요. 내 손은 고통을 달래 주고, 등을 어루만지고, 진통하는 배 위에 물을 부어 주고,

모든 것이 잘되고 있다는 뜻으로 부드럽게 만져서 산모에게 자신감을 주고, 산모의 배 위로 아기를 들어올리지요. 그리고 또…… 그렇지, 잘 열리지 않는 자궁 입구를 들어올리고, 병원에서 사용한 겸자 때문에 생긴 유착을 마사지해서 없애 주고… 과거의 해로운 회음 절개 상흔과 회음부를 지지하는 데에도 씁니다. 내 무덤가의 상징은, 기도하는 아름다운 두 손으로 하고 싶습니다.

의사

미국에서는 의사가 분만의 95%를 담당한다. 일차적으로 외과 의사로 훈련을 받은 산과 의사와 부인과 의사는 여성들을 정기 검진에서 잠시 본다. 또 진통을 할 때 방 안에 있기도 하지만 밖에 있을 때도 있어서 분만 직전에 오는 예가 많다. 그룹으로 진료할 때도 있는데 그렇게 되면 병원 한 군데서 진료를 하기도 하지만 이곳저곳으로 여러 병원을 돌아다니며 진료할 수 있다. 대학 병원에서라면 산부인과 수련의가 담당하게 될 것이다. 대부분 산과 의사들은 정상 분만을 다루는 훈련을 받지는 않았지만,→20장 출산, 456쪽 그들의 수술 기술은 실제 응급 상황에서 매우 중요하다.

가정의는 일차 진료 의사로서, 가정의학 훈련을 받았다. 기본적이며 포괄적인 진료를 누구에게나 할 수 있다는 뜻이다. 그들은 내 가족의 개별적인 특성을 좀 더 알고 있다. 그들 대부분은 산과 계통으로 경험이 있고 일부는 산과 전문의이다.

진정으로 우리의 관심에 귀 기울이는 가정의와 산과의라면, 우리가 무엇을 원하는지 경청하며, 우리에게 많은 것을 교육하며, 우리에게서 배우고, 진료 방식을 바꿀 것이다. 물론 그런 의사는 지극히 드물지만 말이다.

산모 가족들과의 관계에서, 나는 그들을 도운 만큼 보람을 느낍니다. 나는 여성들이 놀라운 일을 해내는 것을 봅니다. 진통을 할 때나 분만 도중에도 그들은 자율적이고, 단호하며, 진정으로 자신을 만족시킬 줄 알지요. 그런 분만 경험에 동참하면 나도 신나거든요. 내가 있으면 집에서 아이를 낳아도 안전하다고 느끼겠지요? 그렇게 되도록 도울 겁니다. — 어떤 의사(가정의)의 이야기

한국의 조산사

한국 의료법에 명시된 조산사의 자격과 역할을 살펴보면, 조산사는 간호사의 면허를 가지고 보건복지부 장관이 인정하는 의료 기관에서 1년간 조산의 수습 과정을 마치고 국가가 실시하는 면허 시험에 합격한 자로 규정하고 또한, 국민 보건 향상을 도모하고 국민의 건강한 생활 확보에 기여함을 사명으로 하는 의료인인 조산사의 임무는 조산과 임부, 해산부, 산욕부 및 신생아에 대한 보건과 양호 지도에 종사하는 것이라고 제시하고 있다.

모자보건법에서는 모자 보건 요원으로 지역 사회의 시 · 군단위 보건소에서 모자 보건 사업 및 가족계획 사업에 종사할 수 있도록 규정하고 있다. 이는 보건소에 등록된 임산부 및 영유아에 대한 정기적인 건강진단, 예방 접종 및 가정 방문을 통해 임산부의 안전 분만과 건강을 위해서 입원이 필요하다고 인정되는 경우 의료 기관에 입원하게 하고 가정에서 분만하고자 하는 경우에는 모자 보건 요원(간호조산사)이 조산할 수 있으며 피임 시술을 하거나 피임약제를 보급할 수 있고 자궁경부암 검사를 포함한 보건복지부 장관이 인정하는 진료 행위 등 의료법상 조산사의 업무가 간호사의 업무와 복합적이면서도 여성 건강을 향한 더욱 확대된 역할을 포함하고 있다. 또한 조산사는 독립적으로 조산원을 개원하여 자율적으로 건강관리 대상자를 직접 만나게 됨으로서 지역 사회의 여러 가지 여건을 고려하여 건강관리를 제공할 수 있다.

조산사가 적극적으로 활동하는 지역에서는 임산부와 그 가족이 좀 더 안정된 환경에서 분만할 수 있으며 대상자들이 분만 시에 자연적인 분만 과정을 경험하도록 지지, 격려함으로서 진통제나 마취제 같은 약물 사용과 불필요한 조작을 피하고 집과 같이 편안하고 가족적인 분위기에서 분만할 수 있어 임산부와 그 가족은 더 만족한 분만 경험을 나눌 수 있게 된다. 더욱이 산부의 남편이 분만 과정에 직접 참여함으로서 부부가 함께 분만을 경험하며 그들이 새로운 가족을 형성하여 부모의 역할을 더욱 잘할 수 있도록 도움을 주고 있다. 이외에도 병원의 분만실이나 일부 산후조리원에서도 조산사의 역할을 수행하고 있다.

요즈음에는 다양한 분만법이 소개되면서 가임기의 여성에게는 안전한 환경에서 가장 자연스러운 분만이 최적의 분만법임을 인식하는 가운데 조산사의 역할이 이러한 분만에 가장 적임자임을 깨닫고 있다.

조산사는 여성 건강의 중요한 역할을 담당하고 있고, 이러한 역할은 계속 발전하고 있으며 여성의 요구, 여성 건강의 변화, 건강관리자의 여성 건강에 대한 인식 및 법적인 변화에 의해 영향을 받으면서 확대되어 가고 있다고 할 수 있다.

출처 : 대한조산협회, 「조산사의 확대된 역할」 중에서
http://www.midwife.or.kr/html/main01_03.html

※ 이처럼 확대된 조산사의 역할과는 대조적으로 개업 조산원의 수는 급격하게 줄어들고 있다. 국민건강보험공단 통계를 보면, 2004년 말 기준 보험 급여 및 진료 실적에 따른 전국 조산원 수는 63개이며, 1980년 509개, 1990년 407개, 2000년 127개로 급격하게 줄어들고 있는 추세다.

내게 의료적인 문제가 좀 있어서, 임신 중에 의사가 나를 계속 검진했어요(그것만 아니었어도 그와 함께 일하는 조산사의 보살핌을 받을 수 있었을 텐데). 진통을 할 때 의사가 있기는 했지만, 진통 선생님이자 조산사가 무엇을 해야 할지 가르쳐 주고, 온찜질을 해주었습니다. 의사는 조산사를 매우 존중하던데 과연 그럴 만하죠. 의사가 거기 있던 의대생에게 말하는 것을 우연히 들었는데 그 말에 나는 힘을 얻었죠. "이곳에서는 지금 위엄 있는 분만이 진행되고 있어! 내가 여기에 있을 필요가 없지."
— 병원 분만실을 묘사한 산모의 이야기

분만 장소

어디서 아이를 낳느냐는 내가 결정해야 할 중요한 사안이다. 집에서 분만하면 어떤 제재도 받지 않고 진통과 분만을 자유롭게 할 수 있을 것이다. 조산원이나 병원을 선택한다면, 임산부를 위한 치료와 정책은 물론, 그럴 만큼 충분한 준비가 된 곳을 찾아야 한다.→20장 출산

여성 중심의 진료

여성 친화적인 조산원이나 병원은,

- 파트너, 가족, 친구, 격려나 도움을 줄 사람 등 내가 선택한 분만 동반자를 환영한다. 즉, 진통 중 임부가 돌아다닐 수 있게 격려한다. 진통과 분만을 하는 동안 내가 원하고 내게 필요한 자세를 취하도록 격려한다. 물을 이용하게 한다(목욕, 샤워).
- 신념, 가치, 문화를 존중하고 최선을 다해 진료한다.
- 모든 산모에게 모유 수유를 하도록 격려한다(직원 중에 수유 상담자가 있어야 한다). 가능한 자주 아기를 직접 돌보도록 격려한다. 모든 가족들이 아기를 만지고 안을 수 있도록 하는데 이는 아이가 미숙아거나 아프거나 다른 문제가 있어도 마찬가지다.
- 다른 산후 서비스와 상의하고 협조할 수 있는 투명한 정책과 절차가 있으며, 출산한 다음 지역 사회에서 적절한 도움을 주는 기관과 연결해 준다.
- 치료와 절차에 대한 정확한 설명을 제시하는데 여기에는 개입과 그 결과의 가능성까지 포함된다.
- 특별한 합병증 치료에 필요한 것이 아니라면 진통제나 마취제의 사용을 권장하지 않으며, 약물에 의존하지 않는 동통 완화법을 직원들에게 교육한다.
- 털 제거, 관장, 정맥 주사, 양막 조기 파수, 전자 태아 감시 장치, 회음 절개같이 과학적으로 필요 없거나 해롭다고 입증된 진료는 평상시에 하지 않는다. 제왕절개의 비율이 낮다.
- (흔치 않은) 합병증의 경우, 마취과 의사가 24시간 대기하며, 신생아 소생술을 훈련받은 의사와 중환아실이 제공된다.

분만을 앞둔 여성은 어디서 아기를 낳을 것인가에 대해 온갖 걱정과 제약, 소망, 불안, 신념으로 복잡하다.

나는 분만 경험이 내 생활의 다른 부분과 섞이지 않기를 원해서 병원을 선택했어요. 병원이 가장 안전하다고 느꼈습니다.

아이를 집에서 낳았어요. 몇 달 동안 어디서 분만할지 결정하지 못했죠. 병원 근처에 조산원이 있었어요. 그들 중에는 친절한 사람도 있었지만 규정이 매우 엄격해서 불안했습니다. 내가 원한 것은 평화롭고 차분한 분위기였거든요. 시간 제약을 받거나 방해받지 않는 상태에서 내 조산사처럼 나를 전적으로 믿어줄 참여자가 필요했습니다.

가정 분만 운동을 알아요. 그렇지만 가정 분만을 편하게 하지는 못할 것 같았어요. 무슨 일이 생기면 얼마나 후회스럽겠어요? 그렇지만 분만은 지극히 정상적인 과정이라는 것을 알기에 큰 병원에 가고 싶지도 않았어요. 진통이 올 때는 가능한 오랫동안 집에 머물고 싶어서 진통을 도와줄 의사 선생님을 구했습니다. 나는 작은 병원 분만실을 선택했지요.

우리가 집에서 분만하겠다고 하면 집주인이 화를 낼 걸요. 어쨌든 편하지가 않아요. 특별히 그렇게 하고 싶지도 않고. 약간 불안하지요. 그래서 병원 분만실을 이용하기로 했어요. 우리 의사는 가정의고요.

아이가 집에서 태어나고 정말 좋은 경험이 무엇인지 알았어요. 기분이 편안하고 몸 상태도 좋아서 아기를 낳을 준비가 되었음을 느꼈지요. 남편도 그가 할 수 있는 한 동참하고 관심을 가지

고 정성을 다했습니다. 친한 친구들이 모두들 내 주위를 둘러쌌고요. 우리가 인생을 살면서 할 수 있는 가장 어려운 일, 그래서 그만큼 집중을 요하는 대단한 일, 가장 내밀한 경험을 어떻게 낯선 사람들과 낯선 장소에서 치를 생각을 할 수 있겠어요?

조산원

조산원은 가정집 같은 일차 진료소다. 물론, 필요할 때면 전문가의 협진과 병원 응급 진료 서비스를 받을 수 있다. 미국의 145개 자치출산센터 가운데 4분의 3가량은 간호조산사가 운영하거나 이들을 채용하는데, 분만을 자연스러운 것으로 보는 산과의와 가정의들도 이에 점점 관심을 보이고 있다. 조산원의 철학은 간단하다. 특별한 문제가 나타나지 않는 한, 임신과 분만은 정상적 상태라는 것이다. 프로그램은 안전하고 섬세한 간호, 가족 건강 증진, 분만하여 아이를 기를 수 있는 여성의 능력과 몸에 대한 확신을 심어 주는 데 초점을 둔다. 진료하는 자는 가족들이 새 생명을 축하하고 돌보는 데 함께 몰입하여 참여할 수 있도록 격려해 준다.

가정 분만

조산사와 의사의 도움을 받아 집에서 분만하는 여성의 수가 증가하고 있다. 미국에서 가정 분만은 분만 방법 중에서 비중이 낮은 편이지만 진통과 분만이 제도 밖에서 어떤 식으로 진행되는지, 또 어떻게 영감을 주면서도 안전한 대안이 될 수 있는지 보여 준다. 가정 분만을 당차게 경험한 많은 여성들이 조산사, 분만보조자,→445쪽 아동 교육자, 지역 사회 활동가가 되어 진정으로 여성 중심적인 진료를 위해 일한다.

집이라는 익숙한 환경에서 진통하고 출산하므로 여성 스스로 출산의 경험을 만들어 간다. 진통은 대체로 조화롭게 전개되는데 몇 시간에서 때로는 며칠씩 걸리기도 한다. 분만보조자는 임부를 존중하고 지지한다. 임부는 가족과 친구와 함께 분만의 경이로움을 나누고 아기를 환영하자고 초청할 수 있다. 임부는 진통이 순조롭게 진행되도록 여러 가지 일들을 할 수 있다. 분만 후에는 쉬고, 먹을 수 있고, 보살핌을 받을 수 있고 아기를 만나게 된다. 그리고 느긋하게 마음껏 여유를 부릴 수 있다.

이것은 진정으로 아름다운 일이었다. — 차가운 병원 분위기가

조산사와 의사에게 물어볼 것

다음 질문을 통해 의료인의 신념과 태도, 진료에 대한 좋은 생각을 얻을 수 있다. 그녀 또는 그는 진정으로 내 말에 귀를 기울이는가?

분만 철학은 무엇인가? 어떤 지도를 받았는가? 어디서 지도를 받았는가? 얼마나 오랫동안 진료했는가? 참여한 분만은 몇 건 정도인가? 참여했던 분만에서 책임 비중은 어느 정도였는가? 그 경험을 한 곳은 병원인가 조산원 또는 집인가? 혼자 진료하는가, 다른 사람들과 함께 진료하는가? 어떤 경험이 있는가? 자신의 신념과 진료 방법을 함께 나누는 편인가? 진통이나 분만에 참여하지 못하면 누가 대신하는가? 내가 필요할 때 쉽게 와줄 수 있는가?

어떤 종류의 산전 관리를 제공할 것인가? 좋은 영양, 운동, 모유 수유를 중요하게 여기는가? 권유하는 분만 준비는 어떤 것인가? 임신 기간 동안에 어떤 종류의 검사를 추천하고 싶은가? 왜 그런가?

어떤 종류의 산전 관리를 제공하는가? 산모가 진통할 동안 함께 있는가, 아니면 분만 직전에 나타나는가? 분만 보조자들이 함께 있는 것을 어떻게 생각하는가? 진통 중에 돌아다니며, 내가 선택한 자세를 취하고, 필요시 먹고 마시는 것에 대해 어떻게 충고할 것인가? 분만 직후 아기를 안고 모유 수유를 할 수 있는가? 아기가 태어난 후에는 얼마나 자주 당신을 만나야 하는가?

평상적으로 어떤 절차를 밟는가? 약물을 투여하는 경우는 어떤 상황에서인가, 또 어떤 여성들에게 투여하는가? 어떤 종류인가? 정맥 주사인가? 인공 양막 파수인가? 전자 태아 감시 장치는? 경막외 마취는? 진통의 속도를 올리기 위해 자궁 수축제를 사용하는가? 겸자를 쓰는가, 또는 진공 적출기를 쓰는가? 회음 절개술은? 쌍둥이들과 둔위 분만일 때 어떻게 할 계획인가? 당신은 제왕절개술 후 자연 분만에 참여해 보았는가? 당신에게 진료를 받은 임부 중 그렇게 한 사람은 얼마나 되나?

당신에게 진료를 받은 여성의 이름을 말해 줄 수 있는가? 비용은 얼마나 받는가? 보험이 적용되는가?

가정 분만 조산사에게

얼마나 자주 나를 방문할 것인가? 내가 다른 검사를 받으려면 어디로 가야 하는가? 분만 준비는 어떤 종류를 권장하는가? 지역의 다른 조산사들과 의사소통하는가? 합병증을 어떻게 정의하고 어떻게 다루는가? 집에서 당신이 사용하는 약물과 기구는 무엇인가? 그것을 언제 그리고 왜 사용하는가? 어디에서 의료 지원을 받는가? 어떨 때 병원에 가야 하는가? 어떤 경험을 해 보았는가? 이동해야 한다면 나와 함께 있을 수 있나? 신생아 소생술에 관해서 어떤 훈련을 받았는가? 아기가 태어난 후 당신은 얼마나 자주 방문하는가?

조산원에 있는 조산사에게

입원을 하려면 무엇이 필요한가? 진료를 받은 사람들 중 병원으로 이송되는 경우가 얼마나 되는가? 무슨 이유로 이송되는가? 의료 지원은 어디서 받는가? 임부에게 병원에 가야 할 것을 언제 권고하는가?

아니었다는 점에서도 그렇고(그리고 빳빳하게 풀 먹인 하얀 무취의 것들 대신, 나무 벽과 카펫이 깔린 바닥을 보고 진정한 사람 냄새를 맡고 양모와 순면, 플란넬을 느끼는 것이 갓난아이에게 무엇을 의미하는지 누가 알겠는가), 내 몸과 아기 몸은 그 순간에 어떻게 해야 하는지 스스로 잘 알고 있었고 어느 의사보다 잘 해냈음을 알게 된 것도 진정 아름다운 일이었다. 아기를 밀어 내기 위한 힘 주기가 사라지기 전에 한 아기는 완전히 깨어 있었다.

미국에서 가정 분만을 선택한다면 그것은 강의 흐름을 거슬러 헤엄치는 것과 같으며 주도권을 쥘 수 있어야 한다. 제도의 반발이 심상치 않다. 가정 분만을 계획한 여성들은, 노골적으로 적의를 드러내면서 '위험을 감당할 수 없다'고 말하는 지역 산부인과 의사한테서 산전 관리나 응급 진료 지원을 거부당한다.

대부분 의사들은 가정 분만에 단호하게 반대한다. 가정 분만의 안전성을 보여 주는 연구와 자료를 무시한 채, 어쩌다가 일어날 수도 있는 이야기들로 두려움을 심어 주려고 한다. 병원에서만 가능한, 그들이 전적으로 의존하는 기술들을 사용하지 못하게 되면 불편해하고 두려워한다. 진통하는 여자들을 도울 다른 방법을 배우지 않았기 때문이다. 그들은 통제권을 가진 손님으로 초대된 것이 아니라 행여 발생할 위급 사태를 대비해 있는 존재라는 상황에 무척 마음이 상한다. 의료 사고로 인한 고소를 두려워할 뿐 아니라 동료들의 권고 역시 대부분의 의사들로 하여금 가정 분만에 참여하는 것을 꺼리게 만든다.

가정에서 정상 분만을 치러낸 의료인이라면 대부분의 분만 합병증을 별 어려움 없이 해결할 수 있다. 어디에서 이루어지든 분만은 위험에 빠질 가능성이 있다. 그렇다고 해서 예기치도 않은 병원 진료가 즉각 필요해지는 때는 거의 없다. 1,046건의 가정 분만과 1,046건의 병원 분만 결과를 잘 통제하면서 검토한, 미국의 유명한 한 비교 연구에 의하면 모성과 영아 사망률과 질병에 걸릴 확률에서 유의미한 차이를 보이지 않았다.

가정 분만을 계획한 많은 가정은 비상시에 병원에서 응급 진료 지원을 받을 수 있도록 미리 준비를 해 둔다. 산모를 병원으로 이송해야 한다는 판단을 내리는 기준이 조산사마다 다르다. 문제의 본질, 그들의 경험, 이용 가능한 도구, 도움을 줄 의사와의 의견 조율, 병원까지의 거리뿐 아니라 응급 진료 지원 능력에 따라 달라질 것이다.

병원 분만실

요즘 많은 병원에서 진통·분만실, 또는 진통·분만·회복실을 제공하는데 여기에서 분만이 행해진다. 최적의 시설에서는 기본적으로 임부가 자기 몸과 욕구에 집중하게 될 것이고 가족 중심적이면서 유연하고 존중하는 분위기가 될 것이다. 또한 가능한 개입을 하지 않는다. 한 조산사가 지역 병원의 분만실을 설명했다.

정말 편안한 곳이었어요. 나는 들어가서 카펫 위에 앉았지요. 임부와 남편이 함께 춤추고 있었는데…… 서로 뺨과 뺨을 대고서…… 그들만의 세계에 빠져 있는 겁니다. 잠시 후 눈을 뜨더니 아름다운 미소를 띠며 말하더군요. "이건, 우리도 그동안 한번도 해 보지 못했던 무도회네요." 마치 연인들의 발레를 보는 듯했습니다. 임부는 파트너에게서 멀어졌다가 물결치듯 움직이며 몸부림치고, 격렬하게 몸을 움직였어요. 그러면 파트너가 와서 마사지를 해주고. 임부는 우리와 눈이 마주치자, 당신도 이런 그들을 봤다면, 그들이 현재 그 장소가 아닌 머나먼 세계로 가 있는 걸 알았을걸요. 우리가 해 줄 수 있는 것은 미소 지으며 머리를 끄덕이는 것이 전부였습니다. 갑자기 산모가 말하던데요. "오, 맙소사! 우후! 벌써 아기가 나오려고 해요. 그것도 모를 만큼 멋진 시간이었어요.!

그러나 단순히 이런 장소가 있다고 해서 항상 자율적인 분만이 보장되는 것은 아니다. 규정이 엄격해서 진통을 정상과 다르게 한다고 판단되면 태아 감시 장치를 작동하는 등 갖가지 개입을 하는 곳도 있다. 이런 상황에서 임부는 자신에 대해 설명해야 할 필요를 느낄 것이다. 그렇게 되면 긴장을 하고, 스트레스가 유발되어 진통이 느려진다.

진통과 분만, 산후조리실이 따로 마련된 병원도 있다.

분만 계획서 쓰기(병원에서 분만할 계획이라면)

분만을 마음으로 그려 본다. 분만은 계획하는 것이 아니다. 앞으로의 삶을 계획할 수는 있어도 아이의 출산을 계획할 수는 없다. 그러나 어떤 진료를 누구에게 받을 것인지 계획할 수는 있다. 바라는 점을 종이에 써 보면 자기 생각을 더 명료하게 정리할 수 있다. 자기 생각을 예의바르고도 단호하게 표현한다. 그것을 복사해서 의사, 병원 관리자, 수간호사에게 보낸다. 병원에 갈 때도 지참한다. 양

선택의 제한점들

"분만 방식상 유용한 대안이라도, 부모 입장에서 볼 때는 모성 보호를 적절하게 다루지 않을 수도 있다. 선택의 폭이 워낙 제한되어 있는 데다 부모 될 사람에게 실제로 선택의 자유가 있는 것도 아니기 때문이다. 산과 간호는 선택 자체를 제한하는 방식으로 조직화된 구조이자 기계적 출산이 지배하는 위계질서다. 그 구조 안에서는 돌보는 자들이 근무를 교대하느라 자주 바뀔 뿐 아니라 부모와 만나는 시간도 너무나 짧다. 효율성을 최고의 미덕으로 치며 여기에 적용되는 기술은 융통성을 발휘하기보다는 무척 제한적이다."

여성과 의료인들이 성공적으로 대안을 만들어 온 나라에서는 임부가 의사와 출산 장소를 모두 선택할 수 있다. 진통과 분만을 할 때 가족과 친구를 곁에 둘 수 있고, 고통을 줄이고 긴장을 푸는 욕조, 수중 분만, 분만보조자*를 선택할 수 있게끔 되어 있는 병원들도 있다.

대부분은 병원을 이용하게 되며, 여성의 선택 폭은 좁아진다. 책과 출산 교실은 그런 체계와 반대되는 선택을 할 수 있다는 환상을 심어 준다. 그러나 일단 병원에 있으면 아무리 훌륭한 것을 배우고 스스로 준비를 해 왔다 하더라도, 병원은 권력을 사용하여 진료를 수행해서 여성의 상황 통제력을 제한한다.

병원에서 진통하는 동안 일어날 일은 기회와 운에 따라 크게 달라진다. 멋지게 힘을 실어 주는 간호사가 근무 중일 수도 있고, 정상 분만을 한번도 본 적이 없어서 내가 원하는 바를 이해하지도 존중하지도 않으려는 간호사를 만날 수도 있다. 내가 신뢰하는 의사가 다른 분만으로 바쁘거나 휴가 중일 수도 있다. 처음 만나는 의사가 내 생각을 우스꽝스럽다고 생각하고, 자기 방법대로 할 수도 있다. 게다가 진통은 심해졌는데 주위의 지지가 부족하면, 훈련된 인력이 의약품과 기구를 사용하면서 내 결정을 바꿔 놓을 수도 있다.

현재 사는 지역에서 무엇을 이용할 수 있는지 확인해 놓는다. 신뢰하는 사람들에게 의료인 명단을 알아 둔다. 의사와 상담할 때, 내가 경험하고 싶은 바를 확실하게 밝힌다. 남편이나 가족과 동행해서 내가 하고 싶은 말을 놓치지 않도록 도와 달라고 한다. 자신의 본능을 믿는다. 의사가 나를 존중하지 않으면 다른 의사를 찾아야 한다. 어려운 결단일 수도 있지만, 산부인과 의사보다는 조산사를, 병원보다는 조산원이나 집을 분만 장소로 선택한다. 내가 원하는 의료적 처치가 보험 혜택을 받을 수 있는지 확인한다.

"그때 나는 모든 치료와 결정을 의사에게 넘길 생각이었어요. 그만큼 그는 듬직해 보였고 나는 분만에 대해 잘 알지 못했으니까. 그런데 몇 달 뒤 큰 전환점이 생겼죠. 나는 그에게 분만이 시작되면 분만보조자와 함께 있고 싶다고 말했어요. "당신이 읽은 책이 뭐죠?" 그의 목소리에는 경멸과 분노가 역력하더군요. "의사가 쓴 책이 아니면 그런 얘기들은 왈가왈부할 필요가 없습니다." 그의 태도를 확인해 보려고 나는 분만보조자인 아네트에게 4개월째 정기 검진에 함께 가줄 것을 부탁했습니다. 의사는 그녀를 완전히 무시했어요. 그녀는 그에게 보이지 않는 존재더군요. 그러고는 나에게 케겔 운동을 위시하여 내가 해서는 안 될 것들을 늘어놓았어요. 그때 나는, 그가 나를 중심으로 생각하는 것이 아니라 자기를 수월하게 해 주는 방식으로만 생각한다는 것을 깨달았지요. 나는 그 의사와 그 병원을 떠나기로 했습니다. 내 분만은 온전히 내 책임이 되었죠. 그동안 나 스스로 분만을 준비한 것이 아니다 보니 영양가를 고려한 식단을 포함해서 모든 것을 다시 배우기 시작했습니다. 이 과정을 어떻게 견뎌 냈느냐는 말로는 표현하기가 어려울 정도입니다. 5개월의 임신 기간 질문만 하면서 보낸 것 같아요. 다행히도 병원 분만 센터에서 일하는 멋진 조산사를 만났지요. 아름다운 진통 과정과, 그렇게 태어난 우리 딸…… 내가 지금도 행복해할 수 있는 수많은 결정들 가운데 최고예요! 나는 분만을 통해 내게 숨어 있을 거라고 믿었던 힘을 직접 경험했습니다."

* 분만보조자는 '듈라'로 불리며, 출산과 분만에 대한 전문적인 교육을 받은 여성 간병인을 말한다. 임부 곁에서 통증을 대처하는 법을 가르쳐 주고, 편안함을 느끼게 해 준다. 옆에서 돌봐 주고 이야기를 들어주며 출산 과정에 믿음과 확신을 심어 주면서 힘을 준다. 또한 아기가 태어나자마자 산모 가슴에 안겨 초유를 먹을 수 있는 권리를 적극적으로 옹호하는 이들이다. 미국에는 듈라를 고용해서 산모들이 활용할 수 있도록 하는 병원들도 있다.

보할 수 없는 한계선을 정해 두어야 한다. 그러나 상황은 '계획' 대로 진행될 수도 있지만 늘 그렇지는 못하다.

특별히 고려할 점

십대 임신

십대에 임신을 하면 그 여성 앞에는 숱한 도전이 놓여 있을 것이다. 사회가 십대 임신을 상당히 따갑게 보기에, 지금도 세계 도처에서는 스무 살이 안 된 여성이 아기를 여럿 출산한 어머니가 된다는 사실이 잊혀지기 쉽다. 도움을 받으면, 건강하게 임신 기간을 보내고 쉽게 분만할 수 있다. 아직 부모가 될 준비가 미흡하다 싶으면 다른 선택을 할 수도 있다.→ 16장 계획하지 않은 임신, 369쪽

십대 초기라면 신체 발달이 한창일 때이므로 평소보다 건강에 좋고 영양가 있는 음식을 더 많이 섭취해야 한다. 준비할 것도 많다. 좋은 산전 진료를 받고 임신과 출산에 대해 배우고, 자신과 아기의 거처가 명확히 정해져야 한다. 학교나 직장에서 어떻게 지낼 것인지 그려 보고, 아기 돌보는 사람과 아동 간호를 확보하며, 돈이 충분하도록 조처를 취해야 한다. 이런 일들이 감당하기 버겁게 느껴질 수도 있겠지만 아기를 기르기 위해서는 자신을 돌보아야 한다는 것을 기억해야 한다. 또한 지지 집단에게서 도움을 구한다. 주변 사람들(가족, 친구, 아기 아버지, 상담 교사, 양호 교사)이 도움을 주는 만큼 더 든든해진다. 그들은, 십대 산모가 건강한 상태를 유지하고 임신과 분만을 긍정적으로 느끼며 자신과 아기의 미래에 대해 계획을 세우고 새로운 가족을 보살필 수 있도록 도울 수 있다.

삼십대 후반, 사십대 임신

삼십대 후반이나 사십대 전반에 걸쳐서도 첫 임신을 하는 예가 늘고 있다. 이십대보다는 이 시기에, 정신적으로나 신체적으로 아이를 가질 준비가 되었다고 느끼는 여성이 많은데도 의료계는 나이만 보고 이 시기 임신을 고위험군으로 분류한다. 의사들은 이들 임신부를 '고령 첫 임신부'로 명명하며, 아기를 광범위한 의료적 개입이 요구되는 요주의 아기로 다룬다. 삼십대 중반과 사십대 여성은 한창때가 지나가서 노화가 빨라진다는 통념이 퍼져 있다. 이런 통념 때문에 의사들이 개입할 명분을 얻는다.

실제로 나이 때문에 위험이 커지는 예는 흔하지 않다. 당뇨와 고혈압이 있는 여성들만 나이와 관련하여 위험이 높아지며 유전적인 위험이 따른다. 그러므로 스스로 자신을 가지고 만족스런 지지 체계를 찾아야 한다.

임신과 강간

강간을 당한 적이 있다면, 임신 기간에 그 피해의 영향이 드러날 수도 있다. 기억하든 잊었든, 성폭력의 특정 부분이 불안한 기억과 꿈으로 되살아날 수 있다. 산전 검진을 받거나 분만 후 아기에게 수유하거나 목욕시킬 때 기억이 되살아날 수도 있다. 부분적으로나마 이야기할 만한 편안한 의사를 찾아본다. 이 시기에 심리 치료를 받는 것도 도움이 된다. 만족스럽지 못하거나 불안하면 의사를 바꾼다. 또 친구와 가족 중에서 이야기 나눌 수 있는 사람을 찾는다. 성폭력 피해 경험은 어려운 문제로 연결될 수 있다. 그러나 임신, 출산, 어머니가 됨은 몸과 영혼이 겪는 가장 심오한 경험이므로 그것이 신체적으로나 정신적으로 엄청난 힘과 치유의 힘을 발휘할 수 있음을 명심한다.

학대나 폭력을 당하고 있다면

임부가 언어, 정서, 신체적으로 상처받고 있다면 어떻게 해야 하는가? 개인적으로 의사를 신뢰한다면 산전 검진에서 적절한 도움을 얻을 수 있다. 산전 진료는 보통 의학적인 검진을 위한 것이기는 하지만 폭력은 다른 어떤 의료적 문제보다 위험한 데다 매우 흔하다. 폭력은 임부뿐 아니라 태어나지도 않은 아기를 해칠 수 있어서 유산을 초래하거나 분만 과정에서 임부와 아이를 위험에 빠뜨릴 수 있다. 어떤 연구를 보면, 여성 15명 중 1명이 임신 중에 구타를 당하는데 이 수치도 실제보다 낮은 것으로 추정된다. 임신부를 진찰하는 많은 의사들이 폭행의 흔적(멍, 우울, 적응하기 위한 음주)을 알아채지 못하거나, 그 문제를 다루거나 보고하지 못한다. 구타당하는 여성들을 위한 프

로그램 진행자들이, 많은 임신부들이 폭력을 경험한다는 사실을 처음으로 보고했다.

대개는 절친한 파트너, 이전 파트너, 또는 부모와 가족이 가해자들이다. 폭력이나 학대를 당한다면 매 맞는 여성에게 피난처와 도움을 주는 단체의 위치를 전화번호부에서 찾거나 또는 지역 여성 센터에 전화한다. **정당화될 수 있는 폭력은 없다.** → 8장 폭력

그의 질투심과 소유욕은 점점 커져 갔다. 그는 내게 물었다. "왜 식비로 아기 옷을 사는 거야? 왜 당신은 이런 책들을 읽지? 당신의 머리를 쓰레기로 채우는 그런 책들 말이야." 그는 더 많은 섹스를 원했고 핑계 대지 말라고 했다. 또 가족과 친구를 못 만나게 하면서 나를 고립시켰다. 내 몸집이 커지고 둔해져서 더는 '전시용'이 될 수 없었기 때문이다. 나는 농담거리가 되었다. 그는 자주 나를 동물에 비유했고 계집애 취급했다. 내 자존감을 깎아 내렸다. 그리고 내가 넘어지는지 보려고 나를 떠밀기 시작하더니 결국 내 배를 팔꿈치로 찌르고 문을 배에 부딪쳤다. 이런 짓이 반복되었지만 아무에게도 말할 수가 없었다. 나는 여덟 번 임신해서 네 번 유산했다. 14년이 지나서야 그를 떠났다.

나는 '출산 능력에 대한 질투'가 인류 초기부터 여성을 예속하고 학대하는 행위를 추동하는 숨은 동기가 아니었을까 늘 생각한다.

임신은 다른 사람들의 존중을 받아 마땅한 상태로 이상화되어 있지만, 실제로는 얻어맞을 가능성을 증폭하는 상태이기도 하다. 임신 후 폭력을 처음으로 경험하는 여성들이 있다. 너무나 많은 남자들이 언어로나 신체적으로 임신한 여성을 학대한다. 가해자들은 통제력 부족을 변명하기 위하여 술과 다른 약물을 하기도 한다. 임신한 여성의 파트너는 무력감을 느끼고 점점 화내고 질투할 수 있다. 그 여성이 자신의 지배권에서 벗어나기 때문이다. 가족 관계의 양상이 변한다. 그 여성이 달라 보이고 다르게 행동한다. 몸이 변하면서 내부로 관심을 집중한다. 피곤하여 사랑을 나누려고 하지 않는다. 실직, 불충분한 수입과 같은 경제적인 압력, 자기에게로 오던 관심을 다른 누군가와 나누어야 한다는 정서적인 압력이 폭력의 가능성을 높인다. 여성은 실로 점점 무방비 상태가 되며 경제적인 의존 상태에 있는 경우가 많기에 폭력에 대항하여 행동을 취하기가 매우 어려워진다.

사랑의 말을 하던 파트너가 모욕적인 말을 하기 시작하면 주의해야 한다. 고립된 상태라면 그 상태를 끝낼 수 있도록 최선을 다해야 한다. 함께 이야기할 수 있는 여성을 찾는다. 경험, 관점, 해결책을 상의한다. 그 상황에서 벗어나도록, 자신과 아기를 보호하도록 노력해야 한다.

장애 여성의 임신

장애 여성인 우리는 다른 여성들과 마찬가지로 우리 몸을 조절하고 분만하며 아기를 기를 권리가 있다. 아이를 갖는 것이 우리와 우리 가족에게 무엇을 의미하는지를 자문하면서 이 권리를 주장할 필요가 있다. 먼저 다음과 같이 질문해 본다. 내 생각과 소망을 명료하게 하는 데 도움이 될 것이다. 임신과 출산이 내 건강을 위험하게 할 것인가? 그 위험을 줄일 방법은 있는가? 나는 그런 위험이 있는데도 아이를 가지고 싶은가? 내 장애가 아기에게 유전되는가?

아기를 갖지 말라고 하는 사람들과 맞설 준비를 갖추자. 우리가 어떻게 생활에 적응하는지 상상하지 못하는 사람들은 어떻게 우리가 어머니가 되는 것이 가능한지를 이해하지 못하는 수가 많다. 장애를 가진 여성은 훌륭한 어머니가 될 수 있다. 우리는 항상 그래 왔다! 장애가 없는 어머니도 언제 장애가 생길지 모른다. 다른 사람의 무지에 내 결정을 내맡기지 말자. 내 장애가 유전적인지 아닌지를 알아야 한다. 대부분은 유전적이지 않다. → 448쪽 담당 의사가 당신에게 필요한 정보를 제공할 수 있다.

장애를 가진 많은 여성들이 적절한 진료를 받으려고 할 때, 접근하기 어려운 시설, 무심한 의사, 무지, 차별에 부딪힌다. 내 힘으로 옹호할 준비를 갖추되, 의사에게 내 장애에 대한 정보를 주거나 도와줄 사람을 찾는다. 전화로 예약할 때, 내게 필요한 시설들을 미리 이야기한다. 의료인들은 내게 합당한 편의를 제공할 법적 의무가 있다.

임신이 내 장애에 어떤 영향을 미칠지, 나와 아기에게 미칠 약물의 영향은 무엇인지 질문해 본다. 의견들은 다를 것이다. 주저하지 말고 여러 전문가들에게 견해를 듣는다. 임신 후반기에 예상할 수 있는 일을 알아본다. 임신이 진행되면 활동 영역이 제한되거나 다른 건강 문제가 악화될 수 있는 여성도 있다. 조사에 따르면, 많은 의사와

조산사들이 장애가 있는 임신부를 다루어 본 경험이 없으며 이런 여성을 위한 훈련도 지극히 제한적이다. 치료자가 모른다면 내가 원하는 대로 모든 자원을 활용한다. 동일한 장애를 가지면서도 아이를 낳은 여성을 찾아본다. 내게 있는 장애를 다루는 조직과 연락을 취한다. 인터넷도 도움이 될 것이다.

담당 의사에게 내 장애가 진통과 분만에 미칠 영향이 어떨지 질문하고 가능한 합병증과 고통에 대해 생각해 본다. 진통과 분만을 할 때 누구와 함께 있고 싶은지, 어디서 아이를 낳고 싶은지 미리 정한다. 내가 가입된 건강 보험으로 이런 결정을 내리기가 힘들 경우, 분만 시 함께 집도할 의료팀 구성원들을 만나 본다. 미리 병원이나 조산원을 견학해 보는 것도 좋다. 간단한 자기소개와 어떻게 치료받기를 원하는지를 적은 글("수행하는 사람을 통해 말하지 말고 내게 직접 말하세요." 같은 내용)을 지참해도 괜찮다. 복사물을 여러 장 준비하면 같은 질문에 반복해서 대답하는 일을 피할 수 있다.

집과 달리 병원들은 장애인의 편의를 위한 공간은 아니다. 주변 환경과 시설물을 통제할 수는 없기 때문에, 그곳에 있는 것 자체로 무기력함을 느낄 수도 있다. 장애가 있는 많은 여성은 다른 여성들보다 분만 후 더 오랫동안 병원에 남아 있어야 한다. 담당 의사에게 입원 기간에 대하여 병원과 보험사를 상대로 논의하게 한다. 분만 전에, 의사나 조산사에게 필요할 때 나를 옹호해 달라고 미리 요청한다.

병원에 있는 것은 물론이고, 진통이라는 강렬한 신체 변화를 경험하게 되면서 처음 장애를 가졌을 때처럼 무기력감에 빠지고 정서적으로 짓눌릴 수도 있다. 내가 내 자신의 욕구를 다루고 치료할 수 있는 전문가임을 명심한다. 어려운 상황과 난감한 사람들을 다룰 수 있다고 자신을 신뢰해야 한다. 그리고 나와 함께하면서 내가 의사소통할 수 없거나 원하는 것을 얻지 못할 때 나를 사랑하고 지지해 주고, 행동을 취해 줄 사람을 확보해 놓아야 한다.

임신과 에이즈에 대한 정보

15장 에이즈를 참고하자.

태아 기형아 검사

많은 의사들이 다양한 의학적 문제가 있는지 살펴보기 위해 임신 중에 기형아 검사 등을 하라고 권한다. 이 검사들은 때로는 유용한 정보를 제공하기도 하지만 혈액 검사, 초음파, 양수 검사를 너무 자주 하면 임부와 아기에게 위험이 가중되는 것은 물론 임부가 원하는 대로 분만하기가 힘들어진다. 게다가 검사 결과가 부정확하거나 잘못될 수 있고 잠재적인 장애의 심각성에 대해서는 가볍게 지나갈 수도 있다. 또 검사와 개입이 과도하게 많아질 수 있다.

유전자 검사와 산전 검사는 복잡한 이슈다. 검사를 받을지 말지를 결정하는 것은 가족 상황, 의료 절차와 위험에 대한 자신의 태도, 검사 결과가 내게 어떤 의미를 갖는지, 유산에 대한 신념, 장애아일 수도 있는 확률에 대한 내 마음 등과 같은 많은 사항들에 달려 있다.

더욱이 많은 사람들은 다운증후군이나 이분척추와 같은 상태를 일상적으로 검사하는 것에 대한 사회, 정치적 함의에 큰 관심을 갖는다. 일부 사람들은 장애를 가진 아이는 분명 불행한 삶을 살거나 너무 많은 짐을 지게 된다고 확신하기 때문에 양성 반응이 나온 여성의 경우 인공유산을 하라는 압력에 직면한다. 장애를 가진 아이(와 어른들)와 그 부모를 알게 된다면 장애를 가진 아이를 기르는 것이 어떠한지 더 많이 배울 수 있을 것이다.

스물일곱 살에 다운증후군 딸을 낳았습니다. 3년 후 다시 임신이 되자 식구들과 의사, 친구들은 양수 검사를 해야 한다고 압력을 넣었어요. 다운증후군 있는 아기를 또 낳을 위험이 높았기 때문이지요. 나는 거절했습니다. 5개월에 접어들었는데 유산하고 싶지 않았어요. 더 중요한 것은 우리 아이가 태어나기 전에 다운증후군임을 알았더라면 난 유산을 했을 테고, 그러면 난 둘째아이를 아예 몰랐을 거니까.

내가 서른일곱 살이라는 이유로, 조산사와 협진을 하던 의사는 그것이 간단한 검사라는 점을 강조하면서 기형아 검사를 받도록 강력히 권했습니다. 검사 결과를 보니, 아기가 이분척추나 다운증후군 두 가지에서 평균보다 더 높은 수치가 나왔다더군요. 아기를 잃을 위험이 있어서 양수 검사는 받지 않기로 굳게 결심했지만 초음파 검사는 동의하지 않을 수 없더군요. 검사 결과, 이분척추가 확인되었고 다운증후군은 확인할 수 없다고 했습니다. 그리고 아기 머릿속의 낭포를 보게 했습니다. 그것은 대체로 흡수될 수 있지만 반드시 그렇지는 않다는 이야기도 했고요. 병원은 이 모든 정보를 성의 없이 전달했으며 나는 검사하고 기다리면서 비용을 들이고, 딸의 출생을 불안하게 기다리면서 4개월을 보내야 했습니다. 그러나, 다행히도 내 딸은 집에서 사랑스럽고 완벽하게 건강한 2.6kg의 아기로 태어났습니다. 그러나 그런 검사는 임신 경험 전체에 먹칠을 해 놓았지요.

테이삭스병으로 첫애를 3년 만에 끔찍하게 잃은 후 남편과 나는 두 번째 임신에서 테이삭스 검사를 받는 데 동의했어요. 우리는 둘째 역시 테이삭스가 있다는 것을 알게 되어 너무 고통스러웠어요. 유산을 해야 하나…… 결정하기가 매우 괴로운 문제였지요. 유산을 하면 그 아기뿐 아니라 첫애도 우리가 거부한 것 같았기 때문이에요. 그러나 아이를 병으로 잃는 경험을 또다시 할 수는 없어서 유산을 했어요. 결국 우리는 테이삭스병이 없는 셋째를 임신했습니다. 아기는 건강했습니다.

1980년대 중반 이후 비영리 혹은 영리 목적의 기형아 검사들이 이른바 '시장'에 도입되었다. 이 수지맞는 검사들은 설익은 채로 들어와 남용되었다. 의사들은 임부나 아기를 위해서가 아니라 그것을 수행하고 결과를 평가하면서 경험을 쌓고 검사 결과로 연구물을 내기 위해 이런 검사를 받도록 설득하기도 한다. 그들은 또한 뭔가가 잘못될 경우 자신을 보호하기 위해서 온갖 수단을 다 동원한다. 의사가 기술에 의존하는 경향이 크거나 대학 병원에서 분만한다면, 검사를 시험하기 위한 대상이 된 기분이 들 것이다. 특히 이런 시설과는 동떨어진 곳에서 일하는 조산사라면 이런 검사를 보통 한다는 말도 꺼내지 않는다. 불필요하다는 것이 그들의 견해다. 대신 그들은 검사의 의미에 대해서 임부와 진지하게 이야기 나눈다. 이런 검사가 있다는 것 자체로 임부는 부담이 되기도 한다.

의사는 내게 양수 검사를 받아야 한다고만 주장했지, 발생할 수 있는 어떤 위험도 고려하지 않는 것 같았어요. "글쎄, 언제 하실 겁니까?" 계속 묻더군요. 결국 정기 검진을 하던 날, 내가 매우 심약해져 있다 싶을 때 그는 기회를 잡았습니다. 나는 막상 그 검사를 받기 위해 진료대 위로 올라갔을 때까지도 마음을 결정하지 못한 상태였어요.

난 서른일곱예요. 건강하고, 자녀가 이미 둘이나 있어요. 17년만에 다시 임신을 했는데 자궁에 바늘을 꽂고 싶지 않더군요.

아들은 14년 전에 태어났어요. 최근 3년간 사산과 유산을 한번씩 하고 나서 다시 임신이 된 거예요. 양수 검사를 받을까 생각도 했지만 유산을 경험하고 나서 마음을 바꾸었습니다. 병원에서 양수 검사에 관한 팸플릿을 보았는데 1.5% 정도는 유산이나 태아 손상 가능성이 있다고 적혀 있었어요. 남편과 나는 여러 번 그 자료를 읽어 보았죠. 나는 또 한번 아이를 잃어버리고 나면 내가 완전히 미쳐 버릴 것 같았어요. 그래서 양수 검사를 받지 않기로 했습니다.

그러자 압력이 크더군요. 의사는 나를 설득하고 아버지, 시부모도 계속 나를 설득했습니다. 여동생이나 친구들은 전혀 의심하지 않고 그 검사를 받았더군요. 막연하게나마 느껴요. 사람들은 다운증후군 아이를 갖는 것보다는 유산하는 편이 낫다고 생각하고 있구나.

3주 동안 나는 녹초가 되어 있었어요. 그때 친구가 묻더군요. "최악의 경우는 어떤 것일까?" 나는 대답했죠. "그건 말이야, 아이가 건강한데 양수 검사 때문에 유산이 되는 거지." 정말 그렇지요. 우리는 끝내 양수 검사를 받지 않았습니다. 그 결정은 내가 한 것이고 우리는 잘 견뎌 냈습니다. 그리고 아이는 멋지고 건강하게 태어났지요. 쉬운 해답은 없습니다.

검사에 대한 결정

검사를 받을 것인가를 결정하기 전에, 우리는 어떤 정보를 얻을 수 있으며, 그 검사로 무엇을 할 수 있을지, 무엇을 할 것인지 물어보아야 한다.

다음 사항을 고려한다. 우리는 검사 이유를 묻고 그 검사에 대한 정보를 제공받을 책임과 권리가 있다. 정보란, 필요한 시술의 종류, 사용되는 기구의 종류, 관련되어 발생하는 문제점, 잇따르는 검사 절차를 포함한다. 또 검사에 대한 최신 설명뿐 아니라 가능한 치료, 검사 결과에 대한 적절한 설명, 검사에 의해 나오는 정보, 부가 정보를 얻을 수 있는 곳, 임부가 고려하는 검사를 최고로 행하는 의료 시설과 최고의 의료인, 범위(96~98%) 또는 퍼센트(98%)로 나타나는 검사의 정확성, 검사로 인한 감염이나 실수 가능성, 사고 발생률(예를 들면 유산의 위험이 몇 % 있다는)에 대한 정보가 필요하다. 임부와 아기가 신체적인 위험에 노출될 수 있는 위험에 대한 명확한 진술은 물론이다.

검사 결과가 비밀로 유지되는지도 알아야 한다.

충분한 설명에 근거한 동의서 양식을 참고로 질문과 대답에 대한 골격을 세울 수 있다. 설명에 근거한 동의는 나와 의사 사이에 검사와 치료, 조사에 대한 정보를 교환하는 과정이어야 한다. 그것이 일방적으로 정보를 알려주거나 동의한다는 것은 무의미하다.

미국에서는 '충분한 설명에 근거한 거부서'를 요구하는 의사들이 늘고 있다. 이는 의사가 검사를 권했으나 환자가 거부했음을 증명하는 것이다. '충분한 설명에 근거한 거부'는 '충분한 설명에 근거한 동의'만큼이나 중요하다. 이것은 의사가 충분히 설명했고 환자가 충분히 알고 자신의 의지대로 거부했음을 못 박아 두는 것이다. 그런데 이 거부 확인 과정을 많은 여성들이 강제성을 띤 것으로 받아들이게 만든다. 검사를 하는 타당한 이유를 입증해야 할 책임은 의사에게 있는데, 현재 진행되는 지배적 형태의 치료가 일상화되는 것을 거부하려고 요청하는 여성에게 이 책임을 지우려 하기 때문이다. 한 여성은 이것은 마치, 달리는 기차에 끌려 올라탔는데 그 기차에서 뛰어내리고 싶으냐는 질문을 받는 것과 같다고 했다.

동의서는 의도적으로 교환된 정보를 기록한 것이다. 이것은 나의 선택권과 선택할 자유, 자율성을 보호한다. 동의서는 애초에 작성한 문구 이외에도 내가 의사와 이야기했으며, 동의 서류를 읽었고 질문할 기회가 주어졌다는 진술이 담겨 있는지 확인해야 한다. 또한 서명을 해야 하고 날짜가 기입되어야 한다.

왜 그 검사를 원하는지 충분히 생각한다. 의사, 가족, 친구, 같은 결정을 내린 다른 여성들과 이야기를 나눈다.

검사 결과를 기반으로 어떤 결정을 내릴 것인지 생각한다. 흔하지는 않지만 태아 장애의 가능성이 나타날 경우, 특정 상황이 발생하리라는 것을 미리 알게 됨으로써 새로 태어날 아기에게 필요한 것, 가령 태아 수술, 장기 이식, 입양을 위한 준비를 하거나 인공유산을 할 수도 있다. 장애에 대해, 그리고 한 생명을 '살 가치'가 있는 것으로 만드는 것에 대해 내가 어떤 태도를 취하고 있는지 또 어떤 추정을 하고 있는지 점검한다. 검사 결과 장애의 판정을 받았거나 그런 상황을 직접 경험한 사람들과 이야기해 본다.

기형아 검사는 유전자 상태의 가능한 상황을 표시하거나 경고할 뿐이지 그 자체로 어떤 명확한 정보나 치료를 제시할 수는 없다. 그것은 다만 그 개인이 특정 상황이 실재하는지 아닌지를 확인하는 검사를 더 받아야 한다고 제시할 뿐이다. 임신은 항상 미지의 상황이며 이용 가능한 검사들조차 모든 문제를 식별할 수는 없다. 마술처럼 질병과 장애를 막아 주는 것이 아니다.

임신 중 검사

모체 혈청 태아 단백질 검사(AFP 검사)

임신 16주에 하는 이 혈청 검사는 이분척추 같은 신경관 상태를 가진 태아를 가질 가능성이 대체로 높은 여성을 구별하는 데 사용된다. 이런 상황은 아기 1천 명 당 2명꼴로 발생한다. 연구자들은 질환이 있는 아기를 가진 여성들이 정상 AFP 수치보다 높게 나타나는 것을 발견했다. AFP 수치가 높은 여성은 대체로 더 검사를 받도록 권유받는다. 초음파와 양수 검사는 진단의 정확성을 높인다. 그러나 AFP 수치의 증가만으로 판단하기는 어렵다. 이런 검사들은 어떤 다른 흔하지 않은 상황들, 즉 다태 임신(쌍둥이 임신) 또는 태아 나이의 잘못된 계산 때문에 가끔 위양성 반응(음성인데 양성으로 나옴)이 나온다.

의료인과 일반인은 아주 일부만이 실제로 문제를 갖고 있는데도 그렇게 많은 여성이 통상적인 AFP 검사를 받아야 하는 것에 의문을 제기한다. 부적절한 상담, 문화적으로나 언어적인 적절한 정보의 부재, 절차 자체가 심각한 스트레스를 일으키는 요인이 될 수 있다.

향상된 모체 혈청 검사

(태아 상태, 다운증후군 검사, 신경관 결손 검사)

다운증후군의 가능성을 검사하기 위해 최근에 60~ 65%의 정확성을 가진 새로운 혈청 검사로 한두 개의 다른 화학적인 표식들(결합되지 않은 에스트리올과 인체융모 성선자극호르몬)과 태아 당단백질 수치를 측정한다. 이것은 양수 검사로 더 확인할 필요가 있다.

초음파 검사

초음파는 임신 기간 내내 사용되고 있는데 초음파에 안전한 곳이 어딘지 아직 확실히 밝혀진 바가 없고 아기에게 미칠 장기적인 영향에 대해서도 충분히 알지 못하는 것이 현실이다. 많은 연구에 의하면 초음파의 일상적 사용은 대부분 임신에 적절하지 않다. 초음파는 많은 이유에서 사용된다. 임신 여부를 확인하거나 예정일을 확인하기 위해서, 쌍둥이(다태 임신)인지 확인하기 위해서, 발달 단계에 따른 아기의 상태를 검사하기 위해서, 태반과 다른 장기의 위치를 확인하기 위해서 사용되고, 유전 검사를 보충하는 것으로 활용되기도 한다. 그 절차는 여성의 질 안에(어떤 여성은 탐침을 스스로 안에 넣을 때 좀 더 편안하다고 느낀다) 또는 어머니의 배 위에 탐침(변환기)을 놓음으로써 진행된다. 간헐적인 고주파의 음파와 그 반사파를 기록해서 내부 장기들의 그림을 만든다. 마치 수중 음파 탐지기가 물속에서 모양들을 구별하는 것과 같다. 기술자나 의사는 그 탐침을 움직이고 컴퓨터는 이 반사파들을 비디오 화면에 그림으로 바꾼다. 요즘 가족들이 초음파 사진이나 비디오를 가족과 친구에게 보여 주는 것은 매우 흔한 일이며 이것은 임신을 좀 더 실제적으로 만들어 준다. 그러나 이것은 임신이 어떻게 진행하고 있는지에 대한 여성 자신의 감각을 무시하는 경향으로 나타난다. 임신한 날을 확인할 때 월경 주기에 대한 여성의 인식을 신뢰하기보다는 초음파를 사용하겠다고 의사가 주장할 때 그들은 명백하게 잘못하는 것이다. 이것은 임신을 통제하는 첫 번째 의학 도구 중 하나가 될 수 있다.

융모막 검사

융모막 검사는 임신 10~12주 사이에 초음파의 유도에 따라 시행된다. 초음파와 함께 시행하는 경우는 질로 흡인 카테터를 삽입하거나 융모막의 일부(융모막 융모, 조직의 손가락 같은 돌기 부분 나중에 태반이 되는 부분)를 제거하기 위해, 또는 태아를 둘러싼 낭의 바깥 조직을 제거하기 위해 배에 바늘을 삽입하는 것이다. 이것은 염색체 분석이나 생화학 검사, DNA 검사를 위해 시행한다. 그런 검사의 안전성, 정확성, 장기적인 영향은 알려져 있지 않다. 그러나 많은 태아가 그 검사의 해를 입는 것으로 알려져 있다. 즉 사지 결손과 같은 부작용을 갖고 태어난다. 다른 위험은 임부의 감염, 출혈, 경부 열상, 유산 등이다. 태아의 2~2.5% 정도가 이 검사로 인해 사망한다.

태아 세포 분류

시험 단계에 있는 이 검사는 몸에 대한 침해가 심한 기술을 대체하기 위해 새로 만들어졌다. 이 검사는 임부의 팔에서 약간의 피를 뽑아서 임부 혈청에서 보이는 태아 세포를 분리하여 테스트한다.

양수 검사(양수 천자)

초음파가 필요한 수술이다. 대개 임신 16~18주 사이에 시행하고 지금은 초기 12주에도 시행한다. 이것은 복벽을 통해 자궁으로 길고 얇은 바늘을 삽입하여 대략 4작은술의 양수를 주사기로 뽑아낸다. 이 액은 태아의 물질과 세포를 포함하고 있으며 특수 검사실에서 이를 분석하여 태아의 유전적 상태를 판별한다. 일반적인 염색체 분석과 ATP 검사와 달리 이 검사는 의사가 필요로 할 때만 시행한다. 보통 아기가 위험하다는 특별한 이유가 없는 한 이 검사를 하지 않을 것이다. 더 특별한 검사로서 다운증후군, 낭성섬유종, 신경관 결손, 적혈구성 빈혈 같은 희귀성 질환의 존재 여부를 결정하기 위해 행해질 수 있다. 이것은 성 감별에도 이용된다. 부작용은 드물지만 출혈과 감염이 일어날 수 있다. 그러나 이 시술을 하지 않는 의사도 있다. 드물기는 하지만 충분한 액을 얻기 위해 오랜 시간을 시도해야 할 때도 있다. 살에 따끔하게 쏘는 느낌과 바늘이 자궁으로 들어갈 때 경련이 일어나고 액을 뽑을 때 압박되는 느낌을 가질 수 있다. 이런 반응은 정상이라는 것을 의미하지만 하루가 지나서도 그런 느낌이 계속 들면 의사에게 알려야 한다.

대부분 의사는 우리에게 양수 검사를 권한다. 이것은 35세 이상 여성에게 이 검사를 권하는 것이 의학계의 정석이다. 임부의 나이가 많으면 다운증후군 아기를 가질 확률이 약간 증가하기 때문이다. 배우자의 나이가 많아도 이에 해당이 된다. 그러나 양수 검사를 받는 임부의 나이가 점점 낮아지고 있고 그래서 아기의 성별을 아느냐는 질문을 친구들에게 받는 일이 아주 많아졌다.

43세에 뜻하지 않게 임신이 되자 의사는 양수 검사를 제안했어요. 그러나 난 종교가 있기 때문에 검사 결과와 상관없이 유산을 전혀 고려하지 않을 것이라고 말해 놨어요. 그러자 그는 그 검사는 아기의 상태(우리는 정상일 것이라고 확신하겠지만)를 알기 위한 것으로 생각하라고 하더군요. 나와 남편은 고민 끝에 그 말에도 일리가 있다는 데 동의했어요. 그리고 아기가 다운증후군이라는 것을 알고서는 정말 놀랐습니다. 그러나 처음 마음을 바꾸지는 않았어요. 이 아기의 상태를 초기에 알았기에, 여러 가지가 달라졌습니다. 난 다운증후군 어린이 부모에게 도움을 주는 클리닉에 참여해서 많은 부모와 대화를 나누었고요. 남편과 나는 스스로 준비를 할 뿐 아니라 십대 자식 셋에게도 어떤 일이 일어날 것인지 미리 알려 주었습니다. 우리 모두는 아기의 이름을 함께 골랐고 아이들은 태어날 아기를 돌보기 위해 집에 와서 기다렸지요.

어떤 여성은 그 검사 과정을 쉽게 받아들이는 반면, 불쾌하고 혼돈스러운 경험으로 받아들이는 여성도 있다.

초조했어요. 대기실에서 산부인과 의사를 만났는데 의사는 불편한 일은 없을 거라고 했죠. 먼저 그들은 초음파 화면을 보았고 바늘이 지나가는 내 배 위에 펜으로 표시를 했어요. 검사 전반은 통증이 전혀 없었고요. 의사는 검사 절차를 설명했죠. "이제 나는 이러저러한 것을 할 겁니다. 당신은 이러저러한 느낌이 들 것입니다." 이런 말에 마음이 놓였습니다. 그 후 그는 나에게 하루 동안 편안히 쉬라고 말했어요. 후에 우리는 유전 전문 상담자와 많은 질문을 물으면서 얘기했다.

검사 자체는 나쁘지 않았어요. 남편과 함께 갔죠. 긴 바늘을 생각하는 것이 소름 끼칠 것 같아서 아예 바늘을 보지 않았어요. 생각보다 오래 걸리더라고요. 담당 의사가 있어서 좀 나았죠. 모르는 의사에게 받았더라면 더 긴장했을 거예요. 어쨌건 이후에 경련이 일어났고 통증이 심했어요. 만약 식별해 내지 못한 유전병이 있다는 소리를 들었더라면 무척 상처가 되었을 거예요. 그건 그 검사를 또 받아야 한다는 뜻이니까요. 난 이틀 동안 침대에 누워 쉬었어요. 몇 년 전에 아기를 잃어서 또 유산이 될까봐 두려웠는데 모든 것이 괜찮다는 것이 확인되어서 기분이 좋아졌죠.

제대 혈액 검사(태아 제대 천자 검사)

태아의 혈액을 뽑는 시술 방법이다. 임신 18주부터 검사 가능하다. 초음파를 이용하여 의사는 바늘을 임부의 배를 통과하여 태아의 제대 정맥에 삽입한다. 이 검사는 태아의 혈액 성분을 직접 측정하는 것으로서, 다른 검사의 결과를 분명히 해 주며 약을 제대 정맥을 통해 전달하기 위해서도 이용된다. 제대 혈액 검사는 양수 검사나 융모막 검사보다 더 높은 합병증의 가능성이 있으므로 매우 특수한 상황에서만 이용된다.

기타 산전 검사

원래 건강에 문제(당뇨병, 심장 질환, 신장 질환, 심한 고혈압)가 있거나 사산 경험이 있거나 아기가 자궁에서 잘 자라지 못하거나(자궁내 성장 지연), 출산이 늦어 아기 상태가 염려스러운 때(42주를 경과한 임신) 시행하는 검사들이 있다. 이런 검사의 목적은 아기가 자궁에서 잘 자랄 만큼 건강한지 아닌지를 밝히는 것이다. 검사는 때로 시름에 잠긴 여성들에게 확신을 주며, 건강을 증진시키기 위해 개입을 하게 한다. 그러나 이전에도 논의했듯이 이런 검사 자체가 건강한 아기를 보장하는 것은 아니다. 더불어 연구자들은, 검사를 해서 결과를 아는 것이 태아 사망의 감소와 연관 있음을 입증할 정도로 충분한 무작위 임상시험을 시행하지도 않는다. 이 검사의 오진율은 높고, 의료인은 어떤 결과가 정상이고 어떤 결과가 위험을 의미하는지에 대해서도 의견이 분분하다. 그래서 신중을 기해야 하는데도 많은 의사들이 건강한 여성들에게 생물물리학 검사, 생화학 검사를 정기적으로 해 왔다. 이런 진료로 불안함을 더는 여성도 있다. 그러나 검사는 돈이 들고 임신의 의료화를 부추기며 검사에 검사를 거듭하게 만든다. 또한 많은 여성들에게 지나치고 불필요한 걱정을 안겨 준다. 다시 자신의 판단력으로 검사 받을 수 있는 것을 거부하며 검사 받으라는 강요에도 맞서 보자. 임신한 동안 가능한 마음이 평온한 것이 가장 중요하다.

임신성 당뇨 검사

28주에 임신성 당뇨를 검사하는 것은 산부인과 진찰의 기본이 되었다. 이것은 소아·청소년 당뇨나 중년 이후의 당뇨(이것은 질환이다)와는 다르다. 특수한 경우(당뇨 가족력, 비만, 과도 성장 태아, 피로감, 조갈증)가 아닌 여성에게도 이 검사를 받게 하는 것은 논쟁의 여지가 있다. 경구 당내인 검사(OGTT)는 이런 상태를 진단하기 위해 이용하는데 신뢰할 만한 동일한 수치가 나오지도 않는다. 검사 전 3일 동안 적당량의 탄수화물을 먹지 않았거나 장기 요양을 했거나 많은 약물을 복용할 경우 오진이 될 수 있다(어떤 이는 검사를 시행할 때 더 낮은 수치를 위한 것이 아니라 진정한 당뇨를 위한 진단적 수치가 이용되어야 한다고 제안한다). 이런 상태에 있는 여성은 큰 아기를 가져서 난산(아기의 어깨가 산도를 나오기 어려움)의 위험이 있다. 또는 미숙아를 분만할 것이다. 사실 이런 상태에 있는 대부분의 여성이 정상 크기의 아기를 가지며, 큰 아기들은 대부분 당뇨가 없는 여성에게서 태어나기도 한다. 이런 검사의 의미와 가치는 의문시되어 왔다. 즉, 여성들에게 고위험이라는 딱지를 붙여 온갖 스트레스와 불안, 그런 진단 과정을 거치는 불쾌감을 유발한다. 또한 임부와 태아의 건강을 증진하는 면에서도 운동과 건강한 식사를 하는 것보다 더 못하다. 이런 검사 역시 불필요하고 비용이 들고 위험한 개입을 불러올 수 있는데, 가령 40주 전후로 분만을 유도하거나 그로 인해 발생하는 모든 결과(미숙아와 불필요한 제왕절개의 가능성) 등이 해당된다.

연쇄상 구균 검사

일정 비율의 여성들이 연쇄상 구균 B군을 갖고 있고, 이 박테리아는 태아의 사망을 초래할 수 있기 때문에 미국 질병예방통제센터에서는 임신 35~37주의 모든 여성들에게 질 배양 검사를 받을 것을 권한다.

태아 건강 검사

임신이 진행하면서 임부는 아기의 활동 양상을 알게 된다. 아기마다 활동 수준이 다르다. 어떤 아기는 다른 아기보다 더 활동적이며 대부분은 움직이다가 쉬기를 반복한다. 임부가 무엇을 하고 있느냐에 따라 아기의 움직임을 알아차리는 정도가 달라질 것이다. 임부는 아기의 일상을 알게 되는데 그렇게 되면 아이의 건강에 대해 알 수 있다. 임신 말기나 41~42주가 되면 의료진은 임부에게 태동에 관심을 가지라고 할 것이다. 의사는 검사하는 동안 아기가 얼마나 활동적인가를 관찰할 수 있고 아기의 심장 박동이 증가하는지 체크한다. 분만이 시작하기 전에 아기의 움직임이 느려지는 수가 많다. 아기의 활동이 현저하게 변한다는 것을 인지하면 의료진에게 말한다. 아기에게 관심을 기울이는 의료진은 아기의 건강 상태와 태반 기능을 살피는 검사를 한두 가지 하라고 요청할 수 있다.

비수축 검사 이 검사는 20~40분 걸리는데 대개는 산부인과 병동이나 태아 감시 장치를 이용할 수 있는 곳에서 시행된다. 아기가 깨어 있을 때 검사하러 가거나 검사 전이나 검사하는 동안 오렌지 주스를 마신다. 임부는 태아 감시 장치와 연결되고 탐침이 임부의 복부에 부착되어 아기의 심장 속도가 기록된다. 앉아 있거나 왼편으로 눕는다. 아기 심장 박동에 대한 기저선이 설정되어 있다. 이 검사에서는 아기의 심장 음이 10분 간격으로 기저선보다 분당 15회 이상 3번 올라갈 때 반응이 있다고 본다. 그러나 모든 의료진이 정상 반응 여부를 동일한 기준에서 결정하는 것은 아니다. 그러므로 결과를 잘못 해석할 수도 있다. 결과가 부정적으로 나온다 해서 반드시 아기가 위험하다는 의미는 아니다. 이 검사는 거의 항상 수축 검사 전에 한다.

수축 검사 비수축 검사를 좀 더 발전시킨 검사에는 유두를 자극하거나 정맥에 옥시토신을 투여해 수축이 일어나는 동안이나 수축이 일어난 후에 아기의 심장 박동을 측정하는 것이 있다. 수축은 20~40분 내에 시작한다. 10분 내에 3번의 수축이 각각 45초 지속하는 것이 아기의 건강 상태를 평가하는 데 적절하다고 본다. 이 검사의 목적은 태반이 수축에 어떻게 반응하는가를 봄으로써 태아의 상태를 판단하는 것이다. 이런 옥시토신 부하 검사는 오진율이 높다. 또한 결과를 해석하기 어렵고, 관찰자는 다양한 결과를 제시한다. 그것은 여러 방식에서 자연스러운 개입은 아니며, 불필요한 인공 유도 분만, 제왕절개, 병원에 의한 조산을 초래할 수 있다.

20. 출산

출산에는 우리의 역사, 인간관계, 의례, 가치관이 얽혀 있다. 그것은 우리의 성, 애정, 가족생활과 공동체 생활의 질과 방식, 그리고 삶과 탄생, 죽음에 대한 믿음과 연관되어 있다.

자신감 넘치는 분위기

자신의 몸에 귀 기울이고 생명을 낳는 능력을 신뢰할 때, 탄생의 자연스러움을 확신하며 탄생 과정을 가르치고 이끌어 주는 전문가가 곁에 있을 때, 주위 사람들이 사랑과 확신을 줄 때, 우리는 자신감을 가질 수 있다. 이런 상태에서 우리는 고유한 출산 경험을 만들어 가고 그 안에서 자기 목소리를 갖게 된다.

우리가 지닌 출산 능력에 대해 자신감을 주는 주위의 지지로 가정이나 조산원, 병원 등에서 생명을 잉태한 여러 여성들의 이야기를 다루면서 이 장을 시작하려 한다.

출산은 참으로 길고도 힘겨웠다. 몇 사람이 교대로 내 곁을 지켜야 했다. 그 와중에도 나는 원하는 방식으로 출산을 진행하기 위해 계속 일어서서 방안을 걸어 다녔다. 침대에 누워만 있지 않는다는 사실 자체에 만족했다. 사람들이 뭘 좀 먹으라고 권해서, 차를 조금 마셨다. 마침내 사람들이 좀 눕는 것이 어떻겠냐고 설득해서 잠시 눈을 붙였다.

출산은 고통스러웠다. 고통이라는 단어로는 충분치 않다. 육체적으로 경험할 수 있는 고통의 정점이었다. 산고가 심해질수록, 나는 여성이 얼마나 경이로운 존재인가를 깨달아 갔다. 여성의 몸은 임신과 출산을 몇 번씩 되풀이하면서도 끝없이 그 고통을 다시 감당할 수 있을 만큼 강하다. 출산이란 여성들 대부분이 일생에 한번쯤 겪는 일이지만, 내가 직접 겪은 출산 경험은 그 어떤 단어로도 표현할 수 없는 특별한 것이다.

의사가 진통제 사용을 권했더라면 그냥 받아들이고 싶은 마음이 얼마나 컸을까 상상한다. 그만큼 몸의 고통이 심했다. 그러나 도와주는 분들이 "잘되고 있어요, 괜찮을 거예요." 하면서 계속 나를 안심시켜 주었다. 그래서 약물의 도움 없이도 끝까지 버틸 수 있었다.

로라가 의사를 불렀는데 의사는 곧 와서 병실 한구석 의자에 앉아 잡지를 손에 들었다. 그는 아이가 나오기까지 적어도 두어 시간은 넘게 걸릴 테니 긴장을 풀고 염려 말고 기다리라고 했다.

그 후에 절정의 시간이 왔다. 신기하게도 정작 아기를 밀어내는 일은 전혀 고통스럽지 않았다. 메리가 거울을 비춰 주어 한 번씩 힘을 줄 때마다 그 진행 상태를 직접 확인할 수 있었다. 로라는 내게 몸 깊은 곳에서부터 숨을 끌어내어 입으로 조절하며 크게 내쉬라고 말했고 과연 효과가 있었다. 루이스가 내 뒤에 앉아 나를 잡아 주고 있는 상태에서 그와 함께 숨쉬는 동작을 되풀이했다. 마침내 막바지에 이르러서는 앞에 앉은 로라의 어깨에 한쪽 다리를 올려놓고 계속 힘을 주었다. 힘주기를 반복하는 동안, 나는 아이의 머리가 점차 몸 밖으로 나오는 모습을 지켜볼 수 있었다. 로라는 내가 힘을 줄 때마다 회음부 주위를 마사지해 주었다. 드디어 아기는 머리를 몸 밖으로 내밀었고 이어서 끙끙거리는 작은 소리를 내기 시작했는데, 그 소리는 내가 이제껏 들어 본 세상의 어떤 소리보다도 사랑스러웠다. 로라와 루이스는 내게 손을 뻗어서 직접 아이를 꺼내 보라는 놀라운 제안을 했고, 나는 그 제안을 기꺼이 받아들여 실행에 옮겼다. 내 손으로 아이를 몸 밖으로 꺼내 가슴 위에 올려놓은 순간, 함께 있던 우리 모두 어떤 말로도 표현할 수 없을 벅찬 감동에 휩싸였다. 태반은 순조롭게 배출되었고 로라가 그것을 들어 내게 보여 주는 것으로 모두 끝났다.

출산 경험은, 내 삶 전체를 바꿔 놓았다. 사람이 한세상을 살아가는 데에 자기 몸과 함께 겪는 경험의 깊이가 얼마나 무한할 수 있는지, 나라는 존재가 내 육체와 얼마나 깊은 관계로 맺어져 교류하고 있는지를 깨닫게 된 계기였다.

다음은 한 레즈비언 여성이 이야기하는, 집에서부터 병원까지의 출산 경험담이다.

나는 그때 레스토랑에서 얀시가 오기를 기다리던 중이었다. 마침내 얀시가 도착했는데, 셔츠를 거꾸로 입고 있었다. 얀시는 "양수가 터졌어. 아이가 곧 나올 것 같아." 하고 외쳤다. 우리는 서둘러 집에 와서 출산을 도와줄 조산사 엘레나와 아이가 셋인 레즈비언 친구 멜라니(역시 조산사)에게 전화를 걸었다. 엘레나와 멜라니는 얀시에게 우선 음식이나 음료를 들면서 편안한 마음으로 기다리자고 했다. 비로소 집안은 잠시 동안 평화를 찾은 듯했다. 그러나 곧 얀시는 지독한 고통을 호소했다. 그렇게 한 시간쯤 지나고 그녀가 목욕을 하고 싶다고 해서 욕조로 데려갔다. 내가 지쳐서 잠시 침실에 돌아와 잠든 사이에도, 멜라니는 다섯 시간 넘게 욕실 안에서 꼼짝 않고 그녀 곁을 지켰다. 마침내 얀시는 아이를 밀어낼 때가 되었음을 알렸다. 나는 이웃들에게 지금 당장 우리는 차가 필요하다는 표시로, 미리 약속한 아기 기저귀를 창밖에 내다 걸었다.

얀시를 태우고 우리는 모두 병원으로 급히 갔다. 막상 병원에 도착했을 때 얀시는 지금부터 겪을 산고에 대한 두려움 때문에 자신감을 잃고 잠깐 흔들렸다. 그러나 결국 이제껏 임신을 지탱해 왔던 희망과 긍정적인 확신으로 그 두려움을 이겨내고 힘을 다해 아기를 밀어내기 시작했다. 그랬더니 오래지 않아 아기 머리가 완전히 빠져나오는 모습이 보였다. 얀시는 몸을 일으켜 아기의 얼굴을 보면서 사내아이가 틀림없다고 했다. 그러고는 직접 팔을 뻗어 아기 몸을 자기 몸에서 뽑아냈다. 그 순간을 지켜보는 나는 경이로움에 몸을 떨며 흐느끼고 있었는데, 정작 산고를 감내한 얀시는 기뻐서 웃음을 터뜨리고 있었다. 약간 찢어진 회음부를 몇 바늘 꿰매고 탯줄은 내가 자른

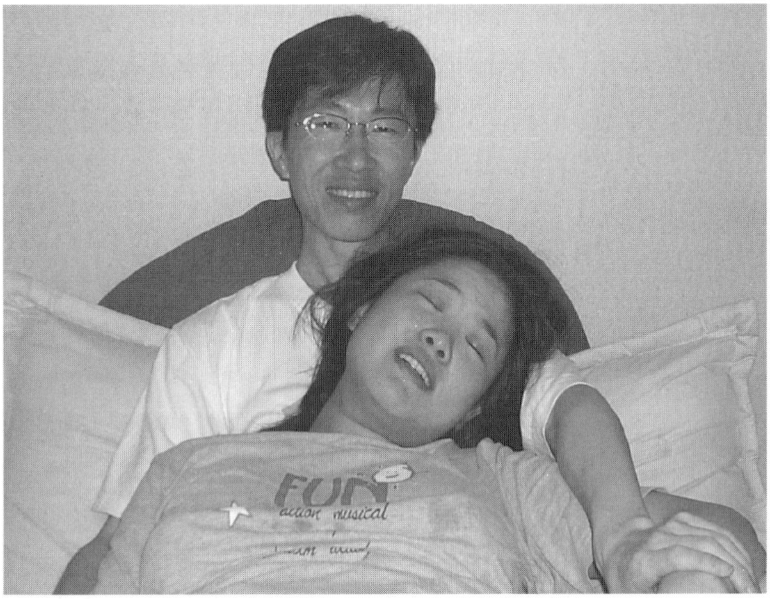

자신의 몸에 귀 기울이고 생명을 낳는 능력을 신뢰할 때, 주위 사람들이 사랑과 확신을 줄 때,
우리는 자신 있게 출산할 수 있다. ⓒ삼신할매

뒤, 그녀 옆에서 우리 아들과 꿈처럼 아름다운 첫 대면을 했다.

다음은 대도시 병원에서 방치된 채 둘째 아이를 출산하면서도 나름대로 자신감을 가질 수 있는 출산 방식을 선택해서 실행한 어느 부부의 이야기다.

산통이 월요일 오전 12시 30분부터 시작돼서 새벽 2시에 병원으로 갔다. 다음날 오후 2시가 될 때까지 계속 진통을 겪었는데도 자궁경부는 겨우 4cm 가량 열렸다. 산부인과 의사는 두 번째 출산치고 시간이 너무 오래 걸린다며 모르핀을 주사하고 싶어 했다. 모르핀 주사를 맞고 다섯 시간쯤 푹 자고 일어나면 별다른 고통 없이 본격적인 출산이 시작된다고 했다. 그때 나와 남편은 서로 바라보면서 '이 남자, 참을성이 없군.' 하는 눈빛을 교환했다. 우리는 아이가 나올 때가 되면 당연히 나오리라는 것을 믿었기 때문이다. 일단 그 의사에게 3시가 지나면 그의 제안에 대한 결정을 내리겠다고 말해 두었다. 드디어 3시가 되었는데 입구는 겨우 5cm 열려 있었다. 그 즈음해서 간호사들이 교대를 했다. 모두 친절하기는 했는데 인원이 충분하지는 않았다. 나는 자리에서 일어나 앉아 호흡법을 시도했다. 남편은 내가 고통을 이겨 낼 수 있도록 호흡을 도왔다. 우리는 같이 호흡하면서 바람과 파도의 이미지를 머릿속에 그려 나갔다. 그 바람과 파도의 기운을 삼켜 그것이 자궁에 이르러 경부를 열리게 하는 모습을 끝없이 상상했다. 그리고 나 자신이 태어나던 순간까지도 거슬러 올라가 그 느낌을 잡아내려 애썼다. 이 방법

은 아주 큰 효과가 있었다. 무엇보다도 남편이 나와 함께 있다는 것, 그의 목에 내 얼굴을 묻고 고통을 참아낼 수 있다는 것, 그가 지켜보는 가운데 눈을 감고 나의 내면 깊은 곳을 마음껏 여행할 수 있다는 사실이 그 힘든 시간을 견디게 한 가장 큰 힘이었다. 그는 나를 돕기 위해 무엇을 해야 하는지 정확히 알고 있었고, 긴 시간 동안 한번도 내 곁을 떠나지 않고 나를 지켜 주었다.

3시 30분경, 의사는 양수막을 터뜨려야겠다고 말했다. 그런 뒤 간호사를 교대하고서 그 사실조차 잊은 듯 아무런 조치도 없었다. 그러던 중 양수가 저절로 터졌고 더 심한 통증이 시작되었다. 갑자기 치골 주변을 밀어내는 듯한 심한 압박을 느꼈다. 그러나 지압을 하고 노래를 부르면서 통증을 완화해 나갔다. 특히 호흡을 조절해야 하는 노래 부르기는 큰 도움이 되었는데, 나는 노래를 부르던 중 갑자기 힘주어 아기를 밀어내야 할 순간이 왔음을 느꼈다. 나는 간호사들의 만류에도 불구하고 힘주는 것을 멈출 수 없었다. 긴박한 순간이었다. 곧이어 내가 긴 신음을 토해 내는 순간, 순식간에 아기 머리가 빠져나왔다. 의사가 분만실에 뛰어 들어와 채 가운을 걸치기도 전이었다. 덕분에 회음 절개를 받지 않을 수 있었다. 지난 여름에 꾼 꿈처럼, 회복실에 누워 내 아기에게 처음으로 젖을 물렸다.

어느 조산사는 이렇게 말한다.

출산은 임신을 하면 자연히 따라오는 일이지요. 임신을 마무리하고 새로운 세계의 문을 열고 들어가는 출발일 테지요. 나는 가정 분만을 준비하는 여성들이나 가정에서 산통이 시작되어 병원에서 출산하는 여성들에게 이렇게 말합니다. 자신이 원하는 방법, 자신에게 맞는 방법을 선택하라고요. 병원에서 아이를 낳는다고 해서, 또는 어쩔 수 없이 제왕절개를 받아야 하는 상황이라고 해서 이제껏 지켜온 출산에 대한 소중한 계획이나 이상, 가치 기준, 원칙과 신념을 포기하지는 마십시오. 당신이 모든 결정을 해내고 선택했기 때문에 당신은 그 이전보다 훨씬 강한 존재입니다.

위 여성들의 이야기에서, 우리는 출산이 상상하는 것 이상으로 풍요롭고 아름다운 경험임을 알게 된다. 여성들은 출산을 하면서 겪는 산고의 두려움과 설레는 흥분, 의심과 선택, 고통을 이겨 내기 위한 노력 등, 모든 감정의 여정을 통해, 생명 탄생의 경이로움에서 잠재 능력을 발견함에 이르기까지 출산 경험이 삶에 전해 준 크나큰 가르침에 대해 이야기하고 있다. 이들은 자신의 몸이 말하는 소리에 정직하게 귀 기울여 들으며 옆에서 돕는 이들의 격려에 힘입어 자기에 대한 믿음을 지키고, 스스로 선택한 출산법으로 새로운 자아에 눈뜰 수 있었다. 이런 경험적 증언들에서, 출산이라는 일을 단순히 육체적 고통이나 그에 따르는 두려움의 문제에만 국한해서 다루려는 기존의 의학 관점과 사뭇 대조되는 면들이 명백히 눈에 띈다.

불안한 분위기

출산에 대한 걱정이나 두려움 등 부정적인 부분에 초점을 맞추는 불안한 분위기는 미국에 산과 진료가 전문적으로 시작되면서 나타나기 시작한 현상이다.

역사

현재 미국은 정상 분만에도 약물이나 인공적 기술을 사용하는 비율이 세계 어느 나라보다도 높다. 이것은 어쩌면 식민지 개척 시대부터 이어져 내려온, 자연을 정복하고 지배, 통제하려는 욕구를 드러내는 것일지도 모른다.

현재의 산과 체계는 역사상 남녀 치유자들 간의 경쟁이 일어나면서 탄생했고 체계를 갖추어 왔다.

미국은 식민지 개척 시대나 산업화 이전만 하더라도 출산을 돕는 일은 산파와 마을 아낙네들의 몫이었으며, 아무 탈 없이 출산이 이루어졌다. 때때로 극단적인 상황이 발생하면 이른바 남자 산파라 불리던 이발사 겸 외과 의사를 불렀다. 그 남자 산파들은 그 당시 여자들은 거의 사용하지 않던 집게와 갈고리를 사용했다. 보통의 평범하고 순조로운 자연 분만은 볼 기회도 없이 어쩌다 불려 가 해결해야 하는 것이 늘 그렇게 문제가 있는 출산들뿐이었으니, 남자 산파들이 출산을 목숨까지 걸어야 하는 위험한 일로 보았던 것도 놀랄 만한 일이 아니다. 그리하여 산과는 18세기 미국 의과대학에서 남자 의사들이 가르치고 시술하는 최초의 외과 전문 과목이 되었다.

1830년대와 1840년대는, 커져 가는 의료계의 우월 의식에 반기를 들고 민간 건강법 운동이 거세게 일어났고, 다양한 치료법을 주장하는 그룹들이 번성한 시기였다. '정식' 의사들은(중상층 남자들이었는데) 일반인 치료자들보다 나은 점이 전혀 없었고, 그들만의 효과적인 치료법이나 특별한 지식이라고 내세울 것도 없었다. 그런데도 의료계는 정치적 영향을 통해 입지를 굳혀 나갔고 마침내 1848년에는 미국의학협회를 설립하기에 이른다.

비슷한 시기에 부인과 또한 번성한다. 일부 의사들은 이 시기에 과학의 이름으로, 시험을 위해 잔인한 수술을 많이 했는데 그 대상은 주로 노예로 팔려온 흑인 여성이나 가난한 여성들이었다. 그 형태만 바뀌어 덜 잔인해 보일 뿐이지 오늘날에도 여전히 산과나 부인과에서 그런 시험이 이루어진다. 그런 끔찍한 노력 덕분에 부인과 질병의 '치료법'이라는 것이 크게 발전했는데, 사실 부인과 질병 중 많은 것은 야만스러운 분만 시술로 인해 생긴 것이었다. 그런 연결은 당시에는 인식되지 않았지만 말이다. 이런 과정들은 결국 치료를 약속하고 불의의 사고를 예방할 수 있다는 차원에서 호응을 받아 부인과 의사의 영향력이 엄청나게 커졌다.

19세기 후반에도 이런 경향이 이어져서, 산과 의사와 부인과 의사는 여성들에게 더욱더 막대한 영향력을 행사하게 된다. 이것은 과학적인 필요성 때문이 아니라 의사들의 정치적, 경제적 성공의 결과다. 과학과 교육을 숭배하는 중상 계급 여성들은 의사들에게 진료비를 낼 경제적 여유가 있었다. 결국 남자 산파로 시작된 이발사 겸 외과의들은 이제 '과학적으로' 훈련받은 의사가 되었다. 같은 계급의 일원으로서 개인적 문제를 상담해 주기도 하고 다른 이들의 도덕적 시시비비를 판단해 주는 역할을 하게 되었으며 이런 역할은 오늘날까지 이어진다.

그 시대의 중상층 여성들은 하루 종일 꽉 끼는 코르셋으로 몸을 조이고 거의 움직이지 않고 지냈다. 어떤 여성들은 온종일 침대에 누워 있었다. 반면에 노동 계급 여성들은 공장이나 밭, 또는 상류 계급 가정에서 장시간 노동을 했고 동네 산파의 도움을 받아 아이를 낳았다. 의사들은 이 산파들을, 자신들의 경제적 수입과 남성적인 의료계 확립을 위협할 존재로 보았다. 의사들은 산파들을 무식하고 불결하고 무책임하다며 공격에 나섰다. 그들은 산파들의 조산을 법적으로 금지하기 위해, 실제적으로는 의사보다 산파의 도움을 받은 분만이 사고율이 더 낮았는데도, 조사 결과를 고의로 조작했다. 그리고 급기야는 출산이 여성이 가지는 건강하고 자연스러운 현상임을 부정하고, 의사의 지시 하에 치료받고 안 좋은 결과에 대비해야 하는 위험하고 두려운 과정으로 선전하기에 이른다. 그래서 여성들은 임신과 출산의 위험을 두려워하고, 조심해서 나쁠 게 없다고 생각하게 되었고 자격 있는 의료인 즉, 산과 의사들에게 도움을 받는 것이 여성들의 권리라 선전한다. 또한 의사들은 의도적으로 여성을 의학 교육에서 배제하는데, 여자 의사가 탄생하게 될 경우 특히 산부인과 분야에서는 여성들이 같은 여성에게서 진료 받는 것을 선호할 것이라는 두려움 때문이었다.

의사회와 주 법률위원회는 산파들을 조직적으로 억누르고 규제했으며 이로 인해 여성들이 산파의 도움으로 아이를 가정에서 더는 낳을 수 없게 되었다. 결국 임부들은 어쩔 수 없이 산파에 비해 우수성이나 안전성이 증명되지 않은 병원으로 가야 했다. 미국에서 1900년대 5%에 불과했던 병원 출산율이 1935년 급격히 증가해 75%를 기록한 이래, 지금은 병원 출산율이 98~99%를 차지한다. 병원 분만이 안전하다는 잘못된 상식과 함께, 산과 기술과 시술에 대한 다른 잘못된 관념도 널리 퍼지게 된다. 그것은 의사들만이 아이를 받을 수 있으며 '출산'은 '관리'가 필요하다는 것이다. 병원에서 출산을 하게 됨으로써 여성들은 인위적이고 남성 지배적인 산과 체계에 전적으로 의존하게 되었다. 오늘날 우리는 이런 사실상의 독점을 변화시키려 애쓰고 있다.

불안을 조장하는 병원

여성들은 오늘날, 출산 과정이 시작되기 오래전부터 산부인과의 모든 시설을 경험한다. 산전 검진이 일상사가 되어감에 따라 병원을 찾는 첫 방문 시기 역시 더욱 앞당겨지고 있다. 병원은 아픈 사람을 위한 곳이므로 병원에 가면 임신, 출산, 내 몸을 건강하지 않은 것으로 보게 되기 쉽다. 처음 초음파를 보는 순간부터, 가족이나 의사, 초음파 장비 기사나 간호사 할 것 없이 그 자리에 참석한 모든 이들은 여성의 몸이 아니라 화면에 비친 흐릿한 태아에만 관심을 기울인다. 내 몸속에서 자라고 있는 아기는 태어나기 몇 달 전부터 이미 내 몸 밖에 있는 것처럼 느껴진다. 이때부터 지속적인 모니터링과 감시 과정이 시작된다.

내가 '환자'가 되고 내 경험이 의학 용어로 설명됨에 따라, 나는 개인적인 것과는 거리가 먼 생산 과정의 일부가 된다. 출산을 위해 병원에 들어서는 순간부터 임부는 종종 휠체어로 운반되고 임부의 개성은 이제 존재하지 않는다. 곧이어 태아 감시 장치와 정맥 주사에 연결되어 움직일 수도 없게 된다. 분만 각 단계에 일정 시간이 할당되고 정해진 시간보다 길어지는 것은 용납되지 않는다.

1950년대와 1960년대에 들어서서는, 제2차 세계 대전 당시 다양한 무기 제조를 위해 사용되었던 기술들이, 좀 더 효과적인 산부인과 수술 기구들을 개발하는 데 적용되었다. 산부인과의들의 우선시한 기준은 출산 시 산모들 개개인의 특성을 존중해 시간을 조절하고 기다리는 것이 아니라, 시간과 노력을 절약해 같은 시간에 더 많은 아기를 받는 효율성에 있었다. 출산을 마치 공장에서 물건을 제조해 내는 것과 같이 보는 관점은 그 후 병원에서 산모뿐 아니라 모든 환자를 대하는 기본 공식으로 자리 잡게 되었다고 해도 과언은 아니다. 공장에서 부품을 이동시키는 컨베이어 벨트의 개념으로 볼 때, 정해진 시간 안에 아이를 낳지 못하는 임신부는, 박자에 맞춰 이동해 다음 라인으로 넘어가야 하는 생산과정의 효율성을 떨어뜨리고 경제적 손실을 초래하는 자동차 부품과 같다.

이런 병원의 관행은 우리를 무력하게 만들어 마침내 수동적으로 병원에 완전히 의존하게 한다. 최근까지도 병원에서는 출산 시간이 다가온 임부에게 관장을 하고 음모를 깎았는데 그것은 여성들에게 무력감과 성적 수치심을 느끼게 했다. 아직까지도 많은 병원에선 출산을 앞둔 임부에게 음식과 물을 못 먹게 하고, 덕분에 배고픔으로 기운을 잃어 약해지고 자궁 근육 수축력은 둔해져 출산 시 임부들의 몸은 위험한 상태에 놓이게 된다. 한 병원의 분만실에서 근무하는 간호조산사는 그러한 메마른 분만 분위기에 대해 자조하듯 말한다. "출산에 동반되는 가장 자연적인 현상들인, 피나 땀, 배설물, 성적인 면, 산고의 몸부림이나 비명이 이곳에는 설 자리가 없지요."

관리의 지속성은 의료계 자체의 기준인데도 지속적인 보살핌이 이루어지지 못할 때가 많다. 임부들은 분만 시간 대부분을 병원 측의 관심 밖에서 홀로 남겨져 산고와 싸우며 보낸다. 이와 같이 격리되고 움직이지도 못하기 때문에 임부는 침대에 누운 채 외로움과 걱정, 긴장과 두려움을 키우고 결국 그 두려움으로 인해 몸은 더욱 경직되고 고통은 더 심해진다. 그리하여 결국 임부는 진통제나 마취제를 맞게 되는데, 산과 의사들과 마취 전문의, 연구원, 제약 회사들은 다양하고 풍부하게 그것을 제공한다. 간호사들은 임부를 돕고 싶어도 넘치는 서류 정리들과 초과된 환자들로 한 임부에게만 신경을 쓸 수 없다.

반면, 낯선 사람은 너무 많다. 특히 대학 병원에서는 간호사, 레지던트, 간호대생, 의대생, 마취 전문의, 임상 검사 기사 등이 마음대로 분만실을 들락날락거린다. 의사는, 한번도 본 적 없는 사람이 이따금 얼굴만 잠깐 비치거나 분만 직전에 나타난다. 아이를 낳은 후에는 낯선 간호사들과 소아과 의사들을 만나게 되고, 큰 병원이라면 아마도 신생아 전문의까지 등장할 것이다.

불안을 강화하는 의학 교육 과정

의대생들이나 간호대생들은 실습 과정 중 웬만해서는 자연 분만 과정을 보지 못한다. 자연히 그들의 눈에 비치는 출산이란 임부가 주체가 되어 이끌어 가는 것이 아니라 그저 침대에 누워 의사들의 손에 맡겨진 채 모니터와 링거가 걸려 있고, 인위적으로 양수막이 터뜨려지고, 자궁경부가 열리게 하기 위해 프로스타글란딘이 사용되고, 피토신이 자궁 수축 운동을 활성화하고 마침내 경막외 마취에 의해 자율적인 움직임조차 멈춰 버리는 한 수동적 피시험자를 다루는 과정일 뿐이다. 의학 교육의 위계적 성향과 우리 문화가 의사에게 부여하는 지위로 인해 그들 대부분은 마취하지 않고 의식이 있는 상태에서 자연스럽게 출산하는 여성들을 다루는 방법을 알 길이 없다. 의대생들은 임부 곁에서 예전의 산파들처럼 전 과정을 지켜보며 함께하는 것도 아니니, 여성 각자의 출산의 독특한 속도나 특성을 알아내는 것, 더구나 임부의 몸이 무엇을, 어떻게 느끼는지를 알게 될 리가 없다.

게다가 분만을 촉진하고 통증을 줄여 주는 방법이나 임부를 신체적, 정신적으로 도울 수 있는 마사지라든가 육체적 보조, 감정적 상담 등의 기술을 배우지 못한다. 의대생들은 대부분 '지켜보기 기술'을 배우기는커녕 분만을 옆에서 보는 것이 재미없고 따분하다고 생각한다(어떤 산과 의사는 그의 책상 뒤 벽 위에 '출산은 95%의 지루함과 5%의 사고로 이루어진다.'는 팻말을 걸어 놓고 있다). 그들이 원한다 해도 시간이 충분치 않다. 대신 분만 과정을 빨리 끝내기 위한 갖가지 인위적인 산과 기술과 기법들을 배운다. 게다가 산과는 외과의 전문 분야이므로 산과 수술을 정해진 만큼 해봐야 한다. 경험을 쌓기 위해서는 어떤 처치가 필요하든 필요하지 않든 시술을 해야 한다. 모든 도구와 장비를 언제든 쓸 수 있도록 하지 않으면 언제 의료 소송을 당할지 모른다는 것도 배운다.

이런 의료 체계에서 간호사나 의사로 교육을 받은 여성들 또한 출산에 대한 의료계의 기술 중심적 접근에 내재한 가치관을 받아들이고 의료계의 관행을 따른다. 여성 산과 의사들도 남자 의사들 못지않게 분만에 적극적으로 개입하고 기술을 많이 사용한다.

이런 교육을 받은 의사들이 출산이란 인위적인 의학적 처치가 따르지 않고서는 있을 수도, 있어서도 안 되는 일이라고 확신하는 것은 놀라운 일이 아니다.

불안감을 계속 조성하는 의사들의 태도

남성의 신체가 표준으로 여겨지는 환경에서 교육받은 의사들은 대부분 여성의 출산 과정을, 신체의 기능 장애를 일으킬 수 있는, 비정상적인 현상으로 다룬다. 20세기에 가장 큰 영향을 미친 몇몇 산과 의사들의 기록을 살펴보면, 출산 과정에 대한 끔찍한 기록들을 볼 수 있다. 예를 들면, 1920년대에 조셉 데리는 진통을 맨몸으로 문을 부수는 것에, 그리고 출산을 쇠스랑 위에 떨어지는 것에 비유했다.

문이 부서지는 것이나 갈고리에 찔리는 것이나 둘 다 병원균에 감염되는 것을 의미한다. 즉, 병에 걸리는 것과 같은 의미이고 그것은 정상 상태가 아니라고 봐야 한다.

『평화로운 탄생』의 저자로 유명한 의사 프레드릭 르봐이예는 이렇게 말한다.

어느 날 아기는 감옥 안에 갇힌 자신을 발견한다…… 감옥은 살아 움직이더니…… 마치 낙지처럼 아기 몸에 들러붙어 조이고…… 짓누르고…… 공격하고…… 아기의 심장을 부술 기세로 고통을 가하고 아기는 이 지옥을 피해 아래로 내려온다…… 어머니는…… 아기를 밖으로 밀어내고 있으면서 동시에 아기가 나가지 못하게 붙들고 있다. 결국 어머니가 적인 것이다. 어머니는 아이와 자신의 목숨 사이에 서 있다. 둘 중 하나만 승리할 수 있다. 짓누르는 것만으로는 성이 차지 않을 목숨을 건 전투이며, 괴물(어머니)은…… 고도로 잔인하게 아기를 뒤튼다.

진통

진통을 껴안기: 편안한 출산 환경을 조성

많은 여성들은 분만을 생애사에서 가장 힘들고 많은 노력을 기울였던 경험으로 기억한다. 이 도전에 준비하는 방법은 여러 가지가 있다.

주변 환경과 사람들

익숙한 사람들은 나를 편안하게 해 준다. 가장 편안하고 자신다울 수 있는 집에서 출산하기를 선택하는 여성들이 있다. 미국의 자치출산센터는 구조가 집과 같아서 요리를 할 수 있음은 물론 가족과 함께 지낼 수 있으며 방문객의 제한도 없으니 그야말로 옷과 개인 소지품, 음악 테이프 등이 집을 그대로 옮겨다 놓은 것과 같다. 사랑하는 사람들과 여전히 교류함으로써 애정을 확인하는 것은 임부의 자신감을 키워 줄 것이다. 가정에서 혼자서 아이를 출산하기를 희망한다고 해도 이런 방법을 택한다면, 동시에 주위에 항상 필요시 지원이 대기하고 있는 셈이다.

"내 몸을 산산이 부수어 버릴 듯한 고통이 엄습했다. 나는 비명을 여러 차례 질러 댔고 미친 듯 서성이다 샤워를 했다. 나는 폴을 바라보며, 이렇게 고약한 상황에서 뭐가 그렇게 좋은 걸까 생각하던 것을 기억한다. 그러면서도 그의 얼굴 위에 보이고 있는 미소가 내가 이 상황을 버텨 나가도록 지탱해 주고 있다는 것을 알고 있었다. 그의 미소와 손길이 그토록 간절했던 적은 없었을 것이다. 또한 조산사의 조언이나 지식, 확신은 내게 절실한 힘이 되었다."

출산의 동반자로서 내 소망과 바람, 원하는 바에 귀 기울이는 이들을 선택한다. 또한 내가 감정적으로 동요할 때도 성내지 않고 나를 감싸 주고, 홀로 있기를 바랄 때는 강요하지 않고 자리를 비켜 줄 수 있는 사람을 찾는다.

출산의 의학적 모델에 길들어 가는 여성들

아이 낳을 때 무언가 잘못되고 있는 듯한 두려움이나 고통, 죽음의 위험에 대한 두려움이 드는 것은 아주 당연하다. 출산은 위험한 일이 아닌데도 우리는 어디서 어떻게 아기를 낳건 그 결과를 온전히 확신하지 못한다. 우리는 의술의 개입 없이는 출산을 할 수 없다고 생각하게 되었다. 사람들도 우리가 출산의 고통을 이겨 내지 못하리라

진통과 긴장을 가라앉히는 간단하고 효과적인 방법

몸 움직이기

진통이 오는 분만 초기에는 되도록이면 집에서 그 시간을 맞는다. 출산 시설에서 이 시점을 맞더라도 자궁경부가 5cm 미만 열린 초기 단계라면 주위를 천천히 걷는 등 가벼운 운동을 한다. 혹시 그것부터 저지당하면 차라리 일찌감치 짐을 싸서 집으로 돌아오는 편이 낫다. 동작을 바꿔 가며 가볍게 몸을 움직이는데 걸을 때는 몸을 똑바로 편다. 몸을 앞뒤 좌우로 움직여 주는 것도 좋은데 이 동작은 긴장을 풀고 통증을 줄여줄 뿐 아니라 특히 자궁 근육의 수축을 돕는다. 무릎과 손으로 기는 자세로 있는 것도 효과적이다. 몸을 앞뒤로 천천히 흔들거나 리듬에 맞춰 부드럽게 춤을 추는 것도 좋다.

영양

가벼운 음식을 먹는다. 별로 식욕이 없으면 주스나 꿀을 넣은 차, 수프 종류를 조금씩 마셔 본다. 따뜻한 음료는 긴장 완화에 도움이 되어 자궁이 열리는 데도 도움이 될 것이다. 이런 음식을 적절히 섭취하면 신체 기능이 강화되어 진통을 촉진하고 탈진을 예방해 주며, 자궁 수축을 활발하게 진행시킨다. 잘 먹어야 태아도 원기 왕성해진다. 분만은 장거리 수영이나 마라톤 못지않게 엄청난 에너지가 필요한 작업임을 꼭 기억해야 한다.

호흡법

누구나 숨쉬는 법은 알고 있다. 멈추지만 않으면 된다. 심호흡은 긴장을 풀어 주고 내가 주체로서 분만을 이끌어 가도록 돕는다. 숨을 들이쉴 때마다 맑은 산소가 온몸 구석구석까지 운반되는 모습을 상상한다. 목과 입을 크게 벌리고 호흡하며, 긴장을 풀고 웃고 노래하고 떠들어 보자.

"내 옆에는 출산 교실에서 배운 대로 호흡을 하느라 힘들어하는 임부가 있었다. 임부는 완전히 지쳐 있었다. '꼭 그 호흡법을 할 필요는 없어요.' 하고 내가 이야기하자 그녀는 '그럼 어떻게 해야 하죠?' 하고 물었다. '가만히 무슨 일이 일어나고 있는지 지켜보세요.'

임부는 긴장을 풀기 시작했고, 애쓰지 않고 몸을 편안히 하자 그녀 안에서 힘이 생겨나기 시작했다. 몇 시간 후 결국 신음을 하기 시작했다. 바닥에 무릎을 꿇고 남편의 무릎에 기대 호흡을 하며 골반에 힘을 주었다. 남편도 함께 힘을 주기 시작했다."

엔도르핀

긴장을 풀고 휴식 상태에 있을 때, 몸은 통증을 완화하는 물질을 생성하는데, 바로 엔도르핀이다. 실제로 엔도르핀은 통증의 경로를 봉쇄하고, 분만 시 기분을 상승시켜 자궁 수축 운동을 하면서 편안함을 느끼게 해 준다. 그에 반해 공포나 두려움은 아드레날린을 분비시켜 엔도르핀의 공급을 저해하고, 몸을 긴장 상태로 몰고 가서 더 큰 통증을 유발하고 분만을 어렵게 만든다. 긴장을 풀면 엔도르핀이 다시 공급된다. 엔도르핀이 통증을 없애 주지는 않지만, 그것을 견딜 수 있게 해준다. 사랑하는 사람들과 함께하면 더 도움이 될 것이다.

감정 표현

분만 시에는 육체만큼이나 감정 또한 심한 기복을 경험하게 된다. 출산은 자기가 변화하고 자기를 초월하는 시간이다. 분노하거나 고통과 두려움으로 절망하는 시간도 있고, 환희에 들뜨게도 될 것이다. 그때마다 변화하는 자신의 감정에 솔직하고, 자신에게 최선의 것을 찾아 원하는 바를 솔직히 표현한다.

목욕

목욕과 샤워는 긴장을 풀어 준다. 몇 시간씩 샤워를 하는 여성들도 있다. 한 조산사는, 샤워가 자궁 수축을 촉진하는 데 피토신보다도 효과가 더 크다고 말하기도 한다. 충분히 깊은 물에 몸을 담그는 것은 척추에서 자궁을 들어올려 자궁 수축을 강화한다. 특히 허리 진통에 효과적이다

도움 받기

많은 산모들은 부축이나 접촉, 마사지 등을 받으면 고마워한다. 쪼그리고 앉을 때나 일어설 때, 무릎을 꿇고 앉을 때나 기대고 싶을 때, 나를 돕는 이에게 부축해 달라고 부탁한다. 가벼운 접촉이나 따뜻한 말 한마디가 그 과정을 이겨 나가는 큰 힘이 될 것이다. 누구의 손도 몸에 닿는 게 싫어지는 상태여도 걱정할 필요는 없다. 그럴 때도 자신의 느낌을 솔직히 밝히고 단지 그들의 존재에 감사하고 위안을 받을 수 있을 것이다. 자신을 돌보는 이들에게 원하는 바를 솔직하게 표현하고 부탁한다. 그들은 내 부탁을 들어줄 준비가 되어 있다.

상상 요법

인도 남부에서는 출산이 시작되면 출산에 참석하는 이들이 꽃 한 송이를 가져와서 임부의 머리맡에 놓아두는데, 꽃잎이 벌어지기 시작하면 자궁문이 열리기 시작하고, 마침내 꽃이 활짝 피면 드디어 아이를 밀어낼 시간이 왔음을 그들은 알게 된다. 한 생명이 태어나기 위해 어머니의 몸이 열리는 순간은 진정 기념하고 축복할 일이리라. 마음과 영혼을 활짝 열어 상상을 펼쳐본다. 가장 좋아하는 장소에서 가장 행복했던 순간을 떠올려 본다. 아이가 내 자궁 속에서 내려와 내 몸을 열고 태어날 준비를 하고 있는 모습도.

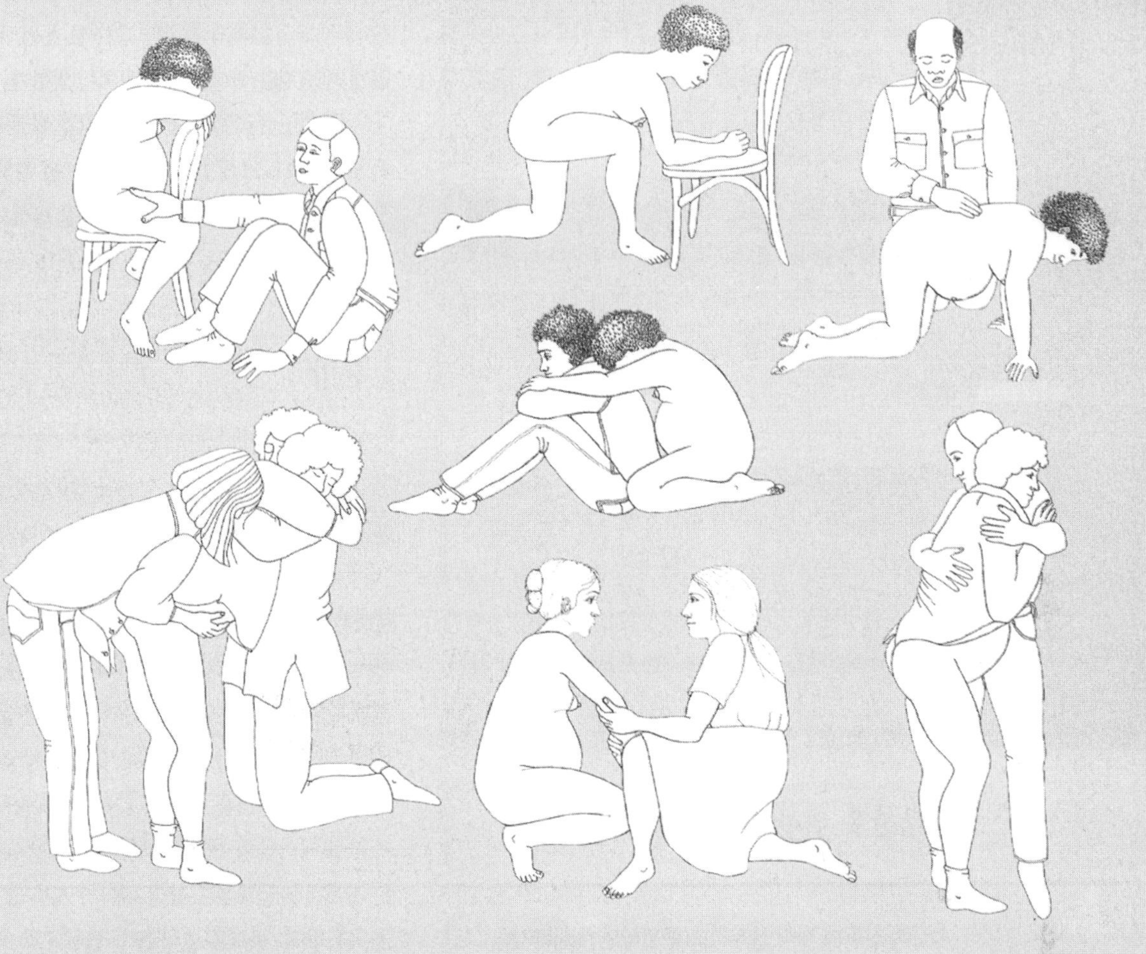

©Dana Sibley

모든 근육들이 느슨해지고 자궁이 늘어나며 열린다. 내 몸이 이제 막 열리기 시작한 꽃망울이라고 머릿속에 그려 본다. 빗방울이 연못 위에 떨어져 잔잔한 물결을 그리는 수많은 동그라미 무늬들을 떠올려 본다. 실제로 앞서 제왕절개를 두 번이나 경험했던 한 여성은 세 번째 출산에서는 잠시 잠이 들었던 중에 꿈속에서 도넛을 보았는데 그 동그란 구멍이 계속 크게 늘어나고 있었다고 한다. 꿈에서 깨어났을 때, 아이는 골반을 타고 내려오고 있었고 그녀는 밀어내기를 시작했다. 상상 요법은 분만중의 고통과 충격을 이겨 내는 데 분명 도움이 될 것이다.

가족과 친구들이 알아둘 일

반드시 주위에 있어 준다. 조용하고 침착하게 임부에게 관심을 쏟아야 한다. 밝은 얼굴로 임부를 격려하고 긍정적인 마음을 유지한다. 소음을 없앤다. 불안이나 두려움에 대해서는 이야기하지 않는다. 시간에 개의치 말고, 초조한 모습을 보여 임부를 긴장시키지 않는다. 임부가 자제력 있고 점잖게 참아 내기만을 바라지 않는다. 임부의 감정 변화에도 절대 민감하게 반응하지 말고 차라리 잠시 밖에 나가서 기다리는 것이 낫다. 임부가 혹시 당신의 신체 접촉을 꺼리거나 혼자 있기를 원한다고 해도 마음 상해하지 말고 그녀가 원하는 바를 존중한다. 임부가 지쳐 버리거나 믿음을 포기하고 싶어 할 땐 그녀를 격려하고 확신을 주기 위해 노력한다. 걷거나 움직이는 가벼운 운동을 권하고 밝은 분위기를 유지해 대화하고 웃음을 유도한다. 함께 호흡하고 함께 감싸 안고 걷고 모든 과정에 함께 동참한다. 가벼운 음식과 음료, 시원한 옷이나 부채, 핫팩 등 필요한 것들을 준비해 둔다. 그녀가 당신에게 기대어 함께 그 과정을 견뎌 나가며 자신의 몸의 소리와 리듬에 귀 기울이며 내면 깊은 곳 진정한 자아를 찾아 자유로운 여행을 떠날 수 있도록 돕는다.

생각한다. 우리는 출산에 대한 너무나 많은 잘못된 상식들 때문에 두려움에 움츠려 있다. 실제로 우리는 자신도 모르는 사이에 출산에 대한 온갖 부정적인 이야기를 받아들여서 자신의 능력을 불신하는 단계에 이르러 혼란에 빠질 수 있다. 의학 연구들은 이러한 우리의 두려움을 더 부추긴다. 한 여성은 이렇게 말한다.

> 나의 자신감은 크고 빛나는 아름다운 색상의 옷감과도 같은 것이었다. 거기에 어느 순간 바늘구멍만 한 공포와 의심이 자리 잡았을 때, 의학적 사고방식이 그 의심의 구멍을 점점 더 넓혀 놓았고, 결국 그 아름답던 옷감에는 흉물스러운 구멍들만 남아 있었다.

출산에 대한 지식이 있는 이들이나 사랑하는 이들이 우리 곁에서 우리를 지켜봐 주고 격려와 가르침으로 돌봐 주지 않는다면 어쩌면 우리도 그들의 믿음대로, 우리 자신의 능력을 부정하고 그들 손에 몸을 맡긴 채 그들의 능력에 굴복할 수밖에 없는 처지가 될지도 모른다.

출산을 위한 계획

출산과 진통에 대해 상상하고 준비하면서 대략적인 그림을 마음에 그려볼 수 있다. 그러나 구체적인 계획을 세우는 것은 불가능할 뿐 아니라 실은 언제 그 상황이 밀어닥칠지도 모르는 게 현실이다. 어쨌든 내가 바라는 대략의 그림은 그려볼 수 있다. 예정된 분만의 시기에 훨씬 앞서, 출산 장소는 어디가 될지, 분만할 때는 누가 참석하기를 바라는지, 내 분만을 직접 도와줄 조산사는 누구로 정할지, 어떻게 나를 보살펴 주기를 바라는지 등, 출산에 따르는 여러 현실적인 문제들에 대한 계획을 세우는 것이 좋다. 또 약물이나 마취제를 비롯한 인위적인 산과 장비들에 관한 정보를 확실히 알고 잘 선택해야 한다. 충분한 시간적 여유를 가지고 병원이나 조산원, 담당 의사와 의논하고, 분만할 곳에 가서 낯을 익힌다. 그래야 자신이 원하는 것을 말하기가 쉽다. 친구 등이 분만할 시간 내내 함께할 수 있도록 계획을 세운다. 이런 구체적인 계획은 출산 시 맞게 될지도 모를 병원의 절차나 의료 처치들의 맹공격에 대비책이 될 것이다.

집에서 아이를 낳든 병원에서 아이를 낳든, 다른 자녀들이 그 과정을 지켜보길 바랄 것이다. 대부분 아주 어린 아이들도 출산 과정에는 훌륭하게 적응한다. 자녀들을 출산 과정에 동참하게 하거나, 적어도 분만 시에라도 참석하게 하는 것은 여성들에게 큰 의미가 있다.

수중 분만은 가정이나 시설을 갖춘 병원이나 조산원에서 할 수 있다. 이 방법에 관심이 있으면 우선 충분한 조사가 필요하고, 시설이 갖추어진 병원을 알아봐야 한다.

분만

분만을 준비하는 여성의 몸

분만은 수태에서 출발하여 진행되는 과정의 마지막 부분이며, 아기나 임부에게 큰 변화가 일어나는 시점이다. 임신과 마찬가지로 분만 역시 몸과 마음, 감정과 영혼을 모두 포괄하는 경험이 될 것이다. 우리는 자궁 속에서 일어나는 일들에 초점을 맞추지만, 분만을 이끌어 가는 사람이 바로 자신임을 기억해야 한다. 분만할 때 자궁 근육들은 서서히 자궁경부를 늘려 태아가 지나갈 길을 열어 질을 통과할 수 있도록 밀어준다. 임부와 아기가 함께하는 이 움직임에는 여러 가지 복잡한 단계가 있다. 그러나 여성은 몸속에 존재하는 속일 수 없는 유전자 코드처럼, 본능처럼 이미 아이를 낳는 방법을 알고 있다. 그렇게 출산 경험은, 오늘날 내가 존재할 수 있게 한 수천 수백만 대 이전의 여자들과 만나게 한다.

임신 전 과정에 걸쳐 자궁은 분만을 대비하기 위해 계속적인 수축 운동을 한다. 자궁 근육은 수축과 반복의 운동을 되풀이하며 효과적인 분만을 준비한다. 임신 말기에 이르면, 좀 더 주기가 빠르면서 별다른 통증이 느껴지지 않는, 브랙스턴힉스 수축을 경험할 수 있는데, 가끔 불쾌감을 호소하는 임부들도 있다. 자궁은 이제 더욱 부드러워지고 얇아진다. 거상(자궁경부가 엷아져서 종잇장처럼 들려 올라가는 과정), 개대(자궁경부가 벌어짐)가 통증을 수반하는 규칙적인 자궁 수축을 느끼기 전에 먼저 일어날 수도 있다. 어떤 여성들은 거상과 개대가 실제 분만보다 몇 주나 앞선 경우도 있으며, 아예 그런 현상들이 관찰되지 않은 상태에서 분만실에 들어가 단 몇 시간 만에 아이를 낳는 수도 있다. 개대만으로 진통이 실제로 언제 시작될지 또는 얼마나 지속될지 예상할 수는 없다.

심한 생리통과도 같은 강한 통증이 매우 규칙적으로 느껴지면, 분만 초기에 돌입했다고 볼 수 있으나 이것도 100% 장담할 수는 없다. 이 워밍업 자궁 수축은 '가진통' 상태로 오인되기도 하는데, 이것은 거상과 개대의 단계로 돌입하는 초기의 한 단계로 보아야 한다. 자궁 수축은 그렇게 주기적으로 찾아와 반복되는 게 보통이나, 드물게는 몇 시간씩 지속되는 수도 있으니 역시 개인차가 있다. 일단 이 현상이 시작되면 서서히 걷는 운동을 하며, 지속 시간이 얼마나 되는지 간격은 어떤지, 길어지고 있는지 짧아지고 있는지 점검한다.

무엇이 분만에 이르게 하는가?

진통이 시작되게 하는 요인은 정확하게 밝혀진 바가 없다. 태아의 크기나 임신 기간, 태반의 물리적인 변화, 호르몬에 의한 모체의 변화 등이 진통 시작에 영향을 미친다. 임부의 심리 상태도 중요한 역할을 한다. 분만은 모든 신체적 · 정신적 상황이 완벽하게 준비되었을 때 자발적으로 시작되며 강제적인 재촉이나 압력엔 거부하는 반응을 보인다. 프로스타글란딘이라는 우리 몸의 자연 호르몬이 자궁경부를 부드럽게 만들어 준비시키고 옥시토신 호르몬은 규칙적인 자궁 수축 운동을 유도해 자궁을 확장한다. 그 리듬과 간격은 각각 개인차가 있으므로 분만의 시기와 정도는 천차만별이다. 내 몸의 지혜와 나만의 분만 리듬을 존중해야 한다.

분만의 초기 신호

자궁 수축으로 일어나는 통증의 간격이 더욱 짧아지고 격렬해진다. 분만 전에 설사가 며칠 동안 계속되는 수도 있다. 이것은 모체가 분만 시기에 대비해 스스로 비워 내는 준비 과정이라 볼 수 있다. 어쩌면 정상적으로 보이지 않을 만큼 감정의 기복을 겪거나 예민한 본능적 지시들을 경험하게 될는지도 모른다. 또는 요리나 집안일을 하고 싶거나 잠만 자고 싶을 수도 있다. 그 밖에도 다음과 같은 분만 초기 징후를 경험하게 될 것이다.

이슬

자궁경부가 열리기 시작하면서 그 부위를 싸고 있던 옅은 빛깔의 혈흔 점액이 몸 밖으로 나오기도 한다. 이 징후가 전혀 나타나지 않는 이들도 있으며 분만 전체에 걸쳐 이런 출혈이 지속되는 수도 있다. 그러므로 태아 출산 직전에 점액이 배출되는 것은 흔히 있는 일이다.

양수

양수막은 태아 머리의 밀어내는 압력에 의하여 파열되어 양수를 몸 밖으로 배출한다(여성들 약 75%는 완전 개대되기 전까지 파열되지 않는다). 양수는 물처럼 투명하거나 우윳빛이고 냄새가 없다. 한꺼번에 터져 나오거나 조금씩 흘러나오는 정도이기도 하다. 또는 모르는 사이에 소변이 새는 것처럼 생각될 만큼 서서히 속옷이 젖는 정도일 수도 있다. 힘주어 참는데도 계속 흘러나오면 양수일 것이다. 양수가 얼마나 많이 나오든 몸은 몇 시간마다 그 양을 보충한다. 물기 없는 분만은 있을 수 없다.

양수막 파열 후 분만 과정은 보통 12~24시간 안에 본격적으로 시작된다(여성들 약 80%는 48시간 내 분만 과정을 모두 마친다). 그러나 이에 반해 며칠, 또는 몇 주씩 양수만 흘러나오는 여성도 있다. 일단 양수막이 파열된 후에는 균이 쉽게 침입해 자궁이나 태아에게 감염이 일어날 수 있으므로 본격적인 분만 과정에 돌입하기 전까지는 욕조에 들어가는 목욕을 금하고, 성행위나 골반 검사 등을 위해 질 안에 뭔가를 삽입하는 것도 안 된다. 이런 주의 사항을 지키고 충분한 영양과 휴식을 취하면 감염 확률은 최소로 줄일 수 있다.

양수가 터지거나 흐르기 시작하면 그 색이 정상인지 확인해 보고, 혹시 갈색이나 녹색의 이물질이 섞여 있으면 반드시 의사에게 알린다. 보통 태변일 가능성이 크지만, 위험한 상황을 알리는 신호일 수도 있으므로 미리 주의를 기울이고 대처해 두는 것이 좋다. 양수막이 파열된 후엔 분만보조자에게 태아의 위치와 자세, 심장 박동 등의 점검을 부탁하는 것이 좋다.

의사들은 만일의 사태를 강조하면서 분만 징후가 나타나기도 전에 병원에 미리 와 있을 것을 요구하지만, 사실 자기 집만큼 편안하고 안전한 출산 장소는 없다. 48시간 동안은 아무 검사도 하지 않고 주의 깊게 지켜보기만 하는 것이 좋다는 것이 입증되었다. 병원에서는 보통 12~24시간이 지나면 유도 분만을 하는데 그것도 타당한 근거가 없다. 몸이 준비되지 않은 상태이므로 유도 분만에 실패할 위험이 있고 여러 단계의 조치는 결국 제왕절개로 이어지기 쉽다. 분만이 시작되기 전에는 기다리면서 감염 여부를 확인하기 위해 체온을 본다. 양막 파열 후 48시간이 지나면 허브나 피마자유(아주까리기름), 유두 마사지 등 분만을 촉진하는 다양한 방법을 써본다.

자궁 수축

자궁은 규칙적으로 점점 강도 있게 수축하기 시작할 것이다. 처음엔 가스가 찬 듯 느껴지거나 심한 월경통이나 요통 비슷한 통증으로 골반 부위를 압박해올 것이다. 초기 수축은 간헐적이거나 규칙적이거나 길이나 간격 면에서 여성마다 다양하게 나타난다. 첫 출산이라면, 간혹 이런 고통스러운 자궁 수축이 규칙적으로 시작되어 끈질기게 지속되면서도 오랜 시간 자궁을 3cm 이상 열지 못하는 예도 있다. 이런 상황에 처하게 되더라도, 긴장을 풀고 휴식하고 먹기도 하면서 여유 있게 기다리면 긴 준비기를 잘 넘길 수 있다.

진통이 낮에 시작되면 일상생활을 늘 하던 대로 한다. 특히 초산이라면 진통은 더욱 길어질 것이다. 긴장이 이완된 밤에 진통이 시작되는 수가 많다. 가능한 한 더운물 목욕이나 샤워를 하여 숙면을 취한다. 자궁 수축 간격이 짧아지고, 길게 지속되고 강해질수록, 분만의 순간에 가까이 간 것이다.

새벽 다섯 시 드디어 월경통 같은 통증을 느꼈고 그 사실은 나를 흥분시켰다. 통증은 그다지 심한 정도는 아니었지만, 나는 어떤 일이 일어날지를 알고 있었으며 다른 징후가 나타나기를 기다렸다. 얼마 후 이슬이 비친 후에 분만 담당자에게 검진을 받았다. 자궁경부가 완전히 얇아졌지만 전혀 벌어지지 않아 조용한 하루가 계속 이어졌다. 나는 남편과 생일케이크를 굽고 낮잠을 자며 시간을 보냈다. 온종일 가벼운 간식과 물을 마셨으며 저녁으로 스파게티를 먹고 잠자리에 들었다. 밤 11시, 본격적인 진통이 시작되면서 나는 잠에서 깨어났다.

다음은 계획에 없는 가정 분만을 한 예다.

어쩌면 온종일 분만의 시작을 알리는 징후들이 있었을 테지만 나는 그것을 미처 깨닫지 못하고 있었다. 샤워를 하고 머리를 감고 분만 시 드러날 다리털도 말끔히 면도해 두려고 욕실로 들어갔다. 그런데 어찌된 일인가? 아이는 잠시 후 바로 그곳에서 태어났다. 우리 셋이 병원으로 달려갔을 때, 내 머리는 샴푸도 미처 헹궈 내지 못하고 젖어 있는 상태였다.

적극적으로 자신의 분만을 주도하는 여성들도 있다.

전날부터 내 몸이 무언가 달라졌음을 느낄 수 있었다. 뱃속의 아이가 몸의 위치를 바꾼 것 같았고 몸이 훨씬 가벼워진 듯한 느낌이 들었다. 분만을 해야만 하는 상황이었으므로 매우 의식적으로 분만을 시작했다. 분만 같은 과정을 통제하고 조절할 수 있다고 믿은 것은 아니지만 진통이 시작되도록 즉 진통을 불러올 수 있다니 경이로웠다. 출산 예정이었던 임신 막바지 지난 몇 주간은 직장에서 과로와 스트레스 때문에 혈압이 불안정해지는 최악의 상황이었다. 조산사는 이제 아기가 밖에 나올 시간이 되었다고 단호하게 말했다. 나는 집으로 돌아와서 시도해 보았다. 그에 대해 생각하면서 남편과 섹스를 하고, 편안한 마음으로 이제 휴식을 취하며, 아이가 아직 나오지 말아야 하는 이유들이 여전히 남아 있는지 생각해 봤다. 두 시간 후, 양수가 터졌고 자궁 수축이 약하게 시작되었다.

분만 과정

분만은 기록하거나 측정할 수 있는 것이라기보다는 꽃봉오리가 피어나는 것에 더 가깝지만 분만 과정이 대체로 어떻게 전개되는지, 임부가 할 수 있는 일은 무엇인지 설명하려 한다.

분만 초기에는 걷거나 가볍게 움직이는 운동을 한다. 마음을 진정시키고 편안함을 느낄 수 있다면 샤워를 해도 좋고 배우자나 가까운 이들과 포옹이나 키스 등을 나누는 것도 도움이 될 것이다.

잠을 자거나 휴식을 취하면 자궁 수축이 약간 지연될 수 있지만 휴식을 취하는 것은 반드시 필요하다.

병원에서 분만할 계획이라면 규칙적이고 강한 자궁 수축이 시작될 때까지는 집에서 기다린다. 병원에 가기 전 집에 오래 머무는 만큼, 인위적인 방법으로 강제적 분만을 당할 확률이 준다는 사실을 기억한다. 담당 의사들은 자궁경부가 4~5cm가 벌어지고 본격적인 분만 과정에 돌입한 후에야 임부를 돌보기 시작할 것이다. 분만 과정이 본격화되면 자궁 수축은 더욱 강하고 리드미컬해지며 자궁벽을 늘리고 경부를 열리게 하기 시작할 것이다. 몸속의 움직임들은 마치 거센 파도처럼 밀려왔다가 자궁 내를 소용돌이치듯 빠져나와 이윽고 척추를 타고 온몸 구석구석 세포 하나까지 전달되었다가 돌아오기를 반복할 것이다. 그 사이에 충분히 쉬고 가벼운 운동을 하며 잠을 자기도 하고 가볍게 이야기를 나누며 소변도 규칙적으로 보아 둔다. 자궁 수축 사이사이의 휴식은 분만 시 고통을 덜어주고 그 과정을 좀 더 수월하게 해 준다.

자궁 수축이 극에 달했을 때, 그 느낌은 마치 허리 아랫부분과 복부에 꽉 조이는 허리띠를 차고 있는 듯한 것이었다. 처음에 강렬하게 온몸을 돌아가며 조이던 느낌이 어느 순간 사라졌다가 또다시 시작되는 과정을 되풀이한다. 한없이 수축하다가 어느 순간 풀어지는 두 세계를 경험했다. 그토록 또렷하고 확실한 의식을 지니고 있던 시간이 내 인생에 또 있을까.

언어는 정말로 중요한데, 나는 '수축'이라는 말이 마음에 들지 않았다. 자궁을 꽉 조여 오는 느낌을 주기 때문이다. 물론 자궁이 조여 오는 것은 사실인데 자궁 수축은 동시에 자궁을 확장하는 작용도 한다. 오히려 확장이라는 의미를 생각하는 것이 내 분만에는 훨씬 큰 도움이 되었다.

아기의 탄생

자궁경관이 완전히 벌어지면 몸은 경부를 열고 아이를 질을 통해 밀어내 보낼 시간이 되었음을 알려 온다. 이때는 무엇보다도 긴장을 풀고 편안한 마음으로 과정에 임해야 하는데, 온몸의 에너지를 이용하여 심호흡을 하거나 자세를 바꿔 보는 것도 도움이 될 것이다.

어떤 여성들은 무릎을 꿇고 앉은 자세로 몸을 흔들기도 하고, 옆으로 눕거나 서서 샤워를 하거나, 몸을 구부리거나 욕조 안에 몸을 담그기도 한다. 분만의 신호가 강해질수록 심리적으로 위축되고 짜증이 날 수 있고, 신체적으로는 오심, 경련이나 경직을 느낄 수도 있다. 이런 징후가 나타나면 분만은 거의 말기에 돌입한 것이다. 그 사실을 기억하면 어느 정도 위안이 될 것이다.

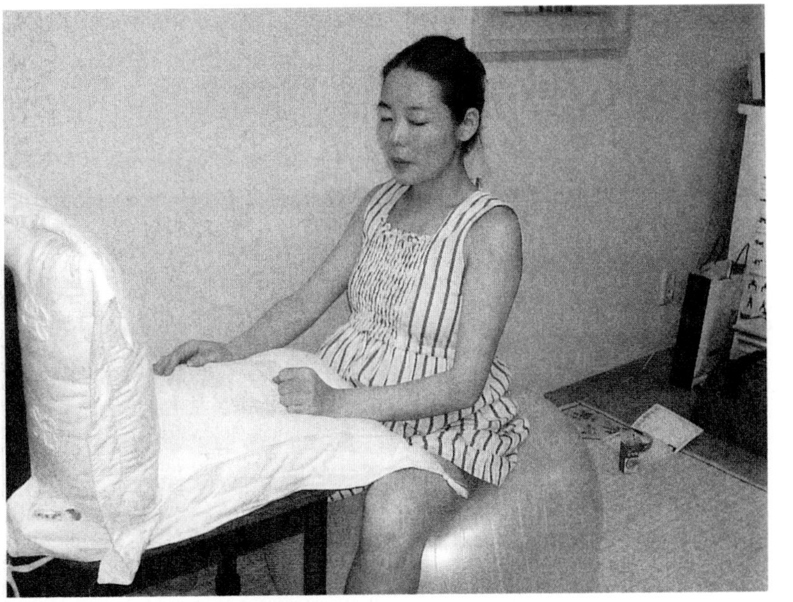
가정 분만을 준비하는 임부 ©삼신할매

자궁경부가 완전히 벌어지면, 일단 분만 속도는 늦추어지고 마치 휴식이라도 허락하는 듯 자궁의 수축 간격도 뜸해진다. 이 휴지기는 짧은 시간에서 길게는 두 시간까지 연장될 수 있다. 이 시기에 어쩌면 태아의 머리가 좀 더 골반 쪽으로 진행됨에 따라, 강한 압력을 느끼기 시작할 수도 있다. 그 후엔 아마도 다시 긴 수축이 찾아올 것이고, 곧 숨돌릴 틈도 없이 드디어 아이를 밀어낼 순간이 닥쳐올 수도 있다.

아이를 밀어내는 단계가 되면 이제껏 수동적으로 기다리고 대처해 왔던 초기 단계와는 달리, 임부가 능동적으로 참여하고 이끌어 가야 한다는 사실이 반가워질지도 모른다.

아이를 밀어내는 단계에 대해, 이제까지의 고통은 사라지고 환희로 가득 찬 신나는 느낌이라고 익히 들어 왔다면, 태아의 자세에 따라 통증이 있을 수도 있다는 사실에 적이 실망과 충격을 느낄 수도 있다. 어떤 출산 교실에서는, 밀어내는 단계인 분만 2기의 호흡법을 설명하면서, 아이를 빨리 나오게 하는 요령을 가르친다. 즉 호흡을 참고 있다가 밀어내는 순간 결정적으로 한꺼번에 뱉어 내라고 한다. 그러나 이는 실제로는 아이에게 전달되는 산소를 부족하게 만들어 신생아 아프가지수 → 471쪽를 현격히 낮춘다.

가장 편한 자세를 선택할 수 있도록 자세를 바꿔 보는 것도 도움이 될 것이다. 허리를 펴고 똑바로 서는 자세도 임부나 태아 모두에게 좋다. 실제로 많은 여성들은 이 자

등을 대고 똑바로 누워 다리를 올리고 있는 자세는 병원에서 의사들의 편의를 위해 만들어진 것일 뿐, 가장 위험하고 가장 비효율적인 그야말로 최악의 자세다. 이런 자세는 병원에서 분만한다 해도 반드시 거부해야 한다.

세를 해서 통증을 훨씬 줄일 수 있었다고 말한다. 힘주는 것이 짧을수록 모체나 태아에게 무리가 가지 않는다. 숨쉬고 자궁 수축 사이사이에는 긴장을 풀고 휴식을 취한다.

계속해서 몸의 리듬에 맞춰 힘주기를 조절하는 사이, 어느 순간 몸의 놀라운 힘이 자궁을 수축하고 움직여서 아이를 밀어내기 시작할 것이다.

어떤 여자들은 힘을 잘 주고 어떤 여자들은 전혀 힘을 못 주죠. 어떤 임부는 쾌감을 느끼며 밀어내고 나 같은 사람은 몇 시간씩 밀어내려 애쓰기도 해요. 난장판을 만들고, 동물처럼 으르렁대면서 얼굴이 붉어졌다 검어졌다 희어지기도 하고…… 그게 바로 우리가, 우리 몸이 스스로 알아서 해내는 일입니다.

이때, 어떤 여성들은 마치 아기와 함께 자기 몸을 휘감아 내려오는 거대한 파도를 타고 있는 듯 느끼며, 몸속 깊은 곳에서 터져 나오는 동물이 울부짖는 것 같은 소리를 내지른다. 그러나 그저 숨을 내쉬는 것처럼 조용히 아이를 몸 밖으로 내놓는 여성들도 있다.

아이가 몸 밖으로 완전히 나오기까지는 짧게는 20분에서 길게는 5시간까지 지속되기도 한다. 일부 의사들이 정해 둔 최장 2시간이라는 것은 귀담아들을 가치가 없는 제멋대로의 기준이므로 밀어내는 시간이 길어지더라도 아이와 임부가 건강한 상태고 천천히라도 아이가 계속해서 내려오고 있으면 염려할 것은 아무것도 없다. 자궁 수축 사이에는 충분히 쉬고 신호가 올 때만 리듬에 맞춰 밀어내는 것이 기운을 유지하는 데 좋을 것이다. 분만의 다른 과정과 마찬가지로 밀어내기에도 리듬이 따른다. 처음에는 서서히 느리게 시작되며 자궁 수축의 밀어내기에 의해 태아 머리가 아래쪽으로 내려오기 시작하면서 본격적으로 힘주기가 시작된다. 태아의 머리가 처음 내려올 때 한 번, 잠시 쉬었다가 다시 한 번 태아가 움직이는 리듬에 맞춰 힘을 주면 태아의 두개골의 틀을 잡아 주는 동시에 골반이 서서히 벌어지게 해 무리가 없게 된다. 골반이 마치 태양 아래 잎을 여는 꽃봉오리처럼 벌어지는 모습을 상상해 보자.

아이가 나오기 시작했을 때는 골반이 자유롭게 벌어질 수 있으면 어떤 자세를 취해도 괜찮다. 화장실에서 변기에 앉아 있는 것과 같은 자세도 도움이 될 수 있다. 무릎과 손을 사용해 기는 자세로 몸을 지탱하거나 옆으로 누워 한쪽 다리를 무언가로 받쳐 주는 것도 좋은 자세다. 어떤 출산 장소에서는 분만 의자나 쪼그리고 앉을 때 쓰는 스쿼팅바 등을 갖춰 놓기도 하는데, 산파들은 대부분 분만 의자를 가지고 다녔다. 샤워를 하면서 스쿼팅바나 손잡이에 의지해 쪼그리고 앉은 상태에서 밀어내기를 시도하는 여성들도 있다. 물 속에 앉거나 쪼그려 앉은 채로 또는 서서 힘을 주는 것은 그만큼 힘이 덜 들고 아이가 나오는 것도 수월하다. 일단 태아의 머리가 산도 아래쪽에 도달하여 치골궁 아래쪽으로 진행할 시기가 되면, 질은 그것이 충분히 통과할 만큼 놀라운 탄력으로 열릴 것이고 회음부는 아이의 머리를 충분히 감쌀 만큼 충분히 늘어날 것이다. 분만보조자는 아마도 아이의 머리가 나올 즈음부터 질 입구와 회음부 주변에 오일을 바르거나 따뜻한 습포로 마사지하면서 한꺼번에 아이를 밀어내려 무리하게 힘을 주지 말라고 당부할 것이다. 얼굴 근육들을 풀고 입을 벌리고 턱의 힘을 빼도록 한다. 입을 벌리고 있을 때 질입구의 근육도 이완될 것이고 아이가 나올 길도 쉽게 열린다. 거울을 비춰 아이의 나와 있는 얼굴을 보거나 손을 뻗어 아이의 머리를 만져 보면, 평안하게 미소 지을 수 있을 것이다.

밀어내기는 낯설면서도 이제껏 경험한 그 어떤 것보다 신비했습니다. 나는 실제로 아이가 내려오는 것뿐 아니라 아이의 형체까지도 내 몸속에서 고스란히 느낄 수 있었죠. 내가 마치 아이의 머리를 깔고 앉아 있는 느낌이 들어 침대에 널브러져 있기보다는 흔들의자에 앉아 두 다리를 걸친 채 아이를 밀어냈어요. 꼭, 그랜드 피아노를 방을 가로질러 끌어 옮겨다 놓는 것만큼이나 어려운 작업이었지만 그럴만한 가치가 있었어요. 만족해요.

아이기 둔위(태아가 엉덩이를 밑으로 하고 있는 자세)가 아닌 한, 머리가 먼저 나온다. 자궁 수축의 사이에 재빨리 빠져 나오지 않는 한 아기는 4분의 1 정도 회전을 하게 된다.

어떤 아이들은 끊임없이 움직이면서 나오고 또 어떤 아이들은 매번 조금씩 나오고 멈추기를 반복하며 나오기도 한다. 분만보조자는 이때 탯줄이 혹시 아이의 목을 감고 있지 않은지, 아이가 움직일 수 있는 충분한 여유를 주고 있는지 확인할 것이다. 임부는 이제 몇 번의 밀어내기 후에 아이를 안아 볼 수 있다는 것을 알 수 있다. 이때, 아이가 양수 속에 있을 때 태변을 보지 않은 상태면 아이의 입과 코에 흡입기를 대고 흡입할 필요는 없다.

몇 분 만에 아기가 나오기 시작했어요. 나는 몸을 앞으로 기울여 남편에게 상체를 기대고 무릎을 꿇은 채 아기를 밀어내고 있었지요. 손은 자유롭게 몸 밖으로 나온 아기의 머리를 만질 수 있고, 나올 때 받을 준비를 할 수 있는 편안한 그 자세가 맘에 들었습니다. 딸아이가 동생을 감쌀 수건을 들고 바로 앞에서 대기하고 있었고, 해가 막 떠오를 때 아기 몸 전체가 내 손안으로 미끄러져 들어오던 그 순간의 느낌을 지금도 나는 생생히 기억해요. 아기는 그렇게 내 눈앞에 있었고 고통이 없어져 갔어요. 막 떠오른 해가 방안을 가득 비추는 가운데 네 식구가 함께 맞은 그 아침을 우리는 결코 잊을 수 없을 겁니다.

침대에 누워서는 더는 진척이 없었죠. 물속에 들어가면 훨씬 편해질 것 같았어요. 내게는 바로 이것이 필요했다는 생각이 들었어요. 내 몸이 완벽하게 열린 것을 느낀 순간, 곧이어 아기가 물 위로 솟아 올라오는 것을 보았답니다. 아기는 너무나 평화로워 보였고 물속에서 눈을 뜬 채 헤엄치고 있었어요.

어떤 아이는 태어나자마자 숨을 쉬고 혈색이 돌기도 하지만, 규칙적이고 안정되게 숨쉬게 될 때까지 얼굴이 거의 푸르다 못해 보라색을 띠는 아이도 있다. 경우에 따라, 입과 코에 심하게 점액질이 묻은 채 나오는 아이들에게는 가벼운 흡입이 필요하다. 모든 신생아들이 나오자마자 울음을 터뜨리는 것은 아니다. 어떤 아이들은 잠시 울다가는 멈춰 버리기도 하고, 어떤 아이들은 그저 숨쉬고 눈을 껌뻑거리며 주위를 둘러보거나, 재채기를 하거나 코를 훌쩍이기도 한다. 갓 태어난 아이는 젖어 있고 번들거리는 물질(태지)로 싸여 있을 것이다. 아이 머리는 산도를 거쳐 나오며 일시적으로 이상한 형태를 띠고 있을지도 모른다.

어떤 여성들은 아기가 나온 순간 온몸의 기운이 다 빠져나간 듯 탈진 상태가 될 수도 있다. 준비가 되면 아이를 품에 안아 본다. 아기가 엄마의 심장 박동을 듣고 피부를

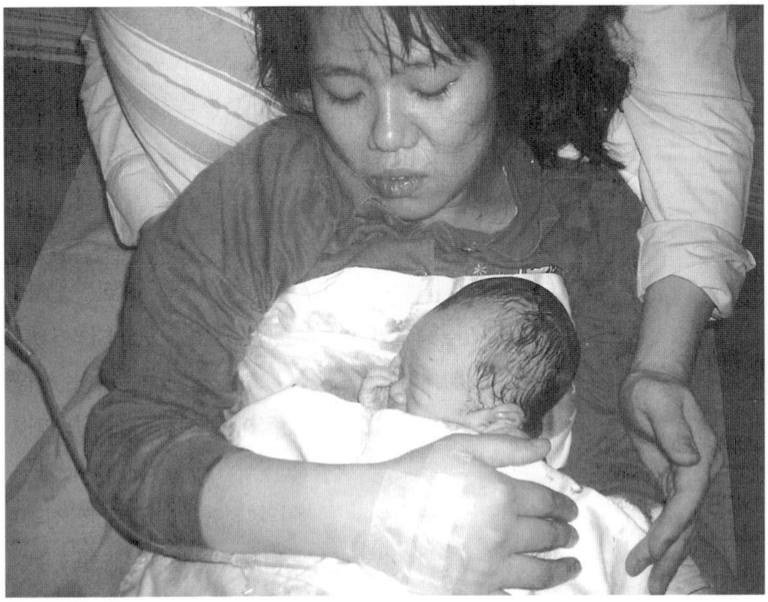

가정 분만을 한 산모가 갓 태어난 아기를 품에 안았다. 아기가 엄마의 심장 박동을 듣고 피부를 느끼고 냄새를 맡고 소리를 듣고 주위 사람과 사물을 보고 느낄 수 있는 시간을 주는 것이다. ©삼신할매

느끼고 냄새를 맡고 소리를 듣고 주위의 사람과 사물들을 보고 느낄 수 있는 시간을 주는 것이다. 아이를 보듬고 말을 걸면서, 꿈처럼 나른하고도 여유로운 시간을 즐긴다.

이 특별한 순간을 묘사하는 기록이 매우 많지만 출산은 임신 순간부터 이어지는 연속적인 과정이다. 임신 순간부터 엄마와 아이는 이미 특별한 관계로 이어져 있었다. 아이는 자궁 속에서 들었던 가족들의 목소리, 엄마의 체온, 냄새를 이미 알고 기억하고 있을 것이다. 집에서 아이를 낳으면 이 순간에 어떤 간섭도 끼어들 수 없다. 병원의 분만 관계자들은 아이가 태어나는 이 순간에 가족이 곁에서 지켜보고 동참하는 것이 얼마나 중요한 일인지 깨달아야 할 것이다. 아이가 태어나자마자 자신에게서 떼어내 데려가는 것을 거부하는 여성은 병원의 담당자에게 이런 소리를 듣게 된다. "이제 날마다 보게 될 아이인데 뭐가 문젭니까?" 문제는 앞으로가 아니라 지금 당장 소중한 첫 만남의 시간을 가질 권리를 뺏긴다는 데 있다. 단순하게 말해서 아이는 엄마와 함께 있어야 한다. 분만 후 예상치 못한 문제가 발생해서 산모나 아이가 빨리 적절한 조치를 위해 자리를 떠야 하는 일이 생기더라도, 엄마와 아이의 유대감을 쌓아갈 시간은 충분하므로 너무 실망할 필요는 없다. 사람 사이의 유대 관계는 지속적인 과정에서 쌓이는 것이기 때문이다.

아이가 세상에 나온 처음 몇 시간은 주위의 낯선 사물들을 익혀 가기까지, 방해받지 않는 환경에서 평화롭고

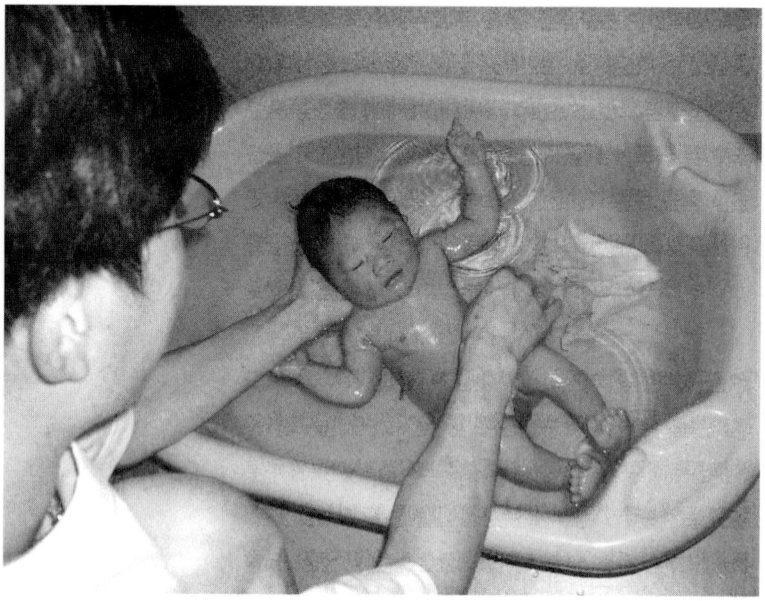
갓 태어난 아이를 아이 아버지가 씻기고 있다. ©삼신할매

조용하게 시간을 보내야 하며 이것은 산모도 마찬가지다. 아이는 이미 엄마 몸속에서 자기 손이나 손가락을 빠는 동작을 익혔을지 모르는데, 이런 동작은 일종의 본능이다. 어떤 아이들은 태어나자마자 젖을 빨기도 하고 어떤 아이들은 그러기까지 몇 시간이 걸리기도 한다. 엄마의 가슴에 안겨 냄새를 맡고 핥고 젖을 찾아내는 것도 젖을 빨기 위한 과정이다. 산모가 분만 과정에 약물을 투여 받았으면, 아이는 한동안 크게 움직이지 않고 너무 얌전할지도 모른다.

해산 후 처음 두 시간에 나오는 초유는 아이를 위한 여러 가지 중요한 항체와 필수 영양소를 포함하고 있으므로, 이 기간엔 가능하면 반드시 젖을 먹일 것을 권한다. 그뿐 아니라 이 기간의 수유는 자궁 수축을 돕는 옥시토신 호르몬을 분비하도록 자극해서 태반의 배출을 돕고, 자궁을 원상태로 회복하는 데 큰 역할을 한다.→ 21장 산욕기, 490쪽

아이가 완전히 나온 뒤에도 아이는 여전히 탯줄을 통해 엄마와 연결되어 있다. 탯줄이 수정란에서부터 이제껏 아이 몸의 일부로서 엄마와 연결된 통로의 역할을 해 왔다는 것을 생각하면 참으로 놀랍지 않은가. 탯줄을 자르는 데 서두를 필요는 없다. 탯줄의 맥박이 멈출 때까지 기다렸다 자르면, 아이는 앞으로 6개월치 필요량 만큼인 약 50mg의 철분을 더 공급받게 되는 셈이다. 많은 의사들은 아이의 호흡이 시작되자마자 탯줄을 자르는데, 아이를 위해 바라는 바를 분명히 밝혀 둔다. 탯줄은 아이의 배꼽에서 가깝게 묶어서 자른 후 정리하게 되는데, 원한다면 가족 중 하나가 그 일을 직접 하는 것도 의미가 있을 것이다. 그렇게 아이의 배꼽에 남겨진 탯줄은 보통 일주일 이내에 말라서 저절로 떨어진다.

태반 배출

태반이 배출되는 것으로 출산 과정은 모두 마무리된다. 보통 탯줄을 자르고 5~30분이 지나면 다시 한번 자궁 수축이 일어난 후 다량의 혈액과 함께 태반이 몸 밖으로 나온다. 보통 쪼그려 앉은 자세로 있거나, 아이에게 젖을 주면 이 과정이 앞당겨질 수 있다. 태반이 자궁 내에 찌꺼기를 남기지 않고 완전히 배출되게 하는 일은 이제까지의 출산 과정 못지않게 중요하다. 태반 역시 몸이 준비를 하고 저절로 나올 때까지 기다리는 것이 중요한데, 이 과정이 완료되기 전까진 산모에게 계속 출혈이 있을 수도 있다. 몸속에 태반 찌꺼기를 남기는 것은 감염의 원인이 된다. 태반이 배출되고 나면 출혈은 멈추고 자궁의 경직도 풀리고 부피도 줄어들며 원 상태로 돌아가기 시작한다. 수유는 이 과정을 효과적으로 돕는데, 아이가 젖꼭지를 빨면 대체로 태반이 저절로 배출된다. 조산사들은 이 과정을 돕기 위해 허브를 이용하기도 한다. 태반 배출은 한 시간 안에 완료되나 그 이상이 걸리는 예도 간혹 있다. 병원에서는 이 과정을 빨리 종료하기 위해 자궁 수축을 촉진하는 인공 호르몬제인 피토신을 주사하는 등, 인위적인 힘을 이용해 태반을 배출시키기도 한다. 태반이 나오면 꼭 한번 직접 보아 두길 바란다. 태반의 무늬가 '생명의 나무'와 아주 비슷해 보인다. 실제로 많은 나라에서는 아이가 태어나면 태반을 땅에 묻고 그 위에 꽃이나 나무를 심는 의식을 거행하기도 한다.

우리는 커다란 참나무 아래서 결혼했어요. 딸과 아들이 태어난 후, 태반을 그 나무 아래에 묻었어요. 영양을 공급하는 역할을 계속할 수 있도록 말이에요. 그것은 우리 가족을 더욱 단단히 묶어 주는 성스러운 의식 같았어요.

아이가 태어난 직후

산모와 신생아

갓 태어난 아이는 가능한 한 어머니와 많은 시간을 보내는 것이 좋다. 그렇게 함께 자고 함께 깨면서 아이와 어머니는 서로에게 익숙해질 시간을 갖게 된다. 집이나 조산원에서 분만을 했으면 아이와 함께 지내는 것이 당연한 일이겠지만 병원이라면 얘기는 달라진다. 어쩌면 그 권리를 얻기 위해 싸워야 할지도 모른다.

내가 바라는 것이 미리 병원 측에 분명히 전달되게 한다. 아이와 산모를 떨어뜨려 놓는 데는 의학적으로 어떤 타당한 이유도 없다. 심지어 아이나 산모가 어떠한 치료를 받아야 하는 상황일지라도 아이가 가족과 함께 있음으로써 얻는 심리적 효과를 무시할 수는 없을 것이다.

출산 후 필요한 지원

출산 후 어떤 곳에서 어떤 이들과 함께 있는가는 산모의 회복에 많은 영향을 미친다. 편안함을 느낄 수 있는 곳에서, 경험으로써 나를 가르치고 격려하면서 이끌어 주는 이들과 함께할 때 자신감을 가질 수 있다.

조산원에서 출산을 한 여성들은 6시간에서 24시간 안에 집으로 돌아가는 반면, 병원에서 출산한 여성들은 4시간에서 3일까지, 제왕절개 시에는 3일에서 5일까지 병원에 머무른다. 병원에서 아이를 낳기로 결정했고 그래도 빨리 집으로 돌아오고 싶으면 의사와 그 점을 미리 상의해 놓는 것이 좋다. 엄마 될 준비가 잘된 건강한 엄마와 필요한 후속 조치를 잘 받은 아기는 출산 후 두세 시간 안에도 집에 갈 수 있다. 출산 후에 집에서 휴식을 취한 산모들이 더 빨리 몸을 회복하고 감염 확률도 낮다.

아기는 정오에 태어났다. 우리는 오후 다섯 시 무렵 집에 도착했고 나는 너무나 하고 싶던 샤워를 했다. 그동안 남편과 친정엄마, 시부모가 저녁을 준비했고 아기를 보면서 감탄을 터뜨렸다. 우리는 케이크, 샴페인, 바구니에 담긴 아기를 식탁 가운데에 올려놓고 아기의 탄생을 축하하는 만찬을 들었다. 9시가 되자, 남편과 나는 가운데에 아기를 두고 잠자리에 들었다. 다음 날, 조산사가 와서 나와 아기의 상태를 점검한 후, 쏟아지는 내 질문에 대답해 주었다. 다음 날부터는 친구들이 음식과 아기 선물을 가지고 찾아왔다. 나는 그날을 내 인생의 매우 행복한 날로 기억한다.

집에 돌봐야 할 다른 자녀들이 있거나 집안일을 직접 해야 하는 형편이라면, 충분한 휴식을 취하기 위해 병원에 머무르기를 택할 수밖에 없을지도 모른다. 갓 태어난 아기를 돌보면서 병원의 지원과 교육이나마 필요해서 병원에 머무는 수도 있으나 그것은 여성에게 능력을 부여하는 동기가 되어야지, 무력하게 만들며 강요하는 것이어서는 안 된다.

출산 운동가들은 산모와 아기가 함께 머물 시설을 설치하고 출산 후 빨리 퇴원하도록 하는 방침을 위해 병원 측과 오랫동안 싸웠다. 출산 후 아이와 한방에서 생활하며 지속적으로 접촉하면 어머니 역할을 익히고 자신감을 얻을 수 있다. 아이 역시 어머니와 함께 있음으로써 심리적으로 안정되고 주위 환경에 쉽게 적응해 그만큼 잔손이 덜 가게 된다.

출산 후 병원에서 머무르는 기간에 대해 찬반양론이

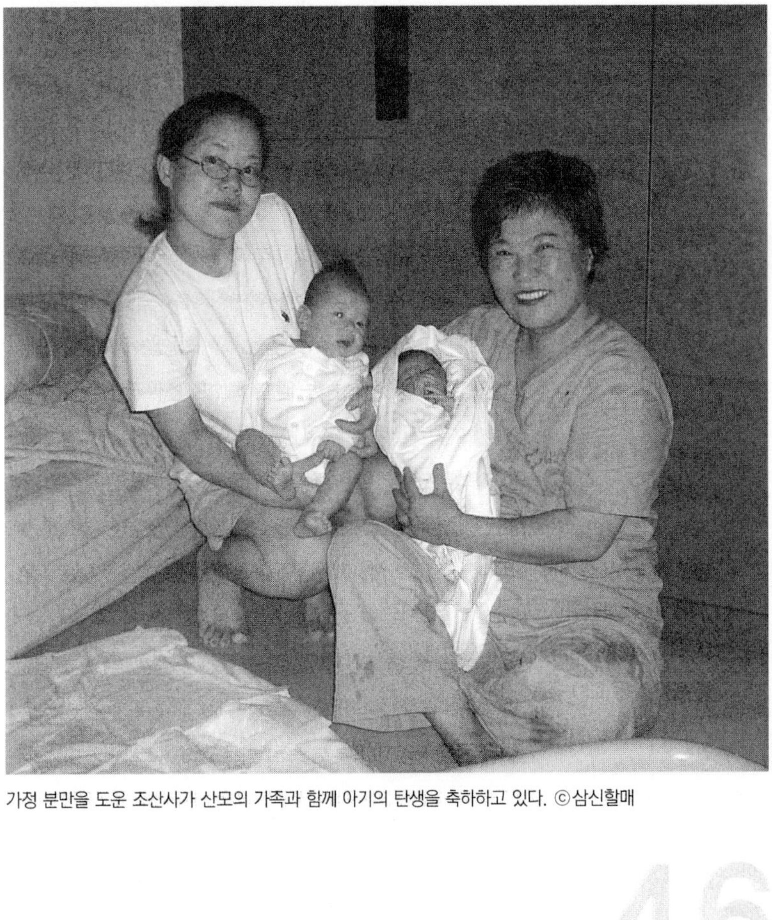

가정 분만을 도운 조산사가 산모의 가족과 함께 아기의 탄생을 축하하고 있다. ©삼신할매

분분하지만, 출산 후 12시간이든 48시간이든 병원을 떠난 후에는 산모를 보살피지 않는 심각한 문제에 대해서 아무도 이야기하지 않는다. 그러나 분만 후와 산욕기 지원 정책이 훌륭한 나라들도 있다. 예를 들어 네덜란드 정부는 출산 후 적어도 2주간은 산모들과 신생아를 돕는 전문 보조자를 가정에 파견하여 지원하고 있다. 우리도 이렇게 산후 관리까지 지원해 주는 건강 보험을 정책적으로 마련해야 한다.

병원에서 신생아의 일상

의사들은 아기가 나오자마자 신생아에게 필요한 모든 검사를 한다. 그러나 특별한 이상이 발견되지 않는 한, 이 모든 검사를 한번에 곧바로 해야 할 이유는 없다. 또 어머니에게서 격리해서 진행해야 할 이유도 없다. 궁금한 점들은 그 자리에서 바로 질문한다.

의사들은 임질균 감염을 예방하기 위해 아이 눈을 항생 약품으로 소독할 것을 권유한다. 예전에는 질산염이 사용되었으나, 요즘은 아이의 눈에 자극이 적은 항생제인 에리트로마이신을 사용하는 추세다. 부모는 동의서에 서명해서 그 물질의 사용을 거부할 수 있다. 항생 물질이라는 것이 그 당시엔 분명히 눈에 띄는 효과를 나타내지만, 안구 표면에 소량이라도 남아 있으면 시력을 잃게 한다는 중대한 문제점이 있다. 그런 항생제를 사용하지 못하도록 했다면, 처음 몇 주간 아기의 눈자위가 맑은 색을 유지하고 있는지 주의 깊게 살펴보기 바란다. 아이의 눈에 진물이 계속 흐르고 눈곱이 끼면서 아래위의 눈썹이 붙어 눈을 뜨기 어려워하면 소아과 의사나 담당 의사와 곧 상담해야 한다. 처음에 항생제 소독을 받았다 해도, 신생아 결막염에 걸릴 확률은 있다.

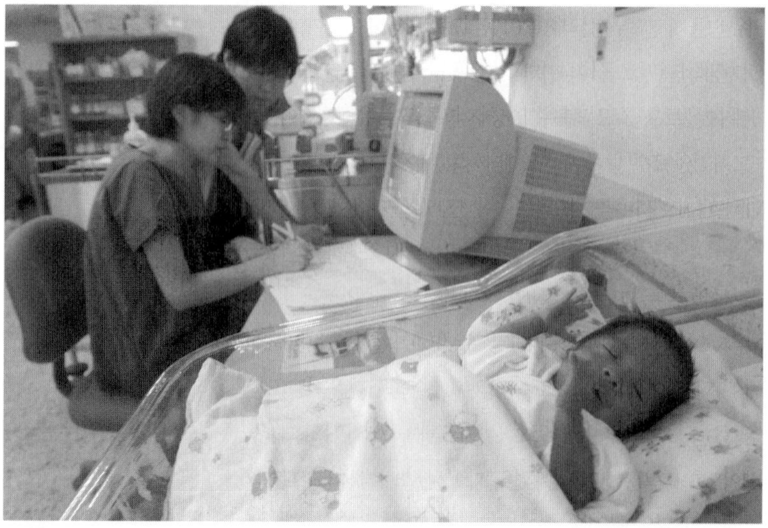

의사들은 아기가 나오자마자 신생아에게 필요한 모든 검사를 한다. 그러나 특별한 이상이 발견되지 않는 한, 이 모든 검사를 한번에 곧바로 해야 할 이유는 없다. 또 어머니에게서 격리해서 진행해야 할 이유도 없다.
ⓒ여성신문 이기태

소아과 의사들은 아이가 태어난 직후, 알려진 바로는 약 2,000분 1의 확률로 발생한다는 희귀성 빈혈에 대비해 아이에게 비타민K제 주사를 맞힐 것을 권한다. 25년 전만 해도 미국 병원들은 이 물질을 여러 약품 사용에 따르는 혈액의 항응고 현상을 중화하는 데 필수적인 것으로 여겼다. 병원 외 출산에서, 분만보조인들은 심각한 문제가 발생하지 않는 한 비타민K를 사용하지 않는다. 혹시라도 태아가 산도를 통과하면서 머리나 얼굴에 멍이 들 정도로 심한 압박을 받았으면 비타민K는 효과적일 것이다. 맛은 좋지 않지만 주사보다는 먹여 주는 게 좋다. 이렇게 분만 과정에서 쓰일지 모르는 항생제나 비타민K의 사용을 원하지 않는다면 의사와 미리 상의한다. 약물들을 병원에서 개인에게 사용할 때, 거부할 권리가 법적으로 보장되어 있다.

특수한 상황

일반적이지 않은 태위

몸 밖으로 태아가 나올 때는 산모의 몸 앞쪽으로 뒤통수를 보이면서 머리가 먼저 나오는 자세가 가장 좋다. 가끔 뒤집어진 상태로 산모의 몸과 아기 얼굴이 나란히 앞쪽을 향한 채 나오기도 하는데, 이 경우 분만을 하는 데 시간이 좀 걸린다. 아이가 더 편한 자세를 하려고 계속 회전을 하므로 수축 시 등에 심한 통증을 느낄 수 있다. 가끔은 태아가 회전을 하지 않고 얼굴을 위로 한 상태에서 나오기도 하기 때문에 태아의 회전을 돕기 위해 샤워나 간단한 운동을 지속적으로 해주는 게 좋다.

드물게는(3~4%) 태아가 둔위, 즉 거꾸로 발이나 엉덩이가 먼저 나오는 예도 있는데, 이런 현상은 임신 34주 이후에나 교정할 수 있다. 분만 시에는 아이가 내려오는 동시에 몸을 회전할 수 있고 그렇지 않을 수도 있는데, 실력 있는 의사들은 이미 몸 밖으로 나오기 시작한 아이를 조정해 바른 방향으로 돌려놓을 수도 있다. 둔위라 해도, 이제까지의 분만 과정이 순조로웠고 충분한 실력과 경험을 갖춘 의료인이 함께한다면, 자연 분만을 하지 못하라는 법은 없다. 태아가 둔위로 내려오는 경우엔, 골반 아래쪽에 도달하기 전까지는 본격적인 힘주기는 삼가야 한다. 쪼그려 앉는 자세는 이때 골반을 넓히는 데 효과적이다.

보통, 의사들과 조산사들은 다리를 뻗은 채 엉덩이가 먼저 나오거나 엉덩이 아래로 발과 다리가 뒤틀린 채 나오는 경우 자연 분만을 시도하기도 하지만 발이 먼저 나오는 자세라면, 쌍둥이 중 두 번째 아이처럼 자궁경이 이미 충분히 열린 게 아니고는 제왕절개를 권할 것이다. 경험 있는 일부 의사들은 태아 크기가 정상이고 임부의 골반이 큰 편이면, 발이 먼저 나오는 둔위 역시 자연 분만이 불가능한 것은 아니라고 말한다. 둔위 분만을 다루는 기술이야말로 산과학이 시작된 근본적인 출발점이었음을 기억해야 할 것이다. 현재 둔위 태아의 95%는 제왕절개로 태어난다. 분만 전이나 분만 시에 둔위 태아의 자세를 정상적으로 바꾸려는 시도가 분명히 이런 인위적 분만이나 둔위 분만의 수를 줄일 수 있는데도 불구하고, 산과 의사들은 그에 대한 연구나 노력은 거의 하지 않고 있다. 둔위가 발생하면, 그저 자연 분만을 포기하려 한다.

아주 희귀한 경우인데, 태아의 몸이 수평으로 누워 머리가 나오지 않는 횡위가 있다. 제왕절개는 이때만 필수 사항이다.

미숙아 분만

미숙아란 임신 37주 이전에 출생하는 아이를 말한다. 최근까지 2.5kg 이하로 태어나는 아이를 일컫기도 했다. 그러나 체중이 아니라 신체 기능의 발달과 성숙도가 그 기준이 되어야 한다.

임부의 질병이나 영양 결핍, 스트레스, 지나친 흡연 등은 모두 미숙아를 출산하는 원인이 될 수 있다. 특히, 모체의 감염성 질병이나 자간전증, 당뇨병, 전치 태반, 태반 파열, 갑상선 장애, 기형아나 쌍둥이 임신 등이 미숙아를 출산하게 하는 원인이다. 십대에 임신을 하면 모체가 성숙하지 않고 영양이 결핍되어 있어, 미숙아를 출산할 확률이 더 높다. 그래서 십대들이 적절한 피임 교육을 받도록 하고 피임약이나 피임 도구를 손에 넣기 쉽도록 해야 하며 임신 시 의료·보호 시설들을 이용할 수 있게 해야 한다. 어쨌거나 미숙아를 출산하는 경우의 절반 이상은, 원인을 명확하게 알 수 없다.

미숙아의 분만 역시 정상 분만과 똑같은 과정을 거치는데, 모체가 충분히 준비되지 않아서 자궁 수축이 미약하거나 활발하지 못할 수도 있고, 반대로 태아의 크기가 작아 오히려 빠르게 진행될 수도 있다. 미숙아는 약물에 노출되면 위험이 더욱 크기 때문에 약물을 사용하지 않는 분만을 하는 게 좋다.

태아가 미숙아일 경우, 출산 장소는 병원이나 시설이 잘 갖추어진 조산원이 좋다. 대부분의 병원들에서 미숙아는 산소나 기온, 습도 등의 조절 장치가 갖춰진 무균실에서 집중 보호를 받는다. 출산한 다음에도 아이 곁에 있으려는 여성이 늘고 있는데, 아이를 바라보며 머물 수 있는 공간은 대부분 부모만을 위해 준비된 격리 공간이다. 가장 작은 미숙아도 어머니와 피부 접촉을 하면서 빠르게 성장한다. 가능한 한 아이와 시간을 많이 보낸다. 엄마의 목소리, 손길, 사랑이 아이를 건강하게 자라게 할 것이다.

가끔은 병원 직원에게, 이 아이가 내 아이라는 것을 상기시켜 줘야 할 때도 있을 것이다.

미국의 일부 병원은 미숙아라 해도 너무 어리거나 작지 않은 경우에는 아이를 어머니 침대 곁에 놓아 함께 지낼 수 있도록 한다. 이러한 바람직한 시도를 통해 어머니에게 안기고 충분한 손길을 받은 미숙아들은 홀로 격리되어 보호받는 아이들보다 성장 속도가 월등히 빠르게 나타난다. 어머니는 아이의 가장 훌륭한 보호자이며 치료자이기 때문이다. 어머니들은 자기의 아이에게 이상이 있을 때 가장 먼저 알아챌 수 있는 사람이고, 가장 먼저 의사나

> 의사가 신생아의 상태를 검사할 때는 보통 다섯 가지 아프가 지수를 이용한다. 이는 심장 박동수와 호흡 속도, 근 긴장도, 조건 반사도, 피부 색상 구별도 등이다. 신생아의 일반적인 수치는 보통 7에서 10까지 나타난다. 어디에서 아이를 낳든, 아이에게 호흡 곤란이 일어날 때 대처할 수 있도록 반드시 산소와 흡입기를 준비해 놓도록 한다.

간호사에게 그 사실을 알려 조치를 받게 할 수 있다. 미숙아에게도 어머니의 젖은 최고의 약이다. 초유에 들어 있는 항체는 미숙아를 위협하는 각종 감염을 예방해 줄 뿐 아니라, 초유에는 미숙아에게 필요한 각종 영양 성분이 들어 있다. 아이가 젖을 빨지 못하면 유축기를 사용하거나 직접 손으로 젖을 짜서 아이에게 먹일 수 있다.

아직 어머니가 될 준비가 되지 않았다고 느끼거나 아이의 상태나 장래에 대한 걱정, 놀라움과 불안 등으로 고민하고 있으면, 그런 고민을 나눌 수 있는 사람을 찾는다. 병원 직원들은 산모의 고민을 상담해 주어야 하고 산모와 아이가 최대한 함께 시간을 보낼 수 있게 배려해야 한다. 어떤 상황에서도 산모는 자발적인 결정을 내릴 수 있도록, 아이가 현재 처해 있는 상태나 절차 등을 의사에게 설명을 들을 권리가 있다.

어떤 여성들은 미숙아 보호에 관한 최근 정보를 찾아내어 병원의 방침을 바꾸는 데 중요한 역할을 했다.

며칠째 나는 자궁이 수축하는 것을 느끼고 있었지만 겨우 27주였기 때문에 그저 브랙스턴힉스 수축일 것이라고 생각하고 있었어요. 그러던 어느 날 아침, 잠에서 깨어나 침대에서 일어섰을 때 다리를 타고 따스한 물이 쏟아져 내려오는 것을 보고서야 분만할 때라는 것을 알았습니다.

몇 시간 후, 나는 몸무게 1kg 미만의 사내아이를 낳았습니다. 그러나 아이는 태어나는 순간부터 의사들이 놀랄 만큼 활기차고 의젓했지요(나중에 안 사실이지만, 미숙아라 해도 앞서 겪었던 수축이 아이의 폐를 정상적으로 성숙시켰거든요). 내 기억으로는 아마 적어도 13주 가량을 병원 의사와 간호사들에게 그 아이는 병원측의 아이가 아니라 내 아이임을, 아이가 내 가슴에 안겨 움직이고 젖을 찾고 빠는 연습을 한다고 무리가 가는 것은 아님을 끊임없이 주장하며 보냈던 것 같아요. 이런 내 생각을 증명하기 위해 도서관에서 자료를 찾으며 많은 시간을 보냈고, 실제로 미숙아를 포함한 모든 신생아는 젖을 빠는 동작을 통해 몸무게가 늘게 될 뿐 아니라 신체 활동들도 활발해진다는 것을 알게 되었지요. 이렇게 조사를 하고서, 실제로 그 병원의 신생아에 대한 방침 중 몇 가지를 바꾸도록 직원을 설득할 수 있었습니다.

분만 시 발생하는 문제들

분만 시엔 몸에 일어나는 모든 변화를 분만보조자에게 알려야 한다. 특히 갑작스런 통증이나 자궁내 변화, 열이나 출혈이 있을 때는 반드시 즉각적으로 알려야만 한다. 분만보조자는 임부의 상태를 듣고 증상을 짐작해 혹시라도 있을지 모르는, 둔위나 출혈 과다, 극히 드물게 나타나는 탈장까지 대비할 수 있다. 그들은 산모와 아이의 건강과 안전을 위해 모든 상황을 주시할 것이다. 규칙적으로 아이의 심장 박동을 재고 비정상적인 신호에 귀를 기울여 대처할 것이다. 매시간 산모의 혈압과 체온을 재며 주의 깊게 관찰할 것이다. 심한 구역질 증세나 갈증이 일어나면 링거를 맞을 수도 있다. 그런 경우라도 링거대를 이용하면 걷거나 움직이는 데 지장이 없으므로, 처음과 똑같이 분만을 돕기 위한 활동적인 동작을 계속할 수 있다. 샤워를 하는 데도 지장이 없을 것이다.

첨단 장비로 둘러싸인 차가운 병실이라 해도 임부가 심리적, 신체적으로 안정되고 강한 상태를 유지하면, 얼마든지 성공적으로 출산해서 어머니로서 제2의 탄생을 순조롭게 맞이할 수 있다.

'문제 있는 분만'

의료인은 분만 과정이 순조롭게 진행되고 있는지, 자궁이 원활하게 수축해서 자궁경부를 효과적으로 열어 주고 있는지 검사하고 판단할 것이다. 가끔 강한 수축이 장시간 규칙적으로 지속되면서도 정작 경부는 열리지 않는 수가 있다. 이때는 임부나 태아 모두 신체적, 심적으로 지쳐서 위험해질 수 있으므로 각별히 주의해야 한다. 이런 상태를 산과 용어로는 기능 장애라 한다. 의사들은 이런 일이 발생하면 임부에게 수면 유도제나 자궁 수축제인 피토신을 사용하기도 하고, 양막을 파열시키기도 하는데, 이런 것은 모두 강제 분만으로 이어질 수 있고, 앞으로 더 위험한 순간이 다가올 것만 같은 분위기를 조성해 임부의 자연 분만 의지를 흔들리게 할 수도 있다.

조산사들은 이런 현상 정도는 분만의 다양한 형태 가운데 하나로 보고, 좀 더 효과적인 자궁 수축을 위한 준비 과정이거나 태아가 더 나은 자세를 잡기 위해 움직이고 있는 것으로 풀이한다. 임부의 불안이나 긴장 때문에 이런 현상이 나타나는데, 그럴수록 임부는 공포로 위축되고 상태는 더 악화된다는 사실도 조산사들은 숙지하고 있다. 이때 임부가 음식이나 음료를 들면서 기운을 차리고 긴장을 풀며 심리적인 안정과 자신감을 회복하도록 지원을 아끼지 말아야 한다. 인위적인 방법들을 쓰기 전에 약초나 자연 요법이 좋다는 사실을 기억한다.

제왕절개

제왕절개, 즉 개복 분만법은 임부와 태아의 생명을 구할 수 있는 인공 분만법이지만 의료 장비와 기술이 적합하지 않으면 오히려 상황을 나쁘게 만드는 위험한 선택이 될 수 있다. 우리는 이제 반드시 필요하지 않은, 그런데도 유행처럼 만연해 있는 수술 뒤에 감춰진 여러 모습들을 되짚어 보게 될 것이다.

건강한 아이를 낳는 것은 모든 이의 바람일 것이다. 제왕절개는 임부가 분만 전이나 분만 시에 겪게 될 수도 있는, 심각한 당뇨 증세나 태아가 옆으로 누운 태위, 탈장, 태아가 산도로 내려오지 못하는 상태, 자궁 기능 장애나 전치 태반 등, 임부와 태아에게 치명적 결과를 초래할 수 있는 상황에서 생명을 구하는 외과적인 수술법이다.

나는 항상 집에서 분만하는 것을 꿈꾸어 왔어요. 그게 안 되면 적어도 조산원에서 아이를 낳고 싶었지요. 32주째에 들어섰을 때, 갑자기 선홍색 출혈이 있어 조산사와 함께 병원에 가서 초음파를 확인했습니다. 태반의 일부가 자궁경부를 막고 있는 것을 확인할 수 있었습니다. 의사는 확언할 수는 없지만, 분만 전까지 태반이 경부에서 움직여 길을 다시 열어줄 가능성도 있다고 얘기했어요. 출혈이 멈추면 즉시 알리라는 말을 듣고 집으로 돌아왔습니다. 그런데 35주째 어느 날 아침 눈을 떴을 때였어요. 내 몸에서 엄청난 피가 쏟아지고 있었습니다. 수건을 다리 사이에 끼운 채 조산사에게 전화를 걸었고, 곧이어 병원에 도착하자마자 제왕절개를 해야 했습니다. 2.3kg의 건강한 딸이 태어났습니다. 내가 계획하고 꿈꿔온 분만은 아니었지만, 지금은 내가 살아 있다는 사실과 이토록 예쁜 아이를 낳았다는 사실이 감사하기만 하지요.

제왕절개를 권할 때는, 생명이 위급한 경우도 있지만 꼭 필요하지 않은 경우도 있다는 사실을 여성들에게 반드시 알려 주셨

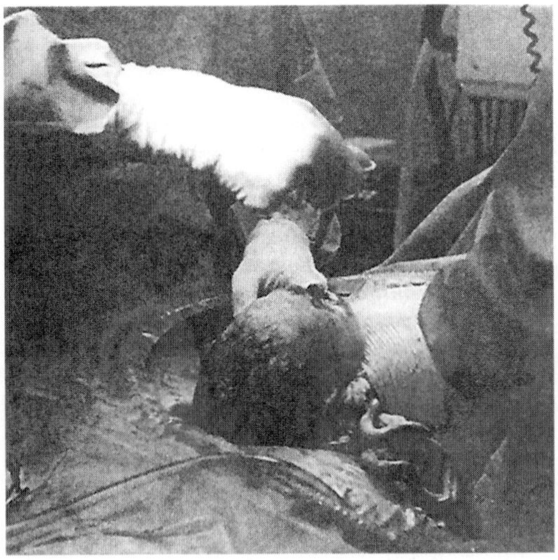

제왕절개 출산 ©C. P. Oakes

으면 합니다. 난 분만할 때 너무나 고통스러웠고 수축도 끊이질 않았어요. 첫아이 때는 수월하고 단시간 안에 순산을 했는데 예기치 못한 일이었죠. 너무나 아파서 걸어 보기도 하고 쪼그려 앉아 보기도 하고 목욕도 해 봤지만 고통은 줄어들지 않았어요. 무엇보다 절망스러웠던 건 아이 머리가 내려올 생각을 안 하는 것이었어요. 그렇게 지옥 같은 아홉 시간이 흐르고 난 뒤 나는 의사에게 제왕절개를 해 달라고 말했습니다. 그러나 그는 조금 더 기다려 보자고 하면서 고통을 줄일 수 있게 경막외 마취를 해주었죠. 고통은 줄었지만 한참을 기다려도 진전은 없었어요. 결국 제왕절개를 하게 되었습니다. 아이는 건강한 상태로 나왔어요. 아이가 너무 커서 의사도 놀랄 정도였죠. 어떤 여성들은 아무리 큰 아이라도 자연 분만을 할 수 있다고 믿던데요. 글쎄요, 어쩌면 나도 하루쯤 더 고통을 참았더라면 자연 분만을 했을지도 모르죠. 그러나 그 순간을 돌아보면 도저히 참기 힘든 그 고통이 '질을 통한 자연 분만은 불가능해.' 하고 내게 말한 것이 아닐까요. 어쨌든 난 제왕절개를 잘했다고 생각합니다.

제왕절개술은 약물과 마취 장비, 항생제 및 혈액 수혈 장치가 완벽히 갖추어진 병원에서 해야 한다. 먼저 외음부 체모를 면도로 제거하고 방광을 비우기 위해 요도 안으로 관을 삽입한다. 대부분은 척추 마취나 경막외 마취 등 부분 마취를 하겠지만, 위급할 때는 전신 마취를 한다. 부분 마취여서 수술 도중 깨어 있게 되면 머리와 배 사이는 살균 소독된 천 조각으로 가린다(수술 과정을 거울을 통해 볼 수도 있다). 복부를 항균 용액으로 씻은 다음, 마취 효과가 나타나 감각이 없거나 수면 상태에 빠진 것을 확인한 의

사는 외음부 선에 가까운 복부 아래쪽을 가로로 절개한다(아이를 꺼낼 때 세로 절개를 이제는 하지 않는다). 이어서 자궁의 근육질을 가로로 절개하고 아이를 꺼낸다. 아이를 꺼내자마자 곧바로 코와 입에 든 액체를 뽑아낸다. 아이가 숨을 쉬게 되면 산모는 아이를 안아 볼 수 있게 될 것이다. 이어서 태반을 제거하고 자궁과 복부벽을 차례로 봉합한다.

제왕절개를 한 사람이라면 어쩔 수 없었다고 하겠지만, 최선의 선택이었다고 확신하는 12%를 포함한다 해도 미국의 병원에서 실시하는 제왕절개의 절반가량은 꼭 필요한 경우가 아니다.

어느 출산 교육가는 다음 이야기를 들려주었는데 이것은 흔히 들을 수 있는 이야기다.

첫아이를 8주 전 출산한 어느 여성이 전화를 걸어 자신의 분만 경험을 말해 줬어요. 산통이 시작된 지 4시간 만에 자궁경부가 초기 4cm에서 9cm로 열렸는데, 병원 담당자들은 갑자기 임부를 분만실로 데려가 몸이 준비되지도 않은 상태에서 아기를 밀어내라고 소리 지르다시피 명령했답니다. 임부를 반쯤 앉은 자세로 다리를 걸치고 눕힌 후 힘을 주라고 계속 윽박질렀지요. 그렇게 26분간 무리하게 힘을 주던 임부의 자궁경부는 당연히 심하게 부어올랐겠지요. 그랬더니 그들은 이제 질을 통한 자연 분만이 불가능하다고 하더랍니다. 15분이 채 되기도 전에 그녀는 제왕절개 수술대 위에 올라가 있었습니다. 사유는 '분만 지연'이라나요.

제왕절개는 위급한 상황에서 생명을 구할 수 있는 고마운 기술이지만 임부와 태아 모두에게 자연 분만과는 다른 위험 부담이 따르기 때문에 손쉬운 선택이 되어서는 안 된다. 우리가 제왕절개가 꼭 필요하지 않은 경우가 있음을 이토록 강조하는 것도, 이것을 별 해로움 없는 간단한 수술쯤으로 여기는 의료계의 행태 때문이다. 그러나 제왕절개에 대한 연구에는, 제왕절개 시 산모의 사망률이 자연 분만보다 2~4배까지 증가한다는 보고가 있으며 제왕절개를 대수술의 일종으로 다루고 있다. 제왕절개를 받은 여성은 약 33%가 수술 후 감염의 후유증을 겪는다. 신생아에게는 호흡 장애를 일으킬 뿐 아니라 산모의 몸에도 치명적인 해를 끼치며, 여러 가지 마취 역시 태아에게 신경 장애를 유발할 수 있다.

제왕절개는 미국에서 가장 많이 시술되는 수술이다. 1968년 미국의 제왕절개율은 5%였는데 1987년에는 25%까지 상승했다(어떤 병원은 50% 이상을 기록했다). 현재 제왕절개율을 20.8%로 떨어졌다.[1] 이렇게 높은 비율을 기록하게 만든 요인은 여러 가지다.

● **"한번 제왕절개는 영원한 제왕절개다."** 이 낭설이, 놀랍게도 제왕절개를 자꾸 하는 사유의 30%를 차지한다. 그러나 실제로는 제왕절개를 했던 여성이라도 다음 번 출산에는 자연 분만을 할 수 있다. 충분한 정보가 필요하고 주위에서 많이 격려해 주어야 하며, 자신감이 요구될 뿐이다.

나는 제왕절개를 두 번이나 받아야 했다. 처음 했던 이유는 '골반 크기가 작아서'였고 두 번째는 '분만 지연' 때문이었다. 3시간 만에 내려진 결정. 정말 실망이 컸다. 제왕절개를 처음 하고 나서 엑스레이를 들고 찾아다닌 끝에 겨우, 자연 분만을 하지 못할 정도로 내 골반 크기가 작지 않음을 증명해 줄 의사를 만났다. 그래서 두 번째는 자연 분만을 주장할 수 있었던 것이다. 세 번째 출산 때는 일찍부터 여러 번 해산의 기미가 보였다. 드디어 양수가 터지고 수축이 시작되었을 때, 나는 분만을 집에서 도와주기로 한 조산사를 불렀다(병원에서 자연 분만을 하는 것은 이미 포기했기에 나는 가정 분만을 준비했다). 수축은 여전히 느리고 활발한 상태가 아니어서 조산사는 아이들과 남편을 잠자리에 들게 하고 나를 소파에 눕게 한 후 계속해서 살펴주었다. 조산사는 나의 자궁경부가 마치 끝없이 커지는 동그라미인 것처럼, 호숫가에 넓게 퍼지는 물결무늬인 것처럼 그렇게 계속해서 열리는 상상을 하라고 했고, 나는 그 생각을 하다가 잠이 들었다 깼다를 반복했다. 그렇게 네 시간쯤 흐른 후, 자궁이 수축하는 엄청난 고통에 깨어났다. 조산사는 내 발을 잡으며 조금 더 기다려야 할 거라고 말했으나 바로 그 다음 수축이 시작되면서 나는 힘주기를 시작해야 했고, 45분 후 드디어 그토록 기다리던 셋째 아이를 품에 안을 수 있었다. 셋째는 다른 두 아이보다 0.5kg 가까이 무게가 더 나갔다. 내 골반이 작아 아이를 낳기엔 무리라는 말이 사실이 아니었음을 증명한 것이다. 나는 내가 할 수 있다는 사실을 알고 있었다. 내 능력을 믿고 끝까지 해본 것이다.

제왕절개를 한 타당한 이유가 있었더라도, 다음 번 분만을 할 때 그 이유가 되풀이되지는 않는다. 과거 의사들이 겁냈던 것은, 제왕절개를 한 여성들은 자궁이 파열될 위험이 있다는 것이었다. 그러나 자궁 파열은 분만 이전에

1 2003년 한국의 제왕절개율은 38.2%다. 해마다 조금씩 (1999년 43%, 2001년 40.5%) 줄어들고는 있으나 여전히 세계 최고 수준이다. 세계보건기구 권고치는 5~ 15%다. 정부는 2010년까지 제왕절개율을 20% 이하로 낮추는 것을 목표로, 2005년부터 병원의 자연 분만 수가를 높이고, 자연 분만한 산모가 부담하는 보험 적용 진료비(상급병실료, 식대 등 제외)를 전액 면제해 주고 있다. 국민건강보험공단은 웹사이트에서 전국 병원의 제왕절개 실태를 공개하고 있다.

생기는 흔치 않은 현상이다. 그러나 1994년 미국산부인과 학회에서 발표한 '제왕절개 후 자연 분만'(브이백) 안내서에 따르면 이미 제왕절개를 한 여성도 자연 분만을 할 수 있다. 두 번 이상 자궁절개를 받았던 여성, 아이의 머리가 너무 큰 아두골반 불균형증, 태아가 3.8kg이상이고 임부가 당뇨에 걸리지 않은 경우, 자궁 수축 호르몬인 옥시토신을 사용했던 여성, 경막외 마취를 포함한 마취제의 사용을 고려해야 했던 여성들을 모두 포함해서 말이다. '제왕절개 후 자연 분만'은 제왕절개를 또 받는 것보다는 안전하다. 게다가 80% 이상이 자연 분만을 할 수 있다.

● **산과 절차와 기술** 태아 감시 장치, 선택적 유도 분만, 경막외 마취, 시기가 이른 인위적인 양수막 파열, 똑바로 누운 자세, 서투른 분만 보조 등 이 모든 것이 제왕절개라는 인위적 분만까지 이르게 하는 원인이다.

● **산과 교육과 의사들의 자세** 산과 의사들은 인내심을 가지고 지켜보며 기다려야 하는 정상적 자연 분만을 다루는 방법이나, 둔위 분만의 경우 아이가 나오기 시작하는 순간부터 태위를 바꾸는 두위 회전 기술로 정상 분만을 유도하는 교육을 받지 못한다. 미국은 신생아 출산율이 감

병원의 일상 관례에 대항하기

병원의 첨단 장비와 시설에 우선 기가 죽을지도 모른다. 인위적이고 무력적인 그런 분위기를 모두 무시할 수는 없더라도 자기 몸과 출산, 임신 상태를 배우고 신뢰함으로써 자신이 분만 장소로 선택한 병원이나 기관의 태도를 파악해서 그 영향을 최소화할 수 있다. 출산 계획을 세우고 의사나 조산사와 미리 상담하고 의견을 조정하는 것은 내가 계획한 대로 출산을 하는 데 필수적이다. 병원에서 접수하거나 입원할 때 '환자 동의서'에 서명을 하게 될 것이다. 병원 측에서는 분만 시나 전후에 발생할 수 있는 모든 문제나 상황에 대해, 그저 형식상이 아니라 내용 면에서 모든 사항이 이해되도록 충분한 설명을 해 줄 의무가 있다. 받은 서류의 모든 문제나 상황에 대해, 그저 형식상으로가 아니라 내용 면에서 모든 사항이 이해되도록 충분한 설명을 해 줄 의무가 있다. 받은 서류의 모든 사항을 자세히 읽어 보고 의문점은 반드시 질문한다. 의심이 들 때 동의서는 언제라도 무효화할 수 있다. 서류에 서명했다고 해서, 나중에 발생할지도 모를 법적인 싸움에서 내 권리가 없어지는 것은 아니다. 휠체어는 원할 때만 사용한다. 간호사나 레지던트가 임신 주수와 진통에 대해 물을 수도 있다. 병원에서는 태아경이나 돕톤(전자확성기)으로 아이의 심장 박동을 검사할 것이다. 돕톤은 초음파의 한 종류이므로, 일반 태아경으로 아이의 심장 박동을 검사하라고 말해도 된다.

이 모든 과정이 진행되는 동안 침대에 누워 있기보다는 앉거나 서서 자세를 바로 하는 것이 분만에 도움이 된다는 사실은 이미 언급했다. 그렇게 함으로써 분만을 좀 더 앞당길 수 있기 때문이다. 똑바로 누워 있는 자세는 특히 분만 초기에 수축을 약하게 하고 둔화해서 그 기능을 떨어뜨리고 몸의 근육들을 긴장시켜 원만한 분만을 방해한다. 대부분의 병원들에선 병원 규칙상, 수축 시 태아의 심장 박동을 외부 모니터로 측정하는 데 20분 정도를 소요할 것을 요구한다. 그러나 그런 기준을 뒷받침할 만한 과학적인 근거는 역시 없고, 그만큼 시간을 들인다고 더 확실한 결과가 보장되는 것은 아님을 입증한 바 있다. 다른 한편, 이런 과정은 임부를 병원의 관행에 수동적으로 길들이고 그들이 임부에게 명령하는 위치에 있다는 것을 상징적으로 보여 주는 것이 될 수도 있다.

어쩌면 자궁 확장과 분만 진행 상태를 검사하기 위해 내진을 할 수도 있는데, 간호사가 자리에 없는 경우 의사나 레지던트가 이 과정을 담당할 수도 있으므로 임부가 불안과 불편함을 느낄 수도 있다. 수축이 진행되지 않는 상태이고 편안함을 느낄 때만, 고통을 주지 않고 검사를 하게끔 허락한다. 전문의라 해도 이 검사 과정을 몇 번씩 되풀이할 이유는 없다. 이것은 오히려 분만의 원활한 진행을 방해하고 시간과 치수에만 집착하게 만들 뿐이다.

의대 실습생을 받는 병원에는 레지던트가 많을 것이고 한두 명도 아니고 떼로 몰려와 검진하고 지켜보려 할지도 모른다. 임부는 레지던트의 검진을 거부할 권리가 있다. 검사가 필요하면 담당 의사나 조산사에게서 받겠다고 말한다. 또한 그들의 관찰 대상이 되는 것을 거부할 수 있는 권리가 있다.

아무리 응급 상황이라 해도 그들은 내 동의 하에서만 관찰이나 검진을 할 수 있도록 허락해야 한다. 원하는 바를 정확히 표현하고 능동적으로 그 시간을 이끌어 간다. 이것은 내 출산임을 잊지 않아야 한다. 가족이나 친구 등 나를 지원할 수 있는 사람을 곁에 두는 것도 이런 상황에 대처하는 데 큰 도움이 될 것이다.

나를 돌봐야 할 간호사가 비협조적이거나 적극적이지 않으면 다른 간호사를 요구한다. 형편이 되지 않거나 곤란함을 느낀다 해도 시도해서 손해 볼 것은 없다. 분만 시에는 특히 주위의 분위기에 민감하게 반응하게 마련이므로, 내가 편안함을 느낄 수 없는 분위기라면 순조로운 분만에도 부정적인 영향을 미친다. 처음부터 충분한 사전 조사를 통해, 지속적인 관심으로 나를 돌봐줄 수 있는 출산 장소를 물색한다.

소하는 동시에 산부인과는 외과 전문으로 성장하는 추세다. 산부인과 전문 과정에는 자연적인 출산에 필요한 절차 교육 및 몇 가지를 추가해야 할 것이다.

통계적으로 측정할 수는 없으나, 산부인과 의사들 대부분의 태도가 그들이 제왕절개를 선택하는 기준을 시사해 준다. 다음은 일부 의사들의 토론 중에 나온 이야기다.

밑으로 애를 낳는 게 뭐가 그렇게 대단한 일이야? 애가 튜브에서 짜지는 치약처럼 잔뜩 찌그러져서 고생하면서 나오는 게 그렇게 소원이야? 자연이 여자한테 주지 못한 능력을, 우리가 도와서 편하게 애 낳게 해 주겠다는데.

의사들은 제왕절개가 아이를 위해서도 좋을 거라고 말하기도 한다. 최근 들어 유아 사망률이 감소하긴 했으나 그것이 그들 주장처럼 제왕절개를 한 덕은 아니다. 오히려 그 수치가 줄어든 근본 원인은, 제왕절개로 높아진 신생아 사망률을 저체중아나 미숙아를 돌보는 집중 간호 시설이 낮춘 데 있다고 보아야 한다.

● **의사의 방어적 의료 습관** 의료 사고 소송에 대한 두려움이 제왕절개율을 높이는 원인이라는 사실은 오래전부터 논란이 되었다. 1990년 『뉴잉글랜드 의학 저널』 기사는 제왕절개가 늘어난 원인은 산모나 태아의 사망 가능성을 피하기 위해서가 아니라, 의사 자신의 중압감과 책임을 회피하기 위해서라고 밝히고 있다. 의사들은 제왕절개를 통해서라도 아이만 태어나면 최선을 다했으므로 법적으로 보호받을 수 있을 것이라 믿고 있다. 그러나 최근 연구 보고에 의하면, 실제로는 의사가 제왕절개를 하지 않았거나 실패한 것보다는, 필요하지 않은 상황에서 제왕절개를 한 부당 치료에 대한 소송이 더 많은 것으로 나타난다.

● **제왕절개의 기준과 시점** 여자들의 몸은 과거와 달라진 것이 없는데, 제왕절개술에 대한 의사들의 요구가 난산의 범위를 점점 확대해 왔다. 시간을 들여 조금만 노력하면 자연 분만을 할 수 있는 많은 임부들에게까지 골반 크기가 태아에 비해 작다든지('머리 골반 불균형'), 분만이 너무 지연된다('지연 분만')는 이유로 제왕절개를 해야 한다고 말한다. 의사들은 이 두 경우를 다 난산이라 부른다. 난산이라는 용어는 여러 가지를 뭉뚱그려 일컫는, 잘못 사용되기 쉬운 말이다. 둔위 분만에 대부분 시술하는 제왕절개도 95%는 불필요한 작업이며, 이렇듯 일상적인 분만의 한 방법인 듯 만연한 제왕절개는 이제 과거의 겸자를 대신하고 있다고 해도 과언이 아니다. 다반사로 하는 신생아 감시 장치 역시 제왕절개율을 높이는 원인이다.

● **제왕절개가 주는 경제적 이익** 제왕절개는 이제껏 산과 의사나 마취과 의사, 병원 측에게 경제적인 이익을 주어 온 게 사실이다. 이는 새삼 강조할 필요도 없다. 미국에서는 제왕절개에 대한 높은 보험 수가는 제왕절개를 장려하고 부추기는 꼴이다. 제왕절개율을 줄이기 위해서는 그러한 경제적 이익의 유혹이 현저하게 줄어들어야만 한다.

● **분만실의 긴장된 분위기** 분만에 대한 공포, 자기 몸에 대한 불신은 심리적으로 긴장을 불러와 몸과 마음을 위축시키고 결국 제왕절개를 하게 하는 원인이 되기도 한다. 우리는 제왕절개가 끝난 후, "당신의 아기를 구해 냈습니다." 하는 말을 듣는데 참으로 어처구니없는 말로 들리는 경우가 대부분이다. 제왕절개가 필요한 이유, 그 분명한 증거가 필요하다. 그 불필요한 공포에 대해 우리는 분명히 "아니오." 하고 말할 권리가 있다.

「국제 제왕절개 바로알기 모임」(ICAN)은 제왕절개를 경험한 여성들을 지원하고 교육하는 전문가들과 일부 의식 있는 부모들이 결성한 국제 조직으로, 그들은 지금도 이런 무분별한 의료 관행을 시정하고 병원이 좀 더 인간적인 눈으로 환자나 임부, 그리고 태아를 돌볼 것을 요구하고 있다. 제왕절개를 받은 여성들 대부분은 사실은 제왕절개가 아니라 자연 분만을 할 수도 있었음을 뒤늦게 알게 된다. 이 모임에 연락해 오는 같은 처지의 여성들 수백 명 역시 자신의 의문에 대한 답을 찾고 확신을 얻으며 그 모임을 지원하고 있다.

ICAN은 여성들과 의료인들에게 아예 처음 출산 때부터 꼭 필요하지 않은 제왕절개를 받거나 시술하는 일을 줄이고, 제왕절개 후 자연 분만법을 더 많은 여성들이 활용할 것을 교육하고 있다. 그들은 계간 소식지를 발간해서 임신과 출산에 관한 정확한 정보를 알리고 병원들이 모든 시술에 관한 통계 자료를 밝혀야 할 의무를 법적으로 규정하는 방안을 추진하고 있다. 제왕절개 후 자연 분만법을 옹호하는 이 그룹은 각종 지역 세미나와 출산 교실을 열어서 여성들이 과거의 출산에서 겪은 경험에 대해 이야기하는 과정 및 특수 교육을 통해 다음 번 출산을 좀 더 자신이 원하는 대로 적극적으로 이끌어 갈 수 있도록 도움을 주고 있다.

출산에 대한 우리의 관점은, 단순히 의료적인 모든 행위를 막거나 거부하자는 것이 아니라 우리가 출산의 주체가 되어 출산을 능동적이고 행복한 것으로 만들어 가자는 것이다. 내 출산은 '나의 것'이며, 인생에서 강력한 신체적·사회적·영적·정서적인 사건이다. '내 아이'가 태어난다는 것을 잊지 말아야 한다. 산과 의사들이 우리의 소중한 시간을 마음대로 결정하게 하지 말아야 한다.

산과 처치

분만 과정 각각은 아이가 세상에 건강한 모습으로 나오는 데 필수적인 요소들로 이루어져 있다. 분만보조자들은 모든 과정이 한 단계, 한 단계 그 특유의 리듬과 표현으로 진행될 때마다 방해받지 않고 참을성 있게, 임부와 태아와 함께 그 가치 있는 시간을 기다려 줄 수 있어야 한다. 분만의 모든 과정은 아이가 나오기 위해 필요한 것이고 임부의 몸에 필요한 것이기 때문에 무시하고 지나칠 수 있는 과정은 없다.

양수는 태아의 머리를 보호할 것이고, 융기 주머니는 회음부를 서서히 무리 없이 늘어나도록 도울 것이다. 아이는 회음부를 통과하면서, 폐 속에 남아 있던 물이 짜내어질 것이다. 다른 모든 동물들과 마찬가지로 우리도 아이를 낳을 때는 우리만의 페이스를 유지할 수 있도록 차분한 환경과 평화가 필요하다. 출산에 대한 풍부한 지식과 함께, 우리를 이해하고 어머니로 인정해 줄 수 있는 여성의 도움이 있다면 최상의 출산을 만들어 가는 일이 그리 어렵지만 않을 것이다.

분만 시 사용되는 의료 처치와 개입

눈덩이 커지듯이, 한 가지를 하면…… 크든 작든 그것의 단점을 보완하기 위해 또 다른 처치가 필요해지는 식이었어요.

정상 분만에 의학적 개입을 하는 것은 타당한 이유가 있어야 하고, 안전성과 효과가 입증된 것이어야 한다. 병원에서 출산을 계획하고 있다면, 일반적으로 사용되는 의료 처치와 약물에 대하여 알아보아야 한다. 임부는 모든 처치와 개입을 선택할 권리가 있다. 어떤 병원은 다른 병원보다 이런 권리를 존중해 줄 것이므로 나를 지지해 줄 사람과 함께 가는 것이 좋다. 출산 전에 내가 원하는 것에 대해 미리 의논한 후, 잘 적어 복사본을 의사나 조산사, 산부인과, 수간호사에게 한 부씩 준다. 출산을 위해 병원에 가면, 사용될 약물과 요법의 이름, 발생할 수 있는 위험에 대하여 알 권리가 있고, 그것을 사용하는 것을 수락하거나 거절할 수 있다.

회음부 삭모와 관장

예전에는 감염 예방과 이른바 '깨끗한 출산'을 위해 음모를 깎고 관장을 했지만 그것은 의학적으로 효용을 입증할 수 없는 의료 행위다. 하지만 산모가 관장을 해야 안심이 되거나 직장의 변이 심리적으로 분만을 방해한다면, 관장을 해 달라고 말한다. 어떤 면에서는 관장이 분만을 촉진할 수 있다. 관장을 통한 분만 촉진을 원한다면 그에 따른 타당한 이유가 있어야 한다. 임부는 분만을 앞두고 자연 발생적인 설사를 하는 경우가 많으므로 인위적인 관장은 대부분 필요가 없다.

부동성

움직일 수 없는 고정된 자세나 누운 자세로 분만을 하게 되면 더 고통스럽고, 자궁 수축 강도와 효과를 떨어뜨려 분만 시간이 길어지고 태아에 스트레스를 줄 수 있다. 반면에, 임부가 분만 자세를 바꿀 수 있고, 걷거나, 몸을 움직일 수 있고, 샤워나 목욕을 통해 근육이 이완되면, 분만 통증이 줄어들고, 자궁 수축이 좀 더 효과적일 것이다.

양막 파열

일반적으로, 분만 초기에 적극적인 분만 조치로 양막을 파열하는데, 이것은 임부와 태아를 위한 조치라기보다는 의사의 편의를 위한 조치다. 양막은 플라스틱으로 만든 작은 갈고리로 구멍을 내어 파열하며, 고통은 없으나 뭔가에 유린된 느낌이 든다. 소수의 의사들은 이런 처치가 분만 시간을 줄인다고 주장하나, 이것은 자연적인 분만을 방해하고 태아의 심장 박동 저하의 원인이 된다. 정상 분만에서 양막 파열을 해서는 안 된다. 임부의 75%는, 자궁구가 완전히 열릴 때까지 양막이 파열되지 않는다. 간혹, 태아의 머리가 자궁경관으로 내려와 양수로 막이 부풀어 오르면 자궁 수축을 촉진하거나, 지연되는 분만 시간을 단축하기 위해 양막을 파열한다. 어떤 의사는 태변으로 의심될 때, 초기 양막 파열을 시술하지만 그것의 타당성을 뒷받침할 증거는 없다.

정맥 주입

많은 병원에서, 분만 중인 여성에게 정맥 주입을 하고, 전신 마취 시 구토를 유발한다고 하여 음료수와 음식물 섭취를 금지하는 것은, 어떤 과학적 증거도 없는 조치다. 정맥 주입은 자연 분만을 방해하고, 임부가 움직이기 힘들고 불편하게 한다. 분만 시 산모에게 필요한 에너지는 분만 중 음료수와 음식물을 필요에 따라 섭취하는 데서 조달해야 한다. 정맥 주입은, 꼭 필요한 경우에만 사용되어야 한다. 즉, 무통 분만을 위한 경막외 마취 시 발생하는 저혈압을 조절하기 위한 약물 투여, 임부가 물과 음식물을 섭취 못해 쇠진하고 탈수 상태일 때 포도당 주사 투여, 자궁 수축제 피토신 투여로 분만 촉진, 피토신에 의한 강력한 자궁 수축을 둔화하는 약 투여 등을 단계적으로 사용해야만 한다. 대학 병원에서는 단지 교육 목적으로 정맥 주입을 하기도 한다. 포도당 용액과 생리식염수는 임부와 태아에게 나쁜 영향을 줄 수 있고, 정맥 주입이 꼭 필요할 때는 헤파린 잠금 장치를 사용하여, 정맥 주입이 쉽게 제거할 수 있게 한다.

미국 질병예방통제센터에서는 신생아가 B군 연쇄구균에 감염되는 것을 방지하기 위해, 임부가 임신 35주에서 37주 사이에 연쇄구균 B군 양성 반응이 보일 때 항생제 정맥주입을 권고한다. 분만이 임신 37주 이전에 시작되거나, 전에 태어난 아이가 연쇄구균 B군 양성 반응을 보였다. 이번 임신에서는 음성 결과가 나와도 항생제 정맥 주입을 권고하고, 양막 파열 후 18시간 이상 경과하거나 임부가 열이 있을 때도 항생제 정맥 주입을 추천한다.

프로스타글란딘/피토신 유도 분만과 막 긁어내기

프로스타글란딘은 자궁경부를 열리게 하는 효과로 유도 분만에 사용되고, 젤 형태로 질에 직접 바르거나, 페서리를 통해 흡수되게 할 수도 있다. 빠르게는 한두 시간에 효과가 나타나나, 보통 6시간에서 12시간 걸린다. 때로는 프로스타글란딘이 자궁 수축을 일으키고, 과량을 사용하면 자궁이 과하게 자극된 반응을 보인다. 프로스타글란딘은 가끔 메스꺼움과 두통을 유발한다. 다음 조치로, 피토신(정상 분만을 유도하는 호르몬인 옥시토신형의 화합물)의 투입량을 조절할 수 있는 펌프로 정맥주사 한다.

1978년부터 미국 식품의약국은 임부와 의사의 편리함을 위해 시술된 선택적 유도 분만을 이 시술에 따른 부수적인 위험에서 태아를 보호하기 위해 반대하고 있다. 임부의 자궁경부가 열렸을 때, 분만 개시를 촉진하기 위해 의사가 손가락을 이용하여 자궁 아랫부분에 위치한 막을 벗기거나 쓸어내린다. 유도 분만이 필요할 때, 효과가 검증되지는 않았지만 이 방법은 피토신을 이용한 분만보다 위험률이 낮다. 유도 분만은 임신 기간을 잘못 계산한 데서 오는 조산의 위험이 있다. 자연 분만과 비교하여 인위적인 자궁 수축에 의한 분만은 격렬하고, 고통스러우며, 분만 시간이 길며, 고혈압의 원인이 된다. 또한, 자궁과 태반의 혈액 흐름을 방해하여 태아의 스트레스 원인이 되고, 드물지만, 자궁 파열의 원인이 된다. 유도 분만이 실패하면, 제왕절개를 해야 한다.

피토신 정맥 주입과 산통 확대

지난 몇 년간 많은 병원에서 적극적인 분만 관리 방법으로 피토신이 정맥 주입되었다. 주목적은 분만을 빠르게 하기 위한 것인데 임부와 태아에게 어떤 이득이 있는지는 검증되지 않았다. 정상 분만에서는 분만을 급하게 유도할 필요가 없다. 피토신 정맥 주입은 산통이 커지는 부작용이 있어 임부가 진통제나 마취를 요구하게 된다. 또한 이 유도법은 초기 양막 파열을 해야 한다. 앞서 언급했듯, 유도 분만과 분만 촉진은 무시할 수 없는 위험을 동반한다.

유도 분만이나 촉진은 태아 건강이 위태로울 때나 임부에게 임신 중독증인 자간전증이나 Rh인자에 의한 용혈성 질환, 당뇨병이 있을 때 사용해야 한다. 피토신 유도 분만이 태아의 건강을 악화시킬 경우, 제왕절개를 해야 한다. 유도 분만을 해야 하는 경우에는, 태아 심장 박동을 항상 모니터하고 산모를 안정시키며, 자궁 수축의 고통을 줄이기 위한 진통제를 투여하고 경막외 마취를 한다. 또, 이에 따르는 위험을 고려하여 임부를 돌봐야 한다.

담당 의사가 유도 분만을 결정하고, 병원에서는 피토신을 투여했습니다. 진통은 매우 심했으나 예상보다 일찍 4시간 만에 다 끝났지만, 태아의 심장 박동이 저하되고 나 또한 제대로 힘을 줄 수 없어서 내 딸은 결국 겸자 분만으로 태어났지요. 의사 말로는 자궁 수축이 너무 강하고 자궁벽에서 탯줄이 너무 빨리 떨어져서 태아의 생명이 위험했다고 했어요. 담당 의사는 아기를 살려 준 영웅이었죠. 그런데 3년 후, 임신 7개월째 새로운 의사와 첫 출산에 대해 이야기하게 되었어요. 의사가 읽어준 의무 기록을 듣다 보니, '영웅' 의사가 선택한 유도 분만이 바로 위험을 몰고 온 것임을 알았답니다. 피토신 투여가 위험할 정도로 자궁 수축을 강렬하게 만들었고, 그 수축을 잠재우려고 투여한 데메롤은 태아의 심장 박동과 산소 공급을 저하시키고. 게다가 강력한 자궁 수축은 태반을 자궁벽에서 빨리 떨어지게 한 것이지요. 어쩐지 출산 후, 사흘간은 너무 졸려 아이를 볼 수가 없었다니까요. 유도 분만이 바로 문제였던 거예요.

산모들의 이런 경험은 드물지 않다. 이처럼, 의료 처치와 치료로 인해 생긴 문제를 '병원병'이라 한다.

태아 감시 장치

분만 중 태아의 심장 박동을 전기적으로 기록하는 장치다. 이 감시 장치는 일상적으로 사용하고 있지만 정상적인 임부에게 어떤 도움을 주는지는 검증된 것이 없다. 상태가 위험한 임부에게도 그 효용은 미미하다. 체내와 체외, 두 종류 감시 장치가 있다. 체외 감시 장치는 임부의 배에 젤을 바르고 2개의 전극을 붙여 하나는 태아의 심장 박동 수를 종이에 기록하고, 다른 하나는 자궁 수축의 강도와 기간을 측정 기록한다. 체내 감시 장치는 플라스틱 관을 통해 전선과 전극을 연결하고 전극을 임부의 질에 삽입해서 태아의 몸(대부분 머리)에 집게나 나사를 이용해 고정한다. 이 전극은 태아의 심장 박동을 측정한다. 임부의 자궁 수축은 질을 통해 자궁에 삽입된 압력 측정관으로, 또는 외부에서 자궁근 수축 측정계로 측정한다. 감시 장치를 통해서 태아의 박동이 종이에 기록되고, 그 소리를 들을 수도 있다. 임부는 혈압 측정 띠를 감고 정맥 주사를 맞아야 한다.

이런 감시 장치들은 임부와 태아가 정말 위험한 경우, 마취 상태에서 유도 분만을 할 때는 필요하나 여러 불편과 위험을 동반한다. 임신 중 사용되는 초음파 검사는 안정성이 검증되지 않았으며 불편하다. 감시 장치에 나타나는 태아의 스트레스는, 감시 장치 자체를 포함한 병원의 지나친 개입 때문일 수도 있다. 임부가 감시 장치 때문에 행동에 제약을 받아 분만이 길어질 수 있고, 감시 장치에 나타난 태아의 심장 박동과 임부의 자궁 수축에 관한 데이터를 잘못 해석하면 불필요한 겸자 분만이나 제왕절개가 시술된다. 최근 조사에 의하면 태아 감시 장치에 비정상으로 보이는 측정 결과 중 99.8%는 태아의 스트레스 상태를 나타내는 척도가 되지 못한다고 한다. 경막외 마취를 할 때는 태아 감시 장치가 꼭 필요하다고 여겨진다. 약물이 산모의 혈압을 급격하게 떨어뜨려서 태아에게 스트레스를 줄 위험이 있기 때문이다.

감시 장치를 하면 이 감시 장치에 관심이 집중되어 산모와 분만에 소홀해질 수 있고, 체내 측정 도구를 사용할 때 감염 위험이 있다. 태아의 머리에 전극을 부착하므로 두피에 상처를 줄 수도 있다. 한 조사에 의하면 85%는 머리에 발진이 생겼고, 20%는 종기로 발전했다.

태아 감시 장치를 사용함에도 신생아 사망률과 뇌 손상은 줄어들지 않았다. 태아 감시 장치 사용은, 태아경을 써서 태아의 심장 박동수를 측정하는 것과 비교해 볼 때 아프가 수치나 생후 1개월 내 신생아 사망률을 낮추지 못한다. 태아 감시 장치를 계속 사용하는 것은 제왕절개율만 높이고 있다.

새로 개발한 두 감시 장치 중 자궁 내 압력 측정관은 질을 통해 자궁벽과 태아 사이에 삽입되어, 피토신 유도 분만에서 분만이 지연될 때 자궁 수축도를 잰다. 태아 음파 자극기는 음파를 발생시키는 장치인데, 산모의 배를 통해 강한 음파를 보내 태아를 깨우며 태아의 심장 박동을 갑자기 빠르게 만든다. 두 기계 모두 안정성과 효과를 잘 입증하지 않은 상태에서 사용하고 있다.

회음 절개술

태아가 잘 나올 수 있도록 질과 항문 사이 회음부 피부와 근육을 절개하는 방법이다. 이 방법이 분만을 빠르게 한다고 하나, 입증된 것은 아니다.

회음 절개술은 산부인과에서 가장 많이 하는 수술입니다. 강력하고 극단적인 방법인데요, 임부의 건강 상태를 고려하지 않고 동의 없이 많이 합니다. 이 시술은 산부인과 의사의 능력, 그러니까 그가 절개하지 않고는 아기가 태어날 수 없다는 식의 우월성을 나타내지요. 여성이 출산을 성애적 사건으로 경험하지 못하게 할 뿐 아니라 여성 생식기 훼손의 한 형태라 할 수 있습니다.

임부의 회음부는 출산할 때 아기가 나올 수 있도록 자연히 벌어진다. 여성 호르몬이 질 근육을 이완시켜 넓히고, 아기의 머리가 앞뒤로 나왔다 들어갔다 하며, 질 근육을 서서히 늘려준다. 조산사들은 부드러운 손길, 기름으로 마사지하고 뜨거운 찜질로 근육을 이완시키고, 임부가 분만하기 편하게 서 있거나, 앉은 자세, 쪼그려 앉은 자세를 만들어 주고, 호흡법을 알려 주고, 출산 시 생기는 회음부의 상처를 최소화한다.

회음 절개술은 꼭 필요한 경우, 태아의 상태가 좋지 않아 빠른 분만이 요구될 때나 회음부의 근육이 더 벌어지지 않아 분만이 힘들 때만 사용해야 한다. 시술을 해도 중간을 횡으로 절개하고, 중간에서 한끝으로 절개하는 것은 고통이 심하고 오래가므로 하지 말아야 한다.

의대 교육에 의하면, 회음 절개술은 분만 시 회음부가 항문까지 찢어지는 열상 3도를 방지하고, 태아 머리가 다치는 것을 막으며, 골반 부위가 너무 벌어져 생기는 자궁, 방광, 항문이 질로 탈장하는 것을 막아 주며, 출산 후 요실금을 방지한다고 한다. 그러나 이 사실을 입증할 자료는 없다. 실제로는, 절개가 출산을 빨리 끝내려 시술되고 있는 데다 어떤 의사들은 남편을 위한 시술이라 주장한다.

출산 6주 후 담당 의사한테 검진을 받을 때였어요. 그 의사는 남성 우월감에 가득한 목소리로 처녀 시절처럼 탄력있게 꿰맸다고 자기 기술을 뽐내며, 남편이 자기한테 감사해야 한다고 말하는 거예요.

그러나 너무 좁게 꿰매어져 성교 시 통증을 느끼는 여성이 많다. 꿰맨 자리가 종종 가려우며 상처가 낫는 데 몇 주가 걸린다. 때로는 꿰맨 실 때문에 알레르기가 생기고, 실이 자연히 녹지 않아 고통을 당한다. 회음 절개술 후에는 성감이 떨어진다는 보고도 있다. 임부는 법적으로 회음 절개술을 거부할 권리가 있다.

흡입 분만 유도기

요즘 겸자 분만을 대신한다. 작은 흡착 컵으로 태아의 머리를 흡착해서 출산시키거나, 태아의 위치를 바꿀 때 사용한다. 또는 산모가 힘주는 단계에서 태아의 상태가 나빠질 때나 흔히 일컫는 '분만 2단계 지연'에서 분만을 촉진할 때 사용한다. 경막외 마취 시 힘주기가 불가능해지는 경우에도 흡입 분만을 하는데, 원하지 않으면 마취가 풀릴 때까지 기다린 다음 힘주기를 한다. 흡입기를 사용하면 태아의 머리 피부에 피가 몰려 부풀어 오르고, 이 부위가 감염될 수 있다.

진공컵이 태아의 머리에 맞지 않거나, 태아의 머리를 돌려야 할 때는 겸자를 사용한다. 겸자는 샐러드용 집게처럼 생겼는데, 앞부분이 태아의 머리를 잡을 수 있도록 길고 휘어져 있다. 그러나 원칙적으로 겸자는 골반을 벌려 태아의 머리가 빠져 나오도록 해주는 것이지, 머리를 잡는 것은 아니다. 가끔 의사들은 임부가 진통으로 쇠진했다고 판단하면 겸자를 써서 분만을 유도한다. 임부가 쇠진하여 힘을 제대로 줄 수 없거나, 태아의 상태가 나빠지거나, 분만이 더 진행되지 않을 때만 겸자를 사용해야 한다. 경험이 없는 의사가 사용하거나, 잘못 사용하면 태아에게 심각한 상처를 줄 수 있다. 앞서 언급했지만 조산사들의 기술로 임부의 분만 자세를 돕고, 음료와 음식물을 주고, 심적인 도움을 주어 분만을 도와주어야 한다.

미국에서는 최근 10여 년 사이 제왕절개가 겸자 분만을 대신하고 1990년대 들어서는 제왕절개를 줄이려는 노력으로 흡입 분만이 시술되고 있지만, 자연 분만이 아닌 유도 분만을 선택하는 데는 타당한 사유가 있어야 한다.

진통제·마취제

진통이 격심해지면 임부는 통증을 줄여 주는 것을 투여받거나 스스로 요구하기도 한다. 임부들 대부분은 자궁구가 8~10cm 정도 벌어진 시점에서 가장 고통스러워한다.

우리는 이 장에서, 임부와 태아에게 위험이 없으면서도 통증을 줄이는 방법을 제시했다. 지난번 출산에서는 진통제를 사용했어도 두 번째 분만은 전보다는 빠르고 좀 더 편안할 것이다. 병원에서는 산통을 경감하거나 제왕절개를 위해 여러 종류의 약물과 마취제를 사용한다. 약물을 투여하면 그것을 위해 의료적 처치가 따라오고 그 의료 처치의 위험이나 약물의 부작용을 경감하려고 또 다른 약물이 투여된다. 의료적 개입은 더 많은 개입을 불가피하게 만든다. 이런 개입은 고통을 감소시킨다는 명목으로, 임부와 태아에게 더 위험한 요소를 제공한다.

임부는 출산 후 분만 자체보다 약물의 부작용으로 더 고통을 받고, 그런 약물과 마취제는 힘을 주어 아이를 밀어낼 때까지 지속되므로 분만의 경험과 느낌을 제거 또는 변질시킨다. 어떤 약물과 마취제가 사용되며 어떻게 작용하는지, 부작용이 무엇인지, 그리고 임부와 태아에게 미치는 위험 요소는 무엇인지 알아보자.

분만의 '문제'라는 것을 마법 같은 해결책을 찾기 위해 새로운 약과 마취제가 개발되고 있으며 현재 사용하는 제품들의 효과를 높이기 위해 새로운 사용법이 계속 나타난다. 여기서는 통증을 줄이는 진통제와 감각이나 의식을 잃게 하거나 수면을 유도하는 마취제를 살펴보려 한다.

분만하는 임부에게 투여하는 약물은, 태반을 통해 생각보다 많은 양이 빨리 태아에게 전달된다. 정상적인 태아도 약물의 영향을 받을 수 있고, 태아가 작거나 미숙아이거나 건강 상태가 좋지 않으면 상당한 영향을 받는다.

분만에 사용하는 마취제는 안전성이 검증되지 않았다. 일반적으로 출산에 사용하는 약물도 많은 경우 이 용도로는 미국 식품의약국의 승인을 받지 못했고 시험용 약물로 승인 받았을 뿐이다. 승인을 받은 것도 태아에 미치는 장기적인 영향에 대해서는 연구 결과가 충분히 못하다. 때로는 진통제와 마취제를 투여한 산모에게서 태어난 아이들이 젖을 빨거나 모유를 먹는 데 어려움을 겪고, 처음 4~6주에 근육, 시각, 신경의 성장이 느린 것으로 보인다. 이런 현상이 모든 아이에게 나타나거나 그 영향이 영구적인 것은 아니라고 해도 신생아의 첫 주는 성장 발육기에 가장 중요한 시기다.

마취를 했던 산모는 새로 태어난 아기와 상당한 거리감을 느끼기도 한다.

분만 후, 나는 마취제에 취해서 아이가 신생아실로 가기 전 얼굴만 잠깐 보았던 것 같아요. 마취에서 깨어나 내 아이를 안았을 때, 이 아이가 정말 내 아이인지, 내가 과연 이 아이를 집에 데려가 키울 수 있을까 하는 의문이 들더라고요. 시간이 한참 지나고 나서야 친밀감을 느낄 수 있었지요.

분만하기 전에 사용할 진통제와 마취제에 대해 알아보고, 어떻게 통증을 극복할 것인지 확실한 계획을 세워야 한다. 부작용에 대한 정확한 평가 없이, 분만실에서 진통제나 마취제를 생각 없이 쉽게 받아들여서는 안 된다.

진통제

신경안정제 분만이 고조되면, 자궁 수축을 완화하려고 신경안정제나 마약류를 투여한다. 비스타릴 같은 신경안정제는 불안, 초조를 완화하는 약이지 진통제는 아니다. 이 약물들은 분만 초기나 기진맥진해서 휴식이 어려울 때는 진정제 역할을 할 수 있다. 그러나 분만이 어느 단계에 이르면 자궁 수축을 조절하는 능력을 상실하게 만들고, 수축이 정점에 달했을 때는 잠에 취해 있다가 갑자기 깨어나 불안감을 주어 더 많은 고통을 일으킨다. 가끔 신경안정제는 신생아의 신체 기능을 떨어뜨린다. 예를 들어, 발륨(다이아제팜)은 신생아의 체온을 떨어뜨리고, 근 긴장도와 젖을 빠는 능력을 저하시킨다. 진통을 약하게 하고 심하면 진통을 중단시키는 약도 있다.

마약성 진통제 데메롤, 메페리딘, 누바인, 스타돌, 니센틸 같은 진통제는 태반을 통해 태아에 흡수되어 나쁜 영향을 줄 수 있다. 데메롤은 임부에게서 태아로 가는 산소 공급을 방해해, 태아에게 저산소증을 일으켜 뇌가 부풀어 오르게 한다. 또, 임부의 호흡과 혈액 순환을 방해한다. 나르코틱스 진통제는 신생아의 호흡 기능과 정신 생리학적 기능 저하를 초래한다. 분만 시 나르코틱스 진통제를 투여받은 임부에게서 태어난 신생아는 졸리고 취한 듯, 주위의 자극에 반응을 잘 보이지 않는다. 또한 젖을 빨지 못하거나, 젖을 빨려고 하지 않는다. 산모 역시 영향을 받아 어지러움, 메스꺼움을 느낀다. 미국 식품의약국에서 분만용 진통제로 인증 받지 못한 제품으로는 딜리우디드, 펜타닐(서블리마제), 코드인 등이 있다. 데메롤 투여 시 나타나는 부작용, 메스꺼움과 구토를 줄이기 위해 병행하는 피너간은 혈액을 응고하는 기능에 영향을 주어, 신생아 뇌출혈을 일으킬 수도 있다.

진정제 넴부탈, 세코날 같은 바비튜레이트계 진정제는 수면제로 쓰이며, 태아의 호흡과 반응 능력을 떨어뜨리는 것으로 알려져 있다. 스코폴아민(부작용으로 기억 상실과 환각이 나타남)과 함께 투약하면 임부가 악몽을 꿔 분만 중 난폭해지며, 무의식 상태에서 폭언을 하거나, 혼수상태에 빠질 수 있다. 임부가 생각은 있지만 마치 꿈을 꾼 것처럼 무슨 일이 있었는지 거의 기억하지 못할 것이다. 진정제를 투여 받으면 어지럽고 몽롱해서 분만 중 걸어 다니기 어렵게 될 수 있다.

마취제

흡입 마취제 한때 흔히 쓰던 흡입 진통제는 경막외 마취제와 약물로 대체되었다. 흡입 진통제는 이산화질소를 50%의 산소와 섞어 자궁 수축 때마다 흡입하는 것인데, 수축 통증을 완화할 수 있다. 그러나 이 가스 혼합물은 분만을 지연시키고, 과량 흡입하면 사망에 이르게 할 수도 있다. 또한, 이산화질소 가스는 신생아의 운동 근육 신경 발달을 둔화시켜 몇 달 동안은 앉고 일어서고 움직이기 어렵게 만든다.

국소 마취제 '경막외 마취제'는 분만 시 계속 투여하는 마취제로 출산 바로 전까지 투여할 수 있다. 마취 전문의가 투여해야 하며 환자의 혈압과 심장 박동을 항상 관찰해야 한다. 임부의 팔에 혈압 측정 띠를 착용시켜 혈압을 관찰하고, 심장 박동은 심전도로 측정한다. 산부인과 병원들 대부분에서 대다수 임부들에게 분만 시 진통제로 사용하고 있다.

출산 전 검진을 할 때, 의사가 경막외 마취를 권했어요. 여성이 아기를 낳을 때 옛날처럼 고통을 겪을 필요가 없다면서 경막외 마취는 완벽하게 안전하다고 안심시켜 주더군요. 나는 이 마취제를 써야 할지 확실한 판단이 서질 않았어요. 결국에 의사는 41주째의 '늦은' 분만이라는 이유로 피토신 유도 분만을 하더군요. 자궁 수축 시엔 견딜 수 없는 통증을 겪었지요. 간호사가 가끔 혈압을 보러 올 때 빼고는 남편과 둘이서만 분만실에 남겨져 있었습니다. 내가 결국 밀어내기를 하지 못하자 담당 의사가 흡입기를 이용하여 아이를 꺼냈어요. 아이는 며칠간 젖 빠는 것을 힘들어하더군요. 나는 경막외 마취로 태어난 아이들이 처음 젖을 빠는 데 어려움을 겪는다는 사실을 알았지요. 처음에 의사가 자신 있게 말하던 '안전'이 도대체 뭘까 하는 회의가 들더군요.

경막외 마취제는 분만의 어느 시기나 투여할 수는 있지만, 자궁구가 4~9cm가량 벌어졌을 때 투여하는 것이 좋다. 먼저 척추 부분의 피부를 마취한다. 그 다음, 바늘을 통해 작은 관을 척추의 안이 아닌 경막외 공간 주위에 넣고 마취제와 부피바케인을 방울방울 투여한다. 정확한 양을 투여하면 분만 통증을 현저히 경감한다. 척추 마취와 달리 부분 마취이므로 회음부와 자궁 아래쪽, 배에서 무릎까지만 무감각해진다. 때로는 마취가 안 될 때도 있다.

경막외 마취를 할 때는 여러 부속적인 조치가 필요한데, 이 조치들이 위험 요소를 더 늘린다. 마취할 때 발생하는 저혈압을 조절하기 위한 정맥 주사를 해야 하고, 저혈압이 임부와 태아의 상태에 영향을 주므로 혈압을 항상 모니터해야 한다. 태아의 심장 박동도 계속 모니터하고, 요정체를 방지하기 위한 도뇨관을 삽입하므로 임부는 움직일 수 없다. 그리고 경막외 마취가 분만을 지연시키므로 분만을 촉진하기 위한 피토신이 투여되며, 이어 양막을 터뜨리고, 압력 카테터를 자궁에 삽입하여 수축 강도를 측정하게 된다. 태아의 상태를 알기 위해, 태아의 머리에 연결해서 체내 태아 감시 장치도 해야 한다.

많은 의사들과 마취 전문의들은 분만 중에 발생하는 문제 해결책으로 경막외 마취를 권한다. 그러나 이것도 임부와 태아에게 상당한 위험을 끼친다. 경막외 마취는 정상적인 자궁 기능을 하지 못하게 하며, 옥시토신을 투여해도 그 기능을 정상화할 수 없다. 분만할 때도 태아가 거꾸로 또는 횡으로 위치하는 수가 많으며, 흡입 분만이나 겸자 분만을 해야 하는 경우도 3~4배나 된다. 제왕절개율도 10배가량 높다.

최근 조사에 따르면 경막외 마취를 한 경우 불필요한 여러 검사를 신생아에게 실시하고, 병원에 머무르는 기간도 더 늘어난다. 때로는 마취한 임부의 체온이 올라가는데 이것이 마취 때문인지, 감염 때문인지 당장 판단할 수 없기 때문에 체온이 상승한 산모의 아기는 감염이 되었거나 감염 위험이 있다고 보고 치료하는 경우가 종종 있다. 그런 경우, 세균 배양과 혈액을 검사하고, 세균 배양의 결과가 나올 48시간 동안 항생제를 주사하고, 흉부 엑스레이와 척수 천자 검사를 한다. 이런 모든 검사들은 경막외 마취에 의한 체온 상승이 감염 때문이라 가정하고 감염의 위험을 재거하기 위함인데, 신생아에게 이렇게 복잡한 검사를 행하는 것이 산모에게 걱정과 두려움과 불안감이 들게 하여, 산후조리를 하거나 후에 아이를 돌보는 데에도 영향을 받을 것이다.

출산 후에도 몇 가지 부작용이 있다. 경막외 마취를 한 산모는 기침이나 재채기, 점프를 하거나 재빨리 움직일 때 오줌이 새어나오는 요실금이 생길 확률이 두 배나 된다. 신생아는 더 심한 영향을 받는다. 연구에 의하면, 부피바케인을 사용한 경막외 마취는 오랜 기간에 걸쳐 아이 발달에 나쁜 영향을 미친다. 젖을 찾거나 음식물을 찾는 것 같은 본능적 활동이 저하된 행동 패턴을 보이며, 근육이 상대적으로 느슨해진다. 그러나 이런 부작용은 과량의 약물 투여나 전신 마취를 받은 경우보다는 적은 편이다.

경막외 마취는 비정상적으로 어려운 분만에 사용한다. 제왕절개를 할 경우에는 산모가 마취에서 풀린 후 실시한다. 척추 마취와 달리 경막외 마취는 마취에서 빨리 풀리고, 마취 시 보통 발생하는 두통을 동반하지 않는다.

'척추 마취'는 마취제를 척추 주위 공간에 주사하는 것으로 척추 마취는 허리 아래 전체를 무감각하게 만든다. 분만에서 가장 힘든 시기인 태아의 머리가 나오기 직전 밀어내는 단계에서 마취제를 주사한다. 아기 머리가 나올 만큼 자궁구가 벌어지면, 회음부는 자연적으로 무감각해진다. 자연 분만 상태로 이 단계에 도달하면 비로소 가장 힘든 때가 지났음을 느끼고 힘껏 밀어내어 머리가 빠져나올 때 기쁨을 맛볼 수 있지만, 척추 마취는 산모의 이런 소중한 경험을 앗아간다. 마취에서 깨어났을 때 겪는 두통, 뻣뻣한 목, 허리 통증 등은 작은 바늘을 사용하면 줄일 수 있다. 척추 마취는 경막외 마취가 실패한 경우 제왕절개를 하기 위해 사용하기도 한다.

'경막내 마취'는 가장 최근에 나온 진통 요법으로, 마약성 약물을 척추 공간에 주사하는 척추 마취법과 같이 사용한다. 1940년부터 사용한 방법으로, 마약성 약물을 과량 사용하는 이전 방법과 달리, 요즘은 소량의 모르핀을 펜타닐과 함께 주사한다. 펜타닐은 효과가 빠른 진통제지만, 분만 시 사용에 대해서는 미국 식품의약국에서 인증을 받지 못했다. 이 마취제는 8시간 정도 효과가 있다. 임부는 걷거나 쉴 수 있으며, 경막외 마취에서 써야 하는 혈압과 심장 모니터를 하지 않아도 된다. 골반 아랫부분에는 통증 감각을 바꾸지 않기 때문에, 밀어내기를 방해하지 않는다. 그러나 역시 메스꺼움과 구토가 발생하고, 요정체로 도뇨관이 필요하며 가려움증을 일으키는 등 부작용이 있다.

간호사와 조산사에 의하면, 도뇨관을 삽입하면 분만이 지연되고, 가려움증으로 임부가 집중하기 힘들며 구토 증세가 있고, 소변 보는 데 어려움을 겪는 등, 여러 불편을 호소한다. 아기는 출생 직후에는 자극에 정상적인 반응을 보이지만 24시간 후에는 움직임이 부자연스럽게 경직되는 등, 돌보는 데 많은 어려움이 있다.

'꼬리 마취'란 허리 끝의 꼬리뼈 부분에 주사하는 마취법이다. 허리 아랫부분에 관을 삽입해서, 자궁구가 8cm 벌어진 다음부터 마취제 정량을 계속 투여한다. 경막외 마취나 척추 마취와 달리 이는 마취제를 비교적 많이 투여해야 하고, 이로 인한 위험률도 커질 수밖에 없다. 그뿐만 아니라, 관을 잘못 삽입하여 발생하는 실패율이 경막외 마취에 비하여 높고, 저혈압을 유발하고 태아 저산소증을 일으키기도 한다.

'외음부 마취'란 외음부와 회음부를 실로카인으로 마취하는 방법이다. 겸자를 쓸 때나 회음부를 절개할 때 사용하는데, 경막외 마취와 동일한 마취제를 사용한다. 아이에게 신경계에 영향을 줄 수도 있다.

'경부 주위 신경 차단술'은 자궁경관에 마취제를 직접 주사하는 방법으로, 위험도가 높아 거의 쓰지 않는다.

전신 마취제 전신 마취는 임부의 몸 전체를 무감각하게 하는 마취다. 고통을 느낄 수 없게 하며, 국소 마취를 사용하기에는 촉박한 제왕절개 때에나 출산 후 비정상적으로 붙은 태반을 제거할 때 가끔 사용한다.

코크레인 임신·출산 자료

「코크레인 임신·출산 자료」(25장 보건 의료 정치학, 680쪽)는 특별한 산부인과 검사, 요법, 조치의 효과에 대한 수준 높은 정보를 제공한다. 대개의 경우 일반적으로 사용하는 의료 시술을 체계적으로 검토하고 4개월마다 결과를 보충하여, 어떤 의사, 병원, 치료법을 선택해야 하는지 우리에게 알려 준다. 어떤 치료가 성공할 것인지, 실험 중인지 검증된 것인지 판단할 수 있는 근거를 제공하며, 어떤 출산 제도를 옹호할 것인지에 관한 유익한 정보를 준다. 각각의 위험성과 장점을 비교하고 어떤 부작용이 연구되었는지 제시한다. 이런 맥락으로, 산후 조리라든지 신생아에게 발생할 수 있는 사소한 문제점까지에 이르기까지 귀중한 데이터베이스를 구축하고 있다.

「코크레인 임신·출산 자료」의 방대한 데이터에 의하면, 현재 산부인과 진료는 유효한 근거가 부족하며 위험할 수도 있다. 이 자료집은 우리가 산부인과 진료에 의문을 제기할 수 있는 가장 신뢰할 만한 근거이다. 효과적인 간단한 방법과 잘 사용하지 않는 예방법, 잘 사용하면 효과적인 방법, 이익을 줄 것 같지 않은 요법, 더 많은 연구가 필요한 요법, 잘 밝혀지지 않은 효과, 장점과 위험도 비교 등의 자료가 포함되어 있다.

임신에 관한 의학적 관점만 따로 보여 주는 「코크레인 임신·출산 자료」의 현대 진료에 관한 요약을 보면, 우리는 현 의학계의 관심과 목표를 알 수 있다. 조산사나 위험률이 적은 진료 방법과 장비, 임신한 여성을 위한 가치 있고 풍성한 삶에 대한 정보는 지극히 적다. 코크레인 협력 www.cochrane.org

출산 후[2]

아기를 낳은 여성은 가장 건강하고 안전한 출산을 위해 최선을 다했을 것이다. 이제 아이의 일상생활에 벌어지는 일들과 부모로서 모험하고 도전해야 할 일들에 열중하게 될 것이다. 뿌듯한 성취감과 벅찬 희열을 느끼고 파트너, 가족, 아기에게 아주 큰 친밀감을 느끼기도 할 것이다. 그러나 때때로 회의와 후회, 두려움이 생길 수도 있다.

출산은 중대한 사건이다. 아이를 낳은 경험은 며칠, 몇 주, 몇 달, 몇 년이 지나도 되풀이해서 생각하고 이야기하고 가슴으로 느껴진다. 이런 되새김은 자연스러운 것이고, 당시 내 삶에 일어난 일들을 이해하는 데 필요하다. 필요한 도움을 쉽게 받고 별 어려움 없이 내가 선택한 방법으로 출산을 경험했을 때, 우리는 출산 시기를 행복한 사건으로 떠올리게 된다. 반면, 예상치 못한 어려움과 의료 처치가 끼어들어 출산 경험이 변질되면, 기쁨과 실망, 자신감과 실패했다는 느낌이 동시에 들면서 혼란스러워진다.

우리가 느끼는 놀라움이나 성취감, 실패감, 실망감, 분노, 좌절은 언어로는 표현하기 어렵다. 출산은, 매우 강렬한 경험이어서 생생한 느낌으로 늘 기억된다. 그것은 나쁜 기억으로 남아 있을 수도 있는데, 슬픔, 분노, 능욕당한 느낌 같은 형태로 나타난다. 아니면 우리를 격분하게 만든 경험들을 인정하지 않고 강렬한 감정을 묻어 두기도 한다. 그런 감정을 어떻게 해결하고 누구를 탓해야 할까? 우리는 의사와 병원의 핑계거리를 찾아 주고 나쁜 경험도 좋은 경험처럼 해석하여 한다. 더 많은 것을 원하는 것은 이기적이라는 듯 이렇게 말한다. "그건 상관없어. 어쨌든 아기는 건강하고, 그러면 됐지 뭐. 그런데 왜 눈물이 나지?" 우리는 자연 분만을 꿈꿔 오던 여성은 자연 분만을 못한 것에 수치심을 느끼기도 한다. 그 결과가 내 잘못이라 자책하거나, 아기와 친밀감을 느끼지 못하게 되기도 한다.

그 다음 기억은, 아침에 깨어나니 "예쁜 딸을 낳았어요." 하는 말을 들은 것이었죠. "내 딸이 어디 있지요? 좀 데려다 주실래요?" 그러나 막상 내 앞에 있는 아기를 보았을 때 이상하게 기쁘지도 않고 내 아기라는 생각도 들지 않았습니다.

우리는 체제와 조직이 우리의 지식과 능력을 유린한 사실을 알려고 하기에 앞서, 자신에게 먼저 책임을 전가하곤 한다. 스스로 조절할 수 없는 불가항력적인 주위 환경의 지배를 받는 것이다.

내 출산 경험이 불만족스러울 때, 어떤 일이 발생했는지 의문을 갖고, 의문을 말하고, 병원 기록을 요구하여 내 기억과 비교해 봐야 한다. 우리가 선택한 분만법을 생각해 보고, 왜 선택했는지, 그 분만법을 택한 기분이 얼마나 절실했는지 떠올려 보아야 한다. 남편, 친구, 상담사, 여성 단체에 도움을 청할 수도 있다. 내 선택을 무시한 간호사, 병원, 의사에게 편지를 써서, 그들이 나중에라도 다른 임부의 뜻을 좀 더 받아들이도록 도울 수 있다.

내 느낌과 감정을 확인하고 의문에 대한 답을 얻어야 불행한 일을 잊고 모든 것을 새로 시작할 수 있으며, 다음에는 좀 더 준비된 상태에서 우리가 바라는 출산을 할 수 있을 것이다. 이 과정들을 깨우치고 교육했기에, 지금도 많은 여성들이 출산에 대한 대다수 병원들의 획일적인 제도를 바꾸려 노력하고 있다.

만족할 만한 출산을 경험했고 어떤 의학적 조치나 간섭 없이 자연 분만을 했다면, 다른 여성들에게 자신의 이야기를 들려주면 좋을 것이다. 우리는 내 아기를 스스로 분만할 능력이 있다. 저마다 소중하고 특별한 출산 경험을 스스로 만들어 나갈 수 있다.

2 아주 드물지만, 아기는 분만하는 도중, 분만한 뒤, 분만을 하기도 전에 죽기도 한다. 22장 자연유산·사산·불임·입양을 보면, 이렇게 가슴 아픈 경우에 직면한 여성에게 도움이 될 것이다.

책

나는 내 아이를 맞을 준비가 되어 있다 | 최정원·임영근 | 디자인하우스
당신이 꿈꿔 왔던 아기 | 박금자 | 어진소리
더 이상 어머니는 없다 | 아드리엔느 리치 | 김인성 옮김 | 평민사
농부와 산과의사 | 미셸 오당 | 김태언 옮김 | 녹색평론사
물 속에서 아기를 낳으시겠다구요 | 명로진 | 바다출판사
30세 이후 건강하고 행복하게 아이낳기 | 글레이드 B. 컬티스 | 임정애 옮김 | 글읽는세상
세상에서 가장 편안하고 자연스러운 출산 | 미셸 오당 | 장은주 옮김 | 명진출판사
엄마와 아이를 위한 혁명 | 박문일 | 예문
여성의 몸 여성의 지혜 | 크리스티안 노스럽 | 강현주 옮김 | 한문화
웃으며 아기를 낳자 | 권현정 외 | 석탑
출산 속에 숨겨진 사랑의 과학 | 미셸 오당 | 장은주 옮김 | 명진출판사
평화로운 탄생 | 프레드릭 르보이예 | 김영주 옮김 | 샘터사
행복한 아기혁명 | 장은주 | 명진출판사
행복한 엄마와 아기를 만드는 부드러운 출산 | 바바라 하퍼 | 송미라 옮김 | 태명
황금빛 똥을 누는 아이 | 최민희 | 다섯수레
효원이 잘 커요? | 박기복 | 살림

모유 수유

똑똑한 엄마는 모유로 키운다 | 이근 | 시공사
모유 수유, 태교보다 중요하다 | 김연주/고영희 그림 | 현암사
모유 수유를 위한 지침서 | 김혜숙 | 현문사
모유 수유클리닉 | 정순옥 | 동방미디어
우리 아가 모유 먹이기 | 하정훈·정유미 | 그린비
지혜로운 엄마·아빠는 왜 모유를 먹일까 | 김혜숙 | 현문사
평생 아기의 건강을 지키는 엄마 젖 먹이기 | 심성제일병원 모유 수유 교육팀 | 21세기북스

웹사이트

국민건강보험공단 | www.nhic.or.kr
대한조산협회 | www.midwife.or.kr | 02-2279-1972
보건복지부 | www.mohw.go.kr
유니세프한국위원회 아기에게 친근한 병원 만들기 위원회 | www.unicef.or.kr | 02-723-7409
인권분만연구회 | www.beautybirth.co.kr
한국여성민우회 건강타래 | rebirth.womenlink.or.kr

출산교실

보건소 | chc.mohw.go.kr | 지역 보건소
마리출산 아카데미 | www.e-marie.net
삼신할매 | www.samsinbaby.co.kr | 02-945-7979
수수팥떡 | www.asamo.or.kr | 02-392-0399
우리아기 | www.uriagi.org | 02-905-4562
탁틴맘 | www.happybirth.net | 02-338-2845
토끼와여우 | www.ohmybaby.co.kr | 02-747-6277
한국모유 수유협회 | www.momilk.co.kr

조산원

강원 속초 조조산원 | 033-635-6484
강원 원주 김조산원 | 033-748-5557
강원 원주 전옥임조산원 | 033-742-5629
강원 춘천 안예헌조산원 | 033-257-7935
강원 횡성 횡성조산원 | 033-343-2622
경기 광명 모아조산원 | 02-2611-7995 | www.ankmoa.co.kr
경기 군포 최동희조산원 | 031-456-0336
경기 시흥 소래조산원 | 031-693-9141
경기 안산 김옥진조산원 | 031-410-8597 | www.okbirth.com
경기 일산 엄마사랑조산원 | 031-921-0035
경기 부천 열린가족조산원 |032-324-9900|www.blessbirth.com
경기 의정부 곽조산원 | 031-844-5016
경남 김해 혜원조산원 | 055-336-8582
경남 마산 김연희조산원 | 055-246-2973
경남 마산 엄마손조산원 | 011-864-1154
경남 마산 평화열린조산원 | 055-256-9236
경남 밀양 일신조산원 | 055-355-6683
경남 창원 김옥남조산원 | 055-252-3322
광주 남구 박해옥조산원 | 062-654-1207
광주 동구 신순복조산원 | 062-223-8424
광주 북구 발바우조산원 | 062-525-8929
광주 북구 서연희조산원 | 062-528-0597
광주 서구 화영조산원 | 062-374-2233
대구 북구 일신조산원 | 053-357-4472
대구 서구 경북조산원 | 053-552-2349
대구 서구 동산조산원 | 053-556-5629
부산 금정구 부곡조산원 | 051-512-2822
부산 기장 박조산원 | 051-721-3469
부산 남구 성심조산원 | 051-636-3016
부산 동래구 사직조산원 | 051-505-6247
부산 동래구 성애조산원 | 051-525-3269
부산 동래구 안조산원 | 051-522-4341
부산 동래구 윤정조산원 | 051-558-0678
부산 사상구 노영옥조산원 | 051-301-4487
부산 사상구 성광조산원 | 051-322-6136
부산 사하구 감천조산원 | 051-291-1636
부산 사하구 김조산원 | 051-291-5530
부산 사하구 일신조산원 | 051-868-2214
부산 서구 김조산원 | 051-256-2186
부산 연제구 동래조산원 | 051-851-2430
부산 연제구 서울조산원 | 051-853-8243
부산 연제구 유영마미스조산원|051-852-7483 |www.jahe.co.kr
부산 연제구 한우리조산원 | 051-867-2900 |www.midwife.co.kr
부산 영도구 유성조산원 | 051-412-7306
부산 부산진구 전포조산원 | 051-809-2912
부산 해운대구 해운대조산원 | 051-741-9200
서울 구로구 김삼순조산원 | 02-854-0818
서울 구로구 정숙자조산원 | 02-862-7520
서울 동대문구 일신조산원 | 02-2244-2841 | www.becob.co.kr
서울 영등포구 모성애조산원 | 02-845-8180
서울 영등포구 시민조산원 | 02-833-1612
전남 나주 서금례조산원 | 061-335-4020
전남 목포 박소녀조산원 | 061-276-4578
전남 목포 샬롬조산원 | 061-282-5378
전남 여수 채순자조산원 | 061-633-7337
전남 화순 이영자조산원 | 061-374-2602
전북 남원 공조산원 | 063-634-0203
제주 김순선조산원 | 064-757-5141
충북 청주 순산조산원 | 043-224-1800
충북 청주 엄조산원 | 043-253-2700 | www.eoum.co.kr
충북 청주 이조산원 | 043-284-5930

인권분만연구회

광주 | 호암산부인과 | 062-681-0800 | www.hoami.co.kr
분당 | 참산부인과 | 031-711-5005 | www.chamobgy.com
안산 | 이지은산부인과 |031-401-7777|www.ilovewomen.co.kr
이천 | 양정분산부인과 | 031-633-7872
익산 | 익산제일산부인과 | 063-840-7512 | www.jeilobgy. com
인천 | 서울여성병원 | 032-247-2000 | www.smch.co.kr
일산 | 동원산부인과 | 031-921-1515 | www.dongwon. co.kr
진주 | 임송산부인과 | 055-755-8266
천안 | 호암산부인과 | 041-572-4567 | www.hsobgy.co.kr
청주 | 프리모산부인과 | 043-265-1177

21. 산욕기

엄마가 되기

아이를 낳고 나서 여러 달 동안 모든 것이 뒤범벅이 되어 혼란스러운 나날들을 보냈어요. 어떤 날은 이런 혼란이 사랑스럽기도 하겠지요. 매일 아기의 작은 변화를 발견하고, 아기 냄새를 맡으면서 침대에서 뒹구는 시간을 상상해 보세요. 그러나 옷에 오줌을 싼 아기를 데리고, 버스 통로에서 흔들리는 유모차를 잡으려 애쓰면서 버스를 타는 날도 있겠지요. 맞은편 좌석에 깔끔하게 차려 입고 앉아 있는 사람을 바라보면서 기분은 엉망진창이 되고 혼자라는 느낌이 들 겁니다. 나는 월요일만 되면 자동차 뒷좌석에서 울며 보채는 아이를 바라보며, 시간제 일과 아기 사이에서 망설이곤 했어요. 그러다 보면 수요일이 금방 되고 아이는 팔을 쭉 뻗으면서 웃으며 잠을 깨는데 우리는 하루를 시작하러 떠나야 하지요. 나는 '정말 쉽지가 않아. 하느님, 이게 문제예요.' 하면서 직장으로 향하곤 했죠.

아기가 태어나면 사람들에게 축하를 받고 일상생활이 변한다. 아기만 새로운 삶을 시작하는 게 아니라 여성의 삶도 새롭게 시작된다. 엄마가 되면 진정한 기쁨, 친밀감, 통찰력이 생기고 성숙해진다. 출산과 양육은 우리 몸을 새로운 관점에서 '존중'하게 해 준다. 아이를 키우고, 함께 놀고, 꼭 껴안으면서 새로운 사랑의 세계를 알아간다.

이처럼 행복해 본 적이 있었나 싶어요. 조금 평온해 보일 뿐, 나는 전과 똑같은데, 늘 걱정이 많은 편이죠. 지금도 늘 걱정하던 것들을 가지고 또 걱정하고는 있는데, 이 모든 걱정거리들이 전보다는 중요해 보이지 않아요. 내 중심에는 항상 내 아이가 있기 때문이지요. 아기가 제일 중요해요.

출산을 하고, 처음 부모가 되는 때는 모든 어머니들이 어려워하는 시기다. 이때 대부분은 자신의 신체적, 정신적인 건강을 소홀히 할 뿐 아니라 친구들과의 만남이나 타인을 돌아보는 일, 성적 활동도 억제한다. 수입이 충분하고 주위의 도움이 많고, 친구나 연인의 친밀한 보호에 둘러싸인 여성이라도 어머니, 직장인, 연인 등 다양한 역할의 균형을 잡으려는 데서 오는 만성 스트레스를 피해 갈 수 없다. 어린 나이에 어머니가 되었거나 신체적, 정신적인 장애가 있다면, 학대받는 관계에서 살고 있거나 거기에서 벗어나려고 발버둥치고 있다면, 또 가족이나 친구들과의 관계가 끊겼거나 질환 있는 아이를 낳았다면 긴장은 더 심해진다.

어떤 여성들은 아기에게 기본적인 의료 혜택이나 음식을 제공하고 생계를 유지하는 것을 걱정한다. 이제 그 어느 때보다 많은 여성들이 여성이라는 것, 돌보는 자가 된다는 것이 정치적인 문제임을 알고 있다. 집과 일터를 오가며 살다 보면 주거, 보건 의료, 임금, 집안일에서 어떤 변화가 생기는지 저절로 알게 된다. 아기를 기르면서 세상의 아이들에 대한 관심도 깊어진다. 성 차별, 인종 차별, 폭력, 세계에 만연한 갈등에 맞서야 함을 새삼스럽게 깨닫는다.

산욕기의 경험

분만 후 1년까지의 시기인 산욕기를 알아보자. 엄마가 되고 아이와 함께하는 삶에 적응하는 이 시기에 발생하는 문제들은 무엇인가? 어떤 강렬한 감정이나 경험이 꼭 나타나지는 않아도 이 시기는 처음 어머니가 되는 사람이든 아기를 낳아본 적이 있는 사람이든, 누구에게나 새로운 삶을 향해 여행을 떠나는 시점이다. 새롭게 어머니가 된 여성들의 이야기와 지혜, 전략들을 이 장에서 나누려 한다. 여기에 등장하는 어머니들은 산욕기를 어렵게 또는 쉽게 경험한 여성들, 홀로 어머니가 된 여성, 남성(또는 여성) 파트너가 옆에 있는 여성, 처음 출산을 한 여성, 여러 번 출산을 한 여성, 집안일을 하거나 직장에 다니는 여성, 또는 이 같은 것들을 계획하는 어머니들이다.

출산 직후

아이를 낳고 나서 우리는 임신부에서 산모로 바뀐다. 엄청난 변화를 겪는 시기다. 신체적으로는 몸이 분만 상태에서 회복되는데 정서적으로는 흥분 상태여서 탈진해 있고, 아무것도 종잡을 수 없이 슬프고, 오만가지 기분이 들 수 있다. 경제 상황이나 건강, 어머니가 될 준비, 파트너와 가족과 친구들에게서 받을 수 있는 지지 등 많은 요소들이 기분에 영향을 준다.

출산에 대한 느낌

출산을 무사히 끝내고 아기도 건강하다면 안도감과 함께 출산을 완수했다는 자랑스러움을 느낄 수도 있다.

출산은 길고도 힘들었지만 아기를 낳고서 얼마나 황홀했는지 몰라요. 침대를 벗어나고 싶었어요. 축하하기 위해 방을 걸어 다녔죠. 그러고 얼마 지났더니 피로하고 지치더라고요. 근육과 뼈가 온통 욱신거렸어요. 그렇지만 괜찮았어요. 그건 한계 상황까지 자기를 밀어붙였을 때 오는 기분 좋은 노곤함이더군요. 피곤해도 평화롭고 행복하고 아기가 사랑스럽고 또 모든 여성들과 연결되어 있다는, 새롭고도 잔잔한 울림을 맛보았습니다.

그러나 또 다른 감정을 느낄 수도 있다. 특히 출산 과정이 기대한 것과 달랐거나 예상치 못한 수술이나 합병증을 겪었다면 더욱 그럴 것이다.

우리는 자연 분만을 할 계획이었는데…… 응급실에 실려가 제왕절개를 받아야 했습니다. 모든 게 잘 되어서 무사히 출산한 아기를 보니 감격스러웠지만 다소 실패했다는 자책감이 들었어요. 나중에는 그 감정을 극복했지만요. 우리가 희망하고 계획했던 출산 경험을 빼앗겼다는 느낌이 드는 건 어쩔 수 없었어요. 그래서인지 멋진 출산 경험을 얘기하는 여성들을 보면 질투가 나요.

출산하고 나서 며칠이 지나면 출산에 대해 많이 생각하게 되고, 그 과정을 자세하게 말하고 싶고, 감정을 풀어내 놓으려 할 것이다. 아마 미심쩍은 감정이 드는 부분에 대해 다른 결과를 상상해 보며 분만 때의 기억을 자꾸 곱씹게 될 것이다.

산후 우울감

출산 후 며칠 동안 산후 우울을 경험할 것이다. 산후 우울은 매우 일반적인 증상이다. 한 연구에 따르면, 아기를 낳은 여성들 80%가 슬픔, 눈물이 흐름, 우울, 불안, 피로, 사고의 혼란을 호소한다. 이런 감정은 출산 후 3~5일째에 시작되어 며칠 지나면 저절로 사라진다. 두려움을 느낄 수도 있으나, 주변에서 격려해 주고 낮잠을 자면 기분이 좋아질 수 있다. 공포와 불안에 대해 다른 어머니들과 털어놓고 얘기하면 혼자라는 느낌이 줄어들 것이다.

감정이 솟구쳐 TV를 보기도 힘들었어요. 아기, 동물에 대한 이야기, 심지어 뉴스(특히 아이와 관련된 어떤 문제)에도 지나치게 감상적으로 반응했지요. 출산 후 얼마 되지 않았는데, 출생 직후 병원에서 바뀐 아기에 관한 영화를 보았습니다. 보는 내내 훌쩍거렸지요. '이 아이가 진짜 우리 아기 맞는 걸까?' 하면서. 남편이 퇴근해서 곧바로 내게 관심을 가져 주지 않으면 울곤 했고요. 한 친구가 "아기를 낳으니 네가 외부 일들에 민감해지는 것 같다." 고 말해 주었는데, 정말 그랬어요.

산모들 거의 대부분이 어느 정도 이런 감정을 느낀다. 산후 우울감은 유방에 젖이 돌기 시작하면서 나타나곤 한다. 감정의 갑작스런 변화는(적어도 부분적으로는) 호르몬 때문이기도 하다. 밤에 반복적으로 잠을 설쳐서 지쳐 있고,

통증이 있고, 빈혈이 생기고, 주변 사람들의 지지가 부족한 것도 우울한 기분을 심하게 만든다.

우울한 기분이 며칠 이상 계속된다면 보통 사회적, 신체적인 요인들이 복합되어 나타나는 것이다. 더 좋아지지 않는 느낌이 들고 남들이 나를 걱정하거나 우울한 기분이 심해지면, 단순히 우울한 기분이 아닌 더 심각한 증상의 초기 신호일 수 있다. 어떤 증상이 일어나는지 살펴보고, 필요하면 치료를 받는다.→ 산욕기의 어려움, 496쪽

출산 후 신체 변화: 자신을 돌보기

나는 조기 분만을 했어요. 회음 절개를 하지 않아서 그런지 매우 빨리 회복되었고, 며칠 안 되어 정상으로 돌아왔습니다. 나를 괴롭힌 증상 하나는 이틀 동안 젖꼭지가 아팠고 일주일 넘게 밤중에 오한이 드는 것이었어요. 그것만 빼고는 아주 좋았어요. 아마 출산으로 기분이 고조되었던 것 같은데 지금보다도 에너지가 많았던 것 같아요. 출산한 지 몇 달 되었거든요.

분만 후 2주 동안 매우 불편했지요. 회음 절개 봉합 부위도 이상하고, 전체적으로 골반 부위가 아팠고요, 사실 몇 분 이상 서 있는 것조차 힘들었거든요. 일주일 동안 앉을 수도 없었어요. 집에 돌아왔는데도 아무것도 할 수 없었어요. 무기력한 느낌이 싫었지만요. 너무 많이 아파서 나랑 아기를 보려고 찾아온 손님이나 심지어 남편과 이야기하기도 어려웠어요. 아무튼 매우 과민한 상태였어요.

우리 몸은 분만 후 임신 상태에서 회복하는 엄청난 변화를 수행한다. 자궁은 분만 후 10일째 되는 날까지, 골반 위에서 느낄 수 없을 정도로 크기가 줄어들고 단단해진다. 아기에게 모유를 먹이면 자궁이 수축되도록 호르몬이 분비된다. 자궁 수축이 강력하게 일어나 놀랄 수도 있다. 그러나 며칠 지나면 사라진다. 나무딸기차를 마시거나 편히 누워 찜질 팩을 대고 쉬면 좋다.

자궁 조직이 떨어지면서 그것은 '오로'라는 분비물로 배출된다. 월경량이 많은 것과 비슷한데, 출산 후 2~4주 정도 지속된다. 출혈이 비정상적으로 많거나 이 시기 이후에 갑자기 다시 배출되거나 오로에서 악취가 나면(감염의 징후), 의사나 조산사에게 알려야 한다. 산욕기 초기에는 쉽게 감염될 수 있다. 과다한 출혈, 발열이 있다면 무언가 문제가 있다.

많은 여성들이 분만 후 자궁저와 복부벽이 매우 늘어져 있는 것을 발견한다. 유연한 복부 운동과 다리 들기 운동을 한 후에 케겔 운동을 하면 근육을 풀어 주는 데 도움이 된다.→ 케겔 운동, 261쪽

장이 규칙적인 기능을 회복하는 데는 시간이 걸린다. 음료수를 많이 마시면 장이 부드러워지고, 요로 감염을 예방할 수 있다. 잘 익은 자두를 먹는다. 신체를 이완한다. 억지로 힘을 주지만 않으면 회복 중인 기관들이 움직이거나 봉합이 벌어지거나 치질(항문 부위의 정맥류)이 악화되지 않을 것이다. 치질이 있다면, 배변 후 매번 위치헤이즐(조롱나무 추출물)이나 온수를 휴지에 적셔서 써 본다. 또, 치질은 따뜻한 물에 강한 양조 나래지치(컴프리) 차를 섞어 좌욕을 자주 하면 잘 낫는다.

부종을 줄이기 위해 분만 후 첫 24시간 동안 생식기 부위(회음, 음순, 항문)에 얼음찜질을 한다. 하루가 지난 후 따뜻한 좌욕을 한다. 회음에 나래지치 습포제를 대거나 위치헤이즐을 바르는 것도 효험이 있다고 한다. 그러나 이 물질들의 효과를 확인해 주는 연구는 충분치 않다. 의사는 생약, 동종 요법, 먹는 진통제를 권할 것이다. 모유를 먹인다면, 내가 먹거나 마신 모든 것들이 아기에게 전달되므로 의료인에게 정확히 물어본다.

급격한 변화가 또 있다면, 분만 후 두 주일 동안 혈액량이 30%가량 감소한다는 것이다. 다른 조건에서 이렇게 피가 없어지면 매우 피로하겠지만 이때 여성들은 기분이 유쾌해진다. 피곤하거나, 허약해진 것처럼 느낀다면, 빈혈일 수도 있다. 철분이 많이 들어 있는 음식을 섭취한다. 철, 비타민을 보충해야 하는지 의사에게 물어본다.

신체 조직이 임신 기간에 과다하게 축적된 것들을 제거하면서, 보통보다 더 마시거나, 배뇨하거나, 배출한다. 또한 에스트로겐이 갑작스럽게 줄어들면서 분만 후 몇 주 동안 밤중에 오한이 있을 수 있다. 이것은 완경기 야간 발한과 유사하다. 젖을 먹이면서 열감을 느끼는 여성들도 있다.

수유 첫날 또는 둘째 날 아기는 항체가 풍부한 초유를 먹게 된다. 유방에 젖이 차는 동안 통증성 부종(울혈)이 있는 여성들도 있다. 이것은 빠르게 완화될 수 있으므로 수유를 멈출 필요는 없다.→ 아기에게 모유를, 490쪽

모유 수유를 하지 않는다고 하면 모유를 억제하는 약을 줄지도 모른다. 우리는 그 약을 거절하라고 조언하고 싶다. 과거에, 병원은 여성들이 모유를 먹이지 않을 거라 가정하고, 산모들에게 모유 생성을 억제하기 위해 안드로

겐이나 DES주사를 주었다. 이제 그 호르몬들 대신 브로모크립틴(프로락틴 분비 과잉 억제제)이라는 약을 처방하고 있다. 그러나 이것은 모유 억제제로서 안전성이 확인되지 않았다. 약 복용을 멈추면 젖이 다시 분비되기도 한다. 모유 생성을 억제하는 더 안전한 방법은 유방을 감거나 꽉 조이는 옷을 입는 것이었다. 약물 요법으로 샐비어차를 권하기도 한다. 모유가 고이면서 생기는 통증을 줄이려면 얼음찜질을 해도 좋다. 통증이나 불편함이 완전히 사라지는 데는 2~3주가 걸린다.

정상적으로 질 분만을 하고 나면 몇 시간 안에 다시 거동할 수 있다. 분만 후 걸으면 기운이 빨리 회복되고, 방광이나 장의 불편이 줄어든다. 그러나 곧바로 정상 활동을 해야 한다는 뜻은 아니다. 분만 직후에는 몸을 보호하는 것이 무척 중요하다. 힘이 드는 활동을 하면 치유가 느려질 수 있으며 2~3주 후에는 지친다. 몸이 가벼운 느낌이 들더라도, 다른 사람들이 집안일을 하고 아이들을 돌보도록 한다. 방문자들은 가능한 줄인다. 병원에 혼자 있다면, 친구, 친지, 이웃에게 음식을 가져오게 하고 심부름을 시킨다. 최소 6주 동안, 충분히 쉬고 운동하는 데 시간을 써야한다.

친구들이 든든한 힘이 되었어요. 분만 후 일주일 동안 매일 밤 먹을 것을 가져다 주었죠. 그런데 가지 않고 함께 먹고 놀기를 좋아했어요. 마침내, 우리는 친구들에게 음식을 가져오기만 하고 먹는 것은 우리끼리 하게 해달라고 부탁했죠. 다른 사람과 함께 있기에는 우리가 너무 피곤했거든요.

제왕절개 후 회복하기

제왕절개를 한 경우에, 알아두어야 할 가장 중요한 것은 제왕절개가 위험한 개복 수술이라는 것이다. 절개 부위의 심한 통증과 함께 아픔과 허약감을 느낄 것이다. 자세 바꾸기나 침대 밖으로 나가는 것이 어려울 수 있다. 간호사나 조산사에게 도움이 되는 요령에 대해 설명을 듣는다. 24~48시간 동안 정맥 주사를 맞고 방광에 카테터를 삽입하게 될 것이다. 카테터는 매우 불편하므로 될 수 있으면 빨리 제거해 달라고 요구한다. 또한 아이 젖 먹이는 데 불편하지 않도록 주삿바늘을 위치하게 해 달라고 말한다. 수술 동안 전신 마취를 했으면, 기침을 해서 폐에 쌓여 있는 액체를 뱉어 내야만 할 것이다. 출산 교실에서 흉곽 호흡운동을 배웠으면 큰 불편 없이 해낼 것이다. 마취는 장운동을 방해할 수 있다. 장이 다시 운동을 시작하면 배에 가스가 차서 아프거나 변비가 느껴질 수 있다. 장이 정상적으로 운동할 때까지 죽을 먹어야 할 수도 있다.

제왕절개 후, 하루 안에 걸을 수 있다. 걸으면 아플 수도 있으나 걷는 것은 소화계의 작동을 원활하게 하고 다리에 피가 뭉치지 않게 해준다. 며칠 안에 회복 운동을 시작할 수 있으나, 무거운 물건을 드는 일이나 힘든 운동은 적어도 6주 동안 피해야 한다.

입원해 있는 동안에는 보살핌을 받는다는 느낌이 들어야 한다. 가족이나 친구에게 자주 들러 달라고 하고 집에서 만든 음식을 갖다 달라고 하고 피곤하거나 아플 때 마사지를 해 달라고 해서 심신의 회복을 돕는다. 밤에는 입원실에 식구가 같이 있어야 한다.

둘째 날, 나는 일어나서 씻겠다고 고집을 부렸어요. 머리 감는 것이 회복을 향한 첫 단계였어요. 머리를 감고 나니까 내가 내 몸을 관리할 수 있게 되었구나 하는 느낌이 들지 않겠어요. 운동도 도움이 되었어요. 다리를 쭉 뻗어보고 발목 돌리기 운동을 했죠.

병원에서는 제왕절개 후 여러 날 입원해 있으라고 한다. 몸이 어느 정도 회복된 느낌이 들고 집에서 적절한 도움을 받을 수 있으면 퇴원 시기를 앞당길 수도 있다. 실밥을 제거하려면 외래 진료를 받으면 된다.

아기와 함께하는 생활

출산 후 처음 몇 달 동안, 우리는 생활 속에서 아기를 양육한다는 것이 어떤 의미인지를 배우게 된다. 많은 여성들이 산후 조리를 하면서 분열되고 혼란스러운 시간을 보낸다고 한다.

처음 몇 주 동안 '나'는 사라져 버리고 단지 다른 사람의 욕구를 위해서 존재하는 것 같았어요. 가끔씩 어디까지가 아기를 위한 삶이고, 어디서부터 내 삶인지 알 수가 없더라고요. 자아를 상실한 느낌이 들었고 자아를 되찾기에는 심신이 너무 지쳐 있는 상태였어요. 전에 알지 못했던 나 자신의 새로운 면을 발견하기도 했어요. 새로 태어난 아기에 대해 기대하지 않던 감정이

아기에게 모유를

모유는 아기에게 최고의 음식이다. 변화하는 아기 몸의 요구에 적합한 영양을 골고루 제공하기 때문이다. 모유는 질병과 감염에 대한 아기의 저항력을 키워 준다. 모유에는 분유로 대체할 수 없는 부분이 있다. 모유가 실질적으로 나오기 전, 유방에 들어 있는 '초유'에는 특히 포도상 구균 감염, 소아마비 바이러스, 호흡계 질환을 일으키는 콕사키 바이러스, 영아 설사, 대장균 감염을 막는 항체가 아주 많다. 모유를 먹은 아기는 적어도 6개월 동안, 더러는 모유를 완전히 끊을 때까지 거의 모든 일반적인 유아기 질환에 대한 자연 면역력이 생긴다.[1] 게다가 모유는 소화가 잘된다. 모유를 먹이는 기간은 나라마다 문화마다 다른데 문화적 규범을 포함해서 여러 요인이 영향을 미친다.

보통 모유를 먹는 아기는 알레르기, 변비, 소화 불량, 피부병이 적고 커서도 충치가 적은 편이다. 모유를 먹으면 치궁이 더 잘 발달하고 나중에 치아 교정을 하지 않아도 된다. 그래서 미국 소아과학회는 공식적으로 모유 수유를 찬성한다.[2]

모유를 먹이면 좋은 또 다른 점은 경제적이라는 것이다. 모유는 아기의 요구에 맞게 공급된다. 아기가 자랄수록 모유가 많이 나온다. 젖을 떼기 시작할 때쯤, 모유는 마른다. 모유는 쉽고 편리하게 먹일 수 있다. 아기에게 꼭 맞는 온도에서 늘 수유가 가능하다. 병을 가지고 다닐 필요가 없다. 삶의 변화를 겪고 있거나 스트레스가 많으면, 낯설고 때로 불편하기까지 한 환경에서 분유를 먹이려 씨름하는 것보다 모유 수유가 훨씬 수월하다. 모유를 먹이는 행위는 어머니와 아기를 편하고 친밀해지게 한다.

모유를 먹이는 여성은 그렇지 않은 여성보다 더 빨리 임신 전 모습으로 돌아가는 경향이 있다. 분만 직후 시작하는 모유 수유는 몸에 과다하게 남아 있는 수분을 빼는 것을 돕는다. 신체는 모유를 생산하기 위해 하루에 1,000kcal를 사용하기 때문에 수유하는 엄마는 산후 몇 달 동안 임신 기간에 늘어난 몸무게를 서서히 줄일 수 있다.

모유를 먹이는 동안 우리는 이완된 느낌, 민감하고 밀접해진 느낌, 충족감을 느낄 것이다. 성적 흥분과 오르가슴을 느끼는 여성들도 있다. 오르가슴을 일으키는 호르몬인 옥시토신이 분비되어 아기가 젖을 빨아 자극이 일어날 때 모유가 흘러나오도록 한다. 모유를 나누는 아기와 엄마는 친근감을 느끼고 상호 의존 관계를 쌓아 간다.

그러나 모든 엄마들이 모유 수유가 본능적이고 쉽다고 느끼는 것은 아니다.[3] 모유 수유가 매우 사적인 행동이라 생각해서 엄마가 된 여성들은 젖을 먹이는 엄마를 관찰하며 배울 기회가 별로 없다. 모유를 먹이며 처음 3주 동안 일종의 도전감, 당혹감을 느끼는 여성들도 있다. 출산 후 병원 간호사, 조산사, 그리고 수유하는 다른 엄마들이 많은 도움을 줄 것이다. 어떤 사람의 충고가 선뜻 받아들여지지 않으면, 다른 사람에게 도움을 구한다. 조기에 도움과 충고를 얻는 것이 수유 경험을 더욱 기쁘게 만든다. 수유 브래지어와 옷이 있지만, 편안하게 수유하려면 자기 옷을 창조적으로 활용하는 편이 나을 수도 있다.

모유를 먹이려는 많은 여성들을 낙담하게 만드는 이야기들이 많다. 그래서 모유 수유를 선택한 여성들도 이런 정보를 접하면 잘한 결정인지 흔들릴 수도 있고 모유가 충분치 않다는 의사나 가족의 압력을 받을 수도 있다. 모유를 먹일 계획이라면, 병원 간호사에게 아기한테 분유를 먹이지 말라고 분명히 이야기한다(아직 모유를 먹일 것인지 결정하지 못했으면, 한번 시도해 보자). 모유를 먹이면 몸매를 망친다거나 일이나 다른 활동을 할 수 없게끔 얽매인다는 말을 듣기도 한다. 아기에게 젖을 먹이려고 유방을 드러내는 것을 불편하거나 당황스럽게 여길지 모른다. 사회가 우리에게 유방은 성적 상징이고 신체는 성적 대상이라고 말해 왔기 때문이다. 거기에 더하여, 분유회사, 광고업계, 병원은 모유가 영아에게 가장 좋은 음식이라는 연구 결과에도 불구하고 분유를 선전해 왔다.

다른 사람들이 대신 먹이는 것이 가능하다는 이유로 분유를 선택하는 여성들도 있다. 모유를 먹이려는 여성들은 때때로 아주 큰 어려움에 부딪혀서 부분적으로 또는 완전히 분유로 바꾸고 싶은 마음이 들 때도 있다. 분유를 먹이면서도 아기와 밀접한 관계를 가질 수 있다. 모유를 먹이든지 분유를 먹이든지, 아기들은 먹이는 동안 포근하게 안아 주는 것을 좋아한다. 신체적인 밀착은 아기의 정서 건강에 중요하다. 특히 생후 몇 개월 동안 강하게 나타나는 '만지고 빠는 욕구'를 만족시켜 주기 때문이다.

특수한 조건에서 모유 먹이기

제왕절개로 분만을 한 여성들도 아기에게 모유를 먹일 수 있다. 엄마가 수술 후 몸이 불편하거나 분만 중에 사용한 약물 때문에 아기가 졸려 한다면 수유를 시작하기가 어려울 수 있다. 복부에 아기를 안는 수유의 일반적인 자세는 절개선 때문에 통증을 일으킬 수 있다. 옆에 아기를 누이는 등, 수유에 편한 자세를 찾는다. 진통제가 모유를 통해 아기에게 전달될까봐 걱정되면 의료인에게 모유 수유를 하고 있음을 확실히 알려야 한다.

조산아나 쌍둥이라도 모유를 먹일 수 있다.[4] 아기가 너무 작거나 약해서 젖을 빨 수 없으면, 충분히 클 때까지 튜브로 아기에게 젖을 먹일 수 있도록 모유를 짜낼 수 있다. 입원을 해서 아기와 떨어져 있더라도 모유 수유를 위해 잠깐 시간을 낼 수 있다.

예외가 있으나, 약물 치료가 필요한 질환을 가진 엄마도 수유를 계속할 방법을 찾을 수 있다. 엄마가 복용하고 있는 약물이 모유를 통해 아기에게 전달될 위험이 있으면, 의료인과 상담하여 적은 양을 사용하거나 대체 물질을 사용하거나 아예 약물을 끊을 수 있다. 의료인에게 아기에게 젖을 먹이고 싶다고 말해야 한다. 에이즈 바이러스에 감염되었으면 모유를 통해 바이러스가 전달되기 때문에 모유를 먹여서는 안 된다.

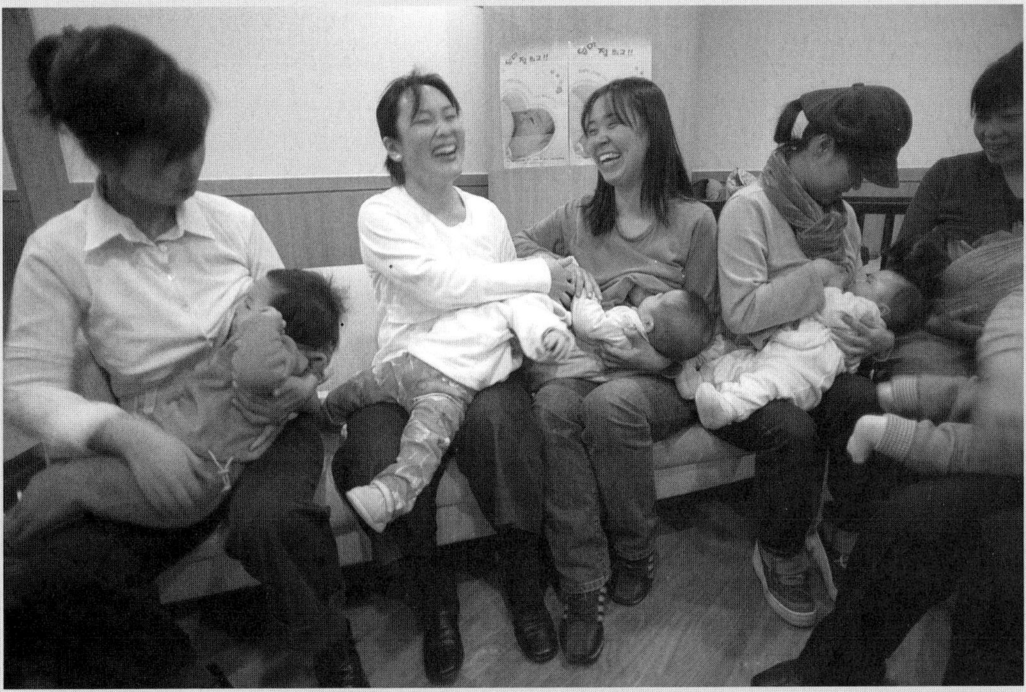

ⓒ여성신문 민원기

의학적 이유로 또는 미용 목적으로 유방 수술을 한 여성은 모유 수유 전문가의 도움을 받아야 한다.

모유 수유를 그만두어야 하더라도, 아기가 젖을 자주 빨면 나중에 젖이 다시 돌 수 있다. 모유가 채워지기까지 시간이 좀 걸리며, 그 과정은 어렵고 곤혹스럽다. 어떤 엄마들은 완전히 수유를 중단했다가 몇 주나 몇 달 후에 수유를 재개하기도 한다. 때때로 아이를 입양한 엄마들이 용케 모유 수유를 해내는 일도 있다.

모유 먹이기 성공 비법

모유 먹이기에 성공하려면 자신을 잘 보살펴야 한다. 고단백질 음식을 먹으며 반드시 비타민B, 비타민C, 칼슘을 충분하게 섭취해야 한다.[5] 산전 보충제를 복용하고 있었으면 의료진이 다른 것을 권할 때까지 계속 복용한다. 이 시기에 몸무게를 줄이려고 해서는 안 된다. 분만 후 5~10kg 가량 늘어난 체중은 산후 초기 몇 달간 모유를 충분히 생산하도록 돕는다. 그리고 몸무게를 갑자기 줄이면 매우 해롭다. 신체에게 지방 공급을 조절하도록 강요하면, 신체가 생산하는 모유는 주변 환경과 음식물에서 발견되는 유해 화학물질을 많이 함유하게 된다.

수분을 충분히 섭취한다. 주스나 우유, 물은 수유할 때마다 큰 잔으로 마신다. 밤에는 침대 옆에 둔다.

충분한 휴식을 취하는 것이 매우 중요하다. 피곤하거나 기진맥진하면 모유를 많이 생산하기 어렵다.

먹거나 마시는 것은 뭐든지 모유를 통해 아기에게 전달된다는 점을 기억한다. 그러니까 카페인과 약물은 피하는 것이 현명하다. 어떤 약이든 먹기 전에, 수유하는 엄마에게 안전한지 의료진과 상의해야 한다. 의료진이 일반 진통제를 권하면 타이레놀 같은 아세타아미노펜을 선택한다. 또한 이런 목적이라면 아스피린보다는 이부프로펜이 낫다.

모유를 먹이는 여성의 음주를 둘러싼 엇갈린 조언을 들을 수 있다. 이에 대해 의견이 분분하지만 우리는 수유하는 동안 금주를 권한다.

모유 수유를 같이 하는 법

복직할 계획이거나 나만의 시간을 원하면, 그리고 첫 두 달이 지났으면 모유를 부분적으로만 먹일 수도 있다. 손이나 유축기로 모유를 짜낸 다음 냉동실에서 얼려, 다른 이에게 맡기고 아기에게 먹일 수 있다. 모유 수유협회 등에서 정보를 얻고 유축기를 대여하거나 구입한다.

내가 없는 동안 아기에게 모유를 먹이기 위해 다른 유모를 찾는다면, 그의 건강 상태와 영양 상태가 좋은지 확인해야 한다. 특히 HIV 양성인지, 간염이 없는지, 약물 사용이나 음주 여부 등을 확인할 필요가 있다.

규칙적으로 수유를 할 수 없으면, 모유 공급을 유지하기 위해서 적절한 시간에 젖을 짜두어야 한다. 모유 수유는 공급과 수요의 문제임을 기억한다. 젖을 짤 때 불편함을 느끼기도 하고 양이 충분하지 않아 애를 먹기도 한다. 이런 때는 중간 중간 분유를 먹이면서 하루에 한두 번만 수유할 수도 있다. 내 자신과 아기에게 좋은 감정을 남기는 것이 중요하다.

모유 수유와 피임

분유나 고형 음식을 전혀 주지 않고 모유만 먹일 때는 모유 생성을 자극하는 호르몬이 월경을 억제하기 때문에 대개 7~15개월 동안 월경을 하지 않는다. 그러나 많은 여성들은 아기가 6개월 정도 되었을 때 고형 음식이나 분유로 모유를 보충한다. 이유식을 시작하면 배란이 되기 쉬운데, 임신을 원하지 않으면 피임을 해야 한다. 수유하는 여성들은 페서리나 자궁경부캡 등을 선호한다. 골반에 염증이 생기기 쉬우니까 자궁내 장치는 피한다. 피임약이 모유를 먹이는 엄마와 아기에게 어떤 영향을 미치는지에 대한 연구는 아직까지 충분히 되어있지 않다. 피임약을 선택했으면, 의료진에게 모유를 먹이고 있다고 알린다. 프로게스틴만 있는 약은 모유 공급에 부작용이 덜하다. 우리는 먹는 피임약 사용을 신중하게 유보하고 있다. 스테로이드가 모유 공급으로 아기에게 들어갈 수 있기 때문에, 아직 발견되지는 않았지만 아기에게 영향을 미칠 것으로 본다. 먹는 피임약도 모유 수유도, 성교 시에 성병을 막아 주지는 않음을 명심한다.

직면하는 문제들

젖꼭지 염증

모유를 먹이는 처음 며칠은 젖꼭지에 염증이 생기기도 한다. 병원에서는 3시간 간격으로 5분 정도 수유하라고 권하는 반면, 많은 여성들은 유방이 뭉치지 않고 아이가 젖꼭지를 약하게 빨기 때문에 더 자주 젖을 물리는 것이 낫다는 것을 알게 된다. 젖꼭지에 염증이 생기면, 틈날 때마다 햇볕이나 공기에 노출시킨다. 어떤 치료를 하든, 하기 전에 의료진이나 수유 상담가와 상담을 한다. 일부 연고는 젖꼭지 염증을 더 심하게 만들며 아기에게 해로운 물질을 함유하기도 한다.

유방 울혈

둘째날이나 셋째날부터 모유가 나오기 시작할 때, 유방이 무겁고, 꽉 찬 느낌이 들면서 만지면 아플 것이다. 이것이 유방 울혈(젖몸살)이다. 유방이 너무 울혈되면 아기가 먹기 전에 손으로 모유를 약간 짜내야 한다. 아기가 젖을 자주 찾아야 울혈이 예방된다. 그렇지 않으면, 뜨거운 물로 샤워하거나 찜질을 한다. 그래야 몸이 아기의 욕구에 맞게 모유를 공급할 수 있다. 순환과 배출을 증진하는 데에는 마사지가 도움이 된다. 통증을 없애는 데 얼음찜질을 권하기도 한다. 무엇을 하든 수유를 중단하지는 않아야 한다.

유방염

유방의 한 부분에 부종, 발적, 통증 있는 몽우리가 있으면, 배출 불량, 울혈, 드문 수유, 잘 안 맞는 브래지어, 꼭 죄는 옷, 스트레스, 피로 때문에 유관이 막힌 상태일 수 있다. 그 부위에 뜨거운 찜질, 마사지를 하고 수유를 늘리면 불편이 줄어든다. 열, 피로, 녹초가 된 느낌, 감기 같은 아픈 느낌과 함께 부종이 동반된다면, 유방염일 수도 있다. 그럴 때는 푹 쉬고 의사나 조산사에게 연락한다. 하루 안에 상태가 나아지지 않으면, 의료진에게 아기에게 안전한 약을 부탁한다. 수유를 계속하는 것도 감염을 완화하는 데 도움이 된다. 드물게, 유방염이 수술로 고름을 짜내야 하는 농양으로 발전하는 수도 있지만, 대개는 조기 치료로 예방할 수 있다.

적절한 모유 공급에 대한 문제

아기에게 필요한 만큼 충분히 모유를 생산할 수 있을지 걱정이 되기도 할 것이다. 몇 가지 결과 때문에 그런 생각이 들 수 있는데, 예를 들어, 아기의 소변량이 예상보다 적거나, 젖을 먹을 시간이 아직 되지 않았는데 젖을 달라고 보채거나 몸무게가 기대만큼 늘지 않거나 유방이 충분히 채워지지 않은 것 같은 증상들이다. 쉬는 시간을 늘리거나 식사를 바꾸거나, 수유 패턴을 바꾸는 간단한 변화만으로도 이런 문제들은 쉽게 해결할 수 있다. 이런 문제들이 발생했을 때 위기 상황에 이르기 전에 빨리 도움을 구하는 것이 중요하다. 모유를 먹이는 많은 여성들이 유사한 어려움에 처한다.

모유가 불충분한 것이 걱정되면 바깥 활동을 멈추고, 되도록 푹 쉰다. 일부 여성은 비타민B를 많이 함유하고 있는 맥주 효모를 권하기도 한다. 수유 30분 전에 엉겅퀴, 카모마일, 회향, 호로파씨차를 마실 수 있다.

1 모유의 면역력 덕분에 모유만을 먹이는 아기들은 예방 접종 시기를 늦출 수 있다. 이 문제는 의사와 의논해야 한다.

2 분유에는 심각한 단점들이 있다. 알려진 단점에도 불구하고, 일부 병원들은 계속해서 분유를 권장한다. 모유를 먹이기로 했으면 담당 의사에게 이것을 명확히 알리고, 산모나 아기와 관련된 병원 관계자 누구에게든지 확실하게 해야 한다.

3 흔히, 모유를 짜내는 것과 아기가 빨리 자랄 때 충분한 모유를 계속해서 공급하기 어려운 문제가 있을 수 있다. 이런 문제가 있다면 우리는 의사의 조언에만 의존하기보다 젖 먹이는 엄마들이나 모유 수유 권장 모임을 권하고 싶다. 모유 수유에 관해 진정으로 경험이 많고 보살펴 줄 수 있는 외과의들은 거의 없다. 그들 대부분은 아주 작은 문제만 생겨도 모유를 먹이지 말라고 권한다.

4 연구들을 보면 조산아 엄마들의 젖이 정상아 엄마들의 젖보다 단백질이나 다른 영양소가 풍부하다. 극단적으로 작은 조산아들에게는 강장제를 모유와 함께 공급해야 한다. 이것이 모유에 더해지면 아기에게 최고의 음식이 될 것이다.

5 유당 불내증(우유를 소화시키지 못하는 증상)이거나 음식물을 소화할 수 없거나 먹지 말아야 하는 경우에도 모유 먹이기에 성공할 수 있다. 2장 먹을거리, 주요 영양소, 49쪽에 나오는 '칼슘의 다른 급원들'을 참고한다.

강하게 들고 엄마도 나와 같은 경험을 했겠지 하는 생각이 들면서 엄마에 대한 사랑이 다시 밀려오더군요. 절망 속에서 넘치는 애정을 찾았습니다.

피로

산욕기와 관련한 스트레스 가운데, 피로감은 거의 모든 부모들이 언급하는 것이다. 우리 대부분은 특히 집에 또 다른 아이가 있거나 외부의 도움을 받을 수 없을 때, 신생아 때문에 밤에 제대로 잠을 자지 못해 피로에 지친다.

출산을 하고서 첫 주 동안 매우 가뿐하게 다녔어요. 새로운 아기, 남편, 집을 채운 손님까지 모든 이들을 대할 때 에너지가 넘쳤지요. 그런데 어느 날 갑자기 피로가 덮쳐 오더군요. 두세 번 낮잠을 자지 않고는 하루를 지낼 수 없었지요. 오전 9시가 되면 지쳤습니다. 거의 다 나아가던 회음부가 갑자기 아프기 시작했고, 다시 화끈거렸어요. 내 몸은 분명히 내게 메시지를 보내고 있었지요. 몸을 보살피기 시작하니 좀 좋아졌지만 출산 직후처럼 에너지가 넘치지는 않았어요.

셋째 아기를 낳고서 처음 여섯 달은 정신이 없었습니다. 매일 계속 피곤하고 짜증이 나고 어찌하다 보니 하루가 다 갔어요. 확실히 우리 모두에게 아무런 재미도 없었죠. 세 살과 여섯 살 두 아이는 관심을 충분히 받지 못해 괴로워하는 데다 아기는 하루에 여섯 번 모유를 먹으니까 데리고 갈 수 없었고 집안일도 할 수 없었거든요. 하루 대부분을 지쳐서 축 늘어져 있었죠.

몸이 불편한 것도 피로감을 느끼는 데 한몫 한다. 출산 후 2~3주 동안 지속되는 일반적인 불편은 발한(특히 야간), 식욕 상실, 갈증(수분 상실과 수유로 인한), 변비 등이다. 계속 잠을 못자면, 렘수면[1] 부족이 축적된다. 렘수면 부족은 정서적, 신체적으로 장애를 야기할 수 있다. 파트너도 잠을 자지 못해 고통을 받을 것이다.

아기가 일상적인 수면 패턴을 방해하는데도 충분한 렘수면을 확보하는 여성들도 있다. 그러나 잠든 지 대여섯 시간이 지나서야 숙면을 취하는 형이라면, 밤 동안이나 아침 일찍, 늦은 오후 등 하루 한 번쯤은 타인에게 수유를 부탁해서 수유 중간 서너 시간 정도 길게 잠을 청한다. 가능하면, 아기가 잘 때마다 함께 잔다.

성생활

출산 후 얼마간은 섹스에 전혀(또는 거의) 관심이 없을 수도 있다. 그러나 상당히 빠르게 성적 활동을 재개하는 이들도 있다. 출산 후 성생활은 자신의 상태에 맞춰야 한다.

출산 후 첫 해 동안, 우리는 성행위를 이전처럼 하기에는 곤란했어요. 나는 너무 피곤했어요. 골난 남편을 옆에다 두고 5분 안에 잠들었지요. 그리고 아기에게 젖을 먹인다든지 아기를 돌보는 생각만 하니까 성교는 거칠고 잔인해 보였어요. 그리고 또 애무를 충분히 한 날은 성적으로 부족한 느낌이 전혀 들지 않았고요. 그러나 남편은 전혀 그렇지 않았죠. 균형이 깨진 성생활은 우릴 미치게 만들었어요. 으르렁거리는 몇 개월이 지나고 중간 단계의 해결책을 찾았어요. 아기를 옆에 두고 서로 바라보면서 점차 관계를 회복해 갔어요. 오르가슴을 전혀 기대하지 않고 서로 껴안고 기분 좋게 잠들었지요.

성욕이 떨어지는 현상은 피로감, 새로 태어난 아기, 다른 아이들이나 남편을 돌보는 일, 그 밖에 내 삶을 흔들어 놓는 것들 때문일 수 있다. 아기에게 모유를 먹이고 아기와 신체적 접촉을 하는 것으로 신체적 친밀감에 대한 욕구가 충족됨을 발견하기도 한다.

몸에 문제가 있기 때문일 수도 있다. 분만할 때 회음이 찢어졌거나 회음 절개를 했으면, 몇 주 동안 그 부위가 아플 것이다. 그리고 모유를 먹이는 엄마들은 에스트로겐 수준이 낮아져 흔히 질이 건조하고 정상적인 점액이 부족함을 느낀다. 손가락, 음경, 딜도를 삽입하면 상처가 생길 수 있다. 그래서 성기결합이 아닌 다른 종류의 성애를 원하게 된다.

신체적으로나 정신적으로 성교를 할 준비가 된 것 같고, 오로가 멈추었으면 성기결합을 포함한 성애를 나누는 것은 의학적으로 위험하지 않다. 성기결합이 불편하면, 젤리나 식물성 기름을 사용해도 좋다. 모유를 먹이는 여성들 중에는 성기결합을 할 때나 하고 난 다음 통증과 경련을 경험하는 수도 있다. 산후에 정서적, 신체적으로 성교를 할 '준비가 되었다' 고 느끼는 시기는 여성마다 다르다. 이성애적 성교와 피임을 원하면, 492쪽에 있는 「모유 수유와 피임」 부분이나, 13장 피임 「모유 수유법」→297쪽을 참고한다.

1 렘수면은 깊은 수면 단계에 이루어지는 것으로 신체적, 심리적 회복에 꼭 필요하다고 여겨진다. 꿈을 꾸는 것은 대개 렘수면 동안 일어난다.

어머니가 되는 것을 배운다

우리는 '여성은 모두 아기를 잘 본다.' 고 믿으며 살아왔을지도 모른다. 그러나 누군가를 돌본 경험이 있거나 자기 어머니가 어린 동생을 보살피는 모습을 본 적이 있어야, 좋은 어머니가 된다는 것이 어떤 것인지 알 수 있다. 육아를 시작하는 초기에는, 특히 첫아이를 낳고서는 내 감각을 믿기도 어렵다. 우리의 느낌이나 공포에 대해 다른 어머니들과 이야기를 나누면 육아를 시작하는 데 자신감을 얻을 수 있다.

출산 후 처음 한 달 동안 공포감이 밀려 왔어요. 아기를 사랑했지만 전적으로 의존하는 이 작은 생명체를 내가 만족시켜 줄 수 있으려나 염려가 되었지요. 딸이 울 때마다 완전히 공포에 질렸어요. 지금 내가 무엇을 해야 하지? 울음을 그치게 할 수 있을까? 어떻게 도와줄 수 있을까?

한 달쯤 지나자 아기가 좀 유순해져서 잘 다룰 수 있었습니다. 아기는 잠을 많이 잤고 깨어나면 나를 보며 웃었지요. 점차 아이에 대한 사랑이 커져서 두려움은 극복되었어요. 긴장하지 않고 편안해졌고 더는 내가 아이를 돌보는 능력이 부족하다고 생각하지 않게 되었어요.

기저귀 갈아 채우는 것을 남편보다도 잘 못했어요. 사실 내가 잘 알고 있어야 한다고들 하니까 더 예민해진 것일지도 몰라요. 나는 배워야 한다고 하니까 배운 거죠. 남편도 그렇고.

영아 산통

'언제나 즐겁게 엄마 노릇 할 수 있을 것'이라는 기대는 하지 않는 게 좋다. 예를 들어 아기가 잠을 많이 자고, 젖 먹을 때만 깼다가 엄마를 보고 웃어 주고 또 잠이 들면, 아기 키우는 일은 식은 죽 먹기일 것이다. 그러나 아기가 발작적으로 통증을 호소하거나 16시간 넘게 거의 온종일 울면 엄마의 체력과 정신력은 한계에 도달한다. 자기 아기가 우는 것만큼 신경을 곤두서게 하는 것이 없다. 아기 울음은 부모에게 무기력감, 죄책감, 초조함을 느끼게 만들기 때문이다. 아기들은 대개 늦은 오후나 저녁에 매일같이 산통을 겪는데, 대개 4개월 정도 되면 이 산통이 사라진다.

태어나고 두 주일이 지나고부터 아기는 밤 10~11시부터 아침 6시가 될 때까지 울어 댔습니다. 우리는 모든 것을 시도해 봤어요. 안고 걸어다니기, 흔들기, 마사지 등등. 그러나 어떤 것도 도움이 되는 것 같지가 않더군요. 난 내 탓이라고 굳게 믿고 있었어요. 그러던 어느 날 밤 남편은 아기와 마루에서 춤을 추기 시작했습니다. 나는 매우 피곤했지만 그 모양이 너무 재미있어 웃기 시작했어요. 남편도 웃었고요. 그랬더니 아기가 너무 놀라 잠시 울음을 멈추었어요! 그 후 점차 나아지는 듯했어요. 그 웃음, 그런 재미는 긴장을 완화하는 데 좋았지요. 나는 자신을 비난하는 것을 그만두었습니다. 그리고 이 과정은 그저 아기가 거쳐야 하는 것이라고 받아들였어요. 어려운 몇 주일이 지나고 드디어 우리 아기는 울음을 멈췄습니다.

산통은 아기의 미성숙한 소화계 탓에 생기는 경우가 많다. 그러나 가끔 우유 단백질 알레르기가 원인일 때도 있다. 모유를 먹이고 있으면 시험 삼아 1주일간 유제품을 끊어 본다. 양파, 마늘, 양배추, 브로콜리, 꽃양배추 같은 채소, 때때로 밀가루 음식도 아기 배에 가스가 차게 만들어, 통증을 일으킨다. 산모에게 알레르기를 일으키는 음식도 피하는 것이 좋다. 아기 역시 그 음식에 민감할 수 있기 때문이다. 분유를 먹이는데 산통이 있으면, 몇 가지를 시도해 본다. 콩을 원료로 한 분유로 바꾸는 것이 도움이 된다. 산통이 있는 아기를 위한 특수한 분유에 대해 의료인과 상담한다. 또 분유를 먹이다가 모유로 바꾸기를 원하면, 모유 생성을 시도해 볼 수 있다. 이 과정에서 도움이 필요하면 대한가족보건복지협회를 비롯한 모유 수유 지원 단체나 전문가에게 연락을 취한다.

산통이 있는 아기의 아랫배를 마사지해 줄 수도 있다. 따뜻한 물이 담긴 욕조에 아기를 넣고(열은 통증을 달래는 효과가 있다), 카페인이 제거된 스피아민트 잎을 물에 아주 조금만 넣고, 아기의 배를 만져 준다. 극단적인 경우에는 의사가 아기에게 약을 처방할 수도 있는데, 그런 병원 처방이 편치 않으면 대체 의학 전문가와 상담을 한다.

산통이 있는 아기를 기르기는 정말 힘들다. 어떤 아기들은 다른 아기들에 비해 외부 삶에 적응하는 속도가 느릴 수 있다는 것을 유념해야 한다. 아기들이 왜 산통을 겪는지는 잘 알려져 있지 않다. 그러나 우리는 곧 산통이 사라지고 아기들이 행복하고 씩씩한 아이로 자란다는 것을 알고 있다. 아기를 사랑하면서 키우도록 애쓴다. 외부에 도움을 청한다. 산모가 잠시 쉴 동안 가족이나 친구들이 우는 아기를 돌볼 수 있다. 그리고 가족, 친구, 의료진, 상담 기관의 정서적 지지를 받을 수도 있다.

생활의 변화

신생아와 같이 사는 것은 우리 삶이 여러 면에서 변화를 겪는다는 것을 뜻한다. 24시간 대기 상태에 있어야 한다.

전에는 어디론가 가고 싶을 때면 5분 안에 집 밖으로 나갈 수 있었는데 지금은 한 시간이 걸려요. 기저귀, 담요, 장난감을 챙기고 아기를 먹이고 기저귀를 갈고 유모차에 눕히고 나면 이미 나가기엔 늦은 시간이 되기도 해요. 또 혼자 외출하려면 최소한 일주일 전에는 아기 봐 주는 곳에 전화해야 하고요.

처음 몇 주일, 아기들이 언제 잠을 자고 언제 먹을지 예측하기가 어렵다. 모유를 먹는 아기에게는 자주 수유를 해야 하고, 수개월 동안 아기는 밤잠이 깨어서 뒤척일 것이다. 신생아를 가진 여성은 계속되는 아기의 요구를 들어주느라 쉴 틈이 없을 것이다.

아기들이 대개 서너 시간마다 먹고 그 나머지 시간에는 잠을 잔다고 들었어요. 그런데 우리 아기는 그렇지 않았어요. 두 시간마다 먹고 더 자주 먹을 때도 있었어요. 한 시간 정도 잘 때도 있고 15분 만에 깨어날 때도 있었어요. 아기를 사랑하면서도 보채는 아기를 달래느라 내가 소모되고 있다는 느낌을 받았습니다. 글을 읽거나 다림질을 하거나 어떤 일도 제대로 끝낼 수 없다는 사실을 받아들이기가 어려웠어요. 일단 전처럼 효과적으로 일을 할 수 없다는 것을 받아들이고 나서야 내가 일을 마치지 못한 데 대한 죄책감이 없어졌어요. 아이와 함께 보내는 시간을 즐길 수 있게 되었고 훨씬 자유로워졌어요.

아이를 낳은 후 전에 하던 활동을 그만두고 싶지 않은 이들이 있을 것이다. 한편, 잠시 집에서 지낼 수 있어 휴가처럼 느껴지는 이들도 있을 것이다. 몇 달 사이 아기가 좀 자라서, 아기의 행동을 예측할 수 있게 되면 더 유연하게 시간을 관리할 수 있을 것이다.

아기와 함께하는 삶이란, 대개는 신생아 옆에서 홀로 시간을 보내는, 단조롭고 고립된 긴 나날들을 뜻한다. 성인을 만날 일이 없이 여러 날을 계속 보내게 되는 것이다.

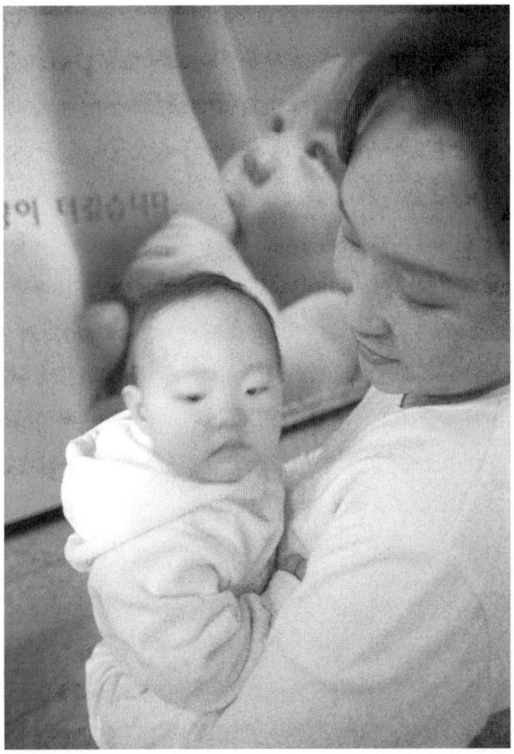

신생아와 같이 사는 것은 우리 삶이 여러 면에서 변화를 겪는다는 것을 뜻한다. 24시간 대기 상태에 있어야 한다.
ⓒ여성신문 이기태

일주일 후, 나는 아기와 함께 집에서 홀로 미쳐 가고 있었어요. 그래서 유모차를 빌려다가 아기를 태우고 돌아다녔습니다. 공공장소에서 젖먹이는 법을 익히고 아기가 잠잘 만한 장소를 발견해 두었습니다. 유모차, 친구네 거실, 쇼핑카트, 심지어 레스토랑이나 극장 등. 돌아다니는 것이 나를 덜 예민하게 만들었고 세상과 연결되게 해 주었습니다.

서구 사회는 여성이 아기와 함께 홀로 지내기를 기대한다. 그러나 많은 다른 문화에서 산욕기 엄마들은 다른 엄마들, 아주머니, 여동생, 사촌들 사이에서 살면서 서로 시간, 흥미, 지혜를 빌린다.

내 고향인 서아프리카에서는 분만 후 병원에 최소한 일주일은 있을 수 있었지요. 여기와는 달라요. 가족들도 있을 수 있었거든요. 여기는 사흘이 지나자 병원 밖으로 내몰더군요. 떠날 준비도 되어 있지 않았는데 말입니다. '내게 의존하는 무기력한 이 작은 아기에게 무엇을 어떻게 해주어야 할지 모르겠다.'는 생각만 들더군요. 고향에서는 아기가 태어나면 찾아와서 도와주는 여자들의 관계망이 있었지요. 주변의 여자들이 아이와 산모를 돌보아 주는 거예요. 그러면 아기를 누가 돌봐줄지 걱정할 필요가 없지 않겠어요. 늘 누군가가 함께 있으니까. 또, 전통적인 방식으로 이 모든 일들을 해냅니다. 엄마와 아기를 어떻게 목욕시키는가, 어떻게 복부 근육을 이전 상태로 되돌리게 하는가 등등. 이 모든 일들이 무사히 지나가리라는 믿음이 있는 겁니다. 결국 난, 우리 엄마가 와서 석 달 동안 나와 아기를 씻기고 마사지해 주었습니다.

보살핌과 격려

초보 엄마에게는 여러 가지 특별한 지원이 필요하다. 실질적 도움, 정서적 격려, 경제적 지원, 보살핌, 정보 등. 출산 직후의 여성은 관심을 가져 주고 도움을 주려는 가족과 친구들에 둘러싸여 있을 수도 있다. 그러나 말할 사람 하나 없고, 도움을 줄 만한 사람 하나 없이 고립되어 있을 수도 있다.

어린아이가 있는 다른 엄마들과 이야기할 수 있는 것이 매우 중요하다고 생각해요. 어머니 시기에 대한 이미지는 실제와는 동떨어져 있었던 것 같습니다. 평화롭고, 편안하며, 깨끗한 것을 상상했거든요. 집에 있으면 매우 행복하고, 아기의 흔들 그네를 밀어주면서 독서도 하고, 깨끗하게 지낼 것이라고. 이렇게도 고립되리라고는 생각조차 못했어요. 매우 독립적이고 자신감 있게 지낼 거라 생각했지만, 도움이 많이 필요해요. 이런 나를 보면 좀 놀라워요.

운이 좋으면, 서로 지원해 주는 새로운 관계를 형성하고 이웃의 비공식적 모자녀 모임에 참여할 수도 있다.

아기가 몇 개월 되었을 때, 동네에 사는 엄마들과 놀이 모임에 가입했어요. 아가들이 모여 노는 모임인데, 실제 기능은 엄마들의 친목 모임이었습니다. 다른 아기들도 산통을 겪으면서 밤새 잠을 안 잤다는 얘기를 듣고 대처 방안도 서로 이야기하니 안심이 되었어요. 나만 그런 게 아님을 발견하고 아이 키우는 데 대한 복잡한 감정을 어느 정도 공유하니까 도움이 좀 되었어요. 외로운 삶에 오아시스 같은 놀이터가 생긴 거지요.

고립을 극복하는 일이 큰 어려움으로 다가오는 이들도 있다. 시간, 돈, 교통편, 안정적인 거주, 심지어 신변의 안전이 불안정한 환경에 놓여 있다면 다른 엄마들과 접촉을 하거나 좋은 본보기와 의료인을 찾는 일이 더욱 중요하다. 동네 공원, 놀이터, 교회, 지역 센터 등이 고립감을 완화할 수 있는 만남의 장소가 된다. 아기를 데리고 간다. 자기 자신이나 아기가 매우 흥미 있게 주의 집중할 수 있음에 놀랄 것이다.

출산 후 감정을 받아들임

아기와 함께 사는 삶에 푹 빠지면, 자부심, 뿌듯함, 사랑, 애착, 온정을 느끼게 된다. 그러나 갈등도 많고, 머릿속도 복잡하고, 공포도 공존하기 마련이다. 엄마가 된 것에 만족하지만 싫기도 하다. 복직을 해야 하는데 아이와 같이 있을 시간이 없어지는 것이 두렵다. 보채는 아이를 달래는 데 온통 시간을 쏟아야 해서 개인적인 시간이 없다. 독립성을 잃어버렸다. 무섭고 혼란스럽다. 이럴 때 우리는 자신을 보살펴야 한다.

아기가 태어났다. 아기만이 관심의 대상이었고 사람들이 나는 거들떠 보지도 않았다. 사람들이 와서는 "아기가 너무 예뻐요." 그러고는 나는 보지도 않았다. 아기는 자랑스러웠지만 나는 아무것도 아니라는 생각이 들었다. 가끔 이렇게 말하고 싶었다. "나는 밤에 잠도 못 자고 어질러진 것을 치우는 사람이에요, 내게도 관심을 가져 주세요."

특히 우리가 지치거나 고립되어 있거나 기대만큼 완벽한 어머니가 못될 때 자신, 파트너, 아기에게 화가 날 수 있다. 분노는 어머니의 이미지에는 잘 맞지 않는다. 슬픔이나 짜증, 두려움, 질투도 마찬가지다. 그러나 이런 감정들은 분명히 존재한다. 이런 감정들이 있음을 인정하는 것이, 자신의 감정에 대응하는 첫걸음이다.

산욕기의 어려움

산후 우울감 → 487쪽은 많은 여성들이 겪는 것인데, 일시적으로 나타났다가 저절로 사라진다. 이 장에서 좀 더 심한 우울증에 대해 이야기할 것이다. 그것이 지속되는 기간은 예측할 수 없다. 특별한 주의와 관리가 필요하다. 의료인들은 이런 종류의 문제를 '산욕기 장애'라고 부른다. 우울증, 불안, 정신증을 겪을 수도 있다.

산후 우울증

산후 우울증은 경증에서 중증 상태까지 다양한 상태를 일컫는다. 산후 우울증 증상은 다음과 같다. 외로움, 죄책감, 공연히 눈물이 솟구침, 불면, 식욕의 현저한 증가나 감소, 깊은 슬픔, 과민, 애정이나 성에 대한 무감각, 불안, 피로, 무기력, 아기를 제대로 돌보지 못함, 자살 충동, 아기나 타인에 대한 분노, 화가 잘 남, 잘 놀람 등. 그런 종류의 증상들이 무엇 때문인지 알 수도 있지만(예를 들면 파트너와 사이가 나쁘다거나 아기 울음을 그치게 할 수 없는 것) 때로는 이유없이 그런 증상이 나타나기도 한다. 혼자서 다룰 수 없을 만큼 산후 우울증 상태가 심할 수도 있다. 자신이나 자신이 알고 있는 여성이 이런 증상으로 고생하고 있으면, 신뢰할 만한 사람에게 도움을 청하는 것이 중요하다.

원인

초보 엄마들은 모두 어느 정도 스트레스를 경험한다. 산후 우울증에 걸릴지는 아무도 예측할 수 없지만, 어떤 종류의 스트레스가 있거나 어떤 종류의 도움이 없는 상황에서 산후 우울증에 걸릴 위험이 높아진다. 이 중에는 사회적 고립(예를 들면 이사 직후 같은 경우), 내 필요를 채우지 못하는 파트너에 대한 실망 등 파트너와 나의 관계, 파트너의 죽음이나 방치, 학대 등을 포함한다.→ 19장 임신, 446쪽 다른 요소는 실직, 거주 문제, 경제적 문제, 질환, 임신기에 우울이나 불안을 겪었던 경험, 무기력하고 도움을 받지 못한 상태에서 분만한 경험, 과거의 우울했던 일, 성격이 까다롭거나 산통이 심한 아기가 있었던 경험, 호르몬 변화에 민감하게 반응하는 경향(심각한 월경 전 변화) 등이다.

아이를 낳고 나서 6~8개월째가 특히 어려웠어요. 밤에 아이가 잠들기 시작했을 때, 특히 밤 10시 수유가 필요없어졌을 때 기력이 회복되곤 했어요. 그러나 정신적, 정서적으로는 힘이 점차 빠지는 느낌이었어요. 잠을 많이 잤고 울기도 많이 했어요. 직장에서 남편이 만나는 여자들에게 질투가 나더라고요. 바깥일에 활동적이고, 유머 있는 내가 아니었습니다. 사람들에게는 젊고 행복한 엄마인 척했지만 사실은 매우 우울했어요. 게다가 산후 우울증에 대해 몰랐기 때문에 좋은 엄마 되지 못하는 나를 비난했습니다. 남편은 나를 위해 애썼는데도 남편을 비난했고요. 그러면 남편은 자신의 일을 걱정했고, 내가 위로해 주지 못한다고 불평했지요. 남편은 나더러 임신을 왜 했냐, 이제 와서 아기를 원하지 않는다고 나를 비난했습니다(그도 산후 우울증을 몰랐지요).

산후 우울증에 영향을 줄 수 있는 산모의 상실감

우리가 앞서 언급한 요소에 덧붙여, 산모에게 따라오는 정상적인 상실 경험이 있다. 모든 이들이 상실의 결과로 우울을 경험하지는 않는다. 그러나 어떤 상실을 슬퍼하고 있다면, 이는 정상적인 현상이다. 어떤 이들은 엄청난 슬픔을 경험할 수도 있는데, 그럴 때는 도움을 받아야 한다.

미숙아거나 질병이 있어서 산모가 퇴원한 후에도 아기가 병원에 계속 있어야 하거나 아이의 건강에 계속 문제가 나타나면 그런 것을 슬퍼하는 와중에 우울증이 나타날 수 있다. 건강한 신생아가 태어나지 않은 것에 대해 슬픔을 억누르지 않는 것이 좋다. 고통, 실망, 슬픔의 감정을 드러내는 것이 때로는 도움이 되기도 하는데, 어머니는 강하고 '자제력'이 있어야 한다며 감정을 드러내는 것을 암암리에 누르는 사회 분위기가 있다. 새로 태어난 아기가 아프든 건강하든, 출산이 떠오르게 하는 아픈 기억(자연유산이나 인공유산으로 잃어버린 아기, 아기를 낳아서 입양 기관에 보내버린 것, 부모나 사랑하는 이의 죽음 등)을 슬퍼하는 것이 좋다. 또한 엄마가 됨으로써 잃어버린 것들(자유롭게 사는 것도 끝났고, 아기를 떼어놓고 혼자서 뭘 할 수도 없고, 임신한 상태가 좋았는데 임신 기간이 끝난 것 등)에 대해 슬픈 기분이 드는 것을 억누르지 않는 것이 좋다. 아기가 태어나면 파트너와의 관계도 변한다. 그것에 상실감을 느낄 수도 있다. 또는 기대한 것과 달리 분만을 했으면 그것이 슬플 수도 있다. 지금은 여성들 대부분이 출산 시 마취나 절개(제왕절개 또는 회음절개) 또는 둘 다를 경험한다. 이런 의료적 간섭이 있으면 산후 우울증에 걸리기 쉽다. 모유를 먹이려고 했는데 그것이 불가능하거나, 계획보다 빨리 중단해야 할 때도 슬플 것이다. 그리고 점차 아기가 자라면서 엄마보다 다른 사람이나 장난감에 흥미를 느끼고, 움직일 수 있게 되고, 젖을 뗄 때도 신생아 때보다 친밀감이 덜한 것에 슬픔을 느낄 수 있다.

다른 사람에게 이런 슬픈 느낌을 이야기하면 도움이 된다. 엄마들 대부분은 아기가 태어났는데 슬퍼한다는 것이 사람들에게 받아들여지지 않을 거라 생각해서 말하기도 꺼린다. 그러나 상실과 슬픔은 어머니가 되는 정상적인 과정임을 명심한다.

예방법

우리는 모든 여성이 신체적, 정신적으로 자기 자신을 적극적으로 돌볼 수 있게 하려고 한다. 본인이 산후 우울증을 겪을 위험이 있다고 판단되면 예방을 해서 심각성을 줄이고, 그런 상황이 발생했을 때 자신과 가족들이 잘 처리할 수 있도록 준비해야 한다. 산후 우울증 때문에 놀라는 여성들이 있고, 예방하느라 애를 썼는데도 산후 우울증을 겪는 이들도 있다.

많은 여성들은 그저 출산 계획을 세우는 것만 격려 받고, 산후에 필요한 여러 대비를 하는 데는 도움을 잘 받지 못한다. 산후 우울증을 예방하려면 산전에 준비해야 하며 임신 전부터 대비해야 하는 일들도 있다. 산욕기를 준비하기 위해 해야 하는 가장 중요한 것은 산모 자신을 도와줄 사람들과의 관계를 만들어 두는 일이다. 파트너, 가족, 친구들, 이웃, 직장 동료, 의료진, 수유 상담가, 다른 임산부, 출산을 한 산모들이 도움을 줄 수 있다. 다양한 사람들과 감정과 요구를 나누는 것이 도움이 된다. 이렇게 하려면 이 시기에는 다른 사람에게 의지하고 도움을 받아도 된다는 사실을 받아들여야 한다. 또한 내가 필요한 것과 그들이 날 도울 방법에 대해 이야기하는 새로운 방법을 배워야 할 수도 있다. 산모들이나 그 파트너들과 함께 그들이 경험한 변화와 적응 방법에 대해 이야기한다.

첫애를 출산한 후 산후 우울증이나 다른 스트레스 때문에 힘든 시간을 보낸 적이 있다면 다시 그런 일이 생기지 않을까 걱정이 될 것이다. 예측하기는 어렵지만 아기가 태어나기 전에 예방법을 이야기하고 알아 두면, 산욕기가 훨씬 수월해질 것이다.

산후 우울증을 겪을 위험이 있다고 생각되면, 의료인에게 이야기해서 적당한 해결 방법, 즉 나한테 필요한 것이 무엇인지 정확히 파악할 수 있고 그것을 충족시켜 줄 수 있는 심리 치료사를 찾을 수 있도록 도움을 청한다.

대처법

산후 우울증에 걸리면 쇠약해진다. 아침에 일어나기도 어렵고 전에는 쉽게 했던 일들이 어렵게 느껴진다. 여성의 10~20%가 산후 우울증을 경험한다. 그런 느낌이 든다고 해서 비난받을 일도 아니다.

산후 우울증에 대체하는 데 도움이 되는 방법은 다음과 같다.

- 달성하기 어렵게 보이는 장기 목표보다 하루치 목표를 세운다. 목욕하기, 친구에게 제때 전화를 걸기, 산책 등 날마다 한 가지 일을 확실히 한다.
- 무료이거나 비용이 저렴한 방법을 이용한다. 도서관에 가서 책을 보거나 교회, 절에 다니거나 지역 신문이나 무가지를 보는 것도 방법이다.
- 파트너나 가까운 친구들과 시간을 보낸다. 아기가 아닌 성인(십대 산모라면 또래 친구)과 시간을 보내면 기분이 좋아질 것이다.
- 도움을 요청한다. 정서적 도움과 같은 실제적인 도움을 다른 사람에게 요청하는 것을 두려워하지 않는다. 산욕기는 완전히 독립적으로 일을 처리해야 할 시기가 아니다.
- 스스로 많은 도움을 받아들이도록 한다. 이 시기에는 도움을 받아야 하며 도움 받을 줄 알아야 한다. 특히 독신 여성에게 가족과 친구는 비타민이나 돈보다 더 큰 힘이 된다.
- 주변의 전문가들을 활용한다. 심리 치료사, 정신과 의사, 지지 모임, 대체 요법 전문가, 영양사 등이 필요하다(보험 처리가 되는지 확인한다).
- 바깥일을 하는 것을 계획하거나 고려해 본다. 내가 할 수 있는 선택과 기회를 확인하고 넓히는 시도를 해 본다. 구직을 해야 하는지? 복직을 하고 싶은지? 적절한 일자리를 얻고 아이를 돌보려면 누가 필요한지? 쉬어야 하는지? 돈이 더 필요하다면, 가족이나 친구에게서 돈을 빌릴 수도 있다. 직장으로 돌아가고 싶지만 상황이 어려울 때는 믿을 만한 친구와 이야기를 나누어 본다.
- 산모와 아기를 격려하는 모임에 참여한다. 우울증을 겪고 있는 엄마들을 격려하는 모임을 찾아본다.

산후 불안증

불안은 뚜렷한 원인도 없이 나타나는 단순한 걱정이나 신경증을 말한다. 신경과민, 집중력 저하, 불면에 시달리며 집안일을 하기도 어려울 수 있다. 또한 내 건강, 아기의 건강, 주위 사람들의 건강에 지나치게 신경 쓰는 자신을 발견할 수 있다. 맥박이 빨라지고 떨리며, 손에 식은땀이 나고 호흡이 곤란해지는 등 증상이 나타나기도 한다. 이상하고 무서운 생각이 머리를 떠나지 않고 돌보는 행위를 반복하도록 강요당한다는 느낌이 들 수도 있다. 첫아이를 낳은 여성들이 이런 불안 증상을 많이 경험하며, 피로하면 특히 더 그렇다. 이런 불안이 정상적인 생활을 방해한다고 느껴지면 도움을 요청해야 한다. 산후 우울증 극복에 도움이 되는 여러 방법은 산욕기 불안 해소에 도움이 된다.

산후 정신증

산후 정신증은 비율은 낮아도(1~2%), 즉각 치료해야 하는 심각한 증상이다. 서두르면 성공적으로 치료될 수 있다. 산욕기의 정신증과 관련된 증상과 증후는 이런 것이다. 신이나 자기 외부의 어떤 것이 명령을 내린다고 느낀다. 자해하거나 아기를 해치라는 명령을 받는다고 느낀다. 혼란스럽고 혼동되는 감정을 느낀다. 남들은 지각하지 못하는 것을 보고 듣는다. 새로 태어난 아기를 돌볼 수가 없다. 내 생각과 느낌을 스스로 조절하지 못한다. 이런 증상들이나 다른 극단적인 증상을 경험했거나 가까운 사람들이 염려한다면, 즉시 치료받아야 한다. 관련 분야의 전문가나 응급실을 이용하도록 누군가에게 도움을 요청하고, 내게 심각한 산후 문제가 있고 특별한 도움이 필요하다는 것을 설명해야 한다. 이런 상태는 출산 후 다량의 호르몬 변화와 관련될 수 있으며 어떤 여성들이 산후 정신증에 잘 걸리는지는 알려져 있지 않다.

산욕기 문제 치료법

산욕기의 문제를 치료하는 방법은 여러 가지가 있다. 심리 치료, 약물 요법, 지지 모임, 침술, 동종 요법 등이 있다. 여러 치료법에 대한 연구들이 속속 나오고 있다(예를 들면 최근 인간관계에 초점을 맞춘 심리 치료로 효험을 본 여성들이 많다고 한다. 또 젖먹이는 여성의 약물 복용의 안정성 연구도 계속되고 있다). 다양한 치료법에 대해 정보를 제공해주는 치료사들이나 지지 모임도 치료 계획을 세우는 데 조언을 줄 수 있다. 그들이 내 요구를 잘 포착하지 못한다고 여겨지면, 차선책을 택해야 한다. 내 건강과 행복이 아기의 건강한 발달에 중요한 영향을 미친다는 것을 명심한다. 그러므로 여러 가지 치료법을 고려해 보아야 하고, 심리 요법과 약물 치료 같은 방법을 사용해야 할 수도 있다.

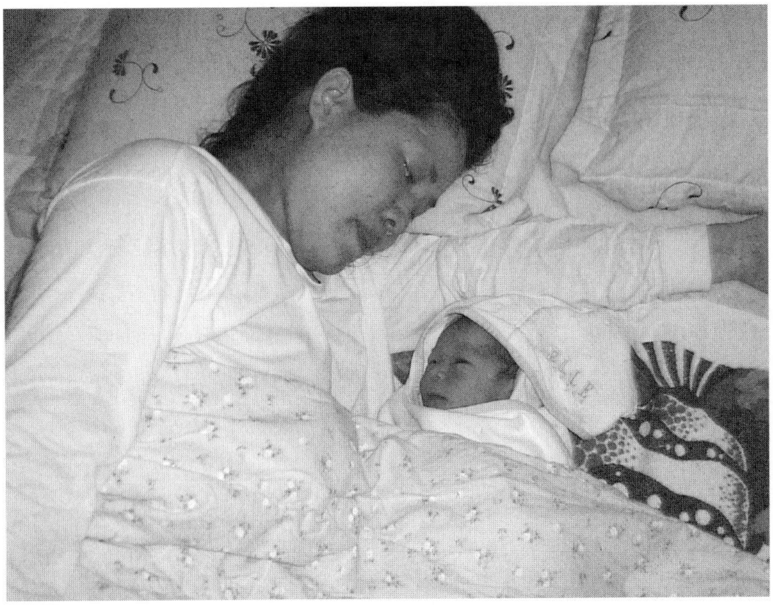

아이와 함께 사는 삶에 푹 빠지면, 자부심, 뿌듯함, 사랑, 애착, 온정을 느끼게 된다. 그러나 갈등도 많고 머릿속도 복잡하고, 공포도 공존하기 마련이다. ⓒ삼신할매

모유를 먹이고 있으면, 상담할 수 있는 사람과 이야기를 해야 한다. 나와 의료인이 약물 복용을 최선책으로 정했다면 모유 수유를 중단해야 할 수도 있다. 약물을 얼마나 오래 복용해야 하는지에 따라, 약물을 중단할 때 모유 수유를 다시 시작하는 것이 가능할 수도 있다. 모유 수유 전문가에게 조언을 구한다.

의사들은 흔히, 산후 정신증과 산후 우울증에 약물 치료와 입원이 필요하다고 생각한다. 엄마와 아기의 생존과 건강에 위험을 주는 상황이기 때문이다. 짧은 기간 입원을 하게 되면 아기와 돌보는 사람이 방문하도록 조정할 수도 있다. 지역 사회의 지지를 받는 혁신적이고, 결단력 있고 에너지 넘치는 가족들이라면 자체적으로 아기 엄마를 돌보는 대안을 마련할 수도 있다. 그러나 이것을 가볍게 여겨서는 안 된다. 대안적인 계획에는 계속적인 치료, 모니터링, 경험 있는 전문가 상담이 꼭 필요하다.

산욕기 한복판에서 시달리는 동안 아기를 낳은 것이 과연 잘한 일인지 회의가 들 것이다. 엄마가 된다는 것은 항상 정서적 스트레스를 수반한다는 생각이 들 수도 있다. 산모 자신, 아기, 가족이 항상 사랑스럽다고 느끼기 어려울 수도 있다. 어머니 역할을 할 수 있게 되려면 시간이 좀 필요하다. 어머니 노릇이 가져다주는 즐거움과 기쁨을 맛보게 될 때까지 느긋하게 기다려 본다.

기쁨을 만끽하자

아기가 태어나면 피로하고 외롭고 자아를 상실한다는 등, 부정적인 측면에 대해서는 익히 들었지요. 그러나 아기가 주는 엄청난 기쁨에 대해서는 아무도 이야기해 주지 않았어요. 아기를 안고 아기의 웃음을 보고, 자라나는 것을 보고, 매일매일 반응해 줍니다. 아기가 젖을 먹으며 내 가슴을 치거나, 내 눈을 볼 때의 느낌을 어떻게 말로 표현할 수 있겠어요. 내가 누군가와 연결되어 있다는 느낌이 가장 깊이 드는 순간이지요. 때때로 그 강렬함 때문에 놀라기도 해요. 나 자신 말고 처음으로 누군가를 돌보고 있습니다. 딸을 기르고 보호하기 위해서라면 어떤 일이라도 할 거예요.

우리는 그저 하루하루 버티고 있었다. 5주 동안 하루에 2시간 이상 잘 수 없는 사람들에게는 무공훈장을 주어야 하지 않을까? 나는 아기들이 6, 10, 2, 6, 10, 2시에 젖을 먹는 줄 알았다. 그러나 우리 아기는 5, 7, 9, 11시에 그리고 4, 8, 12시에도 먹었다. 내 유방이 채워지는 속도보다도 더 자주 수유를 한 것 같다. 아기가 마지막으로 수유한 이후로 유방은 말라 있고 다음 수유를 또 준비한다. 사랑은 — 내가 아기를 이처럼 사랑하리라고는 상상도 못했다. 놀랍고 끝없는 사랑이다 — 그 대상의 순수함을 모든 위험한 것에서 보호하려는 바람이 아닐까. 그리고 첫 주에 겪은 끔찍한 느낌은 점차 없어졌다.

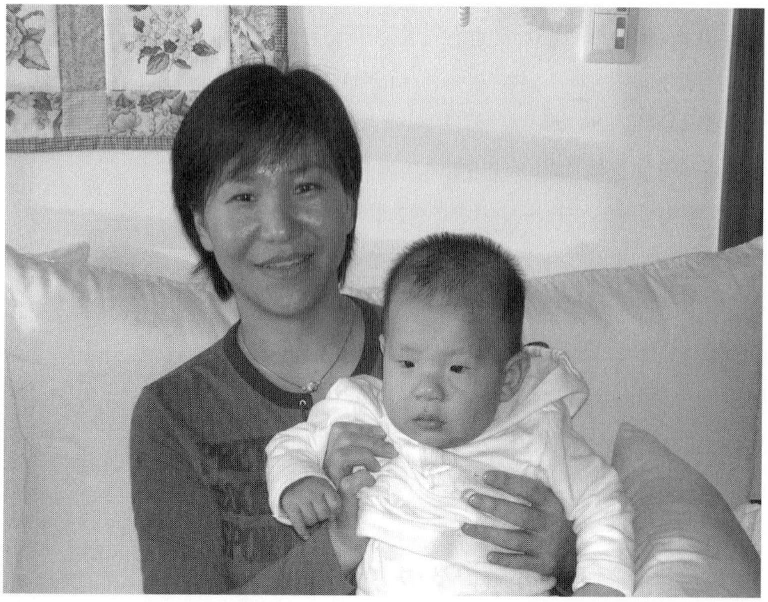

부모가 된다는 것은 실제로 우리가 오랫동안 살아온 방식을 바꾸게 한다. ©삼신할매

아기는 나에게 엄청난 기쁨을 주었어요. 아기를 돌보는 일은 정말 즐거웠어요, 이루 다 헤아릴 수 없을 만큼.

장기적인 문제들

출산하고 나서 6~12개월쯤이 되면 혼란, 피로, 불확실성이 밀려가고 에너지와 확신이 밀려들어 오는 시기다. 이때는 어느 정도 아기가 밤에 잠을 오래 자고 고형 음식도 먹으며 아침과 오후에 낮잠 자는 시간도 예측할 수 있다. 그런데 이렇게 정상으로 돌아오는 것도 출산 후 6개월간 혼동기에 우리가 몸으로 경험하고 학습한 결과다. 하루하루 시간이 원활하게 돌아가더라도, 부모가 된다는 것은 실제로 우리가 오랫동안 살아온 방식을 바꾸게 한다.

파트너 관계

생각해 보니 아기와 같이 산다는 게 우리 관계에 시련을 주기도 하고 정원 한가운데 향기로운 꽃을 심는 일 같기도 해요.

아기가 태어나고 1년 정도, 커플 사이 애무나 대화는 아기의 울음 속에 파묻혀 버린다. 파트너는 연인이나 동료라기보다는 아기 아버지가 된다. 앞에서 우리는 출산 후 첫 달 동안 아기를 돌볼 때 생기는 일들을 다루었다. 커플의 관계가 부모 역할로 점차 바뀜에 따라 더 복잡다단한 문제가 발생한다. 이것은 쉬운 변환이 아니다. 18세에 출산을 했든 38세에 출산을 했든 다른 사는 문제들(고등학교를 졸업하거나, 일을 찾거나, 남편을 돌보는 일)과 어머니 노릇 사이에서 균형을 잡아야 한다.

동성애자든 이성애자든 모두에게 '질투' 역시 어려운 문제일 것이다. 모든 이들에게 골고루 나누어 줄 에너지, 힘, 애정이 부족할 때가 많기 때문이다.

아기는 우리 삶을 차지하는 중요한 존재지요. 우리는 여전히 서로 사랑하는 사이지만 우선적으로 양육하고 관심을 주어야 할 대상은 아기니까요.

밤에 졸고 있는 작은 아기에게 내가 젖을 물리고 있는 광경을 본 남편은 자극을 받았어요. 내가 침대로 돌아오자 남편은 거칠고 빠르게 사랑을 나누려고 했어요. 그러나 나는 나른하고 좀 졸렸기 때문에 곧 중단되었죠. 남편은 성관계를 원했고 나는 포옹을 원했어요. 우리는 거칠고 빠른 섹스든 편안한 섹스든 시간이 좀 더 지나야만 가능하다는 것을 깨달을 때까지 싸웠죠. 관계가 악화되고 두 달이 지나서야 우리는 '강한 섹스'와 '부드러운 섹스'에 관한 농담을 주고받았지요.

우리는 부모가 되면서 배우자 관계에서 각자의 역할이 불확실해진다. 책임감 있게 제 역할을 하던 사람이 갑자기 더는 하지 않게 된다. 가령 전에는 집안의 모든 일을 꾸리던 사람이, 출산 후 산욕기 동안 그런 책임을 맡을 수 없게 된다. 이런 변화 때문에 우리는 혼란스럽고 불안하다.

파트너 관계에서 일어나는 변화는 스트레스를 많이 일으킨다. 변화에 대해 서로 털어놓고 이야기를 나누다 보면, 새로운 역할을 찾을 기회를 더 잘 준비할 수 있다. 파트너 관계에서 부모 노릇과 그 밖의 책임들을 공유할 때 더욱더 만족할 수 있으며 관계는 더 튼튼해진다.

남편은 아이들을 돌보기 위해 한밤중에도 일어났어요. 도움이 되었는데도 여전히 내가 모든 일을 하고 있다고 느껴지는 겁니다. 반반씩 분담하는 게 아니라 거의 7~8할은 내가 하는 것 같았죠. 그도 물론 하루 종일 일해서 지쳐 있고, 나 역시 지쳐 있었어요. 내가 도무지 쉴 수가 없으니까 남편이 쉬는 것도 안 된다고 생각하는 거지요. 친정어머니가 날 쉬게끔 도와주셨어요. 모든 것을 객관적으로 보도록 조언도 해 주셨고. 나는 그때 벌어지고 있는 상황을 받아들여야 했고 그러고 나서 아이 키우는 일이 즐겁게 느껴졌어요.

남의 떡이 커 보인다고 하잖아요. 정말 그랬어요. 일하러 나간 남편이 얄밉고 때때로 화가 나기까지 했어요. 확실한 것도 아닌 일들을 상상하면서. 지금쯤 사무실에서 잡담이나 하고 있겠지, 점심을 먹으러 나가겠지, 즐거워하고 있겠지…… 한번은 남편이, 아기를 목욕시키는 나를 쳐다보고 있었어요. 그러더니 자기가 무얼 도와주어야 하냐고 묻더군요. 그는 선 채로 아기 등에 비누를 계속 묻혀 주었죠. 그리고 남편은 아침에 우리를 두고 나가는 것이 얼마나 싫은지, 나와 아기가 함께 있는 걸 보면 자기만 따로 떨어져 있는 것 같아 얼마나 걱정스러운지…… 이런저런 이야기를 했어요.

아기가 태어났을 때 나는 뭐든 할 수 있다고 결심했습니다. 전업 엄마, 전업 주부로서 말이지요. 첫해는 그렇게 정신없이 보냈어요. 그때는 '좋은 엄마, 지독한 아내' 아니면 '나쁜 엄마, 완벽한 아내', 둘 중 하나가 될 수밖에 없을 것 같았어요. 그러다 둘째 아이를 가졌어요. "아이들 아빠는 아빠가 아니라 퇴근 후 만나는 애인과 같아. 나? 지쳐 버렸고 외로워. 부모는 둘인데 나는 왜 혼자일까?" 이렇게 말하면서 남편에게 도움을 청하자 남편은 목요일 오후는 비번이고 휴가도 쓸 수 있다고 이야기했습니다. 여전히 대부분 시간을 아이와 같이 보내는 건 나지만, 남편이 아이디어를 내서 우리 사이는 이전과 많이 달라졌어요.

실제적으로 부모 양쪽 다 시간을 낼 수는 없을 것이다. 이럴 때, 멀리 있는 한쪽은 나름대로 할 수 있는 일을 하면 된다. 저녁에 아기를 목욕시키고, 침대에 눕히고, 저녁을 만들고, 밤에 아기를 옆에 누이고, 부모와 다른 침대에서 아기가 잔다면 젖을 먹일 때 아기를 데려오는 일 등 할 수 있는 일은 많다.

둘째 아이 출산 후 산욕기

두 번째 산욕기는 매우 다른 경험이 될 수 있다. 더 쉬운 측면도 있다. 전에 했던 대로 하면서, 자신이 바라는 것이 무엇인지, 아기를 돌보고 부모가 되는 것에 따르는 실제적인 많은 일들에 익숙해 있을 것이다. 그러나 둘째나 그 후에 낳은 아이와 함께 산욕기의 어려움을 야기하는 것들에 대해선 여전히 알 수 없다. 예를 들면 새 아이는 첫째와 성격이 딴판일 수도 있다. 또한 파트너와의 관계도 달라질 수 있다. 또한 이제 아기가 둘 이상 있고 그들의 요구를 조절할 수 있어야 한다. 산모도 첫 출산 때와는 달라졌다.

나는 삼십대 후반부터 아기를 가졌어요. 둘째 아이는 첫째를 낳고 열일곱 달 후 태어났지요. 난 이 모든 경험들을 즐겼습니다. 둘째 때에는 긴장도 풀리고 불안도 덜했고요, 첫아이보다 분만도 쉬웠어요. 그러나 둘을 함께 보살피는 첫 일 년은 어려웠습니다. 두 아기의 기저귀를 갈아 주는 노릇에 지치고, 첫애는 질투심도 많아서 관심을 더 주어야 했는데, 항상 그럴 수 없었거든요. 두 애를 한꺼번에 기르기는 어려워요. 애 둘의 낮잠 시간 때문에 일과가 엉망이 되더라고요. 아기가 둘이니까 밖에 나가기도 더 어려워졌어요. 식료품점엘 갔다가 오면 오전이 다

지나가 버리기 일쑤였죠. 가장 어려운 점은 시간이 없다는 거였어요. 누군가는 항상 무엇인가를 요구하고 있었으니까. 불행하게도 남편은 아무 도움이 되지 않았어요. 출장이 잦아서 1년에 반 이상은 출장을 가고 없었어요. 그런데 1년하고도 절반이 지난 지금은, 모든 것이 좀 쉬워졌지요. 아이들은 일주일에 세 번 주간 보육 시설에 보내고, 시간제 일도 하고 있어요. 또 끊어졌던 친구와의 교제, 취미 생활을 다시 하고 있습니다. 이젠 삶이 느껴져요. 생활 리듬이 다시 살아나고 있어요. 지금까지 무사히 해낸 아이들과 내 자신이 대견해요.

첫애를 낳고 나서 나는 정서적으로 무척 어려웠어요. 아기는 낳자마자 문제가 많았어요. 갓난아이가 목숨을 부지할 수 있을지 확신이 없었어요. 나는 계속 울기만 했어요. 바닥에 주저앉아 그냥 울기만 했지요. 우리 아이가 죽는 줄 알았거든요. 언제든 아이를 잃을 수도 있다고 두려워하면서 어떻게 그 아이에게 정성을 쏟을 수 있겠어요? 아이를 사랑하기까지 시간이 오래 걸렸지만 아이를 무척 사랑하게 되었습니다. 둘째 아이를 가졌을 때는 모든 것이 많이 달랐어요. 출산도 쉬웠고 딸은 예뻤어요. 첫째인 아들 앞에서 무슨 반역자 같은 기분이 들었어요.

어머니들의 건강과 행복

유아의 건강관리에 대한 지침서는 많다. 그러나 여성이 어머니가 됨으로써 부딪치는 건강 문제에 대한 논의는 찾아보기 어렵다. 어머니들은 자신과 아이들을 위해 자신의 기본적 욕구, 즉 영양가 있는 음식 섭취, 운동, 휴식, 수면, 지적 자극, 그리고 다른 사람들과 교류를 충족하는 데 최선을 다해야 한다. 아이들을 키우는 데만 빠져 있다 보면 자신을 소홀히 하고 있음을 문득 발견할 것이다.

어느 날 아들을 침대에 눕히면서 내가 어떤 옷을 입고 있는지 생각이 나지 않는 거예요. 눈을 반쯤 감은 채 보지 않고, 내 모습을 생각해 내려고 애쓰며 침대 옆에 앉아 있었어요. 그러나 생각이 나지 않았어요. 양치질을 한 게 언제인가를 떠올리려고 노력했지만 생각이 나지 않았어요. 무슨 신발을 신고 있는지는 알았는데, 보니까 내가 신발을 한 짝만 신고 있더라고요.

모성과 스트레스

유아와 어린이들을 돌보는 일은 보람이 있다. 그러나 힘이 많이 든다. 하나든 여럿이든 아이가 있으면 거의 5분마다 아이들을 위해서 또는 아이들과 함께 무슨 일을 하고 있을 것이다. 스트레스에 관한 연구들은 집에서 아이들과 함께 지내는 여성들을 무시하는 경향이 있었지만, 공장 노동자들에 대한 연구 결과에 따르면 반복적인 노동은 피로가 쌓이고, 집중력, 입맛이 떨어지게 하고 때에 따라서는 자존감을 낮춘다. 자신을 소홀히 하지 말고 하루 중 피로해서 휴식이 필요함을 느낄 때, 충분히 쉴 필요가 있다. 혼자 있는 사람, 자의든 타의든 남편과 별거 중인 사람이나 남편이 같이 책임을 지지 않는 사람들은 더욱 그렇다. 이런 느낌에 주의를 기울이고, 자신을 돌보는 방법을 찾는 것이 중요하다. 지속적인 스트레스는 신체적 질환이나 우울증 같은 정신적 질환을 일으키게 된다. 자신을 돌보는 방법을 찾는 것은 자신을 위해서만 아니라 아이를 위해서도 중요하다.

어떻게 휴식을 취할지 생각해 보아야 한다. 예를 들면, 아이를 믿을 만한 친구나 식구에게 잠시 맡기고 그동안 쉬거나 운동이나 독서, 목욕, 산책을 하고 친구를 만날 수도 있을 것이다. 이런 일을 도울 사람이 주변에 없다면 아이를 데리고 이웃을 방문하거나 산책을 할 수 있다. 아이가 낮잠을 자거나, 조용히 놀고 있으면 그때는 또 집안일을 해야 한다는 강박감이 생길지도 모른다. 이렇게 하는 것이 생산적이라 생각되고 만족스럽게 느껴질 때도 있겠지만 가끔은 휴식을 취하고 자신을 위해서 하고 싶은 것을 하는 것이 더 나을 수도 있다(설거지는 뒤로 미루면 어떤가).

모성, 직장, 육아

모든 어머니들은 아이와 떨어져 시간을 보낼 것을 생각하면 마음이 복잡하다.

아이를 낳고 나서 복직을 하거나 복학을 할 때가 되면 안도감과 죄의식이 뒤섞인 감정을 느끼게 된다. 한동안 직장으로 돌아가지 않기로 결심을 했거나, 집 밖에서 일한 적이 없었거나 현재 그럴 계획이 없는 상태라면 아이와 같이 있을 수 있어서 즐거울 수도 있고 집안 경제에 보탬이 안 돼서 죄의식을 느낄 수도 있다.

자신이나 식구들에게 드는 복합적이고 혼란스러운 감정과 메시지들을 처리하는 것 말고도 이 같은 관심사에 관련된, 변화하고 충돌하는 사회 압력에 반응하는 자신을 발견하게 된다. 저명한 전문가들이 쓴 책에서 상충되는 관점들을 보게 될지도 모른다. 신문에서는 하루는 질 낮은 어린이집에서 벌어지는 끔찍한 사건을 다룬 기사를 보다가 또 다음 날은 어린이집에 다니는 아이들이 얼마나 잘 지내고 있는지를 소개한 기사를 읽을지도 모른다.

다시 일을 할 것인가, 당분간 집에만 있을 것인가를 선택할 수만 있다면 비슷한 갈등과 혼란을 겪는 어머니들을 만나서 어떤 선택을 해서 만족하게 되었는지 이야기해 본다. 그리고 변화하는 사회에서 그런 결정을 내리는 것이 쉽지 않음을 가족에게 알리는 것도 도움이 될 것이다. 가장 좋은 방법은 식구들이 내가 결정하는 과정을 귀담아 듣고 지지해 주는 것이다.

선택의 여지없이 곧바로 복직해야 한다면 이런 상황에 슬프고 화가 날 것이다. 아기가 걱정될 것이다. 아직 어린데 어떻게 좀 더 많은 시간을 함께 보낼 수 있을지 고민하게 될 것이다. 이런 감정이 드는 것은 정상이다. 그리고 이런 감정들을 인정하면 아이에게 가장 좋은 육아법을 선택하는 데 도움이 된다. 직장에서도 임신 전처럼 일을 잘하지 못하는 자신을 발견하거나, 일을 하면서도 아이들 생각에 집중이 안 되는 자신을 발견하게 될 것이다. 직장일을 하면서 아이와 연결될 수 있는 방법을 생각해 보는 게 좋다. 가령 점심시간에 규칙적으로 아이를 돌보는 사람에게 전화를 걸어 본다. 많은 봉급을 받고 있다 해도 변화를 꾀하는 것은 여성들에게 좋은 도전이 된다.

나는 아기 덕분에 더 훌륭한 정신과 의사가 될 수 있겠다고 생각했다. 삶을 새롭게 바라볼 수 있게 되었으니까. 퇴근 시간이면 집에 오기 바쁘니 훌륭한 의사가 되기는 어려운 일이기도 했다…… 아마도 '예전의 실력'으로 되돌아갈 수 있을 때까지 일 년 이상이 걸릴 것이다.

파트너가 아이를 낳은 어느 레즈비언의 말을 들어보자.

우리 딸은 연휴가 시작되는 주말에, 응급 제왕절개술로 태어났습니다. 나는 휴일이 끝나는 날, 곧바로 다시 일하러 가야만 했어요. 생모가 아니라서 출산 휴가를 받지 못한 거죠. 버려졌다는 느낌이 들고 혼란스럽더군요. 평상시에 직장일을 내 삶의 본질이라고 생각했는데, 이제는 돌보아야 할 딸이 생겼잖아요. 나 역시 내 침대 옆의 저 요람에서 자고 있는 아기의 어머니니까. 그저 그 딸을 쳐다보고 같이 앉아 있고, 안아 줄 수 있다면 더 바랄 것이 없겠어요. 나는 신혼부부를 위한 책에서 예비 아빠를 위한 부분을 주의 깊게 읽었습니다. 아기가 우리 방에서 자고 있을 때는 씻고 옷을 갈아입는 것도 아주 조용히 했지요. 사랑하는 두 식구를 깨우지 않게 조심스럽게 설거지를 하고 집 정리도 하고 이유식을 만들고 젖병을 씻었고요. 책에는 산모인 내 파트너에게 감정적인 지지와 도움이 필요하다고 씌어 있었습니다. 내가 줄 수 있는 모든 도움을 다 주려고 노력했습니다. 그러나 일주일 중 40시간 넘게 그들과 떨어져 있어야 한다는

한국의 산전후 휴가, 육아 휴직, 실업 급여

출산 후 아기 양육과 관련한 정부의 육아 보조 혜택을 체크하고 속해 있는 사업장의 규정을 확인해 산전후 휴가, 육아 휴직, 실업 급여를 사용한다.

산전후 휴가

분만 예정일을 전후하여 총 90일의 산전후 휴가를 이용할 수 있다. 산후에 45일 이상 보장을 해야 한다. 산전후 휴가(90일) 동안은 통상 임금이 지급된다. 처음 60일간은 회사에서 지급하고, 나머지 30일분은 노동부 고용안정센터에서 지급한다. 회사에서 산전후 휴가 확인서를 발급받아 제출한다.

육아 휴직

산전후 휴가가 끝나면 육아 휴직으로 전환할 수 있다. 육아 휴직 기간은 영아가 생후 1년이 되는 시점까지다. 산전후 휴가가 끝나는 시점에서 회사에 육아 휴직을 신청한다. 이 기간에 역시 노동부에서 육아 휴직 급여를 지급한다. 2004년 현재 월 40만 원 정액 지급인데, 해마다 육아 휴직 급여가 인상되고 있다. 역시 회사에서 육아 휴직 확인서를 발급받아서 노동부 고용안정센터에 제출하면 매월 통장으로 입금된다.

실업 급여

실업 급여는 원칙적으로 경영상 해고, 권고 사직, 계약 만료 등 비자발적인 사유로 퇴직했을 때 지급받는 것이지만 자발적 이직임에도 정당한 사유로 사직했다면 실업 급여를 받을 수 있다. 동거를 위한 주소 이전, 노약자 간호 등과 더불어 출산 후 육아에도 적용되는데, 초등학교 입학 전 연령의 영유아 보육으로 통근이 불가능하게 되어 이직하는 때에는 실업 급여를 받을 수 있다. 3년 이상 고용 보험에 가입했고 30세 미만이라면, 120일분의 실업 급여가 나온다.

걸 알았어요. 책에는 직장을 다니느라 딸을 보지 못해 슬퍼하는 현실에 대한 언급은 없었어요. 매일 아침 집을 나설 때 얼마나 슬픈지도. 숱한 남자들은 어떻게 아내와 아이를 집에 두고 사회에서 일을 하고 지낼 수 있는지 궁금해지더라고요. 가족과 같이 지낼 수 있는 체계가 갖추어진 직장으로 옮기거나, 일터를 그렇게 만들려는 노력을 하지 않는 것이 정말 이상해요.

직장으로 돌아가야 할 시간이 다가올수록, "아기 곁을 떠나는 게 얼마나 힘들까?" 하고 내게 말하는 사람이 아무도 없는 게 이상했어요. 현명하게 보이는 어떤 사람에게 "아기에게 반하게 될 거라고 왜 말해 주지 않았지요?" 하고 물어봤더니 그 사람은 그저 어깨를 으쓱하면서 말했습니다. "네가 아는 줄 알았지." 내게는 일터로 돌아가는 것 말고는 다른 선택권이 없었어요. 우리 집 수입원이 바로 나였기 때문에. 이 때문에 내가 얼마나 힘들어질지 몰랐고, 준비도 안 된 상태였어요.

그러나 복직하는 게 더 안심된다는 여성들도 있다.

내 아이를 사랑해요. 하지만 집안에 있으니까 스트레스를 받고 더 버거웠어요. 부부 사이에도 금이 가기 시작했고요. 안정되고 능력을 발휘할 수 있는 직장으로 돌아가고 싶었어요. 그래서 출산 휴가가 끝나기만을 손꼽아 기다렸죠.

집에서 아이와 함께 머물기로 했다면, 언젠가 다시 직장으로 돌아갈 수 있을지, 사회에서 능력을 인정받고 있다는 것을 계속 느낄 수 있을지, 내 결정을 주변에서도 받아들일 수 있을지 걱정이 될 것이다.

어떤 선택을 하든지 서로 모순되는 느낌들과 바람을 가지게 될 것이다. 좋은 어머니가 되는 길이 딱 한 가지만 있는 것은 아니다. 건강한 아이와 어머니가 되는 길은 다양하다. 모든 여성에게 맞는 쉬운 길이 있는 것이 아니다.

집에 아기를 두고 일하러 나가는 것은 어느 여성에게나 큰 결단이거나 어쩔 수 없는 상황이다. 어떤 때는 아이가 아프고 당신이 집을 나서려고 하면 울 것이다. 그러나 결정을 내렸다면, 죄의식과 후회, 위험 부담 등은 잊어야 한다.

나는 작가다. 전화로 인터뷰하면서 글 쓸 자료를 녹음해서 모은다. 아들이 생후 한 달 되었을 때 애가 낮잠을 자는 동안 일을 할 수 있을 거라고 생각했다. 나는 잘 아는 의사와 인터뷰를 시작했다. 그러나 아들은 즉시 깨어서 소리를 지르기 시작했다. 애를 달래면 다시 조용해질 줄 알았다. 결국 수화기를 든 채 아들을 안고 젖을 먹이면서 인터뷰를 계속했다. 그러나 아이는 벌떡 일어나서 녹음기를 치고 꺼버렸다. 다행히 인터뷰를 했던 의사는 아이가 7명이나 있어서 나를 이해해 주었다.

딸을 낳은 후 6주 만에 직장으로 돌아갔어요. 조산사가 내게 해준 말이 기억나요. "당신은 평생 일을 할 수 있어요. 아이를 키우는 것은 인생에서 짧은 기간이죠. 잠시 딸과 집에만 있으면서 그 시간을 즐겁게 보내지 그래요?" 그이는 또, 상사와 육아 문제를 상의해 보라고 제안했어요. 그러나 난 직장을 잃을까봐 겁이 났죠. 지금 생각해 보면 너무 과민했어요. 직장으로 돌아가기 전에 좀 더 기다렸으면 좋았을걸. 매일 아침 8시, 출근하려고 서두르면서 오늘 아기와 같이 집에서 있을 수 있다면 얼마나 좋을까 하고 생각했어요. 그 몇 주, 아이와 함께하는 시간을 절약한다면서 정말 중요한 것을 잃은 것 같아요.

직장 선택을 계획하기

여성들 대부분은 가족의 생계를 유지하기 위해 직장을 갖는다. 아기 어머니들 중에는 자의든 타의든, 독신인 사람도 많다. 소수 여성들만이 남편의 수입만으로 가정을 꾸려갈 수 있다. 더구나 양육을 책임지면서도 남편과 별거를 하는 여성들도 있다. 비혼 여성이나 여성 동성애자들은 남자들보다 벌이가 못한 것이 현실이다(나이든 여성들의 경우 남성과의 임금 격차가 더 크다). 독신모는 선택의 여지없이 직장을 택해야 하고, 그렇지 않으면 사회 복지 혜택에 의존해야 한다.

고용 시장이 제한되어 있으니까 돈벌이와 양육을 동시에 해야 하는 여성들은 창의력 있게 대처해야 한다. 집에서도 할 수 있는 일을 찾는 여성들도 있다. 예를 들어 컴퓨터 프로그래밍이나, 편집, 집안일, 번역, 타이핑 등이다. 어떤 여성들은 직장의 업무 구조를 이용하여 근무 시간을 조정하고 직장 동료와 아이를 키우는 것을 서로 돕는다. 시간제로 일해서 '두 세계'에 발을 딛고 있는 여성들도 있다. 직장에서 아이를 돌볼 수 있고 젖을 먹일 수 있는 근무 환경을 제공받을 수 있도록 우리 모두 애써야 한다. 새로운 고용 기회를 만들어 보는 일도 생각해 볼 수 있다. 자신에게 할당되는 업무 시간을 지키되 이른 아침에 출근하거나 늦은 시간에 출근하는 방법이나 둘이서 한 사람의 업무를 분담하는 일 분배법도 있다.

보육

아기가 있는 여성은 오전만 맡기든 종일을 맡기든 조만간 아기 맡길 곳을 찾아야 한다. 아이를 돌보는 사람을 구해야만 한다면 선택할 수 있는 방법이 몇 가지 있다. 수입과 환경에 따라서 친척에게 부탁하거나 다른 아기 부모들과 품앗이를 하거나 보육 시설을 만들거나 부모 협력 기관을 만들 수 있다. 또는 개인이나 공적 기관이 운영하는 보육 시설을 이용할 수도 있다.

한 사람이 아니라 여러 사람이 키웠을 때 아이들이 잘 자란다는 것을 제시하는 연구 결과들이 있다. 우리가 제공하지 못하는 경험을 다른 사람들이 제공해 줄 수 있기 때문이다. 예를 들어, 부모만이 아닌 다른 어른들도 협력해서 키운 아이는 어른들을 대하는 방법을 배우고, 아이들과 지내는 법도 배운다(공동 양육했을 경우). 또 사회에서 여성들이 수많은 역할을 하고 있다는 현실을 이해하게 된다. "어머니가 일함으로써 아이들이 무엇을 잃는가?"를 질문하는 대신에 우리는 "아이 양육에 도움이 필요한 가족들에게 훌륭한 양육을 충분히 제공하지 않았을 때 아이, 여성, 사회가 치러야 할 대가는 무엇인지, 그리고 고용주들이 자신들이 고용한 어머니들의 요구를 들어주지 않았을 때 지불해야 할 대가가 무엇인가?" 물어봐야 한다.

계획 세우기

일찍이 아이를 맡기기 시작하려면 임신 기간 동안에 아이를 어디에 맡길 것인지 시간제 보육을 할 것인지 종일 보육을 할 것인지 생각해 둔다. 직장에 나간다면 상사나 직장 동료들에게서 출산 휴가가 얼마인지, 아이가 아플 때 병가를 쓸 수 있는지를 알아본다. 상사와 복직 시기를 상의해 둔다.

아이를 가진 사람들과 이야기를 나눈다. 그들에게 아이 보는 사람을 구할 때 무엇이 필요했는지 물어본다. 어떻게 그들을 만났고 어떻게 좋은 사람, 기관을 구했는지, 또는 다른 형태의 보육을 하게 되었는지 알아본다. 인기 있는 보육사를 만나서 다른 사람의 아이를 돌보는 데 어떤 점이 즐겁고 어떤 점이 힘든지 이야기를 나눠 본다. 그러면 어떤 사람이나 어떤 형태의 보육 기관을 찾을 수 있는지 알게 될 것이다. 일하러 가야 할 때나 아이가 아플 때, 위급한 상황에 처했을 때 나를 도와주고 아이를 돌봐 줄 수 있는 가족이나 친구들을 물색해 놓아야 한다.

주간 보육은 언제 시작하고 얼마나 자주 이용해야 할까

복직 시기를 마음대로 선택할 수 있는 여성은 많지 않다. 불행하게도 많은 여성들은 출산 6주 안에 돌보는 사람을 구하고 직장에 복귀할 준비를 해야 한다. 이 시간은 어머니나 아기가 일상에 적응하기 힘든 시간이며 어머니가 역할을 습득하기에는 너무 짧은 기간이어서 힘들다. 출산 휴가를 더 받을 수 있거나 직장으로 되돌아 갈 수 있는 시간을 선택할 수 있으면 우리들은 적어도 3~4개월 동안 집에 머물 것을 권장한다. 이 정도 기간이어야 몸이 회복되고 아기를 알아갈 수 있다(아기가 얼굴, 목소리 등에 더 민감하게 반응하기 시작한다). 1년 이상 길게 휴가를 받을 수 있으면 많은 영아들이 낯을 가리기 시작하는 8~9개월이 되기 전에 몇 번 아기를 맡겨 본다. 연령에 따라 다른 형태의 돌봄이 필요하다는 이해와 함께 어떤 보육을 선택할지 알아본다. 생후 4개월까지는 조용하고 침착하게 보는 것이 좋지만 걸음마를 배우는 시기에 그것은 지루하고 따분한 것일 수 있다.

아기를 너무 오래 맡기는 것도 좋지 않다. 일주일에 5일, 오전 7시에서 오후 6시까지 집을 떠나 있는 것은 어른에게도 긴 시간이다. 아이들에게는 친숙하고 사랑하는 사람과 함께하는 시간이 필요하다. 주간 보육을 계획하는 일은 부모와 아이가 함께 있는 시간을 마련하는 일이기도 하다. 나의 일정상, 오전 시간 아이를 맡겨야 하면, 아침과 저녁에 시간을 정해서 아이에게 사랑과 관심을 집중할 수 있게 한다. 어떤 요일마다 나 대신 다른 가족이나 친구가 가서 일찍 데려오도록 하는 것도 고려한다.

아이와 엄마를 위한 일반적인 지원

이 장에서, 우리는 많은 것들을 이야기했다. 산후 건강관리, 모유 수유, 아기 돌보기, 어머니 되기, 직업과 모성, 보육 문제 등 아기를 둔 여성과 가족이 적절한 본보기를 못 찾거나 지침이 되는 도움을 받지 못해서 산후의 모든 어려움과 딜레마를 겪는 일이 있어서는 안 될 것이다. 그러나 아이와 엄마를 위해 보편적이고 인간적인, 질적으로 우수한 서비스가 제공될 때까지, 그런 서비스가 일상의 한 부분이 될 때까지는 아무것도 없는 상태에서 처음 시작해야 하는 듯 느껴질 것이다. 여성이 어머니 시기로 전이하는 동안 자기 나름의 방식을 더 쉽게 발견하도록 사회적 변화를 제시하며 이 장을 맺으려 한다. 산욕기 여성과 아기가 제대로 보살핌과 도움을 받으려면 근본적인 큰 변화가 필요하다. 여성들의 열정적이고 지속적인 주장 없이 그런 변화가 일어나지는 않는다.

아기 맡길 곳을 찾기에 대한 질문과 답변

지금 당장 아이를 봐줄 사람이 필요하다면?

당장 다음 주에 아기 보는 사람이 필요할지라도 당황하지 않는다. 지원자들을 여럿 만나 보고 장단점을 살핀다. 당장 필요하면 임시 계약을 먼저 하고 신중히 고려한 후 정식 계약을 한다. 내 직감을 믿는다. 서둘러서 사람을 구했는데 불편한 게 느껴지면 새로 구한다.

얼마나 미리 사람을 구해야 하는가?

가능하면 멀리 내다보고 계획을 세운다. 신혼부부는 임신 기간에 아이를 돌보는 사람을 찾고 출산 후 마지막 결정을 내릴 수 있다. 많은 보육 시설들이 아이들을 새로 맞는 시기를 알아 둔다. 그리고 대기자가 얼마나 되는지도 알아본다. 아이를 집에서 돌보는 사람들도 대기자 명단을 갖고 있다.

내가 원하는 것을 찾을 수 있는가?

어느 사회나 아이를 돌보는 사람은 충분하지 않다. 신생아나 1~3세의 아이를 수용할 수 있는 보육 기관은 더 구하기가 힘들다. 그리고 그런 기관들은 대기자들이 늘어서 있다. 주간 보육이 가정 내에서 아이를 돌보는 사람들은 공식 기관들에 비해 눈에 띄지 않고 구하기 힘들다. 보육료 지원 혜택을 받을 수 있는지 알아본다. 더 많은 정보를 구하려면 지역 육아 정보 그리고 관련 단체들을 찾는다. 다른 방법을 선택해야 할 수도 있다. 다른 육아법의 선택, 가까운 이웃을 찾기, 계획했던 것보다 더 많은 비용을 지불하기, 또는 보육 시설을 이용하기 전에 잠시 기다리는 방법도 있다.

아이가 안전하리라는 것을 어떻게 아는가?

많은 부모들이 보육 시설은 행정 관청의 허가를 받았기 때문이 안전한 것이라고 생각한다. 그러나 항상 프로그램을 확인하고 허가를 받은 시설인지 확인해야 한다. 그것은 건강, 안전, 기본 프로그램에 대한 최소 기준이다. 어린이집의 질은 결국 부모가 결정할 수밖에 없다.

절친한 친구가 특정 기관이나 보육사를 추천하더라도, 나와 아이에게 꼭 맞으리라는 보장은 없다. 스스로, 아이에게 필요한 모든 상황을 주의 깊게 체크하고 방문을 계획해야 한다. 아기에게 무엇이 필요한지, 아기가 무엇을 좋아하는지는 내가 가장 잘 알기 때문이다.

기본 질문

- 인가를 받은 시설인가? 어느 연령대 유아를 위한 시설인가? 얼마나 많은 아이를 위한 것인가?
- 내 아이의 연령 내에서 개설된 반이 있는가? 없다면, 개설된 반을 이용하는 것이 가능한가? 대기자 목록이 있는가?
- 방문하기에 편리한 장소에 있는가?
- 비용은 얼마인가? 그 안에는 어떤 항목이 포함되는가?(식사, 기저귀, 이동, 입원료) 아이가 아프거나 휴가 중에 있을 때, 보육료를 지불해야 하는가?
- 내가 원하는 시간과 시설 운영 시간이 맞는가?(여행 시 이용 가능한 시간을 확인한다.) 내 일정이 예측 불가능하다면, 데려가고 오는 시간을 조정해 줄 수 있는가?
- 방학이 있는가? 연중 무휴인가? 휴일, 프로그램을 닫는 시간이 있는가? 교사가 아프면 대체 인력이 있는가?
- 아이가 아플 때, 어떻게 할 수 있는가? 보육 시설에서 아픈 아이를 보살필 준비가 되어 있는가? 아니면 내가 준비해야 하는가? 아이가 보육 시설에 다시 돌아가려면 의사의 허락이 필요한가?

일단 아이를 봐 줄 사람을 선택하고 나서도, 일은 끝나지 않았다. 나와 아이는 보육 서비스 제공자와 관계를 돈독히 해야 한다. 제공자가 아이에 대해 파악하고 육아 계획을 세우려면, 내 도움이 필요하다. 나는 육아 서비스 제공자가 아이가 나날이 새로운 경험을 하고 잘 자라도록 끊임없이 신경을 쓰기를 바랄 것이다. 또, 제공자의 요구와 관심을 알아차릴 수 있도록 애써야 한다. 나와 보육 서비스 제공자는 아이가 배우고 자라는 것을 돕는 파트너임을 명심한다.

아이를 일단 맡겼으면, 자주 방문한다. 돌보는 사람과 가능한 자주 이야기한다. 할 수 있다면, 보육 시설의 프로그램에 참여한다.

● 지역 사회가 '생애 주기를 통해 정신 건강과 효과적인 건강 교육에 중점을 두고 양질의 의료 서비스를 받을 수 있는' 예방 중심의 보건 의료를 제공하는 데 책임을 져야 한다. 지역 사회는 예방 중심의 의료, 정신 건강, 건강 교육을 쉽게 접할 수 있게 해야 한다.

● 실질적이고 정서적 도움을 제공하는, 효과적인 사회적 지지 관계망이 중요한 예방 도구로 조직되어야 한다. 이런 지지는 자조모임과 의료인들이 제공하는 지원과 더불어 가족, 친구, 이웃들의 지원을 포함해야 한다.

● 예방 중심의 보건 의료와 사회적 지지망은 '가임 기간 동안 여성을 지지하게 될' 더 큰 구조에 통합되어야 한다. 이 구조는 총체적인 산전 관리, 운동과 영양에 대한 안내, 분만 교육 강좌의 내용들, 산욕기 준비, 예비 부모 교육, 인권 분만법, 모자녀 모임, 상실감과 슬픔을 달래는 모임을 포함해야 한다.

● 임신한 여성들과 아기나 어린이가 있는 엄마들의 특수한 요구는 공원, 쇼핑몰, 도서관, 자동세탁기, 공항, 아파트, 집, 공공 운송 수단을 계획하고 설계하는 데 반드시 고려되어야 한다. 예를 들어, 더 많은 공중 화장실에 아기 기저귀를 갈기 위한 시설들을 구비해야 한다. 쇼핑몰들은 엄마가 쉬고, 모유를 먹일 수 있는 영아용 편의 시설을 설치해야 한다.

● 고용주들은 '고용인들 또한 부모들이며, 그들이 두 가지 역할을 완수할 수 있다.'는 것을 인식해야 한다. 이런 생각은 낮에 부모들이 아이들에게 먹이고 수유하는 것을 장려하면서, 직장 보육 시설(또는 직장 근처에 높은 수준의 보육 시설을 마련), 동일 노동 동일 임금, 탄력 근무제, 유급 육아 휴직 같은 것을 요구하게 한다.

낮에 아기에게 먹이려고 유축기로 젖을 짜 놓는다는 사실을 제외하고는 일터에서 다른 데 정신을 두지 않았어요. 주말이 끝난 아침에 젖몸살이 아주 심했어요. 젖몸살이 나면 머리가 잘 돌아가지 않고, 제대로 생각하기조차 힘들었어요. 서투르고 불안정했죠.

● 보육 시설이 필요한 가족에게 충분한 공간과 보조금이 지급되어야 한다. 보육에 종사하는 사람들은 중요한 전문가로 존경받아야 하고, 그에 합당한 월급을 받아야 한다. 민감하고, 창의적으로 아이들을 돌볼 수 있는 신체 조건과 시간 한도에서 일해야 한다.

모든 엄마와 아기들이 건강하고, 안전하고, 우리 사회와 지구에 책임을 다하기 바라는 사람들이 해야 할 일이 많이 있다.

어느 날 모든 형태의 집에 있는 엄마들을 생각해 봤습니다. 아파트, 주택, 농장, 이동주택, 셋방…… 아이들과 함께 홀로 집에 있는 '우리'를 또 생각했어요. '우리'가 집안에서 나와 모두 함께 있을 수 있다면, 상황이 동일한 여성들이 많다는 것을 안다면, 원하는 것과 아는 것을 말할 수 있다면, 우리는 얼마나 많은 문제들이 있는지 깨닫고 해결하기 위한 행동을 함께하게 될 것입니다.

정보꾸러미

책

엄마 몸이 주는 뽀얀 사랑 | 최민희 | 문화유람
황금빛 똥을 누는 아이 | 최민희 | 다섯수레
교사, 아동, 부모를 위한 한부모 가정과 이혼 이해교육 | 서영숙·황은숙 | 양서원
평생 아기의 건강을 지키는 엄마 젖 먹이기 | 삼성제일병원 모유수유교육팀 | 21세기북스
모유 수유 클리닉 - 해피맘&베이비 | 정순옥 | 동방미디어
우리 아가 모유 먹이기 | 하정훈·정유미 | 그린비
모유수유, 태교보다 중요하다 | 김연주 | 고영희 그림 | 현암사
지혜로운 엄마 아빠는 왜 모유를 먹일까? | 김혜숙 | 현문사
똑똑한 엄마는 모유로 키운다 | 이근 | 시공사

모유 수유 웹사이트

대한가족보건복지협회 | www.mom-baby.org
대한간호협회 | www.koreanurse.or.kr
수수팥떡 | www.asamo.or.kr
탁틴맘 | www.happybirth.net
한국모유수유협회 | www.momilk.co.kr

양육 정보

YWCA 도우미신청 | www.ywca.or.kr
공동육아와 공동체 교육 | www.gongdong.or.kr
중앙보육정보센터 전국 보육 시설 정보 | www.educare.or.kr | 02-701-0431
품앗이공동체 | www.pumasi.org
한국한부모가정연구소 | www.hanbumo.org

22. 자연유산·사산·불임·입양

많은 여성이 아기를 낳아 기를 날을 꿈꾸며 즐거워하고, 출산과 육아 계획을 구상하면서 성인이 된다. 이런 꿈과 희망에 안팎으로 복잡하고 강력한 힘이 영향을 미친다. 여성들은 대부분 자녀를 낳고 기르는 일이 가장 중요하다고 생각하고 임신이 안 되거나 유산을 하면 충격을 받는다. 특히 출산 도중이나 출산 후에 아기가 죽게 되면 상실감은 이루 말할 수 없다. 또한 자연유산, 태아 질병으로 인한 인공유산 결정, 초기 인공유산을 선택하고 나서 겪는 정신적인 갈등이나 슬픔도 상실 경험에 해당한다. 이런 경험은 신체적, 심리적, 영적으로 매우 힘든 일이다. 이는 여성이라는 정체성에 근본적인 의문을 던지고, 삶의 계획과 자신의 가치와 능력에 대한 문제를 제기하게까지 한다.

미국에서 이주한 쿠바계 유대인들은 이십대 초반에 자녀를 낳을 것을 기대하지만 그 시기에 전문직 여성의 길을 선택한 나는 그럴 수 없었죠. 결국 마흔에 재혼해 유산을 다섯 번이나 했어요. 만성피로증후군과 태아에 대한 면역 반응이 원인이었죠. 불임 치료도 하고 슬픔의 본질을 이해하려 애쓰면서, 정서적 상실감과 내 내면의 목소리가 얽혀 있음을 보게 되었어요. 그것은 아이를 낳지 않고는 결코 '좋은 여자'임을 증명하지 못할 거라고 내면에서 속삭이는 비난의 목소리였죠. 그런데 이런 상실 경험을 하면서 어렵게 얻은 것들이 있어요. 아이들과 학생들이 더 소중하다는 것을 깨달았고 내 사랑하는 이들을 더 많이 사랑해 주고 그들에게 베풀 수 있는 능력이 생겼죠. 멋진 선물 아니겠어요?

그러나 아이를 잃을 뻔한 경험은 후유증이 심할 수 있다.

딸아이가 태어나자마자 살기 위해 힘겨운 싸움을 하는 것을 보기 전까지는 '무력함'이나 '취약함'이라는 단어의 의미를 진정으로 이해하지 못했다. 그 어려운 악몽 같은 날들이 오랫동안 계속됐다. 다행히 딸아이는 건강하게 자라 네 살이나 되었지만, 나는 아직도 딸아이를 과잉보호하려 든다. 이것을 고치기 위해 애쓰고 있다.

상실감에 영향을 주는 또 다른 요소는 사람들의 기대와 각자의 문화적 배경이다. 예를 들면, 어떤 라틴 지역 사회에서는 불임을 여성만의 문제로 간주하기 때문에 이혼 사유가 된다.

고통스런 상실을 겪고 나서 슬픔에 빠지는 것은 피할 수 없다. 슬픔은 치유의 첫 단계이기도 하다. 많은 사람들은 슬픔과 동시에 정말로 끝이 아닐까 하는 절망감으로 미치도록 괴로워한다. 그것은 여러 달, 여러 해 계속된다. 그러나 우리 사회에는 아이 잃은 고통과 상처를 치유하는 공식적인 방법이 거의 없다. 어떤 일을 처리할 때 의례를 계획해서 치르면 자신에게 일어난 일을 현실로 받아들이는 데 도움이 된다. 통과 의례를 거치면서 내게 어떤 일이 일어났는지, 어떻게 치유할 수 있는지 인식하게 되고 지혜와 용기를 얻기 위해 내 내면에 있는 힘과 슬픔, 분노, 결단이 필요하다는 것을 배우게 된다.

자연유산

자연유산은 태아가 자궁 밖에서 생존 가능한 시기 이전에 덜 성숙한 채로 사망하는 것을 말한다. 자연유산은 임신한 여성의 10명 중 4명이 경험할 정도로 흔해 여성들은 그 피해자가 될 가능성이 높은데도, 이를 심각하게 여기지 않는다. 초기 자연유산은 앞으로 닥칠 문제를 미리 살펴보는 자연스런 방법이 될 수 있다. 임신이 계속되지 못했다면, 무엇인가 임신에서 출산에 이르는 길을 가로막고 있는 요인이 있다는 증거다.

많은 임신부들이 어떤 불행한 일이 실제로 벌어질 때까지 아무 걱정도, 대비도 하지 않는다. 임신을 기뻐하고 있는 초기에 유산을 하면 큰 충격에 빠진다.

임신했다는 사실을 알았을 때, 집 주변을 춤추면서 돌아다녔어요. 임신 상태는 아주 좋았지요. 아기는 기쁘게도 천천히 잘 커갔고요. 내 의지로, 심사숙고해서 아이를 갖기로 결정했거든요. 그래서 엄마가 될 거라는 기쁨을 마음껏 누렸지요. 정말로 특별한 시간이었습니다. 이 기쁨의 깊이를 알기에 태아를 잃은 데서 오는 슬픔이 얼마나 깊을지 부분적으로나마 이해할 수 있을 것 같아요.

유산은 자궁경부가 아직 닫혀 있는 시기에 시작될 수 있다. 흔히 배를 찌르는 듯한 하복통과 출혈이 있다. 침대에 누워 있으면 징후가 사라지기도 하고 징후가 전혀 없을 수도 있다. 병원에 가면 호르몬 수준을 확인하는 혈액 검사를 할 것이다. 호르몬 수치들이 떨어져 있다면, 유산으로 추정된다. 초음파 검사 → 19장 임신, 450쪽는 마지막 월경이 있은 지 6주 안에 할 수 있다(초음파는 태아 성장과 심장 박동의 부재를 확인할 수 있지만, 초음파가 난소에 장기적으로 어떤 영향을 미치는지 알려져 있지 않다는 것을 유의해야 한다). 유산이 진행되면, 출혈과 복통이 심해지고 자궁경부가 열리기 시작한다.

남편과 나는 껴안고 함께 울었다. 가장 극심하고 분명한 감정은 상실감이었다. 상실감이 너무 커서 두려웠다. 우리는 무슨 일이 일어났고 왜 일어났는지를 알 수 없었다…… 나는 너무나 놀랐다…… 무엇인가 내 몸에서 흘러내리는 것을 보았다…… 우리에게는 아기를 잃어버릴 만큼 문제되는 것이 없었다. 그런데 우리는 심한 통증 속에서 엄청난 출혈을 견디는 수밖에 달리 방법이 없었다. 왜, 아무도 우리가 임신과 출산 준비를 하도록 도와주지 않았을까?

무슨 일이 일어나고 있는지 도통 믿을 수 없을 것이다. 복통과 출혈이 계속되면 무력감에 휩싸일 것이다. 이때 많은 여성들은 죽을 때까지 출혈이 계속될 것만 같은 두려움에 떤다. 안정을 취하려고 집에서 지내거나, 안심이 되지 않으면 병원에 갈 것이다.

유산 과정은 잠시 동안, 반나절 정도 걸리지만 엄청나게 길게 느껴진다. 많은 출혈과 함께 태아, 양막낭, 태반이 완전 배출될 수도 있다. 이런 일이 벌어지면 두려움과 슬픔에 빠지게 된다. 혹시 이 과정을 집에서 겪었더라도, 태아와 부속물을 모아서 깨끗한 용기에 담아 병원 검사실에 가져가야 한다. 그래야 왜 유산이 되었는지에 알 수 있기 때문이다.

자궁의 내용물이 완전히 배출되면, 출혈량이 점차 줄어든다. 출혈량이 많아지거나 멈추지 않으면, 의료인과 상담해야 한다. 자궁 안에 태아 조직이 남아 있어 출혈이 멈추지 않고 계속되는 수가 있다. 이때 의료인은 경관 확장 자궁 소파술로 자궁 안에 남아 있는 물질을 완전히 배출시켜 감염을 예방하고 가능한 빨리 치유되도록 한다.

사망한 태아가 여러 달 자궁에 남아 있는 예도 더러 있다. 임신 징후가 사라지는 것을 체크해 보면 알 수 있다. 뭔가 이상한 일이 벌어지고 있다고 느낄 수도 있지만 전혀 눈치 채지 못할 수도 있다. 유방 크기가 작아지고, 자궁이 더 커지지 않는다. 간혹 소량의 출혈이 있을 수 있다. 초음파와 혈액, 호르몬 검사를 해보면 몸의 상태를 알 수 있다. 이런 경우 의료인은 소파술을 하거나 임신 후기라면 유도분만을 한다. → 17장 인공유산, 390쪽 임신 2기나 3기에 발생한 유산은 임신 초기보다 손상이 더 크고 어려움을 더 겪을 수도 있다.

유산의 진행 경과와 상태에 따라 다양한 임상 용어가 사용된다. '자연유산, 절박 유산, 불가피 유산, 불완전 유산, 계류 유산, 패혈성 유산', 그리고 태아와 관련된 '수정 산물' 등. 그러나 많은 여성들은 의료진이 무심하게 이런 용어를 쓸 때 당혹감과 모욕감을 느낀다.

의사가 '수정 산물이 완전히 배출되지 않은 불완전 유산'이라는 말을 아무런 감정 없이 할 때, 나는 큰소리로 외치고 싶었어요. 당신이 그렇게 아무렇게나 이야기하는 것이 바로 내 아기란 말예요!

의료인에게 자기 느낌을 이야기해야 의료인이 적절히 반응하고 대처 방안에 대해서도 이야기해 줄 수 있다. 의료인은 임신 상실과 관련된 여성의 반응과 요구가 매우 다양하다는 인식을 점차 넓혀 가고 있다. 유산을 하더라도 여성의 반응과 요구가 다양하다는 것을 알고 이에 민감하게 대응하는 사람에게 진료를 받을 권리가 우리에겐 있다.

유산을 하고 며칠에서 몇 달까지 얼마 동안은 모든 면에서 큰 어려움을 겪을지 모른다.

멍하니 눈부시고 피곤하기 짝이 없는 병원에서 집으로 돌아왔다. 나는 약해져 있었고 많이 슬퍼했다. 왜 이런 심한 정신적 고통을 겪어야 하는가? 상실감이 너무 컸다. 유산 후 며칠 동안, 아무하고도 말을 하지 않았고 혼자서 괴로워했다. 하염없이 울었다. '이제는 임신 중이 아님'을 분명히 알려 주는 것 하나는, 참 빨리도 내 몸이 변해 있다는 것이었다. 커져 있던 유방은 불과 이틀 사이에 정상 크기로 돌아왔다. 단단하던 복부도 다시 부드러워졌다. 내 몸은 아기의 탄생을 더는 준비하지 않는다는 뜻. 단순하면서도 확연히 눈에 띄는 사실이었다. 피곤함이 허약해진 느낌으로 바뀌었다. 그리고 출혈이 있었다. 내 몸이 다시 한번 상기시켜 주었다. 일단은 우리가 사랑을 나눌 수 있게 되면 좀 나아질 것이고, 희망을 가지면 훨씬 더 좋아지겠지만 그렇게 되기까지 너무 오래 걸릴 것 같았다.

유방 팽만감과 긴장감이 느껴지고, 복부가 커져 있어 유산 후에도 임신 중인 듯한 느낌이 들 수 있다. 임신 호르몬이 '0'으로 되돌아갔는지를 혈액 검사를 해서 확인한다. 여러 주 동안 출혈이 조금씩 계속될 수도 있다. 출혈량이 증가하거나 악취가 나는 질 분비물과 열이 있으면, 병원에 가야 한다. 출혈이 멈추고, 자궁경부가 완전히 다시 닫힌 후에야(4~6주 후에 사후 관리를 한다), 감염 위험 없이 성기결합을 포함한 성관계를 할 수 있다.

마음이 괴롭더라도 나중에 유산의 원인이 무엇이었는지 알아내는 것이 도움이 된다. 유산 원인을 밝혀내기가 쉽지는 않다. 흔히 검사는 만족할 만한 대답을 제공하지 않는다. 그러나 우리는 가능한 한 많이 알 권리가 있다. 흔히 하는 기본 검사뿐만 아니라 감염원을 알기 위한 배양 검사와 염색체 검사 같은 특수 검사를 받을지도 모른다. 병리 검사 보고서를 달라고 하고, 의사에게 모든 용어를 자세히 설명해 달라고 요구한다. 설명이 만족스럽지 못하면, 더 자세한 검사를 할 수 있는지 알아보아야 한다. 불임 검사는 다음 쪽에 개괄적으로 설명되어 있다. 차라리 검사를 하지 않을 수도 있으며, 그것도 괜찮은 선택이다.

유산의 원인

유산의 가장 흔한 원인은 염색체 이상, 감염, 지속적인 스트레스, 호르몬 불균형, 자궁의 구조적 문제와 자궁경부 근육의 약화 등이다. 환경이나 유독물질이 원인이 될 수도 있는데 자가면역 문제를 일으키거나 만성피로증후군과 관련되기도 한다. 드물지만 융모막 천자나 양수 천자 같은 임신 중 검사 때문에 유산되는 여성도 있다. Rh− 임부와 Rh+ 태아 사이 혈액 부적합도 유산을 초래한다(Rh 부적합증은 '로감' 약물 투여로 예방이 가능하다).

태아 조직에서 유전적 이상이 나타나면, 앞으로 어떻게 해야 할지 의사와 의논해야 한다. 태아 조직이 정상이라면, 호르몬이 불충분하거나 임신을 유지할 만큼 자궁경부가 강하지 않다는 것인데 이는 대부분 치료할 수 있다.

두 번 이상 유산이 되었다면, 남녀 모두의 혈액을 검사해서 면역학적 원인을 확인할 수 있다. 이런 검사는 혈액 응고에 영향을 미치는 요인과 면역계 문제를 조사한다.

한 번 유산되었다고 수태 능력에 문제가 있는 것은 아니다. 두세 차례 유산을 하고서도 아기를 낳을 확률은 매우 높다(55~60%). 그러나 연속해서 유산을 두 번 이상 했다면, 의사와 함께 다음 번 임신에는 세세하게 조사하고 싶을수도 있다. 너무 걱정이 되거나 세 번 이상 유산을 했다면, 그리고 도움을 원한다면, 능숙한 기술과 세심함을 갖춘 불임 전문가를 찾아갈 수도 있다. 상황에 따라 유산을 치료하는 방법은 달라진다. → 불임, 513쪽

유산 후 감정

유산이 되면 오만가지 감정이 든다. 유산을 한 여성과 파트너는 혼란, 안도감, 수치감, 분노, 비탄, 공포, 무력감, 절망감에 시달린다. 슬픔과 상실감에 젖은 이들에게 가족, 친구, 의료인의 세심한 배려가 중요하다.

사람들은 나를 어떻게 대해야 할지도 모르는 것 같았어요. 나 역시 어떻게 정말로 위로해 달라고 해야 하는지 몰랐고요. 사람들은 내가 유산한 것을 알면서도 정신적으로 배려하기보다는 편하게 그저 유산을 하면 몸이 어떻게 되는지 하는 이야기만 했어요. 나한테는 유산이 정신적으로나 신체적으로 어떤 것인지 대화가 필요했거든요. 남편도 힘들기는 마찬가지였어요. 사람들이 산모는 걱정해 주지만 남편은 신경 쓰지 않거든요. 남편도 마음이 아주 괴로웠는데도, 위로하려고 찾아온 사람들이 남편을 완전히 배제할 때가 종종 있었어요.

유산은 여성의 몸에 일어난 사건이므로, 여성의 감정은 파트너의 감정과는 그 강도와 범위가 다를 수도 있다. 물론 양쪽 모두가 상실 경험을 하는 것이지만 말이다. 슬픔과 함께 죄의식도 생길 것이다. 이 감정들이 두 사람 사이에 긴장을 조성할 수 있다. 서로 상대방이 무언가 '잘못' 했다고 생각할 수도 있다(과도한 활동, 과도한 섹스, 좋지 않은 음식 섭취 등). 이럴 때 되도록 자주 감정을 표현하고, 인정하는 것이 바람직하다. 임신 2기와 3기 유산은 최대의 난관일 수 있다. 유산의 영향은 여러 달 계속될 수 있다. 다른 아기가 무사히 태어날 때까지 아마도 몇 년 동안 강한 슬픔이 반복해서 나타날지도 모른다.

처음 임신한 태아를 6주 만에 유산했어요. 아기가 쌀 한 톨 크기라고 들었지만, 몹시 슬펐어요. 아홉 달이 지나서까지도 슬픔에서 헤어 나오지 못했어요. 유산되지 않았다면 그 달에 출산하겠다는 생각까지 했다니까요. 내 파트너는 슬픔을 드러내지 않았지만 임신 시도에 참여하지 않으려고 했어요. 또 유산이 되어 실망하게 될 확률이 높으니 계속하기가 정말 고통스러웠겠지요.

월경 주기가 두세 번은 지나야 다시 한 번 임신 시도를 할 수 있을지 모르겠다. 한 번 이상 그런 상실 경험을 했다면 임신 자체에 겁이 날 수도 있지만, 도전이 될 수도 있다. 파트너나 친구,지지 모임의 격려를 받으면, 불안과 긴장을 더 잘 다룰 수 있을 것이다. 가능하면 같은 경험을 한 여성과 대화를 나누면서 긴장과 두려움을 어떻게 이겨 냈는지 배워 임신을 다시 해 볼 용기를 얻고 평안을 얻도록 한다.

처음에 놀라서 기절하는 줄 알았어요. 그러고는 고통에 몸부림쳤지요. 다음에는 무감각해지더군요. 아무도 말하지는 않지만

유산 후 몸조리

수술 후 자궁에 유착과 염증이 일어나기 쉽고 호르몬 균형이 깨어져 불임 환경의 빌미를 만들 수도 있다. 유산이 되면 출산한 것처럼 몸조리를 잘해야 합병증과 후유증이 없고 다음 임신과 출산에도 지장이 없다. 유산 후에는 휴가를 내거나 가족과 주위의 도움을 받아서 쉬어야 한다.

- 성관계는 수술 후 적어도 한 달은 쉬어야 한다. 가벼운 운동은 일주일 정도 지나서 한다.
- 간단한 샤워는 하루 정도 지난 다음에 하고 목욕탕에 들어가는 것도 한 달 정도 지나야 좋다.
- 수술 후에는 따뜻하고 부드러운 미역국과 두부, 맵지 않은 부추김치, 갓김치 등으로 담백한 식사를 해서 자궁의 어혈을 풀고 회복을 촉진한다.
- 유제품, 수입육, 빙과류, 아이스크림, 청량음료, 과일 주스 등은 몸을 붓고 처지게 만들므로 해롭다. 주스 대신 과일도 적게 먹고 찬물보다 보리차나 둥글레차, 누룽지 등을 조금씩 마시는 것이 수축에 도움이 된다.

출처: 이유명호, "유산한 내 몸에 건강을 허하라" 중에서, 「여성신문」 2003.2.19

유산이 흔하다는 것을, 많은 여자들과 이야기하면서 알게 되었습니다. 유산에 대한 교육을 받고 지원을 받아야 한다고 생각해요. 그러고 나니 정신을 가다듬고 다시 임신을 할 수 있을 것 같았습니다. 남편과 나는 점점 나아지고 있습니다. 남편은 작곡을 하면서 주말을 보냈고 나는 대체의학회에 갔지요. 우리는 서로 더 깊이 사랑하게 되었습니다. 우리는 한 달 안으로 임신을 다시 시도해 볼 거예요.

자궁외 임신

임신 실패의 또 다른 형태인 '자궁외 임신'은 자궁 밖, 보통 난관 안에 수정란이 자라는 것을 말한다. 난관 수술을 한 여성 5~10%가 자궁외 임신을 한다. 그러나 자궁외 임신은 누구에게나 일어날 수 있다. 골반염이 있는 여성에게서 흔히 발생한다. 자궁내 장치는 난관에 반흔 조직을 형성하는 원인이 되어 수정란이 난관에 착상하기 쉽게 하거나 자궁내막염을 일으켜 수정란의 착상을 막는다.

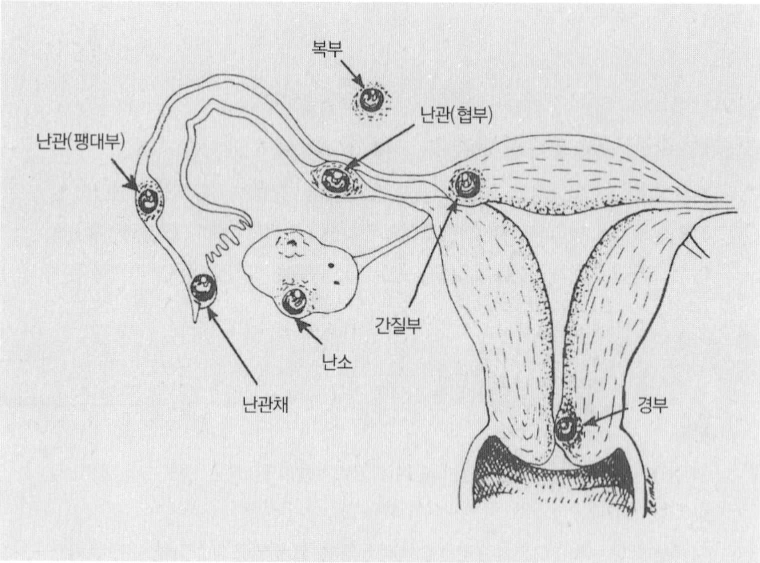

자궁외 임신 ©Nina Reimer

자궁외 임신은 생명을 위협하는 상황이 될 수 있으므로 응급 치료를 요한다. 난관이 파열되면, 극심한 출혈 때문에 쇼크가 일어날 수 있다. 호르몬 변화는 정상적인 초기 임신과 비슷해서 임신 초기 징후인 피로, 구토, 무월경, 유방 팽만감 등이 모두 나타난다. 자궁외 임신의 가장 흔한 증상은 비정상적인 질 출혈이다. 임신이 진행됨에 따라 난관을 압박하여 찌르는 듯한 동통, 경련성 동통이 일어나며 이곳저곳 쑤신다. 목과 어깨의 동통은 자궁외 임신이 파열되어 복강내 출혈이 일어났음을 의미한다. 적절한 의학적 관리를 받으면, 이런 상황에 빠지지 않는다.

자궁외 임신의 진단은 어렵다. 무언가 잘못된 것 같은 의심이 들면, 의사에게 하루건너 한 번씩 호르몬 검사를 확인하자고 요구할 수 있으며 자궁이나 난관에 배아판이 있는지 확인하기 위해 가능한 한 임신 초기에 질식 초음파를 하자고 할 수도 있다. 자궁외 임신은 때때로 초기 유산으로 오진되기도 한다. 그러므로 난관에 태아 조직이 존재하는지 확실치 않아 유산이 의심되면, 반드시 임신 혈액 검사를 해야 한다. 혈액 검사는 자궁에서 어떤 조직이 떨어져 나왔는지 검사하고, 호르몬 수준이 '0'으로 떨어졌는지를 보고, 자궁외 임신을 확인하는 데 필수적이다.

의사가 자궁외 임신이란 진단을 초기에 내리면, 내용물을 제거해 난관을 살리는 노력을 기울이게 된다. 배아 조직을 용해하려고 항암제인 메토트렉사트를 사용하는 의사들이 늘고 있는데, 이 약물은 혈관이나 근육, 난관 안에 주입된다. 또 다른 방법은 복강경 수술인데, 일반적으로 복부 수술보다 더 선호되고 있다. 때에 따라서는 난관 전체를 제거하기도 한다(과거에는 난소도 제거했다). 주의 깊은 외과 기술이 필수적이다. 출혈이 적을수록, 유착이 적을수록, 반흔 조직이 적을수록, 나중에 정상 임신이 될 기회가 많아진다. 한쪽 난관 임신을 한 적이 있다면 다른 한 쪽 난관에 임신을 할 확률도 커진다.

유산을 하고 나면 우울하고 언제 다시 유산할지 모른다는 두려움이 생기고, 감정이 복잡해진다. 그리고 내출혈과 응급 외과 수술로 몸이 상했을 수도 있다. 이런 경험은 장차 임신에 대한 관점에 변화를 준다.

사산

사산은 분만 전에 자궁 안에서, 또는 분만 중에 아기가 사망한 것을 뜻한다. 사산은 비교적 드물게 발생하며, 원인은 매우 다양하다. 그러나 내게 이런 일이 일어난다면, 통계 수치는 아무런 의미도 없다. 몸은 사산에 대응하기 힘들 것이다. 임신부는 친밀한 접촉을 시도하면서 신체적으로 아기의 양육을 준비해 왔다. 유방에는 사용하지 못할 젖이 가득 차 있다(어떤 나라에서는 출산 중 아기를 잃은 여성이 다른 아기를 양육하는 유모로 활동한다). 임신부와 가족은 새 아기를 맞을 준비가 되어 있지, 비극적인 상실을 맞을 준비가 되어 있지는 않을 것이다.

사산으로 고통을 받고 있다면, 아래의 제안들을 실행해 보면 좋다. 아기가 분만 전에 사산되었으면, 가능한 신속하게 비교적 해가 적은 분만법을 선택해야 한다. 자연 진통을 원하는지 아닌지, 선택할 기회를 가져야 한다. 산모가 원하면, 파트너도 분만 중 함께 있을 수 있다. 일단 아기가 나오면, 분만보조자들은 조심스럽게 사산아를 다루어야 하고, 사망 원인을 알아내기 위해 부검을 할 예정이면 특히 더 조심해야 한다. 산모는 아기를 즉시 볼지 아니면 나중에 볼지 결정할 수 있다. 많은 부모들은 원하는 만큼 오랫동안 아기를 안고 있고, 이름을 지어 주고(아직 이름을 짓지 않은 경우), 사진을 찍는다. 여성이 요구하고 원한다면, 가족과 함께 슬퍼할 개인적인 시간을 가질 수 있어야 한다. 아기를 잃어버렸으므로, 신생아실과 떨어진 방을 배정해 달라고 병원 직원에게 말한다.

처음에는 고통이 너무 커서 현실에 직면하기보다는 도

피가 필요할 수 있다. 완전히 감각을 잃어버린 것 같을 수도 있다. 사산한 산모가 너무 슬퍼서 도움을 요청할 때는 지적이고 인간적으로 곁에서 도움을 제공하고, 말을 경청하고, 몸을 편하게 해 준다. "당신도 모르는 새에 다른 아기가 생길 거예요.", "집에 있는 당신의 예쁜 아이들을 생각해 보세요." 하는 식의 상투적인 말은 이 상황에서 필요가 없다. 산모는 특별한 아이의 죽음을 경험하고 있는 중이며, 아무도 이 아기를 대신할 수 없다.

가족은 무슨 일이 일어났는지를 이해하는 것이 중요하다. 그것은 자신이나 의사의 통제력을 벗어난 일이라는 것을 받아들여야 한다(의사의 과실이 의심되면, 법률 상담을 구하고 사실들을 분석해야 한다).

모든 임신 실패와 마찬가지로 사산을 하면 엄청난 공허감과 외로움이 든다. 장례식이나 매장식, 기념행사를 계획하는 것은 사산을 현실적으로 인정하는 중요한 첫걸음이다. 아기 이름으로 자선단체에 기부를 하거나 나무를 심는 의식을 할 수도 있다. 몇 주, 몇 달, 몇 년 동안 자신의 슬픔 안에 혼자 잠겨 있을 수도 있다. 파트너나 다른 자녀들도 자신의 감정을 가족과 나누지 못하고 혼자 삭이고 있을 수도 있다. 혼자 살고 있다면, 경험 있는 사람들과 접촉하면 아기를 잃은 상실감에서 회복될 수 있다. 그들이 치유의 길을 알려줄 수 있다. 이런 경험을 한 사람을 알지 못하고, 주위에 격려 집단이 거의 없다면, 도움을 받을 만한 다른 자원들도 있다. 예를 들어, 다른 부모들이 상실 경험을 이야기한 책들을 읽으면 혼자가 아니라는 느낌이 들어서 정신을 차리는 데 도움이 된다.

유산, 사산, 모든 형태의 임신 상실은 우리 존재를 뿌리째 흔들어 놓고, 가장 기본적인 생물학적 본능 즉 태어났거나 아직 태어나지 않은 자녀 보호 본능을 좌절시킨다. 상실감을 더 깊이 이해하고 그것을 겪은 여성을 배려하는 도움이 있어야 한다. 자기 자신과 사랑하는 사람을 위해, 교육과 도움을 구해서 마음의 상처를 치유해야 한다.

불임

'불임'은 남성 혹은 여성 생식기 계통 기능 장애로서, 놀랍게도 매우 흔하다. 불임은 원인과 치료에 따라 일시적일 수도 있고 영구적일 수도 있다. 미국에서는 임신 가능한 나이의 여성 5백만 명 이상이 불임으로, 가임 인구의 약 8.5%를 차지한다.[1] 이 중 40%가량이 남성측 요인, 40% 정도는 여성측 요인, 10%는 복합 요인, 그리고 나머지 10%는 원인 불명이다.

한두 해가 넘도록 임신하려고 노력했으나 임신이 되지 않을 때, 또는 연속해서 몇 번씩 유산을 할 때 '불임'을 의심해 볼 수 있다(불임은 반복 유산이나 사산의 형태를 취하기도 한다. 이럴 때, 문제는 수정에 있는 것이 아니라 임신이 유지되는 데 있다).

우리는 불임을 어떤 '상태'나 '상황'으로 본다. 그러나 1990년대 초, 미국산부인과학회와 미국생식의학회는 불임을 '질병'으로 분류했다. 불임이 질병으로 분류됨으로 인해 미국에서는 불임 치료에 보험 혜택을 받을 수 있다.[2] 의사들은 불임을 1년 이상 정상적인 성관계를 했으나 수정되지 않는 것으로 정의한다. 삼십대 후반 여성들 중에는 정상적인 성교를 6개월 정도 하고 나서 임신이 되지 않으면 불임 검사를 시작하는 이도 있다. 여성의 수정 능력은 삼십대 중후반에 감소하기 시작해서 40세 이후 급격하게 떨어진다.

불임에 관한 잘못된 상식

불임은 '여성의 문제'로 알려져 왔다. 그러나 그렇지 않다. 남성과 여성은 함께 진단받고 치료받아야 한다. 남성에게 문제가 있다면 여성 혼자 치료받는 것은 의미가 전혀 없으며, 불필요하고 고통스럽고 값비싼 검사만 하게 된다. 오히려 남성은 진단을 내리기가 더 쉽다.

첫 번째로 해야 할 검사는 정액 분석이다. 그런데 어떤 남성들은 문제가 자신에게 있음을 인정하길 거부한다.

또 다른 오해는 불임이 치료되지 않는다는 것이다. 사실 불임 치료를 받은 사람들 절반이 임신을 할 수 있다!

감정

대부분의 여성과 배우자에게, 불임 소식은 삶의 위기다.

언제나 규칙적으로 월경이 있었어요. 사실 임신을 가끔 걱정을 했었지요. 열 달 동안이나 노력해 왔는데, 이제 그런 노력을 해

1 2002년 한국보건사회연구원 발표에 따르면 가임(15세~39세) 부부의 13.5%가 불임이다.

2 한국의 경우, 불임 진단과 치료에서 건강 보험 급여가 이루어지는 것은 호르몬 검사, 자궁난관 조형술, 정액 검사 등이고 초음파 검사, 인공수정, 시험관 아기 시술 등은 보험 혜택을 받을 수 없다.

도 소용없다는 것을 믿을 수가 없군요.

나는 서른아홉이고, 아기가 있어도 될 만큼 생활 기반을 마련했지요. 그런데 의사가 혈액 검사를 하고 나서, 월경 주기는 규칙적이지만 난소 기능이 약화되어 완경 전기에 해당된다고 했습니다. 임신될 확률이 낮고 유산이 될 확률은 높다고. 그 얘기를 들으니 공포스럽더군요.

다른 여자들처럼 아무 문제없이 원하는 만큼, 원하는 시기에 자녀를 갖게 되리라 믿었지요. 그러나 지난 4년 동안 임신을 하려고 해 봤지만 실패하고, 검사하고, 수술을 받고 나니 남편과 나는 인생이 우리가 계획한 대로 이루어지지만은 않는다는 것을 알았습니다. 불임 문제뿐만 아니라 주변 사람들의 반응도 다루기가 무척 힘들더군요. 편안해지라고 하는 말인 줄은 알지만, "마음을 편히 가져.", "불임에 대해 너무 생각하지 마.", "입양하면 임신될 거야." 식의 상투적인 말을 하는 사람들에게 넌더리가 났지요. 거리에 지나가는 배부른 여자를 볼 때마다 내가 느끼는 고통, 분노, 원망을 친구와 가족은 알 수가 없겠지요. 어떻게 그들이 이해할 수 있겠어요? 아이를 낳을 수 있는 사람들이 어떻게 이해할 수 있을까요?

첫 반응으로는 충격과 부정이 흔하다. 가끔씩 '지금부터는 임신하기 위한 6개월'이 필요하다며 일자리 바꾸는 것을 미루거나 학교에 돌아가는 시기를 늦추는 등, 삶을 임신하는 데 붙잡아 두기도 한다.

임신하기 위해서 5년 전에 교사를 그만두었어요. 그런데도 임신이 되지 않으니까 사람들은 아이를 가질 수도 없는데 온종일 집에서 뭐하냐고 궁금해하더군요. 엄마도 아니고 직장 여성도 아니고. 이번 달엔 임신이 될 거야! 하면서 계속해서 지옥에 있는 거지요. 삶이 표류하고 있어요. 마음에 있는 이 한 가지 목표 때문에 이렇게 많은 시간을 흘려보냈다는 게 믿어지질 않아요.

내 삶과 내 몸을 언제나 통제할 수 있다고 느끼며 살았어요. 그런데 지금은 통제력을 느낄 수가 없네요. 그야말로 한 달, 또 한 달, 월경의 한 주기를 살아냈지요. 병원 치료도 그만둘 수 없고. 모든 노력을 기울였는데 어떻게 빈손으로 포기할 수 있겠어요?

친구들의 자녀를 볼 때도 쉽지 않을 것이다. 부러움, 질투, '왜 내가 아니고 그들이?' 같은 기분이 흔하게 찾아온다. 휴일도 아이가 있는 집들은 아이들 중심으로 생활하니까, 불임 가정은 스트레스를 받고, 외롭고 우울한 시간을 보내기도 한다. 특히 혼자 살면, 친구들과 동료들에게서 고립감을 더 느낄 수 있다. 불임이라는 위기에 반응하는 양상은 저마다 다르다.

내가 임신에 실패하자 남편은 실망했어요. 그러나 남편은 자녀 없는 삶을 쉽게 받아들였어요. 남편은 내 감정을 이해하고 공감한다고 말했지만, 더는 그 이야기를 듣지 않으려 했어요. 남편의 인생관은 '들어온 카드패를 갖고 게임을 한다.'는 거였고 아무 문제없이 일에 몰두했죠. 좋아하는 일에 열중하면서 처음에 품은 실망감이 점차 줄어드는 모양이었어요. 그러나 정작 나는 만족스런 대안을 찾지 못했죠.

분노는 자연스러운 감정이다. 그러나 어디를, 누구를 향한 분노인가? 원한다면 우리는 원인을 알아낼 필요가 있다. 과거의 행동 가운데 현재 임신을 불가능하게 할 만한 원인을 찾아보려고 할지도 모르겠다. 인공유산(적절한 수술을 받았다 할지라도), 자위, 유별난 섹스 도구 때문에 불임이라는 '벌'을 받은 건 아닐까? 그러나 이런 경험들이 불임의 원인이 아니다. 그런데도 우리는 그것을 확신하면서 속죄양이 되려 하고 죄의식을 심하게 느낀다. 이때 우울, 슬픔, 절망감이 흔히 나타난다.

불임은 나를 생명 상실, 죽음에 직면하게 했다. 자녀가 없다는 사실은 죽음의 벼랑 끝에 서 있음을 뜻했다. 해결책은? 단절. 그렇게 나는 무감각해졌다. 나는 살기 위해 다시 일에 몰두했는데, 이는 문화적으로 남성이 사용하는 전통적인 방식이다. 일에 계속 의지해서 살 수 있다면 쓸데없이 시간을 낭비하는 것이 아닐 테니까. 삶의 목적은 거기에 있지 않을까.

나는 최선을 다하면 안 될 일이 없다는 분위기에서 자랐다. 보통은 이 생각이 맞는 것 같다. 그렇지만 내가 불임과 싸우면서부터는 이야기가 달라졌다. 지금 나는, 아주 우울하거나 같은 문제를 지닌 친구의 도움이 없으면 결혼 생활이 온전히 유지될까 하는 의구심마저 든다.

자녀를 전혀 낳을 수 없다는 사실을 받아들이는 것만이 심한 고통과 괴로움을 다스리는 유일한 방법이다. 처음의 충격이 지나가니, 남편과 나는 전보다 더 가까워졌다.

출발점

불임에 관해 공부하고 싶을 수도 있다. 특히 이미 불임 진단과 치료를 받은 적이 있는 여성들에게서 배울 수 있다. 의사가 제공한 정보를 내게 줄 수도 있고, 감정에 대처하는 방법이나 의지가 될 만한 자원을 잘 알고 있어서 허둥대거나 자포자기하지 않도록 도울 수 있다.

침술, 약초, 이완법 같은 대체 요법은 감정을 다스리고 대처 능력을 키워 주며 임신 가능성을 높일 수 있다.

불임 전문의 찾기

담당 의사, 파트너, 친한 친구나 불임 지원 그룹은 의사를 찾는 데 도움을 줄 수 있다. 가장 우수한 전문가는 불임 현장에서만 수련을 2년 정도 받은 생식 · 내분비계 전문의, 산부인과 전문의다.

의사를 찾았으면 그와 좋은 관계를 맺는 것이 매우 중요하다. 의사가 심각한 내 감정을 이해하고 내 몸과 마음을 존중하며, 필요할 때 늘 도움을 줄 수 있는 관계를 맺어야 한다. 임상의들이 문제에 접근하는 방법은 매우 다양하다. 의사는 말로 설명해 주고 참을성 있는 치료를 진행하며 그것들을 내가 완전히 이해하게 해 주어야 한다. 전혀 모르는 새로운 언어를 배워야 한다면 스트레스를 받을 수 있기 때문이다. 방문할 때마다 질문할 거리를 적은 것을 지참하고 나를 돕는 파트너나 친구와 함께 가는 것이 좋다. 의사의 방법이나 태도가 별로 마음에 들지 않는다면, 다른 곳을 찾아본다. 두 번째, 세 번째 의사라도 계속 찾는 것이 좋다.

마음에 상처를 입히거나 비난하는 말투를 쓰는 의사들이 흔히 있다. '적대적인 경부 점액', '습관성 유산', '자궁경관 무력증', '병든 난자' 따위의 용어들은 의사들이 불임이나 유산이 얼마나 힘든 일인지 이해하지 못하고 있음을 드러낸다.

불임의 원인

임신 가능성은 여러 가지 생리학적 사건들과 그 사건들이 언제 일어나는가에 달려 있다. 충분한 양의 활발한 정자와 성숙한 난자가 있어야만 한다. 정자는 질 안에 들어가면 난관에 있는 난자를 만나기 위해 경관 점액을 통과해서 위로 운동해 간다. 성교와 수정 시기도 중요한데, 정자가 1~2일 정도 사는 반면 난자는 12~24시간밖에 살 수 없기 때문이다. 일단 정자와 난자가 결합하면 배아로 될 때까지 세포 분열이 일어나는데, 이 새로운 유기체는 자궁내막에 착상해서 성장한다. 불임 정밀 검사는 이런 순차적인 사건의 고리를 따라 이루어진다.

불임 치료

불임 분야는 급속도로 발전하고 있다. 제약 회사, 병원, 의사들이 새로운 기술과 약물을 소개하면서 불임 원인을 판단하는 방법과 치료 형태가 변하고 있다. 환경오염이 점점 더 심각해지면서 새로운 불임 원인이 발견될 것이다. 약물 이름과 종류는 빠르게 변하고 있다. 새로운 기술과 치료법이 정규적으로 나타나고 계속 연구되고 있다. 처치 효과가 밝혀진 치료법도 있고 실험 중에 있는 치료법도 있다. 의료인들은 어떤 약물과 처치의 효능에 관해서는 동의하나 어떤 것들에 대해서는 동의하지 않는다. 내 치료법은 새로운 것인지 아닌지, 시험 연구의 한 부분인지 알 권리가 있다. 또한 진단과 치료에 드는 시간과 돈, 부작용에 관해서도 알 권리가 있다. 몸에 대한 침해가 거의 없는 최신 치료법을 알려고 노력해야 한다. 그리고 내가 원할 때는 언제라도 그만둘 수 있음을 명심한다.

현재 한국에서 불임 진단이나 치료에서 건강 보험이 적용되는 것은 호르몬 검사, 정액 검사, 자궁난관 조형술 같은 기본 검사에 한한다. 초음파 검사나 보조 생식술(인공수정, 시험관 아기 시술 등)은 비급여 대상이다. 시험관 아기 시술은, 한 번에 200~300만 원대의 비용이 들고, 각종 검사비가 추가되며 이 시술로 임신해서 출산을 한 이들이 시술한 횟수는 평균 3~5회다. 불임 부부들은 불임 치료에 건강 보험 적용을 요구하는 목소리를 높이고 있다.

남성측 불임 요인

● **정자 생산과 성숙의 문제** 사춘기 이후의 이하선염(볼거리) 같은 이전 감염, 잠복 고환, 화학적, 환경적 요인, 약물, 산업 재해가 원인이 될 수 있다. 뜨거운 사우나와 목욕은 음낭의 온도를 높여 몇 달 동안 정자 생산에 영향을 미칠 수 있다. 정맥류(음낭의 정맥류)도 정자 생산에 영향을 미친다.

● **정자의 운동성 문제** 이 문제는 만성 전립선염과 비정상적으로 정액이 농축되어 발생할 수 있다. 또한 정서 장애, 위궤양 그리고 고혈압 치료에 사용되는 어떤 약물은 정자 생산과 운동성에 영향을 미칠 수 있다.

● **수송의 문제** 정자가 통과하는 미세한 관에 반흔 조직이 있을 때 일어난다. 반흔 조직은 감염이나 치료하지 않은 성병 때문에 생길 수 있다(정관결찰술은 의도적으로 정관을 막는 것이다).

● **정관 내 정자가 놓여지는 능력의 부족** 발기 부전, 조루 같은 성기능 장애와 음경의 구조적 문제 때문에 생긴다. 예를 들어, 요도상열과 요도하열. 척수 손상과 다양한 신경질환도 이 문제와 관련된다.

● **기타 요인** 영양 불량과 전반적인 건강 상태 허약 같은 기타 요인은 남성의 수정 능력에 영향을 미친다. 마리화나, 흡연, 과도한 음주는 정자의 질에 영향을 미친다. 어떤 연구자들은 남성의 수정 능력을 향상시키는 데 균형 잡힌 식사와 아연, 비타민C, 비타민E를 추천한다.

여성측 불임 요인

● **기능 장애** 정자와 난자의 결합을 방해하는 기능 장애는 난관이나 난소 주위 반흔 조직 때문이다. 반흔 조직은 이전의 골반염, 골반 수술, 자궁내 장치로 인한 감염, 적절하게 수행되지 않고 추후 관리를 제대로 받지 않은 유산으로 생길 수 있다. 또한 임질이나 클라미디아 같은 성병을 방치하면 반흔 조직이 생기고 난관 협착이 될 수 있다.

● **자궁내막증** 자궁내막증은 반흔 조직, 난관 협착, 면역 반응을 일으킨다.→ 24장 여성의학 상식, 620쪽

● **내분비 문제** 규칙적으로 배란이 되지 않거나 월경 주기가 불규칙한 것은 난소, 뇌하수체, 시상하부, 갑상선, 부신의 기능 부전 탓일 수 있다. 월경 주기가 정상이면 특정한 시기에 몇 가지 특수한 호르몬이 분비된다. 이 호르몬들 중 어떤 한 가지가 생산되지 않거나 충분한 양이 생산되지 않으면, 전체 월경 주기가 영향을 받게 된다. 난소와 부신에서 디하이드로에피안드로스테론을 포함한 안드로겐이 과다 분비될 수 있다. 또한 불규칙한 배란은 수정 확률을 감소시키는데, 배란 날짜를 예측할 수 없기 때문이다. 여성은 흔히 과도한 체중 감소나 격한 운동, 심각하고 지속적인 스트레스 때문에 무월경(월경 주기의 부재)이 나타날 수 있다. '먹는 피임약 사용 후 증후군'(피임약을 복용한 후 임신에 문제가 있다고 생각되는 증후군)은 아직 충분히 알려져 있지 않은데, 이는 여성이 피임약을 복용하기 전부터 배란 문제가 있었을 가능성이 있기 때문이다. 그러나 월경 주기가 불규칙한 여성이나 초경을 늦게 한 여성에게서 이 증후군이 더 많이 나타나는 경향이 있다.→ 12장 몸에 대한 이해, 월경 주기와 호르몬, 273~275쪽

● **구조적 문제** 선천적인 자궁이나 경관의 구조적 문제는 불임의 한 원인이다.

● **다낭성 난소 질환** 복합적인 증후군인 다낭성 난소 질환은 보통 규칙적인 배란 감소, 다발성 낭종난소, 간혹 극심한 과체중으로 나타난다. 남성 호르몬의 증가는 체모를 늘게 수 있다. 또한 혈당 상승의 문제를 동반할 수 있다.

● **경관 점액** 질 속으로 올라가는 정자의 정상 운동을 방해하지 않으려면, 경관 점액이 너무 진하거나 산성도가 강하지 않아야 한다. 월경 주기 중간에 점액질의 산성도를 검사하는 데 리트머스 종이를 사용할 수 있다. 어떤 여성은 경관 점액의 산성도를 변화시키기 위해 성교 30분 전에 베이킹소다로 질 세척을 한다. 점액질이 알카리성이라면 질 세척을 할 필요가 없다. T마이코플라즈마 같은 감염이 경관 점액의 질을 변화시키고, 임신 초기 유산을 일으켜 불임이 될 수 있다.

● **면역 반응** 여성이나 파트너, 정자 제공자가 정자 항체를 가지고 있을 수 있다. 그것은 정자를 움직이지 못하게 하거나 응집하게 해서, 정자의 활동을 파괴한다. 간혹 면역 반응이 유산을 일으키기도 한다. 혈액 검사는 이 가능성을 확인해 준다.

● **나이** 35세가 넘으면, 수정이 잘 되고 배아로 잘 성장하도록 하는 양질의 난자를 생산하는 난소의 능력이 점진적으로 감소한다. 이러한 감소는 40세 이후에 급격하게 일어난다.

● **기타 요인** 유전적 이상, 극심한 체중 감소나 증가, 과도한 운동, 영양 불량, 환경과 산업 오염 물질 같은 기타 요인들은 여성의 수정 능력에 영향을 미칠 수 있다.

● **임신을 돕는 성관계 기술의 부족** 수정 시기를 알려면 어떻게 해야 하는지, 그리고 이 시기에 얼마나 자주 성교를 해야 하는지, 성교 전이나 후에 임신 가능성을 높이려면 무엇을 해야 하는지를 알기 위해서 더 많은 정보가 필요할 수 있다.

불임 때문에 계획한 섹스는 성생활에 영향을 미칠 수 있다. 사랑을 나누려는 자발적인 의지가 꺾이고, 월경 주기에 맞추어 성생활을 계획하면서 즐거움이 줄어든다. 의학적 틀에 박힌 습관이 될 수 있다. 또한 체온 기록지에 성관계 한 날을 기록하면 사생활 보호가 전혀 되질 않아 사생활이 존중받지 못한다는 느낌이 들 수도 있다.

기초 체온을 기록하기 시작했어요. 이 때문에 나는 힘들었고 정신적으로도 우울했죠. 내 몸이나 성관계는 매우 정상적이에요. 우리 부부의 자연스런 성충동에 대해서는 말할 필요도 없고. 그러나 어떤 희생을 치르더라도 아이는 꼭…… 이것이 우리 부부의 생각이죠.

나는 믿을 수 없을 정도로 임신하려는 데 집착하고 있었어요. 정자 제공자는 우리와 먼 곳에 살고 있었고, 내 월경 주기는 불규칙했죠. 그래서 이를 극복하기 위해 많은 논쟁이 있었답니다. 우리가 주말 휴가와 여행 계획을 세우는 것은 어려운 일이 되었어요. 나는 늘 검사지가 파란색으로 바뀌기를 기다리고 있었는데 파란색은 수정 시기를 알리는 신호이기 때문이었죠. 나는 기초 체온계를 입에 물고 있어야 하니까 그녀와 나는 침대에서 아침 키스를 끝내죠. 아침 식사를 하고 신문을 보던 시간도 변했어요. 내가 정자은행이나 정자 수송 때문에 전화통을 붙들고 아침을 다 보내기 때문이죠. 그러다 보니 파트너와 관계가 점점 소원해져 임신을 하려고 애쓰다가 전보다 더 외로워져 버렸어요.

남편은 매일 아침 6시에 나를 깨워 준다. 내가 체온을 측정하면 그가 기록지에 기록한다. 남편의 참여가 필요한 일이다.

진단

진단과 치료를 하는 동안에는 좋은 건강 상태를 유지하고, 잘 먹고, 엽산이 포함된 비타민을 복용하는 → 19장 임신, 432쪽 것이 중요하다. 임신이 될 수 있기 때문이다.

정밀 불임 검사를 모두 마치는 데는 6~12개월이 걸릴 수 있다. 많은 검사들을 월경 주기의 특정 시기에 해야 하는데 그렇지 않을 수도 있다. 여성에게 행하는 검사들 대부분은 공격적이고, 고통스러우며, 대개 품위 유지가 어렵고, 정신적인 피로를 일으킨다. 정밀 검사는 비용도 많이 들며 불행하게도 건강 보험 적용을 전혀 받지 못한다.

의사나 병원에 따라 진단 검사의 종류가 다르긴 하지만, 보통 이런 것들이 포함된다.

- **남성과 여성의 일반적 사항과 병력** 의사는 월경 시작과 양상을 포함한 월경력, 이전 임신에 관한 상세한 정보, 성병과 유산 경험, 가족계획법 사용 유무, 성관계(빈도 및 체위) 등에 대해 묻고, 생식계에 영향을 미칠 수 있는 독성 물질에 노출되는지를 알기 위해 직업과 거주지, 스트레스, 영양, 흡연, 음주 같은 생활 습관에 관해 질문을 할 것이다. 정밀 검사를 하기 전에, 톡소플라스마, 수두, 풍진 그리고 HIV 검사를 먼저 한다.
- **부인과 검진** 자궁, 난소, 유방과 일반적인 발달 상태를 알아보기 위해 부인과 검진을 한다.
- **배란 모니터** 매일 기초 체온을 측정하거나 소변 검사 도구를 사용해서 배란 양상을 기록하게 할 것이다.
- **호르몬 프로파일** 갑상선 호르몬, 난포 자극 호르몬, 황체 형성 호르몬, 에스트로겐, 프로게스테론, 프로락틴 수준을 확인하기 위해 혈액 검사를 한다. 피부가 지성이고,

가임 시기 예측과 임신 가능성을 높이는 기술

월경 주기가 짧든 길든 규칙적이라면, 대개는 다음 월경 주기가 시작되기 전 14일째에 배란을 한다. 수정 자각 기술(13장 피임, 293쪽 참조), 배란 예측 도구 세트, 기초 체온 기록지를 이용해서, 인공수정 또는 성교를 해야 할 날을 결정할 수 있다. 정상적으로 배란이 되면, 마지막 월경기에서 배란까지는 저체온(약 36.6℃)의 파동을 보일 것이다. 배란기에는 흔히 기저선 밑으로 약간 내려갔다가 곧 이어 0.3℃ 이상 상승한다. 어떤 월경 주기는 체온 상승은 보이지만 하강은 나타나지 않는다. 일단 체온이 상승하면 배란은 끝난 것이다. 고온기(약 36.8℃)는 다음 월경기가 될 때까지 계속되고 다시 체온은 하강한다. 배란 양상을 확인하기 위해 최소한 세 번의 월경 주기에 대한 기초 체온 기록지를 작성해야 한다. 아니면 약국에서 소변 검사 도구를 구입할 수도 있다. 소변 검사 도구를 가지고 소변 속에 있는 황체 형성 호르몬의 양을 감시할 수 있다. 황체 형성 호르몬 수준이 상승하면 보통 24~36시간 안에 배란이 일어난다.

이 시기에 사랑을 나누는 간격은 중요하다. 남성의 정자 생산은 사정이 너무 잦으면 감소하므로, 가임기 여성의 생식기 안에 활동적인 정자를 유지하기 위해서는 24시간마다 성교를 해야 한다. 남성은 정자 생산을 자극하기 위해 이 3일의 기간, 이틀 전에 사정하는 것이 좋다.

가장 효과적인 성교 체위는 남성이 상위이고 여성의 엉덩이 아래에 수건을 받쳐 엉덩이를 높이고 얼굴을 마주 본 자세다. 기증받은 정자를 수정을 시도할 때에도 같은 이유로 수건을 사용할 수 있다(자궁이 뒤로 기울어진 '후굴' 상태라면, 베개를 서너 개 사용할 수도 있다). 젤리, 크림이나 타액 같은 윤활제는 사용하지 않는 것이 좋다. 윤활제가 필요하다면, 계란 흰자나 식물성 오일이 안전하다. 남성이 오르가슴에 도달하면 흡입을 가능한 깊게 하고, 밀어내지 말고 질 속에 깊이 넣고 가만히 있어야 한다. 정자의 약 60~70%는 사정 초기에 포함되어 있다. 보통 정자가 경부 점액을 통과해서 자궁과 난관으로 올라가는 데 몇 분이 소요되므로, 10분 정도 등을 대고 누워 있는 것이 바람직하다.

여드름, 안면 털이 있다면 테스토스테론 수치를 검사해야 한다. 에스트로겐과 난포 자극 호르몬 혈액 수치는 난소 기능과 양질의 난자를 생산하는 난소 능력을 알려주므로 35세 이상 여성에게 매우 중요하다. 월경 주기에서 2~3일간 난포 자극 호르몬 수준이 높으면 임신 확률이 높지 않다는 것을 알 수 있다.

● **정액 검사** 남성은 깨끗한 용기에 사정한 정액을 담아야 한다. 완전한 사정을 통한 정액 수집이 중요한데, 보통 양은 1~5㎤이다. 수집된 정액은 체온 상태로 유지되어야 하며 즉시 정자 수와 운동성을 확인하기 위해 현미경 검사를 해야 한다. 1㎤당 2천만 마리 이상의 정자가 있어야 정상 범위다. 1㎤당 정자가 1천만 마리 이하면 너무 적은 것이다. 남성의 정자 수가 부족하면 임신이 안 되는 수가 더러 있다. 정자는 헤엄쳐 나갈 수 있어야 하며, 최소한 정자들 60%는 크기와 모양이 정상이어야 한다. 또한 백혈구 수는 감염 여부를 알려줄 수 있다.

정자의 운동성이나 모양이 비정상이라면, 정자 형태의 엄격한 기준치 검사(크루거 검사)와 정자가 실험용 햄스터의 난자를 수정시킬 수 있는 능력이 있는지 확인해 보는 침투시험 등 추가 검사가 필요하다.

정자는 여러 가지 이유로 수와 운동성에 변동이 많기 때문에, 최소한 6개월마다 정액 분석을 다시 해야 한다. 결과가 비정상이라면, 여성이 검사를 더 하기 전에 남성이 계속 검사를 받아야 한다. 미국에서는 정자 제공자가 익명이라면, 신뢰할 수 있는 정자은행 목록을 미국생식의학회의 것과 대조해 보고, 정자은행 안내 책자를 읽어 보는 것이 좋다.→ 18장 보조생식술

남성이 불임이라는 진단을 받을 수도 있다.

남편의 정자 수가 너무 적었어요. 우리는 둘 다 맥이 빠졌죠. 남편이 정말로 그럴 거라고 믿고 싶지가 않았어요. 결과를 나는 정말이지 받아들일 수 없다고 다른 사람들에게 털어놨죠. 뭐라 말해야 할지…… 상투적으로 "괜찮아요, 괜찮아." 할 수가 없었죠. 우리 둘 다 정말로 괜찮지 않은 것을 뻔히 아는데.

남성 측 요인이 모두 정상이라면 다음과 같은 검사와 절차를 계속할 것인지를 선택할 수 있다. 어떤 검사는 방사선실을 갖춘 병원에서 하지만, 어떤 검사는 진찰실이나 진료소에서 하게 된다. 물론, 언제라도 특수 검사나 치료를 하지 않겠다고 말할 수 있다.

● **성교 후 검사(심스허브너 검사)** 어떤 의사는 이 검사를 이제는 하지 않는데, 시기를 놓치면 판독이 부정확해질 수 있기 때문이다. 예상한 배란 직전에, 질 세척을 하지 않고 몇 시간 안에 진료실로 가서 파트너와 성교를 하거나 인공수정을 할 것이다. 의사는 여성의 질과 경관에서 살아 있는 활동성 정자를 찾기 위해 소량의 점액을 채취할 것이다. 검사 결과가 정상이라면 정자가 경관 점액을 뚫고 들어가는 능력과 이 환경에서 살아남는 능력이 있다고 나온다. 성교 후 검사가 비운동성으로 나타났거나 정자 세포가 응집되어 있으면, 남녀의 혈액과 정자, 그리고 경관 점액을 모두 함께 검사하는 정자 항체 검사를 해 본다.

● **자궁난관 조영술** 이 검사는 난관을 방사선으로 투시하여 눈으로 볼 수 있게 해 주며, 나중에 혹시 방사선 촬영을 해야 할 때 그것과 비교할 수 있는 자료를 확보해 준다. 임신이 된 경우에, 수정란이 방사선에 노출되는 것을 예방하기 위해 배란 전에 검사를 한다(그러나 언제 방사선을 쬐든 앞으로 배란될 난자는 모두 방사선을 받은 것이 된다).

방사선 조영제는 질과 자궁 안에 주입된다. 조영제는 자궁을 통과해서 난관과 골반강으로 퍼져 나가 나중에는 몸속에 흡수된다. 조영제가 퍼져 나갈 때 방사선 촬영이 이루어진다. 조영제가 경련성 동통을 유발하기 때문에 이 검사는 매우 고통스럽다. 의료인은 이 검사를 하기 전에 국소적인 경부 마취나 먹는 진통제를 투여할 수 있다. 동통을 줄이려면 30분 전에 이부프로펜을 투여할 수 있으며, 심호흡이나 이완술을 사용할 수도 있다. 많은 진료소에서는 여성에게 검사 전이나 검사 후에 감염 예방을 위해 2~3일간 항생제를 투여한다. 이 검사 후 바로 다음 월경 주기 동안의 임신율이 약간 증가한다. 이는 아마도 조영제가 난관의 점막을 '깨끗하게 청소'하기 때문일 것이다.

● **자궁내막 생검** 이 검사는 배란 유무와 자궁내막이 배아가 착상할 수 있을 만큼 충분히 두꺼워지는지를 확인해 준다. 임신 중이라면, 유산의 원인이 될 수 있기 때문에 절대로 시행하지 말아야 한다. 월경기가 시작되기 전, 월경 주기의 21일째 시행하는 것이 확실하다(흔히 작은 조직을 떼어내는 것은 태아에게 전혀 위험하지 않다고 생각한다. 그러나 기초 체온이 하강하는 날이나 월경기가 시작하는 시기에 이 검사를 하면 임신에 해를 미칠 가능성이 있다. 임신 가능성으로 인한 불필요한 걱정을 피하기 위해 이 월경 주기 동안 성관계시 콘돔을 사용하도록 권하는 의사들도 있다).

의사는 자궁경관을 부분적으로 확장시킨 후(이것은 경

련성 동통을 유발할 수 있다), 자궁 안으로 작은 도구를 삽입하고 작은 자궁내막 조직을 떼어서 검사실로 보낸다. 프로게스테론이 생성되는 동안(배란 후)에 형성되는 조직은 에스트로겐의 영향 하(배란 전)에서 형성되는 조직이나 어떤 호르몬의 영향도 받지 않는 상황에서 형성된 조직과는 다르다.

● **복강경 검사** 마지막 불임 검사 중의 하나인 복강경 검사는 난관, 난소, 자궁의 외부 및 골반강 주변을 직접 영상으로 보여 준다. 자궁내막증을 확진할 수 있는 유일한 검사다. 보통 외래 수준에서 척수 마취나 전신 마취를 한 상태에서 수행되며, 매우 많은 정보를 제공해 준다. 복강경 검사에서는 여성 배꼽 주변을 작게 절개한다. 이산화탄소 가스가 복부로 주입되어 골반 장기들을 잘 보이게 해 준다. 때때로 난관이 열려 있는지 알아보기 위해 조영제를 난관에 주입하기도 한다. 자궁내막증이나 반흔 조직이 발견되면, 검사 중에 제거한다. 자궁경 검사를 복강경과 동시에 하기도 한다(자궁 내부를 보기 위해 작은 섬유성 도구를 경관에 집어넣는다). 반흔 조직이나 점막에 종양이 있으면 자궁경 검사 도중에 제거한다.

검사와 치료를 받으면서 스트레스를 받을 뿐 아니라 집과 직장에서 또 다른 압력을 받기 쉽다. 친척들은 "어, 아직도 임신되지 않았어?" 하고 물을 수 있다. 더 심한 경우, 아무 말도 하지 않고 쳐다보고 한숨만 내쉰다. 나에 대해 거의 알지 못하는 사람들이 내 문제에 이러쿵저러쿵 충고를 할 수도 있다. 일을 하면서, 예약된 검사를 받기 위해 시간을 내는 것은 어려운 일이다. 많은 여성들은 자신의 불임 사실이 상사에게 알려지는 것을 꺼리기 때문에 비밀을 지켜야 하는 부담까지 보태진다. 이런 검사들을 받으면서는 성생활도 과학적인 검사의 통제를 받게 된다.

우리는 아침 7시에 사랑을 나누라는 지시를 받았어요. 그리고 성교 후 검사를 위해 의사한테 달려가야만 하지요. 누가 그렇게 바쁜 평일 아침 7시에 사랑을 느낄 수 있겠어요?

그러나 이런 어려운 시기에, 친밀하고 만족스러운 성생활을 할 수 있다. 유머 감각을 발휘하면 도움이 된다.

치료

간혹 진단 검사를 하는 중에 불임이 치료되는 수가 있다. 예를 들면 자궁난관 조영술이 난관을 청소하는 효과가 있을 수 있다. 사례 중 90%는 불임의 원인이 밝혀진다. 그러면 의사와 함께 치료 계획을 개괄적으로 세워야만 한다.

약물

의사들은 호르몬 불균형 교정, 배란 유도, 그리고 배란 후(황체기) 문제 교정을 위해 다양한 약물들을 사용한다. 사용 약물의 효능, 내 몸에 미치는 영향, 그리고 사용 기간을 아는 것이 중요하다.→ 25장 보건 의료 정치학, 682쪽 이런 약물 대부분은 장기 복용 시의 안전성이 제대로 연구되어 있지 않다. 약물의 상표명이 바뀔 수 있다는 점에 주의해야 한다.

배란 유도제는 클로미펜 사이트레이트, 태반에서 추출되는 인체 융모 생식샘 자극 호르몬(상표명 프로파시), 완경 여성의 소변에서 추출되는 인체 완경 생식샘 자극 호르몬(상표명 펄고날, 휴메곤), 피하용 순수 난포 자극 호르몬(상표명 페티넥스, 리프로넥스, 고날F) 등으로 되어 있다.

클로미펜은 월경 주기 5~7일째에 복용한다. 이 약물은 뇌의 시상하부에 직접 작용하여 난포 자극 호르몬과 황체 형성 호르몬 생산을 촉진하고, 난소를 성숙시켜 난자를 배출하도록 자극한다. 여성들 80%는 이 약물을 사용해서 배란을 하며 40세 이하 여성의 절반은 임신이 되고, 다태 임신률이 5~10%가 된다. 이 약물을 복용하는 동안, 배란 시기에 많은 여성들이 기분 변화, 유방 팽만감, 홍조, 두통, 눈이 침침해짐, 난소가 떨리는 느낌을 경험하였다. 또한 어떤 여성은 월경 주기 중간에 경부 점액이 마르고, 자궁내막이 얇아지는 현상이 나타나, 월경 주기 3회 이상 클로미펜을 복용한 이에게는 성교 후 검사와 자궁내막 생검이 권고되었다. 합병증으로 난소 확장이 생길 수 있는데, 이것이 발견되지 않으면 난소 손상으로 이어질 수 있다. 이 약물을 복용하고 있는 경우, 이런 합병증을 예방하려면 월경 주기의 말기마다 검진을 받아야만 한다. 대부분의 의사들은 4~6주기 이상 클로미펜을 사용하지 않는다.

배란 예상 시기에 인체 융모 성선 자극 호르몬이 간혹 클로미펜 같이 사용된다. 이것은 황체 형성 호르몬 수준을 높이고 난자를 성숙시켜 배출하도록 돕는다. 배란 유도에 사용되는 매우 강력한 호르몬인 인체 완경 성선 자극 호르몬은 불임 전문가의 처방에 따라서만 사용할 수 있다. 인체 완경 생식샘 자극 호르몬은 보통 심층 근육 주사로 투여되며, 에스트로겐 수준을 확인하기 위해 혈액 검사실을 자주 방문해야 한다. 의사들 대부분은 난소 안에 있는 난자의 수와 크기를 확인하기 위해 질식 초음파 검사를 한다(난소에 대한 초음파의 장기 효과는 알려져 있지 않다). 인체 융모 생식샘 자극 호르몬 주입은 성숙된 난자 배출을 돕는다. 이러한 불임 약물 복용은 스트레스를 줄 수 있다. 파트너가 주사를 놓아 주어야 하고 검사 일정이 직장 일과를 방해하고, 또 약물이 매우 비싸기 때문이다. 난소 반응을 주의 깊게 살피는 것은 난소에게 여러 개의 난자가 배출되어 다태 임신을 초래하는 위험을 줄인다. 또한 약물 부작용으로 난소가 과다 자극될 수 있다. 이 합병증은 보통 인체 융모 생식샘 자극 호르몬 주입 후 7~9일째 발생한다.

생식샘 자극 호르몬 분비 호르몬(상표명 루프론과 시나렐)은 흔히 위에 열거한 약물 한 가지 이상과 병용된다. 생식샘 자극 호르몬 분비 호르몬 촉진제는 미숙한 난자의 배출을 막는다. 생식샘 자극 호르몬 분비 호르몬은 비강 분무액이나 피하 주사로 주입될 수 있다. 이 약물이 일시적으로 완경과 유사한 상태를 만들기 때문에 약물 투여 중 심한 홍조, 질 건조감, 기분 변화를 겪는 여성들도 있다. 보통 생식샘 자극 호르몬 분비 호르몬 촉진제는 5~14일까지 사용된다.

먹는 브로모크립틴(상표명 팔로델)은 혈액 내 프로락틴 호르몬 과잉을 억제하는 약물이다. 프로락틴 수준이 너무 높으면 정상 배란 패턴에 영향을 끼치고 자궁내막을 변하게 한다. 브로모크립틴은 임신 반응이 양성으로 나타날 때까지 복용하며, 임신 중에도 계속 복용하는 수도 있다.

배란 후 황체기의 문제들은 다음 약물로 치료될 수 있다. 클로미펜, 인체 융모 생식샘 자극 호르몬, 인체 완경 생식샘 자극 호르몬, 천연 프로게스테론. 천연 프로게스테론은 질 좌약, 먹는 약, 질젤, 근육 주사 형태로 사용할 수 있다. 이 약들은 임신 반응 검사에서 양성이 나타날 때까지 또는 월경기가 있을 때까지 사용한다. 어떤 의사는 여러 번 유산을 한 임신부나, 보조 생식술로 임신한 여성, 또는 40세 이상 여성에게 임신 10~12주까지 프로게스틴을 계속 복용하라고 권고한다. 그러나 합성 프로게스테론은 임신 시 태아 발달에 해를 미치므로 사용하지 않는다.

수정을 위한 약물 복용은 스트레스를 준다. 이 약물들은 값이 비싸며 불쾌한 부작용을 일으킬 수 있다. 불임 약물 치료를 받은 여성에게서 난소암이 증가한다는 연구 보고가 있다. 그러나 연구자들은 약물 자체로 인한 것인지 아니면 불임과도 연관된 타고난 특성으로 발병률이 더 높아지는 것인지를 확인하지 못하고 있다.

수술

외과적 기술은 때때로 자궁경부, 자궁, 난관의 구조적인 문제들을 교정할 수 있다. 현미경 미세 수술은 난관이 복부와 유착된 부분을 제거한다. 또한 막힌 난관을 뚫는 풍선 카테타술은 입원하지 않고도 받을 수 있다. 이산화탄소나 아르곤레이저를 사용하는 레이저 수술은 흔히 현미경 미세 수술과 함께 사용하는데 반흔 조직이나 유착된 자궁내막을 제거할 수 있다. 난관이 심하게 손상되었다면, 난관의 외과적 복원보다 시험관 아기가 임신 성공률은 더 높으나, 시험관 아기의 자체 성공률은 높지 않다.→ 18장 보조 생식술 수술과 투약은 흔히 자궁내막증 치료에 함께 이용된다.→ 24장 여성의학 상식, 자궁내막증, 620쪽 섬유종이 자궁을 막거나 뒤틀리게 하거나, 심한 출혈을 일으키지 않으면, 수술로 제거하지 않으며 그것이 불임을 일으키는 것 같지는 않다.

기타 치료법

혹시 경부 점액에 문제가 있다면, 산성도를 조절하는 질 세척을 하거나, 점액의 질을 높이는 에스트로겐을 사용할 수 있다. 또한 매우 끈적끈적한 경부 점액을 묽게 만들기 위해 특정 기침약 시럽을 복용할 수도 있다. 정자 항체 문제는 대체로 인공수정→ 522쪽이나 저용량의 스테로이드로 치료한다. 그러나 스테로이드는 고관절을 약하게 하는 원인이 되므로 주의를 요한다. 보조 생식술은 정자 항체 문제를 가진 부부의 임신 성공을 위해 사용된다.→ 18장 보조생식술

가끔 복합적인 문제를 지닌 여성들에 있어 여러 약물을 함께 사용할 수 있는데, 이는 비용이 많이 드는 문제점이 있다. 언제든지 치료를 중단할 수 있다.

이 시기에 나는 깊은 우울에 빠져들었다. 아이를 갖는 것부터도 양가감정을 지니고 있던 내 파트너는 내가 이런 강박관념에 빠져 있는 것을 보면서 화를 냈다. 점점 더 공격적인 치료를 알아보기 시작했고 치료를 오래 계속했으나 아무 효과가 없었다. 마침내 치료를 더는 계속할 수 없다는 것을 깨달았다. 이제는 내 강박 관념을 서서히 풀어 주기 시작했다. 지난 6개월 동안 우리는 국제 입양도 진지하게 생각해 봤다. 파트너는 입양 문

제를 꺼내는 것이 친자식을 낳기 위한 내 노력을 방해하는 것으로 내가 느낄 수도 있겠다면서 걱정을 했다. 우리의 삶 속에 아이가 들어오는 방법은 여러 가지라는 것을 알았다.

어떤 여성들은 여러 해 동안 노력하다가 중단한 후, 병원 치료를 전혀 하지 않고도 임신하는가 하면, 후일 자녀를 입양하기도 한다. 이런 임신은 신비이며 큰 기쁨이다.

남성 불임 치료

일반적으로, 남성 불임은 치료하기가 더 어렵다. 여성 불임 치료에 사용되는 다양한 호르몬(클로미펜, 인체 융모 생식샘 자극 호르몬, 인체 완경 생식샘 자극 호르몬, 순수 난포 자극 호르몬)이 남성에게도 사용되고 있다. 고환에서 정자를 운반하는 정관이 막혔다면, 정자를 바늘로 꺼내 배지에서 여성의 난자와 섞어 난관이나 자궁에 다시 넣어줄 수 있다.→ 18장 보조 생식술 정맥류는 수술이나 막힌 정맥에 작은 풍선을 사용하는 비외과적 처치로 교정할 수 있다. 정자 수와 운동성의 증가는 보통 수술 3개월 후에 나타난다.

파트너의 정자 수가 적거나 비활동성, 비정상적인 모양이라면, 그 정액을 여성의 경부나 자궁으로 넣어 줄 수 있다. 이것은 클로미펜이나 인체 완경 생식샘 호르몬 같은 배란 촉진제와 함께 사용될 수 있다. 감염으로 인해 정자 운동성이 감소했다면, 항생제 치료로 교정할 수 있다.

세포 질내 정자 주입법은 시험관 아기에 사용되는 미세 조작술을 이용해 정자 한 개를 난자에 직접 넣는 방법이다. 수정과 임신율이 높다. 그러나 비용이 많이 든다.

대체로 남성의 불임과 여성의 불임을 다루는 의사가 다르다. 남성은 비뇨기과 전문의, 여성은 부인과 전문의, 불임 전문의, 생식·내분비계 전문의가 담당한다. 한 사람을 담당하는 이 의사들은 서로 의견을 나누어야 한다.

미국의 입양 형태

혈연 입양

친척 아이를 입양하는 형태가 단연코 가장 흔하다. 어떤 사람들은 법원에서 입양 승인을 받지 않고, 법적인 구속력이 없어도 책임감 때문에 아이를 돌본다. 비혈연 입양은 혈연관계가 없는 아이를 입양하는 것이다.

국내 입양

생모, 때때로 생부 그리고 예비 양부모와의 의사소통에 의하여 이루어진다. 비밀 입양인 경우, 생모는 예비 양부모의 서류를 검토한 후 입양 가정을 선택하기도 한다. 예비 부모는 생활비와 의료비 명목으로 생모에게 약간의 돈을 지불하기도 하는데, 이는 주행정법에 의거하여 금액과 용도가 정해진다. 또한 친부모와 예비 양부모는 자신들과 자녀 간에 앞으로 대화를 어떻게 할 것인지에 대한 협의를 한다. 미국에서는 친부모가 친권 포기와 자녀 입양에 관한 주 규정을 따르는 것은 매우 중요하다. 한 쪽이 아이가 있거나 아이를 입양한 레즈비언 커플은 입양이 가능한 주에서 다른 파트너가 아기를 입양하고자 할 때 심사숙고하길 원할 수 있다.→ 10장 동성애

국제 입양

각 나라의 조건과 규정을 지켜야 한다. 보통 양부모는 아기가 태어난 나라의 법원에서 자신이 선택한 아기를 입양한 후, 출국 허가를 받고 아기를 데려간다.

큰아이 입양(2세 이상 아이 입양)

조금 자란 아이들 대부분은 비극적인 사건을 겪거나 큰 상처를 입어서 좋은 가정과 가족이 필요하여 입양이 된다. 드물지만 아이가 그동안 어떤 삶을 살았는지 양부모가 잘 알고 있는 예도 있다. 큰아이의 입양은 잘 적응하면 만족스러울 수 있지만, 대부분은 이전의 외상 경험 때문에 전문적인 도움과 무한한 사랑이 있어도 아이를 잘 키우기 어렵다. 양부모가 이미 가정에서 적어도 한 자녀를 성공적으로 잘 키우고 있고, 입양 전에 비슷한 환경의 다른 양부모와 연계망을 형성하고 있으며, 큰 도움을 줄 수 있는 전문 기관과 연결되어 있을 때 큰아이 입양이 성공할 수 있다.

원인을 알 수 없는 불임

비싼 정밀 검사를 하고 나서도, 10%가량의 사람들은 자신의 불임이 원인 불명이라는 말을 듣는다. 의학적으로 그 원인을 명확히 알 수가 없다는 것이다. 진단이 그렇게 나오면 문제를 확인할 수 없는 탓에 오히려 희망을 품거나, 대처하기 어렵게 된다. 또한 새로운 치료법이 생기고 있으니 새 치료법이 효과가 있으리라는 희망을 가지기도 하고, 언제 그만두어야 할지 결정하기가 어렵다. 불임의 원인이 '모두 머릿속에 있다.'고 생각하거나 그런 말을 들을지 모른다. 그러나 원인 불명의 불임은 환경적 요인 때문에 생길 수 있다. 연구자들은 아직 불임을 일으키는 원인들을 전부 밝혀 내지 못한 상황이다.

완전 불임이라면: 상실을 슬퍼함

완전(절대적) 불임이라면 적어도 사실 확인은 한 것이다.

그러나 현실에 적응하고 삶을 재검토하는 데 어려운 과정을 겪을 것이다. 마치 '나의 모든 아기들이 죽은 것'만 같고, 여성다움, 남성다움, 그리고 인생의 꿈을 잃어버려 슬플 수 있다. 불임 여성이나 남성 모두 나름대로 슬퍼할 것이다. 이 과정에서 이 슬픔을 되도록이면 이성적으로 받아들이려 하거나 자연스러운 고통의 감정들을 누르려 할 수도 있다. 그러나 감정을 부정하거나 억압하는 것은 해결 과정을 지연시키고 슬픔을 간직한 채 살아가게 한다. 그 고통이 완전히 사라지지는 않아서 평생 불쑥불쑥 찾아오는 친숙한 아픔 같은 것으로 받아들이는 이들도 있다. 즉시 입양을 계획해서 슬픈 감정을 차단하는 이들도 있는데 먼저 그런 감정을 잘 '해소'해야 더욱 행복하고 성공적인 입양을 할 수 있다. 슬픔이 오랫동안 계속될 수도 있다. 그럴 때는 친구들, 가족, 그리고 불임 그룹에게서 지지를 구하는 것이 좋다.

5년 전에 내가 불임이라는 사실을 알고 났을 때 너무 충격적이었어요. 계속 부정했지요. 불행하게도 일에 파묻혀 모든 감정들을 억압했고요. 그렇게 지내다 결국 우리는 아들을 입양했습니다. 잠시 모든 게 잘되어 가는 듯했고 불임에 대해 생각하는 일조차 거의 없었죠. 그런데 지난 가을, 뚜렷한 이유도 없이 내 불임에 갑자기 관심이 쏠리는 게 아니겠어요. 5년 전 억압했던 감정이 모두 되살아나더군요. 결국 우울증에 빠졌어요. 절대로 임신을 할 수 없고 친자식을 낳을 수 없다는 슬픔, 이것이 해결되지 않은 채 남아 있었는데 심리 치료를 통해서 풀어 나갔습니다. 그리고는 서서히 일을 다시 시작했지요.

다른 불임 부부들과 만나서 터놓고 이야기하니까 슬픔이 줄어드는 것 같았어요. 커플마다 나름의 어려움이 있겠지만, 비슷한 감정과 반응도 아주 많았거든요. 처음 두 번 만날 때까지는 서로 어색했지만 만나면서 나는 두 번의 임신과 두 번의 유산을 겪은 2년 반 동안의 과거를 받아들이고 잘 다룰 수 있게 되었습니다. 임신에 대한 끝없는 강박 관념도 사라졌고요. 나 자신을 느끼기 시작했지요. 새롭게 다시 사는 느낌이에요.

대안들

불임이 확실해지면 미래의 대안들과 가능성을 검토하고 싶을 것이다. 자신에게 이런 질문을 할 수 있다. "정말로 부모가 되고 싶은가?" 자신의 목표와 인생관을 재정립할 시간을 가질 필요도 있다. 입양을 포함한 다른 선택을 해서 임신을 포기할 수도 있다. 계속 시도하고 싶다면 인공수정과 시험관 아기를 선택할 수 있다.→ 18장 보조생식술

입양 → 16장 계획하지 않은 임신

입양은 가족을 만들고 확대하는 한 방법이다. 입양을 선택하는 사람들은 아주 다양하다. 불임이거나 건강상 임신이 위험한 부부나 독신 여성, 가족을 원하지만 인공수정을 선호하지 않는 레즈비언과 독신(이성애)여성, 가족이 필요한 어린이들을 위해 출산보다는 입양이 가치 있다고 보는 사람들이 입양을 한다.

입양은 어려운 과정이다. 입양과 관련된 모든 사람들(생모, 아이, 양부모)이 복잡하게 얽혀 있기 때문이다. 미국에서 입양 현장은 과거 10년 동안 눈에 띄게 변했다. 관련된 모든 이들의 행복과 요구를 존중하는 입양이 완전하게 보장되는 것은 아니지만 점점 더 가능해지고 있다. 다른 나라, 다른 인종, 다른 문화의 아이나 장애아나 어린이, 청소년 입양은 극복해야 할 어려움이 많다. 입양 계획이 있고 첫아이라면, 미리 생각해 봐야 할 것들이 많다. 신생아 입양을 원하는가? 장애아나 큰아이를 원하는가? 생모(생부모)와 접촉할 수 있고, 입양아에게 생부모에 대한 정보를 쉽게 전할 수 있는 공개 입양을 원하는가? 이런 질문들은 실제적이며 윤리적이면서도 정서적인 차원의 질문들이다. 입양할 사람은 위 물음에 대해 선택을 할 수 있고 결정을 어떻게 하느냐에 따라 이후 경험이 달라진다. 여느 부모와 마찬가지로 양부모가 될 사람은 최대한 아이 편에서서 결정을 하려고 할 것이다. 결정을 잘 내리기 위해 현재 이루어지고 있는 입양 논쟁에 관심을 가질 필요가 있다(어떤 지침들이 있는가, 기록은 어느 정도 공개되나 등).

미국 입양법은 아이와 양부모가 사는 양쪽 주의 규정을 모두 확인하게 되어 있고 입양 절차는 매우 다양하다. 입양 감독자나 배정자의 결정(예를 들면, 등록 기관, 변호사, 의사), 가정 조사가 필요한지에 대한 평가, 법적인 최종 결정이 나기 전의 대기 기간 설정, 취소가 가능한지(예, 텍사스에서는 생모가 다음날 마음을 바꾸어도 절대로 취소할 수 없다) 등.

입양하는 과정에서 정서적인 혼란을 겪을 수도 있다. 불안, 초조하며 자아가 약해지거나, 무력감과 분노마저 나타날 수 있다. 친자녀를 계속 낳고 싶어 불임 치료를 받고 있다면, 자신이 겪고 있는 고통에 입양이라는 고통이 하나 더 보태진 것으로 여길 수도 있다. 여성들 대부분은 입양이 불임을 '고치는 것'이 아님을 안다. 입양을 한다고 해서 상실감이 없어지거나 아이를 갖고 싶은 열망이 사라지지도 않는다.

입양을 원하는 레즈비언들이 입양 기관이나 생모에게 레즈비언임을 밝히는 것은 어려운 일이다. 대부분의 레즈비언들은 레즈비언이라고 밝히면 양부모가 되지 못할 위험이 있다는 사실이 서글프다.→10장 동성애 입양 비용이 양부모를 긴장시키기도 한다. 대부분의 비밀 입양과 국제 입양은 비용이 많이 든다. 비용을 줄이기 위해, 미국 의회는 입양 가족에게 5천 달러의 세금 공제 혜택을 주는 법안을 통과시켰다.

양부모에 대해, 보통 사회복지사나 기관에서 실시하는 일련의 가정 조사는 부모 자격을 검사하는 것처럼 느껴질 수 있다. 가정 조사가 편안하지가 않고 위협적이라면, 다른 사회복지사나 기관에서 받을 수 있다. 가정 조사원이 편하게 느껴지는 것도 중요하나, 신뢰할 수 없는 자료를 제공해서는 안 된다. 그것은 입양 사기에 해당한다.

입양 협의 과정에서 많은 결정을 내려야 하고 혼란스런 심경이 될 수도 있으니까, 다른 입양 부모들과 대화를 나누고 입양 모임에 가입하는 것이 도움이 된다. 대부분의 입양 가족들은 지역 사회에 속하게 된다는 데 자부심을 느낀다. 입양을 결정한 순간부터, 아이를 집에 데려올 때까지, 임신을 한 것처럼, 불안에서 기쁨까지 다양한 정서를 경험하고 일상생활에 활력이 생긴다. 새로 엄마가 되는 모든 이들처럼, 자녀가 없는 상태에서 자녀를 갖게 되는 전환기에는 다양한 반응이 나타난다. 그리고 일반적인 새로운 가족 형성과 마찬가지로, 가족, 친구, 지역 사회의 지지가 모두 필요하다.

미국에서 입양에 대한 관점은 지난 30년 동안 두드러지게 변했다. 과거에는 거의 모든 사람들이 입양을 부끄럽게 여기고 주변에 비밀로 했다. 과거 20~30년에 걸쳐, 자녀를 입양시킨 끔찍한 경험을 털어놓는 생모의 수가 증가해 왔다. 잘못된 정보, 강압 때문에 자신을 통제할 수 없는 상황에서 어떻게 아기를 포기했는지 가슴 아픈 사연을 털어놓고 있다. 생모들은 자녀가 잘살고 있는지 알고 싶어 하고, 가능하면 만나 보고 싶은 소망이 강렬하다. 최근 몇 년 사이, 십대와 성인 입양아들이 자기 뿌리에 대한 정보를 알려 달라고 요구하는 경우 친부모를 찾기 위해 애쓰는 입양아들이 점점 늘고 있다.

공개 입양 증가와 입양아·생모의 투쟁에 의해 느리지만 힘들게 입양 과정에 변화가 생기고 있다. 입양아와 생모가 서로 찾을 수 있도록 돕는 국가기구가 만들어졌다. 사람들은 대부분 자신의 뿌리를 아는 것이 법적인 권리는 아닐지라도, 기본적인 인권이라고 생각한다. 그들은 아직도 출생과 관련된 정보를 비밀로 하고 있는 입양 기관의 관행을 바꾸기 위해 노력하고 있다. 많은 양부모들도 이 국가기구를 지지하고 있다.

오늘날 미국에서 입양은 점점 더 흔하고, 자랑스럽고 공개적인 일이 되었고, 공적 재정 지원을 받는다. 아직도 자녀를 포기하도록 사회와 가족의 압력을 받는 여성들도 일부 있지만, 오늘날 입양은 점점 공동 계획 과정이 되고 있다. 현행 입양법은 자녀를 입양 보내기 전에 친부모가 입양 기관에서 공정하고 포괄적으로 상담하도록 정하고 있다. 상담을 받지 않으면, 입양은 취소될 수도 있다.

모두가 생모 또는 자녀를 찾는 것은 아니다. 어떤 자녀와 생모는 전혀 서로 찾지 않으며 찾길 원하지도 않는다. 반면에 알고 싶은 욕망이 해결될 때까지 몇 년 동안 아무 일도 못하는 이들도 있다. 흔히 양부모에 대한 효심 때문에 입양아가 친부모에 대해 알고 싶은 마음을 표현하지 못하기도 한다. 많은 양부모들은 자녀를 '잃어버리고' 또 다시 자식이 없는 상태가 될까봐 두려워한다. 생모나 생부는 자녀의 기대에 부응하는 '괜찮은' 존재가 아니어서, 부모가 될 '자격이 없다'고 느껴서, 거부당할까봐 두려워

한국의 입양

한국에서는 입양을 하려면 몇몇 절차를 거친다. 입양 '자격'은 25세 이상, 혼인한 지 3년 넘은 이성애자 부부로서 건강 및 양육 환경 제공 여부에 대해 기관과 상담을 거친다. 아직까지 한 가지 형태의 가족이 아니면 입양을 할 수 없게끔 되어 있으나 국내 입양은 꾸준히 늘고 있다. 호적 등본과 주민 등록 등본, 부부 건강 진단서를 가지고 입양 기관에 신청을 하면, 예비 교육 과정과 상담을 몇 차례 거친다. 사회복지사가 직접 가정을 방문하여 조사를 마친 뒤, 호적 서류와 아기 사진을 입양 기관에 제출하면 입양이 성립한다. 입양 기관은 16장 계획하지 않은 임신, 373쪽을 참고하자.

한다. 재회의 경험은 이런 두려움을 줄여 준다. 그러나 누구나 똑같은 방식으로, 같은 시기에 정확하게 준비되어 있는 것은 아니다. 모든 가족 구성원들이 자신의 두려움과 바람을 서로 이야기하는 것이 중요하다. 어떤 가족은 이 과정에 도움을 받기 위해 심리 치료를 받기도 한다.

입양아가 생부모를 찾을 수 있게 돕는 양부모들도 더러 있다. 이들은 특히 사춘기를 맞은 아이가 생부모에 대해 알고 경험하는 것이 얼마나 중요한지 이해한다. 입양아들은 정체감을 형성하는 십대가 되면서 평소 생각하지도 않던 입양아라는 자기 존재에 매우 강한 감정을 지닐 수 있다. 입양아가 친부모를 찾기 시작할 때, 양부모도 입양아가 독립된 성인으로 성장하는 것에 준비를 해야 한다.

재회는 일시적일 수도 있고, 오랜 친구 관계로 계속 발전할 수도 있다. 간혹 어느 한쪽에서 만나기를 거절하는 예도 있다. 그러나 대부분은 모르고 지내는 것보다 알고 지내는 편이 더 낫다. 재회를 통해 자녀를 포기한 고통에서 벗어나는 사람들도 있다. 자녀 또한 치유의 기회가 된다. "다시 만나는 것이 생모에게 얼마나 많은 의미가 있는지 알게 되었을 때, 우리도 곧 그렇게 해야겠다는 생각을 했다."고 한 양어머니는 말한다. 입양아들은 대부분 재회 뒤 양부모와 관계가 더 좋아졌다고 말한다.

자녀 없이 살기

비용이나 위험을 감수하고 불임 치료를 계속하면서 '야단법석'을 떨거나 입양을 선택하기보다는 자녀 없는 가정으로 지내기로 결정하는 이들도 아주 많다. 사회는 아직도 자녀가 없는 여성에 대해 편견이 있다. 그러나 가족과 친구들이 그 결정을 지지해 줄 것이다. 자녀 없이 사는 삶 속에도 아이들을 돌보고 사랑을 나눌 기회가 얼마든지 있다.

올해 어머니날에 내겐 엄청난 일이 생겼습니다. 나는 아이가 없어서 다른 여자들이나 그들의 자녀들과 사랑하는 관계를 유지하려고 애썼어요. 해를 거듭할수록 다른 사람을 사랑하고 돌보는 능력이 커져서 나는 여러 곳에서 활동을 하게 되었습니다. 왕성한 에너지를 교사로, 작가로, 지역 사회의 의료 사업가로서 일하는 데 쏟아 부었지요. 올해에는 시의회 의사당에서 열리는 어머니날 기념식에 갔습니다. 눈부신 봄날, 의사당의 많은 계단을 따라 걸어 내려갔더니 뜻밖에도 거기에는 생활보호 대상 어머니들을 후원하는 모임 회원들이 있었지요. 내가 같은 대학에 출강하는 주최자 두 분에게 인사를 건네고서 다른 곳으로 가려고 하자, 한 흑인 여성이 내게 오더니 놀라운 이야기를 해 주었습니다. 그녀가 왜 일행에서 빠져나와 그 많은 사람들을 헤치고 나를 찾아왔을지 궁금하지 않으세요? 내가 기쁘게 친구들에게 스페인어와 영어로 인사하고 있었기 때문일까요? 아니면 그녀처럼 밝은 옷을 입고 보석으로 치장해서일까요. 그녀는 자신도 생활 보호 대상자라며, 그러나 42세의 무자녀 독신이라고 했습니다. 자녀를 가질 때를 놓쳤던 거지요. 그리고 이런 말을 했습니다. "나는 가족, 친구, 이웃을 우리가 어떻게 지지할 수 있는지 보여 주려고 여기에 왔어요. 아이들을 기르기 위해서는 한두 명보다는 더 많은 사람이 필요하거든요. 그래서 나는 그들을 돕지요." 보스턴 거리에 그렇게 다양한 인종이 모인 것은 아주 드문 일이라고 생각했는지 이렇게 덧붙이더군요. "우리는 다른 배를 타고 이 나라에 왔겠지만 이제는 같은 배를 타고 있지요." 하고요.

정보꾸러미

책

현대 사회에서의 입양의 이해와 입양의 성공 | 배태순 | 경남대학교 출판부
입양 아동의 적응 | 홀트가정복지연구소
가슴으로 낳은 사랑 이야기 | 국내입양부모 | 한국입양홍보회
커밍 홈 — 해외 입양 한국인 여기자의 뿌리 찾기 | 케이티 로빈슨 | 최세희 옮김 | 중심
불임에서 출산까지 | 차광렬·최동희 | 여성신문사
무자녀 혁명: 아이 없이 살아간다는 것의 의미 | 매들린 케인 | 이한중 역 | 북키앙
아름다운 아이 세진이 | 박수현 글 | 김재홍 그림 | 베틀북
은총이와 은별이 | 강민숙 | 도서출판 바우솔
하나네 집으로 놀러오세요 | 한연희·박찬학 | 행복한책읽기
선물 | 신주련 | 행복한책읽기

웹사이트

골(GOAL), 해외입양인연대골 | www.goal.or.kr
다함께(해외입양인모임) | www. adopteegathering2004.org
대한불임학회 | www.ksfs.or.kr
뿌리의집(입양인쉼터) | www.koroot.org | 02-3210-2451
입양문화원 | www.acuin.net
입양인가족찾기 | www.findparent.or.kr
한국입양가정연구소 | adoption.logos.co.kr
한국입양홍보회(엠펙한국지부) | www.mpak.co.kr

입양 기관

16장 계획하지 않은 임신, 정보꾸러미 373쪽 참조.

5

아는 것이 힘

23. 나이듦

문화 센터에 갔을 때 중년이 다 된 한 친구와 서로 사는 이야기를 했거든요. 그이는 홍조가 있는데, 허브를 쓰고 있다고 하더라고요. 나는 관절염을 앓고 있는데 지팡이를 사용해야 하는 것인지 고민거리라고 털어놓았고. 월경도 멈추었지, 임신 걱정도 없는 나이인데, 이런저런 몸 걱정이 또 찾아드는 것에 우린 그냥 웃음이 나왔어요. — 칠십대 여성

우리 여성들은 나이가 들면서 직면하게 되는 어려움에 대해 알아 두어야 한다. 특히 성 차별, 나이 차별, 장애인 차별이 있는 사회, 이성애 중심의 사회, 가진 것 없고 돈 못 버는 사람들은 살기 어려운 사회에서는 더 그렇다. 우리는 노년 여성들의 창의력과 힘, 사회에 대한 공헌을 알게 되면 통찰을 얻을 수 있다. 우리가 여성의 노년을 잘 이해하면, 나이가 들면서 타인에게 적대감을 보이거나 두려워하지 않을 수 있다. 이 장이, 우리가 늙어서도 우리를 지지해 주는 여성운동, 평생 지속될 만큼 강한 여성주의를 확립하는 데 도움이 되기를 바란다.

노화에 대해

나이 차별

오래 살면 언젠가는 우리 모두 늙을 것이다. 사람들은 대부분 오래 살고 싶어 하지만, 나이 차별 문화는 '노화'와 노인에게 고유한 가치를 부여하기보다는 사람들을 나이와 세대에 따라 구분한다. 나이 차별은 노년기 사람들의 다양성을 무시하고 있다. 노인에 대한 틀에 박힌 이미지가 늘 있지만, 실상 노인들은 젊은 층보다도 훨씬 다양한 편차를 보인다. 개인마다 노화 과정은 가지각색이기 때문에 칠팔십대는 이삼십대보다도 정신적 능력이나 육체적 능력이 훨씬 다양하다. 그러나 나이를 먹으면서 우리는 개인의 다양한 특성이 무시당하는 편견에 부딪히게 된다. 나이 차별은 모든 사회 제도에 미묘하게 엮여 있어 삶을 제약하고 생각하는 방식에까지 영향을 준다. 우리가 노인 차별을 규정하고 거기에 맞설 때까지 이런 차별은 당연한 것처럼 보였다.

노인 차별에는 몇 가지 근원이 있다. 1장에서 보았듯이, 우리 사회에서는 젊음과 아름다움이 과대평가되어 여성에 대한 평가 척도가 되고 있다. 여성을 단지 외양과 출산 능력에 따라 평가하는 것이 나이 차별의 주요 특징이다. 여성은 얼마나 젊고 아름다운가에 따라 달리 취급된다. 게다가 나이 차별과 얽혀 있는 성 차별 외에도, 많은 여성들은 인종, 장애, 성적 취향 등에 의해 이중으로 차별받고 있다. 이런 편견으로 평가될 때, 우리는 직장과 지역 사회에 참가할 수 있도록, 그리고 우리의 기여가 정당하게 평가받을 수 있도록 싸워야 할 것이다.

서구 산업 사회는 노인들처럼 보살핌이 필요한 사람들을 분리시켜 효율을 극대화하고, 서로 의지하지 못하게끔 만든다. 환자와 노약자 보호 프로그램은 약해지고 늙어서

타인에게 의존해야 할지도 모른다는 공포심을 자극한다. 그럴 때 우리 내면 깊은 곳에서는 이런 것을 피하고 싶어지고 노년기 계획을 세우기가 어렵다. 사회적으로도 이런 경향 때문에 노년층의 요구를 더욱 효과적으로 수렴하지 못한다.

특히 사회 변화와 과학 기술의 변화가 급속한 시기일수록 노인들은 더욱 고립되고, 노인이 지닌 기술과 지혜를 무시하는 현상은 흔해진다. 이때 우리는 삶의 지혜가 가득한 이들에게서 배울 수 있는 것들이 얼마나 많은지를 잊어버린다. 이익 중심의 조직에서 노인층, 청소년층, 그리고 남을 돌보는 사람들은 비생산 인구로 평가 절하된다. 이런 경제 구조에서 개인의 생산성이란 월급을 받는 일을 하는 사람을 대상으로 하며 이들만을 쓸모 있다고 평가한다. 그래서 중년이나 노년층은 점차 일자리를 잃고, 저임금의 젊은 노동자로 대체된다. 그들 중노년층 대다수는 새 일자리를 찾지 못하고 조기 퇴직을 맞는다. 사십대, 오십대, 육십대를 지나면서 재취업은 더욱 힘들어지고, 노인들 대다수는 평생 연금을 부어 왔는데도 노인들만이 사회 보장 제도의 수혜자라고 비난받는다.

여성들은 더욱이 남성보다 일찍 나이 차별에 직면한다. 남성들은 주로 오십대 중반부터지만 여성의 경우 사십대 초반, 심지어 삼십대에 이를 경험한다. 나이는 계급적 차이를 심화한다. 부유한 노인은 경제 상태를 유지할 수 있지만, 저소득층은 아프거나 일할 수 없게 되면 더 가난해진다. 많은 여성들은 이런 상황에서 더욱 '늙는' 자신을 발견한다.

여러 연구 결과를 보면 나이든 노동자들이 우수한 기술, 건전한 직업윤리, 책임감, 낮은 결근율을 보인다. 심지어 고용주들도 이 점을 이미 알고 있다. 그럼에도 그들은 나이든 노동자가 융통성이 없다거나 신기술에 적응하지 못한다는 편견을 갖고 있다. 나이가 많은 여성일지라도, 일자리를 원한다면 만연해 있는 이런 편견에 맞서 노동시장에 적극적으로 나가야 한다.

마흔이 되었을 때 나 자신은 내가 늙었다고 느끼지 않았어요. 그런데 다른 사람들, 특히 고용주라 하는 사람들이 중년티 나는 내 외모에 먼저 반응을 보이는 겁니다. 하루는 이력서 작성법 강좌에 갔더니, 나더러 경력 사항을 쓸 때 10년 전 이상으로 거슬러 올라가지 말라고 하더군요. 이력서에 생년월일을 기입하지 말라는 소리도 듣고. 경험이 적어서 문제였던 것이 이제는 경험이 너무 많아서 문제가 되는 것으로 바뀌었습니다. 그런데 그 강사가 지난 시절 내 고용주들 같아서 더 가관이었지요. 적어도 오십대 후반은 됐을 겁니다. 흰머리가 희끗희끗한 백인 남자였습니다. 나는 마흔을 갓 넘긴 아프리카계 여성입니다. 난 다른 사람들과 전혀 다를 바 없이 내 능력을 여전히 확신해요. 난 언제나 인종 차별과 나이 차별에 맞서는 게 익숙한가 봐요. 이력서에 또 다른 '결격 사유'들을 기꺼이 적어 넣었으니까요.

이력서에 나이를 감춘다고 해도 그게 얼마나 오래가겠어요? 그래서 그렇게 차별에 맞선 후, 난 무엇을 어떻게 했을 것 같습니까? 차별에 지속적으로 맞서는 방법을 분명히 해야 했지요. 우리 아프리카계 미국인 공동체에서 곧잘 이야기하듯이 말이죠. 나이에 대해 정말로 편안하게 생각하고, 외부 사람들이 나를 보는 시선이 달라졌다는 것을 부정하지 말고, 나이가 들면서 내게 일어나는 변화를 잘 알아야 합니다. 나는 컴퓨터 공포가 있었지만, 신기술을 배우려고만 든다면 그들의 신기술을 더 증진시킬 수 있는 실행 조사와 보고서 작성에 다년간의 경험이 있었습니다. 나는 이 단계를 밟기로 결심했고, 보스턴경제발전협의회에서 자금을 구할 수 있다는 것을 알게 되었습니다. 내가 익힌 컴퓨터 기술을 어디에 어떻게 팔아야 할지 확실하게 알아보려고 경력 관리사와 함께 뛰어다녔습니다. 우리의 계획은 내가 자신감을 갖고 성공적으로 출판과 지역 공동체 관련 직업을 구하도록 도와주었습니다. 결국 나는 재취업에 성공했습니다.

심지어 우리는 나이가 들었는데도, 나이든 자신과 타인에게 적대적 태도를 취하기도 한다. 칠십대의 한 여성은 이렇게 말했다.

늘 이렇게 말하곤 했어요. '나이에 상관없이' 어떤 층하고도 어울리고 싶다고. 그러나 실제로는 내 또래의 사람들을 피해 왔어요. 그런 행위는 내가 나이든 노인임을 알게 해 주었어요. 그렇게 행동한 탓에 많은 것을 잃었고. 그런데 우연히 엘더호스텔[1]의 일주일 하이킹 프로그램을 등록하고서 시각이 달라졌어요. 우리는 결코 '나이를 모르는' 슈퍼우먼이 아니라 그저 활기찬 야외 운동을 좋아하는 사람들이 모인 것뿐이니까.

중년기, 노년기 여성인 우리에게는 우리들을 위한 연대가 필요하다. 이는 나이 차별을 부추기는 대중 매체가 편견 가득한 이미지를 퍼뜨리는 것에 맞서 적극적인 활동을 펼

1 미국의 엘더호스텔은 노인을 위한 성인 교육 프로그램이다. 야외 활동은 그 가운데 극히 일부에 지나지 않는다. 일주일 내내 진행되는 것이 일반적이고, 대개는 지역 사회 대학의 기숙사에서 생활하며 이루어진다. 많은 노인들이 학점 이수 강좌를 듣고 학위 과정에 등록한다.

치는 것이다. 이런 연대를 통해서 긍정적인 이미지, 다양성, 좀 더 현실적인 안목과 운동이 생겨난다. 미국에서는 「그레이팬더스」와 「노년여성연맹」이 지속적인 매체 감시를 하고 있다.

TV에서 노년 여성에 대한 긍정적 이미지를 볼 때마다, 그 프로그램 제작자와 후원자에게 감사 편지를 씁니다. 그리고 무언가 부정적인 것이 보일 때도 편지를 씁니다.

미국에서 이런 활동은 제법 큰 성과가 있었다. 예를 들어, 의학 잡지의 광고에 그려지는 중노년 여성 이미지는 지난 십 년간 상당히 개선되었고 작은 부분이라도 의료인들에게 좋은 영향을 주었다.

나이 차별은 나이에 대한 차별이 아니고 연장자에 대한 차별이다. 우리가 용기를 내어 말할 때마다 태도를 바꿔 놓을 수 있다. 지금은 자신을 존중하고 인정해야 한다. 그런 후에야 더 많은 일을 할 수 있다.

노년의 여성화

여성이 나이가 든다는 것에 관련된 가장 중요한 사실은 노년 인구의 압도적인 다수가 여성이라는 점이다. 일반적으로 여성은 남성보다 더 오래 산다. 그리고 점점 더 많은 여성들이 여든이 넘어서까지 산다. 나이가 들면서 만성 질환에 걸리거나, 경제력이 없어지거나, 누군가의 보살핌을 받아야 하거나, 친지나 친구의 죽음을 맞게 되는데, 이는 주로 여성이 겪는 문제다. 그러나 연구자나 정책 입안자들은 주로 중산층 남성들이므로 노년 여성, 특히 저소득층 여성이 겪는 특수한 문제를 지나쳐 버린다. 평균적으로 노인들이 다른 연령대보다 더 가난한 것은 아니지만, 이는 주로 중산층 남성과, 결혼 상태에 있는 이들에게나 해당된다. 혼자 사는 노년 여성들은 부족한 수입으로 사는 예가 더 많다.

대부분의 여성들은 남편보다 10,20년을 더 오래 살고, 장남보다 오래 사는 이들도 상당수 있다. 나이든 여성일수록 혼자 사는 예가 많다. 미국의 예를 보면, 나이든 남자는 같은 연령대의 여자보다 두 배나 많이 재혼하며, 노년 여성의 40%가 혼자 사는 반면, 혼자 사는 노년 남성은 16%에 불과하다.

노년 여성 수의 증가가 지니는 긍정적인 측면을 보면, 우리 노년 여성의 정치적 영향력이 잠재적으로 증가하리라는 것이다. 1996년 1월 1일, 45세 이상의 여성은 미국 성인 인구의 26%를 차지했다. 정부와 언론은 우리에 대해 점점 더 관심을 가지게 되었다. 우리는 이런 관심을 최대한 이용하여 중노년 여성의 요구를 적극 반영하는 정책을 만들도록 요구할 필요가 있다.

결혼을 했든 혼자서 살든, 여성에게 연대와 우정이 소중한 것이며 나이가 들면서 기댈 수 있는 대상이 주로 여성이라는 사실을 알게 된다.

가족이 세상에서 가장 중요한 사람들이라고 믿으면서 자랐습니다. 지금도 가족들과 밀착되어 있지만 나는 서서히 의식적으로 여성 공동체의 자매들을 내 가족의 범주에 포함하게 되었습니다.

가장 쓸쓸했던 시절은 결혼 기간이었어요. 나는 레즈비언이 되었고 여성들과 함께하는 내 인생은 놀라운 것이 되었습니다. 그러나 내가 만난 여성들 상당수는 혼자 자식을 키워야 하는 내 부담을 이해하지 못했는데, 주로 나보다 나이가 적은 여성들이 그랬습니다. 나이든 여성의 모임에 오고 나서야, 나 자신이 나보다 나이 많은 여성을 원했음을 알게 되었습니다.

여성의 경제적 자원 부족

이 책의 저자들 중에는 공중 보건 전문가가 많다. 우리는 빈곤이 건강 악화와 복지 저해의 주요 원인이라고 본다. 여성들은 오랜 세월 저임금, 실업 상태로 살아왔기에 노년기에 이르면 빈곤을 겪는 사람들이 남성에 비해 두 배 이상 많다.

전일제로 일하는 여성들도 빈곤에서 벗어날 만큼 충분히 벌지 못한다. 또한 오랜 결혼 생활 끝에 중산층이던 여성들이 중년에는 저소득층이 되어 부족한 재원을 갖고 홀로 아이를 키워야 한다.

이혼할 때, 자녀들 대학 교육까지 책임져야 한다거나 장애 있는 자녀를 돌봐야 하는 상황을 감안하는 판사도 거의 없다. 그래서 우리는 혼자서 형편없는 수입으로, 자녀를 양육해야 하는 상황에 자주 처한다. 중년 여성의 수입은 같은 연령대 남성에 비해 현저하게 낮다.

한국에서 65세 이상 되는 노인 인구의 62%(238만 명)을 차지하는 여성은 남성에 비해 학력이 낮다. 65세 이상의 문맹자 가운데 여성이 남성보다 7배 가까이 많고 초급대 이상의 고등교육 이수자는 남성의 8분의 1 정도밖에 되지 않는다. 이들이 임금을 제대로 받는 일자리를 얻기란 매우 어려우며 무임금 가족 종사자 중 95%가 여자다. 노인 인구 중 홀몸 노인의 84.6%는 여성인데, 그 수가 46만 명에 이른다. 남자는 7만 9천 명 정도. 여자는 수명이 남자보다 더 긴데 3~5세 연상의 남자와 혼인해 살다가 노후 마지막 10~15년은 홀로 사는 예가 많다. 정부 시설에서 보호받고 있는 노인 중 74%는 여성이다. 노년 여성은 노년 남성에 비해 투병률도 15%가량 더 높다.[2]

연금 접근의 불평등성

미국에서는 대부분의 여성이 사회 보장비 외의 연금을 받지 못한다. 남성 노동자 47%에 비해 단지 20%의 여성 노동자가 연금을 받는다. 여성은 연금 혜택을 제공하지 않는 주변 노동에 종사하는 경우가 많다. 전일제로 연중 일하는 여성도 상대적으로 사업주가 제공하는 퇴직 연금을 받는 경우가 남성보다 낮다. 여성은 남성보다 직업을 자주 바꾸는데, 미국 여성이 한 직업에 종사하는 평균 기간이 남성에 비해 낮다. 많은 회사가 5년에서 7년 이상 근무한 근로자에게 연금을 보장한다.

미국에서는 평생 여성 동반자를 가졌던 여성이나, 결혼하지 않고 남성과 동거한 여성은, 결혼했던 여성과 달리 동반자의 연금 혜택에서 제외된다. 최근에 들어서야 몇몇 진보적인 작업장에서 동성애 관련 단체의 청원을 받아들여 가족 혜택 범위에 동거자의 권리를 인정하고 있다.

미국에서는 사별하거나 이혼한 여성은 남편의 연금을 받을 수 없다. 많은 회사들은, 퇴직 근로자가 살아 있는 동안만 많은 액수의 연금을 지급하는 것과 사망 후에도 배우자가 지속적으로 적은 액수의 연금을 지급하는 것 중 선택하게 한다. 미국의 「노년여성연맹」과 기타 단체들의 노력 덕택에 오늘날은 부부 양쪽이 반드시 이 선택에 대해 공동으로 서명하게 되었다. 이것은 여성에게 더 유리하다. 이 변화가 있기 전에 단지 5%의 과부들이 지속적인 연금 혜택의 대상자였을 뿐이다. 근로자 대부분이 본인의 임종 후 여성이 지속적으로 연금 혜택을 받는 것보다, 자신의 생존 시 많은 혜택을 받는 선택을 했기 때문이다. 여자들은 자신이 배우자보다 오래 살 것이라고 예상하지 않아서 자신의 이익을 최소로 했던 것이다. 여전히 혼자 사는 노년 여성은 가장 가난한 그룹 중 하나다.

한국의 국민 연금 가입자 중, 60세 이상 여성들은 전체 인구 중 1.7%만이 국민 연금에 가입되어 있다. 여성의 불완전 고용, 여성 취업자 중 가족 종사자의 국민 연금 미적용 등으로 전 국민의 소득 보장 기능을 수행하지 못하고 있다. 여성은 국민 연금 제도 내에서 독립적인 가입자보다는 피부양자 자격을 가진 비율이 높고, 저소득급에 집중되어 있어 노후의 소득 보장도 남성보다 취약할 것으로 예측된다. 여성이 수행하는 무보수 가사 노동에 대한 가치 평가가 제도 속에 반영되어 있다.[3]

재혼자의 분할 연금 지급 정지 제도는 전업 주부인 이혼 여성이 재혼할 경우 전남편의 연금 분할을 청구할 수 없도록 한 성 차별적 제도로 비판받아 왔는데 개정안이 통과되어 재혼 후에도 연금분할을 청구할 수 있게 된다. 그러나 현 제도로는 이혼 남성뿐 아니라 여성도 60세가 넘어야 받을 수 있으므로 이혼 여성이 60세가 넘기 전에 남편이 재혼하거나 사망, 장애를 입으면 이혼 여성의 연금 청구권을 상실하게 되는 한계가 있다.[4] 한국에서 경로 연금은 일반 저소득 노인에게는 월 35,000원이 지급되고 있고, 기초생활보장 대상자 중 65세 이상 80세 미만 노인에게는 월 45,000원, 80세 이상 노인에게는 월 50,000원이 지급되고 있다.

능력이 되면 노년기의 경제적 복지를 계획하기 위해 선택권을 갖는 것이 참으로 중요하다. 주변부에 있는 여성들은 집을 공유하거나 사회 보장 제도를 이용하고 싶을 수도 있다.

게다가 자식을 혼자 양육하는 여성은 자신의 노년을 준비할 여유가 없다. 손자녀를 양육하는 여성도 늘고 있다. 자식이 죽었거나 약물 중독, 장애인인 경우, 십대의 자녀가 출산한 경우 손자녀를 키워 주기 때문이다.

우리는 모두 나이가 들 것이기에, 노년 여성의 관심과 요구를 지지할 필요가 있다. 우리는 여성의 취업 기회 확대와 소득 향상을 위해 애써야 하고, 동시에 자신을 위한 계획을 세워 두어야 한다. 노년 여성을 위한 노동 시장의 사회적 변화는 아이 있는 젊은 여성만큼이나 절실하다. 동등한 임금, 어린이나 아픈 식구들을 돌보는 경우, 의료에 접근할 수 있는 범위, 직업의 유연성, 연금 방식 선택성,

2 신용자, 「아름다운 여성 노인의 시대」, 『청암』 36호, 2002.

3 박영란·장혜경, 「고령사회 대비 여성노인정책 수립방안 연구」, 한국여성개발원, 2002.

4 「여성신문」, 2004.6.11.

보편적인 건강 문제 등에서 변화가 있어야 한다.

전일제 근무만이 유일하게 생산성 높은 방식은 결코 아니다. 노년 여성들은 노동 시장에 충분히 기여하고 있다. 임금을 위해 일하든, 자식이나 손자녀를 키우든, 아픈 가족을 돌보든, 창조적인 작업을 하건 공동체를 위해 봉사 활동에 참여하든 상관없이 말이다. 우리는 각자의 모든 상황과 차이를 넘어서, 가족과 공동체를 위해 노년기 여성들이 기여하는 부분을 인정하고 보상하기 위한 목소리에 동참해야 한다.

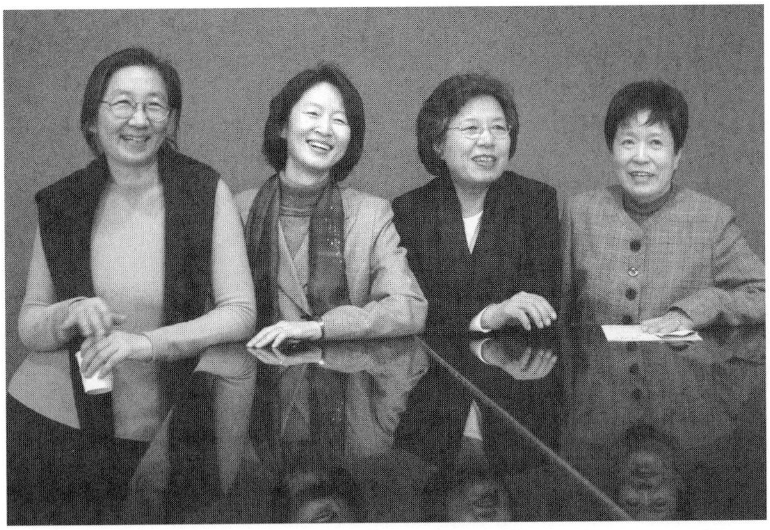

중년 여성은 세월의 흐름을 새삼 깨닫고 남은 시간의 가치에 대해 다시 생각하게 된다. ⓒ또하나의문화

중년기

중년기란 대략 45세에서 65세의 기간을 일컫는다. 감정적, 사회적, 신체적 변화를 겪는 시기이며 완경은 그런 많은 변화 가운데 하나다. 자녀가 집을 떠나거나, 부모의 건강이 쇠약해지는 시기에 중년을 맞는 여성들도 있다.

탐험과 성장

중년과 노년에 대한 정의는 사회마다 아주 다르고 계급에 따라서도 다르다. 육체노동을 하는 여성은 나이에 비해 일찍 노화의 징후들을 만날지도 모르며, 그 속도를 늦추고 싶을 것이다. 더 나은 환경의 여성들은 중년에 더 새로운 활동을 기대할지도 모른다.

어쩌면 단순히 들뜨는 것처럼 새로운 힘의 격동을 느끼며, 또는 친숙했던 역할과 삶의 방식이 끝나 가고 있음을 인정하게 되면서, 중년임을 알 수도 있다.

간호사라는 내 일을 무척 좋아했어요. 결혼하거나 아이를 가진 적은 없어요. 서른여덟이 될 때까지 남녀 차별을 경험한 적이 없다고 생각했는데, 신참 남자 간호사가 나보다 먼저 진급할 때에야 비로소 깨달았죠. 그 일로 무척 화가 났어요. 내 인생이 아까워서 의대에 진학했죠. 나는 결코 후회하지 않아요.

단지 색다른 일을 하고 싶어요. 아이에게서 벗어나 더 많은 시간을 내 일과 자신, 결혼 생활의 정열, 또 다른 뭔가에 전념하고 싶어요.

나는 중년 이후 여성들이 학교로 돌아가는 것, 일을 처음 시작하는 것, 직업을 바꾸는 것 모두 늦지 않았음을 확신시켜 주기 위해 이 편지를 씁니다. 평생을 간호사가 되고 싶어 했지만, 비서 일을 했죠. 마침내 내 나이 쉰일곱에, 막내가 대학을 졸업한 해에, 나는 간호학교에 다니기 위해 1년간 일을 쉬었습니다. 주정부 시험에서 나는 우리 반 수석이었습니다. 결코 자랑하려는 건 아니에요. 배우기에 너무 늦었다고 생각하는 다른 이들을 격려해 주기 위해 이 말을 하는 거예요. 7년이 지나 예순다섯에 내 일생의 꿈이던 간호사로 취업했습니다.

중년 여성은 관점의 변화를 겪게 될 수 있다. 세월의 흐름을 새삼 깨닫고 남은 시간의 가치에 대해 다시 생각하게 된다. 미국에서는 오늘날 마흔 이상의 여성들은 전업 주부로만 일한 경우가 점차 줄고 있다. 저임금을 받으면서 계속 일한 여성이든, 고소득 여성이든, 퇴직한 후에야 새로운 취미를 개발하고 새 기술을 배우거나 인생의 여유를 즐길 수 있는 자유를 가질 수 있음을 깨닫는다.

중년인 친구가 갑자기 죽었을 때 큰 충격을 받았어요. 그제서야 남편과 내가 함께할 시간이 얼마나 남아 있는지 알 수 없다는 생각이 들었어요. 일은 여전히 매우 중요하지만, 더는 일에만 인생을 걸지 않아요. 시간을 함께 보내고 즐기고 싶습니다.

쉰이 되어서 내 공동체에서 가장 나이 많은 사람이 되었을 때 비로소 늙었다는 자각이 들었습니다. 시간이 별로 남지 않았으니 앞으로 할 일을 계획하는 것이 필요하다는 생각을 했습니다

(우습게도 지금 나는 76세로 여전히 살아 있습니다). 여행을 많이 하고 싶었고, 특히 5년이나 10년 안에 아프리카에 가 보고 싶었죠.

상실과 도전

통계적으로 여성은 45세에서 55세에 많은 것을 잃는다. 병마가 몸을 공격하면, 젊고 건강해서 죽음 근처에도 갈 것 같지 않던 자아상이 깨질 수도 있다. 건강에 대한 위협뿐만 아니라 전반적으로 몸에 대한 자신감을 떨어뜨리는 증상이 나타나 마음의 상처도 받는다. 스스로 그런 변화를 인식하거나 타인의 반응을 확인할 때, 큰 가치라고 생각했던 '젊음이 사라진 것'을 절감한다. 미국에서는 55세까지 여성 100명 중 한 명이 유방암에 걸려서 수술을 받거나 사망한다. 여성의 3분의 1이 60세까지 자궁 적출술을 받으며, 나머지는 평균 51세에 완경으로 생식력을 잃는다.

대개 출산 능력이 끝날 때, 아이들은 사춘기를 보내고 있거나 집을 떠난다. 다른 중요한 관계들 역시 끝나거나 바뀔지 모른다. 예컨대 부모가 병들거나 돌아가시기도 한다. 내가 모든 이들을 돌보아야 한다면 오랫동안 기다려온 변화나 모험 같은 것은 포기해야 할 것이다. 지출도 상당할 것이고, 스트레스와 우울증을 초래할지도 모른다.

자녀들은 아마 성년으로 진입하면서 변화된 역할들과 씨름하고 있을 것이다. 그들은 집을 떠났다가 몇 년이 안 되어 병, 이혼, 실업, 기타 문제를 안고 다시 돌아올지도 모른다. 또 아이들을 데리고 돌아와 우리에게 아이를 남기고 다시 떠날지도 모른다.

중년 여성은 아마 가장 슬픈 상실, 예컨대 자식의 죽음이나 에이즈 등을 겪을지도 모른다. 우주의 자연스러운 질서를 부당함이나 공격으로 느끼게 될 수도 있다.

부양 압박

부모가 오래 살수록, 부양 의무를 지는 기간도 늘어난다. 부모나 가까운 친척을 부양해야 하는 경우, 여성은 일, 자녀, 배우자(배우자마저 병든 경우도 있다)의 상충되는 요구 사이에서 압박을 느낄 것이다. 우리를 필요로 하는 이런 역할 속에서 어떤 부분은 감당하기 힘들 수 있다. 또, 자신을 위한 시간이 전혀 없다고 느끼기도 한다.→ 보살펴 주기, 보살핌을 받기, 557쪽

손자녀를 돌보게 되는 상황도 중노년 여성들에게 이제는 보편화되는 추세다.

삼십대 후반에 애들이 모두 고등학교에 다니는데, 딸 하나가 약물에 중독되었을 때 딸애의 아이 둘을 내가 키워야 했어요. 일을 제대로 해낼 수 없을까봐 두려웠어요. 아이를 다 키웠다고 생각했는데 또 다른 아이라니! 그렇지만 나는 내 의무로 여겼어요. 내 핏줄이니까요. 애들을 고아원에 보내고 싶진 않았어요. 보육 시설을 알아보고 일도 계속해야 했습니다.

나는 두 애를 그렇게 키웠고, 애들은 지금도 나를 엄마라고 부릅니다. 딸애는 몇 년이 지나서, 약물 중독에서 벗어났지만, 유혹이 많은 도시에서 뚝 떨어져 살고 있어요. 손자들이 가끔 딸을 만나죠. 손자들은 그 애를 이모로 생각해요. 손자 둘이 잘 자라 주고, 내가 그 일을 해낸 것이 대견합니다.

때로는 조부모의 역할이 장시간 일해야 하는 딸을 돕기 위해서라든가 한부모 가정에서 더 적극적으로 아이를 돌보기 위한 경우처럼 긍정적일 때도 있지만, 대개 조부모가 손자녀를 양육하는 경우, 자녀가 죽음, 이혼, 질병, 실업, 약물·알코올 중독, 수감, 에이즈, 아동 학대 등의 문제를 안고 있다. 손자녀 양육은 손자녀와 애착 관계를 형성해서 노년 여성에게 정서적으로 긍정적인 영향을 미치기도 하지만 노년 여성의 사회 참여를 가로막고 심리적 스트레스와 신체 건강에 부정적 영향을 주기도 한다.

사별

통계상 여성 4명 가운데 3명은 살면서 배우자의 죽음을 맞는다. 1천 1백만 명에 달하는 미국 내 사별 여성들은 혼자된 사람들 중 83%를 차지한다. 1백만 명이 넘는 여성들이 비공식적인 파트너를 잃고 혼자 산다. 이들 여성은 배우자와 사별한 후 평균 18년을 혼자 산다. 노년 여성이 재혼할 가능성은 아주 낮다. 노년 남성 4명 중 3명이 재혼함에 반해 여성은 3명 중 1명 정도만이 재혼하고 있다.

아내를 잃은 남성은 대부분 재혼한다. 독신으로 남는 경우는 죽음, 질병의 확률이 더 높아진다. 이런 현상은, 여성은 스트레스에도 불구하고 친구를 잘 만드는 능력을 가

졌기에 혼자 사는 것에 상대적으로 잘 적응하기 때문으로 풀이된다.

사별 후 혼자 사는 스트레스는 매우 크다. 혼자 된 여자들은 특히 질병에 대한 면역이 약해진다. 중노년기 슬픔은 다음 요소들과 관련이 크다.

- 자신의 정체성이 아내일 때
- 장례식이 끝나고 고립되어 외로울 때
- 대부분의 친구들은 파트너가 있어, 공식적으로 새 친구를 찾아야 할 때
- 몇십 년 만에 첫 직장을 찾아야 할 때
- 재정 문제 때문에 복잡한 절차가 필요할 때

상실감에 넋이 빠진 순간에도 이 모든 것을 처리해야 한다. 전화를 걸어 주고 방문하고, 음식을 날라 주고, 차를 운전해 주고, 필요할 때는 혼자 있게 해 주는 도움의 손길이 필요한데 말이다. 그러나 주변 사람들은 장례식을 치르고 나면, 남겨진 여성의 슬픔이나 필요에 대해서는 몸을 사린다. 많은 여성들은 다른 사별 여성한테서 이해와 도움을 받을 필요가 있다. 그러면 나중에는 새 삶을 설계할 수 있을 것이다.

친구와 이웃에게 도움을 받고 상실감을 털어놓기 어려운 특수 상황에서는, 슬픔이 복잡한 감정과 섞이게 된다.

몇 년 전 트루디는 자신이 암에 걸린 것을 알았고 그녀를 기다리는 죽음의 공포와 고통을 견디지 못하리라고 생각했습니다. 내가 그녀 말에 귀를 기울이자, 그녀는 내게 얼굴을 묻고 울면서 나 때문에 당신이 고통을 받는 건 싫다, 짐이 되고 싶지 않다고 했습니다. 진정으로 그녀를 돌보고 고통을 나누기를 원한다는 진심 어린 내 말에도 불구하고, 그녀는 어느 일요일 아침 일찍 차를 몰고 나가 자기 심장에 총을 쏘았습니다. 그 총알은 내 심장 역시 관통한 것이나 마찬가진데, 18년간 함께 살아온 우리 인생의 끝이었기 때문입니다. 깊고 어두운 벽장에서 살아온 인생이었기 때문에 트루디의 죽음을 겪으면서 레즈비언이라는 감정을 부정하도록 문을 닫아걸게 됐습니다.

내가 조심스럽게 그 문을 열고 다시 나오는 데는 11년이란 세월이 걸렸습니다. 나는 움칠거리면서 조금씩 세상 밖으로 다시 나왔고, 마침내 새롭고 흥분된 자유를 느꼈습니다. 나는 지방 대학의 여성학과에 등록했고 용감하게 레즈비언 문학 강좌를 신청했습니다. 정말 멋진 일이었죠.

그러나 가끔씩 슬픔은 자기 정체성에 대한 새로운 의식을 안겨 준다.

남편은 7년간 병마와 싸운 끝에 세상을 떠났습니다. 6주도 안 돼 친정어머니까지 돌아가셨습니다. 그렇게 해서 누군가를 돌보아야 하는 내 역할도 끝났죠. 그리고 6주 만에 어머니의 농장을 떠났습니다. 그 뒤 많은 일을 했지만, 내게 남은 것이 무엇인지, 내 정체성은 무엇인지에 대한 글쓰기를 주로 했습니다. 나는 누구지? 내게 남은 것은 여성주의자, 그리고 늙어 가는 한 여자라는 새로운 정체성의 시작이었습니다.

중년기에는 슬퍼하고 회복할 시간도 없이, 아니 숨 돌릴 틈도 없이 연이어 상실의 경험을 하기도 한다.

슈도페르딘 복용의 부작용 가운데 하나는 심장 부정맥을 일으키고 심장 박동 보조 장치를 달아야 하는 것입니다. 감정이 극도로 고조될 때에는 몸의 한계를 거의 느끼지 않은 채 즐거웠지만, 반대로 내 젊음을 잃어버렸다는 느낌이 들 때에는 내 자신에게 익숙해지는 데 시간이 좀 필요했습니다. 나는 이 모든 것을 정신적으로 통합해 낼 시간이 필요했지요. 그러나 몇 주 만에 재능 많은 내 아들 녀석이 신경 쇠약에 걸렸는데, 아들은 내가 죽음에 가까운 경험을 하자 그에 대한 반응으로 자신이 아프다고 믿고 있었어요. 그 애는 거의 죽음에 이르는 경험을 했습니다. 그 애에게는 정신 질환 진단이 내려졌습니다. 나는 내 문제는 제쳐 두고, 내 감정은 무시하고, 그 아이에게 필요한 도움을 주는 데 온 힘을 쏟아야 했지요.

슬픔이나 분노, 정상적인 슬픔 기간이 지나치게 오래갈 때는 상담을 받아야 한다. 절망, 분노, 죄의식, 상실, 공포, 안도, 염려, 혼란 등의 감정을 자각할 수 있는 것은 그만큼 강하다는 증거다. 프로작 같은 항우울제는 심한 우울증에 빠진 이에게 도움이 될 수도 있지만, 일상의 변화나 상실의 슬픔에 대해 그런 약물 처방을 받아들여서는 안 된다.

지금 생각하니 신경안정제는 이 기간(이혼, 모친상, 애인의 배신)의 고통을 억누르거나 가라앉게 한 것 같아요. 아직도 그 고통이 솟아오를 때가 있습니다. 당시에 그런 감정을 직면하고 완전히 소화했더라면 달라졌겠지요.

전문 서적을 봐도 슬픔이 얼마나 오래 지속될 것인가에

대해서 별다른 처방이 없다. 그러나 여성에게는 각자 리듬이 있다. 같은 아픔을 지닌 여성들끼리 대화를 나누고, 기억을 되살리거나 글이나 일기를 써 보는 것도 한 방법이다. 인생을 새로 세우는 데는 많은 노력이 필요하다. 타인의 감정을 보살피는 데 지나치게 힘을 빼서는 안 된다. 자신을 특별하게 보살펴야 한다. 분명 평소보다 좀 더 휴식이 필요할 것이다. 천천히, 세상과 자신에 대한 신뢰를 회복하고 스스로를 치유할 수 있는 시간을 갖는다.

인생의 변화, 완경

'인생의 변화'라는 표현은 삶과 자기 자신을 변화시킬 수 있다는 의미를 담고 있다. 출산, 양육기 이후 시간이 지나면서 많은 여성들은 더욱 자신감을 갖게 된다. 인생의 변화는 감정적, 정신적 변형으로 이해되기도 한다. 1997년 통계에 따르면 미국 중년 여성 대다수는 완경을 새로운 성취의 단계로 환영하고 있다.

완경은 중년에 겪는 변화들 가운데 하나일 뿐이다. 호르몬 사용에 관한 최근 논쟁은 스트레스를 유발하는 생활 조건에 초점을 맞추기보다, 여성들마다 다른 정도로 다른 방식으로 영향을 받는 일시적인 신체적 현상에만 협소하게 초점을 맞추게 한다. 여성 건강 운동에 참여하는 우리들은 완경이 중년에 겪는 상실감과 스트레스의 잡동사니 집합소가 되는 것을 염려하고 있다. 완경기 중년 여성에 대한 한 연구에서, 우울증의 원인이 완경이라기보다는 주변 사람들을 보살펴야 하는 역할 부담이나 인간관계 같은 여러 걱정 때문이라고 밝히고 있다.

제약 회사 광고는 수명 통계를 교묘히 이용하여, 우리 세대의 여성이 '최초의 장수 세대'이며 완경이 지난 여성의 몸은 건강을 유지하기 어렵다는 암시를 주고 있다. 그러나 통계에서 평균 수명이 늘어난 것은 대부분 유아 사망률의 감소 때문이다. 우리 경험에 비추어 볼 때 오래 사는 여성들은 어느 시기든 많이 있었다.

완경의 의료화

최근 몇 년 동안 제약 회사들은 여성 대부분이 완경기의 에스트로겐 결핍증을 치료하고 노화로 인한 질병을 예방해야 한다고 주장해 왔다. 이런 정보는 실제로 우리가 전통적인 처방을 떠나 우리 삶의 변화를 약품에 의지하게 만들지도 모른다. 전적으로 약품 전문가들에게 의지하고 나이 많은 여성들의 경험을 거부하는 순간, 우리는 완경 같은 전환기 삶의 본보기를 잃게 되고, 의료계와 대중 매체가 쏟아 내는 다양한 메시지 앞에 무력해진다.

꾸준한 홍보 캠페인의 결과, 프리마린(에스트로겐 일종)은 미국에서 가장 많이 팔리는 약이 되었다. 그러나 그 사용은 계급과 지역에 따라 다르다. 예컨대 중산층 여성은 호르몬 처방의 압력을 더 많이 받는 반면, 저소득층 여성은 자궁 적출술 이후 등 명백히 필요할 때조차 그럴 여유가 없다. 미국 로스앤젤레스의 여성들은 할리우드식 다이어트나 성형 수술에 익숙해 있어, 젊은 외모에 대한 선망의 문화가 덜한 보스턴 여성보다 호르몬 처방을 선호한다.

지나치게 '열심인' 의사들은 완경 신호가 오지도 않은 사십대 여성들에게 호르몬 처방을 권하고 있다. 어떤 이들은 사십대에도 피임약을 계속 먹다가 곧바로 호르몬 처방을 받으라고 한다. 마치 자기 몸의 리듬과 규칙을 경험하는 것이 위험하기라도 한 것처럼.

우리 어머니, 할머니 때에는 완경을 우울증과 연결시켜 생각했다. 완경이 퇴행성 우울증이라 불리는 정신 질환과 관련이 있다고 여겼다. 이처럼 여성이 정신적으로 불안정하다는 잘못된 통념은 여성을 권력에서 배제하는 데 한몫을 해왔다. 월경을 하는 동안에는 호르몬이 넘치며, 중년이나 그 후에는 호르몬 분비가 약해지기 때문에 불안정하다고 본 것이다. 현대의 연구들은 중년기 여성이 실제로는 젊은 여성보다 우울증에 덜 시달린다고 밝히고 있다. 최근의 한 연구에서는 완경과 우울증이 아무런 관련이 없다고 밝혔다. 1960년대 이후에는 퇴행성 우울증이 『정신 질환 진단과 통계』에서 빠졌지만, 아직도 어떤 의료인들은 중년 여성의 건강에 대한 관심을 가지기보다는 너무 쉽게 항우울제나 신경안정제를 처방한다.

완경에 대한 오늘날의 통념은 몸에 더 많은 초점을 둔다. 젊은 외모와 성적 매력을 잃고 무능력해져 누군가에 의지해야 한다는 노년기 공포를 건드린다. 완경은 단지 출산 기간이 끝났음을 의미하는 생물학적 표지일 뿐인데, 병들기 쉬운 노년의 시작으로 변질되었다.

사실 여자들 대부분은 완경의 신호를 자연스럽게 받아들인다. 중년 여성 2천 5백 명을 대상으로 한 연구는 대다수의 여성이 완경을 해방으로 또는 자연스러운 것으로 받아들인다고 밝히고 있다. 중년 여성 과반수가 홍조를 겪지만, 그것을 불편한 것으로 받아들이지는 않는다.

이 책에서는 완경을 중년기 여성의 자연스런 현상으로 보며, 심하게 불편함을 느끼는 일부 여성에게는 의료 처방이 필요하지만, 대다수 여성이 스스로 조정할 수 있다고 본다.

완경 신호

완경은 월경 주기가 끝남을 의미한다. 월경을 거르는 것이 1년 가까이 지속되어야 완경이 왔다고 할 수 있다. 물론 수술로 인한 완경은 상당히 다르다. 자궁 절제 후의 여성은 호르몬 치료의 필요성이 높다. 실제로 미국의 높은 자궁 적출술 비율(60세까지 약 33%)이 호르몬 요법 시장을 만들어 냈다는 주장이 제기되어 왔다.

평균 완경 연령은 51세지만, 완경은 사십대 중반에서 오십대 후반 사이에 언제든지 일어날 수 있다. 사십대 이전에 월경이 끝나면 조기 완경으로 본다. 흡연자들은 뼈가 약해질 위험이 높고 에스트로겐이 일찍 감소하기 시작하는 것으로 인해 평균 2년 일찍 완경을 맞이한다. 정신질환이나 일시적 간질 같은 발작 증세를 지닌 여성도 완경을 일찍 맞는 경향이 있다.

우리는 '완경기 증상'보다는 '완경기 신호'라는 말을 쓰려고 한다. '신호'가 완경이 자연스런 출현임을 의미하는 것에 비해 '증상'은 어떤 질병으로 인한 변화를 의미하는 듯 보이기 때문이다. 완경을 알리는 명백한 신호 세 가지는 월경이 없는 것, 홍조, 자궁 변화다. 월경이 끝나는 것은 모든 여성이 경험하는 여러 신호들 가운데 하나일 뿐이다. 서구 여성들은 대부분 홍조를 겪으며, 완경 중이나 완경 후에 자궁의 변화가 나타나는 이들도 있다. 또 완경의 신호와 노화의 신호는 구별되어야 한다. 완경이 아니어도 모든 사람에게는 주름살이나 흰머리가 생기는 노화 현상이 나타난다.

의사들이 자연스런 변화인 완경을 약물이 필요한 질병 상태로 보면, 지나친 치료를 받게 하거나 치료를 제대로 못 받게 하기 쉽다. 어떤 의사들은 중년 여성에게 나타나는 거의 모든 현상의 원인을 완경으로 돌리는 탓에 담낭계통 질병이나 고혈압, 주기적 우울증, 그 외 심각한 질병들을 모르고 지나친다.

월경 패턴의 변화

월경이 불규칙하거나 월경 전 변화가 심할 때, 완경보다 홍조가 먼저 올 때 완경을 맞은 것인지 혼란스러울 수도

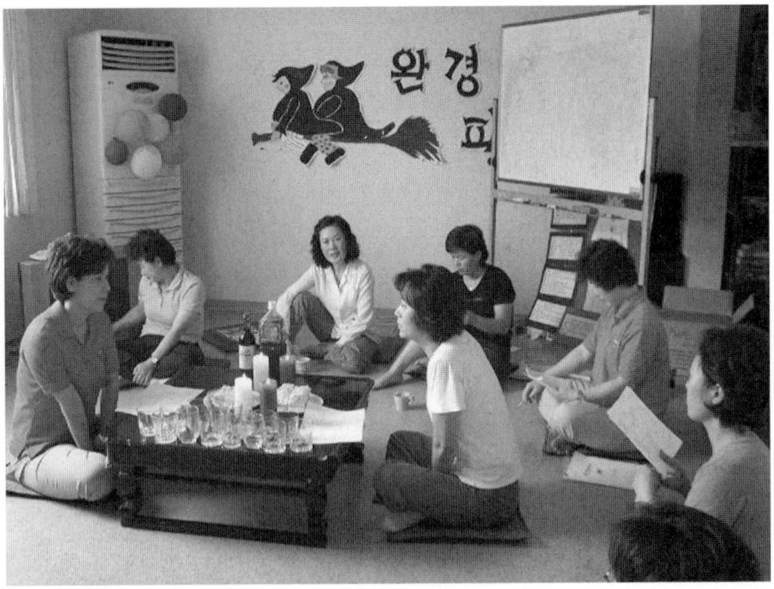

중년 여성들의 행복한 완경맞이 프로그램, 완경파티 ⓒ안양여성의전화

있다. 월경 없이 1년쯤 지나면 이 혼란은 대체로 사라진다. 사춘기나, 출산 후, 완경기 같은 호르몬 변화 기간은 불안정하고 혼돈스러울 수 있다. 그러나 바로 그때서야 우리는 완경에 이르렀고, 정상적인 삶의 변화를 통과하고 있음을 알게 된다. 도움이 필요할 정도로, 힘들게 완경기를 겪는 사람들도 있지만, 모든 여성이 이를 막기 위해 약물 치료를 받아야 하는 것은 아니다. 호르몬 처방이라는 게 이 경과 기간을 연장하는 것일 뿐이라는 증거도 있다. 완전한 완경에 이르는 데는 평균 4년이 걸린다고 한다.

이 기간에 호르몬은 월경 주기를 서서히 변화시킨다. 월경 주기가 길어지거나 짧아지기도 한다. 어떤 경우 한 달씩, 또는 몇 달을 건너뛰기도 한다. 어떤 달은 난자를 배출하는데 어떤 달은 그렇지 않다. 에스트로겐과 프로게스테론이 감소해서 자궁내막이 얇아지고 월경량이 적어지거나 며칠 만에 끝나기도 한다. 호르몬이 더 감소해서 결국은 완경에 이른다. 이 시점에서 홍조가 곧잘 나타나는데 간혹 더 일찍 나타나는 수도 있다. 어떤 여성들은 수년간 홍조를 경험하고, 심지어 완경 후 10년 넘게 경험하는 사람도 있지만, 보통은 그리 심하지 않다.

과다 출혈과 주기 지연

과다 출혈은 이 시기의 가장 부담스런 특징일 수 있다. 가끔은 월경이 너무 오래 계속되고 다음 주기와 이어져 마치 월경기가 계속되는 것처럼 보이기도 한다. 덩어리가 나올 수도 있고 액체만 나올 수도 있다. 양이 워낙 많아 대

형 패드로도 감당할 수 없는 경우도 있다. 순간적으로 기절하는 것 같은 느낌이 들 수도 있다. 피가 너무 많이 흘러 놀라거나 당황할 수도 있다.

마지막 월경 때 나는 비행기 안에 있었는데, 탐폰과 두 장의 패드로 감당할 수 없다고 느끼며 화장실로 갔습니다. 피가 스타킹과 신발을 적셨고, 카펫에까지 스몄습니다. 화장실 두 곳은 모두 사용 중이었고, 나는 기다려야 했습니다. 숨을 크게 들이마시고 화장실 문을 발로 차고 싶은 것을 가까스로 참았습니다.

과다 출혈은 특히 아프리카계 미국 여성들이 많이 겪는데, 프로게스테론은 줄고, 에스트로겐은 유지되기 때문이다. 이는 두텁고 울퉁불퉁한 자궁내막을 만들어 내는데, 자궁내막이 한꺼번에 고르게 떨어져 나가지 않을 수도 있다.

그런데 완경을 맞은 후에도 여러 차례나 짧게 출혈이 계속되는 것은 암 증상일 수도 있다. 이런 경우 의사가 자궁내막 검사나, 자궁내막과 자궁의 상태를 검사하는 경관 확장 자궁 소파술을 권할 수도 있다. **이 절차를 무시해서는 안 된다. 월경이 불규칙하고 월경량이 많은 것은 완경기 여성들 대부분에게 나타나는 일반적인 현상이지만, 증상이 심각해서 반드시 치료받아야 하는 예도 있다.**

과다 출혈 치료법 감소한 프로게스테론과 지속되는 에스트로겐의 배출에 대응하기 위해 프로게스틴을 처방하는데, 보통 월경 주기의 마지막 10일부터 14일간 복용한다. 호르몬 투여를 마친 날로부터 48시간 안에 대개 출혈하기 시작하는데, 이전보다 자궁벽이 더 완전히 떨어져 나오게 한다. 다음 주기에는 자궁벽이 덜 두껍게 형성되어 가볍게 지나갈 것이다. 프로게스틴은 에스트로겐 생산을 막고, 월경이 일어나게 하고 주기가 새로 시작되게 한다. 월경 유형에 따라 간헐적으로 또는 짧은 기간 동안 프로게스틴을 조금 먹어 보는 여성도 있다. 그러나 장기간 호르몬을 섭취하면 위험하다.→ 539쪽 프로게스틴을 몇 달 이상 오래 복용하는 것은 좋지 않으며, 주사하는 경우에는 몇 달 동안 체내에 잔류한다. 프로게스틴이 모든 출혈 문제를 줄여 주는 것은 결코 아니다.

너무 성급하게 수술을 제안하는 의사들도 있다. 그들은 과다 출혈이 완경기의 징후임을 배우지 못했거나 완경 이후 여성들에게 생식기가 필요 없다고 믿고 있는지도 모른다. 자궁이나 난소를 떼어낸 여성의 경우 심장 질환과 골다공증에 걸리는 비율이 높고, 완경기를 훨씬 힘들게 맞이하며, 호르몬 요법에 자주 의지한다. 자궁을 떼어낸 후 성감이 변하고 우울해지기도 한다.

검사에서 악성 종양(암)이 있다고 확인된 경우가 아니면, 수술은 신중하게 결정해야 한다. 과다 출혈은 분명히 불편하고 공포스러운 증세이기 때문에 쉽게 극단적 조치를 취하고 싶을지도 모른다. 많은 여성들은 단지 출혈이 일이나 사회생활에 초래하는 불편을 이유로 자궁 적출을 선택한다. 확실한 진단 없이는, 그리고 다른 의사의 의견도 들어보기 전에는 자궁을 떼어내는 것은 자제해야 한다.

최근 미국 식품의약국에서 공인된 레이저 자궁 적출술은 전통적인 자궁 적출술보다는 몸에 가해지는 타격이 덜하다. 미국 내에서 이 시술을 받은 최초의 65명 여성을 대상으로 한, 한 연구는 91%의 여성이 시술을 성공적이라고 생각한다고 밝히고 있다.

많은 여성들은 같은 문제를 겪은 여성들과의 대화를 나누면서, 민간요법에 따른 처방들, 예컨대 약초나 침술로 과다 출혈을 완화하는 새로운 방법을 찾으며 대처하고 있다.→ 12장 몸에 대한 이해, 24장 여성의학 상식 이런 기술들을 원한다면, 가장 심각한 건강의 적은, 암을 제외하면 빈혈이 될 것이라는 사실을 알아야 한다. 헤모글로빈을 정기적으로 점검하고, 철분 수치가 낮은 경우는, 철분제를 복용해야 한다.

월경량이 적거나 월경을 건너뜀 이성애 관계를 지속하고 있는 여성은 월경이 없으면 혹시 임신한 게 아닌가 하는 공포를 갖는다. 월경이 점점 뜸해지고 있어도 여전히 임신할 수 있기 때문에 월경이 끝나고 1년간은 피임을 계속해야 한다. 월경 패턴을 확인하고 임신과 구별할 수 있어야 한다. 예를 들면 월경이 없고 구토가 있으면서 가슴이 부드러워지면 임신 반응 검사를 해야 될 것이다. 홍조나 질건조증을 느끼면 아마 완경일 것이다.

월경 전 변화와 완경

어떤 여성들은 주기가 불규칙해짐에 따라 심각한 월경 전 변화, 예를 들면 가슴이 부풀거나 소변이 안 나오거나 긴장 초조를 느끼는 증세 등을 호소한다. 이런 증세를 완경기 1년 전에 겪든 아니면 수년간 겪든 월경이 멈추고 호르몬이 안정되면 해방될 것이다. 보통 몇 년은 걸린다.

홍조

홍조는 완경기에 가장 일반적으로 나타나는 징후다. 한 조사는 47~85%의 여성이 홍조를 경험하지만, 많은 여성들은 경험하지 않고, 징후가 있는 여성 중에서도 부담스럽지 않은 경우도 있다고 전한다.

아주 추운 12월 어느 날 밤, 침대에 누워 있는데, 밖이 너무 추워서 방에서 나가기가 싫었습니다. 그때 갑자기 얼굴이 화끈거렸고 그러자 따스한 침대를 빠져나가는 것이 좀 쉬워졌지요. 그 겨울 내내 홍조를 이렇게 써먹었습니다. 화끈거리는 것이 그렇게 나쁘지만도 않다는 내 이야기를 들은 친구는 배꼽을 잡았지요.

홍조란 무엇인가? 최근에야 의학자들이 홍조를 연구하기 시작했다. 홍조 기간에는 갑자기 심장 박동이 빨라지거나 불규칙해지고 월경혈이 증가하면서 피부 온도가 상승하는데 신체 상부에 갑자기 땀이 나기도 한다. 땀이 증발하면서 몸이 다시 차가워져 한기를 느끼기도 한다.

홍조는 월경 주기가 아직 규칙적일 때에 시작되는 수도 있고 주기가 불규칙해지면서 나타나기도 하는데, 주로 마지막 월경을 하고 나서 1년 정도 계속된다. 5년이나 10년 이상 계속되는 여성들도 있다. 아주 드물지만, 홍조가 완경 1년 후에 시작되는 사람도 있다. 홍조 현상의 주기는 매우 다양하다. 한 달에 한 번에서 한 시간에 한 번씩 나타나기도 하고, 또는 한 시간에 여러 번 나타나거나 밤낮을 가리지 않고 아무 때나 나타나기도 한다. 사람들마다 달라서 미리 알 수는 없다.

최근 연구에 따르면 홍조가 심하고 밤중에 땀을 흘리는 여성들은 이런 현상을 더 오래 겪는다고 한다. 상태가 너무 심하고 자가 처방으로 해결이 안 될 때는 6개월 정도 단기간 동안 약한 호르몬 처방을 생각해 볼 수도 있다.

홍조 때문에 밤잠을 설치는 수도 있다. 흠뻑 흘린 땀 때문에 잠옷을 갈아입거나 침대보를 갈아야 할지도 모른다. 여러 날 잠을 제대로 자지 못해 피로가 쌓이고, 초조해지고, 우울증 같은 힘든 상태에 놓일 수도 있다.

완경 전에 난소를 제거하면 에스트로겐이 급격하게 줄어들어 몹시 화끈거리는데, 대개 수술 직후에 시작되기도 한다. 어쩌면 질이 건조해지는 현상이 더 먼저 올 수 있다. 대부분의 의사들은 자연스럽게 완경에 도착하는 나이까지 계속 에스트로겐 투약을 처방한다. 심지어 난소가 완경 후 제거되었을 때에도 여전히 조금씩 분비되는 에스트로겐 때문에 홍조가 생길 수 있다. 의사들이 자궁(또는 난소)이 더는 필요 없다며 불필요한 수술을 정당화하거나, 의학 서적이 완경을 난소 기능 상실로 정의한다면 그것은 나이를 차별하는 태도를 가지고 있음을 보여 주는 것이다.

완경기의 난소는 결코 쓸모없지 않다. 다만 난소의 기능이, 출산에서 유지로 바뀌는 것뿐이다. 중년기에 사람들이 직업을 바꾸는 것과 마찬가지다. — 수전 러브, 『호르몬 북』

난소의 에스트로겐이 감소할수록 근육과 지방 세포가 에스트론(완경 후 에스트로겐 형태)을 만들어 낸다. 일반적으로 몸은 점차 낮은 수치의 에스트로겐에 적응하여, 대부분의 여성은 홍조가 사라지거나 빈도가 점차 줄어들게 된다. 야윈 여성들은 몸무게가 많이 나가는 여성에 비해 에스트로겐 수치가 낮아서 홍조를 더 많이 겪는다. 홍조를 대처하는 자가 요법은 다음과 같다.

- **기록을 한다** 홍조의 빈도를 월경 주기나 다른 것에 맞춰 기록하고 패턴을 찾는다.
- **건강식을 먹는다** 중노년 여성에 필요한 영양에 대해 배운다. 예컨대 뼈를 위해 칼슘을 많이 섭취하는 것이나 칼슘 흡수를 돕는 영양 섭취 등에 대해 알아본다. 그리고 홍조를 줄이기 위해 카페인(커피, 차, 콜라, 초콜릿), 알코올, 설탕, 매운 음식, 뜨거운 국과 음료를 자제한다. 과식도 홍조를 유발할 수 있다. 조금씩 여러 번 먹고 밤에는 적게 먹는다. 어떤 이들은 복합 비타민B의 섭취가 도움이 된다고 한다.

날마다 적어도 한 번은 피토에스트로겐이 풍부한 음식을 먹는다. 주로 콩제품이 이에 해당하며, 시금치, 얌, 당근 같은 채소나 파파야 같은 과일도 이를 함유하고 있다. 연구자들은 콩의 활성 영양분에 대해 조사하고 있다. 콩 대용품은 지나친 활성 성분을 가지고 있어 적합하지 않으니 먹지 않는다. 대신 두유, 두유 요구르트, 콩, 된장국, 두부 같은 콩제품을 먹고 다섯 가지 식품군을 고루 갖춘 건강식을 먹는다.

식물성 기름이나 흑미, 기장, 옥수수, 아몬드에 들어 있는 비타민E도 질건조와 홍조를 줄이거나 없애는 데 도움이 된다. 400IU에서 800IU 정도의 비타민E 정제를 매일 섭취한다. 1,000IU를 초과하지 않도록 한다. 디기탈리스

(강심제)를 복용하고 있거나 당뇨가 있는 사람은 비타민E를 먹지 않는 게 좋다. 예방 효과가 확실히 증명된 것이 아니고 자연식품으로 비타민E를 복용하는 것이 더 좋다고들 하는데, 최근의 한 연구는 유방암을 가진 여성은 비타민E를 복용하지 않는 것이 좋다고 주장한다.

- **계속 움직인다** 육체적 활동은 홍조, 긴장, 우울을 완화시켜 주고 수면을 돕는다. 운동은 몸의 균형을 잡아 주고 동맥경화를 예방하며 뼈와 소화 기관에도 좋다.
- **몸을 적당히 차갑게 한다** 얇은 옷을 여러 겹 입는다. 천연 섬유가 화학 섬유보다 좋다. 부채질을 하거나 선풍기를 몸에 맞추어 튼다. 찬 음료를 마시고 찬 물수건 같은 것을 이마나 손목에 대는 것도 좋다. 시원한 곳에 있는 상상을 한다. 선풍기나 에어컨을 틀어 실내 온도를 낮춘다. 시원한 방에서 자면 야간의 홍조를 현저히 낮출 수 있다.
- **긴장을 푼다** 홍조는 스트레스가 있을 때 더 심해진다. 숨을 크게 내쉬거나 마사지를 하는 등 다양한 방법으로 긴장을 푼다. 홍조에 대한 생각을 바꾸는 것도 좋은 방법이다.
- **이야기를 나눈다** 완경에 대한 금기를 깬다. 사람들에게 홍조를 겪고 있음을 알린다. 창피한 것이 아님을 확실히 한다. 적극적으로 생각하며 유머 감각을 갖는다.

질 건조증

나이가 들면서 피부와 점막이 건조해진다. 질 점막이 얇아져서 수분이 적어지고 질에서 액체가 분비되는 속도도 느려진다. 이를 완화하기 위해서는 집 전체의 습도를 높이고 매일 8컵 분량의 수분을 섭취한다. 극소수의 여성에게는 질 건조가 완경을 알리는 초기 신호이기도 하다. 몇 년이 지나도 겪지 않는 여성들도 있고, 아예 겪지 않는 여성들이 대다수다. 미국 한 지역에서 이루어진 조사에 따르면, 50~60세 여성의 20%가 완경 후유증으로 질 건조를 겪는데, 그들 가운데 15%만이 '불편함'을 겪었다고 한다.

질 건조는 성욕 감퇴와 성 쾌감에 장애가 될 수 있으므로 이에 대처하는 것은 새로운 도전이다.→ 질 건조증에 대한 자가 요법, 545쪽 골반 검사 등을 할 때에는 의사에게 상태를 미리 이야기해야 불편함을 줄일 수 있다.

완경에 따른 여러 변화

우울증과 기분 변화, 기억력, 인지력, 집중력 감퇴 등이 완경과 관련되어 종종 거론된다. 그러나 많은 연구 결과들은 특히 중년에 우울증에 더 걸린다는 이야기를 부정하고 있다. 기분 변화도 나타나는데, 월경 전 변화가 있거나 자궁 적출술을 받은 여성은 완경기에 기분이 급격히 변하는 것을 더 많이 경험한다. 호르몬제 복용을 중지한 여성도 갑작스런 기분 변화를 경험하기 쉽다. 홍조가 나고 밤중에 땀이 흘러 잠을 자기 힘들면, 일에 집중하는 데에도 지장이 있을 것이다.

전문적이고 창조적인 활동을 하는 노년 여성들이 증가하고 있는데도 일부에서는 일터에서 경쟁력을 유지하기 위해서 기억력과 인지력이 향상되어야 한다며 호르몬 처방을 주장한다. 65~95세의 여성 8백 명을 대상으로 한 최근 연구에 따르면, 과반수가 에스트로겐 처방을 경험했고 3분의 1의 여성이 여전히 에스트로겐을 복용하는 중이지만 인지 작용에 큰 영향이 없었다. 최근 새로운 연구들에서는 에스트로겐의 효과가 치매를 지연시킨다고 했지만, 또 다른 연구들은 그렇지 않음을 보여 준다. 이런 연구는 많은 경우 결함이 있는 연구이고 조사 방법에 문제가 있다. 예컨대 호르몬 투약 여부를 참가자의 기억에 근거하여 조사하는 것 등이다.

완경과 문화

문화적 차이는 완경 경험에 영향을 준다. 예컨대 일본 여성은 미국 여성보다 홍조를 적게 경험한다고 한다(다른 연령대 사람들보다 특별히 높지도 않은 10%만이 홍조를 경험한다). 일본 여성들은 의약품보다 약초 요법을 즐겨 이용하며 완경에 호르몬을 사용하는 예가 거의 없다.

이런 연구는 몇 가지 의문을 제기한다. 노인을 존중하는 문화, 중년에 여성의 역할과 선택권이 확대되어 스트레스를 적게 느끼는 문화에서는 완경이 다르게 경험되는가? 또는 식단의 차이가 홍조의 정도에 영향을 미치는가? 예컨대 콩, 쌀(비타민E의 원천), 약초와 채소(아마 자연 상태의 에스트로겐을 많이 갖고 있을 것이다)로 구성되는 전통적인 아시아 식단이 아마도 일본 여성이 홍조를 덜 겪는 이유일 것이다. 콩에 대한 연구는 전 세계에서 활발히 진행 중이다. 동맥경화와 심장병, 담석 및 암 발생을 억제하는 효과가 있는지, 홍조 예방이나 완화 효과가 있는지 검토되고 있다.

호르몬 요법

호르몬 요법을 선택할지 말지에 대한 혼란은 대부분 다음 사실에서 비롯된다. 호르몬은 두 가지 목적으로 시판되고 처방된다. 심각한 완경 장애에 대한 단기간 처방과 함께, 노화로 인한 심신 상태를 장기적으로 예방하는 것이다. 여성들은 전자의 이유로 호르몬을 선택하지만, 제약 회사는 후자를 목표로 시판하고 있다.

호르몬 논쟁은 중요한 생명 윤리 문제를 제기한다. 건강한 사람들을 대상으로 확인되지 않은 처방을 사용할 때는, 아픈 사람들이 새로운 것의 위험을 감수하고 처방을 선택하는 경우보다 더 엄격한 기준이 지켜져야 한다는 것이다. 건강한 사람들을 대상으로 필요치 않은, 새로운 위험을 초래할지도 모르는 의약 처방을 하는 시도는 윤리적으로 문제가 있다. 특히 장기간 호르몬을 복용하는 여성들은 어떤 의미에서는 시험 대상이 되고 있는 것이다.

호르몬을 투약하든 않든, 불편을 최소화하기 위해 단기간 투여하든 예방 목적으로 장기간 투여하든 그 결정은 물론 여성들의 몫이다. 호르몬 요법에 대한 연구 결과뿐 아니라 자신의 역사, 가치, 건강 척도, 선호를 고려해서 선택해야 한다. 장기간에 걸친 호르몬 투약을 선택한다면, 의사와 지속적으로 상담하고 새로운 연구 결과들을 주목하며 위험과 혜택을 계속 평가해야 할 것이다.

연구 결과에 대한 이해는 호르몬의 조합에 따라 아마도 혼란스러울 것이다. 에스트로겐 처방(에스트로겐 요법), 에스트로겐과 프로게스틴 처방(호르몬 처방) 그리고 더 최근의 테스토스테론과 에스트로겐 처방 등이 있다. 에스트로겐만 처방하는 것에 대한 연구의 결과는 아마 다른 호르몬과 에스트로겐을 같이 처방하는 것에는 적용되지 않을 것이다. 호르몬 처방이 효과와 위험을 동시에 가지고 있다고 씌어 있는 경우는 이해하기가 쉽지 않다. 따라서 잠재적 부작용들을 잘 따져볼 필요가 있다.

호르몬 요법의 단기 처방과 장기 처방

에스트로겐 처방의 단기적 효과는 홍조나 질건조증 같은 완경의 불편을 완화하는 것인데, 1937년부터 그 효과가 알려지면서 1960년대 이래 시판되고 있다. 1975년 에스트로겐 처방을 받은 여성들이 자궁암에 걸릴 확률이 5~15배 높다는 것이 알려지면서 여성들은 이 처방에 신경을 곤두세우게 되었고 처방도 줄고 있다.

자궁암을 예방하기 위해서 에스트로겐과 프로게스테론을 같이 투입하는 호르몬 요법이 개발되었다. **두 호르몬을 같이 사용하면 모든 암의 예방에 효과가 있으리라 기대했지만, 실제로는 자궁암 예방 효과만 있었고 유방암 위험은 증가한다.**

제약 회사들은 판매량이 줄어들자, 호르몬 처방의 다른 혜택, 특히 노화와 관련된 다른 질병들, 예컨대 골다공증, 심장병, 치매에 미치는 유익한 결과를 연구하고 강조하는 것으로 연구 방향을 바꾸었다. 그러나 골다공증이나 심혈관 질환은, 유방암이나 다른 암을 유발할 수 있는 호르몬 요법보다 더 안전한 방법으로 예방할 수 있다.

테스토스테론 처방

테스토스테론은 안드로겐이라 불리는 호르몬의 일종으로, 남성 호르몬이라는 부정확한 용어로 불리기도 한다. 여성보다 남성이 높은 농도를 갖고 있기 때문이다. 안드로겐은 근육, 식욕, 활력, 성욕을 유발한다. 완경 후 여성의 경우 테스토스테론 수치가 뚝 떨어지는데, 난소 제거 후에는 특히 그렇다. 그러나 잠재적으로 위험한 호르몬 요법에 의지하는 것보다는 완경 후 난소에서 분비되는 낮은 수치의 테스토스테론에 의지하는 것이 덜 위험하다. 난소가 있는 경우에 테스토스테론 수치가 성욕, 성 능력에 관련이 있다고 밝혀진 바가 없기 때문이다.

수술에 의한 것이든 자연적인 것이든 완경 후의 갖가지 불편 해소 및 성욕 증진을 위해 테스토스테론 처방이 점차 늘고 있지만, 그것은 원하지 않는 부작용과 심각한 위험을 초래할 수도 있다. 어떤 여성들은 상태가 좋아짐을 느끼지만, 어떤 이들은 분노를 체험하기도 한다. 또 영구적으로 목소리가 굵어지거나 얼굴에 털이 나거나 여드름, 체중 증가, 간 질환을 초래할 수 있다(간 기능이 나빠지는 부작용은 남성이 많은 양을 복용했을 때 주로 나타난다).

여성이 소량 섭취하는 것이 안전한지는 완전히 연구되어 있지 않다. 구강 섭취와 달리 테스토스테론을 주사하면 간 질환을 초래하지는 않는다. 성욕 증진을 위해 테스토스테론 1%가 함유된 크림을 음핵에 바르면 전체적인 흡수를 막아 부작용을 줄일 수 있다.

테스토스테론은 가끔 에스트로겐과 함께 처방된다(에스트라테스트 같은 약의 형태로). 이런 복합 처방은 테스토스테론이 에스트로겐의 적극적 작용을 억제하고 유방과 자궁에 에스트로겐의 암 유발 효과와 결합되게 할 수 있다. 유방암이 있는 여성이 수술 후 혈액과 소변에서 높은 수치의 테스토스테론이 확인되는 경우, 수술 뒤 상황이 악화될 수 있다. 테스토스테론과 유방암의 상관성에 대해서는 잘 알려져 있지 않지만 유방암이 있는 여성은 유의해야 한다.

호르몬에 대한 새로운 연구

과거에는 완경 불편 증상을 단기간 안에 다스리기 위해 어떤 위험을 감수할지에 따라 호르몬 사용 여부를 결정했다. 오늘날 여성들은 더 이른 나이에 호르몬 투입을 강요당하고 있는데, 어떤 경우에는 불편함을 느끼기도 전에, 심지어 완경이 오기도 전부터 투약하는 추세여서 더 오랜 기간 영구적으로 복용하는 셈이다. 그러나 대부분의 여성은 이런 접근을 거부한다. 호르몬 처방을 선택하는 가장 일반적인 이유는 여전히 단기적인 증상 완화를 위해서다.

에스트로겐 처방이 골다공증과 심장 질환을 예방한다고 주장하는 연구들이 호르몬 처방을 장기화하고 있다.

호르몬 요법 찬반양론

호르몬 요법은 언제 도움이 되는가

- 45세 이전에 난소를 떼어낸 경우.
- 골절, 또는 골절의 위험 특히 난소 적출이나 스테로이드의 사용으로 의학적 위험이 있는 경우. 뼈의 상실은 호르몬 투약을 멈추면 재발할 수 있음에 주의할 것. 최신 방법은 중년의 유방암 위험을 피하기 위해 호르몬을 가능한 한 늦은 나이에 시작하는 것이다.
- 홍조나 한습 같은 극단적인 완경 증세가 다른 방법으로 대처되지 않을 때. 6개월에서 9개월 정도 한시적으로 소량의 투입을 고려하고 홍조 발생이 감소하면 투입량을 줄일 것.
- 질 건조증은 다양한 자가 요법으로 대처 가능함. 단 극단적일 경우 에스트로겐 크림을 소량 사용하면 도움이 될 수 있음. 제재는 불필요함.

다음과 같은 증세가 있는 경우 호르몬 요법 금지

- 과거나 현재 혈전색전증이 있는 경우.
- 유방암이나 자궁육종, 에스트로겐 유방암이 있는 경우.
- 심각한 간 질환이나 간 기능 문제가 있는 경우.
- 설명되지 않는 질 출혈의 경우.
- 임신 또는 임신기.

호르몬을 주의하자(상담 시 위험과 혜택을 동시에 고려하자)

- 자궁내막암으로 자궁을 들어냈다면 호르몬을 멀리한다. 에스트로겐*의 사용을 결정했다면 바른 방법으로 사용하고 의사와 상의한다.
- 담낭질환(호르몬 투입은 담낭수술의 위험을 2배 증가시킴)이나 비자궁육종, 고혈압, 자궁의 유섬유종, 편두통, 천식, 경련성 질환, **심장병, 신장병이 있는 경우.
- 매일 2컵 이상 술을 마신다면 음주 소비량을 줄이거나 호르몬 요법을 중단하는 것이 좋음.

호르몬 사용의 위험과 단점

- 장기 투입 후의 증가하는 유방암 위험. 복합 호르몬 요법은 에스트로겐 단독 요법보다 더 위험함.
- 에스트로겐 단독 사용은 자궁내막암의 위험이 있음.
- 구토, 체중 증가, 유방 팽창, 자궁 출혈, 수분 체내 저류량 증가 또는 우울증이 나타날 수 있음.
- 복용량과 시간에 따라 복합 호르몬은 월경을 다시 시작하게 할 수 있음.
- 호르몬 처방의 효과를 점검해야 함.
- 원숭이를 대상으로 한 실험에서 다량의 프로게스틴 복용은 HIV 감염의 위험과 질벽의 축소가 확인되었음. 인체에 미치는 영향은 연구 중.

* 자궁을 들어낸 여성은 에스트로겐만 써야 한다. 프로게스테론이 에스트로겐의 효과를 감소시키는 경우가 종종 있고, 다른 나쁜 효과들과 새로운 위험을 가져올 수 있기 때문이다. 복합 호르몬제는 자궁이 있는 여성들의 자궁내막암 발생 위험을 줄인다.

** 에스트로겐 투여는 경련성 질환 환자에게 부작용을 일으킬 수 있고 간질이 있는 여성의 발작 위험도 높인다.

그러나 최근 연구들은 호르몬 요법의 위험을 알리고 있으며 특히 유방암의 위험을 경고하고 있다. 제약 회사나 의료인들은 이 연구 결과를 무시하고 사소하게 취급하지만, 이런 결과는 점차 많은 사람들의 관심을 끌고 있다.

호르몬과 유방암

호르몬을 장기 복용할 때 치명적인 위험은 암(특히 유방암) 발병률이 높아지는 것이다. 일부 연구에 따르면 에스트로겐을 단독으로 10~15년 사용한 경우 유방암 발생 확률이 30% 증가한다고 한다. 프로게스틴은 자궁암을 예방하지만 유방암을 예방하는 것은 아니다. 사실 그것이 오히려 위험을 배가시키는지도 모른다. 최근 미국 『간호사 건강 연구』 통계에 따르면 에스트로겐과 프로게스틴의 배합은 더 위험할 수 있고, 나이가 많으면 위험은 더 증가한다. 에스트로겐과 테스토스테론의 복합 처방은 유방과 난소의 발암 효과를 초래할 수 있다.

흡연과 알코올은 골다공증과 유방암의 위험을 높인다. 한 새로운 연구에 따르면 술을 마시는 여성은 에스트라디올(에스트로겐의 일종)이 적정량의 세 배까지 증가할 수 있다고 한다. 이렇게 되면 유방암의 위험이 증가하는데 유방암과 호르몬 요법의 상관관계는 이것 때문일지도 모른다. 호르몬 요법을 받으면서 술을 마신다면, 알코올 섭취량을 줄이든 호르몬 복용량을 줄이든 하는 것이 반드시 필요하다.

호르몬과 뼈

골다공증은 예전에는 뼈가 약해지거나 얇아져서 쉽게 부러지는 상태로 정의되었는데, 제약 회사들은 그것을 뼈가 약해지는 병으로 둔갑시켰다. 즉 위험 요인을 병으로 보이게 만든 것이다. 이것은 많은 부분, 골밀도 검사와 호르몬 요법이 점점 보편화됨에 따라 시장의 필요에 의해 만들어진 것이다.

뼈대가 가늘고 키가 작고 마른 60세 이상 백인 여성이나 아시아계 여성은, 골다공증에 걸릴 위험이 더욱 크다.[5] 십대나 이십대 초반에 여러 아이에게 젖을 먹여서 칼슘이나 다른 중요한 영양소를 충분히 공급받지 못했거나, 난소를 제거했거나 항암 화학 요법이나 방사선 치료로 난소가 제구실을 못할 때도 위험이 커진다. 관절염이나 천식 때문에 코티존 등의 스테로이드 약물을 장기간 사용하는 것도 골다공증의 위험을 높인다.

흡연이나 운동 부족, 불충분한 칼슘 섭취, 과다한 음주 등의 생활 방식도 위험 요인이다. 운동, 특히 웨이트 트레이닝은 골밀도를 유지하는 가장 효과적인 방법 중 하나이며, 근육을 키우고 유지하고 균형을 향상시키는데, 이것이 모두 낙상과 골절을 예방한다. 생활 방식의 변화, 예컨대 칼슘이나 비타민D, 다른 영양소의 섭취를 늘리거나 웨이트 트레이닝이나, 근력 운동을 하는 것이야말로 골다공증과 골절의 위험을 실질적으로 감소시킨다.

에스트로겐이 골밀도 감소를 막는다는 연구가 있긴 하지만, 20~30년 후에 발생할 문제를 가지고 완경기 여성을 다루는 것, 그것도 심각한 위험을 초래할 수 있는 약물을 처방하는 것은 문제가 있음을 명심해야 한다. 골밀도 감소 위험이 큰 여성들을 위해서, 최신 연구들은 그 위험에 노출될 즈음의 나이에 처방하라고 제안하고 있다. 또 다른 최신 연구는 에스트로겐의 복용을 0.3mg으로 근본적으로 줄이라고 한다. 그 정도의 복용량이면 완경기 여성에게 다른 심각한 위험을 초래하지는 않을 것이다.

호르몬과 심장 질환

완경 전과 비교해서 완경 후 여성의 심장 질환 발생 가능성은 매우 높지만, 여성의 심장 질환 발병률은 1960년대 초반 이후 줄어들었고, 같은 연령대의 남성에 비해서도 낮다.

호르몬은 지단백 수준을 변화시킴으로써, 즉 나쁜 콜레스테롤(저밀도 지단백)을 소량 감소시키고 좋은 콜레스테롤(고밀도 지단백)을 증가시킴으로써 심장 질환 위험을 줄인다. 산부인과 의사들이 호르몬 사용을 강조함에 비해, 심장병 전문의들은 남녀 모두 운동을 하고 식단에서 지방질을 줄이고 금연하라고 권장한다. 이것이 심장병을 성공적으로 예방할 수 있다는 것이다.

에스트로겐 사용자들은 심장병 발생률이 낮지만, 호르몬 사용자들이 원래 건강했을 수도 있다. 초기 연구의 연구 대상은 무작위 추출한 표본이 아니었는데, 초기 연구의 대상이 된 에스트로겐 복용 여성들은 원래 활동적이고

5 나이든 백인 여성이나 아시아계 여성이 다같이 뼈가 가늘어도, 아시아계 여성은 골절률이 더 낮다. 「완경과 문화」, 538쪽 참조.

고밀도 지단백 수준이 높았다. 즉 심장병 위험이 적은 사람들이었다. 게다가, 많은 연구들이 질병을 가진 여성들을 연구 대상에서 배제했다. 따라서 호르몬 사용자들은 처음부터 더 건강했을 수도 있는 것이다. 비록 호르몬 복용과 양호한 심장 상태가 상호 관련이 있다고 해도, 호르몬의 복용이 이것을 초래했다는 증거는 없다.

최근 들어서야 무작위 대조 시험으로 여성의 심장 질환에 대한 약물 효과를 평가하는 시험이 이루어졌다. 완경기 에스트로겐/프로게스틴 투입 시험은 에스트로겐·프로게스틴 복합 호르몬의 효과를 조사하기 위해, 에스트로겐만 투여한 경우, 에스트로겐과 '프로베라'를 병용하는 경우, 에스트로겐과 미세화('천연') 프로게스테론을 병용하는 경우와 비교 조사하고 있다. 이제 막 자료 수집이 끝난 상태이며 결과들이 보고되고 있다. 가장 중요한 부분은 심장의 건강과 관련된 에스트로겐 효과가 프로게스틴의 첨가로 완전히 삭감한다는 점이다. 또 프로게스틴의 종류에 따라, 주기적 복용과 매일 복용에 따라 결과에 차이가 있다. 가장 긍정적 결과는 소량의 프로게스틴을 에스트로겐과 함께 복용한 경우였다.

호르몬 보충이 심장병의 위험을 줄이기는 하지만 이것이 전적인 예방을 의미하지는 않는다. 모든 종류의 에스트로겐/프로게스틴 투입 처방은 트리글리세리드 수치를 증가시켜 심장병의 새로운 위험을 초래한다는 예상치 못한 발견도 있다. 에스트로겐 패치의 사용이 트리글리세리드 수치를 가장 낮추는 효과가 있는 듯하다. 자신의 심장병 발병 위험 요소를 잘 알지 못한다면, 에스트로겐/프로게스틴 투입 시험 연구 결과가 제안하는 바는 정기적인 검진의 일부로 콜레스테롤 수치는 물론이거니와 자세한 고밀도 지단백, 저밀도 지단백, 트리글세리드 수치를 확인해야 한다는 것이다.

호르몬과 사망률

최근 연구들에서는 호르몬을 섭취하는 여성들이 더 오래 살지만, 몇몇 집단에서는 위험이 증가하는 등 중요한 경고들을 동반한다는 점을 확증하고 있다. 10년 이상 호르몬을 섭취한 여성들이 유방암에 걸릴 위험이 증가(43%)하므로, 호르몬 섭취로 인한 장수 이익을 상쇄한다. 유방암 발병 가능성이 높은 여성에게는 위험이 더욱 높다. 심장병 가능성이 높은 여성에게 가장 유리하고, 낮은 경우의 여성에게는 별 혜택이 없다. 이런 연구는 호르몬을 사용하는 여성들이 너무 여러 해 동안 호르몬을 투여하지는 말아야 하며 여성들이 예방하려는 질병들이 시작되는 평균 연령을 지나서 시작하라고 제안하고 있다.

호르몬 섭취 여부, 시기, 양, 기간 결정

일상생활을 힘들게 하고 힘이 약해지는 불편함에서 벗어나기 위해 단기간 호르몬을 섭취하고 싶을지 모르지만, 섭취를 중단했을 때 그 불편함이 다시 반복될 가능성을 포함해서, 부작용과 이득을 따져 보아야 할 것이다. 여성들이 호르몬 투약 지시를 잘 따르지 않는다고 비판하는 의사들은 다른 대안을 제공하지 않는 것일 수도 있다. 의료인들은 여성들의 결정을 존중하여 충분한 정보를 제공해야만 하고, 결정을 실행할 수 있도록 여성들을 도와야 한다.

호르몬 요법의 부정적인 효과를 줄이고 유리한 측면들을 유지하기 위한 새로운 연구가 진행 중이다. 선택성 에스트로겐 수용체 조절제로 알려진 '맞춤 호르몬'은 여전히 시험 단계에 있고 거의 알려진 바가 없다. 타목시펜은 유방암이 있는 여성들에게 시험하고 있는 맞춤 호르몬의 한 종류이다. 유방 조직을 자극하지는 않는 것 같은데, 뼈를 강화하지만(보통 보이는 것보다 더 치명적인 종류로 보고된) 자궁내막암의 위험을 높이는 것으로 알려졌다. 랄록시펜이라고 불리는 다른 맞춤 호르몬은 유방이나 자궁 조직의 암을 유발하지 않으면서 뼈를 강화하는데, 그렇지만 홍조를 감소시키지는 않으며, 오히려 조금 더 심하게 만들기도 한다.

여성 건강 단체에 참여하거나, 여성 건강 기사를 체크함으로써, 새로운 연구 결과들에 대한 정보를 계속 파악해 둔다.

평균 37년간 여성이 월경을 한다는 것을 읽고서, 나는 이 숫자가 50(평균 완경 연령)에서 13(평균 초경 연령)을 뺀 것이라는 것을 알았어요. 나는 열한 살에 시작해 쉰세 살에 마쳤기 때문에 나는 이미 평균보다 에스트로겐을 5년 더 가지고 있었던 셈이지요. 그것이 에스트로겐을 섭취하지 않겠다는 결정을 내린 한 요인입니다.

자신의 선택을 조심스럽게 깊이 생각하되, 호르몬 치료에 대한 선택은 삶의 변화 중 단지 하나일 뿐이며, 여성의 인생에서 자연스러운 부분이다. 앞으로 발생할 일반적인 불편함을 통제하는 다른 방법들도 배울 수 있다. 우리 삶의 중요한 전환점인 완경기를 단순히 약물 투여를 결정하는 시기로만 보아서는 안 된다. 중년에는 우리 삶을 확장할 기회를 갖는데, 이것은 오랫동안 미뤄 왔던 새로운 경험의 확대이며, 우리의 가치와 욕망을 반영하는 삶을 창조하는 것이다. 우리 자신을 약물과 화장품과 성형 수술의 시장으로 정의되지 않도록 할 때, 우리는 더 완전하게 자기를 표현하는 삶을 살 수 있다. 우리는 오랜 세월이 주는 자신감과 경험을 자랑스럽게 여겨야 한다고 주장한다. 그런 중년 여성이 상당히 많고 점점 많아지고 있음은 우리가 중요한 세력이 될 수 있는 가능성을 보여 준다.

완경기 여성을 위한 지원 단체

많은 여성의 경험과 '몸' 정보를 제공하는 지원 단체는 중년 여성이 특히 중요하게 의지할 수 있는 자원이다. 무엇보다도 그런 단체는 중년의 변화를 사회적이고 경제적이고 정치적인 맥락으로 인식할 수 있게 하고, 고립감을 줄인다.

한번도 단체에 소속되어 본 적이 없어요. 그저 토론 집단일 것이고 나를 제외한 모든 사람들이 전문가일 거라고 생각했거든요. 나는 어떤 것에도 전문가가 아니기 때문에 당황할 것 같았죠. 그런데 이 집단은 그렇지 않았어요. 무척이나 많은 도움을 주었습니다. 사람들은 정말로 서로에게 귀 기울이고 많이 웃었어요. 이제 나는 완경이나 노화에 대해 이전처럼 걱정하지 않아요.

다른 여자들도 모두 나와 같은 경험과 느낌을 가졌다는 것을 확인하고 나는 완경과 여타 어려운 삶의 변화들을 동시에 헤쳐 왔다는 것에 긍지를 갖게 되었지요. 예를 들면, 이혼 뒤에 나 자신을 위한 새로운 인생을 창조했다는 것 등이지요. 나는 친구들을 사랑하고 그들도 나와 비슷한 변화들을 극복해 왔음을 알지요.

노년의 성

성은 일생 동안 죽 지속된다. 중년에서야 자신의 성을 처음으로 완전하게 인식하는 여성들도 있다.

이혼 후에 내가 너무나 성욕이 강하다는 것에 충격을 받았습니다. 단순히 성적인 것이 아니라 공격적인 성욕이었기 때문입니다. 어머니가 내게 가르친 것이 분명히 아니었습니다. 내가 성욕이 강할 수 있다는 점을 이해하는 데 아주 오랜 시간이 걸렸습니다.

임신에 대해서 더는 걱정하지 않아요. 아이들은 가버렸고, 내 에너지는 해방되었거든요. 섹스에 대한 새로운 관심이 급격히 높아졌어요. 그러나 동시에 문화는 이렇게 말하고 있었죠, "너는 여성으로서 매력적이지 않아. 네 나이에 맞게 처신해. 위엄을 가져." 성적으로 끝난 상태라는 거죠. 이것은 중년 여성에게 가혹한 속박입니다. 나는 성을 말하고, 인식하고, 북돋우고, 즐깁니다! 고정관념을 버립시다. 여성의 이미지를 바꾸어서, 아름답고 성적인 중년 여성의 이미지를 만들어요!

남성과 성관계를 가진다면, 여전히 임신 가능성이 있다는 점을 기억한다. 완경 후 1년이 지날 때까지, 어떤 형식이든 피임을 계속해야 한다. 중년 여성들은 임신 확률이 너무 낮다고 생각하다가 결국 인공유산에 의존하는 때가 있다. 그러나 아기도, 인공유산도 원치 않는다면 마지막 월경 후 2년간은 계속 피임을 해야 한다.

남성과 성생활을 하고 싶은 노년 여성들 중 많은 이들은 기회가 부족하다. 같은 또래 남자들은 그 수가 훨씬 적고, 남성 노인 대부분은 자기보다 젊은 여성과 데이트하고 싶어 한다. 육십대에 이혼한 여성은 이렇게 말한다.

아직도 섹스에 관심이 많고, 욕구도 강해요. 그러나 젊었을 때는 갖지 못했던 아주 많은 것들을 줄 수 있는데도 파트너가 없으니 안타깝지요.

결혼을 했을지라도, 배우자가 섹스에 관심이 없어지는 것을 좋아했을 정도로 성적으로 적극적이지 않은 여성도 있다. 우리 사회에서 노년 남성이 자기보다 훨씬 젊은 여성과 관계를 갖는 것은 부러움의 대상이지만, 젊은 파트너

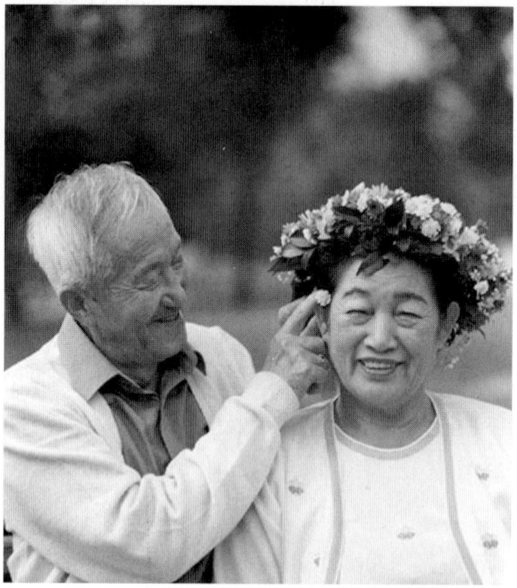

노년의 성을 다룬 영화 「죽어도 좋아」 ⓒ 메이필름

를 둔 노년 여성들은 놀림과 조롱의 표적이 된다. 그러나 젊은 남성을 파트너로 두고 있는 여성도 물론 있다.

성적인 관계를 원하면, 신호를 보내야만 합니다. 나는 파트너가 내 아들과 같은 나이라는 것이 고민이었는데, 그 고민 끝에 괜찮겠다고 판단했어요. 정말로 나를 괴롭히는 것은 내 허영심이죠. 중년의 몸을 아름다운 젊은 남자에게 드러내 보이기 어려워하는.

에너지 넘치고 솔직한 젊은 남성과 사랑하는 즐거움이란!

듀크대학의 한 연구는 섹스에 관심 있는 노년 남성 중 87%가 성생활을 하고 있는 반면에, 관심 있는 노년 여성은 단지 60%만이 성생활을 한다는 점을 보여 주었다. 사실, 대다수 노년 남성은 결혼 상태에 있는 반면 대다수 노년 여성은 그렇지 않다.

중노년이 되어 처음으로 여성과 성적인 관계를 고려하거나 관계를 가지는 여성들도 있다. 오랫동안 레즈비언이었던 이도 있는데 공개적인 관계였던 사람도 있고 비밀 관계였던 사람도 있다.→ 10장 동성애

나는 지금 오십대인데, 평생 가기를 바라는 이 관계를 이어온 지가 18년입니다. 우리에게 섹스는 편안한 친구 같죠. 바쁘게 일하는 주중에, 우리는 꼭 껴안아 줍니다. 그걸로 만족합니다. 주말이나 휴가 때, 우리는 사랑을 나눌 시간을 만드는데 그것은 관계를 더 끈끈하게 하고 신선한 활기를 불어넣지요.

노년기 여성들 중 일부는 전혀 섹스를 하지 않거나, 자위나 환상을 통해 성을 표현하는 것을 좋아한다.

솔직히 그것이 필요하지 않고, 그립지도 않아요. 나는 아주 충만한 성생활을 했어요. 남편에게 푹 빠져 있었고, 아주 좋았죠. 남편이 저세상으로 갔을 때 정말 충격이었지만 이제 25년이나 지났죠. 몇몇 남자들을 사귀어 봤지만 내가 관계 맺기를 정말로 원한 사람은 아무도 없었어요. 어떤 사람을 향한 어떤 욕구를 가져야 하는데요, 25년 동안 내가 욕구를 느끼는 사람을 발견하지 못한 거죠. 지금 내가 사는 방식에 익숙하고, 내 삶이 불완전하다고 생각하지는 않아요. — 73세 여성

많은 혼자된 노년 여성들이 성관계가 아니라 만지는 것, 친밀성, 로맨스의 흥분을 그리워한다.

실제적인 섹스 행위보다 그리운 것은 친밀성입니다. 유머를 공유하는 것 말이죠. 남자들뿐만 아니라 많은 여자들에게서 그런 것을 함께할 수 있지요. 그러나 내 삶의 낭만적인 부분은 사라져 버린 것 같아요. 그런 것이 그리워요. — 칠십대 여성

생리적인 변화

나이가 들면서 오히려 섹스를 더 즐길 수 있다. 성 경험이 있고 아이를 낳은 적도 있는 여성의 골반은 크고 복잡한 정맥 체계가 발달하는데, 이것이 성적인 긴장 능력을 강하게 만들고 오르가슴의 강도와 빈도, 쾌감을 향상시킨다. 그러나 에스트로겐 수준의 변화나 단순한 노화로 인해 질의 상태가 변할 수 있다. 질벽이 얇아지고 탄력성이 없어지고 융기 부분의 평평해진다. 또 질이 축소되거나 좁아지는 데다 건조하고 가려워서 음경, 손가락, 딜도를 삽입할 때 불편하거나 아플지도 모른다. 염증과 감염이 일어나기 쉽기 때문이다. 이름 붙이기 좋아하는 의사들은 이것을 '노년 질위축증'이라고 부르고 완경하고 5년 넘어서 발생하는 것으로 의학 교과서에 기술한다. 그러나 많은 여성들은 질의 변화를 완경보다 더 일찍 경험하고, 다른 이들은 60세가 넘은 다음 경험한다.

질 건조증에 대한 자가 요법

성적 흥분을 일으키는 활동은 무엇이든 질의 윤활액 분비 기능을 유지하게 할 수 있다. 케겔 운동→12장 몸에 대한 이해, 261쪽은 질 근육 상태를 유지하는 데 도움이 될 수 있다. 또는 성욕을 충족하는 다른 방법을 발견할 수도 있다.→11장 성생활 우리가 성적인 건강을 유지하기 위해 끊임없이 성생활을 해야 한다는 것은 그릇된 통념이다.

독신 생활 몇 년 후 다시 성관계를 가지기 시작했어요. 처음에는 질건조증이 있었는데, 한두 달 후, 내 질은 더 빠르게 젖기 시작했어요. — 육십대 여성

어느 연령대나 질 건조증은 삽입할 준비가 되지 않았음을 의미한다. 여성과 남성 모두 나이가 들었다면 흥분 시간이 늦어지는 것은 서로 보완될 것이다. 사십대의 한 여성은 이렇게 말한다.

그이가 발기하지 못할 때면 마치 내가 그의 흥분을 유지시키지 못해서 그런 것처럼, 내가 여자로서 성적 매력이 없는 듯 느껴졌어요. 그러나 이제는 좀 다르게 생각해요. 오히려 즐길 수 있는 시간이 더 늘어났고, 사랑을 더 오래 나눌 수 있도록 다시 시작할 기회가 생긴 것이라고 보지요.

K-Y젤리나 애스트로글라이드 같은 수용성 윤활액을 성교 시에 사용하면 도움이 된다. 여성들이 경험한 바로는, 비타민E 좌약도 도움이 된다고 한다. 질이 계속 건조하면 보습제를 사용해 본다. 성기흡입 때 말고 일주일에 한 번 이상 사용하면 된다. 월경을 하고 있다면, 이 용품들은 피임이 되지 않고 성병이나 에이즈를 막지 못한다는 것을 명심한다.

몇몇 전문의약품이나 일반의약품이 질 건조증을 일으킬 수도 있다. 예를 들면, 항히스타민제는 코 점막뿐만 아니라 질 점막을 건조시킨다. 질 세척제, 스프레이, 색과 향이 있는 화장실 휴지와 비누는 외음부를 자극할 수 있다. 가렵다고 해서 긁으면 안 된다. 긁는 것은 섬세한 조직을 자극할 수 있고 감염 같은 더 큰 문제를 유발한다. 비타민E 오일을 외음부나 질에 바르면 가려움증이 줄어들기도 한다.

에스트로겐 크림 처방을 고려하기 전에 다양한 윤활액이나 보습제를 발라 본다. 질 건조증과 '낮은 성충동'에 크림 형태의 테스토스테론이 점점 많이 처방되고 있다.

의사소통 방식과 태도 변화

나이든 여성들은 섹스를 다시 하려면, 또는 오랫동안 해오던 것이 아닌 다른 형태의 섹스를 고려하려면, 몇 년간 노력해야 한다. 노화로 인한 생리학적인 변화는 오래된 패턴 변화, 근거 없는 추측, 오해와 잘못된 의사소통을 낳게 할 수 있다. 남성은 흥분이 더뎌지는 것을 성적 능력이 없어지는 신호로 오해하고, 파트너를 탓하거나 다른(젊은) 여성을 찾을 수도 있다. 여성은 파트너의 흥분이 더디면 자신의 외모가 변한 탓으로 돌리면서 두려워하고, 자신의 분비물이 부족하면 파트너가 자신에게 매력을 느끼지 못한다고 오해한다. 변화가 자연스러운 것임을 알고 함께 즐길 수 있도록 대화하는 것이 중요하다. 이성애자든 레즈비언이든, 관계하는 파트너 모두에게 대화가 필요하다. 이런 의사소통은 처음엔 어려울지도 모르고 훈련을 요한다. 그러나 서로 도움을 나누고 싶어질 것이다. 처음엔 이상하고 낯설지 몰라도 스스로 즐거운 것을 해야 한다. 오랜 삶의 길을 걸으며 발전시킨 훌륭한 공감 능력과 사랑하는 능력은 우리의 섹스를 즐겁게 해 줄 것이다.

내 강한 쾌감과 반응이 그에게도, 내게도 믿을 수 없을 만큼 놀라운 느낌을 주었지요. 육체뿐 아니라 서로에게 느끼는 환희는 너무나 흥분되는 것이었습니다. 이는 순환적이고 나선형의 효

약물과 질병이 성 기능에 미치는 영향

프로작 같은 항우울제는 성적인 흥미와 기능을 떨어뜨린다. 알코올과 마찬가지로 고혈압 약물은 발기를 방해하기도 한다(알코올의 성 기능 저하 효과는 나이가 들면서 더 확실히 드러난다). 심장 마비나 심장 질환 진단 후 두려움이 생겨 섹스가 힘들어 질 수도 있다. 그러나 여성들 대부분은 초기 회복기를 넘기면 섹스를 즐길 수 있다(11장 성생활, 242쪽, 「성과 장애」 부분에 신체 조건과 치료의 효과가 소개되어 있다). 의사에게 나나 파트너에게 처방한 약물이 성적인 흥미, 발기, 성 기능에 어떤 효과가 있는지 질문해 봐야 한다.

자신을 보호하기

섹스 상대가 남성이든 여성이든, 둘 다이든, 성병과 HIV/AIDS의 위험이 없는 안전한 섹스를 한다(14장 성병, 15장 에이즈를 참조). 1997년 6월에 보고된 여성 에이즈 환자 중 29%는 마흔이 넘은 여성이었다. 미국 질병예방통제센터에 따르면, 60세 이상 여성 에이즈 환자의 수는 1986년 이후 세 배가 되었는데, 과거보다 더 많은 수가 이성애 관계에서 기인한 것이다. 나이가 들면서 질벽이 얇아지고 면역 체계가 약해지는 것은 노년 여성들을 더욱 감염되기 쉽게 만든다. 중노년 여성들은 파트너에게 콘돔을 요구하는 일이 드물다.

과가 있어요. 내 정열을 다른 사람이 즐길 수 있다는 것을 전에는 몰랐어요. 전에는 나는 내 욕정을, 파트너는 그의 욕정을 각기 경험했거든요. 그러나 이번에는 달랐는데, 레즈비언 사랑 방식과 비슷했습니다. 다른 여성의 총체적인 경험, 총체적인 감정적 반응에서 환희를 느끼는 것 말이에요. 여성이 다른 여성과 할 때와 마찬가지로, 대니는 상대의 반응에 큰 자부심을 느꼈어요. 그는 내가 여러 번 오르가슴을 느끼는 것을 놀랍다고 생각했습니다. 그가 죽은 뒤, 나는 일 년 이상 충격에서 헤어나지 못했습니다. 우리가 나눈 관계는 보통 남자들과는 하기 힘든 것이었거든요. 이후 성관계는 모두 여자들과 이루어졌습니다.

나는 74세이고 52년 동안 결혼 생활을 했습니다. 그렇게 오래 함께 산 것은 단지 운이 좋았기 때문이라고 볼 순 없어요. 우리는 노력했거든요. 좋았던 때가 나빴던 때보다 훨씬 더 많았습니다. 의료 전문가는 최근에야 웃음의 치료 효과를 발견했지요. 함께했던 시간 동안 우리는 늘 웃음 속에서 헤어나질 못했죠! 유머 감각은 음식만큼이나 중요해요. 특히 결혼 생활에서는. 우리에게, 그렇게 많은 세월 동안 따뜻하게 하고 성생활을 즐기며 가져온 나눔은 서로의 기쁨을 깊어지게 했습니다.

노화와 질병 예방

노화에 대한 새로운 연구를 보면, 생물학적으로 당연하다고 여겨온 많은 변화를 예방할 수 있고, 심지어 되돌릴 수도 있다. 평생 건강하게, 늙어갈 때도 질병이나 만성적인 증세를 누그러뜨릴 수 있도록 적극적인 조치를 취해야 한다. 새로운 습관은 남은 생애 동안 좋은 건강 상태를 유지하게 할 것이다. 사는 동안 최고의 삶의 질을 향유하기 위해서는 담배를 끊고 운동을 하고 건강한 식습관을 가져야 한다. 카페인, 설탕, 알코올, 신경안정제에 대한 중독도 스스로 줄일 수 있다.

노년기 운동과 활동

나이가 들면서 활동이 점점 더 중요해진다. 몸을 자꾸 움직이지 않으면 근육이 줄어들고 근육 대비 지방 비율이 증가한다. 여성은 보통 약 35세에 뼈 질량이 감소하기 시작한다. 몸을 많이 움직이지 않는 습관과 앉아서 일하는 직업이 그 주된 원인이다. 지금은 다양한 연령대의 많은 여성들이 이런 관습을 거부하고 열심히 운동하고 있다.

여성과 정신 건강, 영양, 운동에 대한 책을 많이 읽으면서 내 삶이 변할 수 있고 변해야 한다는 것을 깨달았지요. 쉽게 변하지는 않지요. 내 남편은 저항했답니다. 난 계속 그를 설득했죠. 태권도를 배우기 시작했는데 일본계 미국인인 나는 그것이 마음에 들었습니다. 놀랍게도 상상 속의 적을 발로 차고 때리기를 몇 달 한 후에 고질적인 불면증과 목이 뻣뻣하던 증상이 사라졌어요. 고통스러운 위염도 사라졌고요. 더욱 활기 있어졌고. 어떤 형태의 백설탕도, 흰빵, 국수, 스파게티를 포함한 가공식품도 먹지 않게 되었습니다. 그 대신 싱싱한 채소와 곡물을 가까이하고, 수면제와 아스피린, 많은 약들을 없앴죠. 40년 이상 끼고 살던 해악을 없앤 거지요. 그렇게 5년이나 지났습니다. 이제는, 여생 동안 지니고 살아야 한다고 생각하던 모든 질환들이 사라져 버렸습니다. — 오십대 여성

걷기와 조깅, 춤 같은 체중 부하 운동은 뼈를 단단하게 해주고 뼈를 지탱하는 근육과 인대를 강하게 한다. 수영과 팔 굽혀 펴기나 팔 운동 같은 상체 운동도 중요하다. 몸의 한 부분만 계속 운동하면 그 부분의 근육과 뼈는 힘을 받겠지만, 다른 부분의 뼈는 약해진다.

운동이 노년 여성에게 이로운 점은 이미 널리 알려져 있다. 운동은 혈압을 낮추고 아테로마성 동맥경화증을 감소시키며 심장 마비와 뇌졸중, 관절염, 폐기종, 골다공증

의 위험을 낮춘다. 적당한 몸무게를 체크해서 유지하는 것이 중요하다. 이는 수면에도 도움이 되고, 장 기능을 개선하며, 힘과 좋은 자세를 유지시키고, 우울과 분노를 완화하며 기분을 좋게 만들어 준다. 중년 백인 여성 851명의 사례를 보면, 적절한 육체적 활동을 할 때 고밀도 지단백, 즉 좋은 콜레스테롤이 증가하고 피브리노겐(섬유소원, 혈액 응고인자 중 하나)은 감소되는 것으로 알려졌다.

운동을 하면 영양소가 순환되고 피부 온도가 높아지며 콜라겐이 증가되어, 혈액을 피부로 빠르게 내보낸다. 그래서 피부는 두터워지고 탄력이 생겨 주름이 덜 생긴다. 운동을 시작하기에 늦은 때라는 것은 없다.

구십대 초반의 제 할머니는, 몸을 많이 움직일수록 기억력이 좋아진다는 것을 알고 계시더라고요.

구십대라 할지라도 요양원의 웨이트 트레이닝 프로그램을 따라하다 보면 근력이 강해진다. 육체적 한계를 감안한 운동 방식들도 있다. 운동을 좋아하지 않는다 해도 몸을 계속 움직이게 하는 요령이 몇 가지 있다. 일부러 조금 먼 곳에 주차하거나 한 정거장 전에 내려서 자연스레 자주 걷는다든지, 궂은 날에는 쇼핑몰 안에서 걷거나 집에서 작은 아령을 들면서 운동할 수 있다. 아직 운동 프로그램을 생각해 보지 않았다면, 천천히 시작하자. TV 보는 시간을 줄이거나 TV를 보면서도 운동할 수 있다. 이런 것을 함께할 수 있고 격려해 주는 친구와 같이 하는 것도 좋다. 걷기, 요가, 수영도 괜찮은 방법이다. 계속 앉아만 있는 습관을 바꿀 수 있도록 운동 강습에도 참여한다.→4장 운동

잘 먹기

기본 원리를 지키며 건강한 식습관을 일생 동안 유지한다 해도, 필수 영양소는 나이에 따라 어느 정도 변한다. 나이가 들면 칼로리는 적게 들지만 영양소는 동일하게 필요하거나 칼슘처럼 더 많이 필요한 것도 있다.→2장 먹을거리

좋은 식습관을 위한 요령을 노년기에 따라하기는 쉽지 않다. 특히 장 보러 가는 일이 편치 않고, 고정 수입이 적고, 신선한 음식을 살 여유가 없을 때는 더 그렇다. 65세 이상의 노년 여성들 중 50% 정도가 영양실조인데, 이들에게는 칼로리와 단백질, 필수 비타민과 미네랄이 절대적으로 부족하다.

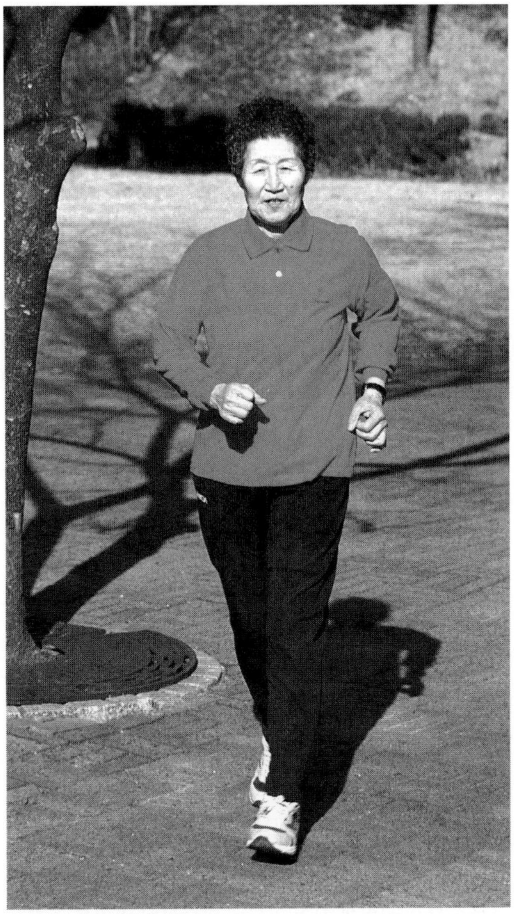

해마다 여성마라톤대회에 출전하는 마라토너 김상순은 2004년에 78세를 맞았다. ⓒ여성신문 민원기

음식을 잘 먹으려면 치아가 건강해야 한다. 치아, 잇몸 등에 문제가 있고 틀니를 했다면, 치과 치료는 더욱 중요해진다. 의료인은 음식을 삼키는 문제도 점검해야 한다. 씹거나 삼키는 데 일시적으로 어려움을 겪을 때는 영양가 많은 음식을 죽이나 수프로 만들 수 있다. 그렇다고 환자를 위한 유동식을 사먹을 필요는 없다. 이런 음식은 매일 섭취하기에는 너무나 비싸며 영양소도 부족하다.

칼슘, 비타민D, 마그네슘: 영양소 균형

● **칼슘** 중노년 여성들에게, 칼슘은 골다공증을 일으키는 뼈 손실을 막아 주는 필수 영양소다. 여성들은 35세 이상이 되면 칼슘 흡수가 조금 어려워진다. 따라서 특별히 운동을 더 열심히 하고(운동은 우리 몸이 칼슘을 흡수하는 데 필수적이다), 칼슘이 풍부한 음식을 섭취해야 하며, 칼슘 흡수를 돕거나 방해하는 영양소들을 점검해야 한다. 유제

품이 몸에서 잘 받지 않으면(젖당 과민증), 유제품이 아닌 칼슘원을 알아본다.→ 2장 먹을거리 젖당 과민증은 나이가 들면 더 증가할지도 모른다. 칼슘 보충제는 1,500~2,000mg정도까지 섭취할 수 있다. 호르몬제를 복용한다면 적은 양을 사용하고, 호르몬을 복용하지 않는다면 좀 더 많이 섭취해도 된다.

● **비타민D** 칼슘과 인이 흡수되려면, 하루 400~800IU의 비타민D가 필요하다. 특히 병중에 있거나 젖당 과민증이어서 우유를 마시지 못하는 여성에게 중요하다. 비타민D의 주요 공급원은 햇빛, 지방이 많이 들어 있는 어류, 강화우유 등. 칼슘이 많은 요구르트와 치즈는 비타민D를 함유하지는 않는다. 햇빛이 적은 지방에 살고 있으면, 11월에서 3월까지는 비타민D 보충제를 섭취하고 나머지는 햇빛으로 비타민D를 얻을 수 있을 것이다. 단, 산책은 이른 아침에 하고 한낮에는 광선을 피해 실내에 머무르며 자외선 차단제를 발라서 피부암을 예방해야 한다.

● **마그네슘** 칼슘과 마그네슘은 2대1 비율 정도로 균형을 이루어야 한다. 몸에서 마그네슘 수준이 낮아지면, 칼슘도 줄어들 것이다. 나이가 들수록 마그네슘이 더 필요하다는 증거가 몇 가지 있다. 특히 스트레스 상태일 때, 마그네슘은 근육 이완과 신경 완화에 필요하며 변비를 줄여주므로 신경안정제보다 안전하다. 마그네슘은 과일과 채소에 들어 있다.

노년 여성에게 중요한 기타 영양소

● **단백질** 나이가 들수록 단백질을 흡수하지 못하기 때문에, 고단백 음식을 섭취하여야 한다. 그러나 복합 탄수화물을 충분히 섭취하여 단백질의 균형을 이루도록 해야 한다. 다른 영양소에 비해 단백질이 지나치게 많으면 칼슘 흡수를 방해할 수 있다.

● **물** 물은 영양소는 아니지만 장 기능을 원활하게 하고 그래서 생명과 건강에 필수적이다. 몸의 기본적인 수송 체계인 물은 모든 영양소, 호르몬, 혈액 세포, 노폐물, 산소를 몸 여기저기로 이동시킨다. 완경기에 수분을 많이 섭취하는 것은 피부와 질, 다른 점막의 건조를 막아 줄 수 있다.

식습관은 스스로 관리할 수 있다. 나쁜 음식을 끊는 것만으로도 많은 도움이 된다. 나 혼자만을 위해 매일 요리하기가 좀 어려우면 일주일에 하루를 요리하는 날로 정한다. 요리를 몇 가지 준비하여, 격일로 먹거나 1인분씩 얼린다. 친구나 이웃과 음식을 교환해도 좋을 것이다.

나이가 들면서 흡수되는 영양소가 적어지고 칼로리를 충분히 섭취하지 못할 수 있기 때문에, 비타민 보충제가 필요하다.→ 2장 먹을거리, 46쪽 그러나 필요한 영양소를 음식으로 충분히 섭취하는 것이 가장 좋다. 9만 명 이상의 여성을 대상으로 한 최근 12년간의 연구에서는 칼슘이 풍부한 음식을 먹는 여성은 신장 결석에 걸릴 위험이 적지만, 빈속에 칼슘 보충제를 섭취한 여성들은 그런 위험이 증가한다는 것을 발견했다. 신장 결석 병력을 가지고 있다면, 칼슘 집중을 막기 위해 음료를 많이 마셔야 하며 칼슘 보충제를 섭취하기 전에 의사와 상담해야 한다.

병원 치료 받기

산부인과 의사들은 대부분 완경이 지난 여성에게는 별다른 관심을 갖지 않는데, 이미 자궁 적출술을 받았거나 에스트로겐 요법을 거부했을 때에는 더 그렇다. 내과 의사, 가정의학과 의사, 간호사 등이 노화에 대한 긍정적인 태도를 지니고 있으면 이들이 노년 여성에게 더 적절한 서비스를 제공할 수 있다.

노인병 전문의는 노화의 자연스러운 생리적 변화와 질병 상태를 구별할 수 있도록 훈련된 의사들이다. 오늘날 노인 인구의 특수 건강 요구에 부응하여 의사들에게 노인병 치료 훈련을 해야 한다는 데 공감대가 형성되고 있다. 또 그런 훈련을 위해 필요한 교육과 연구도 이루어지고 있다. 지금은 노인병 전문 수련을 받은 일차 진료 의사들이 부족하다. 미국에서 노인병 전문의나 노인병 특수 수련을 받은 이들은 필요한 수의 3분의 1에도 못 미치며 노인병학자들은 4분의 1에도 못 미친다. 얼마 되지 않는 노인병 센터와 클리닉은 대부분 대형 의료 센터 안에 있다.

한국에는 100여 개의 노인 전문 병원이 있는 것으로 추산된다. 보건복지부에 따르면, 2004년 말 현재 공립 노인 치매 병원은 55개소, 장기 요양 시설은 383개소가 있다.

의료인이나 병원은 노화로 인한 병이나 만성 질환, 특히 노년 여성들의 신체적 변화나 예방책에 대한 적절한 정보가 없는 경우가 많다. 그래서 의사를 오히려 내가 교육해야 할지도 모른다.

나는 늘 새로운 의사를 방문할 때 나와 관련된 자료를 갖고 가려고 해요. 의사의 반응은 그가 남자든 여자든 나와 함께할 수 있는 사람인지, 나를 건강관리 파트너로서 존중하는지 알 수 있게 해 줍니다. 의사가 무시하면 나는 물러서지 않고 왜 그렇지 않은가를 알려 주죠. 제 건강관리자들은 대부분 새로운 정보를 가져오고 정보를 주는 환자를 만나는 것을 기뻐합니다.

여성과 노화에 대한 연구

최근까지도 의학 연구는 여성의 노화에 별로 주의를 기울이지 않았다. 현재도 여성의 삶의 중심이 생식기라는 듯, 중년 여성의 건강 문제는 완경에만 초점을 맞추고, 직장의 작업 환경에서의 건강이나 인종적, 민족적 차이, 건강에 대한 사회 경제적 요인은 간과한다.

연구들은 객관적인 연구보다는 기업의 이해관계에 따라 계획되고 지원되는 것인 경우가 많기 때문에, 완경기 여성을 위한 약물 등에만 지나치게 초점을 맞출 뿐, 완경과 홍조의 생리학에 대한 기초 지식은 거의 발전시키지 않는다. 최근 몇 년간, 미국 국립노화연구소 같은 연방 기관들은 모임과 회의에 의료 소비자들을 초청하여, 연구 프로젝트 개발과 지원에서 노년 여성의 관심을 반영하는 데 점점 더 많이 관심을 기울이고 있다. 소비자와 시민으로서, 우리는 납세자들의 돈으로 지원되는 연구가 제약회사들의 영향과 권력 행사에 좌우되지 않도록 정부와 언론에 요구해야만 한다. 저소득, 저학력 여성들도 연구 대상이 될 수 있도록 해야 한다.

의사의 태도

보통 사람들과 마찬가지로, 많은 의사들도 개인적으로는 노화와 죽음을 불안해하고 두려워한다. 많은 의사들이 노인 환자를 대할 때 나이 차별의 태도를 가지는데, 거기에 성 차별까지 더해지기 쉽다. 의사와 병원 직원들은 노년 여성이 불편함을 호소할 때, 노년 남성이나 젊은 환자가 왔을 때보다, 노이로제나 상상에서 기인한 것으로 간주하는 경우가 더 많다. 의료계는 노년 여성이 가임기가 지났는데도 너무 오래 살아 쓸모없는 존재라는 편견을 갖고 있는 듯했다. 최근에는 이것이 약간 변하고 있는데, 일부 의료인과 기관들이 중노년 여성이 중요한 시장을 형성하고 있다는 것을 인식하게 되었기 때문이다. 노인학과 노인병의 새로운 연구는 성숙하고 강한 노인들의 능력을 점점 보여 주고 있다. 그러나 이런 연구의 내용을 알고 있는 의료인을 잘 찾아야만 한다.

노화로 인한 급성 질환과 만성 질환

인구학자들은 85세 이상의 인구 성장으로 장기 치료에 대한 요구가 급증하리라 예상하지만, 백내장 수술이나 고관절과 무릎 인공관절 신기술, 고학력과 고소득 같은 요인이 노년층의 활동을 훨씬 자유롭게 할 것이다. 이 분야에서 의료가 노인들의 삶의 질을 실질적으로 향상시켰다. 그러나 이런 의료에 접근하기 어렵거나 보살핌을 여전히 필요로 하는 노인들을 위한 서비스와 지원을 감소시킬 위험이 있다.

나이가 들면서 겪는 질환 중 많은 것은 완전히 '치료'되지 않는 것이다. 그런데 의료 체계는 기본적으로 급성 치료 중심으로 되어 있다.→ 25장 보건 의료 정치학 만성 질환은 대부분 대담한 수술이나 높은 수준의 기술로 해결되지 않는다. 식사 요법, 물리 치료, 진통제 복용 등은 지루한 데다 의사들도 그런 평범한 치료법에는 주의를 덜 기울인다.

여성들은 흔히 관습적인 치료법을 보완하기 위한 다른 대체 요법을 탐구하지만, 그런 것은 건강 보험이 적용되지 않는다. 노인들을 위한 양질의 치료를 위해서는, 만성 질환을 관리해 주는 사회복지사나 식구들이 인정과 보상을 받을 수 있어야 한다. '지속적 치료'라는 용어는 상태에 맞게 적절한 보살핌을 받는다는 의미인데, 그 사람의 변화에 따라 신속하고 효과적으로, 그리고 적절한 양으로 제공되는 치료 체계를 말한다. 노인의 건강을 돌보는 일은 일상생활을 불필요하게 규칙화하고 의료화하는 것이 아니라, 자율성과 사교성을 촉진하는 것으로서, 주거 생활을 지원하고 보살피는 데 필요한 재정을 늘리는 일이다. 우리는 보건 기관과 정부의 정책 입안자에게 노년 인구에게 필요한 건강과 사회적 서비스에 예산을 집행하라고 계속 압력을 넣어야 한다.

병을 오진해서 치료하지 못하는 경우

우리가 예순을 넘기면(일흔다섯이 넘은 경우에는 말할 것도 없이), 의료인들은 모든 신체적, 정서적인 문제를 노화 때문이라고 가정하고, 다른 방법을 찾지 않는 경향이 있다. 경제적으로 넉넉하고 주치의가 있는 여성은 그런 영향을 덜 받는다. 그러나 그런 여성들은 호르몬 요법 →539쪽이나 성형 수술 같은 불필요하고 위험한 치료를 받으라는 위협을 더 많이 받는다.

노인병에 대해 제대로 훈련받지 못한 의사들은 정서적이고 정신적인 혼란을 단순한 노쇠 때문으로 해석할지도 모르는데, 그것은 영양 부족, 치료 가능한 신체적 기능 부전, 슬픔을 나타내는 것일 수 있고 부적절한 약물에 대한 반응일 수도 있다. 의사들은 정말로 무엇이 문제인지 찾기도 전에 노년 여성이라면 그저 신경안정제, 진정제, 항우울제, 호르몬을 처방한다. 한 간호사는 "남성이 현기증을 호소할 때는 서서히 낫도록 보살피지만, 노년 여성들에게는 바륨을 처방한다."고 지적한다.

손목이 부러졌을 때 나는 두려웠어요. 나을 수 있다 해도 시간이 얼마나 많이 걸릴지 알 수 없잖아요. 그래서 '적극적'인 치료를 받기가 망설여졌지요. 이제 많이 좋아져서 적극적인 치료를 받으려고 해요. 늙었다는 것에 대한 두려움과 고정관념 때문에 움츠러들었던 거예요.

약물 과다 처방

65세 이상은 미국 인구의 13%를 차지하지만, 연간 의약 처방의 30%를 점한다. 노인층은 다양한 만성 질환 때문에 몇 가지 약물 치료를 매일 받고 있는데, 다른 의사로부터 각기 다른 처방을 받기 때문에 의사들은 다른 쪽 처방에 대해서는 알지 못한다. 의사는 자신의 처방을 받기 전에 어떤 처방을 받고 있었는지, 중복되는 것이 없는지 조사해야 하는 중요한 단계를 무시하기 일쑤다. 노인들은 과잉 처방으로 많은 부작용을 겪는다. 의사에게 갈 때는 모든 의료 처방전을 지참해야 한다. 60세 이상의 노인은 많은 약물에 민감하여 분량과 연령, 영양 상태가 고려되어야 함을 모르는 의사들이 많다(어떤 연령층이든 여성은 남성보다 몸집이 작고 체중이 적게 나가므로 더 적은 분량으로 충분할 수 있다). 어떤 사람들은 약물 대신 뜨거운 찜질이나 마사지 등 다른 방법을 택하거나, 통증 완화를 위해 물리 치료를 받는다.

나이가 들면 약물에 더 민감해지고 신진대사는 느려진다. 신장과 간이 약물을 분해하는 속도도 떨어져서 약물은 체내에 더 오래 남아 있게 된다. 또 나이가 들면 근육이 지방으로 바뀌어 약물이 지방층에 축적될 수 있다. 예를 들어 발륨은 부정기적으로 조금씩 복용한다 해도 해로운 효과나 중독을 낳을 가능성이 높아진다. 미국 주립 정신병원에 입원한 노인들에 대한 연구를 보면 그중 15%는 치매나 다른 정신 질환이 아닌 약물 중독 때문이었다. 어떤 종류의 약물은(투약을 멈추면 중단되기는 하지만) 우울증을 일으킬 수도 있다.

양로원에서 많은 노인들은 말 그대로 조용하고 순응적으로 '안정'된다. 자신을 비롯해서 친지나 친구가 그런 식으로 부적절한 처방을 받고 있다고 판단되면 그런 상황을 바꿀 수 있게 최선을 다해야 한다.

양로원에 거주하는 94세의 친구를 찾아갔어요. 그 친구는 최근에 다양한 병을 진단받았는데, 3~10가지 알약을 매일 복용해야 한다는 거죠. 그 약이 무엇인지, 무엇에 좋은지에 대한 설명을 도무지 들은 적이 없었대요. 알약을 주려고 온 간호사를 빤히 보면서 내 친구는 이렇게 말했대요. "의사는 단지 내 몸만을, 그것도 잠깐 동안의 상태만 봤을 뿐이죠. 하지만 나는 내 몸을 94년간 알아왔어요. 그러니 내가 뭐가 뭔지 납득하기 전까지는 내 몸에 못 넣을 줄 알아요."

노화로 인한 신체 기능 약화와 만성 질환

오십대가 넘으면 직업병 위험도 신중히 고려해 봐야 한다. →7장 환경과 직업 의료 여건보다도 사회 경제적 요소들이 더 심각한 악영향을 미칠 수 있다. 가족이나 친구와 떨어져 살 때 느끼는 고립감, 병석에 누운 가족을 혼자서 보살펴야 하는 것, 비싼 병원비 때문에 진료 받지 못하는 것, 보험 적용 범위가 좁은 것, 노화에 대한 의료계의 이해가 불충분한 것, 의사들이 지역별로 골고루 퍼져 있지 않은 것 등을 들 수 있다. 빈곤이 건강을 악화시키는 경우가 많다. 저소득에 따른 돈 걱정, 사회 보장 제도의 혜택 축소에 대한 두려움은 일상생활의 스트레스를 더해서 건강을 더욱 해치게 한다. 또 충분한 수입이 없으면, 일상에서 단순하지만 필수적인 부분에서 자기 몸을 돌보기도 어려워진다. 예를 들어 눈이 쌓여 보도가 더럽거나 거리가 위험할 때, 실내 운동 기구가 없는 사람은 걷기 운동을 하기 어렵다. 경기가 나빠지고 사회 복지 혜택이 급격히 줄어들어서 매달 수천 명의 노년 여성이 비타민이나 특별식은 고사하고 필요한 만큼의 칼로리를 얻는 것도 어려워졌다. 어떤 이들은 집이 없거나 냉난방 장치도 없이 살고 있다. 소득이 적어 치료를 못 받고, 특히 정부 보조가 삭감될 때는 더욱 그렇다. 사회적 보조나 정책상의 큰 변화가 없으면, 많은 노년 여성들이 몇 년 안에 건강이 급격히 나빠질 것이며 빈혈, 탈수, 체온 저하에 따른 긴급 입원이 늘어나고 이런 모든 원인들로 인한 사망이 증가할 것이다.

중노년기에 영향을 미치는 심각한 여러 가지 건강 문제들은 이 책 곳곳에서 논의되듯이 젊은 여성에게도 영향을 줄 수 있다.→ 24장 여성의학 상식, 특히 고혈압, 암, 관절염, 심장 질환, 당뇨병, 동맥경화증 등 퇴행성 관절염, 고혈압은 노년 여성을 괴롭히는 가장 흔한 만성 질환이다. 고혈압은 뇌졸중이나 심혈관 질환을 일으키는 가장 큰 위험 요소다. 따라서 고혈압을 잘 조절하는 것이 치매 등 노년기 질환을 예방하는 데 중요하다. 심각한 장애는 아니지만 노화에 따른 시력 약화, 청력 상실, 보행 부자유 등이 골다공증과 더불어 주로 60세 이상의 여성들에게 큰 영향을 미친다.

65세 이상의 여성은 만성 질환을 두 가지 이상 지닌 경우가 많고, 독립적인 활동을 하려면 도움이 필요하다. 이런 여러 요인들이 복합되어 양로원에 방치될 위험은 더 커진다.

노화 과정은 사람마다 다르다. 따라서 어떤 상태를 노화 때문이라고 단정해서는 안 된다. "당신 나이에 무엇을 기대하세요?" 라며 노년 여성의 호소를 무시하는 의료인들은 특별히 경계해야 한다. 오늘날 많은 질병들은 나이에 상관없이 치료 가능하다. 또 새로운 의료 기술들이 노인의 독립성을 제한하던 운동력 상실과 시력 손상을 줄여나가고 있다.

시력, 청력, 보행 장애 때문에 노인들이 그동안 해온 독립적인 생활과 자선 활동을 포기해야 할 때에는 이런 상황에 익숙해지고 새로운 대안을 찾을 시간이 필요하다. 「노년여성연맹」의 칠십대 여성은 지팡이를 자신의 '새 친구'라고 한다.

친구와 함께 아직 돌아다닐 수 있어요. 친구는 내가 여기에 있는 여러분 앞에 올 수 있도록 도와주었죠. 이런 친구가 하나만 있는 게 아니에요. 나무 지팡이를 사서 내가 입는 옷에 맞추어 색칠했죠.

이런 태도를 가지면, 지팡이나 보청기 같은 보조 장치가 우리를 늙어 보이게 하는 것이 아니라 활동을 계속할 수 있게 도와주는 것이라고 받아들일 수 있다.

운전을 할 수 없게 되었으면 이전에 해 오던 자선 활동이나 사회관계를 포기하게 될 수도 있다. 그럴 땐 택시를 함께 타고 다닐 사람들을 찾거나, 차를 태워 달라고 부탁하고 새 친구를 사귀자. 일부 노인 단체 및 지역 또는 종교 기관들이 노인들의 교통 문제를 돕고 있으며, 이 일을 할 자원 봉사자를 모집하고 있다. 많은 지역에서 노인 및 장애인을 위한 교통 서비스를 제공하고 있다.

자동차가 고장 났는데 수리할 여유가 없었어요. 일을 그만두어야 할 것 같았죠. 무릎이 너무 시려서 버스 정류장까지 걸어갈 수가 없었으니까. 그런데 사회복지사가 차를 태워 주는 서비스가 있다고 알려 주었죠. 의사의 진단서를 내니까 그 사람들이 태워다 줘서 일하러 가지요. 그 사람들이 시간을 딱 정해 놓고 태워다 줄 수가 없어서, 조절 가능한 선택 시간제로 일하고 있지요.

노인들은 아직 더 일할 수 있어야 하고, 걸어 다니기에 안전해야 하며, 대중교통을 편하게 이용할 수 있어야 한다.

노화와 감각 상실

나이가 들면서 누구나 감각 기관의 급격한 변화를 경험하는데, 이런 변화는 우리가 적응할 수 있도록 서서히 진행된다. 누군가가 우리가 전처럼 듣거나 보지 못하는 것 같다고 지적할지 모른다. 또 통각이 무뎌져 목걸이 고리를 잘 꿰지 못하거나 책장을 넘길 때나 문고리를 돌릴 때 힘이 들 수도 있다. 미각이나 후각을 잃어버려 입맛이 없어져 영양 부족을 겪는 노인들도 있다. 시력이나 청력의 약화는 반응에 직접적인 영향을 미치기 때문에 느리고 둔한 행동을 하게 된다. 노인이 느리고 둔하다는 것은 나이 차별에서 나온 고정관념이다. 이런 감각 변화에 대응하는

청력 장애를 가진 이와 대화하는 법

- 좀 떨어진 다른 방이나 그 사람 뒤에서 이야기하지 않는다.
- 대화하면서 다른 소음은 줄인다. 가능하면 TV나 라디오를 끈다.
- 조명이 자기 얼굴에 비치도록 하여, 입 모양 등으로 짐작할 수 있게 한다.
- 말을 시작하기 전에 주의를 끌어 알게 한다.
- 얼굴을 상대편에게 똑바로 향하게 하고 될 수 있으면 높이를 맞춘다.
- 손으로 얼굴을 가리지 않는다. 담배를 피거나 음식을 먹으면서 말하지 않는다.
- 소리치지 말고 자연스럽게 그러나 천천히 직설적으로 말한다.
- 낮은 톤으로 말하도록 노력한다. 많은 이들이 높은 톤에 대한 청력을 먼저 상실한다. 많은 여성들은 청력 장애가 있는 이와 이야기할 때 톤을 낮출 필요가 있다.
- 상대편이 듣지 못했거나 잘못 이해했을 경우, 반복하기보다는 다르게 말해 본다.
- 피곤하거나 몸이 불편할 때 더 듣기 힘들다는 것을 염두에 둔다.
- 인내심을 가진다. 초조함의 기미나 역정은 상대편에게 상처를 줄 수 있다.
- 주의 깊게 듣는다. 상대편과 듣기와 말하기의 균형을 맞춘다. 청력 장애가 있는 사람은 분명히 듣기보다 말하기가 더 쉬울 것이다.

것도 필요하지만 내가 여전히 쓸모 있는 존재임을 다른 사람들에게 이해시킬 필요도 있다. 크게 말해 달라고 주저 없이 요청하고 내 정신 능력이 예전처럼 좋다는 것을 알려야 한다.

시력 감퇴

사람의 눈은 중년에 이르면 탄력이 없어진다. 원시라면 돋보기가 필요하게 된다. 안경을 처음 쓰는 이도 있을 것이다. 근시인 경우, 운전을 하거나 먼 거리를 볼 때를 제외하고는 안경 도수를 올리기도 한다. 이중, 삼중 초점 렌즈가 필요한 사람들도 있다. 갑자기 이런 안경에 익숙해지기 힘들고 당황스럽기도 할 것이다.

눈앞이 갑자기 번쩍이거나 캄캄해진 적이 있으면 즉시 안과에 가봐야 한다. 심각한 망막 결손 증상일 수도 있기 때문이다. 어떤 여성들은 시야에 검은 점이 보이기도 하는데, 이것은 만성화될 수도 있다. 긴급한 상태는 아니더라도 검사는 꼭 받아 봐야 한다. 만성 증상이라면 눈을 자주 쉬어 주고 동공 운동을 하면서 극복할 수 있다.

칠팔십대 또는 그 전에라도, 백내장이나 시야가 흐릿해지는 증상이 생길 수 있다. 이런 증상을 예방할 수 있다는 증거는 없지만 안과 의사들은 가끔 비타민E를 먹으라고 권할 것이다. 백내장의 원인으로 밝혀진 것은 적지만, 백내장 수술은 과감하고 극단적인 시술이 이익을 주는 몇 안 되는 의학 분야 중 하나다. 눈 수술을 할 때에는 특히 다른 의사의 의견도 들어 보는 것이 좋다. 눈 수술이 필요치 않거나, 수술하기에 너무 이르거나 늦은 경우에도 수술을 권하는 의사들이 있기 때문이다. 백내장 수술을 받으려면, 수술 후 선택 사항을 미리 알아보아야 한다. 최근에는 레이저 수술과 인공수정체 삽입술 등이 새로 개발되어서 수술 후 콘택트렌즈나 안경을 끼지 않을 수도 있게 되었다. 이에 정통한 안과 전문의를 찾아본다. 백내장 수술은 보통 입원할 필요 없으므로 선글라스를 지참하고 보호자와 함께 가면 된다.

만성 질환인 녹내장은 보통 중년 이후 나타난다. 눈 점액이 과다해서 안압이 지나치게 높아지면 시신경을 해쳐 시력 상실을 초래한다. **45세 이후에는 반드시 녹내장을 포함한 안 질환 검사를 매년 받아야 한다.** 녹내장은 남성보다 여성에게 더 많이 나타나는데, 어떤 사람들은 불편함을 느끼기도 하지만 초기에는 통증이나 증상이 거의 없다. 초기에 발견한 경우 경미한 녹내장은 안약으로도 효과적으로 퇴치할 수도 있다. 증상이 심해지면 수술을 하고 그 후에도 정기 검진을 받아야 하는데, 그렇게 해도 완전한 치료는 불가능하다.

한국 보건복지부는 저소득 백내장과 당뇨병성 망막증 등 시력 상실을 초래할 수 있는 안 질환을 앓고 있는 기초생활수급자 노인에게 무료 개안 수술을 지원하고 있다.[6]

청력 상실

우리는 청력을 너무도 당연하게 느끼고 살았지만 어느 날 문득, 사람들이 하는 이야기를 놓치거나 서로가 불편할 만큼 다시 말해 달라고 하는 자신을 발견할지 모른다. 물리적인 청력 상실만큼이나 이로 인해 생기는 고립감 또한 견디기 힘들다.

가끔 대화하는 가운데 한 토막씩 놓칠 때마다 그냥 미소를 짓거나 고개를 끄덕이며 마치 알아들은 것처럼 행동하는 부자연스러운 나 자신을 봅니다.

6 무료 개안 수술에 관한 자세한 사항은 「한국실명예방재단」에 문의한다. www.kfpb.org 02-718-1102

'듣기가 어렵다'는 것은 분명 장애다. 그러나 자신이 말하지 않으면 아무도 모른다.

청력 장애가 있는 사람은 무엇보다도 자기 자신을 배려해야 합니다. 다른 사람과 이야기할 때, 천천히 더 분명하게 말해 달라고 부탁하고, 잊어버리면 계속해서 상기시켜야 합니다.

청력 상실은 흔하지만 노화에 꼭 따라오는 현상은 아니며, 가계 대물림인 수가 많다. 청력 상실은 노인의 만성 질환 가운데 세 번째로 흔하다. 65세 이상의 60%, 75세 이상의 90%가 어느 정도 청력 손상을 겪는다. 여자보다는 남자들에게 더 많이 더 심하게 나타나기는 하지만, 상당수 여성도 같은 문제를 가진다. 산업화에 따른 소음 증가 문제는 현재 65세 이상인 세대, 특히 공장 노동자와 도시 거주자의 청력 상실의 주 원인이다. 게다가 베이비붐 세대는 오랜 기간 시끄러운 음악에 노출돼 왔다. 청력 상실 원인을 정확히 진단하는 것이 매우 중요한데, 신경성 난청인지 전도성 난청인지에 따라 치료법이 다르기 때문이다. 전도성 난청은 신경성 난청과 달리 수술로 교정할 수 있다.

외국 영화에 새로운 흥미를 갖게 됐어요. 극장에 가서 미국 영화를 보면 많은 부분을 알아듣지 못했는데, 요즘은 외국 영화를 보면서 자막을 읽을 수 있으니까 한마디도 놓치지 않죠. 그 덕분에 견문이 넓어졌어요. — 78세 여성

행사장에 가서는 사회자에게 더 크게 말해 달라고 요청한다. 수화를 배우면 청력을 상실한 후에도 문화 행사에 참가할 수 있다. 문화 행사를 계획하고 있다면, 수화해 줄 사람을 찾아보아야 한다.

여러 형태의 보청기가 있지만, 불행히도 청력 장애 노인의 돈을 노리는 엉터리 장사치들도 많다. 보청기를 고려 중이라면 먼저 정보를 모으고 담당 의사에게도 물어보는 것이 좋다.

관절염과 운동 능력

관절이 닳아 생기는 퇴행성 관절염(골관절염)은 노년 여성에게 나타나는 가장 흔한 만성 질환으로, 한국 노년층 여성의 3분의 1 이상이 관절염을 겪는다.[7] 골관절염은 통증

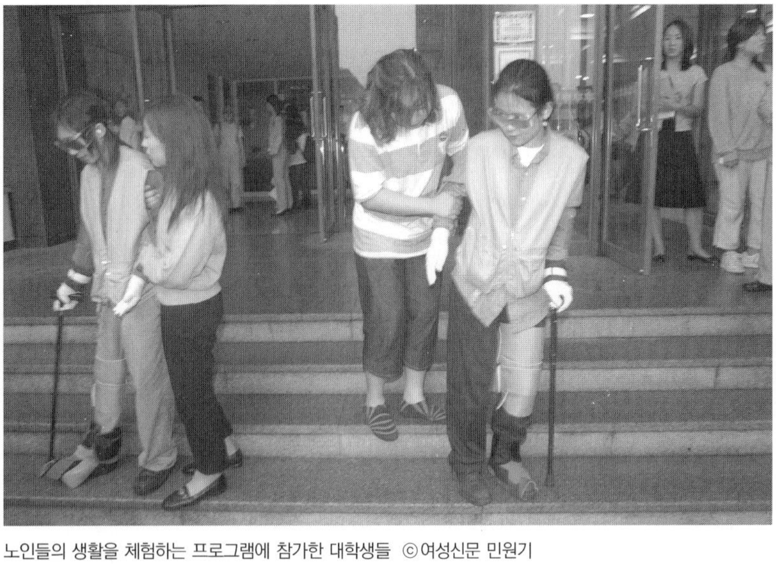

노인들의 생활을 체험하는 프로그램에 참가한 대학생들 ©여성신문 민원기

이 있지만 일반적으로는 걷기 힘든 정도는 아니다. 관절염이 있는 사람들이나 관련 의료인들 모두 관절염은 치료될 수 있다고 여기는 추세다. 관절 장애가 있으면 충분한 휴식이 필요하긴 하지만, 관절염이 있는 수백만의 사람들은 정상적으로 잘 살고 있는 편이다. 직업까지 바꿔야 하는 이들도 더러 있지만 관절염을 가지고도 일을 계속하는 이들이 많다. 3% 정도가 심각한 장애인데 이것도 조기에 진단하면 예방과 치료가 가능하고 새로운 치료법이 개발되어 수치가 줄고 있다. 관절과 척추에 특히 무리가 가는 직종이 있다. 예컨대 간호사 업무는 다른 직업에 비해 2.5배나 높은 척추 장애를 유발한다.→7장 환경과 직업

퇴행성 관절염에 대처하려면 통증 치료와 약 말고도 운동과 휴식을 적절히 해야 한다. 몸이 무엇을 요구하는지 들어 본다. 서서히 부드럽게 운동하고 운동 중간에 휴식시간을 갖자. 수중 운동과 수영이 도움이 될 수 있다. 아침에 가벼운 스트레칭이나 관절 운동을 하기 전에 따뜻한 물에 들어가 있거나 샤워하는 것도 뻣뻣한 관절을 풀어 주는 데 도움이 될 것이다. 가벼운 스트레칭을 포함해 근육을 강화하는 운동을 일주일에 2~3회 하는 것은 통증을 줄이고 몸을 자유롭게 움직이는 데 도움이 된다.

관절 통증을 이유로 운동을 회피하지 말되, 통증을 일으키는 운동은 하지 않아야 한다. 통증이 생기면 멈추고 다른 운동을 해 본다. 정원 가꾸기 15분, 걷기 15분 등, 하루에 30분씩 적당한 활동을 한다. 때로는 체중을 줄이면 통증이 줄어든다. 마른 사람들이 골다공증에 잘 걸리는 것→541쪽과 달리 퇴행성 관절염은 과체중인 사람이 걸리

7 한국보건사회연구원에서 발표한 『한국 여성의 건강 통계』(2003)에 따르면, 65~74세 여성의 42.3%, 75세 이상 여성의 34.4%가 관절염을 앓고 있는 것으로 밝혀졌다.

기 쉽다. 몸을 따뜻하게 하는 것이 중요하다. 퇴행성 관절염이 있는 사람들은 추위를 탈 경우, 관절이 마비되기도 하고 관절 내부에 영향을 미치는 기압 변화에도 상당히 민감하다.

가까운 친구 가운데 하나가 갑자기 죽고, 또 다른 친한 친구는 유방암으로 심하게 아팠던 그 해 1월, 정말이지 춥고 축축하던 때였지요. 나도 무릎과 척추에 심한 통증을 느꼈어요. 허리가 아파서 의사에게 보여줄 때도 바로 앉지도 못하고 옆으로 돌아 누워야 할 정도였고, 서려고 할 때는 무릎의 부담 때문에 침대 귀퉁이를 잡아야만 했어요. 의사는 정형외과 보조의를 보내 엑스레이를 찍게 했습니다. 그는 등이 무릎보다 심각하다며 무슨 일이 있어도 척추 운동을 계속하라고 했어요. 다행히 물리 치료사도 무릎에 무리가 가지 않는 척추 운동을 하라고 권했죠. 이틀에 한 번씩 근육과 관절에 무리를 주지 않도록 쉬는 시간을 주며 운동하고 있습니다. — 오십대 후반 여성

따뜻하고 건조한 지역으로 이사 가는 것을 고려하고 있다면, 우선 한번쯤 직접 가봐야 한다. 이사는 생활에서 스트레스를 가장 많이 일으키는 일 중 하나이기 때문이다. 친구들과 헤어져 새로운 사회 환경에 적응하는 일은, 날씨 때문에 아픈 관절보다 스트레스가 더 클 수도 있다.

78세의 여성은 새로운 야외 활동 때문에 통증을 느끼기 시작했다.

캠핑 여행을 하던 중이었는데 기차역에서 계단을 올라가기가 힘들지 뭐예요. 한 발을 계단에 올리면 어디 다른 발을 다음 계단에 올릴 수가 있어야죠. 한 계단에 두발을 모았다가 다시 올라가야 했어요. 쉬운 길만 찾아다니고 힘든 코스를 피해 다녔죠. 전문가와 친구들은, 예전에 하던 대로 하면서 불편함이 느껴지면 그것을 판단의 근거로 삼아서 한계를 정하라고 조언하더군요. 집중해서 책을 읽다가 일어설 때 통증이 느껴지면, 몸을 좀 풀고 나면 괜찮아지는데 뭘, 하고 스스로 위로했어요. 이런 내 몸의 한계를 받아들이고 이런 대로 살아가는 법을 발견해 가요. 그런데 내가 이런 한계를 완전히 받아들여서는 안 된다는 것을 알게 되었어요. 자전거를 빌려서, 자전거 타는 법을 새로 배우다가 깨닫게 된 거에요. 튼튼한 왼쪽 다리를 이용하는 법을 찾아내서 곧 신나게 달릴 수 있게 됐어요. 그리고 하이킹 책을 읽고 나서 내 걸음걸이가 잘못됐다는 것을 알게 되어서, 곧바로 올바른 보행법을 시작했어요. 그러고 나니 더 편안하면서도 자유로워졌습니다.

평소에는 발을 당연한 것으로 여길지 모른다. 그러나 걸을 때나 심지어 쉴 때도 상처나 통증을 느끼기 시작하면, 뼈에 문제가 생겼다는 신호다. 여성에게 발 질환은 너무 꽉 조이고 끼도록 디자인된 신발 때문인 경우가 많다. 여성 정형외과 환자에 관한 한 연구는, 여성의 88%가 발에 비해 너무 작은 신발을 신는다고 했다. 하이힐은 우리의 걸음걸이와 자세를 나쁘게 만들고 척추와 목을 비롯해 관절에 무리가 가게 한다. 단단하고 받쳐 주고 잘 디자인된 신발은 피로감을 줄여 주고 엄지건막류(엄지발가락 안쪽에 생기는 염증) 등의 병도 예방한다. 어떤 종류의 발병이든 나이가 들면 악화되는데, 특히 몸무게가 늘어난 상태이거나 하루 종일 서 있어야 하는 경우, 더 그렇다. 저소득층 여성은 발을 사용하는 육체노동으로 살아가는 경우가 더욱 많고, 수입이 적으므로 나이 들어서까지 일해야 하는 경우가 많다.

뼈 소실과 골다공증

피부나 세포, 몸의 다른 조직들처럼 뼈도 평생 재생된다. 십대 때 운동을 열심히 하고 고칼슘 식단을 지키는 것은 마치 가장 좋은 시기, 즉 우리가 계속 자라고 뼈를 형성하는 시기에 '돈을 뼈은행에 저축'하는 것과도 같아서 평생 혜택을 준다. 젊은 시절에 뼈는 소실되는 만큼 재생되는데, 삼십대에는 재생되는 것보다 소실되는 것이 더 빠르며, 매년 약 1%씩 뼈가 소실된다. 완경기에 더 급격한 속도로 뼈가 소실되는 여성들도 있다. 칠십대에도 심하게 뼈가 소실된다. 여자든 남자든 나이가 들면 어느 정도 뼈 소실이 일어나는 게 일반적이다.

예방

일생 동안 건강식을 하고 체중 부하 운동을 하고 흡연 같은 나쁜 습관을 피하고 뼈의 소실을 가져오는 의료 조치를 피하면 뼈를 유지할 수 있다.

최근 의료인들은 칼슘과 비타민C, 비타민D 섭취나, 걷기, 웨이트 트레이닝, 척추 운동법, 물리 치료 등을 권하고 있다. 수중 운동은 관절에 무리를 덜 가게 하면서 운동 효과가 크다.

뼈 소실, 골다공증, 골절

뼈가 소실된다고 모두 골다공증이 되는 것은 결코 아니지만, 뼈가 계속해서 많이 소실되면 골절이 일어날 수 있다. 골다공증이 척추에 영향을 미칠 때, 고통스럽고 관리하기 힘들 수도 있다. 미국의 제약 회사 광고를 보면, 대담하게도 공공연히 마치 모든 여성이 중년에 에스트로겐 처방을 받지 않으면 반드시 골절을 당하는 것처럼 겁을 주고 있다. 실제로는 현재 50세 여성 가운데 늙어서 골다공증에 걸릴 확률은 15%에 불과한데, 뼈가 부러지지 않는 이상 골다공증이 있는지 알지 못하고 지나가는 수도 많다. 게다가 호르몬 요법을 멈추면 골밀도가 낮아지기 시작한다. 여성의 고관절 골절은 대부분 팔십대에 일어난다. 그래서 의학계에서는 칠십대를 지나서 또는 골절을 입은 후, 골절 재발 방지를 위한 치료를 시작하라고 한다.

그러나 골다공증을 예방하는 것보다는 골절을 예방하는 것이 더 중요하다. 사실 많은 경우 골절상은 일반적인 안전 조치로 예방할 수 있으며, →556쪽 심한 골다공증이 원인은 아니다. 골다공증은 백인에게 더 많지만 아프리카계 미국인 여성은 골절 치료율이 가장 낮다. 아시아계 여성은 뼈가 가늘어지는 비율은 높으나 골절은 적게 일어난다. 노년 남성들도 여성에 비해 골절 위험이 낮지 않다. 이 요소들은 에스트로겐 처방을 받고 이 상품을 살 여유가 있는 백인 여성을 대상으로 한 제약 회사의 캠페인에서 무시되고 있다. 이들을 제외한 다른 그룹 여성들이 갖는 위험은 평가 절하되고 있는 것이다.

진단

초기 단계에서 골다공증은 증상을 보이지 않거나, 등이 쑤시거나 등 근육에 경련이 일어나는 등 가벼운 증상만 나타난다. 그래서 노년 여성은 살짝 넘어져 척추나 고관절, 손목에 골절이 생길 때까지 자신이 골다공증을 앓고 있는지 자각하지 못할 수도 있다. 완경이 지난 여성은 척추 윗부분이나 아랫부분에 며칠간 통증이 계속되다가 멈추는 것을 경험하기도 하는데 이는 허물어진 척추골이 자연히 무너짐에 따른 것일 수도 있다. 더 진전된 형태인 상층 척추의 압축 골절은 소위 '곱사등'으로 불리는 웅크린 자세를 초래한다. 드물지만, 가슴이 좁아진 결과로 음식물 소화가 어려울 수도 있다.

엑스레이 검사로는 골다공증으로 30~40%의 뼈를 상실할 때까지 확실한 진단이 어렵다. 그러나 다른 이유로

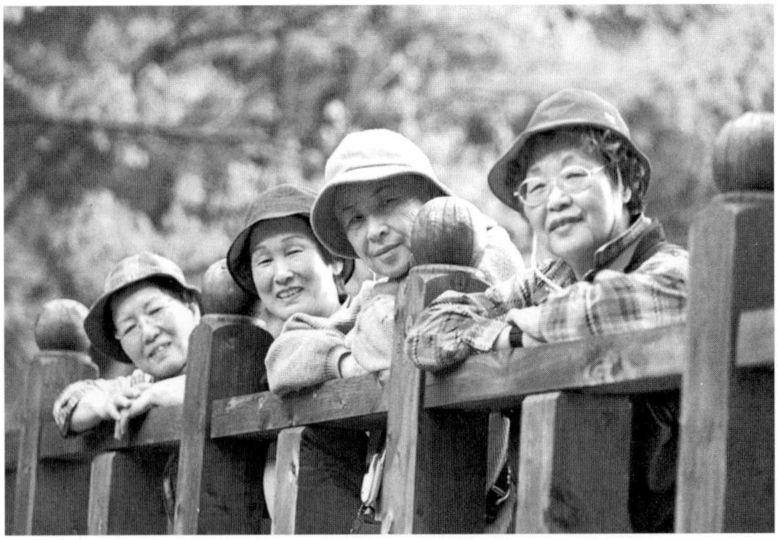

일생 동안 건강식을 하고 체중 부하 운동을 하고 흡연 같은 나쁜 습관을 피하고 뼈의 소실을 가져오는 의료 조치를 피하면 노년에도 뼈를 유지할 수 있다. ⓒ이프

뼈가 소실되는 것은 알 수 있다. 엑스레이 검사는 확실한 골다공증 진단을 해 주지 못한다. 뼈 검사는 적절하지 않을 뿐더러 비용으로 보아도 효율적이지 않다. 그것은 근본적으로 아주 위험한 단계에 있는 환자용이며 그 경우에도 결과에 도움이 되는지 확실치 않다.

골 손실을 줄이는 방법을 알고 식사, 운동, 생활 방식 등을 바꾸지 않는다면 조기 발견도 의미 없을 것이다. 골 손실을 줄이는 생활 방식으로 바꾸는 것은 모든 여성에게 이득이 되니까 지켜야 한다. 대부분의 여성에게 실시하는 뼈 검사는 쓸데없이 시간과 돈을 허비하는 경우가 많다.

새로운 치료법

골다공증과 골절 치료를 위한 새로운 약이 몇 가지 있다. 포사맥스(성분명 알렌드로네이트)는 골다공증을 치료하는 비호르몬제다. 이것은 비스포스포네이트라 불리는 약물 계통에 속하는데, 이것은 뼈가 부스러지는 것을 방지한다. 미국 식품의약국은 포사맥스의 사용을 승인했는데 예방이 목적은 아니다. 3년간의 연구 결과 이 약은 안전하게 짧은 기간에 노년 여성의 골량을, 특히 골반과 척추의 골량을 증가시키는 효과가 있다고 알려졌다. 장기간 사용시 안전성에 대해서는 연구가 진행 중이다. 삼키기 힘든 증세 및 식도 계통의 부작용으로 30일 이상 입원하는 등 심각한 부작용에 대한 보고도 있다. 약의 부작용을 피하려면 매우 조심스럽게 다뤄져야 한다. 이 약의 복용자는 아침에 일어나자마자 정제 한 알을 먹고, 아침을 먹기 전에

30~45분간 운동을 하는 것이 가장 효과적이다.

또 다른 치료법은 칼시토닌이다. 이것은 갑상선에서 분비되는 호르몬으로, 혈중 칼슘양을 조절하여 뼈를 만드는 데 도움을 준다. 전에는 주사로만 투여할 수 있었는데 지금은 코에 스프레이를 뿌리는 방법이 있어서 비용이 적게 들며 본인이 직접 할 수도 있다. 또 다른 치료법들이 연구 중에 있는데, 에티드로네이트와 불화나트륨 등이다.

마르고 뼈가 약한 노년 여성들은 쉽게 넘어지거나 골절을 입기도 하고, 또는 척추가 굽기도 하는데, 그런 경우에는 포사맥스나 새로운 약이 생활의 질을 바꾸어 놓을 것이다. 이들 신약은 그것이 필요한 사람, 합병증 위험이 없는 사람에게만 처방해야만 하며 호르몬 요법처럼 과다하게 처방해서는 안 된다.

골절 예방

예방 조치 중 하나는 약품의 과다 복용을 줄이는 것이다. 약품 과다 복용은 노인들이 넘어지는 최대 원인이다. 여기저기의 양탄자, 불안전한 욕실과 계단 등 집안의 위험물을 제거하고, 겨울에는 눈을 잘 치운다. 한 혁신적 연구에 따르면 양로원 거주자들은 엉덩이에 패드를 대는데, 이것은 고관절 골절을 현저히 줄인다. 따라서 비현실적인 마른 몸매를 유지하려던 삶을 뒤로 하고, 남은 노년은 엉덩이 패드를 착용함으로써 골절을 예방하자.

이 책의 저자들은 골다공증과 골절을 예방하기 위해 일생에 걸쳐 위험을 줄이는 방법을 잘 택하는 것이 최선이라고 믿는다. 잘 먹고, 칼슘을 충분히 섭취하고, 뼈와 근육의 균형을 유지하고 향상시킬 수 있는 운동을 하고, 흡연을 피한다. 불필요한 자궁 적출술과 난소 적출술도 피한다. 노년에는 부상 예방에 주의를 집중해야 한다.

요실금과 요로 감염

나이가 들면서 질과 요도의 산성도가 떨어지기 때문에 요로 감염과 방광염에 걸리기 쉽다. 이것은 일시적인 요실금을 일으키는데, 쉽게 치료될 수 있다. 자신이나 주위 사람이 이 증세를 보이면 의료인에게 내부 감염을 확인해 달라고 한다.→ 24장 여성의학 상식, 요로 감염, 630쪽

완경기 즈음부터, 기침이나 재치기를 할 때 , 크게 웃거나 심한 운동을 할 때 오줌을 찔끔거린다는 것을 알게 될지도 모른다. 이는 복압성 요실금이라 불린다. 에스트로겐이 줄어들면서 요도 주변 조직이 얇아져서 때때로 방광을 조정하기가 힘들어지는 것이다. 요실금이 있었던 여성은 더 심해지는 것을 경험할 것이다. 골반저 근육을 강화하는 케겔 운동이→ 12장 몸에 대한 이해, 261쪽 이런 증세에 도움이 될 것이다. 이 운동을 해본 적 없다면 오늘 당장 시작하자.

요실금은 노년층에 아주 보편적이긴 하지만 평균적으로 볼 때 노화의 일부는 아니다. 미국에서는 65세 이상 여성의 30%가, 장기요양 중인 여성의 50%가 요실금이 있다. 한국에서는 노년기 여성 과반수가 요실금을 겪고 있는 것으로 추산된다.[8] 스스로 화장실을 갈 수 없는 경우, 마음대로 움직일 수 없는 것이 요실금의 요인이 되기도 한다.

요실금은 자가 요법이나 병원 치료를 병행할 때, 성공적으로 관리되고 치료되고 심지어 완쾌될 수도 있다. 수술을 해야 할 경우에 도움을 구하기가 힘들 수 있다. 여성의 생식기와 비뇨기는 별도의 의학 분야이기 때문이다. 비뇨기과 전문의는 여성의 생식 기관에 대해 기초적인 것 이상을 알지 못하고, 양쪽 분야 모두 중년과 노년 여성을 어떻게 조치해야 하는지 아는 의사가 드물기 때문이다. 미국에는 여성비뇨기과라 불리는 새로운 전문 분야가 생기고 있는데 여성 비뇨 문제에 정통한 수술 전문의로 구성되어 있다.

우울증

우울증이 노화의 전형적인 현상은 아니다. 노화가 원인이라고 주장하는 의사나 사람들의 말은 들을 필요 없다. 입맛이 없거나 성욕을 못 느끼거나 매사에 의욕이 없고, 너무 많이 자거나 잠을 못 자는 증세가 한 달 이상 계속되고 친구와 이야기해 봐도 나아지지 않으면 전문가의 도움이 필요하다.→ 6장 정서 건강 노인들에게 흔히 있는 갑상선 기능 저하가 우울증처럼 보이거나 느껴질 수 있다는 것에 주의한다. 그 경우, 항우울제를 복용할 것이 아니라 갑상선을 치료해야 한다. 정신 치료에 드는 많은 비용은 노년기 사람들에게는 적절치 못하다.

유감스럽게도 많은 정신과 의사들이 노인과 이야기하기를 좋아하지 않는다. 노인의 변화 발전 가능성을 믿는 의사를 만날 때까지 계속 찾아보아야 할 것이다. 같은 또래의 의사를 구하는 것이 가장 좋을 것이다. 약이 우울증

8 박옥희 외, 「노인 여성의 요실금 실태」, 『여성건강간호학회지』, 제7권 4호, 2001. 536쪽.

에 도움이 되는 때도 있지만 노인의 경험이야말로 정신과 약보다 더 효과적일 수 있으며 어떤 약은 우울증을 오히려 유발하거나 악화할 수 있다. 약물 치료는 정신 치료의 전부가 아니며 항상 주의 깊게 검토되어야 한다.

기억 상실과 착란

나 자신, 또는 사랑하는 사람이 일상적인 일 처리가 어려워지거나 판단력이 점차 떨어지고 있다는 현실을 깨닫는 것은 무서운 일이다. 그러나 자신이나 친구, 가족 가운데 누가 점차 기억을 혼동하고 기억력에 문제가 있다고 해서 '그래, 지금부터는 내리막길이군.' 하고 단정 짓지는 말아야 한다. 건망증은 일생 동안 경험하는 것이며 나이가 들면 기억력 감퇴를 좀 더 걱정하게 되는 것뿐이다.

나이를 먹으면서 기억력이 반드시 퇴화하는 것은 아니다. 어느 기억력 검사에 따르면, 예컨대 숫자열의 기억, 단어의 의미, 세상에 대한 지식, 단락의 의미 등에서 노인들이 대학생보다 더 잘 기억하기도 한다. 젊은이들은 세부적인 사항을 더 잘 기억한다. 기억력 감퇴는 불가피한 것이 아니며 회복될 수도 있다. 심하게 아프거나 몸이 약한 노인들도 계속 학습할 수 있으며 지력 저하는 수학 문제를 계속 풀거나 단어 맞추기 놀이를 연습함으로써 회복할 수 있다. 기억력을 훈련하고 기억력 상실을 예방하는 방법은 '마음 살피기' 즉 일상에서 주의를 집중하는 것과 스스로 크고 작은 판단을 하는 것 등이다.

65세에 기억력이 심하게 감퇴하는 것을 알게 되었는데, 목록을 만드는 것으로 해결했어요. 잘 잊어버리는 생각이나 해야 할 일이 있으면 그 자리에서 적어 두었어요. 그러면서부터 나는 이전보다 내 일들을 잘 정리해서 할 수 있게 되었죠.

나는 여전히 왕성하게 사회 활동을 하고 있는 86세 여성입니다. 아침에 일어나면 '얼굴 떠올리기 훈련'을 해요. 오늘 어디를 가야 하는지, 누구를 만나려고 하는지 생각하죠. 얼굴이 떠오르면 될 수 있는 대로 사람들의 이름을 많이 기억해 내려고 애씁니다.

그런데 심각한 기억력 감퇴나 착란일 경우는 치매라고 진단된다(정확하지 않은 말이지만 때때로 '노망'이라 불리기도 한다). 신체적 증상이 없는 기억력 감퇴와 정신 착란의 원인 중 회복 가능한 것에 포함되는 것은, 약물 과다 복용이나 부작용에 따른 약물 중독, 산소 부족, 호르몬 문제, 비타민 결핍, 일반적인 영양실조, 화학 불균형이나 미네랄 불균형, 저체온, 빈혈이나 다른 혈액 문제, 열이나 급성 감염, 내분비선이나 신진대사 장애 등이다. 가벼운 뇌졸중, 큰 충격을 준 사건이나 사고, 가까운 사람이 연이어 세상을 떠나는 슬픔, 또는 갑작스런 환경의 변화 역시 착란이나 미망(실제로는 없는 것을 있는 것처럼 생각하는 일)을 초래할 수 있다. 심각한 우울증이나 슬픔도 기억에 영향을 미칠 수 있으며 노인들이 착란에 빠진 것처럼 보이게 해서, 노망이나 치매라는 부적절한 진단을 내리게 한다. 자신이나 친척이 이런 증세를 겪고 있다면 즉시 노인병 전문의나 신경계통 전문가에게 철저한 평가를 받도록 하자.

최근에는 더 정확한 진단 방법이 생겨서 알츠하이머병이 규명되었는데, 알츠하이머병이나 가벼운 뇌졸중 반복에 알츠하이머병이 겹친 것(복합치매)이 심각한 또는 영구적인 기억 상실 및 착란의 주원인이라고 한다. '알츠하이머형 치매'(노인성 치매)는 미국의 65세 이상 인구의 10%, 85세 이상의 약 절반에 영향을 미친다. 알츠하이머와 뇌졸중의 연관은 오랜 기간 연구되어온 주제다. 몇몇 새로운 연구들은 흡연을 줄이거나 금연하는 것, 혈압을 낮추는 것, 당뇨를 조절함으로써 뇌졸중을 예방하는 것이 노인성 치매의 위험을 줄이는 최선책이라고 제안하고 있는데, 뇌졸중이 알츠하이머병을 유발하는 가장 큰 요인이기 때문이다. 기억력을 좋게 한다는 약이 어떤 사람들에게 도움이 될 수도 있다고는 하지만, 알츠하이머병에 대한 효과적 대처는 계속 연구 중에 있다.

보살펴 주기, 보살핌을 받기

인생은 항상 변합니다. 세월을 거쳐 내가 배운 교훈은 유연해야 한다는 거지요. 그렇지만 혼자 사는 80세 사별 여성인 내가 주위와 어울리는 것은 어려워요. 친구들은 이미 죽었죠. 변화가 필요하다는 것은 알고 있었는데…… 생각해 보니 딸네 집과 가까운 양로원으로 옮기는 방법이 있었습니다. 이렇게 해서 나는 가까이에서 혈연의 도움을 받으면서도 독립된 생활을 할 수 있게 되었습니다. 거처를 옮기니까 딸과의 관계도 새로워졌어요. 성인이 된 딸의 일상을 더 잘 알 수도 있고. 딸과 서로 더 많이 이해하고 잘 지내게 되었습니다. 이게 내 노년기의 소중한 보물이지요. — 82세 여성

어머니가 양로원으로 가신 다음부터 아주 좋았어요. 헌신적인 사람들이 운영을 잘하는 곳이죠. 여든 나이에 새 환경에 적응하는 것을 보니 정말 감탄스러웠어요. 또 어머니를 가까이에서 보고 지낼 수 있다니 정말 멋져요. 어머니와 내가 이런 시기를 맞이하다니 축복 같아요. — 53세 딸

건강/사회/의료 서비스 보급의 격차

여성은 평생 보살피는 일을 하는 사람인가? 오늘날 여성들은 많은 활동을 하고 있음에도, 이 역할을 계속해 줄 것을 요구받는다. 아픈 사람을 씻기고, 입히고, 먹이는 자택 요양의 80%를 감당하는 것은 환자의 가족인데, 그 가운데 72%는 아직도 여성이다.

연로한 부모나 배우자의 부모를 보살피는 일은 여성에게 일임되어, 거의 남성의 9~10배에 달한다. 아픈 배우자를 보살피는 경우도 더 많다. 핵가족 중심으로 사생활 보호를 중시하는 사회에서는, 일반적으로 배우자가 아프면 보통 그 파트너가 보살피게 된다. 그러나 독신이나 이혼자, 사별 여성이 아플 때는 대부분 딸이나 며느리가 보살펴야 한다. 자식이 없는 노년 여성들은 보살핌이 필요할 때, 스스로 대책을 세우고 있지 않으면 대부분 양로원에 가게 될 가능성이 크다.

자원해서 하거나 가족이나 공동체에서 정당한 평가를 받을 때는, 타인을 보살피는 일도 보람 있다. 그러나 문제는 여성이 그 일을 당연히 하리라 기대한다는 것이다.

우리는 남편을 위한 계획을 세웠습니다. 남편이 죽을 때까지 내가 그를 돌보기로 했지요. 그런데 우리는 누가 나를 보살펴 줄 것인지는 생각해 보지 않았어요. 여자들은 보이지 않는 사회복지 서비스를 하고 있는 셈이에요. 여자가 먼저 죽으면 남자는 다른 여자를 찾지요.

여전히 가족을 돌보는 일은 여성이 무보수로, 별다른 도움 없이, 직업과 연금과 건강 보험을 포기하면서도 당연히 제공해야 하는 것으로 이해되고 있다.

남편이 뇌졸중으로 쓰러졌을 때 병원으로 뛰었지요. 치료는 훌륭하게 되었어요. 그런데 지금은 그게 축복이라 할 수 있는지…… 그는 비합리적일 때가 많고 잠시도 혼자 있질 못해요. 난 일을 포기해야 했어요. 경제적으로 힘든 상황인데도. 그가 죽고 나면 이젠 최악이겠죠. 나는 57세이고 아무것도 할 수 없어요. 내 길을 다시 찾기도 그렇고.

우리 부모님들의 평균 수명은 길어지고 있다. 부모님의 건강이 나빠지면 우리가 돌보아 드려야 할 것이다. 그래서 아이 키우는 기간보다 부모님을 보살피는 기간이 더 긴 경우도 많다. 미국 여성 2백만 명은 양육 의무를 다하는 동안에도, 노인 부양 의무를 지고 있다. 수많은 중년 여성들이 양육, 부양과 직업 사이에서 균형을 찾아야 하는 과제를 안고 있다.

식구들에게는 기본적으로 서로 보살필 의무가 있다. 그러나 모든 것을 여성이 혼자 책임질 수는 없다. 사회가 이를 보장해야 하고, 정책이나 제도가 노인을 부양하는 가족을 지원해야 할 것이다.

연로한 부모를 위해 일정 시간 집에 있어야 한다면 근로 시간의 유연화, 시간제 근무, 일 분담, 무급 휴직, 불이익 없애기 같은 정책적 도움이 마땅히 필요하다. 지역 사회에서는 다양한 방문 부양 프로그램을 기획하고, 그럴 만한 장소를 늘려야 한다. 일주일 정도라도 일을 덜 수 있으면, 집에 있는 가족을 돌보면서 전일제로 일하는 여성에게는 휴식이 될 수 있다. 최상의 환경이라 해도 노인 부양은 힘이 드는 게 사실이다. 노인 부양자를 위한 사회 복지 기관의 지원과 프로그램을 잘 활용해야 한다.

유급 간병인이 필요할 때

여성은 무보수 노동으로 가족을 돌보아야 한다는 전통적인 기대 때문에 간병 노동자들은 여성이 대다수이고, 전반적으로 보수가 낮다. 미국에서는 주로 유색인 여성들이 저임금을 받으면서 방문 간병을 하거나 장기 요양원에서 이 일에 종사하고 있다. 이 일은 오래 서 있어야 하고 물건을 나르기도 하므로, 척추나 다리에 만성 질환이 생기기 쉽다. 이런 일에 종사하는 여성은 중산층 백인 여성에 비해 더 이른 나이에 오히려 간병을 받게 될지도 모른다. 그러나 이들은 그런 간병을 받을 수 있는 보험이나 기타 수

단을 갖고 있지 못한 경우가 많다. 보살피는 일에 대한 사회적 가치를 높이고 적절한 임금과 혜택을 요구하는 것은, 가족을 돌보는 여성이든, 간병인으로 일하는 여성이든, 보살피는 일과 관련된 여성 모두가 노력해야 할 일이다. 유급 간병인들은 흩어져 일하는 경우가 많아 집단으로 뭉치기 쉽지 않다. 그래서 그들에게 보살핌을 받는 사람들, 그 가족들이 그들을 지원하는 것이 필요하다.

도움을 주고받기

여성은 누군가가 자신에게 의지하는 것을 당연하게 받아들일 뿐 아니라 심지어 그러려니 기대한다. 그러나 자신이 누구에게 의지하는 것은 두려워한다. 그러나 만성 질병을 앓을 때나 급작스레 장애가 생기면, 우리의 자존심이나 자족 습관은 무너질지도 모른다. 바로 이런 상황에서, 우리를 누가 돌보아 줄 것인가 하는 문제가 제기된다. 물론 지난 수십 년간 보살펴온 이들에게 우리가 보살핌을 받는 것이 당연하게 느껴질 수도 있다.

노년기에는 기분이 언짢아지거나 자존심 상하지 않으면서도 적절한 도움을 받아들이는 법을 배우면 좋다. 이런 태도는 보살피는 쪽에서 노인의 의사를 무시하려 할 때나 고맙게 제안을 받아들이는 데에 도움이 된다.

계획 세우기

집에서 지내는 것이 불가능해지면, 가족이나 친구들과 사전에 어떤 종류의 간병이 좋을지 어떤 형태의 거주가 좋을지 의논하고 계획을 세우는 것이 좋다. 그때가 되면 무슨 일이 생길 것에 대비해 가족이나 친구가 내 신상 정보(주민 등록 번호, 보험 약관, 의사, 이웃, 재정 상황, 유서, 위임장)를 갖고 있게 한다. 우리가 아직 건강할 때, 식구들이 함께 있는 자리에서 이 일을 시작하는 것이 가장 좋다. 가족회의는 식구들이 장기 요양에 대해 각자 어떤 입장인지를 명확히 하는 데 도움이 될 것이다. 의사소통을 하는 데 문제가 있으면, 사회복지사나 종교인에게 입회를 요청할 수 있다. 장차 무슨 일이 생길지 완전히 예상할 수는 없지만, 많이 준비할수록, 내가 원하는 것이 더 많이 성취될 것이다.→562쪽

독립적인 삶

건강, 생활 여건, 소득의 차이는 있지만 대부분 될 수 있으면 내 집에서 내 힘으로 오래 살고 싶을 것이다.

난 양로원이 너무 싫어요. 양로원에 돈을 내면서 나한테 잘해 달라고 사람들 비위를 맞추느니 집에서 투병을 하는 게 차라리 나아요.

서비스가 다양하게 제공되기만 하면, 혼자든 부부가 함께든 보살핌과 도움이 필요하더라도 얼마든지 집에서 지낼 수 있다. 그리고 방문간호사, 물리치료사, 가정봉사원도 활용할 수 있다. 도움이 필요하기는 하지만, 집에서 지내고 싶어 하는 노인들에게는 가정 간호가 유용하다. 그러나 모든 사람, 모든 지역에서 이와 같은 것을 이용할 수 있지는 않을 것이다.

이외에도 노인을 위한 사회적 서비스로 여가 서비스를 꼽을 수 있다. 현재 한국에는 경로당, 노인 교실, 노인 대학, 노인 복지 회관 등의 여가 시설이 운영되고 있다. 그러나 이런 여가 시설 프로그램은 현실적으로 전문성과 실효성이 결여된 곳도 흔히 있다.

또 다른 서비스들로는 교통편 제공, 집단 급식, 상담 서비스, 노인센터, 성인 주간 보호 시설, 호스피스 등이 있다. 미국에서는 대부분의 지역에 방문간호사협회와 가정간호업체가 있어, 노년 여성의 상황과 재원을 평가하여 훈련된 인력을 배치해 준다. 또한 노인용 주택에 대한 정부 지원도 적극적으로 활용할 수 있다.

대안적인 생활 방식

다른 사람들과 함께 사는 새로운 주거 패턴은 친구가 생기고 비용도 절감되는 방식이다. 중노년 여성들은 도전해 볼 만하다. 중노년 여성 중에는 오랜 기간의 결혼 생활이나 관계를 끝내고, 아이들이 떠나고, 혼자 지내고 있는 사람들이 많다. 그래서 룸메이트를 찾거나 주택 공유나 공동 거주 등의 비용 절감 대안을 찾고 있다. 룸메이트나 거주 파트너를 구할 때는 자주 만나 보고 인터뷰를 해서 그들의 어떤 점이 나와 잘 맞는지 판단해야 한다.

나이가 들면서는 다른 사람들과 함께 사는 것이 비용

절감도 되고 건강관리에도 효과적이다. 돈을 지불하고 다른 사람에게 간호를 받는 대신, 한 집에 사는 사람들끼리 서로 보살펴줄 수 있기 때문이다. 여러 세대가 협조하여 친구라든지 친지들과 공동으로 살아갈 수 있다. 거주자들이 개인 방을 갖고, 식사 및 활동 공간을 공유하는 형태로 살기, 집 일부를 개조해서 세주기, 친구나 친척들과 같은 땅에 나란히 집 짓고 살기, 소규모 집단 주택 등이 새로운 대안이다. 이제 노년층 여성은 점차 더 새로운 거주 형태에 적합한 변화를 수용할 수 있는 힘과 독립 정신을 가져야 한다.

자신이나 식구를 위한 대안 주택이 필요하다면, 계획을 일찍 세울수록 좋다.

양로원

자신이나 가까운 식구에게 끊임없는 간호가 필요하다면 양로원을 선택해야 할지도 모른다. 현재 미국에서는 노인 5%만이 양로원에 있는데 그들의 75%는 여성, 또 그 가운데 40%는 85세 이상이다. 85세 이상 여성의 4분의 1은 양로원에 있다. 양로원은 가끔 그 소유자가 이익에 신경을 쓰다 보니 서비스 질이 형편없고 환자의 요구에 인색하게 굴 때가 많다.

양로원을 선택하기 전에는 주의 깊게 평가해 보아야 한다. 서비스 질이 천차만별이기 때문이다. 그룹 활동 표, 벽에 붙어 있는 연중행사들, 가구나 소지품이 놓여 있는 개인 방을 관찰해 보아야 한다. 종사자들의 훈련 정도나 경력, 거주자와 간호사 비율, 활동 영역 등에 대해 상세히 묻는다.

양로원 생활의 최대 문제가 있다면 틀에 박힌 프로그램과 의료와 약품으로 점철되는 생활이다. 관리에는 효율적이겠지만 중환자 중심의 일상사가 펼쳐지다 보니, 건강한 사람들은 능력과 흥미를 펼칠 기회를 박탈당한다. 최근에는 개선된 조치들도 가끔 보이는데, 활기 있는 양로원 생활을 위한 대안으로 정원 가꾸기, 애완동물 키우기, 찾아오는 아이들과의 친교 등을 강조하면서 관리와 조치보다는 활동과 보양에 중점을 둔다. 전통적인 양로원 거주자들은 어떤 결정을 하려 해도 정보를 찾기 어렵고 정신이 혼돈스러울 때가 있다. 믿을 수 있는 도움이나 사랑하는 애완동물이 곁에 있으면 주의력과 기억력이 줄곧 유지되는 데 도움이 된다. 정신적인 자극과 수행할 과제가 없을 때 정신과 육체 능력은 더욱 악화되기 마련이다.

우리는 보통 전통적인 양로원에 대해 비판적이다. 너무 비싼 비용, 인간미 없는 보살핌, 일상생활의 의료화, 거주자의 사생활 노출, 선택권 부족 등. 그러나 병원에서는 되도록이면 환자를 빨리 내보내려 하고, 가정 간호 서비스는 찾기 힘들다.

그래서 적당한 의료 서비스가 제공되기만 하면 당장 들어올 사람들이 양로원 대기자 명단에 줄을 서 있다. 한편 양로원 거주자들 중에는 가정 간호를 받을 수만 있다면 집으로 돌아갈 사람들도 있다. 어쨌거나 어떤 이들에게 양로원 보살핌은 없어서는 안 되는 것이기에, 우리는 양로원의 생활과 간호의 질을 높이고 거주자에게 더 많은 권리를 주는 방향으로 개선하는 일에 참여해야 한다.

여러 복지 국가들의 노인 정책

미국은 노인들에게 아직 어떤 특권을 주지 않지만, 노인을 비롯한 사회적 수혜자들에게 혁신적인 지원을 제공하는 나라들이 있다.

- 스칸디나비아 나라들은 집을 떠나고 싶지 않은 노인을 위해 세탁물, 이발용품, 책, 따뜻한 음식을 제공하는 푸드 버스를 운영하고 있다. 가정관리사나 개인 도움이를 쓸 수도 있다. 또 다른 대안은 서비스하우스에 입주해서 서비스를 받는 것이다. 정부는 노인을 보살피는 가족에게 임금을 지불한다. 스웨덴의 노인용 주택은 발코니에 정원이 있는 멋진 장소가 있다.
- 뉴질랜드는 집에서 나이든 친지를 부양하려는 사람들을 위해 저리 대출, 서비스, 보조금 등을 이용 가능하게 하고 있다.
- 영국에서는, 노인들을 위한 아파트 20채당 한 명씩 정부 고용 '헬퍼'를 두고 있는데, 이들은 노인들이 병원 가는 것과 같은 일들을 돕는다. 돕는 이에게도 숨 돌릴 틈을 주도록, 일정 기간 동안 짧게 양로원을 이용할 수 있게끔 되어 있다. 또한 이 헬퍼들은 단체를 통해 조직화되어 있다.

죽음

죽음에서 자유로운 연령대는 없지만, 주로 중노년기에 이르면 죽음의 실체와 직면한다. 부모와 사별하고, 드물게 자녀와 사별할 수도 있다. 사랑하는 사람들이 세상을 떠난다. 병이 심한 경우에도 임박한 죽음에 대비할 것이다. 그러나 대부분은 나이가 좀 들어서 죽음의 실체를 받아들이게 된다.

다음은 중년과 노년 여성 그룹의 토론에서 발췌한 내용이다.

내게도 갑자기 죽음이 닥칠 수 있다는 것을 받아들이고 나니, 삶의 신비와 아름다움이 더욱 강하게 느껴져요. 전에는 죽음을 '저편에 있는 것'으로만 생각했는데 이제는 나도 죽어간다는 것을 알 수 있어요. 그런데 오히려 이 자각이 더 생생한 삶을 살게 해 줘요. 더 많은 것을 성취하고 있고요. 모든 것에서 다른 것들과의 연관성을 봅니다. 예컨대 내 현재는 종횡으로 얽혀 있지요. 난 미래를 끔찍하게 여기지 않습니다. 과거보다야 짧겠지만 풍요로움에서는 덜할 이유도 없으니까. — 78세 여성

그러나 죽음은 여전히 무섭고 당황스러운 사건이다. 스스로 죽음의 실체를 파악하는 데 어려움이 있을 수 있다.

지적으로는 곧잘 떠들곤 하지만, 속으로는 어느 날인가 내가 더는 존재하지 않는다는 사실을 받아들이기 힘들어요.— 74세 여성

지난 몇 년, 한 가지 생각이 머리를 떠나지 않습니다. 내가 죽으면 삶이 끝나는 것인지…… 사랑하고 보살피고 꽃피운 모든 삶이…… 어머니, 여동생, 다른 가족, 내가 사랑한 이 모든 것이 사라지는 것일까요? 자연에서는 어느 것 하나 사라지지 않는데…… 내 뼈와 두개골을 떠나 새로운 삶이 또 다른 방식으로 펼쳐질까요? — 85세 여성

의학은 가끔 우리가 죽음에 대해 잘못된 생각을 갖게 한다. 의사들은 죽음을 저항해야 하는 것, 나쁜 것, 패배로 본다. 그래서 삶의 질이나 회복 가능성, 혹은 개인의 소망을 무시하고 가능한 한 모든 의료 수단을 동원해서 생명을 연장하려고만 한다. 최근에는 삶의 마침과 관련해서 우리의 뜻을 존중하는 쪽으로 진전되고 있다. 점차 의사와 병원 직원들은 이 문제를 환자나 그 가족과 함께 고민하도록 훈련받고 있다. 그러나 이런 바람을 그들이 정말로 깨닫는 데에는 여전히 좀 문제가 있다. 의사들은 인공호흡기 같은 극적 조치를 해서까지 생명을 연장하지 말라는 환자의 요구에 크게 유념하지 않을 때가 많다. 그러나 한편에서는 의료 체계의 결함으로 인해 '죽을 권리'가 남용되기도 한다. 빈민 운동가들은 치료받을 권리보다 죽을 권리가 먼저 인정되는 것에 우려를 표한다. 돈 없고 보험 혜택을 못 받는 사람들은 더 값싼 것(죽음)을 선택할 수밖에 없게 될 테니까 말이다. 환자 3천 명을 대상으로 한 연구를 보면 생명을 연장하는 조치를 '원치 않는' 사람의 30% 는 돈이 바닥난 사람들이었다.

죽어가는 사람에 대한 지나친 의료 행위에 대한 대응으로, 말기 환자들, 그들의 친구, 가족, 그리고 관심 있는 전문가들이 말기 환자를 위한 병원(호스피스)을 만들었는데 종합 병원이나 양로원보다는 인간적인 대안을 추구하는 것이다. 이 수용 시설은 그저 공간이 아니라 하나의 이상이자 총체적인 서비스다. 심하게 아플 때 가장 두려운 것은 끊임없이 계속되는 고통이다. 이곳에서는 환자가 생전에는 고통에 대처하고 집에서든 시설에서든 편히 죽을 수 있도록 도와준다. 이곳은 환자와 가족 모두에게 신경을 쓰면서 모두에게 필요한 도움과 이해, 일시적인 휴식을 제공한다. 당사자 사후에도 상당 기간 가족의 죽음에 대한 심리 상담을 한다.

죽음 스스로 관리하기

우리는 우리 손으로 죽음을 통제할 수 없기에, 할 수 있는 일이 아무것도 없다는 성급한 결론을 종종 내린다. 그러나 선택하고 제어할 수 있는 것이 있다. 우선 집, 병원, 호스피스 등 죽음을 맞이할 장소를 선택할 수 있다. 말기 환자의 상태와 극심한 고통에 적절치 않은 치료를 받아들이는 대신, 존엄성을 유지할 수 있도록 의료 시술을 거부할 수도 있다. 재산 처분에 관해 법적 효력이 있는 유언을 해 놓고, 원하면 콩팥이나 각막 등 이식 가능한 장기를 기증하고, 가족이나 친지의 부담을 덜어 주는 세부 사항을 처리할 수 있다. 법학, 의학, 종교에서 논쟁이 분분하지만, 우리는 자신이 언제, 어떻게 죽을지 결정하는 데 참여하

기 원한다. 내 죽음을 관리할 권리는 내 몸과 삶에 대한 기본권이다.

나는 단지 건강을 보살피는 것이 아니라, 죽는 데까지도 내가 참가하여 결정하게 해 줄 의사를 구해요.

우리는 인내할 만한 삶이 어디까지인지, 존재가 가치 있는 것은 언제까지인지 스스로 정하고 싶다.

'내 몸을 위해' 할 일이 많은 73세입니다. 내게 해 줄 것들은 충분히 결정해 놨어요. 아주 중요한 무슨 일이 갑자기 생긴다면야 마음을 바꿀 수도 있겠지만요. 그렇지만 내 몸에 대한 미련이 있는 것은 아니지요. 백 살까지 살아서 모든 걸 망치고 싶지는 않습니다.

우리는 병마와 오래도록 싸우면서 타인의 손에 의존하는 생활을 하거나 인공적 수단으로 생명을 연장해 가는 의료화된 죽음은 피하기로 결정할 수도 있다. 저명한 두 생명윤리학자에 따르면, 미국 헌법과 법률은 성인이 어떤 상황에서 어떤 의학적 조치든 거부할 수 있는 권리를 지지한다고 하는데, 이것이 자살할 권리나 타인의 죽음을 도와주는 권리와 같은 것은 아니다. 그들에 따르면, 자살 허용은 의료적 도움을 축소하는 것이나 편하게 죽게 해 주는 것과는 다른 것이다.

'사전 의료 지시서'를 써 두면, 원하지 않는 조치에 대한 거부권이 보호되며 가족과 의료인들에게 내 희망을 명확히 할 수 있다. 내가 바라는 것을 존중하지 않으려 하는 의료 기관은 곧 자신들의 입장을 통보해서 내가 다른 곳으로 갈 수 있도록 해야 한다고 미국 연방법은 정해 두고 있다. 구체적인 사항에 대한 법률이 주마다 다르다. 미국의 50개 주와 워싱턴에서는 '사망 선택 유언'(식물인간이 되면 죽기를 원한다는 내용 등, 본인이 스스로 결정할 수 없게 될 때를 대비해 자신이 원하는 법적, 의료적 결정을 써 두는 유서)이든 의료 기관의 서약서이든, 사전 의료 지시 서식을 갖고 있다. 사망 선택 유언은 불치병이나 말기 환자의 경우에만 유효하고 느리게 진행되는 퇴행성 질병이 있거나 노화로 인해 복합적인 기능 문제가 있는 노인에게는 해당되지 않는다. 그리고 가능한 모든 치료를 시도해 보고 싶어 하는 사람들에게는 유용하지 않다. 이런 상황에서는 의료 문제에 관해 위임권을 주는 것이 더 유용하다.

가족과 친구들이 지켜보는 가운데 숨을 거두는 것을 더 원하지만, 사랑하는 이가 자살 방조자로 기소되는 것을 막기 위해, 혼자서 독극물을 마시고 죽는 것을 선택한 이들도 있었다. 사랑하는 이를 법률적 농간에서 보호하기 위해 어떤 일을 미리 계획하는 것이 필요할지도 모른다.

나는 꽤 오랫동안 '귀중한 병' 한 개를 어디에 감춰 두고 있었어요. 그것을 딸아이에게 이야기하자 딸은 이렇게 말했죠. "만에 하나 엄마가 뭔가를 하시려거든, 제발 나한테 먼저 말해 주세요." 그러나 그럴 순 없다고 했어요, 그건 딸에게 너무 큰 짐이 될 것이 뻔하니까요. 나를 극구 말려야만 하는 게 딸애의 일이 될 테니까. — 육십대 여성

자기 죽음에 대한 통제력을 갖는 주요 방법은 관련 단체를 통해 사망 관련법과 사회적 태도를 고쳐 나가도록 운동을 벌이고 법률, 의학, 종교의 통제에 도전하는 것이다.

그러나 자기 삶의 마지막을 스스로 결정할 수 있는 권리를 주장하는 것은 그 결정의 중대함, 번복 불가능성을 축소하는 것이 절대 아니며, 남겨진 사람들의 슬픔을 과소평가하는 것도 아니다. 이 문제는 매우 복합적이지만 확실한 것이 있다. 관련 요소를 평가함에 있어 죽음을 맞는 당사자의 견해는 외부의 어떤 권위보다도 존중되어야 한다는 것이다.

죽음을 맞는 이를 위한 공동체적 지원

우리가 심하게 아프거나 죽음에 임박해서는 개인적인 선택들을 해야 하는 것 말고도, 친구들이나 공동체와 연결되고 싶어질 것이다.

오랜 친구이자 우리 여성그룹 회원이었던 에스더가 유방암으로 죽어가고 있을 때, 그녀 곁에는 세 그룹이 있었죠. 가족, 유대교회, 25년 된 여성 그룹인 우리. 각 그룹의 방문을 조정하고 각 그룹의 방문과 음식 장만 일정을 짜는 사람들이 따로 있어서 우리는 순서대로 필요한 일, 부족한 것을 했어요. 우리는 에스더 곁을 지켜 주고 그녀 남편과 아들들과 함께 앉아 있기도 했죠. 요리한 음식을 가져오거나 그녀가 사랑하는 정원을 가꾸고, 쓰고 있던 책을 마칠 수 있도록 도와주었지요. 우리 정성에, 그녀는 거실 의자에 앉아서 모든 일을 명확하게 지시할 수 있

었습니다. 슬프고도 평화로운 시간이었어요. 그녀는 우리가 이런 일을 쉽게 하도록 도왔습니다. 가족 곁에서 평화롭게 임종하는 마지막 순간까지, 자잘한 일에 이르기까지 자기에게 도움을 주는 사람들을 챙겨 주는 재능이 있었지요. 그래서 우리가 그녀 곁을 지키기 쉬웠던 것 같아요.

지금은 다른 그룹 회원들이 그녀 남편의 투병을 도와주고 있고, 우리는 다른 친구들과 함께 비슷한 도움을 주고 있어요. 그녀가 말했죠. "친구들의 지원과 보살핌으로 편안하게 둥둥 떠 있는 기분을 느껴. 사랑에 둘러싸여 있는 느낌이야."

노년기를 살아가는 법

노년기에는 서서히 이전의 의무에서 해방되는 것을 느낄 것이다. 그러면서 내게 무엇이 즐겁고 만족스러운지, 그 어느 때보다 감정과 생각을 강렬하게 표현할 수 있게 될 것이다.

'나이 들면 어떠해야 한다.'는 타인들의 규칙에 얽매이지 않으면 나이가 드는 것도 멋있는 일입니다. 난 의식적으로 그런 규칙을 되도록 많이 깨려고 해요. 그런 게 억압을 깨뜨리는 것이니까요. — 65세 여성

노년은, 시간을 관망할 수 있기 때문에 자기 감정, 감각을 자각하면서 보내는 즐거운 때일 수 있지요. 나는 삶을 더 잘 음미하려고 해요. 붓꽃을 그림으로 그릴 때도, 단순히 육안으로 보는 것보다 더 또렷하게 사물을 볼 수 있습니다. 책을 읽을 때도 천천히 읽어요. 많은 책들을 새로 읽고 있지요.

삶의 기본적인 것들이 더욱 중요해지는 때이기도 합니다. 일몰을 물끄러미 지켜보는 시간이 많아졌어요. 접촉(신체적인 것과 감정적인 것 모두), 대화, 부드러움이 나 자신과 다른 사람들에게 얼마나 중요한지 더 확실히 알게 되었습니다. 고요한 성찰을 할 수 있는 시간과 장소도 더 풍부해졌죠. 말로 표현하기는 힘든데, 어떤 신비한 방법으로 공간과 시간을 넘어서는 일체감을 경험할 수 있습니다.

가끔은 세상에 잘못된 일들이 이렇게 많은데 나 혼자 행복하고, 다른 이들에게 즐거움을 나눠줄 수 없다는 것에 죄의식을 느낍니다. 그러나 세상은 나 없이도 잘 굴러갈 테고 내가 모든 것을 바꾸려고 애쓸 필요는 없을 것 같아요. 세상을 더 좋게 만들려고 노력하는 동료들이 많이 있으니 내가 모든 것을 하려고 덤비지 않아도 되겠죠. — 78세 여성

장수를 누리는 여성이 점점 더 많아짐에 따라, 여성들은 노년기 특유의 즐거움과 만족감이 있음을 알아가고 있다. 천천히 여유를 즐길 수 있고, 여행을 하거나 오랫동안 미뤘던 일을 벌일 수도 있고 전과 다름없이 계속 활동할 수도 있다.

내 머릿속에 있던 칠십 노인의 이미지하고 내가 직접 경험하는 것은 상당히 달라요. '할머니'에 대해 가졌던 개념은 뭔가 많이 하지 못하는 사람이라는 것이었죠. 그러나 나는 47세에 할머니가 되었지만 43세에 격렬한 운동들을 시작했고 76세인 지금도 달리기를 좋아해서 매일 뛰고 있습니다.

흑인 여성은 나이가 들면 좋은 점들이 많이 있어요. 예컨대 피부가 탄력을 잃지 않는다는 것, 뼈대와 정신이 강건한 것, 대가족을 보살피며 사는 것 등이지요. — 육십대 여성

여성은 흔히 식구들과 먼저 사별하고, 다른 여성과 벗하여 늙어 가는 경우가 많다. 대신할 수 없는 관계의 상실이 슬프더라도, 가족 관계를 재편성하고 친밀한 우정과 지원을 나눌 만한 다른 여성과의 새로운 관계를 통해 외로움이나 고립감을 극복할 수 있다.

변화와 성장, 새로운 인간관계가 불가능하다는 노인에 대한 고정관념을 극복하는 것이 중요하다. 노인들은 오히려 육체적으로나 경제적으로, 가족과 친구들 사이에서 경험하는 변화에 더 능동적일 수 있다.

이 장을 쓰고 있는 우리는, 많은 이야기를 나눈 생기 넘치는 노년 여성들에게서 생명이 있는 한 충만한 삶을 살 수 있다는 것을 배웠다.

칠십대는 내 인생 최고의 시기입니다. 친구들을 보면, 이 시기는 최고이거나 최악이더군요. 나는 예술가라서, 창조적인 작업이 나를 계속 생기 넘치게 하는 것 같습니다. 또 친구들이 나를 행복하게 해주고 있지요. 친구들이 없었다면 행복이 한 가지 줄었겠지만, 난 작품을 할 수 있으면 계속 활기차게 지낼 수 있어요. — 77세 여성

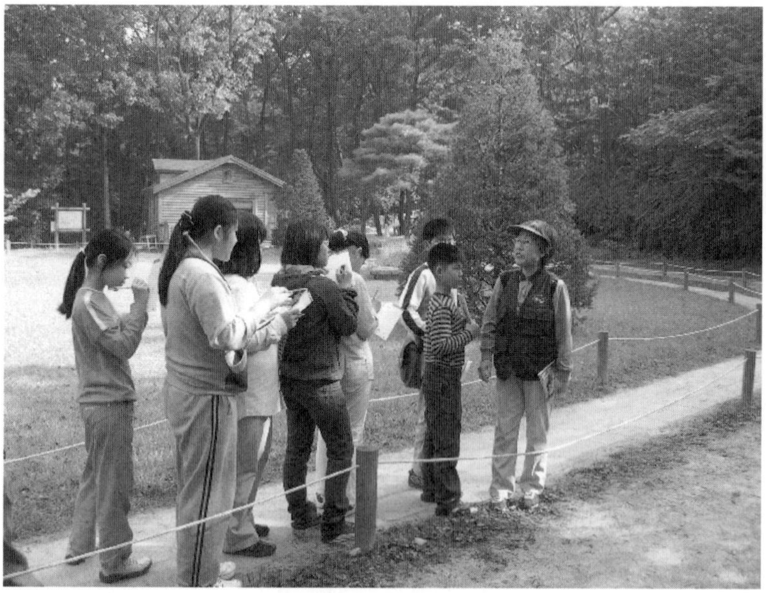
청소년들에게 숲 생태 해설을 하는 노년 여성 ⓒ종로시니어클럽

자기 내면과 만나기 : 영성과 정신적 행복

자신의 내면과 계속 대화하다 보면, 대인 관계도 좋아지고 고난에 대처하는 능력이 길러지며 계속 성장한다. 자신과 대화하는 방법은 여러 가지가 있다. 일기 쓰기, 책읽기, 운동, 명상, 숲 속 산책, 뜨거운 목욕이나 샤워, 캠핑 등. 종교 공동체와 관계를 유지하는 것도 도움이 된다.

지난 주, 나는 73세의 나이에, 종교와 영성에 대해 토론하는 노년 여성 모임에 참가했어요. 어린 시절 교회에서 교리 공부하듯 이야기하는 여자는 아무도 없었고 각자 자신의 '영성'에 대해 이야기했어요. 세상의 (주요) 종교들은 모두 남자가 만든 것이고, 남성 지배를 정당화한 것은 말할 것도 없고, 남자들의 믿음을 퍼뜨려 왔고요. 나는 남자들이 내 도덕적, 종교적 가치를 통제하도록 하고 싶지 않아요. 나 자신이 가장 소중하게 여기는 것이 무엇인지 가만히 생각해 보니, 나는 정직을 가장 중요하게 여기고, 그 다음으로는 보살핌, 그 다음은 인간관계에서 평화와 정의를 구현하는 것, 이 세상과 지구를 잘 가꾸는 것을 소중하게 여긴다는 것을 알았어요. 내 영혼을 살찌운 것은 음악, 자연에 대한 공부, 명상이었고, 내 영혼을 가장 풍요롭게 한 것은 내가 사랑한 사람들과의 관계였습니다.

4년 전, 81세 때, 당뇨가 생겼어요. 당뇨는 물론 생활 조건을 악화시켰지만, 나를 좌절하게 하진 못했어요. 사실 나는 오래전부터, 삶과 많이 싸워 극복할수록 강해진다는 것을 알고 있었어요. 난관이란 극복하기 위해 있는 것 아니겠어요. 그것이 바로 인생이고, 우리가 하찮은 개미 같은 존재가 아니라 전사라는 느낌을 갖게 해 주죠. 몸의 질병은 의사와 내가 염려해야 할 육체적 손상일 뿐, 그와 별개로 정신의 영역이 존재하잖아요. 건강한 정신은 건강한 몸을 만들고, 건강한 몸이 건강한 정신을 만들죠. 때로는 연약한 육체가 용기 있는 정신에게서 힘을 얻습니다.

노년 여성을 위한 단체와 지역 사회 활동

우정은 정신적 행복뿐 아니라 육체적 건강과 생존을 위해서도 중요하다. 우리 사회에서 나이듦이란 고립을 의미하기 때문에, 중노년에는 우정이 넘치는 지원망과 관계망을 창출할 수 있는 좋은 시기다. 강력한 사회적 연대(결혼, 친구, 가입한 그룹이나 조직) 속에 있는 사람들은 고립되어 있는 사람들보다 2.5% 정도 사망률이 낮다. 이런 연대에서 오는 우정과 지원이 질병을 이기는 데도 도움을 준다는 점 또한 중요하다.

새로운 친구나 공동체를 만나기에 '너무 늦은' 나이란 없다. 지원 단체에 가입하는 것은 우리의 공동체를 만드는 일이며, 아는 이들의 지원망을 통해 개인적 혜택을 누리는 방법이다.

사람들을 만나는 새로운 모험이 두렵지 않아요. 「보스턴그레이팬더스」 창단 멤버였다는 것 때문에 칭찬을 많이 받았는데, 그럴 때마다 나는 고맙다는 말을 들을 자격이 없다고 대답해야 했어요. (여러 세대의 통합을 위해 활동하는) 「그레이팬더스」에 오히려 감사하죠. 거기서 만난 사람들과 맺은 인연은 고맙다는 말 정도로는 부족해요.— 칠십대 여성

책

2004 노인보건복지 사업안내 | 보건복지부
건강한 노년 | 편집부 | 한국노인병연구소
꽃진 저 나무 푸르기도 하여라 | 유경 | 서해문집
나이듦에 대하여 | 박혜란 | 웅진닷컴
나이 드는 것의 미덕 | 지미 카터 | 김은령 옮김 | 끌리오
마흔에서 아흔까지 | 유경 | 서해문집
50헌장 | 권용철 외 | 샘터사
노년 | 시몬느 드 보부아르 | 홍상희·박혜영 옮김 | 책세상
자신있게 나이드는 법 | 메리 헨렌 스미스·셔포드 스미스 | 송양민 옮김 | 21세기북스
모리와 함께 한 화요일 | 세종서적
노인들의 사회, 그 불안한 미래 | 피터 피터슨 | 강연희 옮김 | 에코리브르
내 인생의 가장 행복한 날 | 존 버닝햄 | 김현우 옮김 | 민음사
노년에 관하여 | M. T. 키케로 | 오홍식 옮김 | 궁리
폐경기 여성의 몸 여성의 지혜 | 크리스티안 노스럽 | 이상춘 옮김 | 한문화
생각하는 노년이 아름답다 | 김성순 | 동인
아름다운 노년을 위하여 | 고광애 | 아침나라
아름다운 실버 | 로버트 L. 베닝가 | 조민숙 엮음 | 열음사
우아한 노년 | 데이비드 스노든 | 유은실 옮김 | 사이언스북스
인생의 황혼에서 : 헬렌 니어링과 함께 하는 아름다운 노년을 위한 명상 | 헬렌 니어링 | 전병재 외 옮김 | 민음사
정말 좋은 세상이다: 어느 노부부의 여행 이야기 | 송성희 | 미래의창
준비된 노년은 즐겁다 | 이동원 | 양서원
중, 노년을 위한 등산의학 | 오모리 시게오 | 진영수 옮김 | 신한미디어
헬렌 니어링, 또 다른 삶의 시작: 헬렌 니어링의 깊은 영성과 아름다운 노년 | 엘렌 라콘테 | 황의방 옮김 | 두레

영상

죽어도 좋아 | 박진표 감독
사랑할 때 버려야 할 아까운 것들 | 낸시 마이어스 감독
바람난 가족 | 임상수 감독
안토니아스 라인 | 마린 고리스 감독
오구 | 이윤택 감독

웹사이트

국민연금관리공단 | www.npc.or.kr
노동부 | www.molab.go.kr
밝은노후를만들어가는사람들의모임 | www.aging119.org | 02- 537-0348
보건복지부 | www.mobw.go.kr
사회복지공동모금회 | www.chest.or.kr
서울시고령자취업알선센터 | www.noinjob.or.kr | 1588-1877
아름다운 노년생활 | www.komericanjournal.com
어르신나라 | www.aged.or.kr
한국노년학연구회 | krg.richis.org
한국노년학회 | www.tkgs.or.kr
한국노인문제연구소 | www.kig.or.kr
한국노인복지시설협회 | 02-719-9763
한국노인복지학회 | www.koreawa.or.kr
한국노인의전화 | www.kisca.or.kr
한국노인종합복지관협회 | www.kaswcs.or.kr | 02-702-6080
한국시니어클럽협회 | www.silverpower.or.kr | 02-747-5508

노인인력지원기관

강원동해시니어클럽 | www.dhseniorclub.or.kr | 033-534-7501
강원춘천시니어클럽 | 033-256-0007
경기부천시니어클럽 | www.bcsenior.or.kr | 032-668-4107,9
경기시흥시니어클럽 | 031-319-5579
경남진해시니어클럽 | 055-540-0120~3
경북경산시니어클럽 | www.jeonseuk.org | 053-812-7188
경북경주시니어클럽 | www.gosenior.or.kr | 054-775-1950
경북구미시니어클럽 | www.johncenter.or.kr | 054-458-7269
광주남구시니어클럽 | www.kjsenior.com | 062-351-5070
광주북구시니어클럽 | www.silver114.or.kr | 062-512-3521
대구남구시니어클럽| www.jabisim.com | 053-471-8090
대구달서시니어클럽 | 053-593-8310
대구중구시니어클럽 | www.dgseniorclub.or.kr | 053-422-1901
대전서구시니어클럽 | www.woorinoin.or.kr | 042-471-5545
부산금정사시니어클럽 | www.bmsenior.or.kr | 051-516-3045
부산서구시니어클럽 | www.naewoncsc.org | 051-244-6700
서울강남시니어클럽 | www.gncsc.or.kr | 02-547-8866
서울남부시니어클럽 | www.noinjigi.org| 02-874-9295
서울도봉시니어클럽 | www.dobong9.or.kr | 02-3492-3009
서울종로시니어클럽 | www.jsc.or.kr | 02-762-3374~5
울산시니어클럽 | cafe.daum.net/uswith4u | 052-249-8585
인천계양시니어클럽 | www.homelesshot.or.kr | 032-553-6330
전남곡성시니어클럽 | 061-362-6998~9
전남여수시니어클럽 | www.yssillver.or.kr | 061-692-4555
전북익산시니어클럽 | www.swb.or.kr | 063-834-0253
전북전주시니어클럽 | 063-245-6013
충남부여시니어클럽 | www.kmbokjiwon.co.kr | 041-837-9095
충북청주시니어클럽 | 043-237-0228
충북충주시니어클럽 | www.ccwc.or.kr | 043-855-7400

노인복지회관

서울

강동노인종합복지관 | www.gdsw.or.kr | 02-442-1026
강북노인종합복지관 | www.gswc.or.kr | 02-992-6783
강서노인종합복지관 | www.gangseosenior.or.kr | 02-3664-0322
관악노인종합복지관 | www.noinjigi.org | 02-888-6144~5
광진노인종합복지관 | www.gjsenior.or.kr | 02-466-6242
구로노인종합복지관 | www.gurosenior.or.kr | 02-838-4600
금천노인종합복지관 | www.hello-senior.or.kr | 02-804-4058
노원노인종합복지관 | www.nowonsenior.or.kr | 02-948-8540
도봉노인종합복지관 | www.dobongnoin.or.kr | 02-993-9900
동대문노인종합복지관 | www.happysenior.or.kr | 02-963-0565
동작노인종합복지관 | www.djsw.or.kr | 02-823-0064
마포노인종합복지관 | www.senior21.or.kr | 02-333-1040
서울노인복지센터 | www.swcs.or.kr | 02-739-9501~3
서초노인종합복지관 | www.seochosenior.org | 02-578-1515
성동노인종합복지관 | www.sdsenior.or.kr | 02-2298-5117
성북노인종합복지관 | www.sbnoin.or.kr | 02-929-7950
송파노인종합복지관 | www.song-pa.or.kr | 02-421-7858
약수노인종합복지관 | www.yssenior.co.kr | 02-2234-3515
양천노인종합복지관 | www.ycnoin.org | 02-2649-8813~5
영등포노인종합복지관 | silverwelfare.net | 02-2068-5326~8
용산노인종합복지관 | www.noinwel.com | 02-794-6100
은평노인종합복지관 | www.ep-silver.org| 02-385-1351
중계노인복지관 | 02-972-9011~2
중랑노인종합복지관 | www.eorsin.com | 02-493-9966

경기

과천시노인복지관 | www.gcsilver.or.kr | 02-502-8500
구리시노인아동복지회관 | www.guribokji.or.kr | 031-557-0123
남양주시노인복지회관 | www.welovesenior.or.kr | 031-573-6587
부천시소사구노인종합복지회관 | www.sosasenior.or.kr | 032- 347-9534
수원청술노인복지회관 | www.scsnoin.or.kr | 031-257-6811
안산시노인복지회관 | www.ansansenior.or.kr | 031-414-2273
안양시노인복지센터 | www.happytown.or.kr | 031-455-0551
이천시아동노인종합복지회관 | www.ichonold.or.kr | 031-636 -0190
인천시연수구노인복지회관 | www.yonsusenior.or.kr | 032-811 -2660
일산노인종합복지관 | www.ilsansenior.org | 031-919-8677

기타 지역

광주공원노인복지회관 | www.kspark.or.kr | 062-671-3370
군산노인종합복지관 | www.esilver.or.kr | 063-442-4227~8
김천시노인종합복지회관 | www.knbok.or.kr | 054-435-6340~2
나주대학재가노인복지센터 | www.najuwel.com
대구노인종합복지관 | www.tgsenior.or.kr | 053-766-6011~4
아우내은빛복지관 | www.aunae.or.kr | 041-556-6606~7
울산광역시노인복지회관 | www.ilsansenior.org | 052-229-6347
의성군노인복지관 | www.smail.or.kr | 054-833-6006
청주시노인종합복지관 | www.cjsilver.or.kr | 043-255-2144~5

24. 여성의학 상식

이 장에서는 많은 여성에게 영향을 미치는 건강 문제나 여성이 다른 곳에서는 얻기 어려운 여성 중심의 정보들을 주로 다룬다. 이 가운데는 몇 가지 유익한 대안적 치료법도 있다. 그러나 여기에 실린 정보가 변할 수 있다는 사실을 염두에 두길 바란다.

정기 건강 검진과 기본 검사

여성 건강 검진이라 불리는 검사의 목적은 눈에 잘 띄지 않는 문제들을 발견하고, 예방 차원의 건강관리의 중요성을 인식하는 기회를 제공하는 데 있다. 의사와 편안하고 지속적인 관계를 형성하는 데도 도움이 된다.

검사를 할 때 의사는 자기가 지금 무엇을 하고 있는지, 왜 하고 있는지를 정확히 설명해 주어야 한다. 그래야만 우리도 우리 몸에 대해 더 많은 것을 배우고 미심쩍은 부분에 대해서는 질문할 수 있다. 의사가 거칠거나 성급하게 하면, 다음에는 좀 더 시간적인 여유를 가지라고 요구해야 한다. 이에 대해 의사가 반응을 보이지 않으면, 그때는 다른 의사를 찾는 것도 고려해 본다. 또 내 편이 되어줄 수 있는 친구나 가족을 대동할 수도 있다. 존경할 만하고 친절하고 도움이 되는 의사여야, 검사를 진행하는 동안 내가 훨씬 긴장이 덜하고 편안할 것이다.

어떤 검사나 치료의 결과를 보장할 수는 없다 해도, 의사는 내가 얻을 수 있는 정보를 모두 제공해야 할 의무가 있다. 의사의 소견이 의심스럽거나 더 많은 정보를 얻고 싶으면 다른 의사를 찾아보아야 한다. 일반적인 검진에는 다음 항목들이 포함된다.

- 약물 치료, 의학적인 문제, 직업, 가족, 생활환경과 관련된 자신의 병력과 가족 병력에 대한 질문
- 키, 몸무게, 혈압, 맥박 수 검사
- 눈, 코, 목, 피부, 손톱 검사
- 심장과 폐에 대한 청진기 검사
- 복부, 신경, 근육, 뼈에 대한 검사
- 유방 자가 검진법 알려 주기, 전문적인 유방 검사
- 직장 검사(특히 40세 이상)를 포함한 골반 검사
- 유두 검사
- 클라미디어 감염과 임질 검사(자궁경부 면봉 검사), HIV와 매독 검사(혈액 검사). → 14장 성병
- 콜레스테롤 같은 지방을 측정하기 위한 혈액 지질 검사, 빈혈 체크를 위한 혈액 검사
- 당뇨에 대한 가족력이 있다면 혈당 검사
- 감염, 당뇨 체크 등을 위한 소변 검사
- 유방 조영술, 골밀도 검사, 질 확대경 검사

골반 검사

골반 검사에서는 외음부 검진, 질경과 양손으로 하는 내진을 통한 내음부 검사, 직장 검사를 모두 해야 한다. 정기

적으로 질 자가 검진을 해왔다면, 골반 검사가 친숙할 것이고, 자신이 느낀 변화를 의사에게 말하거나 무엇이 내게 정상적인 것인지를 알리는 데 도움이 될 것이다. 첫 검진이라면 그렇다고 말한다. 의사에게 천천히 하라고 하고, 지금 하는 것을 설명해 달라고 한다. 검사 전에는 소변을 눠 방광을 비운다. 의사는 장갑을 두 겹으로 껴야 하고(질경을 안에 넣기 위해 외음부를 만지는 손은 두 겹의 장갑을 껴야 함), 나중에 내진을 하기 전 질경이 제자리에 놓이고 나면 맨 위 장갑은 빼야 한다.→그림

외음부를 검진할 때, 의사는 가장 먼저 눈으로 염증, 변색, 종기, 혹, 피부 손상, 음핵 크기와 유착, 음모 분포, 기생충과 비정상적인 질 분비물이 있는지를 검사해야 한다. 그 다음, 손가락을 써서 내부에 바르톨린선 낭종이나 스키네선에서 나오는 고름이 있는지를 검사한다. 의사는 웃거나 기침할 때 소변이 나오지는 않는지 물어볼 것이다(요실금은 자궁탈이나, 직장탈, 방광 헤르니아의 조짐일 수 있다).

그러고 나서 의사는 질벽을 벌리기 위해 금속이나 플라스틱으로 된 질경을 질 속에 넣을 것이다(그 질경이 금속이라면 따뜻하게 데워져 있어야 하고 넣는 느낌이 부드러워야 한다). 의사는 손상이나 염증, 비정상적인 분비물이 있는지 질벽을 검사할 것이다. 비정상적인 분비물, 감염, 변색, 상처, 종양의 조짐이 있는지 자궁경부를 살핀다. 그리고 자궁경부의 비정상적인 세포 증식을 알아보는 도말 검사를 하고, 때로는 현미경으로 클라미디아 감염과 임질 검사를 위해 질 분비물 또한 도포 표본 채취를 한다.

방광이나 질경이 놓인 직장에 압박감을 느끼는 여성들도 있다. 이럴 때는 될 수 있으면 근육을 이완해 본다. 그래도 나아지지 않으면 의사에게 질경을 다시 조정하거나 크기가 다른 질경으로 바꾸어 달라고 요구한다.

손거울을 사용하는 의사들도 있는데, 검진하는 것을 직접 보고 싶으면 거울의 위치와 조명을 조정해 달라고 한다. 그러면 자궁경부 자가 검진을 할 때 무엇을 살펴봐야 할지, 어떻게 해야 할지를 배우는 기회가 될 것이다.

질경을 뺀 다음 의사는 질 속에 두 손가락을 넣고 다른 한 손을 아래쪽 복부에 놓고 복부 아래쪽으로 누르면서 자궁·난소·나팔관의 크기, 형태, 단단하기를 살펴보느라 질 속에서 촉진을 할 것이다. 비정상적인 종양, 압통, 통증이 있는지도 살펴본다.

자궁을 누르면 보통은 통증이 없지만, 난소를 누르면

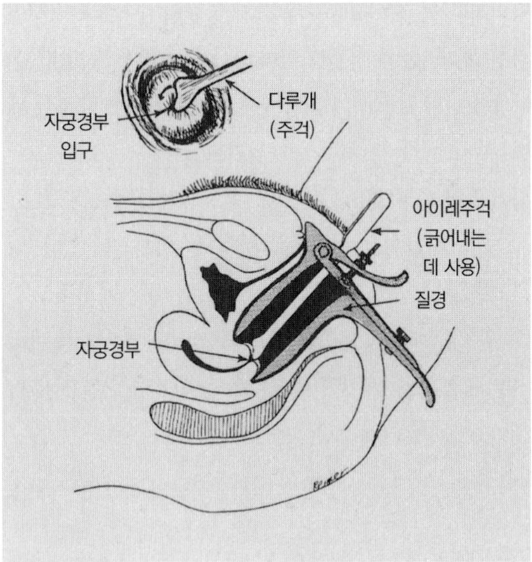

골반 검진할 때 질경의 배치. 주걱으로 도말 검사를 위해 자궁경부를 긁어낸다(별로 아프지 않다). © Nina Reimer

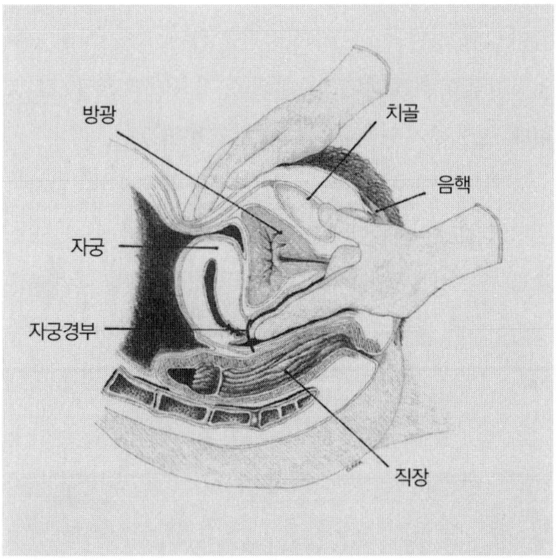

골반 내진 © Peggy Clark

가끔 불편할 수 있다. 난소는 찾기가 힘들어서 의사가 난소를 만지고 있다는 것을 알 수 있는 유일한 방법이 바로 통증이기도 하다.

의사가 양손으로 촉진을 할 때 목, 복부 등 근육을 이완하고 숨을 천천히 깊게 쉬고 완전히 내뿜는 호흡을 하면, 훨씬 더 편안해지고 의사도 더 쉽게 검진할 수 있다.

직장질 검진에서 의사는 난소, 나팔관, 자궁 인대뿐만 아니라 골반 조직의 배열과 상태를 더 자세히 알기 위해 직장에 한 손가락을 넣고 질 속에 한 손가락을 넣을 것이다. 이 검진은 또한 직장의 손상 여부를 알아내고 괄약근 상태를 검사하는 데 도움이 된다. 또한 35세가 넘었으면 의사는 직장에 덩어리나 혈액이 있는지 체크해야 하는데,

덩어리나 혈액은 결장암의 초기 징후일 수 있다. 직장질 검진을 꺼리는 여성들도 있다(물론 이 검진을 꺼리지 않는 여성들도 있다). 의사가 직장에서 손가락을 움츠릴 때는 배변을 하고 있는 것처럼 느껴질지도 모른다. 그러나 그런 검진을 꼭 하는 것은 아니므로 미리 걱정할 필요는 없다.

아주 민감하고 능숙하게 내진하는 의사들이 있다. 다른 여성들에 비해 검진할 때 긴장을 덜 하는 여성들도 있다. 검진할 때의 불편함을 덜려면, 괄약근 조이기를 반복하는 케겔운동→ 12장 몸에 대한 이해, 261쪽을 하거나 내진 전에 탐폰이나 질경을 넣어 보는 방법이 있다.

자가 검진

잘 알다시피, 질과 자궁경부를 스스로 검진해 보면 좋은 점이 많다. 정기적으로 자가 검진을 하면 '정상' 상태가 무엇인지 많이 배울 수 있다. 분비물, 자궁경부 색깔·크기·형태, 월경 주기 단계에 따른 점액의 변화 등.

자가 검진을 하면서 우리는 그동안 무시해 온, 심지어 두려워하도록 배웠던 우리 몸의 일부를 볼 수 있다. 스스로 질경을 사용해 보면서, 우리는 내 몸에 대한 통제권을 조금이나마 돌려받기 위해 의술의 작은 부분이나마 이용하는 것이다. 지금까지 많은 여성들은 자가 치료 모임에서 자신의 경험을 이야기하고 지식을 나누며, 이런 자가 검진을 더욱 발전시켜 왔다.

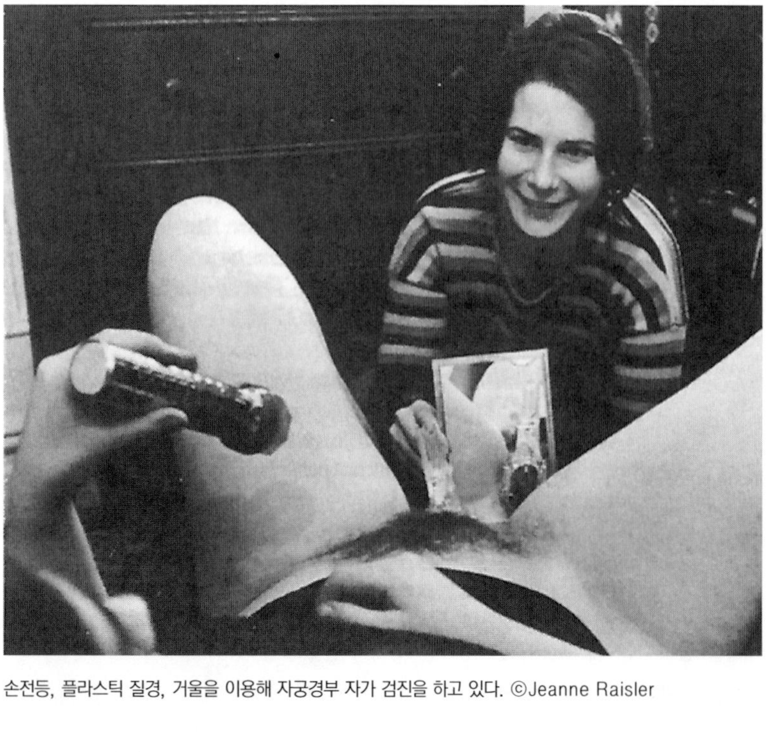

손전등, 플라스틱 질경, 거울을 이용해 자궁경부 자가 검진을 하고 있다. ©Jeanne Raisler

1 한국에서 판매하는 질경으로는 금속으로 된 것만 있다. 크기는 대중소가 있으며 값은 13,000~15,000원 정도고, 의료기 판매점이나 의료기 전문 온라인 쇼핑몰에서 구할 수 있다. 플라스틱 질경을 포함한 자가 검진 키트를 구할 수 있는 외국 인터넷 사이트 (여성주의여성건강센터 www.fwhc.org)도 있다.

자가 검진 도구 및 방법

자가 검진을 하려면 몇 가지 기본 도구만 있으면 된다.

- 빛이 강한 손전등 같은, 스스로 조작할 수 있는 조명과 질경. 플라스틱 질경은 비싸지 않고 금속 질경보다 구하기 쉽다.[1]
- K-Y젤리 같은 윤활액(러브젤), 따뜻한 물
- 긴 손잡이가 달린 거울
- 살균 비누나 알코올

편안한 자리를 찾아 바닥이나 소파에 편안한 자세로 눕는다. 어떤 여성들은 바닥에 등을 기댈 수 있도록 베개를 놓고 앉는 것이 더 편하다고 한다.

질경에 친숙해지도록 한다. 그러고 나서 무릎을 세우고 누워 발을 벌린다. 질경에 윤활액을 발라 사용해도 된다.→ 사진 손잡이를 위쪽으로 향하게 하고 닫힌 상태에서 질경을 잡는다. 질경을 옆으로 해서 질에 넣고 그 다음 질경을 돌리는 것이 더 편안하다는 여성들도 있다. 자신에게 가장 편안한 방법을 찾을 때까지 계속 움직여 본다.

질경을 완전히 끼우고 나면 손잡이를 꼭 붙잡고 질경의 짧은 부분을 몸 쪽으로 당긴다. 그러면 질경의 양날이 질 속에서 벌어진다. 그 다음 질경을 단단히 잡고 '찰칵' 소리가 날 때까지 바깥 부분을 아래로 민다. 이 소리는 질경이 제자리에 고정되었다는 것을 의미한다.

질경을 넣고 자궁경부를 찾으려면 노력을 좀 해야 하는 여성들도 있다. 숨을 깊이 쉬고 거울로 자세히 살펴보면서 질경을 부드럽게 조작해 본다. 잘 볼 수 있도록 거울에 조명을 비춘다(친구가 도움을 줄 수 있다). 제대로 된 위치에 질경이 놓였으면 질벽 주름과 자궁경부를 모두 볼 수 있다. 자궁경부는 분홍색 둥근 공 같고 촉촉해 보일 것이다. 임신하면, 자궁경부는 푸른빛을 띠고, 완경이거나 수유 중이면, 매우 창백할 수도 있다. 월경 주기 단계에 따라 분비물이 흰 크림처럼 보일 수도 있고 투명하고 끈끈하게 보일 수 있다. 평소에 어떤 모습인지 알고 있으면, 배란이나 감염, 임신을 알려 주는 변화도 알아볼 수 있다.

질경이 열려 있는 상태에서 질경을 빼는 여성들도 있고 질경의 날을 먼저 닫는 여성들도 있다. 질경은 살균 비누나 알코올로 깨끗이 씻어 다음에 사용할 수 있도록 보관하는 것이 좋다.

자궁경부 세포진 검사(질 세포진 검사)

자궁경부 세포진 검사(흔히 '자궁암 검사'라고 한다)는 질, 자궁, 자궁경부의 비정상적인 세포를 정상 세포와 구별하는 방법이다. 이는 자궁경부 이상을 추정할 수 있는 가장 정확한 방법이다. 자궁경부 세포진 검사에서 추정된 다양한 종류의 비정상 세포에 대한 권장 치료법은 의사들 사이에서 의견이 분분하다. 자궁경부 세포진 검사와 치료법 선택에 대한 기본 사항은 이해하는 것이 좋다.→ 637쪽

자궁경부 세포진 검사를 하려면 의사는 질경 검사를 하는 동안, 면봉으로 자궁경부의 외부와 자궁경부 바로 안쪽에서 자궁경부 조직 샘플을 떼어낼 것이다. 가볍게 문지르는 느낌이 들 수 있다. 의사는 유리 슬라이드에 세포를 올려놓고 오염을 막기 위해 그것을 고정한다. 좋은 세포 샘플을 만드는 것은 정확한 검사를 위해 필수적이다. 슬라이드는 세포학 연구실로 보내 분석하게 한다.

진단과 치료

다음 쪽에 나오는 검사에 동의하기 전에 의사에게 먼저 다음 질문을 해 본다.→ 25장 보건 의료 정치학, 충분한 설명에 근거한 동의와 정보 결정, 681쪽

- 그 절차가 왜 필요하다고 생각하는가?
- 다른 방법에 비해 그 절차의 이점은 무엇인가? 그것 외에 다른 방법은 무엇인가?
- 어떻게 하는 것인가?
- 그 절차가 진행되는 동안이나 이후에 어떤 느낌이 드는가?
- 위험한 점이 있는가?
- 이후 출산 능력에 부정적인 영향이 있는가?
- 이 절차를 밟지 않으면 무슨 일이 발생하는가?
- 이 절차와 관련해 의사로서 어떤 경험이 있고 얼마나 숙련되어 있는가? 예컨대 일 년에 몇 번 시술하는가?

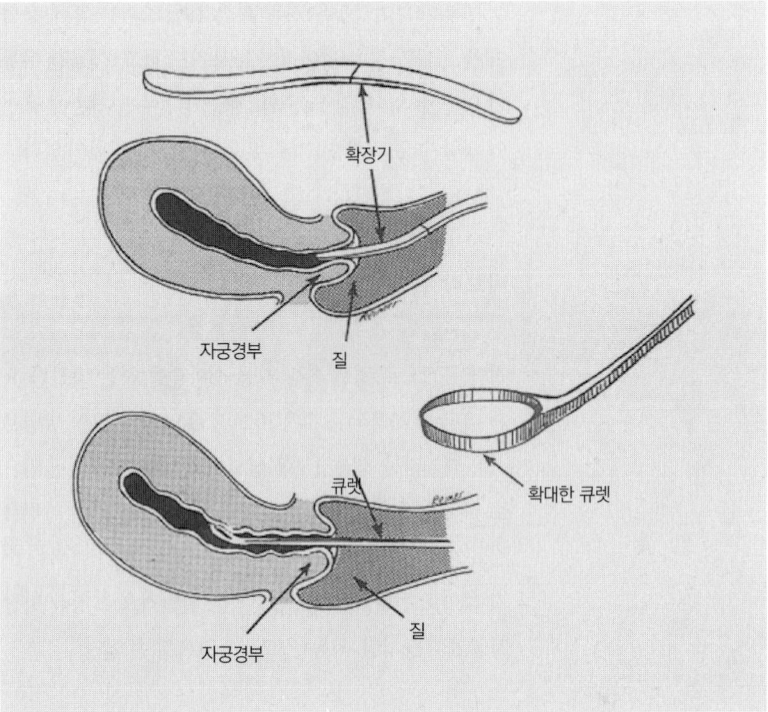

경관 확장 자궁 소파술에 쓰이는 확장기와 큐렛 © Nina Reimer

경관 확장 자궁 소파술

경관 확장 자궁 소파술은, 자궁 출혈 원인을 찾기 위해, 또는 위급한 상황에서 자궁 출혈을 치료하는 데 사용된다. 자궁유섬유종, 자궁내막증 폴립, 자궁암을 진단하는 데 사용되기도 한다. 인공유산이 완벽하게 되지 않았거나 출산 후 태반 일부가 자궁에 남아 있을 때, 감염을 예방하는 데도 이 시술이 사용된다. 진단 목적의 경관 확장 자궁 소파술은 진공 흡인법이나 자궁내막 조직 검사로 빠르게 대체되고 있다.→ 다음 쪽

그러나 의사들은 대부분 여전히 입원시키고, 전신 마취를 해서 경관 확장 자궁 소파술을 하려고 들 것이다. 전신 마취를 꼭 할 필요는 없다. 통원하면서, 전신 마취보다 비용과 위험이 적은 부분 마취만으로도 시술할 수 있다.

경관 확장 자궁 소파술에서는, 크기 별로 폭이 다양한 납작하고 긴 막대를 삽입해서 자궁경부의 입구를 넓힌다. 그런 뒤 의사는 자궁벽에서 어떤 것을 떼어낼 수 있도록 끝부분이 숟가락처럼 생긴 길고 얇은 금속 도구를 자궁경부를 통과하여 자궁 끝까지 밀어 넣는다. 자궁경부 도관에서 조직 샘플을 떼어내기도 한다. 이 과정은 5~15분 정도 걸린다.

대부분의 여성들은 경관 확장 자궁 소파술 후에 출혈이 좀 있거나 작은 덩어리가 나오기도 하고, 이틀간 복통이 있을 수 있다. 감염, 출혈, 자궁이나 주변 기관에 구멍이 생길 수 있고(천공), 마취 후유증이 생길 위험이 있다.

바브라 흡인법

진단 목적으로 경관 확장 자궁 소파술을 하는 것보다 요즘 더 많이 사용되는 것은 바브라 흡인법이다. 이 방법은 작은 캐뉼라를 자궁경부에 삽입하고 낮은 압력의 흡입으로 자궁 안쪽을 제거하는 것이다. 이 과정은 부분 마취로 진료실에서 할 수 있고, 부작용이 따르는 전신 마취를 하지 않아도 된다. 바브라 흡인법은 일반적으로 경관 확장 자궁 소파술처럼, 복통을 조금씩 일으킬 수 있다.

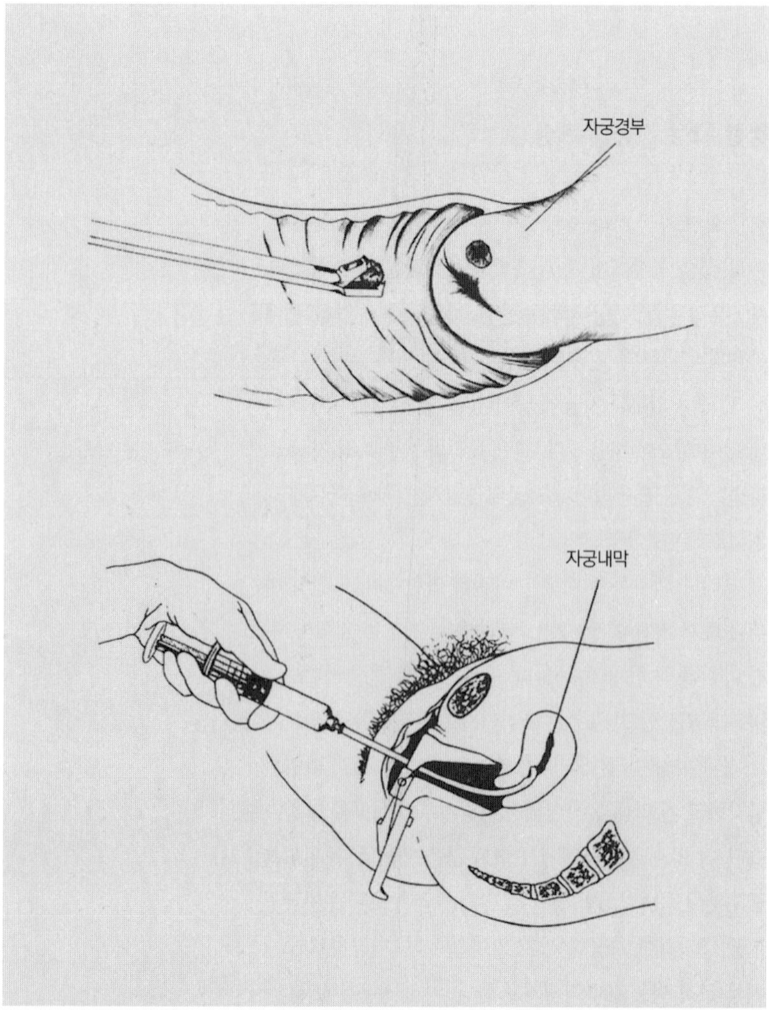

자궁경부 생검(위)과 자궁내막 생검 ©Christine Bondante

조직 검사

조직 검사는 자궁경부에서 잘라 내거나 자궁내막에서 긁어낸 조직 샘플을 현미경으로 검사하는 것이다.

질 확대경을 이용해 육안으로 볼 때 비정상적으로 보이는 자궁경부 부분은 조직 검사를 한다. 종이에 구멍을 뚫는 펀치처럼 생긴 도구로 자궁 한 곳 이상의 부위에서 조직 샘플을 떼어 낸다.

조직 검사는 마취를 하지 않고 외래 상태에서 할 수 있다. 대부분 조직 검사를 하는 동안 복통을 어느 정도 경험하는데 검사 후에도 조금씩 느낄 것이다.

자궁내막 조직 검사(필요하면 부분 마취를 하고 입원하지 않고 할 수 있는)에서는 보통 플라스틱 도구를 사용해 자궁내벽의 조직 샘플을 확보한다. 이 과정은 불임 시술과도 유사하다. 이 검사는 자궁내벽(자궁내막)암을 정확히 진단하기 위해 사용할 수도 있다.

질 확대경 검사

질벽과 자궁벽 비정상적인 부위를 질 확대경(두 개의 거울이 달려 살짝 구부려진 확대경)을 사용해서 검사한다. 일반적으로 더 정확한 진단을 위해, 비정상으로 의심되는 부위에 조직 검사를 한다. 질 확대경 검사는 비정상적인 임신을 진단하는 데에도 유용하다. 혹시 어머니가 임신 중에 DES(디에틸스틸베스트롤)를 복용했으면 태어난 딸은 삼십대가 되기 전까지 매년 정기적으로 질 확대경 검사를 해 보는 것이 좋다.→617쪽

질 확대경 검사 자체는 별로 불편하지 않다. 그러나 조직검사를 같이 하면 통증을 느낄 수도 있다. 확대경 검사가 오래 걸리면 물리적으로나 정신적으로 조금 불편할지도 모른다. 질 확대경 검사를 마치고 나면, 5~10분 정도는 누워 있는 것이 좋다.

질 확대경 검사 도구를 구할 수 없으면 쉴러 검사를 해 볼 수 있다. 이 검사에서는, 요오드로 생체 검사 표본을 떼어낼 질이나 자궁경부 부위를 결정한다.

원추 절제술 또는 원추 생검

원추 절제술은 자궁경부를 원뿔 모양으로 일부분 떼어내는 것을 말한다. 이는 자궁경부에 극심한 형성 장애나 종양 세포가 있는 여성에게 권하는 시술이다. 또, 진단을 위한 원추 생검이 모든 비정상적인 조직을 제거하는 식으로 진행된다면 치료가 될 수도 있다.

이 검사는 외과적 과정으로, 먼저 입원해서 전신 마취를 해야 한다. 원뿔을 채취한 자궁경부 모서리를 봉합하거나 소작술을 해도, 출혈이 있고 감염될 수도 있다. 분비선을 너무 많이 제거하면 자궁경부 점액을 줄여서 출산에 영향을 미칠 수 있다. 임신한 여성이라면, 원추 생검 후 자궁경부가 계속 열리는 것을 막는 원형 결찰 처리를 했음에도 근육 조직이 제거된 탓에 유산하는 수가 가끔 있다.

다른 선택으로는, 자궁경부 비정상 부위에 레이저 치료를 하는 방법이 있다. 이는 복잡하지 않고 치료 시간도 짧다. 레이저는 조직을 파괴하기 때문에 그 조직은 실험실 분석용으로 사용할 수 없다.

레이저 치료 후 자궁경부 세포진 검사를 하면 4~6주 동안 비정형 세포를 볼 수 있다. 처음에는 3개월 간격으로 두 번 자궁경부 세포진 검사를 해야 하고 그 다음에는 6개월 간격으로 두 번 더 검사를 해야 한다. 그런 다음에는 통상적인 정기 검진을 받으면 된다.

소작술과 냉동 요법

소작술은 질산은 같은 화학적 방법이나 전기 기구로 비정상 조직을 제거하는 수술이다. 비정상 세포 발달(형성장애), 암 부위 또는 자궁경부 짓무름(자궁경부 입구 주변에 붉은 부위가 발달함)을 치료하기 위해 이 방법을 사용하기도 한다. 가끔 소작술은 만성 자궁경부염, 질이나 외음부 사마귀, 자궁내막증 치료에도 쓰인다. 소작술은 월경기가 막 끝난 시점, 진료실에서 시술 가능하다. 의사는 질경을 삽입하고 소작기 끝을 감염 부위에 댄다. 치료한 부위에 딱지가 생기고 나중에 건강한 새 조직이 자란다. 딱지는 1주일 정도 지나면 떨어지고 7~8주가 되면 완전히 낫는다. 부작용으로는 자궁경부가 붓거나, 2~3주 동안 고름이 나오고, 극히 드물지만 자궁경부 선이 손상되었을 때는 감염이나 불임이 될 수도 있다.

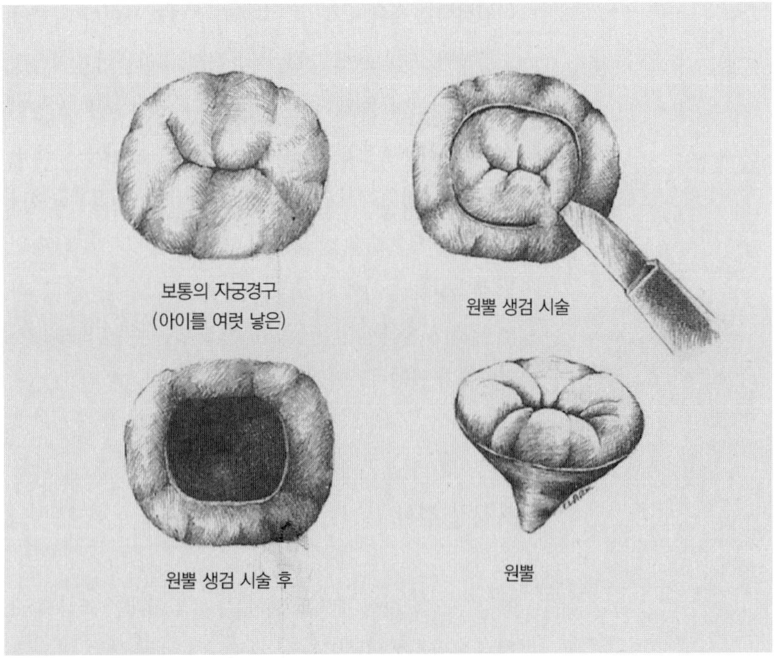

원뿔 생검 © Peggy Clark

냉동 요법은 저온 수술, 저온 소작술이라고도 불리는데, 액체 질소를 이용해 비정상 조직을 냉동해 파괴하는 것을 말한다. 진료실에서 단 몇 분 만에도 할 수 있다. 그러나 냉동 요법은 고름이 나오거나 자궁경부 점액을 일시적으로 변하게 할 수 있다. 그러나 냉동 요법, 레이저 치료, 소작술 모두 조직을 파괴하는 데 반해 환상 투열 절제술은 조직이 제거되는 동시에 진단과 치료를 할 수 있기 때문에, 많은 의사들은 환상 투열 절제술을 선호한다.

소작술이나 냉동 요법을 한 후에 세척을 하거나 탐폰을 사용하면 안 된다. 또한 자궁경부를 치료받고 나서 10~14일 동안은 성관계를 해서도 안 된다. 완전하게 치료가 될 때까지는 자궁경부 세포진 검사 결과는 정확하지 않을 수도 있으며 판독하기 어렵다.

주의! 부식과 냉동 요법 모두 향후에 자궁경부 세포진 검사를 하기 어렵게 만드는 자궁경부 협착을 일으킬 수 있다. 자궁경부 형성 장애를 치료하기 위한 모든 과정에는 자궁경부에 손상을 일으키거나 불임을 일으킬 수 있는 위험이 크지는 않지만 존재한다.

환상 투열 절제술

현재 환상 투열 절제술은 원추 생검, 소작술, 냉동 요법과 이산화탄소 레이저 치료를 대신해서 널리 쓰인다. 저전압, 고주파가 고리 모양의 가는 선을 통해 흘러들어가 자궁경부 비정상 조직을 제거하는 시술이다. 고리는 몇 초 동안 장애 조직을 떼어 낸다. 절제한 조직으로는 나중에 암 진단을 위한 병리학적 검사를 한다. 환상 투열 절제술이나 이와 유사한 기술의 장점은, 의사를 한 번 방문했을 때 진단과 치료를 동시에 할 수 있다는 것이다. 부분 마취를 하면 되고, 시술을 하면 조금 불편한 느낌을 주는 정도다. 자궁경부가 완쾌하려면 보통 한 달쯤 걸린다.

복강경 검사

복강경은 불 켜진 튜브 모양이고, 배꼽 아래를 조금 절개해서 이것을 삽입하면 자궁, 나팔관, 난소를 볼 수 있다.

복강경 검사는 난소낭종, 자궁외 임신, 나팔관 폐쇄로 인한 불임, 이유 없는 골반통이나 덩어리, 자궁내막증, 자궁을 찌르는 자궁내 피임장치를 제자리에 놓는 데 유용하다. 또 여성 불임 수술법으로 사용하기도 한다. 현재 많은 부인과 수술은 쉽고 회복이 빠른 이 복강경 수술이다. 복강경 검사는 일반적으로 전신 마취나 부분 마취를 한 다음, 병원에서 시술된다. 복강경을 넣기 전에 의사는 이산화탄소를 넣어 복부를 부풀려 골반 기관들이 잘 보이도록 내장을 옆으로 옮긴다. 부분 마취를 한 경우에는 불편한 압력이나 포만감을 느낄 수도 있다. 복강경 시술 후에 몸이 점차적으로 나머지 가스를 흡수하기 때문에 며칠은 늑골 아래 통증을 느낄 수도 있다.

자궁경 검사

자궁경 검사는 자궁 안에 망원경처럼 생긴 기구를 삽입해서 의사가 자궁을 비디오 화면으로(또는 직접) 검사하는 시술이다. 자궁경은 마취를 하지 않고 진료실에서 할 수 있으며, 전신 마취나 부분 마취를 한 채 수술실에서 할 수도 있다. 자궁경 검사는 비정상적인 자궁 출혈, 불임, 반복되는 유산, 비정상 성장(조양과 돌기), 루프를 제거할 때 사용된다. 자궁경 검사의 위험은 거의 없지만, 간혹 골반이 감염되거나 골반 관통, 자궁 팽창에 사용한 가스나 액체에 대한 알레르기 반응, 자궁이나 자궁경부의 과다 출혈, 마취에 따른 부작용이 있을 수 있다. 드물지만, 액체 흡수량을 초과해서 사망하는 수도 있다.

수술

수술은 일반적으로 외과 수술 경험이 많은 의사(예를 들어, 산부인과 의사)나 특정 분야의 전문의가 담당해야 한다. 의사의 능력을 판단하는 중요한 기준은 그 수술을 얼마나 자주 해 보았느냐 하는 점이다.

여성들에게는 불필요한 수술을 많이 권하므로, 수술을 결심할 때는 심사숙고해야 한다. 정도 이상으로 수술 빈도가 높은 지역에서는 불필요한 수술이 계속 문제되기도 했다. 수술보다는 다른 치료를 선택하는 의사들도 있지만, 여전히 수술에 의존하는 심리('불안하면 제거하라')가 우세한 것이 사실이다. 우리는 꼭 수술을 해야 할 때와 그렇지 않은 경우를 알아 둘 필요가 있다.

수술에 동의하기 전, 다음의 단계들을 밟아 보자.

- 다른 의사들의 소견을 들어본다. 다른 분야 전문의, 수술을 제안한 의사와 친하지 않은 의사에게 물어보는 것이 좋다. 수술을 피하는 쪽에 관심 있는 의사라면 더 좋다. 예를 들어, 내과의는 산부인과나 외과의보다는 수술 아닌 다른 방법을 제안할 수 있다. 내과의들은 몸에 공격을 가하는 방법을 피하고 수술을 필수적인 것으로 여기지 않아서, 보수주의자로 불리기도 한다. 다른 소견에서 수술이 불필요하다고 밝혀지는 경우가 가장 많은 것은 자궁 적출, 무릎 수술, 정맥 제거, 전립선 제거, 경관 확장 자궁 소파술, 백내장 제거, 유방 절제술, 쓸개 제거 등이다.→ 25장 보건 의료 정치학, 환자의 권리, 681쪽
- 내게 제안한 수술의 효과를 검증한 연구 결과를 외과의사에게 상세히 물어본다. 예를 들어, 관상동맥 수술이 심지어 생명을 단축시킬 수 있다는 결과를 보여 주는 연구들도 조심스레 나온다. 그런데 이 수술의 인기는 계속 높아지고 있다.→ 심장병, 624쪽
- 외과 치료의 잠재적인 위험과 부작용에 대해 물어본다.
- 자가 치료 모임에서든 혼자서든, 수술 말고 할 수 있는 것이나 수술 전에 할 수 있는 대안이 무엇인지 알아본다. 의학자들 스스로도 지금은, 다음 일곱 가지 수술이 더는

필요치 않다, 몸을 덜 침해하는 치료법으로 빨리 바꿔야 한다고 말한다. 자궁 적출술, 편도선 수술, 담낭 절제술, 맹장 수술, 심장혈관 이식, 위 절제술, 극단적인 유방 절제술.

- 어디서나 많은 사람들에게 일반적으로 하고 있는 것인지, 보험 적용은 되는지 확인한다. 수술의 관리 규정이나 법적 강제가 미약해서 평가를 거치지도 않은 새로운 수술을 계속 시도하는 예가 있다.
- 그 시술 후의 사망률과 유병률을 구체적으로 알아본다. 각 수술마다, 신중한 기준을 가지고 있고 결과가 좋은 병원이 있다.
- 수술 후 상태나 합병증을 꼼꼼하게 조사해 본다. 담당 의사가 그 수술을 어떻게 하는지도 물어본다.
- 전신 마취(외과 시술에서 매우 위험함)와 입원(수술 후 감염의 주된 요인)을 피하고 통원 치료를 할 수 있는지 물어본다.
- 식구들과 믿을 만한 친구들에게 이런 문제들을 이야기 한다.
- 신중한 판단을 내릴 수 있게 여유 시간을 충분히 둔다.

마취

수술의 형태를 이해하는 것만큼이나 마취의 종류를 이해하는 것도 중요하다. 수술 자체보다도 마취의 위험이 더 크다. 수술을 하기 전에 마취를 담당하는 사람과 면담을 해야 한다. 다음과 같은 것들을 물어보자.

- 어떤 종류의 마취인가?
- 의사는 이 마취를 왜 선택했는가?
- 어떻게 하는 것인가?
- 수술 후에는 어떤 느낌이 드는가?
- 다른 것과 비교해 이점과 위험은 무엇인가?[2]

마취를 실시할 사람에게 나에 대한 정보를 알려 준다. 약물 치료에 대한 알레르기 반응, 이전에 마취를 한 적 있으면 그때의 반응, 진행 중인 약물 치료, 병력, 현재의 건강 상태 등.

마취는 고통을 방지하는 것이다. 마취법은 세 가지가 있다. 전적으로 무의식 상태에 놓이는 전신 마취, 의식은 있지만 특정 부위의 감각만 없어지는 부분 마취, 국소 마취, 척수 마취와 경막외 마취를 포함하는 전도 마취.

전신 마취는 고통을 인식하는 뇌의 특정 부위에 약물이 작용해서 고통을 느끼지 못하게 만든다. 전도 마취나 부분 마취는 마취된 부위에서 척추와 두뇌에 보내지는 신호를 차단한다. 특정 시술의 또 다른 선택은 진단 전 의식이 있는 상태에 진정을 목적으로 단시간 고통 완화제와 근육 이완제를 정맥에 주사하는 정맥 주사법이 있다. 전신 마취는 흡입이나 정맥 주사로 하고 또는 양자를 결합하기도 한다. 정맥 주사로 마취할 때 깊은 잠[3]을 유도하기 위해 펜토날나트륨을 처방할 것이다. 흡입 마취를 한다면 목구멍에 넣은 관을 통해 가스를 폐로 직접 마시게 된다. 마취의 대부분은 환자나 마취과 의사가 좀 더 쉽게 마취를 할 수 있도록 긴장을 완화하는 약물 처방을 한 후에 이루어진다. 전신 마취를 하고 난 다음 몇 시간이나 며칠 동안 메스꺼움, 정신 혼미, 현기증을 경험할 수 있다. 극히 드물게(1.2만 번에 한 번 정도) 마취 때문에 죽거나 마비가 올 수도 있다.

척수 마취는 척추를 덮고 있는 막을 통하여 척수관에 주사한다. 다리, 골반 등 몸의 아래쪽을 수술할 때 사용하는 방법으로서 수술하려는 곳보다 조금 더 윗부분부터 하반신을 무감각하게 하는 마취다. 척수 마취는 복부를 수술할 때 가장 많이 사용한다.

척수에 영향을 미치는 마취는 전신 마취보다 더 오래 간다. 마취제가 주사된 부위에 척수가 약간 손실되어 수술 후 7일 동안 두통을 경험한 20세의 여성도 있다. 수술 뒤 8~16시간 동안은 머리를 들지 말고 등을 편평하게 하여 누워 있으면 증상을 완화하는 데 도움이 된다.

주로 출산할 때 많이 시술되는 경막외 마취나 미골부 마취(경막외 마취와 유사한데, 가끔 직장과 생식기 수술에 사용)는 약물을 척수관에 직접 주사하지 않고 척수 기둥 바닥의 가까운 공간에 계속 주사한다. 이 마취는 회음부나 다리처럼 넓은 부위로 이어지는 신경의 끝을 마취 액체로 전해시키는 작용을 하는 것이다. → 20장 출산 내 경우에 전신 마취 아닌 국소 마취가 가능한지를 항상 물어본다. 특히 호흡기 병력이 있다면 더 그렇다.

부분 마취에서 신경 말단을 마비시키는 용액이나 젤리는 점막에 바르고, 특정 신경 전달이 차단되는 주사를 사용한다. 예를 들면 치과 의사들이 사용하는 리도카인 주사를 사용한다.

2 마취를 할 수 있는 능력은 마취 전문가만큼이나 병원에 따라 매우 다양하다. 따라서 자신이 원한다고 해서 모든 설비를 선택할 수 있는 것은 아니다.

3 그러나 진짜로 잠을 자는 것은 아니며, 들을 수도 있고 주변에서 사람들이 대화하는 것을 기억할 수도 있다.

수술 전후

수술을 하면 신체 영양분을 많이 뺏긴다. 이를 보충할 수 있는 단백질, 비타민, 미네랄 풍부한 음식, 아연과 철, 비타민A, 비타민B, 비타민C, 비타민D 보충제를 섭취해야 한다. →25장 보건 의료 정치학, 입원생활을 잘 견디는 법, 675쪽

빈혈

빈혈은 남자보다는 여자들에게 4배 정도 많으며, 적혈구가 부족하거나 적혈구 내 헤모글로빈 수치가 낮아졌을 때 주로 생긴다(헤모글로빈은 신체 모든 부위에 산소를 운반한다). 빈혈 증상은 뚜렷하지는 않으나, 만성 피로, 흥분, 현기증, 건망증, 호흡 곤란, 두통, 뼈 통증 등으로 나타난다. 검은 피부는 회색빛으로, 흰 피부는 창백하게 보일 수도 있다. 빈혈이 심하지 않으면 자신도 모를 수 있다.

철분 결핍성 빈혈

철분 결핍성 빈혈은 여자들에게 가장 흔한 증상으로, 유산, 출산, 종양 수술 등으로 출혈이 심하거나 월경량이 많을 때 나타난다. 특히 임신한 여성은 빈혈에 걸리기 쉬운데, 태아가 엄마의 철분을 많이 흡수하기 때문이다.

예방과 치료

가장 좋은 예방법은 철분이 풍부한 음식을 먹는 것 →2장 먹을거리, 49쪽 쇠로 만든 냄비에 음식을 조리하면 철분 섭취량을 늘릴 수 있다. 철분이 풍부한 음식을 먹는데도 여전히 빈혈 증세가 나타나면, 보충제를 먹는 것이 좋다(임신 기간에는 계속 철분 보충제를 먹으라는 의사들도 있다). 철분 함유 글루콘산염과 킬레이트 화합물을 복용하면 철분이 보강될 것이다. 철분 보충제는 빈속에 가장 잘 흡수되나, 메스꺼움을 느끼거나 갑자기 복통을 일으킬 수도 있어 음식으로 섭취하는 것이 더 좋다. 비타민C를 같이 섭취하면 철분 흡수율이 높아진다. 그런데 적혈구 용적률 검사를 해보면 철분제를 흡수하기 어려운 경우도 있으니 주의해야 한다. 현미나 당밀을 먹는 것도 도움이 된다. 철분제는 변을 검게 하거나 변비를 일으키는 수가 있다. 이럴 때 곡류, 과일을 많이 먹고 물을 많이 마시면 치료될 수 있다. 철분은 비타민E의 흡수를 방해하기도 한다. 비타민E 보충제는 철분을 섭취하기 여섯 시간 전에는 먹어야 한다. 철분이 심하게 결핍된 경우, 주사를 맞아 섭취할 수도 있다.

비타민 결핍성 빈혈

임신한 여성, 아기를 많이 낳은 여성, 피임약을 복용하는 여성, 영양이 결핍된 여성은, 비타민B가 원료인 엽산이 부족해서 빈혈이 생긴다. 곡류, 잎푸른 채소를 먹거나 엽산 보충제를 복용해서 예방, 치료할 수 있다. 동물성 음식이나 유제품을 전혀 먹지 않는 채식주의자는 비타민B_{12}(모든 동물성 식품에 들어 있는)가 부족해져서 악성 빈혈에 걸릴 수 있다. 작열감을 느끼거나 다리가 약해지는 증상(보행 장애)이 나타난다. 비타민B_{12}를 함유한 양조용 효모, 비타민 강화 시리얼, 스피룰리나, 된장 같은 발효 식품 등을 먹는 것이 도움이 된다. 비타민B_{12}와 필수 영양소로 불리는 단백질이 부족한 여성은 이 비타민을 매달 주사를 맞아 섭취할 필요가 있다.

유전성 빈혈 외

유전되는 빈혈도 있다. 겸상(낫 모양) 적혈구 빈혈은 아프리카계 사람들에게서, 지중해성 빈혈은 지중해인 후손들에게 나타난다. 일부 아프리카계와 지중해 연안(특히 이탈리아) 여성들에게서는 포도당6인산 탈수소 효소라 불리는 효소 부족이 유전되어 이들이 설파제나 아스피린, 말라리아 예방약을 복용할 경우, 매우 치명적인 용혈성(적혈구가 파괴되는) 빈혈로 발전하기도 한다.

이 밖에도 빈혈은 신장 질환, 갑상선 질환, 관절염, 암 같은 만성 질환 때문에 나타날 수 있으며 드물지만 특정 약물, 화학 약품, 금속 방사선에 노출되어도 생길 수 있다.

빈혈 검사

기본적인 빈혈 검사법은 적혈구 용적률 검사다. 이는 혈

액을 채취하여 적혈구 비율을 측정하는 것인데, 검사비가 싸고 방법도 간단하다. 임신하지 않은 여성의 평균 적혈구 용적률은 37~47% 정도. 적혈구 용적률이 낮게 나오면, 팔 정맥에서 혈액을 뽑아 완벽한 혈구 수를 측정하는 검사를 해 달라고 요청해야 한다. 때로는 비용이 많이 드는 정밀 검사가 필요할 수도 있다. 계속해서 새로운 빈혈 증세가 나타나는지를 모니터해야 하며, 빈혈이 있다고 반드시 철분 결핍 증세가 나타나는 것은 아니다.

관절염

관절염은 남자에 비해 여자의 발병률이 두 배 가량 높다. 관절염은 수많은 다른 질환과 같이 나타나는데, 여성의 관절염은 대부분 퇴행성 관절염(골관절염)이나 류머티즘성 관절염으로 발전하게 된다. 퇴행성 관절염은 일반적으로 무릎, 엉덩이, 발목, 척추의 연골 조직이 점차 닳아 발생하는 퇴행성 질환이다. 일반적인 증상은 붓고 피부가 붉어지거나 관절이 뻣뻣해지는 것이다. 퇴행성 관절염은 대부분 노년 여성(대략 25% 정도)에게 발생하며 아주 심각한 질환은 아니다.

류머티즘성 관절염은 여성 3%에게 발생하는데 신체가 관절을 덮는 막을 공격하는 항체를 만들어 낸다. 심하면 심장과 폐, 신장에 영향을 미칠 수 있다. 손가락, 무릎, 엉덩이, 등에 통증이 있고 부어오르거나 피부가 붉어지며, 쉽게 피로하고, 빈혈과 열, 체중 감소 등의 증상이 나타난다. 증상은 얼마나 많은 관절에 나타나는지, 얼마나 진행되었는지에 따라 약할 수도 있고 심할 수도 있다. 심각한 경우 관절을 지탱하는 부위(연골, 인대, 힘줄)가 염증을 일으키고, 관절 자체가 퇴화해 버린다. 류머티즘성 관절염은 혈액 검사로 다른 질환과 구별해 낼 수 있다.

예방과 자가 치료

관절염을 예방하고 치료하려면 운동을 하고 긴장을 완화하며 영양을 균형 있게 섭취해야 한다. 이렇게 하면 때로는 병원 치료가 필요 없거나 병원 치료를 줄일 수 있게 되기도 한다. 요가, 걷기, 수영 등을 규칙적으로 하면 관절에 스트레칭 효과를 주어 관절을 강하게 만들고 보호한다. 관절염이 심할 때는 매일 충분한 휴식을 취하는 것이 특히 중요하다. 또 체지방 비율을 낮추면 통증을 줄이고 뻣뻣한 관절을 완화하는 데 크게 도움이 된다. 증상을 악화하는 음식은 개인마다 다른데, 검사를 해 보면 알 수 있다. 실제로 소고기, 돼지고기, 우유, 설탕, 초콜릿, 화학조미료, 후추, 알코올, 인공 방부제 같은 많은 음식들이 증상을 유발하기 쉬워서, 이런 것들을 먹지 않는 것이 관절염을 예방할 수 있다. 흔히 알팔파나 자주개자리(차, 싹이나 알약 형태로)를 정기적으로 섭취하면 퇴행성 관절염 재발이 예방된다고 한다. 그러나 알팔파는 류머티즘성 관절염을 심하게 만들 수 있다. 그보다는 침을 맞거나 비타민C, 비타민B, 글루코사민(결합 조직의 성분)을 섭취하면 관절염 예방에 도움이 된다.

그리고 관절염의 통증은 스트레스와 관련이 있어, 우울증이 있거나 자기 자신을 돌보려는 의욕을 잃으면, 통증이 더 심해질 수 있다. 스트레스 – 우울 – 통증의 악순환을 끊는 데는 약물, 요가, 이완법, 바이오피드백 등이 도움이 될 것이다. 임신 중에는 일시적으로 증상이 약해지기도 하고, 완경기에는 호르몬 치료가 퇴행성 관절염을 완화하는 데 도움이 되기도 한다.

병원 치료

초기 관절염에 가장 흔한 치료는 붓기와 통증을 완화하는 아스피린이다. 그러나 너무 많이 복용하면 위통과 출혈이 있으므로 음식과 함께 복용해야 한다.

이부프로펜, 나프록신, 케토프로펜 등 비스테로이드성 항염제는 출혈 위험을 줄이며 처방 없이도 약국에서 구입할 수 있다.

심한 류머티즘성 관절염이라면 손상된 관절을 치료하거나 아예 교체하는 수술을 의사가 권할 수도 있다. 심각한 류머티즘성 관절염에 자주 사용하는 치료법으로는 금염, 항말라리아제, 암 치료에 쓰이는 면역 억제제(메토트렉사트 등), 스테로이드, 그 밖에 강력한 항염제가 있다. 그러나 이런 약품들은 부작용이 매우 심할 수 있어서, 다른 치료가 모두 실패했을 때 사용해야 한다.

자가면역 질환

만성 피로 면역 기능 장애 증후군

1988년 11월, 나는 '심한 감기'에 걸렸다. 그때는 그렇게 생각했다. 그야말로 온 몸이 아팠다…… 너무 심각하게 지쳐서 주스를 먹으러 가는 데만 몇 시간이 걸렸고 말할 힘도 없고 눈을 뜰 수조차 없었다. 사무실에 전화를 걸어 일주일 동안 나갈 수 없을 것 같다고 말했다…… 여간해서는 회복되지 않았다. 3년이 지난 지금도, 내 생활은 그대로다.

만성 피로 증후군이라 불리기도 하는 만성 피로 면역 기능 장애 증후군은 쇠약해지는 증상의 집합체인 이 병의 복잡한 특성을 감안하면 부적절한 이름이다. 흔히 침대에서 돌아눕는 것조차 불가능한 극심한 무력증은 그중 한 증상에 불과하다. 이 병은 격심한 활동의 결과나 휴식 부족으로 인한 것만이 아니다. 이 병으로 고통을 받는 사람들은 신중하게 활동량을 줄여 나가야 한다.

만성 피로 증후군과 더불어 미열, 두통, 수면 장애(불면증, 수면 과다), 림프절 비대, 근육과 관절의 통증과 근력 저하, 알레르기, 인후염, 피부 회복 속도 저하 등의 증상이 나타나 당황스럽기도 할 것이다. 건망증이 심해지고 집중력이 떨어져 분명한 사고를 할 수 없는 증상도 생긴다. 석 달 이상 이런 증상이 계속되면 병원에서 전문적인 검사를 꼭 받아서, 이것이 만성 피로 증후군인지 유사한 다른 문제인지 구별해 내야 한다.

진단

예전에는 만성 피로 증후군을 진단하기 어려웠으나, 최근 연구에는 간단한 검사만으로 곧바로 진단이 가능해졌다. 최근의 한 연구에 따르면 어떤 효소(Rnase-L)가 특별히 작다는 점이 만성 피로 증후군을 일으킨다. 그 효소가 RNA를 파괴하는데 RNA는 많은 바이러스의 유전자 구실을 한다. 만성 피로 증후군을 가진 사람들은 대부분 이 효소에 결함이 있어, 신체가 바이러스에 적극적으로 대항하지 못한다. 이것 말고도 만성 피로 증후군이 환자들에게 나타나는 공통 증상들이 계속 발견되어야 정확한 진단이 더 쉬워질 것이다.

여러 해 동안 대다수 의사들은 만성 피로 증후군이 구체적이지 않아서 질병이라 판단하지 않았다. 또, 여성들이 의학에 불만을 나타내는 것을 심리적, 감정적인 문제로 보는 의사들은 여성의 그런 증상을 정신 질환으로 여겼다. 그러나 우리는 지금 이 증상들이 우울증이 아니라는 사실을 알고 있고, 최근 연구들에서는 그것이 신체 기관의 문제임이 확인되고 있다.

우리가 만성 피로 증후군을 겪을 때면, 정신 질환으로 인식되어 실제로 아픈 것이 아니라 게으른 심기증 환자쯤으로 여겨진다. 사람들의 이런 태도는 환자를 더 방어적으로 만들어 실제 상황을 왜곡한다. 만성 피로라고 하면 사람들은 누구나 경험하는 피로인 것처럼 "나도 그래." 하고 대답한다. 농담이 되고 마는 것이다.

그러나 직업, 생활 방식, 나이에 관계없이 모든 사람들이 만성 피로 증후군을 경험할 수 있다. 만성 피로 증후군을 겪는다면 매년 한 차례씩 검사를 해서 증상이 발전했는지 확인하고 치료해야 한다.

미국에서는 만성 피로 증후군 환우회가 발전하면서 이 질병에 대한 연구와 치료를 위한 더 많은 정부 기금을 모으기 위해 로비를 해 왔다. 결과적으로 많은 사람들이 병의 원인, 치료, 전염에 관한 심각한 의문들에 관심을 가지게 되었다. 의사들은 점점 더 만성 피로 증후군 증상을 알게 되고, 이 병을 알고 싶어 하는 이들이 많아지면서 문서화된 정보들도 있다. 현재 이 질환의 다양한 양상에 대한 연구 프로젝트들이 미국뿐만 아니라 네덜란드, 호주, 영국 등에서 100개 이상 진행되고 있다.

만성 피로 증후군을 가진 수많은 이들이 가장 활동적이고 풍성한 결실을 맺을 시기에 일을 그만두었고, 생명을 유지하는 데 필요한 일상사조차 어려웠다는 사실이 드러나고 있다. 이 병은 그동안 의학적으로 진단되지 않았기 때문에, 건강 보험이나 장애 급여를 받을 수 있는 자격도 부여받기 어려웠다. 그러나 한편으로는 이 장애를 신중하게 보고, 증상을 관리해 온 의사들도 있다.

치료

만성 피로 증후군이 있으면 힘이 없고 자주 아프다. 이 증상을 이해하거나 흥미 있게 연구하는 의사를 찾으면 도움이 될 것이다. 그러나 한편, 가족과 친구들은 이 병을 무시하거나 잘 이해하지 못해서 나를 멀리할지도 모른다. 더구나 우리 사회에서 여성이라면 '다른 모든 사람들을 돌보는 이'로 여겨져 식구들은 내 증상이나 요구에 화를 낼 수도 있다. 또는 나 자신이 주변 사람들을 멀리할 수도 있다. 간단한 방문이나 전화 한 통을 하고서도 탈진할 수 있기 때문이다. 게다가 우리는 다들 '독립성'에 자부심을 느끼므로, 도움이 필요하다는 상황 자체가 화날 수도 있다. 그러나 이유야 어떻든, 고립감과 외로움은 매우 고통스러울 것이다. 미국에서 활발한 활동을 벌이는 만성 피로 증후군 네트워크는 직통 연락망, 자가 치료 모임, 의사 조언, 비타민 구매자 모임과 그 밖의 심리 치료법을 제공해 줄 뿐만 아니라 환자와 가족, 친구들, 의사에게 정보를 줄 수 있는 출판물을 제공한다. 한 여성은 이런 이야기를 했다. "대안적인 치료법을 파는 사람들은 장사꾼이라는 사실을 명심해야 한다. 특히 우리가 고통을 받고 있는 만성 피로 증후군에 대해 잘 모르는 사람들은 비싼 치료법들을 쉽게 판매할 수 있는 시장이 될 수 있다. 신중하게 따져 보고 선택해야 한다."

만성 피로 증후군에 대한 접근법이나 치료법은 여러 가지다. 다음과 같이 해 보자.

- 필요한 만큼 충분히 쉰다. 그렇다고 침대에 꼭 누울 필요는 없다. 가능하면 몸을 조금씩 움직이는 것이 더 효과적이다. 그러나 좀 나아졌다는 생각이 들어도 곧바로 무리한 활동을 해서는 안 된다. 이 방법은 삶을 새롭게 설계하는 것과 관련되고, 삶 전체를 향상시키는 것이다. 한 여성은 이렇게 썼다.

> 아무에게도 방해받지 않고 규칙적으로 쉬는 것이 특히 중요하다. 전화 통화도 하지 않고 벨소리에도 답하지 않고, 어떤 결정도 내리지 않고, 사람들과 관계를 맺지도 않고, 문제를 해결하려는 시도도 하지 않는 것이다. 내 경우, 생활 주변을 정리하는 일이 어려웠지만, 그렇지 않고는 나아지지 않았을 것이다.

- 몸이 회복되도록 한다. 스트레스를 피하고 건강에 좋은 음식을 먹는다. 특정 음식, 특히 알코올, 카페인, 설탕, 식품 첨가물을 섭취하면 상태가 악화된다는 이야기도 있다. 그러나 아직 어떤 특정한 식사 요법의 필요성을 지지하는 연구 결과가 나와 있는 것은 아니다. 한 여성은 이렇게 말한다. "자기한테 필요한 음식을 먹어요. 만성 피로 증후군이 있는 사람들은 풍부한 단백질이 필요하거든요. 한 가지 식사 요법이 모두에게 효과가 있지는 않아요. 내 생각을 믿어야죠." 비타민, 침, 명상, 바디워크, 동종 요법을 해서 증상이 완화된 사람들도 있다. 그러나 "마사지나 침술은 내 증상을 자극해 상태가 더 나빠졌다."고 경고하기도 한다. 각자가 자기에게 맞는 방식을 선택해야 한다.
- 좀 나아졌다는 생각이 들면 자신에게 맞는 운동 프로그램을 천천히 시작한다. 가벼운 스트레칭이나 동네를 걷는 등, 간단한 것을 통해서도 몸 상태가 나아지고 있음을 알게 될 것이다.
- 의학적 접근이 모든 경우에 들어맞는 것은 아니다. 삼환계 항우울제를 조금 복용하는 것이 근육통을 완화하고 수면을 돕는다고 알려져 있다. 상황에 따라 안전성, 보험 급여, 비용 문제도 고려해야 한다.
- 보험금이나 장애 급여를 신청하려고 한다면 이 질환에 대해 이해하고 있는 의사에게 도움을 구한다.
- 환우회에 참가해 도움을 구한다. 최근 연구와 치료에 대해 잘 알고 있는 사람과 연락하면서 무엇을 해야 하는지 알아 둔다. 여력이 있으면, 이 병에 대한 일반인의 이해를 돕고 공공 정책을 변혁하려는 모임에 참여한다. 단지 회원 가입만 한다 해도 모임에 속해 있다는 사실이 격려가 될 것이다.

휴식과 치료를 하려면 돈이 필요하다. 만성 피로 증후군이 있는 사람들에 대한 건강 보험과 장애 급여에 관한 정책이 중요한 이유는 바로 여기에 있다.

섬유근통

증상과 진단

섬유근통은 넓은 부위에 걸쳐 쑤시고 통증이 있고 근육 경직이 나타나는 것인데, 가끔 피로감와 수면 장애를 동반한다. 섬유근통은 압통점의 위치가 명확한 패턴을 지닌다는 점에서 만성 피로 증후군과 다르다. 섬유근통의 압통점은 일반적으로 통증이 느껴지지 않는 근육이나 힘줄에 연결된 근육들이다. 각 부위를 눌러보고 통증이 있는지 살펴보아 섬유근통을 진단할 수 있다. 최소한 석 달 동

▸ 만성피로증후군환자모임
www.fmscfs.co.kr

▸ 섬유근통증후군환자모임
www.fmscfs.co.kr

안 광범위한 통증이 느껴지는 11~18개 이상의 압통점을 찾으면, 섬유근통에 관한 1990년도 미국 류머티스학 분류와 비교해 본다. 그러나 압통점이 이보다 적게 나와도 섬유근통인 수가 있다. 실험실 검사와 신경계 및 관절 검사 등을 보면, 섬유근통이 다른 질병을 동반하지는 않는다.

일반적으로 압통점은 사람마다 일정하다. 그러나 날마다 겪는 통증은 그 위치와 정도가 크게 다르고 압통점이 언제나 같은 것도 아니다. 고통스러운 증세도 쑤시는 것부터 열나는 것까지 다양하다. 심한 운동 후에도 통증이 있을 수 있는데, 몸이 피곤한 상태에서 격심한 활동을 하면 근육이 경직되고 며칠씩 통증이 지속되기도 한다. 똑같은 자세로 서 있거나 앉아 있는 것, 잠깐 동안 움직이지 않는 것도 통증이나 경직을 유발하는데, 자세를 자주 바꿔 주면 통증을 경감하고 예방할 수 있다. 또 대부분 아침에 일어나면 근육이 뻣뻣해지는데, 얼마 지나면 없어지기도 하고 온종일 계속되기도 한다.

섬유근통의 다른 증상들로는 방광염, 두통, 무감각하고 저리는 느낌, 실제로는 붓지 않는데도 부어오르는 느낌, 집중력 저하, 온도, 습도, 소음, 냄새 같은 주변 환경에 과민해지는 증상이 있다.

원인

섬유근통의 원인은 명확하지 않지만 일관성 있는 분류 방식이 많아질수록 연구자들은 이 문제를 더욱 체계적으로 연구할 수 있을 것이다. 현재 시상하부 – 뇌하수체 – 부신축과 교감 신경계의 기능이 떨어지는 것이 섬유근통과 관련 있다는 몇 가지 증거가 나오고 있다. 만성 피로, 수면 장애, 기분의 관련성을 더 잘 이해하게 되면 가까운 미래에 이 병에 대해 더 많이 알게 될 것이다. 의사들이 섬유근통이 신체적 원인 때문이라는 점을 점점 더 많이 인식하고 있으므로, 이 증상이 있는 여성들이 '이는 정신적인 문제'라는 상투적 설명을 들을 가능성은 줄어들었다. 많은 연구들은 섬유근통의 주된 증상이 다른 질병이나 스트레스 때문에 심해질 수는 있어도, 정신적인 문제와는 별개라는 점을 보여 준다.

치료

다음과 같이 하면, 증상이 수그러드는 것으로 나타났다.

- 매일 가벼운 유산소 운동을 한다. 처음에는 3~5분 정도 하다가, 점차 20분 정도로 늘린다. 피곤하고 몸이 쑤실 때는 운동하기 어려울 수도 있고 효과가 나타나기 전, 2주 정도는 부작용을 겪을 수도 있다. 그럴 때면 충격을 완화하는 유산소 운동(수영, 걷기이나), 가벼운 마사지, 온욕이 좋다. 만성 피로 증후군이라면 아주 서서히 해야 하며, 계속하기 전에 그 영향을 고려해야 한다.
- 잠을 적당하게 자고 취침 시간을 규칙적으로 지킨다. 숙면제의 도움도 얼마간 받을 수 있다. 자신에게 가장 잘 맞는 약을 찾을 때까지, 다양한 약물을 지속적으로 시도할 필요가 있다. 의사들은 항우울제 같은 세로토닌 생성과 수면을 강화하는 통증 완화 약물을 처방할 수 있다. 이 경우에 복용량은 우울증 치료에 사용되는 양의 10분의 1 정도고, 그 효과는 우울증 완화가 아니라는 점을 아는 게 매우 중요하다. 증상이 재발하는 주기가 짧으면 약물을 일시적으로 늘리는 것이 필요하다.

때로는 섬유근통이 만성화되기도 하고, 재발하기도 한다. 한 가지 치료법에 오랫동안 몸이 반응하지도 않을 것이며, 몸 상태가 항상 안 좋은 것도 아니다. 약물과 운동, 수면을 적절히 조화하는 것이 많은 여성들에게 도움이 될 수 있다. 자신이 잘 아는 것을 치료에 적극 활용하는 게 가장 좋다. 미국에서는 전국적으로 환우회 활동이 활발해서, 이 질환과 관련된 새로운 정보를 제공하고 의사를 추천하면서 이런 만성적이고 무기력한 상태에 대처하는 데 큰 도움을 주고 있다.

섬유근통과 잘 혼동되는 것이 근막통 증후군인데, 섬유근통과 유사하지만 통증과 압통이 넓게 나타나지 않고 지엽적으로 나타난다. 근막통 증후군 증상에는 압통점 대신 유발점이 나타난다. 유발점이란 통증을 전달하기 시작하는 위치를 말하는데, 유발점에서 통증이 퍼져나가면 부분 마취를 하고 유발점에 주사를 놓아 통증을 없앤다.

피부 경화증

피부 경화증은 원인이 밝혀지지 않은 자가면역 질환의 일종이다. 면역 체계 이상으로, 결합 조직이 과도하게 쌓이고, 혈관이 손상되는 특징을 보인다. 결합 조직의 과다한 침착과 혈관 손상은 피부를 두껍게 만들고 흉터(섬유종)를 만들며 폐, 창자, 심장, 신장 같은 내부 기관 기능 장애를 일으킨다.

피부 경화증이 있는 이들 넷 중 셋은 여성인데, 발병 시기는 대개 30~60세다. 특정한 부위에만 발병하는 제한성 피부 경화증에서는 섬유종이 덜 나타나며, 발병 초에는 보통 레이노 현상(추위에 대한 손발 민감성), 손가락과 발가락에 궤양, 가슴 쓰림 같은 증상이 있다. 그러나 신체 각 부위로 넓게 확산되는 전신성 피부 경화증은 가슴, 복부 같은 부위로 증상이 확산되는데, 발병 초기, 폐와 심장이 큰 손상을 입거나 신장 기능이 약화되기도 한다.

이런 증상이 있어도 평소대로 생활하는 여성들이 있지만, 피부경화증은 삶을 철저하게 황폐하게 만들 수도 있다. 신체 외관이 변하고 손을 못 쓰는 것이 공통점이다. 이 병에 걸리면 5년 더 살 수 있는 확률이 60~70%이며 폐, 심장, 신장까지 심하게 퍼졌으면 사망할 수도 있다. 치료법은 없지만 피부 경화증이 번져 있는 기관에 초점을 맞춘 효과적인 처방은 있다. 더욱 활발한 연구를 통해 이 질환을 제대로 이해하고, 효과적인 치료법이 나와야 한다.

쇼그렌 증후군

쇼그렌 증후군은 침샘과 눈물샘 조직 같은 점액 분비선을 파괴해서 면역 체계가 자체적으로 파괴적인 작동을 하게 만드는 자가면역 질환이다. 쇼그렌 증후군은 생명을 위협하는 질병은 아니지만 치료하지 않고 내버려 두면, 눈과 입을 쇠약하게 만들어 영구적으로 손상시킬 수 있다. 이 증후군에는 일차적인 것과 이차적인 것, 두 가지 형태가 있다. 쇼그렌 증후군이 단독으로 발병했으면 일차적인 것으로 본다. 그러나 류머티즘성 관절염, 루푸스, 근육염증, 피부 경화증이나 다발성 동맥염 같은 결합 조직 질병을 동반하면 이차적인 것으로 본다.

미국에서 쇼그렌 증후군 환자의 90%는 여성들이다.

증상

쇼그렌 증후군은 증상이 다른 질병과 비슷해서 의사들이 오진하기 쉽기 때문에 '최고의 흉내쟁이'라 불린다. 쇼그렌 증후군의 모든 증상은 동시에 나타나는 게 아니라, 신체 각 부위별로 나타나기 때문에 내과 의사와 치과 의사들이 각 증상들을 개별적으로 치료하는 예가 많고, 이 병을 전체적으로 인식하기 어렵다.

쇼그렌 증후군에 걸리면 공통적으로 입이 마르고 목에 열이 나며 씹거나 삼키는 데 불편을 느끼며, 눈에 모래가 들어간 듯하고 눈에 얇은 막이 씌어진 것 같은 증상을 경험한다. 충치가 생기고, 관절이 쑤시며, 소화가 안 되고, 코 속과 피부가 건조해지며, 폐와 신장에 이상이 생기고, 질에는 염증이 생기고 근육이 허약해진다. 또 열이 나고 극도로 피곤하다.

쇼그렌 증후군 검사로는 눈물과 침 생성 측정, 혈액 검사, 주침샘 엑스레이 검사와 입술의 소침샘 조직 검사가 있다.

원인과 치료

쇼그렌 증후군의 원인은 아직 밝혀지지 않았다. 한 이론에 따르면 바이러스, 유전, 호르몬 문제라고도 한다.

치료법도 알려져 있지 않아서, 증상과 관련된 불편을 완화하는 처방만을 한다. 그러나 수준 높은 전문 치과 치료와 안과 치료는 절대적으로 중요하다. 인공 눈물과 침, 연고, 항염증성 약물을 증상 형태와 심각성에 비추어 처방하며, 가습기, 고글 같은 보안경 사용을 권하기도 한다.

교육과 도움

환자들의 공통점은 고립감이다. 쇼그렌 증후군에 대해서도, 그 증상에 대해서도 아무도 이해하지 못한다는 느낌 때문이다.

루푸스(전신 홍반성 낭창)

루푸스는 결합 조직 특히 피부, 관절, 혈액, 신장 등에 염증이 생기는 질환이다. 발병 소인이 유전될 수는 있지만(관련 유전자가 있어도 발병하지 않을 수 있다) 발생 원인이 알려지지는 않았다. 발병 메커니즘은 아직 밝혀지지 않았으나 특정 약물(피임약을 포함하여), 스트레스, 햇빛 노출, 감염, 임신이 유발 인자가 될 수 있다. 루푸스는 자가면역 질환인데, 이는 몸의 면역 체계에 결함이 생겨 몸의 정상 부위에 대한 항체를 생성해서 조직을 상하게 하는 것이다. 이 병의 주요 특징은 비정상적인 피로, 염증이 나타나는 것이다. 관절염처럼, 루푸스는 증상이 심한 시기와 증상이 누그러지는 시기가 번갈아 나타난다.

미국에서는 1백만 명(남성의 10배)에 가까운 여성들이

▸ 한국쇼그렌증후군환우회
www.sjogren.or.kr
032-462-2529

▸ 루푸스를이기는사람들협회
www.luisa.or.kr
02-2285-4546

루푸스를 앓고 있는데, 이들 여성 세 명 중 두 명은 흑인이나 미국 원주민, 아시아인이다.

루푸스는 오진을 해서 치료를 잘못하는 예가 자주 있기 때문에 이 병의 특징을 아는 것이 매우 중요하다. 다음 증상이 4가지 이상 나타나면 루푸스가 발병한 것으로 본다. ① 나비 모양의 얼굴 발진, ② 원반 모양 상처나 발진 마크(원반 모양 루푸스), ③ 추위에 노출되면 손가락이 하얗게 변하는 것(레이노 현상), ④ 탈모, ⑤ 입과 코 속 궤양, ⑥ 숨 가쁨 또는 가슴 통증으로 나타나는 폐나 심장 내부의 염증(흉막염 또는 심낭염), ⑦ 빛에 대한 민감함, ⑧ 경련, ⑨ 빈혈이나 백혈구, 혈소판 부족, ⑩ 핵 없는 세포 발생, ⑪ 매독 검사에 대한 잦은 잘못된 양성 반응, ⑫ 소변에 과도한 단백질과 세포 검출.

나머지 다른 증상은 검사를 해야 밝힐 수 있는 것들이어서 자신이 루푸스라는 생각이 들면, 검사를 요청해야 한다. 또 다른 증상으로는 발열, 근력 저하, 관절 통증과 홍조, 피로감 등이 있다. 루푸스에 걸린 많은 여성들이 이런 증상이 있지만, 잘 느낄 수가 없어 문제를 구체적으로 지적하기 어렵다.

루푸스 치료법은 여성마다 다양할 것이다. 충분한 휴식, 바람직한 식사 요법, 햇빛을 피하는 것이 다소 도움이 될 수 있다. 다음 약물은 때로는 다른 문제를 일으킬 수도 있지만, 증상을 효과적으로 줄여준다. 아스피린, 항말라리아제(치명적인 망막 손상을 일으키기 때문에 조기 발견을 위해 정기적인 안구 검사를 해야 한다), 스테로이드(고혈압, 궤양, 종기 등 부작용을 일으킬 수 있다. 반드시 주의 사항을 살펴보아야 한다) 같은 항염증성 약물. 부인과 전문의는 루푸스에 대해 거의 모르는 경향이 있기 때문에 내과 전문의나 류머티즘 전문의, 특히 자가면역 질환에 대한 전문 지식이 있는 의사와 상담해야 한다.

루푸스는 극심한 장애가 될 수는 있지만 일반적으로 생명을 위협하지는 않는다. 루푸스를 앓는 여성의 90% 이상은 진단을 받고 나서 10년은 산다. 증세가 신장까지 퍼지는 것이 가장 심각한 합병증이고 그렇게 되면 치료의 일부분으로 신장 투석을 해야 한다. 임신은 잠재적으로 문제가 될 수 있는데, 루푸스를 앓는 여성이 유산할 가능성은 평균보다 높고 때로는 임신 이후에 증상이 아주 심해진다.

증상이 눈에 잘 띄지 않고 심각한 정도도 다양하고 만성 질환처럼 증상이 오래 지속되기 때문에 루푸스에 걸린 여성은 건강 염려증 환자인 것으로 인식된다. 루푸스를 앓는 여성은 의사들의 무시, 고용 차별, 가족과 친구로부터의 도움 부족, 활동의 제한이라는 문제로 고통 받는다.

환우회는 루푸스에 대처해야 하는 여성들에게 큰 도움이 된다. 의사에게 이 병을 앓고 있는 여성에 대해 물어보거나 루푸스 환우회와 접촉해 본다.

내가 루푸스에 걸렸다는 것을 처음 안 것은 10년 전이에요. 그 후 많은 변화를 겪었어요. 학교를 그만두어야 했고, 그해 여름에 입원해야 했고, 하루에 8km씩 달리는 것도 포기하고, 가을까지 체중이 9kg이나 줄었어요. 그 후 몇 년 동안 한계에 대처하고 다시 강해지는 방법을 배웠습니다. 아흔이신 우리 할머니가 예전에는 했던 일을 하지 못한다고 불평할 때, 공감할 수 있었어요. 내 나이 스물다섯 때 말이에요. 학교로 돌아가서 대학원 과정을 마친 다음 요즈음 저는 전일제로 일하고 있습니다. 매일 약을 복용해서 내 병을 조절하고 있지만 여전히 고용주와 말하는 것이 두렵고 갑자기 증상이 심해서 결근하는 것이 싫어요. 규칙적인 운동(하루에 3km 정도 수영을 해요), 식사 요법, 휴식을 통해 건강을 챙깁니다. 내가 계획을 취소하고 일찍 떠나거나 여름에 긴팔 옷을 입는 것을 가까운 친구들도 항상 이해하지는 못해요. 그러나 내가 가입한 환우회의 다른 루푸스 환자들은 이해하죠. 우리는 말이 통해요.

유방 질환

유방이 처음으로 발달하는 사춘기 때 우리는 보통 기쁨과 부끄러움을 동시에 느낀다. 유방이 너무 크거나 너무 작을까봐, 또 매력적이지 않을까봐 걱정한다. 커지는 유방을 아무도 눈치 채지 못했으면 하는 바람으로 어깨를 구부리거나 책을 가슴 앞에 움켜쥐고 걷기도 한다. 주니어용 브래지어 속에 솜 따위를 집어넣어 가슴이 커 보이게 하고 꽉 조이는 스웨터를 입을지도 모른다. 우리는 너무 쉽게 남들이 내 유방에 보이는 반응에 자신을 꽁꽁 묶어두는 것이다. 성인이 된 여성들이 느끼는 혼란과 모순도 십대 시절과 같을지 모른다. 우리들 대부분은 유방을 보면서, 나를 바라보는 사람들이나 내가 사랑하는 이가 느끼는 것처럼 스스로도 즐거워할 수 있다. 심지어 유방을 자극하는 것만으로 오르가슴을 경험하기도 한다. 그럼에도 한편으로는 내 유방 때문에 당황스럽고 불편할지도 모른다. 많은 여성에게 유방과 관련한 공포가 숨어 있다. 처지는 것에 대한 간단한 공포부터 유방암이나 유방 절제에 대한 극심한 공포에 이르기까지.

긍정적이든 부정적이든 이런 감정이 드는 것은 유방에 대한 사회의 강박적인 집착이 강요한 결과다. 유방을 드러낸 자극적인 이미지는 광고판과 잡지 어디서나 볼 수 있다. 또 이런 이미지를 자동차부터 위스키 판매까지 숱하게 사용한다. 이 이미지를 이용해서 취업을 하고 커리어를 쌓는 여성들까지 있다. 너무나 자연스럽게, 여러 남자들이 내 유방을 뚫어지게 바라보거나 휘파람을 불고 심지어 허락 없이 만지기도 한다. 유방의 '크기' 때문에 못마땅하거나 슬퍼하는 여성들도 있다. 사춘기의 짧은 혼란이, 나이가 들어서도 크기와 생김새에 대한 관심으로 평생토록 계속된다. 이렇게 성적인 의미를 강하게 부여하는 탓에 유방을 건강하게 가꾸어야 할 몸의 기능과 일부로 생각하지 못하고, 유방 질환은 늘 걱정스러운 문제다.

정상 유방의 다양함

유방의 크기와 모양은 다양하다. 크고, 작고, 단단하고, 처져 있고, 멍울이 있기도 하다. 여자들의 유방은 크기나 모양이 모두 서로 다르다. 젖꼭지가 튀어나왔을 수도, 함몰되어 있을 수도 있다. 유륜(젖꽃판)이 클 수도 있고 작을 수도 있다. 빛깔과 검기도 다양하다. 일반적으로 는 유륜 피부 아래 작은 융기가 있으며, 젖꼭지 가장자리에 긴 털이 나 있는 경우도 있다.

이런 개인차 때문에, 또 나이와 월경 주기에 따른 변화 때문에 가끔 여성들은 불필요한 걱정을 한다. 불행하게도 우리는 외형이나 기능상 무엇이 좋은 상태인지 거의 모르고 있다. 그래서 비정상인데도 잘 말하지 않고 주의를 기울이지도 않는다. 정보가 부족한 탓에 유방의 형태 변화, 멍울, 통증 등이 나타나면 암이 아닐까 하고(대부분은 암이 아닌데도) 공포를 느낀다.

생애 주기에 따른 유방의 변화

유방은 역동적인 기관이다. 유방은 우리 몸 호르몬 생성에 반응하며 평생 수없이 변한다. 이 변화를 잘 알고 있으면 뭔가 잘못된 것 같은 느낌이 들 때도, 많이 걱정하지 않게 된다.

맨 처음 유방 발달은 출생 전, 태아 발달 6주째에 시작된다. 그때 겨드랑이부터 사타구니까지 몇 쌍의 '젖 봉우리'가 생긴다. 인간은 이 봉우리들이 유방 한 쌍을 형성하게 될 가슴 부위만 남고 사라진다(다른 포유류는 그 봉우리들이 유방 여러 쌍을 형성할 수도 있다). 가끔 이 봉우리가 완전히 사라지지 않아서, 인간도 포유류의 유선을 따라 그 부위에 유방 조직이 조금 남아 있을 수 있다. 유방 조직 '여분'은 외음부 내려가는 길 어디서든 발견된다는 보고가 있기는 하지만 대부분 겨드랑이에 있다. 태아 때의 유방은 태반과 모체의 호르몬에 반응하기 때문에, 성과 관계없이 계속 발달한다. 태어날 때 유방은 대개 지방 조직인데 튀어나온 유두 아래 관(선)조직이 약간 있다. 이것이 때로는 며칠 동안 '젖'을 분비하기도 한다.

사춘기가 되기 전에는 유방 조직에 거의 변화가 없다.

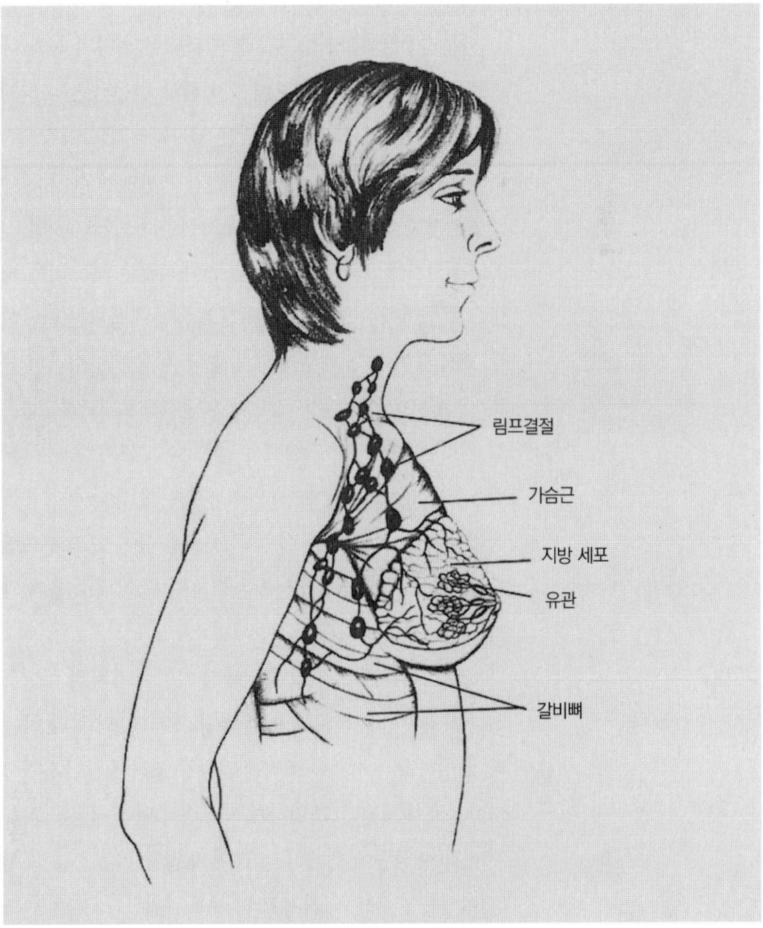

유관, 림프결절, 지방 세포로 이루어진 유방 © Christine Bondante

그러다 월경이 시작되기 1~2년 전부터는 난소에서 에스트로겐이 생성되고, 유방이 성장하며 에스트로겐 생성에 반응한다. 처음에 보이는 이런 반응으로 가장 뚜렷한 것은 젖꼭지 아래 단단한 '몽우리'가 생기는 것. 유방은 이 몽우리에서 발달할 것인데, 몽우리가 없어지면 유방의 성장은 멈춘다. 과거에 이 몽우리를 제대로 이해하기 전에는, 사춘기 전의 소녀들에게 수상쩍은 덩어리로 생각되어 수술하고 제거하기도 했다. 가끔 소년들에게도 작은 덩어리가 생길 수 있고 사춘기 때는 유방 조직이 약간 튀어나와서 당황하기도 하는데, 보통은 시간이 지나면 없어지므로 치료해야 할 것은 아니다. 사춘기가 진행되면서 몽우리 관 조직은 지방 조직과 유엽으로 자라나고 관나무를 만든다. 관 끝은 소엽으로 되어 있다. 소엽과 관은 유방의 젖샘을 만든다. 이것을 둘러싸고 지탱하는 것이 기질(스트로마)인데, 이 기질은 지방질과 섬유질로 사춘기 동안 계속 많아진다. 한쪽 유방이 다른 쪽보다 더 빨리 발달하기도 하므로, 양쪽 유방 크기가 다른 여성들도 흔히 있다. 유방은 사춘기 초반에 대부분 발달하지만, 일부 발달은 십대 내내 서서히 진행된다.

사춘기 이후 유방의 기질과 샘 조직은 월경기 동안 에스트로겐과 프로게스테론에 계속해서 반응하면서 액체를 머금고 커지는데 어떤 사람은 알아차리기도 어렵지만 어떤 사람은 통증을 느낀다. 성인기 초반에는 이 기질이 조밀해지면서 섬유질이 되고 샘 조직은 두껍게 가지를 친다. 이 시기에 느껴지는 덩어리들 대부분은 부드러운 지방으로 둘러싸여 있고, 조밀해진 기질이 지탱하는 단단한 샘 조직 덩어리다. 내부에 액체를 담은 팽창된 소엽인 물혹(낭종)들이 생길 수도 있으나 일반적으로 조밀한 섬유질 기질이 둘러싸고 막으므로 물혹은 그 크기가 매우 작다. 섬유선종 같은(암 아닌) 양성 종양은 십대나 이십대에 생길 수 있고 마치 커다란 둥근 공처럼 탄력 있고 부드럽게 자랄 수도 있다. 섬유선종은 그 위치를 앞뒤로 옮겨 가기도 한다.

삼십대에는 샘 조직과 조밀해진 기질이 서서히 줄어들거나 사라지기 시작한다. 이를 유방 조직의 '퇴화'라 하는데, 조밀하고 두꺼웠던 조직은 지방질 조직이 많아지면서 지방질로 대체된다. 조밀하게 지탱해 주던 기질은 느슨해져서 작은 낭종에 액체가 더 많이 채워져 부풀어 올라 어떤 여성들은 유방이 커지고 더 부드러워진다. 이런 변화는 사람에 따라 시기는 다르지만 삼십대부터 완경 때까지 계속된다. 호르몬 분비가 변동하기 시작하는 완경에 가까워지고 우리가 익숙했던 주기가 불규칙해지면, 유방은 호르몬 자극을 받아서 통증이 생기고 덩어리가 생기는 것을 느낄 수 있다. 이것은 유방암의 신호로 보일 수 있는 시기에 발생하기 때문에 고민거리가 될 수 있다.

유방 조직의 퇴화는 완경기와 그 이후에도 계속된다. 대부분의 정상적인 유방 속의 덩어리는 호르몬 자극에 의해 발생하고 완경 이후에 형성된 유방 속의 덩어리는 암일 가능성이 크다. 완경 이후에는 호르몬 생성이 멈춰서, 팽창을 유발할 수 있는 액체가 더는 생성되지 않기 때문에 완경 이후에는 낭종이 생기지 않는다. 호르몬 대체 요법을 받고 있는 여성은 이 퇴화가 느리게 진행될 수 있고 유방이 완경기 전의 상태를 계속 유지하는데 이것은 호르몬 영향이 계속되기 때문이다. 완경기 후에 심장, 혈압, 갑상선 관련 약물을 투여하는 경우에는 암이 아닌 물혹이 생길 수 있다. 물혹은 암을 유발하지 않지만 우리는 이 물혹이 암이 아니라는 것이 판명되기 전에는 계속적으로 스트레스를 받게 된다. 완경기 후의 유방 통증은 보통 유방 조직과 관련이 있는 것이 아니라 횡경막 통증이나 유방에 통증을 유발하는 척추 관절염 때문이다.

발견: 자가 검진

대부분의 덩어리(90%)가 유방 자가 검진을 하거나 샤워할 때, 옷을 입거나 섹스할 때 등 우연히 자신이나 파트너에 의해 발견된다. 유방 자가 검진은 자신의 유방에 의심스러운 덩어리가 있는지를 스스로 검사하는 방법이다. 이것은 많은 의사들이 추천하고 있으며, 유방암을 발견하는 기본적인 방법으로 수년 동안 알려졌다. 그러나 많은 과학적인 증거들에 의하면 유방 자가 검진을 추천해야 하는지가 확실하지 않다.

유방을 만지는 것이 불편했어요. 무엇인가가 발견하게 될까 봐 두려웠죠. 유방이 제거해야 될지도 모른다고 생각하면 참을 수 없었죠. 제때에 발견하지 못해서 죽게 되면 그것은 내 잘못일 거예요.

많은 여성들이 자가 검진을 하긴 하지만 정기적으로 하지는 않는다.

유방 자가 검진법

유방 자가 검진은 월경기가 막 끝났을 때 유방이 부드럽지 않고 팽창하지 않았을 때 한 달에 한 번 해야 한다. 월경이 규칙적이지 않거나 월경을 더는 하지 않는다면 매달 같은 시기에 검사하는 것이 좋다. 유방 자가 검진법은 다음과 같다. 어떤 변화가 발견되면 병원에 가서 검사해야 한다.

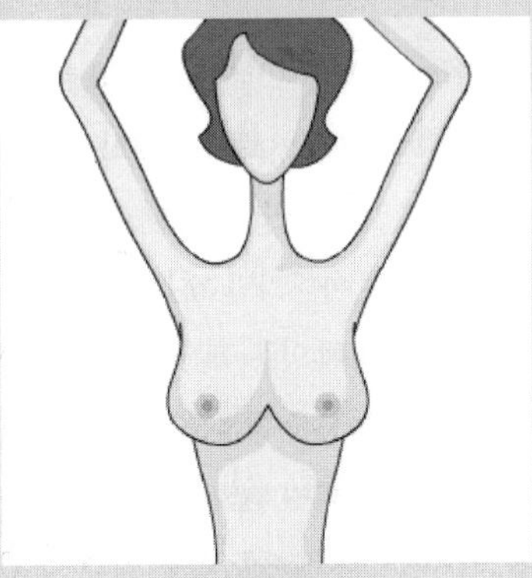

1단계: 거울을 보면서 육안으로 관찰

- 팔을 옆으로 벌렸다가 서서히 머리 위로 올린다. 이때 유방의 크기나 모양이 변하지 않는지 살펴본다.
- 피부가 움푹 들어간 데는 없는지, 피부색이 이상하지 않은지, 젖꼭지를 살살 눌렀을 때 분비물이 나오는지도 검사한다.

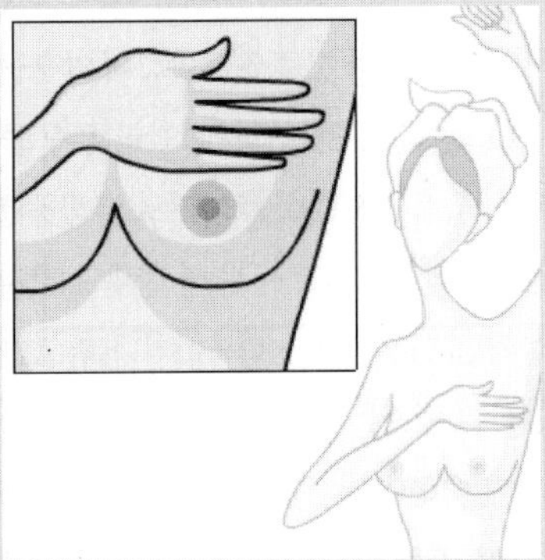

2단계: 서거나 앉아서 촉진

- 한쪽 팔을 들어올리고 다른 쪽 손가락의 평평한 면을 유방의 바깥쪽에 올려놓는다.
- 손에 힘을 주어가며 비비듯이 유방 위에서 젖꼭지 쪽으로 작은 동심원을 그린다.
- 동심원을 그리며 멍울이 있거나 피부가 두꺼워진 부분이 없는지 세심하게 만져 본다.

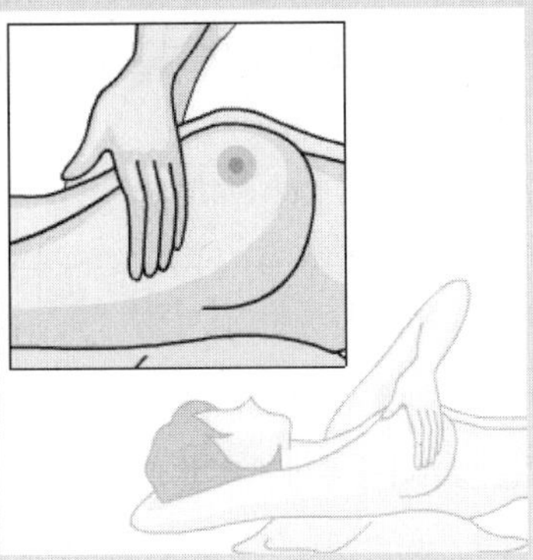

3단계: 누워서 촉진

- 수건이나 베개를 오른쪽 어깨 밑에 넣고 오른손을 베고 눕는다. 왼손으로는 오른쪽 유방을 검사한다.
- 가운데 세 손가락을 펴고 가볍게 누르며 작은 동심원을 그리면서 유방의 가장 바깥쪽에서 시작하여 서서히 젖꼭지 쪽으로 누르며 검사한다.
- 오른쪽이 끝나면 왼쪽을 같은 방법으로 검사한다.
- 겨드랑이를 검사하기 위해서는 검사할 쪽 팔을 단단한 책상 등에 올리고 반대쪽 손으로 동심원을 그리며 움푹 들어간 데는 없는지 피부색이 이상하지 않은지, 젖꼭지를 살살 눌렀을 때 분비물이 나오지 않는지 살펴본다.
- 어떤 변화나 의심이 생기면 전문가의 진찰을 받는다.
- 자가 검진이 정기적인 의사의 검진을 대신할 수는 없으며 자가 검진에 의한 진단이 항상 옳지는 않다.

출처: 한국유방건강재단 www.kbcf.or.kr

덩어리가 발견되었을 때 해야 할 일

전에 없던 덩어리가 발견되었을 때 불안하고 전전긍긍하는 심정은 이루 말할 수 없다. 처음에는 '내게 왜 이런 일이 생겼나?' 하는 생각과 함께, 불현듯 암일지도 모른다는 걱정이 든다. 즉시 가까운 의사를 찾아 가기도 하고, 공포감에 사로잡혀 진단이 두려워 그 덩어리를 모른 체하기도 한다. 유방을 절제하거나 줄이는 것만이 유일한 치료법이라는 생각으로 기울어질지도 모른다.

그러나 실제로는 덩어리 가운데 80~85%가 암이 아니다. 특히 젊은 여성들은 더 그렇다. 다만 조기 완경이고 그 덩어리가 유방 다른 부위와 감촉이 비슷하다면, 덩어리가 서서히 작아지거나 사라지지 않는지 지켜보는 것이 좋다. 월경기(월경이 시작된 후 1주일 정도) 중 같은 시점에 그 덩어리를 직접 체크하면 되는데 시간이 지나면서 덩어리가 작아지면 대부분 암이 아니다. 그러나 전혀 줄지 않고 오히려 커지는 덩어리는 암일 가능성이 있으니까 병원에 가서 검사를 해야 한다. 신체에 공격이 덜한 검사로 →586쪽 정보가 충분치 못하면 조직 검사를 해야 한다.

유방에서 느낄 수 있는 덩어리는 섬유선종 같은 양성 종양, 의사 낭종(조밀해진 유선 조직과 기질 덩어리)일 수도 있고 암일 수도 있다. 촉진만으로는 그 차이를 말하기 매우 어려울 때가 종종 있다.

섬유낭종성 질환

과거 미국 의사들은 이 용어를 보험으로 처리할 필요가 있는 진단을 하기 위해서 유방 속의 일반적인 덩어리를 묘사하는 단어로 사용했다. 그러나 문제는 그것이 정상적인 덩어리이고 대부분의 여성들에게 나타날 수 있다는 점이다. 또한 그 진단이 의사에 따라 다른 의미가 있다는 것이다. 유방을 검진하는 의사들에게 '섬유낭종성 질환'은 덩어리가 있는 유방을 의미한다. 유방 조영술에 의하면 그것은 조밀한 유방 조직을 의미한다. 병리학자에게 이것은 16~18개의 다양한 정상적인 현미경 진단을 표현하는 포괄적인 용어다. 시간이 지나 섬유낭종성 질환을 가진 여성은 유방암이 걸릴 위험이 높다고 얘기되었다. 그런 진단을 받으면 위험을 걱정하기보다는 보험 처리가 힘든 조건이 되어 버린다.

수전 러브라는 잘 알려지지 않은 외과 의사는 이 용어의 어원을 연구해 여성이 유방암에 대한 위험을 인식하는 것이 별로 쓸모가 없다는 증거를 찾으려 했다. 1982년 그는 『뉴잉글랜드 의학 저널』에서 대부분의 여성들이 보험 급여를 산정할 때 이 용어를 사용하는 것이 부정적인 영향을 미친다는 논문을 발표했다. 그는 '섬유낭병'이라는 용어가 유방의 정상 상태를 묘사하는 것이고 유방에 덩어리를 가진 여성이 유방암에 걸릴 위험이 높다는 증거가 전혀 없다는 것을 보여 주었다. 여전히 '섬유낭종성 질환'이라는 용어를 사용하는 의사들이 일부 있으나, 이 용어를 더는 사용하지 않는다. 병리학자들도 구체적인 현미경 검사 진단 목록을 만들어야 한다.

물혹(낭종)

물혹은 팽창된 소엽이나 관에서 발달하는 액낭이다. 물혹은 초음파 시술이나 액체를 제거해서 덩어리를 없애는 방법으로 치료할 수 있다. 드물지만 '낭종 내 사마귀 유두종'이라 불리는 물혹은 암은 아니지만 계속 자라는 수가 있다. 더 드물게는 그 낭종 속에 암종(악성 종양)을 포함할 수도 있다. 이 내부 낭종의 성장은 대부분 좀 더 전문적인 유방 초음파로 볼 수도 있다. 때에 따라서는 조직 검사로 내부 낭종이 의심되는 물혹을 제거할 수도 있다. 내부 낭종 장애가 없는 단순한 물혹은, 유방 조직을 감싸고 있어 검사를 방해할 정도로 크거나 통증을 유발하지 않으면 특별한 치료를 할 필요는 없다. 치료법은 감각이 무딘 물혹 부위 피부에 작은 바늘을 삽입하여 주사기로 액체를 뽑아내는 것이다. 대개 그 액체는 맑고 노란 물일 수도 있지만 더러운 설거지물처럼 희뿌옇거나 회색이거나 검고 기름기가 있을 수 있다. 그 액체는 암과 관련해서는 중요한 정보를 제공하지 않기 때문에 검사 목적으로 사용하지는 않는다. 액체를 뽑아낸 후에도 덩어리가 있거나 액체에 검은 혈액이 보이면 물혹 부위 조직 검사를 해야 한다. 물혹은 액체를 빼내고 나서도 다시 액체로 채워질 수 있다.

섬유선종

십대나 이십대인데 월경 주기에 따라 변하지도 않고 아무런 변화가 없는 덩어리를 유방에서 발견했다면, 대개 섬유선종이다. 섬유선종은 십대, 이십대의 여성에게서 흔히 발견된다. 평생 계속되는 예가 많고, 한쪽 또는 양쪽 유방에 여러 개가 발달할 수도 있다. 경우에 따라 섬유선종은 유방 형태를 뒤틀 만큼 커지기도 한다. 섬유선종은 대개 수술로 제거한다. 가끔 크기가 계속 줄어들면 완경기 즈음해서 결국 이 덩어리가 정상 조직이라는 사실이 밝혀지기도 한다. 크기가 작아지면 대부분 암이 아니다. 그러나 문제는 유방암마저도 섬유선종처럼 생각해 버릴 수 있다는 점이다. 환자가 젊을수록, 의사는 덩어리가 보여도 섬유선종일 뿐 암이 아니라고 생각하기 쉽다. 이럴 때는 조직 검사(세침 흡입 검사나 중앙부 철침 생검)를 해봐야 한다. 섬유선종과 암은 분명히 다른 것이다.

가짜혹

가짜혹이란 조밀한 샘 조직과 기질이며, 이 역시 정상적인 유방 조직이다. 유방의 한 부위가 호르몬 자극을 더 받아 커다란 덩어리가 된 것이다. 이것은 대체로 완경 직전 시기에 나타난다. 전에는 이것이 '섬유낭종성 질환'으로 진단받았다.→ 584쪽 이때 암의 징후가 있는지 확인하려면 의학적 검사를 받아야 한다. 이 장에서는 유방 조영술과 MRI(자기 공명 영상)를 살펴볼 것이다.

암

유방암은 검사하기가 꽤 어렵다. 보통은 분리된 모서리가 있는 것도 아니고 유방 조직에 둘러싸여 섞여 있기 때문이다. 대부분 유방암은 유방 조직 속 한 곳에 고정되어 있다. 그러나 유방암의 어떤 형태는 섬유선종이나 조직이 두꺼워진 것 같을 수도 있다. 유방암에 걸리고, 일반적으로 본인이 유방이 딱딱해지고 덩어리가 있음을 알았을 때에는 최소한 0.5인치 정도로 커진 뒤다.→ 유방암, 602쪽

유방 조영술

유방 조영술(유방암 엑스선 검사)은 유방암을 발견하는 검사이지만 예방하는 것은 아니다. 그러나 치료 효과와 상관없이 정기적으로 유방 조영술을 하면 50세 이상 여성들의 유방암 사망률이 30%가량 줄어드는 것으로 알려졌다. 얼마나 자주 해야 하는지(1년에 한 번인지 2년에 한 번인지), 몇 살 때부터(사십대와 오십대) 정기적인 유방 조영술을 해야 하는지는 의견이 분분하다. 가장 적절한 결정을 내리기 위해서 의사와 이 문제를 의논하는 것이 좋다.

조직 검사를 하기 전에, 의사는 검사가 필요한 또 다른 조직이 있는지 알아내기 위해 유방 조영술을 먼저 권할 것이다.

이점과 단점

유방 조영술의 가장 큰 이점은 촉진으로는 알 수 없는 암을 발견할 수 있다는 것이다. 또 수술을 위한 정보를 제공하고, 최근 몇 년 동안 유방에 어떤 특이한 변화가 있는지 살펴볼 때, 나중에 촬영한 것과 비교할 수 있는 기본 상태에 대한 정보를 제공한다. 아직 심각하지 않은 암을 유방 조영술으로 발견했을 때 더욱 성공적으로 암을 치료할 수 있다. 그러나 이미 자리 잡은 암을 놓치거나 정상적인 덩어리를 암으로 오인하는 식으로, 오진할 수 있는 치명적인 결점도 있다. 유방 뢴트겐 촬영 기사는 필름의 미립자를 석회성 물질의 침전으로 오인할 수 있기 때문에 유방 조영술을 받으러 올 때는 향수나 파우더를 바르지 말라고 하거나 겨드랑이 방취제를 뿌리지 말라고 할 수 있다. 검사 비용이 비싸다는 점과 근무 시간이나 다른 활동 시간을 빼야 하는 것도 단점이다. 미국에서만 해마다 1백만이 넘는 여성들이 유방 뢴트겐 촬영을 한다.

유방 조영술만이 암이 있는 부위를 알 수 있다는 점을 기억해야 한다. 의심스런 부위에 대한 조직 검사는 암 진단을 확실히 하는 데 필요하다.→ 587쪽

유방 조영술을 해야 하는 사람

50세 이상이거나 이미 한쪽이나 양쪽 유방에서 암이 발견된 적이 있다면 유방 조영술을 하는 것이 유리하다. 최근 연구들은 젊은 여성들에게도 같은 이점이 있는지 조사하고 있다.

완경전 여성은 유방 조직이 조밀해서, 유방 조영술으로도 잘 보이지 않는다. 종합적으로 보았을 때, 유방 조영술은 암이 없는 부위에 암이 있다고 인식하는 오진율이 약 7%다. 현재 있는 암을 놓치는 비율은 4~30%로 다양하다. 완경 전 여성은 오진율이 더 높다.

젊은 여성의 유방이 나이든 여성의 유방보다 방사선 위험에 더 민감하다는 증거들도 있다. 또한 25~35세경, 이 검사를 자주(매년) 받은 여성은 생애에 걸쳐 방사선 노출량이 많아져 유방암에 걸릴 가능성이 더 크다. 방사선 노출로 인한 암이 20년 동안 발달하면 55세인 여성은 75세에 유방암에 걸릴 수 있지만 25~35세인 여성은 45~55세

에 유방암에 걸릴 수 있다.

50세 미만인 데다 유방 속에 의심스러운 덩어리는 없으나 유방암에 걸릴 위험이 높다면,[4] 유방 조영술을 해야 하는지 결정하기가 더 어려울 것이다. 의사들은 위험이 높은 여성이라면 유방 조영술으로 암을 발견할 가능성이 높아 이롭다고 주장한다. 그러나 한편으로는 이 여성들이 유방 조영술에서 잃는 것이 가장 많은 사람들일 수도 있다. 위험이 높다는 것은 대개 더 취약할 수 있다는 것, 즉 다른 사람에 비해 방사선 피해에 저항력이 약하다는 것을 의미하기 때문이다. 어떤 것이 더 이로울지 정답을 내기는 어려우며 연구를 계속해야 한다.

미국예방의학회나 현재 유럽 국가들 대부분은 2년에 한 번씩 유방 조영술을 하라고 권하고 있다. 전문가 집단들도 흔히 40세 이상 여성들에게 매년 유방 조영술을 하라고 권유한다. 삼사십대 여성들 중에서 유방암 발병률이 높기 때문에 많은 여성들이 50세 전에 정기적인 유방 조영술을 하고 있다. 이 여성들과 의사들은 유방암을 초기에 발견하고 조기 치료하는 것이 긍정적인 차이를 만들기를 희망한다. 유방 조영술은 현재 이용할 수 있는 최고의 검사 기술인 반면에 심각한 한계도 있다. 연구자들은 더욱 효과적이고 안전하고 경제적으로도 부담이 적은 검사법을 개발해야 한다는 점을 강조한다. 그렇지만 유방 조영술은 처음에 설명했던 조직 검사를 대신할 수는 없다.

유방 질환 판정

전문적인 검사를 받으려면 적합한 의사와 의료 기관을 선택하는 것이 가장 중요하다. 덩어리나 비정상적인 세포는 암일 수도 있지만 대개 정상적인 것으로 판명되므로 이에 대한 경험이 풍부한 유방 전문가를 찾아야 한다(반드시 부인과 전문의일 필요는 없다). 의사와 관계가 좋다고 해도, 의사 역시 진단과 치료 선택에 관한 최근 연구를 모르는 경우가 있다. 유방암 환우회 등을 통해서 경험 많은 의사를 찾는 일에 도움을 받을 수 있다. 작은 마을에 산다면, 가까운 대도시에 가서 최근 연구에 대한 정보가 풍부하고 각계 전공의가 유방암을 함께 의논하며 진단과 치료법이 융통성 있는 연구 기관이나 대학 병원을 찾는 것이 좋다. → 589쪽

월경이 끝났을 때 예약 일정을 잡는다. 월경 주기의 다른 시점에 유방에 덩어리가 만져질 수 있으며, 유방이 팽창해 있으면 의사가 덩어리를 놓치기 쉽다.

여성이 앉아서 팔을 머리 위로 올리고 있는 상태에서 의사는 몸을 낮추어 유방 피부의 변화가 있는지 유심히 관찰할 것이다. 누운 상태에서도 유방을 검사해야 한다. 이 과정이 매우 중요한데, 이런 자세에서만 덩어리를 발견할 수도 있기 때문이다. 검사가 불편할지 모르지만 대개 아프게 느껴지지 않는다. 또 의사의 주관 개입을 피할 수는 없지만 그 덩어리가 암으로 보이는지에 대한 전문적인 판단을 내릴 수도 있다. 대개 암은 양성 종양보다 모양이 매끈하지 않으며 자유롭게 움직이지 않는다. 유방 엑스레이 촬영이나 초음파 검사로도 알 수 있지만 조직 검사를 해야 가장 정확하고 확실한 판단을 내릴 수 있다.

진단 목적의 유방 영상 검사

진단을 위한 유방 영상 검사는 관심 가는 부위에 직접 시행한다. 어떤 덩어리가 만져지는 부위나, 유방 엑스선 사진으로 봤을 때는 비정상적으로 보이는 부위를 검사하는 것이다. 최근에 사용하는 것은 유방 조영술과 초음파다.

진단을 목적으로 한 유방 엑스선 사진은 특수 각도법, 점 압축법, 확대법 등을 포함한다. 특수 각도법은 유방 조직을 다른 각도로 보여 주고 일상적인 시선으로는 볼 수 없던 유방 부위를 볼 수 있게 해 준다. 점 압축법은 비정상적인 부위만을 압축해 유방 조직을 퍼뜨리는 것이다. 의심스러운 부위가 정상적인 유방 조직과 겹쳐 있다면 이 방법을 시도했을 때 열어질 것이다. 위에 얹힌 유방조직이 비정상적인 것을 희미하게 만든다면 특수 각도법으로 더 명확하게 볼 수 있다. 확대법은 미세 석회화 침착을 잘 보이게 해서 그 형태와 수, 범위를 알려 준다. 유방 속에 아주 작은 칼슘 조각이 있다면 이것이 전암 단계일 수도 있고 아닐 수도 있다. 조밀한 유방 조직은 유방 엑스선 사진

4 유방암 위험을 높이는 요인으로 밝혀진 것은 많지 않다. 어머니나 자매가 50세 이전에 확실한 유방암 진단을 받은 경우, 과거에 자신이 유방암에 걸린 적이 있는 경우, 가족력을 볼 때 유방암에 걸릴 유전적 소인이 있는 경우다(유전자 검사는 590쪽을 참조). 앞의 요인들에 비해 유방암 위험을 높이는 정도가 훨씬 덜한 요인은 다음과 같다. 방사선 노출, 완경기에 에스트로겐 사용(에스트로겐을 10년 이상 사용하면 30% 정도 증가), 과음, 규칙적인 운동 부족, 아이를 전혀 갖지 않은 경우, 30세가 넘어서 아이를 낳은 경우, 아이를 출산한 후에 수유를 하지 않은 경우, 50세 이상인 경우(이런 요인 중 가장 영향이 큰 것은 맨 마지막 요인이다).

보다 초음파가 더 유용할 수도 있다. 또한 유방 조영술은 유방 속 덩어리를 잘 보여줄 수 있지만, 고체 덩어리와 물혹의 차이를 말해 줄 수 없다.

진단 목적의 유방 초음파는 기술이 발달하면서 과거 십 년 동안 크게 발전하였다. 과거에는 초음파술을 고체 덩어리와 물혹의 차이를 구분하는 데 사용했다. 오늘날 예술의 경지까지 다다른 초음파 기술은 경험이 많은 사람이 시술했을 때 덩어리가 있는 부위의 조밀한 선 조직을 통과해서 볼 수도 있고 아래에 놓여 있는 유방 조직의 패턴도 볼 수 있다. 이 패턴은 조밀한 조직 내부에 분리된 덩어리를 확인하거나 더 두드러지는 유선 조직만을 보여 준다.→ 가짜혹, 585쪽

진단 목적의 유방 영상 검사는 조직 검사를 해야 할 부위를 결정하는 중요한 도구다. 그렇다고 이 방법이 유일하고 정답을 준다고 생각해서는 안 된다. 조직 검사를 하지 않는다면, 그 부위는 지속적으로 지켜봐야 한다. 정상이라고 생각했던 부위가 그렇게 보이지 않을 때, TV나 신문에서 읽은 공포 이야기가 진행될 수도 있다.

조직 검사(생검)

조직 검사는 현미경 검사를 하기 위해 비정상적인 부위에서 조직을 떼어내는 것이다. 네 가지 방법이 있다. 세침 흡입 검사, 중앙부 철침 생검(총 조직 검사), 절제 생검, 절단 생검. 비정상적인 부위가 뚜렷하게 느껴지지 않는다면 의사가 정확한 부위에 조직 검사를 할 수 있도록 유방 조영술이나 초음파의 도움을 받아야 한다.

'세침 흡입 검사'는 의사가 진료실에서 곧바로 시술할 수 있는 방법이다. 국소 마취를 해서 그 부위의 감각을 무디게 한 다음, 가는 주삿바늘을 비정상적인 부위에 찌른 뒤 세포를 뽑아낸다. 이 세포를 슬라이드 위에 놓고 염색한 뒤 현미경으로 검사한다. 유방세포학에 경험이 있는 병리학과 의사라야 정확한 진단을 할 수 있다. 병리학적으로 불규칙한 세포에는 정상 세포에서 불규칙하게 과다 증식한 세포(위험 요인 없이 정상으로 간주되는), 암종 부위 또는 심각한 암까지 다양하다는 제한점이 있다. 불규칙적인 세포라는 진단이 나오면 더 정밀한 검사가 필요하다. 조직 검사로, 이 세포들이 어디에 위치해 있는지, 어떻게 구성되어 있는지 보여 주는 조직을 확보할 수 있다. 정상

유방 조영술: 유방 엑스레이

- 고체 덩어리, 물혹, 유방 통증, 종기와 젖꼭지 분비물 등 유방 질환은 다양하며, 다른 영상 검사법(초음파, MRI와 유관 조영술)과 진단 도구들을 결합하는 게 좋다.
- 나이에 관계없이 유방암에 걸린 적이 있는 여성은 6~12개월마다 한 번씩 검사할 것을 권장한다.
- 50세 이상인 여성은 영상 검사법을 통해, 유방암 사망률을 30% 줄일 수 있어 이들에게는 영상 검사법이 효과적이다.
- 50세 미만 여성들에 대한 효과는 여전히 논의 중이다. 미국 국립암협회는 사십대 여성들에게 매년 유방 조영술을 하도록 권하고는 있지만 암으로 인한 사망률을 낮춘다는 증거는 매우 적다. 사십대 여성들의 경우에 암을 놓치는 일도 흔하지만 영상 검사의 결과로 불필요한 조직 검사를 하게 되는 경우도 있다.
- 이점: 암을 스스로 느끼기 전에 발견하면, 유방 보존이 가능한 국소 치료 가능성이 높아진다. 또 유방 조영술은 유방 안에 석회성 물질의 침전 등, 아직 공격적이지 않은 암을 찾아 준다. 조직 검사를 위해 조직을 제거할 때 수술에 필요한 정보(수술 지도)를 제공한다. 처음 촬영한 소견과 추후의 촬영 소견을 비교해서 의심스러운 변화를 잡아내는 데 효과적으로 사용할 수 있다.
- 단점: 유방 조영술을 한번 받는다 해서 유방암을 모조리 발견하는 것은 아니다. 말하자면 정상인 듯했던 부위가 최종 진단에서는 암으로 나올 수 있다. 또한 암으로 생각했던 세포가 정상으로 판명날 수도 있는데, 이런 오진이 불필요한 조직 검사를 유도한다.
- 유방 조영술을 받으려고 한다면 촬영 기계가 1992년 유방 조영술 표준법 기준에 맞는지 물어본다. 그 기계가 기준에 부합한다는 보증서를 확인해야 한다.

이라는 세포학 진단 결과를 재확인했다고 해서 최종적인 것으로 간주해서는 안 되며, 다음 사항들도 해 보아야 한다. 암 진단은 암종 위치나(그 점으로 제한되는) 침해성이 큰 암을 대상으로 한다. 암세포가 정상으로 판명되는 결과도 나올 수 있으므로 세포학 차원의 진단은 대략적인 인상의 의미임을 이해하는 것이 중요하다.

'생체 절단 생검'으로도 불리는 '중앙부 철침 생검'은 국소 마취를 한 상태이거나 유방을 촬영하는 상태에서 위치 정위 생검법이나 초음파 검사를 한 후, 진료실에서 시술할 수 있다. 이 바늘은 세침 흡입 검사에서 사용되는 바늘보다 더 크다. 실제로 세포보다는 조직의 핵을 뽑아내는 것인데 이때 표본은 외과적인 생체 표본과 같이 진행하므로 조직의 구성을 보여 준다. 따라서 더 정확한 진단을 내리게 해 준다. 샘플로 채취할 수 있는 조직의 양은 제

한되어 있다. 의사는 비정상적인 부위에서 그 앞뒤 조직이 아닌 좋은 표본을 정확히 떼어 내야 한다. 검사 결과가 암으로 나왔다면 확실한 진단이다. 불규칙하게 과다 증식한 세포라고 진단되면, 그 부위는 제거해야 하는데 어떤 연구들을 보면 이 시기 50%까지는 이 조직을 둘러싸고 있는 위치에 유관암종이 있다. 중앙부 철침 생검에서 불규칙한 세포가 없이 정상 조직으로 나타나면 의사는 비정상적인 부위의 중심부에서 표본이 채취되었는지를 확인해야 할 필요가 있다.

절개 조직 검사는 오늘날 일반적으로 사용되지 않는다. 이 기술은 진료실이나 국소 마취를 한 상태에서 일시적인 수술 상태에서 시술될 수 있다. 피부를 절개하고 비정상적인 부위의 한 부분을 제거한다. 이 과정은 일반적으로 비정상적인 부위가 클 때 하는데, 부위를 완전히 제거하면 유방 조직의 기형을 일으킬 수 있다. 따라서 오늘날 이 기술은 대개 중앙부 철침 생검으로 대체되었다.

절단 조직 검사는 가장 일반적인 조직 검사다. 이것은 비정상적인 부위의 크기와 위치에 따라 외래로도 가능하지만 입원 후 행해지는 것이 더 일반적이다. 어떤 의사들은 전신 마취를 하기도 하지만, 진정제를 사용한(또는 사용하지 않은) 국소 마취 상태에서 시술한다. 피부를 절개하고 덩어리나 비정상적인 부위를 완전히 제거해서 현미경으로 검사한다. 일반적으로 며칠에서 일주일 정도 그 부위가 멍들고 아리는 통증이 있다. 시술 후 유방 외양은 제거된 조직의 양과 상처의 길이, 위치에 따라 달라진다. 의사들은 될 수 있는 대로 적게 절개해서 그 부위(암일 가능성이 아주 높지 않으면)를 둘러싼 조직만 제거하려 노력한다.

이 방법은 진단을 위해서는 가장 최종적인 방법이지만 가장 공격적인 방법이다. 제거한 부위가 유방 엑스선 사진에는 비정상으로 나타나나 촉진으로는 느껴지지 않으면, 유방 조영술이나 초음파 촬영을 해서 수술해야 할 부위를 찾아야 한다. 조직 검사를 하러 가면 여성은 처음 방사선실로 간다. 유방 조영술이나 초음파를 통해 위치를 파악하고 국소 마취를 한 상태에서 비정상적인 부위에 바늘을 삽입한다. 그러고 나서 길고 가는 부드러운 선이, 삽입된 바늘을 통과한다. 바늘이 제거되고 나면 그 위치에 선만 남게 된다. 그 선은 끝이 구부려져 있어 유방 조직의 한 지점에 머무르게 된다. 피부 바깥으로 많이 나와 있는 선은 감아서 조심스럽게 유방 쪽으로 놓는다. 그런 다음 이 여성이 수술실로 가면 그곳에서 의사가 비정상적인 부위에 있는 선 주위의 조직을 제거한다. 일반적으로 의사는 어디가 비정상적인지를 여전히 느낄 수 없으므로 그 선을 정확한 위치에 놓고 그것이 움직이거나 빠지지 않도록 조심스럽게 절개해야 한다. 선으로 제거된 조직의 일부분은 먼저 그 내부에 비정상적인 것이 있는지 확인하기 위해 유방 조영술을 한다. 그러고 나서 현미경 검사를 하기 위해 검사실로 보내진다.

미국 전역에서 이 검사의 '오진율'은 10%로 알려졌지만, 일반적으로 이 방법을 시술한 경험이 있는 연구소는 5% 미만이다. 비정상적인 부위의 조직을 제거하지 못했으면, 유방이 유방 엑스레이 기계에 압박을 가해도 될 정도로 충분히 회복된 후에 이 과정을 다시 해야 한다. 방사선 전문가가 그 선을 정확한 위치에 놓는 것은 그 부위를 놓칠 위험을 낮출 뿐만 아니라 외과 의사가 제거해야 되는 조직의 양을 줄이고 따라서 유방에 기형이 만들어질 가능성도 줄일 수 있다.

ABBI라 부르는 장치를 이용한 생검은 인기가 높은 새로운 기술이다. 이 기술은 선을 삽입하는 것 대신에 사용되고 있는데, '입체 정위 유방 엑스선 사진 기계'가 있어야 한다. 여성이 절개 장치가 있는 테이블에 배를 깔고 누우면 조직 검사를 해야 할 유방이 그 테이블 아래 열려진 곳을 통해 아래로 늘어뜨려진다. 의사는 국소 마취를 한 후 작은 부위를 절개하고 엑스선 사진을 보면서 비정상적인 부위를 제거한다. 이 시술은 둘러싸인 조직의 최소한만 제거하고 비정상적인 부위를 거의 놓치지 않는다. 또 이 모든 단계가 동시에 이루어지는 이점이 있어 여성들이 유방 촬영실에서 수술실로 옮겨 가야 할 필요가 없다. 그러나 불행하게도 이 시설은 너무 비싸 이를 이용하는 데는 제한점이 있다.

어떤 형태의 조직 검사를 할 것인가는 의사가 제공하는 정보를 가지고 문제가 되는 비정상적인 부위에 맞추어 환자가 결정해야 한다. 몸을 가장 덜 해치는 시술이 항상 최선의 선택이 아닐 수 있으며, 최종적인 진단을 위해서는 다른 시술이 더 필요할 수도 있다.

마취

바늘 조직 검사는 대부분 국소 마취 상태에서 이루어진다. 절단 또는 절개를 통한 조직 검사는 진정제를 정맥에 주사하고 국소 마취나 전신 마취를 한 뒤 시술한다. 조직 검사를 하는 동안에 너무 스트레스를 받을까봐 전신 마취를 원하는 여성도 있고 국소 마취를 택하는 여성도 있는데, 후자는 의식이 깨어 있는 것이 좋고 전신 마취가 건강에 해로운 점을 걱정하기 때문이다 → 573쪽

그런데 국소 마취를 하겠다고 하면 저항에 부딪치기 쉽다. 통상 의사들은 전신 마취를 권한다. 국소 마취를 하면 수술 받는 사람이 너무 놀랄 것이라고 생각하고, 의사 자신도 피수술자가 또렷하게 깨어 있는 게 불편하기 때문이다. 그러나 진정제를 병행하는 국소 마취(혹은 진정제 없이 하는 국소 마취)를 했다고 조직 검사를 못할 의학적인 이유는 없다.

검사 전

수십 년 전에는 유방 조직 검사를 해서 암이 발견되면 곧바로 전신 마취를 하고 유방 절제술을 해야 했다. 그러나 이제는 이 방법이 표준은 아니다. 지금은, 처음 진단이 나오고 더 심각한 수술을 하기 전에 앞으로의 치료법을 환자와 의논해야 한다. 미국 국립암연구소는 조직 검사가 즉각적으로 유방 절제술로 이어지는 것에 신중을 기하라고 조언하지만 많은 의사들은 여전히 그렇게 한다.

우리는 될 수 있으면 상처가 남지 않게 절제했으면 하고 바라지만, 의사들은 이를 신중하게 고려하지 않는다. 덩어리의 크기와 위치를 고려해서 유방의 자연스런 주름이나 유륜 모서리를 따라 절제할 수도 있다. 여성마다 차이가 크겠지만, 조직 검사 때문에 생긴 흉터, 탈색, 모양의 변형은 지나면 희미해진다.

검사 결과

조직 검사 결과를 기다리는 것은 몹시 괴로운 일이다. 결과가 언제 나오는지, 의사가 전화를 하는지 아니면 내가 먼저 전화를 해야 하는지 물어본다. 결과 통보 날짜를 듣지 못했으면, 전화를 한다. 음성 판정이 나왔으면 암이 아니라는 것을 의미한다. 양성 판정이 나왔다는 것은 암이 발견되었다는 것을 의미한다. → 유방암, 602쪽

음성 판정이 나왔다면

완경기 전 여성이라면 의사는 그 덩어리가 섬유낭종이라고 말할 것이다. 그런데 이 섬유낭종은 젊은 여성에게 나타나는 암이 아닌 덩어리를 포괄적으로 지칭하는 용어다. → 584쪽 암이 아니라는 사실에 안도하고 다른 질문을 더는 하지 않으려고 할 수도 있다. 그러나 의사에게 유방 속의 덩어리에 대해 섬유낭종이 정확히 무엇인지를 물어봐야 한다. 재발 가능성이 있는지, 유방암 가능성을 높이는 것과는 어떤 관련이 있는지 등 그것에 대해 예견되는 것을 알 필요가 있다. 유관이 불규칙하게 과도 성장하거나 소엽이 불규칙하게 과도 성장했다면 유방암 발생 가능성을 어느 정도 높이는 것과 관련이 있다. 가까운 가족(어머니, 자매, 딸, 아버지, 오빠, 또는 아들)이 유방암에 걸린 적이 있거나 이런 형태의 비정상적인 세포를 가지고 있다면, 위험은 더욱 높아진다.

우리는 의무 기록 사본을 요구할 권리가 있다. 조직 검사 결과 사본을 가지고 있는 게 좋다. 어떤 유형의 덩어리가 암으로 변하는지를 보여 주는 데이터가 앞으로 몇 년 뒤에 나오면, 그 정보가 도움이 될 수 있다. 검사 결과 사본은 제2의 선택을 하거나 의사를 바꿀 때에도 활용한다.

암

여성들 대부분(3분의 2)은 암에 걸리지 않는다. 암에 걸린 여성 상당수는 처음 진단 후 몇 년 안에 암에서 벗어난다. 그런데도 왜 암은 우리에게 이렇게 큰 공포의 대상이 될까? 미디어의 지나친 관심, 조악한 치료 과정과 치료의 불확실성(암 환자 60%는 5년 안에 사망한다) 때문인지도 모른다. 여성에게는 많은 경우 암이 성기나 생식기(유방, 난소, 자궁)에 발생한다는 점이 또 다른 공포의 원인으로 추가되기도 한다. 예를 들어 유방암에 걸렸다면 제거 수술을 해야 할지도 모른다. 여성의 정체성 근원을 외모에 두는 사회다 보니 유방암은 곧 매력 상실, 여성성 상실과 연결되어 두려움을 준다. 또는 어떤 성적 쾌감의 상실을 의미할 수도 있다. → 자궁 적출술, 649쪽

암에 걸리면 제일 먼저 엄습하는 감정은 수치심이고 그 다음에는 '내가 뭘 잘못했기에 이런 일을 당하나' 하는 분노가 치민다. 우리 주변에서 '암'이라는 단어는 매우 부도덕하거나 위법적인 것을 묘사하는 데 사용된다. 흔히 사회에 피해를 주는 이들, 사회에서 필요 없는 이들을 가리켜 우리는 '암적인 존재'라고 한다.

유전자 검사와 유전되는 위험

모든 유방암은 하나 이상의 유방 세포에 특정 유전자 변이와 관련해서 발병하지만, 연구들을 보면 유방암 환자 중 유방암 가족력을 가진 사람은 5~10%뿐이다. 말하자면, 90~95%의 유방암은 유전되지 않는다. 지금까지 연구들은 대부분 BRCA1과 BRCA2로 불리는 유방암 관련 유전자를 몇 가지를 발견했는데, 모든 이들은 아버지와 어머니로부터 각각 복제된 유전자를 가지고 태어난다. 부모에게 비정상적인, 돌연변이 복사품을 받았다면, 유방암에 걸릴 위험은 더 높다. BRCA1 또는 BRCA2 돌연변이를 가졌고 유방암과 난소암 가족력이 많다면(특히 40세 미만 여성에게 몇 세대에 걸쳐 한쪽 유방암, 난소암이 있던 경우, 양쪽 유방암이 있던 경우, 남성이 유방암에 걸린 경우) 전 생애에 걸쳐 유방암이 생길 위험은 약 70%다. 현재 유방암이나 난소암 병력이 없는 여성이 이 돌연변이 하나를 가진 경우의 위험은 정확히 측정되지 않고 있다.

BRCA1과 BRCA2 돌연변이를 인식할 수 있는 혈액 검사가 나왔다. 처음에 이 검사는 연구 목적으로만 썼으나 이제 그 방법을 개발한 생명공학 회사들이 공격적으로 마케팅을 하고 있다. 그러나 이 방법은 몇 가지 문제가 있다. 유전자 검사를 할 수 있는 상황은 제한적이다. 양성 반응이 나왔다고 해서 다 유방암에 걸리는 것은 아니다. 단지 유방암 가족력이 많고, 같은 돌연변이에 양성 반응을 보인 가족이 있으면, 유방암에 걸릴 위험이 매우 높다는 것을 의미한다. 그래서 가족력이 없는 경우는 위험률을 알기가 어렵다. 마찬가지로, 음성 반응이 나왔다고 해서 유방암에 걸리지 않는 것도 아니다. 살면서 유방암에 걸릴 위험률이 보통 여성들과 같다는 것이다.

유전자 검사 결과가 양성으로 나왔을 때 취할 수 있는 조치는 극히 제한적이다. 일부 의사들은 25세부터, 또는 가족 중에 유방암에 걸린 사람이 있으면 처음 유방암에 걸린 나이가 되기 10년 전부터 유방 조영술을 자주 하라고 권한다. 그러나 이 전략에도 문제가 있다. 젊은 여성은 유방 조직이 조밀해서 유방 조영술로 유방암을 발견하기는 아주 어렵다. 오히려 젊은 여성이 엑스레이 촬영을 반복하다 보면 유방암을 발병 위험이 높아진다는 점에서 안전성도 의심스럽다.

다른 전략이 하나 있다면, 예방 차원의 수술이다. 이것은 위험이 높은 가족 여성들에게 안도감을 주지만, 그 효과는 증명되지 않았다(591쪽 참조).

유전자 검사는 큰 정신적인 고민을 줄 수 있고 개인과 가족들에게 여러 가지 문제를 일으킬 수도 있다. 유전자 검사를 하려면 전문적인 유전학 상담원과 반드시 심도 깊은 상담을 해야 한다. 연구를 위해 이 검사를 실시한 적이 있는 연구 센터는 이런 복잡한 과정을 거쳐 검사를 받는 사람과 그 가족을 안내할 수 있는 경험을 가진 의사와 전문가들을 확보하고 있을 가능성이 높다. 요즘 미국에서는 일반의들도 유전자 검사를 할 수 있다. 그런데 어떤 의사들은 피임약이나 호르몬 처방 결정에서조차, 너무나 우발적이고 부적절하게 유전자 검사를 제안할 수 있다. 의사들이 의료적 차원의 선택을 할 때 기본 정보를 습득하기 위해 이 검사를 사용하는 것은 유전자 검사의 의미에 대해 너무나 모르는 행위다(25장 보건 의료 정치학, 684쪽)

유전자 검사는 검사를 받은 사람과 그의 가족이 차별을 당할 근거를 제공할 위험이 있다. 1997년 후반 미국에서 절반 정도의 주들에서만 유전자를 빌미로 한 차별에 반대하는 법을 제정했다. 그때에도 유전자 정보나 유전자 검사 결과 때문에 보험, 고용 등에서 차별하지 못하게 하는 연방법을 의회에 제안했을 뿐이었다. 검사를 한 당사자뿐만 아니라 가족들이 건강 보험이나 다른 보험에 가입하는 것이 거절될 수 있다. 유전자 검사의 결과는 양육권 시비를 가릴 때 입양을 거절하거나 장기 이식 수술 자격을 박탈하는 것 등으로 개인들에게 부정적으로 사용될 수 있다. 미국 법은 유전자 검사를 하는 개인이 이 검사와 관련해 비밀을 보장받을 수 있도록 적절하게 보호하지 않는다. 이런 정보를 부주의하게, 고의로 공개할 수 있는 방법이 무수히 많다. 따라서 모든 유전자 검사는 정확한 정보, 전문적인 상담과 신중한 서면 동의서를 가지고 실시해야 한다.

유방암을 포함한 많은 질병과 관련해서 더 많은 유전자가 발견될 것이다. 유전자 돌연변이가 있는 여성들에게 참으로 효과적인 치료법과 예방법이 개발될 때라야 유전자 검사가 이들에게 도움이 더 될 수 있을 것이다. 그러나 현재로서는 유전자 검사의 효과가 제한적이고 문제가 있어, 여성들 대부분은 이로움보다는 불이익이 더 크다.

이런 두려움과 부끄러움 때문에 대부분은 자신이 암에 걸렸을 때조차 암에 대한 생각을 꺼린다. 그러나 이렇게 자꾸 회피하면 최선의 의료적 결정을 할 수가 없고, 온전한 건강과 생명력을 회복하지 못한다.

암이란

정상 세포는 가끔 비정상으로 변할 수 있고 통제를 벗어나 성장할 수 있는데, 이 과정이 완전하게 이해되지 못하고 있다. 비정상 세포가 몸 전체에 퍼져(전이) 신체 기관이 기능을 제대로 할 수 없도록 만들 수 있다. 암은 천천히도, 보통으로도, 빠르게도 진행될 수 있다. 암의 형태는 성장, 분포, 치료의 가능성, 생존율 면에서 각기 개별적인 패턴을 가진다.

누가 암에 걸리나

나이에 상관없이 암에 걸릴 수 있지만, 발견까지는 20년이라는 긴 시간이 걸리므로 흔히들 나이가 들어서야 알게 된다.

25년 전에는 암 환자 사망률이 흑인은 50% 이상, 백인은 10% 정도였다. 발병률도 흑인이 더 높았다. 자궁경부암은 백인 여성보다 흑인 여성의 발병률이 두 배 정도 높다. 아프리카계 미국인은 암을 늦게 발견하는 경향이 있다. 위암을 제외하고 모든 주요 암에서 생존율이 더 낮다. 이런 차이는 많은 흑인들이 백인보다 작업장과 환경상의 발암 물질에 더 자주 노출되고 질 높은 의료 서비스, 영양가 있는 음식과 높은 삶의 질을 갖지 못하는 차별적인 상황 때문이다.

한국에서는 소득에 따라 암 발생률과 치명률의 차이가 큰 것으로 나타났다. 2001년에 발생한 암 환자를 소득별로 비교한 연구에 따르면, 소득 하위 20%층 여성이 상위 20%층 여성보다 암 발생률은 1.43배 높고, 치명률(진단 후 3년 안에 사망할 위험)은 1.49배 높았다. 유방암은 2.13배, 자궁경부암 1.63배에서 더 높았다.[5]

남성에 비해 여성은 암에 걸리거나 암으로 죽는 비율이 낮다. 남성은 담배와 술을 더 많이 소비하고 작업장 발암 물질에 더 자주 노출된다는 점이 그 일부 원인이다. 또는 암과 싸울 능력을 키워 주는 몸의 면역이나 신진대사 체계 유전과 관련될지도 모른다.

관련 용어

다음 용어들은 의사들도 흔히 잘못 이해하고 오용하는 것들이다. 의사가 이 용어들을 쓸 때 자세한 설명을 요구해야 한다. 무엇이 어떻게 진행되는지 정확히 알아야 권리가 있기 때문이다.

사망률

1년 동안 인구 10만 명 중 암으로 사망한 사람이 얼마나 되는지를 말해 준다.

생존율

일반적으로 5년, 10년, 20년의 생존율은 특정 암에 걸린 사람들이 일반적으로 얼마 동안 사는지를 말해 준다. 생존율은 항상 암이라는 진단을 처음 받은 후부터 계산된다. 이 생존율은 처음 진단되었을 때 암의 진행 정도, 치료 형

5 이상이 외, 「소득 계층별 암 발생, 암 치명률의 불평등 연구」, 국민건강보험공단 2005.

예방 차원의 유방 절제술

예방 차원의 유방 절제술은 유방암 발생을 피하기 위해 유방을 절제하는 수술이다. 유방암 예방법이 드물고, 의사가 발견한 세 명 중 한 명은 거의 치명적인 상태에 있기 때문에, 예방을 위해 수술을 결심하게 된다. 예방 차원의 유방 절제술이 효과가 있다는 직관적인 인식은 있지만, 위험률이 높은 사람들에 대한 연구는 아직 결론이 나지 않았다. 아무리 훌륭한 의사라도 피부 아래와 절제 경계 주변 유방 조직을 조금 남길 수 있다. 또 어떤 여성들은 포유류 유선(겨드랑이에서 사타구니로 이어지는)을 따라 유방 조직이 또 있을 수도 있는데, 이 유선이 있는 것을 알아채지 못하면 제거하지 않을 수 있다. 남아 있는 유방 조직은 여전히 위험할 수밖에 없다. 위험이 얼마나 많은지는 알려지지 않았지만, 동물 연구에서는 실제로 그런 위험이 있는 것으로 나타난다. 쥐 실험 결과가 여성들에게 직접 적용되는 것은 아니다. 그러나 실험 결과는 이 수술에 관해 우리가 더 신중해야 함을 가르친다. 수술을 택한 여성들은 유방암 발생 여부를 계속 점검해야 한다. 이 여성들에 대한 연구가 풍부해야 예방 차원의 유방 절제술의 위험과 이점에 대한 정보가 많아질 것이다. 예방 차원의 유방 절제술은 피부 아래 많은 유방 조직들과 젖꼭지까지 남겨 두는 피하 유방 절제술이 아니라 전체를 제거하는 것이다. 추후에 유방 재건술을 하게 된다(607쪽 참조).

태, 연령, 성, 사회 경제적 계층과 직업에 따라 세분화했을 때 더 유용한 통계가 된다.

치료율

암이 완치된 사람이 얼마나 되는가를 말해 준다. 그러나 보통 치료율은 생존율에 기반을 두므로, 단지 특정 기간(5년) 동안에 생존한 사람이 얼마인가를 의미하는 인상을 주어 오해를 부를 수 있다. 5년이라는 기간 동안 병에서 놓여났다고 이것을 '치료'로 믿는 것은 잘못이다.

완화

향상을 일컫는 말로 광범위하게 사용하는데, 경우에 따라 종양 크기 변화나 혈액 검사와 관련해서 더 뚜렷한 기준이 있는 전문적인 의미로 사용하기도 한다. 전문적인 의미에서 완화는 병의 증거가 없다는 것을 의미한다. 그렇다고 몸속에 암세포가 없다는 것을 뜻하지는 않는다. 어떤 암 치료는 기술적으로 특정 증상을 '완화'할 수 있지만, 치료율이나 생존율을 높이지는 않는다. 완화율은 일반적으로 다양한 치료를 받은 이후에 '완화되어 가는' 사람의 비율에 따라 결정된다.[6]

통계는 유용한 정보를 제공하지만, 통계를 통해 우리 개개인에게 실제로 일어날 일을 예측할 수 있는 것은 아니다.

원인

암에 걸릴 확률은 방사선, 석면, 살충제 같은 발암 물질에 대한 노출, 흡연, 음주나 특정 식습관에 따라 높아진다. 특정 유전자와 바이러스는 동물 실험에서 암을 일으키는 것으로 나타났고, 인간에게도 이와 유사한 과정을 예상할 수 있지만 결론적으로 증명되지는 않았다. 그러나 이런 물질이 어떻게 암을 일으키는지 왜 같은 종류의 암에 걸린 사람들이 병이나 치료에서 모두 같은 방식으로 반응하지 않는지는 명확히 밝혀지지 않았다. 또한 저절로 완화되는 예도 설명되지 않았다. 말기 암 환자의 약 7~8%는 갑자기 회복돼 병에서 완전히 벗어난 상태로 살아간다. 어떤 암은 그런 예가 더 많이 발생한다. 이런 반응 차는 개인의 면역 체계가 매우 중요한 요인이라는 점을 보여 준다.

대체로 암은 몸의 면역 체계가 임무를 수행할 수 없는 부위에 사람마다 요인이 하나 이상 누적돼서 발생한다. 예를 들어 흡연을 한다고 반드시 암에 걸리는 건 아니지만, 그럴 가능성이 커진다. 흡연이나, 과음을 동반한 흡연은 모든 암 사망률의 30%에 해당한다. 과음과 흡연을 하고, 엑스레이를 반복해 찍고, 지속적인 스트레스, 오염에 → 7장 환경과 직업 노출되거나 과체중인 사람은 암에 걸릴 위험이 높다.

환경과 유전적인 요인 모두 암을 유발하는 것과 관련이 있다. '유전'은 유전자 안에 부모에게서 물려받은 습성과 경향을 말하는 것이고 반면에 '환경'은 우리가 먹고 숨쉬고 접촉하는 모든 것을 포함한다. 현재 대부분의 연구자들은 발암 물질이나 다른 환경적인 '손상'의 복합적인 노출이 암을 일으키는 유전적인 돌연변이를 낳는다고 생각한다. 암에 걸리기 쉬운 유전적인 소인을 이미 갖고 있는 사람 중 몇몇은, 이런 유전적인 배경을 갖고 있지 않은 사람들보다 발암 물질에 대한 노출이 더 적은데도 암에 걸릴 수 있다. 따라서 유전자가 암을 일으키는 데 역할을 하지만, 환경도 중요한 요인이다.

예방

우리는 금연을 하고 엑스레이 촬영을 제한하여 암에 걸릴 위험을 줄일 수 있다. 그러나 공기 오염과 우리의 일상생활을 감싸고 있는 많은 환경성 발암 물질은 우리가 개인적 차원에서 통제할 수 있는 게 아니다. 유기 농산물을 더 많이 섭취하는 것과 같이 식습관을 바꾸는 것은 비용이 많이 들 수 있다. 또 권장되는 식사 요법은 논쟁의 여지가 많다. 그리고 식습관은 바꾸기 힘든 복잡한 행위다.

따라서 암을 예방하려면, 깨끗한 환경, 안전한 직장, 건강에 좋은 음식, 스트레스가 덜한 생활이 우선순위가 되도록 개인의 생활 습관과 사회의 구조를 동시에 바꿔야 한다.

암의 위험을 줄이는 법

암 예방을 위해 무엇을 할지 결정할 때 각자가 지닌 위험 요인을 따져봐야 한다. 다음 목록에서 동그라미가 검정색인 항목은 유방암과 관련된 요인들이다.

6 '장기간 완화'는 암에 걸린 사람들이 완전하게 치료되었거나 병이 없는 상태라는 의미가 아니라, 병을 통제 아래 두었다는 뜻의 '치료'를 일컫기도 한다.

● 흡연을 하지 말고, 흡연 환경을 피한다.

● 잦은 엑스레이 촬영을 피한다. 특히 어린 나이에는 더 그렇다.

● 에스트로겐을 함유한 약물뿐만 아니라 완경기 때 에스트로겐 호르몬 치료를 피한다. 먹는 피임약과 유방암의 관계는 여전히 논란이 되고 있다. 어떤 연구는 젊은 나이에 피임약을 먹기 시작하여 오랜 기간 복용한 여성은 유방암에 걸릴 위험이 높다는 것을 보여 준다. 그러나 또 다른 연구들에 따르면 피임약은 난소암과 자궁암에 걸릴 위험을 낮춘다. 유방암에 걸릴까봐 걱정이 되면 예방 차원에서 피임약 복용을 피할 수 있다.

● 불에 굽거나, 짜고 절인 음식은 되도록 조금만 먹는다. 첨가물, 방부제, 정제 밀가루를 피한다.

● 필수 지방은 적당하게 섭취하되,→ 2장 먹을거리, 42쪽 지방 섭취를 전체 칼로리의 15~20% 정도로 낮춘다.

● 술을 적게 마시거나 아예 먹지 않는다.

● 연구에 따르면 과체중인 사람은('표준' 체중의 노인들보다 40% 이상) 암에 걸릴 위험이 높고 암으로 사망할 가능성도 높다. 유방암의 경우, 체중이 에스트로겐 수준과 관련이 있을 수 있다. 많은 연구들은 에스트로겐 수준이 높으면 유방암 위험이 높다는 점을 지적한다. 또한 지방 조직은 그 자체로 에스트로겐을 만든다는 증거들이 있다. 지방 조직이 에스트로겐을 만드는 이 과정은 에스트로겐 대체 요법의 자연스런 형태로 완경기나 그 후에 도움이 될 수도 있지만, 그것은 이미 에스트로겐 수준이 높았던 사람이나 매우 높은 사람에게는 위험할 수도 있다.

● 배변을 규칙적으로 자주 하는 습관을 들인다. 운동, 섬유질과 수분 섭취가 배변에 도움이 된다.

● 석유 성분으로 만든 머리카락 염색약 사용을 피한다. 한 연구에 따르면, 악성 림프종(비호지킨 림프종)에 걸린 여성 20%가 머리카락 염색약이 원인이었다.

● 섬유질이 풍부한 유기물인 곡물, 채소, 과일을 많이 먹는다.

● 베타카로틴(황색 과일과 당근 같은 녹황색 채소에 함유된 비타민A에 들어 있는 전구체)을 함유한 음식이나 베타카로틴 보충제를 섭취한다. 비타민A의 과도한 복용(하루에 10,000~15,000IU 이상)은 중독성이 있을 수 있고 베타카로틴으로 대체되지 않기 때문에 조심해야 한다.

● 셀레늄이 많이 함유된 음식(효모, 달걀, 마늘, 양파, 간, 아스파라거스, 참치, 버섯, 새우, 신장, 모든 곡류, 현미)을 섭취한다. 셀레늄을 너무 많이 섭취하는 것은 중독성이 있기 때문에 너무 많이 먹거나 보충제를 복용하는 것은 조심해야 한다.

비용

미국에서 암 연구와 치료에 드는 비용은 일 년에 수십억 달러에 달한다. 암과 관련된 치료비는 암 치료 때문에 발생하는 교통비, 보육료, 소득 감소 같은 감춰진 비용을 빼고도 개인당 1만 달러에 달한다.

불행하게도 미국에서는 이윤 추구가 암 치료 방식에 영향을 미친다. 주요 연구들은 예방보다는 이윤이 높은 치료를 강조해 왔다. 예를 들어 화학 요법은 한 기간(회기)에, 1천 달러의 비용이 들 수 있다. 이 치료는 병원, 의사, 약사, 보험사, 의료기 회사에게는 이득이 되지만, 암을 없애는 데는 중요한 발전을 가져오지 못하고 있다. 그런데 정부와 기업은 상대적으로 환경이나 일터, 유해한 소비 상품을 깨끗하게 하는 일은 거의 하지 않았다. 최근에 정부가 실질적인 주도권을 갖고 한 것은 담배 소비를 줄이는 것뿐이었다.

암에 걸렸을 때 해야 할 일

직접 정보를 수집한다. 가장 먼저 해야 할 일은 될 수 있으면 모든 것을 배워야 한다는 것이다. 불행하게도 대부분의 암에 대해 믿을 만한 치료법은 없고, 그 분야에 일단 받아들여진 모든 이론과 치료법은 현재 의심의 여지가 있다. 지속적이고 적극적으로 가장 최신 정보를 찾고, 내가 믿는 사람, 나와 함께 또는 나를 위해 그 일을 할 수 있는 사람이 옆에 있는 것이 도움이 된다.

서두르라는 압력에 저항한다. 의사나 식구들이 즉각 치료를 시작하라고 강요할 수 있다. 그러나 대부분의 암은 발견 전에 이미 2~20년 동안 발달해 온 것이다. 치료를 시작하기 전에 생각을 정리하고 정보를 수집하고 차선 또는 제3의 선택을 찾을 수 있는 시간을 3~4주 이상 짧게 갖는 것이 병의 최종적인 결과에 차이를 만들어 낸다는 연구 보고들이 있다. 그런 시간을 들인 다음에 의사의 충고를 따르기로 마음 먹으면 그 결정에 훨씬 더 만족할 것이다. 또한 다른 방식을 취하기로 결정한다면, 불필요한 치료를 하지 않아도 되고 자신의 선택이 아니라는 후회를 하지 않을 수 있다.

암에 대해 다른 사람들과 대화한다. 암 환우회에 참여하도록(또는 모임을 만들도록) 노력한다. 같은 문제에 직면해 있고 그 문제를 이해하는 사람들과 함께한다는 것은 판에 박힌 병원 치료법에서는 얻을 수 없는, 일상적으로 이용할 수 있는 실질적인 정보와 경제적 도움을 얻을 수 있다.

'환우회'는 진단을 받고 난 후의 제일 멋진 경험이었다.

자신이 처한 모든 상황에 모든 양상에 직면할 때 병원의 전문가들이나 봉사 단체 사람들보다는 암 환우회에서 더 자유롭다는 것을 느낄 수 있다. 모임에서는 전통 치료법과 대안 치료법 모두에 대한 비판적 평가도 들을 수 있다. 아이 양육, 보험, 직장, 부부 관계와 관련된 문제, 가족과 친구들뿐만 아니라 자신이 느끼는 두려움에 대처하는 방법에 대해 배울 수도 있다. 이런 모임을 찾거나 꾸릴 수 없다면, 개별적으로 대화를 한다. 병원 대기실에 있는 사람들, 의사나 친구, 종교 기관에서 추천해 주는 사람들과 이야기를 나눈다. 만나 보지 않은 사람들에게 전화하는 것을 주저하지 않는다. 암에 걸린 많은 사람들은 자기 경험을 얘기하는 것을 기쁘게 생각한다.

전통 치료법을 결정할 때 고려할 점

불행하게도 효과적인 암 치료법 개발에 별 진전이 없다. 많은 의사와 병원은 선호하는 치료법에 편견이 있다. 자신만의 접근법을 권하는 전문가들도 있다. 예를 들어 외과 전문의는 수술을 권하고 방사선 전문의는 방사선 치료를 권한다. 그러나 최근 연구에 따르면 나이, 성, 병력, 암의 형태와 위치 같은 많은 요인에 따라 효과적인 치료법이 다를 수 있다. 관련 정보들이 빠르게 변화해, 최신 연구에 친숙한 의사들도 종종 그 정보를 이해하는 방식에는 합의를 이루지 못한다. 가장 좋은 것은 나한테 가장 적합한 치료를 할 수 있다고 확신하는 전문가들을 만나는 것이다.

암 치료법은 너무나 다양해서 여기서 암 치료법을 포괄적으로 안내할 수는 없을 것 같다. 다만 치료법을 정하기 위해 알아야 할 점들을 지적하고 몇몇 이슈들에 대해 논의하려고 한다. 어떤 치료법도 최상의 것으로 증명되지 않았다면, 자기 몸과 자기 삶을 최소한으로 파괴하는 치료법을 선택하는 것이 이치에 맞다.

모든 사람들이 최신 치료법을 받고 싶어 하지만, 그 치료법이 생존 기간을 늘려 주거나 남아 있는 삶의 질을 향상한다는 증거가 확실하지 않는 상황에서, 허튼 희망을 주거나 돈을 낭비하게 하거나 이미 아픈 사람에게 더 고통스러운 치료를 받게 할 수는 없다. 우리는 수술이나 화학 요법, 방사선 치료를 고려하고 있는 사람이나, 대체 요법을 고려하고 있는 사람들 모두에게 자신이 처한 구체적인 상황을 염두에 두고 → 25장 보건 의료 정치학 그 치료법에서 무엇을 기대하는지 이성적으로 신중하게 따져볼 것을 강력히 권한다.

고려해야 할 요인들이 또 있는데, 사는 지역에서 받을 수 있는 치료가 아닌 방법을 선택했을 때는 꽤 멀리 이동해야 할 수도 있다. 치유 과정에 중요한 요인인 사랑하는 사람과 친숙한 가족 환경에서 떨어져 있어야 할 수도 있다. 또한 대부분의 치료법이 매우 비싸서 치료를 받는다는 것은 다른 소견이 있는지 확인하기 위한 진료비와 교통비, 보험이 적용되지 않는 의료비가 늘어남을 뜻할 수도 있다. 많은 여성들이(여성을 종속적인 존재로 보는 사회문화적 시각을 내면화하고 있다면) 자신을 위해 집안의 돈을 쓴다는 것에 죄책감을 느낀다. 모든 여성은 어려운 결정을 내려야 할 때 가족, 친구에게 가장 명쾌한 최근의 정보와 가장 강력한 지원을 받을 만한 가치가 충분히 있다. 치료를 시작하기 전에 최소한의 차선책을 마련해 두는 것이 매우 바람직하다.

수술

수술은 지난 한 세기 동안 주된 암 치료법이었다. 국부적으로 병을 통제할 수 있고 비흑색종 피부암과 자궁경부암 같은 특정 암에는 효과가 있어 보인다. 그러나 수술이 언제나 최선은 아니며 수술 후 몸이 회복되기까지는 긴 시간이 필요하다. 의사가 제안하는 치료법이 암을 제거하거나 최소한 삶을 연장하거나 향상하는 데 실제로 도움이 될지 꼼꼼히 따져봐야 한다.→ 572쪽

수술과 조기 발견

최근까지만 해도 대부분의 의사들은 암이 다른 곳으로 퍼지기 전에 제거할 수 있다면 수술이 효과적이라고 믿었다. 이 때문에 의사들은 '모든 것을 잘라 냈다고 확신할 만큼' 되도록이면 암 주변을 많이 잘라 냈다. 이 접근법은 암이 한 지점(예를 들어 폐나 유방)에서 시작되어 다른 곳으로 퍼진다는 이론에 기반하고 있다.

그러나 지난 20년 동안 암은 점차 조기에 발견되었지만 이에 상응해 사망률이 떨어지지는 않았다. 많은 의사들은 조기 발견에 대한 지금까지의 인식을 의심하기 시작했다. 처음에는 특정 부위에 나타나지만 현미경 검사를 해 보면 몸 전체에 이미 존재하는 체계적인 병으로 암을 바라보기 시작했다. 두 이론 모두 각각을 지지하는 증거들이 있고, 최종적인 답은 두 이론 사이 어디쯤에 존재할 것이다.

방사선 요법과 화학 요법

방사선 요법(초강력 엑스레이를 쪼이거나 체내에 방사 물질을 삽입)과 화학 요법(알약이나 주사에 의한 화학 물질 투여)은 수술로 감당할 수 없는 부위까지 몸 전체에 퍼져 있는 암을 죽이는 것으로 기대된다. 방사선 자체는 잠재적인 발암 물질이지만 이론적으로는 그것이 정상 세포보다는 암세포에 더 유해하다. 지금까지 이 치료법이 유방암, 결장암, 폐암 같은 일반 암과 관련해서 치료나 생명 연장에 크게 성공적인 것은 아니었지만, 이 치료법은 특정 암 증상을 감소시킨다.

화학 요법의 부작용은 약물이나 약물의 혼합의 종류에 따라 다를 수 있다. 공통된 부작용으로는 메스꺼움, 구토, 피로, 탈모, 월경 중단, 심각할 정도로 감염에 대한 저항력을 떨어뜨리는 면역 기능 감소 등이 있다. 방사선 치료의 부작용은 치료되는 신체 부위, 예를 들어 머리가 치료 대상 부위라면 탈모가, 결장이라면 설사가 뚜렷하게 나타난다. 방사선 치료 역시 메스꺼움, 구토, 피부 발열, 햇빛에 대한 극도의 민감성, 궤양(치료되지 않는 신체 염증)을 유발한다. 증상을 줄일 수 있는 약물이 있기는 하지만 그 자체가 부정적인 효과를 일으킬 수 있다. 메스꺼움과 구토를 완화하는 약물은 많은 환자들이 암 치료를 참아 내는 데 도움이 되었다. 화학 요법, 방사선 요법을 받기 위해서는 병원에 자주 머물러야 한다.

처음에는 화학 요법과 방사선 치료는 암이 동일한 기관에 재발되었거나 많은 부위에 대규모 범위에서 발생했을 때만 사용되었다. 그러나 점점 더 의사들은 암이 전이되었다는 증거가 없을 때도 수술 후에 즉각적으로 방사선 치료나 화학 요법(또는 둘 다)을 권한다. 어떤 때는 수술하기에는 암이 너무 진행되었을 때 수술 없이 화학 요법과 방사선 치료만 시도하기도 한다.

어떤 의사들은 효과가 입증되지 않았는데도, 거의 기적을 바라는 일인데도, 화학 요법과 방사선 치료를 남용하기도 한다. 이해할 수도 있는 일이다. 대부분의 의사들은 진정으로 암 환자들을 돕고 싶어 하지만, 믿을 만한 치료법이 별로 없다는 사실에 좌절한다. 또한 암에 걸린 사람들 대부분이 그들 자신을 포함해서 의사가 어떤 것을 하고 있을 때 더 안심하는 경향이 있다. 과잉 치료는 정신적으로 양자 모두에게 호소력이 있다. 둘 다 '지금' 행해지고 있는 치료가 암 진행 상태의 차이를 만들 수 있으리라는 희망을 갖고 싶어 한다.

종종 암에 관한 유명한 논문은 화학 요법이 모든 형태의 암에 기적적일 만큼 놀라운 효과가 있다는 인상을 심어 준다. 그래서 사람들은 그 치료법이 자신의 생존 기간도 연장해 줄 수 있으리라고 잘못 인식하게 되고, 치료를 순순히 받아들이는 수가 많다. 그러나 화학 요법은 모든 암에 효과가 있는 것이 아니고, 소수의 특정 암에 의미 있는 결과를 보여 준다.[7] 또 최근에 화학 요법이 유방암에 걸린 일부 여성들에게 효과가 있다는 결과가 나왔다.→ 602쪽 따라서 화학 요법을 할 것인지 결정할 때는, 내가 걸린 암에 화학 요법이 효과적이라고 증명되었는지를 판단하는 것이 중요하다.

생존 기간을 얼마나 연장할 수 있는지를 정확히 고려하는 것도 중요하다. 때때로 의사나 연구자가 말하는 비율이 잘못 이해될 수도 있다. 생존 기간을 50%나 100% 늘린다는 것이 단지 2~3개월을 뜻하거나, 2~3년 이상의 연장을 뜻할 수도 있다. 다음 쪽에 나오는 질문을 의사에게 해 본다.

생존 기간을 늘릴 수 있는지 없는지를 많은 사람들이 묻는 것은 치료법이 가져다주는 효과의 가치에 의문을 느끼기 때문이다. 생존 기간이 단 하루 늘어남에도 어떤 값어치가 있다고 느끼는 사람들도 있다. 이런 어려운 결정

7 화학 요법은 소아백혈병, 소아-성인 호지킨병과 그 밖의 림프종에 대해 5년 생존율과 장기 치료에 극적인 효과를 보여 준다. 백혈병을 치료한 아동은 수년간의 소중한 삶을 연장할 수 있다. 그러나 몇몇 아이들은 후에 화학 요법에 쓰이는 화학 물질 때문에 다른 암에 걸릴 수 있다. 따라서 백혈병 치료법이 모든 경우에 대한 치료라고 보는 것은 부적절하다.

을 내리는 데에는 나를 사랑하는 사람의 도움이 절대적으로 필요하다.

질문 사항

의사들이 종종 충분한 답변을 줄 수 없는 질문은 검정색 동그라미로 표시했다. 의사에게 알려 달라고 요구하되, 책, 의학 학술지, 자료 센터에서 확인해 보고, 같은 암에 걸린 사람들에게 물어보는 것이 좋다.

● 암의 정확한 형태는 무엇인가? 만성인가, 급성인가?

● 사용할 수 있는 치료법은?

● 각 치료법의 효과는? 치료 가능성? 치료라는 말은 어떤 의미로 사용되는가?

● 기대할 수 있는 효과는? 생명 연장? 증상 완화? 통증 감소?

● 치료는 얼마 단위로 생명을 연장할 수 있는가? 몇 달? 몇 년?

● 이 치료법으로 효과를 본 사람의 비율은? 25%? 50%? 75%? 그 효과는 어떻게 측정한 것인가?

● 치료받는 동안과 치료 후에 정상적인 활동을 할 수 있나? 성관계는? 일은? 운동은?

● 입원 치료인가, 통원 치료인가?

● 잠재적인 부작용은? 심각한가? 부작용을 겪는 사람의 비율은? 부작용을 완화하는 데 도움이 되는 약물은 있는가? 약물 자체의 부작용은 없는가? 일반적으로 부작용으로 인한 증상은 얼마나 오랫동안 지속되는가? 치료 후 그 증상은 대개 얼마 후에 시작되는가? (예를 들어, 메스꺼움이 치료를 받자마자 시작되는가? 아니면 20분 이내, 또는 몇 시간 뒤?)

● 치료를 얼마나 지속해야 하는가? 각각의 주기는? 얼마나 많이 반복해야 하는가?

● 치료 후에 재발한 사람은 얼마나 되고 재발 시기는?

● 내가 걸린 암과 같은 형태의 암, 나이, 성, 인종, 사회 경제적 지위, 직업, 지역적 위치 등의 요인에 의해 나누어진 이 치료법의 생존율, 치료율, 사망률, 완화율이 있는가?

● 치료비는 얼마나 드나? 보험이 적용되나?

● 다른 환자들과 대화를 나눌 수 있는가? 지역에 암 환우회가 있는가? 가족과 친구들을 위한 모임은?

대체(보완) 요법

보완적인 또는 대안적인 암 치료법은 최근에 상당히 많은 사람들의 관심을 얻고 있다. 수술에 의존하는 몇몇 기존 치료법이 생존율을 유의미한 수준으로 높이지 못하고 또 치료비가 너무나 비싸고 치료 과정이 고통스럽기 때문에, 여성들은 대안적 접근법을 추구하고 있다. 미국에서는 최근 몇 년 동안 보험을 포함하여 의료 제도 역시 수술, 방사선 치료, 화학 요법에 대한 대안 치료법을 점점 더 많이 받아들이기 시작했다. 오늘날 대체 요법은 대개 기존 치료법과 함께 사용되거나 기존 치료법 이후에 암이 계속 진행될 때 최후의 수단으로 사용된다. 또한 이 치료법은 치료를 하지 않는 상황인데도 자신이 건강한 상태에 있다는 인식을 할 수 있게 한다.→5장 통합 치유

대체 요법을 사용한 환자들의 생존, 재발, 사망에 관한 믿을 만한 통계는 없다. 그러나 대체 의학 연구는 과학을 발전시키고 있다. 수년 동안 이 연구를 하기 위한 센터가 유럽과 러시아에 만들어졌고 현재 미국 국립보건원 산하 대체 의학 연구를 관장하는 「대체의학연구소」가 있다.

대체 요법은 종종 일화로 알려지는 예가 많다. 특정 치료법으로 암을 치료한(또는 크게 효과를 본) 사람이 자기 이야기를 말하는 식이다. 이런 방식은 감동적으로 읽히는 효과가 있을 수 있다. 그러나 동시에 특정 개인의 사례라는 인상을 주어 믿기 어렵게 만들고 그 사람을 회복시킨 진정한 주역이 그 치료법이라는 것을 입증할 수가 없다. 효과를 입증하는 열쇠는 어떤 치료법의 결과를 다른 치료법의 결과와 비교하는 것이다. 따라서 대체 요법에 대해서도 기존 서양 의료에 대해 질문하는 것과 같은 내용으로 질문해야 한다.

대안(보완) 암 치료법을 고려하고 있는 이들은 그것이 안전하고 실제로 효과가 있는지를 알고 싶을 것이다.

다음 사항을 알아둘 필요가 있다.

● 효과가 없는 대체 요법들도 많다. 또 잠재적으로 중독성이 있고 사람들을 현혹하는 것도 있으며 때로는 매우 비싸다.

● 이용할 수 있는 대체 암 치료법 200개 이상 중에서 30% 미만이 대규모 장기간 시험에서 검증을 받은 것이다.

● '자연적인' 또는 '유기적인' 것이 곧 안전이나 효험을 의미하는 것은 아니다.

이런 질문을 해 보아야 한다.

- 그 방법이 객관적으로 평가되었는가? 그렇다면 그 치료법의 지지자가 아닌 다른 연구자가 한 것이었는가?
- 그 치료법이 대규모, 장기간에 걸쳐 통제된 실험으로 검증되었는가?
- 나와 같은 경우에도 평가되고 사용되었는가?
- 그 치료법은 입증된 이론에 기반하고 있는가?
- 잠재적인 효과가 잠재적인 해보다 더 많은가?

대체 요법을 사용할지 결정하기 전에 포용력 있고 전문지식이 풍부한 의사와 함께 그 치료법에 대한 모든 정보들을 놓고 의논하는 것이 좋다. 가능하면 내 병의 예후가 표준 치료법으로 어떻게 달라질 수 있는지 그리고 의사가 보완 요법이나 내가 고려하고 있는 치료법에 대해 알고 있는지 물어본다.

많은 부분에서 서양 의학계의 반대 때문에, 많은 대체의학 클리닉은 영세하고 찾기도 쉽지 않다. 한번 찾아가기로 하면 치료비, 교통비, 숙식 등에서 보험이 적용되지 않아 추가 비용이 들 수 있다.

내가 선택한 치료법에 찬성하지 않는 식구들이 경제적인, 정신적인 도움을 거둬 버릴 수도 있다. 그러나 많은 여성들이 이런 장애물에도 불구하고 대체 요법을 찾는 데 시간과 노력을 들일 만하다는 점을 알고 있다.

특별식 해독 요법

식사 요법 또는 통합적인 접근법으로 알려진, 가장 일반적인 영양물 대체 요법과 거슨 요법, 켈리 요법, 매너 대사 요법, 리빙스턴 요법, 위그모어 요법, 암 치료를 위한 장수식 식사 요법, 알칼리/산 정화 요법, 레비시 요법, 모어맨 식사 요법, 포도 요법이 있다.

- 일반적으로 완전 채식 요법, 또는 동물성 단백질 섭취를 낮춘 식사 요법.
- 섬유질이 풍부한 무설탕, 저염, 저지방 식사 요법. 결과적으로 부피는 크고 열량은 낮은 과일, 채소, 곡류를 많이 섭취하는 방법이다. 이 방법은 에너지가 많이 필요한 환자들에게는 맞지 않을 수 있다.
- 튀긴 음식, 첨가물, 방부제, 인공 색소가 들어간 음식, 정제 밀가루, 백미, 가공식품, 술, 담배 등을 피한다.

식사 요법은 관장이나 단식, 독소 해독제나 효소 사용 같은 다른 방법과 병행될 수 있다. 주로 환자가 이미 영양이 결핍되거나 약해졌을 때 최후에 의지하는 수단으로 이런 섭생법을 선택한다. 이 식사 요법은 단백질, 철, 칼슘, 비타민 B_{12}를 적절하게 섭취할 수 없기 때문에 의도한 결과를 얻지 못할 수 있다. 또 이 요법에 필요한 유기 농산물이나 비타민, 미네랄 보충제가 비싸기 때문에 비용 문제가 뒤따를 수 있다.

완전 채식주의자는 결장암으로 사망할 확률이 낮다는 증거가 있다. 채식(20세 이상)은 암 사망률을 낮추는 것과 관련이 있다. 유방암 치료를 할 때 저지방 식사 요법을 병행하는 것이 현재 시도되고 있다. 그러나 암 치료를 위한 채식 요법이 특별한 효과가 있다는 것은 아직 입증되지 않았다. 건강에 좋은 활동과 운동 등 건강한 생활 습관, 체중 조절과 섭생을 충실히 하는 것이 특정 영양 섭취를 위한 식사 요법 하나만을 시도했을 때보다 더 좋은 결과를 낳는 것으로 보인다.

거슨 요법

대개 무독성 대체 요법으로 가장 많이 얘기되는 것이 거슨 식사 해독 요법이다. 신선한 유기농 과일과 채소를 먹고, 소금, 가공 식품, 정제된 음식과 지방을 섭취하는 것을 금한다. 육류는 치료의 초반부에만 허용된다. 대부분의 경우에 다양한 영양소 특히 칼륨과 췌장 효소는 알약으로 복용하거나 주사를 맞아 섭취한다. 거슨 요법은 1920년대, 1930년대에 오스트리아에서 개발되었고 장기간에 걸친 생존율 기록과 보고서를 가지고 있는 얼마 안 되는 대체 요법의 하나다.

맥스 거슨 박사는 암 환자가 몸이 나트륨 불균형이 있고 지방, 단백질, 탄수화물, 비타민, 미네랄의 신진대사에 결핍이 있다고 믿었다. 따라서 이 치료법은 이러한 불균형을 옳게 만드는 것에 목적을 두고 있다.

적게 먹고 1년 반에서 2년 정도 채식을 해야 하기 때문에 환자가 확신을 가지고 이 치료법을 충실히 이행해야 한다. 이런 섭생을 하기 위해서는 1년 내내 신선한 유기농산물을 구할 수 있어야 하고 그 치료법에 충실히 따를 수 있는 시간적 여유가 충분해야 한다. 특히 환자는 매시간 신선한 채소와 과일 주스를 준비해야 하고 해독을 위해 관장을 한다.

호르몬 보충제와 관장을 뺀 변형된 거슨 요법이 암 환

자들의 일반적인 상태를 개선하는 데 효과가 있는 것으로 나타나고 있다. 반면에 한 치료 조사에 따르면 거슨 요법을 했던 암 환자의 78명의 생존율과 삶의 질이 서양 의학 치료법과 비교하여 차이가 없는 것으로 나타났다. 그러나 전통적인 치료를 받은 환자는 거슨 요법을 받은 사람에 비해 식생활에 문제를 겪고 체중 감소를 더 많이 경험한 것으로 나타났다.

의사와 건강관리자들은 이 밖에 다른 식사 요법을 개발해 왔다. 치료법 대부분은 특히 날것인지 익힌 것인지에 차이가 약간 있지만, 거슨 요법과 유사하다. 또 대부분이 해독 작용(피부, 장 등을 통해 몸 밖으로 노폐물을 제거하는 것)과 척추 교정을 포함한다. → 5장 통합 치유, 척추 교정 거슨 요법과 다른 식사 요법을 사용한 많은 사람들이 메스꺼움, 일시적 통증, 발열을 경험하는데, 이 치료법을 지지하는 사람들은 독이 제거되는 데 따른 증상이라고 본다.

켈리 요법

도널드 켈리는 식습관의 역사적인 기원과 형태가 신경계와 관련이 있다고 믿었다. 미국 뉴욕에서 활동하고 있는 의사 니콜라스 곤잘레가 도입한 이 식사 요법은 비타민과 미네랄 보충제와 함께 많은 양의 당근 주스, 채식, 커피 관장, 췌장 효소로 구성되어 있다. 일반적으로 완전 채식부터 풍부한 고기 섭취에 이르기까지 개인의 필요에 맞추어 식단이 정해진다.

미국 국립보건원 산하 대체의학연구소는 이 치료법을 평가하면서, 이미 진행된 암이 완화된 '성공' 사례가 50건이라고 주장하기도 했다.

장수식 요법(매크로바이오틱)

이 채식 요법은 일본에서 처음 개발된 시스템에 기초해 미국 보스턴에 있는 미치오 쿠지가 정리했다. 장수식 요법은 암의 발생과 발달이 식습관과 환경적, 사회적, 개인적 요인의 영향을 받는다는 점에 이론적 기초를 두고 있다. 암 치료에서 이 요법을 사용하는 것은 논쟁의 여지가 있으며, 이 요법은 암이 몸의 음/양 불균형에서 기인한다는 생각에 기초한다. 이 식사 요법에서는 정제하지 않은 전곡류가 식사의 50%를 차지한다. 20~30%는 유기농 채소를 먹고, 수프, 콩, 해조류, 닭고기, 돼지고기, 생선은 조금 먹는다. 과일의 양은 제한되어 있다. 비타민 보충제는 일반적으로 복용하지 않는다.

이 장수식 요법은 유방암, 자궁경부암, 결장암, 췌장암, 간암, 골암, 피부암에 가장 효과적이라는 증거들이 있다. 한 임상 연구에 따르면, 암 환자에게 부작용이 나타나지 않았고, 종양이 약간 줄어들었다. 그리고 통증 감소 같은 주관적인 이점도 관찰되었다.

암 환자에게 성장 촉진 영양소가 부족한 섭생을 하도록 하는 것에 대해서는 논쟁이 있다. 이 식사 요법을 장기간 했을 때는 비타민B_{12}와 비타민D 결핍을 일으킬 수 있고, 어린아이들과 증세가 심한 환자들에게는 심각한 영양 결핍이 나타날 수도 있다. 장수식 요법은 환자가 이 식사 요법을 하면서 서양 의학 암 치료법을 병행하는 것을 권하지 않는다.

고용량 영양 요법

두 번이나 노벨상을 수상한 리너스 파울링이 제안, 개발한 의학 체계로 정형분자의학으로도 알려진 고용량 영양 요법은 암 환자에게는 비타민과 미네랄이 더 많이 필요하다는 전제에서 출발했다. 파울링은 비타민C를 매일 많이 복용하는 것이 암 예방과 치료에 도움이 된다고 주장한다. 스코틀랜드의 한 연구는 그의 주장을 지지하지만, 미국의 유사한 연구에 따르면 증세의 개선이 없었기 때문에 많은 의사들은 파울링을 맹렬하게 공격해 왔다. 미국에서 이루어진 연구는 면역 체계를 억제하고 비타민의 활동을 막는 항암제 치료를 받은 사람들을 대상으로 했기 때문에 방법론적으로 큰 오류가 있다고 파울링과 그 지지자들은 주장했다. 일일 허용 권장량의 20~600배 정도로 많은 양의 특정 영양소가 면역 체계 활동(T세포 수와 활동)을 늘리고, 세포 매개 면역을 회복시킨다고 주장한다.

다른 연구자들은 비타민A와 비타민B 복합체, 프로비타민 베타카로틴, 칼륨과 셀레늄 같은 미네랄 미량 원소와 같은 영양소를 과다 복용하는 것이 암 예방과 치료에 도움이 될 수 있다는 증거를 발견했다. 이들 영양소는 항산화제인데 이 항산화제는 산화, 즉 세포에 심각한 손상을 줄 수 있는 화학 반응을 억제해, 건강한 세포를 죽이거나 암을 유발하도록 급속하게 증식하는 것을 막는다. 항산화제가 암과 심장 질환이 진행되는 것을 억제한다는 것은 인정하지만, 암을 치료하는지에 대해서는 아직 과학적 증거가 불충분하다.

그러나 항산화제가 식도암, 구강암, 자궁경부암, 폐암을 예방하는 데 효과가 있다는 임상 증거가 나오고 있다.

또 비타민C에 대한 실험 연구에 따르면, 비타민C가 시토카인(백혈구의 기능을 향상시키는 물질)을 생성시켜 면역 체계 기능을 향상시키고 암의 전이를 막을 수 있다. 베타카로틴과 특히 비타민A, 비타민C, 비타민D, 비타민E 같은 몇 가지 비타민은 면역 체계를 강화하거나 비타민이 지닌 산화 방지 특성의 결과로 암의 진행에 영향을 미친다고 알려졌다. 비타민에 의한 면역 기능의 조절과 암 치료에서의 미량 원소는 중요한 것으로 남아 있고 생명 연장에 영향을 미치는 것으로 나타난다.

항암제 투여와 방사선 치료를 하면 항산화제 혼합물이 더 필요하게 된다. 그러나 특정 항산화제는 현대 의학의 암 치료법의 효과를 방해할 수 있다. 비타민을 많이 복용하는 것은 항암제 치료의 독성을 줄일 수 있고, 전반적인 몸 상태를 개선할 수 있다.

고용량 영양 요법을 시도할 때에는 반드시 조심해야 할 것이 있다. 비타민A, 비타민D 같은 몇몇 비타민에는 아주 강한 독성이 있을 수 있고, 이 때문에 많은 의사들이 모든 고용량 영양 요법을 강력하게 반대한다. 그러나 이 치료법을 옹호하는 이들은 건강한 사람들에게는 독이 되는 것이 암에 걸린 사람들에게는 필요한 것이라고 믿는다.

약초 요법

약초 요법은 항암 활동을 촉진하는 것으로 믿어지는 다양한 약초를 섞어서 사용한다. 약초는 몸에 좋은 효과와 나쁜 효과를 동시에 가지는 다양한 성분을 포함하고 있다. 어떤 약초는 그것에서 추출한 약물보다 더 위험한 경우도 있다. 많은 약초들이 연구실 실험에서 항암 특성을 가지고 있는 것으로 증명되었지만 그 약초를 사람에게 사용했을 때의 결과는 다를 수 있다. 어떤 약초는 전통적인 항암제 치료의 부작용을 줄이는 효과를 가질 수 있다. 또한 약초가 약물과 상호 작용을 할 수 있고, 다량으로 사용해도 해가 없는 약초도 있지만 조심해서 사용해야 하는 약초들도 있다는 점을 알아야 한다. 따라서 약초 요법 전문가에게 자문을 구하는 것이 현명하다.

암 치료를 위한 약초 요법으로 가장 많이 알려진 것은 호크세이 요법, 에시악, 타이보/포디알코, 녹차가 있다.

호크세이 요법 보충 영양소와 호르몬, 아홉 가지 약초의 혼합물을 결합해서 치료하는 방법이다. 이 치료법은 멕시코 티후아나의 호크세이 병원에서 시작되었다. 이 치료법은 암을 괴사시키는 데 사용하는 외용 연고와 요오드화 칼륨, 감초, 붉은 토끼풀, 우엉, 스틸린지아 뿌리, 매자나무 뿌리, 자리공 뿌리, 카스카라('카스카라 사그라다'가 아닌 '카스카라 아마르가'), 가시나무 껍질과 갈매나무속이 포함된 약초(내복약)로 되어 있다. 환자는 정해진 채식 요법을 해야 하고 효모 알약, 비타민, 마늘, 흉선 추출물, 간, 과산소디스뮤타아제, DMSO, BCG(결핵 백신), 소 연골, 처방된 호르몬을 섭취해야 한다. 이 치료의 효과는 컸다고 한다.

호크세이 요법은 암 환자에 대한 몇 가지 임상 연구(통제된 실험은 아닌)에서 평가받았고 그 결과는 생존율 증가와 삶의 질 개선이라는 긍정적인 것으로 나왔다. 아홉 약초 중 일곱 종은 연구실 실험에서 다소 항암 효과가 있는 것으로 나왔다. 항암제 치료만을 지지하는 사람들의 강력한 반대에도, 호크세이 요법은 백 년 넘게 암 치료법으로 사용되었다. 말드레드 넬슨 호크세이 병원은 환자 치료와 연구를 돕기 위한 컴퓨터 데이터베이스를 구축하고 있다. 호크세이 치료약 자체에 독성이 있다는 보고는 없다. 그러나 성분 몇 가지는 독성이 있다는 보고가 있다.

에시악 또는 프로르에센스 에시악은 약초 네 가지 이상의 혼합물이다. 애기수영풀, 우엉 뿌리, 느릅나무 속껍질, 인디안대황(금문대황). 오지브웨이족 치료사는 이들 약초가 캐나다 온타리오에서 '몸을 정화하여 위대한 영혼을 가진 몸이 균형을 되찾도록' 만들었다고 한다. 간호사 르네 카이스는 캐나다에 클리닉을 세워 수천의 환자들을 치료했고 그 약초가 종양 크기를 줄이고 암이 꽤 진행된 사람들의 생명도 연장했다고 주장했다. 에시악 지지자들은 이 치료법이 면역 체계를 강화하고 식욕을 좋게 하고, 통증을 완화하고 전반적으로 삶의 질을 개선한다고 주장한다. 이 차는 기존 치료법과 결합해 사용될 수 있으며, 의사의 지나친 개입을 필요로 하지 않는다.

에시악 요법은 1978년과 1982년 사이에 그 치료를 받은 환자들에 대한 연구가 진행되었지만, 연구자들은 생존율을 높였다는 효과를 보여 주는 명확한 증거를 찾을 수 없었다. 통증 통제, 삶의 질 같은 다른 결과들은 평가되지 않았다. 그러나 긍정적인 결과가 에시악을 사용한 개별 환자들 사이에서 나타나고, 의사에 의해 확증된 많은 일화나 입증 보고서가 있다. 에시악은 음식과 함께 섭취하거나 식사 후 곧바로 섭취하면 메스꺼움, 구토, 설사를 일으킬 수 있다. 일반적으로 효과를 입증하는 증거는 약하지만 유해하다는 증거는 거의 없다.

약리학과 생물학 요법

이 치료법은 다양한 동식물 성분과 화학적 성분을 포괄한다. 즉 천연 추출물도 있고 인공 화합물도 있다. 가장 잘 알려진 것은 레트라엘, 히드라진 황산염, 이스카도르와 그 밖의 겨우살이(미슬토)제재, 상어연골과 714X이다.

라에트릴

살구씨 추출물인 라에트릴은 시안화물을 방출하는데, 이 치료법의 효과에 대해서는 이견이 많다. 화학 요법과 방사선과 마찬가지로 이 방법은 몸에 유해할 수 있다. 수천 명의 사람들이 라에트릴을 써서 암이 나았다고 믿지만, 이러한 보고는 사례 보고 형태로만 알려졌다.

잘 알려진 「슬론 케더링 암센터」는 이 치료법을 전면적으로 비난하는데, 라에트릴이 쥐의 유방암 전이를 늦춘다는 것을 보여 주는 연구들도 있다. 이 약물의 효과에 대해서는 여전히 논란이 많다. 미국의 많은 주에서 이 약물 사용은 불법으로 규정되어 있다.

히드라진 황산염

히드라진 황산염은, 암 환자 50% 이상의 실질적인 사망 원인인 체력 약화와 종말증을 예방하고 다스리는 효과가 있다고 주장되는, 별로 비싸지 않은 물질이다. 히드라진 황산염 열렬한 지지자는 현재 미국 뉴욕에 있는 「시러큐스 암센터」의 종양학자인 조셉 골드다. 골드는 히드라진 황산염을 복용한 암 환자가 식욕이 좋아지고 체중 감소가 멈추고 생존율이 높아지는 것을 경험한다고 보고했다. 다음에 그는 특정 항암 효과가 히드라진 황산염 사용과 관련이 있다는 것을 발견하고 유방암, 직장결장암, 난소암, 폐암, 갑상선암, 호치킨스병과 다른 림프종, 흑색종, 신경모세포종 환자에게 그 방법을 권했다.

히드라진 황산염을 알코올이나 진정제, 신경안정제와 함께 복용하면 부작용이 생길 수 있다고 한 임상 연구도 있다. 러시아에서 행해진 일부 연구들과 함께 골드는 이 물질의 항암 효과에 관한 주관적인 증거와 객관적인 증거를 모아 발표했다. 이들 연구 가운데 몇몇은 히드라진 황산염 사용이 식욕과 전반적인 건강 상태를 향상시키는 것뿐만 아니라 생존율도 높인다고 보고했다. 미국에서 무작위 이중 맹검(의사와 환자 양쪽에 치료약과 위약의 구분을 알리지 않고 조사하는 약효 검정법) 위약 대조 시험을 한 결과, 히드라진황산염의 사용이 비소세포성 폐암이나 직장결장암이 진행된 경우에 치료 효과가 거의 없는 것으로 나타났으나 이 연구들에는 몇 가지 결함이 있다. 적당한 수준에서 히드라진 황산염을 투약했을 때 부작용은 거의 없는 것으로 보인다.

미슬토 요법(이스카도르, 헬릭소, 오이릭소르)

20세기 초에 루돌프 슈타이너는 암 치료법으로 미슬토(겨우살이) 사용을 대중화했다. 슈타이너는 영적 개념과 과학적 개념을 결합한 인지학의 창시자으로 널리 알려져 있는데, 그는 암 치료에 인지학을 적용했다. 오늘날 겨우살이 제재가 주로 사용되는 곳은 스위스와 독일의 인지학 클리닉이다. 그곳에서는 1920년 이래 8만 명 이상의 환자가 치료를 받았다. 조제약으로 가장 잘 알려진 이스카도르, 헬릭소는 유럽 국가에서는 합법적으로 처방될 수 있다. 이들 약제는 일반적으로 북미 지역에서는 사용되지 않지만 유럽에 있는 의사로부터는 얻을 수 있다. 한국에는 아브노바비스쿰과 헬릭소가 수입되고 있다.

미슬토 요법 지지자들은 그것이 면역력과 자연 치유력을 강화하므로 '심신 일체적' 치료법의 하나로 사용될 수 있다고 권장한다. 그러나 인지학적 치료를 하지 않더라도 겨우살이 제재를 사용할 수 있다. 그 지지자들은 이스카도르를 발병 초기에 사용하라고 권하지만, 종양이 진행된 환자, 수술이 불가능한 환자에게도 항암제나 방사선 치료와 결합해 사용할 수 있다고 한다. 겨우살이 제재가 면역체계를 자극하여 암세포가 정상적인 형태로 바뀌도록 촉진하고, 전반적인 건강 상태를 향상하고 특히 자궁경부암, 난소암, 유방암, 위암, 결장암, 폐암 환자의 생존 기간을 연장한다고 주장한다. 겨우살이는 백혈병 같은, 고체 덩어리가 아닌 종양에는 효과가 덜하다고 알려져 있다.

미슬토 요법의 부작용으로는 주사한 부위의 국부 염증(홍조와 종기)과 체온 상승, 때로는 두통과 오한 동반 정도가 보고되었다.

실험에서 입증된 결과에 따르면, 겨우살이 제재는 세포 염색체 DNA에 변화를 일으키는 돌연변이 물질, 발암물질로 인한 손상에 대한 세포의 저항을 강화한다. 이 치료법을 시도한 후에 얻은 결과는 복합적이다. 그러나 미슬토 요법은 앞으로 심도 있는 치료 효과 평가를 해 볼 만한 좋은 후보로 고려되고 있고 현재 임상 시험이 진행 중이다.

714X

714X는 프랑스계 캐나다 생물학자 가스통 나에상스가 개발한 암 치료법이다. 714X는 캐나다에서는 이용할 수 있지만, 미국에서는 이용할 수 없다. 캐나다 퀘벡 쉐르브룩에 있는 「소마티드 생물학 연구소」가 714X의 개발, 생산, 분배를 책임지고 있다. 과거 6년 동안 유방암, 폐암, 결장암, 전립선암, 난소암을 치료하기 위해 714X를 점점 더 많이 사용했다.

나에상스는 그가 '소마티드'라 부르는, 암을 포함한 퇴행성 질환의 발병을 예측할 수 있는 생명 주기인 혈장 안에 있는 작고 운동성 있는 미생물을 연구했다. 면역 체계가 약해지거나 화학 오염, 영양 부족, 이온화된 방사선, 스트레스 같은 요인의 방해를 받았을 때 소마티드는 암을 포함하여 퇴행성 질환에서 발견되는 더 긴 대순환을 하게 된다. 나에상스에 따르면, 714X는 CKF(복합-발암 물질 요인)와, 암 환자의 면역 체계에 '소극성'을 유발하는 물질의 형성을 막는다. 714X는 CKF의 분비를 억제해 결과적으로는 면역 체계를 '재활성화'하고 병의 진행을 방해한다.

그러나 여전히 항암제와 면역 체계 강화제로 714X를 사용하는 것에 대해서는 많은 것이 밝혀져야 한다. 삶의 질을 향상시키고 특히 유방암, 폐암, 전립선암의 진행을 멈추게 하는 한 사례는 많이 보고되었지만, 형식을 갖춘 임상 시험은 행해지지 않았다. 소마티드가 중심 역할을 하는 이 질병 이론은 일반적인 병, 특히 암의 요인에 대한 현재의 사고에 맞지 않는다.

이 치료법은 독성이 없으며 심각한 부작용은 보고가 되지 않았다.

상어 연골

상어 연골은 미국에서 가장 널리 알려진 암 치료를 위한 대체 의학 자연물 치료제다. 많은 상어 연골 제조 공장이 있지만, 제품의 질이 의심스러운 곳이 적지 않다. 상어 연골은 혈관 형성(종양에 의한 새로운 혈관 발달)을 억제해 암 전이를 막는다고 한다. 미국 국립암연구소에 따르면, 암세포가 주위 조직을 침범하는 것을 돕는 효소(메탈로프로테아제)를 포함하는 어떤 금속의 활동을 특정 단백질이 억제한다. 다양한 동물 연구 및 관련 연구들은 상어 연골 안에 혈관 형성을 억제하는 효과와 면역 촉진 성분이 있다는 것을 확인했다. 상어 연골에 대한 임상 시험은 진행 중이다. 네 번에 걸친 임상 시험과 잘 진행된 한 시험을 통해 상어 연골의 질병 반응과 생존율 평가해 왔다. 가장 잘된 시험에서 21명의 환자 중 61%가 종양 크기가 줄어들었고 87%가 생활이 나아졌다는 결과가 나왔다.

심리·심령 요법

상상 요법, 명상, 약물과 암에 관한 다른 심리적, 영적 접근은 의사들과 일반 대중에게 호평을 얻고 있다. 이 접근법은 사람들의 자연 치유 능력과 몸의 회복에 영향을 미칠 수 있는 마음의 능력을 강조한다.→5장 정서 건강

정신력과 종교의 잠재적인 치료 효과는 일반적으로 의술의 이론과 실천에서는 무시되어 왔다. 그러나 최근 연구들은 종교적, 정신적인 안녕이 종종 육체적, 정신적 건강을 높이는 것과 관련이 있다는 것을 지적한다.

시몬톤 요법

암에 대한 심리적, 영적 접근법으로 가장 잘 알려진 방법은 시몬톤 상상 요법이다. 이 방법은 암에 걸린 사람들이 자신의 면역 체계가 암세포가 있는 몸을 깨끗이 하고 건강한 세포로 대체하는 모습을 상상하도록 배운다. 이 치료법은 너무나 새로운 방법이라서 장기간에 걸친 생존율 통계가 없지만, 현대 의학 치료가 실패한 환자를 포함해 암에 걸린 많은 사람들의 회복에 주요한 요인이 되는 것으로 알려졌다.

기도와 명상

많은 사람들이 기도나, 명상, 그 밖의 영적 접근이 중병에 걸린 자신의 경험을 무섭고 절망적인 시간에서 개인적인 성장과 삶의 즐거움을 더욱 가득 차게 만드는 기간으로 바꾸어 놓는 데 도움이 된다고 생각한다. 영적인 치료법은 '치료'를 포함할 수도 있지만 그렇지 못한 경우도 있다. 친구나 친척의 기도가 병과 치료의 고통을 극복하는 데 도움이 될 수 있다. 기도하는 동안에 경험하는 이완과 사람들의 격려가 부가적인 효과를 제공할 수 있다.

심령 치유

심령 치료사를 방문하려고 생각하고 있다면, 미리 그 치료사에 대해 알아보는 것이 좋다. 이것을 선택할 때에는 다른 어떤 치료법보다 자신이 스스로 결정하는 것이 중요하다. 친한 친구가 권한다 해서 너무 급히 행동하지도 말고, 믿지 않는 친구의 비웃음을 살까봐 단념할 필요도 없다. 또 터무니없는 비용을 청구하거나 "당신의 믿음을 증명해야 한다."면서 다른 모든 치료법을 거부하라는 심령 치료사는 피하는 것이 좋다.

환자 비난은 위험

"화를 꾹꾹 참더니 병을 자초했어." "그이는 강하지 못해. 낫고 싶은 마음도, 나을 거라는 확신도 부족해." 암에 걸렸다는 이유로 환자를 비난하거나 병이 낫지 않는 것을 환자 탓으로 돌리지 않는 것이 중요하다. 암에 걸린 사람들에게 필요한 것은 친구나 가족, 의사의 평가와 판단이 아니라 격려와 도움이다.

통증 관리

암의 종류 몇 가지는 죽음에 가까운 통증을 일으킨다. 종종 어떤 여성들은 통증을 줄이는 약물 치료를 받는 것이 자신의 약함을 드러낸다고 믿거나 또는 약물 중독이 되는 것이 아닌지 두려워한다. 최근 연구에 따르면 의사와 병원이 암으로 인한 통증을 포함해 대부분의 통증을 제대로 관리하지 못하는 것으로 나타났다. 모르핀을 포함해 많은 약물이 통증 관리에 쓰인다. 의료진이 통증을 줄여주지 못하면, 통증 전문의와 상담해 보는 것이 좋다. 가능한 정도의 정상적인 생활을 하고, 가족, 친구와 함께 시간을 보내는 데 통증이 방해될 정도면, 망설이지 말고 통증을 줄여달라고 해야 한다.

암의 전이는 죽음처럼 피할 수 없음을 명심한다. 그러나 죽음을 예감할 때, 남은 시간 동안 가능한 한 편안하게 사는 것에 최선을 다할 수 있다.

죽고 싶지는 않지만…… 곧 죽으리라는 사실을 받아들이고 나니 좀 평화로워졌어요. 죽음이 임박했다는 사실을 부정하는 데 힘을 다 써 버렸을 때보다 그런 생각을 멈추니까 갑자기 자유가 느껴져요. 다시 삶에 대해, 내게 남은 시간에 무엇을 할 것인지 생각해 보았지요. '하필이면 왜 내가? 왜 나는 20년 후에 죽을 수 없을까? 왜 나는 아이들이 성장하고 손자가 태어나는 것을 볼 수 없을까?' 하는 순간에도 남은 날들이 있는 것이니까. 그러나 이 날들이 점점 더 줄어들죠. 어떤 면에서는 닥쳐올 내 죽음을 아는 것이 행운이 아닐까요? 예상하지 못한 죽음으로 모든 것을 말하지 않은 채로, 아무것도 하지 않은 채로 죽지는 않을 테니까요. 하고 싶은 것을 하고, 보고 싶은 사람을 만날 계획을 세웠어요. 늘 하고 싶었지만 너무 바빠서 하지 못했던 일들을 하기 시작했고요. 여행이나 아주 특별한 일을 많이 할 여유는 없지만, 지금은 내가 하는 모든 일들이 특별하게 보여요.

나는 암 때문에 죽지 않는다. 암과 더불어 사는 것일 뿐이다. 일상에서 암 때문에 일어나는 문제들을 처리하기 위해 물론 애쓰지만, 나는 삶에 강조점을 두고 있지, 죽음에 초점을 두지는 않는다.

유방암

혹시 곧바로 이 부분부터 읽으려고 책을 펼친 독자가 있다면, 우리는 이 장 초반부에 있는 「유방 질환」부터 읽을 것을 권한다.→ 7장 환경과 직업, 128쪽 유방암과 관련하여 읽고 생각한 적이 있으면, 조직 검사에서 유방암 진단을 받았을 때 더욱 잘 대처할 수 있을 것이다.

유방 종양은 흔히 생기고 대부분 암이 아니기 때문에, 유방 종양의 특성을 알고 잘 대처할 수 있어야 한다.

암 진단을 받았다면

암이라는 사실을 알았을 때 덮쳐 오는 충격과 믿을 수 없음, 두려움, 분노는 경험해 보지 않고는 이해할 수 없다. 이런 심리적 고통은 치료법을 찾아내는 데 모든 힘을 모아야 할 바로 그때에 찾아온다.

암 진단을 받았을 때 모두들 처음 보이는 반응은 의사가 하라는 대로 뭐든지 하려는 것이다. 자신이 보살핌을 받고 있다는 느낌을 얻기 위해 그런 반응을 보이는데, 그것이 늘 치료에 최선인 것은 아니다. 대부분의 의사가 물론 좋은 의도로 제안하는 것이지만, 현실적으로 의사 자신이 가장 잘 알고 있는 치료법을 그냥 제안하는 경향이 있다. 기존 접근법에 견주어 새로운 접근법이 동일하거나 더 나은 효과를 보여 주거나 부작용이 더 적다는 것이 많은 연구에서 입증되었는데도, 의사들은 새 치료법을 받아들이기를 꺼린다. 또 이용할 수 있는 모든 치료법에 대해 폭넓게 의논하는 것을 꺼리거나 할 수 없는 경우도 있다. 미국에서도 매사추세츠, 캘리포니아, 미네소타 등 단지 몇 개 주에서만, 환자에게 선택할 수 있는 모든 치료법을 알려 주어야 한다고 법으로 정하고 있다.

이때, 치료 과정에 들어가기 전에 다른 의사의 소견을 들어보는 것이 바람직하다.

서둘러서는 안 된다. 선택한 치료법에 대해 조정하고 문제점을 발견하려면 몇 주의 시간적 여유를 가질 필요가 있다. 절단 생검을 했으면 주요 암세포는 이미 사라졌다고 할 수 있다. 어떤 경우에는 유방 내부에 외과적인 치료가 끝난 상태일 수 있다. 유방 절제술이나 방사선, 항암제 같은 치료는 나중에도 할 수 있다. 어떤 의사들은 조직 검사가 암을 '자극'할 수 있기 때문에 치료를 즉각 시작해야 한다며, 예를 들어, 유방 절제술을 당장 해야 한다고 서두를 수 있다. 그러나 그것은 시대에 뒤떨어진 이론에 기초한 것이다. 세침 흡입 검사를 해서 암이 제거되지 않았으면, 일반적으로 조직 검사를 하고 나서 한 달 안에 수술할 것을 권한다.

차선책들을 알아보고, 이용할 수 있는 모든 치료법을 알아보는 것이 중요하다. 치료를 시작하기 전에 내가 얼마나 오랫동안 별 탈 없이 기다릴 수 있는지 확실하게 아는 사람은 아무도 없고, 이 문제를 놓고 의사마다 의견이 제각각일 것이다. 기억할 것은, 최적의 치료법을 결정하기 위해서 종양 크기와 임파선(림프절) 전파 상태, 호르몬 상태, 그 밖의 특성을 → 다음 쪽 알 필요가 있다. 이런 정보는 대부분 초기 수술 후에 얻을 수 있고 전신 치료법(호르몬 또는 항암제) 결정을 위한 기초 자료가 된다. 전문 의료진과 이런 요인을 평가해 보는 것은 가장 효과적인 치료법을 찾는 데 도움이 된다.

기존의 오래된 이론과 치료법에 대한 문제 제기가 거세지면서 유방암 분야의 의술 전체가 급속히 바뀌고 있다. 그러나 새 치료법은 충분히 오랫동안 사용되지 않았기 때문에 평가하기에는 아직 이르다. 지금 여기에서 가장 좋은 치료법이 무엇인지를 단정적으로 말할 수는 없지만, 우리가 추구해야 할 몇 가지 방향과 피해야 할 몇 가지 함정은 지적할 수 있다.

유방암의 단계

유방암을 범주화하는 몇 가지 방식이 있는데, 가장 널리 받아들여지는 것은 TNM이다. TNM 방식은 세 가지 요인, 즉 종양 크기나 분포 범위, 암을 포함하고 있는 덩어리 주변의 임파선 전파, 그리고 전이된 정도로 구성되어 있다. 처음 암으로 진단되면, 의사의 촉진, 그리고 전이 분포의 증거를 확보하기 위한 몇 가지 검사에 의해 치료 단계가 정해진다. 다음으로 외과적 시술의 국소 치료 다음에는, 병리적 단계가 결정된다. 떼어낸 유방 조직과 임파선 결절을 현미경으로 분석하는 것이다. 의사가 일반적으로 같은 단계에 비슷한 형태의 암을 가진 다른 여성들이 그 치료법에 얼마나 잘 반응했는지를 보고 치료 방법을 결정하기 때문에, 유방암 단계를 정확하게 판단하는 것이 중요하다. 그 다음으로 TNM 단계는 다섯 단계로 나뉜다.

0기

유방암이 유관이나 소엽 속에 있는 초기 상태.

1기

멍울이 2cm 이하이고 림프절이나 몸의 다른 부분에 전이되지 않은 상태.

2기

멍울 크기가 2cm 이상 5cm 이하다. 크기가 5cm 이상이어도 림프절에 전이되지 않았으면 역시 이 범주에 포함된다. 다른 곳으로 전이되었다는 증거는 없는 경우.

3기

멍울이 크고(5cm 이상) 림프절에 암이 퍼져 있는 상태. 크기가 작아도 종양이 피부나 가슴 벽에 있거나 림프절이 암과 엉클어진 경우라면 이 범주에 포함된다.

4기

엑스레이나 정밀 검사로 살펴보았을 때 유방암이 몸의 다른 부위로 퍼져 있는 상태. 이 단계의 암은 치료될 수 없는 수준으로 간주된다(새 항암제가 효과가 있으리라고 믿는 이들이 있긴 하지만).→ 치료, 605쪽 유방 절제술은 유방이 감염되었거나 궤양으로 발전했을 때만 도움이 된다. 이 단계의 치료 목적은 가능한 기간 동안 증상을 통제하는 것이다. 4기에 있는 많은 여성들은 수시로 찾아오는 증상을 겪으면서 몇 년을 더 산다.

상피내암

유관 상피내암과 소엽 상피내암은 전혀 다르다. 현미경 검사를 해보면 상피내암은 정상적인 환경(관이나 소엽 내부)에 남아 있고 암세포의 외양을 가졌지만 암처럼 활동하지는 않는 세포로 구성되어 있다. 반대로 침윤성 유방암은 유관과 소엽의 벽으로 가서 혈관과 임파선이 놓여 있는 유방 조직의 지방/섬유질 부분을 침입한다. 연구에 의하면 유관 상피내암을 가진 여성들은 치료 없이 관찰했을 때 30% 정도가 유관 상피내암이 위치한 부위에 침윤성 종양이 발달한 것으로 나타났다. 따라서 유관 상피내암은 침윤성 유방암 전단계로 생각된다. 유방 조영술이 개선되어서 유방암으로 진단을 받은 전체 여성의 5% 미만에서부터 유방 촬영을 한 여성의 20% 이상에 이르기까지 상피내암 단계에서 발견되는 사례가 늘고 있다. 유관 상피내암 환자의 20~40%가 20년 이상이 지나면 침윤성 암 형태로 진행된다. 조직 검사를 한 소엽 상피내암 부위에서는 암이 진행되지 않으며, 다른 한쪽 유방에서 진행될 수 있다. 따라서 소엽 상피내암은 침윤성 암의 전 단계로 간주되지 않는다. 오히려 장차 나타날 수 있는 유방암의 한 위험 요인이라 할 수 있다.

소엽 상피내암 치료

소엽 상피내암은 침윤성 암의 전 단계로 간주되지 않기 때문에 굳이 그것을 제거하려고 할 필요는 없다. 유방암의 한 위험 요인인 소엽 상피내암은 일반적으로 유방 세포 전반 상태를 말해 준다. 이어서 유방암이 발생할 가능성은 20~40%다. 유방암 예방법에 대해서는 알려진 것이 거의 없기 때문에 현재 여성들에게는 두 가지 대안이 있다. 하나는 유방 검사를 꼼꼼히 하고 매년 유방 촬영을 하는 것이다. 치명적인 유방암으로 진행될 가능성을 없애는 것은 아니지만 줄일 수는 있다고 기대된다. 자주 면밀하게 유방암 검사를 하면 조기에 유방암을 발견할 수 있고 따라서 더 나은 진단을 받을 수 있다. 그리고 다른 선택 하나는 유방 조직이 남아 있는 한 동시에 위험도 여전히 존재하는 것으로 이해하면서 예방법의 하나로 유방 절제술을 하는 것이다.

유관 상피내암 치료

유관 상피내암은 침윤성 암의 전 단계로서 간주되기 때문에 그것을 제거하는 치료를 선택하게 된다. 그 방법에 대해서는 아직 논쟁 중이다.→ 605쪽 유관 상피내암이 있는 여성은 어떤 치료법이 최선인지 조사하기 위해 진행되는 연구들에 참여할 것을 요청받을 수 있다. 과거에는 유방 전체를 잘라 내는 것이 유관 상피내암을 포함한 유방암 치료의 전부였다. 유관 상피내암에 대한 치료로 유방 절제술을 했을 때 재발률은 2% 미만이다. 침윤성 암에 대한 무작위 대조 시험에 의하면, 유방 보존술이 유방 절제술만큼 효과가 있다는 것을 보여 준다. 유관 상피내암에도 유방 보존술이 적용되기를 많은 사람들이 기대하고 있다. 넓은 부위를 절단하는 것(시술 방법은 종괴 절제술과 유사하지만 유관 상피내암은 거의 종괴가 없다)은 국소 재발률이 거의 10~20%가 되고 시간이 갈수록 계속 증가하는 것으로 나타난다. 재발 사례의 절반은 유관 상피내암이지만 나머지 절반은 침윤성 유관암이다. 그래서 5~10년 후에 침윤성 암을 발달시킬 위험이 5~10% 정도 된다. 넓은 범위로 유방을 절단하고 이후에 방사선 치료를 하면 국소 재발률을 절반 정도로 감소시킨다. 전체적인 국소 재발률이 5~10%이고 침윤성 유관암의 재발률은 2.5~5%이다(유방 전체를 잘라 내는 수술 후 재발률보다 높은 비율이다). 많은 여성들이 이 위험을 감수하고 적게 잘라 내는 수술을 택한다. 반면에 침윤성 암으로 발달한 여성들은, 이 병으로 세 명 중 한 명이 죽는다는 것을 알면서도, 유방 절제술을 선택하기도 한다. 최근의 연구들은 타목시펜의 사용이 유관 상피내암을 치료한 여성들의 국소 재발률을 감소시키는지를 평가하고 있다. 이 연구들은 몇 년 후에는 우리에게 더 많은 정보를 제공해야 할 것이다.

치료

치료법을 정할 때 여성들은 무엇이 최선인지 결정할 방법이 없다는 느낌을 주는 분파 경쟁에 피해를 입을 수 있다.

함께 사는 남자 친구와 난, 의사와 두 시간 가까이 이야기를 나누고 나서야 유방 절제술이 제대로 된 유일한 치료법이라는 확신을 갖게 되었어요. 난 그 방법이 정말 제대로 된 치료법이길 바랐어요. 그러고 나서 보스턴에 가서 다시 검사를 받았어요. 거기 의사들은 뉴욕의 의사처럼 확신이 있는 것 같지 않다는 느낌이 들었고 '다른 방법'(이 경우에는 유방보존수술 후에 방사선 치료를 받는 방법)이 있음을 알고 나니 뭘 믿어야 할지 모르겠더라고요. '다른 방법'이 똑같이 설득력이 있었고 괴로운 심정으로 뉴욕에 돌아왔어요. 난 (병에 걸린 사람이라기보다는) 두 치료법이 제각각 좋은 치료법이라고 우기는 중에 한쪽의 성공을 편들어 줄 임상 사례로 느껴졌어요. 종양학을 연구하는 한 친구는 이렇게 말하더군요. "직관대로 해, 직관이 정확하거든."

이 여성은 더 많은 조사를 하고 고민을 한 끝에 종괴 절제술과 방사선 치료를 받기 위해 보스턴으로 돌아왔다.

치료법을 결정하는 것은 결코 쉬운 일이 아니다. 의사가 매우 이성적으로 보일 때도 있고, 자신의 직감이 강하게 이끌 수도 있다. 때로는 병원은 기존 치료법에 더 매달리고, 때로는 친구의 경험이 큰 영향을 미치기도 한다. 이 모든 요인과 최종 선택에 들어올 수 있는 더 많은 것들이 함께 절충되어, 결국에는 여성들이 각자 나름의 결정을 내리게 된다. 이때 가장 많은 정보를 모으고 가능한 한 친밀한 도움을 받는 상황에서 결정하는 것이 바람직하다.

유방암 치료의 역사와 개요

지난 수년 동안 미국에서 조직 검사 후에 이뤄지는 기본적인 시술은 즉각적인 유방 절제술이었다. 활동가 로즈 쿠쉬너(이후에 유방암으로 죽었다)가 여러 해 동안 열심히 애쓴 결과, 1979년에 드디어 국립암연구소는 유방 조직 검사가 두 단계 절차의 일부분이라는 권고안을 내놓게 되었다. 즉 진단 목적의 조직 검사가 처음에 시술된 다음에 어떤 치료법을 선택할지는 환자가 정보를 가지고 결정을 내릴 수 있도록 치료법에 관련해 환자와 의논해야 한다.

20세기 대부분 홀스테드식 광범위(또는 근치) 유방 절제술이 유방암 치료에 일반적으로 사용되었다. 1960년에는 유방암 수술을 받은 미국 여성의 90% 이상이 이 수술을 했는데, 유방 전체와 가슴 근육과 결절 대부분을 제거했다. 의사들은 암이 국부적으로 시작되어 예상할 수 있는 점진적인 방식으로 몸 전체에 심각하게 퍼지기 전에 임파선을 통해 림프절을 채우면서 전이된다고 믿었다. 따라서 조직을 많이 제거할수록 전이를 줄일 수 있다고 전제했다. 그러나 수년 후 통계는 이 이론을 뒷받침하지 못했다. 이렇게 광범위한 부위에 걸친 수술을 하고도 생존율이 높아지거나 사망률이 떨어지지 않았기 때문이다.

이후의 연구자들이 유방암의 생리에 대해 더 많은 것을 알아내면서 새 이론이 발전하기 시작했다. 일반적으로 유방암은 성장률이 낮은 것으로 밝혀졌다. 대부분의 유방암은 현재 유방 조영술이나 촉진 등의 '조기' 발견 방법을 통해 보이기 전에 이미 6~10년 동안 자라고 있던 것이다. 따라서 이 기간 동안에 암세포는 림프선뿐만 아니라 혈관을 통해 몸의 다른 부위로 퍼질 수 있다. 물론 전이 과정은 사람마다 다르다. 모든 여성이 유방 외부에 생존해 있는 유방암 세포를 가지지는 않을 것이고, 공격적인 유방암이 적을수록 유관으로 가는 암세포가 더 적고 따라서 암세포가 전이될 가능성도 더 적다. 이 점이 바로 유방을 촬영하는 것이 유방암으로 인한 사망률을 줄일 수 있는 이유다(50세 이상 여성의 경우 사망률 30% 감소).

오늘날 유방암 치료법은 유방에 대한 치료와 전신 치료로 구성되어 있다. 수술과 방사선 치료는 국소 치료법에 속하고, 항암제 치료와 호르몬 치료는 전신 치료법에 속한다. 유방암에 걸린 여성들 대부분은 몇 가지 형태의 국소 치료를 받게 된다. 전신 치료법은 암이 몸의 다른 부위로 퍼졌다고 생각될 때 실시된다. 그러나 불행하게도 작은 암세포가 유방에 존재하는 시기를 보여 주는 검사가 없는 것처럼 유방에 있는 작은 암세포가 다른 부위로 퍼졌는지 아닌지를 알려 주는 검사는 현재까지 없다. 전신 치료법이 퍼져 있는 적은 양의 암을 제거할 가능성이 높기 때문에, 의사들은 나중에 엑스레이나 정밀 검사로 발견될 정도로 암 부위가 커지기를 기다리기 전에 전이의 가능성을 예상할 수 있는 요인을 찾아보려 한다. 유방암이 반드시 림프절을 통해 몸의 다른 부위로 '나가는' 것은 아니지만, 통계상 림프절에 암세포가 있을 경우, 다른 부위에도 암세포가 있을 가능성이 높다. 다시 말해, 림프절은 유방 암세포와 몸의 다른 부위 사이의 역동적인 관계를 나타내는 지표라고 할 수 있다. 그러나 림프절은 단지 예견자이기 때문에, 림프절이 (유방암세포가 없다는) 음성 반응으로 나왔다고 해도 암이 다른 부위로 전이되었을 수 있고 따라서 림프절 외에도 몇 가지 다른 예견자들도 사용되어야 한다.→ 전신 치료법, 609쪽

국소 치료법의 쟁점

유방암 치료법에 대해서는 여전히 다소 논쟁이 되고 있다. 현재 두 가지 주된 이슈가 있는데, 첫 번째는 '얼마나 넓은 부위를 절제해야 하는가?' 다. 수술이 덩어리 자체만 제거해야 하는지(종괴 절제술), 덩어리를 포함해 주변 조직 또는 유방 전체를 제거해야 하는지(유방 절제술)에 대한 문제다. 두 번째 문제는 항암제와 방사선 치료 같은 전신 치료법의 역할과 관련된 것이다.

최근 유방암 초기(1기와 2기)의 국소 치료법에 대한 무작위 대조 시험에 따르면, 유방 절제술을 한 집단과 종괴 절제술(방사선 치료를 받은 사람과 받지 않은 사람 모두)을 한 집단 간에 생존율에서 차이가 없었다. 생존율은 암세포가 이미 몸의 다른 부위에 퍼졌는지 아닌지에 달려 있고 따라서 전신 치료법의 효과에 달려있다. 국소 치료법이 만드는 유일한 차이는 유방/가슴 부위에 암이 재발하여 국부적인 치료를 더 해야 할지도 모를 가능성이다.

미국에서 행해진 대규모 실험에서는 종괴 절제술을 하고 남은 유방에 대해 방사선 치료를 하지 않은 여성 집단이 40% 정도 국소 재발률을 보였다. 방사선 치료를 같이 했을 때 국소적인 재발은 8%로 떨어졌다. 유방 절제술을 한 여성들은 국소 재발률이 4%다. 이 세 집단 사이에 생존율에는 차이가 없다. 그러나 40%의 국소 재발률은 꽤 높은 것이기 때문에 방사선 치료를 하지 않고 종괴 절제술만 하는 것은 선택할 만한 치료법이 아니다.

국소 치료법으로 받아들여질 수 있는 선택 두 가지는 종괴 절제술과 추후 방사선 치료(유방 보존 치료), 그리고 유방 절제술이다. 유방 보존 치료가 적절하게 되기 위해서는 현미경으로 암세포의 경계를 정확하게 알아내야 한다. 조직이 제거된 가장자리에 극미한 암세포가 전혀 없어야 한다. 제거된 유방 조직이 많을수록 유방의 형태와 크기는 더 크게 영향을 받는다. 유방의 4분의 1 정도 크기의 조직은 외양상 받아들일 수 있는 결과이기 때문에 상황에 따라 제거될 수 있다. 그런데 4분의 1 이상이 제거되어야 할 필요가 있다면 유방 절제술이 시술된다. 유방암으로 진단받은 여성의 70~75%는 유방 보존술을 하는 것이 바람직하다. 그러나 많은 의사들이 치료법 변화를 따라가는 데 느려 미국 여성들은 대부분 유방 절제술을 한다. 미국 국립보건원은 1990년에 유방 보존술이 유방암 초기 단계에 적합한 치료법이고 큰 수술이 아니기 때문에 유방 절제술보다 낫다는 합의를 이끌어 냈다. 실제로 오늘날 현미경으로 유방 내부에 있는 암 부위의 경계를 정확하게 알 수 있기 때문에 외양상 받아들일 만한 결과를 주는 선택을 하게 된다. 암이 5cm 이상 자라거나 4개 이상의 림프절에 암이 있다면 국소 재발 위험을 줄이기 위해서 유방 절제술 후에 방사선 치료도 받을 것이 권장된다.

유방 수술을 할 때 겨드랑이 림프절을 함께 제거한다. 몇 년 전만 해도 의사들이 모든 것을 제거하는 것이 전이를 막는 방법이라고 생각해서 겨드랑이의 모든 결절 조직을 떼어내려고 했다. 이 시술은 팔에서 림프액이 빠져나가지 못하게 하여 여성의 30~70%는 영구적인 팔 림프 부종으로 발전한다. 따라서 오늘날은 단지 1기와 2기의 림프절은 제거되고 겨드랑이 정맥에서 임파선을 벗겨 내는 것은 피해 부종 발생 위험을 줄이도록 권해진다. 이런 방식으로 팔 림프 부종이 발생할 위험은 2~4%로 떨어지지만 완전히 없어지지는 않는다.

오늘날 많은 외과 의사들이 갈비 사이 위팔 신경에 상해를 입히는 것을 피하고 있는데, 갈비 사이 위팔 신경은 제거된 림프절 부위로 가서 어깨 뒷부분과 겨드랑이 부위에 가벼운 이상 감각을 일으킨다. 모든 외과 의사는 근육으로 가는 신경에 상해 입히는 것을 피하려고 노력한다.

절차 설명

유방 보존술

'종괴 절제술'('부분 유방 절제술'로도 불린다)은 종양 덩어리와, 현미경 검사를 통해 경계 지점의 주변 조직의 다양한 부위를 제거한다. 부작용은 유방의 상처와 유방 외관상의 손상인데 이것은 덩어리 크기와 유방 크기에 따라 다르다.

'부분 유방 절제술'은 종양을 가진 유방의 4분의 1을 제거한다. 이 수술은 대개 유럽에서 행해진다. 이 시술의 문제점은 종괴 절제술의 문제와 유사하지만 유방 외관상의 손상이 더 크게 발생한다.

'방사선 요법'은 일반적으로 5주에서 6주 반에 다섯 번 유방에 방사선을 쪼이는 것이다. 암 조직이 제거된 주변 부위에 암세포가 여전히 있을 수 있기 때문에 더 높은 수준의 치료를 받게 된다. 치료를 하는 동안의 부작용은 피로, 근육통, 유방 부종, 피부 변화(건조, 홍조, 가려움), 햇빛에 대한 극도의 민감함 등이 있다. 또한 치료가 왼쪽 유방에 행해졌을 때는 심장 손상이 일어날 수도 있다. 경우에 따라서는(여성의 5%) 방사선이 늑골을 부서지기 쉽게 만들기 때문에 쉽게 골절이 발생하기도 한다. 치료를 받았던 여성의 1~2%는 위험한 수준은 아니지만 치료를 했던 쪽의 폐에 염증이 발생한다. 소염제를 쓰면 일반적으로 한 달 안에 치료되고 재발하지는 않는다.

유방 제거

'완전 유방 절제술'(유방 절제술이 결코 간단할 수 없으나, 통칭 '단순 유방 절제술'이라고도 한다)은 유두/유륜과 모든 유방 조직을 제거하지만 밑에 있는 근육과 림프절은 남긴다. 유방 절제술의 부작용으로는 유방을 잃어버렸다는 심리적 상처, 피부 마비, 흉터가 있고, 유방 재건술을 하지 않으면 남아 있는 유방과의 크기와 무게로 인해 자세와 몸의 균형 문제가 생길 수 있다.

'변형 근치 유방 절제술'('겨드랑이 림프절 절개를 동반하는 전체 유방 절제술'로 알려졌다)은 완전 유방 절제와 함께 암이 발생한 겨드랑이 림프절의 아랫부분을 제거한다. 부작용은 단순 유방 절제술의 부작용과 같다. 경우에 따라 피로감이 들고 팔이 부어오를 수 있고 감염에 대한 저항력이 약해진다.

'근치 유방 절제술'('홀스테드 유방 절제술'로 불린다)은 유두/유륜, 모든 유방 조직, 유방 아래의 근육과 겨드랑이 림프절을 모두 제거한다. 미국 국립암연구소가 권하지 않고 있으며 대부분의 경우에 시술되어서는 안 된다. 심각한 유방 외형 손상과 함께 앞에서 언급한 모든 형태의 부작용이 있다. 팔 문제가 더 심각해지고 영구적이 되고 약해지는 것도 포함된다. 늑골에 붙어 있는 피부는 향후에 문제를 일으킬 수 있으며 손상될 가능성이 높다.

유방 절제 후 유방 재건

유방 절제술을 한 몇몇 여성들은 유방을 잃어버린 부위를

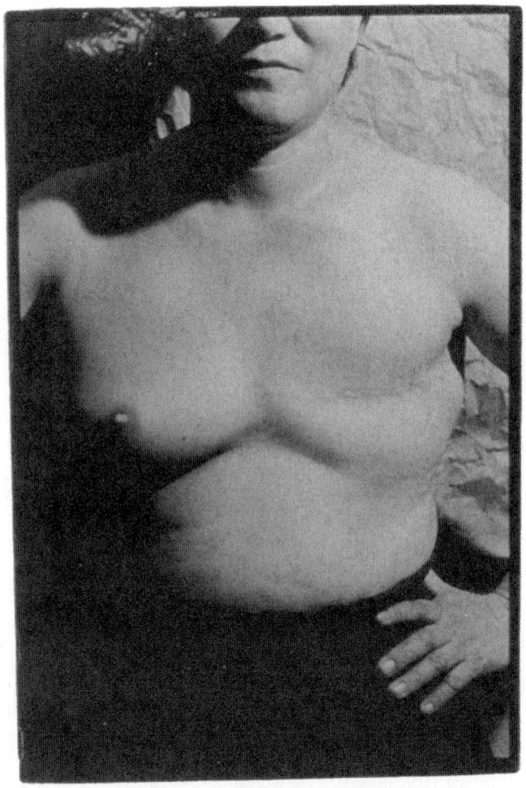

© 박영숙
Self-Portrait(자화상), 1992

'채우기' 위해 아무것도 하지 않는 것을 편안하게 느낄 수 있다. 다시 말해, 그들은 인조 유방 또는 유방 이식술을 하는 것을 선택하지 않는다. 그러나 다른 여성들은 시각적인 손상이 그들 자신뿐만 아니라 다른 사람의 부정적인 반응을 불러일으켜 견딜 수 없다고 느낀다. 이런 여성들은 인조 유방을 사용해 수술을 하지 않은 다른 쪽 유방과 '균형을 맞추어 줄 것'을 원한다. 또 다른 여성들은 성형외과에서 유방을 복원하는 것을 선택할 수 있고 성형외과 의사는 환자 자신의 조직 또는 외부 조직 이식을 통해 유방을 만들어 낸다. 거의 모든 유방 절제술 환자는 가슴 부위에 감각이 없다는 것을 알고 있다. 피부 감각이 돌아오는 경우도 있지만 수술 전과는 다른 느낌이다.

인공 보형물을 사용하고 브래지어를 착용하면, 브래지어가 인공 보형물을 고정하기 때문에 수술 전과 똑같이 보일 수 있다. 인공 보형물이 옷 아래로 내려가거나 무겁게 느껴지거나 더운 날씨에는 덥게 겨울에는 차갑게 느껴질 수 있다. 그러나 인공 보형물의 형태와 착용감은 지속적으로 개선되고 있고 항상 새 제품이 나온다. 예를 들어 미국의 한 회사는 접착테이프(찍찍이)를 사용하여 가슴 벽에 붙일 수 있는 인공 보형물을 개발했다. 상상하기 어려울 수 있지만 많은 미국 여성들이 실제 이런 인공 보형물

실리콘 논쟁

실리콘겔 유방 이식물이 30년 이상 사용되었음에도 불구하고 제조업자들은 그것의 안정성이나 효과를 검증한 적이 없다. 1990년에 여성들은 그들이 경험하는 증상과 실리콘 이식물에 의해 발생한 건강상의 문제에 대해 불만을 털어놓았다. 미국 의회 청문회에서 소비자와 과학자들은 이 문제에 대해 증언했다. 1992년 미국 식품의약국은 특히 미용 목적의 유방 확대를 위한 실리콘겔 유방 이식물 판매 금지 조치를 내렸다. 암 수술 후에 유방 재건술을 원하는 여성에게는 예외가 인정되었지만 그들의 의사가 승인된 프로토콜을 사용하고 등록한 경우에만 가능했다.

실리콘겔 유방 이식물 사용 금지는 관련 조직의 질병과 루푸스, 류마티즘성 관절염 같은 자가면역 질환을 유발할 위험을 높인다는 보고에 기반하고 있다. 그 후 유방 이식술을 받은 여성들의 대규모 코호트 자료를 분석한 연구들이 나왔다. 지금까지의 보고서들은 이식이 이 질병과 관련해 여성들의 위험을 유의미하게 증가시킨다는 것을 보여 주지 못했지만, 여성들은 실리콘겔 이식물 사용과 관련해 새로운 자가면역 질환이 생길 수 있다. 우리는 의학 기록을 단지 검토하는 것보다는 이 논쟁을 고려한 통제된 치료 연구가 필요하다. 최근 미국 식품의약국은 실리콘겔 이식물이 파열되었다면 그 실리콘겔 이식물을 제거하라고 권한다. 그러나 많은 여성들이 파열의 가능성을 피하고 미래에 나타날 수 있는 다른 문제도 피하기 위해 파열되지 않은 이식물도 제거하고 싶어 한다.

최근에 성형외과 의사들은 실리콘겔과 관련한 논쟁 때문에 식염수 이식물만을 사용한다. 식염수가 실리콘 주머니에 들어 있기 때문에 식염수 이식물도 실리콘을 함유하고 있다. 이런 형태의 실리콘은 체내 조직 반응을 최소화한 물질 중 하나다. 그것은 유치 도뇨관, 인공 심박 조율기, 무릎과 엉덩이 대체물과 외과적으로 제거된 고환 대체 이식물 같은 다른 의료 기술에 사용된다. 실리콘겔 이식물에 관한 대부분의 논쟁은 원래 주머니를 채우는 데 사용된 소프트 실리콘겔에 대한 것이었다.

이식을 했거나 할 것을 생각하고 있다면 이식물에 따르는 이식물 패키지를 삽입하는 것에 대해서도 물어본다. 또 일어날 수 있는 일반적인 합병증에 대해 알아야 하고 이에 대해 동의를 해야 한다. 합병증 중에는 이식물 주변 조직을 딱딱하게 수축하는 것과 같이 매우 고통스럽거나 외양을 변형시키는 것도 있다. 이해하지 못하는 의학 용어에 대해서는 의사에게 물어본다. 이식물의 제조자, 모델, 양이 기록된 진료기록의 사본을 확실하게 챙긴다. 그렇게 하면 나중에 특정 이식물에 대해 문제가 제기될 때 내가 해당하는지 아닌지를 알 수 있다. 어떤 이식이든지 병원에서 정기적인 체크를 받아야 하고 의사는 내가 이식받은 것에 대해 확실한 정보를 제공해야 한다.

형태를 좋아하고 브래지어에 보형물이 붙어 있는 종류보다 더 안전한 느낌이 든다고 말한다. 인공 보형물 제품 전문상점에서 내 골격에 맞추어 제품을 맞출 수도 있다. 수술 후에 일시적인 인공 보형물을 사용하다가 상처가 치료되면 영구적인 것으로 맞추어 사용할 수 있다.

유방 재건술은 유방 절제술과 동시에 할 수도 있고 그 후에 할 수도 있다. 한꺼번에 너무 많은 결정을 해야 한다고 느낀다면, 암 치료법도 정해야 하고 유방 재건술 방법도 정해야 한다면, 유방 재건술을 너무 서두르지 않는다. 결정할 시간이 충분히 있다. 유방 재건술을 쓸데없는 것이라고 생각하는 의사들이 있었지만, 시간이 지나면서 바뀌고 있다. 현재 여성들은 유방 재건술을 하면 더 좋은 느낌을 가질 수 있다는 조언을 받는다. 이것은 개인이 선택할 문제이고 우리는 수술의 종류에 대해 알 권리가 있다. 유방이 없어졌다고 해서 반드시 유방을 재건해야 할 이유는 없지만, 유방 재건술은 유방의 외양을 되찾는 데 도움이 될 수 있다. 유방 재건술을 하기로 결정한 것은 많은 여성들에게 신체적으로나 정서적으로 도움을 주어 왔다.

유방 재건술은 가슴 근육 아래에 이식물 →609쪽을 사용하거나 환자 자신의 조직, 혈관, 등, 복부, 엉덩이 조직을 이식하는 것('피부판 재건술'이라 불린다)을 포함한다. 확실한 자격이 있는 성형외과 의사의 자문을 구하는 것이 바람직하다. 의사는 다른 쪽 유방과 가장 맞는 재건술의 형태를 권할 것이다. 근육이 한 부위로부터 옮겨와 더는 기능을 하지 않는 곳에 이식되기 때문에 원래 부위의 탄력성을 잃을 것이다. 담당 의사의 시술 사례에서 이식 조직의 몇 %가 괴사되었는지 물어본다. 흡연을 하거나 당뇨병이 있으면 혈관이 좁거나 손상이 있어 치료되기 어렵기 때문에 피부판 재건술은 적합하지 않을 수 있다. 활동적이라면 특히 특정 운동을 즐겨한다면, 의사에게 수술 후에도 그 운동을 할 수 있게 해 달라고 말해야 한다. 가능하면 담당 의사에게 같은 수술을 한 다른 여성과 면담하게 해달라고 요청한다.

다른 방법은 환자의 조직이 아닌 이식물을 사용하는 것인데, 이식물은 식염수나 실리콘 → 실리콘 논쟁, 608쪽 이 담긴 고무 봉지 같은 것이다. 이식물은 가슴 근육 아래에 놓인다. 그 다음 피부와 함께 꿰매지고 유방과 같은 형태로 그 부위를 부풀어 오르게 만든다. 조직 확장 기법으로 알려진 이식의 다른 형태는 속이 빈 주머니를 가슴 근육 아래 놓고 위에 있는 피부를 함께 꿰매는 것이다. 입구가 있는 밸브는 속이 빈 주머니에 이어지는 관을 가지고 있고 이것은 피부 아래 삽입된다. 3~6개월이 지난 후에 의사는 그 출입구를 통해 식염수를 삽입해 그 낭을 팽창시키고 피부를 늘린다. 그 부위가 다른 쪽 유방과 같은 크기로 팽창되면 그 낭은 제거되고 영구적인 이식물로 대체된다.

유방 재건술을 할지 의논하면서 내가 원하는 크기를 의사에게 알리는 것이 중요하다. 내가 원하는 것을 의사가 확실하게 이해하도록 한다. 의사는 자기 경험에 기반해 다른 것을 생각하고 있을 수 있다.

어떤 형태의 재건술을 선택했든 의사는 피부를 검게 하는 방법과 피부 이식 또는 문신 기술을 사용하여 유두와 유륜을 만들어 낼 수 있다. 일반적으로 이것은 재건수술을 하고 나서 몇 달 뒤에 시술된다. 때로는 한쪽 유방이 제거되었을 때 성형외과 의사는 남아 있는 유방을 축소하거나 그 형태를 재건된 유방과 가장 유사하도록 변형하라고 권할 것이다. 이에 동의하기 전에 젖꼭지 감각의 상실을 포함하여 그 시술이 일으킬 수 있는 문제를 따져 봐야 한다.

유방 이식: 이점과 단점

이식의 이점

- 조직 재건술은 5일이 소요되는 것에 비해 유방 이식술은 일반적으로 1~2일 정도로 입원 기간이 짧다.
- 유방 조영술 검사를 하거나 암이 재발되었는지를 예견하는 데 방해를 준다는 증거는 없다.

이식의 단점

- 상처를 입은 조직이 이식된 유방을 단단하게 만들 수 있다. 단단함이 언제나 귀찮은 것은 아니지만, 때로는 통증을 일으킬 수 있고 그 부위가 '나무 같은' 느낌이 들 수 있다. 나중에 추가 수술로 상처 입은 조직을 완화시켜 딱딱해지는 것을 교정하는 데 도움을 줄 수 있다.
- 이식물은 어디까지나 우리 몸에 이물질이기 때문에 수술 뒤에 발생할 수 있는 감염이 치료 일정을 지연시킬 수 있다. 이식을 함으로써 그 부위로 혈액이 공급되는 것을 막아 버려 유방에 항생 물질이 순환되는 것을 제한하기 때문이다.
- 나이가 들면서 한쪽 유방은 변하겠지만, 이식된 유방은 단단한 채로 유지된다.
- 이식된 유방과 균형을 맞추려고 다른 쪽 유방도 추가 수술을 해야 할 수 있다.
- 시간이 지나면 식염수 이식물이 터질 수 있다. 흘러나오는 식염수는 몸이 쉽게 흡수하겠지만 유방은 형태를 잃어 이식물을 교체해야 할 것이다.

전신 치료법: 화학 요법과 호르몬 치료

앞에서 언급했듯이 전신 치료는 유방암이 유방에서 다른 부위로 퍼진 여성들에게 행해진다. 수십 년 전에는 전신 요법은 흉부 엑스레이나 골 정밀 검사에서 전이가 나타났을 때 행해졌다. 그런데 다른 연구들에 의하면 암세포가 아직 몸의 다른 부위에 전이되었다는 것이 증명되지 않았어도 처음 검사할 때 림프절이 양성 반응이 나온 경우에는 전신 요법을 행했을 때 생존율이 높아진다. 림프절이 음성 반응인 여성의 25% 정도는 침윤성 종양의 크기, 혈관 침해 발생, 종양의 발달 정도와 같은 부분적인 예견자에 따라 병이 전이될 가능성을 보여줘 림프절이 음성 반응을 보인 여성들도 전신 치료법을 받는 경우가 증가하고 있다. 사실상 림프절 음성 반응을 보인 여성의 75~80%는 현미경 검사에서 전이 상태로 판명될 가능성인 25%에 대비하려고 전신 치료를 받는다.

연구들에 따르면 화학 요법이 호르몬 요법에 비해 완경 전 여성에게는 더 효과가 큰 것으로 나타났다. 나이가 많은 여성일수록 호르몬 치료법의 효과가 높아지고 완경 후에는 호르몬 치료법이 화학 요법보다 더 좋은 효과를 보인다. 완경기 전에는 화학 요법, 호르몬 치료법 둘 다 효과가 있을 수 있고 둘을 결합하는 방식이 점점 더 많이 사용되고 있다. 화학 요법은 암 전이로 인한 재발 가능성을 약 30% 감소시키고 호르몬 요법은 25% 정도 감소시킨다. 림프절에서 양성 반응을 보이고 따라서 전이될 위험이

60%라면, 전신 요법은 45% 정도로 그 위험을 감소시킨다는 것이다. 작은 종양이 있고 림프절이 음성이라면, 병이 전이될 위험은 12%로 생각되고 전신 요법을 하면 전이로 인한 재발 위험이 9%로 줄어든다.

화학 요법

화학 요법 → 595쪽은 임신을 원하는 젊은 여성들에게는 중요한 고민이 될 조기 완경을 유발할 수 있다.

여러 가지 약물을 쓰는 치료 ,특히 CMF(시클로포스파미드, 메토트렉사트)와 CAF(시클로포스파미드, 아드리아마이신과 피리미딘 대사 길항제)를 함께 쓰는 치료법은 한 가지 물질만 사용하는 것보다 결과가 더 좋다.

화학 요법을 언제 하는 것이 가장 좋은지는 아직 밝혀지지 않았다. 예전에는 수술 뒤 방사선 치료를 한 다음 화학 요법을 했지만, 1990년대 후반의 경향은 수술 후 화학 요법을 하는 것이었다. 그리고 그 사이에 방사선 치료를 하기도 하고(방사선 치료 동안에는 화학 요법을 중단하고), 화학 요법 후에 방사선 치료를 하기도 한다. 방사선 치료와 동시에 화학 요법을 하는 것은 부작용을 증가시키는 것으로 나타났다. 몇몇 센터는 이런 부작용을 줄이기 위한 임상 시험을 하고 있다.

특정 종양의 특징에 적합한 치료법을 찾기 위해 약물 종류, 복용량, 치료 기간에 대해 여전히 연구 중이다. 보통 암이 전이된 림프절의 수에 따라 치료법이 다르다. 암세포에 대한 종양 표적을 사용하는 연구들도 진행 중이다.

'골수 이식'과 다량의 항암제 투여를 병행하는 것에 대해서도 활발한 연구가 이루어지고 있다. 연구들은 더욱 강력한 화학 요법이 더 큰 효과가 있다는 것을 보여 준다. 그러나 불행하게도 다량으로 화학 요법을 하는 것은 골수까지도 죽여 버리는 의도하지 않는 부작용을 일으킬 수 있다. 이런 위험에 대비하기 위해 화학 요법 전에 미리 골수를 채취하여 보관해 두기도 한다. 그 골수는 화학 요법 후에 다시 자기 몸에 되돌려진다. 화학 요법을 하고 골수 기능이 되돌려지기까지는 시간이 걸리는데, 이때 백혈구 수가 매우 낮기 때문에 감염 위험이 매우 높아진다. 오늘날 치명적인 수준의 감염은 이 치료를 받는 환자의 2% 미만에서만 발생한다. 감염 위험을 줄이려면 정맥 주사로 수분을 공급하고 입원 치료를 해야 한다.

'줄기세포 이식'은 다량 복용의 화학 요법 이후에 골수 기능을 되살리기 위해 사용되는 유사한 기술이다. 골수를 제거하는 대신 혈류 내에 다량의 줄기세포(미성숙한 백혈구 세포)가 생산되도록 골수를 자극한다. 항암제 투여 전에 이 줄기세포를 채취해 보관해 둔다. 이 줄기세포는 이후에 수혈할 때 되돌려진다. 이 줄기세포들은 백혈구 수를 매우 빨리 증가시킬 뿐만 아니라 골수를 재생산할 것이다. 이 요법은 아직 시험 단계에 있으며 이에 참가하는 여성들은 상세한 설명에 근거한 동의 절차를 거쳐야 한다.

호르몬 요법

정상적인 유방 세포는 에스트로겐 수용체를 가졌기 때문에 에스트로겐이 이 수용체에 붙었을 때 세포 성장을 자극한다. 그런데 유방 암세포 역시 이런 호르몬 수용체를 가지고 있다. 호르몬 요법은 유방 암세포에 에스트로겐 공급을 차단해 암의 성장을 억제하고 결과적으로는 그것을 죽이도록 설계되어 있다. 호르몬 생성기관을 제거하는 수술과 약물 치료가 호르몬 요법으로 사용되고 있으며 수술은 덜 일반적인 방법이다.

약물 치료 타목시펜이 가장 널리 사용된다. 이 물질은 유방암세포에 대해 에스트로겐의 작용을 차단하는 합성 에스트로겐이다. 또 골수와 심장에 에스트로겐과 같은 효과를 발휘하여 골다공증과 심장 마비의 위험을 줄인다. 최근에는 타목시펜을 5년 동안 하루에 두 번 10mg을 복용할 것이 권장된다. 부작용으로는 이것을 복용한 여성의 20%가 홍조와 피로감을 느끼고, 피로감을 느끼는 환자 중 소수는 우울증에 걸릴 가능성이 있으며, 2천 명 중 1명은 자궁암에 걸릴 위험이 있다. 그리고 두 번째로 합성 프로게스테론인 메각이 사용된다. 메각 사용의 부작용으로는 체중 증가, 홍조가 있다. 다른 형태의 호르몬 요법에 대한 연구가 현재 진행되고 있으며 골다공증 예방과 효과는 최대화하고 의도하지 않은 부작용은 줄일 수 있는 많은 방법들이 개발되고 있다.

수술 '난소 절제술'이 35세 이후 완경 전의 여성에게는 유용하지만 현재는 거의 화학 요법과 약물 치료로 대체되었다. '부신 절제술'(부신을 제거하는 수술)은 에스트로겐 생성을 제한하는 또 다른 방법이다(아드레날린은 안드로겐을 만들어 지방 세포에서 에스트로겐으로 변형 생산되게 한다).

3기에서 특별히 고려해야 할 것

3기는 유방암이 국소적으로 진행된 것으로 간주된다. 과거에는 공격적인 국소 치료법이 실시되었다. 그러나 불행하게도 이 치료법은 국소적인 통제는 잘 할 수 있지만 이 치료를 받아도 암이 다른 부위로 전이되어 결국 사망하는 것으로 나타났다. 그래서 오늘날은 3기 유방암에도 전신 요법이 사용된다. 치료법 선택은 병원에 따라 다양하지만, 많은 병원에서 화학 요법을 시작하면서 국부 치료를 실시하고 그 후에 가능한 몇 가지 전신 요법을 실시한다.

이 접근법의 이점은 유방 내부에 있는 종양을 모니터할 수 있어 화학 요법의 효과를 알 수 있다는 것이다. 때로는 유방을 보존할 수 있는 수준으로 종양의 크기를 축소한다. 또 다른 연구소에서는 양성 반응을 보이는 림프절의 수에 따라 다량의 항암제 투여 시험 연구가 제안되기도 한다. 수술 전에 화학 요법을 실시하면 양성 림프절의 수는 감소한다. 그러나 모든 환자가 다량의 항암제 투여에 적합한 것은 아니다. 현재 어떤 방법이 더 효과가 있는지는 명확하지는 않은데 최근 연구들은 이런 문제를 제기하고 있다.

암이 전이된 유방암 4기 치료법 선택

아직까지는 전이된 암을 치료할 방법은 없다. 따라서 이 단계의 치료법은 병을 억제하고 증상을 최소화하여 삶을 연장하는 데 목적을 둔다. 암이 치료에 반응하면 5~10년 이상 더 살 수 있다. 다량의 항암제를 투여하면서 골수나 줄기세포를 이식하면 치료될 수도 있다. 대부분의 환자들은 병에서 벗어나는 기간이 더 길어진다. 담당 의사가 치료가 불가능하다고 생각하거나 유방 안의 종양이 출혈이나 감염을 일으켜 암이 전이되었을 때는 유방 절제술을 할 이유가 없다. 오히려 이때 항암제의 양을 줄이고 증상을 통제하는 데 초점을 맞추어 최소한의 중독성 치료법을 시작하는 것이 바람직하다.

유방암 예후

미국에서는 대개 유방암에 걸린 여성의 3분의 1이 유방암으로 죽는다.[8] 그러나 유방암에 걸려도 20~30년 이상 살기도 한다. 많은 의사들이 치료 여부를 확언할 수 없기 때문에 치료라는 단어를 더는 사용하지 않고 대신에 '장기간 완화' 또는 '생존율'이라고 말한다.

연구자들은 다른 집단에 비해 치료가 더 효과적인 여성 집단이 있음을 발견했는데, 다음 조건에서는 장기간 생존율이 더 높아지는 것으로 나타났다.

- 겨드랑이 림프절에 암이 없다. 지금까지 이것은 가장 중요한 예견자로 알려졌다.→ 유방암 단계, 603쪽
- 암이 에스트로겐 수용체에 양성 반응을 보면, 그 차이가 단지 6~8%에 불과하지만, 여하튼 어떤 치료법을 사용하든지 상관없이 이런 암이 더 적게 또는 더 늦게 재발하는 경향이 있다. 에스트로겐 수용체 양성 암은 완경기 후의 여성에게 더 많이 나타난다.
- 유관 상피내암이 있고 양성 반응을 보이는 겨드랑이 림프절이 없다. 이 암세포 형태는 매우 느리게 자라고 느리게 전이되는 경향이 있다.
- 종양 세포는 발달한 암세포의 배아 상태 외양보다는 정상 유방 세포의 더 많은 특성을 유지하고 있다.

이러한 표시가 있어도 예측은 매우 어렵다. 긍정적인 예후를 많이 가졌던 여성들이 그 질병으로 더 빨리 죽을 수도 있고 반면에 병이 많이 진행된 사람들이 정상적인 생활을 하며 살아갈 수도 있다. 여전히 알려지지 않은 많은 요인들이 있고, 개인의 특정 면역 체계, 일반적인 건강 상태, 심신의 상호 작용, 이 모든 요인들이 관련되어 있을 것이다.

내 선택

모든 암이 다 그렇지만 특히 유방암은 여성인 우리에게 매우 큰 공포를 불러일으키는 것으로 보인다. 이용할 수 있는 정보도 혼란스럽고 전문가들도 종종 합의에 이르지 못한다. 따라서 암의 발견, 치료, 치료법 결정 등 모든 단계에 우리가 더 적극적으로 참여하는 것이 중요하다. 이 상황에서 선택할 수 있는 방법을 모두 연구하고 추가적인 선택을 이끌어 낼 수 있는 시간을 갖는 것은 가장 간단하면서도 중요한 일이다. 혹시 암에 관한 일반적인 정보 부

8 한국 중앙암등록사업 보고서에 따르면, 2002년 여성 유방암 환자는 7,317명이고, 통계청에 따르면 같은 해 여성 유방암 사망자는 1,352명이다. 또한 서울대 의대 예방의학교실 유근영 교수팀은 19873년 이후 인구 10만 명당 유방암 사망률을 조사한 결과, 한국의 25~49세 여성들의 유방암 사망증가율이 세계 1위를 기록하고 있고 2020년에는 유방암 사망자가 3천 명을 넘어서리라는 예측을 내놓았다.

분을 → 589쪽 읽지 않았다면 앞으로 돌아가서 읽을 것을 권한다. 그 부분에는 수술, 방사선, 항암 화학 요법과 더불어 대체 요법 등 치료법에 대한 더 많은 정보가 있다. 그 부분에서 우리는 어떤 치료법이 가능한지 구체적인 권고를 제시하려 했으나 많은 점에서 단순히 관련 쟁점을 지적하고 독자가 이 책이 출판된 이후에 계속해서 새로운 정보를 알아낼 것을 강조하는 정도로 미진한 채 남아 있다.

적극적 행동과 인식의 변화

미국에서는 1970년대 로즈 쿠시너의 선구자적인 노력 이래로 유방암과 관련한 풀뿌리 여성운동과 이를 지지하는 이들은 유방암에 대한 관심과 인식을 불러일으키는 데 결정적인 촉매제 역할을 해 왔다. 미국 「국립유방암연합」과 3백 개 이상의 회원 조직은 의회와 함께 유방암 연구에 수십억 달러의 예산을 확보하는 일을 하고 있다. 그들은 '유방암 연구 평가 프로그램 부서' 같은 혁신적인 프로그램을 통해 소비자가 유방암 연구와 연구비 지원에 목소리를 낼 수 있게 한다. 미국 「유방암조직협의회」 같은 전국 조직은 수천 여성들에게 필요한 정보를 제공해 주었고 지지를 보냈다. 롱아일랜드의 「원인나인」, 샌프란시스코 「유방암 행동」, 매사추세츠 「유방암연합」 같은 풀뿌리 조직은 그 지역이 다른 지역에 비해 특별히 유방암 발생률이 높은 것에 대해 문제를 제기하며 환경적 요인의 관련성에 관한 연구를 시작했고 성공적으로 싸워 왔다.

유방암에 대한 인식이 높아지고 검사, 발견, 치료법이 개선되고 있지만, 여전히 유방암에 대한 진정한 조기 발견법, 예방, 치료법은 없다. 유방암 관련 활동가들은 계속적으로 환경적 요인을 포함해 유방암의 모든 원인의 규명을 위해 싸워야 한다. 더 정확한 조기 발견법, 더 안전하고 효과적인 치료법, 치유를 위해 우리는 최선의 건강관리와 치료를 선택하는 데 필요한 정보를 보장받을 수 있도록 주창해야 한다. 또 정부의 재정에서 연구비를 계속 늘리고 유방암 연구를 위한 공공 기금을 늘리도록 공공의 지지를 확보하는 것이 중요하다. 현재 대부분의 여성에게 아무 도움도 못 되는 유전자 검사 같이 기술적으로 '빠른 해결책'에 천착하지 않는 것이 중요하다. → 590쪽

오늘날 우리 여성들은 단순히 잘 먹고 운동하고 매년 유방 엑스레이를 찍는 것만으로 안심할 수 없음을 잘 알고 있다. 물론 이 모든 것이 중요하지만 유방암에 걸리지 않게 해 줄 수는 없다. 조기 발견이 중요하지만, 최상의 보호책은 아니다. 예방이야말로 유일한 현실적인 보호책이다. 우리 여성들은 과거 수십 년 동안 유방암의 치료가 정말로 정치적인 행동이라는 것을 인식하게 되었다.

▸ 한국유방건강재단
www.kbcf.or.kr
02-709-3923

자궁경부암(침윤성)

비정상적인 세포가 심각한 수준으로 자궁경부의 상위 조직층(표면 상피)을 넘어 아래 관련 조직에까지 퍼졌다면 침윤성 자궁경부암에 걸린 것이다. 자궁경부 세포진 검사와 조직 검사를 → 569~570쪽 통해 확실히 판단할 수 있다. 처음에 일어나는 전이는 매우 피상적인 수준이고 림프나 혈액 체계는 포함되지 않을 수 있다. 손상의 심각성과 치료법에 따라 다르기에는 하지만, 초기 단계의 자궁경부암은 거의 대부분 치료될 수 있다.

몇몇 연구에 따르면, 농부, 요리사, 청소부, 잡역부와 석탄 광부 아내에게서 자궁경부암이 발생할 위험이 있다.

자궁경부암으로 진단되면, 의사들은 대부분 곧바로 자궁 적출술을 권한다. 암이 림프나 혈액 체계에 퍼졌으면, 대개 방사선 치료나 자궁 적출술, 난소 절제술을 제안할 것이다. 화학 요법은 국소 방사선 치료와 마찬가지로 효과가 없다. 때로는 둘을 결합해서 사용하기도 한다.

방사선 치료는 두 가지다. 종양이 크면 7주 이상 매일 외래 방사선 치료를 받을 것이다. 치료 기간에는 날마다 병원에 가야 하는데, 집이 병원에서 멀면 아주 불편할 것이다. 이 시기에는 가족과 친구들과 함께 병원에 가서, 여러 방법을 선택할 때 도움을 받아야 한다. 방사선 치료를 할 때는 설사, 피부 변화, 직장 출혈, 피로 등의 부작용도 있다. 사람에 따라 방사선에 반응하는 정도의 차이가 있기 때문에 당사자의 반응 정도에 따라 사용하는 방사선의 양을 조절해야 한다. 방사선 치료의 부작용은 오래가지는 않는다고 여겨진다.

방사선 치료로 암의 크기를 줄였을 때에는, 자궁 내부나 질 윗부분에 방사능 물질을 삽입한다. 이것은 입원해서 전신 마취를 한 상태에서 시술한다. 1~3일 정도 몸속에 이식물이 남아 있다. 이런 형태의 치료는 적은 부위에 많은 방사선을 투사할 수 있다. 침윤성 암 초기에 방사선 치

료를 하면, 종양 크기와 전이의 분포에 따라 생존율이 60~90%다.→ 591쪽 침윤성 암에 대한 외과적 치료법은 보통 근치절제술이다.

스스로 치료에 개입해야 하고 암과 관련한 최종적인 결정을 내려야 한다. 의사가 권하는 치료법이 의심스러우면 다른 의사에게 제2, 제3의 소견을 들어야 한다.

난소암 위험에 대한 유전자 검사

BRCA1과 BRCA2로 알려진 두 유전자는 난소암과 유방암의 발생 위험을 높이는 것과 관련 있다고 알려져 있다. 그러나 돌연변이에 관한 이런 증거가 여성이 난소암이나 유방암에 반드시 걸리리라는 것을 의미하지는 않는다. 암 발달에 특정 돌연변이의 역할에 대해서는 연구가 진행 중이다.

난소암의 약 5~7%는 유전되는 위험 요인과 관련 있는 것으로 생각된다. 직계, 방계 가족(어머니, 자매, 딸) 중 난소암에 걸린 사람이 둘 이상 있는 여성에게는 난소암 유전자 검사가 유용할 수 있지만 그것 역시 큰 논쟁거리다. 첫째 이 유전자 검사는 급속도로 상업화되었고 차별을 조장할 수도 있다. 둘째, 각종 보험 가입이나 건강 보험 급여 산정에서 차별을 야기할 수 있다. 셋째, 난소암에 걸릴 위험이 높은 것으로 나타났다 해도 명확한 예방 치료법이 없기 때문에 많은 사람들이 대체 이 검사의 목적이 무엇인지 의심스러워할 수 있다. 따라서 유전자 검사를 원하는 여성은 유전자 검사의 잠재적인 의료적, 법적, 사회 심리학적 함의를 고려해야 한다. 특히 정직하고 균형 잡힌 정보를 제공할 수 있는 훈련이 되어 있는 상담원이 있으면, 이런 상담원과 심도 깊은 상담을 하는 것도 좋다.

난소암

난소암은 나이든 여성들에게 많이 발생하나(완경 이후 여성들의 비율이 높다), 모든 나이의 여성들에게서 발견된다. 난소암의 정확한 발생 원인은 아직 밝혀지지 않았다. 위험 요인에는 난소암 가족력, 임신 촉진제 사용, 유방암이나 직장결장암, 자궁내막암 병력, 석면을 포함한 산업 폐기물이나 높은 수준의 방사선 노출, 생식기에 분말 화장품(탤컴파우더) 사용, 지방질 섭취가 많은 식습관, 피임약 아닌 다른 에스트로겐 사용 등이 있다. 피임약을 복용했거나 임신 경험이 많은 여성은 난소암 발병률이 낮다.[9]

진단

난소암은 특정한 증상이 명확하게 나타나지 않는다. 경고 사인이 불확실하고 때로는 '스트레스'나 '신경질적인' 것으로 여겨 간과할 수도 있다. 소화 불량, 복부 가스, 변비, 설사, 내장의 민감성 증후군, 식욕과 체중 감소, 포만감, 복부 불편이나 통증, 복부 팽만, 원인 모를 체중 증가, 잦은 배뇨, 피로, 요통, 어깨 통증, 메스꺼움, 구토, 월경이 아닌 질 출혈, 성관계 시 통증이나 비정상적으로 커진 덩어리가 나타남을 유의해서 보아야 한다.

이런 증상이 지속되거나 난소암 가족력이 있다면 부인과 전문의에게 난소암 검사를 받는 게 좋다. 경우에 따라 난소암 진단과 치료 전문가인 부인과 암 전문의에게 검사를 받아야 할 수도 있다. 조기 발견을 위한 검사로는 세 가지가 있다. 2년마다 직장 질 골반 검사,[10] 질식 초음파(몇몇 병원에서 도플러 초음파 검사를 하고 있다)와 혈액 검사가 그것이다. 진단을 위한 다른 검사로는 CT 또는 CAT 촬영, 골반 초음파, MRI, 수술 등의 최종 진단 도구가 있다. 난소암 진단, 발전 단계 확인, 종양의 크기를 줄이기 위한 목적으로 수술(개복술)을 하게 된다.

병원 치료

조기 발견, 신속한 진단과 정확한 발달 단계 규정은 난소암 치료 성공에 필수적이다. 치료법은 진단 시점의 병의 발달 단계, 종양을 구성하고 있는 세포의 형태, 암의 성장 속도에 따라 달라진다. 난소암 치료를 위한 최근의 일반적인 의료 선택으로는 수술, 항암 화학 요법과 방사선 치료가 있다. 또한 인터페론, 인터루킨, 골수/줄기세포 이식과 모노로날 항체를 포함한 면역 요법이 치료 목적과 연구 목적으로 사용된다. 모든 환자에게 필요하지는 않지만, 종양의 위험 수준이 심각한 경우에는 이차 수술을 할 수도 있다.→ 자궁 적출술과 난소 적출술, 646쪽

새로운 암 치료법이 임상 시험에서 사용되고 있다. 이런 연구 치료에 대한 정보는 미국 국립암연구소에 등록되어 있다. 많은 여성들이 보완 대체 치료법을 찾고 있고 주된 치료법과 이를 결합하고 싶어 한다.

난소암이 조기에 발견될수록 치료율은 높고, 말기에

▸ 미국 국립암연구소 www.cancer.gov

9 난소암 위험에서 보호하기 위해 흔히 난소 제거를 권해 왔다. 예방 목적의 난소 적출술은 효과가 확실하지 않은데도 일부 전문가들은 위험이 높은 여성들에게 이 수술을 제안하고 있다.

10 질 세포진 검사는 골반 검사의 일부로 볼 수 있다. 그러나 이 검사는 악성 난소 세포를 보여 주기는 하지만, 난소암을 진단할 수 있는 믿을 만한 검사는 아니다.

발견될수록 치료율은 낮아진다.

과학자들은 CA125-II에 기반하여 ROC-알고리즘과 같은 새로운 치료법을 연구하고 있지만, 아직 일반적인 사람들이 이용할 수 있는 믿을 만한 치료법은 없다.

미국의 풀뿌리 여성 건강 활동가들은 난소암 연구와 인식 확산에 필요한 기금을 확보하기 위해 각 분야에서 로비를 시작했다. 더욱더 많은 노력이 난소암으로 인한 사망률을 낮추고 궁극적으로 그것을 예방하는 데에 필요하다.

자궁암

자궁내막암은 가장 흔한 골반암이고 미국에서는 매년 여성 1만 명 중 14명이 걸린다. 이 암에 걸린 여성 대부분은 완경기가 지난 오십대 이상이고, 10% 정도는 여전히 월경을 하는 것으로 나타난다. 체중이 높고 에스트로겐 합성물을 복용했거나 당뇨병, 고혈압, 드문 배란과 함께 에스트로겐 수준이 높은 호르몬 불균형이라면 자궁암에 걸릴 위험이 높다. 1970년 초기에 자궁암 발생률이 급격히 높아진 것은 완경 증상을 완화하기 위해 에스트로겐 대체 요법을 많이 했기 때문이다.→ 23장 나이듦, 539쪽

완경 이후에 출혈이 있었다면 이는 자궁암의 가장 일반적인 증상이다. 아직 완경 전의 여성이라면 단지 월경혈이 증가하고 부정기적인 출혈이 증상일 수 있다. 불행하게도 자궁경부 세포진 검사는 자궁암의 비정상적인 세포를 발견하기 위한 검사로는 믿을 만하지 않다. 의사는 대개 검사를 하기 위해 자궁내벽의 표본을 채취하는 것을 권할 것이다. 이것은 흡입이나 자궁내막 조직 검사일 수 있다. 어떤 경우에 의사는, 암을 검사하는 동시에 가벼운 질환으로 발생한 비정상적 출혈을 완화하는 목적으로 경관 확장 자궁 소파술을 첫 번째로 제안할 수도 있다. 모든 결정을 하기 전에 이런 검사법의 위험과 이점에 대해 확실하게 의논해야 한다.

예방과 자가 요법

자궁내막암은 비만, 고혈압, 당뇨병 같은 요인과 관련이 있기 때문에, 자가 요법으로 이 요인들을 통제해 암이 발달하거나 전이되는 것을 예방할 수 있다.

병원 치료

자궁암에 대한 의학적 치료로는 수술, 방사선 치료와 항암 화학 요법이 있다. 어떤 치료법이 최선인지는 아직 합의되지 않았다. 미국 외의 국가에서는 방사선 치료법이 사용되어 좋은 결과를 내는 것으로 나타난다. 미국에서는 자궁 적출술이 가장 일반적인 치료법으로 사용되고, 종양이 크고 림프절의 전이가 예상되고 세포질 변화가 일반 수준을 넘었으면 수술 뒤에 방사선 치료를 한다. 위의 치료법 중 하나를 받은 뒤 암이 재발되었으면, 프로게스틴 치료법이 암의 전이를 늦추는 데 도움이 된다.

자궁암이 조기에 발견되었을 때, 통상적인 병원 치료법의 성공률은 매우 높다.

질암

인유두종 바이러스에→ 14장 성병, 345쪽에 감염된 여성은, 드물지만 상대적으로 질암에 걸릴 위험이 높은 것(전체 부인과 암 중 5~10%)으로 나타난다. 몇몇 전문가들은 앞으로 인유두종 바이러스 감염률이 높아지기 때문에 따라서 질암 발생률이 급격히 높아질 것이라고 예상한다. 질 부위의 변화(특히 손상)가 느껴지고 의심스러운 덩어리나 손상을 발견했다면 조직 검사를 하는 것이 바람직하다. 질암은 전형적으로 느리게 성장하기 때문에, 조기 발견은, 소규모 수술로 치료되느냐 아니면 생식기 상실이라는 신체적, 정서적으로 엄청난 고통을 겪어야 하느냐를 결정하는 관건이 될 수 있다.

화학 물질 과민증(MCS)

우리가 살고 일하는 환경이 점점 더 오염되면서 많은 사람들 특히 많은 여성들이 기관지(상기도), 다른 신체 부위

가 쇠약해지는 손상을 동반하며 화학 물질 과민증에 걸렸다. 일반적으로 발생하는 화학 독성에 극도로 민감해져서 호흡기, 신경계, 면역, 소화기에 다양한 질병이 있다는 진단을 받고 있다. 과민성 반응을 일으키는 화학 물질로는 살충제, 새 카펫, 그 밖의 건축 자재, 플라스틱, 페인트, 접착제, 사무기기, 수정액, 매직펜, 인쇄기, 자동 배출기, 연료, 공기 '청정기', 담배 연기, 좀약, 향수, 헤어스프레이, 손톱 광택제, 포름알데히드로 고정되는 편물 등이 있다. 이런 독성 물질은 우리의 환경 곳곳에 존재하고 우리 모두에게 해롭다. 화학 물질 과민증을 가진 사람들은 더욱 민감하다.

복합 증상을 가지는 화학 물질 과민증은 종종 특정 독성물질에 따라, 개인에 따라 그 증상이 매우 다양하다. 증상으로는 눈, 코, 목의 염증, 소화 장애와 음식에 대한 과민함, 관절통, 극심한 피로, 나른함, 방향감 상실, 기억 상실, 발작, 그 밖에도 다수의 문제들이 있다. 화학 물질 과민증을 가진 많은 사람들은 하나 이상의 알레르기 반응에 대해 치료를 받아 왔다. 그러나 화학적 과민성이 단순히 알레르기 반응은 아니라는 지적이 있다. 그것은 일차적으로 신경 장애이고 이차적으로는 면역 체계 손상이다. 화학적 과민성은 호르몬 불안정에 의해 유발된다는 점은 왜 남성보다 여성이 더 많이 화학 물질 과민증으로 고통받는지를 설명해 준다. 또한 여성과 아이들은 상대적으로 체중이 적고 남성보다 몸의 지방 비율(독성 화학 물질은 지방 속에 축적된다)이 높기 때문에 독성에 민감하다.

서양 의학에서 대부분의 의료 모델은 한 증상에 원인도 하나, 치료법도 하나라는 것을 전제로 하기 때문에 지금까지 화학 물질 과민증을 제대로 인식하지 못했다. 어떤 의사는 화학 물질 과민증을 인식하지 못하고, 환자를 정신과로 보내는 오진을 하기도 한다. 그러나 현재 많은 의사들이 화학적 과민성을 우리에게 중요한 함의를 갖는 심각한 질환이라는 것을 인정하고 있다. 뇌파 검사(EEG), MRI촬영, 혈류 촬영(SPECT), 혈구 검사(CBC), 항체 시험, 기관(폐, 간 등)과 신진대사 검사 등을 통해 진단을 하면 과민성 환자들의 비정상성이 나타난다.

화학 물질 과민증인 사람들이 가장 먼저 할 수 있는 일은 독성 물질을 피하는 것이다. 운동과 해독 섭생법이 도움이 될 수 있고 면역 체계를 강화하기 위해 항독성 물질 같은 영양 보충제를 사용하는 것도 좋다. 그리고 시도하는 치료법이 어떤 것이든 간에 증상을 효과적으로 관리하려면 독성 물질을 제거하기 위해 생활 습관을 크게 바꾸는 것이 필요하다. 방향제가 들어 있는 제품이나 화학 세제를 없애는 것 외에도 우리는 곰팡이, 먼지, 동물 분뇨 등의 원천을 제거할 필요가 있다. 생활공간을 점진적으로 바꾸면서 몸이 어떻게 반응하는지 살펴보는 것도 좋다. 화학 물질 과민증을 가진 이들은 이사를 가기도 한다. 화학 물질이 없는 안전한 주거 환경은 유기 농산물을 이용하는 것과 마찬가지로 화학 비료의 피해에서 벗어나는 데 중요하다. 많은 사람들이 자연 요법을 하는 것이 증상 완화에 좋은 것 같다고 말한다. 공기 청정기와 정수기를 사용해도 효과가 있다.

신경 독성 화학 물질에 예민하게 반응하는 화학 물질 과민증 환자들은 공통적으로, 보통 사람들이 다 경험하는 동일한 화학 물질의 공격이 평생 축적된 결과임을 긍정한다. 현재 화학 물질 과민증이 있는 사람에게 궁극적인 '치료'는 결국 환경을 깨끗하게 하는 것이다. → 7장 환경과 직업

사면발이

사면발이

사면발이는 대개 음모에 사는, 때로는 가슴, 겨드랑이, 속눈썹, 눈썹에 사는 둥그스름한 게 모양의 기생충이다. 이 기생충을 가진 사람과 신체 접촉을 하거나 그들이 사용한 침대, 타월, 옷을 사용하면 기생충이 옮을 수 있다. 이 기생충은 피를 빨아먹고 발진티푸스 같은 질병을 옮길 수 있다. 기생충이 있을 때 주된 증상은 생식기나 다른 관련 부위가 참을 수 없을 정도로 가렵다는 것이다. 이 기생충은 현미경 없이 육안으로도 보이기 때문에 감염 여부를 쉽게 진단할 수 있다. 긁지 않고 참기가 어렵지만 긁으면 감염되지 않은 몸의 다른 부위로 기생충을 옮길 수 있다. 비뇨기 주변을 과도하게 긁으면 비뇨기 감염을 일으킬 수도 있다.

의사들은 일반적으로 크웰[11]이라 부르는 로션을 처방하는데, 이 로션은 조심스럽게 사용해야 하므로 처방전이 있어야 사용할 수 있다. 눈썹에 기생충이 있으면, 안과용 바셀린을 사용하는 것이 좋다.

11 이 약품은 매우 조심스럽게 사용해야 한다. 그것의 강한 성분인 린덴은 피부를 뚫고 들어가서 알레르기 반응을 유발할 수 있는 강력한 살충제이다. 게다가 린덴은 동물 실험에서 종양을 유발시키는 것으로 알려졌다. 임신한 여성, 영아, 아이들은 이 약품을 사용해서는 안 된다.

대체 요법으로 사우나를 해볼 수 있다. 어떤 방법이든지 간에 연인, 가족 구성원, 친구를 포함해 내가 접촉하는 모든 사람들도 같이 치료를 하는 것이 중요하다.

치료 후에는 몸과 옷 사이에 기생충이 서식하기 때문에 옷, 타월, 침대보를 깨끗하게 청소해야 한다. 기생충은 인간의 몸에서 떨어져 나오면 24시간 안에 죽지만 기생충 알은 6일 이상 살 수 있다. 예전에 사용했던 침대보, 수건 등은 사용하지 않고 일주일이 지나면 알은 더는 없을 것이다. 즉시 드라이클리닝을 하거나 뜨거운 물로 빠는 것이 좋다.

기생충과 함께 특히 피부가 긁혀 염증이 매우 심하면 가려움증은 치료 후에도 몇 시간 지속될 수 있다. 알로에 베라와 교질 오트밀(아비노 같은 피부 진정제)은 이 증상을 완화하고 피부 치료에 도움이 된다.

몸에서 처음 기생충이 발견되었을 때 너무 당황스럽고 부끄러웠죠. 대학 시절 남자 친구의 집에 갔다 오고 나서는 가렵기 시작했어요. 남자 친구가 내게 기생충을 옮겼다는 것을 믿을 수가 없었죠. 특히 내가 잘 씻지 않은 사람과의 실수로 기생충에 감염되었기 때문에. 어떻게 해야 할지 몰라서 오랫동안 그것들을 무시하려 했어요. 가려움을 더는 참을 수 없게 되어서야 병원에 갔지요. 기생충이 옮는 과정과 비교적 쉽게 치료된다는 것 등을 알고 기분이 훨씬 나아졌어요. 그 다음에 나는 친구에게 A-200 병을 건넸지요. 그도 어쩔 줄 몰라 하더군요.

옴

옴은 피부의 표면층, 달걀, 대변 아래 은신하여 강한 염증을 유발하는 작은 진드기다. 일반적인 증상으로는 극심한 가려움(종종 밤에 더욱 심한)과 홍조, 손 또는 유방 위 아래, 허리 손목 주위, 생식기 또는 엉덩이, 특히 손가락 사이 피부에 혹이 생기는 것이다. 긁으면 피부가 상해, 박테리아에 의해 감염될 수 있다.

기생충은 매우 전염성이 높다. 신체적인 친밀한 접촉뿐만 아니라 기생충이 있는 침대보, 수건, 옷 심지어 가구에 의해서도 전염될 수 있다. 기생충에 감염되고서도 1개월 이상 지나서 피부의 반응이 나타날 수도 있다. 이 기간 동안에 자신이 기생충에 감염되었다는 것을 알지 못한 채 다른 사람들에게 옮길 수 있다. 그러나 기생충에 감염된 적이 있었다면 재감염이 된 지 하루 안에 피부 반응이 나타난다.

독성이 있는 덩굴옻나무 알레르기, 습진, 일반 알레르기와 그 밖의 피부의 문제로 쉽게 혼동되기 때문에 기생충 감염 여부를 진단하기가 까다로울 수 있다. 의사가 상태를 확실히 판단할 수 없으면 증상이 나타나는 부위의 피부조직을 채취하여 현미경으로 검사하는 것이 바람직하다. 때때로 의사는 내가 실제로 무엇에 걸렸는지 알기 전에 기생충에 대한 약물을 처방할 수도 있다. 그러나 염증이 있는 부위를 채취하여 정확한 진단을 하기 전에는 그 약물을 사용하지 않는 것이 좋다.

가장 일반적이고 효과적인 치료법은 크웰을 사용하는 것이다. 뜨거운 목욕이나 샤워 후에 얼굴, 눈, 점막을 피해 사용하고 12시간 정도 놔둔 다음에 조심스럽게 헹군다. 이차 치료가 필요하면 2주를 기다려 다시 치료해야 한다.

가끔 임신 중인 여성에게 처방되는 크웰에 대한 대체 요법으로 유렉스가 있는데, 성분은 크로타미톤이다. 그것은 피부에 문질러 사용하고 24시간 후에 재치료해야 한다.

과거에 유행했던 유황을 사용한 치료법이 피부과 전문의들 사이에서 다시 인기를 얻고 있다. 특히 기생충이 있는 유아, 어린 아동, 임신한 여성들에게 권해진다. 이 방법은 기생충을 죽이는 다른 화학 물질보다 염증이 덜 발생하고 독성이 적고 잘 듣는 것으로 보인다.

유황 치료의 단점은 미용상의 문제인데, 달걀 썩은 냄새가 나고 옷에 얼룩이 생기는 것이다.

실험적으로 유황 6%, 페루 향유 3%, 나머지는 바셀린을 섞어서 바를 것이 권해진다. 그 혼합물을 감염 부위에 바르고 24시간 그대로 두는데 3일 연속 밤마다 새로 바른다. 약사들이 이 성분들을 혼합해 주기도 한다.

나와 접촉한 친구나 연인, 식구도 모두 함께 치료를 받는 것이 중요하다. 또한 모든 옷, 수건, 침대보, 가구 커버 등을 삶아서 햇볕에 말린다.

치료 후에도 며칠에서 몇 주 동안 계속 가려울 수 있다. 그렇다고 기생충이 여전히 있음을 의미하지는 않는다. 피부가 여전히 과민한 상태이고 염증이 가라앉으려면 시간이 좀 더 필요하다는 것을 의미한다. 칼라민이나 알로에베라를 함유한 수딩 로션은 증상을 완화하는 데 도움이 된다. 참을 수 없을 정도로 심하게 가려우면 항히스타민제 사용이 도움이 될 것이다.

내분비 교란 물질(DES)

어머니가 DES를 복용해 투명세포암에 걸린 딸 이야기다.

투명세포 선암종에 걸렸다는 진단을 받은 후, 세 번째 맞는 10월이었을 거예요. 당시 난 자궁, 질, 나팔관, 난소와 많은 림프절을 제거하는 수술을 7시간 동안 받았어요. 질을 복원하기 위해서 피부를 이식했죠. 오늘까지도 나는 투명세포암이 무엇인지, 내 몸에 무슨 일이 일어난 것인지, 어떻게 건강한 25살의 몸에 이런 병이 생겼는지를 알려고 애쓰고 있어요. 내가 투명세포암에 걸린 이유를 알았을 때…… 그러니까 DES의 부작용을 제대로 테스트했다면 암에 걸리지 않았을 것이라는 사실을 알고는 미쳐 버렸죠. DES 판매와 관련된 사람들이 DES 사용이 암을 유발한다는 사실에 무감각하게 반응한다는 사실이 너무나 놀라워요.

DES(디에틸스틸베스테롤)이란 1938년과 1971년 사이 그것이 유산을 예방한다는 잘못된 지식으로 4천 8백만 미국 여성들에게 처방된 강력한 합성 에스트로겐이다. 실제로 이 약물은 임신 기간에 사용해도 되는지, 안전성 시험을 거치지 않은 채로 1971년까지 엄청나게 판매되었다. 그런데 이를 복용한 여성들의 딸들에게서 희귀한 형태의 질암이 발생했다. DES는 이미 200개 이상의 상표로 제조되었고 알약, 주사, 좌약 등[12] 전 세계적으로 엄청나게 사용되고 있던 터였다. DES는 태반을 통해 태아의 생식계에 손상을 일으킬 수 있으며 생식과 관련된 기관 손상은 DES 노출과 관련된다. DES는 내분비, 면역, 골격, 신경계 등 다른 체계에도 영향을 미칠 수 있다.

투명세포 선암종은 DES에 노출된 자궁 내부와 관계된 질암, 자궁경부암의 아주 드문 유형이다. 1970년 전만 해도 투명세포암은 의학사 서적에나 등장했고 젊은 여성들은 잘 걸리지 않는 병이었다. 그러나 DES에 노출된 딸들 1천 명 중 한 명은 질이나 자궁경부 투명세포에 암이 생길 것으로 추정된다. 보통 투명세포암은 검사를 통해 조기에 발견할 수 있고 치료 가능하다. 그러나 초기 단계에 매우 빠르게, 별다른 증상 없이 증식한다. 통상적인 치료법은 자궁 전체를 제거하는 수술(자궁 적출술)이나 질의 일부 또는 전체를 제거하는 수술(질 적출술), 질 복원 등이다. 방사선 치료도 수술과 병행된다. 투명세포암 환자는 80% 정도 대부분 생존하지만, 이런 아주 힘든 치료를 견뎌 내야 한다.

어머니 때문에 DES에 노출된 딸들은 T자형 자궁 같은 자궁 이상을 보이기도 한다. T자형 자궁은 정상보다 작을 수 있으며 이러한 비정상적인 크기나 모양으로 인해 DES에 노출된 딸들은 나팔관 임신(자궁이 아니라 나팔관에 임신되는 것), 조산, 유산 등을 일으켜 임신과 출산 시 문제가 된다. 임신 초기 나팔관 임신의 징후를 잡아내면 심각한 문제들을 막는 데 도움이 될 것이다. DES에 노출된 딸들이 임신을 하면 매번 높은 위험에 처할 가능성이 있는 환자로 전문적인 관리를 받아야만 한다.

한편, DES에 노출된 어머니는 유방암 발병률이 높아진다. DES 복용 후 관련 질병이 나타나기까지는 10~20년 정도 간격이 있으므로 매해 전문적인 유방암 검사를 받아야 한다. 아직 연구가 진행 중이지만 DES에 노출된 아들들도, 부고환(성숙한 정자를 저장하는 고환의 일부)에 생기는 양성 낭종, 불강하 고환(정류하고 있는 고환, 고환암의 위험을 증가시킬 수 있음), 정자와 정액 이상(생식 능력에 문제가 발생할 수 있음) 등의 문제를 지닐 수 있으므로 비뇨기과 전문의에게 검사를 받아야 한다.

10년 전에 비해서는 DES가 많이 알려졌지만 여전히 이와 관련된 딸, 아들, 어머니들은 앞으로의 건강을 확신할 수 없다. DES에 관한 연구가 다양한 영역에서 더 많이 이루어져야 한다. 심지어 DES 검사, 특별한 임신 문제, 그리고 다른 최근의 발견에 대해 아직 모르는 의사들도 있다. 언제든지 발생할 수 있는 유사한 의학적 실수들을 방지하기 위해서도 이 논의는 계속되어야 한다.

당뇨병

당뇨

당뇨의 유형

당뇨병은 혈당 수치가 빠르게 상승하는 신진대사 장애다. 당뇨병에는 네 가지 주요 유형이 있다. 인슐린 의존형 당뇨병, 비인슐린 의존형 당뇨병, 임신성 당뇨병, 그리고 췌장질환이나 유전적 증후군, 약, 독성 물질, 화학 물질, 내

12 유럽 국가에서 DES는 1970년대(영국과 네덜란드는 1975년, 프랑스는 1977년까지)에 계속적으로 사용되었고 몇몇 국가들은 1980년대(스페인과 이탈리아는 1981년, 헝가리는 1983년까지)까지 사용되었다. DES는 미국 약물 회사가 판매한 모든 나라에서 처방되었다.

분비 질환에 의해 발병되는 이차 당뇨.

45세가 넘으면 남자와 마찬가지로 여자도 당뇨병 발병률이 두 배로 높아진다. 그리고 심장질환의 위험과 심장 관련 사망률이 당뇨병 걸린 남자들보다 여자들에게서 더 높다.

미국에서 당뇨병의 10~20%는 인슐린 의존형이며 이것은 제1형 당뇨병이라 한다.[13] 이 유형은 유전적, 환경적 요소 모두가 당뇨병의 진행을 부추긴다는 것을 보여 주고 있다. 인슐린 의존형 당뇨병 80% 이상은 당뇨병력이 없는 가족의 자녀들에게 발병한다. 인슐린 의존형 당뇨병을 앓는 식구가 있으면 친척들도 발생할 위험이 크다.

인슐린 의존형 당뇨병은 생리학적으로 인슐린이 부족한 것이 특징이다. 인슐린은 췌장의 베타 세포 안에서 생산되는데 인슐린 의존형 당뇨병에 걸린 사람들은 베타 세포가 부족하다. 인슐린 의존형 당뇨병은 주로 소아들에게서 많이 발병하지만 다른 나이 대에도 발병할 수 있다. 가장 일반적인 징후는 갈증과 잦은 배뇨, 고혈당, 체중 감소 등이다. 인슐린 의존형 당뇨병이 있는 사람들은 혈당 수치 조절을 위해 인슐린 주사를 꼭 맞아야 한다.

미국에서 알려진 당뇨의 80~90%는 인슐린 비의존형 당뇨병으로 제2형 당뇨병이라 부른다. 인슐린 의존형 당뇨병과 마찬가지로 유전적이고 환경적인 요인 모두가 인슐린 비의존형 당뇨병을 발전시키는 역할을 한다. 인슐린 비의존형 당뇨병이 심해지는 사람들은 거의 언제나 인슐린 비의존형 당뇨병 관련 가족력이 있다. 인슐린 비의존형 당뇨의 발병과 결부된 매우 중요한 위험 요인은 초과 열량 섭취로 인한 과체중이다. 이 병의 증상은 일반적으로 천천히 발전되고 피로, 두통, 빈번한 배뇨, 다리 경련, 시력 저하, 질 가려움증 등을 포함한다.

인슐린 비의존형 당뇨병이 있는 사람들의 인슐린 수치가 정상이거나 다소 부족하거나 높더라도, 이 병을 앓고 있는 거의 모든 사람들은 인슐린 작용에 대한 조직 반응의 저하를 의미하는 인슐린 저항을 가지고 있다. 인슐린 저항은 자연 생성된 인슐린에도, 주사로 투여된 인슐린에도 작용한다. 이런 이유 때문에 인슐린은 인슐린 비의존형 당뇨의 치료에 꼭 필요한 것은 아니다. 먹는 약은 인슐린 민감도를 증가시키고 혈당 수치를 낮추는 데 효과가 있다.

인슐린 비의존형 당뇨병에 걸린 많은 사람들은 탄수화물 제한 식사 요법, 규칙적인 운동, 혈당 강하제 복용 등을 포함한 치료 계획에 최선을 다한다. 인슐린 치료를 단독으로 또는 약물과 병행해서 하는 것이 인슐린 비의존형 당뇨병 치료에 필요하다. 수술로 인한 스트레스, 급성 질환같이 특별한 경우에는 단기간에 혈당을 통제하기 위해 인슐린 치료가 필요하다. 이런 스트레스가 해결되면 인슐린을 중단하는 것이 일반적이다.

임신성 당뇨는 임신 말기에 발병되는 가변적인 당질 불내성[14] 상태를 말한다. 50g포도당 부하 검사는 임신 24~28주에 할 것이 권장된다. 공복 혈당이 105mg/dl 이상으로 상승하거나 포도당을 투여한 후 1시간이 지났을 때 포도당 수치가 150mg/dl 이상이라면 다음 단계의 진단 검사를 하게 된다.

임신 중 고혈당 수치와 다른 에너지원이 되는 영양소(지방산과 아미노산)의 신진대사 이상은 과체중아 출산과 출산 중에 문제를 발생시킬 가능성을 높인다. 예를 들어 제왕절개를 해야 할 가능성 같은 것이다. 의료인은 임신성 당뇨를 가진 여성들이 식습관을 바꾸도록 돕는다. 식사 후 포도당 수치가 급격히 증가하는 것을 정상화해야 하기 때문이다. 더러는 인슐린 치료도 필요하다. 혈당 강하제는 임신 중 복용이 금지된다. 임신성 당뇨는 기형아 출산 가능성과는 관련이 없다.

임신성 당뇨가 있는 여성들 대부분이 출산 후 정상적인 포도당 내성으로 돌아오더라도, 임신 중 이런 병에 걸렸다는 것은 당뇨병에 걸릴 확률이 높다는 것을 뜻한다. 임신 초기(3개월간) 임신성 당뇨나 고혈당증에 걸렸다면 임신 전에 당뇨가 있는 것을 모르고 있었다가 임신 초기에 그 증세가 나타났을 가능성이 높다. 임산부에게 발생하는 당뇨를 확실히 알기 위해 주의 깊게 산후 모니터링을 하는 것이 중요하다.

당뇨 합병증

당뇨 환자들은 여러 가지 합병증에 걸리기 쉽다. 심장병, 뇌졸중, 하지동맥질환, 신부전, 실명 등이 많이 나타나는 혈관계 질환이다. 발병과 함께 이와 같은 합병증이 진행되는 것을 막기 위해 혈당 수치, 체중, 혈압, 혈중 콜레스테롤 수치 정상화를 위한 치료 계획을 세워야 한다. 담배는 반드시 끊어야 한다.

13 한국에서는 당뇨병의 2% 미만을 차지한다.

14 당질 불내성이란 정상인과 당뇨 환자의 중간 단계로, 당뇨가 본격적으로 시작되기 전의 상태다. 즉 혈당을 조절하고 인슐린을 분비하는 췌장 베타세포의 기능이 떨어지거나 인슐린 저항성이 있어 포도당을 세포로 운반하는 능력이 저하된 것을 말한다.

치료법의 경향

식사 요법과 운동

영양학적 치료법은 당뇨 관리에 필수다. 인슐린 의존형 당뇨병이나 인슐린 비의존형 당뇨병 모두 치료의 주요 목적은 포도당과 혈중 콜레스테롤 수치를 정상화하고 극심한 저혈당증을 치료하는 것이다. 인슐린을 투여하고 있는 사람이라면 인슐린 요구량을 식사와 맞추는 것이 또 하나의 목표가 된다. 상태가 심한 인슐린 비의존형 당뇨병 환자라면 장기간 체중 감량과 운동을 통한 심혈관계 건강 증진이 일차적인 목표다.

선호되는 당뇨 식사 요법은 여전히 고섬유질, 저지방, 그리고 저염 식사를 강조하는 탄수화물, 지방, 단백질 균형법이다. 당뇨 환자들은 단것을 먹으면 안 된다는 일반적인 믿음에도 불구하고 당분과 복합 탄수화물을 제한하는 것의 효과를 비교하는 연구들은, 같은 열량을 소비했을 때 식후 포도당 수치가 정상에서 얼마나 이탈했는가를 보았을 때 중요한 차이가 없다는 것을 보여 준다. 식사요법은 개인이 할 수 있는 최선의 방법이다. 그리고 당뇨에 관해 잘 알고 있는 영양사가 짠 식단을 참고해야 한다.

크롬 보충제의 사용은 크롬이 잘 통제되지 않는 당뇨 환자들과 크롬 결핍 환자들에게 도움을 준다는 연구 결과 때문에 사람들에게 인기가 있었다. 균형 잡힌 식사를 하는 대부분의 사람들에게는 크롬 결핍이 거의 일어나지 않는다고 보았을 때 보충제 사용이 이로운지는 명확하지 않다. 비타민E 보충제의 사용은 모세 혈관 질환을 방지하는 데 도움을 줄 수도 있어 당뇨 환자들을 대상으로 연구가 진행되고 있다.

먹는 약

인슐린 비의존형 당뇨병의 경우 식사 요법, 체중 감량, 운동 요법이 혈당 수치를 정상으로 되돌리지 못했을 때, 약물 요법을 고려해야 한다. 약물 요법은 식사 요법이나 운동을 대신할 수 있는 것이 아니라 그저 보조적인 것이다. 미국에서 현재 인슐린 비의존형 당뇨병 치료를 위해 사용되는 먹는 약은 세 가지로 나눌 수 있다. (인슐린 분비를 촉진하는) 설폰요소계(글리뷰라이드, 글리피지드, 글리메피라이드 등이 있음), 비구아나이드계의 메트포르민(일명 글루코파지), 새롭게 발매된 약인 트로글리타존(상품명 레즐린). 이 약들은 포도당 대사에 대한 췌장 효과뿐만 아니라 췌장 외의 효과를 발휘하는 다양한 대사를 통해 작용한다. 아카보스(상품명 프레코스)는 탄수화물 흡수를 느리게 하는 약이고 때때로 인슐린 비의존형 당뇨병에서 다른 저혈당제와 같이 사용되곤 한다.

인슐린 요법

인슐린 의존형 당뇨병 치료에서는, 언제나 인슐린이 필요하다. 1993년 당뇨병 치료와 합병증 실험에서 기념비적인 연구 결과가 발표되었다. 인슐린 의존형 당뇨병 환자들을 위해 10년에 걸쳐 진행된 이 연구는, 인슐린 의존형 당뇨병이 혈관 질환으로 발전하는 것을 막고 발병을 지연시키는 포도당의 통제력을 평가하기 위한 것이었다. 연구에 참여한 환자들은 집중 치료 집단(하루에 세 번 이상 인슐린을 투여하거나 인슐린 펌프를 사용하는 사람들)과 일반 치료 집단(하루에 한두 번 인슐린을 투여하는 사람들)으로 구분되었다. 집중 치료 집단 환자들은 혈당 수치가 정상인보다 여전히 약 40% 이상 높았지만 일반 치료 그룹 환자들에 비해 당뇨로 인한 눈, 신장, 신경계 질환으로 발전될 위험이 70%에서 40%로 줄어들었다. 이 결과는 합병증 진행을 막는 것뿐 아니라 발병을 지연시키는 것에도 적용되는 이점이 있다.

대사 통제가 좀 더 엄격할 경우, 그 직접적인 결과로 저혈당증 발병률이 일반 치료 집단에 비해 집중 치료 집단에서 3배 정도 증가했다. 대사 통제를 엄격히 할 때 나타나는 이런 부작용은 만성 혈관 질환의 위험을 줄이는 치료 효과와 반드시 균형을 이루어야 한다. 손가락을 찔러 나오는 모세 혈관 피 한 방울로도 혈당 수치를 정확하게 읽는 신기술 덕분에 가정에서도 이제 혈당 수치를 관리할 수 있게 되었다. 예상치 못한 저혈당증 발생률을 낮추고, 즉각 발견해서 치료하며, 만성 합병증으로 발전할 위험을 줄이기 위해 혈당치 자가 진단은 자주 쓰인다.

의사에게 무엇을 요구해야 할까

인슐린 의존형이든 비의존형이든, 당뇨병 환자라면 당뇨 합병증을 감시하기 위한 다음과 같은 사항들을 의사에게 요구해야 한다.

- 심혈관계 검사와 신경 검사, 순환계와 발 상태 검사를

포함한 전반적인 신체검사를 매년 해야 하고, 만성 합병증이 발견되면 분기별로 정밀 검사를 하는 것이 좋다.

● 혈압은 반드시 정상이어야 한다. 필요하다면 약물 치료를 병행한다.

● 인슐린 비의존형 당뇨병이라면 발병 진단을 받은 즉시, 인슐린 의존형 당뇨병이라면 5년 동안 1년에 한 번씩 안과 검진을 받아야 한다.

● 알부민은 정상일 경우 소변에는 거의 나타나지 않는 혈중 단백질이다. 당뇨 신장질환 초기라면 알부민 수치가 아주 조금 높아지고 무작위로 추출한 소변 표본에서 측정될 수도 있다. 혈압 강하제인 ACE 반응 억제제(앤지오텐신 전환 효소 억제제)를 소변에 알부민 수치가 증가하는 환자에게 투여하면 당뇨 신장 질환의 진행을 막을 수 있다.

● 혈중 지질(콜레스테롤, 트라이글리세라이드, 좋은 콜레스테롤과 나쁜 콜레스테롤)은 식사 요법, 또는 약물 치료를 병행하는 식사 요법을 써서 반드시 정상으로 만들어야 한다.

● 금연에 관한 경고.

● 1년에 한 번, 평소 식습관을 검토하고 필요하면 당뇨에 대한 지식과 경험이 있는 영양사와 체중 감량 계획을 세운다.

● 1년에 한 번 정도, 공인된 당뇨병 전문가와 함께 혈당 관리 기술을 면밀히 검토한다.

● 자가 혈당 검사 결과를 바탕으로, 인슐린 관리나 경구 혈당 강하제들의 변화를 체크하면서, 당화 혈색소 수치에 대한 정기 검사를 요구한다. 이런 독특한 검사를 통해 두 달 이상의 장기 혈당 평균 수준 추정치를 알 수 있다. 병에 적당한 요법을 찾아내기 위해서는 이런 검사를 최소 일년에 두 번 이상 하는 것이 좋다.

먹는 일은 가족, 친구, 동료 등 대인 관계에서 큰 부분을 차지하고 있다. 당뇨 환자는 먹는 것과 관련하여 어떤 것이 필요한지 주변에 말해 두는 것이 중요하다. 언제, 무엇을 먹는가가 왜 중요할 수밖에 없는지 주변 사람들이 이해할 필요가 있다.

주변 사람들에게 의학적인 경고를 알리는 방법 중에 '나는 당뇨병을 앓고 있으며 긴급한 상황이 발생하면 여기로 연락해 달라.'는 메시지가 적힌 팔찌를 착용하는 것이 있다. 위급한 상황이라면 이야기할 힘도 없을 것이고 팔찌가 그 상태에 대해 알려줄 것이다.

인슐린 의존성 당뇨병이 있다면, 혈당이 내려가고 있다는 신호가 올 때 어떻게 나를 도울 수 있는지 가족과 친구들에게 가르친다. 혈당 수치가 정상 이하로 떨어지는 긴급한 상황을 위해 언제나 주스나 혈당 정제, 사탕을 준비한다. 혈당 수치를 재는 자가 혈당 측정기(채혈기와 혈당 시험지)를 갖고 다니는 것도 도움이 된다. 저혈당 때문에 발생할 수 있는 위험 상황을 피하는 간단한 방법이다.

자궁내막증

자궁내막증은 자궁 내부 조직과 유사한 조직이 몸의 다른 부분에서 자라는 것이며, 심한 고통을 줄 수 있다. 이 조직은 '병적인 증식'이나 '결절', '혹', '종양', '환부'로 불리며 일반적으로 난소나 골반강, 인대, 나팔관 등 골반부에서 많이 자란다. 방광, 창자, 심지어 팔, 폐, 머리같이 멀리 떨어진 부위에서도 병적으로 증식할 수 있다.

자궁 내층처럼 자궁내막은 일반적으로 월경 주기 호르몬에 반응한다. 매달 조직이 생겼다가 떨어져 나가면서 출혈을 일으킨다. 그 결과 내출혈, 염증, 낭종이 생기고 조직에 상처가 남는다. 자궁내막증이 발전하는 단계에서 면역 체계와 관련된 건강 문제가 나타나며, 면역 이상은 자궁내막증에 걸린 여성들에게 많이 나타난다.

자궁내막증은 월경, 배란, 성행위 시 심한 골반통을 일으킬 수 있다. 월경량 과다, 피로, 요통과 배변통, 설사와 변비, 주기적인 다른 장 이상, 불임, 그 밖의 증상들도 나타난다. 자궁내막증은 또한 파열된 난소낭종, 유착, 자궁외임신과 유산, 몸이 쇠약해질 가능성을 높이며 여타 심각한 질환을 일으킬 수 있다. 징후가 전혀 없는 여성들도 있다.

아래는 자궁내막증을 경험한 33세 여성의 말이다.

열아홉 살 때 처음 자궁내막증의 징후를 경험했어요. 배변할 때 아주 심한 통증을 느꼈죠. 5년쯤 지나니까 월경 때와 월경 주기 중간에도 비슷한 통증이 느껴졌고요. 의사 몇 명에게 이것을 말했는데도 별로 신경 쓰지 않는 것 같았어요. 또 1~2년 지나니까, 월경 전 분비물이 생기고 점점 더 늘더군요. 의사들을 네 명쯤 찾아갔을 걸요. 그런데 아무도 자궁내막증이라고 말해 주지 않았어요. 서른이 되면서 새로운 징후가 나타났고요. 심하지는 않은데 만성 골반통이 생기고, 성교를 할 때나 골반 검사를 할 때도 통증을 느꼈습니다. 그제야 '자궁내막증'이라는 단어가 처음 언급되더군요. 그 후 몇 달이 지나서야 복강경 검사를 받았어요.

자궁내막증은 만성화되기 때문에 여성들에게 특별한 문젯거리다. 자궁내막증을 앓는 여성들 200명을 조사한 결과 60%는 보통 사흘에 한 번꼴로, 아니면 일주일이나 한 달에 한 번은 정상적인 활동을 할 수 없었다고 대답했다. 한 여성은 20년간 매달 사흘 정도는 아파서 꼼짝을 못 했는데, 그것을 다 합하면 2년의 시간이라고 계산했다. 사람들 대부분은 병 때문에 2년을 잃어버리는 것을 가볍게 여기지는 않겠지만, 월경 주기에 따라 증세가 좋아졌다 나빠졌다 하기 때문에, 자궁내막증이 있는 여성의 어려움을 이해하지 못하거나 병이 있다는 사실을 알지도 못하는 경우가 종종 있다. 24세의 한 여성은 이렇게 말한다.

가장 큰 문제는 너무 건강해 보인다는 것입니다. 사람들은 눈으로 몸이 아프다는 것을 볼 수 없으면 고통이나 아픈 것을 이해하지 못하는 것 같아요. 그래서 우린 완전히 자포자기의 심정이 되죠.

원인, 그리고 관련된 건강 문제들

자궁내막증의 원인에 관한 이론들은 발전을 거듭해 왔다. 한 가지 이론은 월경혈 역류설. 월경 시 월경혈과 자궁내막조직이 나팔관을 통해 복강 안으로 역류하여 난소 및 기타 골반강 내 장기에 침범하여 발생한다는 것이다. 일부 자궁내막증 연구는, 여성들 대부분이 월경혈 역류를 경험하고는 있는데, 면역 기능이 떨어지고 내분비 기능에 문제가 있을 경우 역류된 조직이 뿌리내리고 자란다는 것을 보여 준다. 게다가, 많은 여성들은 자궁내막 세포가 이식되어 증식해도 아무 증상이 나타나지 않는다. 관련 연구들은 자궁내막증이 있는 여성들의 면역 체계 와 내분비계 요소가 자궁 외부의 단순한 자궁내막 조직보다 더 중요하다는 사실을 암시하고 있고, 이에 따라 자궁내막증에 대한 정의도 변하고 있다.

한편, 유전학 이론에서는 자궁내막증의 원인에 대해, 환자 가족들이 그 병에 더 잘 걸릴 만한 요소들을 지니고 있다고 말한다. 또한 자궁내막증 환자가 있는 가족들의 관련된 건강 문제들을 추적 조사하는 것은 이 병에 대해 더 잘 알게 해 준다. 이와 관련된 건강 문제들은 칸디다 알비칸스 감염, 알레르기, 천식, 습진, 건초열(알레르기성 비염), 음식 민감성, 단핵구증, 그리고 만성 피로, 면역 역기능 징후를 포함한 정상보다 더 잦은 면역 체계 질병, 또는 섬유근통, 루푸스, 갑상선 관련 문제들을 포함한다. 이런 발견들 가운데 어떤 것은 아주 새롭다. 정확하게 어떤 것들이 발생하는지를 알아내려면 더 많은 연구가 필요하다.

자궁내막증의 원인에 관한 다른 새로운 이론은 다이옥신과 관련된 것이다. 「자궁내막증협회」의 연구에 의하면 1992년 구충제, 제초제, 산업 폐기물 소각으로 널리 퍼져 있는 환경오염 물질인 다이옥신이 심각한 자궁내막증을 유발할 수 있다고 한다. 다이옥신에 많이 노출될수록 병은 더욱 심각해진다. 다른 연구들도 같은 결과를 보여 주며 몇몇 연구 기관들에 의해 현재까지 연구가 계속되고 있다. 세계 유독성 물질 연구자들은 다이옥신과 다이옥신 유사 화학 물질이 호르몬을 방해할 뿐만 아니라 면역 체계에 이상을 일으키는 독성 물질로 반응한다는 것을 발견

자궁내막증협회

1980년에 만들어진 「자궁내막증협회」는 자궁내막증에 걸린 여성들에 대한 지원과 원조, 질병에 대한 교육과 연구라는 목적을 가진 국제적인 자조 조직이다. 이 협회는 강의를 하거나 집단 모임을 지원하고 위기 시 전화 서비스와 특별한 문제가 발생했을 때 해결을 위한 네트워킹(특히 이 문제에 관심이 있고 지식이 있는 의사들을 연결해 주는 것), 자궁내막증 관련 건강 문제에 대한 정보를 제공하고, 정확하고 공인된 다양한 문헌 자료를 제공한다. 협회의 문헌은 22개국 언어로 번역된 자궁내막증 자료집, 비디오테이프, 전문가들이 녹음한 테이프, 「내가 자궁내막증이라면 어떻게 알 수 있을까?」라는 제목으로 병이 의심되지만 아직 진단 받지 않은 사람들을 돕기 위한 정보 묶음과 문헌들이 포함되어 있다.

미국 밀워키와 위스콘신에 협회 본부가 있고 구성원들, 지부, 소그룹들은 전 세계에 흩어져 있다. 협회 활동은 혼자라는 느낌을 없애고, 자궁내막증에 관한 잘못된 정보를 수정하고 부족한 정보를 보충하며, 서로 배우고 도우면서 질병에 걸린 사람들끼리 돕는 것이다.

1980년 이래, 협회는 자궁내막증을 앓고 있는 수천 명의 여성들로부터 정보를 수집해왔고 병에 관해서 세계에서 가장 방대한 자료를 수집하고 있다. 협회 연구 프로그램 중의 하나로 미국 다트머스 의대에서 다이옥신 연구를 계속해서 추진하고 있고 연구를 고무하는 다양한 활동들을 하고 있다.

자세한 정보는 다음을 참조. www.endometriosisassn.org

했으며 계속해서 연구를 하고 있다.

자궁내막증에 걸린 여성들은 원발성 월경통으로 고생한 경험이 있지만, 실제로 어디서 원발성 월경통이 끝나고 자궁내막증이 어디서 시작되었는지 알 수 없다. 원발성 월경통과 자궁내막증이 만성 통증과 기타 증세를 일으킨다면 원발성 월경통을 다스리는 것이 현명하다. 비스테로이드 소염제, 항염증 약, 프로스타글란딘과 필수지방산 전구체의 균형을 맞추기 위한 영양 보충제, 식사 요법과 운동, 에스트로겐과 다른 내분비 교란 물질인 다이옥신과 PCBs(폴리염화비페닐) 같은 것을 포함한다.

자신이나 가족에게 다른 위험 요소들이 있다면 건강을 위해 그런 요소들을 제한하여 자궁내막증의 위험을 줄이려 할 것이다. 우리가 자궁내막증의 원인, 예방, 치료에 대한 정확한 대답을 하기 전에 더 많은 연구가 필요하다.

자궁내막증에 관한 근거 없는 '믿음들'은 진단과 치료 모두를 방해한다. 자궁내막증으로 고생하는 사람들의 전형적인 '심리 상태'에 관한 이야기가 의학 서적과 대중 매체 속에서 여전히 나타난다. 자궁내막증은 '전문직 여성들의 병'이며, 일 때문에 임신을 미룬 이십대 후반에서 삼십대 초반의 경쟁적이고, 교육 수준 높은 자기중심적인 백인 여자들이 이 병에 잘 걸린다는 이야기가 떠돈다. 그리고 이런 여자들을 비난하는 쪽으로 이야기는 뻗어 간다. 시대착오적인 이런 견해는 아마 이들이 경제적인 자원, 교육, 자신의 권리에 대한 인식, 올바른 진단을 얻기 위해 필수 주치의 등을 두루 가진 경향이 높은 여성들이었기 때문에 생기는 것 같다. 의학계가 역사적으로 간과해 왔지만 분명히 미국 내 유색인 여성들도 이 병을 앓고 있다. 자궁내막증이 보통 이십대 후반에서 삼십대 초반의 여성에게 생긴다는 것도 사실이 아니다. 자궁내막증협회의 등록 자료를 가지고 광범위하게 실시한 조사 연구에서 60%의 여성이 25세 이전에 이 병의 증상을 처음 경험했고, 자궁내막증 진단을 받는 십대들도 점점 낮아지고 있다(협회는 십대들을 위한 특별 지원 프로그램을 발전시켜 왔다). 또 의료계의 통념과는 반대로 이른 임신(심지어 십대 임신까지)도 자궁내막증의 위험이 있다.

또 다른 근거 없는 믿음 하나는, 월경통이 일차적으로 심리적이라는 것이다. 많은 의사들은 여전히 이것을 심각하게 여기지 않는다. 그래서 자궁내막증 진단이 늦어지기도 한다. 월경할 때 심한 경련이 일거나 다른 월경 질환이 있는 여성들은 이 문제에 매우 민감하고 식견이 있는 의사를 찾아야 한다. 자궁내막증협회는 진단과 함께 도움이 될 만한 특별 정보들을 제공하고 있다.

진단

의사가 골반검사를 하면서 자궁내막 세포가 증식하는 것을 알 수도 있지만, 확실한 진단을 위해서는 복강경 검사를 해야 한다. 자궁내막증은 종종 비슷한 증상을 가지고 있는 다른 병과 혼동된다(예를 들어 골반염, 자궁외 임신, 낭종, 암, 맹장염, 게실염). 바른 진단 없이 적절한 치료가 이루어질 수 없다. 협회와 기타 기관들은 수술 없이 하는 새로운 진단 검사를 만들기 위해 노력 중이다.

치료

치료법을 정하는 것은 간단하지가 않다. 결정할 때 고려해야 할 것은 나이, 증상, 자궁내막증이 발병한 위치, 통증 정도, 임신 희망 여부, 호르몬 치료 경험, 가족력 등이다.

호르몬으로 자궁내막증을 치료하는 것의 목적은 난소의 에스트로겐 생성과 월경 중지를 위해서다. 의사가 때로 치료를 위해 권하는 임신(심지어 그것을 치료라 말하기도 한다)은 확실히 문제의 소지가 많다. 물론 병에 걸려서가 아니라 아이를 원하기 때문에 임신하는 것이 가장 좋다. 어쨌든 임신은 일시적으로 고통을 줄일 수는 있어도 근본적인 치료가 될 수는 없다. 게다가 현재 자궁내막증과 관련이 있는 다이옥신 및 다른 오염 물질들은 임신과 수유를 통해 아이에게 전달된다. 그래서 자궁내막증을 앓고 있는 여성들은 임신을 쉽게 결정하지 못한다. 자궁내막증으로 고생하고 있는 어떤 사람도 병을 아이에게 옮기고 싶지는 않을 것이기 때문이다. 그리고 자궁내막증이 있는 여성은 보통 불임 가능성이 높기 때문에 임신이 언제나 가능한 것도 아니다. 자궁내막증이 있는 여성이 임신을 원한다면 치료를 늦추는 것이 임신 가능성을 더 낮출 수 있다는 것을 알아야 한다.

'호르몬 치료'는 생식샘 자극 호르몬 분비 호르몬(GnRH) 유사체, 다나졸, 프로게스틴과 같은 약(상품명 프로베라), 먹는 피임약을 포함한다. 보통 전문가들에 의해 많이 사용되는 다나졸과 GnRH 유사체 같은 약들은 매우 비싸다. 모든 호르몬 치료는 어떤 여성들의 경우 문제를 일으킬 수 있는 부작용이 있다. 또한 대부분의 경우 약을 복용하는 동안 어느 정도 효과를 보이는 경향이 있지만 약을 끊으면 곧 병이 재발하는 것이 일반적이다.

자궁내막증을 위한 '수술'은 자궁을 보존하는 방법부터(긁어내기, 잘라내기, 부식시키기, 종양에 레이저 쏘이기) 자궁 주변 조직을 완전히 제거하는 근치 수술까지(자궁 적출술과 난소 제거) 광범위한 치료를 포함한다. 근치 수술은 자궁내막증 치료의 마지막 단계라 불린다. 그러나 연구는 자궁내막증이 계속될 수 있고, 난소를 제거해도 재발한다는 사실을 발견했다. 이른바 복강경 수술은 개복 수술을 대신하여 미국에서 많이 시행되고 있고 다른 나라들에서도 그러한 추세다.

28세 된 한 여성에 의하면,

치료법을 결정할 때 가장 어려운 부분은 두 가지 다 나쁜데 그 중 덜 나쁜 것을 택하는 거죠.

더욱 징후가 나빠지며 11년 동안 질병을 앓은 33세 여성은 이렇게 말한다.

의사들은 내가 계속해서 고통당한다는 사실을 공감해 주지 않았어요. 임신을 해 보라고 권유하더군요. 성관계를 하면 아주 고통스럽다고 얘기했는데도 의사들은 이 말을 무시해 버리더니, 하루에 아스피린 몇 알과 드링크제를 먹으라고만 했죠.

치료법을 찾고 고통에서 벗어나려고(그들은 가끔씩 진통제 처방을 해야만 한다) 대체 요법을 찾는 여성들이 있다. 예를 들면 시각적 상상 요법, 명상, 침, 척추 지압(교정), 동종 요법, 약초 요법, 식사 요법 같은 것. 자궁내막증협회는 대체 요법 중에 자궁내막증에 큰 효과가 있는 요법도 있음을 발견했다. 자세한 정보는 협회에 문의하면 된다.

정보를 수집하고 공유하는 과정에서 협회는 여성들이 고립감을 느끼지 않도록 상호 지원 체제를 만들도록 하고 있다. 우리가 계속해서 지원, 교육, 그리고 좀 더 나은 해결책을 찾아 내고, 자궁내막증이 심각한 건강 문제임을 인식시킬 수 있기를 모두가 희망하고 있다.

여성 할례(여성 성기 절제)

여성 성기 절제로 알려진 여성 할례는 어떤 문화권에서 진정한 여성이 되는 통과 의례의 하나로 성기 일부분을 자르는 것이다. 이 행위는 현재 28개 아프리카 국가와 아시아의 소수 민족에서 행해진다고 하는데 이러한 행위가 있는지 들어본 적도 없는 아프리카 국가들과 부족민들도 많다.

여성 성기 절제에는 세 가지 기본 유형이 있다. 첫째 음핵 절제, 둘째 음핵과 소음순 절제, 셋째 음부 봉쇄다. 음부 봉쇄는 첫째, 둘째 유형과 마찬가지로 어느 정도 잘라내는 동시에 질 입구와 요도를 덮고 있는 소음순을 꿰매는 것이다.

여성 성기 절제는 즉각적인 합병증과 장기적인 합병을 일으킨다. 즉각적인 합병증으로는 과도한 출혈과 쇼크가 있다. 첫째, 둘째 유형의 장기적인 건강 문제는 종기 형성, 반흔 신경종, 유피낭종, 켈로이드, 요로 감염증 재발, 성교 시 통증, 음부 봉쇄와 비슷한 외음부 유착이다. 셋째 유형에서 발생할 수 있는 반흔 조직에 의해 질과 요도가 차단되어 생기는 또 다른 합병증은 요폐(소변을 볼 수 없게 되거나 보기 어려워지는 증세), 요도 및 방광 결석, 불규칙적인 월경혈 유출, 월경 불순, 만성 요로 감염, 만성 골반염 등으로 종종 나팔관 손상과 불임을 가져온다. 이런 병들을 경험한 여성들이 종종 할례와의 연관성을 모르고 있을 때가 많아 담당 의사들은 여성 성기 절제의 증거를 관찰하면서 이 문제에 대해 논의할 준비를 해야 한다.

지난 10년간 아프리카의 기아와 전쟁 때문에 아프리카 난민과 이민자들이 미국으로 많이 몰려들었다. 건강관리센터는 미국에 살면서 할례를 받을 위험에 처했거나 할례를 받은 여성들이 1990년에 대략 16만8천 명 정도 되는 것으로 추산하고 있다. 뉴욕 그룹에 의한 연구는 2만8천3백 명의 아프리카계 이민 여성들이 뉴욕 주에 거주한다는 것을 보여 주었다. 정확한 숫자가 어떻든 간에 여성 성기 절제를 받은 수 천 명의 여성들이 미국에 살고 있다는 것은 의심의 여지가 없다.

여성 할례가 행해지는 나라의 많은 여성들은 성규범과 여성에 대한 압력에 어떻게 대처할 수 있는지 도움이 필요하다. 그 여성들을 이해하지 못하거나 심지어 비난하면서, 생색내거나 그들을 소외시키는 환경에서 여성의 건강을 관리하는 경우가 많다.

여성 성기 절제 문제에 관한 미디어와 대중의 관심은 죄 없는 아이들을 보호하기 위한 조속한 법 제정에 초점을 맞추고 있다. 관련 법 통과가 유용한 일이겠지만, 법률만으로 해결할 수 있는 것은 아니다. 국가나 사회가 아이의 가족에게서 아이를 보호할 수 있다는 생각을 받아들이지 못하는 사람들이 많다. 세계 어떤 곳이든 소녀들의 할례를 막을 수 있는 가장 좋은 방법은 여성들에게 자신의 아이를 지킬 수 있도록 힘을 주는 것이다. 이 일의 시작은 그들에게 필요한 보건 서비스를 제공하여 신뢰를 얻는 것이다. 집단과 개인 상담은 여성들을 공포, 거부, 할례에 대한 수치심 등에 잘 대처할 수 있도록 도울 것이다. 시술을 거부했지만 할례를 받았고 그렇지만 건강을 유지하는 방법을 배운 여성들은 공동체 내에서 자기 아이들이나 다른 아이들을 가장 잘 지켜줄 수 있는 사람이다.

할례를 경험한 아프리카 여성들은 서로 상담해 주고 도울 필요가 있으며 이런 연대를 통해 힘을 기를 필요가 있다. 그들은 다른 형태의 폭력과 학대를 경험한 타문화권 여성들과 대화하기를 원할 것이다. 그리고 자신을 치유하는 경험을 통해 무엇인가 배우기를 원할 것이다. 우리 중의 누군가가 가족이나 사회에 의해 학대당할 수 있고, 우리가 서로 치유하는 것을 도울 수 있다는 것이 중요하다. 많은 아프리카 여성들은 여성 성기 절제를 했다는 사실 때문에 미국에서 경험한 고통이 할례 그 자체의 고통보다 컸다고 말한다.

심혈관 질환

고혈압과 죽상 동맥경화는 여성의 심장병과 뇌졸중 위험을 증가시키며 50세 이상의 여성을 사망에 이르게 할 수 있는 질병이다. 지난 몇 년 동안, 의학자들은 여성과 남성들이 심장병을 치료받는 방식에 많은 차이가 있음을 발견했다. 예를 들어 여자들은 종종 남자보다 질환 말기에 관상동맥 우회술을 받게 되며 이로 인해 사망률이 높아질 수 있다. 또한 여성들은 관상동맥 우회술을 받기 위해 남성들보다 완벽하지 못한 정밀 진단을 받는다. 연구자들은 심장 마비가 있었던 여자들이 더 많은 위험 요소를 가지고 있고, 남자들보다 심장 마비가 오기 전에 가슴 통증으로 더 고생했다는 사실을 발견했다. 그러나 심장병이 있는 여성의 50%만이 검사를 위해 심도자술 검사를 받는다.

미국 국립보건원 원장을 역임한 의사인 버나딘 힐리는 새로운 연구들이 관상동맥 심장 질환 관리가 성 차별적이었음을 보여 준다고 믿고 있다. 여성들이 치료를 덜 받거나 남성들이 치료 더 받는지는 불확실하다. 사람들이 여성의 고혈압과 동맥경화증에 대한 연구가 부족하다는 것에 별로 주목하지 않았다는 것 말고도 여성의 심장질환 치료에 관련된 근본적인 조건은 의학자들에게 똑같이 무시되고 있다.

많은 사람들은 심장 마비 증세가 있는 사람을 생각할 때 여성이 아닌 남성을 떠올린다. 심장 질환에 관한 대부분의 연구는 남자들을 대상으로 한 것이었다. 그러나 나이든 남성과 여성(60세 이상)은 비슷한 비율로 심장 마비에 걸린다. 심장병은 오십대 이상 여성들에게 가장 흔한 사망 원인이다. 장기적으로 수행되고 있는 몇 안 되는 여성 심장병 연구 중 하나인 「프래밍햄 심장 연구」에서 심장 마비 징후를 보이는 여성 45%, 남성 10%가 1년 안에 사망했다. 심장 발작은 미국 흑인 여성들의 세 번째로 높은 사망 원인이며 뇌졸중으로 인한 흑인 여성들의 사망률은 백인 여성보다 43%가 더 높다. 심장 발작은 고혈압과 직접적인 연관이 있으며 완경 이후에 좀 더 일반적으로 나타난다.

다행스럽게도 미국 국립보건원의 지원을 받는 주요 연구(여성건강계획)는 여성 심장병에 관한 중요한 문제의 해답을 찾는 데 많은 도움을 줄 것이다. 대규모의 무작위 임상 시험들은 호르몬 요법의 효과와 저지방식의 역할, 심장병에 영향을 주는 다른 요소들에 대해 보고하고 있다.

심혈관 질환이란

많은 심혈관 질환은 플라크라 불리는 지방 침전물 때문에 울퉁불퉁해지고 좁아진 동맥경화와 관련되어 있다. 관상동맥 심장병 또는 허혈성 심장병으로 불리는 가장 일반적인 심장병 유형에서는 플라크가 쌓여 심장 근육에 혈액을 공급하는 하나 이상의 동맥을 차단한다. 충분한 혈액이 심장 근육에 도달하지 않을 때 심장의 일부가 산소와 다른 영양소 부족으로 죽게 된다. 이것이 '심장 마비' 또는 의사들이 소위 심근경색, 관상동맥 혈전증 또는 관상동맥

폐색이라고 부는 것이다. 동맥 봉쇄가 부분적 또는 전체적으로 일어날 때, 가슴의 통증을 일으키는데 보통 협심증으로 불리는 상태가 이것이다.

동맥경화증은 또한 뇌에 혈액을 공급하는 혈관을 좁게 만들 수 있다. 중풍 또는 뇌출혈로 불리는 이 병은 혈액이 공급되지 않는 뇌 부분을 죽게 한다.

덜 일반적인 심혈관 질환은 선천성 심장병, 정맥염, 심장판막증, 심근병증(심부전), 심근 비대, 확장성 심근병증 등이다. 원인들은 모두 다르며 어떤 것은 울혈 심부전증이나 부정맥(불규칙적인 심장 박동)을 초래할 수도 있다.

누가 이런 위험에 처하게 되는가

아래에 나오는 위험 요소들이 많을수록 죽상경화증과 그로 인한 심장순환계 질환이나 중풍 등에 걸리기 쉽다. 처음의 다섯 개 항목은 현재 병에 걸릴 위험을 가장 높게 하는 요소들이다.

- 50세 이상(심장 마비는 50세 이하 여성들에게 흔치 않다)
- 흡연
- 고혈압
- 혈중 콜레스테롤 수치 높음(고밀도 지단백 낮음)
- 당뇨
- 앉아서 일하는 생활 습관
- 관상동맥 질환 가족력
- 45세 이전에 양쪽 난소 제거, 자궁 적출술 → 646쪽
- 성격적 요인(조바심, 적개심, 화, 지나친 경쟁 심리, 스트레스)
- 피임약 복용(특히 흡연 여성) → 13장 피임
- 도움 받을 수 있는 사회적 관계망이 별로 없을 때

예방

질병의 심각성을 고려할 때, 우리는 응급 처치와 치료에 비교해 예방에 별로 관심도 지원도 없다는 사실에 당황하게 된다. 또한 특히 여성들의 심장병과 중풍을 어떻게 예방할 수 있는가에 대해서는 거의 알려져 있지 않다. '전문가'들은 아주 최근까지 남성에게 좋은 것이 여성에게도 반드시 좋을 것이라 여겼다. 심장병과 중풍의 위험을 줄이는 것은 고혈압의 위험을 줄이는 것과 매우 유사하다. 아래에 언급되는 것들이 현재 건강 습관들과 관련이 있는지 다시 생각해 보자.

- **흡연** 담배를 피우면 피울수록 심장 마비에 걸릴 확률이 높다. 흡연 여성은 비흡연자에 비해 심장병 발병 위험이 4배나 높다. 금연한 지 2~5년은 되어야 비흡연자의 확률과 같은 수준으로 돌아온다. 피임약을 복용하는 여성 흡연자들은 심혈관 질환이 걸릴 위험이 4배나 증가한다. 금연을 강력히 권장한다. → 3장 술·담배·약물
- **식습관** 매일 먹는 음식들이 '나쁜 콜레스테롤'인 저밀도 지단백을 감소시키고 '몸에 좋은' 고밀도 지단백을 증가시키면 심장병 예방에 중요한 요소가 된다. 지금까지 연구는 남성들에게 저밀도 지단백은 관상동맥 심장 질환 위험과 관련이 있지만 고밀도 지단백은 심장 질환을 방지하고 있음을 보여 준다. 식사와 저밀도 지단백, 고밀도 지단백 사이의 관계는 아직 완전히 알 수 없지만 포화 지방 섭취가 저밀도 지단백을 증가시키는 경향이 있어서 이 지방을 줄이는 것은 → 2장 먹을거리, 42쪽 심장병 예방에 도움을 줄 수 있다. 그러나 식품 산업은 이익을 내기 위해 고도로 가공 처리된 수소 첨가 음식물을 다중 불포화 지방이 함유되어 있다고 선전함으로써 저콜레스테롤 문제를 광고에 이용하기 시작했다. 하지만 다중 불포화 지방을 함유한 식물성 기름은 수소를 첨가하여 응고된 형태가 되면(대표적인 예는 마가린), 현재 동맥경화증 등과 관련된 트랜스 지방으로 변환된다. 이런 상품들을 피하는 것이 현명한 일이다. 과일과 채소 섭취(최소한 하루에 다섯 번)는 심장병을 막는 데 결정적인 역할을 한다.

  현재 콜레스테롤과 포화 지방산이 많이 함유되어 있는 음식을 피하라는 의학적인 충고는 여성들에게 문제가 될지도 모른다. 지방 섭취를 줄이려는 노력이 어떤 여성들에게는 칼슘 섭취의 주요 원천이 될 수도 있는 일상의 음식을 줄이거나 완전히 먹지 않게 할 가능성이 있다(불충분한 칼슘 섭취는 고혈압과 골다공증을 일으키는 요소다).
- **고혈압** 고혈압 치료나 예방 → 628쪽은 심장 마비와 중풍에 걸릴 위험을 줄일 것이다.
- **운동** 심장 마비의 위험을 줄인다고 알려진 규칙적인 운동은 확실히 혈압을 낮출 수 있고 어떤 경우에는 유익한 고밀도 지단백 수준을 높일 수 있다. → 4장 운동 앉아서 일

하고 거의 육체적인 활동을 하지 않는 여성들은 일주일에 세 번 정도 적당히 운동하고 있는 여성들에 비해 심장병 위험이 3배나 높다.

● **체중** 과체중은 심장질환과 뇌졸중의 위험을 증가시키는 콜레스테롤, 혈당 수치, 혈압을 높일 수 있다. 체중 감소와 운동을 함께 하는 것은 여성들의 심장혈관, 순환계 질환의 위험을 줄이는 중요한 전략이 될 수 있다.

● **먹는 피임약** 연구들은 피임약을 복용한 40세 이상의 여성들이 심장 마비와 뇌졸중의 위험이 높음을 보여 준다. 흡연, 고혈압, 심혈관계 질환의 가족력 등 위험 요소를 가지고 있는 여성은 피임약 복용을 신중히 결정해야 한다.

● **에스트로겐 대체 요법** 심장 질환을 막기 위한 에스트로겐 대체 요법의 효과는 계속 논란거리다. 여성들이 에스트로겐의 효과를 상실하는 완경기 이후, 심장 질환 비율이 급속도로 증가한다는 것을 신중히 생각해 봐야 한다. 현재는 완경기 이후 에스트로겐을 공급하는 것이 저밀도 지단백 수치를 줄이고, 동맥에 침전될 수 있는 콜레스테롤을 자정하는 고밀도 지단백 수치를 높인다고 생각한다.

● **스트레스 줄이기** 여성들의 심장병에 관해서, 일과 관련된 스트레스의 영향은 적절히 연구되지 않았다. 그러나 여성들에게 여러 역할을 동시에 요구하는 것은 심장질환의 위험을 높일 수도 있다는 사실이 이론화되고 있다. 모든 스트레스는 심혈관계 질환과 관련이 있다. 언제든지 환경을 바꿀 수 있는 것은 아니지만, 여성들은 이따금씩 스트레스를 줄이는 기술을 사용해서 살아가는 환경을 조절할 수 있다.

● **아스피린 소량 복용** 심장 마비 같은 심혈관계 문제를 이미 겪은 여성이라면 아스피린을 소량 복용하는 것도 효과적인 이차 예방 수단이다.

● **정기 건강검진** 심장질환의 징후를 살피기 위해 의사를 찾는 것을 불편해하지 말자. 혈압과 콜레스테롤 수치 검사(후자는 최소한 5년에 한 번) 말고도 '소리 없이 숨어 있는' 심장 마비를 찾아내기 위해 정기적으로 심전도 검사를 받으라고 제안하는 의사들도 있다. 심장 마비를 일으킨 여성들 중 3분의 1이 심장 마비의 위험이 있음을 미리 알고 있지 않았다. 그러나 심장질환을 발견했을 때조차, 의사들은(남자 환자와 달리) 여자 환자에게는 이후에 밟아야 할 진단 절차를 언급하지 않는다는 조사 결과가 있다. 여성들과 의사 모두는 여성의 심혈관계 질환 징후의 심각성을 제대로 인식해야 한다.

▸ 응급의료정보센터
www.1339.or.kr
국번없이 1339
(휴대전화는 지역번호+1399)

심장 마비

심장 마비 징후의 인식

심장병에 걸리고 제일 처음 나타나는 증상이 불행하게도, 심장 마비로 갑자기 죽는 것일 수도 있다. 심장 마비 환자의 4분의 1은 심장병이라는 사전 경고를 받지 못했으며, 거의 60%는 병원에 도착하기도 전에 죽는다.

사람들은 이 고통을 가슴이 꽉 조인다거나, 가슴을 줄로 묶어 놓은 것 같다고 말한다. 또 어떤 이들은 엄청난 무게로 가슴을 짓누르는 듯한 느낌이라고 한다. 흉통은 심장 마비가 아닌 다른 문제 때문에 생길 수도 있다.[15] 심장이 격심하게 아프다가 곧 통증이 사라지는 것은 협심증으로, 당장 목숨이 위험한 병은 아니지만 의사에게 제대로 진단받아야 한다.

몇 초간 쿡쿡 쑤시는 통증은 젊은이들에게 흔하다. 심호흡 끝에 뭔가 막히는 느낌도 흔하므로 크게 신경 쓸 필요는 없다. 흉벽 통증은 심장 마비를 동반하는 일이 거의 없으며 고통을 일으키는 자리를 손으로 눌러봄으로써 구별할 수 있다. 혈액 내에서 탄수화물 균형을 바꾸어 놓는 심하게 빠른 '과호흡'도 흉통과 현기증을 일으킬 수 있다.

도움 요청

자기 자신이나 누군가에게 심장 마비 징후가 있으면 의사에게 연락하거나 구급차를 불러 즉시 병원에 간다. 증상이 사라지는지, 계속되는지 지켜보면서 기다리고 있으면 안 된다! '히스테리컬'하다고 보이는 것을 두려워하거나 '정말 심각한' 일이 아닌데 병원으로 달려가는 것이 우습게 보일까봐 염려할 수 있다. 그러나 심장 마비의 징후를 간과하는 것은 생명을 위험하게 하는 것이다.

전국의 도시 어디서나 잘 훈련된 의료 보조인들이 있는 구급차를 부를 수 있다. 그 상황에서 심폐소생술을 하고, 자동제세동기를 이용해 규칙적인 심장 박동을 유도할 것이다. 미국에서는 심장 박동 수를 측정, 무전기로 의사의 지시를 받으며 약을 혈관 내로 투입할 것이다. 안정을 유지하는 것이 중요하다. 의료진은 흉통을 누그러뜨리고 안정을 유도하기 위해 모르핀 같은 진통제를 주거나 산소를 공급하기도 한다.

대부분의 도시 병원들은 심장 박동의 급작스런 변화를 즉각적으로 감지하고 치료하며, 사망과 심장 손상 가능성을 줄이는 심장 관리 특별반을 두고 있다. 좋은 장비와 의

15 흉통은 가슴, 폐, 횡경막, 척추, 식도, 상복부 기관에 있는 근육에서 생길 수 있다. 더러 의사들이 통증이 정확히 어디서 비롯되었는지 판정하기 힘들 때가 있다.

료진이 있는 병원들에서 응급 의료 관리를 받기 위해 모든 노력을 기울여야만 한다.

병원 치료

심장 마비를 겪었거나 관상동맥 질환이나 협심증 진단을 받은 여성들을 위한 치료에는 내과 치료와 외과 치료, 두 가지 접근법이 있다. 이 두 가지 접근법의 상대적인 효과에 대해서는 의료계와 의학계에서 상당한 논란이 있다.

최근에 유행하고 있는 관상동맥 이식 수술은 우선 흉통을 줄이기 위해 행해진다. 이 수술은 다리나 유방 동맥에서 정맥을 제거하고 장애가 있는 부분을 '우회하기' 위해 관상동맥에 그것을 붙인다. 어떤 사람들은 고통이 급격히 줄어들며 수술 후 신체를 활발하게 움직일 수 있다. 그러나 좌주동맥 질환과 심각한 혈관 질환을 제외하면 수술이 수명을 늘린다는 증거는 없다.

혈관 성형술은 이식 수술보다 덜 공격적이고 비싸지 않은 방법이다. 부분적으로 차단된 동맥을 깨끗이 하기 위해 문제가 있는 부위에 작은 풍선을 부풀려 삽입한다. 혈관 성형술은 필요에 따라 여러 번 반복하기는 해도, 이렇게 하면 큰 수술을 피할 수 있다.

몇몇 탁월한 연구들은 좀 더 조심스럽게 하는 치료가 대부분의 사람들에게 이식 수술보다 낫거나 그것과 동일하다는 것을 보여 주고 있다. 내과 치료는 저지방식을 하고 긴장을 완화하도록 하고 약물 치료를 하면서 운동을 점차 늘려나가는 식으로 심장 상태를 좋게 만드는 데 초점을 맞추고 있다. 이런 치료를 하면 혈압이 떨어지고, 금연을 해야 한다(어떤 사람들에게는 모든 종류의 운동이 위험하다).

이식 수술이나 혈관 성형술을 받기 전에 또는 치료 불가능해 보이는 통증 때문에 심장내과 전문의와 상담을 하고 싶을 수도 있다. 가족 주치의나 병원에서 소개한 흉부외과의가 수술을 권한다면, 담당 외과 의사와 연계망이 없는 심장내과 전문의에게 이차 소견을 들어본다. 그러면 다른 방식의 치료에 대해서도 생각할 수 있게 될 것이다. 마지막 주의 사항은 다음과 같다. 심장 수술 후 사망률은 병원마다 매우 다르다. 일반적으로는 유명한 전문 심장수술팀이 있는 대학 병원이 가장 낮은 사망률을 보인다. 수술을 많이 한 병원일수록 환자들의 사망률은 낮다. 매년 2백 건 이하의 우회술을 시술하는 병원에서 우회술을 받을 생각은 하지 않는 것이 좋다.→ 수술, 572쪽

심장 마비 증상

다음 항목 중 하나 이상의 증세가 있다면 즉각 의학적 대처 방법을 찾아야 한다.

- 흉통과 숨 가쁨
- 턱이나 목, 어깨, 팔의 심한 통증
- 제산제를 복용하거나 트림을 해도 없어지지 않는 심한 소화 불량의 느낌, 메스꺼움
- 숨 가쁨
- 땀이나 현기증, 실신
- 불규칙한 맥박

고혈압

고혈압은 흔히 아무런 증상 없이 진행되어 치료받지 않으면 갑자기 심장병과 중풍을 일으켜, 사망의 원인이 되기 때문에 '소리 없는 살인자'라 불린다. 또 고혈압은 치료받지 않으면 뇌와 눈에 영향을 줄 수 있고 임신 기간에 심각한 문제들을 일으킬 수 있다.

연령에 상관없이 미국 여성들의 약 20%는 살면서 어떤 순간에 고혈압이 나타난다(심지어 아이들도 그럴 수 있다). 어떻게 35세 이하 여성들의 고혈압이 기대 수명에 영향을 주는지에 대해서 아직 아무도 모른다. 피임약을 복용하고 있거나 복용한 적이 있는 대다수의 여성이 이 나이 대에 속한다는 것은 점점 중요한 문제로 대두되고 있다(피임약을 복용하는 여성들의 약 25%가 고혈압을 보이고 있다). 게다가 자연적으로 나이가 들면 혈압이 상승하는 경향이 있다.

증상

심한 고혈압은 두통, 현기증, 졸도, 이명, 코피 같은 경고성 증상이 나타날 수 있다. 그러나 여성들 대부분은 징후가 없어, 고혈압을 초기에 발견하려면 주기적인 혈압 측정이 중요하다.

원인

고혈압의 약 5%는 샘 이상이나 호르몬 이상에 의해 발생한다. 그러나 다른 95%는 확실한 단일 원인이 발견되지

않았다. 이것은 본태성 고혈압이라고 부른다. 먹는 피임약과 흡연 이외의 다른 원인들, 즉 식사, 수분 공급의 특성, 체구, 스트레스, 행동 패턴, 유전 등은 여전히 조사 중이다. 이런 요소들의 대부분은 고혈압을 일으키는 데 상호 작용하는 것으로 보인다.

식사, 특히 과도한 염분 섭취는 고혈압을 일으키는 데 핵심적인 역할을 하는 것으로 여겨진다. 육류와 유제품은 자연적으로 적당한 양의 염분이 들어 있고 통조림 음식이나 가공 식품, 패스트푸드, 과자, 탄산음료 등은 가공하는 동안 많은 양의 소금이 첨가된다.

밀가루 음식과 많은 식수에서 소량 발견되는 카드뮴은 고혈압과 매우 큰 관련이 있다. 고혈압은 카드뮴 성분이 있는 단물(연수라고도 하며 칼슘과 마그네슘 함량이 적은 물)이 나는 지역에서 좀 더 흔하다.

연구는 과체중인 사람들이 고혈압으로 발전할 위험이 높다는 것을 보여 준다. '날씬함'을 강조하는 사회에서 뚱뚱하다는 것과 관련된 스트레스 또한 중요한 요소다. 체중 감량이 고혈압을 관리하는 데 효과적이라는 연구들이 있기는 하지만 많은 연구들은 적당한 운동이 많은 체중 감량보다 훨씬 중요하다는 것을 보여 준다.

스트레스도 고혈압과 관련이 있다. 압박감이나 긴장을 느낄 때 혈압, 호흡 수, 심장 박동 수가 증가하는 경향이 있다. 계속 스트레스가 많으면 고혈압 발병의 기회는 더 많아지는 것이다. 마지막으로, 고혈압 가족력이 있으면 고혈압 위험이 커진다.

진단

혈압은 두 가지 숫자로 표현한다(예를 들어 120/70). 첫 번째 나오는 숫자는 심장 수축 압력(심장이 피를 밖으로 내보낼 때 동맥 내 혈압)이고 두 번째 숫자는 심장 확장 압력(심장이 박동과 박동 사이 잠시 쉬고 있을 때 동맥 내 혈압)이다. 일반적으로 심장 수축 혈압(최고 혈압)이 140이상, 이완기 혈압(최저 혈압)이 90이상이면 심장 확장 압력은 고혈압의 징후로 인식된다.

혈압은 시간, 활동, 스트레스에 따라 수치가 변할 수 있기 때문에 일관되게 혈압이 상승하는 경우만 고혈압으로 간주한다. 최소한 세 번 높아진 혈압 기록(며칠 또는 몇 주 간격으로)이 나와야 고혈압 진단을 받고 치료받게 된다. 어떤 연구자들은 경계 고혈압의 경우 몇 년에 걸쳐 일관된 측정 기록이 나오기까지는 확정 진단을 하면 안 된다고 생각한다. 대부분의 경우에 가볍게 오른 혈압은 몇 년 내에 저절로 떨어지기 때문이다. 또 여성들이 일반적으로 남성들보다 혈압이 높기 때문에 정상 혈압과 비정상 혈압 사이의 수치는 해석하기 어렵다. 예를 들어 임신 기간에(일시적으로) 그리고 완경기 이후, 노화가 진행되는 기간 등 동요가 심해질 때에는 혈압이 상승하는 것이 정상이다.

검진 받는 데 따른 스트레스가 혈압을 상승시킬 수도 있으니까 마음이 편안할 때 집이나 직장, 근처의 보건소에서 혈압을 재어 본다. 몸집이 큰 여성들은 자신의 팔에 딱 맞도록 사이즈가 큰 혈압 측정 띠를 사용해야 한다. 그렇지 않으면 혈압이 높게 나올 수 있다. 혈압 측정은 배우기 쉽다. 혈압계는 약국과 할인점, 백화점 등에서 구할 수 있다. 점차적으로 보건소, 주민자치센터 등에서 이런 서비스를 하고 있다.

예방과 자가 치료

몇 가지 간단한 방법으로도 고혈압을 예방할 수 있고, 완만하게 상승한 혈압을 낮출 수도 있다. 이런 방법은 많은 경우 잠재적으로 위험한 약물 치료의 필요성도 줄일 수 있다.

- 식사는 가벼운 고혈압을 치료하고 예방하는 가장 중요한 요소 중 하나다. 가공 음식을 피하고 조리대와 식탁에서 소금을 줄여 염분 섭취를 제한한다. 가능하면 흰 밀가루, 백미 대신 도정하지 않은 전곡류를 먹는다. 그리고 충분한 단백질, 칼륨, 칼슘을 반드시 포함하는 식사를 한다. →2장 먹을거리 마늘 섭취는 가볍게 상승하는 혈압을 내리거나 예방할 수 있다. 음주는 하루에 50g 이하로 유지한다. 어떤 사람들은 과도한 체액과 나트륨의 배출을 돕는다고 비타민B와 칼륨 보충제를 권장하기도 한다.
- 금연. 흡연이 고혈압에 영향을 준다는 연구 보고들이 있다.
- 현재 내가 어떤 물을 마시고 있는지를 알기 위해 지역 주민들과 논의한다. 카드뮴이 들어 있는 물을 마시고 있다면 미네랄이 들어 있는 음식을 덜 먹도록 노력한다(특히 흰밀가루 식품).
- 복합 경구 피임약 등 에스트로겐 제재를 복용하지 않는다. 피임약을 복용하고 있다면, 복용 전, 그리고 복용 몇 달 후에 혈압을 잰다. 혈압이 높으면 약을 끊고 만약 복용 후 혈압이 오르면 다른 피임약으로 바꾼다.

● 규칙적인 유산소 운동(예를 들면 빠르게 걷기, 조깅 또는 자건거 타기)은 상승된 혈압을 정상으로 낮춘다.
● 체중이 많이 나간다면 체중 감량이 고혈압을 내리거나 예방할 수 있다. 운동과 같이 하면 가장 효과적이다. 그러나 속성 다이어트는 하지 말아야 한다.
● 스트레스를 줄이려고 노력한다. 바이오피드백, 명상, 이완법이 도움을 줄 수 있다.

병원 치료

앞의 방법이 효과가 없거나 점점 심해지면 약물 치료가 필요하다. 조직에서 수분을 제거하는 이뇨제가 가장 일반적으로 사용되지만 소화 장애와 탈수 같은 부작용이 있다. 콜레스테롤과 혈당 수치에 영향을 미칠 수도 있다. 새로운 약은 베타 차단제, 안지오텐신 억제제, 그리고 칼슘채널 차단제 등이다. 이런 약들은 동맥 수축을 감소시키고 심장에서 분출되는 혈액량을 조절하거나 혈관을 느슨하게 만든다. 종종 이런 약들은 함께 사용된다. →25장 보건 의료 정치학, 682쪽 고혈압 약은 단지 이 병의 증상을 치료하는 것이지 병 그 자체를 치료하지는 않는다. 아마 평생 약물 치료를 받아야 할지도 모른다. 의사가 덜 위험한 방법부터 시도하지 않고 바로 약물 요법을 권한다면 주의한다. 고혈압이 심각하다면, 목숨을 위협하는 중풍 또는 신체장애를 예방할 수도 있는 방법을 써보지 못하고 약물 치료를 받을 경우에 발생할 위험을 먼저 평가해야만 한다.

뇌졸중(중풍)

고혈압은 쉽게 발견할 수 있고 치료할 수 있는 병이다. 그래서 사망 원인이 될 수 있는 뇌졸중(중풍)은 가장 예방하기 쉬운 병이다. 그러나 앞에서 언급했듯이 고혈압이 나타나기 전에 진정한 예방이 시작되어야 한다.

뇌졸중은 본인이나 주치의가 인식하지 못할 정도로 병세가 매우 가벼울 수 있으며 부차적이거나 일시적인 손상을 일으킬 수 있다. 이것을 일과성 허혈발작이라 부른다. 고혈압이나 동맥류, 다른 원인들로 혈관이 터지면서 고인 혈액이 뇌를 압박해 기능이 일부 손상되는 뇌출혈로 이어진다. 뇌졸중(중풍)이 온 뒤에 언어 장애나 마비가 생기거나 다른 심신 기능이 손상될 수 있다. 재활과 치료를 통해 가끔 손상되지 않은 뇌 부위가 손상된 뇌 부위 기능까지 맡아하는 놀라운 결과를 얻을 수 있다. 좌주 관상동맥에 장애가 있는 경우에만 수술로 생존율을 높일 수 있다.

뇌졸중 증상

● 마비. 팔이나 다리, 안면의 힘이 없거나 약해짐, 보행 곤란
● 한쪽 또는 양 쪽 눈의 실명
● 언어 장애
● 장시간 지속되는 긴장성 두통, 점점 심해지는 두통
● 이유를 알 수 없는 갑작스런 균형 감각 상실

뇌졸중이나 일과성 허혈 발작의 증세

아래에 열거된 증상들 중 하나 이상 해당되는 것이 있으면, 쓰러지고 난 뒤 몇 시간이 지나서 일어났다 하더라도 즉각 조치를 취한다. 응급실로 가거나 주치의를 찾아간다. 심장 마비의 경우보다 목숨을 구하기 위해 할 수 있는 것이 별로 없지만, 즉각적인 치료는 손상 범위를 줄일 수 있을 것이고, 또 다른 뇌졸중을 예방하고 앞으로 그 기능을 유지할 수 있을 것이다.

독성 쇼크 증후군

독성 쇼크 증후군은 희귀하지만 탐폰을 사용하는 30세 이하 여성들에게 주로 생기는 심각한 질병이다. 월경용 스펀지, 피임 스펀지, 월경 기간 중 사용하는 페서리도 월경 기간 중 독성 쇼크 증후군과 관련이 있다. 월경 중인 여성들 중 독성 쇼크 증후군에 걸리는 이는 아주 소수(월경 여성 10만 명 당 17명 꼴)지만 그들 중 몇은 사망했다. 탐폰과 관련 없는 사례도 점점 증가하고 있는데 수술 후(남녀 모두) 그리고 산후 환자들에게서 많이 나타나고 있다.

독성 쇼크 증후군은 신체의 특정 부분(종종 질)을 감염시키고 혈액 속에 독소를 만들어 신체 반응을 야기하는 박테리아인 황색 포도상 구균의 영향으로 발생하는 것 같다. 질 속에 이 박테리아가 있는 여성들 가운데 왜 어떤 이

는 독성 쇼크 증후군에 걸리고 어떤 이는 걸리지 않는지는 밝혀지지 않았다. 그러나 다음 요소들이 독성 쇼크 증후군의 위험을 증가시키는 것으로 보인다. 흡수력이 높은 탐폰(탐폰을 오랜 시간 사용하는 것), 수술 후 또는 산후 감염, 질 속에 차단 피임 기구(예를 들면 스펀지나 페서리)를 24시간 이상 방치하는 것.

이 병은 한 가지 또는 여러 증후들이 모인 것이다. 현재 아래의 모든 증상을 가지고 있는 사람들만이 독성 쇼크 증후군에 걸렸다고 간주한다. 그러나 가벼운 형태로 이 모든 증후를 보이는 몇몇 사람들도 독성 쇼크 증후군 환자로 보고되고 있다. 그 증후들은 아래와 같다.

- 고열, 일반적으로 38.9℃ 이상
- 구토
- 설사
- 쇼크를 일으킬 수도 있는 혈압의 갑작스런 상승
- 시간이 지나면 벗겨지는 햇볕에 탄 것 같은 발진. 발진은 몸통과 목에 잘 나타나며 발바닥이나 손바닥의 발진은 벗겨진다.

치료

탐폰을 사용하고 있는데 앞에서 말한 증상이 하나라도 나타나면 당장 제거한다. 질 속에 황색 포도상 구균이 없어질 때까지 탐폰 등 월경혈을 흡수하기 위해 질 속에 삽입하는 것은 사용하지 않는다. 독성 쇼크 증후군은 몇 시간 안에 아주 빠르게 진전될 수 있다. 완벽하게 의료 시설이 갖추어져 있는 곳이 어딘지, 내게 지금까지 무슨 일이 일어났는지를 다 알 수 있는 의료진과 바로 연락할 수 있는지 미리 준비해 두는 것도 좋다. 병세가 가벼울 때 가장 중요한 것은 휴식을 취하고 물을 많이 마시는 것이다.

심한 탈수나 심한 저혈압을 포함하는 독성 쇼크 증후군은 입원이 필요할지 모른다. 일단 발병했을 때 항생 물질이 이 증세에 특별히 영향을 미치는 것 같지는 않지만, 회복을 지연시킬 수 있다. 황색 포도상 구균 같은 유형은 페니실린과 앰피실린 등에 강하기 때문에 반드시 베타락타마제를 억제하는 항포도상 구균 항생제를 사용해야만 한다.

요로 감염

요로 감염은 대부분의 사람들이 최소한 한번은 경험하는 아주 흔한 병으로 방광, 요도(그리고 때때로 신장까지)에서 결장까지 다니는 대장균 같은 박테리아에 의해 일반적으로 발생한다.

트리코모나스증과 클라미디아 감염 또한 요로 감염을 일으킬 수 있다. 저항력 약화, 빈약한 식사, 스트레스, 출산, 수술, 카테터(매우 가느다란 관, 장기적으로 사용시 감염 위험 높아짐)를 꽂아서 생긴 요도 손상 등은 이 병에 걸리게 하기 쉬운 것들이다.

종종 갑작스럽게 성행위 횟수가 늘어도 이 증상이 생긴다('허니문 방광염'이라고도 부른다). 특히 임신한 여성들은 요로 감염에 걸리기 쉽다. 자라나는 태아가 임부의 방광과 요도를 누르면 소변이 빠져나가지 못하고 고여 박테리아가 자랄 수 있기 때문이다. 완경기 이후 여성들도 호르몬 변화 때문에 걸리기 쉽다. 아주 가끔 해부학적 이상이나 요도탈, 방광탈이 있어도 요로 감염이 발생한다. 특히 아이를 많이 낳은 여성이나 나이가 많은 여성들에게 흔히 나타난다.

방광염(방광의 감염 또는 염증)은 여성들에게 가장 일반적인 요로 감염이다. 증상들이 심각해 보일 수 있지만 보통 방광염 자체는 심각한 것이 아니다. 갑자기 몇 분마다 소변을 봐야 하거나 거의 아무것도 안 나오는데 미칠 듯이 화끈거린다면 방광염일 가능성이 높다. 또한 소변에서 피가 보이거나(혈뇨증) 고름이 나올(농뇨증) 수도 있다. 치골(성기 바로 위쪽의 뼈) 바로 윗부분에 통증을 느낄 수도 있고, 아침에 첫 소변을 볼 때 특이하면서 지독한 냄새가 날 수도 있다.

감염 증세 없이 단순히 커피나 차(이뇨 작용 있는 음료)를 너무 많이 마셨거나 월경 전 변화, 음식 알레르기, 질염, 심리 불안, 거품 목욕, 비누, 질 세척 등이 원인이 되어, 빈뇨 같은 일시적으로 가벼운 증세가 나타날 수 있다. 질염도 비슷한 증상을 일으킬 수 있다. 건강한 상태이고 임신 중이 아니면 24시간 동안 스스로 치료해 보고 그래도 낫지 않으면 병원에 간다. 방광염은 종종 치료하지 않아도 사라진다. 48시간 넘게 계속되거나, 자주 반복되며, 매번 오한, 열, 구토, 신장(등 중간 부위 부근)에 통증을 느낀다면 전문의에게 상담을 받는다. 이 증상은 감염이 신장까지 퍼져 신우신염이 되었고, 내과 치료가 요구되는 심각한 문제라는 것을 뜻한다. 방광염 징후들이 다음에 나오는 것들과 수반된다면 내과 전문의와 상담한다. 혈뇨 또는 소변 내 고름, 임신 기간 중 소변 시 통증, 당뇨나 만성 질병, 신장 감염이나 질환 또는 요로 이상 가족력. 치료되지 않는 만성 감염은 고혈압 또는 조산아 출산(임신 기간 동안 나타난다면) 같은 심각한 합병증을 일으킬 수 있다.

진단

방광염이 24시간 안에 자가 치료되지 않거나 빈번히 반복되면 소변 검사를 받는다. 일반적인 소변 검사는 방광염 검사로 충분하지 않다. 의사가 깨끗한 표본[16]을 가졌는지 확인하고 다른 감염일 가능성을 확인하기 위해 골반 검사도 해야 한다. 검사를 위해 받은 소변은 피와 고름이 있는지 조사될 것이고, 그것으로 배양(미생물을 인공적으로 증식시키는 조작)할 것이다. 때로는 증세가 있어도 배양은 음성으로 나올 수 있다(즉, 증세가 반드시 감염에서 비롯되는 것은 아니다). 거짓 음성 배양이 나왔다면 샘플을 잘못 다루었거나 지나치게 소변이 희석되었기 때문이다. 방광염이 박테리아 감염이 아닌 불안, 스트레스 같은 다른 원인으로 일어났다면 거짓 음성 반응이 나올 수도 있다. 반면에 소변에서 백혈구가 검출되는데도 균 배양 검사는 음성으로 나온다면(급성요도증후군) 클라미디아 감염일 수도 있다.→ 14장 성병 어떤 경우 아무 증세도 없는데 소변에 박테리아가 있을 수도 있다. 일반 소변 검사에서 세균뇨가 나왔으면, 신장 감염과 다른 합병증을 예방하기 위해 항생제 치료를 받아야만 한다.

어떤 종류의 항생제가 사용되어야 하는지를 알기 위한 민감성검사는 소변에 박테리아 많지 않거나 신우신염을 나타내는 심각한 증후나 심한 감염 증세가 없다면 꼭 필요한 것은 아니다. 신우신염을 반복적으로 앓았던 여성들은 요로 이상을 알아보는 검사를 받아야만 한다. 일반적인 검사는 엑스레이를 이용한 정맥신우 조영술이라는 것으로 정맥에 염료(요오드)를 주사하여 사구체에 거른 뒤 조영제가 신세뇨관을 통과할 때 조영제가 통과하는 시기에 따라 연속 촬영하여 이상이 있는지를 알아보는 검사다. 신장 초음파는 낭종(물혹)과 종양을 알아낼 수 있다.

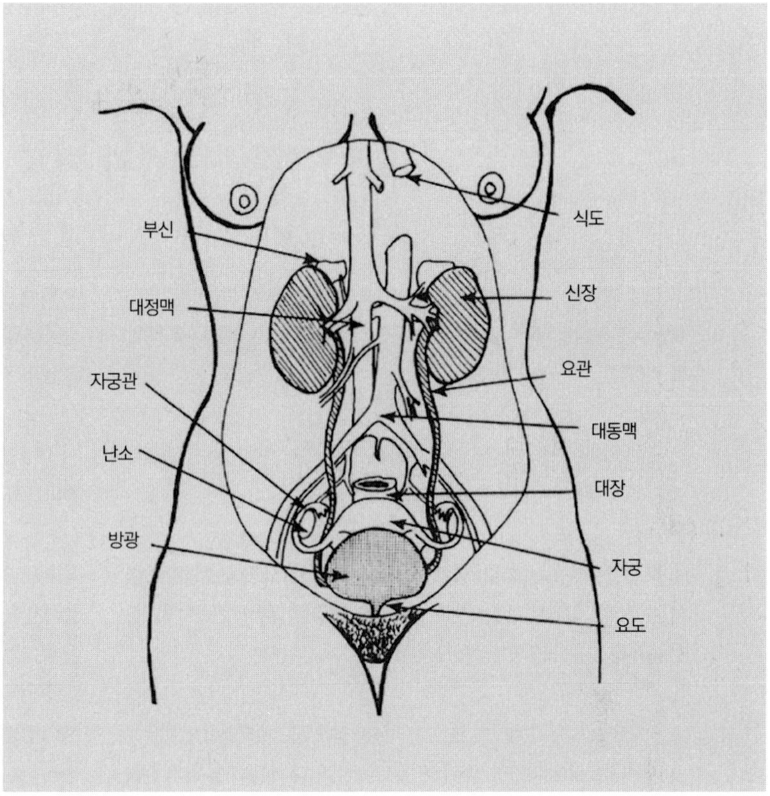

여성의 신체 기관 © Nina Reimer

치료

증세가 심각하거나 신장염의 징조를 보이면 보통 약물 치료가 즉각 시작된다. 가벼운 감염이라면, 많은 내과 전문의들이 약을 처방하기 전에 민감성 검사 결과를 기다리는 것을 선호한다.

대부분의 요로 감염증은 다양한 항생제에 빠르게 반응한다. 항생제는 보통 암피실린, 니트로퓨란토인, 테트라사이클린, 설폰아마이드(간트리신), 박트림 등이다(글루코즈6인 탈수소 효소 부족일 수도 있는 여성들은 설폰아마이드를 복용해서는 안 된다).→ 유전성 빈혈 외, 574쪽 약물은 1회 많은 양을 복용할 수도 있고 3일에서 10일 동안 나누어서 복용할 수도 있다. 약을 복용한 후 2일 이상 증상이 지속되면 다시 전문의를 찾는다(사용하고 있는 항생제에 유기체 내성이 있는지도 모른다).

항생제들은 종종 설사나 세균성 질염을 일으킨다. 플레인 요구르트를 먹거나 캡슐, 액체, 미립의 형태의 애시도필러스 제품을 먹으면 약 때문에 사라진 내장 속의 정상 박테리아를 되살려 줌으로써 설사를 방지하는 데 도움

16 소변을 보기 전에 생식기 부위를 세심하게 씻는다. 그리고 처음에 나오는 소변은 일단 조금 버리고 나중에 나오는 소변을 살균한 병 안에 모은다.

요로 감염증 예방과 치료, 재감염 방지

● 매일 음료를 많이 마신다. 두세 시간마다 물을 한 잔 마신다(감염이 활발하게 진행할 때는 매시간 물을 충분히 마시면 소변 배출을 좋게 만들 것이다).

● 소변을 자주 봐서 방광을 매시간 완전히 비운다. 방광이 차 있다고 느낄 때 소변을 참지 않는다.

● 장과 항문에 박테리아가 생기지 않도록 유의하고 대변을 보거나 소변을 본 후에는 앞에서 뒤로 닦는다. 생식기도 최소한 하루에 한 번 아주 순한 비누를 사용하거나 그냥 물로 앞에서 뒤까지 닦는다.

● 방광에 압박을 주거나 요도를 자극하는 성행위도 박테리아를 항문에서 질이나 요로로 퍼뜨려 방광염을 일으킬 수 있다. 성관계를 하기 전에 성기와 손을 깨끗이 씻고, 질이나 요로를 만지기 전, 그리고 항문 부위와 접촉한 후에 꼭 씻어야 한다. 요로에 문제가 생기는 것을 막으려면 음핵을 오랜 시간 직접 자극하거나 구강성교나 자위를 하는 동안 요도 부분에 압박을 주는 것을 피해야 한다. 또 성교 전에 질이 충분히 젖어 있는 상태여야 한다. 후배위 성교와 장시간 격렬한 성교는 요도와 방광에 무리를 줄 수 있다. 성관계 전에 방광을 비우고 성교 후에 바로 물을 마시는 것이 좋다. 이렇게 주의했는데도 성교 후에 방광염이 생길 것 같으면 내과 전문의에게 예방약(즉, 설파제, 암피실린, 니트로 퓨란토인 같은 항생제)를 달라고 한다. 성관계 후 한 알씩 복용하는 것이 감염 예방에 효과가 좋으며, 보통 항생제를 계속 먹었을 때와 같은 부작용은 없다고 알려져 있다.

● 어떤 피임법은 요로 감염증을 악화시키거나 유발할 수 있다. 피임약을 복용하면 방광염에 걸릴 확률이 더 높다. 어떤 페서리는 가장자리가 요도를 압박하여 감염을 일으킨다(사이즈를 바꾸거나 가장자리 모양이 다른 것을 사용하면 문제를 해결할 수도 있다). 거품형 살정제나 피임 좌약도 요로에 문제를 일으킬 수 있다. 건조한 콘돔은 요도에 압박을 줄 수 있고 염료나 윤활제도 문제를 일으킬 수 있다.

● 월경 중 패드를 사용한다면 패드 위의 혈액이 항문에서 요도까지 박테리아를 옮기는 역할을 할 수 있다. 패드를 자주 갈고 하루에 두 번쯤 성기를 씻는다. 탐폰이나 스펀지가 요도에 압박을 주는 수도 있다.

● 딱 붙는 청바지, 자전거 타기, 승마는 요도에 외상을 입힐 수 있다. 방광염을 일으킬 수 있는 스포츠를 할 때는 헐렁한 옷을 입고 물을 충분히 마신다.

● 카페인과 알코올은 방광을 자극한다. 카페인과 술을 마시려면 양을 줄이고 물을 많이 마신다.

● 어떤 여성들은 소변을 더 산성화하는 무가당 크랜베리 주스, 영양 보충제가 농축된 크랜베리 또는 비타민C가 요로 감염을 예방하는 데 도움을 준다는 사실을 알아냈다. 크랜베리 주스 안에 있는 히푸르산(마뇨산) 또한 박테리아가 방광내벽(점막)에 달라붙는 것을 예방하는 데 도움을 준다(감염되었으면 하루에 네 번 크랜베리와 비타민C 500mg을 먹는다. 주스 대신 신선한 크랜베리를 넣은 플레인 요구르트 반 컵으로 대체할 수 있다). 현미, 육류, 견과류, 많은 과일도 소변을 산성화하는 데 도움을 준다. 카레, 고추, 칠리, 후추 같은 자극적인 향신료는 피한다.

● 백설탕과 탄수화물이 많은 식사(백분, 흰 쌀밥, 파스타 등)를 하면 요로 감염에 걸리기 쉽다.

● 여성들은 다양한 약초를 요로 감염 치료와 예방에 사용한다. 우바우르시, 말꼬리 또는 쉐이브그래스, 매자나무, 에키나시아, 옥수수수염, 갈퀴덩굴, 레몬 향유, 히드라스티스 등으로 만든 차를 마시면 방광에 좋다.

● 잘 먹고 잘 쉬고, 스트레스를 줄이는 방법을 찾아서 저항력이 떨어지지 않게 한다.

● 비타민 B_6와 마그네슘-칼슘 보충제는 쉽게 방광염에 걸리게 하는 요도 경련을 줄이는 데 도움을 준다. 이것은 특히 요도가 반복해서 팽창될 필요가 있는 여성들에게 좋다.

을 준다. → 질염 예방과 치료, 651쪽

요로 감염증에 관련된 통증을 줄이려면, 아세트아미노펜(진통, 해열제)을 먹어야 할지도 모른다. 통증을 줄이는 국소 마취제이지만 감염 자체를 치료하지 않는 피리듐이라는 약을 권하는 의사들도 있다(피리듐을 복용하면 소변이 밝은 오렌지색으로 변하는데 옷에 묻으면 지워지지 않는다. 피리듐은 메스꺼움, 현기증, 알레르기를 일으킬 수 있다).

의사는 요도구를 늘이거나 소변 배출을 돕기 위한 요도절개술(요도 내에 작은 틈을 내는 것) 같은 수술을 권할 수도 있다. 수술의 효율성에 대한 자료를 보여 달라고 요구한다. 방광탈이나 요도탈이 만성 요로 감염증과 연관될 수도 있는데, 그 경우에도 수술이 권장된다. 케겔 운동 → 12장 몸에 대한 이해, 261쪽은 탈출증 등을 예방할 수 있고 감염을 막는 데 도움을 줄 것이다.

약을 먹고 수술을 해도 요로 감염증이 계속 재발하는 여성들이 많다. 때로 장기적으로 적은 양을 복용하는 것이 만성 감염 치료에 도움이 된다.

간질성 방광염

간질성 방광염은 약 45만이나 되는 미국인(그중에서 90%가 여성)을 고통스럽고 만들고 방광을 약하게 만드는 질병이다. 관련 연구들은 이전에는 완경 후 상태라고 생각되었던 간질성 방광염이 모든 연령대의 여성들에게 일어남을 지적하고 있다. 발병하는 평균 연령은 40세이고 30세 이하의 나이에 그 병이 생기는 비율은 25%다.

간질성 방광염은 방광벽에 염증을 일으키는데 방광염으로 알려진 일반 요로 감염증과 증상이 비슷하다. 그러나 통상적인 소변 배양 검사에서 음성으로 나타나며 보통 항생제에 반응하지 않는다. 간질성 방광염의 증상은 골반통과 압박, 하루에 60~80회 정도 아주 자주 급하게 소변을 보고 싶은 욕구가 생기는 것 등이다. 그리고 질과 직장의 통증을 일으킬 수도 있다. 일반적으로 성교 시 통증을 느낀다. 가벼운 것에서부터 심각한 것까지 증상이 다양하다.

간질성 방광염의 개념 규정이 혼란스러워 많은 환자들은 정확한 진단을 받기 어렵다. 간질성 방광염은 요도 증후군이나 방광 삼각염으로 오진하기 쉽고, 환자들은 별 이상이 없다, 방광이 민감하다는 말을 들을 수도 있다. 간질성 방광염 진단은 일반적으로 비뇨기과 전문의가 한다. 비뇨기과 종합 검사를 하면 전형적으로 음성 판정을 보여주는데 방광염, 신장질환, 질염, 자궁내막증, 성병 등이 간질성 방광염과 비슷한 증상을 보인다. 현재 감염이 없고(즉, 소변 배양 검사가 음성으로 나왔을 때) 다른 장애가 발견되지 않았다면 비뇨기과 의사가 직접 방광 내부를 볼 수 있도록 방광경을 요도 안으로 삽입하는 방광경 검사를 해야만 한다. 간질성 방광염의 특징을 정밀하게 파악하려면 충분히 방광을 확장해야 하므로 국소 마취나 전신 마취를 하고 검사해야 한다. 이때 방광암 판정을 위해 조직 생검 샘플을 떼어 낸다.

간질성 방광염에 지속적으로 효과적인 치료법은 없다. 그러나 일시적으로 증상을 없애는 치료는 가능하다. 가장 일반적으로 사용되는 방법은 아래와 같다.

- 방광 확장. 환자가 국소 마취 또는 전신 마취를 하고 있는 동안 방광에 물을 채워서 확장시킨다.
- 먹는 비스테로이드계 항염제, 경련을 막는 진경제, 항히스타민제.
- 통증을 막는 아미트리프틸린(엘라빌) 같은 항우울제.
- 카페인이 포함된 음료, 술, 인공 감미료, 매운 음식, 감귤류, 토마토 섭취를 금하면 증상을 완화할 수도 있다.
- 디메틸설폭사이드(상품명 림소50). 항염증제로 작용하며 방광 안으로 직접 몇 방울씩 주입하여 치료한다.
- 소디움 펜토산폴리설페이트(상품명 엘미론). 방광벽을 코팅해 주고 소변 내 자극 물질들로부터 방광을 보호해 준다고 알려진 먹는 약. 현재 '희귀 의약품'으로 이용 가능하다(1996년 미국 식품의약국 승인).
- 옥시클로로신 소디움(상품명 클로팩틴). 직접 방광 안에 주입했을 때 증상을 완화하는 것으로 나타난다. 주입 시 국소 또는 전신 마취가 필요할 수 있다.
- 경피신경 전기 자극법. 몸에 부착할 수 있고, 쉽게 이동할 수 있는 장치로 전류로 신경을 자극해 통증을 막는다고 알려져 있다.
- 수술(방광의 부분 또는 전체적인 제거, 또는 방광으로 이어진 어떤 신경을 주의 깊게 제거하는 것). 이 수술은 합병증의 위험이 있고 모든 종류의 점진적인 치료가 실패했을 때 마지막 방법으로 시행되어야 한다.

자궁과 난소

자궁경부

자궁경부염

자궁경부염은 자궁경부의 감염 또는 염증을 광범위하게 일컫는 용어다. 자궁경부 세포진 검사에 반응을 보이면 자궁경부염으로 부르기는 하지만 자궁경부염 자체가 진짜 병이나 장애를 나타내는 것은 아니다. 자궁경부염은 질염이나 성병, 골반염이 있다는 것을 보여 주는 표시일 수도 있다. 자궁내 피임장치, 인공유산, 출산으로 인한 자궁경부 조직 손상 때문에 자궁경부염이 생길 수도 있다.

감염의 심각성과 부위에 따라 질 분비물 증가, 성교 시 통증, 하복부가 쑤시는 느낌, 빈뇨 등을 알아차릴 수 있을 것이다. 매우 심각한 감염은 열을 동반한다.

진단 자궁경부를 만져 보면 보통 때보다 크거나 열이 느껴질 것이다. 손가락으로 자궁경부를 만지는 것이 불편할지도 모른다. 스스로 질경을 사용해 보면 아마 자궁경부가 빨갛게 보이고 다소 부풀어 있을 것이다. 분비물을 관찰하는 것도 도움이 된다. 자궁경관만 감염되었다면 자궁경부는 정상적으로 보이지만 자궁경부 입구에서 나온 누르스름한 분비물을 볼 수 있을 것이다.

병원에 가서 내진을 받으면, 분비물이 정상인지 아닌지 의사에게 꼭 말한다(때때로 손상된 조직과 정상적인 분비물을 자궁경부염으로 오해할 수도 있다). 세균 배양과 그 표본을 보면 감염의 원인이 박테리아인지 성병인지 알 수 있을 것이다. 어떤 경우에는 자궁경부암의 가능성을 알아보기 위해 자궁경부 세포진 검사를 할 수도 있다.

병원 치료 검사가 임질, 매독, 또는 클라미디아 감염 같은 성병이 원인으로 밝혀지면 항생제를 복용하거나 항생제 주사를 맞아야 할 것이다. 성병을 제외한 가벼운 자궁경부염은 상태가 심각하지 않고 치료 후에 다시 정상으로 돌아갈 수 있기 때문에 내과 치료가 불필요할지도 모른다. 심각한 상태라면, 어떤 의사들은 냉동 요법이나 전기소작법(전기로 지지는 것)을 권한다. 이 방법은 고통스러울 수 있고, 불임을 일으킬 수 있기 때문에 최후의 방법으로 사용하며 치료 기간은 6주 정도 걸린다. 성병 → 14장 성병과 관련이 없는 자궁경부염은 대개 치료할 필요가 없다.

자가 치료 증상이 가볍고 골반염이나 심각한 성병과 관련이 없으면 다음 치료법이 도움이 된다. 허브의 일종인 히드라스티스 이용한 질 세척(2~3주 동안 하루에 두 번, 물 1ℓ당 히드라스티스 4분의 1작은술 사용), 비타민C 질 세척(3~4주 동안 하루에 한 번 물 1ℓ당 비타민C 500mg) 또는 식초 질 세척.

치료 속도를 높이고 면역 체계를 강화하기 위해, 그리고 예방을 위해서 비타민C(하루에 500에서 1,000mg), 아연(하루에 25mg), 비타민E(하루에 400mg)를 복용해도 좋다. 손가락으로 자궁경부에 비타민E를 직접 바를 수도 있다. 미끌미끌한 느릅나무를 사용하여 질 세척을 하거나 반죽으로 만들어 탐폰의 끝이나 페서리 안에 넣어 자궁경부에 직접 바를 수도 있다.

어떤 치료를 하든지 충분한 휴식과 균형 잡힌 영양 섭취를 위해 노력한다. 그리고 월경 기간에 탐폰 사용을 금한다.

자궁경부 외번증

자궁경부 외번증(외반증이라고도 한다)은 만져보면 오톨도톨하고 부드러운 감촉의 붉은 부분으로 자궁경부의 바깥쪽 질 부분에서 자라는 자궁경관 주름에 존재하고 있는 일반적인 조직의 상태다. 이것은 거의 띠 모양을 하고 있는데 감염만 아니라면 외번은 치료할 필요가 없다. 임신 기간 중 DES에 노출되었던 여성들은 큰 외번을 가질 수 있다.

대부분의 여성들은 아무 증상이 없다. 증상을 보이는 사람들에게 가장 흔히 나타나는 것은 염증을 일으키지 않는 질 분비물이 다소 많아지는 것이다. 자궁경부 세포 진검사 결과가 정상이라면 굳이 조직 검사를 할 필요는 없다. 분비물이 좀 괴롭게 느껴지면 '자궁경부염' 관련 자가 치료법을 시도해 본다.

자궁경부 미란

자궁경부 미란은 드물게 나타나데, 자궁경부가 헐어서 자궁경부 입구 옆에 분홍빛 도는 붉은 상처가 있는 것처럼 보인다. 이것은 별로 불편함을 느끼게 하지는 않는다. 과거에 자궁경부 미란으로 진단받은 환자들 대부분은 사실은 외번증이었다.

진단 진단의 첫 단계는 자궁경부 세포진 검사다. 비정상적인 세포가 발견되었다면, 자궁경부암과 자궁경부 미란을 구별하기 위해 자궁경부 조직의 일부를 현미경으로 검사(조직 생검)하고 제거한다.

병원 치료 일반적으로 치료가 필요 없다. 어떤 의사들은 소작술이나 냉동요법을 제안할 수도 있다. 그러나 자궁경부 세포진 검사가 정상으로 나왔을 때에는 하면 안 된다.

자궁경부 폴립

자궁경부의 종양은 자궁경부 입구의 밖으로 나온 밝고 붉은 관 같은 돌기처럼 보인다. 한 개 또는 여러 개의 돌기가 모여 있는 형태로 자궁경관 안에 조직이 지나치게 많이 '쌓여서' 생긴다.

일반적으로 자궁경부 감염 후 신체의 자연 치유 현상에 의해 새로운 조직이 자라서 만들어진다. 대부분의 폴립은 부서지기 쉬운 외벽에 많은 혈관이 있다. 그래서 성교, 질 세척, 자가 검사 후에 출혈이 일어날 수도 있다. 임신 기간에 호르몬 변화가 과도하게 자궁경부 조직의 성장을 자극해도 폴립들이 출혈을 일으킬 것이다.

병원 치료 폴립은 치료가 필요 없다. 크기가 작고 거의 또는 전혀 접촉 출혈이 없다면 보통 정기적으로 자가 검사를 해서 주의 깊게 관찰하면 된다. 다른 증상이 나타나거나 폴립이 자라기 시작하면 종양을 제거하고 싶을 수도 있다. 자궁경부 종양은 거의 암으로 발전하지 않는다. 하지만 종종 폴립들은 자궁경부암처럼 보이고 유사한 징후를 보인다. 그런 경우, 자궁경부 세포진 검사, 질 확대경 검사, 그리고 결과를 확실하게 알려 줄 수 있는 조직 검사를 할 수 있다.

폴립은 개인 병원에서 떼어낼 수 있다. 전문의는 보통 종양을 비틀어서 떼어 내거나 뿌리를 태워 버린다. 폴립이 매우 크거나 여러 개라면 종합 병원에 가서 제거해야 할 것이다. 폴립은 종종 제거 후에 다시 생긴다.

자궁경부 상피내 종양(자궁경부 상피 이형증)

'상피 이형증'은 비정상적인 세포 성장을 의미한다. '자궁경부 상피 이형증', '자궁경부 상피내 종양(CIN)', '편평 상피내 손상(SIL)' 등은 자궁경부나 자궁경부 근처에 생긴 비정상 세포들을 가리키는 용어다. 대부분 징후들이 없으며 정기적인 자궁경부 세포진 검사를 통해 발견된다.

자궁경부 상피내 종양은 암이 아니며 대부분 암으로 발전하지 않는다. 자궁경부 상피내 종양은 여러 단계가 동시에 존재한다. 세포 한쪽 끝에 있는 것은 모두 정상이라도 다른 한쪽 끝에는 침윤성 암이 있을 수 있다. 따라서 자궁경부 상피내 종양의 단계를 구분하기는 어렵다. 한 단계 또는 분류는 다른 단계와 겹쳐져 있기 때문이다. 다른 검사실에서 또는 다른 의사가 검사할 경우, 같은 세포 샘플을 가지고도 다른 단계로 진단할 수 있다. 그래서 진단도 어렵고 치료법을 결정하는 것도 논란거리가 될 수 있다. 어떤 여성들은, 자궁경부 상피내 종양이 순식간에 (그리고 일정하지 않은 속도로) 변하기도 하지만, 대부분은 세포가 정상으로 돌아온다. 자궁경부 상피내 종양이 언제 암으로 발전할지 미리 알 수 있는 확실하고 적절한 방법은 없다. 그러므로 자궁경부 상피내 종양으로 진단받으면 반드시 자궁경부 세포진 검사와 질 확대경 검사를 병행하면서 면밀하게 조사하고 치료해야 한다.

자궁경부 상피내 종양은 볼 수도 없고 어떻게 진행되는지도 알 수 없기 때문에 그런 진단이 나오면 우리는 불안해진다. 자궁경부 세포진 검사가 비정상으로 나왔다고 해서 공포에 질릴 필요는 없다. 대부분의 세포는 자궁경부 상피내 종양 세포처럼 매우 느리게 변한다. 어떤 의사들은 빨리 치료해야 한다고 한다. 진단 검사가 언제나 정확한 것도 아니고, 의사마다 진단과 치료법이 다르기 때문에 다른 곳에서 다시 검사하고 다른 의사의 소견을 듣는 것이 매우 중요하다. 자궁경부 상피내 종양이라고 진단받은 경우 대부분은 가벼운 것이다. 그리고 세포들은 금방 정상으로 돌아온다. 자주 자궁경부 세포진 검사나 다른 검사를 하면 변화를 미리 발견할 수 있다.

자궁경부 세포진 검사 등의 검사 결과는 자궁경부 상피 조직이 얼마나 많이 상했는지, 어떤 종류, 어느 정도나 세포 변화가 일어났는지에 따라 분류된다. 네 유형의 분류 체계가 현재 사용되고 있으나 대부분의 의사들은 현재 베데스다/SIL체계를 사용한다. → 자궁경부암 분류 체계, 636쪽 많은 전문가들은 현재 대부분의 자궁경부 상피내 종양이 매우 일반적인 바이러스이며 생식기 사마귀를 발생하게 하는 인유두종 바이러스에 의해 생긴다고 본다. → 14장 성병, 345쪽

예방법은 다음과 같다.

● 예방 노력과 함께 정기적인 자궁경부 세포진 검사나 다른 검사로 상태를 꾸준히 살펴보는 것이 중요하다. 먹는 피임약이나 자궁내 피임장치보다는 차단 피임법(콘돔이나 페서리)을 사용하는 것이 자궁경부 상피내 종양 예방에 더 좋다는 것을 보여 주는 연구들이 있다. 한 연구는 이미 자궁경부 상피내 종양이 있다는 진단을 받은 여성들의 콘돔 사용이 자궁경부 세포를 정상으로 되돌리는 것과 연관이 있다는 것을 보여 주었다.

● 성관계로 인한 감염이나 질병은 자궁경부에 비정상적인 변화를 초래할 수 있다. → 14장 성병

● 비타민C가 풍부한 음식이나 영양제를 섭취하는 것이 자궁경부 상피내 종양, 자궁경부암 예방에 도움이 된다. 자궁경부 이상 진단을 받은 후에 엽산(하루에 1mg)과 비타민C(하루에 100mg)를 섭취하는 것은 상태를 호전시키는데 도움이 된다.[17]

● 암, 자궁경부 상피내 종양 발병에서 남성 파트너의 역할, 그리고 직업과 환경으로 유발된 비정상적 세포와 자궁경부 상피내 종양의 관계에 대한 연구가 더 필요하다.

17 하루에 100mg은 비타민C 부족을 예방할 수 있는 충분한 양이지만 여성들이 흡연처럼 신체 내부가 비타민C를 파괴하는 상태에 노출되어 있는 경우 더 많은 양을 섭취할 수 있다.

자궁경부 상피내 종양, 자궁경부암에 걸릴 위험이 많은 사람

자궁경부 상피내 종양과 자궁경부암이라고 부르는 비정상적인 세포의 원인은 아직 밝혀지지 않았다. 그러나 다음 요소들은 그런 상태에 이를 위험을 높인다.

● 인유두종 바이러스 → 14장 성병, 345쪽 에 감염되면 자궁경부 상피내 종양에 걸릴 위험이 높다. 콘딜로마 사마귀를 일으키는 인유두종 바이러스는 자궁경부에 보이지 않는 평평한 손상을 유발한다. 이런 손상은 자궁경부 세포진 검사를 했을 때 비정상적 자궁경부 세포로 보일 수 있다. 질확대경으로 볼 수 있는데, 눈에 보이는 콘딜로마 사마귀보다 좀 더 흔히 볼 수 있다. 인유두종 바이러스 감염의 두 형태 모두 자궁경부암을 일으킨다는 연구가 있다.

● 최근 연구들은 정액 속의 단백질 물질이 여성의 몸에서 세포 변화를 일으킬 수도 있음을 보여 준다. 또 성기에 암이 있는 남성의 파트너는 더 위험하다.

● 합성 호르몬(예. DES 또는 먹는 피임약)에 노출되는 것은 자궁경부 상피내 종양이나 암이 발전할 가능성을 높일 수 있다. 자궁경부 상피내 종양과 암은 인유두종 바이러스에 취약한 자궁경부에서 증식하기 때문이다.

● 많은 연구들은 흡연과 자궁경부암이 관련이 있다는 것을 보여 주고 있다.

● 어린 나이에 성관계를 시작했다면 위험이 커진다. 십대 때에는 질벽 세포에 물리적인 변화가 일어난다. 나이가 들면서 취약하고 약한 세포들은 점점 강한 세포(편평 원주 상피 세포)로 대치된다. 이런 변화들이 완성되기 전에 성관계를 시작하면 세포 변화를 일으키는 것(그것이 무엇이든)에 취약한 세포가 된다.

● 자신이나 파트너 둘 다 여러 명과 성관계를 하면, 성병

자궁경부암 분류 체계

분류 체계	1등급	2등급	3등급			4등급	5등급
자궁경부상피이형증	양성	부정형	경증 이형증	중등도 이형증	중증 이형증	CIS	침윤성 암
자궁경부상피내종양(CIN)	양성	부정형	CIN 1등급	CIN 2등급	CIN 3등급		침윤성 암
베데스다/편평상피내손상(SIL)	양성	부정형	저등급 SIL	고등급 SIL			편평상피암

과 다른 병원균에 많이 노출되기 때문에 비정상 자궁경부 세포로 발전할 위험이 다소 높아질 수 있다. 차단 피임법(특히 콘돔)은 이 위험을 줄인다. →13장 피임 우리는 이 변화가 어떻게 일어나는지 완전히 이해할 수는 없다. 그러나 파트너가 얼마나 많은 수의 성관계 파트너를 가지고 있는지는(여성 자신의 성관계 파트너의 숫자만 문제가 되는 것이 아니다) 비정상적인 자궁경부 세포가 생길 위험에 영향을 줄 수 있다. 오직 한 명과 성관계를 하는 여성들도 비정상적인 세포가 생길 수 있다.

- 자신이나 파트너가 발암 물질을 만지는 일을 한다면(예를 들면 광산, 섬유, 금속, 화학 산업 종사자), 자궁경부 비정상성의 위험이 높아질 수 있다.
- 건강에 좋은 주거 환경과 노동 조건을 갖기 어려운 저소득층 여성들이 자궁경부 상피내 종양과 암에 걸릴 확률이 더 높고 어린 나이에 이런 문제를 가지게 될 가능성도 더 크다. 이것은 이들이 좋은 영양 상태, 의료 관리, 자궁경부 세포진 검사를 받기 어렵고 여성 자신이나 파트너의 노동 환경이 나쁘다는 것과 연관되어 있다.

진단 첫 단계는 자궁경부 세포진 검사다. 결과가 비정상으로 나오면 그 결과가 확실한지를 알기 위해 두 번째 자궁경부 세포진 검사를 반드시 해야 한다. 자궁경부 세포진 검사는 양성, 음성을 잘못 판정할 수 있고 검사가 정확하지 않을수도 있다. 세포진이 두 번 다 비정상으로, 즉 단순 염증이 아니라 자궁경부 상피내 종양으로 나오면, 그 때는 조직 검사를 해야 할지도 모른다. 진단을 위해 자궁경부 세포진 검사와 자궁경부 확대경 검사를 여러 번 반복할 수 있다. 가벼운 상피 이형증은 종종 정상 세포로 바로 돌아온다.

병원 치료 상피 이형증과 자궁경부 상피 내종양 치료는 아주 가벼운 것에서 심각한 것까지 매우 다양하다. 자기 상태에 맞는 적절한 치료를 받고, 그리고 수술이나 부적절하고 불필요한 치료를 피해야 한다. 전문가들은 각자의 진단에 따라 '선호하는' 치료가 다를 것이다. 그렇기 때문에 두세 번까지 다른 소견을 듣는 것이 치료에 매우 중요하다. 질 확대경 검사, 펀치 생검, 원추 생검 등은 특별한 훈련을 받고 기술, 경험이 많은 의사한테 받아야 한다.

가장 무리가 없는 치료는 '기다리고 보면서' 자궁경부 세포진 검사, 질 확대경 검사, 펀치 생검 →570쪽을 반복하는 것이다. 항상 콘돔을 사용하는 것도 도움이 될 것이다. 다음 단계는 냉동 요법, 레이저 요법, 환상투열 절제술 →571쪽 또는 그와 비슷한 원뿔 절제술로 비정상 세포를 파괴하는 것이다.

반복적인 자궁경부 세포진 검사나 질 확대경 검사를 해서 상피내 암종(또는 국소암) 안에 심각한 상피 이형증이나 암이 있다는 것을 확인하거나, 비정상적인 부분이 자궁경관(그래서 질 확대경이나 냉동 요법으로 닿을 수 없는)까지 확산되었다면, 원추 생검(자궁경부암) 원추 조직 절제가 종종 권장된다. 비정상적인 부분의 모든 경계가 제거되었는지를 확인하기 위해, 제거된 원추형 조직을 검사한다. 제거된 부분의 가장자리 너머까지 비정상적인 부분이 확장되었으면 의사는 좀 더 넓은 부위를 제거하기 위해 2차 원추 조직 절제를 권할 수 있다. 일반적으로 침윤성 암을 위한 치료법으로 자궁 적출술이 권장된다. →645쪽 자궁 적출술은 위험이 따르는 큰 수술이고 다른 문제들을 발생시킬 수 있다. →646쪽

이런 치료들은 불편하고 고통스러울 수도 있다. 원추 또는 펀치 조직 생검, 냉동 요법, 레이저 요법, 전기 소작을 한 후에는 통증과 감염 위험을 줄이기 위해 탐폰, 질 세척, 최소한 3주 동안 성관계를 금한다. 어떤 여성들은 월경통 같은 통증, 압통, 출혈, 냉대하 등을 경험한다.

원추 생검은 자궁경부를 약하게 할 수 있기 때문에 불임의 위험이 있을 수 있다. 자궁 적출술은 영구적으로 여성의 출산 능력을 없앤다. 원추 조직 생검과 자궁 적출술이 적절한 방법일 수도 있고 그것이 여성들의 생명을 구할 수 있다. 하지만 특히 심각한 상피내암이나 자궁경부 상피내 종양일 때 이런 방법을 권한다면 적절한지 아닌지, 다른 치료법이 있는지에 대한 2차, 3차 소견을 들어보는 것이 중요하다.

비정상 자궁 출혈

'비정상 자궁 출혈'은 다양한 비정상적 출혈 유형을 가리키는 말이다. 월경량이 비정상적으로 적거나 너무 많은 것, 월경 기간이 아닌데 출혈이 있는 것, 월경 주기가 매우 불규칙한 것 등을 가리킨다. 비정상적 출혈은 종종 호르몬 변화 때문에 생기는데 월경을 막 시작한 십대나 완경기에 막 접어든 여성들에게 특히 많이 일어난다. 많은 삼

십대 여성들은 에스트로겐의 갑작스런 저하로 배란기에 피가 약간 묻어 나오는 정도의 출혈이 있기도 한다. 의사들은 배란이 일어나지 않은 월경 주기(무배란성 주기) 때문에 생긴 비정상 출혈을 가리키는 말로 '기능성 자궁 출혈'이라는 특별한 용어를 사용한다.

월경 주기가 21일 이내거나 월경이 7일 이상 길게 지속되면 보통 '기능성' 출혈로 분류한다. 규칙적으로 배란하지 않는 여성들은 월경을 늦게 하거나 에스트로겐이 증가되어 출혈이 많을 수 있다. 월경이 늦어지고, 양이 많아지며, 불규칙적인 출혈을 일으키는 원인으로는 자궁내 장치, 피임약, 골반염, 비정상적 임신, 폴립, 자궁근종, 자궁내막증, 자궁경부암, 자궁암 등이 있다.→ 치료는 해당 절

완경기가 지난 여성들에게 보이는 비정상 출혈은 에스트로겐 대체 요법, 질염, 자궁내막 증식증이나 암에 의해 생길 수 있다.

검사 결과가 악성(암)으로 나오지 않았다면 출혈이 있다고 해서 수술을 받아야 한다는 압박감을 갖지 않는 것이 좋다. 이것은 '전암 상태'는 아니기 때문이다. 2차 소견을 포함한 확실한 진단을 받지 않았으면 자궁 적출술에 동의하지 않는 것이 좋다. 과도한 출혈이나 장기간 출혈이 있으면 무섭고 혼란스럽고 마음이 약해지기 때문에 불필요한 수술 같은 과감한 행동을 쉽게 정당화하게 된다. 이런 문제가 있고 대안적 접근이 있다는 것을 배운 다른 여성들과 함께 대화를 나눈다.→ 아래, 5장 통합 치유 암으로 판정되었을 때 나타나는 가장 심각한 위험 신호는 빈혈이다. 헤모글로빈 수치를 정기적으로 체크하고 헤모글로빈이 낮아지면 철분을 섭취한다.

광범위한 검사를 한 후에도 비정상 출혈의 명확한 이유가 발견되지 않기도 한다.

자가 치료

완경기 전이라면, 스트레스를 줄이고 식사를 바꿔서 월경을 안정적으로 바꿀 수 있을 것이다. 동물성 지방을 줄이고 섬유질을 많이 먹으면 콜레스테롤이 줄어(콜레스테롤은 몸속에서 에스트로겐으로 전환된다) 정상적인 호르몬 균형을 회복하는 데 도움이 된다. 피토에스트로겐(식물에 존재하는 호르몬 유사물질)을 높이는 콩단백질은 월경 주기를 규칙적으로 만들어 줄 수 있다. 게다가 비타민A, 비타민E, 비타민P(바이오플라보노이드)를 포함한 비타민C뿐만 아니라 아연, 구리, 요오드 보충제는 출혈 과다를 정상으로 돌리는 데 도움을 줄 것이다(많은 양의 비타민A는 독이 될 수 있기 때문에 하루에 두 번 10,000IU 정도 섭취하는 것이 권장된다. 당근 한 개에는 8,000IU가 들어 있고 진한 녹색 채소들에는 비타민A가 많이 들어 있다. 그래서 비타민A는 일상적으로 먹는 음식에서 섭취량을 늘릴 수 있다). 몇 가지 약초(동콰이, 야생 얌, 냉이)가 또한 규칙적인 월경을 하는 데 도움을 줄 수 있을 것이다. 가능하면 전체론적인 접근을 하는 영양학자의 조언을 구한다. 침을 맞는 것도 호르몬 균형을 회복하는 데 도움을 줄 수 있다. 출혈 과다라면 빈혈 예방을 위해 철분 섭취를 늘린다.→ 574쪽

병원 치료

완경기 전이고 월경량이 적고 불규칙하다면, 의사는 월경 자체에 문제가 있는지 없는지를 판단하기 위해 한두 달 정도 기다려 보라고 할 것이다(때때로 스트레스가 호르몬 불균형을 일으킬 수 있다). 그러나 40세 이상의 여성이 비정상 출혈이 계속되면 자궁내막암이나 자궁내막 증식증인지 알아보기 위해 반드시 자궁내막 생검이나 경관확장 자궁소파술을 해보아야 한다(자궁내막암은 오십대 이상이 아닌 여성들에게는 매우 드물다). 전암 증상이나 암이 아니라면 다음 단계 치료를 받을 필요가 없다. 출혈이 신경 쓰인다면 호르몬 요법(프로게스테론, 에스트로겐을 동반한)이 문제를 해결할 수 있을 것이다. 호르몬 섭취를 피하고 싶고, 출혈이 그렇게 과도하지 않으면 출혈량을 주의 깊게 살피면서 자가 치료를 계속해도 된다. 무배란인데 임신을 원한다면 배란 촉진제 복용을 고려할 수도 있다. 그러나 이 약물과 관련된 위험에 대해 꼭 알고 있어야 한다.

골반염

의무 기록 사본을 구해서 확인해 보니, 2~3년 동안 같은 문제(오른쪽 하복부의 통증)를 계속 떠들어 왔다는 것을 알았어요. 심한 월경 불순, 발열, 월경기 아닌 때의 출혈, 성교 후 출혈, 통증, 무기력감 등을 겪었습니다. 몇 번 항생제 치료를 받았는데 일시적으로 증상이 완화되는 정도에 그쳤어요. 근본적인 원인이 무엇인지도 몰랐고 해결되지도 않았습니다. 섹스 파트너나 성행위를 문제 삼은 적도 결코 없었습니다.

골반염은 자궁내층(자궁내막증), 나팔관(난관염), 난소(난

소염) 등에 영향을 미치는 감염을 가리키는 포괄적인 용어다. 주로 자궁 입구에서 이 기관들에 성병이 퍼져 생기는 것이다. → 14장 성병

증상

골반염의 증상은 다양하다. 증세가 아주 가벼워서 인식하지 못할 수도 있는데 맨 먼저 나타나는 증세는 통증이다. 예를 들어, 생식기를 압박하거나 조이는 느낌이 들거나 때로는 하복부에 무지근하게 느껴지는 통증을 느낀다. 심하면 일어서지도 못할 정도다. 아랫배의 중간이나 양쪽에 통증을 느낄 수도 있다.

아래에 열거한 증세들 중 몇 가지 또는 대부분이 해당되거나 아무 증세도 없을 수 있다.

- 질이나 자궁의 악취나 비정상으로 보이는 분비물
- 성교 중이나 성교 후 통증이나 출혈
- 불규칙적인 출혈
- 심한 월경통
- 배란통(배란기 즉, 월경 주기 중간에 생기는 하복부 통증)이 심해진다.
- 빈뇨, 소변 시 화끈거리는 느낌, 잔뇨감
- 복부 팽만감
- 갑작스런 고열 또는 오르락내리락 하는 미열
- 오한
- 림프절 팽창
- 식욕 감퇴
- 메스꺼움 또는 구토
- 신장 또는 간 주위의 통증
- 허리 또는 다리 통증, 근력 저하, 피곤함, 우울함
- 성욕 감퇴

증세의 강도와 정도는 어떤 미생물이 문제를 일으키고 있고, 어디에 있는지(자궁, 관, 복부의 내부 등), 얼마나 오래 증세가 지속되었는지, 항생제를 복용했다면 무엇을 먹었는지, 또 건강 상태는 어떤지 즉, 스트레스가 어느 정도인지, 건강관리를 얼마나 잘했는지 등에 따라 다르다. 급성 골반염, 만성 골반염, 무증상 골반염으로 구분한다.

합병증

골반염 합병증은 매우 심각하다. 치료되지 않으면 복막염, 생명이 위험한 상황, 또는 자궁관 난소농양으로 발전할 수 있다. 그것은 장과 간에 영향을 미칠 수 있다(간주위염). 급성 감염 이후 몇 달 또는 몇 년이 지나, 난관에 염증이 생겨 막히면 불임이나 자궁외 임신이 될 수 있다. 골반염은 또한 유착이나 감염이 오래되어 생기는 만성 통증을 유발할 수 있다. 심하면 치료되지 않은 골반염으로 사망하는 수도 있다.

골반염의 90~95%는 성병을 일으키는 미생물에 의해 발생한다. 감염된 남성이나 여성과 성 접촉(레즈비언 사이에서는 매우 낮다), 자궁내 장치 삽입, 인공유산, 자연유산, 출산, 자궁내막 생검, 자궁강 조영술(자궁과 난관 엑스선 검사), 제대로 성병 유무를 조사하지 않은 채 시행되는 기증자의 정액 주입(비배우자 정액 주입) 등의 과정에서 미생물이 신체로 침입할 수 있다. 골반염에 걸린 여성의 남성 파트너에게는 일반적으로 증세가 나타나지 않는다. 그러나 질환을 일으킬 수 있는 균을 옮길 수는 있기 때문에 검사받고 치료도 해야 한다. 물론 콘돔 사용은 필수다.

몇 년 동안 만성 골반염으로 고생했지만 남편은 아무렇지도 않았어요. 어떻게 병에 걸리게 되었는지 우리 둘 다 몰랐죠. 우리 부부더러 세균 조직 배양을 받으라는 의사를 찾기까지 시간이 오래 걸렸습니다. 마침내 발견된 균(클라미디아, 미코플라스마, 포도상구균, 연쇄상구균)이 어떤 것인지를 알고 나서 남편과 함께 검사와 치료를 받았고 완치할 수 있었습니다.

항생제 치료가 실제 필요한 사람은 골반염에 걸린 여성의 배우자인데, 골반염에 걸린 여성만 치료하고서는 효과가 없다고 믿게 만드는 의사들도 있다.

월경과 배란 중에 감염된 분비물(특히 감염된 정액)에 노출되면 골반염에 걸릴 위험이 높아진다. 자궁경부가 좀 더 열려 있고 점액이 통과하기 쉬운 시기이기 때문이다. 연구자들은 어떤 박테리아가 흐르는 정액에 들러붙어 나팔관과 자궁에 침투할 수 있다고 가정한다(피임약은 자궁으로 들어오는 정자를 차단해 골반염에 걸릴 위험을 감소시키는 고밀도 자궁경부 점액을 만드는 것으로 보인다). 자궁내 장치를 사용하는 여성 또한 삽입 후 첫 4개월 동안에는 이 병에 걸릴 위험이 높다. 임질이 대부분 골반염의 원인인 곳도 있다. 그러나 다른 지역에서는 클라미디아, 미코플라스마, 몇몇 호기성/혐기성 미생물(활동하는 데 산소가 필요한 미생물/필요하지 않은 미생물)이 골반염에 걸린 여성

들의 자궁경부, 자궁내막, 난관 조직 배양 검사에서 점점 더 빈번히 발견되고 있다.

진단

골반염에 걸렸을 때 어떤 균이 원인인지 정확하게 알면 적절한 항생제를 쓸 수 있어 가장 이상적이다. 그러나 정확히 어떤 균인지 알아내려고 쉽게 해 보기 힘든 몇몇 검사들을 해야 하고, 게다가 비용이 많이 들기 때문에(이 의사에서 저 의사에게로 왔다 갔다 하는 것보다 그냥 처음부터 조직 배양 검사를 받는 것이 더 저렴해도) 거의 불가능하다. 심지어 클라미디아와 미코플라스마 같은 세균을 배양할 수 있는 병원을 찾아가서 검사를 하고 음성 판정을 받았다 해도 그 결과를 완벽하게 신뢰할 수는 없다. 이 균들은 배양하기 어렵기 때문이다. 때로는 자궁과 나팔관을 감염시키는 이런 균들이 자궁경부 조직 배양에서 나타나지 않을 수도 있다. 어떤 의사들은 감염 여부를 알아내기 위해 특히 침전율과 백혈구 수치 같은 혈액 검사에 의존하기도 하지만 이 방법들은 그리 신뢰할 만한 진단법이 못 된다. 배양이 어렵고 자궁경부나 질 조직 배양에서 잘 발견되지 않는 균들을 발견하는 데 자궁내막 생검이 종종 유용하다. 그러나 이 생검은 주의 깊게 시술하지 않으면 오히려 균을 자궁까지 퍼지게 할 수도 있다. 어떤 경우에는 질 초음파를 포함한 초음파 검사가 유용하다. 확정 진단에는 복강경 검사가 요구된다. →572쪽

골반염에 걸렸고 성관계를 하는 남성 파트너가 있다면 그 남성도 검사를 받아야 한다. 종종 남성들은 비임균성 요도염으로 진단받는다. 남성에게 감염을 일으키는 균들은(예를 들어 클라미디아와 우레아플라스마) 여성에게 골반염을 일으킬 수 있다. 남성에게 자위를 하게 해서 요도용 면봉을 이용하거나 살균된 용기에 검체를 채취한 다음, 곧바로 배지(미생물이 필요로 하는 각종 영양소를 골고루 함유하는 물질) 속에 넣어야 한다(균의 종류에 따라 각각 다른 배지에 넣는다). 남성의 요도 검체는 (여성들의 자궁경부 검체처럼) 남성 성기관나 비뇨기의 다른 부분에 있는 균들을 포함하지 않기 때문에 이 검사가 더 중요할 수 있다.

현재 대부분의 전문가들은 건강과 생식력에 문제가 생기기 때문에 검사 결과를 기다린다면서 치료를 미루어서는 안 된다는 데 동의하는 것 같다.

부인과 의사들과 비뇨기과 의사들은 점차적으로 골반염의 즉각적인 검사와 치료의 중요성에 대해 인식하고 있다. 계속되는 연구는 좀 더 향상된, 그리고 되도록이면 몸에 기구를 삽입하지 않는 진단법을 발전시킬 필요가 있다. 어떤 성병 클리닉과 불임 치료 전문의들은 골반염에 대한 정확한 최신식 검사와 치료를 제공하고 있다.

치료

골반염은 성병과 마찬가지로 반드시 파트너와 함께 치료받아야 한다. 혼자만 치료받고 파트너는 계속해서 균을 지니고 있다면 재감염된다.

항생제를 복용하면 복용을 중단한 후 최소한 몇 주까지 다시 정확한 배양(생체 세포나 조직을 생체 밖의 환경에서 어느 일정 기간 생육시키는 기술)을 할 수 없다. 약을 잘못 복용하는 것은 균을 제거하기 더욱 어렵게 만들 수도 있다. 그러나 골반염에 걸린 여성들에게 항생제 복용 후 배양이 가능할 때까지 기다리라고 하는 것은 비현실적이다. 실제로 도움이 되는 방법은 항생제에 상관없이 배양을 철저하게 해서 그때 발견되는 것이 어떤 것이냐에 따라 치료를 시작하고 조정하는 것이다. 권장 치료법은 최근에 급격하게 변해 왔는데 세폭시틴, 독시사이클린, 세프트리악손 같은 항생제가 포함된다. 골반염은 심각한 감염이어서 치료 기간은 최소한 10~14일이다. 보통은 균이 한 종류 이상 포함되기 때문에 다른 두 종류의 항생제를 투여해만 한다. 증세가 사라졌다고 해도 균의 항생제 내성 균주가 생길 가능성을 줄이기 위해 항생제를 계속 복용해야 한다.

검체는 될 수 있으면 항생제 투여 전에 채취해야 한다. 하지만 항생제를 투여했다고 해도 균 배양을 포기해서는 안 된다. 항생제 투여 후에는 세균이 분리되지 않을 가능성이 있다는 것을 염두에 두어야 한다.

항생제는 질 내 곰팡이를 과잉 번식시킬 수 있다. 좀 더 심각한 골반염을 치료하면서 질 내 곰팡이를 계속 살펴보아야 한다. 곰팡이 과잉 번식을 막으려면 요구르트를 먹는다.

오늘 골반염 치료를 위해 항생제와 또 그 항생제를 먹어서 생기는 곰팡이를 치료하기 위한 좌약을 처방받고는 울고 싶었습니다. 돈이 드는 것이나 병원에 가야 한다는 것도 문제였지만 좌절감이 제일 심각했어요. 치료받아야 한다는 사실을 알고 있었다면 다시는 성관계를 갖지 않았을 텐데, 하는 느낌이 들었습니다.

미국 질병예방통제센터에 따르면 입원 치료는 ① 진단이 불확실할 때, ② 맹장염이나 자궁외 임신 등 긴급 수술을 할 가능성이 있을 때, ③ 골반 농양이 의심될 때, ④ 심각한 질병으로 통원 치료가 불가능할 때, ⑤ 임신했을 때, ⑥ 통원 치료를 견디지 못하거나 그것을 따를 수 없을 때, ⑦ 통원 치료가 효과 없을 때, ⑧ 항생제 치료를 시작하고 48~72시간 후에 병원 추적 검사를 할 수 없을 때, ⑨ 미성년일 때 강력하게 고려되어야 한다. 많은 전문가들은 골반염에 걸린 모든 여성들이 입원해서 치료를 받아야 한다고 이야기한다. 불행히도 많은 의사들은 이 권유를 따르고 있지 않다.

대부분의 여성들은 골반염이나, 급성 질환 발병 시 생길 수 있는 골반염 때문에 입원 치료를 받는다. 병원에서는 감염을 치료하기 위해 항생제를 정맥 주사로 투여할 수 있다. 항생제 치료가 별 효과가 없다면 감염 치료에 맞는 항생제를 사용하지 않은 것이거나, 파트너의 치료가 제대로 이루어지지 않아 재감염되었기 때문일 것이다. 정맥 주사는 골반 농양이나 패혈증성 골반혈전 정맥염(골반 정맥의 감염), 부정확한 진단 같은 문제 때문에 실패할 수도 있다. 실제로 골반염이 생기기 전후에 생기는 방광염을 앓았는데, 성교 시 자궁에 상처가 생겨서 만성 방광염이 생겼다고 진단할지도 모른다. 사실은 성적 접촉으로 전염된 것인데 배변 후 뒤에서 앞으로 닦았기 때문에 결장에 있던 균이 침입해 감염되었다고 진단할 수도 있다. 또 사실은 그렇지 않지만 몸에 이상이 있는 것이 아니라 감정적인 문제가 있다거나 경련성 결장을 가지고 있다고 진단할 수도 있다. 자신의 현재 상태가 철저하게 평가받을 수 있게 노력해야 한다.

손상된 난관을 복원하고(관성형술) 닫힌 관을 열어서 생식력을 회복하려고 수술을 결정할지도 모른다. 유착(서로 떨어져 있어야 할 피부나 막 등이 염증 때문에 들러붙는 일)이 생길 수도 있다. 감염에 의한 손상 조직의 섬유질 띠들이 내부 기관을 함께 묶어 버릴 수도 있고 통증과 불임을 유발할 수도 있다. 이런 경우 절제를 위해 개복 수술을 결정할 수 있다. 수술 자체가 유착을 일으킬 수 있다는 점을 명심해야 한다. 의사들은 종종 통증의 원인을 유착으로 돌려서 감염 사실을 알아차리지 못할 수도 있음을 기억해야 한다.

의사가 골반염 치료로 인해 골반 장기들이 망가지고 있다고 판단하면, 자궁 적출술을 요구할 수도 있다. 급성

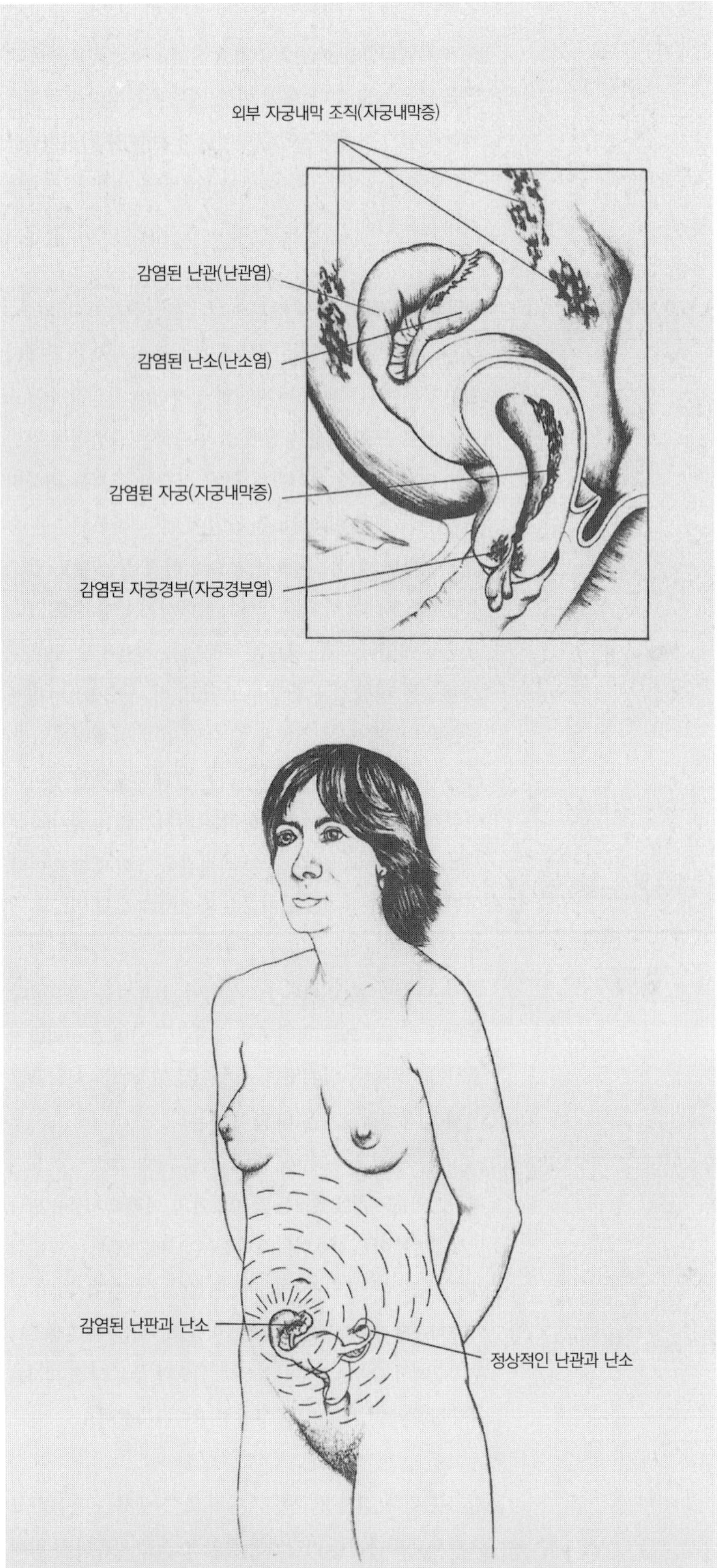

골반염은 감염 부위에 심한 통증을 일으킬 수도 있고 복부 일부나 전체에 통증을 일으킬 수도 있다.

골반염일 때 긴급 자궁 적출술이 필요한 경우도 있다. 요로가 감염되었을 때(종종 그렇게 된다), 자궁 적출술로 감염을 없앨 수도 있다. 어떤 여성들은 계속 재발해서 몸을 약하게 만드는 골반염에서 벗어나기 위해 자궁 적출술을 선택하기도 한다. 그러나 자궁 적출술은 골반염 치료에 거의 필요 없다.

개인적인 문제들

많은 사람들은 지속되는 골반염 통증과 육체적인 문제의 원인이 되는 파트너 또는 자신의 성경험에 죄의식과 분노를 느낀다. 또한 여성 성병에 걸려 결국은 골반염에 감염되는 여성의 수가 늘어나는 것에 적절한 조치를 취하지 못한 의료 체계에도 분노를 느낄 것이다. 파트너들은 증상이 없다며 검사나 치료를 받으려 하지 않을 수도 있고, 성관계를 피해야 한다는 사실을 이해하지 못할 수도 있다. 그래서 애인이 다른 성관계 파트너를 찾을지도 모른다. 그런 일은 형벌 같은 것일 수도 있고, 더 나아가서는 병에 노출될 위험을 모른 척하게 할 수도 있다. 불행하게도 분노를 밖으로 표출하는 대신 우리는 그냥 우울해할 것이다. 이런 상황은 철저하게 진단하려는 의지가 없는 의사와 문제를 처리하는 과정에서 심한 좌절감을 느끼게 할 것이다. 어떤 의사들은 우리가 성생활을 활발하게 하고 있다는 것을 인식하지 않고, 우리가 성병에 걸린다는 사실을 무시하거나, 골반 증상들의 중요성이나 심각성을 의심한다. 우리가 현재의 의료 체계에서 제대로 진단받고 신뢰받지 못한다는 사실을 발견하면, 성병으로 고통받는 사람들은 신체적, 감정적 고통을 더 많이 겪는다.

매우 더러운 사기에 말려든 것 같았어요. 여러 의사들을 만나면서 골반이 아픈 것이 아니라 머릿속이 고통스럽다는 것을 알게 되었습니다. 수도 없이 의사에게 얼마나 다른 검사들을 받아야 하는지 공손하고 신중하게 물어봤죠. 여전히 미치겠고 너무 우울해서 씁쓸한 기분이 들어요. 필요한 것을 해 줄 의사를 찾기 전에 너무 많은 고통을 무려 한 달이나 겪었어요.

완치를 위해 검사 결과를 기다리고, 항생제를 복용하고 효과가 나타나기를 기다리는 동안 스스로 치유하기 위해 할 수 있는 일은 많다. 아주 뜨거운 목욕이나 하복부에 훈증을 하는 방법은 통증 완화에 도움이 되는데, 이 방법들은 골반에 약과 혈액을 원활하게 공급해 병을 이길 수 있게 해 준다. 병을 치료하는 동안 핫팩이 좋은 친구가 될 수 있다. 눈을 감고, 생식 기관이 분홍빛의 건강한 상태이며 산소가 잘 공급되고 있고 편안한 상태라고 상상한다. 질 세척이나 탐폰은 피한다. 미생물을 자궁 속으로 들어가게 할 수도 있기 때문이다. 감염된 생물체를 잠복시키는 관수욕용 주머니를 재사용해서는 안 된다. 자신이 한 달 동안 건강하게 잘 지내고 있다고 판단되고 섹스 파트너의 모든 성병 검사 결과가 음성으로 나왔을 때만 성관계를 한다.

골반염을 앓고 난 후 좋아지려면 몇 개월이 걸린다. 특히 일상적으로 건강관리를 하지 않거나 스트레스가 심한 여성들에게 초기 감염이 완치된 후에도 짧은 기간(몇 개월 정도) 골반염 증세가 나타나기도 한다.

침은 통증을 다스리고 에너지 조화를 이루는 데 도움이 된다. 다음 방법도 사용할 수 있다. 피마자 기름을 적신 면 헝겊을 배 위에 올려놓고 플라스틱 덮개로 덮는다. 그리고 골반 부위에 충분한 열이 공급될 수 있도록 핫팩으로 다시 덮는다. 생강 뿌리 습포와 타로 뿌리 찜질약도 통증을 완화하고, 축적된 독성 물질을 없애는 데 도움이 되며, 아픈 부위의 유착을 막아 주고 헐거운 상태로 유지해 줄 수 있으며, 이미 형성된 유착을 풀어 줄 수도 있을 것이다(이런 것들은 약효가 뛰어나고 통합 치료사의 지시대로 사용하면 효과가 가장 좋다).

몇 가지 허브와 차는 생식기와 요로 감염 방지에 유용하다. 라즈베리잎 차는 생식기를 강하게 한다. 점액 분비를 줄이려면 설탕 섭취를 금하고 유제품을 줄인다. 아연뿐만 아니라 다량의 비타민C, A, D, B 복합제를 복용한다. 건강에 좋고 신선한 음식을 섭취한다. 가능하면 스트레스를 피한다. 술, 담배, 병에 대한 저항력을 낮추는 약물들을 피한다. 그리고 커피를 줄인다. 평소에 비해 피곤과 무력감을 많이 느낄지도 모른다. 충분한 수면을 취한다. 아무것도 하지 말고 누워서 푹 쉬는 것이 권장되기는 하지만 실제로 그렇게 하기는 쉽지 않다. 치료에서 가장 중요한 요소는 항생제 치료라는 사실을 기억한다.

골반염을 예방하려면 다음 지침을 따른다. 골반염 예방법은 성병 예방법과 같다. 골반염은 대개 성병을 일으키는 미생물에 의해 발생하기 때문이다. 거품, 크림, 젤리 형태의 질 피임약은 성교 시 질로 들어올 수 있는 박테리아를 죽인다. 성관계를 할 때에는 가능한 콘돔이나 페서리 같은 차단 피임법을 사용한다. 이미 성병이나 골반염에 걸렸거나 자신이나 파트너가 한 명 이상 성관계 파트너가 있을 경우 콘돔을 사용하도록 노력하고 자궁내 장치 사용을 피한다.

골반염은 즉각적으로 대처해야 하며, 기술과 세심한 주의가 필요한 아주 심각한 문제라는 사실을 인식한다.

골반 이완과 자궁탈

골반 이완은 골반 바닥의 근육이 느슨해져서 더는 골반 내 장기들을 제대로 지탱하지 못하는 상태를 말한다. 심각한 경우에 자궁을 잡고 있는 인대와 조직들까지 자궁을 질 쪽으로 '떨어지게'(탈) 만들 정도로 약해질 수 있다. 두 번 이상 난산을 한 여성들은 출산 후에 골반 이완이나 자궁탈을 경험한다. 이런 경향은 유전된다. 자궁출은 종종 방광탈과 직장탈을 수반한다.

보통 골반 이완의 첫 번째 증세는 기침이나 재채기, 갑자기 웃음을 터뜨릴 때 소변이 새는 것이다. 자궁이 질 쪽으로 내려앉았으면 질에 무디고 무거운 감각을 느껴지거나 마치 무엇인가 '떨어진' 것 같은 느낌이 들 것이다. 이런 증상은 일반적으로 오랫동안 계속 서 있으면 더 나빠진다.

예방과 자가 치료

골반 이완과 자궁탈을 예방하는 가장 좋은 방법은 규칙적인 케겔 운동과 다리 올리기를 하는 것이다. 이 운동은 골반 바닥과 하복부 근육을 강화한다. →12장 몸에 대한 이해, 261쪽 골반 근육이 올바른 모양을 하고 있는지를 알 수 있는 방법 한 가지는 화장실에 가서 오줌을 누다가 멈추는 것. 멈출 수 없다면 케겔 운동을 많이 해야 한다. 어떤 내과 전문의들은 특히 임신 기간에, 골반 근육이 특별히 스트레스를 받을 때 하루에 100번 케겔 운동을 하라고 한다. 또한 하루에 몇 차례씩 슬흉위 자세(무릎을 어깨너비만큼 벌려 구부리고 두 팔을 앞으로 쭉 뻗어 가슴을 바닥에 대고 허리는 들어 올린 자세)를 취해 긴장을 완화시킴으로써 가볍게 탈출된 자궁을 강화할 수도 있다. 어떤 여성들은 어깨로 서기 자세(어깨와 가슴 쪽 등을 바닥에 대고 거꾸로 서는 자세)와 물구나무자세 같은 몇몇 요가 자세가 자궁탈에서 오는 불편함을 줄일 수 있다는 것을 알아냈다.

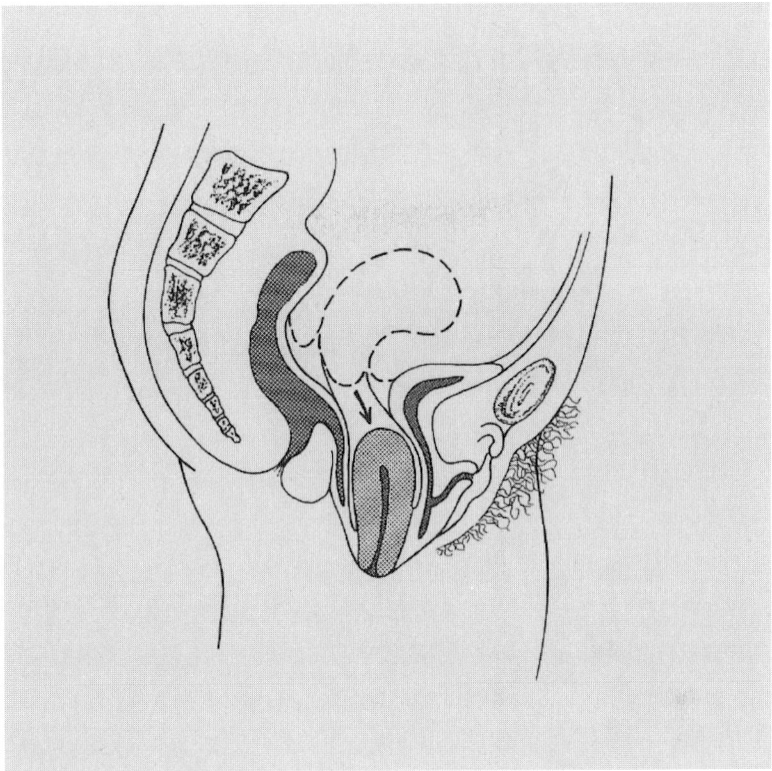
자궁탈 © Christine Bondante

병원 치료

일반적으로 골반 이완이나 가벼운 자궁탈에는 병원 치료가 필요치 않다. 탈출이 불편함을 느낄 정도로 심각하다면 페서리(자궁경부 주위에 끼우는 고무 장치로 자궁을 지지하는 데 도움을 준다)를 삽입할 수 있다. 이것의 나쁜 점은 꼭 맞는다는 느낌을 갖기가 어렵고, 자극이나 감염이 생길 수 있고, 자주 페서리를 씻고 제거해 주어야 한다는 점 등이다. 매달기 수술이라고 불리는 수술로 내려온 자궁을 들어서 다시 붙일 수 있으며 종종 떨어진 방광이나 직장도 그렇게 한다. 많은 의사들은 자궁탈에 자궁 적출술을 권장한다. 그러나 이 수술은 불필요하고 반드시 최후 수단으로만 사용되어야 한다.

자궁근종

근종은 자궁 안팎이나 자궁벽에 나타나는 단단한 양성 종양[18]으로 종종 크기와 모양이 변한다. 통계적으로 보면 여성의 약 30%가 35세 이전에 자궁근종이 생기며, 흑인 여성들에게 더 많이 생긴다. 자궁근종이 자라는 이유는

18 '종양' 이라는 단어는 대부분의 사람들을 매우 두려움에 떨게 한다. 종양은 옛날 사람들이 질병을 설명하기 위해 많이 사용한 용어 중 하나다. 의사나 환자 모두 암을 가리키는 말로 이 단어를 사용한다. 실제로 종양이란 필요 없는 세포가 자란 것을 뜻한다. 모든 종양의 90% 이상은 양성이며 해가 없다.

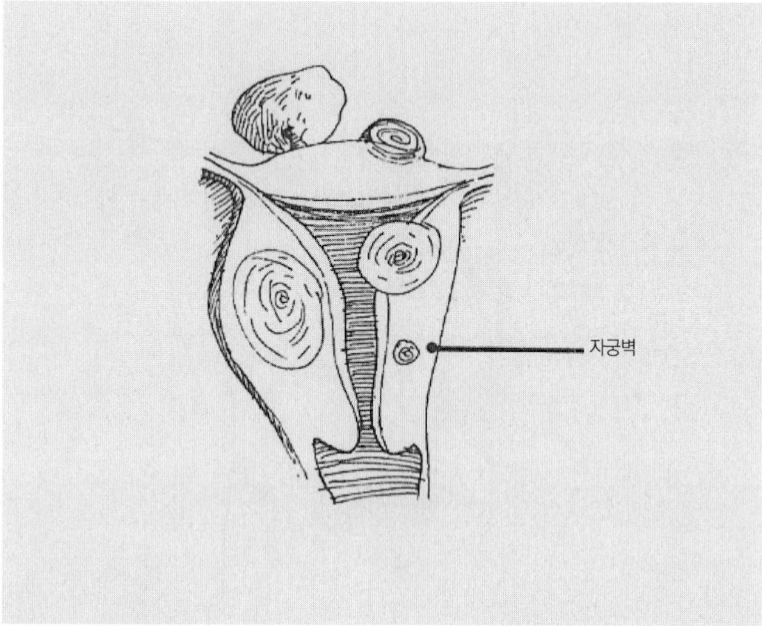

자궁근종(양성 종양) ©Karen Norberg

명확하게 알 수 없지만 에스트로겐과 관련 있는 것으로 보인다(임신 중이거나 에스트로겐이 함유된 피임약이나 완경기 호르몬제를 복용하면 신체 내 에스트로겐 수치가 높아지는 데, 이럴 경우 자궁근종은 더 빠르게 자랄 것이다).

자궁근종은 정기적인 골반 검사 중에 발견될 수 있다. 근종은 계속 자라기 때문에 몇 개나 되는지, 얼마나 큰지 의사에게 물어봐야 한다. 6개월 후 두 번째 검사를 받았는데, 더 자라지 않았으면, 1년에 한 번 검사받는 것으로 충분하다. 초음파 검사를 하면 근종의 크기와 숫자를 좀 더 정확히 알 수 있다.

작은 근종은 일반적으로 증상이 없다. 그러나 근종이 크고 많으면 통증이 있을 수 있고 월경기가 아닐 때 출혈이 있거나 과다 출혈이 있을 수 있다(근종은 보통 비정상 출혈을 일으키지 않기 때문에, 근종이 있고 비정상적인 출혈을 한다면 다른 원인들이 있는지 주의 깊게 검사해 보아야 한다). 크기와 위치에 따라 근종은 복부 또는 등 쪽에 통증과 비뇨기 문제를 일으킬 수 있다. 근종의 크기가 크다고 해서 임신을 할 수 없거나 유산이 되는 예는 거의 없다.

자가 치료

합성 에스트로겐의 섭취를 줄이거나 에스트로겐 요법을 중지하면 큰 근종을 제거할 수도 있다. 요가를 하면 압박감과 무거운 느낌이 줄어든다. 근종이 많은 양의 출혈을 일으킨다면 '비정상 자궁 출혈' →637쪽에 있는 자가 요법을 사용해 본다. 시각적 심상 요법은 근종 치료에도 도움이 된다. 시중에서 파는 육류, 유제품, 달걀에서는 호르몬(성장호르몬)이 발견되므로 피하고, 가공 식품을 피하고, 콩류를 많이 먹어 근종을 예방하려는 여성들도 있다.

병원 치료

대부분 치료가 필요 없다. 그러나 과도한 출혈, 통증, 비뇨기나 임신에 문제가 있을 때 근종절제술을 받을 수도 있다. 때로 근종의 위치에 따라 복강경이나 자궁 내시경을 이용해 절제할 수도 있지만 자궁근종 절제술은 주로 개복수술을 한다. 근종은 최소한 10% 정도 재발한다(근종이 생긴 지 오래되었거나 호르몬이 계속 영향을 미치면 제거 후에도 또 근종이 생길 수 있다).

과거 많은 의사들은 임신 시기가 지났거나 아이를 더 원하지 않는 여성들에게 자궁근종 치료에 자궁 적출술을 권했다. 완경기에 가까운 여성들은 에스트로겐 수치가 자연스럽게 낮아지기 때문에 일반적으로 자궁근종이 줄어들 수 있어 자궁 적출술이 필요하지 않다. 게다가 자궁 적출술은 성기능 장애를 일으키거나 난소가 있어도 기능을 하지 못하는 등, 여성에게 심각한 결과를 가져올 수 있다. 숙련된 외과의가 집도하는 근종 절제술은 자궁 적출술보다 덜 위험하며 자궁 적출과 관련된 문제들을 피할 수 있다. 근종이 크고 많더라도 근종 절제술로 제거할 수 있다. 레이저로 자궁근종을 제거하는 수술은 출혈은 적지만 많이 사용되지는 않는다.

완경기에 가까운 여성들에게는 루프론 약물이 권장되기도 한다. 루프론에는 인위적인 완경을 유도하고, 자궁근종 성장을 촉진하는 에스트로겐 분비 억제 성분이 포함되어 있다. 루프론은 몇 년간 사용될 수 있다. 루프론을 끊은 후에 자연스럽게 찾아온 완경기에도 에스트로겐 수치가 계속 낮게 유지되지 않으면 자궁근종은 다시 자란다. 출산 경험이 있는 여성을 위한 새 치료법에는 자궁근종에 공급되는 혈액을 줄이고 직접적으로 종양 크기를 줄이는 화학 물질을 주입하는 것 등이 있다.

난소 낭종

난소 낭종(물혹)은 다른 병에 비해 상대적으로 흔하며 정상적인 배란을 하면서도 생길 수 있다. 보통 난소 낭종은 증세도 없고 불편하지도 않다. 대부분 난소 낭종은 기능성낭종이라 문제가 생기면 자체적으로 해결된다. 물혹은 일반적으로 난포의 과다 팽창으로 생기는데(하나 이상이 배란기에 매달 생긴다) 난자를 파열해 배출하지는 않는다. 낭종의 대부분은 액체로 가득 차 있다. 낭종으로 인한 증상은, 월경 주기가 불규칙해지거나, 익숙하지 않는 통증이나 월경 주기 동안 어느 시점에 하복부에 불편함을 느끼거나, 성관계 시 통증 그리고 이유를 알 수 없는 복부 팽만감 등이다.

반드시 제거해야 하는 낭종도 있지만 정기적 골반 내진에서 발견되는 낭종은 대개 저절로 없어진다.

치료가 필요한지 아닌지를 판단하기 위해, 낭종이 그냥 사라지는지 한두 번의 월경 주기가 지날 때까지 기다려 보는 것이 좋다. 사라지지 않으면 의사가 골반 초음파 검사를 할 수 있다. 일반적으로 유피낭종(정상피부와 유사한 조직이 관찰된다), 자궁내막증 낭종, 암 등 병적인 것으로 진단된 낭종은 반드시 제거해야 한다. 의사들은 양성 낭종은 제거할 필요가 없다고 생각하는데, 작은 기능성 낭종은 일반적으로 문제를 일으키지 않고 그냥 사라져 버린다. 큰 낭종은 심한 복부 통증을 유발하고 종종 출혈을 일으킬 수 있기 때문에 위험하다. 큰 낭종은 난소에 혈액이 공급되는 것을 막기도 한다. 이럴 때는 즉각 수술을 해야 한다.

의사가 양성 종양과 함께 난소를 제거하자고 권하면, 다른 의사의 2차 소견도 들어보아야 한다. 많이들 하는 수술이라 해도 난소 제거는 대부분 불필요하다. 난소는 완경기 후에도 많은 기능을 한다.

재발하는 낭종은 스트레스나 호르몬 불균형을 나타내는 것일 수도 있다. 식습관 개선, 스트레스 줄이는 법 배우기, 침 맞기 등은 몸의 균형 유지에 도움을 줄 수 있다.

자궁 적출술과 난소 적출술

1994년에 약 55만6천 건의 자궁 적출술(자궁 제거)과 45만8천 건의 난소 적출술(난소 제거)가 미국에서 시행되었는

자궁 적출술이 필요한 경우

아래 항목을 포함하여 생명이 위험한 상태일 때 자궁 적출술이 필요하다.

- 자궁, 자궁경부, 질, 나팔관, 난소의 침윤성 암. 암 치료를 위한 자궁 적출은 전체 자궁 적출술의 8~10%밖에 되지 않는다.
- 조절되지 않는 중증의 염증(골반염)
- 심한 출혈이 조절되지 않는 드문 경우
- 분만 중 자궁 파열 같은 드물지만 심각한 합병증이 생겼을 때

이런 상태에 처하면 자궁 적출술은 목숨을 구할 뿐 아니라 심한 통증과 불쾌감에서 벗어나게 해 줄 것이다.

생명이 위험하지는 않지만 자궁 적출술을 해야 하는 상태는 아래와 같다.

- 자궁내막 증식증이라고 불리는 전암 증상을 나타내는 자궁내막의 변화(그러나 대부분의 과다 증식은 황체기에 작용하는 인자로 전환될 수 있다).
- 재발되는 중증 골반염(13장 피임에서 자궁내 장치와 성명에 관한 부분을 보자).
- 심한 통증을 일으키고, 다른 장기를 침범하는 광범위한 자궁내막증(이 증세는 문제가 있는 장기를 보존하는 방향으로 진행되는 수술이나 약물 치료가 일반적으로 효과적이다).
- 다른 장기까지 광범위하게 퍼진 큰 자궁근종이나 과도한 출혈을 일으키는 자궁근종(그러나 자궁근종은 근종 절제술로 제거될 수 있어서 자궁을 보존할 수 있다).
- 심각한 증상을 동반하는 골반 이완과 자궁탈(질식 자궁 적출술은 이 경우 대안 치료가 된다).

질병의 정도에 따라 큰 수술을 하지 않고도 치료할 수 있다. 관찰과 병에 대한 자세한 설명만으로도 충분한 경우가 있다. 다행히도 초음파 촬영술, 자궁경부 세포진 검사, 자궁경, 복강경 같은 진단 기술이 개발되어 자궁 적출술 시기를 늦추거나 아예 수술을 하지 않을 수 있게 한다. 불행하게도 많은 의사들은 특히 여성이 아이를 더 낳을 수 없다면 자궁을 굳이 둘 필요가 없다고 믿어 이런 신기술을 충분히 사용하지 않는다.

가벼운 기능 부전성 자궁 출혈, 별 문제 없는 자궁근종, 골반 울혈(월경 불순과 가벼운 등 통증)에는 자궁 적출술은 하면 안 된다. 그런 문제는 일반적으로 더 저렴하고 안전한 대체 요법으로 치료할 수 있다. 담당 의사가 이런 것 때문에 자궁 적출술을 하라고 한다면 의사를 바꾸는 것을 고려한다.

데 이것은 선진국에서 가장 높은 자궁 적출술 비율이다. 여성의 약 3분의 1이 60세까지 자궁 적출술을 경험한다. 오늘날 자궁 적출술의 약 90%는 불가피한 것이 아니다. 긴급 상황이나 생명을 구하기 위해서 어쩔 수 없이 하는 것이 아니라 그냥 선택에 의해 시술된다는 것이다. 다양한 연구들은 수술이 행해지는 장소가 어디든 간에 10~90%가 불필요하다는 것을 보여 주었다. 1990년 자궁 적출술 비율은 1970년대 중반에 비해 약 20% 감소했다. 하지만 많은 여성들은 불필요한 자궁 적출술 권유를 여전히 받고 있다. 많은 의사들은 중년 이상의 나이라 해도 여성의 자궁과 난소의 가치를 인식할 필요가 있다.

자궁 적출술과 난소 적출술 모두 큰 수술로 생각되고, 건강에 미치는 장기적인 효과, 성, 기대 수명에 위험 요인이 된다. 확실히 이런 수술은 많은 생명을 구해 왔고, 많은 여성들의 건강을 회복시켰다. 하지만 불필요한 수술은 여성들을 쓸데없이 위험에 처하게 만들기도 했다.

어떤 의사들은 이런 수술을 불필요하게 권장(예를 들면, 암을 예방하기 위해 수술을 권함)하기 때문에 여성들은 언제 자궁 적출술이 정말 필요한지(박스를 참고) 알고 있어야 한다.

오랫동안 미국에서 자궁 적출술은 많은 빈민층 여성들과 유색인종 여성들의 불임 수술로 사용되었다. 이 수술의 남용을 막기 위해 1979년 「연방 불임 지침서」가 만들어졌다.

미국 산부인과와 외과 의사들은 종종 경제적인 이유로 자궁 적출술을 한다. 이 수술은 보통 다른 산부인과 치료보다 많은 이익을 낳는다. 역설적이지만 자궁 적출술보다 더 어려울 수 있는 근종 절제술→ 644쪽의 수술비가 일반적으로 더 적다. 자궁 적출술, 난소 적출술이 필요하다는 진단을 받을 때마다 다른 의사의 소견을 들어본다.

자궁 적출술과 난소 적출술의 위험과 합병증

자궁 적출술의 사망률은 낮지만(1% 미만), 다음과 같은 수술 합병증이 있다.

- **감염** 대부분 항생제로 완치 가능하다. 그러나 심각하거나 어찌해 볼 수 없는 것도 있다.
- **요로 합병증** 많은 여성들이 자궁 적출술 후에 신장염이나 방광염이 생긴다. 대부분 문제가 심각하지는 않지만 때로 추가 수술이 필요하다. 근본적인 원인을 제거하는 자궁 적출술(침윤성 암의 경우에만)로 인해 감각 신경이 절제될 수도 있고, 방광 기능을 통제하는 능력이 상실되거나 소변 보고 싶은 충동이 없어지는 결과가 나타날 수도 있다(방광 또는 요로 손상은 1천 건당 2~5% 발생한다).
- **출혈** 10분의 1 정도의 여성들은 수혈이 필요하다.

흔치 않은 수술 합병증은 아래와 같다.

- **내장 문제** 수술 도중에 장을 건드려 상처가 날 수 있다. 자궁 적출술을 받는 여성들의 2% 정도가 내장에 생긴 손상된 조직을 제거하는 추가 수술을 받아야 한다.
- **응혈**(응고된 혈액) 응혈은 일차적으로 다리에서 형성되는 수가 많다. 폐 또는 뇌에 응혈이 생기면 드물지만 치명적일 수 있어 위험하다.
- **마취로 인한 사망 또는 마비**
- **수술 후 합병증** 비정상 출혈, 질이 좁아지고 분비물이 지나칠 정도로 많아지게 만드는 부적절한 치료 등이 포함된다.

장기적 위험

현재의 연구들은 완경기 전 여성들에게 자궁적출(난소제거를 포함하든 포함하지 않든)은 심장 마비 위험을 두 배 정도 높인다고 언급하고 있다.

난소가 제거되지 않았어도, 조기 완경이 올 확률이 20%다. 보통 난소에 혈액이 잘 공급되지 않기 때문에 조기 완경이 오는데, 난소에 혈액 공급이 안 되면 즉각 또는 시간이 지나면서 호르몬을 생산하는 난소의 능력을 상실하게 된다. 많은 의사들은 에스트로겐 요법을 통해 이런 위험과 징후를 피할 수 있다고 주장한다. 그러나 에스트로겐 요법은 난소 기능을 정상화하기 위한 대체물이 될 수 없고 자체의 위험도 가지고 있다.→ 23장 나이듦, 자궁 적출술, 539쪽

자궁 적출술에 대한 호르몬 이상 반응은 아직 정확하게 밝혀지지 않았고 여성마다 다양하다. 얼굴이 심하게 화끈거리고 윤활 작용이 잘되지 않아 고생하는 여성들도 있다. 어떤 이들은 상태가 조금 나은 경우도 있다. 잠시 호르몬 요법을 사용하면서 점점 양을 줄이다가 끊기도 한다.

다른 장기적인 위험은 변비, 요실금,→ 643쪽 뼈와 관절 통증, 피로, 우울증 등이다.

암이 아닌 자궁 질환이 있을 때 자궁 적출술의 대안들

질병	보존 수술	약물 요법		다른 방법
		호르몬	비호르몬	
유섬유종	유섬유종 절제 자궁내막 절제	GnRH * 유사체 사용과 보강 처방 먹는 피임약 안드로겐 게스트리논	비스테로이드 소염진통제	대기(주의 관찰)
자궁내막증	유착 분리 자궁내막 절제 맹낭 절제 신경 차단 마취 자궁 천골 신경 절제	GnRH 유사체 사용과 보강 처방 다나졸 프로게스틴 먹는 피임약 타목시펜 ** RU-486 **	비스테로이드 소염진통제 진통제 불안완화제	대기 바이오피드백 침 최면술 생활 습관 변화(영양, 운동)
탈출	전후 질 봉합술 복강경 또는 질식 걸기법	에스트로겐		대기 케겔 운동 페서리 전기 자극 요도 구슬 요도 주위에 GAX, 콜라겐, 실리콘 주입
기능 장애성 출혈	확장 소파술 자궁내막 절제	프로게스틴 에스트로겐 먹는 피임약 다나졸 프로스타글란딘 억제제 GnRH* 유사체 항섬유소용해제 황체형성호르몬 작용제		대기 항우울제
만성 골반통	유착 분리 신경 차단 마취 신경 제거술 자궁 천골 신경 절제	다나졸 GnRH * 유사체 사용과 보강 처방 먹는 피임약 메드록시프로게스테론 아세테이트	비스테로이드 소염진통제 진통제 신경차단제 마약류 진통제	대기 상담 바이오피드백 이완 기술 통증 유발점 주사법 침 향정신성 약물 투여 항우울제 물리 치료

* 생식샘 자극 호르몬 분비 호르몬
** 시험적 치료법

자궁 적출술

● 자궁을 완전히 드러내는 것을 보통 '완전 자궁 적출술' 이라 부르는데, 난관과 난소를 남기고 자궁과 자궁경부를 제거하는 것이다. 배란을 할 수는 있지만 월경은 하지 않는다. 난자는 골반강으로 흡수된다.

● '양쪽 난관, 난소 적출술을 동반한 자궁 적출술.' 이 수술은 자궁, 자궁경부, 나팔관과 양쪽 난소*를 제거하는 것이다. '양쪽' 이라는 의미는 보통 난소 하나가 병에 걸리지 않고 남아 있다 해도 양쪽 모두를 제거하는 것을 의미한다. 드물지만(일반적으로 많이 퍼진 암을 치료하기 위해), 질의 윗부분과 골반 부분의 림프절까지 제거할 수도 있다. 이를 근치(광범위) 자궁 적출술이라 부른다.

복식 자궁 적출과 질식 자궁 적출

복부를 절개해서 자궁을 제거할 수도 있고 질을 통해 제거할 수도 있다. 외과 의사들은 일반적으로 복식 자궁 적출술을 선호한다. 골반강 상태를 완전하게 보면서 수술할 수 있기 때문이다. 음모가 있는 부분을 가로질러 수평으로, 또는 배꼽과 음모가 난 부분 사이를 수직으로 절개한다. 수직절개는 회복이 더 더딘 경향이 있다.

질식 자궁 적출술은 자궁탈이나 몇몇 다른 질환에 유용한데(643쪽), 빨리 치료되고 회복도 빠르다는 장점이 있으며 절개가 질 안쪽에서 이루어지기 때문에 눈에 보이는 상처가 없다. 하지만 질식 자궁 적출술을 잘 안 하는 이유는 매우 섬세한 기술이 필요하기 때문이다. 그래서 이 시술을 정기적으로 하고 있고 많이 한 숙련된 의사를 찾는 것을 중요하다. 수술 시 실수를 하면 영구적인 요로 질환이 생길 수 있다. 질이 짧아져서 나중에 성관계 시 통증을 유발할 수 있고 일시적인 심한 요통이 일어날 수도 있다. 많은 의사들은 현재 복식 또는 질식 자궁 적출술을 하기 전에 정기적으로 항생제를 복용하도록 한다.

난소 적출술: 이유와 위험

난소 적출술은 난소를 제거하는 것으로 한쪽 난소만 제거할 수도 있고, 양쪽 난소, 나팔관까지 모두 제거할 수도 있다.

양쪽 난소를 모두 제거해야 할 때 보통은 자궁 적출술도 같이 한다. 난소 적출술을 하는 일반적인 이유는 자궁외 임신, 자궁내막증, 악성 난소종양, 골반염 등이다. 비대해진 완경기 난소는 암이 될 수 있으므로 신속히 검사받아야 한다. 자궁은 그냥 두고 한쪽 난소만 제거하면 임신도 하고 월경도 한다. 하지만 조기 완경이 될 수 있다. 양쪽 난소가 제거되면 수술로 인한 완경이 온다. 한쪽 또는 양쪽 난소가 계속 있다 해도 난소에 혈액 공급이 되지 않으면 호르몬 손실로 오는 증세를 경험하게 될 것이다.

많은 의사들은 45세 이상 자궁 적출술을 할때 난소가 문제가 있든 없든 습관적으로 난소를 같이 제거해 버린다. ** 몇십 년 동안 난소 적출술을 두고 부인과에서 논란이 많았다. 이것을 선호하는 쪽에서는 난소 적출술이 난소암을 예방한다고 주장한다. 난소암은 사십대 이상 여성 100명 중 한 명꼴로 발병하며 치료율이 20~30%밖에 안 되므로 예방이 중요하다는 것이다. 그러나 다른 연구들을 보면 자궁 적출술 후에 난소암이 생기는 확률은 아주 적다(약 1천 명 중 1명). 어떤 의사들은 난소 제거로 생기는 위험과 비교하면 암 발생 위험은 중요하지 않다고 생각한다. 난소를 제거하면 순환계 질환, 조기 골다공증, 갑작스런 완경의 위험이 커지며, 이것은 호르몬 요법이라는 어려운 문제를 일으킨다(23장 나이듦 참조).

일반적으로 난소는 완경기 후에도 몇몇 호르몬들을 계속 생산하기 때문에 난소 적출술은 완경기 전후 여성의 호르몬 균형에 영향을 미친다(자궁 적출술과 난소 적출술의 위험과 합병증은 646쪽을 참조).

* 자궁경부를 보존하는 것이 해부학적으로 질의 기능에 영향을 덜 미칠 것이라고 생각해 자궁경부를 남겨 두는 의사들이 유럽과 미국에서 점점 많아지고 있다.
** 난소를 언급할 때 의사들은 자주 '문제가 있는' 과 '건강한' 이란 말을 부주의하게 사용한다. 난소암 발병률은 낮으므로, 낭종을 가진 난소나 병세가 가벼운 유섬유종 병발의 경우 '문제가 있는' 것이라 제거되어야 하는지 아닌지 미리 물어본다.

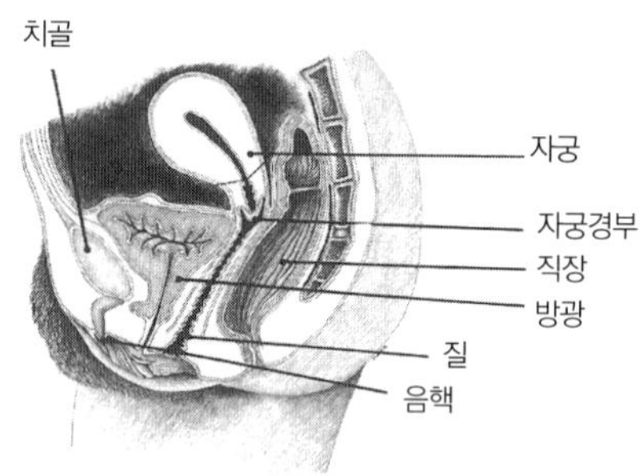

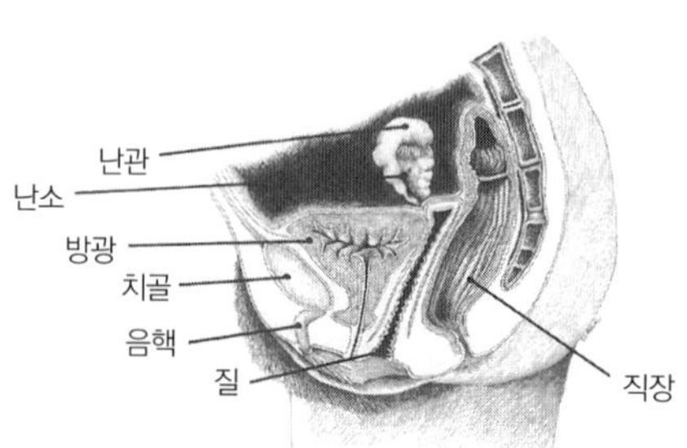

부분 자궁 적출술(위)은 수술 후 자궁경부와 남은 자궁에 대한 정기적인 자궁세포진 검사가 요구된다. 완전 자궁 적출술(아래)은 자궁경부를 포함해 자궁을 제거한다. 난관과 난소는 질 위쪽에 붙인다. © Peggy Clark

자궁 적출술, 난소 적출술과 성생활

많은 여성들은 난소 적출술을 동반하거나 동반하지 않은 자궁 적출술이 성적인 반응에 미치는 효과에 관심이 많다. 의사들이나 대중 서적은 대충 안심시키는 경향이 있고 경험할 수 있는 어떤 성적인 문제도 '모두 우리 머릿속에서 일어나는' 정신적인 문제라고 말해 버린다. 사실 이런 문제들은 병리적 기반이 있다. 실제로 여성들의 33~46%가 수술 후에 오르가슴을 느끼거나 성감을 불러일으키는 데 어려움을 겪는다. 게다가 우리는 현재 왜 이런 변화가 생기는지에 관해 예전보다 더 알고 있다.

첫째, 남성의 음경이나 손가락이 자궁경부와 자궁을 압박할 때 많은 여성들이 주로 오르가슴을 느낀다. 그러면 자궁이 수축되고 복막에 대한 자극이 커진다. 자궁이나 자궁경부가 없으면 이 감각이 훨씬 떨어질 수 있다.

둘째, 난소가 제거되면 성욕에 영향을 주는 난소 안드로겐(남성 호르몬)이 많이 감소될 수 있어 성적인 반응이 저하된다.

통상적인 호르몬 요법으로는 이 호르몬을 대신하지 못한다. 하지만 안드로겐 대체는 가능하다. 난소가 제거되지 않았어도, 수술이 혈액 공급을 방해한다면 호르몬 변화가 생길 수 있다.

2년 전, 그러니까 45세에 자궁 적출술을 받았어요. 수술 전에는 그토록 넘치던 오르가슴과 성적인 즐거움, 성 에너지가 수술 직후 완전히 사라졌어요. 의사를 찾아갔지만 이런 문제가 생긴 여자를 본 적이 없다고 했고, 그냥 심리적인 것이라고 했습니다. 남편과 나는 사이가 좋았고 수술 전에 일주일에 약 3~5회 정도로 자주 성관계를 가졌습니다. 서로 그냥 자유로웠고 사랑했기 때문이죠. 이제는 성관계에 관심을 가져 보려고 애를 써야 하게 되었어요. 여전히 음핵을 자극하면 미약한 오르가슴을 느끼긴 하지만 자궁경부를 압박할 때 오는 오르가슴을 더는 느끼지 못합니다.

셋째, 자궁 적출술과 난소 적출술을 한 후 질의 윤활 작용을 하는 분비물이 줄어드는 경향이 있다.

넷째, 수술로 인한 국지적인 영향이 때때로 문제를 일으킬 수 있다. 질이 짧아졌다면 → 질식 자궁 적출술, 648쪽 성관계가 불편할 수도 있다. 질식 수술이나 복식 수술로 인해 질 상단부나 골반 내 조직이 소상되었으면 성관계 시 통증이 느껴질 수 있다. 자궁 적출술 후에도 전혀 섹스에 문제가 없고 더 즐거워졌다고 하는 사람도 있다. 큰 자궁근종 때문에 자궁 적출술을 한 여성의 말이다.

월경 중에 엄청나게 우울한 기분이 들고 내 인생 최고로 끔찍한 복통을 경험했었습니다. 난소가 제거되었어도 성욕에는 별 영향을 받지 않았습니다. 오히려 내가 보이는 성적인 반응은 향상되었습니다. 처음으로 원치 않는 임신의 공포에서 벗어났고 전반적으로 건강 상태가 좋아졌습니다.

그러나 많은 여성들은 자궁 적출술 후에 성욕 또는 성적 반응(또는 둘 다)이 줄어드는 경험을 한다. 이런 경험은 '머릿속에서만 일어나는' 심리적인 문제가 아니기 때문에 혹시 일어날지도 모를, 예고되지 않는 성적인 위험을 피하기 위해 반드시 수술의 이익과 불이익을 저울질해야 한다. 자궁 적출술보다 자궁을 보존하는 치료법이 일반적으로 통증을 감소시키고 전체적인 상태를 좋게 만들 수 있다.

안드로겐 대체 요법은 성적 반응을 회복하는 데 부분적으로 효과가 있다. 성욕 회복을 위해 충분한 양의 테스토스테론(안드로겐의 일종)을 복용하거나 주사를 맞으면, 목소리가 낮아지거나 좌창(여드름), 수염이 나는 등 남성화 효과가 나타날 것이다. 다른 방법으로 테스토스테론을 섭취할 수도 있다. 6개월에 한 번씩 병원에 가서, 천천히 호르몬이 방출되는 작은 약을 옆구리 피부 아래에 삽입하는 간단한 방법이다. 이 방법은 부작용이 아주 적다. 영국 여성들은 이것을 쉽게 사용할 수 있지만 미국 여성들은 이 방법에 경험이 많은 의사를 찾기가 어렵다.

여성들의 안드로겐 복용 효과에 대한 장기적인 연구는 이루어지지 않았으므로 이런 요법들은 의심해 보는 것이 현명하다.

자궁 적출술을 할 마음의 준비가 되어 있고 별로 우울할 것 같지 않다고 생각했어도, 수술 후 처음 며칠 또는 몇 주 동안에는 예기치 않게, 종종 울음이 터져 나올 수 있다. 이것은 갑작스런 호르몬 변화 때문으로 이런 경우 많은 여성들은 당황하게 된다. 신체의 일부, 특히 자신이 여성임을 증명해 줄 기관을 상실했기 때문에 수술은 반드시 영향을 주게 되어 있다. 어쩌면 빼앗겼다는 느낌을 가질 수도 있다. 완경기 전이라면 아이를 가질 수 없다는 사실이 고통스럽도록 분할 것이다. 자신의 일부를 잃고 난 후 또는 성적인 감각을 상실하고 난 후 발생하는 분노와 슬픔을 인정하는 것이 회복 과정에서 중요한 부분이다.

나와 같은 수많은 여성들이 성생활을 제대로 할 수 없다는 우울한 일을 겪어야만 합니다. 그리고 나중에는 이런 상실감마저 불필요한 수술의 부작용이었다는 것을 알고 또다시 분노해야 하겠지요.

나를 보살피는 사람들이나 나 자신이 자궁 적출술 후에 찾아오는 우울증을 즉각 알아차리지 못할 수도 있다. 많은 부인과 의사들은 정신과 의사의 도움을 받을 것을 권하고 있으며 안정제(또는 다른 습관성 약물)를 처방한다.

그러나 거의 모든 경우, 수술 때문에 생긴 성적, 육체적 상태를 근본적으로 치료하라고 권하지는 않는다. 에스트로겐 요법과 병행해서 복용하는 안정제는 부정적인 효과를 낼 수 있지만 많은 의사들이 습관적으로 이 둘을 동시에 처방한다.

우울하면 나를 배려하는 분위기에서 솔직한 느낌을 나눌 수 있는 여성들의 모임을 찾는다. 이런 모임을 찾을 수 없으면 수술한 사람들의 모임을 직접 만드는 방법도 있다.

자궁 적출술이나 난소 적출술을 해서 심각한 건강 문제 나 만성적인 통증이 없어진 여성들은 수술 후에 안도감을 느끼기도 한다.

자궁 적출술, 난소 적출술 후 회복기에 스스로 할 수 있는 일

자궁 적출술 후, 수술 절차에 따라 진행되는 사후 치료와 마취제에 의존하며 며칠간 입원해 있게 된다. 처음 1~2일은 정맥 주사를 맞고 도뇨관을 끼우고 있어야 한다. 보통 통증과 메스꺼움을 없애기 위한 약도 받을 것이다. 며칠 지나면 혼자 일어서고 순환기와 호흡이 정상으로 돌아오도록 운동이 권장될 것이다. 또한 폐를 깨끗하게 하기 위해 자주 기침을 하라고 할 수도 있다(개복 수술 부위 위에 베개를 얹어 두고 베개를 잡고 기침을 하거나, 질식 절제술을 받았을 경우 다리를 꼬고 있으면 기침 때문에 생기는 고통을 줄이는 데 도움이 된다). 회복기에 속이 불편할 수도 있다. 베개를 붙잡고 침대 이쪽에서 저쪽으로 구르거나 천천히 심호흡을 하면 도움이 된다. 유동식뿐만 아니라 조금 단단한 음식도 먹을 수 있다.

퇴원을 하면 질에서 출혈이 약간 있거나 분비물이 줄어들었을 것이다. 에스트로겐 손실로 얼굴이 화끈거릴 수도 있다(난소가 제거되지 않았어도, 수술하는 동안 난소에 혈류 공급이 차단되어 에스트로겐이 분비되지 않을 수 있다). 진통제가 안 들을 정도로 심한 통증이 계속 있을 수 있다. 열이 나거나 분비물이 나오면서 통증이 심하면 염증이 생겼다는 뜻이므로 의사를 찾아간다.

퇴원 후 며칠 동안 돌보는 사람이 있어야 한다. 적어도 처음 몇 주 동안 가족과 친구들에게 집안일과 아이를 부탁해야 한다.

의사는 몇 주 동안 목욕, 질 세척, 운전, 등산, 무거운 것 들기를 피하라고 할 것이다. 운전을 해야 하거나 집에서 아기를 안고 있어야 한다면 어떻게 하면 안전할지 조언을 구한다. 대부분의 의사들은 6~8주가 지난 다음에 성관계나 활동적인 스포츠를 해도 된다고 할 것이다. 그러나 이런 활동을 아주 일찍 시작하는 여성들도 있다. 걷기 같은 가벼운 운동부터 시작하는 것이 좋다. 그리고 점차 전에 하던 식으로 해 나간다. 건강하고 활동적으로 보이려 애쓰는 것이 빠른 회복에 도움이 될 것이다. 완전한 회복은 보통 4~6주 걸리지만 수술 후 6개월이나 1년이 되어도 피로감을 느끼는 여성도 있다.

질과 외음부

질염이란

모든 여성들은 자궁경부와 질 안쪽의 얇은 막에서 물기와 점액을 분비한다. 이런 분비물은 투명하거나 우윳빛이 약간 나고 다소 미끌미끌하거나 덩어리진 형태다. 이것이 마르면 누르스름해지기도 한다. 성적으로 흥분하거나 스트레스를 받을 때, 또는 월경 주기 중간에는 분비물이 늘어난다. 이것은 정상적인 것으로 질이나 외음부에 염증을 일으키지 않는다. 분비물을 직접 검사해 보고 싶으면, 손을 깨끗이 씻은 다음 질 안쪽에서 샘플을 좀 얻어 깨끗한 유리(슬라이드) 위에 발라 보면 된다.

정상적이고 건강한 여성의 질 안에서는 많은 박테리아가 자란다. 그중 일부, 특히 락토바실리는 질을 건강하게 유지하고 산도를 유지하며 잠재적으로 나쁜 박테리아가 많이 자라나는 것을 막는다. 염증이 생기면 비정상적인 분비물, 약한 가려움이나 심한 가려움, 외음부 화끈거림, 허벅지 피부가 쓸려서 벗겨지는 증상 등이 나타나며 오줌이 자주 마렵다.

질염은 대개 스트레스, 수면 부족, 나쁜 식습관, 신체의 다른 염증 때문에 저항력이 떨어져서 생긴다. 관수욕을 너무 자주 하거나 여성용 청결제, 임신, 피임약, 다른 호르몬, 항생제, 당뇨 또는 당뇨전기 상태, 베인 상처, 찰과상, 그리고 질 내의 자극(출산, 윤활액이 충분하지 않은 상태에서의 성관계, 탐폰, 또는 진단이나 치료에 필요해서 또는 자위용 기구를 질에 삽입했을 때) 때문에 생기기 쉽다. 완경기 여성들은 특히 감염되기 쉽다. 대부분 이런 염증은 감염된 파트너와 성관계를 가질 때 생기기 쉽다.→ 14장 성병 만성 질염은 HIV 감염과 당뇨 같은 심각한 질병의 징후일 수도 있다.

예방

● 규칙적으로 외음부과 항문을 부드럽게 씻는다. 순하고 향이 없는 미네랄 오일은 좋은 세정제이며 비누 사용으로 건조해질 수 있는 조직에 수분을 공급해 준다. 목욕 후에는 외음부가 마르도록 톡톡 두드리고 건조한 상태를 유지해야 한다. 또 다른 사람이 쓴 수건이나 목욕수건을 사용하지 않는다. 자극을 주는 스프레이[19]와 비누를 피한다. 일반 비누에 민감한 피부라면 비누기 없는 세정제를 사용한다. 땀띠분도 피해야 하는데, 땀띠분은 난소암과 관련 있다는 연구 보고가 있다.

● 깨끗한, 흰색 순면 팬티를 입는다. 나일론 속옷과 팬티스타킹은 입지 않는다. 이것들은 습기와 열을 유지하기 때문에 해로운 박테리아가 빨리 자라게 한다. 속옷을 삶아서 빨고, 잘 헹구어야 한다.

● 가랑이와 허벅지에 꽉 끼는 바지를 입지 않는다.

● 성기와 항문을 닦을 때는 언제나 앞에서 뒤로 해야 한다. 그렇게 해야 항문에서 나온 박테리아가 질이나 자궁으로 들어오지 않는다.

● 섹스 파트너가 청결을 유지하는지 꼭 확인한다. 관계를 갖기 전에 남성이 음경을 잘 씻는 것은 좋은 습관이다. 콘돔 사용은 부가적인 방어 수단이 될 수 있다. 자신이나 섹스 파트너가 성병 치료 중이라면 성관계 시 반드시 콘돔을 사용한다. 하지만 더 좋은 방법은 감염이 완전히 나을 때까지 성관계를 피하는 것이다.

● 성관계 시 윤활제가 필요하면 살균 처리된 수용성 젤리를 사용한다(예를 들면 바셀린이 아니라 K-Y젤리나 애스트로글라이드 같은 것). 또 최근 연구들에 따르면, 일반적으로 논녹시놀-9(살정제 성분이 포함되어 있는 피임용 살정제 젤과 크림)이 트리코모나스와 모닐니아(곰팡이균의 일종)의 성장을 둔화시킨다. 일반적인 예방 차원에서 이런 용품을 윤활제로 사용하는 것은 좋다. 새로운 파트너와 관계를 맺을 때라면 더욱 그렇다. 대부분의 윤활제는 여성에게 자극을 줄 수 있는 프로필렌글리콜을 포함하고 있다.

● 질에 마찰을 일으키거나 고통스러운 성교는 피한다.

● 커피, 술, 설탕, 정제된 탄수화물 섭취를 줄인다. 설탕을 많이 함유한 식사는 질 내에 당을 증가시킨다.

● 어떤 여성들은 가벼운 질염 증상을 없애기 위해 저온 살균된 떠먹는 요구르트를 바르기도 하지만, 그러면 적절한 진단을 못하게 될 수도 있고, 심지어 만성 질 질환을 일으킬 수 있다.

● 특별히 의사가 권장하지 않으면 질 세척을 피한다. '깨끗해지는 느낌'이 들 수는 있지만 질 세척은 질 내에 있는 '좋은 박테리아'를 파괴한다.

● 몸을 잘 돌본다. 잘 먹지 않고 충분히 쉬지 못하면 감염되기 쉽다. 염증을 치료하고 있을 때에도 적절한 식사와 휴식 같은 좋은 습관을 유지하도록 힘쓴다.

● 질염에 자주 걸리는 사람은 탐폰 사용을 피한다.

병원 치료 대 대체 치료

질염의 일반적인 치료는 항생제를 쓰는 것이다. 그러나 치료 과정에서 사용되는 항생제는 질 내 박테리아의 균형을 깨뜨리고 정상적인 산/염기 균형을 변화시켜 질 곰팡이를 번식시킬 수도 있다. 또 항생제들은 불쾌하거나 위험하기까지 한 부작용이 있다.

항생제 사용 말고 질염 치료를 위한 대안적 치료로서 많은 여성들은 정상적인 질 세균무리를 회복시키고 치유를 촉진하는 것을 돕는 천연 약초 치료를 선택하고 있다. 하지만 연구는 이 대체 치료가 많은 사람들에게 실제로 어떤 효과가 있는지 보여 주지 못하고 있다. 예를 들어 약초 찜질과 좌욕을 할 수 있다. 그러나 중증 성병→ 14장 성병을 앓고 있거나 자궁, 난관, 난소 등에 염증이 있으면 이런 치료법을 사용해서는 안 된다.

곰팡이성 질염(칸디다증, 모닐리아증)

곰팡이균인 칸디다 알비칸스는 직장과 질에서 자란다. 건강한 질 안에 곰팡이균이 있다면 큰 문제가 되지 않는다.

19 여성용 위생 스프레이는 자극을 줄 수 있고 외음부 표면에 알레르기 반응을 일으킬 수 있다. 위생 스프레이는 대부분 필요도 없고 해롭다. 미국 식품의약국은 모든 여성용 위생 스프레이 라벨에 경고 표시를 부착하도록 권고하고 있고 아마 조만간 의무 사항이 될 것이다.

질염 자가 대처법

- 물속에 들어가는 목욕을 하지 않는다.
- 스타킹, 나일론 속옷, 꽉 끼는 거들을 입지 않는다.
- 일회용 패드 대신 면 월경대를 사용한다.
- 세정제를 꼭 사용해야 한다면, 과산화수소 1병에 끓인 물 8병을 부어서 희석해서 쓰며, 되도록 외음부만 물로 씻는다. 분비물이 많고 냄새가 좀 심하면, 잡균에 의한 염증이므로 광범위 치료제로 나온 질정을 2,3알만 삽입하고, 내성 우려가 있으니 단기간만 사용한다. 밤에 잠들기 전, 깊숙이 집어넣는다.
- 성생활은 한 달 쉬면서 피로를 풀어야 한다. 남성 파트너에게는 증상이 나타나지 않으므로 여성만 반복 감염되기 때문이다. 임신 중이거나 질정으로 낫지 않으면 전문의에게 진료를 받아야 한다.
- 질염에 좋은 음식은 마늘, 도라지, 우엉 등 항균 작용이 큰 식품이다. 양파와 브로콜리도 해독 작용을 하고 양배추는 점막 세포 재생 능력을 높이며 지혈 작용을 한다. 감귤류와 토마토는 비타민을 공급해서 세포의 활성화와 노화 방지 효과가 있다. 김치와 된장은 나쁜 효모를 제거해 준다. 빵, 맥주, 밀가루 음식, 고기, 유제품, 특히 아이스크림과 음료수는 증상을 악화하므로 줄여야 한다.

출처: 이유명호, 『나의 살던 고향은 꽃피는 자궁』, 웅진닷컴, 2004

신체가 균형을 잃었을 때 곰팡이가 마구 자랄 것이고, 빵 굽는 냄새가 나고 비지나 치즈 같이 생긴 진한 흰색 분비물이 나온다. 출산할 때 효모 감염이 있다면 아기의 목구멍이나 소화관에서 그 효모가 발견될 수도 있다. 이것은 아구창이라 불리며 입속에 니스타틴(항생 물질인 풍기시딘의 제품명)액을 발라서 치료한다.

칸디다는 약산성 환경에서 가장 잘 자란다. 질 내의 산도(pH)는 피임약이나 항생제를 먹을 때, 임신했을 때, 당뇨병일 때, 월경할 때를 제외하면 정상적으로 약산성(3.5~4.5)보다 높다(pH는 5.8~6.8인데 혈액이 알칼리성이기 때문이다). 우리는 가끔 자신의 질 산도가 칸디다가 자라기 유리하다는 사실을 분명히 알 수 있으므로, 예방책이 특히 중요하다.

습식 도말 검사로 불리는 현미경 질염 검사는 감염이 칸디다에 의해서만 발생했는지 다른 어떤 것(세포용해성 질증)에 의해서 생겼는지 확실하게 알 수 있는 방법이다. 다른 질병(외음부염, 헤르페스)이 일시적으로 칸디다 치료에 반응할 수 있는데 얼마 후에 재발한다. 그래서 정확한 진단이 중요하다.

칸디다 감염이 발생했을 때 일반적으로 질 좌약이나 크림을 사용한다. 클로트리마졸 같은 바르는 항균제는 종종 실제 염증을 치료하지 않고 증상만 없앨 수 있다(질 습식 도말과 곰팡이균 배양 검사로 염증이 실제로 사라졌는지 아닌지를 확인할 수 있다). 만성 중증 질염에는 새로운 먹는 항균제 같은 것이 필요할지 모른다. 반드시 곰팡이균 배양과 민감성 검사에 기초해서 치료해야 한다. 좌약과 크림은 먹는 약보다 부작용이 덜 하고, 임신 기간에도 사용할 수 있다.

칸디다 질염을 치료하는 다른 방법으로는 겐티안바이올렛(소독치료제)을 질, 자궁경부, 음문에 바르는 것이다. 이 약은 밝은 보라색인데 옷에 묻을 수 있기 때문에 패드를 착용하는 것이 좋다. 이 방법은 겐티안바이올렛에 심각하게 반응을 보이는 경우를 제외하면 큰 효과가 있다.

자가 치료

자가 진단은 반 이상 부정확하다. 그렇기 때문에 일반적으로 의사의 진단을 받고 난 후에 자가 치료를 하는 것이 현명하다. 다음 치료로 성공을 거둔 이들도 있다. 질에 요구르트를 삽입하거나, 마늘 좌약을 삽입하고(마늘의 소구근을 자르지 않은 상태에서 껍질을 벗기고, 거즈로 싸서 질에 삽입한다), 무가당 크랜베리 주스를 매일 237㎖ 마시거나 크랜베리 농축 보충제를 복용함으로써 신체를 산성화한다. 보통 집에서 맥주를 양조할 때 보존제로 쓰는 칼륨소르빈산염을 사용해 효과적이고 저렴하게 칸디다 감염을 치료할 수 있다. 면 탐폰을 3% 용해액(물 1파인트,약 0.5ℓ에 건조 칼륨소르빈산염 15g)에 담근다. 그리고 그것을 밤에 질에 삽입하고 아침에 일어나 꺼낸다.

또 식사에서 설탕을 줄이도록 노력하고 휴식을 충분히 취한다. 질 세척, 탐폰 사용을 금하고 가능하면 많이 쉰다.

이성 파트너가 있으면(특히 포경 수술을 받지 않았으면) 국부용 항균 크림을 하루에 두 번씩, 2주일 동안 음경에 바르라고 해야 한다.

오랫동안 회전목마를 타는 것 같은 느낌을 받았습니다. 곰팡이성 질염으로 판정받고 3주 동안 마이코스타틴을 복용했고 염증이 완치되었습니다. 그러나 2주 후에 가렵고 진한 흰 분비물이 나오는 것을 알았습니다. 결국 설탕 섭취를 줄이고 무가당 크랜베리 주스를 마시는 것이 감염 재발을 막는 데 도움이 된다는 것을 알았습니다.

트리코모나스성 질염

트리코모나스 바기날리스는 남녀 모두에게서 발견되는 단세포 기생충이다. 트리코모나스균이 있는 여성들은 외음부가 가렵고 분비물이 늘어나는 등의 증세가 나타나는데 증세가 전혀 없을 수도 있다. 보통 묽고 거품이 있는 질 분비물이 나오는데 누르스름한 녹색이나 회색을 띠고 있으며 악취가 난다. 다른 균에도 감염되었으면, 더 진하고 하얀 분비물이 나올 수 있다. 트리코모나스는 일반적으로 현미경으로 질 분비물을 검사해서 진단한다. 트리코모나스균은 요로 감염을 일으킬 수도 있다. 대부분 성관계를 통해 감염되지만(그래서 트리코모나스는 성병으로 생각된다) 수건, 수영복, 속옷, 목욕수건, 변기시트 같이 습기 있는 물체를 통해서 전염될 수도 있다.

트리코모나스에는 일반적으로 메트로니다졸 알약을 복용한다. 혈액 관련 질병, 중추 신경계 장애, 또는 소화기 궤양이 있는 여성들은 이 약을 복용해서는 안 된다. 임신 중이거나 수유 중인 여성들도 태반이나 모유로 아이에게 전달될 수 있기 때문에 메트로니다졸을 피해야만 한다. 이 약을 복용하는 많은 여성들은 메스꺼움, 두통, 설사, 금속성 맛, 관절통, 팔 다리 마비 같은 불쾌한 느낌을 경험한다. 게다가 이 약은 술과 만나면 안 좋은 효과를 나타내기 때문에 술과 함께 복용하면 안 된다.

어떤 경우 트리코모나스 질염을 클로트리마졸을 복용하여 치료할 수 있는데 이 약은 치료률이 60% 정도다. 클로트리마졸을 1회 복용해서 낫지 않을 정도로 심해 메트로니다졸을 사용하기로 했다면 3~7일에 걸친 코스 복용보다는 한 번에 먹을 수 있게 해달라고 요청하는 게 좋다. 이 방법은 효과가 좋고 부작용이 없다. 남성에게도 전염시킬 수 있기 때문에, 미국 질병예방통제센터에서는 이성 성관계 파트너 또한 치료받기를 권장한다. 여성이 트리코모나스 질염으로 진단받으면 반드시 검사와 치료를 받아야 한다.

자가 치료

어떤 여성들은 식초, 히드라스티스, 몰약, 별꽃, 다른 물질들로 만든 약을 사용해 질 세척을 하지만, 질 세척을 하면 균이 생식기로 침투하기 쉽고 심각한 문제를 일으킬 수 있다. 질 세척은 전문가가 권할 때만 해야 한다.

마늘 좌약은 12시간마다 삽입한다. →652쪽

전문가들의 의견에 따르면, 헐렁한 옷(감염을 일으키는 기생충들은 공기에 노출되면 파괴된다)을 입고, 탐폰, 목욕, 관수욕, 질 스프레이를 피하는 것이 재발 방지에 도움이 된다. 또 새로운 남성과 성관계 할 때는 콘돔을 써야 한다.

세균성 질염

전에는 가드네렐라 질염, 헤모필루스 질염이라고 불렀다. 헤모필루스 박테리아는 질염을 일으키는 가장 흔한 박테리아다. 칸디다처럼 질의 정상 산도가 교란될 때 잘 자란다. 크림색 또는 회색 분비물이 나오고, 특히 성관계 후에 악취(종종 생선 냄새)가 나는데, 대체로 트리코모나스와 비슷하다. 박테리아가 습식 표본에서 아주 쉽게 발견되기는 하지만, 진단이 잘못 되거나 놓쳐 버릴 수도 있다.

미국 질병예방통제센터에서는 세균성 질염에 메트로니다졸이나 클리다마이신을 5~7일간 먹거나 질에 넣는 방법을 권장한다. 한 번 복용으로 끝나는 먹는 메트로니다졸도 효과가 있지만 5~7일간 하는 치료가 더 효과적이다(40~60% 정도 치료됨). 보통 메트로니다졸이 처음에 사용되는데 락토바실리(무해한 비병원균)를 보존하고 이차 효모 감염의 위험을 낮추기 위해서다. 질 치료는 부작용이 없지만 5~7일간 약을 복용하는 치료보다 더 비싸다. 세균성 질염은 성관계를 통해 전염될 수 있다. 그래서 치료 기간에는 콘돔을 사용해야 한다. 만성 세균성 질염이라면 남성 파트너도 치료받아야 한다.

장기간 콘돔을 사용하는 것이 세균성 질염의 재발 방지에 더 효과적일 수 있다. 5~80%의 여성들이 초기 치료 후 9개월 이내 다른 세균성 질염에 걸리기 때문에, 의사는 치료가 끝난 뒤에도 치료 확인 검사를 위해 계속 질 습식 표본 검사를 받으러 오라고 권할 것이다. 세균성 질염이 있다면 이것이 중요하다. 여성 성관계 파트너가 있다면 그 여성 또한 검사받아야 하고, 세균성 질염이 발견되면 치료받아야 한다.

효과가 없는 것은 암피실린, 아목시실린, 에리스로마이신, 독시사이클린, 테트라사이클린, 베타딘 젤, 질 세척, 설트린 크림, 아시젤 그리고 의사 처방 없이 파는 질 세척 약물 등이다. 요구르트를 먹거나 질에 바르는 것도 확실하게 효과가 있다고 밝혀지지 않았다. 대체 요법들은 일시적으로 증상을 완화하기는 하지만 근본적 '치료'는 아

폰빌레브란트병

월경량이 많고, 코피가 자주 나거나 멍이 쉽게 잘 들고 치과 치료나 수술 후에 하루 이상 출혈이 있다면 폰빌레브란트병일지도 모른다. 가장 일반적인 유전성 출혈 장애인 이 병은 미국 여성 1백만 명을 포함하여 세계적으로 100명당 1명꼴로 걸린다. 그러나 여성들의 폰빌레브란트병과 그 외 출혈 장애는 종종 의심되지도 않고 진단되지도 않는다.

닌 듯 보인다.

치료되지 않은 세균성 질염은 임신 문제와 비정상 질 출혈, 비정상적 자궁경부 세포진, 요로 감염, HIV 전염 위험을 높이고, 골반염 같은 생식기 질환과도 연관이 있다.

자가 치료

자가 요법은 일반적인 질염 예방법→651쪽과 비타민B와 비타민C를 많이 섭취하는 것 등이다. 탐폰 사용을 줄이고, 관수욕을 피하고, 콘돔을 사용하는 것이(콘돔은 정액의 알칼리성 효과에서 여성을 보호한다). 재발 방지에 도움이 될 것이다.

외음부염

외음부에 염증이 생기는 외음부염은 외부 자극 물질(오럴섹스, 세균 또는 곰팡이 감염, 뜨거운 목욕, 비누, 파우더, 냄새 제거제, 월경대, 합성 섬유 속옷, 스타킹, 그리고 국소 치료제) 같은 일반적인 상품에 의한 상처나 알레르기에 의해 유발될 수 있다. 외음부염은 질염이나 헤르페스 같은 다른 감염을 동반하기도 한다. 스트레스, 부적절한 식사, 좋지 않은 위생 상태가 외음부염에 쉽게 걸리게 한다. 당뇨병이 있는 여성들은 세포의 당분 함유가 높아서 감염 가능성이 크기 때문에 외음부염이 생길 수 있다. 완경기가 지난 여성들은 보통 호르몬 수치가 떨어져 외음부 조직이 얇아지고 건조해지며 탄력이 약해지기 때문에 외음부가 자극과 감염에 취약해지기 쉬워 외음부염이 생긴다.

외음부염의 증세는 가려움, 붉게 변함, 부풀어 오름 등이다. 때때로 물집이 터지고, 분비물이 새어 나오며, 표면이 딱딱해진다(헤르페스와 비슷해 보인다). 긁는 것은 자극을 심하게 하고, 고름을 형성하고 살비듬을 유발할 수 있을 뿐만 아니라 피부가 하얗게 변하고 얇아지는 결과를 초래할 수 있다. 당뇨성 외음부염은 피부가 붉은색으로 보일 수 있고 완경기 이후 외음염는 피부가 쓸려 벗겨지고 붉어지며 생채기가 생긴다.

이런 문제가 있는 여성들은 심한 자극이 될 정도로 과도하게 외음부를 씻는 경향이 있다. 따뜻한 물로 하루에 한 번만 닦는다.

예방 → 질염 예방, 651쪽

병원 치료

질염이나 헤르페스가 있으면 일반적으로 질염 치료로 외음부 치료도 된다. 질염의 원인에 따라 의사가 항균성 크림을 처방할 수도 있다. 심하게 가려우면 의사가 코티존(부신피질 호르몬의 일종) 크림 또는 다른 완화용 로션을 처방할 수도 있다(소량의 코티존 크림은 단기간엔 좋다. 불소가 첨가된 것을 장기간 사용하면 피부가 약해지고 얇아진다).

완경기 이후 여성들에게는 국부용 에스트로겐 크림을 사용하거나 에스트로겐 대체 요법을 하라고 할 수 있다. 그러나 이것은 자궁암 위험을 낮추기 위한 프로게스테론 첨가 없이 장기간 에스트로겐 대체 요법을 해서는 안된다.

외음부염이 계속되거나 심해지면 암의 가능성을 알아보기 위해 외음부 생검을 받아야 한다. 국소 마취를 하는 병원에서 하면 된다.

자가 치료

외음부염의 원인이 될 수 있는 물질 사용을 중단한다. 모든 상업적 조제약은 항균성 약물과 프로필렌글리콜이 함유된 윤활제를 포함하기 때문에 자극이 될 수 있다. 외음부를 청결하고 차고 건조한 상태로 유지하고 앞에서 뒤로 닦는 것을 잊지 말아야 한다. 붕산 온습포와 컴프리차를 넣은 뜨거운 좌욕은 증상을 진정시킨다. 향이 없는 흰 휴지, 부드러운 면이나 린넨으로 된 수건, 속옷은 살갗이 벗겨지는 것을 예방한다. 플레인 요구르트나 코티지 치즈로 만든 냉습포 또한 가려움증을 줄이고 자극을 진정시키는데 도움이 된다. 칼라민 로션도 가려움증을 경감시키는 효과가 있다. 교질 오트밀 목욕은 높은 진정 효과를 볼 수 있다. 성교 시에는 K-Y젤리나 애스트로글라이드 같은 자극성 없는 살균 윤활제를 사용한다. 마지막으로, 잘 먹고, 휴식을 충분히 취하며 스트레스에 대처하는 방법들을 찾는다.

외음부 동통

외음부 전정염으로 알려진 외음부 동통은 외음부가 몹시 아프고 화끈거리고 가려운 것이다. 외음부 동통이 있는 여성은 앉고 걷고 섹스하고 일상생활을 하는 데 어려움을 겪는다. 미국에서만 15~20만 명의 여성들이 외음부 동통으로 고통을 당하고 있다고 보고된다.

나는 부인과 의사 일곱, 피부과 의사 둘, 비뇨기과 의사, 침술사 등 전문의 열셋을 만나 보았습니다. 나는 섹스를 좋아하지 않고 늘 고통을 상상하고 있었으며 음순에 너무 살이 많이 붙고 크다고 말했습니다. 성병 검사를 여러 번 받았지만 언제나 결과는 음성이었습니다. 어떤 의사들은 무엇이 이 문제를 일으키는지 모르겠다고 했습니다. 요도 확장 같은 불필요하고 고통스러운 시술을 받게도 했습니다.

외음부 동통의 원인은 알려져 있지 않다. 몇몇 이론들은 세균성 질염, 인유두종 바이러스, 골반저의 불안정성, 질의 상처를 원인으로 든다. 치료법으로는 항히스타민제, 엘라빌 같은 트라이사이클 항우울제, 습포, 국소 마취, 저수산염 식사(대부분의 과일과 채소를 금함), 인터페론 주사, 바이오피드백 등이 있고, 최후의 수단으로 수술이 있다. 식사 전에 소화관 내의 수산염을 결합하여 흡수를 막는 구연산칼슘의 섭취도 도움이 된다.

외음문 통증이 있으면 증세를 주의 깊게 관찰한다. 의사가 별것 아닌 것으로 취급하거나 정신 이상인 듯 말하면 내 고통을 심각하게 받아들여 적절한 치료를 해 줄 사람을 찾는다. 도움을 받을 수 있다는 것을 기억하는 것이 중요하다. 도움을 받을 수는 있지만, 나 자신이 이 상황을 다스리고 안정을 찾기 위한 방법을 끊임없이 찾아야 한다.

정보꾸러미

책

나의 살던 고향은 꽃피는 자궁 | 이유명호 | 웅진닷컴
당뇨병을 다스리는 최고의 밥상 | 동아일보 편집부 | 동아일보사
당뇨병 홈케어 | 강남성모병원 파워 당뇨팀 | 웅진닷컴
막스거슨요법으로 암을 고친 한 대학병원 의사의 기록 | 호시노 요시히코 | 김정희 역 | 건강신문사
알고 치료합시다 | 전대근 · 김민석 | 월인
암 식사요법 | 막스 거슨 | 김태수 옮김 | 지식산업사
암: 대체의학에서 꿈의 치료법 인지학까지 | 최윤근 | 대산출판사
암과 싸우지 말고 친구가 돼라 | 한만청 | 중앙M&B
암이 내게 행복을 주었다 | 가와다케 후미오 | 최승희 옮김 | 정신세계사
여성도 모르는 여성의 몸 | 박금자 | 민미디어
여성의 몸, 여성의 지혜 | 크리스티안 노스럽 | 강현주 옮김 | 한문화
이브의 몸 | 메리앤 J. 리가토 | 임지원 옮김 | 사이언스북스

웹사이트

국립암센터 | www.ncc.re.kr
국민건강 보험공단 | www.nhic.or.kr
대전대학교 한방병원 동서암센터 | www.ewcc.or.kr
대한당뇨병학회 | www.diabetes.or.kr
대한자궁내막증연구회 | endomet.krdns.net
서울대학교 암연구소 | cri.snu.ac.kr
암사랑참여연대 | www.cancerlove.org
자연치유대학 | www.nature.ac.kr
중앙응급의료센터 | www.nemc.go.kr | 1399
한국암정보센터 www.cancerclub.co.kr
한국건강연대 | www.healthnet.or.kr
한국당뇨협회 | www.dangnyo.or.kr
한국부인암재단 | www.kgcf.or.kr
한국심장재단 | www.heart.or.kr
한국유방건강재단 | www.kbcf.or.kr | 02-709-3923
행복한병원(대체의학전문병원) | www.happyhospital.or.kr | 041- 675-8275
암가족을사랑하는시민연대 | www.ilovecancer.org | 02-737-1125

환우회

대한암환우회 | www.cleancancer.com | 02-738-8885
만성피로증후군 환자모임 | www.fmscfs.co.kr
섬유근통증후군 환자모임 | www.fmscfs.co.kr
한국쇼그렌증후군 환우회 | www.sjogren.or.kr | 032-462-2529
〈유방암 환우회〉
가유회(강남성모병원) | www.bosom.co.kr
라일락회(삼성제일병원) | www.cheilsmc.co.kr
비너스회(서울대학병원) | www.koreavenus.com
산샘(삼성서울병원) | cafe.daum.net/sansaem
세유회(신촌레브란스병원) | cafe.daum.net/seyoubreast
소명회(대구신세계서울외과) | cafe.daum.net/Mrsfree
아름회(광주현대병원) | www.aeauty.or.kr
유미회(상계백병원) | my.carecamp.com/um

25. 보건 의료 정치학

이 장에서 미국의 의료 제도 가운데 한국 독자들에게 크게 도움이 되지 않는다고 판단되는 부분(예. 1990년대 미국 보건 체계의 변화, 미국 의료 제도 관련 용어 해설 등)은 생략했다. 한국 상황은 주와 글상자에 소개했다.

이 장은 사회 경제 정책의 변화가 여성의 삶에 미치는 영향에 역점을 두면서, 여성들이 현재의 보건 의료 체제에서 건강을 지키는 데 필요한 정보를 제공할 것이다.

거대한 변화와 새로운 사회 정책에 직면한 우리는 변화를 일으키고 우리에게 필요한 혜택을 누리려면 제도를 뛰어넘을 수 있도록 지식을 갖추고 열심히 참여해야 한다.

왜 여성 건강인가?

외과 의사와 있었던 일에 내가 정말 대처를 잘했다고 생각합니다. 몸에 가해지는 고통은 컸지만 수술을 하지 않고 게실증을 치료할 수 있는 방법을 요구할 수 있었어요. 의사는 내가 자기와 상황을 논의하거나 다른 의견을 구하지도 않은 상태에서 월요일 수술을 돌연 받지 않은 것에 소스라치게 놀랐습니다. 정말이지 여성 건강 단체 경험과 내 가족과 친구들의 지지가 없었더라면 나는 지금쯤 임시 인공항문을 갖게 되었을지도 모릅니다.

정보를 꽤 많이 갖고 있고 연줄도 좋고 말발이 센데도 유방암 치료를 받기 위해서 온갖 자원을 총동원해야 했습니다. 이 책을 읽고서 여성의 욕구를 고려한 치료를 받고 싶었거든요.

언젠가는 아이를 가질 건데요. 임신한 환자나 아이를 낳을 가능성이 있는 여성에게 십이지장궤양 치료제가 의사의 소견으로 위험보다는 치료 효과가 더 클 때가 아니고서는 사용되면 절대 안 된다는 것을 몰랐어요. 의사와 상의할 때 이런 정보를 알고서 결정을 내려야 했어요.

방문 간호사로 일하면서 환자들의 말에 귀 기울이고 환자의 언어로 말하며 환자 스스로 치료의 우선순위를 정하고 치료받을 준비가 된 때가 언제인지 알려줄 줄 알게 되었습니다. 또 환자의 눈으로 보건 제도를 평가할 줄 알게 되었습니다. 날마다 나는 환자가 갖고 있는 개인적인 욕구, 사회적인 욕구, 문화적인 욕구, 경제적인 욕구를 고려하지 않는 무관심하고, 적절치 못한 보건 제도와 직면합니다.

이것은 보건 제도가 아니라, 투기사업이다!
— 어느 페미니스트 의사

이것은 의료 체계와 의사를 비롯한 의료인들에 대한 불만을 토로하는 수많은 여성들이 하는 이야기의 일부분일 뿐이다. 그들은 대체로 이런 의료인에게 불만을 갖고 있다.

- 우리 말에 귀 기울이지 않거나 우리 말을 믿지 않는 자
- 우리에게 거짓말을 하는 자
- 우리의 동의 없이 치료하는 자
- 치료에 따르는 위험이나 부정적 결과를 미리 경고해 주지 않는 자
- 너무 많은 진료비를 받는 자
- 우리를 '교육 자료'나 시험 대상으로 삼는 자

- 인종, 계층, 성정체성, 나이, 장애에 대한 편견 때문에 치료를 제대로 하지 않는 자
- 의료 처치나 지역 사회에서 얻을 수 있는 자원(자조모임, 매 맞는 아내를 위한 서비스 등)으로 도움을 주는 것이 아니라 신경안정제를 주거나 도덕적 훈계를 늘어놓는 자
- 부주의로 영구 장애나 죽음까지 초래하기도 하는, 문제에 비해 너무 극단적이고 불필요한 수술이나 처방을 하는 자
- 중독성 약물을 처방하여 약물 중독 때문에 인생 전체가 바뀌게 하는 자
- 성희롱, 성폭행하는 자
- 필요한 정보를 주지 않거나 치료를 하지 않는 자
- 굉장히 이로울 수 있는 고비용 치료를 처방하지 않거나, 검토조차 하지 않는 자

물론 남자들도 이런 문제를 겪는다. 그러나 일반적으로 남자들은 여자들보다 더 존중을 받고, 보건 복지 제도를 이용하는 빈도는 여자들보다 낮다. 실제로 여성들은 남성들보다 더 많이 보건 복지 제도를 이용하는데 자기 자신은 물론, 흔히 아이, 배우자, 노부모, 친척들도 돌보는 일을 하기 때문이다. 여성들은 병원 의료 노동자나 전체 보건 서비스 분야에서 절대 다수를 차지하고 있다. 보건의료 분야에 종사하는 임금 노동자든, 무임금 가사 노동자든, 여성은 식사 요법, 약물 처방, 일상 활동의 관리 등 거의 모든 부분을 의사의 지시에 따른다. 식구들의 건강과 질병을 위한, 또는 그에 관한 '환자와의 소통'은 대부분 여성한테서 시작된다. 여성이 병의 증세, 변화, 증후, 치료와 약물 처방에 대한 반응 등을 보고한다. 집에서나 병원에서 자신을 어떻게 돌보며 문제가 발생했을 때 어떻게 해야 할지를 사람들에게 알려 주는 역할도 여성이 한다. 식구 중에 누가 몸이 좋지 않을 때 그것을 처음으로 알게 되는 사람도 여성이며, 건강이 좋지 않아 간호가 필요한 사람과 함께 병원에 가서 다음에는 뭐가 필요한지 결정하는데 도움을 주는 사람도 여성이다. 병원에 가서 치료를 받을 수 없거나 그럴 만한 여유가 없을 때 대체로 우리 여성들은 스스로 환자를 돌보고 치료하는 역할을 맡는다.

우리 여성 중 많은 이들이 가족을 돌보고, 또 지역 사회의 장애인, 노인, 만성 질환을 앓는 사람들을 돌보는 자원봉사 활동을 하고 있다. 우리는 그런 일을 하느라 임금 노동을 할 가능성이나 노후의 사회 보장, 연금 등을 포기하는 일이 흔하다. 우리는 적절한 지원이나 자원도 제공받지 못한 채 결코 쉽지 않은, 사활이 걸린 간호를 해야 하기도 한다. 적십자 활동이나 호스피스 활동 등 지역 사회의 단체들에 수천 시간의 자원 봉사 노동을 제공하고 있다. 우리는 또한 공공의 이해를 가진 시민으로서 모든 사람이 건강하게 살 수 있는 사회를 만들기 위해 시민운동 단체와 지역 사회 봉사 단체 등에서 가장 저임금의 노동자로 일하고 있다.

그러나 현재의 보건 당국은 이 체계 자체를 떠받치고 있는 수많은 여성들의 자원 봉사 노동을 인정하지 않는다. 여성들이 가장 많은 책임을 지고 있는데도 그에 걸맞은 권위는 주어지지 않는다는 말이다. 최근 몇 십 년 동안 여자 의사 비율이 증가했고 보건 의료 제도 전반에 여성들의 존재가 두드러짐에도 불구하고 보건 의료 분야는 여전히 주류 제도 중에서도 가장 남성 지배적이며 보수적인 분야로 남아 있다. 이렇게 변화에 대한 저항이 강한 이유는 몇 가지가 있다.

- 의사들에게 명예와 권력, 많은 수입, 직업적 독립성이 주어진다는 점
- 사회 지도층에 상대적으로 여성이 적다는 점
- 보건 의료 산업이 어마어마한 이윤을 창출하고 있다는 점 등

의료 산업이 점차 이윤 추구 경향을 띠게 되면서, 이 제도에 팽배한 남성 지배적인 문화가 여성들에게 주는 압력도 커지고 있다. 여성의 욕구를 충족시키는 제도를 만드는 데 참여하려면 의료 산업을 구성하는 경제적 사회적 힘의 실체를 반드시 이해해야 한다.

정치적 배경

여성에 대한 미국 의료 제도의 통념

의료 제도는 전통적으로 여성을 환자이자 노동자, 돌보는 이로 다음과 같이 전제한다.

● 여성이 병든 남편이나 남자 친구, 친정 부모, 시부모 등을 돌보는 사람이 될 때 여성의 노동은 무보수나 아주 적은 대가만 지불하고 사용할 수 있다.

● 여성이 보험과 의료 혜택을 받으려면 배우자나 고용주에게 의지해야 한다.

● 여성이 병의원이나 약국을 더 자주 이용하니까 보험료를 더 많이 부담해야 한다.

우리는 이런 식의 가정이, 보건, 의료, 사회 복지 재정이 충당되고 전달되는 방식을 바꾸려는 시도에 스며들지 않도록 앞장서야 할 것이다.

여성 건강에 영향을 미치는 요인들

빈곤과 인종 차별

여성과 아이들, 그리고 모든 유색인들에게 압도적으로 영향을 미치는 빈곤[1]은 미국 사회에서 질병과 조기 사망의 가장 근본적인 원인이다. 수입이 적은 사람들은 수입이 많은 사람들보다 훨씬 많이 아프고 많은 수가 일찍 사망한다.[2] 건강과 관련된 많은 문제들은 영양 결핍, 유해한 작업 환경, 불량한 위생 상태와 주거 환경, 실업, 환경오염, 과도한 스트레스, 폭력 때문에 발생한다. 인종 차별이란 폭력은 유색인들의 건강 상태를 악화시킨다(최근 연구들은 인종 차별로 초래된 특수한 질병을 밝혀 내기 시작했다). 그러나 많은 의료인들의 사고방식은 빈곤으로 고통 받는 사람들을 비난한다. 예를 들면 의사들은 빈민 여성들이 자신과 아이들의 건강을 돌보지 않는다고 비난한다. 또는 '빈곤' 가정에서 약물 남용이나 우울증이 흔한 현상을 두고 사회 경제적으로 공동체의 발전이 저지된 상황을 나타내는 것으로 간주하기보다는 개인의 일로, 개인이 예방할 수 있는 결함으로 본다.

미국에서는 시민들이 필요한 치료를 받는 데 계층보다는 인종 차별이 걸림돌이 되고 있다. 예를 들면, 계층을 고려한다 하더라도, 같은 지역에 사는 백인 아이보다 흑인 아이의 사망률이 여전히 높다. 이는 무엇보다도 흑인 아이가 체중 미달 상태로 태어나는 데 기인하는 경우가 많은데, 현재 신생아가 저체중이 되지 않도록 예방하는 것은 전혀 어렵지 않은 상황이다. 인종간의 신생아 사망률 격차에 대한 의학계의 일반적 대응 — 비용이 아주 많이 드는 신생아 전용 병원 — 은 성공적이지 못했다. 정말로 필요한 것은 비싼 장비가 아니라, 임신부의 건강에 미치는 인종 차별과 빈곤의 영향을 줄이기 위한 지역 사회 차원의 투자가 많아지는 것이기 때문이다.

유색인 여성은 백인 여성보다 의료가 더 많이 필요하지만, 백인 여성에 비해 치료를 받지 못하는 경우가 더 많다. 예를 들어 유색인 여성들은 암 검사나 최신의 치료를 받지 못함으로 해서, 늦게 암 선고를 받고 오래 살지 못한다. 유방암의 경우가 특히 그렇다. 마찬가지로 고혈압의 발병률은 유색인 여성이 82% 정도 높은데도 백인 여성보다 치료를 받지 못한다.

치료 부족과 더불어, 저소득 여성과 유색인 여성들은 다른 여성들보다 폭력적이고 해로운 치료를 받아 왔다. 의사 등 의료인들은 영어를 유창하게 하지 못하는 여성들을 자주 '멍청한' 환자로 취급했다. '가난한' 여성들은 병원에서 '교육 자료'로 이용되어서 수련의들이 나중에 개업했을 때 부자 환자들을 치료하기 위한 실습 대상이 되고 있다. 고정관념을 가진 의료인들은 유색인 여성이나 저소득 여성들이 백인, 중산층 여성과 같은 증세를 보인다 하더라도 다른 진단을 내리고 치료를 하는 경우가 있다. 여성들이 치료를 더는 받지 않겠다고 결정하면, 의료인들은 여성들이 '의사 말을 듣지 않는다.'며 비난한다. 또 다시 여성들에게 잘못이 떠넘겨지는 것이다.

과로

임금 노동과 가사 노동이라는 이중 노동은 여성들의 전반적인 건강 상태에 영향을 미친다. 독신이든 아이가 있든, 남편이나 동거남이 있든, 바깥일과 집안일을 병행하는 것이 얼마나 힘든 일인지 알 것이다. 여성들은 개인 시간을 거의 갖지 못한다. 우리는 일 년에 한두 번이 아니라 자주, 혼자 있는 시간, 운동할 시간, 새로운 기술을 익힐 시간, 긴장을 풀고 즐거운 시간을 가지면서 크게 웃을 수 있는

1 한국에서 기초생활수급권 여부를 절대 빈곤선으로 가정했을 때, 2002년 통계청 자료에 따르면 여성의 경우 3.4%, 남성의 경우 2.5%가 이에 해당하는 것으로 나타났다. 전연령 구간에서 여성의 비율이 남성에 비해 높으며 특히 60세 이상 연령 계층의 수급권자 비율은 여자 6.7%, 남자 2.5%로 그 격차가 더욱 크게 벌어졌다.

2 한국에서 2001년 암에 걸린 환자를 소득별로 분석한 결과, 소득이 낮을수록 암에 잘 걸리고 일찍 사망하는 것으로 나타났다. 소득 하위 20%층이 상위 20%층보다 암 발생률에서 남성은 1.65배, 여성은 1.43배나 높았고, 암 진단 후 3년 안에 사망하는 조기 치명률에서도 각각 2.06배, 1.49배나 되는 것으로 조사됐다(국민건강보험공단 보도자료 2005.1.20).

시간이 필요하다. 섹스조차 여성들에겐 즐거움이나 재미를 주는 것이 아니라, 단지 해치워야 할 의무처럼 느껴지는 때가 종종 있다.

즐거움이란 내겐 낯선 단어다. 정말로 즐거운 시간을 가져본 게 너무 오래되어 기억도 나지 않는다. 막내가 태어난 후로는 그런 시간을 가져 보지 못한 것 같다. 그냥 앉아서 아무 일도 하지 않고 쉴 수 있다면 그게 즐거움일 것 같다. 어디 있든지 간에 모든 일을 다 해낼 시간이 없는 것 같고, 모든 사람들이 나한테 기대고 있고, 뭔가 필요한 일을 와서 해 주길 바라고 있기 때문이다…… 다른 일을 할 필요가 없이 그저 앉아서 잠시 책을 읽어도 된다면, 그것 때문에 죄의식을 느끼지 않아도 된다면 얼마나 즐거울까.

물론 모든 남자들이 집에서 절대 '도와주지' 않는다는 이야기는 아니다. 그러나 미국에서 이루어진 대부분의 연구를 보면 여자와 아이들과 함께 사는 남자들 중 단지 10% 미만이 육아와 가사 노동을 동등하게 분담한다.[3] 대부분의 남자들은 하루 8시간 이상의 일을 한 다음에는 집이나 다른 곳에서 쉬거나 놀고 싶어 한다. 여성과 남성이 노동 시장에서 평등한 것으로 알려진 스웨덴에서도, 일이 끝날 때가 되면 여성들은 집에 가서 해야 할 일이 남았다는 생각 때문에 혈중 스트레스 호르몬이 증가하는 데 반해 남성들은 집에서 일을 거의 하지 않고 쉴 생각에 스트레스 호르몬이 감소하는 것으로 나타났다. 여성들이 집안 식구들을 위해 하는 일을 전혀 즐기지 않는 것은 아니다. 그러나 그 일로 점점 더 많은 압박을 느낄 때, 갖가지 도움과 지원이 필요하다. 그렇지 않으면 여성들에게 이런 압박에서 생기는 위기가 과로로 인한 질병으로 이어질 수 있다.

여성이 과로하게 되는 가장 큰 원인은 (658쪽의 "빈곤과 인종 차별"에서도 보았듯이) 현재 세계 경제 체제와 사회 구조이기도 하지만, 보건 제도나 사회 전반에 발생한 변화로 인한 불황을 여성들의 무임 노동이 계속해서 메워야 한다는 사회적 가정도 그 원인이다. 여성들은 말 그대로 이런 우리 희생으로 이득을 얻는 경제 체제에서 살아남으려고 모든 것을 다 해내는 슈퍼우먼처럼 점점 더 많은 일을 해야 한다.

수면 부족과 지원 부족, 진정한 즐거움, 휴식, 운동 기회의 제한은 스트레스와 내면의 분노를 만들어 낼 뿐만 아니라, 건강에도 심각한 위협이 된다. 이런 상태를 과로, 스트레스라고 부르는데, 이는 단지 심리적인 것만이 아니라, 이를테면 경미한 심장의 긴장에서 치명적인 심장 마비나 뇌졸중에 이르는 육체적인 결과를 초래한다. 세상의 모든 여자들이 남자들보다 두 배 이상 일하고 모든 여자 아이들이 남자 아이들보다 일을 더 많이 한다는 것을 깨달을 때, 우리는 여성의 과로를 '사회적인 질병'으로 다뤄야 하고 반드시 이를 해결해야 한다. 스트레스는 단지 특별한 몇몇 여자들의 '정신 건강' 문제가 아니다. 여성이 남성보다 더 오래 살지 모르지만, 온갖 만성 질환에 더 많이 시달린다. 휴식을 취하고 싶고 즐거워지려고 하며 자신을 보살피려는 것은 이기적인 것이 아니라, 우리 자신의 건강과 행복을 위해, 우리 사회의 안녕을 위해 꼭 필요하다.

과로는 여성 문제, 여성 건강 문제로 다뤄야 한다. 우리 자신과 지역 사회를 건강하게 유지하기 위해서는 많은 자원들이 필요하다.

- 광범위하게 이용할 수 있는 양질의 주간 보육 시설
- 성인 주간 간호, 가정 간호, 장기간 간호, 휴직 급여 등 다양하고 안정적인 노인 복지
- 질 높은 방과 후 프로그램
- 여자(아이)들이 남자(아이)들과 똑같이 운동과 여가를 안전하게 즐길 수 있는 기회를 포함하는, 더 나은 공공 서비스
- 지속적인 재정 지원을 받는, 노숙자와 매 맞는 여성들을 위한 좋은 쉼터
- 지역 사회의 건강 문제 해결을 위해 일하는 비정부 기구(NGO), 비영리 기구(NPO)에 대한 더 많은 지원
- 가족 간병에 대한 세금 공제
- 보육 시설 이용에 대한 세금 공제
- 동일 노동 동일 임금
- 유급 가족 건강 휴가
- 노동 시간 단축
- 자기가 속한 지역 사회를 위해 일할 수 있는 임금 노동 외 시간 보장

우리는 종교 기관, 학교, 정부 등 비과세 기관을 포함해 모든 일터에서 여성의 이중 노동 부담과 과로의 위험을 인식하고, 가족 지원과 가사 노동의 동등한 분담 원칙을 강화할 것을 요구해야 한다. 이것이야말로 현재와 미래의 여성 건강 문제이자 지역 사회 건강 문제이기 때문이다.

3 한국통계청의 「생활 시간 조사 보고서」(2000)에 따르면 서울에 사는 여성은 하루 중 2시간 30분, 남성은 19분을 각각 가정 관리에 사용하고 있는 것으로 나타났으며 이는 여성의 가정 관리 시간을 100으로 봤을 때 남성은 12에 머무르는 수치다.

의료화와 여성의 삶에 대한 사회적 통제

의료 전문가들이 여성 건강이라는 그림의 일부가 될 만한 많은 요소들을 인식하는 것은 좋은 일이다. 그러나 많은 전문가들이 이를 극단까지 밀고 나가, 이전에는 의료와 전혀 관련이 없다고 여긴 사안에서까지 전문가를 자처하고 있다. 예를 몇 가지 들어 보면, 사춘기 문제, 아이들의 과도한 활동성, 섹스, 다이어트, 아동 학대, 운동, 범죄 행위, 노화 등이다. 의료화라고 칭해지는 이런 현상은 의료인들이 정상적인 삶의 경험이나 사회 문제 중에 어떤 것들이 정의되고 '관리'되어야 하는가에 대한 문제에 '전문가'가 되게 한다. 이 중에 가장 두드러진 예가 생식 건강과 성, 노화의 전 영역에서 여성의 삶이 의료화된 것이다. 임신이나 완경 등 여성들이 살면서 겪는 지극히 정상적인 사건을 가지고 의사에게 가보라는 권유를 얼마나 자주 받는지 생각해 보자. 의사들은 문제를 찾아내, 약, 수술, 의료 장비 등으로 그것에 개입하도록 훈련받은 사람들이기 때문에, 우리는 정상적인 인생사를 문제 있는 것으로 생각하고 필요치 않은 개입을 받아들이게 된다. 연구에서 밝혀진 것처럼, 집에서 아이를 낳거나 조산사의 도움으로 아이를 낳는 것도 (병원에서 아이를 낳는 것과 마찬가지로) 똑같이 안전하며 출산 시 크게 위험하지 않은 산모들은 더 만족한다.→ 19장 임신, 20장 출산 그러나 대부분의 의사들은 여성들에게 병원 분만이 언제나 가장 안전한 출산 방법이라고 말한다. 제약 산업은 여성의 생애 주기가 바뀔 때 일어나는 일들을, 의료 전문가에게 치료나 약물 처방을 받아야만 해결할 수 있는 무시무시한 사건들로 전환시키는 연구들을 진행하고 지원함으로써 이런 의료화를 더욱 강화한다.

의학적 '치료'는 흔히 우리의 행위와 삶의 선택에 대한 판단에까지 확대된다.

바보같이 의사에게 레즈비언이라고 말하고 나니까 모든 이야기는 훈계가 되어 버리면서 진짜 내 문제에는 전혀 주의를 기울이지 않았습니다. 의사가 정신과 의사를 추천하는 순간 나는 자리를 박차고 나와 버렸어요.

이런 도덕적 심판은 종교인의 심판보다 '과학적'일 게 조금도 없는데도 힘이 실린다. 우리가 여성성의 규범에 따르지 않고 '일탈'하거나 의사의 충고를 '따르지 않을 때' 의료 제도가 얼마나 큰 힘을 가지고 있는지 비로소 깨닫게 된다. 이를테면, 과거에 많은 여성들이 상황에 대한 설명을 듣지 못하거나 동의하지 않은 상태에서 강제로 불임수술을 받았는데, 여성들이 '이미 아이가 너무 많다고' 의사들이 자의로 판단했기 때문이다.→ 13장 피임, 영구 피임, 324쪽 미국의 어떤 의사들은 법원의 명령으로 제왕절개술을 하려 했는데, 수술을 거부한 여자들은 '자격 없는 엄마'라고 그들은 주장했다. 또 어떤 미국 여성들은 법정에서 아이를 빼앗겼는데, 임신 기간에 의료를 거부했다는 이유로 의사들이 '잠재적인 아동 학대자'로 판단했기 때문이다.

우리 어머니들이 정기적으로 우리를 '의사'들에게 데려가면서 의사에 대한 의존이 너무도 일찍 시작되었기 때문에 의사들이 우리 삶에서 어떤 역할을 하는지 의문을 가지기가 어려울지도 모른다. 그러나 의사와 환자의 관계를 좀 더 자세히 살펴보고 우리의 결정에 도움을 줄 정보와 지원의 안전하고 독립적인 원천을 찾아내는 것은 매우 중요하다.

의사와 환자의 관계

의료 제도는 환자와 의사 사이에 형성되는 개인적 관계를 특별히 신성시해 여성의 삶을 사회적으로 지배해 왔다. 여자 환자와 의사의 관계는 매우 불평등한 관계인데, 우리 사회의 많은 의뢰인/전문가 관계에 내재한 권력의 불균형을 극단적으로 보여 준다. 남자 의사와 여자 환자의 관계가 특히 더 그렇지만, 여자 의사와 여자 환자의 관계도 마찬가지다. 계층 차이 때문에 불평등이 더 심해지기도 한다. 힘이 없는 상태에서 맺은 관계가 다 그렇듯이, 우리는 의사와의 관계에서 생기는 일을 의사보다는 우리 자신의 탓으로 돌리는 경향이 있다. 예를 들어, 어떤 것을 이해하기 어려울 때, 자신이 무식하다고 느껴서 자신감을 잃게 되며 내가 이해할 수 있도록 설명해 달라고 할 용기를 내기가 어렵다. 우리는 의사들이 받은 우월한 교육과 훈련, 경험, (더러는) 나이 때문에 그들이 틀림없는 판단을 할 것이라고 믿는 경향이 있다.

특히 고통이나 공포를 느낄 때 우리는 어린아이같이 의존적인 상태에 놓인다. 환자가 아이처럼 되어 의사에게 의존하도록 이런 현상을 자연스러운 것인 양 조장하는 의사도 있다.

여성들이 객관적인 사실에 대한 질문을 할 때 의사들은 종종 이렇게 말한다. "뭐가 문제입니까, 날 못 믿는 겁니까?" 또는 "내 진단을 못 믿으면 더는 치료할 수가 없습니다." 많은 의사들은 여성들이 지나치게 의존적이 되는 것은 여성이 그런 상태를 원하거나 그런 상태가 되는 것이 필요하기 때문이라고 생각한다.

많은 여성주의 사회학자들과 몇몇 여자 의사들의 연구는, 이런 불균형이 사라지고 좀 더 의사소통이 잘되는 관계로 바뀌는 것이 매우 중요하다는 것을 보여 준다. 우리가 하는 이야기들은 정확한 진단을 내리고 치료법을 선택하는 데 중요하며, 따라서 의사들은 여성의 이야기에 귀 기울이고 그것에 따라 행동해야 한다. 사회학자 앤 오클리는 이 주제에 대한 폭넓은 연구를 통해서, 어떤 의사들은 여성이 자기 문제에 대해 알고 있는 것이나 느낌을 무시하면서 대신 무엇이 진짜 문제인지 의학적으로 판단한 자기 자신의 확신을 밀어붙이는 경향이 있다는 걸 보여 준다. 몇 분 되지도 않는 면담 동안 의사들은 솔직하게 환자를 설득할 생각도 하지 않고 가만히 듣기만 하면서 진단할 때까지 간간이 "으흠" 같은 말만 중얼거리기 예가 많아지고 있다. 정보가 별로 없어서 처방이 제대로 되었는지 따질 수도 없을 정도다.

나는 정확하게 모든 것을 설명했고, 일반적인 내 건강 상태를 면밀하게 되짚어 보았는데, 콜레스테롤 수치는 괜찮았고, 진료실에 들어갔을 때 혈압만 약간 높았다. 매년 정기 검진을 하기로 되어 있었는데, 의사는 너무 바빠서 5월이 되기 전에는 할 수 없다고 하다는 게 아닌가! 의사는 단 한번도 나를 쳐다보지 않았고 뭔가 바쁘게 긁적이더니 갑자기 내가 한번도 먹지 않은 호르몬제가 적힌 처방을 내밀면서 이렇게 말했다. "에스트로겐을 드셔야겠네요". 너무 화가 나고 놀란 나머지 검진도 받지 않고 설명도 듣지 않은 상태에서 왜 이 약을 먹어야 하는지 이유를 캐물어 볼 용기가 나지 않았다. 결국 검진도 못 받고 어떤 이유로 이 호르몬을 먹어야 하는지 설명도 듣지 못한 채 난 이 약을 먹어야 했다.

너무나 많은 의사들이 처방하는 방법밖에는 모르고, 처방을 하지 않으면 병을 고치는 데 도움이 되지 않는다고 생각한다. 천식 때문에 의사들을 많이 만나 본 사람은 어느 의사한테나 늘 처방전을 받았을 것이다. 나는 내 몸 상태를 알기에 결국 처방을 꼼꼼히 살펴보고 복용약을 따져 볼 수 있는 경지에 들었다.

의사의 진료를 개선하기 위해서 우리가 최선을 다하는 게 중요하다. 정보를 많이 알고 있고 우리 의견에 확신이 있다 해도 이를 의사나 다른 의료 관계자에게 이야기하고 의심 가는 부분이나 불안을 말하는 건 힘든 일이다. 여전히 많은 의사들이 여성의 의존 '욕구'를 떠들어 대는 것에 익숙하고 권위주의를 내세우기를 좋아해서 건강 문제와 치료법을 결정하는 데 우리가 동등한 협력 관계를 요구한다면 의사들은 매우 놀라고 적대감을 보이기까지 할 것이다. 그러나 이런 반응을 보인다고 해서 의사는 환자와 협력해야 한다는 우리 주장을 거둬들여서는 안 된다. 필요하면 우리가 이 책에서 25년 전에 제안했던 "자신의 건강 관리에 책임을 지고 그에 대한 정보를 충분히 제공받아야 한다."는 의견이 저명한 의료 평론가들과 의료 저술가들한테서 나오고 있다는 사실을 의사에게 상기시켜 줘야 한다. **가능하면 언제나 믿을 수 있는 사람과 함께 병원에 가자.** 시간이 지나면 성실하고 윤리적인 의사와 만족스러운 관계를 이룰 수 있을 것이다.

친구들은 내가 의사와 친하고 의사의 말에 대꾸하고 의문을 나타내고 의사 말을 곧이곧대로 받아들이지 않는 것을 신기해하죠. 의사는 나를 존중해 주고, 내게 무슨 일이 일어나고 있는지 내 이야기를 믿어 주지요. 나도 의료 조치를 취하기 전에 내 이야기에 귀 기울이고 제안을 하고 나와 상의하는 의사를 믿고요. 어떤 처치가 싫거나 검사실이나 진료실에 가는 것이 몹시 부담스러울 때 그 상황을 의사에게 말하면 대부분 이해해 줍니다. 여러 해를 보내고 나서야 내 건강 내력을 참작해서 치료에 적용해 주는 의사를 만난 거지요.

성폭력, 성추행

의사/환자 관계의 불균형이 초래한 결과 중 하나는 의사들이 자신이 가진 권력을 남용하는 것이다. 미국에서는 지난 10년간 의사가 여자 환자를 강간한 사례가 점점 더 많이 보고되고 있을 뿐 아니라 5~10% 정도의 의사들이 조사와 인터뷰 등에서 환자와 성관계를 가진 경험이 있다는 것을 인정하고 있다. 그런 행위를 한 의사들은 성적인 관계가 여자 환자들에게 아무 해가 없었고 또는 실제로는 이롭고 (심지어) '치유 효과'가 있다고 믿는다고 말했다. 의사가 여자 환자에게 사랑을 고백하여 섹스에 동의하도록 설득해서 성적으로 이용하는 것은 그리 드문 일이 아니다. 이것은 여성들이 단순하거나 정신에 문제가 있음을 보여 주는 것이 아니다. 여자 환자들이 내면화한 신뢰감을 의사가 악용한 것이다.

의사들의 성폭력은 신뢰를 파괴하는 행동이기 때문에 딸에 대한 아버지의 근친강간에서 나타나는 것과 같은 매우 심각한 정신적 상처를 입힌다. 이 여자 환자가 정신과 의사에게 넘겨진다면, 그녀는 폭력을 '유발했다'는 비난을 받게 될 것이다. 더욱 끔찍한 것은, 일부 정신과 의사들이 또다시 여성들을 유혹할지도 모른다는 것이다. 여성이 의사의 성폭력을 드러내어 공개적으로 말하는 것은 엄청난 용기가 필요한 일이다. 아무도 우리 말을 믿어 주지 않는 일이 흔하게 일어난다. 어떤 사례에서는 한 의사가 동료 마취과 의사의 성폭력을 목격해 그를 현장에서 잡기 전까지 3년 동안이나 여자 환자에 대한 성폭력을 목격해 온 간호사의 증언을 병원 운영자들이 무시했다. 어떤 치과 의사는 한 여성이 사실을 폭로할 때까지 어린 소녀를 포함해 수십 명의 여자 환자들에게 성추행을 했다. 특히 환자와의 성관계를 금지하는 히포크라테스 선서에도 불구하고, 의료계는 그런 규범을 위반하는 자들을 엄격하게 징계하기 위한 노력을 거의 기울이지 않았다. 의사들이 등록되어 있는 미국의사협회에까지 간 성폭력 사례들은 몇 달을 끌다가 결국 앞으로도 계속될 성폭력에 제대로 대응하지 못하고 흐지부지되기 일쑤다. 몇몇 여자 의사들은 성폭력에 대해 좀 더 강력한 입장을 취해 왔다. 그러나 대부분의 경우 의사들은 우발적인 실수라고 동료의 잘못을 덮어 주는 데에만 관심이 있다.

어느 여자 정신과 의사는 이렇게 말한다.

나는 한 정신과 의사가 환자 두 명과 성관계를 가졌다고 미국의사협회에 보고했습니다. 두 달 뒤 협회에 소환된 나는 어떤 일이 일어났는지 알게 되었어요. 그 의사가 모든 것을 부인했다는 거예요. 그들은 환자의 말보다 그 의사의 말을 신뢰하여 그 사례를 무시하기로 했죠. 그래선 안 된다고 내가 주장하니까 의료윤리위원장은 "이봐요, 우리는 소비자 단체가 아니오." 하고 말했습니다.

미국에서는, 이런 일이 발생했을 때 의사의 진료권 박탈(그리고 징계조처들)을 중앙등록소에 보고해야 한다고 법으로 정해 두었다. 의사를 새로 고용하거나 진료권을 주는 병원은 먼저 이 기록을 검토해야 한다.

의료 제공자가 성적으로 부적절하거나 이상한, 무책임한 행동을 할 때에는 이를 다른 사람들과 이야기함으로써 힘을 얻을 수 있다. 지역 여성 단체나 성폭력 상담소 역시 도움을 줄 수 있다. 우리가 아는 한 여성은 자신을 학대한 의사의 실명을 거론하면서 자기 이야기를 자세하게 써서 그 의사가 근무하는 병원에 돌렸다. 그러자 많은 여성들이 같은 경험을 갖고 있다는 것을 공개적으로 밝혔다. 꽤 오랜 시간이 걸렸지만 결국 그 의사의 면허는 정지되었다. **지원을 받기 위해서는 발생한 일을 적어 두거나 녹음해 두는 것이 아주 중요하다.** 또 내 경험을 믿을 만한 변호사나 여성 법률 단체와 의논하자. 그들은 내가 잘 모르는 성폭력이나 성희롱에 관한 법률을 잘 알고 있을 것이다.→8장 폭력

미국의 여성 건강 운동

거의 30년 전에 미국 전역에서 다양한 나이와 배경을 가진 여성들이 합심하여 여성들을 포함한 모든 이들을 위해 좀 더 나은 의료 제도를 쟁취하려고 싸웠다. 이들은 비판적 관점을 가지고 기존 의료계와 이윤 추구 중심의 의료 제도, 전문가들, 제약 산업, 정부에 도전했다. '여성 건강 운동' 덕분에 많은 여성들과 의료인들이 여성 건강과 의료에 대해 가졌던 생각이 바뀌었다. 운동가들은 지역과 전국 단위에서 단체를 조직해 여성들을 위한 조사, 치료, 제품의 개발을 위해서 입법 기관, 병원, 법정에서 싸웠고 종종 큰 성공을 거두었다. 많은 여성들이 의사나 보건 종사자가 되었다. 수년 동안 많은 인종 집단의 유색인 여성들, 레즈비언, 만성 질환을 앓는 여성, 여성 노인들이 여성 건강 운동들을 일으켰고 지역 사회의 건강 증진을 위한 새로운 의제를 만들어 냈다.

미국 국립보건원의 여성 질병 연구에 상당한 액수의 연방 예산이 투자되고, 주 의회와 연방 의회에 여성 건강 관련 입법안이 수시로 상정되고, 여성 의사들과 과학자들이 늘어난 것도 여성 건강 운동이 거둔 성공의 일부다. 여성 건강이라는 주제는 현재 대중 매체에서도 자주 다뤄진다. 그런데도 여성과 아이들의 건강은 뚜렷하게 개선되지 않고 있다. 미국의 건강 보험과 교부 체계가 점차 기업의 통제 하에 놓이게 됨에 따라 건강 운동가들이 이룬 여성을 위한 여러 가지 진보가 도전받고 있다. 정부가 지원하는 많은 조사 연구가 주로 여성 건강의 생물학적 모델에 근거해 있어서 주로 만성 질환 연구에만 집중하고 있으며

여성 건강에 중요한 영향을 미치는 사회 경제적 요소에 대해서는 거의 연구하지 않는다.

현재 재정적으로 열악한 아주 적은 수의 여성 단체만이 여성 건강을 옹호하는 활동을 적극적으로 하면서 공공선을 우선으로 하는 목소리를 높이고 있을 뿐이다. 이 단체들은 흔히 자원 봉사에 의존하는데, 바깥일과 집안일을 모두 책임지는 것이 부담스러워 직장을 그만두는 여성이 늘어감에 따라 자원 봉사 인력을 구하기가 점점 더 힘들어진다.

여성 건강 운동이 해야 할 일이 많다. 모든 사람에게 의료를 제공하고 의료를 향상시키는 것, 여자 의사들을 더 많이 배출하는 것, 환자 권리를 제한받지 않게 하는 것, 빈곤층이 보건 의료 혜택을 누리게 하는 것 등은 그 자체로 필수적이고 훌륭한 목표지만, 그것만으로 충분하지는 않다. 여성들은 연구를 하고 정책을 결정해야 할 뿐만 아니라 실제 보건 프로그램을 관리하는 시민이자, 공동체의 일원이 되어야 한다. 우리는 병원 치료와 의학 분야에만 초점을 맞추는 것이 아니라, 사회 경제적 문제로 시야를 넓혀야 한다. 즉 우리 여성들에게 그토록 큰 권력을 휘둘러온 제도를 여성들이 통제할 수 있도록 여성이 힘을 가지는 문제에도 집중해야 한다. 또 여성들이 자가 치료법에 관한 지식을 되찾는 것도 필요하다. 민간요법과 예방법을 원하는 사람은 모두 그것을 이용할 수 있어야 한다. 우리는 기존 의료계가 대안(예를 들어, 가정 분만, 조산원 출산 등)을 억압하고 있음을 폭로하고 이런 대안이 인권의 하나임을 분명하게 주장해야 한다.→20장 출산

우리는 「보스턴여성건강서공동체」를 통해서 여성이 자기 안에 듣고 말하고 보살피고 만지면서 서로를 도울 수 있는 능력, 치유력을 가지고 있다는 것을 믿게 되었다. 또 정보를 공유하고 힘과 도움, 치유를 나누는 작은 모임의 힘을 믿게 되었다. 우리는 여성 자신이 자기 몸에 대한 최고의 전문가라는 것을 믿는다. 여성들이 각자 고립되어 있으면 전문가에게 의존하게 되고 질병을 치료하기도 더 어려워진다는 것을 확실히 이해할수록, 여성 집단에서 활동한 경험과 집단행동이 건강과 모든 이들을 위해 얼마나 중요한지 알게 되었다. 이런 모임은 아주 작은 의식화 집단이나 자조와 지원 프로그램에서부터 정치적 행동을 위해 만들어진 큰 단체에 이르기까지 다양하다.[4]

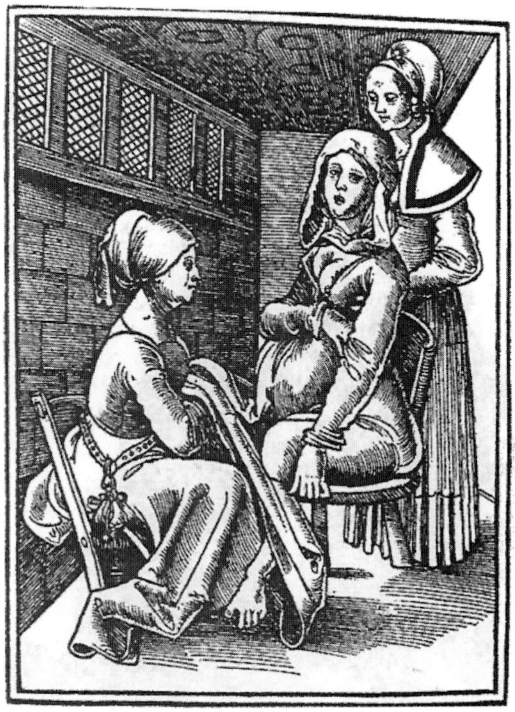

임신부를 진료하는 산파(16세기 그림) ©Corbis-Bettmann

미국 보건 의료 산업

미국의 보건 의료 산업은 삼각 구조로 되어 있는데 '의료 산업 복합체'라고도 불린다. 의학/의료계, 제약 회사/병원, 보험 회사가 그것이다. 미국은 항상 사적인 이윤 추구 체계를 가지고 있었지만, 어느 정도 정부 재정 보조와 규제로 균형을 이루어 왔다. 오늘날, 그 균형 상태가 깨지고 좀 더 많은 힘이 대기업으로 옮겨지고 있고, 의사, 환자, 정부의 힘은 점점 약해지고 있다. 이제 세 요소 각각과, 이들이 어떻게 해서 미국의 의료비를 크게 높이는지를 살펴볼 것이다.[5]

의술에 대한 맹신

그 믿음이 점점 약해지고는 있지만 대부분의 사람들은 여전히 의술을 대단히 신뢰하는데, 우리가 그 영향력을 전혀 인식하지 못할 정도로 지난 50년간 의료 기관들과 그 이데올로기가 우리 삶에 아주 깊숙이 파고들었기 때문이다. 많은 사람들이 실직 공포, 실직에 따른 건강 보험의 자

4 한국에서는 몇몇 여성 단체를 중심으로 여성 건강에 관한 논의와 활동이 이루어지고 있지만 범위나 내용 면에서 아직 부족한 것이 사실이다. 또한 대부분의 의료 관련 시민운동은 여성의 사회적, 경제적, 신체적 특성을 적절히 반영하고 있지 못하다.

5 한국은 사회 보험형 전국 건강 보험 제도와 민간 위주의 의료 공급 체계가 상호 작용하는 복지 지향형 의료 보장 제도를 운용하고 있다. 그러나 의료 보장 제도의 급속한 확대, 정착 과정에서 보건 의료 체계가 진단·치료 위주로 형성되어, 공공 보건 기능의 상대적 취약성, 보건 의료의 왜곡, 발전 기반의 미흡 등 문제점이 적지 않다.

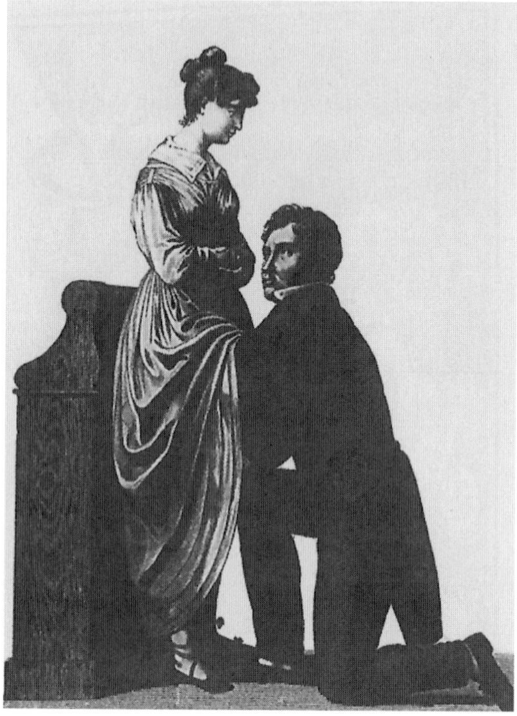

부인과 검진(19세기 그림) ©Corbis-Bettmann

격 상실 공포 때문에 단지 고용되었다는 것에 감사하는, 안도하는 문화에 살고 있어서 기업의 영향력이나 이윤 추구 방식에 더는 문제를 제기하지 않게 되었다.

의술에 대한 잘못된 상식과 사실들

미국 사회에서 의료계가 갖는 권력은 몇 가지 잘못된 통념에 근거하는데 이 통념들은 대체로 부자들의 모임이라 할 수 있는 미국의사협회와 거대 건강 단체(미국암재단, 미국심장재단 등)의 공격적이고 매우 성공적인 공공 캠페인에 의해 조장된 측면이 있다. 의사들과 영웅적인 의술을 찬양하는 TV 프로그램은(종종 의료 단체들이 후원한다) 이런 통념을 강화한다. 우리 대부분이 의술을 '신뢰'하도록 배우며 성장했기 때문에 우리가 이런 선전에 (조종당하고 있을 때조차) 어떻게 영향 받는지 먼저 깨닫기는 어렵다.

잘못된 상식 의료는 건강을 크게 향상시켰다.

사실 가장 과학적인 역학 조사에 따르면 많은 무서운 전염병(장티푸스, 천연두, 성홍열, 홍역, 백일해, 디프테리아, 독감, 결핵, 폐렴)이 지난 세기에 이미 정복되었는데, 이는 대부분 의료가 아니라, 영양 상태, 위생, 주거 환경 개선과 교육 수준 향상, 수입 증가에 따른 것이라고 한다. 이 질병들의 발생은 의학적 치료와 백신이 도입되던 때 이미 감소하고 있었다. 천연두와 소아마비를 제외하고는, 백신은 이 질병을 줄이는 데 기여한 것이 거의 없다. 전염병의 소멸은 금세기 평균 수명 연장의 주된 원인이 되었으나 여전히 갖가지 만성 질환으로 인한 사망률은 20세기 동안 변하지 않았다. 또한 결핵 같은 몇몇 전염병이 치료 소홀로 다시 나타나기 시작했다.

잘못된 상식 현재 사용되는 의학적 처치는 안전하고 효과적인 것으로 입증되었다.

사실 현재 사용되는 대부분의 치료법과 의술이 어떤 이득이 있는지 '과학적으로' 평가된 적이 없다. 태아의 심장 모니터와 유방 절제술은 확실한 평가를 받지 않은 채 상당히 오랫동안 광범위하게 사용된 많은 의술 중 한 예에 불과하다. 무작위 추출이나 변수가 통제된 상황에서 행해지는 시험 같은 최고 수준의 과학적 평가는 시간과 인력이 많이 들고 비용도 매우 많이 들기 때문에 이루어지기 어렵다. 그 결과로 전체 치료 과정의 10~20%만이 과학적으로 이롭다는 것이 증명된 상태다.ᅳ 코크레인 협력, 680쪽

대부분의 의사들은, 최근에 훈련받은 의사들조차 여전히 연구와 의료, 의술 등을 평가할 능력이 부족하며 그들은 대개 단지 동료들의 추천으로 치료법을 선택하거나 스스로 괜찮다고 생각하는 것을 선택한다. 하버드 의대의 조교수는 우리에게 이렇게 말했다.

> 아주 흔히 의사들은 책에 나온 대로 치료하는 데 빠져 버린다. 최신 의학 저널을 펼쳐서 환자들에게 최신 치료법을 적용하면서 환자들에게 이 치료법이야말로 '최근에 나온 것'이라면서도 그렇다고 절대로 '실험용 쥐'가 되는 것은 아니라고 확신하게 만든다. 실제로 개업의들은 자주 과학자들의 최신 실험 결과를 동네 병원에서도 확대 적용하는데, 환자의 동의를 얻지 않는 경우도 종종 있다! 5년 전에 그 실험을 처음 하고 2~3년 전에 보고서를 쓴 과학자는 효과가 더 좋은 치료법을 알게 되어 오래전에 그 방법을 폐기 처분한 상태인데도 말이다.

사실 최근까지 대부분의 의학 연구들이 남자들을 대상으로 했으나 부적절하게도 여성에게도 그 결과가 적용되어 왔다. 그것은 전혀 과학적이지 않다. 1990년에 미국 국립보건원은, 이 기구의 지원을 받는 모든 여성 관련 연구에

여성이 적절한 비율로 포함되어야 한다는 새로운 지침을 발표했다. 따라서 이런 상황은 시간이 지나면 나아지겠지만, 여성에게 적용되는 많은 치료법들을 계속 까다롭게 검토하는 것이 중요하다.

잘못된 상식 의료가 우리 건강을 지켜 준다.

사실 많은 사람들은 의학이 지난 50년 동안 기술적 진보를 이루어 우리를 건강하게 해 주었다고 굳게 믿고 있지만, 공공 보건 연구들에 따르면 건강은 무엇보다도 사회적, 경제적, 환경적, 상황의 결과다. 즉 우리가 먹는 음식, 마시는 물, 숨쉬는 공기, 살고 있는 환경, 하는 일, 습관 등이 그것이다. 마찬가지로 이런 요소들은 무엇보다 우리가 받는 교육이나 수입, 몸을 돌보는 데 동원할 수 있는 자원 등이 결정한다. 그러나 다른 요소들도 건강과 장수를 누리는 데 기여한다. 즉 개인적 삶과 이에 영향을 미치는 힘들, 친구 관계, 우리를 지원하는 공동체 등을 스스로 관리할 수 있는 힘이다. 어떤 연구자들은 종교적 신앙 역시 건강과 장수를 누리는 데 도움이 된다고 본다.

약물, 수술, 의술의 발전은 죽음을 막고 수명을 연장하는 데 매우 가치 있는 수단이며(예를 들어 신장투석기나 수혈 등) 그것 없이는 많은 사람들이 오늘날 살아 있기 힘들 것이다. 우리 중 누구도 그러한 과학 기술을 사용하지 못하거나 응급 처치를 받지 못한 채 죽기를 바라지는 않겠지만 건강을 지켜 주는 기초는 그런 것이 아니다. 건강을 지키는 것은 혼자 해서 될 일도 아니다. 병에 걸리면 우리는 혼자 힘으로 아니면 가족의 도움을 받아 건강을 관리하면서 개인적으로 치료를 받으려고 할 것이다. 그러나 오직 집단적인 공동체의 행동만이 환경이 야기하는 건강에 대한 위협을 예방할 수 있다.

잘못된 상식 미국의 의료 수준은 세계 최고다.

사실 미국은 지구상의 어떤 나라보다도 의료비가 높고, 1인당 의료 기술 이용 비율이 높은 나라이며, 인구 대비 의사와 병원 비율이 높은 나라 중 하나다. 부유한 세력가들과 세계 지도자들이 미국 의료 전문가들에게 치료를 받기 위해 전 세계에서 몰려든다. 그러나 자국민들을 돌보는 것에서 미국은 산업 국가들 중 가장 뒤쳐지는 나라다. 국민들의 건강 상태를 알 수 있는 가장 중요하고 기본적인 지표인 평균 수명이 매우 낮으며, 마찬가지로 기본 지표인 영아 사망률은 산업 국가들 중 22위를 기록한다. 최근의 정책 연구에 따르면 사실 미국 시스템은 상대적 의료비, 미국 국내 총생산 가운데 의료 부문 투자 규모, 의사들의 수입, 건강 상태 대 비보험 인구비 등 다른 척도들로 봤을 때도 산업 국가들 중 최악의 상태이다. 일반적 사회 발전, 특히 영양 상태, 피임, 교육, 주거 환경, 지역 사회 서비스 혜택에 좀 더 투자를 많이 하면 사망률을 낮추고 전반적인 건강을 증진하는 데 기여할 것이다.

이 모든 잘못된 상식은 우리가 의료 전문가들을 믿게 만들고, 안심시켜 주는 그들의 말에 의지하게 하며, 그들의 지시를 따르게 만든다. 특히 아플 때, 의료 전문가를 믿고 따르지 않기는 어렵다. 병드는 것은 매우 무서운 경험이어서 우리는 안심하고 싶어 하기 때문이다. 의료인들은 우리 생각보다 훨씬 더 자주 거짓으로 장담을 하기 때문에 우리는 될 수 있는 한 비판적인 태도를 지녀야 하고, 최대한 많은 정보를 모아야 하며 친구와 가족에게 도움을 청해야 한다.→ 환자의 권리, 681쪽

의료계의 독점

근대 과학적 의학이 보건을 독점하고 있는 상황은 느리게나마 도전을 받고 있다. 과거에 의학은 종종 불법적으로 많은 돈을 써서 다른 치료 체계와 치료자들과의 경쟁에서 압도적인 승리를 거뒀기 때문에 여전히 우리가 접근할 수 있는 의료의 질과 형태를 결정하는 중요한 힘이다. 이를테면, 의사들은 경쟁자인 산파를 힘으로 제거해 버렸다. 현재 대체 요법에는 보험이 적용되지 않는다(미국의 몇몇 주에서는 대체 의학에도 보험이 적용된다. 이는 민간 보험 위주의 미국 의료 체계에서 보험 산업이 이윤 추구를 위해 의료계의 독점에 도전하고 있음을 나타내는 지표다).→ 5장 통합 치유

미국에서 통상적인 의료 행위(이를 생의학적 치료 모델 또는 대증 요법이라고도 부른다)를 하는 의사들은 의사면허법 제정에 영향력을 발휘함으로써 20세기 초에 실질적인 독점을 이루었다. 의사면허법은 '적절하게' 훈련받지 않았거나 면허가 없는 사람들의 의료 행위에 대해 주정부가 처벌하도록 되어 있다. 동시에, 이들은 교육 과정을 절대적으로 지배하여 '합법적으로 독점을 강화했다.'

의료계는 제약을 받지 않고 확장되었는데, 세금으로 의학 교육, 연구, 병원 운영을 지원받았으나 사회에 대한

책임은 전혀 지지 않았다(공공사업이나 공교육처럼 세금으로 지원을 받은 다른 공공 서비스는 사용자들이 책임을 지도록 되어 있다). 그 결과, 미국은 세계 어느 곳보다 비용이 많이 드는 의료 제도와, 막강한 권력을 지닌 의료 전문가들을 갖게 되었다.

미국의 경우를 살펴보면, 20세기 초반부터 전문성이라는 것을 무기로 다른 치료인들을 배제하고 전적인 결정권을 가지고 국가의 지원을 받아 무조건적으로 확장되어 왔다. 1940년대에 이르러 의료계의 독점이 더욱 확고해진 데다 의료 기술의 급격한 발달과 의료 서비스에 대한 요구의 증가로 인해 의료비가 급격히 상승했다. 1970년대에 이르러 '포괄수가제' 방식의 비영리 건강 보험조합이 등장하면서 의료비 상승을 우려한 목소리가 나오기 시작했다. 그러나 강제 보험 방식을 택하지 않은 미국에서 병원은 점차 기업화되어 갔으며, 현재는 '병원 기업'이라고 불릴 정도가 되었다. 그리하여 병원 경영자들은 의사들의 독점적인 의사 결정권을 빼앗아 가고 있다.

보건과 의료 기술

새롭고, 비싸고, 신체에 공격적인 기술이 계속 늘어나면서 의료비를 올리고 의료 공급자의 이익을 증대시키고 있다. 전문가들이 주장하는 바에 따르면 미국 의료비의 75% 가량이 첨단 기술에 지불된다. 그러나 첨단 기술의 안전성과 유용성을 평가하는 시스템은 취약하다. 미국 식품의약국은 인체 내에 사용되는 장치에 대해서는 얼마간의 통제권을 갖고 있으나 인체 밖에서 사용되는 것에 대해서는 거의 관리할 수 없다. 특정 기술의 해악이나 무용성이 분명하게 입증된 경우에도 첨단 기술의 사용을 금지할 효과적인 조치를 갖고 있지 못하다.

많은 의학 기술이 여성의 건강, 특히 피임, 불임, 출산, 완경에 사용되고 있다. 대부분의 일상적인 산과 시술은 제한적인 효과를 갖고 있다. 몇몇 피임 방법은 장기적인 안전성이 의심스럽고 드물지만 부작용이 우려되는데도 이를 해명하지 않은 채 통용된다.

여성 건강 운동가들은 때때로 이 문제를 놓고 두 편으로 갈라진다. 공중을 교육하고 특정 기술을 이용할 때 건강 보험 혜택을 받을 수 있게 하는 법을 통과시키려고 애쓰는 여성 건강 단체들이 있다. 그러한 혜택 없이는 시험관 아기 같은 고비용 고기술 치료를 받을 수 있는 여성은 극히 소수에 제한되어 여성 치료에 심각한 불평등을 가져올 것이라고 판단되기 때문이다. 한편 다른 여성 건강 운동 단체는 기술의 안정성과 효과에 대한 더 나은 증거도 없는 상태에서 이런 식의 보험 혜택을 주는 것은 모든 사람의 의료비를 상승시킬 수 있다는 점에서 미성숙하다고 본다.

제약 산업

대부분의 서구 민주주의 국가와는 달리 미국은 전문의약품과 일반의약품의 가격을 규제하지 않기 때문에 약값이 다른 국가의 세 배에 이른다. 영국이나 호주와 달리 미국 정부는 제약 산업이 얻는 이윤의 규모를 제한하기를 꺼리는데, 그것은 제약 회사들의 엄청난 로비 때문이기도 하지만, 의회와 행정부가 가지는 기업 편향적인 사고방식의 결과이기도 하다. 1996년 처방약의 판매액은 850억 달러 가량이었는데, 이는 미국에서 한 가정당 처방전을 20개 받은 것에 해당된다. 제약 회사들은 정기적으로 26% 정도를 재투자한다. 이는 다른 산업 분야를 능가하는 것이다. 제약 산업이 판매를 위한 광고에 투자하는 액수는 125억 정도다. 조사보다는 마케팅에 더 많이 투자하고 있으며 그중에 많은 부분이 의사들을 겨냥한 약품 홍보비로 들어간다. 현재 기업들은 잠재적인 환자 고객들에게 직접 판촉을 시도하고 있는데, 예를 들어 TV 광고는 여성들을 향해 "의사한테 포사맥스(약 이름)에 대해 물어보라."고 권유하고 있다.

의대생들에게 기업이 특혜를 주는 것을 막으려는 법적 규제에도 불구하고, 제약 회사들은 '연구' 기회와 호화스런 학회 여행, 병원과 학교의 교육 프로그램을 후원하여 의사, 의대 교수들, 개발 부서, 전문의 협회, 수련의들을 자기편으로 만들고 있다. 제약 회사에서 후원하는 학회를 통해서 후원 기업의 상품에 호의적인 정보들이 유통된다는 증거가 있다. 의과대학과 수련 과정은 점점 더 많이 제약 회사의 자금 지원에 의존해 왔다. 의대 교육 과정의 약리학 프로그램이 대체로 부실하기 때문에 의사들은 제약 회사의 정보(때때로 잘못된 정보)에 의존할 수밖에 없다. 그 결과, 의사들은 효과도 없고 위험한 약물에서 환자를 보호하지 못하게 된다. 종종 그들은 단순히 심각한 부작용을 몰라서, 또는 부작용이 발견되었다 해도(언제나 제약 회사는 부정한다) 정확한 것이 아니라는 개인적 믿음이나 관찰에 근거하여 계속 그 약을 처방한다(예를 들어, 어떤 의사들은 DES라는 약이 임신 기간에 태아에게 어떤 영향을 미치는지 알고 난 후에도 임신에 관련된 다양한 목적 때문에 처방을 계속했다. 57쪽 「살 빼는 약」에서 '펜펜'을 참조). 미국 식품의약국(FDA)의 승인을 받지 못한 약의 처방은 점점 더 문제가 되고 있다. 의사들은 흔히 광고에서 선전하는 약을 처방하는데, 그러면 광고는 하지 않지만 같은 효과를 가지면서도 가격이 싼 약을 처방하는 것보다 제약 회사에게 더 큰 이윤을 안겨 준다. 제약 회사의 광고는 약 처방 없이 면담으로만 그치는 진료는 불충분한 것이라고 믿게 한다.

생명을 구하고 많은 사람들의 삶의 질을 높이는 약도 있지만, 연구에 따르면 많은 약들이 위험하거나 전혀 효과가 없다. 미국회계감사원은 메디케어/메디케이드(공공 프로그램)→669쪽 가 아무런 효과도 없는 약에 4천만 달러를 지불했다고 밝혔다. 매년 적어도 1,500만 명이 약의 부작용 때문에 병원에 가거나, 너무 많은 약을 먹어서 오히려 병에 걸린다. 여성들은 전체 처방전의 약 3분의 2가량을 받고 있으며, 제약 회사에 가장 큰 이윤을 안겨 주는 약은 먹는 피임약, 주사형 피임약, 기분전환제인데, 이 약들은 어떤 측면에서 위험하며 주로 여성들을 대상으로 한다. 더 큰 사회 문제, 이를테면 약의 유행과 삶의 문제를 약으로 해결하는 것이 젊은 세대들이 약에 의존하게 만드는가 하는 문제는 여전히 논쟁 중이다.

미국 식품의약국은 유해 식품과 효능 없는 약들에서 대중을 보호할 목적으로 세워졌다.→ 2장 먹을거리 지난 몇 년 동안 소비자 단체와 운동가, 기자, 의원들의 격려와 지지를 받은 몇몇 양심적인 식품의약국 직원들의 노력으로 제한적이나마 효과적인 보호가 이루어지기도 했고, 규제 과정에 점점 더 많은 소비자들이 참여할 수 있게 되었다. 식품의약국은 「FDA소비자」라는 소식지를 발행하고, 대부분의 과학자문위원회에 소비자들을 참여시키고 있다. 또한 독립된 여성 건강 관련 기구를 갖고 있다. 클린턴 집권 기간에 데이비드 케슬러의 지휘 하에 담배 회사를 상대로 벌인 활동은 가장 훌륭한 업적의 하나로 남을 것이다.

그러나 변화 속도가 매우 느린 것이 사실이다. 제약 회사들은 여전히 식품의약국이 내리는 결정에 지배적인 영향력을 행사하고 있으며 때로 식품의약국 위원회가 승인을 거부하거나 안전 문제를 제기한 후에도 그런 상황이 지속되는 예가 있다. 식품의약국 예산은, 기업과 노조가 설립한 「정치활동위원회」(PAC)에 대한 기부와 로비 활동, 법정 소송, 신상품 개발 및 생산 등을 위해 제약 산업이 쏟아 붓는 어마어마한 예산과 도저히 경쟁이 되지 않는다. 예를 들어, 식품의약국은 모든 약품 광고를 모니터할 수 없다. 그 결과 「여성건강네트워크」 같은 공익 단체들의 활동은 언제나 위협받는다. 오늘날 보수적인 의회와 기업이 시민의 참여에 대항하는 전략적 소송을 활용할 가능성

한국의 제약 산업

제약 산업의 특성상 원가의 대부분은 연구개발비고 원료비가 차지하는 비중은 낮다. 건강 보험 급여를 위해 새로운 약품의 가격을 산정할 경우, 외국의 약가를 참고해 결정하는데 이때 기준으로 삼는 국가들은 경제협력개발기구(OECD)에 가입한 선진국들로 대체로 약가가 높은 편이다. 그러나 현재 유통되고 있는 약품 가운데 한국에서 자체 개발된 신약은 거의 없으며 외국에서 개발한 약품을 복제하거나 기술 제휴를 통해 제품을 생산하는 실정이다. 따라서 연구 개발비 투자가 미미한 조건에서 제약 회사들은 낮은 원가에도 불구하고 선진국 수준의 약품가를 받으며 부당하게 높은 이윤을 얻고 있다.

지금까지 지속된 제약 산업의 성장은 이렇게 높은 이윤을 배경으로 한 것으로 결과적으로 제약 산업의 기형화를 가져 왔다. 종업원 구성에서 1997년 현재 제약 회사의 근로자 가운데 영업직은 전체의 34.4%에 이르고 있는데, 연구직은 6.3%에 그치고 있어 영업/마케팅 위주의 제약 산업 구조를 반영하고 있다(제약산업통계집, 1998).

신약 개발에 관심을 쏟기보다는 원가가 낮은 카피약의 생산과 유통을 통한 이윤만을 고려하기 때문에 제약 회사들은 이미 유통되고 있는 약의 사후 관리에 대해서는 그다지 신경을 쓰지 않는 편이다. 대표적인 예로 2004년 8월경에 있었던 페닐프로판올아민(PPA)과 관련한 논란을 들 수 있다. 이미 4년 전 2000년 11월 미국 식품의약국은 PPA 성분을 함유한 감기약과 다이어트 약이 출혈성 뇌졸중을 일으킬 수 있다며 자국의 제약 회사들에 대해 판매를 즉각 중지하도록 명령했다. 당시 한국 보건 당국도 이 같은 발표가 나오자 PPA성분이 들어 있는 약들에 대한 실태 조사를 벌였으며 PPA 감기약을 생산하고 있는 92개 제약 회사들에 대해 자발적인 생산과 판매 중지를 요청했다. 그러나 국내 제약 회사들이 시판 중인 감기약에 들어 있는 PPA성분에 대한 부작용을 충분히 검토한 후 조치를 취할 것을 요구하며 반발하자 식약청은 이를 받아들여 2001년 4월 PPA성분 제제 가운데 식욕 억제나 단일제로 쓰이거나 PPA 함유량이 100mg을 넘지 않는 품목은 그대로 유통 가능하도록 조치했다.

제약 회사들은 식약청에서 내리는 결정에 대해 지배적인 영향력을 행사하고 있으며, 역으로 의약계의 주류 의견을 주도하기도 한다. 제약 산업의 막대한 자본으로 정치 분야에 로비를 하거나 한국 보건 의료에 관련한 의견을 결정하고 있는 집단인 의사들에게 직·간접적으로 영향력을 행사하고 있다. 제약 회사의 이윤 극대화를 위한 행동이나 식약청의 한발 느린 행정에 대해 시민 단체와 비정부 기구들의 역할이 절실히 필요하다.

출처: 참여연대 사회복지위원회, 「국내 제약 산업의 실태와 문제점」(1988) 중에서

여성의 욕구를 충족하는 데 필요한 개혁들

여성 건강 활동가들은 건강 관련 계획들이 여성의 욕구를 만족시키기 위해서는 이런 특성을 가져야 한다고 믿는다.

- 복지, 고용, 수입, 건강 상태와 별도로 주어지는 보험 혜택과 제도
- 포괄적인 혜택: 산부인과, 산재, 정신과, 치과, 장기 요양 치료
- 여성을 위한 진정한 일차 진료에 대한 강조: 예방에 초점을 맞춘, 의료인들과 지속적인 관계를 맺으면서 건강 상태를 같이 의논하는 상황에서 예방에 중점을 둔 일차 진료
- 의사뿐 아니라 조산사나 간호사 같은 의료인과 대체 요법 치료사를 선택하는 것이 가능해야 한다.
- 응급 상황과 입원 기간에 발생하는 응급 상황에 대응할 수 있는 훈련을 받은 의사와 간호사를 만날 수 있어야 한다.
- 모든 종류의 치료법을 받을 수 있어야 한다.
- 가정 투석, 가정 출산, 호스피스, 에이즈와 약물 중독, 임산부의 특별 처치를 포함한 모든 치료를 받을 수 있어야 한다.
- 장기 치료, 재활 치료, 장애인을 위한 서비스
- 필요한 모든 약물을 공급받을 수 있어야 한다.
- 의무 기록은 신뢰성 있게 작성되어야 하고, 유전 요소에 따른 차별을 받지 않아야 한다(684쪽을 보자).
- 모든 사람들에게 접근 가능하고 치료 체계 내에 정리되어 있는 책임과 평가의 특별한 장치, 제공자들이 의무를 이행하는 데 실패했을 때 배상과 교정을 할 수 있는 기반과 권리를 가지는 것
- 제도가 실패하거나 우리에게 해를 끼칠 때, 보상과 교정을 받을 수 있는 것
- 집 근처에서 이용할 수 있는 지역 사회 기반의 서비스
- 비용을 공정하게 통제할 수 있는 정부 차원의 예산이 병원과 다른 기관에 주어지는 것
- 불만과 요구에 대한 공정한 판결을 보장할 수 있는 독립적 변호 그룹(옴부즈맨 프로그램)

미국의 많은 여성들은 또한 미국 보건 복지 제도의 광범위한 개혁을 요구하고 있는데 그것은 이런 내용을 포함한다.

- 지역 사회, 가족, 가정 내에서 이루어지는 여성의 무임금 노동의 인정(소득세 공제, 사회 보장 공제, 가족을 돌보는 전업 주부의 휴가 보장)
- 의사가 아닌 여성 건강 관련 노동자를 위한 훈련, 숙련화, 동일 임금 보장
- 더 질 높고 편견이 없는 여성 건강 관련 정보
- 여성에 대한 일차 진료의 적절한 요소들에 대한 소비자, 지역 사회 중심의 연구
- 환자, 소비자, 지역 사회의 권리와 역할에 대한 인식, 특히 체제 기획과 정책 결정 과정에서 여성의 역할과 권리
- 여성에 대한 보험 관련 모든 차별의 철폐
- 낭비와 사기를 엄격하게 통제하고 광고나 마케팅 같이 과도한 사무 관련 행위를 제한하는 것
- 건강과 효과적인 치료에 중요한 경제적, 문화적, 심리적 요소와 성별, 나이라는 요소에 대한 교육과 재교육
- 모든 사람에게 결과가 공개되는 첨단 기술 평가와 연구
- 전국적인 건강 관련 계획을 세우기 위한 장치
- 소비자/환자가 개입하고 평가할 수 있는 진료 행위 평가 기준
- 터무니없는 약품 가격을 내릴 수 있도록 제약 회사를 규제하고, 이윤을 올리기 위해 기존 약과 똑같은 것을 신제품으로 내놓는 대신 새로운 치료 방법을 연구하도록 하는 것
- 공중 보건 프로그램에 대한 투자 확대와 중요성 인식
- 자신의 유전 자료에 대한 개인의 소유권과 유전 정보에 대한 접근권을 보장하는 공공 정책과 제도의 수립

이 높아지고, 그로 인해 반규제적인 분위기가 조성되고 있으므로 공익을 위한 로비가 더욱 어려워졌다. 소비자들과 공익을 추구하는 집단, 미디어들은 어느 때보다도 훌륭한 식품의약국의 파수꾼이 되었고, 이제 정부의 더 나은 규제 제도를 위해 압력을 행사해야 할 것이다.

세계의 보건 의료 체계

보건 의료 체계의 기반을 이루는 경제적인 부분은 형평성과 효율성이라는 두 마리 토끼를 좇아야 한다. 경제적 요인은 단순히 따로 작용하는 것이 아니라 국가의 전반적인 보건 의료 체계의 기본적인 방향에 걸맞게 조성되고 공급된다. 결국 한 국가의 경제적 수준은 국민 건강뿐만 아니라 국민 의료비 지출의 크기를 결정한다고도 생각할 수 있는데, 선진국과 후진국의 국민 의료비의 지출의 차이를 들여다보면 보건 의료의 자원과 서비스 면에서 차이를 가져오게 한다는 것을 알 수 있다.

국가간의 의료 관련 재정을 비교할 때 가장 적절하다고 일컬어지는 GDP 대비 국민 의료비를 살펴보면 OECD 국가 중 1997년 자료로 NHS(National Health Services) 체제의 보건 의료 체계를 운영하고 있는 영국을 비롯한 서유럽 국가들은 6.8%, 일본은 7.2% 정도이고, 민간 주도형 보건 의료 체계인 미국은 13.7%의 GDP 대비 국민 의료비의 사용이 나타나고 있다. 국가 주도와 민간 주도의 혼합형인 한국은 5.0% 정도의 국민 의료비의 지출이 있다. 이렇게 재정의 차이와 함께 비교할 것은 공중 보건에 할당한 재정의 비율인데 1997년 캐나다, 독일, 일본은 전체 건강 관련 지출의 72% 가량을 공중 보건에 할당했다. 그러나 건강과 관련해 1인당 더 많은 비용을 지출하지만 공중 보건에 대한 지출은 46%에 불과한 미국에 비해 위의 나라들은 전반적으로 더 나은 건강 관련 통계(낮은 영아 사망률과 높은 기대 수명)를 보인다. 그리고 세계보건기구가 2000년 발표한 자료를 보면 세계 191개국 중에서 미국이 위의 자료에서 보다시피 세계에서 가장 많은 돈을 의료비로 지출하지만 미국인의 건강 수준은 선진국 중에서 꼴찌에 속한다. 즉 더 많은 재원을 투자하는 것만이 국민의 건강을 보장하지는 못한다는 것을 보여 준다.

현재 국가 주도형으로 건강 보험과 국민 연금을 시행하고 있지만 점점 더 빠른 속도로 의료가 자본화되어 가면서 미국과 같은 민간 차원의 공급을 증가시키려 하고 있는 한국은 세계보건기구 자료를 살펴봤을 때, 건강 수준은 51위, 보건 체계의 성취도는 107위였다. 이것은 세계 20위권의 경제 수준과 매우 동떨어진 모습을 보여 주는 동시에 한국의 의료 체계가 갖고 있는 문제점을 함축하고 있다고 할 수 있다.

참고자료:
조병희, 『의료 개혁과 의료 권력』, 나남출판, 2003
밀턴 뢰머, 『세계의 보건 의료 제도』, 신상문 옮김, 한울, 2002
서울대학교 의과대학 의료관리학교실, 『의료 관리학』, 2004
WHO, World Health Report, 2002
OECD, Health Data, 2002
보건복지부 통계 자료, 2001, www.mohw.go.kr
http://www.miso.or.kr/member/images/images/main6_5.htm

미국의 보험 산업

보험주의는 미국 의료 제도를 형성하는 데 점점 더 지배적인 접근을 이루고 있는데, 이 보험은 일반적으로 고용된 사람들에게만 해당된다. 영리 추구의 민간 보험사, 청십자건강 보험(비영리에서 영리로 전환 중), 공공 프로그램인 메디케어 메디케이드 등 '제3기관'이 마치 자동차 상해 보험처럼 의사와 병원에게 '진료비 또는 손실 보상' 차원에서 의료비를 상환해 준다. 의사들의 이해관계에 지배받는 '진료비 또는 손실 보상' 체계는 늘 문제가 되어 왔다. 특히 보험에 가입한 여성들처럼 지불 능력이 있는 사람들을 과잉 진료하도록 유인하는 동기가 되기 때문이다. 고용주가 부담하는 건강 보험료가 현실적으로 통제 불가능한 천문학적인 액수가 될 수 있고 이로 인해 회사의 경쟁력이 낮아질 수 있다. 게다가 이런 방식으로 의료를 제공하는 것은 메디케이드나 메디케어 같은 공공 프로그램의 재정을 유용하여 병원과 제약 산업, 보험 회사, 의료 제공자들에게만 이윤을 주는 결과가 되며, 교육, 주거, 직업 훈련과 다른 필수적인 공중 보건 서비스를 위한 자원을 거의 남겨 놓지 않는 결과를 낳는다.

미국에서는 의료 혜택을 받기 위해 건강 보험에 의존하는 것은 여성들에게 거의 이득을 주지 못했다. 여성은 8천만 명의 비보험자 또는 낮은 수준의 보험에 가입되어 있는 사람들의 대다수를 차지하고 대부분 정부의 보건 프로그램에 의존하고 있다. 여성들은 이 제도를 '과잉 활용'하고 있는 사람들로 간주된다. 생식 건강이나 또 다른 '정상적'이지만 의료 대상이 되어 버린 필요 때문에 더 많은 비용을 지불하거나 이에 대한 보험을 적용받는 데 더 어려움을 겪고 있다. 예를 들어, 인공유산 보험은 완전히 제멋대로여서 어떤 주에 사느냐, 어떤 고용주를 만나느냐, 어떤 보험 회사의 상품이냐에 따라 완전히 다르다. 일반적으로 여성 청약자들은 남성들에 비해 보험료를 현금 일시불로 내는 수가 더 많으며, 가난할수록 수입에서 보험료가 차지하는 비율이 높아진다. 또한 여성들은 남자들보다 보살펴야 하는 식구들이 많아서 임금 노동에 종사하기 힘든 경우가 많다. 임금 노동자라고 해도, 대다수가 단지 건강 보험을 계속 유지하기 위해 좋아하지도 않는 일을 하거나 그만두는 게 나은 직장에 묶여 있는 실정이다.

선진 보건 의료 체계란

다른 산업 국가들, 특히 유럽과 일본은 의료 관련 재정이 미국보다 절반 정도밖에 안되면서도 더 좋은 결과를 얻고 있다(예를 들어, 캐나다, 영국, 네덜란드는 국내 총생산의 10% 도 안 되는 재정으로 광범위한 의료를 제공하고 있다). 이는 다양한 기제들을 통해서 이루어지지만, 대체로 이런 사항을 포함한다.

- 국가 단위의 계획과 다양한 분야에 대한 투자(교육, 고용, 주거, 공중 보건에 대한 균형 있는 투자, 즉 의료 분야에 대한 과도한 투자를 억제)
- 병원과 다른 기관에 대한 총체적인 예산 배정, 개인 의료 제공자들이 책정하는 비용에 상한선 부과
- 광범위한 보험과 혜택
- 제약 산업에 대한 가격 통제와 이윤에 대한 일반적인 제한
- 기술 평가와 일관성 있는 의료 행위 가이드라인 설정
- 고비용 장비의 공급 조절
- 일차 진료의 강조와 전문 의료 사용의 제한

여성 치료사

역사

모든 문화권에서 여성 치료사의 역사는 여성사에서 매우 중요한 자리를 차지하고 있으며 수세기 동안 여성들이 가졌던 힘을 느끼게 해 준다. 전 세계에서 이루어지고 있는 여성 연구는 이 역사에서 행방불명된 부분들을 계속 밝혀내고 있다. 산파와 '지혜로운 여성' 치료자들은 거의 모든 세계 문화권에서 가난한 노동 계급 출신의 비엘리트들이었다. 그들은 그 나름으로 지역 사회 사람들에게 존경과 사랑을 받았지만 (대부분 백인 특권 계급 남자들인) 역사가들에게는 중요한 역사의 일부로 인정받지 못했다. 서구에서는 우선 교회가, 그 다음에는 남자 의사들이 여성 치료사들을 억압했고 중세 유럽과 식민지 시대 미국에서는 그들을 화형에 처했으며 20세기에는 병원의 특권을 조산사들에게 주지 않았다. 유럽 중심의 문화가 지배적인 사회에 사는 많은 여성들은 이런 관점을 내면화하여, 의료의 사각지대인 '변두리'에서 일하는 여성들을 경멸과 두려움의 눈으로 바라본다. 여전히 많은 여성들이 비서구 문화권에서 치료 행위를 하고 있지만, 세계 보건 당국을 지배하는 서양 의학은 토착 의료와 경쟁하는 신념 체계와 관례들을 만들어 내면서 토착 여성 치료사들의 자부심과 믿음을 몰아내고 있다. 그러나 많은 여성들은 여전히 어머니나 여자 친척들한테 배운 믿음과 관습을 행하고 있으며 심지어 가장 훌륭하다고 하는 근대 의학의 충고에도 불구하고 다급할 때 그것에 의존한다. 여성 치료사들의 발전과 이들에 대한 억압 과정에서 어떤 일이 일어났는지를 아는 것은 오늘날 의료와 여성의 관계를 이해하는 데 매우 중요하다. 이는 여성의 치료 행위와 근대적인 상업화된 의료 체계의 엄청난 근본적 차이를 알게 해준다. 의료와 관련된 직업이나 치료사, 활동가가 될 것을 고려하는 여성들이 거쳐야 할 첫 번째 필수적인 단계는, 많은 대체 치료법이 현대 서양 의학과 철학, 신념, 시술 면에서 아주 큰 차이가 있음을 분명히 아는 일이다.

여자 의사

오늘날 미국 의사의 18%, 의대생의 42% 정도가 여성이다.[5] 미국에서 추계한 바에 따르면 2010년까지 여성은 미국 의사 인구의 약 30%를 차지할 전망이다. 이는 종종 여성의 승리로 찬양되지만, 좀 더 자세히 들여다보면 대부분의 다른 분야와 마찬가지로 여기서 이득을 얻는 것은 대부분 엘리트 백인 여성임을 알 수 있다. 더구나 여성 대부분이 일차 진료 과목과 정규 시간에만 진료를 받는 기초적인 의료 기관이나 단체 등에 몰려 있다. 다시 말해, 여자 의사들은 지위가 낮고 급료가 낮은 전공 과목과 지위에 몰려 있다는 것이다.

세계적으로, 치료를 받으려는 여성들은 몇몇 예외는 있지만 남자보다 능력 있는 여자 의사한테 진료를 받고 싶어 한다. 여자 의사들이나 여자 의료 관계자들이 남자 의료인과는 분명 다를 것이며, 그들은 더 (환자의 목소리에) 귀 기울이고 이해하며 민감하다는 것이다. 하지만 이 희망이 현실에서 얼마나 이루어지고 있을까?

---

5 2003년 12월 31일 현재 한국 보건복지부에 면허 등록을 한 의사는 81,243명이고, 대한의사협회에 신고를 필한 의사는 60,206명으로 면허 등록자의 74.11%로 나타났다. 신고 의사 가운데 여자 의사는 10,945명(18.2%)이다. 여자 의대생은 30~40%에 이른다. 2001년도 현재 보건복지부에 면허 등록된 한의사 가운데 여자 한의사는 11.4%(1,460명)이다.

불행하게도, 많은 여성들이 남자 의사들처럼 돈과 지위, 특권을 기대했지만 스트레스가 많고 비인간적인 의사 수련 과정에서 탈락한다. 게다가 많은 여자 의사들은 감정적 분리, 최신 검사, 약물, 기술을 신뢰하고 그런 것에 의존하는 것 등과 같은 남성 중심적인 기준에 맞추려 하고, 자신도 남자 의사들만큼 유능하다는 것을 경제적 성공으로 입증하려 한다. 그들은 보통 의료계의 이데올로기에 문제를 제기하려 하지 않기 때문에 실제로 남자 의사들과 별로 다르지 않은 경우가 많다. 이런 여자 의사들에게 크게 실망하는 여자 환자들도 있다.

치료 계획을 세우면서 두 명의 여자 의사 중 한 명을 선택했어요. 여자 의사는 약이나 수술, 건강을 해치는 방법을 덜 권할 것이라고 믿었기 때문이죠. 그러나 첫 진료부터 여의사는 갑상선제를 처방했을 뿐만 아니라 '판에 박힌' 엑스레이 검사를 지시했어요. 복잡한 의학 전문 용어들을 써가며 딱딱하고 빠르게, 차가운 말투로 말했고요. 의대 수업에 앉아 있는 것 같은 기분이 들었어요.

그러니까 여자 의사가 현재의 부적절한 의료 체제의 대안이라고 가정하는 것은 잘못이다. 불행하게도 공공 사회, 의료계까지도 재빨리 여자 의사들을 모든 여성이 갖는 감정, 경험, 건강해지고 싶은 욕구에 대한 '전문가' 지위에 올려놓았다. 건강 관련 서적이나 토크쇼, 학술회의, 잡지 등에서 자기만의 진실을 말하는 여성들의 자리를 여자 의사들이 대신 차지하고 있다. 때때로 여자 의사들은 여자 '환자'들에 대해 연구하고 글을 쓰지만, 그것은 여성 운동가들이 남자 의사들의 방식이라고 비판한 방식을 그대로 적용하고 있다.

최근 연구에 따르면 여자 의사들이 남자 의사보다 의사소통 면에서 조금 우세하며, 많은 환자들이 이를 좋게 평가한다고 한다. 또 어려운 훈련 과정에서 살아남았으면서도 따뜻함과 공감 능력을 유지하는, 여자 환자가 되는 것이 어떤 경험인지 기억하는 여자 의사도 있다. 그런 의사가 그리 흔치는 않아도 매우 큰 차이를 만들어 낸다.

진료실을 떠나면서 그렇게 기분이 좋은 적은 처음이었어요. 의사가 한 개인인 내 건강에 진심으로 관심을 보인다는 느낌을 받았어요. 앞으로 어떤 합병증이 생기더라도 내가 '유별나다'는 느낌 없이 의사와 이 문제를 상담할 수 있을 것 같아요.

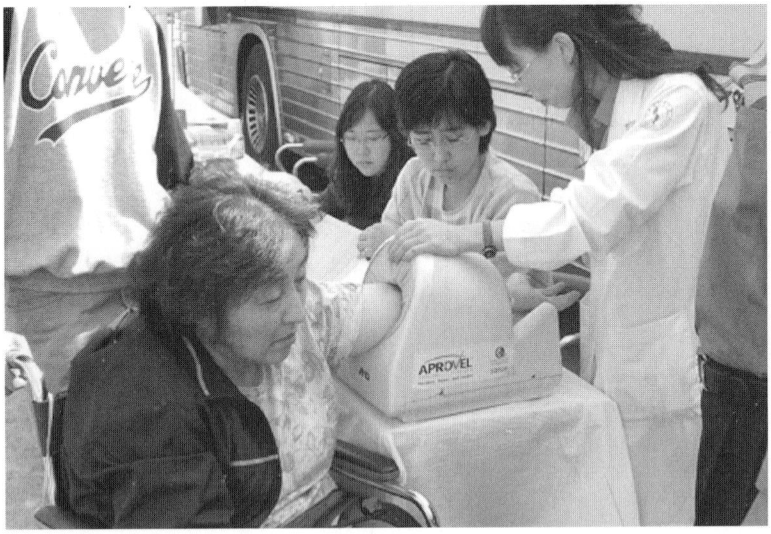

최근 연구에 따르면 여자 의사들이 남자 의사보다 의사소통 면에서 조금 우세하며, 많은 환자들이 이를 좋게 평가한다고 한다. ⓒ행동하는의사회

기술, 정직성, 의사소통 능력, 융통성, 지적 호기심, 경청 능력, 나를 인간으로서 존중하는 마음 등이 어떤지 여느 의사들을 평가하는 기준으로 여자 의사를 평가하자.

의사가 아닌 의료 노동자

의료 체계는 피라미드 같아서 꼭대기에는 수입이 가장 많은 남자 의사들과 행정가들이 있고 밑바닥에는 수입이 적고 평가도 못 받는 여자들이 몰려 있다.[6]

치료를 받으러 의료 기관에 가서 주로 만나는 것은 여성이다. 의사가 아닌 여성 의료 노동자들은 이 책에서 강하게 비판한 의료 제도의 일부이기도 하다. 이들은 많은 의사들처럼 지나치게 우리 문제를 의료화하기도 하고, 의료 기술을 너무 중시하거나 너무 바빠서 우리에게 감정이입을 하면서 치료를 해 줄 수 없기도 하다. 그러나 의료 기관의 많은 여성 노동자들은 진정으로 환자들에게 도움이 되길 원한다. 그러나 대부분의 다른 여성 노동자들과 마찬가지로 그들도 스스로 통제하기 어렵거나 불가능한 구조 안에서 일하고 있다. 그들은 흔히 초과 노동을 하고 있으며 하는 일에 대해 심한 좌절감을 느낀다. 따라서 좀 더 나은 노동 조건에서 개개인에게 관심을 기울이는 인간적인 의료를 제공할 수 있도록, 이 여성 의료인들이 그들의 일에 대해 더 많은 통제권을 요구하는 투쟁을 벌일 때 우리는 아낌없는 지원을 보내야 한다.

6 한국에서 남자 의사의 비율은 약 82%(의사 81%, 치과 의사 78%, 한의사 88%)인 반면, 전체 의료 노동자의 69%는 여성이다. 의료 노동자에는 의사, 간호사, 의료기사(임상병리사, 방사선사, 물리치료사), 의무기록사, 약사, 작업치료사, 치과기공사, 치과위생사, 안경사, 영양사 등이 포함된다(2004 보건복지통계연보).

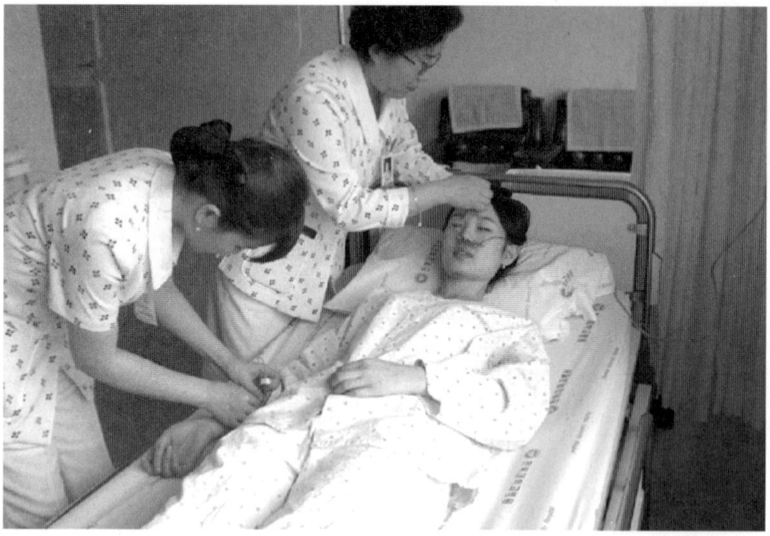
신규 간호사들의 1일 환자 체험 ©전북대학교병원

간호사

20세기 초에 보건과 의료를 제공할 권리를 남자 의사들이 빼앗아 갔을 때 여자 의사는 매우 드문 존재였다. 간호는 건설적이고 유용한 건강 관련 직업을 갖고 싶어 했던 여성들에게 개방된 몇 안되는 직업 중 하나였다.

미국에서는 여전히 대부분의 간호사들이 유색인이 몰려 있는 중하층이나 노동 계층 출신인 반면 대부분의 의사들은 백인 중산층 출신이다. 좀 더 많은 여성들이 의료계에 진출하면 이런 상황이 다소 바뀐다. 그러면 때때로 여자 의사들과 여자 간호사들 사이에 낯선 긴장감이 발생하기도 하는데 이는 계층과 생활 방식의 차이가 빚은 결과다. 정규 간호사와 간호조무사의 약 95%가 여성이다. 개업간호사와 조산사처럼 최근 꽤 많은 월급을 받고 있는 석사 학위 이상의 간호사와 '전문 간호사'들이 생기고 있지만 다른 여성 직업과 마찬가지로 역사적으로 간호는 상대적으로 낮은 지위의 직업이었다. 개업 전문 간호사(간호사의 1% 정도)는 십 년 전부터 인기가 높아졌는데, 개업 의사들이나 의료 기관들의 돈과 시간을 절약해 주기 때문이다. 현재의 보건 제도의 위기 때문에 이들의 서비스와 의사가 아닌 일차 진료 제공자들의 서비스가 좀 더 시장성이 있는 것이 되었다. 공인 조산사, 마취 간호사, 개업 간호사들은 여러 다른 전문 기술을 발전시키면서 강한 직업적 정체감을 갖게 되었다.[7]

미국에서 이런 전문 직종 또는 직종의 세분화는 간호사들 사이에서 논쟁의 대상이 되고 있다. 기존의 의사 환자 관계를 답습할 뿐 아니라 좀 더 많은 교육과 자격증을 필요로 하기 때문이다. 이는 간호사들을 다른 의료 노동자들과 분리시킨다. 또한 간호사들은 추가적인 책임과 기능들이 언제나 더 많은 인정과 보상을 동반하는 것은 아니라고 우려를 표시한다. 전문화가 노동 조건에 대한 통제, 고용 안정, 환자에 대한 접근을 보장하지 않는다는 것이다. 특별한 훈련을 받은 간호사가 의사들과 경쟁하게 될 때 그들의 존재는 더욱 불안정해질 것이다. 그들이 일할 수 있는 자유는 여전히 의사, 행정가, 입법가의 손에 달려있고, 그리고 점점 더 의료 기업 간부의 손에 놓여 있다. 한때 의사들 대신 일차 진료를 제공할 수 있는 특수 훈련된 간호사 양성을 추진하던 계획이 변경되어 이제는 상대적 저비용으로 일차 진료를 제공하는 의사들을 더 선호하게 되었는데, 이 의사들이 건강 상태가 좋은 중간층 고객들을 더 많이 끌어들일 수 있으리라고 생각했기 때문이다.

정규 간호사들은 건강 검진, 각종 검사를 진행하며 피를 뽑고 정맥 주사(전해질, 약제, 영양 주입을 위해)를 놓고 심전도 검사를 하는 등 현재 많은 대리 진료를 행하고 있다. 많은 간호사들이 진단과 치료 기계 사용에 능숙하고 이런 전문 기술이 자신의 일에 도움이 된다고 생각한다. 그러나 누가, 언제 의료 기술을 사용하며 어떤 진단을 내려야 할지에 대해서는 여전히 의사들과 경영자들이 완전한 통제권을 갖고 있는 실정이다.

간호사들은 언제나 간호학과 의학을 완전히 다른 것으로 간주해 왔다. 의료 행위를 양분해온 '간호 대 치료'라는 이분법 하에 간호사들은 전통적으로 환자들을 간호했는데, 간호는 매일매일 환자, 환자 가족을 접하면서 예방에 특히 초점을 맞추어 환자의 목소리에 귀 기울이고 그들에게 설명하고 가르치는 활동을 포함한다. 루시 캔딥, 매리 호웰, 미셸 해리슨을 비롯한 여성주의 의사들이 지적했듯이, 의료계에도 성 차별이 있고(여성의 일은 가치가 없다고 생각한다) 복잡한 기술을 선호하기 때문에, 그리고 병원이 큰 사업이 됨에 따라, 간호라는 행위는 낮게 평가되었다. 간호는 의료 장비나 약물, 비싼 기계를 사용하지도 않고 이윤을 창출하지도 않기 때문이다.

간호사들의 노동 조건이 좋았던 적은 없다. 병원에서 간호사들은 여전히 적은 인원의 의료진, 직업적 위험, 불충분한 직업 이동의 상황에 있고, 간호사의 엄청난 책임 부담과는 걸맞지 않게 전반적으로 행정 권한(예산과 간호 규칙과 규제에 영향력을 미칠 수 있는 권한)은 갖지 못한다.

간호사들의 더 나은 노동 조건을 위한 투쟁은 종종 파

7 한국 의료법상 의료 기관의 종별은 종합병원·병원· 치과병원·한방병원·요양 병원·의원·치과의원·한의원· 조산원으로 나눈다. 이 중 조산사가 신고로 설립할 수 있는 조산원을 제외하고는 의료 시설 설립 자격은 의사직에 한정되어 있다. 따라서 의료 시설을 설립할 수 있는 미국의 전문 간호사 제도와 달리 한국의 전문 간호사 제도는 독자적인 간호나 의료 행위를 수행한다기보다는 의사들의 의료 행위 중 일부분을 중점적으로 하는 형식과 내용으로 운영되고 있다.

업으로 이어지기도 하는데, 불행하게도 이 파업은 일반적으로 대중에게 지지를 받지 못한다. 파업을 하는 간호사들은 종종 자신의 일과 환자들을 저버린 사람들로 비친다. 그러나 때때로 간호의 질이 간호사들과 다른 의료 노동자들의 노동 조건과 확실히 연관되어 있는 때에는 파업 간호사들이 지역 사회의 실질적인 지원을 받기도 한다.

몇몇 간호사들은 자신들뿐만 아니라 비숙련 노동자들에게도 의미 있는 기회를 제공할 수 있는 전략을 어떻게 개발할 수 있는지, 질 높은 간호를 제공하는 데 이해를 공유하는 지역 공동체들과 어떻게 연대할 수 있는지를 진지하게 탐구하기 시작했다. 변화를 위해 노력하는 간호사들은, 자신들이 원하는 것은 환자를 직접 돌보는 것이고 그 일의 가치가 제대로 평가되고 충분한 보상을 받는 것이라고 강조한다. 그들은 이런 변화와 함께 치료 효과가 크게 개선될 것이라고 믿는데, 간호는 의료계가 인정해온 것 이상으로 실질적인 '치유'에 훨씬 더 중요한 역할을 하기 때문이다.

보건직 공무원

보건직 공무원은 사람들의 건강을 유지하는 데 몇 가지 중요한 역할을 한다. 첫째 그들은 질병과 전염병이 발생하지 않도록 노력한다. 둘째, 그들은 우리가 먹는 음식과 물이 안전하고 깨끗하게 유지되어 질병이 음식과 물을 통해 퍼지지 않도록 책임을 진다. 셋째, 공중 보건 전문가들은 조사와 연구를 통해 왜 특정한 인구 집단에서 질병이 발생하며 이런 질병과 죽음을 초래하는 조건이 생기는지를 밝혀냄으로써 교육, 건강에 대한 홍보, 면역 프로그램 등을 통해 궁극적으로 질병을 예방한다. 공중 보건 분석가들은 인종, 계급, 성별과 같은 질병의 사회 경제적, 환경적 요인을 살핀다. 또한 그들은 국공립 병원, 보건소 등에서 보건 의료 서비스를 조직하고 운영한다.

대부분의 공중 보건 연구자들은 정부가 고용한다. 개인을 상대로 치료하는 의사들과는 달리 공중 보건 연구자들은 소아마비, 폐결핵, 암, 에이즈 같은 질병을 발견하고 예방하는 데 힘쓴다. 공중 보건 연구자들은 사람들이 담배를 끊는 데 도움이 되는 정보를 보급하는 캠페인을 전개하고 흡연 관련 질병과 그것 때문에 소요되는 비용을 밝히는 데 앞장서 왔다.

약사

그 어느 때보다도 많은 여성들이 약사가 되고 있는데 약사는 지역 사회의 아주 중요한 자원이므로 이는 매우 고무적인 일이다. 우리는 그들이 단지 의사의 처방을 수행하는 단순한 약제사라고 생각하는 경향이 있는데 실제로 그들은 약에 대해서 의사들보다 훨씬 더 잘 설명해 주고 이야기하도록 훈련받은 사람들이다. 그들은 약의 작용과 일반의약품에 대해 그리고 약을 먹을 때 가려 먹어야 할 음식에 대해 의사들보다 훨씬 더 잘 알고 있다. 약 처방에 대해 약사에 의논하는 것은 큰 도움이 된다.

보건 의료 노동자

물리치료사, 사회복지사, 의무기록사, 영양사, 치과위생사 등 의료 관련 노동자들 대부분은 여성들인데 이들은 질병의 빠른 회복과 예방을 위해 필수적인 매일 매일의 변화가 일어나도록 도움을 준다. 치료 속도를 빠르게 하며, 물리적인 제약 속에 살고 있는 우리에게 도움을 주고 종종 질병과 함께 찾아오는 무력감, 외로움, 공포 등을 경감시켜 준다. 그러나 그들은 자신의 지식과 기술을 제대로 쓰지 못하는 수가 많다. 제도상 환자들이 쉽게 접근하기 어렵고 의사가 정보를 주지 않으면 그들이 어떤 일을 하는지 알지 못하는 수도 있다. 이 직업들은 의사들과는 다른 자체적인 기준과 중요한 기술에 대한 훈련 과정을 갖고 있다. 내게 도움이 된다고 생각한다면 이 사람들을 찾아가서 물어보자.

의료의 선택과 이용

선택

치료를 받고 싶을 때 우리는 될 수 있으면 많은 것을 선택하고 싶어 한다. 인생 대부분은 경제적 지위, 성별, 인종 때문에 선택의 제한을 받는다. 의사들의 불균형 분포 정도가 심각한 상황이므로 거주 지역까지도 제약 요소가 된다. 의료 서비스의 수준을 평가하는 기술을 더 개발해야 하고, 치료가 이루어지는 곳이면 어디에서나 공정하고 정당한 민원 시스템을 창출하는 게 필요하다.

일차 진료 제공자 선택

일차 진료

일차 진료란 질병의 예방, 조기 발견과 같이 일반인들이 보건 의료 체계에 가장 일차적으로 접하는 것을 말한다. 가장 이상적인 형태는 일차 진료를 접한 후에 필요하면 다른 전문가에게 의뢰하는 것이다. 훌륭한 일차 진료 제공자들은 개인적인 진료와 예방적인 건강 진단을 적절히 하도록 훈련받은 사람들이다. 그들은 적절한 치료를 추천해 주고, 특수한 검사나 치료가 더 필요하면 전문의나 다른 기관에 의뢰해 주며, 치료법을 결정하는 데 도움을 주며, 여러 분야의 치료가 필요할 때에는 일관된 치료를 받을 수 있도록 도움을 준다. 미국의 일차 진료 제공자는 의사뿐만 아니라 개업 전문 간호사나 의사보조사이 있는데 이들도 역시 적절한 일차 진료를 수행하고 있다.

전문 간호사 또는 공인 조산사

미국에서는 전문 간호사나 조산사가 의사보다 더 만족스럽고 적당하지만 비용은 덜 드는 일차 진료를 제공한다. 그들은 일상적으로 하는 검사와 문제들을 다룬다. 개업 간호사와 조산사가 의사들과 항상 상의를 하면서 일을 하긴 하지만, 몇몇은 상대적으로 독자적인 진료 행위를 할 수 있는 협약을 맺고 있기도 하며, 이들은 아주 드물게만 의사들에게 환자를 보낸다. 이들은 의원, 건강 보험사, 병원, 진료소 등에서 일을 하며 일상적으로 그들과 상의를 한다. 상황에 따라 전문적으로 훈련받은 간호사들이 의사에게 환자를 보내거나 처방전을 쓰며 의사와는 독립적으로 건강과 의료 정보를 주기도 하는데 몇몇 보건소에서는 현재 이들에게 이런 일을 하도록 한다. 몇몇 간호사들은 의사들보다 더 좋은 성과를 내고 있다. 한 가지 결점이 있다면 몇몇 건강 보험사에서 간호사들이 문지기처럼 행동하여 의사들을 직접 만나서 이야기를 하고 싶은 경우에 이를 막기도 한다는 것이다. 건강 보험사는 몇몇 '의료 전문가'들이 겸손한 척하며 '의사대리인'이라 부르는 사람들을 활용하는 데 매우 다양한 태도를 보인다.

의사보조사

의사보조사는 일반적으로 일의 제한이 아주 분명한 간호사가 아닌, 정상적으로는 의사들이 행하는 몇몇 일상적인 환자 진료를 수행하는 사람들이다. 미국에서 모든 의사보조사들은 의사들의 실습생으로 훈련을 받으며 특별한 면허를 갖고 있다. 그들은 보통 특정한 의사들과 일을 하거나 의사 한두 명과 같이 치료를 하며 종종 훌륭한 일차 진료 제공자가 된다. 의사보조사들은 자문가 역할의 모델이 되는데 이들은 종종 환자들의 상담과 질문을 위해 더 많은 시간을 내 준다. 많은 주에서 의사보조사들은 환자를 의사들에게 보낼 수 있으며 처방전을 쓸 수 있다. 어떤 주에서 이들은 초기 인공유산 시술을 행하기도 한다.

가정의

이들은 레지던트 경험을 쌓고 시험을 치러야 한다는 점에서 일반의와는 다른 전문의다. 가정의는 모든 연령대의 가족과 개인을 치료한다. 미국에서는 산부인과 전문의들보다 의료적 개입을 적극적으로 하지 않으면서 아이를 받기도 한다. 그리고 도시가 아닌 시골이나 중소도시에서 저소득층이나 소외된 사람들의 일차 진료를 하기도 한다. 그러나 집단 치료를 하며 병원에서 특권을 누리는 가정의들도 있다. 최근 미국 가정의학계에서는 전공의들이 산부인과학을 배워야 한다고 결의했고 여성 건강 강의도 개설하고 있다.

산부인과 의사

미국에서는 지난 십여 년 동안 산부인과학을 새롭게 훈련받는 학생의 40%가 여성이었고, 많은 남성들은 자신들이 이 분야에서 쫓겨나고 있다고 느끼고 있다. 그러나 사실은 많은 여성들이 여자 산부인과 의사를 선호하며 더 많은 여성들이 이 분야에 진입하고 있다는 것을 기쁘게 생각하고 있다. 많은 미국 여성들은 단지 임신, 출산 관련 진료를 위해서만이 아니라 일차 진료를 받기 위해 산부인과를 이용해 왔다. 그러나 이 상황은 바뀌고 있는데 많은 건강 보험사들이 여성들을 일단 비전문 일차 진료를 받게 하고 그 다음 필요하다면 산부인과 의사나 조산사들에게 보낼 것을 주장하기 때문이다. 몇몇 건강 보험사들이 산부인과 의사들을 일차 진료를 위해 고용하고 있지만, 현재 산부인과학은 일차 진료 훈련을 하고 있지 않다.

그러나 오늘날 미국 산부인과 의사의 대부분은 일상적인 진료를 받으러 온 건강한 여성들을 진료하고 있다. 특히 여성의 생식 건강과 출산에 대한 일차 진료를 산부인과 의사가 담당해 왔으나 80% 이상이 정상 분만에 관여하고 있어서, 임신이나 출산과 관련이 없는 질병들을 놓칠 가능성이 높다. 또한 필요 이상으로 극단적이고 영구적인 치료를 적극적으로 시행한다. 예를 들어 자궁 적출은 빈번하게 시술되며, 몇몇 산부인과 의사들은 여성의 완경을 무조건적 호르몬 변화로만 인식해 노화 과정에서 자연스럽게 일어나는 과정이라고 보지 않고 심리적인 변화에 대해서도 고려하지 않는다. 그리고 이들은 출산 중에 여성들이 경험하는 정서적인 욕구와 레즈비언들의 건강에 무관심하다. 그러나 외과적인 시술이 필요할 때는 매우 중요하며, 많은 여성들이 산부인과 의사들에게 치료받기를 선호한다.

여성들이 자주 비싼 진료를 받거나 아이를 낳거나 수술을 받기 위해서 산부인과 의사들에게 가기 때문에 이들은 다른 의사들보다도 높은 수입을 올린다. 그 결과 미국 산부인과학회는 가장 영향력 있는 의료 전문가 조직이 되었으며 따라서 이들은 워싱턴과 많은 주 정부 조직에서 활동하는 다양한 로비스트를 고용하고 지원할 재원을 갖고 있고, 이런 능력은 입법에 영향을 미치는 결과로 이어진다. 그들의 작업은 제약 산업에 의해서 아낌없는 재정 후원을 받고 있다.

입원 생활을 잘 견디는 법

입원은 위기, 고립, 때로는 공포를 수반한다. 내 사례를 잘 알고 있는 의사나 간호사를 만나기도 힘들고 만나도 정보를 얻기가 쉽지 않다. 입원을 하면 돈도 들고, 특히 여성은 집안일 걱정까지 해야 한다. 우리 대부분은 병원을 어떻게 이용해야 하는지 잘 알고 있어야 한다.

먼저 입원을 꼭 해야 하는지 확인한다. 입원 대신 택할 수 있는 대안을 찾아본다. 입원을 하지 않아도 된다면(치료를 미룰 수 있거나 응급 상황이 아니라면) 다른 의사에게 제2의, 제3의 소견을 들어본다. 외래 환자로 수술을 받을 수 있는지 알아본다. 몸을 덜 해치고 국소 마취를 하고, 비용이 적게 들고, 일찍 귀가할 수 있을 것이다(너무 일찍 귀가하는 게 아닌지 생각할 수도 있지만 약을 좀 덜 먹었기 때문에 더 빨리 회복될 가능성도 있다).

일단 입원이 필요하다면 할 수 있는 한 많은 것을 찾아본다. 의사들, 친구들, 이웃들의 최근 경험을 물어보고, 이용할 병원의 정책을 살핀다. 예를 들어 미국에서 어떤 여성은 몹시 아픈 아이와 함께 지낼 수 없게 하는 병원에 무척 화가 났다. 또 어떤 산모는 병원에서 제왕절개 수술을 하는 동안 파트너가 함께 있지 못하게 한다는 것을 알게 되었다. 한 레즈비언 여성은 파트너가 입원했을 때 환자의 '가족'도 아니고 배우자도 아니어서 아무런 '정당한' 요구도 할 수 없기 때문에 중환자실에 들어갈 수 없다는 것을 알게 되었다.

가능하면 입원할 때 내 변호사 역할을 해 줄 수 있고 입원해 있는 동안 결정을 내리는 데 도움을 줄 수 있는 사람과 함께 간다.→ 환자의 권리, 681쪽입원 기간이 상대적으로 짧아, 병원에 있는 동안 더 아프고 집에 돌아갈 때에도 더 치료가 필요한 경우도 많다. 입원을 하면 다음 정보가 도움이 될 것이다.

- 입원 중에 나를 책임지는 담당 의사와 간호사의 이름을 알 권리가 있다.
- 각종 검사를 하라고 할 때마다 왜 그것이 필요한지, 검사 결과를 알 수 있는지 꼭 물어본다. 병원 의료 기술의 급작스러운 확장은 전반적인 의료비를 크게 상승시키고 있으며 점점 더 치료를 비인간화한다. 그 기술로 돈을 벌 수 있겠다 싶으면 부적절하게 적용되는 수가 많으며 치료 과정에서 질병과 문제를 일으킨다. 또 다른 경우에는 필요한 검사를 받기 위해 싸워야만 하게 될 수도 있다.
- 대부분의 병원에서 잇단 감염이 발생하고 있는데 이런 감염에는 항생제가 잘 듣지 않는다. 이것은 '병원 내 감염'이라고 부르는데, 주로 병원 환경에서 발생하며 대개 살균을 소홀히 하는 의사, 간호사, 직원들에 의해 옮겨진다. 그런 감염은 수술을 까다롭게 하고, 회복은 지연시키며(어떤 신생아들의 경우에) 진단과 치료가 동반되지 않으면 이차 질병이나 사망에 이르게 할 수 있다. 입원해서 이런 상황이 발생했을 때는 되도록이면 빨리 퇴원하는 것이 합리적이지만, 필요한 치료를 계속 받기를 주저하거나 두려워해서는 안 된다. 일단 집에 돌아가면 입원으로 인한 감염, 종기, 적열, 발열 등 이차 질병의 증후가 있는지 주의를 기울인다.
- 많은 수술에서 전신 마취 대신 국소 마취를 사용할 수 있다. 국소 마취를 하면 좀더 회복이 빠르며 사망 같은 위험 부담이 없다.
- 약물 요법을 사용할 때 부작용이 생길 확률이 아주 높으므로 어떤 약을, 누가, 어떤 목적으로 처방했는지, 얼마나 자주 먹어야 하는지 가능한 자세히 확인해 둔다. 간호

8 현재 한국에는 일차 진료에 대한 개념이 명확하게 정의되어 실현되고 있지는 않지만 개업의들이 일차 진료 기능을 하고 있다. 내과나 가정의학과로 통칭하는 개업의들과 종합 병원 가정의학과가 대표적이다. 한국의 일차 진료 제공자들은 의사로만 한정되어 있다.

환자가 알아야 할 간호 정보

오늘날 점차 많은 환자들은 필요한 치료, 수술, 처방에 대해 말하는 의사에게 중요한 질문을 던져야 한다는 것을 알게 되었다. 간호에 대해서도 마찬가지로 질문할 필요가 있다. 또한 의원, 병원과 다른 시설에서 간호 서비스를 받을 수 있는지에 대해서도 물어 봐야 한다.

여기에 몇 가지 질문 목록을 정리했다.

병원에서

- 유자격 또는 공인 간호사가 나를 간호할 것인가?
- 병원이 일차 간호를 제공하는가?
- 입원한 병동의 간호사 대 환자의 비율은 어떠한가?
- 간호사가 적어도 한 시간에 한 번씩 내 상태를 체크해줄 수 있는 상황인가?
- 어떤 의료 관련 노동자들이 간호사와 함께 일을 하고 있는가?
- 이들은 이 일을 하기 위해 특별한 훈련 받은 사람들인가? 이들은 무슨 일을 하는가?
- 병원이 너무 많은 임시직 간호사들을 고용하고 있지 않은가?
- 병원이 간호사들을 자기의 전문 분야가 아닌 곳으로 배치하지는 않는가? (이를테면 소아과 의사들이 암 환자를 보게 하는 것과 같은 상황)
- 정규 간호사나 임상 간호사들이 병원 당국에 의해서 정기적으로 재교육을 받고 있는가?
- 간호사가 퇴원을 준비해 주고 집에서도 필요하다면 간호를 받을 수 있다는 확신을 갖게 해주는가?
- 집에서 통증이나 다른 문제가 생겼을 때 이에 대처할 수 있는 어떤 방안이 있는가?
- 퇴원 후에 나를 어떻게 돌봐야 하는지 간호사가 내 가족들을 교육시켜줄 수 있는가?

준 응급 시설과 요양 시설에서

오늘날 많은 환자들이 심각한 상황인데도 병원에서 퇴원을 당해 소위 준응급 시설이나 요양원에 보내진다. 따라서 많은 여성들은 가족을 요양원에 맡겨야만 한다. 이런 상황에서는 다음과 같은 점을 살펴보는 것이 중요하다(23장 나이듦, 560쪽 참조).

- 해당 요양소가 가장 최근의 정부 조사에서 얼마나 많은 결함을 지적받았으며 그것은 어떤 유형의 결함들인가?
- 면허가 있는 간호사가 나를 돌볼 것인가? (대부분의 요양소에서는 유자격 간호사가 아주 적은 경우가 많다.)
- 나를 맡은 간호사가 통증과 증세를 다루는 데 정교하고 효과적인 간호를 제공할 수 있는 훈련을 받은 사람인가?
- 내 간호사는 어떤 교육과 훈련을 받았는가?
- 정규 간호사와 다른 간호 인력 대 간호 실습생의 비율은 어떠한가? 특히 다른 교대 조에서 이런 비율은?
- 지난 한해 간호와 간호 조무를 하는 사람들의 직장 이동은 어떠했는가?
- 정규 간호사나 임상 간호사들을 시설 당국은 정기적으로 재교육하고 있는가?

가정간호

- 내게 필요한 모든 간호를 제공해 줄 수 있는가?
- 하루 24시간, 일주일 내내 필요할 때 이용할 수 있는가?
- 이 간호사가 나의 특수한 의학적 문제와 통증, 증세 등을 다룰 수 있는 전문가인가?
- 간호사가 하루에 몇 번 정도 와줄 수 있는가?
- 간호사들이 최신 임상 경향을 알 수 있고 훈련받을 수 있는 어떤 기회를 제공하는가? (교육 세미나, 전문 기술 향상 코스, 학술 회의에 참가하기 위한 시간 제공 등)

어떻게 불만을 표시하는가?

좋은 간호를 받지 못한다면 시설이나 병원 경영자, 행정 당국, 의사, 정치가들에게 불만을 전달할 태세를 갖추어야 한다. 오늘날 간호를 받을 때 나타나는 많은 결점들이 간호를 하는 개인의 노력이나 의욕과는 거의 상관이 없다는 점을 기억한다. 흔히 의료진이 부족하거나 환자의 필요에 부응할 수 있는 시간이 부족 때문에 문제가 생기게 된다. 따라서 불만을 표현하는 것은 개인을 희생양으로 만드는 것이라기보다는 전체적인 시스템에 대한 문제를 제기하는 것이다(불만이나 고충 처리 장치에 대한 더 많은 정보는 681쪽 「환자의 권리」를 보자).

출처: 1994년 미국간호협회

사들이 주는 약이 어떤 것인지 물어보고 계속 기록하면서 의사와 교차 확인을 한다. 진정제와 수면제를 일상적으로 처방하는 것은 되도록이면 거부한다.

● 병원 음식은 영양가가 없는 경우가 많으므로 친구들에게 좋은 음식을 매일 가져다 달라고 부탁한다. 병상 옆에 있는 물은 살모넬라 같은 박테리아에 오염되어 있을 가능성이 높으니 생수를 사 마시는 것도 좋은 생각이다. 의사가 반대하지 않으면, 비타민, 특히 비타민C를 섭취한다.

● 퇴원할 때는 의무 기록을 복사해서 집으로 보내 달라고 요구한다. 이런 기록은 나중에 매우 유용할 수 있는데 환자가 퇴원 후에 기록을 말소하는 병원도 있다.

● 퇴원할 때가 안 됐다고 느끼는데도 병원이 계속 퇴원하라고 하면 계속 있게 해 달라고 요구한다. 특히 집에 돌볼 사람이 아무도 없으면 입원을 계속하겠다고 주장해야 한다. 병원은 집으로 가기 전에 다른 치료 시설로 나를 보내고 싶어 할지도 모른다(요양소의 임시 입원 등). 때로 내가 이를 요구할 수도 있다. 그러나 이런 조치가 병원 재정에 이득이 되기 때문에 취해지는 것이라면(미국에는 자체 요양소를 갖고 있는 건강 보험사들과 병원들이 있다) 다른 의사의 소견을 구하는 게 좋다.

● 진료비 내역을 반드시 확인하고 의문이 드는 내역은 확인한다.

● 자신이나 가족에게 행해지는 진료 내용이나 처치, 시술 등에 관해 궁금한 점은 주저하지 말고 문의한다. 환자는 설명을 들을 권리가 있음을 명심한다.

● 자신에게 불필요한 투약이나 치료가 이루어지고 있지는 않은지, 불필요하게 타과 의뢰가 남발되고 있지는 않은지, 타과 의뢰로 적절한 치료나 자문을 구했는지, 아니면 그저 타과 의뢰비만 지불하고 특별한 자문을 구하지는 못했는지 확인하는 것이 좋다. 또한 자신이 의뢰된 진료과 의사가 자신을 성의껏 진찰하는지도 확인한다.

응급실

많은 사람들이 사고와 응급 상황, 알코올 중독, 심장 발작, 약물 남용, 정신병 때문에 응급실에 실려 간다. 응급실이 병원의 일부라면 원칙적으로 모든 응급실은 환자를 받아야 할 법적 의무가 있다.

응급실 운영 체계가 비효율적인 병원들이 있는데, 이는 불충분한 인력 배치나 경험이 미숙한 간호사 배치로 인한 경우가 많다. 응급실에 임상 경험이 풍부하고 적정한 수의 의료진이 배치되어 있는 것이 중요하므로, 응급실에서 충분한 치료를 받지 못하고 있다고 느끼면 적극적으로 치료를 요구한다. 최근에는 응급 진찰실을 설치하여 응급 의료진과 전담 간호사를 배치하여 운영하기도 하는데 이는 비교적 환자 만족도를 높이는 것으로 보고되고 있다. 또한 심폐 소생술이나 응급 처치법이 응급 시에는 매우 유용하므로 직장이나 학교에서 이런 교육을 받아두는 것도 유익하다. 집 근처에 있고 응급실이 있는 '단골' 병원이 있는 것도 도움이 된다. 그러면 잘 모르는 3차 병원 응급실을 불필요하게 방문하게 되는 것을 피할 수 있다.→ 환자의 권리, 681쪽

필요한 정보를 찾으려면

삶을 스스로 관리하고 우리의 건강을 관리하고 치료하는 데 참여하려면 우리 몸과 의료 제도에 대해 많이 알아야 한다. 우리는 어떤 방법들을 이용할 수 있는지 알아두어야 한다. 우리는 어떤 치료법이 연구를 제대로 거치지 않았는지, 그렇다면 '실험 중'인지, 어떤 치료법이 제대로 연구를 거쳤고 효과가 있는지, 없는지, 해로운지 등을 알 필요가 있다. 우리는 각 치료법에 따르는 위험에 대해서도 알아야 한다. 정보를 알면 선택을 하는 데 힘이 된다.

오늘날, 우리는 10년 전보다 의료와 건강 관련 지식을 훨씬 더 많이 얻을 수 있게 되었다. 그중 어떤 것은 믿을 만하고 어떤 것은 그렇지 않다. 정확하고 독립적인 정보원에서 정보를 얻는 것이 우리 건강을 위해서는 매우 중요한데, 이 정보원은 우리가 기술적인 측면, 공공의 이해를 도모하는 사용자와 여성주의 관점에서 자료를 평가할 수 있게 해주어야 한다. 가장 좋은 정보는 '근거 중심의 치료'를 보여 주는 것인데, 이 치료 행위는 의학적 치료를 평가할 수 있는 엄격한 과학적 방법을 사용한 연구 조사가 뒷받침되고, 상업적이거나 직업적인 편견에서 자유로운 것을 말한다.→ 근거 중심 의학과 코크레인 협력, 680쪽

우리 자신

우리는 우리 몸에 대해 많은 것을 알고 있다. 우리 몸이 우리에게 말하는 것에 귀 기울이고 그것을 믿어야 한다. 우리 자신에게서나 우리가 돌보고 있는 이들에게서 일어나는 변화를 인지하는 것이야말로 질병의 첫 번째 표시, 그

매체와 여성 건강

많은 여성들은 여성 건강 문제와 현재 진행되고 있는 의료 제도 관련 논쟁에 대한 정보를 텔레비전, 잡지, 일간 신문 등의 주류 매체를 통해서 얻고 있다. 미국의 PBS나 NPR 같은 몇 안 되는 중요한 매체에서는 양심적인 기자들과 편집자들이, 공공의 이익과 특정한 이해관계 사이에서 오직 증명된 사실과 철저한 분석만을 제공하기 위해 열심히 분투하고 있다. 또한 몇몇 제작자들과 편집자들은 논쟁의 모든 측면을 보여 주기 위해서 토론을 제안하기도 한다. 그런데도 주류 매체는 건강 산업의 특수한 이익 집단들에게서 크게 영향을 받고 있다. 많은 출판물은 친의료적이며 '성 중립적'이고 여성주적인 관점을 거부하고 있다. 아주 드물게 만날 수 있는 몇몇 소비자 권리에 관한 이야기들은 특히 여성이 건강 보험사와 의료 전달 체계에 의해 어떻게 (잘못) 다뤄지고 있는지를 명백하게 보여 준다. 건강관리 관련 기사들의 압도적 대다수는 기업, 건강 산업과 전문직업인들, 그리고 연방 정부 재정에 크게 유리한 방향으로 되어 있다. 물론 민영 건강 보험 제도 하에서 개별 환자들이 겪어야 했던 '무시무시한 이야기'들이 정기적으로 보도되고 있긴 하지만, 많은 시민들과 활동가들이 이 체제를 변화시키는 활동을 해야 한다는 점을 시청자들이 이해할 수 있는 방향으로 제시되지 않는다. 심지어 주류 매체의 가장 훌륭한 뉴스와 기사들조차 민영 건강 보험 산업의 대중적인 캠페인과 선전에 의해 깊이 침식당하고 있다.

매체의 가장 보편적인 문제 중 하나는 그들이 일반적으로 건강과 의료 산업의 이윤 추구 성향을 아무런 문제 제기 없이 수용하고 있다는 것이다. 주류 매체들은 의료 산업의 정치 활동 위원회가 의회의 핵심 멤버들에게 기부하는 금액이 엄청나게 많아지고 있다는 것, 그리고 이 돈이 보건 정책 개혁에 어떤 영향을 미치는지에 대해서 주목하지 않는다. 압도적인 소비자들이 보편적이고 포괄적인 건강관리 제도를 원하고 있다는 가장 중요한 이야기 역시 주류 매체의 뉴스와 기사에서 제외되어 왔던 것이다. 주류 매체는 또한 소비자들이 의사/정책 결정과 감시에 참여하는 것의 중요성을 간과해 왔다.

의료 사고 소송에서 엄청난 배상금을 받은 몇몇 사례에 대한 기사들은 수천 명의 소비자들이 해로운 치료를 받으면서도 전혀 교정이나 보상을 받지 못했다는 현실을 오히려 왜곡하고 있다. 결정적으로 매체는 전체 건강관리와 의료 시스템에서 노동자로서, 간호 제공자로서, 의사 결정자로서 여성이 차지하는 중요하고 고유한 위치에 대해서 실질적으로 무시해 왔다. 여성 건강 운동가들이 여성의 이익뿐만 아니라 공익을 위해서 의회, 제약 산업, 의료 전문가, 식품의약국 등을 감시해 왔던 오랜 역사는 가장 훌륭한 매체들에서조차 보이지 않는다.

많은 사람들이 공정한 보도를 하려고 하지만, 빡빡한 마감 시간에 쫓기는 기자들은 특수 이익 집단들이 잘 포장하고 잘 정리한 언제든지 활용할 수 있는 자료를 사용하기 쉽다. 또한 초청된 연사나 인터뷰한 '전문가들'이 특수한 의료 관련 기업이나 정치 집단의 이해관계를 대변하는지, 아니면 공공의 이해를 대변하는지 제대로 확인도 해 보지 않는 부주의를 범하는 수도 있다. 마찬가지로 어떤 연구나 조사가 어떤 경로를 통해서, 누구의 돈으로 이루어졌는지 제대로 설명하지 않은 채, 연구나 조사 결과를 인용하곤 한다. 종종 그들은 연구자들이 사용하는 과학적 용어들 이를테면 '의미 있는', '입증된' 또는 '치료' 등의 진짜 뜻을 이해하거나, 여성 여섯 명에 대한 연구가 엄청난 과학적 발견이라는 결과를 가져올 수 없음을 이해할 수 없을 정도로 훈련을 제대로 받지 못한 사람들이기도 하다. 매체 소비자로서 우리는 이런 편견과 결함을 인식해야 하고, 매체가 여성과 모든 사람의 건강에 대해 가지는 관심과, 현 체제의 문제점에 대해 좀 더 책임 있는 보도를 하게 만들 수 있는 방법을 모색해야 한다.

리고 가장 중요한 표시가 될 수 있다. 의사들이 우리에 대해서 알고 있는 것 대부분은 우리가 의사에게 말해준 것이다. 우리는 엄마, 자매, 아줌마, 할머니, 친구 등 인생에서 만난 여성들에게서 더 많은 것을 배운다. 우리가 알고 있는 정보가 유용하다는 것을 의료인에게 납득시키기는 아주 힘든 일일지도 모른다.

문헌 자료

자료를 보는 것은 중요하다. 그러나 우리가 읽는 것이 정확한 것인지 확실히 알아야 한다. 잡지와 신문, 상식 등은 문제가 있을 수 있기 때문이다.→ 매체와 여성 건강 약품에 대한 다른 소비자 안내 자료들도 반드시 찾아보자. 의사의 진료실에 있는 소책자에도 관심을 가지는 게 좋은데 그것들은 보통 제약 회사가 만든 것으로 비의학적이거나 제약학과 상관없는 접근들을 낮게 평가하고 혁신적인 대체 요법들이나 예방법 등은 신속하게 소개하지 않는 경향이 있다.

온라인 자료와 인터넷

온라인 자료들은 지역에 있는 공공 도서관에서 이용할 수 있을 것이다. 때때로 사서는 대신 자료를 찾아 주거나 찾는 법을 가르쳐 줄 것이다. 점점 더 많은 온라인 자료들을 시디롬으로 볼 수 있게 되었으며 도서관 이용자들은 무료로 그것을 찾을 수 있게 되었다. 한국교육학술정보원을 비롯해 각종 인터넷 검색 사이트에서 무료, 또는 유료로 건강 관련 논문 및 전문 지식을 검색할 수 있다.→ 정보꾸러미, 687쪽

자조모임

자조모임이나 독자적인 환우회는 용기와 정보를 얻을 수 있는 가장 중요한 정보원이다. 병원이나 의사들이 운영하는 환우회와는 달리 이 작은 비공식 여성 모임들은 피임, 임신 자각, 폐경, 유방암, DES, 자궁 절제, 골반 자가 검진, 낭창, 자가면역질환을 포함해서 다른 많은 주제에 관해 서로 알 수 있도록 도와준다. 특정 주제에 초점을 맞추는 모임은 대부분의 현재 연구들을 의사들 못지않게 잘 파악할 수 있다.

그런 모임들은 여성 건강 운동의 가치를 반영하는 방식으로 조직된다. 조직은 비위계적으로 구성되어 모든 구성원이 동등한 역할을 한다. 정보도 무료로 이용할 수 있다. 이 모임들은 암묵적으로 여성들이 의학 정보를 잘 이해할 수 있으며 그 정보들은 원래 정당하게 우리 것이며, 우리가 그것 때문에 더 힘을 받아야 한다고 믿는다. 모임 구성원들이 가진 경험은 건강, 질병, 치료에 관한 아주 중요한 정보의 출처가 된다. 경험과 이야기를 서로 비교하고 나눔으로써 우리가 의학적, 비의학적 정보원에서 얻는 정보들을 어떻게 사용해야 하는지를 배울 수 있다. 의료 기관이나 의료인들에게서 독립적인 이 모임들은 비의학적 치료를 탐구하고, 이미 수용한 것에 대해 질문하고 도전하며 평가하는 데 방해를 전혀 받지 않는다.

이미 만들어진 모임들도 있다.→ 24장 여성의학 상식, 27장 변화를 위한 연대 필요한 사람들이 있다면 새로운 모임을 만들어야 할 것이다. 같이하고 싶어 하는 여성 한둘을 발견하면 이는 좋은 시작이 될 것이다. 모임을 만들기 위해 지역 신문에 광고를 낼 수도 있다.[9]

건강 정보 센터

미국에는 여성들이 의지할 수 있는 몇 개의 좋은(꽤 안정적인) 독립 건강 정보 센터들이 있다. 이 책의 저자들은 건강정보센터는 지역 사회의 일부여야 하며 공공 도서관이나 기타 지역 사회 기관에 위치하여 상업적 편견에서 자유로워야 한다고 굳게 믿고 있다. 센터는 지역 사회가 통제하면서 한정된 소비자들을 대상으로 공공의 이익을 고려하는 관점에서 운영되어야 하며, 더 많은 정보를 얻기 위해서는 어디로 가야 하는지 등에 대한 충분한 정보를 갖고 있어야 한다. 소비자들은 이런 센터 설립을 위해 싸워야 하며, 다른 사람들도 이런 센터가 존재할 가치가 있으며 그를 위해 적당한 대가를 지불해야 한다는 것을 확신할 수 있도록 우리가 설득해야만 할 것이다.[10]

의료인

우리 대부분이 자라면서 건강과 의료에 관한 정보는 의사

9 한국에는 오프라인 활동 면에서 여기에 나온 미국의 예와 같은 의미의 자조모임은 많지 않다. 대부분이 병원의 주도로 병원이나 연구소의 후원을 받아 형성되며 운영되고 있기 때문이다. 환자 자신의 자발적인 문제의식에서 비롯된 모임이 아니라 외부의 영향을 받는다면, 또 다른 주체적이지 못한 의료 소비자 집단이 될 수밖에 없을 것이다. 그런데 온라인 시스템의 발달로 점점 거대 의료 권력과 상관없는 자조모임이 만들어지고 있다. 그들은 자신의 질병이나 건강을 관리하기 위해 정보를 공유하며 자신의 필요가 의료 체제에 적용될 수 있도록 애쓰고 있다.

10 한국에는 아직까지 여성을 위한 전문적이고 종합적인 건강 정보 센터가 없다. 여성단체나 소비자 단체에서 건강 정보나 소비자의 권리 등을 다루고 있지만, 내용이나 범위, 양적인 면에서 미약한 수준이다.

근거 중심 의학과 코크레인 협력

무작위 대조 시험은 특수한 치료 형태의 효과에 대해 특히 양질의 정보를 제공해 준다. 이 시험은 '근거 중심 의학' 즉 철저한 연구가 뒷받침이 된 치료를 선택하는 데에 탁월한 기반이 된다. 무작위 대조 시험에서 각 조사에 등록된 사람들은 무작위로 한 조사 집단에 배정된다. 연구가 잘된다면 연구자들은 이 집단이 (다른 연구 대상 집단과) 비교할 만하다고 결론 내릴 수 있다. 물론 '관심 대상이 되는 변수' 즉 적용되거나 억제된 치료법은 제외하고. 다른 유형의 연구와 비교해 무작위 대조 시험 결과에 차이가 나타나면 이는 연구 중인 치료법과 확실하게 관련이 있다고 생각할 수 있는 것이다.

일반적으로 우리는 비슷한 문제를 다루고 있는 잘 진행된 RCT의 결과들을 종합함으로써 치료 효과에 대한 가장 확실한 정보를 얻을 수 있다. 결과를 모아놓은 것을 보통 '체계적인 평가' 또는 '메타 분석' 이라고 한다. 연구자들은 특수한 치료법이 실제 효과가 있는지를 확인해 그 이익을 제공하기 위해 이 접근법을 활용해 왔다. 또한 메타분석은 다른 많은 일상적인 치료들이 효과가 없거나 심지어 해로울 수 있다는 것을 보여주며, 또 다른 치료들은 이익이 되거나 위험할 수 있는 두 가지 가능성 모두를 가지고 있다는 걸 알려 준다.

근거 중심 의학의 연구에 대한 가장 가치 있는 자료 출처는 「코크레인 협력」이다. 코크레인 협력은 매우 빠르게 성장하는 연구자들, 임상치료사, RCT의 결과를 평가하고 출판하는 사람들의 국제 네트워크이며 새로운 시험에 대한 접근이 가능해지면 평가를 최신 것으로 업데이트한다. 현재 평가는 구독을 신청하면 볼 수 있고, 모든 완결된 평가의 초록을 인터넷에서 무료로 볼 수 있다. 현재, 30개 이상의 협력 평가 집단들이 유방암, 우울/불안/신경증, 월경장애, 임신, 출산, 잠재 불임, 골다공증, 골관절염, 니코틴 중독 등과 같은 주제에 대한 평가를 준비하고 있다. 새로운 집단들은 출산력 조절, 산부인과암, 에이즈, 통증 경감 치료, 약물 중독 등에 대한 주제를 중심으로 모이고 있다.

중요하고 유례가 없는 일을 수행하고 있지만, 코크레인 협력은 중요한 한계가 있기도 하다. 이 협력이 재정을 기부받고 보고되는 연구에 기반을 두고 있기 때문에 어쩔 수 없이 연구를 수행하고 이에 돈을 대는 사람들, 이를테면 의료 산업, 의료 관계자 등의 가치관, 이해관계, 편견들을 반영할 수밖에 없다. 예를 들어 돈을 받은 연구는 인체에 공격적인 치료를 더 선호하게 되는 경향이 있으며 예방적 접근은 적절한 수준 이하로 연구된다. 상업적으로 가치가 있는 치료가 그렇지 않은 치료보다 좀 더 광범위하게 사용되며 더 많이 연구된다. 연구들은 단기간의 기대 효과에 더 초점을 맞추며 잠재적인 위험이나 장기적 효과에는 별로 관심을 두지 않는다. 치료를 받는 사람들이 관심을 가질 법한 많은 결과들이 더 자세하게 연구되지 않는다. 다시 말해, 지금 만들어지고 있는 자료들은 아직 사람들의 욕구를 가장 잘 만족시킬 만한 서비스들의 전망을 사전에 보여 주지는 못하고 있다는 의미다.

코크레인 협력이 이 연구에 참여하고 치료를 받는 사람들의 관점을 제공하기 위해서는 좀 더 많은 '소비자' 들의 목소리에 귀 기울일 필요가 있다. 이를테면 소비자들은 많은 전문가들이 당연하게 받아들이는 전제와, 이 프로젝트가 가질 수밖에 없는 한계에 대해 문제를 제기할 수 있는 탁월한 위치에 놓이게 된다. 에이즈, 유방암 관련 운동을 전개한 활동가들은 소비자들에게 코크레인 협력이 새로운 연구 주제를 가질 수 있도록 하기 위해서 이 자료들을 이용하라고 제안한다. 정책적으로 코크레인 협력은 모든 영역에 광범위하게 참여할 것을 독려한다. 협력 평가 집단은 다양한 국가의 구성원으로 이루어지면서 적어도 한 명의 '소비자' 가 참여해야 한다는 조건이 있다. 「소비자 네트워크」는 관심 있는 참여자는 누구나 환영하는데, 보건 의료 서비스의 이용자들이 조직을 통해서 목소리를 낼 수 있다는 것을 확신하도록 돕는다. '논평과 비평' 절차는 특정한 평가에 관심이 있는 사람들이라면 누구나 피드백을 할 수 있도록 해주며, 정기적인 업데이트가 가능하도록 도와준다. 모든 협력 집단에는 관리자가 있으며 몇몇은 웹사이트가 있고, 온라인 토론실을 운영하며 소식지를 발행한다. 이런 통로는 여성과 다른 건강 운동 단체들에게 참여할 기회를 제공한다.

한테 얻어야 한다고 배웠지만, 경험을 통해 우리는 의사가 얘기해 줄 수 있는 것에는 한계가 있다는 것을 알게 되었다. 전화 상담이나 인터넷 게시판 상담을 통해, 매우 유용할 수 있는 상식적인 정보를 기꺼이 주는 의사들도 있다. 또 검진 후에 완벽한 검진 보고서를 보내 주는 의사들도 있다. 그러나 우리가 의사들에게 얻을 수 있는 정보는 다음과 같은 것 때문에 점점 제한되고 있다.

- 의사 양성 과정에 녹아 있는 성 차별, 인종 차별, 동성애 혐오, 계급적 편견
- 환자에게 정보를 주는 데 시간을 할당하지 않는 것
- 환자가 복잡한 정보를 이해하거나 사용할 수 있음을 믿지 않는 점
- 최근 연구를 따라잡지 않는 경향과 그것을 평가할 능력 결여
- 예방, 자가 치료, 몸에 덜 해로운 치료 과정에 대한 지식의 부족
- 특정 처방을 내리도록 하는 제약 회사의 압력
- '확실한', '기댈 말한' 사람으로 보이고 싶다는 욕망. 이것은 불확실성이나 의견 불일치를 인정하기 싫어하게 만든다.
- 비의학적 대체 치료와 통합 치유 전통에 대한 잘 알지 못하거나 불신함

그리고 가장 심각한 것은,

- 환자에게 적절한 진단을 내릴 시간을 낼 수 없는 것. 정보를 주고 싶지 않거나 줄 능력이 없는 이런 의사에게 전화를 걸거나 만나서 정보를 얻으려고 시도하면 좌절감이나 굴욕감까지 느끼는 경험을 할 수 있다. 우리가 검사 결과를 알려 달라고 하면 의사가 거부할지도 모른다. 여전히 의문을 풀지 못한 채 병원이나 진료실을 떠나야 할 때도 있다. 이런 상황에서 자기 자신을 탓해서는 안 된다는 것을 명심하자. 우리는 존중받으며 치료받을 권리가 있고 우리가 원하는 정보를 얻을 권리가 있다.→ 환자의 권리, 687쪽

의사가 준 정보라도 꼭 '최선'이 아닐 수 있다. 대개 그들은 비슷한 영역의 동료들이 하고 있는 것이나 지역의 '여론 주도자'들이 추천하는 것, 자신의 임상 경험에서 효과가 있던 것, 수련 과정에서 배운 것, 한두 개의 전문 의학 잡지 논문에서 본 것을 토대로 결정을 내리는 수가 많다.

근거 중심 의학이 아닌 것이다. 이 때문에 우리는 의사와 상의하되 그들이 말하는 것만을 믿지는 말 것을 권한다. 의사와 면담하는 것을 옆에서 지켜볼 수 있는 사람을 동반한다. 의사에게 할 질문들을 미리 써 가서 모두 질문하며 답변을 기록한다. 의사가 추천하는 치료 과정이 정말로 내게 가장 적합한 것인지를 확실히 알기 위해 자료들을 찾아 비교해 본다.

불확실성과 함께 살아가기

의사 등 의료인들에게 얻는 정보를 무조건 믿지 말고, '가능한 한 최선의 치료'를 우리가 받고 있다고 자주 확인시키는 말로(종종 거짓으로) 위로받는 것도 그만둬야 한다. 종종 우리와 의료인들은 완벽한 정보가 없이 결정을 내려야 할 때가 있는데, 이는 '전문가'라는 사람들조차 어떤 치료가 다른 것보다 확실히 낫다고 판단할 만큼 특정 문제에 대해 잘 모르는 수가 많기 때문이다. 그러나 의사들은 확신이 없을 때조차 확신이 있는 것처럼 행동해야 한다고 믿는다. 특히 우리가 겁에 질렸을 때, 그런 의사 말을 믿으면 아주 안심이 된다. 따라서 의사가 말하는 것을 맹목적으로 믿기보다 논쟁과 대안들에 대해서 배워야 한다는 것은, 확실성이나 희망 없이 살아야 한다는 것을 의미하는 것이기도 하다. 우리에게 가장 필요한 것은 불확실성에 직면해 용기를 갖는 것일지도 모른다.

환자의 권리[11]

우리는 일상을 살면서 자신을 보호할 수 있는 특정한 법적 권리를 갖고 있는데, 그중에는 의료 서비스의 소비자로서 가지는 권리도 포함된다. 어떤 의료 환경에서도 가장 중요한 권리는 몸에 일어나는 것을 통제할 수 있는 권리, 치료를 결정할 수 있는 권리다. 모든 합리적 치료법에 대한 정보를 알 권리가 있으며 선택한 치료법이 건강 보험이 적용되지 않는 방법이라고 해도 그것을 선택할 권리가 있다. 모든 성인들은 어떤 치료라도 거부할 권리가 있으며, 치료를 거부해서 병이 더 심해지거나 심지어 사망할 위험이 있더라도 마찬가지다.

11 미국 보스턴대학 보건법·생명윤리·인권학과 학과장인 조지 J. 애너스가 썼다.

충분한 설명에 근거한 동의와 결정

충분한 설명에 근거한 동의 원칙은 다음의 두 가지 근본 명제에 근거한다.

- 내 몸이니까 내 몸과 관계된 일은 내가 결정할 수 있어야 한다.
- 합리적인 결정을 내릴 수 있는 정보만 주어진다면, 내 몸에 어떤 일이 일어나야 할지에 대해 더 나은 결정을 내릴 수 있는 사람은 바로 나다.

충분한 정보를 가지고 치료를 받아들이거나 수용하겠다는 결정을 하기 전까지는 아무도 나를 치료할 수 없고 만질 수도 없다. 의사와 환자가 정보에 근거한 동의의 중요성을 매우 진지하게 고려한다면 그들의 관계는 서로 권위를 존중하면서 결정하고 책임지는 진정한 동반자 관계가 될 것이다. 의사들은 최소한 다음과 같은 정보를 환자에게 제공해야 한다.

- 추천하는 치료법이나 치료 절차에 대한 자세한 설명
- 추천하는 치료법이나 치료 절차에 있을 수 있는 위험과 이점에 대한 설명. 특히 사망이나 중증 장애가 초래될 잠재적 위험을 설명하는 것은 아주 중요하다.
- 추천하는 치료법이 아닌 다른 치료법에 대해서도 위험과 이점이 설명되어야 한다.
- 치료를 거부했을 때 일어날 수 있는 결과
- 성공 가능성과 의사가 말하는 '성공'의 진짜 의미
- 회복 과정에서 예상되는 주요 문제, 여기에는 정상적인 활동을 재개할 때까지 얼마나 걸리는지도 포함된다.
- 나와 비슷한 상황에 있는 환자들이 얻는 그 외의 모든 정보. 이를테면 치료비, 건강 보험이 적용 여부 등.

식품의약국에서 승인하지 않은 약물이 사용되고 있는지를 알 권리가 있다. 이런 상황은 특히 여성들에게 아주 흔하게 일어나고 있는데, 대부분 여성들에게 처방되는 산부인과 관련 약물, 많은 호르몬 처방, 몇몇 정신 치료 약물은 식품의약국의 승인을 받지 않은 것인 경우가 많기 때문이다.

또한 내가 정보에 근거해 동의를 하기 위해서는, 모든 설명을 이해해야 한다. 의사나 다른 치료자가 위험과 이득을 급하게 또는 간단히 설명하는 것은 충분치 못하다. 가능한 한 많은 질문을 해야 하고 치료가 시작되기 전에 만족스러운 대답이 나올 때까지 기다려야 한다. 치료 과정을 모니터하거나 나중에 다른 진단을 받아야 할 때를 대비해 치료에 대한 것을 문서로 기록해 달라고 요구할 수도 있다. 응급 상황이 아니라면 가능한 한 많은 시간을 들여서 결정을 내린다. 하지만 결정을 내린 후에도 마음을 바꿀 수 있다. 정보에 근거한 동의에는 치료가 시작되기 전뿐만 아니라 그 기간 중에도 치료를 거부할 수 있는 권리가 포함되기 때문이다. 그리고 자발적으로 동의해야 한다. 의사나 다른 사람들에 의한 강제나 혹은 압력 때문에 동의해서는 절대 안 된다.

의사는 정보에 근거한 동의의 권리를 환자에게 보장해야 할 법적 의무가 있음에도 불구하고 어떤 의사나 병원은 이런 의무를 제대로 이행하지 않는다. 의사의 압력이 없는 대화와 토론을 끈질기게 요구한다. 치료와 약물 처방에 따르는 위험이나 이득에 대해서 환자가 별다른 정보를 얻지 못하거나 전혀 이야기를 듣지 못하는 경우는 드문 일이 아니다. 의사와 병원은 정보에 근거한 동의라는 조건에 몇 가지 법적인 예외가 있는 것을 이용하려고 들지 모른다.

어떤 동의서라도 아주 꼼꼼히 살피고 뭔가 모호한 말이나 전문 용어가 있으면 서명하기 전에 그것이 무엇인지 반드시 알아본다. 서명은 내가 정보를 알아들었다는 뜻이기 때문이다. 이 동의서는 동의했다는 증거로 사용될 수 있다. 어떤 병원에서는 제안한 치료 절차에 대해 이해했다는 것을 자필 기록으로 남기라고 요구하기도 한다. 동의서에 서명하기 전에 다른 것과 비교하고 말을 바꾸거나 고칠 수도 있다. 치료나 수술에 대해 질문한 것에 대해 답변을 듣지 못한 것이 있다면 다른 진단을 받겠다고 주장해야 한다. 동의서 사본을 가질 권리가 있다. 내가 가입한 보험 상품이나 보험 회사에 따라 의사가 얼마나 돈을 받는지, 의사가 나를 치료하지 않거나 비용이 많이 드는 치료를 추천하지 않음으로써 뭔가 더 많은 돈을 벌고 있는 것은 아닌지 알 권리가 있다.

연구 조사

어떤 특정한 조건에서 의료인은 내가 치료에 동의하기 전에 특정하고 자세한 정보를 줘야 할 법적 윤리적 의무가 있다. 이를테면 다음과 같은 때다.

- 치료 효과가 입증되지 않은(실험 중인) 외과 치료나 정신과 치료 등을 사용할 때, 즉 치료 가능성이 아직 알려지지 않은 치료법을 사용할 때.
- 새로운 치료 시험 결과와 비교하기 위해, 특정한 치료를 하거나 치료를 하지 않는 무작위 대조 시험이나 연구를 할 때.

대학 병원에서는 너무나 많은 연구 조사들이 이루어지고 있기 때문에, 정상적인 치료법을 사용할 것인지 시험 중인 치료법을 적용할 것인지를 결정하는 것은 매우 중요하다. 또한 치료와 시험의 경계가 매우 모호하고, 연구를 진행하는 의사들이 우리를 적절하게 보호해 주지 않을 수 있기 때문에 우리는 끊임없이 추천하는 치료에 대해 질문을 해야 한다. 시험을 하는 상황이라면 연구자가 환자 상태를 계속해서 기록할 것, 우리가 실험에 대해 이해하고 그에 동의할 것, 좋은 결과가 나올 가능성이 불확실하다는 것을 환자가 알고 있을 것 등의 조건이 필요하다. 그 연구가 공공 재정의 지원을 일부라도 받고 있으면 기관평가위원회(IRB)라는 특별위원회를 구성해야 하며 이 위원회에는 의료 관계자와 의료계와는 상관이 없는 지역 사회 대표가 반드시 함께 참여해야 한다고 미국 연방법에 정해져 있다. 이 위원회가 우선 프로젝트의 진행을 승인해 줘야 하고 그러고 나서는 동의서를 검토한다. 이런 경우 연구자들은 환자 동의서의 사본을 반드시 줘야 하고 연구에 대해 좀더 많은 정보를 줄 수 있는 사람을 알려 줘야 한다.

우리가 가진 다른 권리들

우리가 가져야 하는 권리를 모두 법에서 보장해 주고 있지는 않다. 여성과 소비자 건강 운동가들이 법적 소송과 입법을 통해서 이 권리의 범위를 확장하려고 노력하고 있다. 미국에서는 1997년에 클린턴 대통령이 의회에 「환자 권리법」을 통과시키도록 제안했다. 그러나 법적으로는 보장되어 있지 않은 다른 권리들까지 인정하고 보호해 줄 것을 의사와 병원에 요구할 수 있다. 어떤 권리들은 헌법, 연방 정부/주 정부 법과 조례, 판례법 등에 의해 보장하고

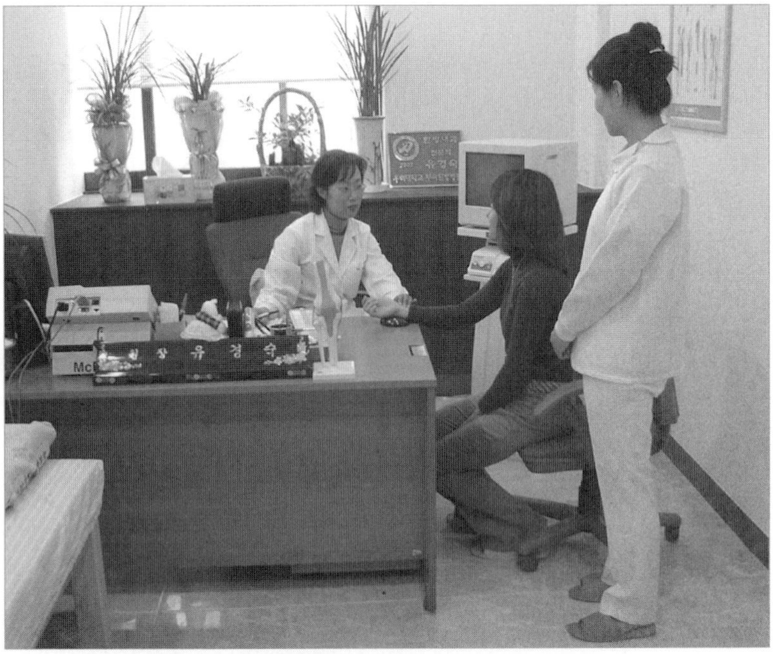

의료인은 내가 치료에 동의하기 전에 상세한 특정 정보를 줘야 할 법적 윤리적 의무가 있다.
의료생활협동조합에서는 「환자 권리 장전」을 제정하여 실천하고 있다. ⓒ전주의료생협

있다. 병원이나 다른 개인적인 그룹들이 내린 결정들 역시 소비자로서 우리가 가진 권리에 영향을 미칠 수 있다.

생식권

미국 헌법은 개인의 사생활권을 보장하고 있고 대법원은 이 권리가 여성이 인공유산, 불임, 피임이나 그 외의 임신, 출산 관련 문제에 대해 결정할 수 있게 한다고 판결해 왔다. 최근 법원은 인공유산을 자유롭게 할 수 있는 여성의 권리를 확인했다. 그러나 대법원은 태아가 자궁 밖에서 생존할 수 있는 시기 전에는 이 권리를 '부당하게 여성에게 부담이 되는' 방식으로 제한할 수 있다고 판결했다. 예를 들어, 주 정부는 인공유산이 행해지기 전에 24시간의 시간을 확보하도록 합법적으로 요구할 수 있다.

치료 거부권

환자가 이미 치료에 동의했다 할지라도 어느 때나 그것을 거부할 수 있는 법적 권리가 있다. 이 권리는 판단 능력 있는 모든 성인과 성숙한 청소년(정보에 근거한 동의를 하는 데 필요한 이해력과 평가력이 있는 이들)에게 적용된다. 의사의 추천에 따르지 않는 것은 그 환자가 무능력하거나 성인의 자격이 없다는 뜻이 아니다. 하지만 죽느냐 사느냐의 문제에 '판단 능력이 없는' 환자가 결정을 내린다면, 의사와 병원은 누군가를 대신해서 그 환자의 선택을 철회

유전학과 여성 건강, 그리고 인권

유전학은 한때 의학의 한 전문 분야로 생각되었다. 하지만 지금 의학과 생명공학 분야에 있는 어떤 사람들은 의학을 유전학의 한 분야로 생각한다. 의학계와 의학 연구에서 이런 경향이 점차 지배적이 되고 있기 때문에 대중매체들은 날마다 모든 상황에서 우리 유전자가 하는 역할에 대해 떠들고 있다. 이에 따르면 유전자는 질병에 대한 취약함, 성적 성향, 범죄 행위, 심지어 낙천적이거나 비관적인 성격을 가지는 일생의 경향 같은 것에까지 결정적 영향을 미친다. 유전이냐 환경이냐 하는 수세기에 걸친 논쟁은 이제 확실하게 '유전' 쪽으로 기울고 있다.

보스턴여성건강서공동체는 '유전자 열풍'으로 불리기도 하는, 우리 건강과 삶을 '유전자화' 하는 경향을 비판하는 활동에 참여하고 있다. 우리는 몇몇 연구자들을 포함한 사람들이 복잡한 의학적, 사회적 상황을 모두 유전학으로 설명하려는 과잉 열망에 의문을 제기한다. 사실 유전적 조건이란 질병 발생의 아주 적은 부분에만 책임이 있을 뿐이다.

유전자를 지나치게 강조하는 것은 '피해자를 비난하는' 경로를 밟게 되어, 사람들이 병에 걸리면 환경을 오염시키는 산업체나 건강에 위협이 되는 작업 환경을 개선하는 데 투자하지 않는 고용주들이 책임을 면하게 해 준다. 오히려 책임은 '나쁜 유전자'를 타고난 환자들에게 돌아간다. 연구에 따르면 대부분은 아니지만 많은 경우 유전자 변형은 환경의 영향을 받아 일어난다고 한다.

여성은 가족을 주로 돌보는 사람으로서, 가족이 어떤 치료를 받아야 할지 결정해야 하는 부담을 안고 있는 사람이기 때문에 모든 유전학적 이슈에 대해 편견 없는 양질의 정보를 얻을 수 있어야 한다. 더구나 유전자 검사를 둘러싼 쟁점은 여성에게 가장 큰 영향을 미칠 수 있는 질병과 관련 있다. 이를테면 태아 검사, 유방암, 알츠하이머병이 그것이다.

우리는 다음 사항에 대한 광범위한 공개 토론이 있기 전에는 유전자 검사와 유전자 치료 연구와 마케팅이 진행되면 안 된다고 생각한다.

- 우리의 유전학적 자료와 정보에 대한 접근을 가장 확실하게 통제할 수 있는 정책은 어떤 것인가?
- 유전자 정보가 개인의 동의 없이는 절대 유출되지 못하도록 일반적인 의무 기록의 기밀 유지를 더 잘 보장할 수 있는 방법은 없는가?
- 유전자 검사의 유용성이 확인되고 그 윤리가 세워지기 전에 유전자 검사의 상품화를 막을 수 있는 방법은 없는가?
- 유전자 검사, 치료, '변형'이 장애에 대한 태도와 인간들 사이의 차이에 대한 관용에 어떤 영향을 미칠 것인가? 유전학 연구들이 특정한 인종, 민족 집단에 대한 낙인을 강화하는 데 사용되는 것을 막을 방법은 없는가? 유전학적 상담이 비지시적으로(내담자에게 직접 지시를 하지 않고 내담자가 자발적으로 장애를 극복하도록) 이루어지고, 유전자 검사는 검사 전후의 상담이나 정보에 근거한 동의 없이 이루어지지 않도록 할 수 있는 방법은 없는가?
- 유전학적 정보의 남용과 그 결과로 나타나는 보험, 주거, 고용, 양육, 의료, 입양 등에서 일어날 수 있는 차별을 가장 효과적으로 예방할 수 있는 정책은 무엇인가?
- 유전자 샘플(예를 들어 혈액과 세포 조직)을 채취하고 연구에 사용하는 가장 윤리적인 방법은 무엇인가? 정보를 많이 알고 있는 상태에서 참여와 동의가 이루어질 수 있는가? 그렇다면 어떤 방식으로 이루어지는가?

이런 문제들은 인권 문제이기 때문에 이에 대한 논쟁은 과학자나 의료 전문가뿐만 아니라 정책 입안자, 종교 단체, 장애인 인권 운동가, 사회과학자, 의료 소비자, 공중 보건 노동자, 그리고 여성과 남성 우리 모두와 연관된 것이다. 뭐라 해도 우리는 우리 유전자의 총합 이상인 존재다.

시키려고 애쓸지도 모른다. 모든 주정부는 '사망 선택 유언'이나 '의료 결정 대리인' 제도를 통해서 판단 능력이 있는 성인이 치료를 유지하거나 철회할 수 있도록 하는 법률을 통과시키고 있다. 그러한 치료 유지나 중단 명령이 판단 능력이 없어진 후 그들을 사망하게 하는 경우라고 할지라도 말이다. 물론 판단 능력이 없어지기 전에 나를 대신해서 결정을 해 줄 대리인을 세워도 된다. 또한 치료 계획의 일부를 받아들인다고 해서 그것이 다른 치료도 모두 수용해야 하는 것은 아니다. 그리고 내 요구 사항이 받아들여지지 않는다면 병원을 언제라도 떠날 권리가 있다는 것도 기억한다(정신 치료 시설의 몇몇 경우를 제외한다). 그런 상황에서는 가족이나 다른 옹호자들의 지지를 구하는 것이 특별히 도움이 될 수 있다.

응급 상황에서 치료받을 권리

응급 상황에 있을 때 치료를 받을 수 있고 병원 응급실에 들어갈 수 있는 권리가 있다. 더구나 만일 응급실에서 다른 과로 이송되거나 병원에서 퇴원하는 것이 환자의 상태에 위협이 되고 해로운 영향을 준다면 환자의 지불 능력과는 상관없이 계속 치료가 이루어져야 한다. 여기서 의사의 역할은 매우 중요하다. 첫째, 의사는 응급 상황인지 아닌지 판단해야 할 의무가 있다. 응급 상황이라는 판단이 내려지면 법 윤리와 의료 윤리상 의사는 환자를 치료하거나 또는 치료할 수 있는 다른 사람을 찾아야만 한다. 즉각적인 치료가 필요한 상황에는 출혈, 심장 박동 정지, 호흡 정지, 심각한 충격, 빠르게 퍼지는 독을 삼키거나 그것에 노출된 것, 출산의 급박한 진행, 심각한 뇌손상 등이 있으며 인성이 급작스럽고 완전하게 변하는 것, 과민 반응(심각한 알레르기 반응 같은 것) 등이 있다. 하지만 골절, 발열, 봉합이 필요한 자상 등 덜 심각한 응급 상황도 있다.

응급 치료를 제외하고는 '치료받을 다른 법적 권리'는 존재하지 않는다. 매우 비싼 의료비를 고려할 때, 이는 많은 환자들이 적절한 치료를 받지 못하거나 아무 치료도 받지 못한다는 것을 의미한다.

의무 기록에 대한 권리

환자가 병원의 의무 기록부를 열람하고 소유하며 접근할 법적 권리가 있다. 그러나 실제로는 많은 환자들이 이 권리가 있다는 사실에 대해 들어본 적이 없고, 기록을 찾고 얻는 것이 매우 어렵고 비용이 많이 든다는 것을 발견하게 된다. 게다가 정해진 기간 동안만 의무 기록부를 보관하는 경우가 많다. 나중에 참고하기 위해 모든 의료 관련 기록의 사본을 갖고 있는 것이 좋으며 그 기록들이 정확한 것인지를 확인해 두어야 한다.

의사들의 기록은 기밀에 속하는 것이지만 미국 연방법과 조례는 대개 의사들이 이 기록을 환자들에게 보여 주도록 규정하고 있다. 대부분의 의사는 환자가 요구하면 의무 기록부와 검사 결과의 사본을 줄 것이다. 주지 않을 경우 환자가 유일하게 할 수 있는 것은 변호사를 고용해서 문서를 통해서건, 드물지만 소송을 통해서건 기록을 요구하는 것이다. 의사를 선택할 때, 의사들이 기록을 볼 수 있게 해 주는 것을 어떻게 생각하는지 물어본다.

환자의 권리를 행사하려면

환자로서 우리의 권리는 그것을 효과적으로 행사할 수 없다면 아무런 의미도 없을 것이다. 행사 수단은 주 정부의 법이나 관련 권리에 달려 있다. 다음 쪽에 나오는 사항들이 우리의 권리를 행사하고 강제할 수 있는 가장 상식적인 방법들이다. 더 많은 정보와 도움은 지역 여성 건강 단체나 소비자 단체, 법률 서비스 단체에서 얻을 수 있다.

환자의 후견인

권리를 지킬 수 있는 가장 좋은 방법은 의사를 만날 때 후견인을 동반하는 것이다. 후견인은 친구일 수도 있고 친척이나 여성 의료 노동자일 수도 있다. 아무튼 은밀한 의료 정보를 나와 나누고 내가 권리를 주장하는 것을 도와줄 정도로 신뢰하는 사람이면 된다. 내가 병원에 가야 할 때마다 내가 원하는 것에 대해 후견인과 이야기를 나눈다. 두 사람 모두 현재 제안받은 검사, 치료, 수술 과정에 대해 이해하고 있어야만 한다. 내가 일어나는 사건들을 제대로 인식하고 있지 못할 수도 있을 테니까 그럴 때 후견인이 이를 계속 기록하도록 부탁한다. 과거에 내가 무력감을 느끼거나 잘못 정보를 갖게 되었던 상황이 다시 일어나지 않도록 노력한다. 물어보고 싶은 것이 있다면 질문 목록을 만든다. 한 명 이상의 의사가 치료에 참여한다면 후견인에게 여러 치료들을 조정하는 역할을 해 달라고 부탁한다. 의료진이 나의 정서적, 정신적 안정에 의문을 제기하면서 내 걱정이나 불만을 무시한다면, 후견인이 나를 대변해 줄 수 있다.

개인 병원이나 개업의들은 환자가 친척이나 친구와 함께 진찰이나 치료를 받는 것에 개의치 않는 예가 있지만, 큰 병원은 훨씬 더 제한적일 수 있다. 후원자와 같이 있고 싶다는 의사를 강하게 표시하고, 의사가 이를 불합리하게 거부할 경우, 가능하면 의료 제공자를 바꾼다.

고충 처리 제도

진료에 불만이 있으면 주저하지 말고 불만을 표현한다. 사건이 발생하자마자 문서로 기록하고 어떤 일이 언제 일어났는지를 정확하게 서술한 편지를 쓴다. 친구나 가족이 이 사건에 대해 직접적으로 알고 있다면 그들의 생각이나 보고 들은 것도 바로 써 달라고 부탁한다. 면허가 있는 의사에게 불만이 있다면 그에 대한 편지를 의사 면허를 준 기관에 보내고 사본은 그 지역 의사협회에 보낸다. 여성 건강 운동 단체에 도움과 격려를 요청할 수도 있다. 정부가 허가해 준 시설(병원, 요양소, 진료소 등)에 불만이 있으면 해당부서와 변호사 사무실의 소비자 보호부와 접촉한다. 실험 중인 약물을 받았거나 심각한 부작용을 겪었으면 이를 지역 식품의약국에 신고한다.[12]

다음과 같은 사람들이나 조직에 불만의 편지를 보내는 것을 고려해 본다. 관련된 의사, 나를 위탁한 의사, 진료소, 병원, 건강 보험사의 행정가나 책임자, 지역 의사협회, 나의 의료비를 지불한 조직(예를 들어, 노동조합, 보험 등), 지역 보건부, 지역 사회 건강위원회, 지역 사회 여성 단체, 여성 센터, 잡지와 신문들.

때로는 고충을 제기하기 전에 먼저 내 의도를 의료 제공자와 얘기해 보는 것도 유용하다. 이 토론이 상황을 개선하는 데 필요한 동기를 부여해 줄지도 모르기 때문이다. 그러나 그전에 모든 내 의무 기록부나 자료들이 제대로 되어 있는지를 먼저 확인하는 것이 필요하다. 그들이 내 불만을 알아채면 더 방어적이 되고, 기록에 포함되어 있는 정보를 제한하거나 조작할 위험이 있기 때문이다.

의료 전문가들이나 보험사의 주장과는 달리, 환자들은 의료비를 더 높게 만들 수 있는 의료 과오/의료 사고의 비용을 책임질 필요가 없다. 잘못된 의료 행위를 한 의사들이 책임을 져야 하고 의료 사고 소송은 그 의사들이 우리에게 입힌 피해에 대해 환자로서 정당하게 보상받을 수 있는 한 방법이 될 수 있다. 그러나 소송은 비용과 시간이 매우 많이 들고, 종종 좌절을 안겨 주기도 한다. 심각한 손해를 입거나(과거의 또는 장차 얻을 수 있는) 소득을 상실하거나, 지불 불가능한 엄청난 의료비 청구서를 받게 되었거나 심각한 정서적 피해를 경험하지 않았다면 소송은 아마 노력할 만한 가치가 별로 없을 것이다. 의료 제공자나 약물/의료기 제작자를 대상으로 한 소송에서 배상을 받으려면, 고소인은 결정적인 증거들을 가지고 다음 사항을 입증해야 한다.

- 의사나 간호사, 병원, 건강 보험사가 환자에 대한 책임이 있다는 것(법적인 문제로서 존재하기 위해서)
- 의무를 위반했다는 것(대개 행위가 '치료 기준' 이하가 되기 때문)
- 환자가 피해를 입었다는 것
- 그 피해가 의무 위반이나 태만에서 오는 직접적인 결과라는 것

피해를 입었다고 느낀다면 아마 변호사를 구해야 할 것이다. 이때는 변호사가 의료 사고 소송에 경험이 많아야 한다. 어떤 변호사들은 결과에 상관없이 현금 지불을 요구하기도 한다. 따라서 변호사를 정하기 전에 적어도 세 명 이상의 변호사와 만나 의논해 보는 것이 좋다.

병원이나 의사, 건강 단체가 후원하는 강좌나 환우회

부분적으로 여성과 소비자 건강 운동가의 압력 때문에 좀 더 현실적이 된 몇몇 의사들이나 병원들은 출산에서부터 금연, 체중 조절, 자궁 적출술, 유방 절제술 등에 이르기까지 모든 사항을 다루는 모임이나 강좌에 참여할 것을 제안한다. 이 모임들은 나와 비슷한 상황에 있는 다른 사람들과 이야기하고 생각을 교환하며 혼자라는 생각에서 벗어나게 해 주며 몇몇 기술을 배울 수 있게 해 주기 때문에 어느 정도는 도움이 될 수 있다. 이런 집단들은 흔히 '자가 치료'를 강조하는데, 이것은 의사들이 환자 스스로 할 수 있다고 결정한 치료 행위들을 말한다. 하지만 이 강좌와 집단들은 중요한 한계를 갖고 있다는 점을 명심한다. 환자들이 병원의 방침을 잘 따르도록 하기 위해 운영한다는 점이다. 그들은 좀처럼 비의학적 대체 치료라든가, 병원 치료나 치료사들을 비판할 기회를 주지는 않는다.

12 한국에서 의사 면허와 의료 기관 설립 허가를 담당하는 기관은 보건복지부 보건자원과이고, 의약품 부작용에 대한 신고는 식약청 종합상담센터나 의약품관리과를 이용한다.

정보꾸러미

책

고통받는 환자와 인간에게서 멀어진 의사를 위하여 | 에릭 J. 카셀 | 강신익 옮김 | 들녘

나는 고백한다, 현대의학을 | 아툴 가와의 | 김미화 옮김 |소소

나는 현대의학을 믿지 않는다 | 로버트 S. 멘델로 | 남점순 옮김 | 문예출판사

병원이 병을 만든다 | 이반 일리히 | 박홍규 옮김 | 미토

세계의 보건의료제도 | 밀턴 뢰머 | 강민선 옮김 | 한울

아픈 것도 서러운데 | 김철완 외 | 몸과 마음

없는 병도 만든다 | 외르크 블레르 | 배진아 옮김 | 생각의 나무

여의사의 역사 | 토마스 네빌 보너 | 유은실 옮김 | 한울

여자들이 의사의 부당 의료에 속고 있다 | 로버트 S. 멘델론 | 김세미 옮김 | 문예출판사

의학의 과학적 한계 | 에드워드 골허 | 김춘배 외 옮김 | 몸과 마음

치유의 예술을 찾아서 | 버나드 라윤 | 서정돈 · 이의원 옮김 | 몸과 마음

현대 의학의 위기 | 멘빈 코너 | 남동기 외 옮김 | 사이언스북스

건강 운동 단체

건강세상네트워크 | www.konkang21.or.kr | 02-2269-1901~5

의료생활협동조합연대 | www.medcoop.or.kr | 032-524-6911

한국소비자보호원 | www.cpb.or.kr | 02-3460-3000

의료인 단체

건강권실현을위한보건의료단체연합 | www.kfhr.org | 02-3675-1987

건강사회를위한약사회 | www.pharmacist.or.kr | 02-523-9752

건강사회를위한치과의사회 | www.gunchi.org | 02-588-6944

노동건강연대 | www.laborhealth.or.kr| 02-469-3976

대한여한의사회 | www.womma.or.kr

인도주의실천의사협의회 | www.humanmed.org | 02-766-6024

참의료실현청년한의사회 | www.haninews.com | 02-3676-0194

한국여자의사회 | www.kmwa.or.kr | 02-704-9501

행동하는 의사회 | www.www.khpa.org | 02-741-3637

건강 정보

건강과 과학 | www.hs.or.kr

건강과 관련된 다양한 정보나 주장들을 건강 정보의 최종 소비자인 국민 개개인이 스스로 평가하고 제대로 선택할 수 있도록 돕기 위해 만들어졌으며, 각종 건강 정보에 대한 판단 지침을 제공한다.

건강길라잡이 | healthguide.kihasa.re.kr

보건복지부가 운영하는 건강정보원

건강소비자정보센터 | www.healthconsumer.or.kr

녹색소비자연대에서 운영하는 온라인 정보센터로, 의료 소비자 상담실을 운영하고 있다.

국민건강 보험공단 | www.nhic.or.kr

의료 이용 가이드에는 의료 기관 안내, 의료 기관 이용 절차, 진료비, 의료 이용시 불편 사항 처리, 건강 보험 활용법에 대한 안내가 있다.

보건복지부 | www.mohw.go.kr | 02-502-8272

보건 정책 자료와 각종 보건 복지 통계 자료를 구할 수 있다.

의료법률정보 | www.ilawkorea.com, www.laws.co.kr

의료 소송 전문 변호사가 운영하는 사이트. 의료 사건 판례를 비롯, 의료와 법률 정보, 의료 소송 정보를 얻을 수 있다.

의료소비자정보센터 | www.healthadviser.or.kr

한국소비자연맹과 한국소비자단체협의회가 운영하는 사이트. 의약 뉴스, 의료 소비자 상담, 의료 소비자 권리, 의료 소비자 교육, 의약 정보를 얻을 수 있다. 의무 기록에 관한 상세 정보를 얻을 수 있다.

한국교육학술정보원 | www.riss4u.net

최신 의약학 발표 논문을 유료로 볼 수 있다.

홈케어센터 | www.homecarecenter.or.kr

녹색소비자연대, 숙명여자대학교 의약정보연구소, (주)팜밴이 컨소시엄을 형성, 운영하는 온라인 의약품정보센터.

26. 지구화와 여성 건강

21세기에 접어들면서, 세계 각국의 여성들은 소비 사회를 부추겨서 정치, 경제, 상업적 이익을 추구하는 세계 시장에 직면해 있다. 세계 경제 하에서 자신들만의 이익을 추구하다 보면 후발 국가와 국민들을 경제적으로 착취하는 일이 종종 발생한다. 세계 시장 경제는 틀에 박힌 생산과 소비 형태를 만들어 가면서, 각 지역 토착민들의 경제적 생태계를 위협하고 있다. 더욱이 세계화 과정은 한 국가의 정부가 빈민과 약자들을 보살피는 능력을 고갈시키면서 정부 정책의 우선순위를 바꾸어 놓는다. 이 같은 상황은 여성 건강과 전 세계 복지에 심각하게 위험한 것이다.

여성 단체와 비정부 기구로 구성된 현재의 국제 여성 건강 운동은 매우 다양한 토착민의 저항과 여성주의자들의 조직적 활동에 뿌리를 두고 있으며, 유럽 식민지 제국 건설과 해방 투쟁의 한 세기 이상에 걸쳐 만들어진 것이다. 종속과 피폐화의 역사를 경험한 제3세계 여성들은 건강을 정치・사회・경제적 권리라는 폭넓은 맥락에서 본다. 진보적인 사회 운동을 하는 제1세계 여성들도 그 관점을 공유한다. 그러나 많은 북미 여성 건강 운동가들은 인공유산권에 대한 외부의 지속적인 공격에 대응하느라 여성의 생식 보건을, 다른 긴급한 사회, 경제적 권리보다 우선시했는데, 이 때문에 복합적인 사회 경제적 건강 문제에 직면한 여성들의 요구에 적절히 대처하지 못했다. 이에 따른 상호 긴장은 이 운동을 인종, 계급, 종교, 민족에 따라 분열시켰고, '세계 자매는 하나'라는 여성주의 슬로건이 표방하는 것에 의문을 제기하게 만들었다. 동시에 과거에는 침묵을 지켰던 많은 여성들이 적극적으로 나서서 이야기하게 되었다. 가장 많은 여성들을 불러 모은 1995년 북경 제4차 세계여성대회는 여성의 권리 확보를 위해 진보적인 의제를 발전시키는 전기를 마련했고, 앞으로 해야 할 더 많은 일을 위해 새로운 연대를 형성했다.

여성과 발전

제2차 세계 대전 후 식민 통치에서 벗어난 제3세계 여성들은 서구식 개념의 '발전'의 새로운 도전에 직면했다. 전쟁 이후 유럽을 재건하자는 마샬 플랜의 성공에 힘입어 서구 국가들은 아프리카, 아시아, 남미, 카리브 연안 국가들을 산업화의 길로 이끄는 데 마샬 플랜과 비슷한 기획을 도입했다. 발전 계획은 경제 성장의 이익이 극빈층에게도 돌아간다는 신념에서 서구식 모델인 자본 유입, 산업화, 기술 이전을 강조했다. 이 같은 접근 방식을 선호한 경제학자들은 '근대화'를 발전으로 로 본 사회 과학자들의 지지를 받았다. 이런 자유주의적이고 유럽 중심적인 시각에서는 제3세계 국가들의 저발전이 전통적인 사회와 권위주의 정치 구조 때문이라고 본다.

경제 성장의 혜택이 빈곤 계층, 특히 제3세계 농촌 여성들의 빈곤을 없앨 수 있으리라는 유입 이론이 실패했음이 1960년대 말에 널리 인식되었고, 이에 제3세계 지도자들과 지식인 계층은 발전의 대안 형태를 요구하게 되었다. 이에 대해 주목할 만한 반응이 나온 것이 국제노동기구

(ILO)의 '기본적 필요' 접근인데, 빈곤 여성들이 의식주의 기본적인 필요가 충족되도록 일자리 등의 소득 창출 기회를 늘림으로써 빈곤 문제에 대처할 수 있다는 것이다.

1970년에 에스터 보스럽의 『경제 발전에서 여성의 역할』이라는 책이 출판되었는데, 이 책을 계기로 워싱턴에 있는 자유주의 여성주의자 집단은 여성과 발전이라는 문제를 제기했다. 이들 중 많은 여성들이 「발전 속의 여성」(WID)이라는 단체의 활동에 동참했다. WID 여성주의자들은 여성의 일과 경제적 생산성에 대해 연구하고, 여성들을 발전 프로그램에 통합하여 여성들에게 소득을 창출할 수 있는 기술을 가르치고 일터로 나오게 하는 것을 목표로 했다. WID는 경제적 혜택이 빈곤층에 유입된다는 기본 가정(미국 정부에서 재정을 지원받는 단체들은 이러한 발전 패러다임을 지침으로 삼았다)을 받아들여서 발전 모델의 기본 가정에 이의를 제기하기보다는 발전 프로그램의 한 영역 안에 여성들을 포함시키는 것을 목표로 했다. 근대화 지향의 발전 정책이 실패하자 WID는 그 해결책으로 여성에 대한 평등을 강조했다. WID의 지원으로, 미국 국제개발처의 재정 지원을 받는 발전 프로그램의 수혜자에 여성을 포함시키는 퍼시 수정안이 미국 의회에서 통과되었다.

1970, 80년대에 여러 국제 지원 기구들은 산모와 어린이의 복리를 목적으로 한 프로그램을 지원했는데, 이 프로그램은 종종 가족계획 개념과 통합되었다. 가족계획이 여성 건강에 중요한 역할을 하지만, 가족계획 부분에 예산을 과다하게 책정하면 건강 예산을 고갈시키고 심한 경우 건강 예산의 영역을 제한하는 결과를 가져온다(예를 들면 인도의 경우).

1980년대에 '효율성'에 중점을 둔 구조조정 프로그램(SAP)은 발전 계획 수립의 기초가 되었고, 국제통화기금(IMF)과 세계은행이 그것을 지도했다.

1987년에 「새로운 시대를 위해 여성과 함께하는 발전 대안」(DAWN)이라 불리는 제3세계 여성 연구자와 실무자 조직망은 발전을 완전히 다른 관점에서 볼 것을 촉구하는 성명서를 발표했는데, 여성들이 발전 과정의 중심에 있어야 하며 대중화와 조직화를 통해 권력관계에서 근본적인 변화를 가져올 수 있도록 세력화해야 한다고 주장했다.

미국에서는 WID 이외에, 상이한 정치적 기반을 가진 여성 단체가 출현해서 발전에 대해 다른 접근 방식을 택했다. 1970년대 말, 마르크스주의 여성주의자들은 WID모델의 자유주의 가정에 이의를 제기하기 시작했다. 「여성과 발전」(WAD)으로 대표되는 이들 학자들은 노동 착취 구조 속의 여성, 특히 수출 라인의 여성 노동자를 연구 대상으로 삼았다. 「성과 발전」(GAD) 학파의 사회주의 여성주의자들은 단지 여성과 고용 문제만이 아니라 남녀 관계와 가정 내 문제점들에 연구와 프로그램 개발의 초점이 맞추어져야 한다고 주장하고 이중 주로 가정폭력, 육아, 가사 노동 문제를 우선해야 한다고 생각했다. 이 세 주요 여성주의 학파들(WID, WAD, GAD)의 생각은 발전을 거듭해 사회 경제 정책에 다양한 영향력을 행사하고 있다.

여성, 노동, 세계 경제

세계적으로 여성들은 주로 식품, 의류, 섬유 등 경공업과 전기·전자 제품을 만들어 내는 산업에 종사한다. 여성들이 산업 노동을 하지 않는 지역에서도 그들이 하는 일은 산업에 도움이 된다. 예를 들어, 사하라 이남 아프리카에서는 서구 경제의 원동력이 되는 광산, 플랜테이션, 항만 산업 등이 남성 이주 노동자를 고도로 착취하여 건설되는 반면, 여성들은 집에 남아 가축과 농작물을 키우고 가족을 돌보고 마을을 지킨다(남성 이주 노동자는 한 번 나가면 몇 년씩 돌아오지 않는 경우가 많다). 이 같은 체제에서 여성 노동의 기여, 여성들이 정서적 신체적으로 겪는 커다란 부담은 인정받지 못한다.

제3세계 여성 노동은 국제 경제의 세 가지 주요 영역에서 필수적이다. ① 제3세계 여성들은 국내 기업의 수출 산업이나 아시아, 남미, 카리브에 진출한 초국적 기업에 고용된다. ② 중동 산유국과 동남아시아와 유럽의 대도시에 값싼 이주 노동자로 취업한다. ③ 돈벌이가 되는 관광 산업을 육성하는 국가 정책으로 인해 소녀들을 포함한 많은 여성들이 성 산업에 유입된다. 미국에서, 제3세계 여성들은 부잣집 가정부로 일하거나 고된 노동을 하는 공장에서 일을 시작한다. 이주 여성들은 가사 노동에 종사하는 비율이 큰 비중을 차지하지만, 전문 기술을 가진 이주 여성들의 노동도 세계 경제 질서의 단면을 보여준다. 유럽, 미국, 캐나다의 병원에는 이주 여성 의사와 간호사들이 일하고 있으며, 이들이 보건 서비스 분야에서 많이 부족한 일자리를 메우고 있다.

세계 변화를 위한 여성 단결 주요 국제 대회

국제 여성 건강 운동은 유엔의 정책 결정 회의 등에서 큰 힘을 발휘해 왔다. 다음은 여성들의 국제적 연대를 위한 노력의 역사를 보여 준다.

1975 유엔 제1차 세계여성대회가 멕시코시티에서 성공적으로 개최됐고, 유엔 총회에서 1976년에서 1985년까지를 유엔 '세계 여성 10년'으로 선포하기에 이르렀다. 당시 대회의 주제는 「평등, 발전, 평화」였다.

1976~1985 유엔 '세계 여성 10년.' 여성의 사회적, 인구학적, 경제적 상황을 파악하기 위해, 처음으로 방대한 분량의 정보와 통계가 집계, 검토되었다. 여성들은 특히 농촌 노동과 식품 생산 분야에 큰 기여를 했는데 이 분야는 지금까지 무시되던 분야였다. 전 세계적으로 정치 과정에서 주로 배제되었던 여성들은 이제 어떤 발전 계획의 목표나 후원의 대상이기보다는 주체로 인식되기 시작했다.

1979 여성차별철폐협약(CEDAW)이 유엔에서 채택되었다.

1980 멕시코시티에서 채택된 세계행동계획의 진행 상황이 세계여성 10년의 중간해에 열린 제2차 세계여성대회(코펜하겐)에서 검토되었다.

1985 '세계 여성 10년' 이 끝나는 해에 케냐 나이로비에서 제3차 세계여성대회와 여성NGO포럼이 개최되었다. 이 대회의 최종 문서인 「여성 발전을 위한 미래 행동 전략」이 만장일치로 채택되었는데, 2000년까지 문맹 퇴치와 모든 형태의 차별 철폐, 최소 65세까지 평균 수명 연장, 고용 기회 등의 내용을 포함한 여성을 위한 야심 찬 목표들이 잘 설명돼 있다.

1987 제5차 국제여성건강회의가 코스타리카 산호세에서 개최되었다. 이 회의가 유럽이 아닌 지역에서 개최된 것은 처음이었으며 남미와 카리브 연안 국가들이 많이 참가했다. 이 회의는 이 지역 여성들의 관심사를 강조했다.

1990 제6차 국제여성건강회의가 필리핀 마닐라에서 개최되었다. 60개국의 400여 명이 참석했다. 특히 아시아 여러 나라에서 온 많은 참석자들은 아시아 지역 여성들의 관심사를 부각시켰다.

1991 건강한 지구를 위한 세계여성회의가 미국 플로리다 마이애미에서 개최되었다. 세계 여성 운동, 여성주의 환경 단체, 특히 「여성환경발전기구」(WEDO)를 아우른 이 대회는 전 세계 여성들을 불러 모아 「여성 행동 의제 21」을 만들었다. 이 행동 지침은 여성들의 관심사와 권리를 통합해 지역, 국가, 세계 환경과 발전 계획의 정책 결정을 위한 것이다.

1992 유엔환경개발회의(UNCED)가 브라질의 리우데자네이루에서 개최되었다. 1991년 마이애미에서 정해진 여성 의제가 본회의에 참석한 국가들에 의해서 채택되었다.

1993 유엔인권회의에서는 여성의 권리를 인권으로 인식하면서, 폭력, 성폭력, 여성 성기 절제 같은 여성 문제를 유엔인권선언의 기본틀 안에 놓았다.

1993 제7차 국제여성건강회의가 우간다의 캄팔라에서 개최되었으며, 아프리카 여성들이 대거 참여했다.

1994 유엔 국제인구개발회의(ICPD)가 이집트 카이로에서 열렸다. 여성을 비인간화하고 착취적 관행들을 용이하게 했던 인구 조절이라는 말 대신 생식 보건의 개념이 자리를 잡았다.

1995 유엔 사회개발정상회의가 덴마크 코펜하겐에서 열렸다. 사회 정의에 초점을 맞춘 유엔의 첫 번째 회의에 여성이 빠질 수 없었다. 「경제 정의와 여성 인권에 대한 코펜하겐 청문회」에 전 세계의 여성들을 증인으로 등장했다.

1995 유엔 제4차 세계여성대회가 중국 북경에서 개최되어, 생산(임금 노동)과 재생산(무보수 가사 노동)에서 가정과 직장에서의 양성 평등이 중요함을 다시 한번 강조했다.

1996 유엔 인간거주계획(HABITAT) 회의가 터키 이스탄불에서 개최되어 모든 사람들이 머물러 살 권리를 비롯하여, 일반 여성 대중과 집단을 기반으로 하는 공동체간 그리고 지역 당국과 공사 부문간의 동반자 관계를 강조했다.

1997 제8차 국제여성건강회의가 브라질의 리우데자네이루에서 열렸다. 여성의 일상적인 현실이라는 큰 그림을 볼 때, 이전 회의에서 제기한 여성 건강 문제에서 실질적인 성과가 있었는지 평가했다. 실질적인 성과를 거두려면, 공개 토론과 입법을 통해서 여성 상황이 변해야 하고 사적 영역에서 더 큰 책임이 필요했다. 이 회의는 새로운 연대를 건설할 필요성을 인정했고 인공유산과 에이즈는 건강 문제에만 한정된 것이 아니라 성과 사회 정의의 문제임에 주목했다.

초국적 기업

세계 경제의 재편으로 초국적 기업들은 몇몇 부유한 동남아시아 국가나 산업화된 나라에 자본과 권력은 그대로 둔 채 생산지만 제3세계로 옮겼다. 제3세계에서 수출품 공장의 조립 라인 작업은 여성들의 거의 유일한 일자리이므로, 여성의 활동과 돈 버는 능력을 제한하는 전통의 억압에서 벗어날 수 있는 도피처를 제공한다고 주장하는 학자도 있다. 그러나 이런 해방은 종종 건강이라는 대가를 지불하게 한다. 표준 이하의 작업 환경과 과중한 업무로 수년 안에 여성들은 일을 못하게 되고, 이때가 되면 그들은 더 낮은 임금을 받는 젊은 여성들로 대체하는 일이 되풀이되는데, 이는 결국 고용주들에게만 이익을 주는 결과가 된다.

여성들은 노동조합 설립, 시위, 행진, 그리고 보복, 전복 행위 등 다양한 방법으로 노동 착취에 저항했다. 말레이시아 노동자들은 작업 속도가 점점 빨라지자 그 지역 문화에서 나타나는 귀신 들림 현상으로 반응함으로써 작업을 중지시켰다. 다른 아시아 국가들의 여성 노동자들은 외국 기업의 불공정한 관행에 도전해 조직을 결성해서 당당하게 승리를 거두고 있다. 최근 미국 TV쇼 진행자인 캐시 리 지포드의 이름을 딴 상품명의 청바지가 표준 이하의 작업 조건에서 저임금의 여성 노동자들에 의해 뉴욕의 한 공장에서 제조된다는 연구 보고서가 발표되자 그는 일반 대중의 지탄을 받았다. 대중의 분노에 자극을 받은 미국 정부는 노동 착취 공장을 규제하는 노동법을 최근에 제정했다. 그러나 여성들이 더 나은 임금과 작업 조건을 위해 단체 구성을 시작하면, 기업체는 사업장을 정리하여 다른 국가나 지역으로 옮겨가는 경우가 많다.

초국적 기업의 작업장에는 건강을 위협하는 요소들이 곳곳에 도사리고 있다. 수출 산업 중 가장 안전하다고 하는 전자 산업에서 유독성 화학 물질과 용매가 덮개 없는 용기에 방치되어 있고 유독 가스가 공중에 가득 차 있다. 한 번에 일곱 시간에서 아홉 시간 동안 현미경을 들여다보는 과중한 노동과 하루 2달러의 임금을 위해 할당량을 채워야 하는 압박감이 건강에 심각한 영향을 미치고 있다. 전자 조립 라인의 노동자들은 만성 결막염, 근시, 난시 등으로 시력이 나빠지는 일이 많다. 전자 회로 칩을 산성 용액 통에 담그는 일을 하는 말레이시아 페낭 지역의 여성들은 장갑과 장화를 착용하고 있지만 통이 새서 화상을 입는 것이 다반사이고 때로는 사고로 손가락을 잃는다.

국제 차관 정책과 여성의 삶: 구조 조정 프로그램

구조 조정 프로그램은 1970년대 석유 파동으로 세계 무역이 동요하자 몇몇 아프리카와 남미 국가들에 이 프로그램이 적용되면서 시작되었다. 동시에 기본 생산품(아프리카의 주요 수출품)의 가격이 급격히 하락했다. 원유가 인상에 대한 이익으로 투자할 곳을 찾고 있던 북구 은행들은 이미 과다한 부채가 있는 국가들에게 대출을 했다. 대출은 서구 발전 계획을 옹호하는 것이었지만 이 계획은 잘못된 가정에 기초한 예가 많았다.* 남미와 아프리카 채무 국가들이 채무에 대한 이자를 갚을 수 없게 되면, 국제통화기금은 일시 차입금을 들고 간섭하는데 정부가 경제를 '제자리로 돌려놓기' 위해 심각한 조치를 취하는 것을 조건으로 하고 있다. 이 '조건들'은 구조 조정 프로그램 형태를 취하게 되고, 이 구조 조정 프로그램이 공표한 목표는 생산과 경제 성장을 극대화하고 국가를 자유 시장에 통합하는 것이다.

이 구조 조정 프로그램은 정부가 공공 부문에 지출하는 비용을 축소하고, 수출품을 더 싸고 수입품을 더 비싸게 하기 위해 통화를 평가 절하하고, 외국인 투자를 유도하기 위해 산업 부문의 규제를 완화하는 것이었다(이렇게 공기업이 사기업으로 대체된다). 구조 조정 프로그램이 보건 교육 등 사회 서비스 영역에서 임금 삭감과 광범한 축소를 규정하기 때문에 이 영역의 사기업화와 함께 실업, 고금리, 식료품값 상승 등을 일으킨다. 이런 '효율성' 접근 방식의 영향을 연구하는 여성학자들은 여성의 가사 부담이 늘어났음을 증명했다. 즉, 여성이 노인과 환자를 돌봐야 하고, 과거에는 시장에서 싼값에 구입할 수 있던 식품들을 직접 만들고 준비해야 했으며, 수지를 맞추기 위해 공식·비공식 노동을 해야만 했다. 많은 여성들이 서기, 비서, 심지어 관리직에 올라간 후에도 공직에서 해고되었다. 부수입을 위해서 가내 생산품을 파는 비공식 부문으로 내몰리는 여성들도 있었다. 사하라 이남 아프리카와 그 밖의 지역에서, 국가 무상 교육 제도가 개편되어 어린 소녀들이 교육 기회를 잃었다. 이 같은 상황에서 여성들은 최후의 생존 수단에 의지하게 되어, 제3세계 많은 도시 지역에서 성매매가 크게 증가했다. 구조 조정 프로그램 시행으로 부실해진 보건 체계는 성병과 에이즈의 만연에 제대로 대처하지 못했다. 한 소식통에 따르면, "인도에서 1990년대 초기 보건 예산이 삭감되면서 말라리아, 설사, 뇌염 같은 전염병이 크게 늘었다…… 탄자니아에서 여성의 평균 수명은 1980년대 세계은행과 IMF가 진행한 구조 조정 기간 동안 6년이나 줄어들었고, 짐바브웨에서는 출산 사망률이 1990년대 초 구조 조정 시행 3년 만에 두 배가 되었다."

* 1980년대 초에, 차관을 도입해서 트랙터, 콤바인 등 농기계를 구입, 농촌을 자동화한다는 계획이 케냐에서 시행되었다. 그러나 농기구의 유지 보수를 위해 필요한 인력을 훈련하는 계획이 없었고, 예비 부품도 제공되지 못했다. 그 결과, 기계가 고장 나면 그냥 들판에 버려졌다. '발전' 계획이 도입된 지 1년이 지나지 않아 케냐의 농촌은 녹슨 트랙터들로 쓰레기더미가 되었고, 케냐 정부는 이자와 함께 대출금을 갚아야 하는 처지가 되어 버렸다.

섬유와 의류 산업은 19세기, 20세기 서구의 노동 착취 공장과 비슷한 모습을 하고 있다. 노동자들은 여름철에는 온도가 섭씨 37도를 넘는, 섬유 먼지가 가득 찬 어두컴컴한 방에서 일하고 있어서 영구적인 폐 손상의 위험에 처해 있다. 스트레스는 건강을 가장 크게 위협하는 요소일 것이다. 화장실을 가는 것조차 특별히 허락을 받아야 한다. 어떤 경우에는 손을 들어 화장실 가는 허락을 받은 후 반시간씩 기다리기도 한다.

1993년 니카라과에서 850명이 넘는 여성들이 대만의 섬유 회사 포텍스를 상대로 비인간적 노동 조건과 신체적 정서적 폭력에 저항하는 대규모 파업을 벌였다. 이 여성 노동자들은 대부분 맨바닥에서 식사를 해야 했고, 화장실 가는 데도 제한을 받았으며, 지속적인 감시를 받는 등 온갖 굴욕을 당했을 뿐 아니라 끊임없이 성희롱을 당했다고 고발했다. 회사 측은 물품을 훔치지 않았는지 확인한다는 핑계로 교대할 때마다 옷을 모두 벗게 했다.

농업 부문에서 일하는 여성들도 이주 노동력의 한 부분인데, 이들은 장시간의 고된 노동에 시달리고, 거친 자연 환경과 위험한 농약에 과다 노출되고 건강 시설을 제대로 갖추지 못한 곳에서 일하고 있는 실정이다.

다국적 기업은 고의적으로 여성을 착취의 대상으로 삼습니다. 여성주의가 전 세계 여성들에게 의미를 가지려면 국제적으로 이들 기업의 횡포에 맞서는 새로운 방안을 찾아내야 합니다.

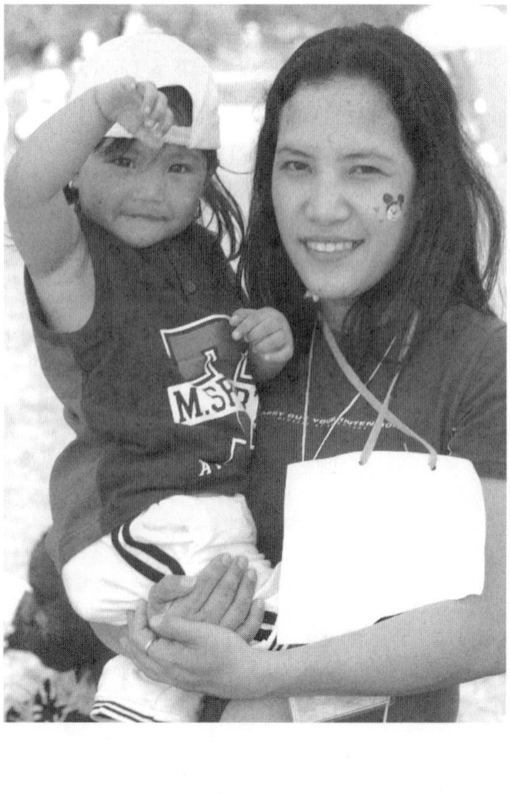

이주 여성 노동자 모녀
ⓒ여성신문 민원기

이주 가사 노동자

사우디아라비아에 가정부로 취업했어요. 취업 소개료로 미화 140달러를 내야 했고 취업 후 6개월간 매달 월급에서 100리얄(미화 28달러)을 떼었어요. 계약서에는 미화 200달러의 월급을 받기로 되어 있었습니다.

1994년 5월 1일, 사우디아라비아로 떠났고 그곳에서 9개월 동안 일했습니다. 가정부로 한 일은 2층짜리 집 전체를 청소하고, 고용주의 다섯 아이를 돌보는 것이었어요. 새벽 네댓 시에 일어나 아침도 못 먹고 일을 시작했죠. 제대로 된 식사는 하루에 한 끼밖에 못 먹었어요. 오후 3시나 되어서요. 주인 식구들을 위한 음식은 테이블 위의 커다란 접시 위에 놓여 있었는데 음식을 가장 먼저 먹는 사람은 주인 남자를 비롯해 남자 가족들이었고, 그 다음이 여자들, 그리고 그 다음으로 음식이 남았든 안 남았든 간에 하인들과 피고용인들의 차례였어요. 하루 종일 힘들게 일해야 했기 때문에 언제나 배가 고팠어요.

집주인은 임금을 제대로 지급하지 않았어요. 1995년 1월이 되어서야 계약서에 명시되어 있는 매달 미화 200달러가 아닌 미화 100달러에 해당하는 금액을 받았습니다. 잘 먹지도 못하고 자지도 못 하고 또 일이 너무 많아서 몸이 약해졌기 때문에 집에 가고 싶었지만 집주인이 허락하지 않았어요. 제시간에 일을 마치지 못하면 상습적으로 구타까지 했어요. 나는 하루가 다르게 약해졌고 결국 병원에 가서 약을 받아왔어요. 그때는 모든 것이 몽롱했어요.

1995년 1월 28일, 마침내 주인이 나를 공항으로 데리고 갔어요. 나는 아랍 남자에게 맡겨졌는데, 그 남자는 내가 자기와 섹스를 해야 여권과 비행기표를 주겠다고 했지만 나는 거절했어요. 그 남자는 내 팔을 잡고 내게 뭔가를 강제로 마시게 했어요. 그 후로 무슨 일이 있었는지 기억하지 못하지만 내가 강간을 당한 것만은 분명해요. 또 내가 어떻게 필리핀으로 돌아올 수 있었는지도 잘 모르겠어요. 내 여권에는 1995년 1월 31일에 도착한 것으로 되어 있거든요. 마닐라 행 비행기에 동승한 어떤 필리핀 사람이 내가 제정신이 아님을 알고 나를 정신 병원으로 데리고 온 것은 분명해요. 그들은 또 민다나오에 있는 내 가족에게 연락을 해서 가족이 즉시 내게 올 수 있도록 해 줬어요. 1995년 2월 7일, 퇴원을 하여 이주 노동자들을 위한 임시 쉼터

인간적인 기준의 대출: 소액 신용 대출과 소규모 창업

남아시아에서 시작된 두 종류의 대출 프로그램의 성공으로, 여성 개인의 소기업 창업 지원이나 단체에 속한 개인 회원에게 대출을 보장하는 단체 대출 형태의 대출 프로그램이 전 세계에 많이 생겼다. 방글라데시의 「그라민은행」이 생계 수단이 전혀 또는 거의 없는 극빈 농촌 여성들을 대상으로 여신 사업을 시작했다. 대출금 회수율이 매우 높아서, 일반 은행에서 대출 받기 어려운 많은 가난한 여성들에게 재투자를 할 수 있었다.

노동조합인 「인도여성자영업자연합」(SEWA)은 비공식 부모의 여성들을 결집해, 그들이 생산한 우유, 향초, 여성 의류를 적정한 가격에 공동으로 판매할 수 있도록 팔 수 있게 해 준다. SEWA는 은행을 운영하여 저축을 장려하고, 기업이나 개인 용도를 위한 대출을 좋은 조건으로 해 준다. 그라민은행과 달리, SEWA는 대출금을 갚으라는 압력을 행사하지 않는다. 그런데도 상환율은 매우 높은데, 이는 은행이 연대를 증진하고 개인적 책임을 고무하는 거대한 후원 체제의 일부이기 때문이다.

이 두 가지 비정부 부문의 여신 프로그램 성공에 힘입어 세계은행은 수백만 달러의 소액 신용 대출 프로그램을 시작했다. 수천 명의 여성에게 소액(약 100달러) 대출을 해 주어, 젖소 키우기나 채소 장사 등 수입을 올릴 수 있는 사업을 시작할 수 있게 했다. 1997년 2월, 워싱턴에서 소액 대출에 대한 정상 회담이 개최되었는데, 여러 국가의 정상들이 빈곤 여성의 경제 발전을 위해 이 방법으로 지원할 것을 약속했다. 여기서 진보적이고 여성주의적인 발전을 주창하는 관점에서 볼 때 주목해야 할 것은, 오늘날 국가들이 책임을 다하고 있지 못한 세계 경제 상황에서, 여성들에게 대출을 해 주는 혁신적인 방법을 강조하는 것은 사회 개발을 위한 만병통치약은 아니지만, 완화제 역할을 할 수 있다는 것이다.

그라민은행 한국지부는 2000년 6월에 설립된 「신나는 조합」(www.joyfulunion.or.kr)이다. 다섯 사람이 소모임을 꾸려야 대출해 주며, 1인당 대출 한도는 2004년 3월 현재 1백만~3백만 원. 한 소모임이 5백만~1천만 원씩 빌려 간다. 이자는 연 4%. 원금과 이자를 매주 1인당 1만~2만 원씩 1년이나 2년에 걸쳐 갚아야 한다. 더 자세한 사항은 신나는 조합에 문의하자. 2002년에는 「사회연대은행」(www.bss.or.kr)이 설립되어 저소득 여성 가장 창업 지원 사업을 펼치고 있다.

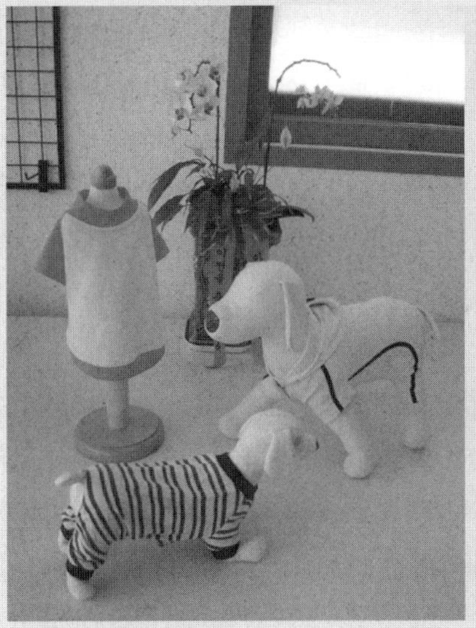
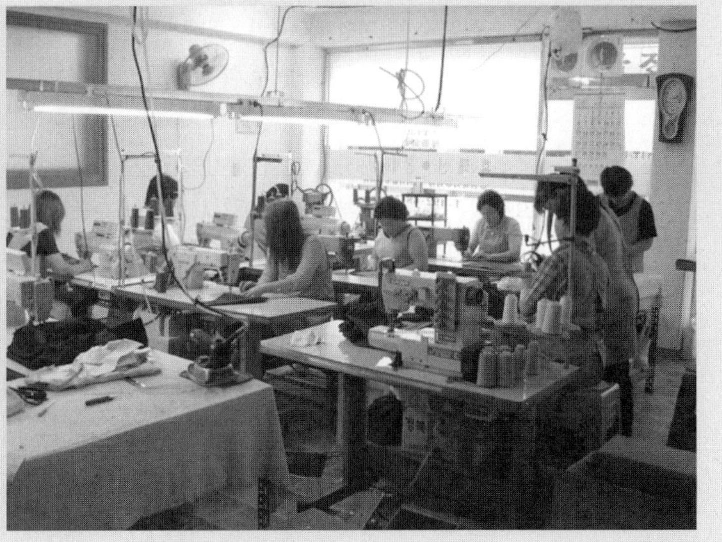

안산에서 미싱공으로 일하던 실직 여성 가장들이 소액 신용 대출을 받아 애견용 의류 생산 공동체를 창업했다. ©사회연대은행

칸룬간센터로 옮겨졌습니다. 이 센터는 필리핀 이주 노동자들을 지원하기 위한 비정부 기구인데, 그곳에 남편과 함께 2주일간 있었어요. 그동안 이 센터는 나를 병원에 데려다 준 그 필리핀 사람이 가지고 있던 여권과 비행기 표를 되찾도록 도와주었어요. — 수잔 파치아노

경제 성장이 뒤져 있고 무역 적자가 심한 아시아 국가(필리핀, 인도, 태국, 스리랑카, 방글라데시)의 여성들은 중동 산유국과 동남아시아의 신흥 공업국에게 값싼 노동력의 주요 원천이 된다. 여성들은 자국의 임금과 비교할 때 높은 월급을 받게 된다는 꼬임에 넘어가서 집을 떠나서 착취가 횡행하고 고된 노동을 해야 하고 낮은 임금에 주인집 남자들의 성희롱에 노출되는 가정부 일을 시작한다. '하녀'로 일하는 이주 여성 노동자들은 2백만 명에 달하는 아시아 어린이들의 보육을 담당하고 있다. 카리브 출신 여성들은 수많은 미국 가정에서 이와 비슷한 일을 하고 있다. 가난한 농촌 여성들과 교육받은 도시 여성들까지도 가족의 압력으로 또는 가난한 부모를 위하는 지극한 효심에서 이주 노동을 하게 된다. 이주 노동자는 외화를 벌어들여 자국의 경제에 도움이 될 뿐 아니라, 이주한 나라에서 가사 노동을 전담함으로써 그곳의 교육받은 중산층 여성들이 기술과 서비스를 가지고 자기 나라 경제 발전에 기여할 수 있게 해 준다.

이주 가정부들에 대한 불법 착취와 이에 대한 그들의 법적 소송은 국제적 저항을 불러일으켰다. 이들은 조직을 구성하여 여러 대륙의 국제 여성 회의에서 권리를 주장하고 있다. 그들은 공정한 임금, 인간적 대우, 영주권 제공과 가족의 재결합을 요구하고 있다. 그 지역 운동가들의 도움으로 많은 이주 가정부들이 착취를 일삼은 고용주를 고소했고 자신의 시민권을 찾았다.

성매매

세계적으로 많은 어린 여성들이 비위생적인 환경의 공장에서 장시간 일하도록 강요될 뿐만 아니라 성매매를 하도록 강요된다. 예를 들어 네팔에서는, 젊은 여성들을 속여서 봄베이나 캘커타에서 성매매를 하도록 유인하는 카펫 공장이 있다. 지난해, 약 200명의 네팔 여성들이 인도의 성매매 지역에서 일하고 있음이 밝혀져 집으로 보내졌는데, 대다수가 에이즈 바이러스에 감염되어 있었다. 네팔 정부는 이들이 탄 비행기가 착륙하지 못하게 했다. 지역 NGO들이 집중적인 압력을 행사해 그 후 정부는 한발 물러섰다. 이 여성들은 이제 가족한테도 환영받지 못하여, 스스로 생계를 유지하기 위한 기술을 습득하도록 재활센터에 보내졌다. 그러나 재활에 성공한다 해도 건강을 되찾거나 사회의 적합한 자리로 돌아가지는 못한다.

자본주의 국가와 기업이 지배하는 자유 시장 체제에서(일본이든, 북미 또는 유럽이든), 국제 무역은 여성과 아동을 매매하는, 도처에 퍼져있는 강력한 성매매 산업의 출현과 분명한 연관이 있다. 수십억 달러 규모의 성매매 산업은 현지 기업과 초국적 기업뿐 아니라 제3세계 정부의 수입원이 되고 있다. 성산업의 국제적 성격을 잘 인식해 「모든 형태의 성 착취에 반대하는 새로운 협약의 후원 기구 네트워크」라는 국제 조직이 설립되었다.

관광 산업은 제3세계 국가의 주요 수입원이 되고 있다. 나라에 따라서는 외화 수입에서 서너 번째 위치를 차지하는 경우도 있다. 관광 산업의 큰 동기가 이들 국가에서는 여성들을 쉽게 구할 수 있다는 점인데, 이들은 성매매 여성으로서 드러내 놓고 일하기도 하고, 접객업소의 종업원, 마사지사와 목욕 보조자, 섹스쇼걸, 클럽의 호스티스와 여종업원으로 가장해 일을 한다. 유럽, 미국, 일본의 섹스 관광업자들은 동남아시아의 젊은 여성과 어린이들을 에로틱하고 이국적인 것으로 포장해서 상품화하고 있다. 미국 거의 모든 지역에서 성매매가 불법인데도, 뉴욕, 캘리포니아, 플로리다에 있는 몇몇 여행사들은 섹스 관광 사업을 하고 있다. 최근 뉴욕의 「지금 평등」이라는 단체는 섹스 관광을 알선하는 여행사에 대해 미국 국무부와 지방검찰청이 조사할 것을 요청하는 탄원서를 만들어서 2,500개 여성 단체들에게 서명을 요청했다.

여성들은 돈이 필요해서 또는 다른 대안이 없어서 이 같은 일을 하게 된다. 예를 들어 태국에서는 도시와 농촌 간에 소득과 기회의 차이가 매우 크다. 가난한 농촌 출신 여성이 도시로 이주하여 벌 수 있는 돈은 일반 농촌 가계 규모와 비교할 때 놀랄 만한 수준이다. 많은 가족들이, 실은 마을 전체가 딸의 몸을 팔아 생활수준을 높여 왔다.

성매매와 군대

필리핀, 영국, 그 밖의 지역에서 여성 단체들은 군대와 성매매가 밀접한 관계를 맺고 있다는 사실을 폭로하고 비난

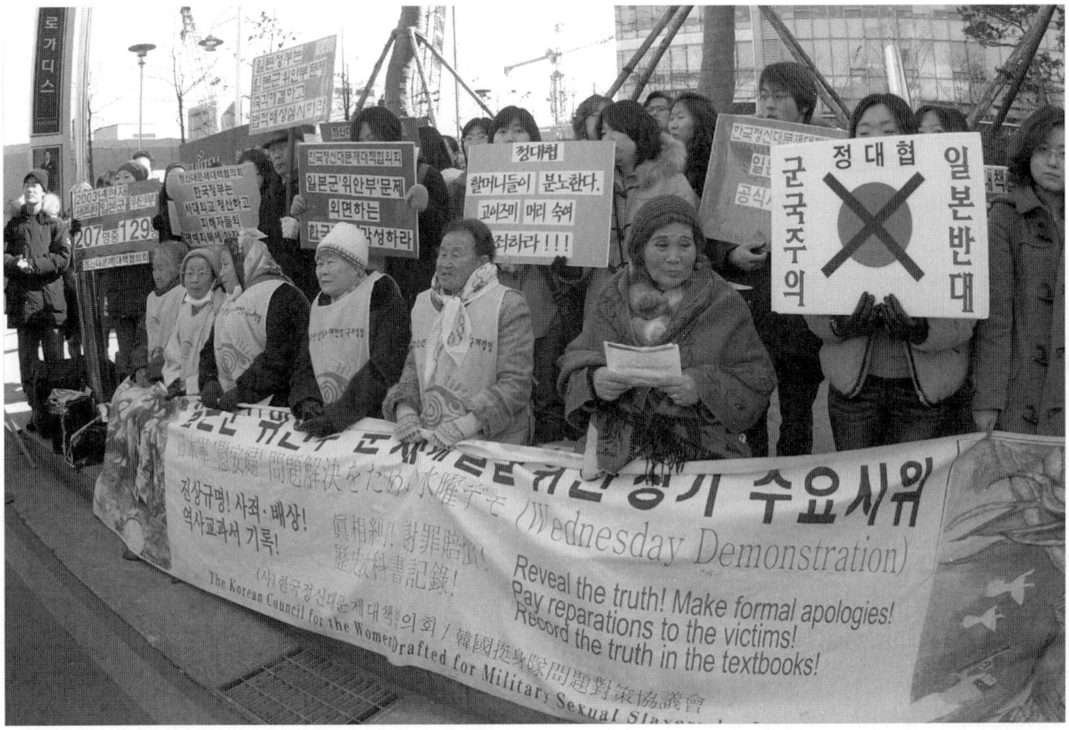

일본군 위안부 문제 해결을
위한 정기 수요시위
©여성신문 민원기

해 왔다. 1991년 필리핀에 있는 미국 해군 기지 반환은 수년에 걸쳐 지역 여성 단체들과 운동가들이 투쟁해서 얻은 승리였다. 그러나 몇 년 지나지 않아 미군들의 '휴식과 회복'을 위한 장소를 찾아 미국 해군 함대가 다시 필리핀에 들어왔다. 클린턴 대통령이 체결한 미국-필리핀 간 군사협정인 「물품 용역 상호 제공 협정」은 해군의 방문을 정당화했을 뿐 아니라, 미군들의 성적 요구를 만족시키는 용역을 아시아 여성들이 제공할 것을 장려했다. 1994년 카이로 회의에서 여성의 생식 보건을 위해 노력하겠다고 한 미국의 약속에 대해 의구심을 갖게 하기에 충분했다.

전쟁 중이든 평화 시든, 군대의 주둔은 여러 형태로 시민에 대한 폭력이 일상의 한 부분이 되게 한다. 제2차 세계 대전 동안 일본군의 노예로 끌려갔던 한국 종군 위안부 여성들은 일본 정부에 배상과 사죄를 요구했다. 지금까지 생존해 있는 사람은 200명이 채 안되지만 이들은 북경에서 열린 아시아인권회의에서 자신들의 요구를 알리고 공개적으로 증언했다. 몇 년 전 어린 일본 여학생을 강간한 혐의를 받고 있는 세 명의 오키나와 주둔 미군 병사의 사건으로 오키나와 시민들의 미군 기지 폐쇄 요구가 다시 불붙었다. 이들은 미군이 주둔하는 50년간 여성과 어린이에 대한 성폭력, 교통사고, 환경 파괴가 끊이지 않았다고 주장했다.

성매매에 대한 상이한 관점들

성매매를 상업적 성노동이라 이름 붙이고, 성매매 여성을 성노동자라 부르며 그들의 노동 환경을 좀 더 안전하게 만들도록 힘을 모아야 한다고 주장하는 여성 단체들이 있다. 이런 관점을 가진 대표적인 단체는 샌프란시스코에 본부를 둔 「코요테」다. 이 단체는 성매매 여성이 노동자로서 가져야 할 권리를 위해 일하고 있다. 다른 단체는 성매매를 인권 침해로 본다. 예를 들어 미국에 있는 여성의 성매매에 반대하는 연대는 이렇게 말했다.

> 성매매가 '상업적 성노동'으로 인식되기를 바라는 사람들의 주장은 성매매에 오명을 씌우지 말고 잘 조절하면 성매매 여성은 더 전문화될 것이고 성매매 여성과 그들의 '일'에 더 많은 '존엄성'이 부여된다는 것이다. 성매매를 전문화한다고 해서 성매매 여성들이 존귀해지거나 그들의 지위가 올라가지는 않는다. 단지 섹스 산업과 성매매 여성과 아이들의 몸을 사려는 남성들을 전문화할 뿐이다. 여성의 몸을 사는 남성들에게 어느 시대, 어떤 곳에서도 얻을 수 없었던 많은 권위와 정당성을 부여해 줄 뿐이다. 그것도 여성의 권리란 이름으로 말이다.
>
> 성매매는 세계인권선언에 나오는 모든 사람들에게 보장된 인간의 존엄성과 완전성을 해치는 행위다. 이 선언은 모든 사람은 태어날 때부터 자유롭고 존엄성과 권리에 있어서 평등함

여성에 대한 폭력: 세계 동향

다음 예들은 가정 폭력의 정도와 그것이 여성에게 미치는 영향을 보여 준다.

- 연구에 따르면 세계적으로 여성들의 20~50% 이상이 남성 파트너에게 맞은 적이 있다.
- 남미의 한 연구에 따르면 경찰에 신고된 범죄의 70%가 남편의 아내구타다.
- 미국 병원 응급실에 있는 여성 환자의 3분의 1은 되풀이되는 가정폭력 때문에 병원에 실려 온 사람이다.
- 파푸아뉴기니에서는 도시 기혼 여성의 반 이상이 맞은 경험이 있으며, 5명 중의 1명은 맞은 후 병원에 입원한 적이 있다.
- 이집트 알렉산드리아에서 이루어진 연구에 의하면 여성이 다치는 가장 큰 원인이 가정폭력이고 외상 치료를 위해 병원을 찾는 사람의 25%가 여성이었다.
- 케냐의 키시이구에서 행한 조사에서 여성의 42%가 남편한테 정기적으로 맞는다고 보고되었다.
- 자메이카의 11세에서 15세 사이의 소녀들을 대상으로 한 연구에서 40%가 첫 성 경험이 '강요된' 것이었다고 밝혔다.
- 캐나다 여성에 대한 전국 표본 조사에서 기혼 여성의 20%가 현재의 남편이나 전 남편에게 구타당한 적이 있는 것으로 보고되었다.

을 선언한다. 성매매를 포함한 모든 성적 착취는 인간의 존엄성을 짓밟는 행위다.

여성에 대한 폭력

성매매뿐 아니라 다른 형태의 폭력도 여성의 건강에 큰 위협이 되고 있다. 여성에 대한 폭력은 1995년 북경 제4차 여성대회에서 채택한 의제 중 최우선 의제였다. "세계적으로 15세에서 44세 사이의 여성들 가운데 성역할로 인한 희생에 따르는 건강의 부담은 이미 세계적인 의제가 되어 버린 다른 위험 요소와 질병들, 즉 에이즈 바이러스, 결핵, 출산 중의 패혈증, 암, 심혈관계 질환과 위험 수준이 비슷하다."고 연구자들이 보고한다. 사회에서 일어나는 폭력은 빈곤층 확대와 대중의 생활수준 저하로 인해 발생하는데, 여성들이 가장 큰 희생을 치른다. 여성에 대한 폭력은 군사 충돌 시에 한 수단으로 여전히 사용된다. 세르비아와 크로아티아의 분쟁은 강간, 강제 임신 같은 성폭력이 여전히 전쟁 무기로 사용될 수 있음을 보여 주었고 전쟁 시에는 여성의 몸이 싸움터가 되어 버린다는 것을 다시 한번 상기시켜 주었다.→ 8장 폭력

여성에 대한 또 다른 형태의 폭력은 여성 할례, 즉 여성 성기 절제로, 해마다 전 세계에서 2백만 명의 여성에게 행해진다.→ 24장 여성의학 상식, 623쪽 이 관습은 아프리카 대륙의 일부에만 있는 것이기는 하지만, 전 세계의 자유로운 인구 이동으로 인해 다른 지역에서도 이것을 중요한 건강 문제로 인식되게 되었다. 최근 미디어가 이 문제에 큰 관심을 쏟자 여성 할례 풍습이 있는 나라들에서 공개 토론을 많이 하게 되었다. 미국에 본부를 둔 「레인보우」(RAINB♀)는 이 관습에 반대하는 단체인데, 창시자인 나히드 토비아 박사는 이렇게 말한다.

> 발전을 실제로 가로막고 있는 것은 아프리카 정부의 태도다. 국제회의에서는 이 관습을 비난하면서도, 정작 자국 내에서는 이 문제를 비롯해 여성 권익을 위해 일하는 대중 운동 조직을 검열하는 등 정치적 약속을 이행하지 않는다.

생식결정권과 건강

세계적으로 여성들이 점차 생식결정권 문제를 자결권의 핵심으로 보고 있다. 자기 몸에 대한 건강한 태도는 자존감을 높이며, 우리 공동체에서 적극적인 역할을 하기 위한 첫걸음이다. 한 아르헨티나 여성은 이렇게 말한다.

> 어릴 적에 우리는 자기 몸을 살펴보는 것을 금기시했어요. 우리의 성기를 이루는 여러 기관들은 이름도 없었어요. 음핵에서부터 항문까지 생식기 부위 전체를 '밑', '거기' 같은 말로 불렀어요. 가톨릭 신자인 우리는 하느님이 인정하는 어떤 현실적인 방법도 배우지 못했습니다. 우리에게 주어진 모델은 어떤 여성도 따를 수 없는, 처녀이자 어머니인 동정녀 마리아였어요. 그런 모델은 우리를 항상 결함 있는 존재로 인식하게 하여 스스로 성적 권리도 없는 것처럼 느끼게 만들었어요. 섹스는 아이를 갖는 방법이라고만 배웠고 쾌락으로 보도록 허락되지 않았죠. 즐거움을 위한 섹스는 죄악이었어요.

새로운 희망과 오래된 관심사를 불러일으킨 카이로 합의

1994년 이집트 카이로에서 열린 국제인구개발회의에서는 인구 정책에 대해 매우 새로운 합의에 도달한 것으로 널리 보도되었다. 이 새로운 합의는 몇 가지 긍정적인 변화를 포함한다. 여성들이 피임뿐만 아니라 성교육, 임신 중의 보호, 성병 치료 등의 기회를 가질 수 있는 폭넓은 생식 건강을 보장하는 것이 그중 하나다. 또한 피임에 대한 남성의 책임을 강조한다. 이 조항들은 인구 프로그램의 오랫동안 지연된 개혁 사항들에 박차를 가하고 있다. 그러나 새 인구 정책 합의에는 여성, 건강, 인권에 부정적인 결과들을 동반할 몇 가지 모순점이 있다.

지속 불가능한 발전

카이로회의는 기존 경제 체제를 강화하는 경향이 있다. 특히 카이로 행동 강령은 빈곤 퇴치를 위해 부를 재분배하는 실질적인 조치보다 효율적인 정부, 외자 유치 확대, 사적 부문과 비정부 기구의 강화를 요구한다. 그것은 종종 '지속 가능한 발전 속에서 지속적인 경제 성장'을 요구한다. 이 모호한 말이 정확히 의미하는 바가 무엇이든, 그 핵심은 인구 안정이다. 맬더스 시대 이래 엘리트들은 빈곤을 치유하는 만병통치약으로 인구 증가 억제를 주장해 왔다. 새로운 합의에서도 인구 억제는 환경을 유지하는 열쇠이고, 환경을 해치는 생산과 소비 패턴을 변화시키려는 노력보다 인구 억제가 더 많은 주목을 받았다.

현재, 세계 인구의 25%만을 차지하는 산업국이 세계 에너지의 75%, 전체 삼림 자원의 85%를 소비하면서 오염 물질과 쓰레기의 75%를 만들어 낸다. 게다가 군사 활동 때문에 지구 환경의 20% 정도가 손상되고 있다. 카이로 회의는 대중이 이 문제들을 알 수 없도록 판도라 상자의 뚜껑을 단단하게 닫아 두었다.

여성의 세력화?

카이로합의는 발전과 환경에 대해 본질적으로 보수적인 관점에서 분석하고 있지만, 여성의 세력화를 인정하고 있기 때문에 진보적인 원칙에 기초하고 있는 듯 보인다. 그러나 그 행동 강령은 빈곤한 남성의 세력화에는 별 관심이 없다. 게다가 인종, 계급, 국적에 따른 여성들 간의 차이는 대충 얼버무려서 결국 '여성'이라는 큰 범주 속에 차이를 묻어 버린다.

하지만 여성의 세력화에 대한 관심이 기회주의적인 계산만은 아니었다. 이 새로운 합의에서는 여성의 세력화는 인구 감소를 의미한다. 이 접근 방식의 문제점은 세력화를 여자 아이들을 위한 교육, 여성을 위한 생식 건강 서비스 등에 한정해서 정의한다는 것이다. 이런 요소들은 출생률에는 즉각적인 영향을 미치지만 사회경제적 관계 변화에는 별로 영향을 미치지 않는다. 여자 아이들을 교육하는 것은 분명 중요한 일이다. 그러나 여성들이 자원에 대한 통제권을 더 많이 가질 수 있게 하는 여성 노동자들의 노조 설립이나 법률 개정, 토지 소유 체계의 개혁 같은 형태에 비하면, 교육은 정치적으로 안전한 일이다.

공중 보건 퇴보

인구 정책에 대한 새 합의에서 지지하는 또 하나의 세력화 전략은 여성들이 '생식 보건 서비스'를 잘 받도록 하는 것이다. 이것은 인구 프로그램 개선의 가능성을 제공하지만 공중 보건의 지속적 퇴보에 대한 보상이 되지는 않는다.

인구 억제가 서구 국가들과 국제 차관 기관의 주요 전략이 된 1970년대 이래, 제3세계 국가의 가족계획은 기본적인 보건 의료와 유리되었을 뿐 아니라, 보건 의료에 투입해야 할 재원으로 운영되었다. 방글라데시와 인도에서는 인구 억제 비용이 연간 보건 의료 예산의 4분의 1에서 3분의 1에 달했고, 인도네시아에서는 기초 보건소보다 가족계획 클리닉이 거의 2배 더 많이 세워졌다. 이렇게 왜곡되게 우선순위를 정함에 따라, 예방과 치료가 가능한 질병으로 사망하는 가난한 사람들이 매우 많아졌다. 역설적이게도, 방글라데시 등에서는 기초 보건 의료의 부족이 오히려 출산율 감소 속도를 느리게 했다. 영유아 사망률이 높으면 출산율이 높아지기 때문이다. 몇이라도 살아남게 하려면 아이를 많이 낳아야 하기 때문이다. 기금 운용 전략 면에서도 카이로 행동 강령은 가족계획을 선호하여 생식 건강 예산의 2배를 가족계획에 책정했다. 더욱이 생식 건강 프로그램에 할당된 예산 중 많은 부분이 집행되지도 않았다.

인공유산의 정치성

인구 정책 담당자들은 콘돔이나 페서리 같은 차단 피임법보다는 지속 기간이 긴, 공급자 위주의 피임법을 더 좋아한다. 예를 들면 여성의 불임술, 자궁내 피임기구, 호르몬 투여, 기구 이식 등이다. 이런 고도의 기술이 사용되는 방법이 더 효과적이라고 여겨지는데, 이것은 여성들이 전혀 피임을 조절할 수 없게 만든다. 현재 차단피임법을 사용하는 비율은 제3세계에서는 5%가 되지 않는 반면, 선진국에서는 거의 25%에 이른다.

차단 피임법은 많은 이점이 있다. 부작용이 적고, 남녀 모두 성병을 예방할 수 있고, 수유에 방해가 되지도 않는다. 제3세계 국가에서 급속도로 번지는 에이즈 때문에, 그리고 여성 건강 운동가들의 압력 때문에, 인구 기구들은 마침내 차단 피임법의 중요성을 인정하고 이 방법을 개선하는 연구를 늘렸다. 그러나 지속 기간이 긴, 공급자 위주의 피임법이 여전히 우위를 차지하고 있다.

마지막으로, 카이로 성명은 여성이 합법적으로 안전하게 인공유산을 할 권리를 인정하지 않음으로써, 생식 건강에 부정적인 영향을 미쳤다. 매년 5천만 건의 인공유산이 세계에서 이루어진다고 추산되는데, 그중 거의 절반이 불법으로 시술되고 있다. 그리고 출산 사망의 20~25%가 불법 인공유산의 합병증 때문이다. 남미에서는 불법 인공유산의 합병증이 가임기 여성들의 주요 사망 원인이다. 안전한 인공유산은 모든 국가가 택할 수 있는 가장 중요한 생식 건강 정책이다.

인공유산이 합법인 국가에서는 인공유산이 안전하게 이루어져야 하고, 인공유산이 불법인 나라에서 여성들이 인공유산 합병증으로 고통받고 있다면 고품질의 의료 서비스를 받을 수 있어야 한다고 카이로 행동 강령에 명시했다. 그러나 이 강령은 "어떤 경우에도 인공유산이 가족계획을 위한 방법으로 추진되어서는 안 된다."고 밝혔다. 이 강령은 인공유산의 법적 문제는 '해당 국가의 입법 절차'에 좌우되게 만들고 말았다. 인공유산을 안전하게 합법적으로, 필요할 때 누구나 할 수 있게 하려는 여성계의 싸움은 아직 끝나지 않았다.

사실, 세계 어느 곳에서나 새로운 인구 정책에 대한 합의의 근본적인 모순은, 여성의 세력화를 인정하면서도 수많은 여성들을 가난한 삶에 처하게 하는 현재의 경제 정치적 상황을 그대로 인정하는 것이다.

쇼디니 - 여성, 치료, 약초

쇼디니는 여성 건강 운동가들의 네트워크로 인도 전역의 여성 치료사에게서 전통적인 약초 치료법과 일반적인 부인과 문제들에 대한 정보를 모으고 있다. 약초 치료는 수백 년 동안 사용되던 것이지만 사람들에게서 빠르게 잊혀져 가던 것들이다. 그들의 책『터치미, 터치미낫』은 매우 다양한 질병들, 특히 부인과 병에 대한 일반 약초 치료의 효능을 재발견하기 위한 시도다. 이 책에서 제공하고 있는 정보에는 이런 것들이 있다.

- 월경질환, 질염, 요도염, 자궁질환, 요통 등의 증상, 진단과 치료
- 증상별, 식물별, 질환별 상세 사용법 목록
- 부인과 질환에 효험이 있는 약초 처방
- 여성 건강에 대한 여성의 인지, 신념, 경험
- 자가 치료의 경험

제3세계에서는 여성의 전반적인 생식 건강보다 산아 제한에 더 큰 관심을 기울였다. 제3세계에서 사망률이 낮아지면서 인구가 늘어나자, 정책 입안자나 국제 지원 기구는 기본적인 보건의 확대보다는 가족계획 프로그램에 긴급하게 재원을 투입했다. 카이로에서 개최된 NGO포럼에서 동아프리카 출신의 한 여성은 지역 보건소의 실상에 대해 이렇게 말했다. "피임 기구들은 수없이 많아도 정작 아스피린 한 알이 없다."(중요한 예외 사례들도 있었는데 코스타리카, 스리랑카, 중국, 쿠바, 산디니스타 정권의 니카라과는 모범적인 보건 체계를 갖추어 국민 건강을 증진했다.) 제3세계 국가 여성들의 일반적인 건강과 생식 건강을 너무나 오랫동안 방치한 나머지 커다란 재앙을 초래했다. 출산 사망률이 상승하고 에이즈 바이러스 감염이 많아지고 자궁경부암 발병률이 높아진 것이다.

사하라 이남 아프리카 지역과 태국에서 성병 발생률이 높아지고 에이즈로 사망하는 여성들이 늘고 있다. 여성들이 남성들보다 점차 더 어린 나이에 이 병에 감염되고 있기 때문에, 에이즈는 여성에게 더 심각한 결과를 가져다주고 있다. 에이즈 바이러스와 성병에 걸리기 쉬운 환경에 있는 여성들은 격리의 대상이 되었다. 남성이 여성에게 감염되는 것보다 여성이 남성에게 감염되는 경우가 더 많지만, 에이즈 바이러스에 감염되면 대체로 여성에게 잘못을 묻는다. 산아 제한의 경우와 마찬가지로, 감염 경로에 남성의 책임은 경시된다. 그리고 여성의 법적 권리가 거의 없는 국가들에서는 남편이 에이즈로 사망하면 사별 여성은 재산을 상속받을 수 없다. 가정과 지역 사회에서 환자와 죽어 가는 사람을 돌보고 가정을 꾸리는 부담을 떠안는 사람은 바로 여성인데도 말이다.

출산 사망률은 남아시아와 사하라 이남 아프리카에서 최고 수준인데, 남미와 카리브 연안 국가에서도 그것은 여성의 세 번째 사망 원인이다. 출산 사망의 30~50%가 비밀리에 하는 인공유산의 합병증 때문이다. 콜롬비아에서 실시한 연구에 따르면, 더 나은 치료를 받았다면 출산 질병으로 인한 사망의 약 94%는 피할 수 있었다. 세계에서 출산 사망률을 가장 높은 곳 중 하나인 남아시아에서는 여성의 낮은 지위가 주요 원인이다. 사회 경제적, 문화적 요소, 가까이에 병원이 없는 것, 뒤늦은 치료 등이 모두 사망률을 높이는 원인이다.

가난한 남반구 여성들에게 특히 많이 나타나는 생식 건강 문제가 자궁경부암이다. 자궁경부암이 제3세계 여성들의 첫 번째 사망 원인이다. 사회적, 경제적으로 혜택을 받지 못하는 아프리카계 미국 여성들도 역시 백인 여성에 비해 자궁경부암에 걸리는 비율이 높다. "자궁경부암 발생 비율과 빈곤은 분명한 사회경제적 함수 관계가 있다. 자궁경부암의 75%가 개발도상국에서 발생하는데, 암 연구를 위한 국제적인 자금 지원 중 개발도상국이 받는 것은 겨우 5% 정도다." 자궁경부암은 조기 진단과 치료로 완치 가능한 암이다. 그러나 제3세계에서는 검사 시설, 필수 장비, 진단 서비스가 갖춰져 있지 않아서 치료 기회를 놓치고 있다. 자료에 의하면 이 암의 초기 발병은 나이와 관련 있으며 환자의 대다수가 35세 이상이었다.

가족계획 서비스만으로 이런 심각한 문제를 줄일 수 없다는 것은 분명하다. 그러나 가족계획은 지난 10년 동안 다른 중요한 보건 서비스를 대신해 제3세계 여성들을 위해 시행한 구호 노력의 핵심이었다. 현재의 인구 정책과 프로그램을 비판하는 사람들은 생식 건강 문제와 사회적 경제적 발전의 연관성을 강조한다. 예를 들면 에이즈 바이러스에 여성이 점점 더 쉽게 감염되는 점과 빈곤을 영속화하는 억압적인 사회경제 구조 간의 연관성 같은 것이다. 부유한 국가들의 인구 정책에 온건한 진보가 있기는 하지만, 이토록 중요한 공중 보건과 여성주의 관점은 종종 빠져 있다.→ 697쪽

제약 산업

세계에서 가장 강력하고 이윤을 많이 창출하는 초국적 기업의 하나인 제약 산업은 제3세계 보건 체계를 끊임없이 착취하고 있다. 구조조정 프로그램으로 많은 국가에서 규제 장벽이 무너지자 제약 회사들이 아무 문제 없이 상품 판매를 촉진할 수 있었다. 그러나 여성들에게 부작용에 대해 조언하지 않았다. 다량의 피임약이 먼저 푸에르토리코 여성에게 시험되었고, 그 후 엘살바도르 여성에게 시험되었는데 이는 건강에 심각한 결과를 가져왔다. 제약 회사들은 시장에서 팔 수 없는 금지된 약품들을 오랫동안 제3세계 국가들에 헐값에 팔아 왔다. 최근에 미국의 단체와 개인들이 아시아와 남미에서 퀴나크린을 화학적 불임에 사용하는 것을 부추겨 왔다. 이들은 자신들이 제3세계 빈곤 여성들의 출산 사망률을 줄이고 있다고 주장하면서 퀴나크린을 비수술적 불임 시술에는 사용할 수 없다는 세계보건기구의 성명을 공공연히 무시하고 있다.

'전문 기술'을 공유한다는 미명 아래 서양 의술과 약품들이 전 세계에 수출됨으로써 토착 보건 체계를 평가 절하하고 박해하는 비극적인 결과를 낳았다. 그러나 많은 곳에서 여성들은 전통적인 치료 체계를 재건하려는 준비를 하고 있다. 한 예가 인도의 「쇼디니 네트워크」다. → 698쪽

모든 곳에서 여성들은 고려해야 할 중요한 세력이 되었다. 지역과 국가 차원에서, 그리고 국제적인 수준에서, 우리 여성들은 우리 노동과 몸에 대한 착취에 기초하는 정치·경제 체계, 인종 차별과 성 차별에 근거해 이윤 추구의 동기로만 움직이는 체계에 도전하고 있다. 모든 곳에서 여성들은 지역 사회를 변모시키고 소수를 위한 이윤 대신에 인류 전체의 복지 증진을 위해 권력과 자원이 분배되는 세상을 만들기 위해 단결하고 있다. 세상에는 할 일이 많이 있다. 이 목표를 달성하기 위해 노력하는 여성 단체들이 전 세계에 많이 있다. 주변을 둘러보면 내가 사는 지역에 있는 여성 단체를 발견할 수 있을 것이다. 함께 노력하면 우리가 세상을 바꿀 수 있다.

정보꾸러미

책

기억으로 다시 쓰는 정신대 역사 | 한국정신대문제대책협의회 2000년 일본군 성노예 전범 여성국제법정 한국위원회 증언팀 지음 | 풀빛

꿈의 나라에서: 사진으로 보는 이주 여성의 삶 이야기 | 강성혜 외 | 박경주 사진 | 이주여성인권센터

동맹 속의 섹스 | 캐서린 H. S. 문 | 이정주 옮김 | 삼인

외국인노동자인권백서 | 외국인노동자대책협의회 엮음 | 다산글방

웹사이트

건강소비자정보센터 |www.healthconsumer.or.kr

부산성매매피해여성지원상담소 살림 | www.wom-survivors.org | 051-257-8297

사회연대은행 | www.bss.or.kr

신나는조합 | www.joyfulunion.or.kr

안양이주여성노동자의집 | www.amwc.org

여성인력개발센터 | www.vocation.or.kr

의료소비자정보센터 | www.healthadviser.or.kr

이주여성인권센터 | www.e-ju.net/info.htm

한국여성경제인협회 | www.womanbiz.or.kr

한국이주노동자건강협회 | 02-2263-0516

한소리회 | www.han-sori.org

27. 변화를 위한 연대

함께하기

여자들이 힘을 합쳐 우리 삶의 조건을 바꾸어 나가기 시작하는 것에는 여러 가지 이유가 있을 것이다. 화가 치밀어, 또는 어떤 상황이 너무 지겨워서 조직을 만들고 운동을 시작할 수도 있다. 여자들의 건강에 공통적으로 필요한 것이 있어서 시작되었거나 자신에 대해 뭔가 배우고 싶어서 시작되었을 수도 있다. 친구나 친척을 돕기 위해 시작할 수도 있다.

다른 여자들과 함께 행동하는 것은 힘이 솟는 경험이다. 집단행동의 힘은 상황을 변화시킬 뿐 아니라, 우리를 수많은 다른 길로 나아가게 한다. 우리는 동료들에게서 많은 도움을 받을 수 있으며, 그 도움이 다른 여성들의 모델이 되기도 한다. 경험을 서로 나누고, 남녀 차별, 인종 차별, 계급 차별, 동성애 혐오 등 우리를 갈라놓는 세력에 대항해서 우리를 고립시키는 상황을 차단할 수 있다.

친구들이나 이웃을 통해, 또는 일터나 공식 회의에서 여성 건강 문제에 관심이 있는 여성들을 만날 수 있을 것이다. 또는 신문이나 게시판, 인터넷에 광고를 내서 다른 여성들을 만날 수도 있다. 이미 여성 단체에 소속되어 있다면 그 안에서 모임을 만들 수 있을 것이다. 의료 사회복지사로서 제도 내부에서 일하는 것도 좋고, 바깥에서 제도적 변화를 요구하는 '소비자' 단체에서 활동하는 것도 좋다.

단체가 만들어지면, 정보도 수집하고 효과적인 활동을 하면서 단체에 활력이 생기고 의욕이 넘친다. 처음에는 회원들이 들락날락할 수도 있으나, 대개 고정적인 회원 수를 확보하게 된다. 단체를 운영하려면 다음과 같은 문제를 염두에 두어야 한다.

쟁점

- 우리의 활동 범위는 어떠한가? 우리가 집중하는 문제의 배경은 무엇인가?
- 얼마나 많은 여성들이 영향을 받는가?
- 어떤 연구들을 하고 있는가? 누가 그것을 하는가?
- 해결책을 강구하는 데 문제의 영향을 가장 심각하게 받는 여성들을 참여시키고 있는가?
- 반대 세력은 누구이며, 무엇에 반대하는가?
- 어떤 방식으로 접근할 것인가? 이런 접근 방식으로 성공할 가능성은 얼마나 되는가?
- 이 문제를 해결하기 위해 활동하는 기존 단체나 개인이 있는가? 그들과 어떻게 협력할 수 있을까?
- 우리의 활동이 여성들에게 힘을 불어넣어 줄 것인가? 또한 사회 구성원들에게 정보를 제공해 주고, 여성의 건강을 증진하도록 분발하는 데 도움이 될 것인가? 삶의 질과 건강의 유지, 그리고 여성을 위한 의료 개선을 확실히 할 수 있는가?

단체

● 신입 회원을 받을 것인가, 받지 않을 것인가?(받지 않으면, 조직의 안정성이 유지되고 신입 회원 교육에 들이는 에너지를 아낄 수 있다. 받으면, 유용한 자원과 인력을 확충할 수 있다.)

● 어떤 결정 방식을 택할 것인가? 만장일치, 아니면 다수결?

● 아이가 있는 여성들의 참여를 어떻게 보장할 것인가? (보육비를 지원할 것인가, 아이를 돌봐줄 것인가?)

● 우리 단체는 인종, 계급, 나이, 장애 유무 면에서 다양성을 보장하려 하는가? 아니면 우리 자신과 지역 사회에 힘을 기르기 위해서 동일한 연령, 성적 취향을 가진 사람들로 뭉친 단체를 원하는가?

● 다양성이 공존하는 단체를 원하면, 어떻게 사람들이 단체에 접근하기 쉽도록 만들어야 하는가? (사무실 위치가 장애 여성들이 참여하기 힘든 곳에 있을 수도 있고, 이주자라면 주변의 길을 모를 수도 있으며 교통비 보조가 필요한 이들도 있다.)

● 활동비가 얼마나 필요한가? 어떻게 그 돈을 구할 것인가? 돈 이외에 우리에게 필요한 자원은 무엇인가? 비용을 많이 들이지 않고서도 얼마나 큰 목적을 이룰 수 있을까?

● 의견 충돌이 생기면, 어떻게 처리할 것인가? 말로 표현되지 않는 감정들이나 성격 차이처럼, 잘 풀리지 않는 문제들에 관해 대립하지 않을 수 있는가?

● 어떤 주류화 방식을 원하는가? 한 운동가는 이 문제에 관해 다음과 같이 기술한다.

우리는 아시아계 여성 운동가로서 소수 집단의 성공 모델 신화에 도전하려 한다. 그것은 소수 집단의 엘리트들의 동의를 얻기 위해 미국 주류 사회가 주로 사용하는 방법이다. 그러나 만약 우리가, 애초에 이 길을 걷게 만든 근본적인 사회 변화에 대한 열망을 잊고서 가장 성공적이고 전문적인 비영리 활동을 확립하고자 애쓰기만 한다면 오히려 이 신화에 굴복하게 될 위험에 직면할 것이다. — 아냔냐 바타차례(가정폭력 문제를 다루는 뉴욕 남아시아 여성단체 「사키」 창설자)

활동 분야

● 불임, 골반염, 자궁내막증, 유섬유종, 건강권, 십대의 건강, 약물 치료와 같은 특정한 주제에 초점을 맞추기

● '내 몸 알기' 강좌 개설

● 피임과 인공유산 정보, 산후 조리, 강간 피해 여성이나 가정폭력 피해 여성들을 돕는 전화 상담. 여성들이 기초 복지, 유방암 치료, 인공유산 서비스, 불임 치료 등을 위해 찾아갈 수 있는 추천할 만한 지역 시설 목록 발간. 병원 출산과 병원 밖 출산에 관한 정보를 제공할 교육 센터 운영

● 이용 시간 연장 등 서비스 확대를 통한 지역 보건소 변화를 촉구하는 활동

● 계급 차별 등 사회에 만연한 다양한 형태의 억압에 맞설 방법 강구

● 병의원에 유아 휴게실 설치하기 운동

● 아이들의 건강 문제(예방 주사, 약물 치료비, 교통 안전, TV나 영화의 폭력성 등)를 걱정하는 모임 만들기

자원과 행동 전략

대중 매체의 효과적 활용

적절한 홍보 시기와 방법을 아는 것은 우리 활동에 필수적인 요소다. 사람들은 대부분 텔레비전이나 영화, 신문, 라디오, 잡지에서 많은 정보를 얻기 때문이다. 대중 매체를 효과적으로 이용하려면, 사건 현장 안팎에서 일어나는 기자 회견과 인터뷰가 기사화되도록 화법을 개발하고, 보도 자료와 신문 기사 작성법을 습득하며, 광고 전단, 포스터, 팸플릿 작성을 위한 시각 디자인 능력을 개발하는 것이 중요하다. 때로는 무료로 디자인과 레이아웃을 해 주는 사람들을 만날 수 있다. 내가 관여하고 있는 주제에 기자들의 공감대를 확인하고, 기자들과 좋은 관계를 갖는 것이 도움이 된다.

우리 모임에는 대중 매체에서 공개적으로 이야기를 한 경험을 가진 여성이 거의 없었다. 그래서 우리는 여러 사람들을 앞에 놓고 말하는 훈련을 하고, 핵심 사항을 가장 빠른 시간 안에 전달하는 법을 익히느라 기자를 여러 번 따돌리기도 했다. 우리는 또 기자의 질문과 상관없는 내용이더라도 사람들에게 들려주고 싶은 내용을 말하는 훈련을 하기도 했다. 이런 것은 모두 수줍음과 무대 공포증을 없애는 데 아주 좋은 방법이다.

대중 매체 관련 활동이 중대한 결점을 가질 수도 있다. 신중하게 말을 했는데도, 어쩔 수 없이 왜곡 보도가 이루어지는 수가 있다. 의도와는 딴판으로, 내가 한 말이 맥락 없이 인용되거나 잘못 인용될 수 있다. 이런 일이 자주 일어나면, 잠시 일선에서 물러날 필요가 있을지도 모른다. 그러나 나중에 다시 시도해 본다. 시간이 흐르면 어떤 기자가 가장 믿을 만하고 공감대가 형성되는지, 또 진실한지 밝혀지게 된다.

정부와 보건 기구에서 일하는, 우리 편이 될 만한 사람

이들은 유용한 정보(회의 일정이나 신기술 제안서, 연구 등) 제공자가 될 수 있으며 특정 목표 달성에 필요한 전략을 개발하는 데도 도움이 될 수 있다. 이런 사람들과 자주 접촉하다 보면 문제 해결의 열쇠를 쥐고 있는 공무원에게 접근하는 최선책에 대한 조언을 얻을 수도 있다. 여성 건강 운동을 지지하는 사람들은 '제도권'에서 우리를 지원함으로써 상당한 기여를 할 수 있다.

편지 쓰기

특정 법률과 정책, 규제 방안에 관해 국회의원들이나 고위 공무원들에게 편지를 쓰는 것은, 정책 입안자들에게 영향을 마칠 수 있는 효과적인 방법이다. 단체 명의로든 개인 명의로든 명확하고 간결하게 쓰고, 내가 어떤 이유로 여성들과 해당 선거구민들 편에 서서 활동하고 있는지를 조목조목 밝힌다. 그리고 나를 대신해 애쓰고 있는 데 대해 고맙다는 인사말을 하는 것도 중요하다.

연합체 꾸리기

더 많은 단체와 개인이 행동을 같이 하도록 연합체를 꾸리면, 미래의 협력을 위한 더욱 끈끈한 연대가 확립될 뿐 아니라 정치적 영향력도 커진다. 연합체는 새로운 정보와 생각을 교환하고, 변화를 위한 다양한 전략들을 비교하며, 더 큰 기구나 운동을 꾸리는 데 아주 효과적인 수단을 제공한다.

시라큐스 시 근처 지역 당국이 가정 분만에 참여한 조산사를 괴롭히고 있다는 이야기를 들었을 때 우리 단체는 도움을 줄 방안을 찾기 위해 계획을 세웠다. 가정 분만의 선택권을 보호하고 확립하는 유일한 방법은 몇몇 의사들과 정책 입안자들의 비과학적이고 터무니없는 주장들에 계속해서 도전하는 것이다. 그들은 자유로운 분만의 선택을 가능하게 만드는 조산사들을 박해해, 가정 분만과 자유형 출산센터들을 '근절'하고 싶어 한다. 우리는 이런 일을 방치할 수 없다.

신기술의 이용

사이버 공간은 빠르게 우리 일상으로 자리 잡고 있다. 인터넷을 이용한 새로운 의사소통법은 세계 도처에서 유사한 일을 하고 있는 여성들과 별 비용을 들이지 않고도 대화를 나눌 수 있는 아주 효과적인 방법이다. 또한 인터넷은 여성 건강에 관한 막대한 양의 정보를 담고 있다. 대부분의 저소득층과 노동 계층은 이런 전자 매체를 이용하지 못하고 있지만, 이런 현실은 빠르게 변하고 있다. 많은 공공 도서관들이 몇몇 큰 지역 기반 조직들처럼 전자 매체를 제공하고 있다. 대학에서 여성운동을 한 경험이 있는 서른 살의 한 레즈비언은, 인터넷에서 공동체를 만든 경험을 이야기한다.

보스턴에서 공동체를 꾸리는 데 전자우편이 아주 강력한 수단이었어요. 나는 300여 명에 이르는 동성애 여성들의 이메일 리스트를 갖고 있어요. 가입자들에게 동성애자 운동, 진보 정치 운동, 자선 파티, 문화 행사에 관한 정보를 보내지요. 룸메이트나 일자리를 찾는다는 광고 등을 낼 수도 있게 합니다. 제 목표는 정치, 예술, 사회 운동 공동체를 연결하고, 지원하는 거예요.
 나는 행사 일정, 정치 운동에 관련된 여러 메일링 리스트에도 가입해 있어요. 의원이나 공무원들에게 편집해서 보낼 수 있는 문서를 제공하는 기관 홈페이지를 이용할 때도 있고요. 내가 지지하는 단체에서 초안을 작성하면 내 이름과 주소를 달아 즉시 메일을 보내니까 적은 시간에 많은 일을 할 수 있고, 같은 내용을 입력하는 수고가 줄어들죠. 인터넷 사용은 종이나, 봉투, 우표 등에 드는 비용을 절약하게 하지만, 메시지가 분실되고 제대로 전송이 되지 않는 등, 일반 우편과 똑같은 문제도 발생해요. 인터넷에 접속하기 쉽지 않은 사람들에게는 정보를 제공하기 어려운 단점도 있어요.
 일을 할 때 업무가 명확히 규정되어 있어야 하겠고, 누구나 쉽게 참여할 수 있게(또 자판을 되도록 적게 두드리도록) 유도해야 할 거예요. 단체 활동가들에게 이 말을 하고 싶었어요.

강력한 단체 만들기

리더십 형성

조직을 하나 만들거나 프로젝트를 꾸리는 비결은 리더십 개발과 유지에 있다. 우리는 스스로 모든 일을 해야 한다고 배워 왔다. 이런 접근은 누군가를 훈련하는 것보다 효율적인 것 같고, 단기적으로는 자신감을 높일 수 있다. 그러나 장기적으로 보면, 우리를 지치게 만들며 새로운 지도자의 출현을 막을 것이다. 한 건강 단체는 경험이 부족한 여성들을 훈련하고 업무를 위임하여 새로운 리더십을 갖도록 지원한다.

더욱이 지도자들은 훈련과 지원을 받아야 한다. 그들의 역할을 지지해 주고, 업무를 도와주며, 실수를 눈감아 주는 것도 포함된다. 지도자의 실수나 잘못된 방식에 대해서도 따뜻한 격려와 긍정적인 말을 보낼 필요가 있다.

스스로 지도자보다는 동료라고 생각한다면, 도약을 해 볼 수도 있다. 내 생각과 아이디어에 대해 발언권을 가지고서 행동으로 옮긴다. 내가 실수도 할 것을 미리 예상하고 있어야 한다. 중요한 것은, 모험을 무릅쓰면서 자신의 실수를 통해 배워 나가는 것이고 그렇게 해서 같은 실수를 다시는 반복하지 않는 것이기 때문이다.

기본을 개발하고 유지하기

지역 사회에서, 아직 단체에 속해 활동하지 않고 있는 사람들은 아주 소중하다. 그들은 가장 중요한 재원이며 지지 기반이다. 그들은 편지를 쓰거나 모임에 참여하고 시민운동에 동참할 수 있다. 또 단체에 합류할 수도 있다.

우리 단체가 여러 공동체들을 대표하고 있다면, 그들을 지지하는 것이 공동체들 사이의 유대를 발전시키고 유지하는 데 중요하다.

자원 봉사, 상담, 지원, 통역, 번역 등을 하면서 배경이 각기 다양한 가족들과 함께 일했어요. 나는 사람들을 최대한 많이 도우려고 하루에 8시간 일을 하고, 때때로 야근도 하고 주말에도 일을 해요. 집에 방문해서 이야기하고, 그들에게 건강관리 정보를 주지요. 임신한 여성을 건강 센터에 데리고 가기도 하고 언어 교육이 필요한 외국인들을 영어 강좌에 연계해 주기도 하고요. 복지관에도 찾아가고 보험에 가입하지 않고도 무료로 건강관리를 받을 수 있는 병원에 데리고 갑니다. 대화를 나누지 않을 수가 없지요. 사람들이 나를 찾아온다는 것은…… 그들에게 정말로 내가 필요하다는 걸 뜻하지 않습니까. 이전에 내 상사가 이런 말을 한 적이 있어요. 내게 어떤 때에는 '침묵하는 법'을 가르쳐야 했다고.

갈등 상황에 잘 대처하기

처음에는 우리는 모두 같은 특성을 지니고 있다 생각할지라도, 우리들 사이에서 차이점들이 발견될 것이다. 예를 들어 이주 여성일도 있고, 박사 학위를 가지고 있을 수도 있고, 학교를 거의 다니지 못했을 수도 있다. 소득 차이가 클 수도 있다. 도시 태생일 수도 있고 시골 태생일 수도 있으며, 도시 변두리 태생일 수도 있다. 학생일 수도 있고 생활 보조를 받는 사람일 수도 있다.

여성들은 보통 차이점보다는 공통점이 더 많다. 그러나 갈등이 일어날 수밖에 없다. 갈등이 일어나는 상황이 벌어지고, 또한 화해를 위한 상황도 만들어지는 것은 부분적으로는 사회화 때문이다. 여자들은 (남자와 아름다움을 갖기 위해) 서로 경쟁하라고 교육받았으며, 또 경쟁을 피하라고도 배웠다. 여자는 얌전해야 하며, 지도자가 되기 어렵다는 이야기도 들어왔다.

때때로 리더십과 인정받기 위한 경쟁은 해가 될 수 있다. 분노가 갑자기 폭발할지도 모른다. 노골적이거나 교묘한 차별이 있을 수도 있다. 자원이 공정하게 분배되지 않을지도 모른다.

단체의 시간과 에너지를 모두 소모하지 않고, 또 단체의 결성 목적을 변질시키지 않고, 문제들을 해결해 나가는 것이 중요하다. 동시에 단체는 융통성을 가질 필요가 있으며, 이슈가 바뀔 때 초점을 다시 맞출 수 있어야 한다.

여성건강네트워크

모든 여성들의 건강에 헌신적으로 신경 쓰는, 미국에서 유일한 전국 회원 조직인 「여성건강네트워크」(NWHN)는, 지역 건강 정책과 국가 건강 정책에 모두 영향을 끼친다. 1975년에 세워졌는데, 그 회원 수는 1만1천 명을 넘어서고 있으며, 50만 명의 회원을 대표하는 수백 개의 기관들을 포함하고 있다. 오늘날, 연간 예산안은 55만 달러다. 워싱턴에 5개국 각 지부, 그리고 수십 명의 인턴과 자원 봉사자들이 있다. 기관 위원들은 생식, 건강관리, 에이즈, 암, 완경, 호르몬 치료 등 여성들의 문제에 관해 광범위한 범위에 걸쳐서 활동하고 있다. 여성 건강 정보 센터를 운영하고 있다. 지난 20년 동안 이 단체는 다음과 같은 성과를 가져왔다.

- 안전하지 못한 피임약과 피임 기구, 약물 개정법, 피임약에 대한 연구의 필요성, 조산사의 관습, 안전하지 못한 병원의 분만 형태들 등에 관해서 미국 의회가 귀를 기울이게 되었다.
- 완경기 여성들에게 에스트로겐 약물을 투여하는 것의 위험성을 공표할 것을 제약 회사에 요구한 소송에서 다른 단체들과 함께 승소했다.
- 미국의 건강, 교육, 복지에 관한 부서들이 불임 수술의 남용에 귀 기울이게 되었다. 그리고 환자들의 정보와 동의를 보장해 주는 보호책을 추천했다.
- 1981년 6월에, 애팔래치아에서 최초의 지방 여성들의 건강 회담이 열렸다.
- 미국 연방 정부에 피임 기구의 효과를 연구하는 데 1백5십만 달러를 쓰도록 하는 데 성공했다.
- 달콘사가 개발한 자궁내 피임장치에 피해를 입은 모든 여성들의 이익을 위해, 의약품 제조업체인 로빈스사에 대항한 전 세계적 소송을 마무리했다.
- 여성용 콘돔과 다른 피임약에 대한 승인 과정을 합리화하도록 미국 식품의약국을 설득했다.
- 여성들이 직면한 위험을 강조했던 에이즈 예방에 관한 최초의 교육 팸플릿을 만들어 냈다.
- 나이든 여성들의 건강과 유방암에 관해 장기간의 폭넓은 연구를 착수하도록 정부를 설득하기 위한 캠페인을 수년간 해 왔으며, 그 결과 「여성건강계획」(WHI)과 「위민케어」(WomenCARE)가 탄생했다.

산타크루즈여성건강센터

1982년 초에 2개 국어의 봉사 활동 프로그램이 시작되었을 때, 「산타크루즈여성건강센터」(SCWHC)는 전환점을 맞이했다. 이동 건강 기관(의료 시설과 교육 시설이 갖추어진 차량)은 건강 정보와 상담을 제공하기 시작했다. 이동 건강 기관과 직원들은 민족 간의 한 유대로 제공되었고, 2개 국어 건강 서비스는 이 단체가 운영하는 클리닉에서 제공했다.

다민족 여성들로 구성된 단체는 산타크루즈여성건강센터를 위해 이 프로젝트를 계획하고 발전시켰다. 그들의 꿈은, 미국 사회 안의 라틴계 시민들의 필요 사항을 제공해 줄 2개 국어 봉사 활동 프로그램을 만들어 내는 것이었다. 그 프로그램의 목적은 여성들의 건강관리에 대한 기본 정보를 라틴계 시민과 저소득 계층에게 제공해 주는 것, 그리고 자신과 아이들, 가족들의 삶을 좀 더 신중하게 돌보는 데 필요한 정보를 여성들에게 제공해 주는 것이었다. 이들의 진행 과정은 정보와 지식, 그리고 경험의 교환에 기초했다. 이들은 봉사 활동을 제공했던 여성들한테 오히려 수많은 것들을 배웠다.

이동식 건강 기관은 작은 연구소와 도서관을 겸비하고 있었고, 정보 센터로서 건강 정보를 제공해 주었다. 그 직원들은 건강 교육 수업과, 영양 섭취, 고혈압, 빈혈, 임신, 태아의 관리, 피임, 인공유산 등과 같은 주제들에 관해 상담해 주었다.

이동식 건강 기관은 결과적으로 직원과 고객의 인종과 문화의 다양성을 위한 촉진제 역할을 하였다. 그 이동식 기관은 중간에 중단되었다. 그러나 라틴계 시민들에 의해 산타크루즈의 스페인어 통용 지역 안에 세워진 「파밀리아센터」 설립을 통해, 결국 다시 전성기를 맞게 되었다. 예전에는 산타크루즈여성건강센터가, 지금은 파밀리아센터의 프로젝트가, 성공적인 독립 라틴계 시민들의 비영리 기관이 되고 있다. 산타크루즈여성건강센터는 건강 보호와 국민 건강 보험 제도의 보장을 위한 사단법인들, 그리고 많은 다른 여성주의자들의 계승과 이웃 건강센터들에 의해 살아남았다. 오늘날 산타크루즈여성건강센터는 3천 명 이상의 다양한 여성과 어린이 의뢰인들을 위해 충분한 서비스를 제공하고 있다.

월경페스티벌

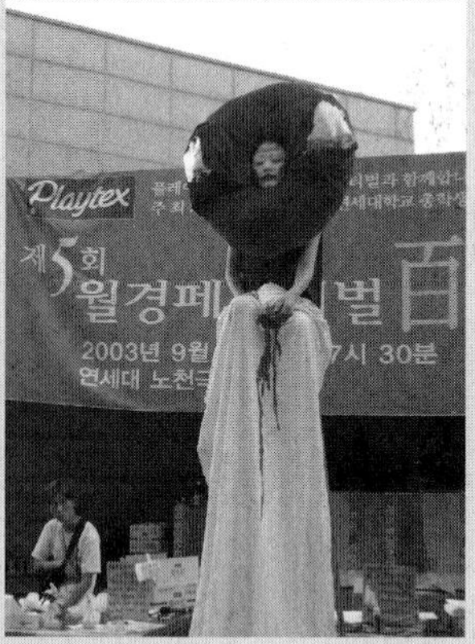

ⓒ불턱

지금 이 순간, 세상 여자의 4분의 1이 하고 있고, 일 년에 열두 번, 한 달에 한 번, 약 일주일 동안 경험하는 것이 바로 월경이다. 이처럼 월경은 여성의 일상적 삶과 뗄 수 없는 것임에도, 남성 중심의 역사 속에서 지금껏 온갖 무지와 오해로 범벅된 채, 침묵 속에 가려져 왔다. 기나긴 배제와 모독의 역사는 월경의 주체인 여성 스스로도 자신의 월경을 긍정하지 못하도록 내면화하기 일쑤였고 남성들은 물론 여성들조차 아직도 월경을 더럽다, 귀찮다, 소모적이다, 원죄다 등으로 인식하는 경우가 흔하다. 이처럼 지금껏 남성의 눈으로 재단된 잘못된 월경의 역사를, 여성의 눈으로 돌려놓기 위한 움직임 속에 「월경 페스티벌」이 탄생되었다. 월경 페스티벌은 1999년 이래 「유혈낭자」, 「달떠들떠」, 「얘기치 못한 즐거움」, 「경(慶)칠년들」, 「백녀백색(百女百色)」, 「혈기충천」 등 해마다 다양한 주제로 월경에 대해, 월경하는 여성의 몸에 대해 마음껏 이야기하고 즐기는 축제로 자리 잡았다.

출처: 여성문화기획 불턱

한국여성민우회

1989년에 생활협동조합을 설립하여 안전하고 건강한 먹거리를 나누는 일에서 시작하여 여성 문제, 교육 문제, 환경 문제, 지역 문제, 소비 문제 등 생활 속의 문제를 해결하기 위해 노력하고 있으며, 외모 지상주의가 청소녀들의 신체적, 정신적 건강에 심각한 위협이 되고 있음을 알리는 「내 몸의 주인은 나 – NO 다이어트, NO 성형」 캠페인을 꾸준히 해 오고 있다. 또한 제왕절개율이 낮고 여성 친화적인 산부인과를 「아름다운 병원」으로 선정하는 활동을 했고, 월경과 관련된 역할이나 기능은 여성만의 일이 아니며 월경과 관련된 월경용품의 가격과 안정성의 문제는 사회가 함께 풀어 나가야 할 주제라고 생각하여, 2000년부터는 월경용품의 안정성을 높이고 세금은 내리는 「월경대 업다운 운동」을 해 왔다. 여성의 생활필수품인 월경용품에 세금이 부과되는 것에 대한 문제 제기와 함께 월경용품 부가세 면제를 주장해, 월경용품 부가세를 면제하는 부가세법 개정안이 2003년 12월 22일 국회 본회의를 통과했다.

피자매연대

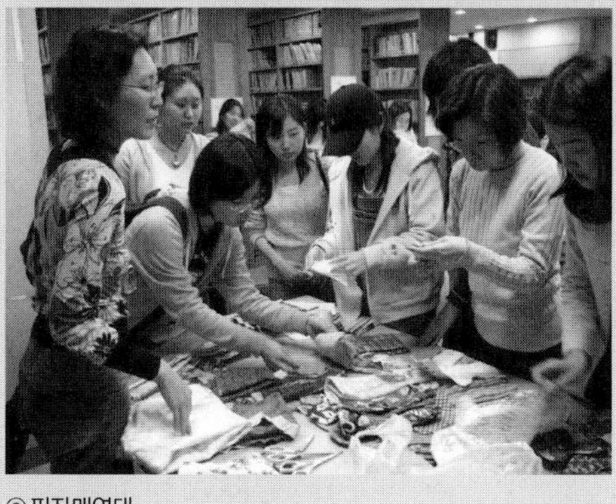
ⓒ피자매연대

「피자매연대」는 일회용 월경대와 탐폰 대신에 면 월경대와 같이 다른 친여성적, 친환경적 대안 월경용품을 사용하자는 취지에서 생긴 모임이다. 탐폰과 일회용 월경대가 여성의 몸과 환경에 어떻게 나쁜 것인지를 널리 알리는 것과 동시에, 각종 청결, 순결 등 월경을 금기시 하는 각종 남성 중심적 사회 통념에 반대한다. 뿐만 아니라 이런 통념에 기반한 제품을 홍보, 판매함으로써 더욱 여성 억압적 가치를 확대 재생산하는 각종 일회용 월경대, 탐폰 회사들을 고발한다. 이런 담론과 실천을 만들어 가기 위해, 온라인에서는 각종 대안 월경용품에 관한 정보, 창조적이고 대안적 아이디어를 공유하고 있다. 오프라인에서는 두 달에 한 번씩 대안 월경대 만들기 워크숍을 진행한다. 나아가 단순히 대안 월경대를 만들어 사용하자는 것에 머무르지 않고, 여성이라는 소수자 입장에서 다른 소수자들과 적극적인 연대를 시도하고 있다. 자체적으로 대안 월경대를 만들어 판매한 수익으로 이 단체들을 후원하고 있다.

출처: 피자매연대

의료생활협동조합

「의료생활협동조합」은 지역 사회의 지역 주민들이 자신들의 건강, 의료와 관련하는 생활상의 문제를 다루고자 조직된 자발적인 협동 조직이다. 의료생협에서는 지역 주민들이 의료 기관에서 활동하는 임원들과 직원, 의사를 비롯한 의료 전문가들과 협동하여 의료 기관을 설립 운영하고, 지역 사회에서 장애인, 노인 등 건강 문제를 안고 있는 사람들을 돕는 등 건강, 의료에 관련한 여러 현안들을 스스로 해결하는 활동을 전개하고 있다. 의료생협은 지역 주민들이 서로 도움을 주고받으며, 지역 주민들에게 질병이 생기기 전에 건강을 지킬 수 있도록 예방 보건 활동을 활발히 펼치고 있으며, 지역 주민들이 주인으로 활동할 수 있는 모임을 구성하고, 의료 기관 등을 민주적으로 운영하여 민주적인 지역 주민 조직의 모태가 되고 있다.

한국에서 의료생협 운동은 최초의 민간 의료보험조합 운동으로 잘 알려진 청십자 운동에 기원을 둔다. 청십자 운동은 1975년 부산 지역 교회와 지역 주민, 장기려 박사를 위시한 의료인에 의해 시작되었다. 이들은 의료 보험 실시 전에 지역 주민들의 과중한 의료비 부담을 덜기 위해 한국 최초로 민간 의료보험조합을 결성했으며, 조합 직영 병원으로 「청십자병원」을 두었다. 청십자병원은 영세 지역 주민들을 위한 후생 복지를 비롯한 건강관리 진료 및 무료 도서실, 탁아, 장학 사업을 펼치고 있다.

청십자병원이 민간 의료보험조합 직영 병원이라는 의료 보험 실시 전의 과도기적 형태인 반면, 본래 의미의 최초 의료생활협동조합은 1994년에 설립된 「안성의료생협」이다. 안성농민의원의 모체는 1987년부터 경기도 안성군 고삼면 가유리에서 활동한 주말 진료소다. 연세대 의대 기독학생회 농촌 활동이 계기가 되어 시작된 주말 진료 활동은 7년간의 지역 의료 활동이 그 밑거름이 되어 안성의료생협 설립으로 이어지게 되었다. 안성의료생협은 의료인과 농민이 함께 협력해 병원을 설립하고 지역 보건 의료 활동을 전개하는 모범적인 사례가 되고 있다. 안성의료생협이 농촌 모델이라면,1996년 11월 설립된 「인천평화의료생협」은 도시에서 성장하고 있는 대표적인 도시형 의료생활협동조합이다. 평화의원의 지역 활동이 기반이 되어 여기에 지역 주민들이 참여하면서 의료생협의 모습을 갖추게 되었으며, 보건 예방 학교, 체조 교실, 가정 간호 활동 등 도시 지역 주민들에게 절실하게 필요한 여러 보건 활동으로 지역 주민들의 호응을 얻고 있다.

현재 대전, 서울, 인천, 안산, 안성, 원주, 전주 등 7개 지역에 의료생협이 있으며, 청주 등 여러 지역에서 의료생협을 준비하고 있다.

의료생협의 「환자 권리 장전」

환자 권리 장전은 조합원 자신의 생명을 소중히 여기고 이를 위해 자신을 규율하는 것이다. 동시에 조합원, 지역 주민 모두의 생명을 다같이 아끼고 서로 보살펴 주며, 의료 민주주의와 주민 참가를 보장해 주는 의료 인권 선언이다.

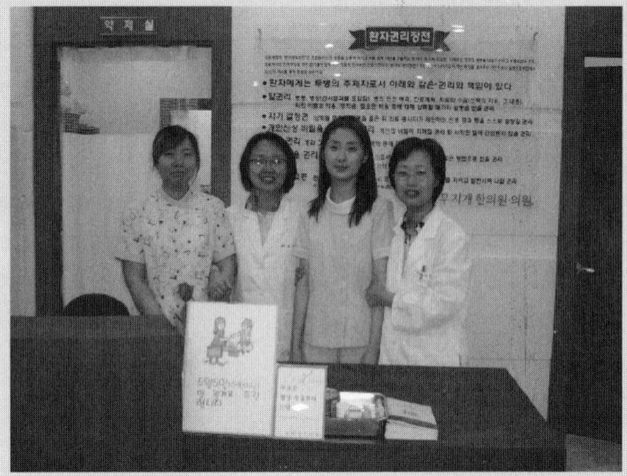

전주의료생활협동조합에서 개원한 무지개한의원·의원에서 활동하는 의료인들
ⓒ전주의료생활협동조합

환자에게는 투병의 주체자로서 아래와 같은 권리와 책임이 있다.

- 알 권리: 병명, 병상(검사 결과를 포함함), 병의 진전 예측, 진료 계획, 치료와 수술(선택의 자유, 그 내용), 약의 이름과 작용, 부작용, 필요한 비용 등에 대해 납득될 때까지 설명을 들을 권리
- 자기 결정권: 납득될 때까지 설명을 들은 뒤 의료 종사자가 제안하는 진료 경과 등을 스스로 결정할 권리
- 개인 신상 비밀을 보호받을 권리: 개인의 비밀이 지켜질 권리 및 사적인 일에 간섭 받지 않을 권리
- 배울 권리: 병과 그 요양 방법 및 보건, 예방 등에 대해 학습할 권리
- 진료받을 권리: 언제든지 필요 충분한 의료 서비스를 사람으로서 알맞은 방법으로 받을 권리, 의료 보장의 개선을 나라와 자치단체에 요구할 권리
- 참가와 협동: 환자 스스로가 의료 종사자와 함께 힘을 합쳐 이들 권리를 지키고 발전시켜 나갈 권리

출처: 의료생협연대 www.medcoop.or.kr

웹사이트(국내)

가정위탁지원센터 | www.foster.or.kr
가족의건강과행복캠프케어캠프
| www.carecamp.com/life/alcohol/a_clinic_3.jsp
가톨릭농민회 | www.kcfm.or.kr
감염인정보센터 | www.k-plus.org
건강권실현을위한보건의료단체연합 | www.kfhr.org
건강길라잡이 | healthguide.kihasa.re.kr
건강사회를위한약사회 | www.pharmacist.or.kr
건강사회를위한치과의사회 | www.gunchi.org
건강세상네트워크 | www.konkang21.or.kr
건강소비자정보센터 | www.healthconsumer.or.kr
건강한노동세상 | www.laborworld.or.kr
고려수지침요법학회 | www.soojichim.com
골(GOAL), 해외입양인연대골 | www.goal.or.kr
공동육아와공동체교육 | www.gongdong.or.kr
광주광역시북구 여성축구단 | my.dreamwiz.com/csh123
구세군레드리본센터 | www.aidscare.or.kr
구세군여자관 | www.sawoman.or.kr
국립서울병원 알코올·약물 중독센터 | www.snmh.go.kr
국립암센터 | www.ncc.re.kr
국립재활원 성재활상담실 | www.nrc.go.kr
국민건강보험공단 | www.nhic.or.kr
국민연금관리공단 | www.npc.or.kr
근로복지공단 | www.welco.or.kr
금연길라잡이 | www.nosmokeguide.or.kr
금연나라 | www.nosmokingnara.org
금연을위한사랑의도우미 | eoullim.net/~ksd
기독교여성상담소 | www.8275.org

나눔클리닉 | www.diet-clinic.com
노동건강연대 | www.laborhealth.or.kr
노동부 | www.molab.go.kr
노동환경건강연구소 | www.wioeh.com
녹색가게 | www.greenshop.or.kr
녹색병원 | www.greenhospital.co.kr
녹색소비자연대 | www.gcn.or.kr
녹색연합 | www.greenkorea.org
농림부 | www.maf.go.kr
농민약국 | www.nongminph.co.kr
늘푸른여성지원센터 | 1318.seoul.go.kr
니아까 | www.niagga.com

다음을지키는사람들 | ecoi.eco.or.kr
다이어트넷 | www.dietnet.or.kr
다함께 | www.adopteegathering2004.org
단연클리닉 | user.syu.ac.kr/qsc/head.htm
달리는아줌마 | azit.azoomma.com/@marathon
담배공익소송 | www.tobaccolawsuit.co.kr
대구녹색소비자연대 | www.dgcn.org
대안가정운동본부 | www.daeanhome.org
대전대학교 한방병원 동서암센터 | www.ewcc.or.kr
대통령경호실 호신술배우기 | www.pss.go.kr
대한가족보건복지협회 | www.ppfk.or.kr
대한간호협회 | www.koreanurse.or.kr
대한당뇨병학회 | www.diabetes.or.kr
대한법률구조공단 | www.klac.or.kr
대한불임학회 | www.ksfs.or.kr
대한비만학회 | www.kosso.or.kr
대한산부인과학회 | www.ksog.org
대한산업안전협회 | www.safety.or.kr
대한에이즈예방협회 | www.aids.or.kr
대한여성오르가슴찾기본부 팍시러브 | www.foxylove.net
대한여한의사회 | www.womma.or.kr
대한영양사회 | www.dietitian.or.kr
대한음악치료학회 | www.kamt.com
대한의료사회복지사협회 | www.kamsw.org
대한자궁내막증연구회 | endomet.krdns.net
대한적십자사 사회봉사보건국 | www.redcross.or.kr
대한조산협회 | www.midwife.or.kr
대한침구사협회 | www.chim.or.kr
대한침구학회 | www.acumoxa.or.kr
대한태극권협회 | www.taichi.or.kr
대한폐경학회 | www.koreanmenopause.or.kr
대한한방비만학회 | www.obesity.or.kr
대한한의사협회 | www.koma.or.kr
대한한의학회 | www.koms.or.kr
대한호신술협회 | www.hosinsul.co.kr
동성애자에이즈상담실 | www.ishap.org
동성애자인권연대 | www.outpridekorea.com
떳다볼 | cafe.daum.net/softdddball
또다른세상 | www.kirikiri.org/ttose
뜸사랑 | www.chimtm.net

러브포원 | www.love4one.com
레인보우(RAINB우) | www.rainbo.org
레인보우피쉬(중앙대) | www.rfpeople.net
레즈비언인권연구소 | www.lesbian.or.kr
레즈피플 | www.freechal.com/lezpeople
마리아의집 | www.maryhome.or.kr
마리출산아카데미 | www.e-marie.net
마약으로고통받는가족들의 모임
| www.rodem2000.org/html/magazine/11-1.htm
마음과마음 식이장애클리닉 | www.dietdisorder.co.kr
마창거제산재추방운동연합 | www.mklabor.or.kr
맘라이프 | www.momlife.net
미국산부인과의사보조사회 | www.paobgyn.org
미국여자의사회(AMWA) | www.amwa-doc.org
미국의사보조사회 | www.aapa.org

반성폭력네트워크 | www.kirikiri.org/network
밝은노후를만들어가는사람들의모임 | www.aging119.org
보건복지부 | www.mohw.go.kr
보건소 대표 홈페이지 | chc.mohw.go.kr
부산성매매피해여성지원상담소 살림
| www.wom-survivors.org
부산여성성적소수자인권센터 | www.womcenter.org
부산여자야구단 빈 | cafe.daum.net/BWBH
불교환경교육원 | www.jungto.org
불임센터 IVF | www.ivf.co.kr
비밀리에 야구단 | biml.info
비밀리에 카페 | cafe.daum.net/BIML
뿌리의집(입양인쉼터) | www.koroot.org
삘라인 | www.feelline.net

사람과사람(고려대) | www.queerkorea.org
사회복지공동모금회 | www.chest.or.kr
사회연대은행 | www.bss.or.kr
산부인과 여성건강백과 | obgy.doctor.co.kr
산업재해노동자협의회 | sanjae.jinbo.net
삼신할매 | www.samsinbaby.co.kr
생명과 환경을 살리는 채식모임 | www.veg.or.kr
서울노인복지센터 | seoulnoin.or.kr
서울대학교 불임클리닉 | www.seoulivf.com
서울대학교 암연구소 | cri.snu.ac.kr
서울시고령자취업알선센터 | www.noinjob.or.kr
서울위생병원 5일금연학교 | www.sah.co.kr
선무 | www.zendance.org
성병정보센터 | www.stdinfo.net
세울터 | www.withaids.com
소녀들의산부인과 | www.teenchacares.com
수수팥떡 | www.asamo.or.kr
스윙시스터즈 | cafe.daum.net/swingsisters
식품의약품안전청 | www.kfda.go.kr
신나는조합 | www.joyfulunion.or.kr
쓰레기문제협의회 | www.waste21.or.kr

아!섹스(청소년성상담실) | www.ahsex.org
아름다운노년생활 | www.komericanjournal.com
아침뜰 | www.achim.or.kr
안양이주여성노동자의집 | www.amwc.org
알아넌/알라틴 | www.alanon.or.kr
알코올중독회복연구소 | www.danjoo.org

암가족을사랑하는시민연대 | www.ilovecancer.org
암사랑참여연대 | www.cancerlove.org
애란원 | www.aeranwon.org
어르신나라 | www.aged.or.kr
에너지대안센터 | www.energyvision.org
에스더의 집 | www.esther.or.kr
에이즈 감염인들의 모임 | cafe.daum.net/bborra
에이즈뉴스매거진 | www.kaids.or.kr
에이즈상담실 | www.aids114.org
에이즈정보센터 | www.aidsinfo.or.kr
여성부 | www.moge.go.kr
여성알코올회복센터 | www.happyfanletter.or.kr
여성의학연구소 | www.chaimc.co.kr
여성인력개발센터 | www.vocation.or.kr
여성환경연대 | www.ecofem.net
여자농구팀(ASAP) | cafe.daum.net/ASAP
영양친구 | www.food79.net
오비진코리아 | www.obgynkorea.net
우리밀살리기운동본부 | www.woorimil.org
우리아기 | www.uriagi.org
울산산재추방운동연합 | ulh.liso.net
웃어라여성걷기대회 | walking.womenlink.or.kr
유니세프한국위원회 아기에게친근한병원만들기위원회
| www.unicef.or.kr
음식이세상을바꾼다 | www.greenfood.or.kr
의료생활협동조합연대 | www.medcoop.or.kr
의료소비자정보센터 | www.healthadviser.or.kr
이브들의 반란 | www.freechal.com/bluelay
이주여성인권센터 | www.wmigrant.org
익명의알코올중독자들 한국연합단체
| www.aakorea.co.kr
인권분만연구회 | www.beautybirth.co.kr
인도주의실천의사협의회 | www.humanmed.org
인애복지원 | iwelfare.or.kr
입양문화원 | www.acuin.net
입양인가족찾기 | www.findparent.or.kr

자연치유대학 | www.nature.ac
장애여성공감 | www.wde.or.kr
장애인차별금지법제정추진연대 | www.ddask.net
전국보건의료산업노동조합 | bogun.nodong.org
전국여성노동조합 | www.kwunion.or.kr
전국여성농민회총연합 | www.kwpa.org
전국채식식당 | cafe.daum.net/veget
조이토마토 | www.joytomato.com
중앙보육정보센터 | www.educare.or.kr
중앙응급의료센터 | www.nemc.go.kr
지구사랑 VEGA | www.veggie.or.kr
지역정신보건사업기술지원단 | mentalhealth.kihasa.re.kr
질병관리본부 | www.cdc.go.kr

차병원대체의학센터 | cam.chabiomed.co.kr

참의료실현청년한의사회 | www.haninews.com
천주교성폭력상담소 | wpeace.new21.org
청소년금연짱 | www.nosmoke.or.kr
청소년을위한내일여성센터 | www.youth-n.com
청소년이반인권모임 신세기이반혁명
| cafe.daum.net/thesih

카노스 | www.kanos.org
컴투게더(연세대) | www.e-queeryonsei.com
케어캠프닷컴 | www.carecamp.com
큐이즈(서울대) | www.snumaum.org
클럽린 | www.clubleen.com
클럽밴디트2000 | www.bandits2000.net

탁틴맘 | www.happybirth.net
탱크걸 TG-Net | www.tgnet.co.kr
토끼와여우 | www.ohmybaby.co.kr

평택소프트볼연합회 | cafe.daum.net/PTsoftball
푸드뱅크1377 | www.foodbank1377.org
푸른생명한국채식연합 | www.vegetus.or.kr
푸른아우성 | www.9sungae.com
풍물패 바람소리 | www.baramsory.com
피임연구회 | www.piim.or.kr
피자매연대 | www.bloodsisters.or.kr

한국가정법률상담소 | www.lawhome.or.kr
한국건강연대 | www.healthnet.or.kr
한국걷기과학학회 | www.koreawalking.or.kr
한국금연교육협의회 | www.quitsmoking.co.kr
한국금연운동협의회 | www.kash.or.kr
한국남성동성애자인권단체 친구사이 | www.chingusai.net
한국노년학연구회 | krg.richis.org
한국노년학회 | www.tkgs.or.kr
한국노동안전보건연구소 | www.kilsh.or.kr
한국노인문제연구소 | www.kig.or.kr
한국노인복지학회 | www.koreawa.or.kr
한국노인의전화 | www.kisca.or.kr
한국노인종합복지관협회 | www.kaswcs.or.kr
한국당뇨협회 | www.dangnyo.or.kr
한국동성애자연합 | www.lgbt.or.kr
한국레즈비언상담소 | www.lsangdam.org
한국마약퇴치운동본부 | www.drugfree.or.kr
한국모유수유협회 | www.momilk.co.kr
한국무용동작치료학회 | www.kdmta.com
한국부인암재단 | www.kgcf.or.kr
한국불임센터 | www.ivfkorea.co.kr
한국사회보험연구소 | www.kisi.org
한국산업안전공단 | www.kosha.or.kr
한국상담심리학회 | www.krcpa.or.kr
한국생명채식연합 | www.vege.or.kr
한국성적소수자문화인권단체 | www.kscrc.org

한국성폭력상담소 | www.sisters.or.kr
한국성폭력위기센터 | www.rape119.or.kr
한국소비자보호원 | www.cpb.or.kr
한국소비자연맹 | www.consumersunion.or.kr
한국시니어클럽협회 | www.silverpower.or.kr
한국심장재단 | www.heart.or.kr
한국암정보센터 | www.cancerclub.co.kr
한국양성평등교육진흥원 | www.kigepe.or.kr
한국에이즈퇴치연맹 | www.kaids.or.kr
한국여성건강증진연구소
| www.koreanwomenshealthpromotion.org
한국여성경제인협회 | www.womanbiz.or.kr
한국여성노동자회협의회 | www.kwwnet.org
한국여성단체연합 | www.women21.or.kr
한국여성단체협의회 | www.iwomen.or.kr
한국여성민우회 | www.womenlink.or.kr
한국여성의전화연합 | www.hotline.or.kr
한국여성장애인연합 | www.kdawu.org
한국여자의사회 | www.kmwa.or.kr
한국여자축구연맹 | www.womensoccer.co.kr
한국유기농업협회 | www.organic.or.kr
한국유방건강재단 | www.kbcf.or.kr
한국음주문화연구센터 | www.kodcar.or.kr
한국인유두종바이러스연구소 | www.hpvkorea.org
한국임상심리학회 | www.kcp.or.kr
한국입양가정연구소 | adoption.logos.co.kr
한국입양홍보회 | www.mpak.co.kr
한국자연건강회 | www.nha.co.kr
한국장애인복지진흥회 | www.kowpad.or.kr
한국채식연대 | www.vega.or.kr
한국한부모가정연구소 | www.hanbumo.org
한국휠체어댄스스포츠연맹 | www.kwdsf.org
한살림 | www.hansalim.co.kr
한소리회 | www.han-sori.org
해피2반 | www.happy2van.com
해피팬레터 | www.happyfanletter.or.kr
핸드인핸드/인가인 | www.k-plus.org
행동하는의사회 | www.khpa.org
행복한병원 | www.happyhospital.or.kr
혜림원 | www.haerimwon.or.kr
홈케어센터 | www.homecarecenter.or.kr
환경과공해연구회 | www.ecoi.or.kr
환경관리공단 | www.emc.or.kr
환경운동연합 | www.kfem.or.kr
환경정의 | www.eco.or.kr
희망하나 | cafe.daum.net/dishonor

KBS일요스페셜 — 흡연 | www.kbs.co.kr/health/special
POSITIVE LIVES | www.positive.or.kr
STA1318 | www.sta1318.or.kr
YWCA 도우미신청 | www.ywca.or.kr

웹사이트(국외)

1. 몸에 대한 생각
About-Face | www.about-face.org
Adios Barbie | www.adiosbarbie.com
Girls, Incorporated | www.girlsinc.org
Jean Kilbourne | www.jeankilbourne.com

2. 먹을거리
Arbor Nutrition Guide | www.arborcom.com
National Association of Nutrition Professionals | www.certifiednutritionist.com
National Eating Disorders Association | www.nationaleatingdisorders.org
Organic Consumers Association | www.organicconsumers.org
The Food Allergy Network | www.foodallergy.org
The Vegetarian Resource Group | www.vrg.org

3. 알코올·담배·약물
Benzodiazepine Addiction, Withdrawal and Recovery | www.benzo.org.uk
Center for Substance Abuse Treatment | findtreatment.samhsa.gov
Drug Policy Alliance | www.drugpolicy.org/communities/women
National Institute on Drug Abuses
| www.drugabuse.gov/Infofax/trearwomen.html
Quitnet.com: Helping Smokers Quit
| www.quitnet.com/q_corp/helpingsmokers.html

4. 운동
Adaptive Sports Association | www.asadurango.org
Melpomene Institute | www.melpomene.org
National Black Women's Health Imperative
| www.blackwomenshealth.org/site/PageServer?pagename=HN Pledge
Special Olympics | www.specialolympics.org
Stroller Strides | www.strollerstrides.com
Women's Sports Foundation | www.womenssportsfoundation.org

7. 환경과 직업
Association of Occupational and Environmental Clinics | www.aoec.org
Blue Vinyl(Judith Helfand) | www.bluevinyl.org
Center for Health, Environment and Justice | www.chej.org
National Council for Occupational Safety and Health | www.coshnetwork.org
Rachel's Environment and Health News, Environmeantal Research Foundation
| www.rachel.org
Silent Spring Institute | www.silentspring.org
Women's Environment and Development Organization | www.wedo.org

8. 폭력
Coalition Against Violence Network | www.cavnet.org
National domestic Violence Hotline | www.ndvh.org
Rape, Abuse & Incest National Network(RAINN) | www.rainn.org
U.S Department of Justice, Office on Violence Against Women
| www.ojp.usdoj.gov/vawo

9~11. 관계와 성
American Association of Sex Educators, Counselors, and Therapists(AASECT)
| www.aasect.org
Gay & Lesbian Advocates & Defenders(GLAD) | www.glad.org
Gay, and Lesbian National Hotline | www.glnh.org
Gay, Lesbian, Straight Education Network(GLSEN) | www.glsen.org
Human Rights Campaign | www.hrc.org
Lambda Legal Defense and Educational Fund(LLDEF) | www.lambdalegal.org
Lavender Youth Recreation and Information Center(LYRIC) | www.lyric.org
National Association of LGBT Community Centers(NALGBTCC)
| www.lgbtcenters.org
National Center for Lesbian Rights Headquarters | www.nclrights.org
Parents, Families, and Friends and Gays | www.pflag.org
Sexuality Information and Education Council of the United States(SIECUS)
| www.siecus.org
Sexuality-Related Organizations | www.aasect.org
Sylvia Rivera Law Project | www.srlp.org

12. 몸에 대한 이해
Feminist Women's Health Center(on menstruation)
| www.fwhc.org/health/moon.htm
Intersex Society of North America | www.mun.org
Scarleteen's Sexual Anatomy tour
| www.scarleteen.com/body/female_anatomy.html

13. 피임
Cervical Barrier Advancement Society | www.cervicalbarriers.org
CONRAD Program | www.CONRAD.org
Feminist Women's Health Center | www.fwhc.org/birth-control/index.htm
Nationwide EC Hotline | www.not-2-late.com
Planned Parenthood Federation of America(PPFA) | www.ppfa.org/bc
The Fertility Awareness Network | www.FertAware.com

14. 성병
American Social Health Association(ASHA)
| www.ashastd.org/stdfaqs/index.html
Center for Disease Control and Prevention | www.cdc.gov/std
International Herpes Alliance | www.herpesalliance.org
Lesbian STD | www.lesbianstd.com
Planned Parenthood Federation of America(PPFA) | www.ppfa.org/sti
The STD world of Resources Network | www.sworn.org/main.html

15. 에이즈
About Sexuality: Safer Sex Practices and Guideslines
| sexuality.about.com/ob/safersel
AVERT.org | www.avert.org/womstate.htm
Coalition for Positive Sexuality | www.positive.org
EngenderHealth: Preventing STIs | www.engenderhealth.org/wh/inf/dprev.html
HIV Insite: Safer Sex Methods
| hivinsite.ucsf.edu/Insite?page-pr-r-08&doc-kb-07-02-02
HIV Positive: Women and Chilren
| www.hivpositive.com/s-Women/WochildMenu.html
National Center for HIV, STD, and TB Prevention | www.cdc.gov/hivdhap.htm
Planned Parenthood Federation of America (PPFA) | www.ppfa.org/sti
Talking About Safer Sex | www.itsyoursexlife.com
The Body: An AIDS abd HIV Information Resource | www.thebody.com

16. 계획하지 않은 임신
National Adoption Information Clearinghouse | http://naic.acf.hhs.gov
National Guardianship Association, Inc. | www.guardianship.org
Planned Parenthood Federation of America(PPFA) | www.ppfa.org

17. 인공유산

Abortion Access Project(AAP) | www.abortionaccess.org
Alan Guttmacher Institute(AGI) | www.agi-usa.org/sections/abortion.html
Choice USA | www.ipas.org
NARAL Pro-Choice America | www.naral.org
National Network of Abortion Funds(NNAF) | www.nnaf.org
Planned Parenthood Federation of America(PPFA) | www.ppfa.org/abortion
Sistersong Women of color Reproductive Health Collective
| www.sistersong.net/index.html
The center for Reproductive Rights | www.reproductiverights.org
The National Abortion Federation(NAF) | www.prochoice.org
The Religious Coalition for Reproductive Choice | www.rcrc.org

18. 보조 생식술

American Fertility Association | www.theafa.org
American Society for Reproductive Medicine | www.asrm.org
Council for Responsible Genetics | www.gene-watch.org
Infertility Network | www.infertilitynetwork.org
International Council in Infertility Information Dissemination(INCIID)
| www.inciid.org
Resolve, Inc. | www.resolve.org

19~20. 임신·출산

Association of Labor Assistants and Childbirth Educators(ALACE)
| www.alace.org
Childbirth.org | www.childbirth.org
Doulas of North America(DONA) | www.dona.org
International Cesarean Awareness Network | www.ican-online.org
International Childbirth Education Association(ICEA) | www.icea.org
Lamaze Institute for Normal Birth | http://normalbirth.lamaze.org/institute
Maternity Center Association | www.maternitywise.org
National Association of Childbearing Centers(NACC) | www.birthcenters.org

21. 산욕기

www.ppdsupportpage.com
International Lactation Consultants' Association | www.ilca.org
La Leche League USA | www.lllusa.org
Office on Women's Health | www.4woman.gov/owh/breastfeeding.htm
ParentsPlace.com | www.parentsplace.com

22. 자연유산·사산·불임·입양

American Fertility Association | www.theafa.org
American Society for Reproductive Medicine | www.asrm.org
Childfree Resources | www.fred.net/turtle/kids
Council for Responsible Genetics | www.gene-watch.org
Hygeia Foundation, Inc. and Institute for Perinatal Loss and Bereavement
| www.hygeia.org
Infertility Network | www.infertilitynetwork.org
International Council in Infertility Information Dissemination(INCIID)
| www.inciid.org
National Adoption Information Clearinghouse | naic.acf.hhs.gov
Resolve, Inc. | www.resolve.org
SHARE pregnancy Loss and Infant Support, Inc. | www.nationalshareoffice.com
The MISS Foundation | www.missfoundation.org
Wisconsin Stillbirth Service Program(WiSSP) | www.wisc.edu/wissp

23. 나이듦

Alzheimer's Association | www.alz.org
Eldercare Locator | www.eldercare.gov
Gray Panthers | www.graypanthers.org
National Family Caregivers Association | www.thefamilycaregiver.org
National Hispanic Council in Aging | www.nhcoa.org
OWL: Older Women's League, The Voice of Midlife and Older Women
| www.owl-national.org
Senior Action in a Gay Environment (SAGE) | www.sageusa.org

24. 여성의학 상식

Center for Medical Consumers | www.medicalconsumers.org
관절염 | The Arthritis Foundation | www.arthritis.org
그레이브스병 | EndocrineWeb.com | www.endorineweb.com/hyper4.html
내분비 교란 물질 | DES Action | www.desaction.org
다낭성 난소 증후군 | Polycystic Ovarian Syndrome Association
| www.pcossupport.org
루푸스 | Lupus Foundation of America | www.lupus.org
만성 피로 증후군 | CFIDS Association of America, Inc. | www.cfids.org
섬유근통 | Fibromyalgia Network | www.fmnetnews.com
쇼그렌 증후군 | Sjögren's Syndrome | www.sjogrens.org
심혈관계 질환 | American Heart Association | www.americanheart.org
| American Stroke Association | www.strokeassociation.org
| Canadian Cardiovascular Society | www.ccs.ca
암 | National Cancer Institute | www.cancer.gov
여성 성기 절제 | Research, Action and Information Network for the Bodily Integrity of Women(RAINBO) | www.rainbo.org
외음통 | National Vulvodynia Association | www.nva.org
요로 감염 | Interstitial Cystitis Association(ICA) | www.ichelp.com
유방암 | Breast Cancer Action | www.bcaction.org/index.html
자궁적출술·난소적출술 | Hysterectomy Educational Resources and Services(HERS) | www.hersfoundation.com/facts.html
피부 경화증 | American College of Rheumatology
| www.rheumatology.org/public/factsheets/scler.asp
화학 물질 과민증 | Rachel's Environment and Health News, Environmental Research Foundation | www.rachel.org

25. 건강 정보

Agency for Healthcare Research and Quality Executive Office Center
| www.ahrq.gov/consumer
National Health Law Program(NHeLP) | www.healthlaw.org
National Women's Health Information Center | www.4woman.gov
National Women's Health Network | www.nwhn.org/publications/fact.php
National Women's Health Resource Center | www.healthywomen.org

27. 여성 건강 운동 단체

Boston Women's Health Book Collective | www.bwhbc.org
National Organization for Women | www.now.org
National Women Health Network | www.nwhn.org
Public Interest Research Groups | www.prig.org
Third Wave Foundation | www.thirdwavefoundation.org

찾아보기

ㄴ

ㄷ

ㄹ

ㅁ

ㅂ

ㅅ

ㅇ

ㅈ

ㅊ

ㅋ

ㅌ

ㅍ

ㅎ

A~Z

글상자

그림

이 책에 사진을 제공해 주신 분들

* 이 책은 아래 단체 및 저작권자의 도움으로 만들어질 수 있었습니다. 사진을 제공해 주신 분들께 감사드립니다.
* 저작권자와 연락이 닿지 않아 게재 허락을 받지 못한 사진에 대해서는 확인되는 대로 게재 허락을 받겠습니다.
* 이름 뒤의 숫자는 해당 쪽을 말합니다.

Bhopal Group for Information and Action 123
C. P. Oakes 473
Christine Bondante 103, 260, 326, 570, 581, 641, 643
Corbis-Bettmann 663, 664
Dana Sibley 461
David Alexander 431
Doug Victor 105
Ellen Shub 146
Gigi Kaeser 207
Hazel Hankin 257
Jane Pincus 101, 102
Jeanne Raisler 568
Karen Norberg 644
leesy995@naver.com 84
Liverpool Museum 108
Mari Stein 337
Nina Reimer 258, 259, 259, 260, 261, 264, 279, 284, 285, 286, 292, 376, 512, 567, 569, 631
Palmer and Brilliant 120
Peggy Clark 262, 274, 567, 571, 648
Robbie Pfeufer 376
Tee A. Corinee 240
The Population Council 322
wrb0505@naver.com 429
넥스트필름 191
다음을 지키는 사람들 64
뜸사랑 106
루트원 엔터테인먼트 217
메이필름 245, 544
명필름 232
박영숙 31, 231, 235, 607
불턱 705
비밀리에야구단 변기명 88
사회연대은행 693
삼신할매 437, 455, 465, 468, 469, 499, 500
수수팥떡 58
시민환경정보센터 박종학 130
싸이더스 176, 188
안양여성의전화 161, 535
에그필름 202, 224
에이즈정보센터 352, 355, 357, 361
여성신문 35, 42, 51, 61, 75, 79, 80, 87, 100, 141, 149, 196, 470, 491, 495, 547, 553, 692, 695,
우노필름 186
이춘연 194
이프토피아 36, 555
일다 164
임미선 50
전 뉴욕시 법의관 밀턴 할펀 박사 사진 자료 395
전북대학교병원 672
전주의료생활협동조합 683, 706
정토회 94
종로시니어클럽 564
좋은영화 236
중앙포토 33
진로 68
청년필름 184
컬처캡미디어 219
푸드뱅크 53
피자매연대 266, 705
한국레즈비언상담소 198, 199
한국성폭력상담소 159, 163
한국얀센 312
한국여성노동자회협의회 135, 137, 140, 142
한국여성의전화연합 155
한국오가논 309, 313
한국유방건강재단 583
한국휠체어댄스스포츠연맹 82
행동하는 의사회 671

보스턴여성건강서공동체 www.bwhbc.org

여성과 건강에 관한 교육에 전념하는 비영리 기구. 이 곳에서 운영하는 「여성건강정보센터」에서는 미국과 다른 나라들에 있는 단체들과 여성들에게 자료를 무료로 널리 배포하는 일을 하고 있다. 조산술과 생식 관련 건강 프로젝트를 진행하고 있으며, 각국 여성들이 『우리 몸 우리 자신』을 자국 상황에 맞게 번역·번안하는 일을 돕고 있다.

또문몸살림터 www.tomoon.com/obos

강가람, 강문순, 강민경, 김나연, 김두나, 김명숙, 김명순, 김미영, 김민경, 김복희, 김영혜, 김은경, 김종미, 김주희, 김효진, 김혜정, 남우희, 노지은, 박다미, 박용운, 박하연, 박혜숙, 방혜신, 배금주, 서민희, 서혜영, 유승희, 윤주영, 이경미, 이경아, 이동옥, 이미경, 이미현, 이새롭, 이선옥, 이수영, 이안소영, 이윤상, 이재연, 이현정, 임순영, 전미현, 전은정, 정경자, 정정희, 정희원, 정희진, 조영미, 주문정언, 한설아, 한승희, 해기, 허민숙, 홍승아

도움을 주신 분

김은실, 김진옥, 김현선, 남경혜, 다음을지키는사람들, 대한조산협회, 뜸사랑, 마리산부인과, 문성춘, 문정주, 민원기, 박영숙, 박인혜, 박찬숙, 사회연대은행, 삼신할매, 새움터, 수수팥떡, 시민환경정보센터, 신경림, 안희옥, 안양여성의전화, 에이즈정보센터, 여성신문사, 열린가족조산원, 이프토피아, 일신조산원, 양명석, 유은주, 이기태, 이유명호, 이정주, 인권분만연구회, 임미선, 전주의료생활협동조합, 조옥라, 조주현, 장정예, 최규옥, 최윤정, 한국레즈비언상담소, 한국성폭력상담소, 한국여성의전화연합, 한국여성노동자회협의회, LEESY995, Hazel Hankin, wbr0505

우리 몸 우리 자신

초판 1쇄 인쇄 2005년 6월 15일
초판 1쇄 발행 2005년 6월 18일

지은이 보스턴여성건강서공동체 **엮어옮긴이** 또문몸살림터 **펴낸이** 유승희
펴낸곳 도서출판 또 하나의 문화 **출판등록** 1987년 9월 29일 제 9-129호
주소 서울 마포구 동교동 184-6 대재빌라302호
전화 02-323-2934 **팩스** 02-323-2934 **홈페이지** www.tomoon.com
교열 김민경·이현정 **표지디자인** 전혜순 **영업** 고진숙 **홍보** 김효진

ISBN 89-85635-68-9

이 도서의 국립중앙도서관 출판시도서목록(CIP)은 e-CIP 홈페이지(http://www.nl.go.kr/cip.php)에서 이용하실 수 있습니다(CIP제어번호: CIP2005001119).